U0332558

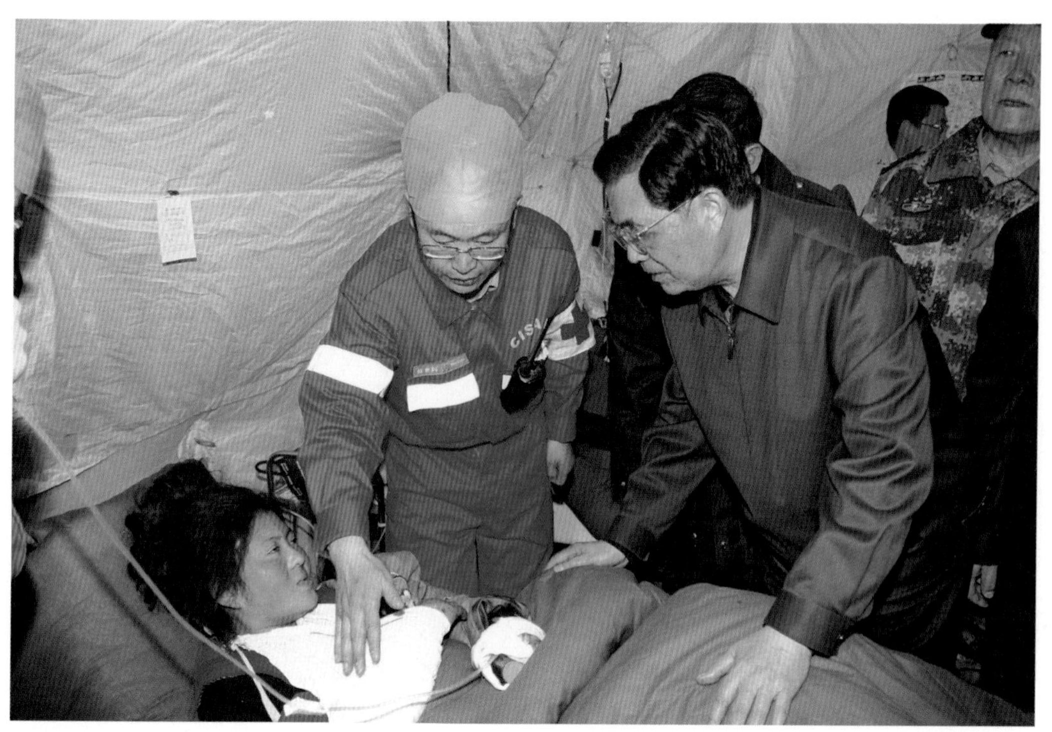

2010 年 4 月 18 日，国家主席胡锦涛视察青海玉树灾区武警“帐篷医院”，看望受伤的藏族女孩卓玛。

（中国卫生画报　供稿）

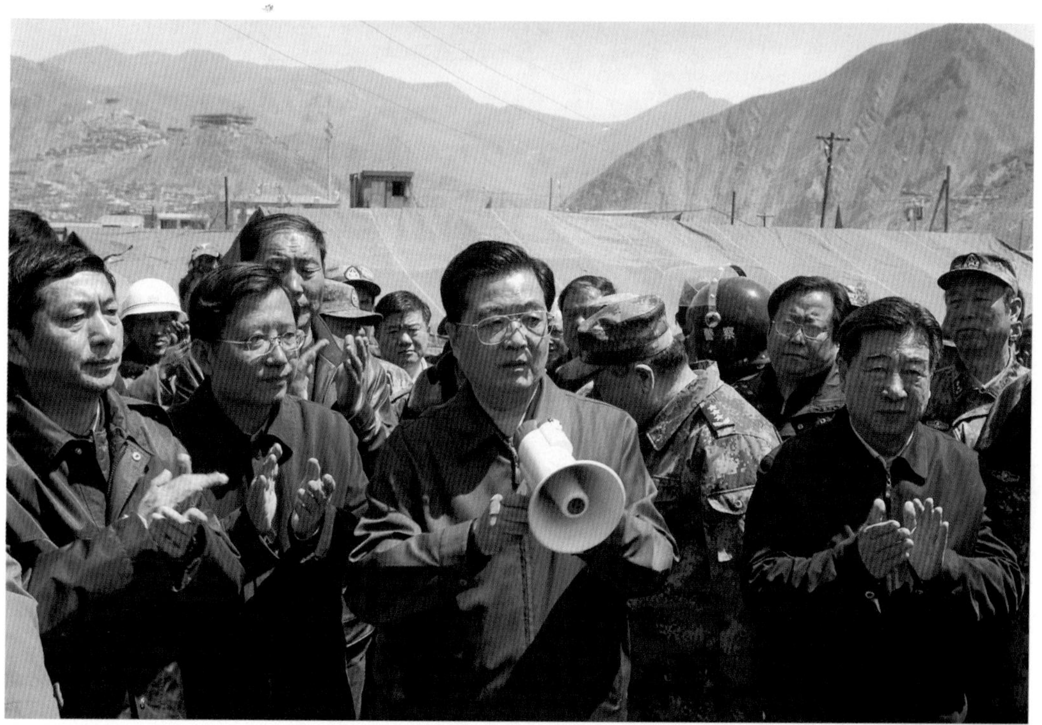

2010 年 4 月 18 日，国家主席胡锦涛到青海省玉树县地震灾区慰问群众，指导抗震救灾工作。

（中国卫生画报　供稿）

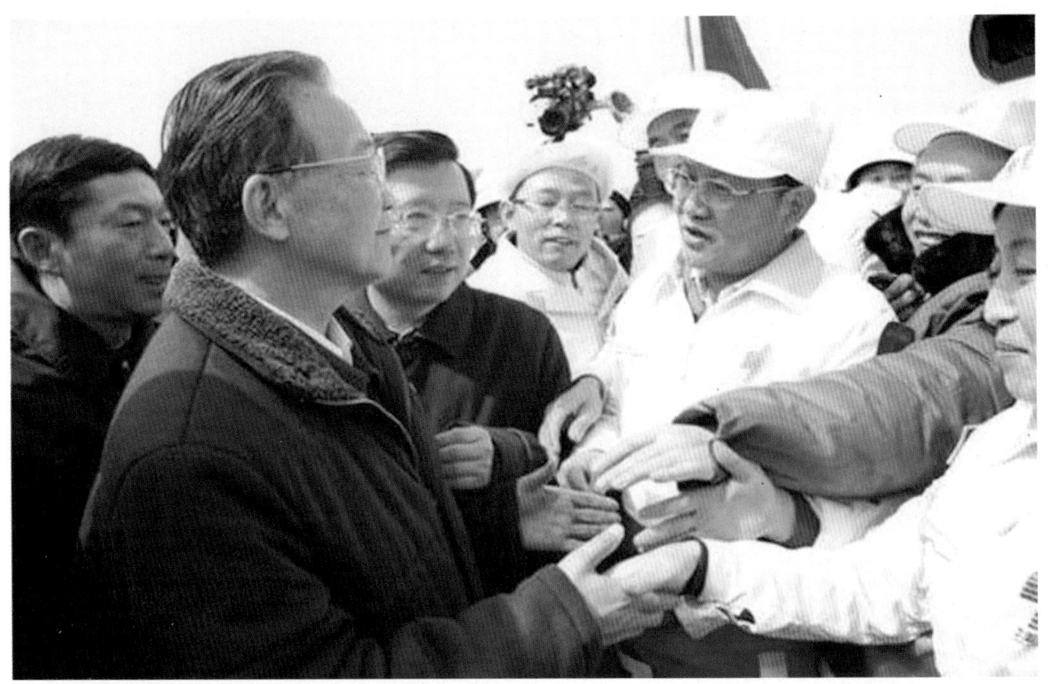

2010 年 4 月 16 日，国务院总理温家宝看望在青海省玉树县抗震救灾中的医疗救护人员。
（甘肃省卫生厅　供稿）

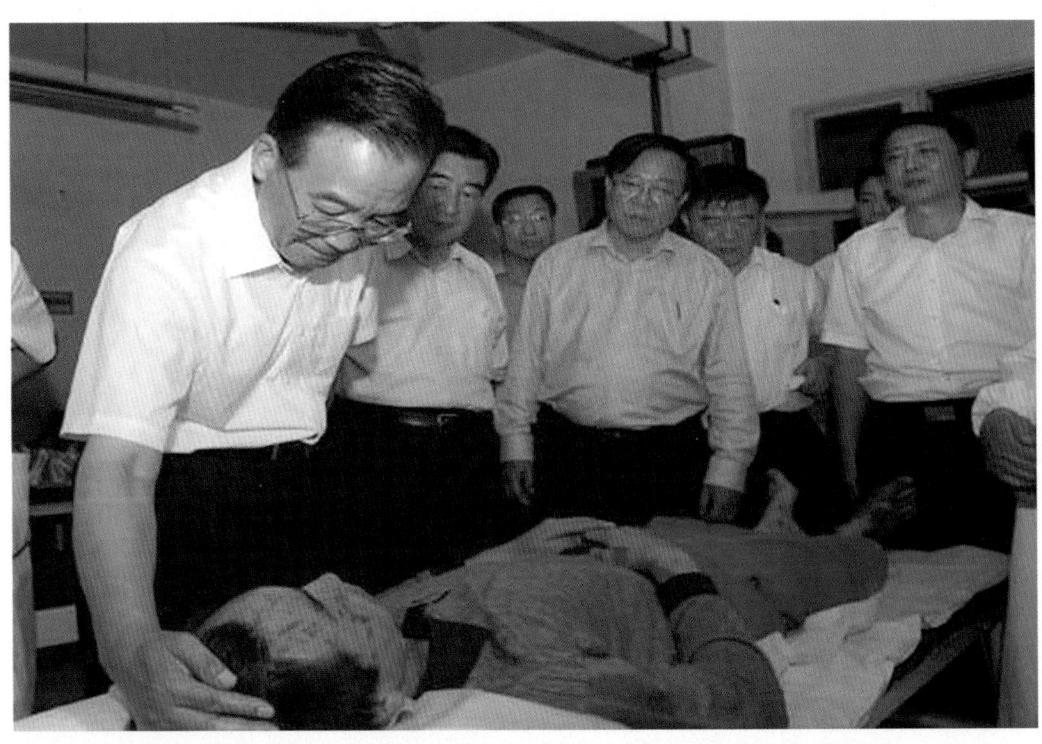

2010 年 8 月 9 日，国务院总理温家宝看望甘肃省舟曲县泥石流灾害中受伤的群众。
（甘肃省卫生厅　供稿）

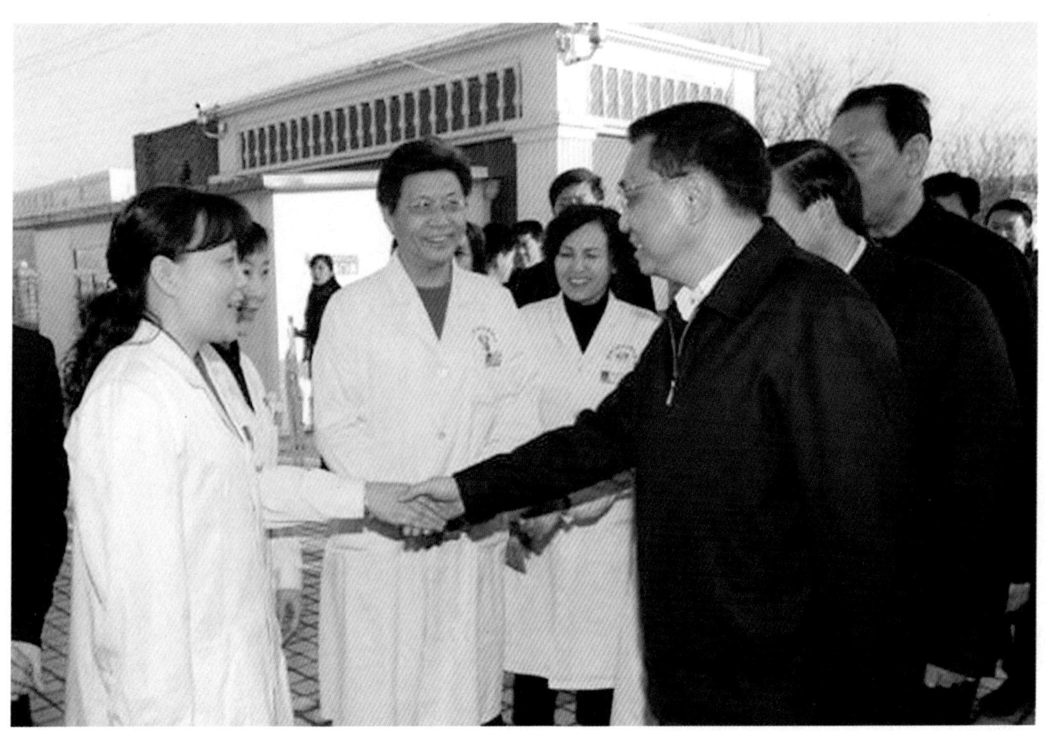

2010 年 3 月 23 日，国务院副总理李克强看望新疆维吾尔自治区伊犁哈萨克自治州妇幼保健院援疆专家王艳晴。

（新疆维吾尔自治区卫生厅　供稿）

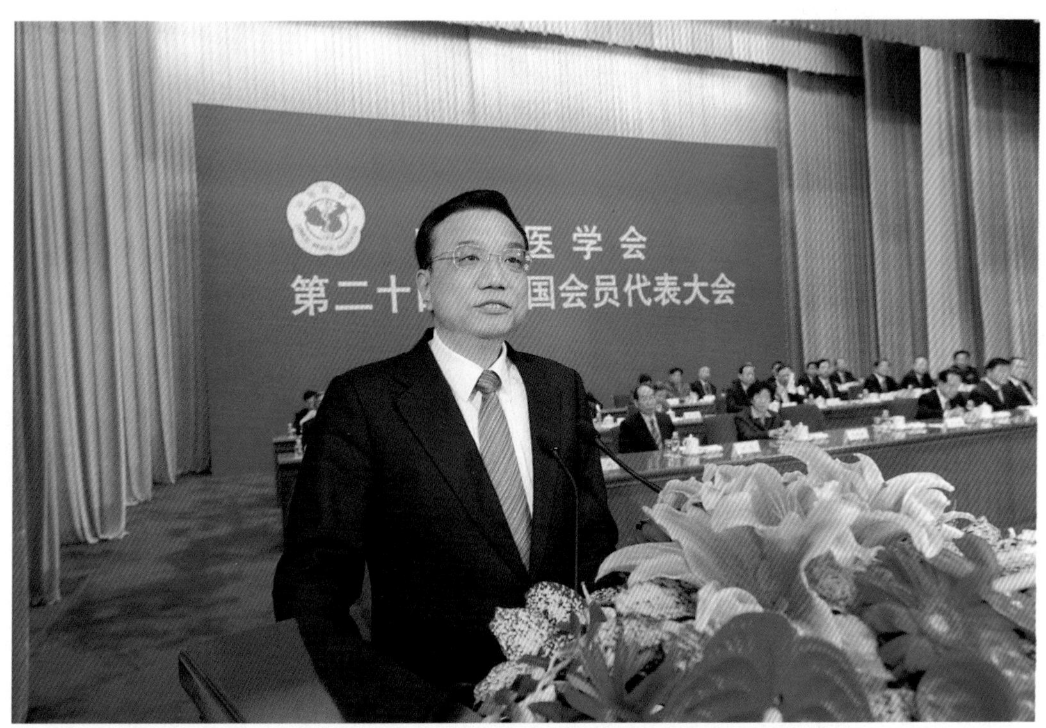

2010 年 4 月 24 日，“中华医学会第二十四届全国会员代表大会”在北京市举行，国务院副总理李克强作重要讲话。

（中华医学会　供稿）

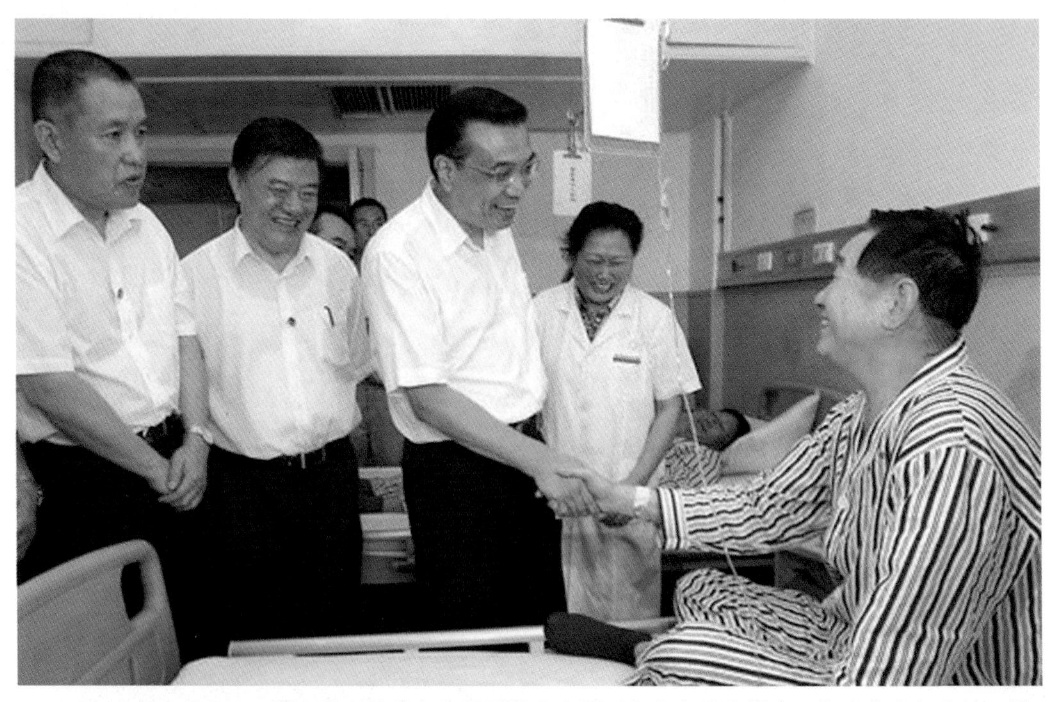

2010 年 9 月 7 日，国务院副总理李克强到湖北省鄂州市中心医院视察，与患者亲切交谈，并对“冬梅护理”给予肯定。

（医政司　供稿）

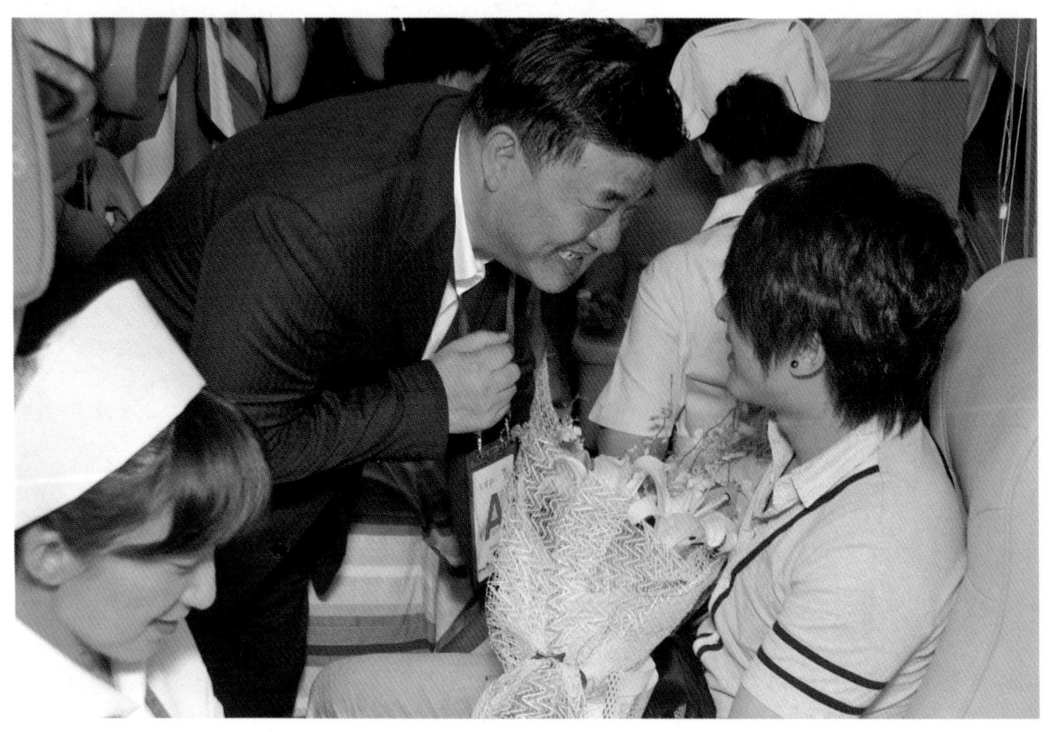

2010 年 6 月 14 日，卫生部部长陈竺在世界献血日慰问献血人员。

（医政司　供稿）

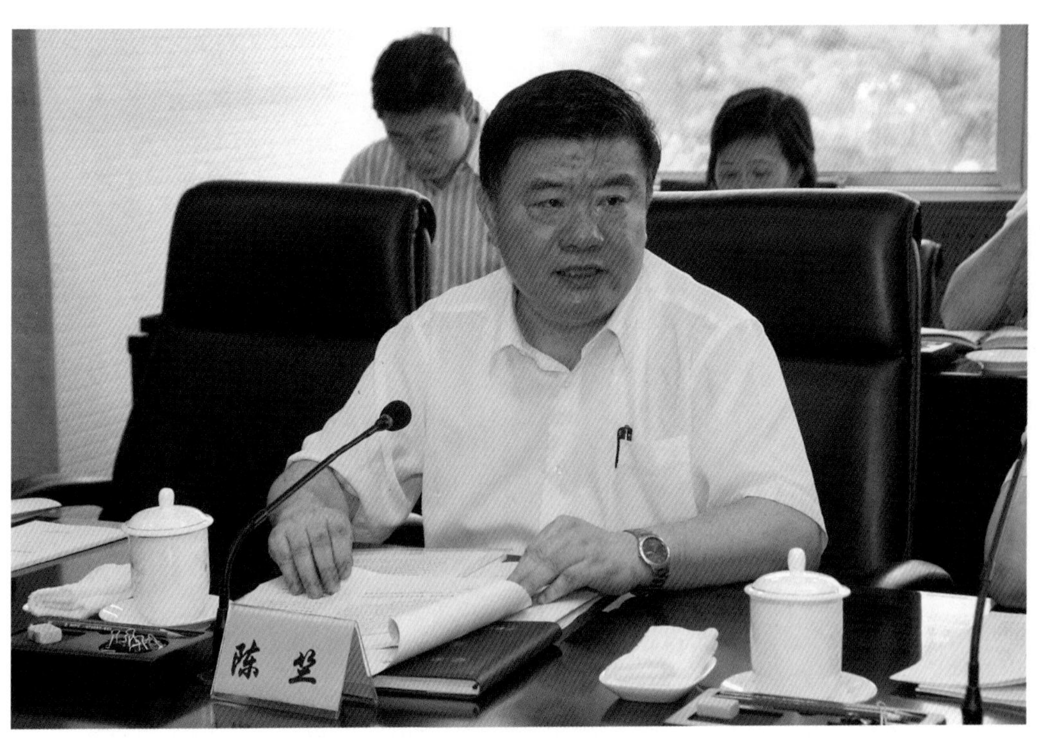

2010 年 6 月 29 日，卫生部部长陈竺主持全国食品安全整顿办公室工作会。

（中国卫生画报　供稿）

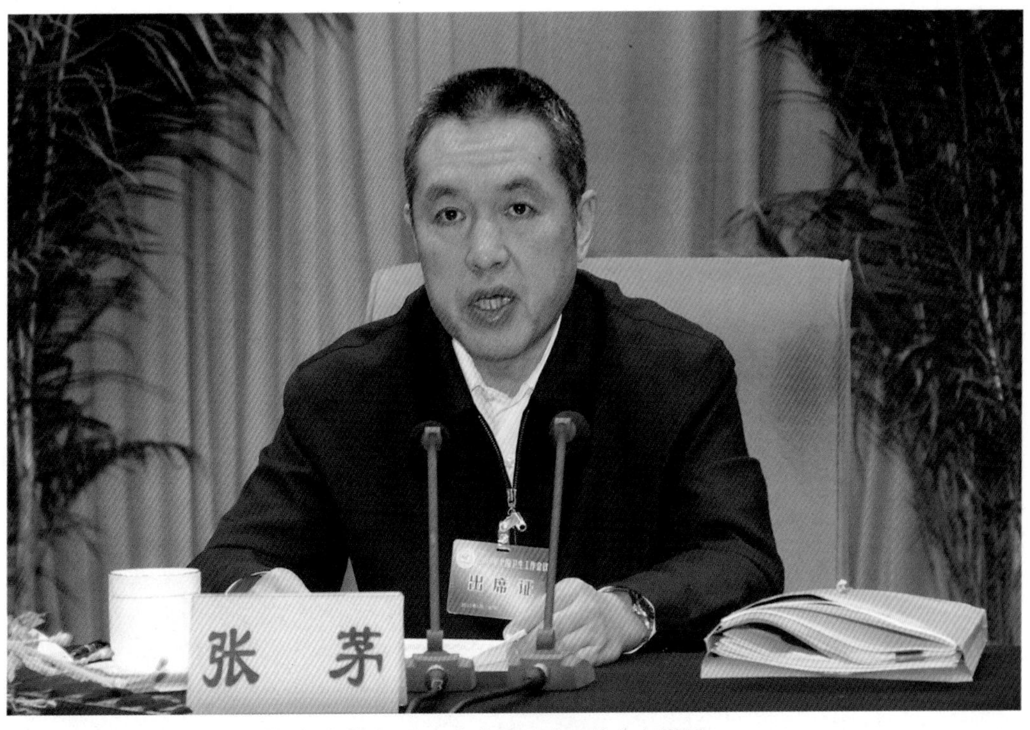

卫生部党组书记、副部长张茅在 2010 年全国卫生工作会上讲话。

（中国卫生画报　供稿）

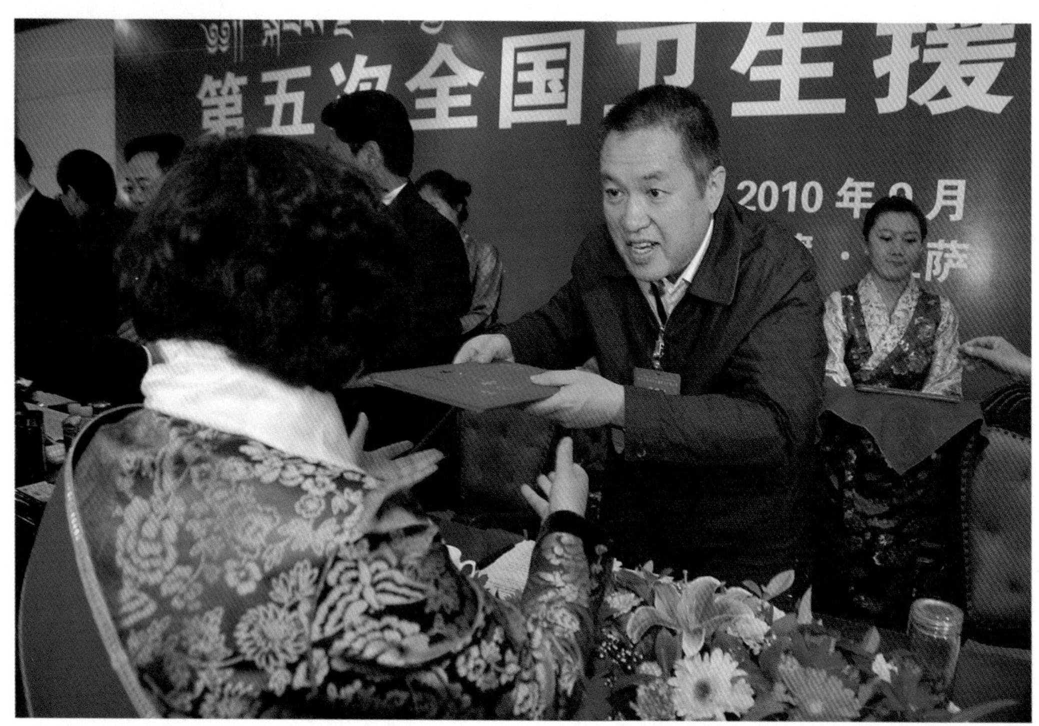

2010 年 9 月 28 日，第五次全国卫生援藏工作座谈会在西藏自治区拉萨市召开。图为卫生部党组书记、副部长张茅为先进个人颁奖。

（中国卫生画报　供稿）

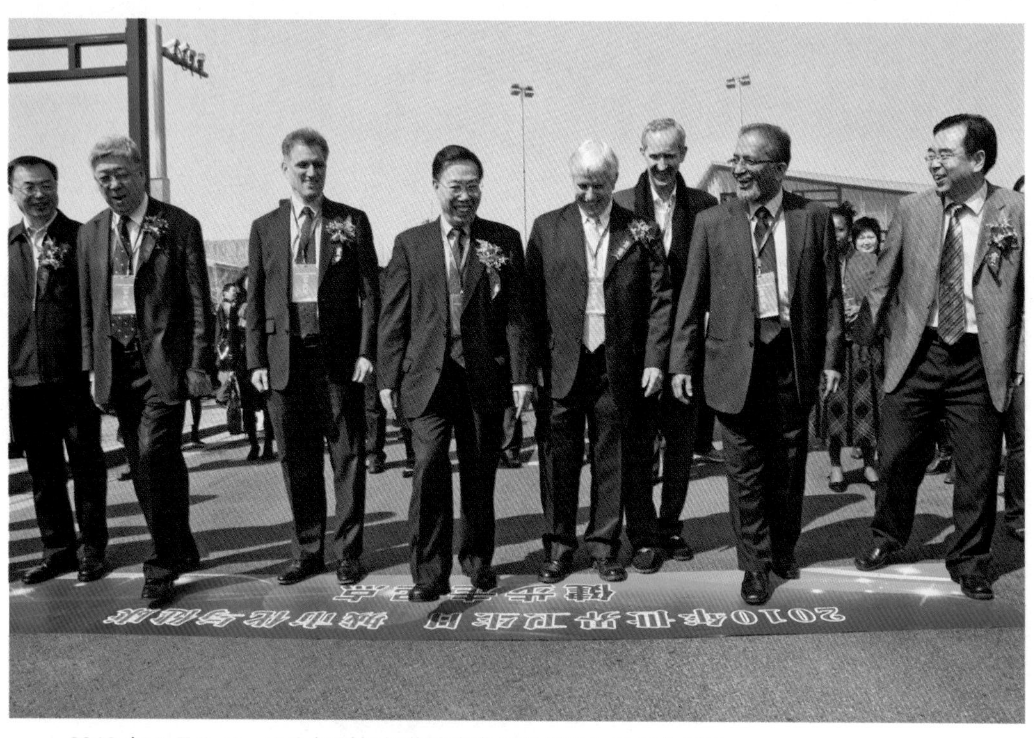

2010 年 4 月 7 日，卫生部副部长黄洁夫参加世界卫生日纪念活动。

（中国卫生画报　供稿）

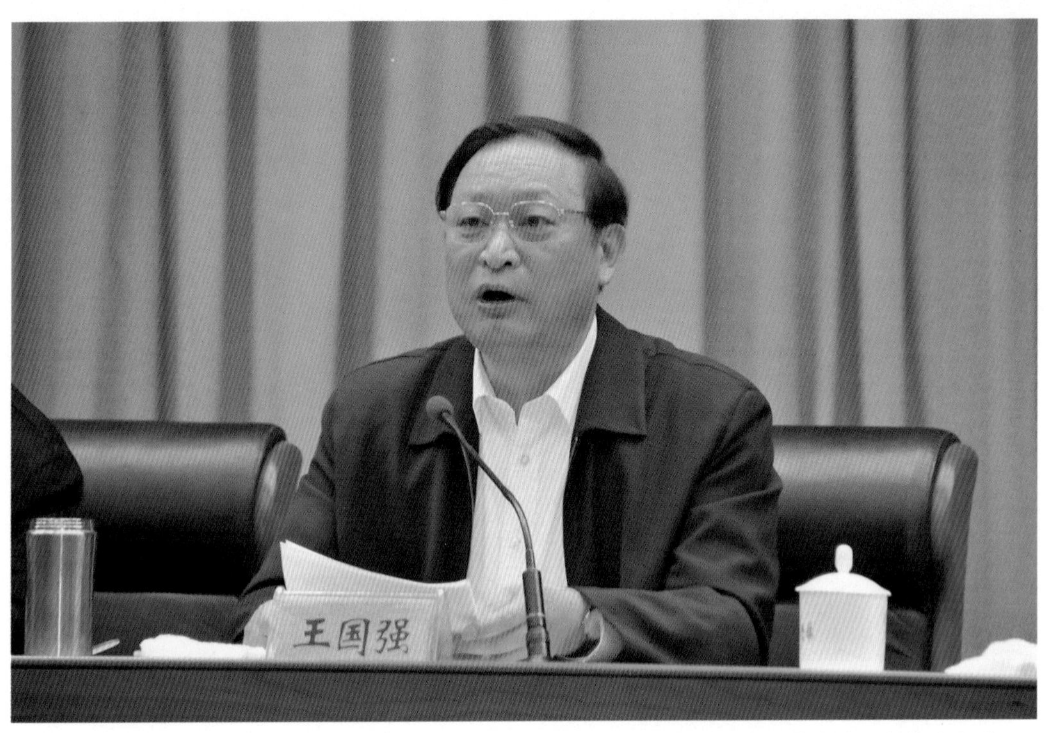

卫生部副部长、国家中医药管理局局长王国强在2010年全国中医药工作会议上部署全年中医药工作。

（中国卫生画报　供稿）

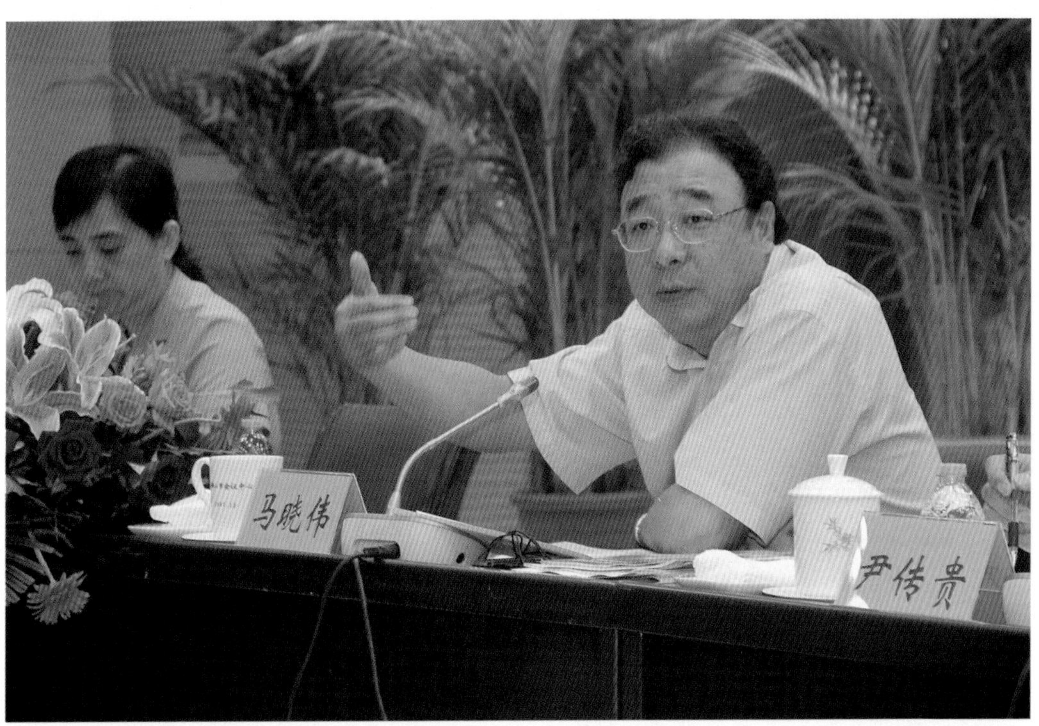

2010年7月28～29日，卫生部副部长马晓伟在安徽省芜湖市、马鞍山市公立医院改革试点工作汇报会上讲话。

（中国卫生画报　供稿）

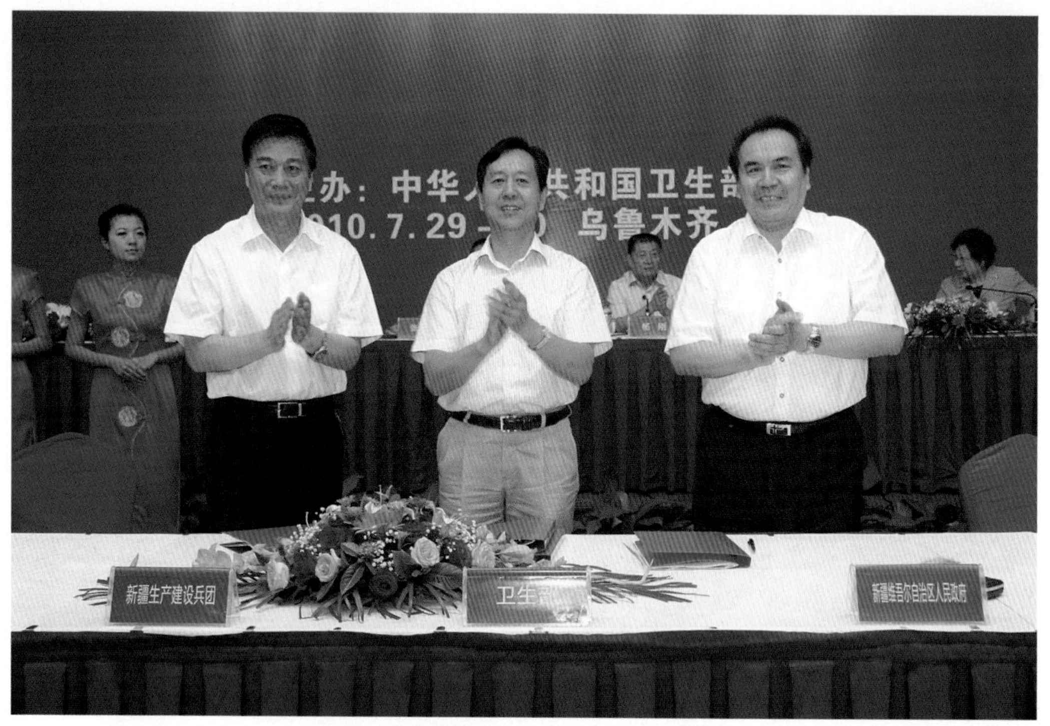

2010 年 7 月 29 日，卫生部副部长陈啸宏代表卫生部与新疆维吾尔自治区政府、新疆生产建设兵团分别签署了新一轮卫生援疆战略合作协议。

（中国卫生画报　供稿）

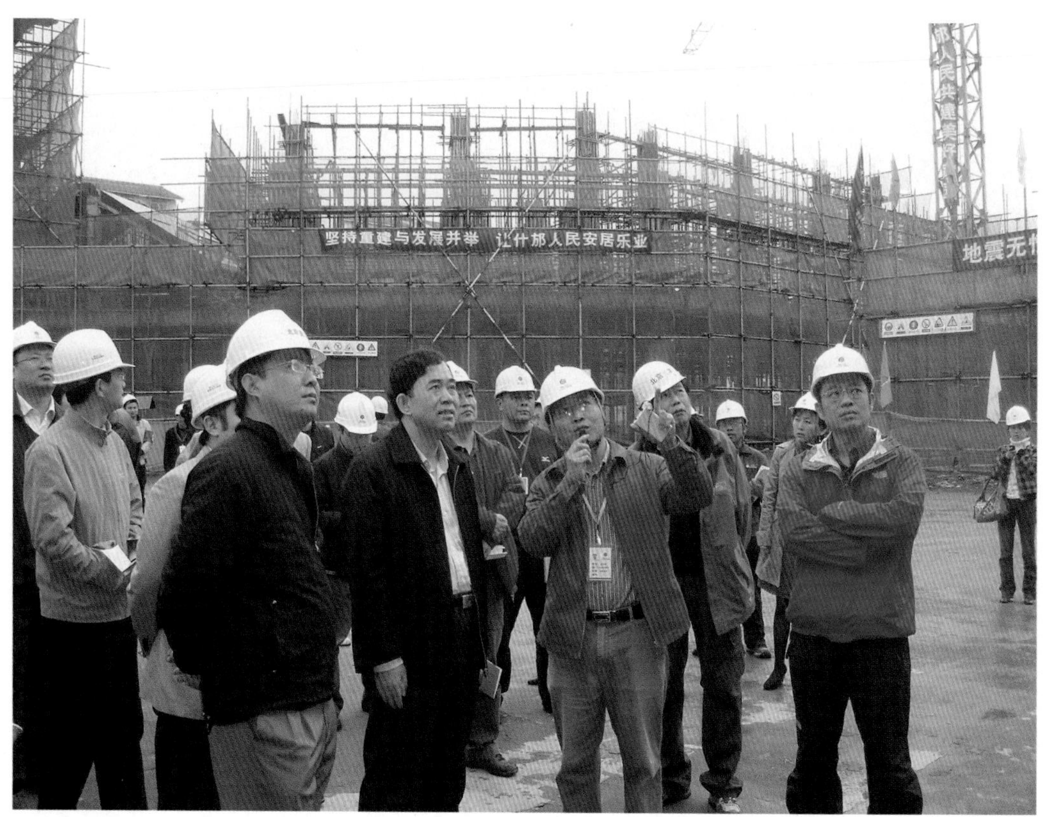

2010 年 4 月，中央纪委驻卫生部纪检组组长李熙在四川省检查灾后恢复重建工作。

（驻部监察局　供稿）

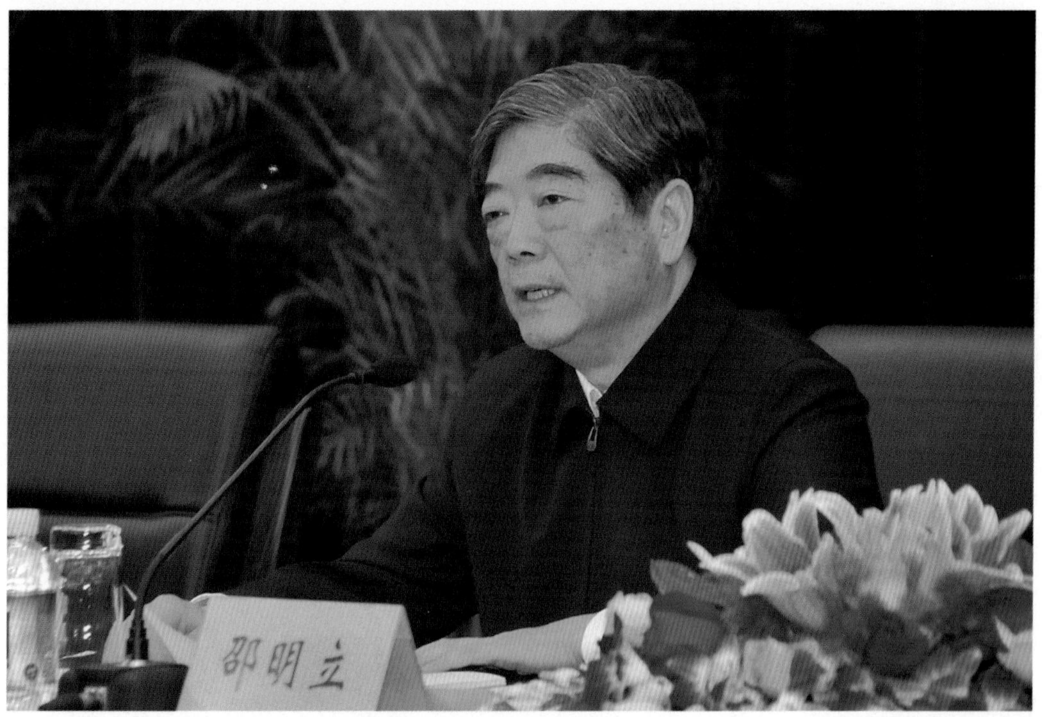

2010 年 1 月 18 日，卫生部副部长、国家食品药品监督管理局局长邵明立在全国食品药品监督管理工作暨党风廉政建设工作会议上发言。

（中国卫生画报　供稿）

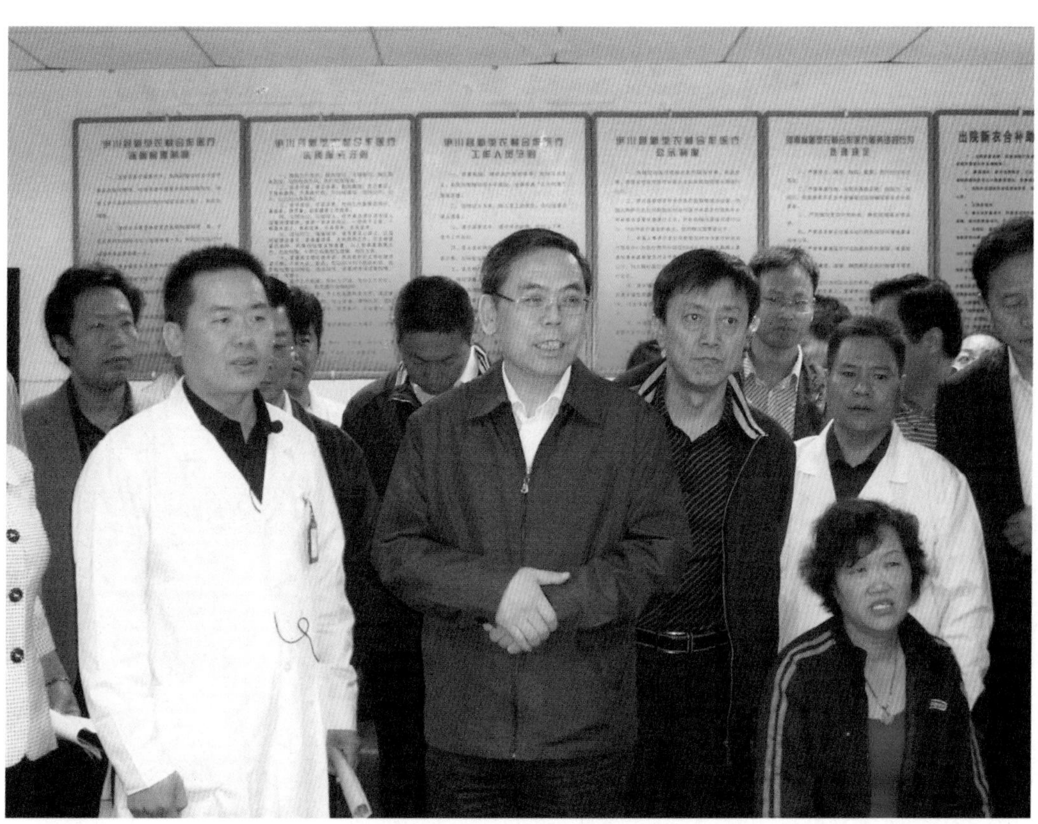

2010 年 9 月 28 ~30 日，卫生部副部长刘谦赴河南省调研新型农村合作医疗和基层卫生工作。

（农卫司　供稿）

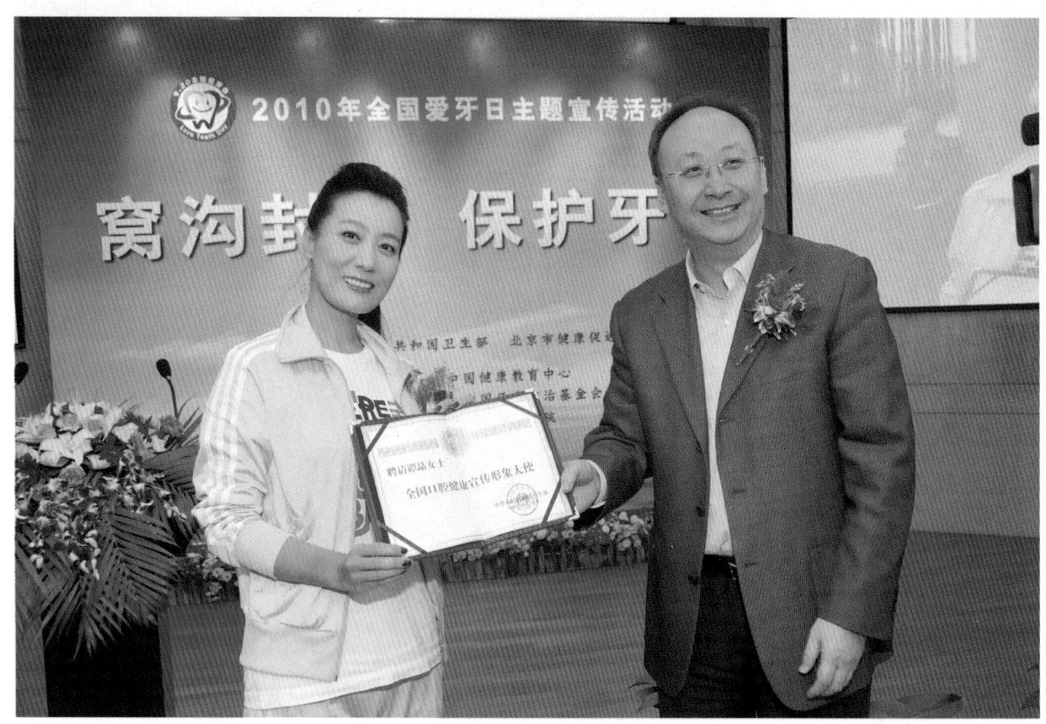

2010 年 9 月 20 日，卫生部副部长尹力为歌唱家谭晶颁发全国口腔卫生宣传形象大使证书。

（中国卫生画报　供稿）

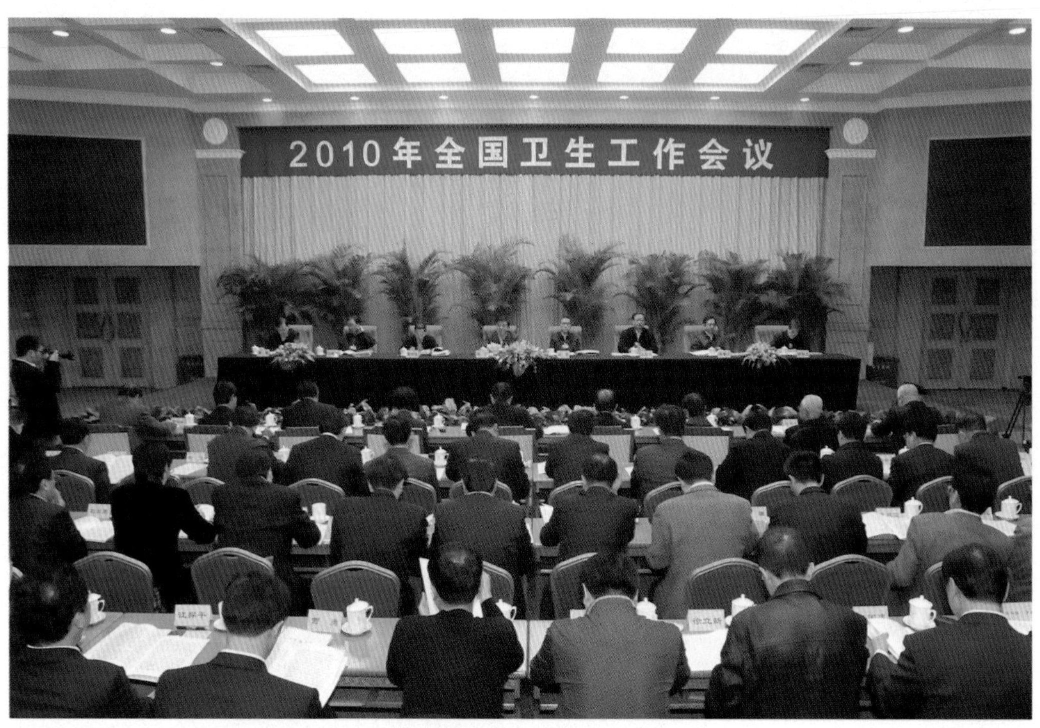

2010 年 1 月 5 日，全国卫生工作会议在北京召开。

（中国卫生画报　供稿）

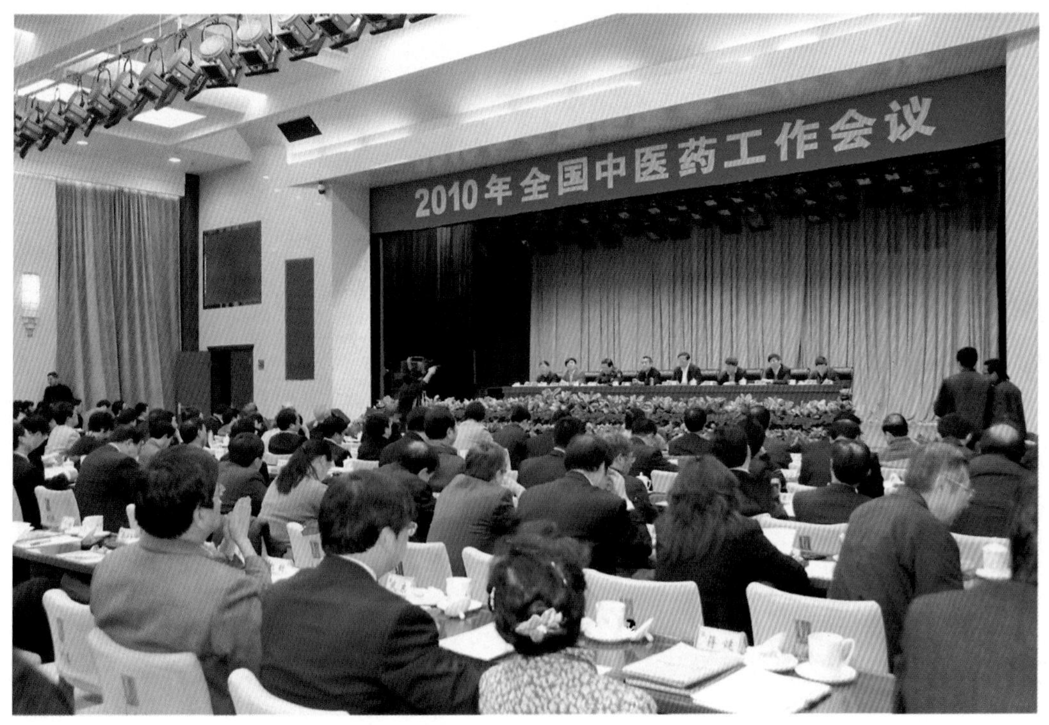

2010 年 1 月 13 ~16 日，全国中医药工作会议在北京召开。

（中国卫生画报　供稿）

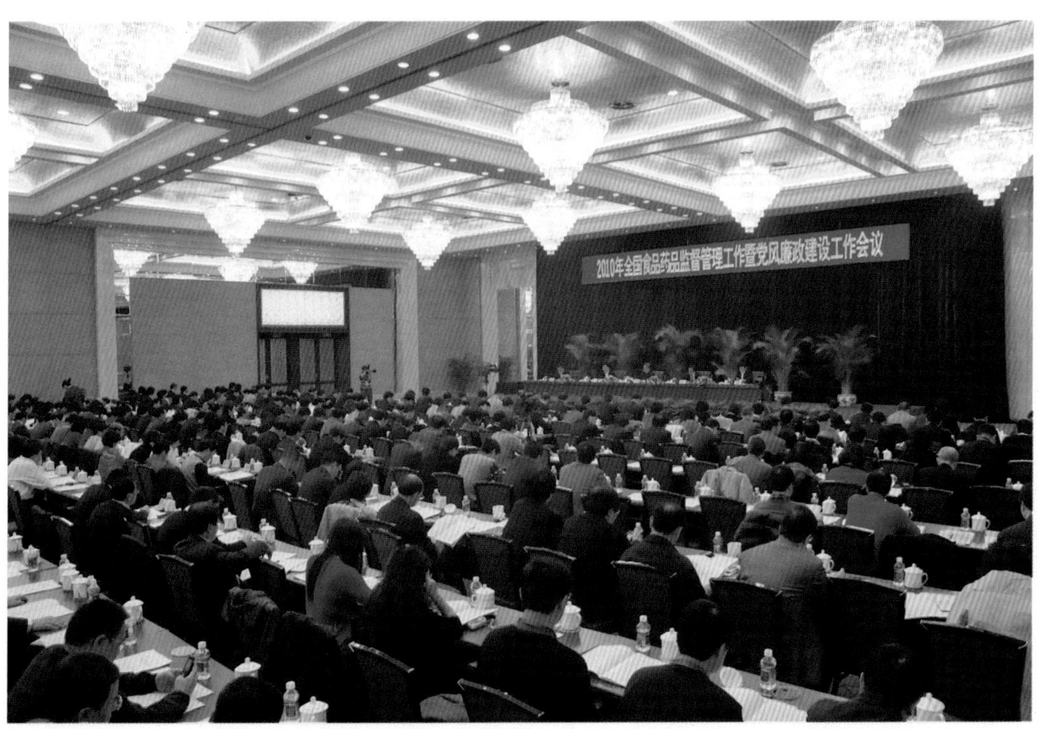

2010 年 1 月 18 日，全国食品药品监督管理工作暨党风廉政建设工作会议在北京召开。

（中国卫生画报　供稿）

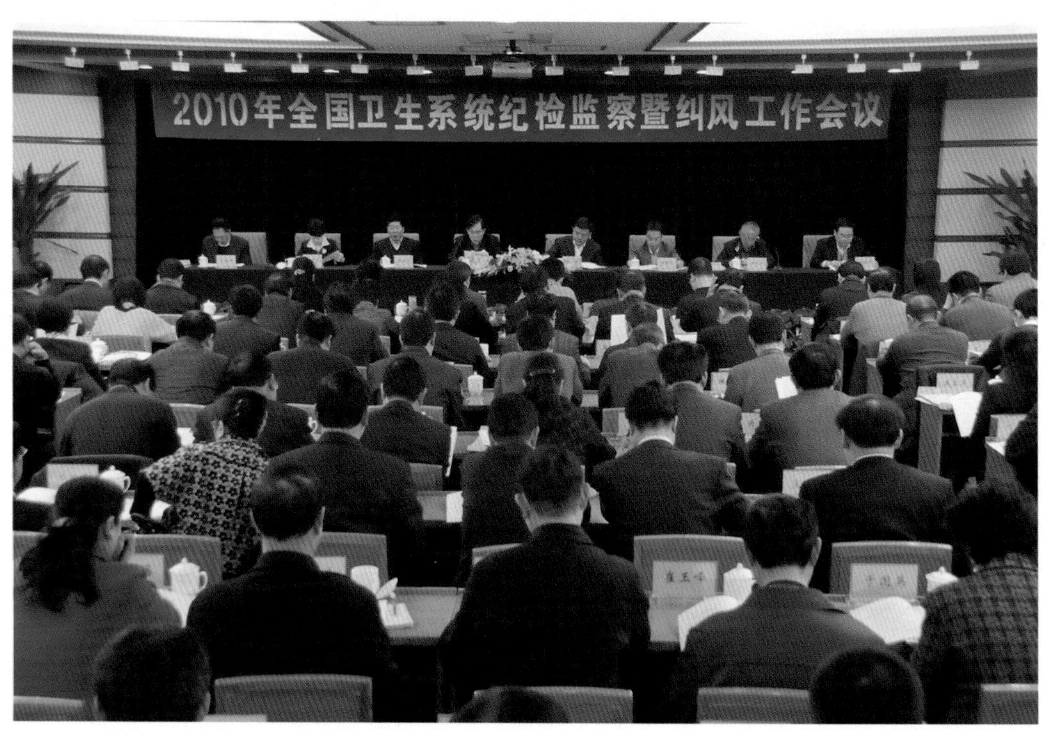

2010 年 1 月 21 日，全国卫生系统纪检监察暨纠风工作会议在北京召开。

（驻部监察局　供稿）

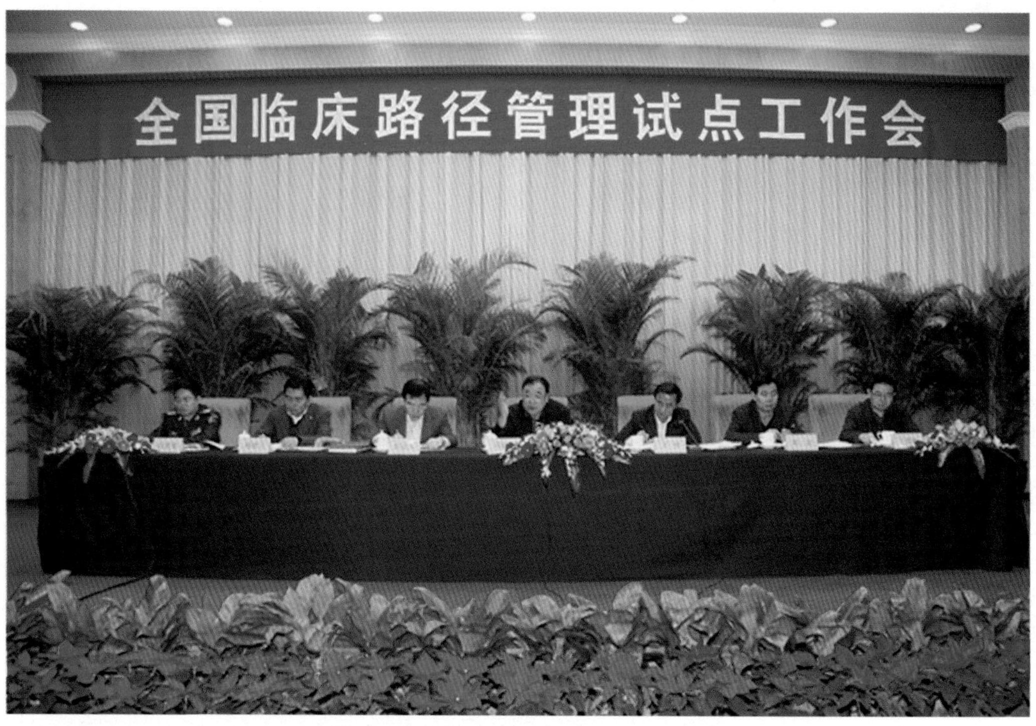

2010 年 1 月 8 日，卫生部召开全国临床路径管理试点工作会议。

（医政司　供稿）

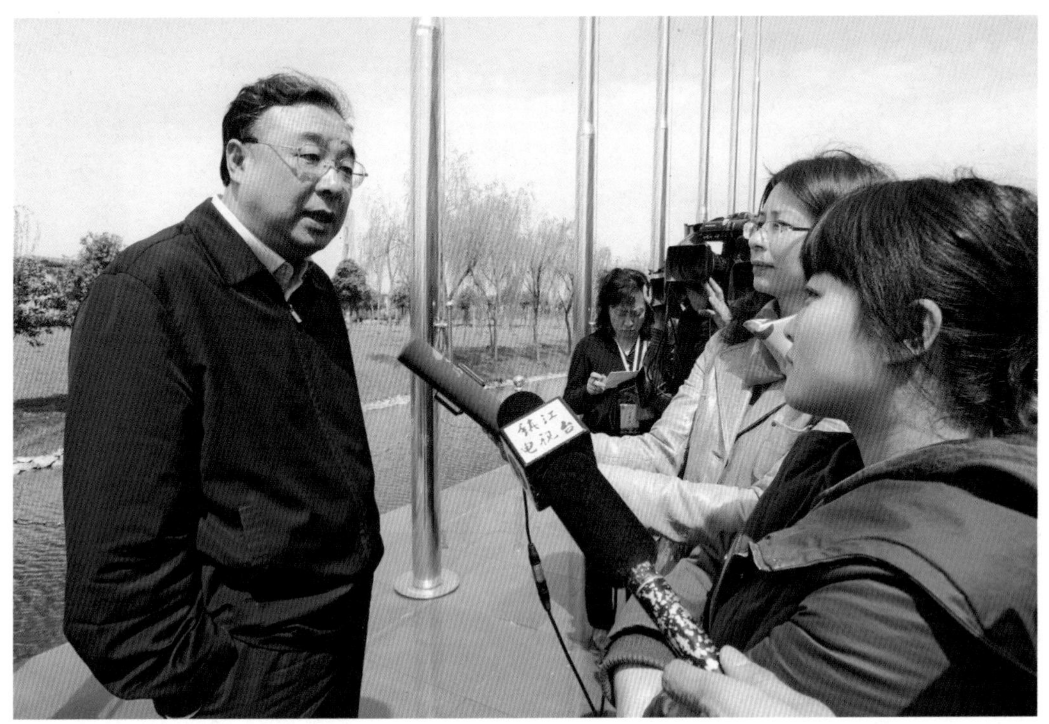

卫生部副部长马晓伟就公立医院改革问题接受记者采访。

（中国卫生画报　供稿）

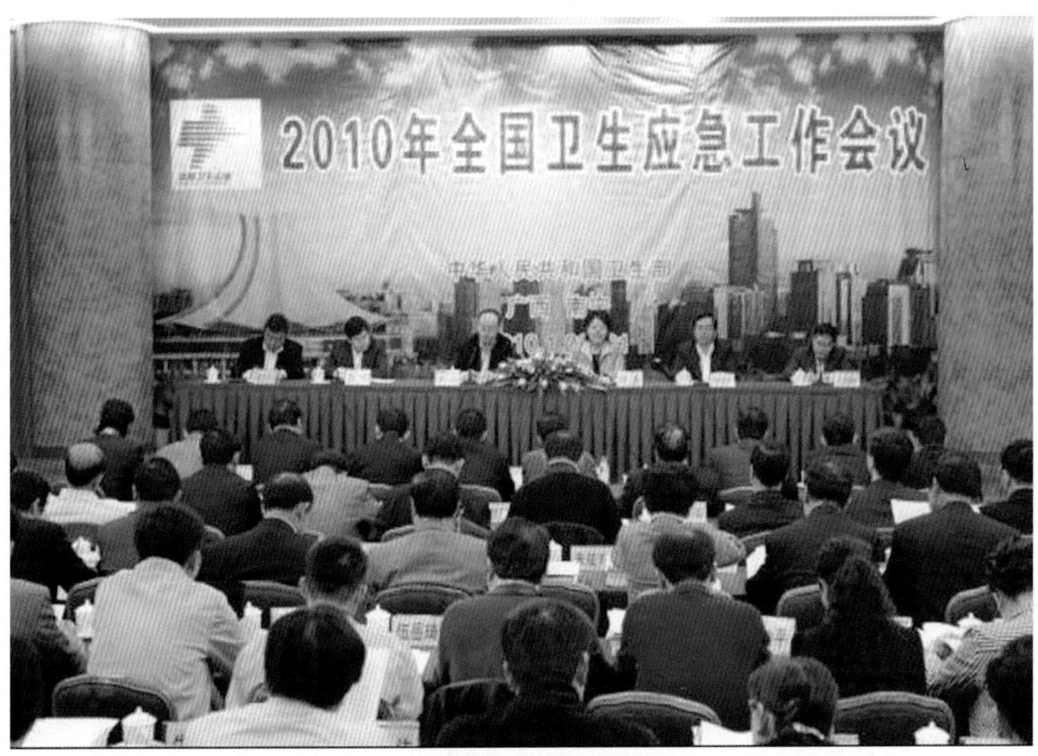

2010 年 1 月 20 日，卫生部在广西壮族自治区南宁市召开 2010 年全国卫生应急工作会议。

（应急办　供稿）

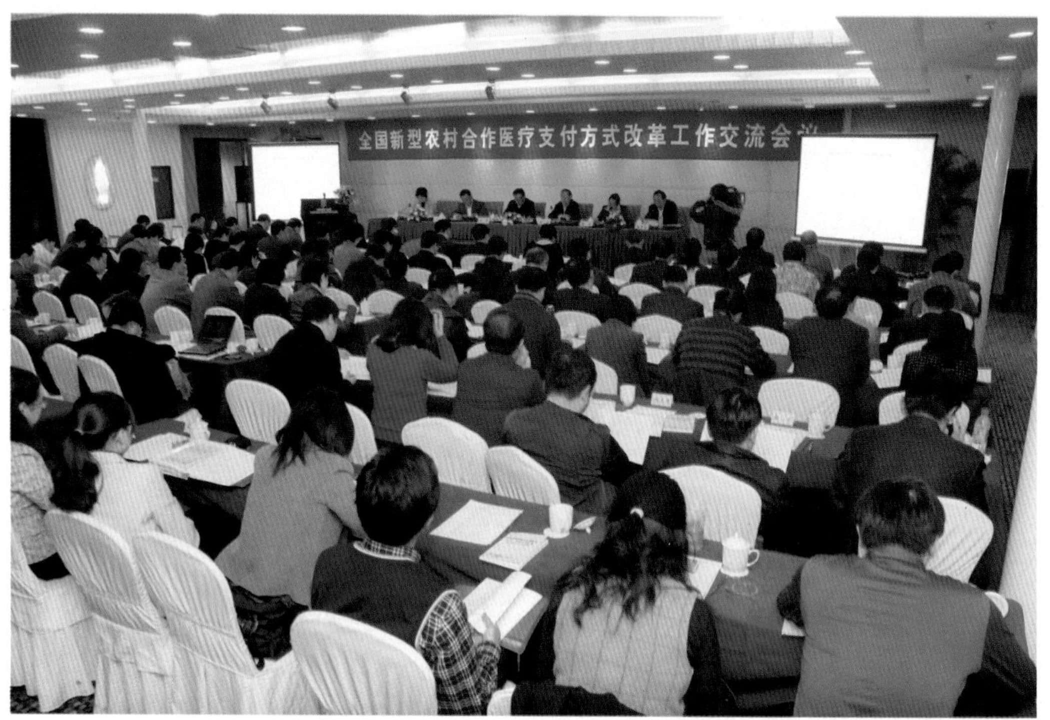

2010 年 1 月 21 日，全国新型农村合作医疗支付方式改革工作交流会议在云南省召开。
（农卫司　供稿）

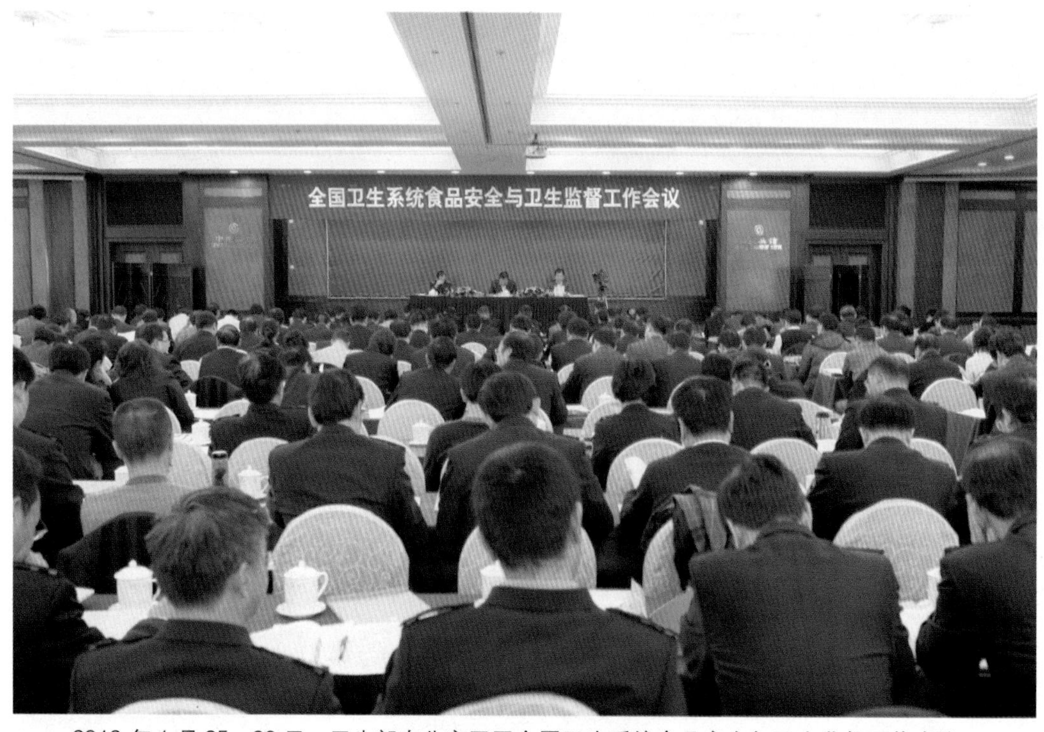

2010 年 1 月 25 ~26 日，卫生部在北京召开全国卫生系统食品安全与卫生监督工作会议。
（监督局　供稿）

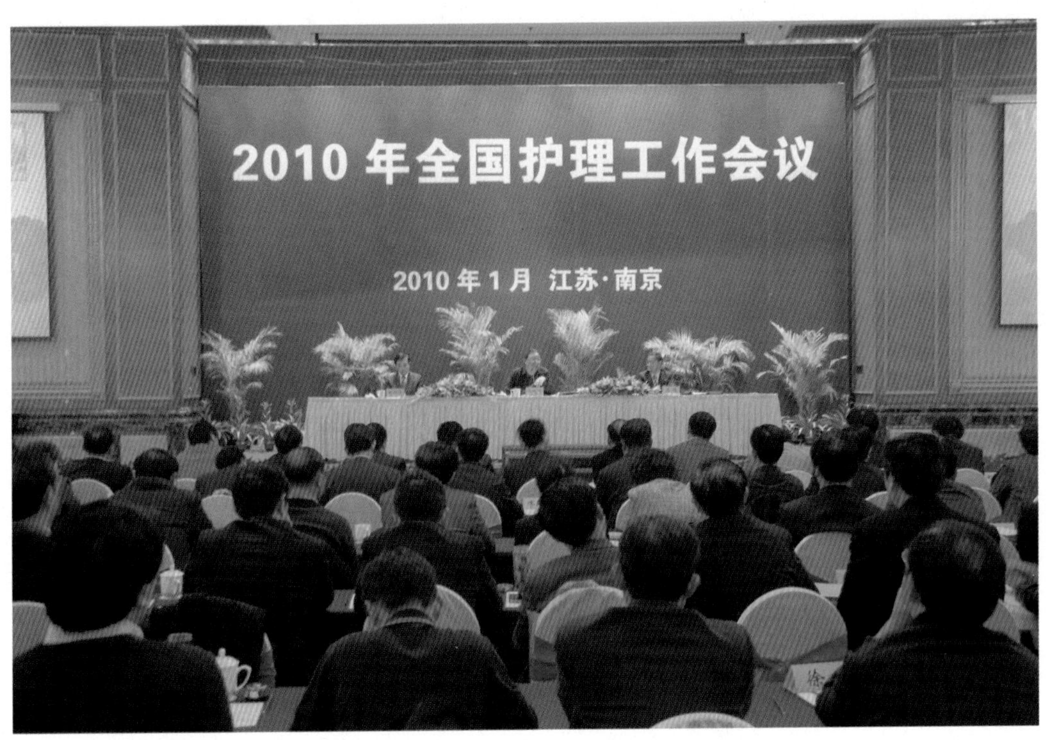

2010 年 1 月 28 日，卫生部在江苏省南京市召开 2010 年全国护理工作会议。

（医政司　供稿）

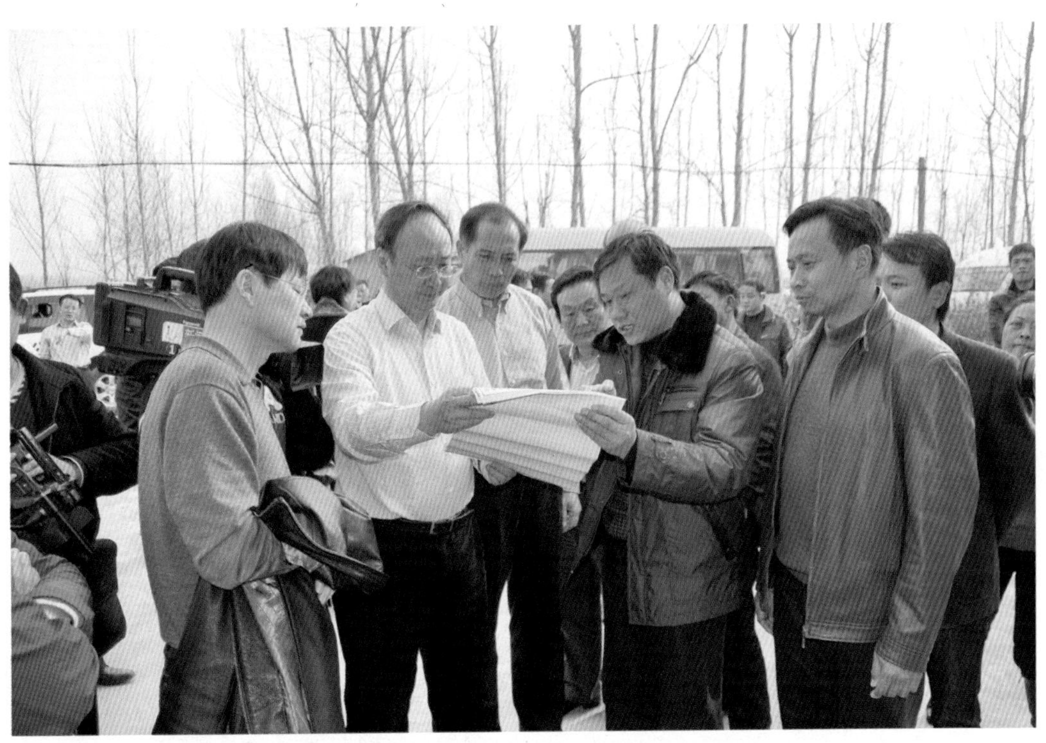

2010 年 2 月，卫生部副部长尹力在湖南省申安乡县考察血吸虫病防治工作。

（中国卫生画报　供稿）

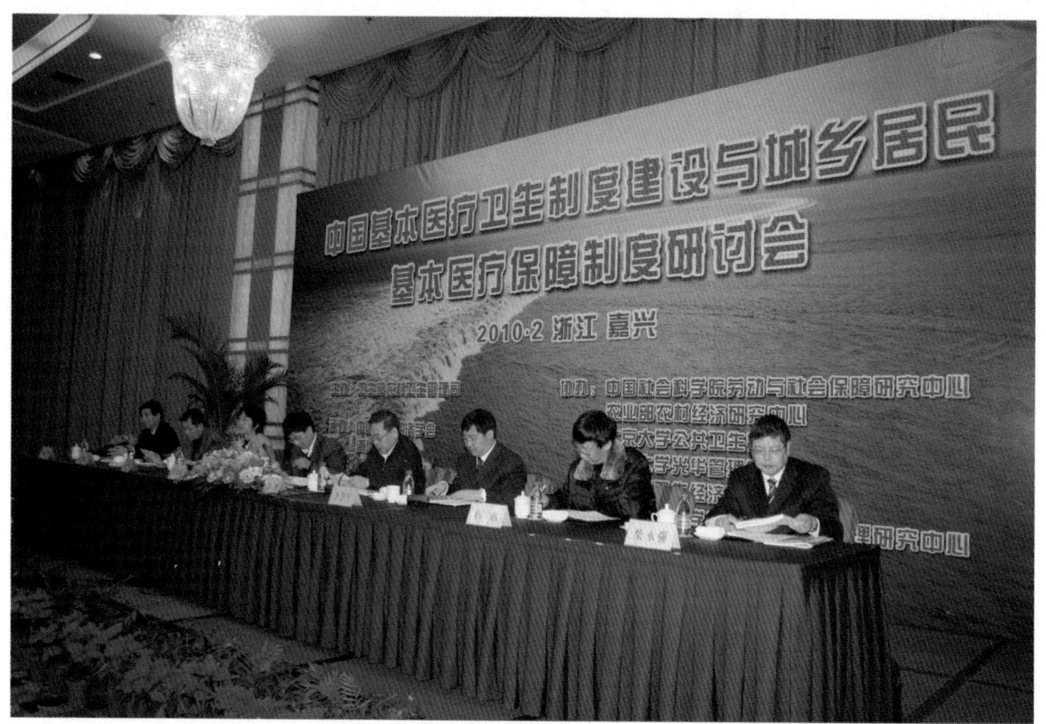

2010 年 2 月 2 ~3 日，中国基本医疗卫生制度建设与城乡居民基本医疗保障制度研讨会在浙江省嘉兴市召开。

（农卫司　供稿）

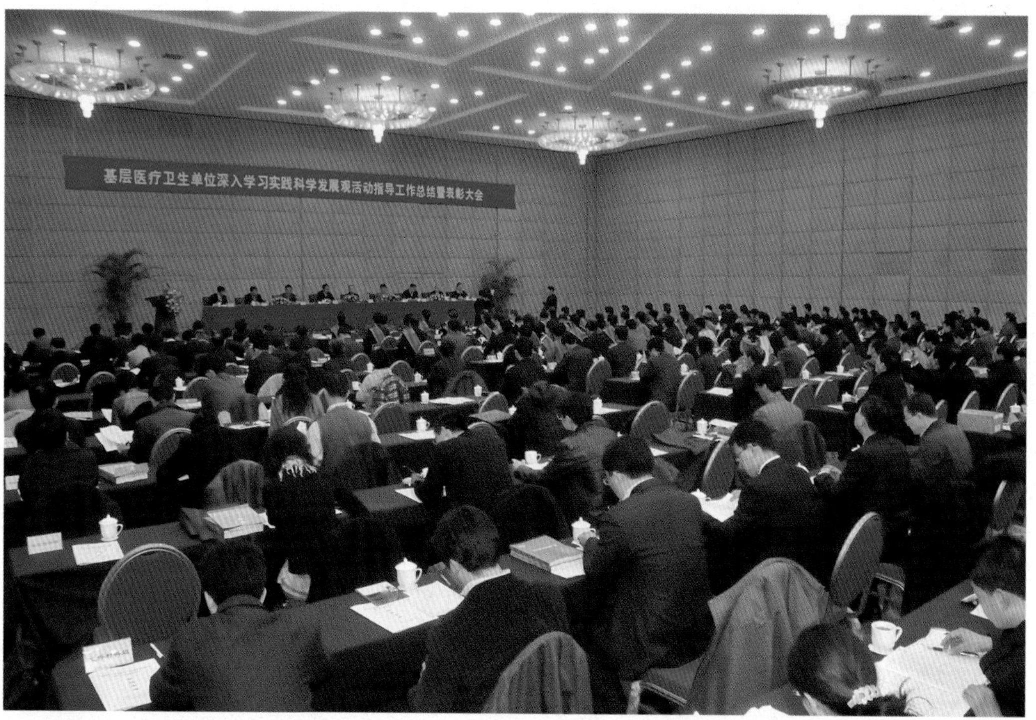

2010 年 2 月 25 日，基层医疗卫生单位深入学习实践科学发展观活动指导工作总结暨表彰大会在北京召开。

（机关党委　供稿）

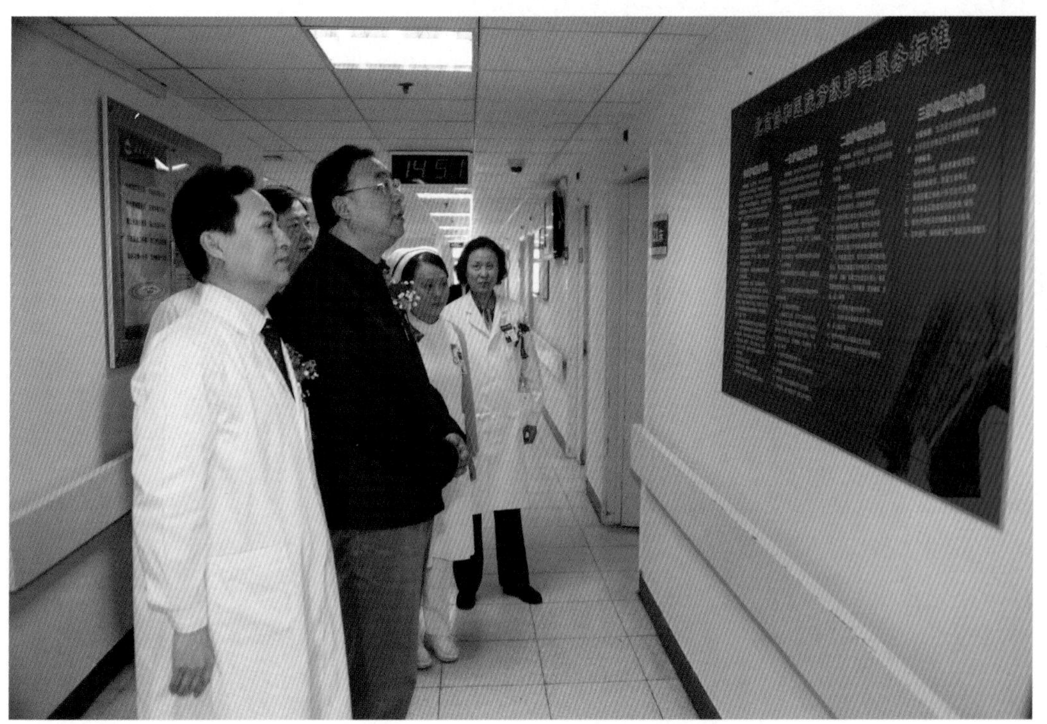

2010 年 3 月 5 日，卫生部副部长马晓伟调研北京协和医院优质护理服务工作。

（医政司　供稿）

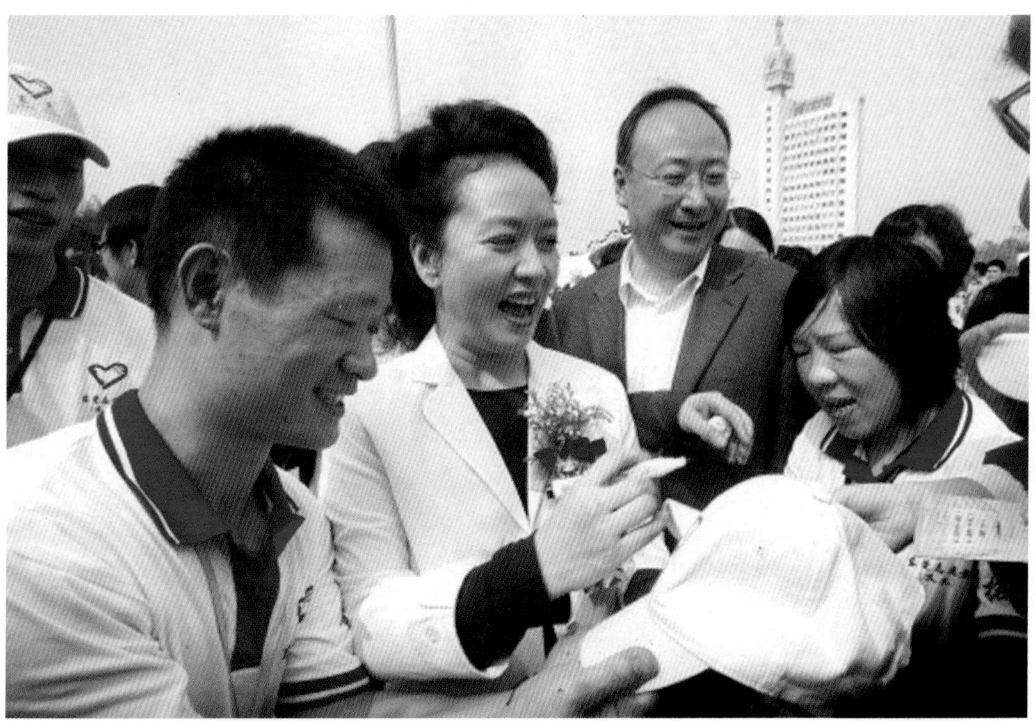

2010 年 3 月 21 日，“世界防治结核病日”大型宣传活动在广西壮族自治区南宁市举行。图为卫生部副部长尹力，著名歌唱家、全国结核病防治宣传形象大使彭丽媛等出席现场宣讲活动。

（疾控局　供稿）

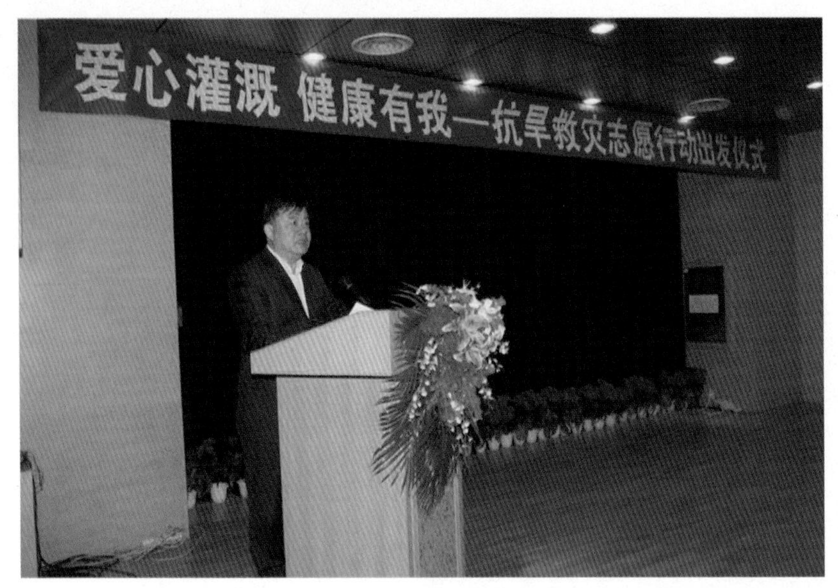

2010年4月2日，由卫生部发起，中宣部、教育部、民政部、中华全国总工会等7个部门支持的“爱心灌溉，健康有我——抗旱救灾志愿行动”出发仪式在北京举行。图为卫生部部长陈竺出席仪式并讲话。

（医政司　供稿）

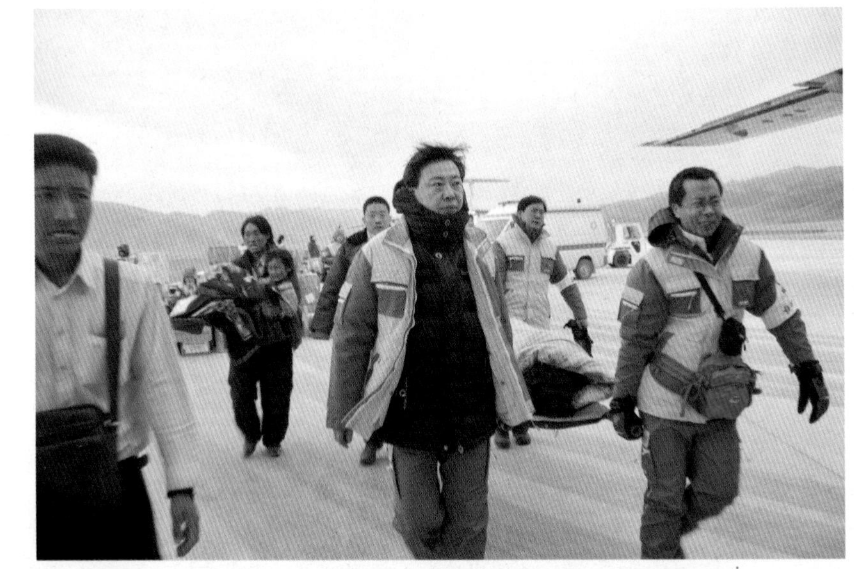

2010年4月15日，由卫生部组织的北京、天津第一批地震救援医疗队从北京出发，赶赴青海省玉树县。

（医政司　供稿）

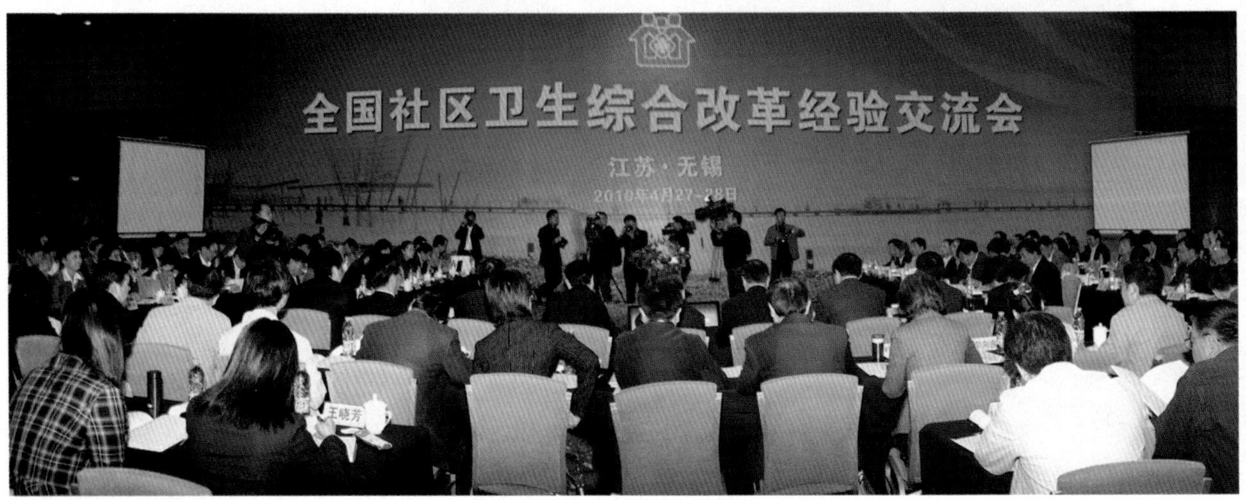

2010年4月27~28日，卫生部在江苏省无锡市召开全国社区卫生综合改革经验交流会。

（妇社司　供稿）

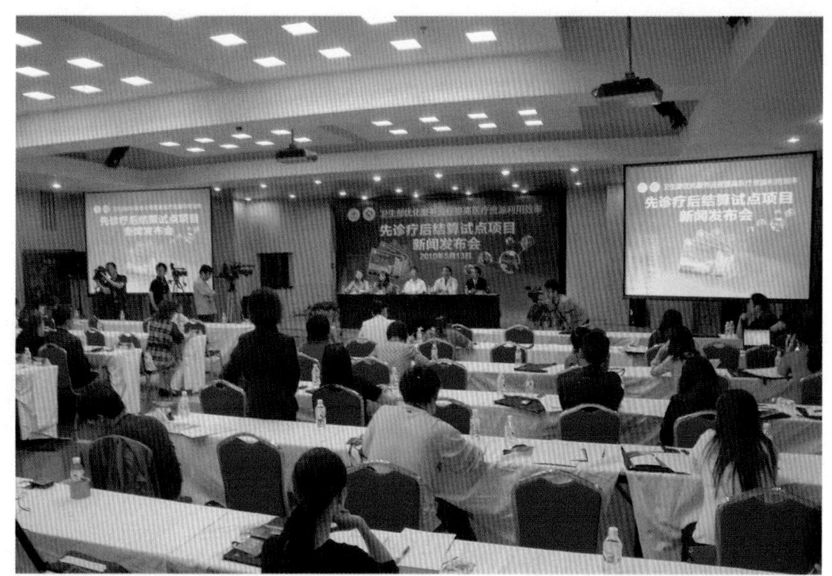

2010 年 5 月 13 日，卫生部召开“先诊疗，后结算”试点工作进展情况新闻发布会。

（医政司　供稿）

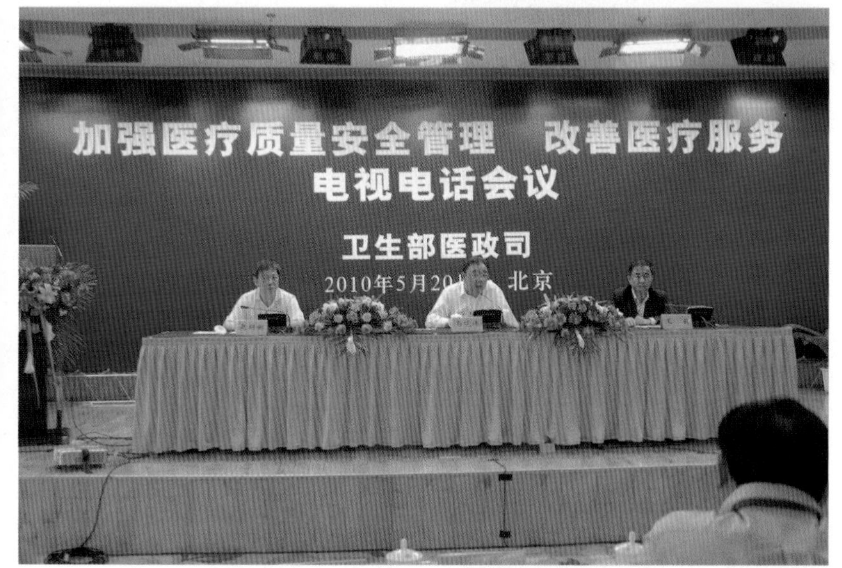

2010 年 5 月 20 日，卫生部召开加强医疗质量安全管理、改善医疗服务电视电话会议，部署 2010 年“医疗质量万里行”活动。

（医政司　供稿）

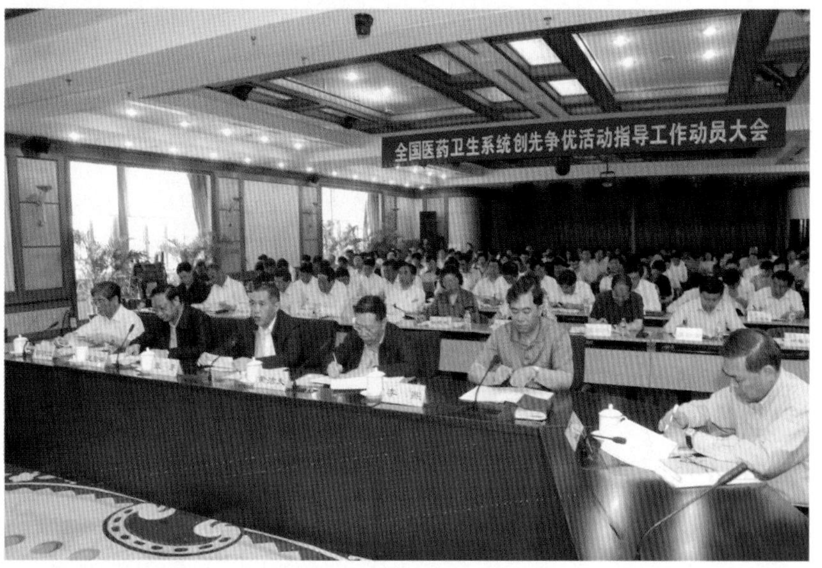

2010 年 5 月 20 日，卫生部召开全国医药卫生系统创先争优活动指导工作动员大会。

（机关党委　供稿）

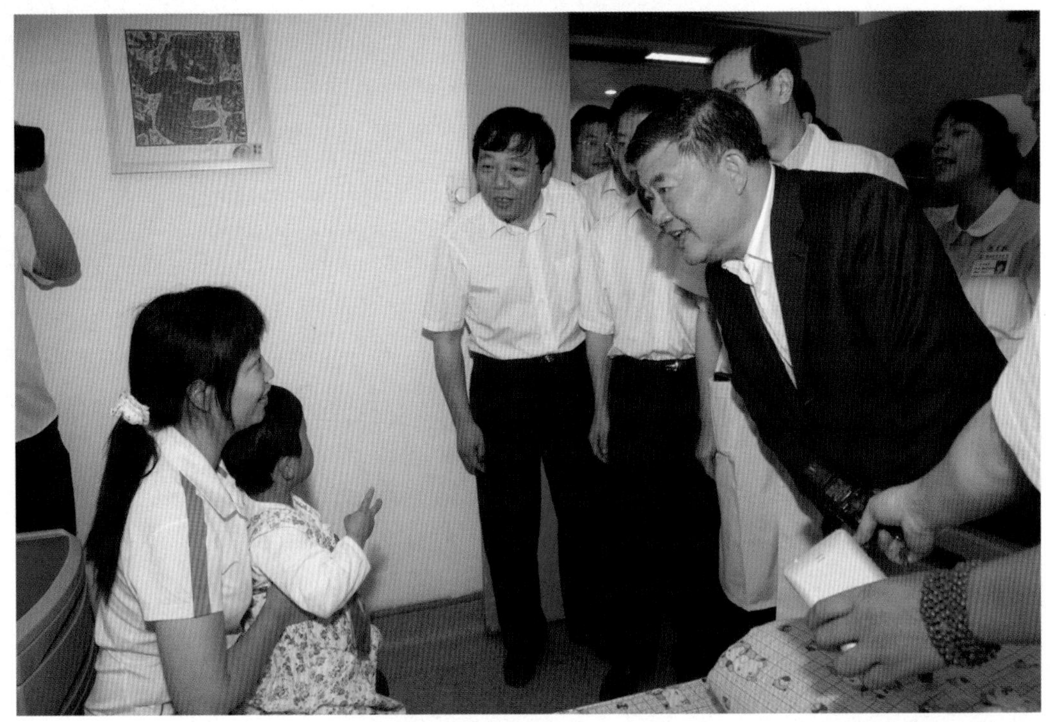

2010 年 6 月 10 日，卫生部部长陈竺考察湖南省儿童医院救治参合先天性心脏病患儿情况。
（农卫司　供稿）

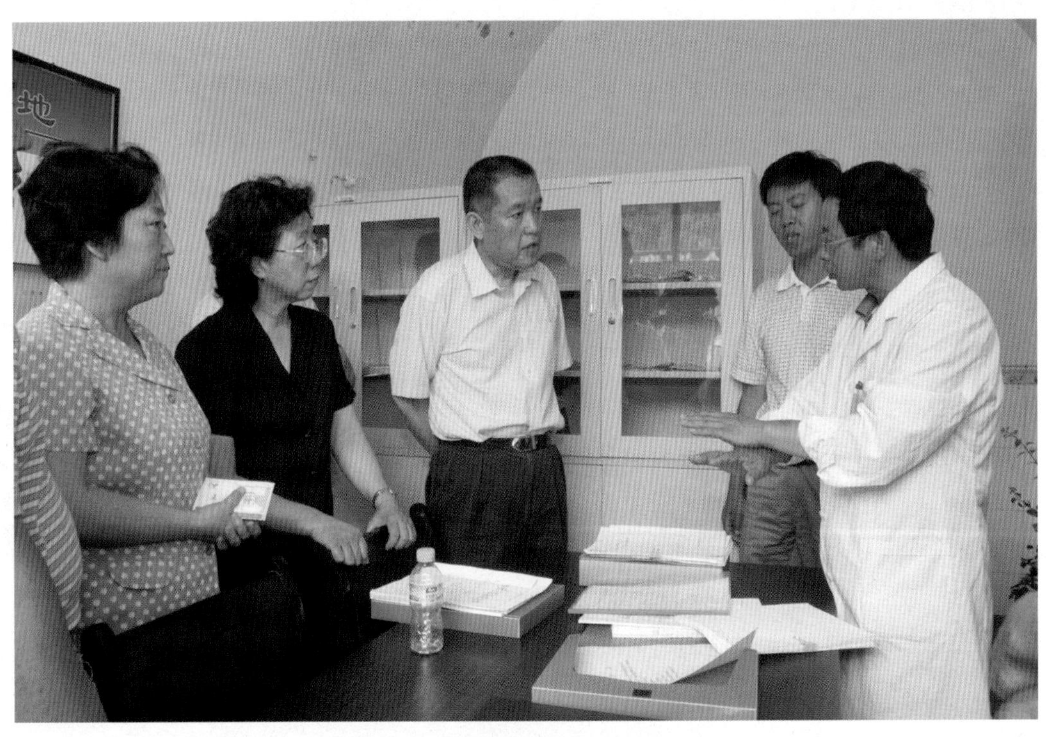

2010 年 6 月 22 日，卫生部党组书记、副部长张茅到陕西省子长县余家坪乡卫生院调研、视察，了解医改、新农合、信息化建设、党建等工作。
（中国卫生画报　供稿）

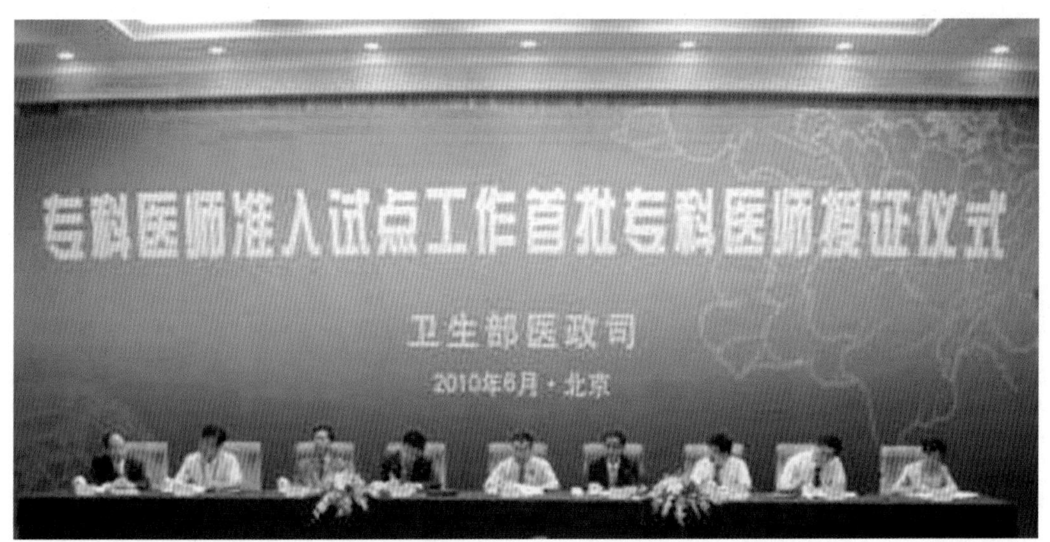

2010 年 6 月 25 日，专科医师准入试点工作首批专科医师授证仪式在北京举行。

（医政司　供稿）

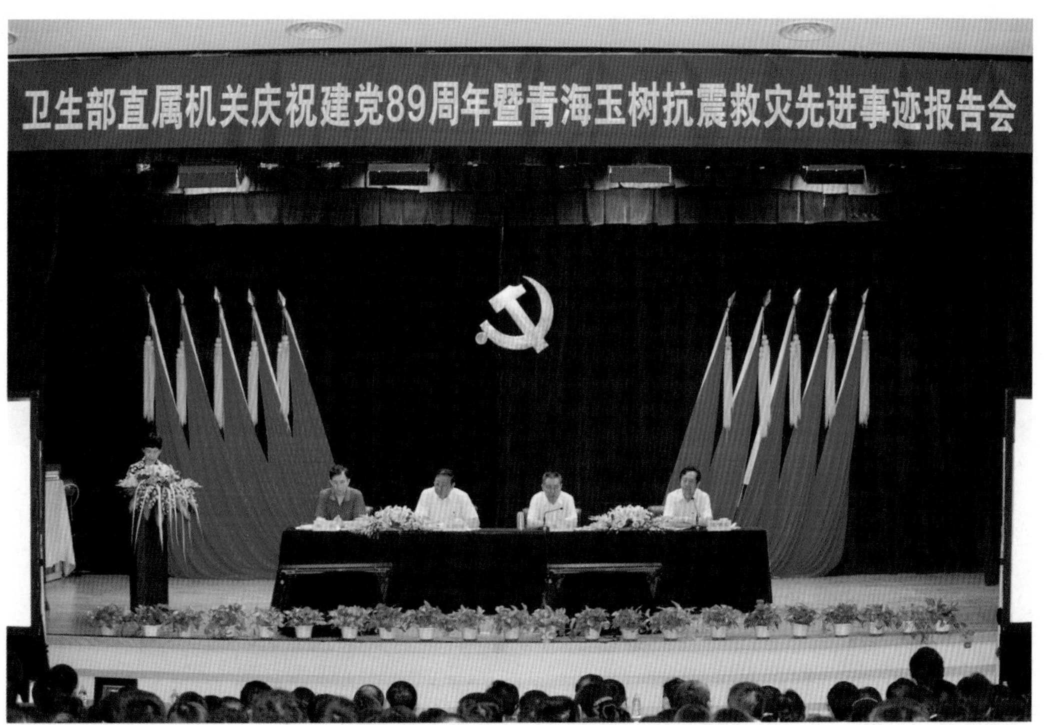

2010 年 6 月 29 日，卫生部召开直属机关庆祝建党 89 周年暨青海玉树抗震救灾先进事迹报告会。

（机关党委　供稿）

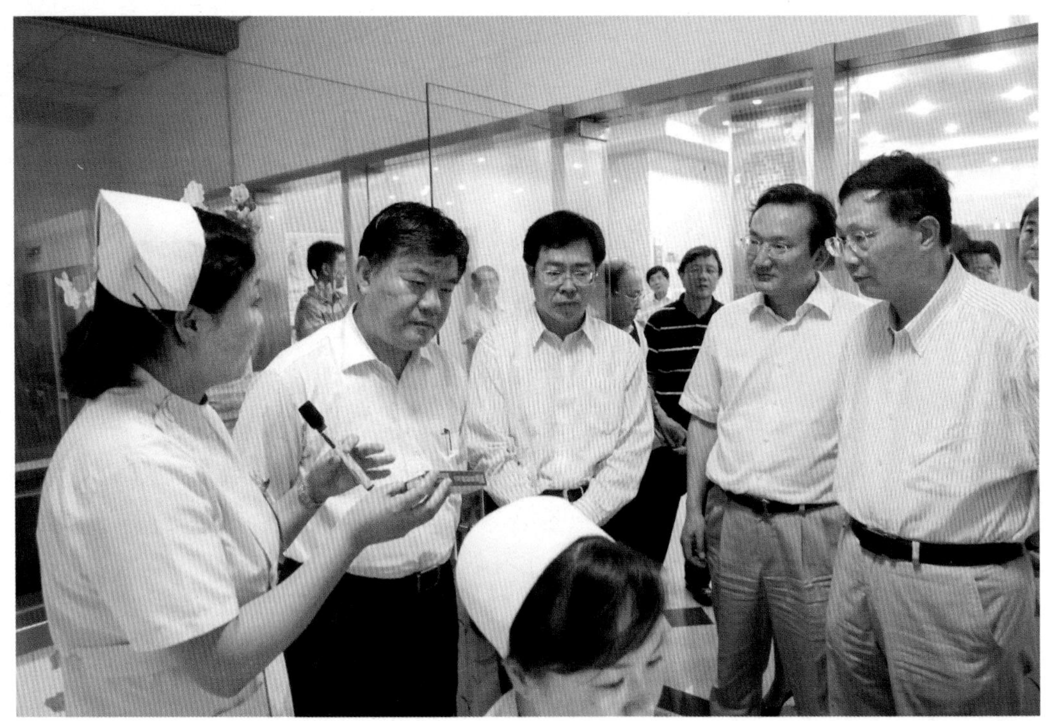

2010 年 7 月 11 日，卫生部部长陈竺视察上海市闵行区古美社区卫生服务中心卫生改革信息化工作。

（妇社司　供稿）

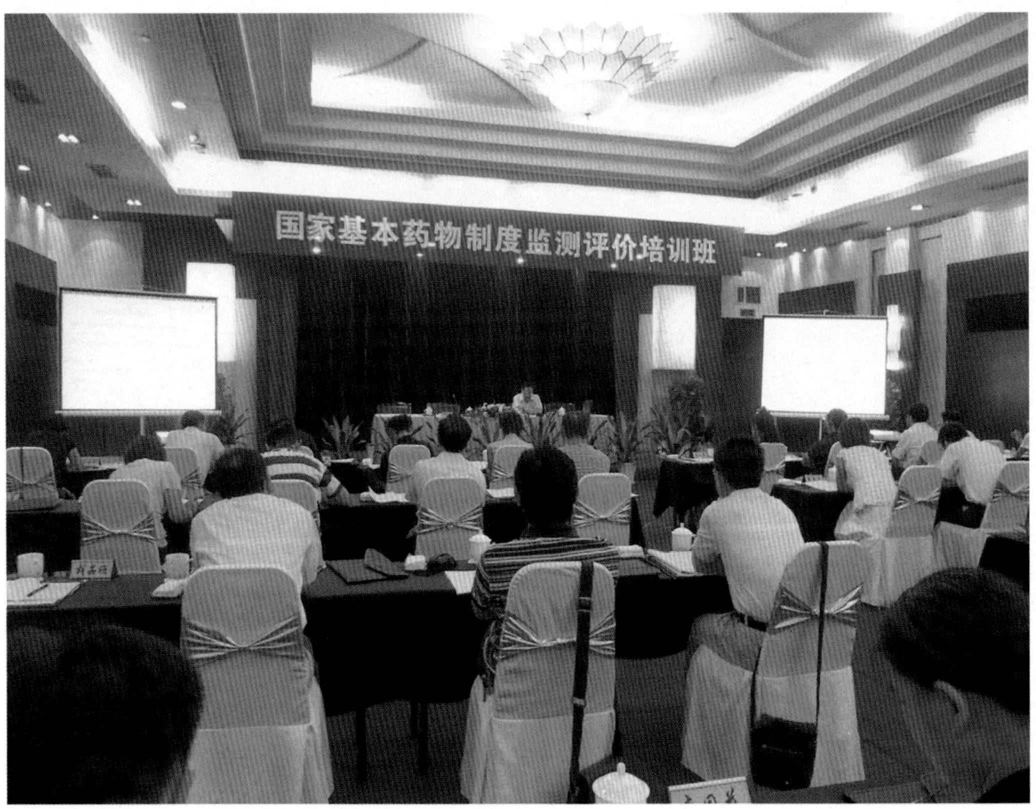

2010 年 8 月，国家基本药物制度监测评价培训班在江苏省南京市举办。

（药政司　供稿）

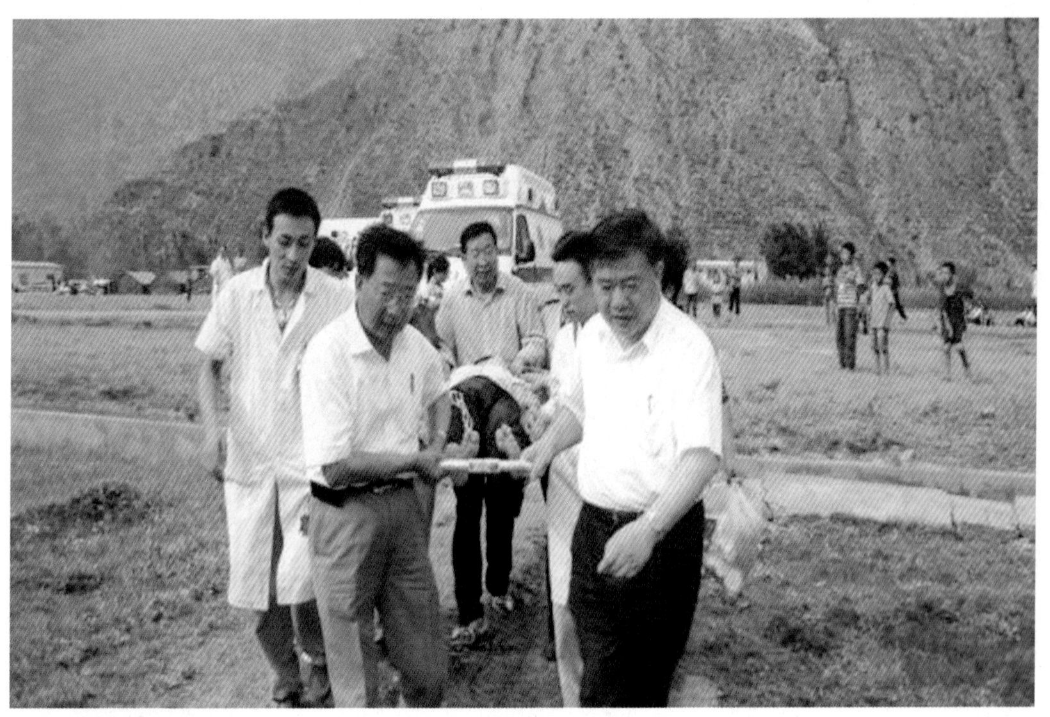

2010 年 8 月 9 日，卫生部部长陈竺在甘肃省舟曲县现场协助搬运特大山洪泥石流灾害伤员，指挥医学救援工作。

（应急办　供稿）

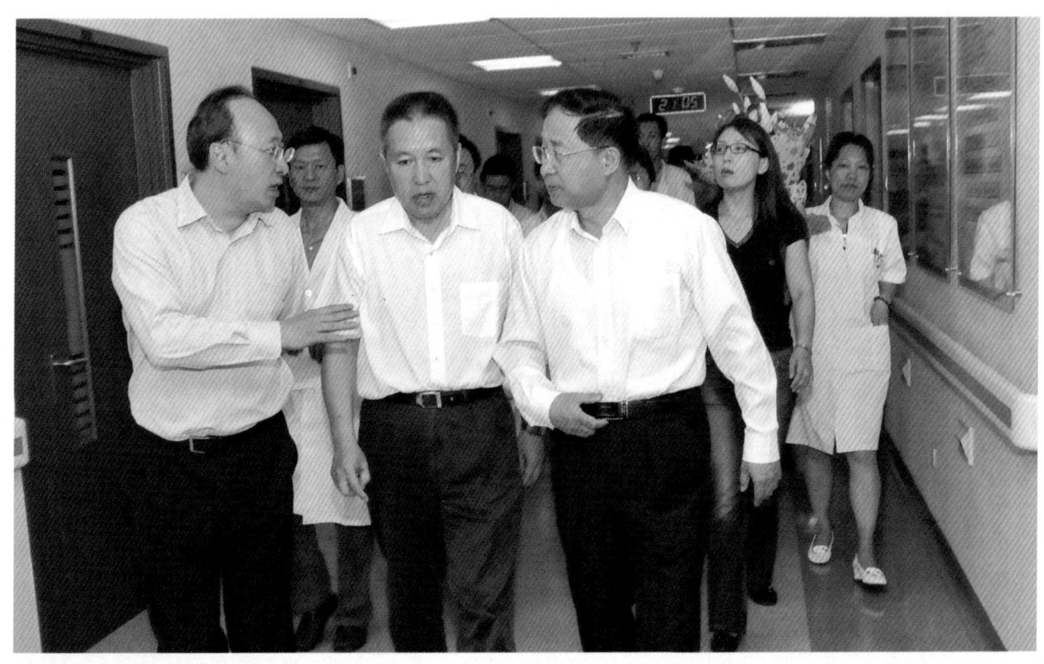

2010 年 8 月 27 日，卫生部党组书记、副部长张茅，卫生部副部长尹力来到北京医科大学第三医院看望伊春空难转运来北京的伤员。

（中国卫生画报　供稿）

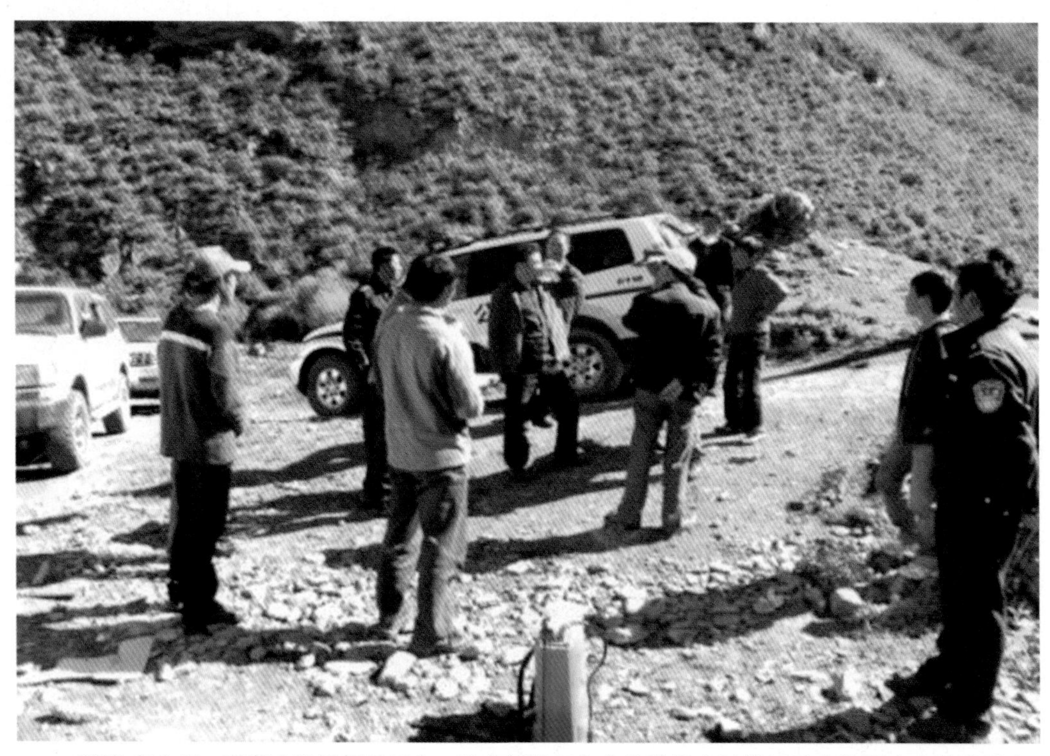

2010 年 9 月，西藏自治区朗县卫生、公安部门工作人员现场商讨朗县重大肺鼠疫疫情大隔离圈封锁相关事宜。

（应急办　供稿）

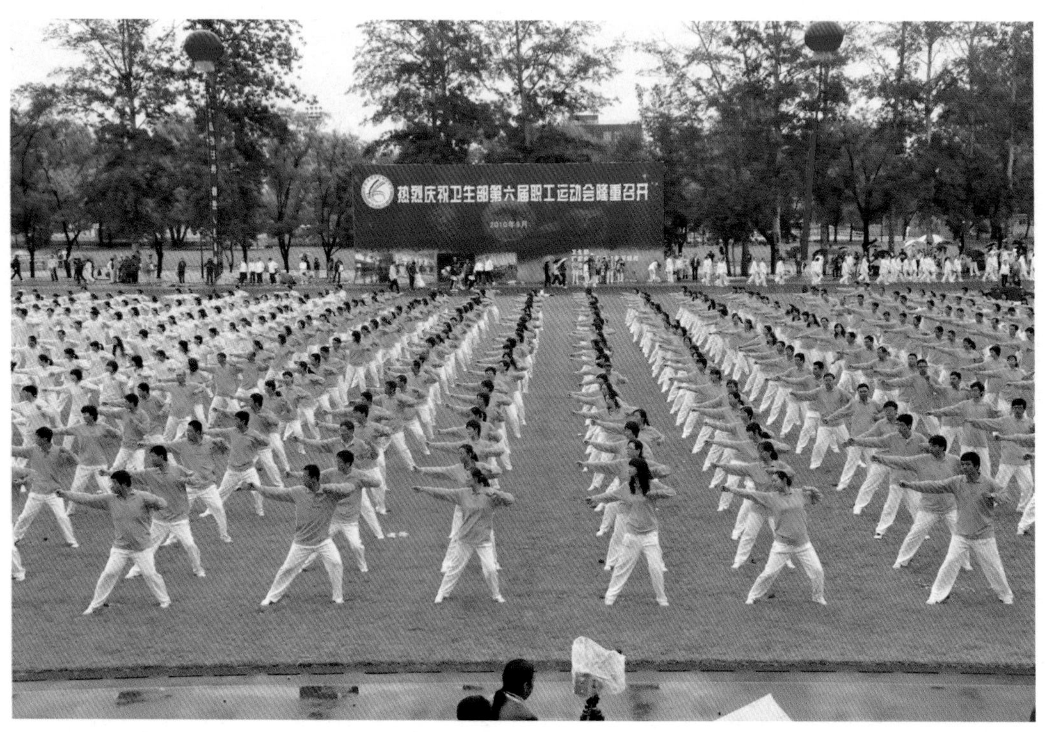

2010 年 9 月 18 日，卫生部第六届职工运动会隆重召开。

（机关党委　供稿）

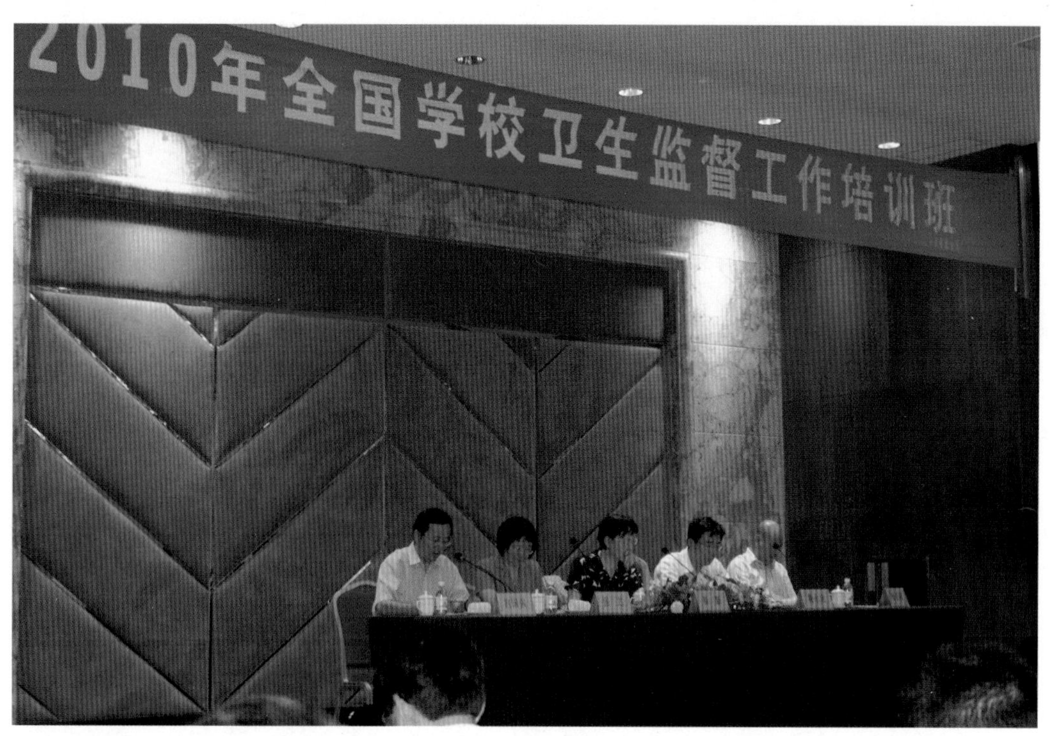

2010 年 9 月 20 日，卫生部在山东省青岛市召开 2010 年全国学校卫生监督工作培训班。

（监督局　供稿）

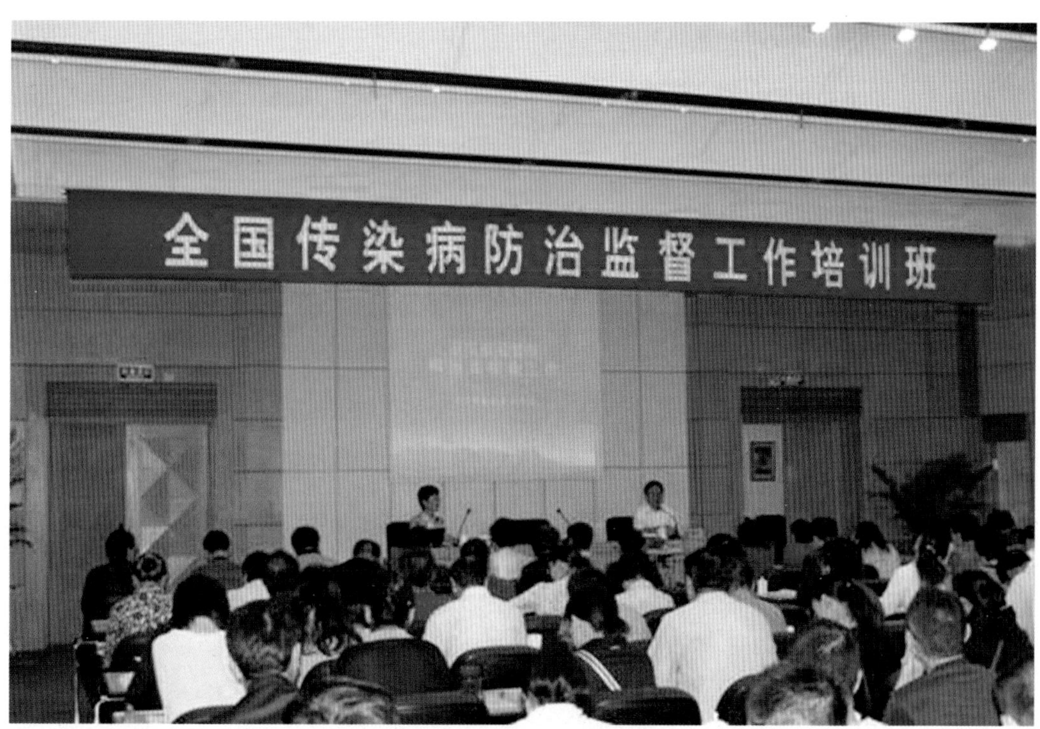

2010 年 9 月 27 日，卫生部在北京举办全国传染病防治监督工作培训班。

（监督局　供稿）

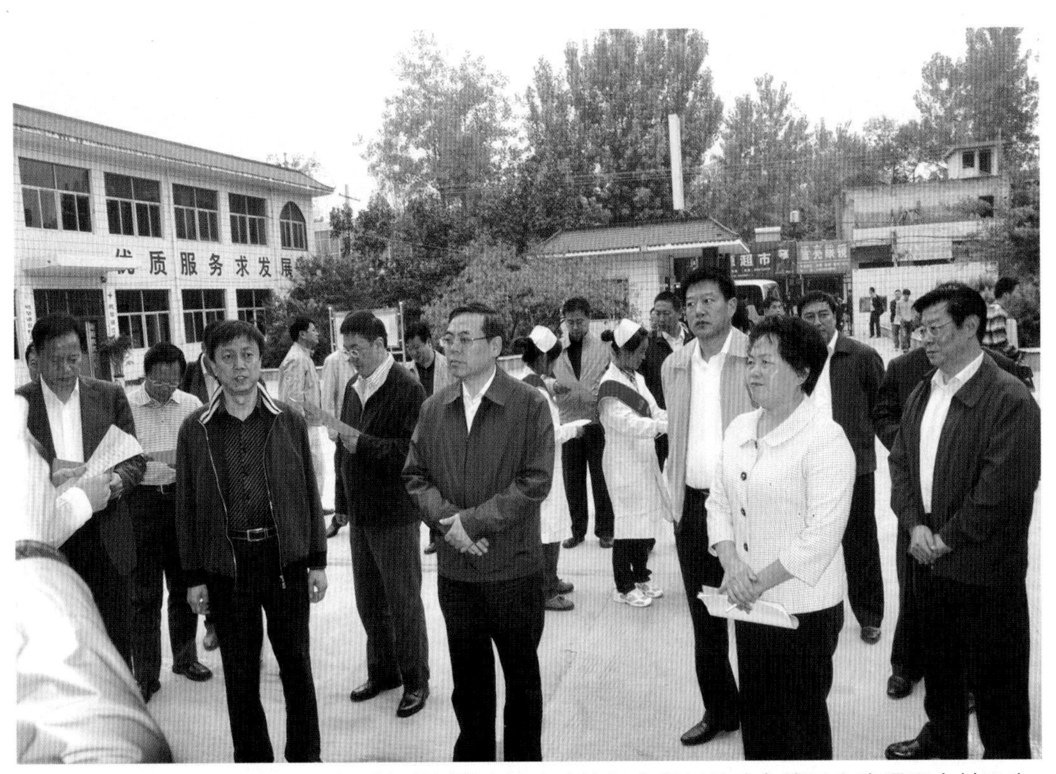

2010 年 9 月 29 日，卫生部副部长刘谦在河南省洛阳市伊川县鸣皋镇卫生院调研农村卫生工作。

（农卫司　供稿）

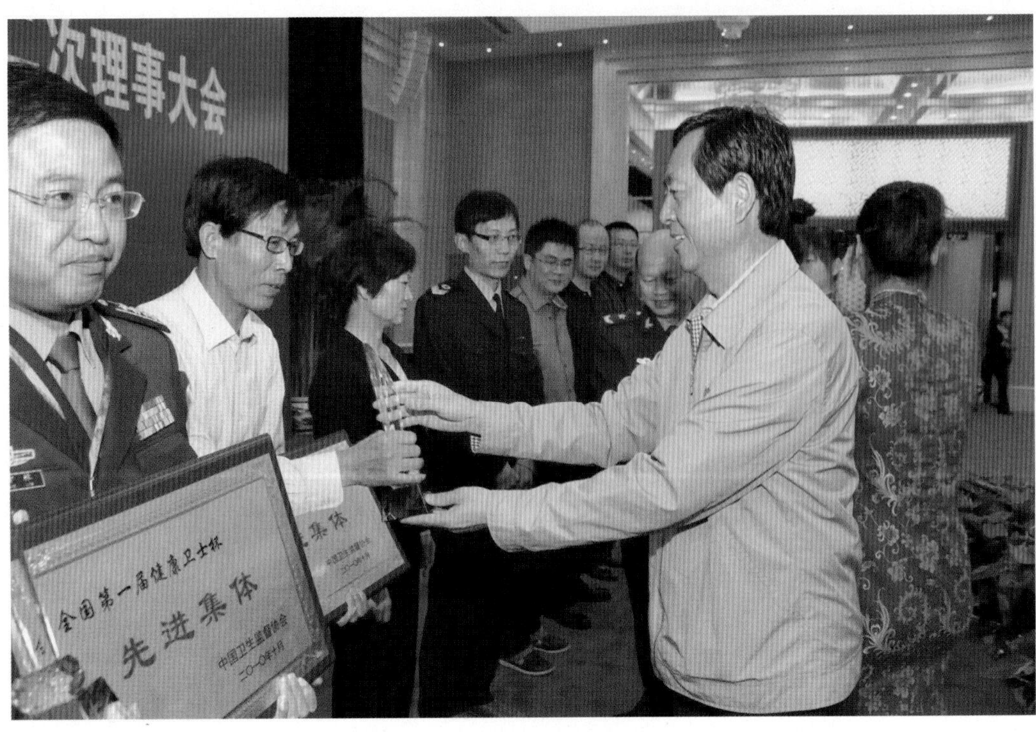

2010 年 10 月 8 ~9 日，卫生部副部长陈啸宏出席“健康卫士杯”活动并颁奖。

（中国卫生画报　供稿）

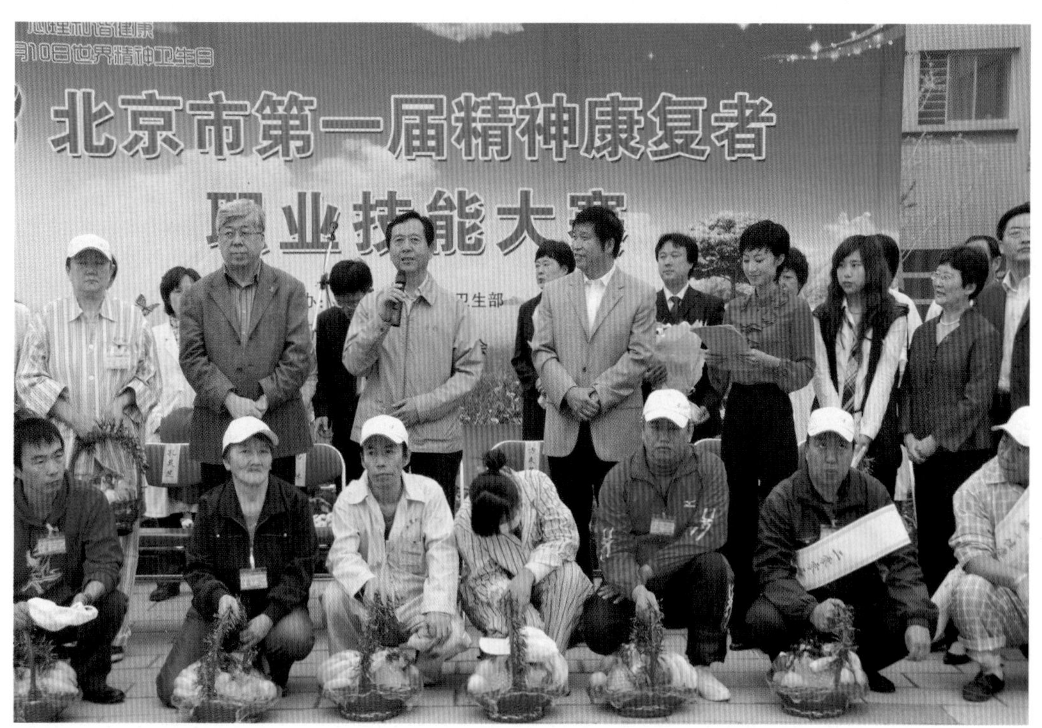

2010 年 10 月 10 日，卫生部副部长陈啸宏参加精神卫生日宣传活动。

（中国卫生画报　供稿）

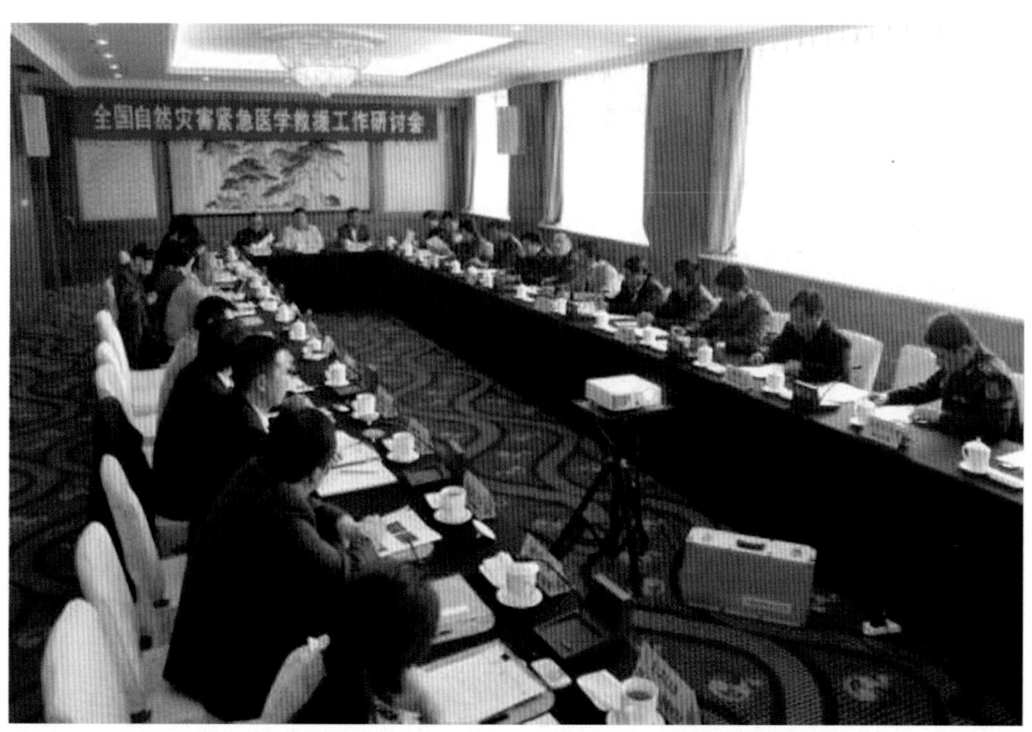

2010 年 10 月 26 日，全国自然灾害紧急医学救援工作研讨会在北京市召开。

（应急办　供稿）

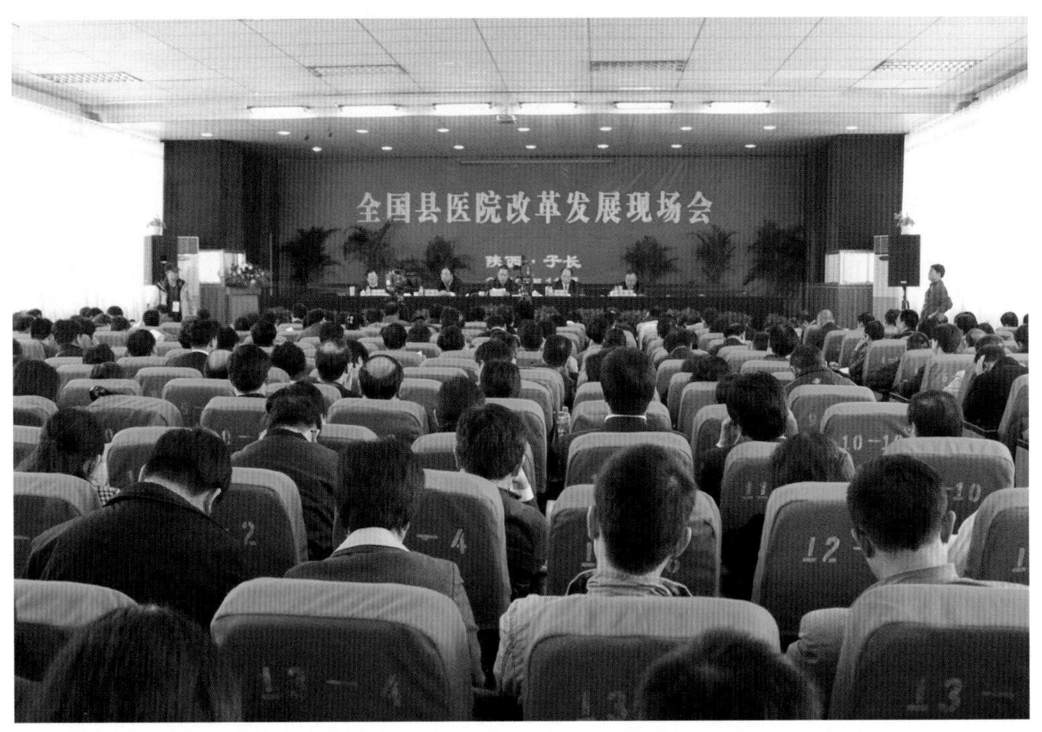

2010 年 11 月 2 日，全国县医院改革发展现场会在陕西省子长县召开。

（医管司　供稿）

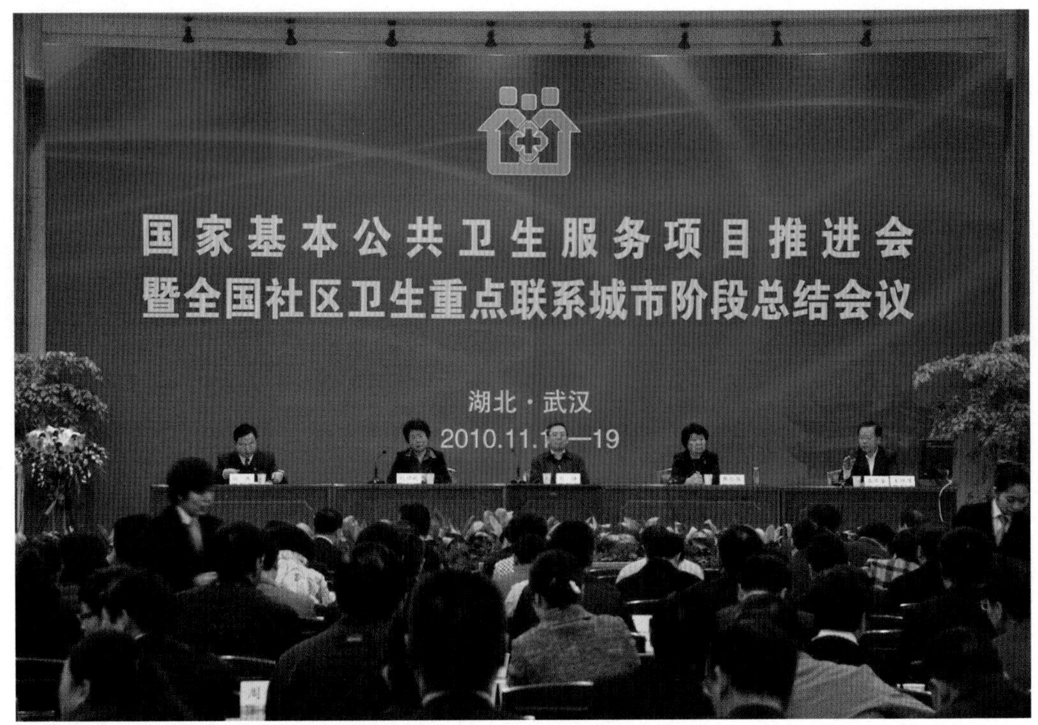

2010 年 11 月 18 ~ 19 日，卫生部在湖北省武汉市召开国家基本公共卫生服务项目推进会暨全国社区卫生重点联系城市阶段总结会议。

（妇社司　供稿）

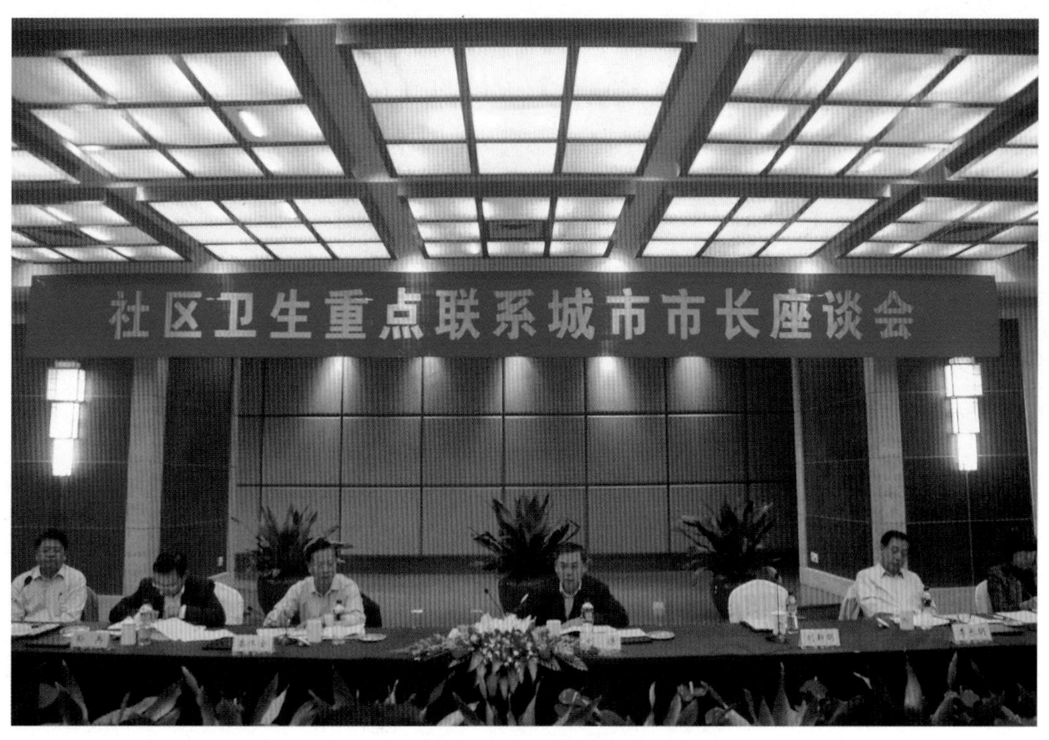

2010 年 11 月 18 日，社区卫生重点联系城市市长座谈会在湖北省武汉市召开。

（妇社司　供稿）

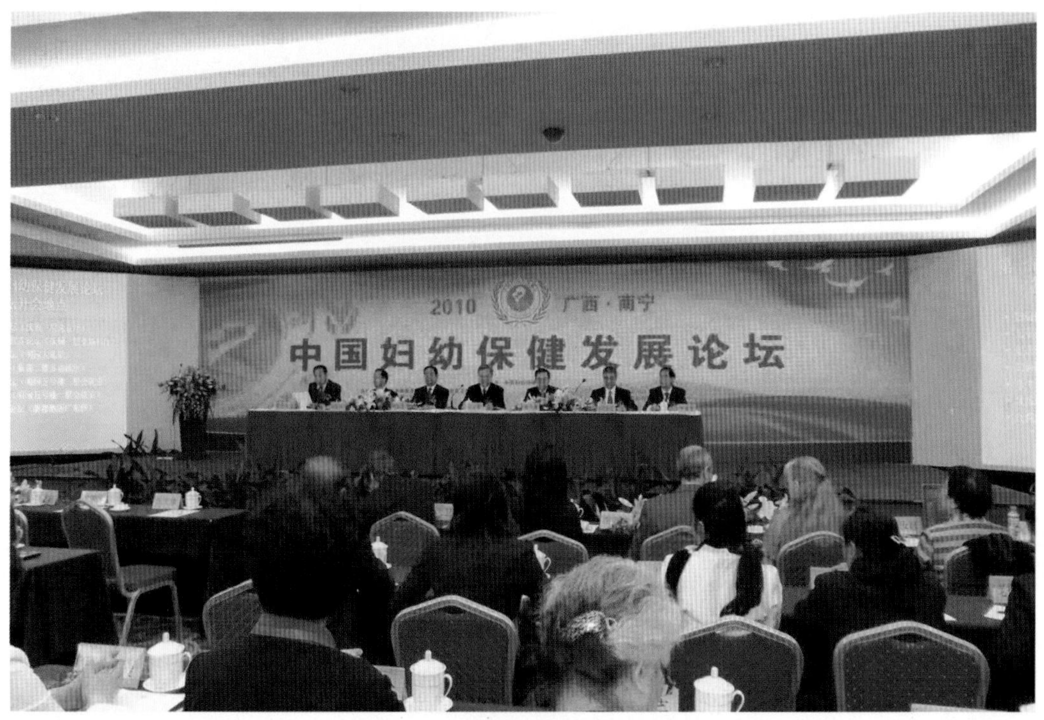

2011 年 11 月 23 ~24 日，中国妇幼保健发展论坛在广西壮族自治区南宁市举行。

（妇社司　供稿）

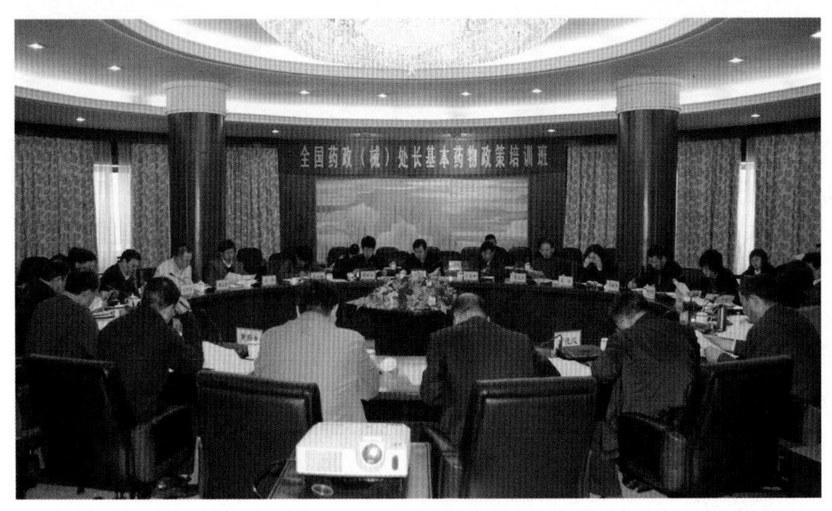

2010 年 11 月 29 日，全国药政（械）处长基本药物政策培训班在江西省举行。

（药政司　供稿）

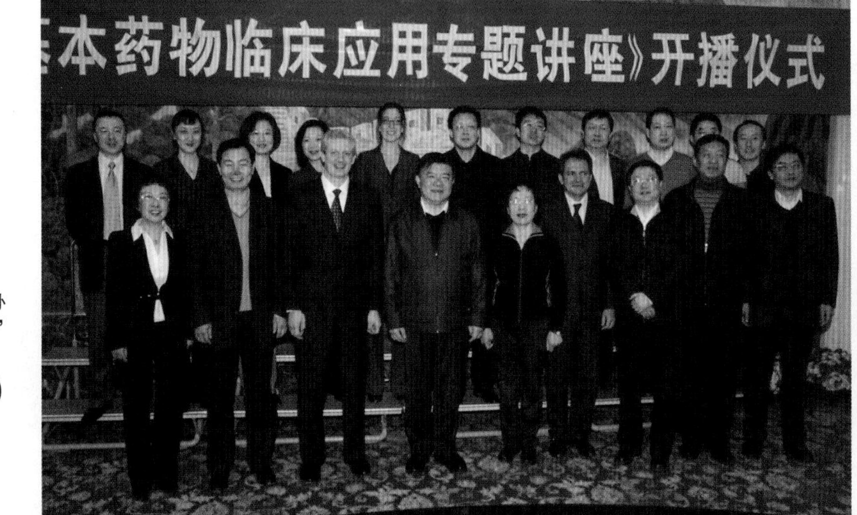

2010 年 12 月 3 日，卫生部举办“国家基本药物临床应用专题讲座”视频开播仪式。

（药政司　供稿）

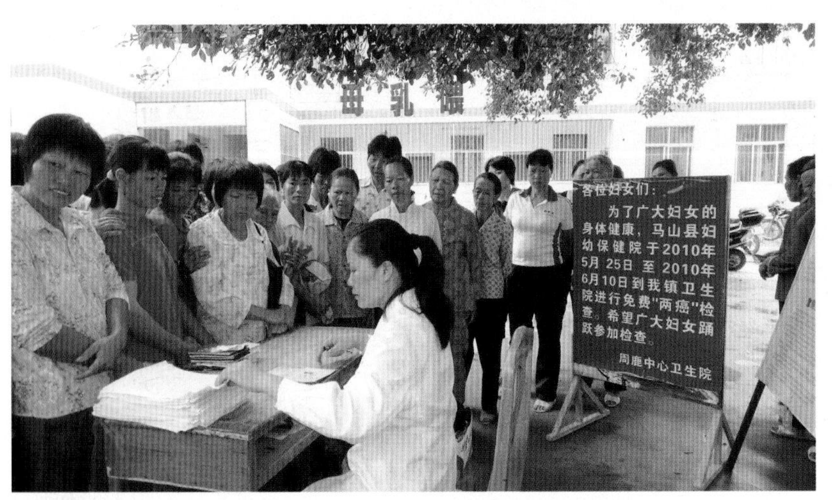

广西壮族自治区马山县周鹿中心卫生院开展农村妇女宫颈癌和乳腺癌检查项目。

（妇社司　供稿）

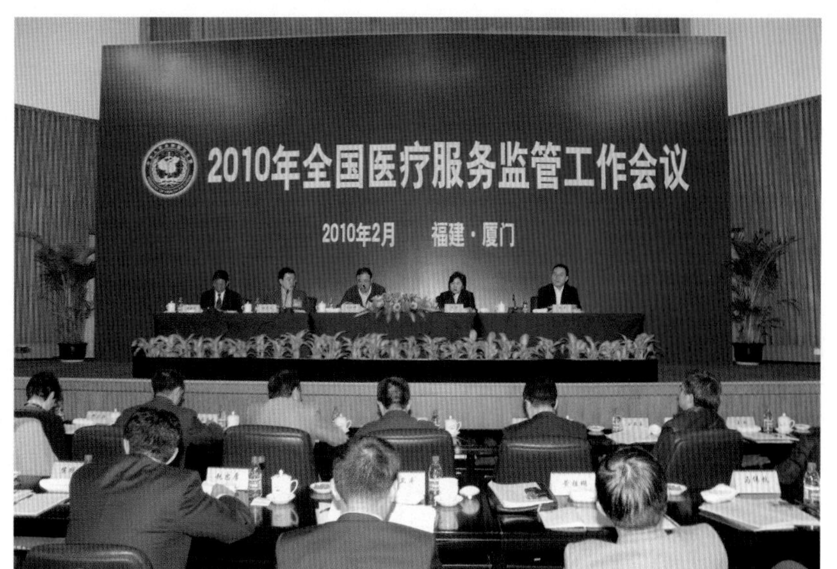

2010 年全国医疗服务监管工作会议在福建省厦门市召开。
（医管司 供稿）

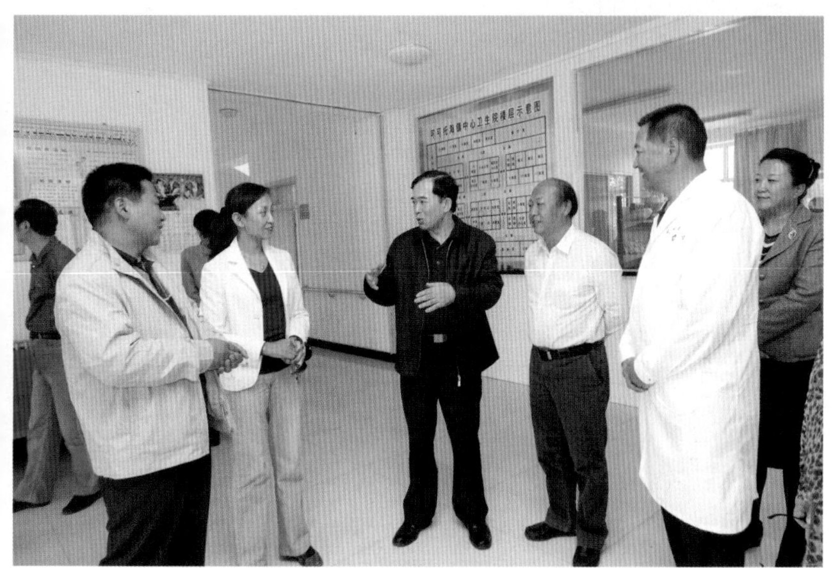

2010 年，中央纪委驻卫生部纪检组组长李熙在新疆维吾尔自治区考察乡镇卫生院工作。
（驻部监察局 供稿）

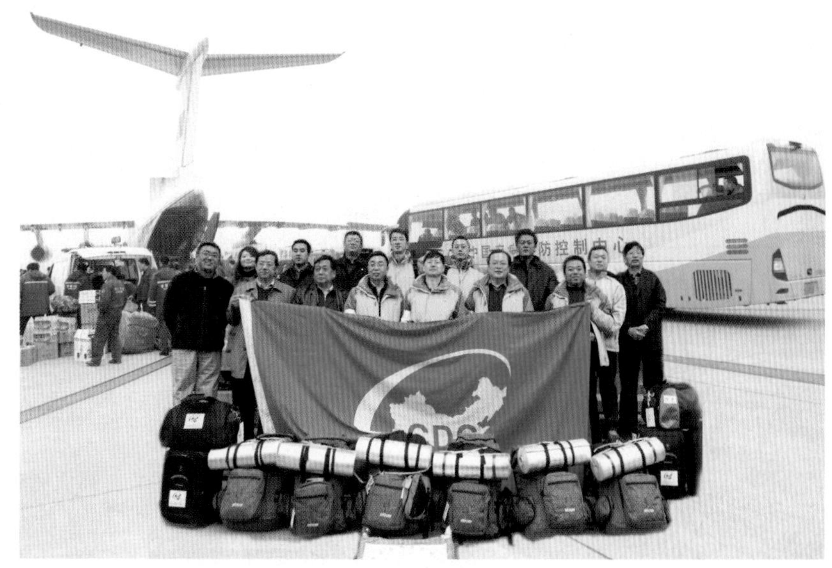

2010 年 4 月 16 日，中国疾病预防控制中心第一批赴甘肃省玉树县地震灾区救灾人员在机场集结奔赴灾区。
（中国疾病预防控制中心 供稿）

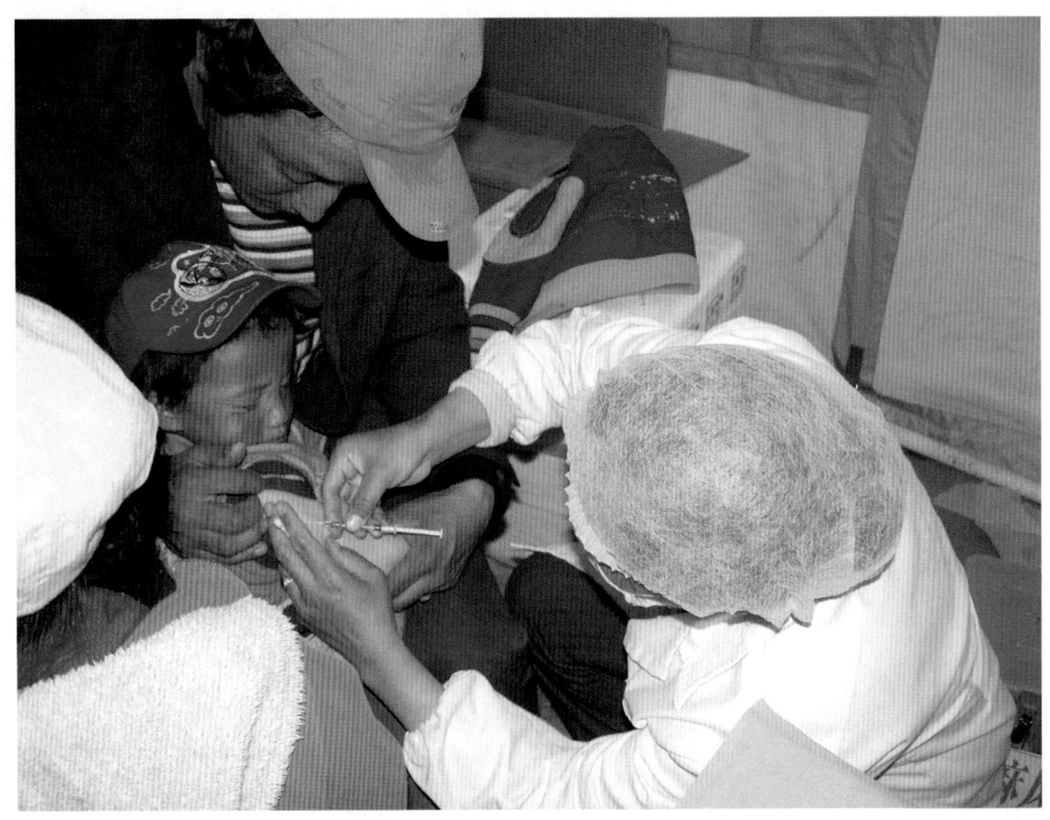

2010 年 5 月，中国疾病预防控制中心人员在甘肃省玉树县地震灾区为儿童接种疫苗。
（中国疾病预防控制中心　供稿）

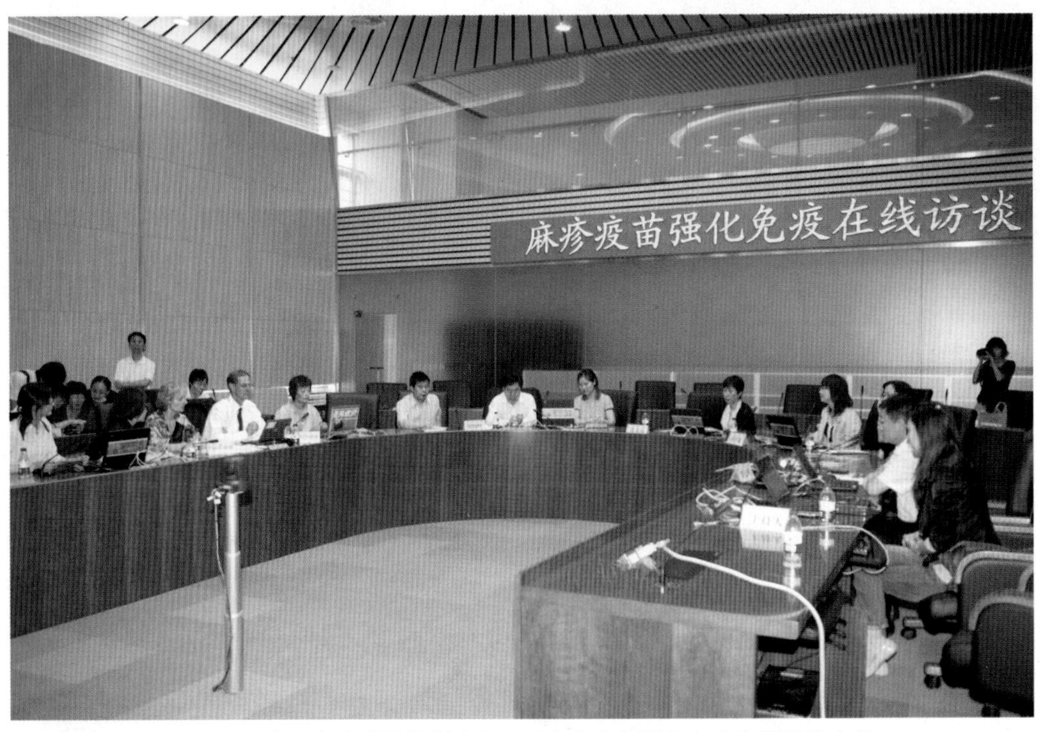

2010 年 9 月 7 日，中国疾病预防控制中心开展麻疹疫苗强化免疫在线访谈宣传。
（中国疾病预防控制中心　供稿）

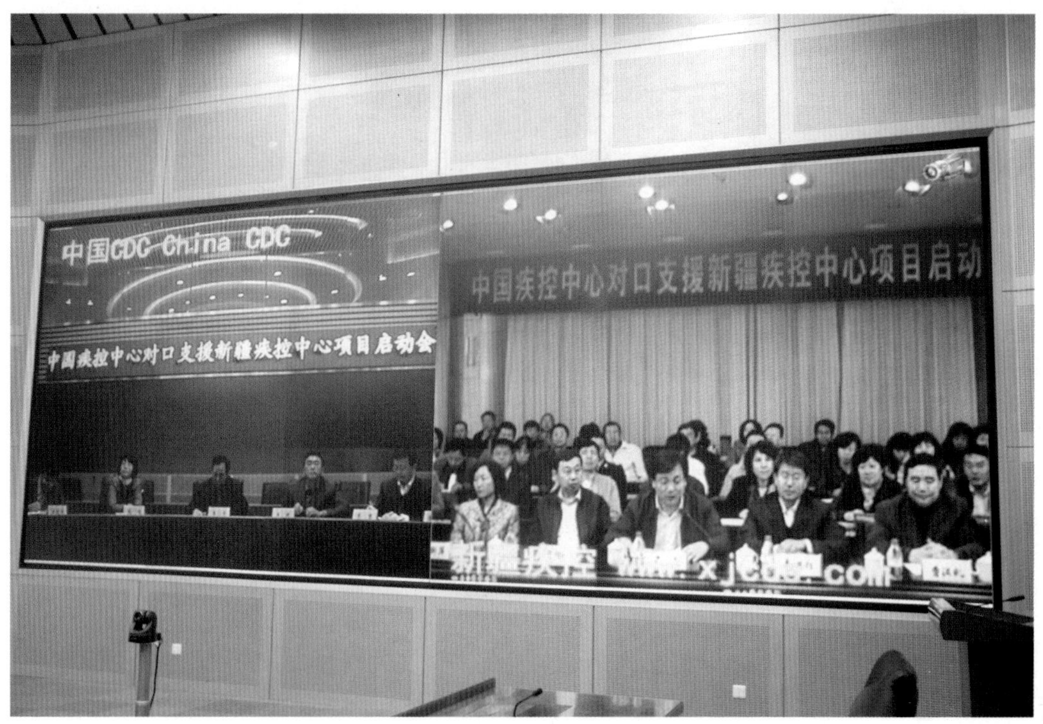

2010 年 10 月，中国疾病预防控制中心对口支援新疆疾控中心项目正式启动。

（中国疾病预防控制中心　供稿）

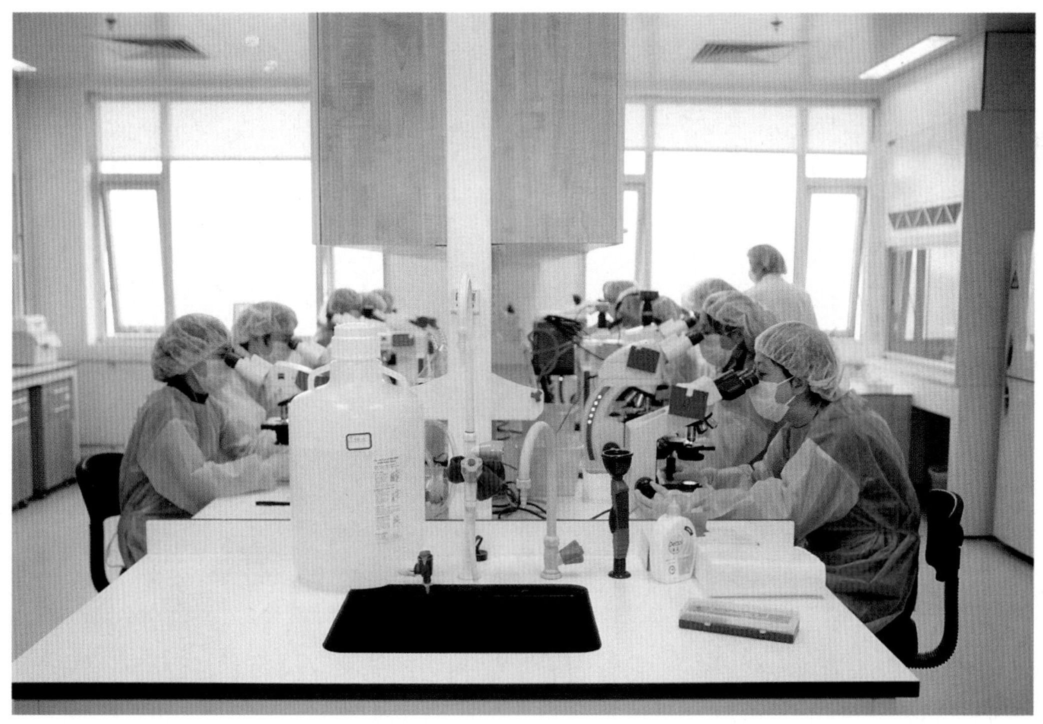

2010 年 11 月 18～19 日，卫生部和中国疾病预防控制中心联合举办全国结核病实验室检测知识与操作技能竞赛。

（中国疾病预防控制中心　供稿）

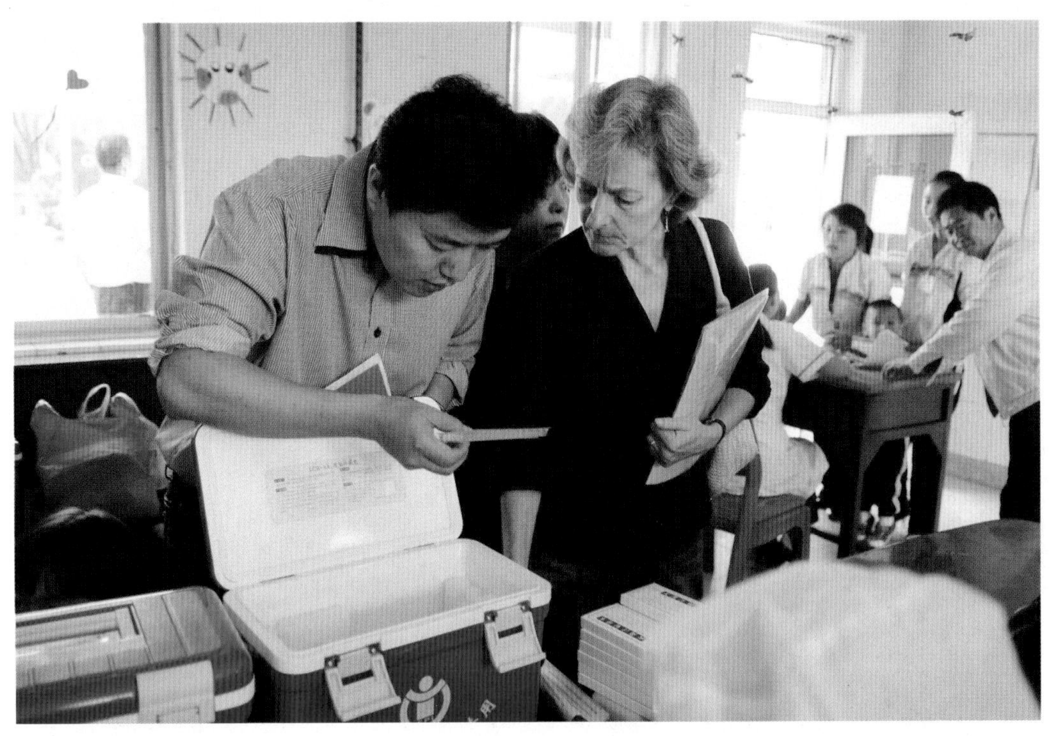

中国疾病预防控制中心和世界卫生组织专家到麻疹强化接种点督导。
（中国疾病预防控制中心　供稿）

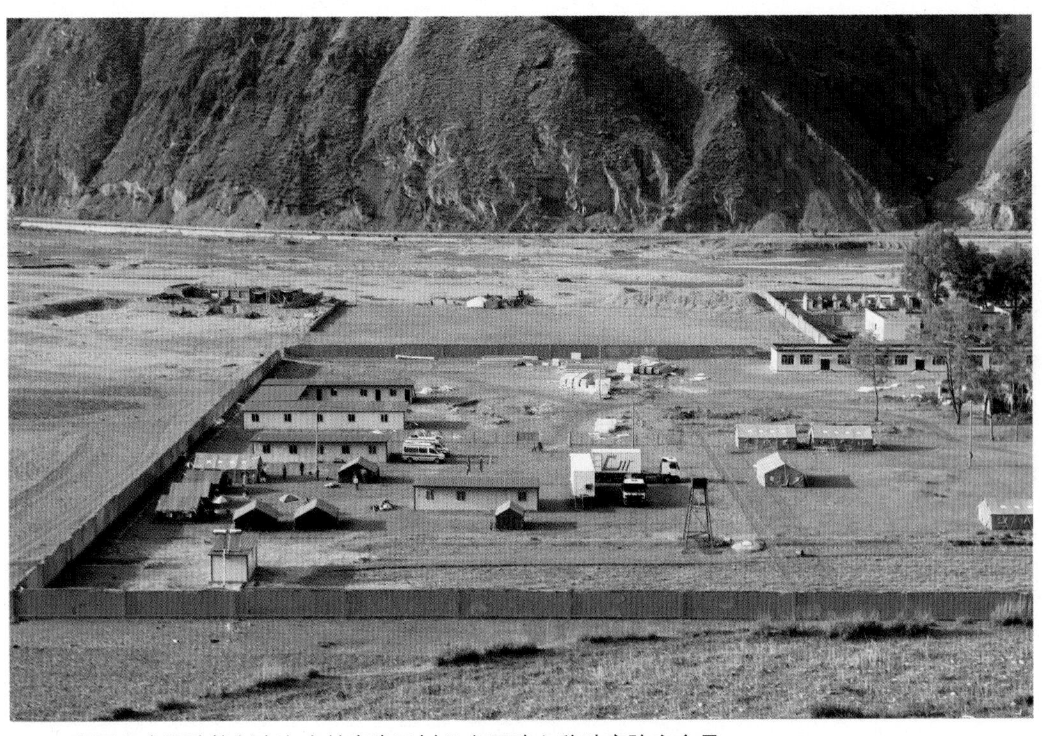

中国疾病预防控制中心在甘肃省玉树县灾区建立移动实验室全景。
（中国疾病预防控制中心　供稿）

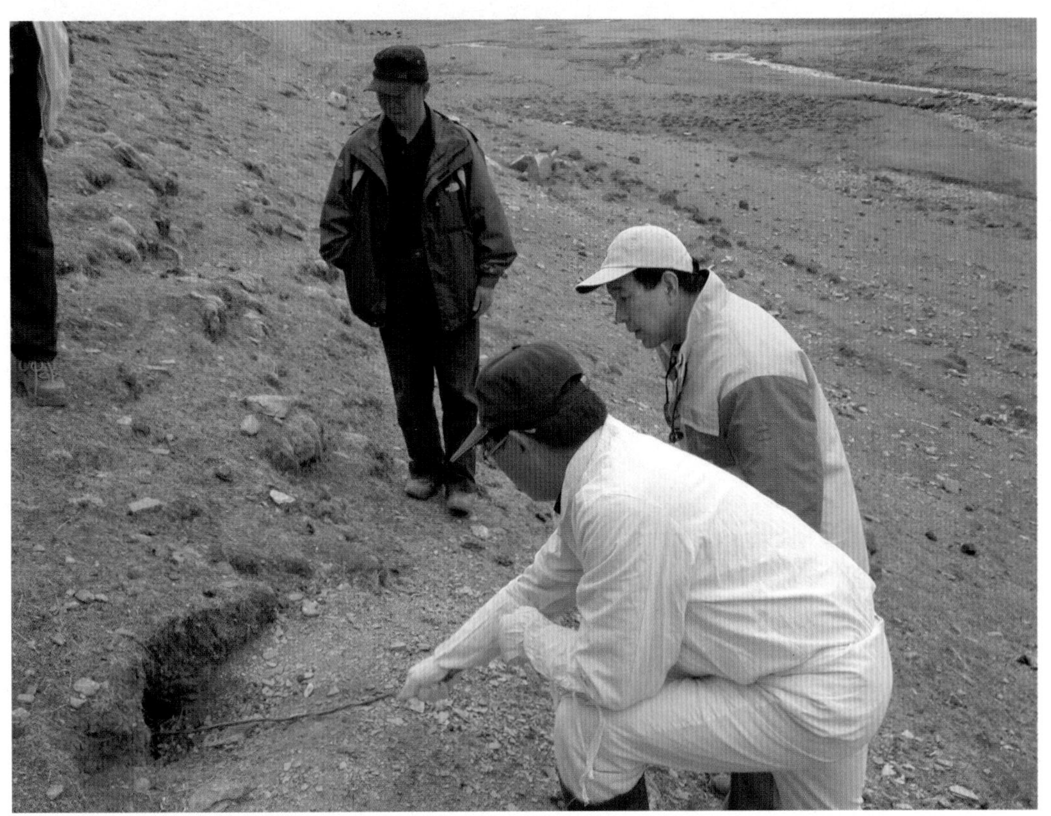

中国疾病预防控制中心专家在甘肃省玉树县地震灾区开展鼠疫疫情监测。

（中国疾病预防控制中心　供稿）

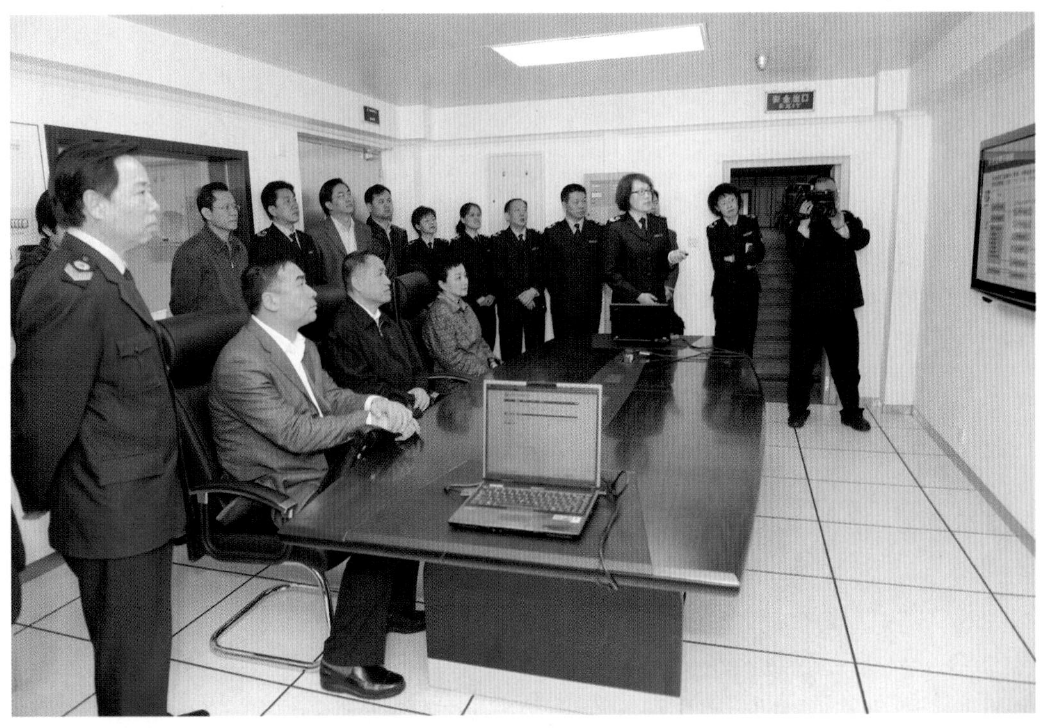

2010 年 3 月 30 日，卫生部党组书记、副部长张茅到卫生监督中心进行调研，实地视察国家级卫生监督信息软硬件平台。

（卫生部卫生监督中心　供稿）

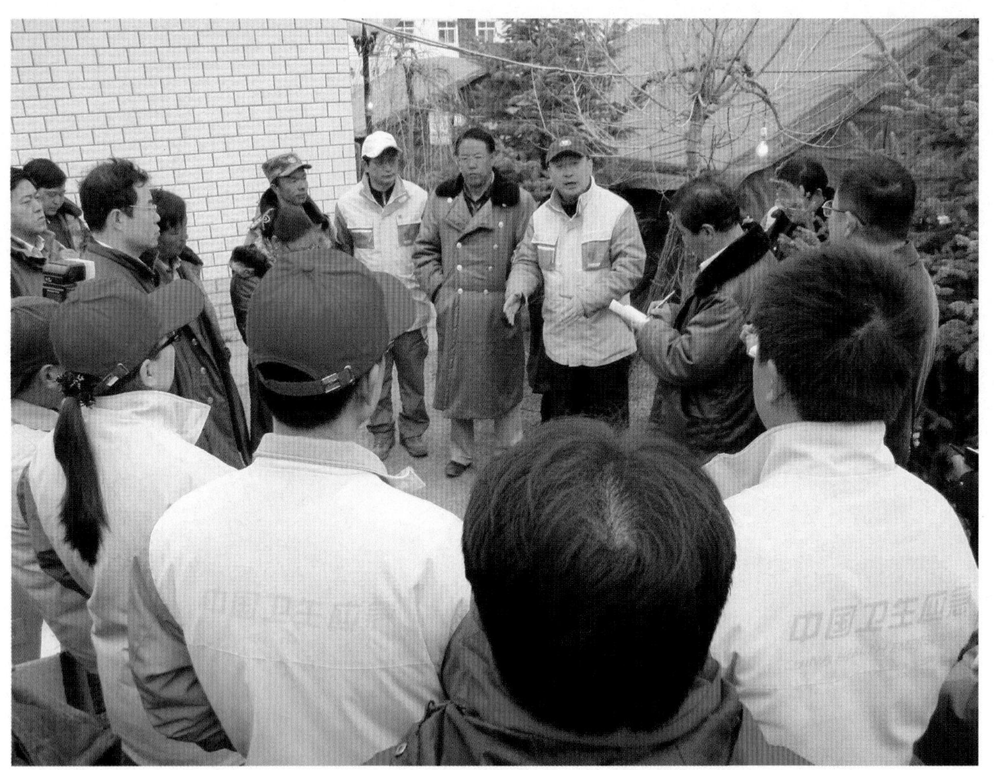

2010 年 4 月 20 日，卫生部副部长尹力来到甘肃省玉树县灾区最大的安置点赛马场视察，亲切慰问战斗在玉树县的四川省卫生监督员。

（卫生部卫生监督中心　供稿）

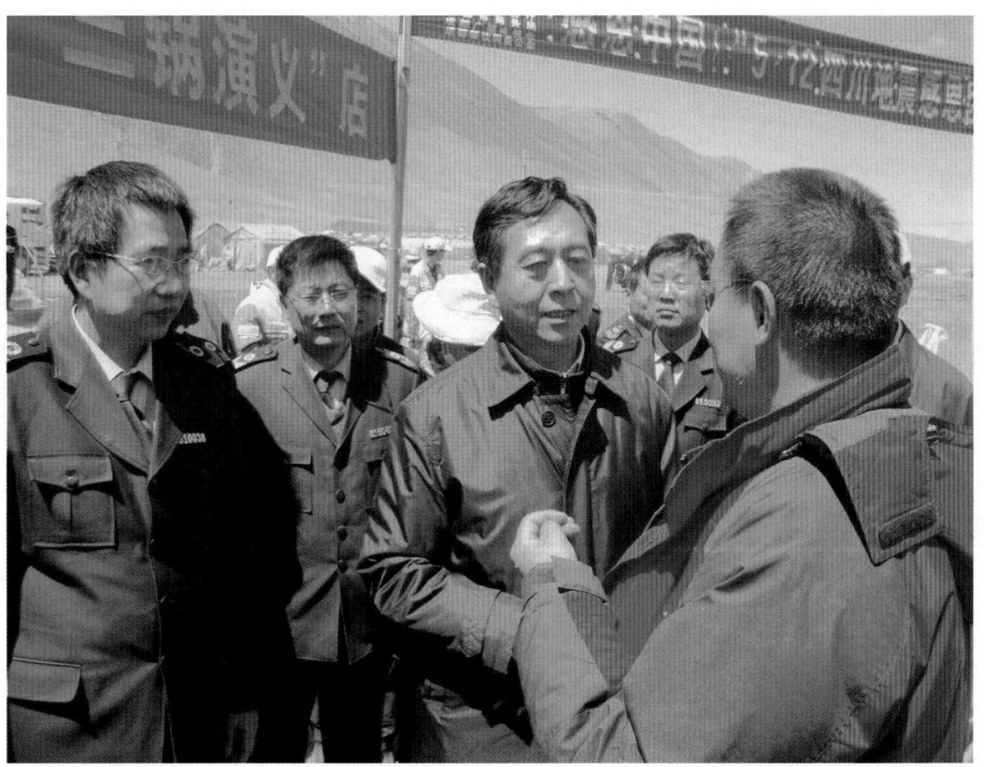

2010 年 4 月 28 日，卫生部副部长陈啸宏一行到青海省玉树县马场地区检查救灾防病工作，对水质净化设备和供水情况进行详细的了解。

（卫生部卫生监督中心　供稿）

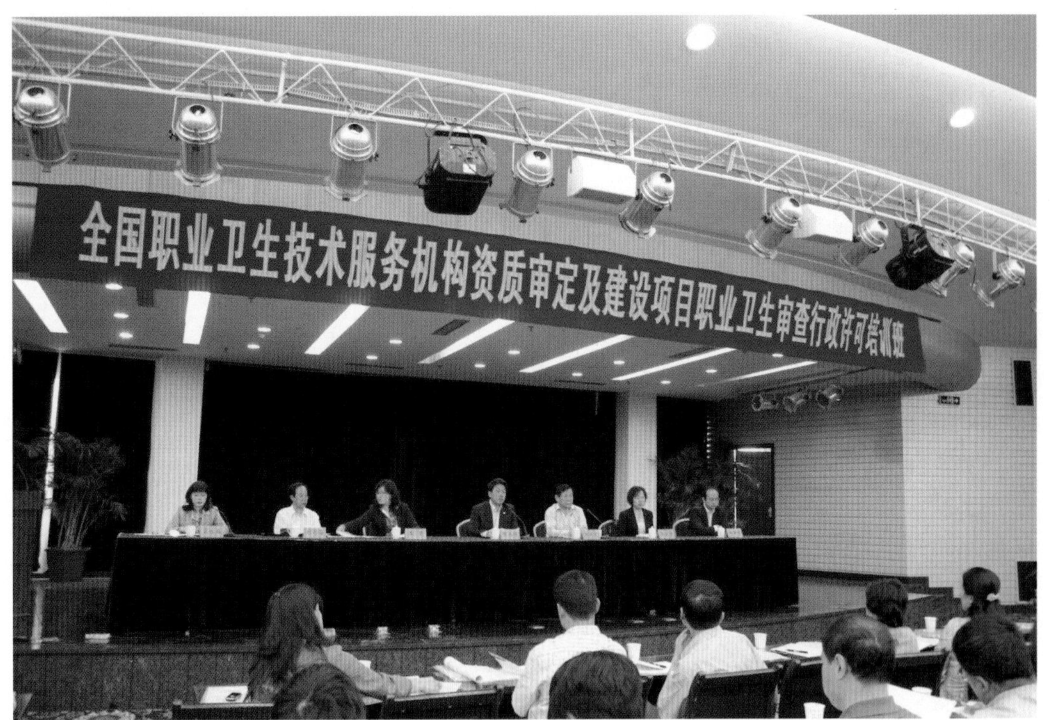

2010年5月12~14日，卫生部卫生监督中心在湖北省武汉市举办全国职业卫生技术服务机构资质审定及建设项目职业卫生审查行政许可培训班。

（卫生部卫生监督中心　供稿）

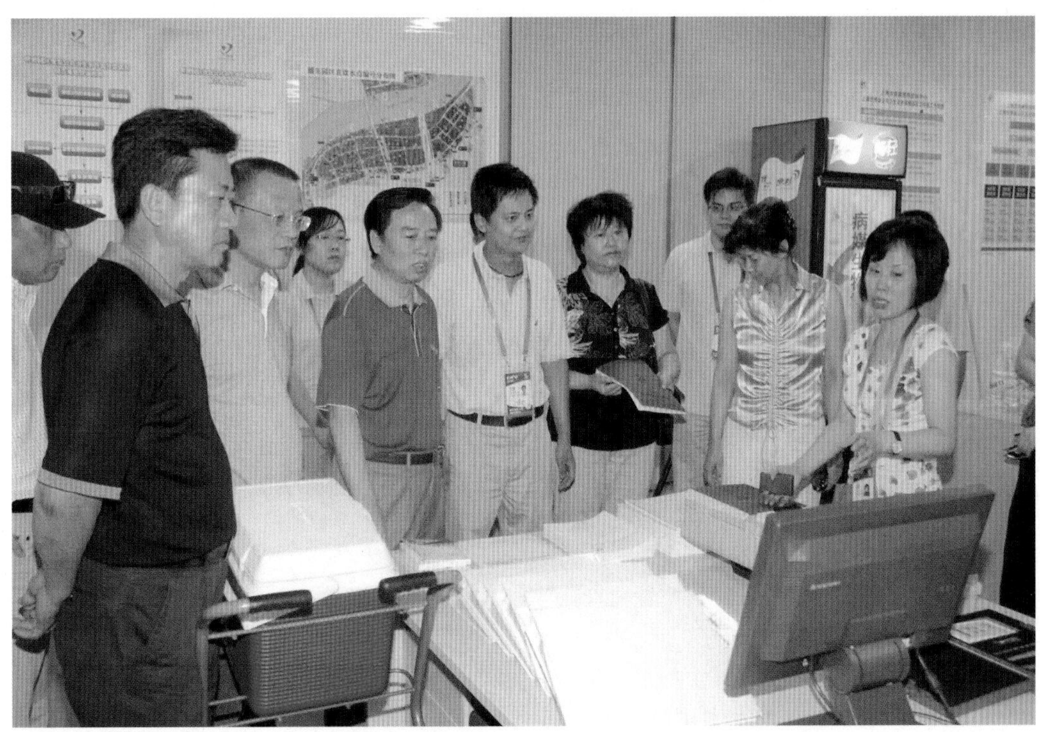

2010年7月21日，卫生部卫生监督中心视察上海市世博园区的卫生监督工作，了解上海卫生监督机构世博会饮水、场馆等公共卫生安全保障工作开展情况。

（卫生部卫生监督中心　供稿）

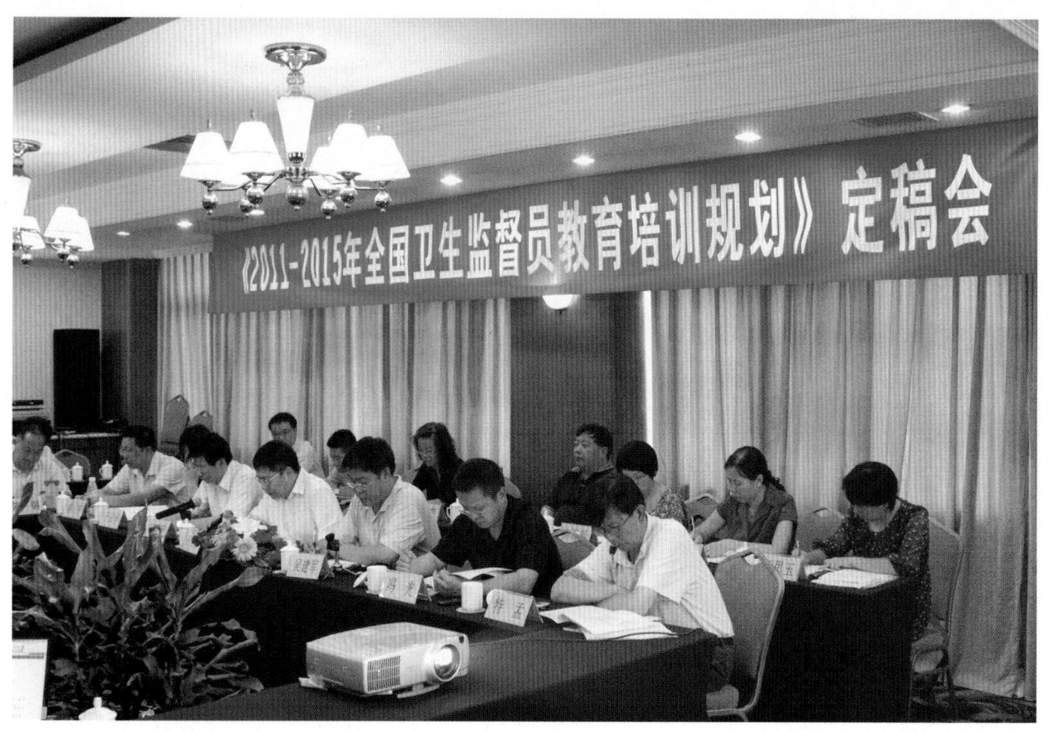

2010 年 9 月 14 日，卫生部卫生监督中心在成都市举办《2011—2015 年全国卫生监督员教育培训规划》定稿会。

（卫生部卫生监督中心　供稿）

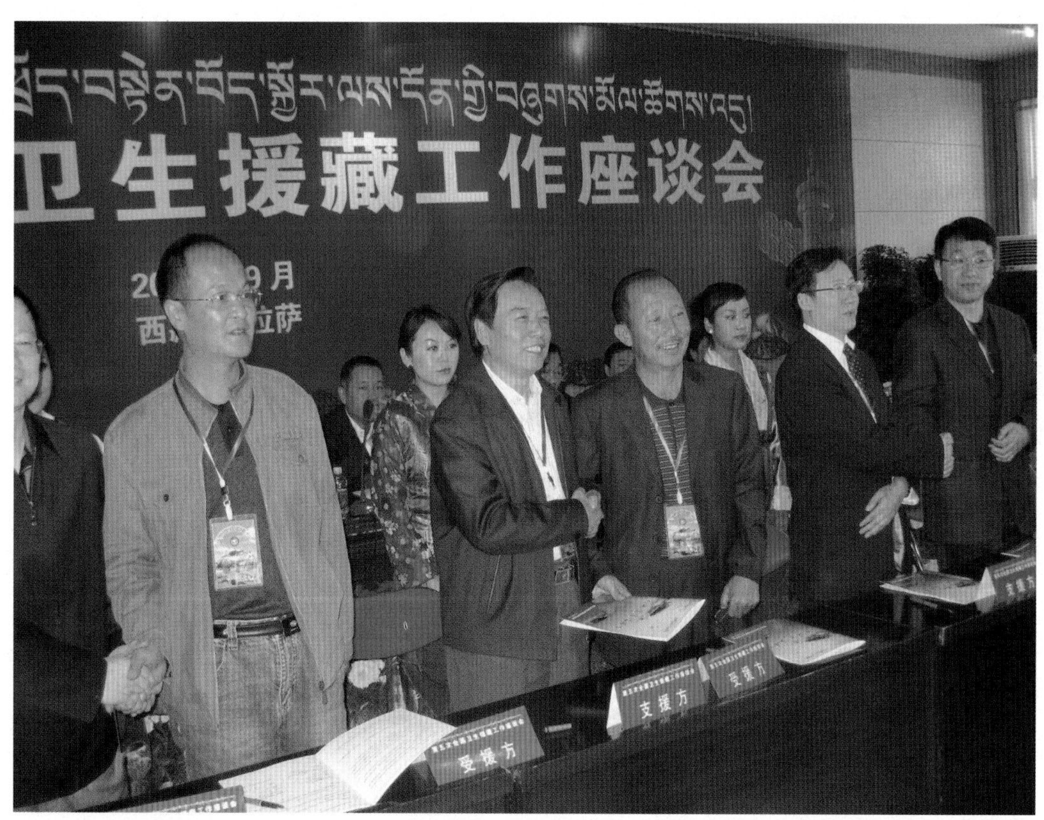

2010 年 9 月 28 日，第五次全国卫生援藏工作座谈会在西藏自治区拉萨市召开，卫生监督中心与受援单位西藏卫生监督所签署了援助协议。

（卫生部卫生监督中心　供稿）

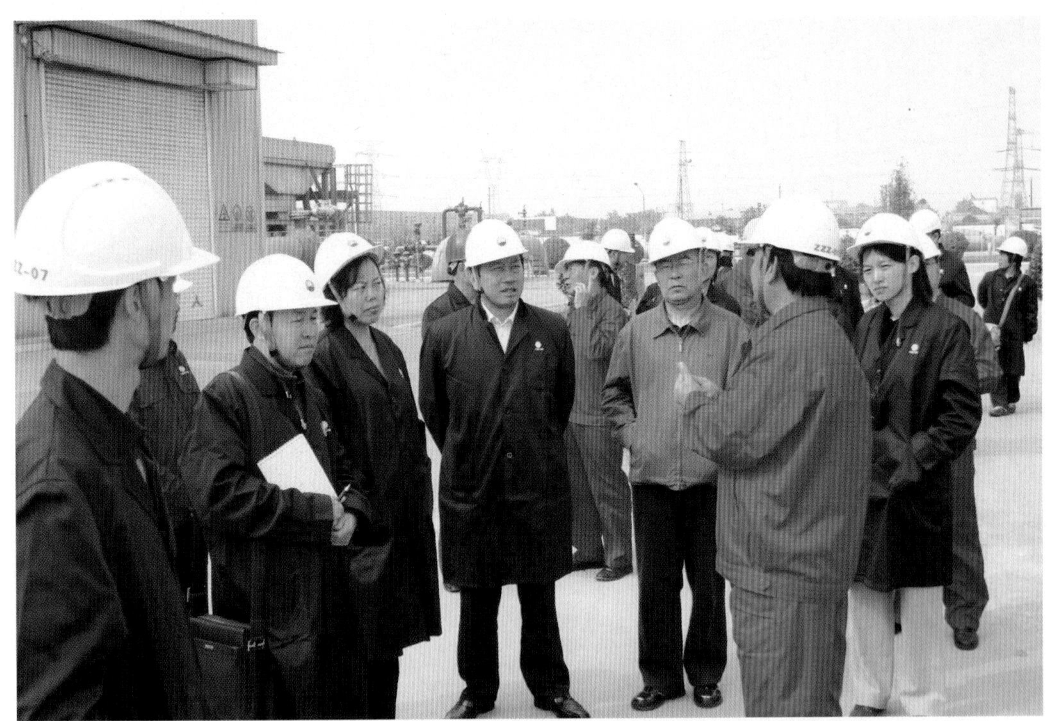

2010 年 10 月 11 ~12 日，卫生部卫生监督中心组织有关专家和项目涉及各省的卫生监督人员对中国石油天然气股份有限公司西气东输管道增输工程职业病危害防护设施进行竣工验收。

（卫生部卫生监督中心　供稿）

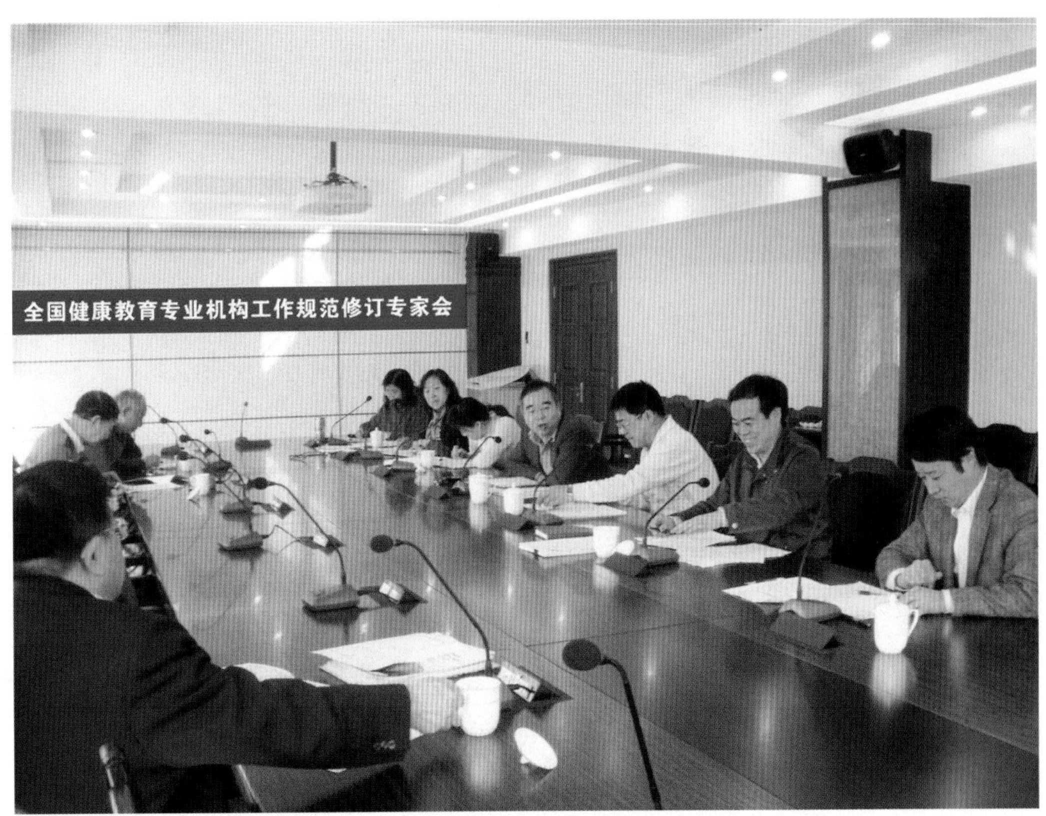

2010 年 3 月，中国健康教育中心/卫生部新闻宣传中心组织召开《全国健康教育专业机构工作规范》修订专家会。

（中国健康教育中心/卫生部新闻宣传中心　供稿）

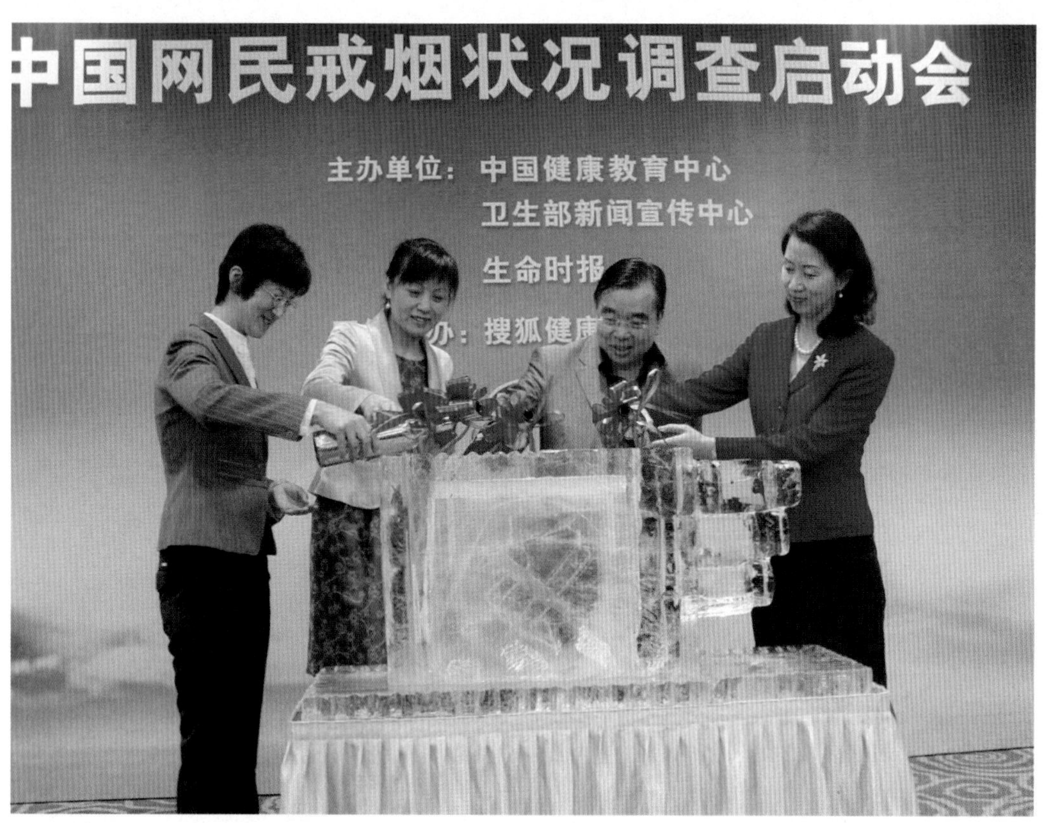

2010 年 4 月，中国健康教育中心/卫生部新闻宣传中心主办中国网民戒烟状况调查启动会。
（中国健康教育中心/卫生部新闻宣传中心　供稿）

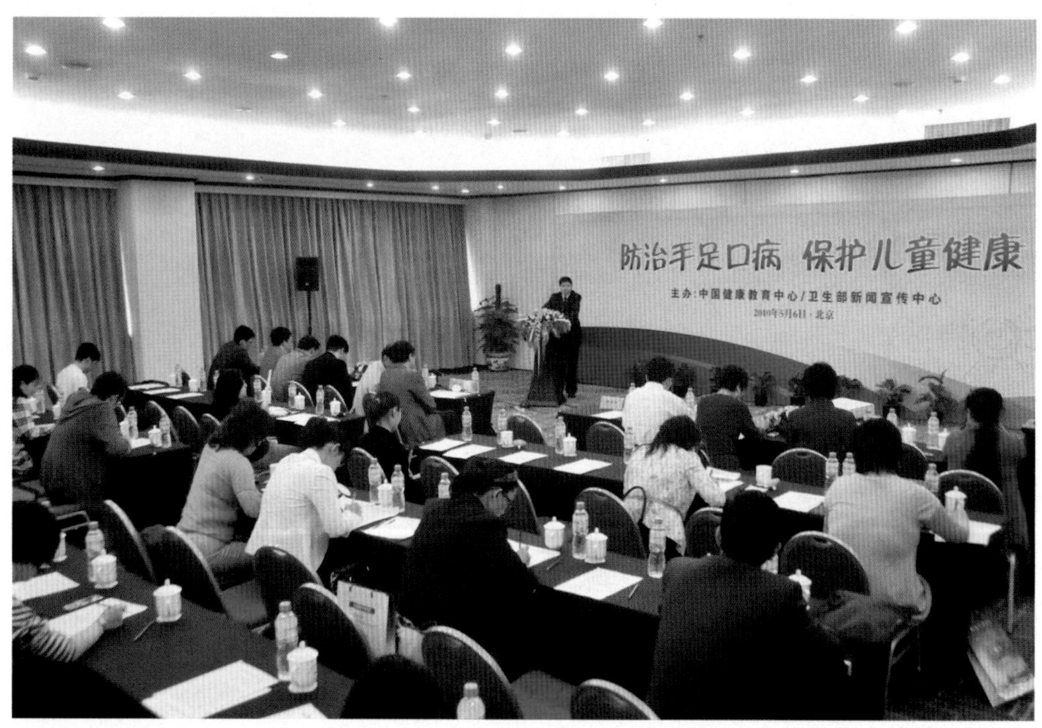

2010 年 5 月，中国健康教育中心/卫生部新闻宣传中心主办以“防治手足口病，保护儿童健康”为主题的媒体沟通会。
（中国健康教育中心/卫生部新闻宣传中心　供稿）

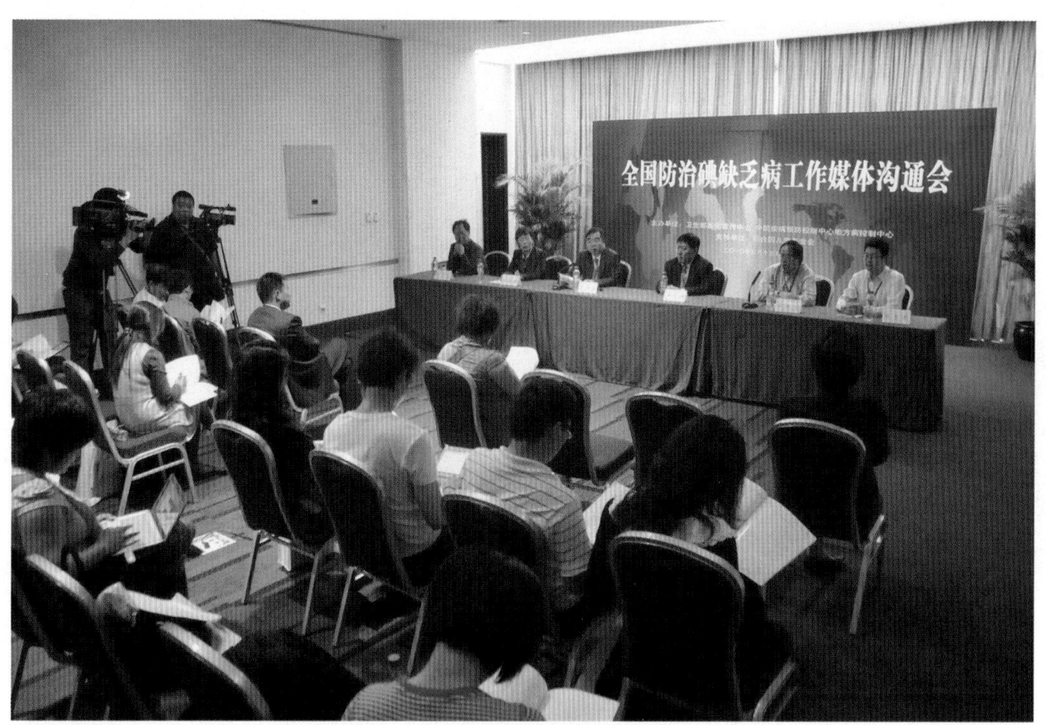

2010 年 5 月，中国健康教育中心/卫生部新闻宣传中心主办全国防治碘缺乏病工作媒体沟通会。

（中国健康教育中心/卫生部新闻宣传中心　供稿）

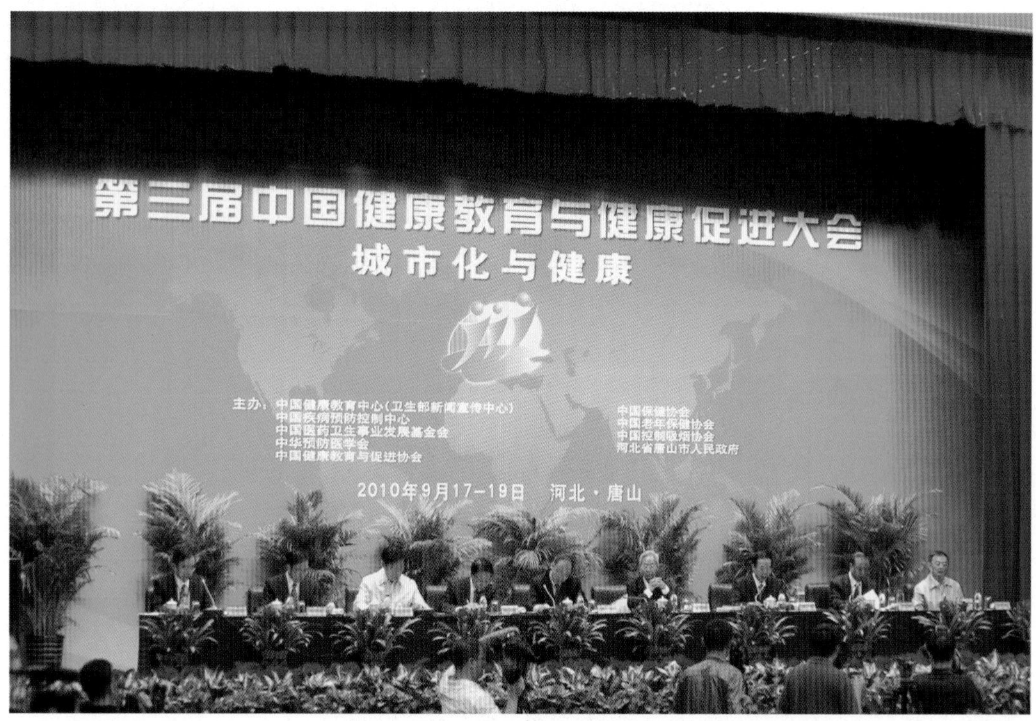

2010 年 9 月 18 日，中国健康教育中心/卫生部新闻宣传中心在河北省唐山市主办第三届中国健康教育与健康促进大会。

（中国健康教育中心/卫生部新闻宣传中心　供稿）

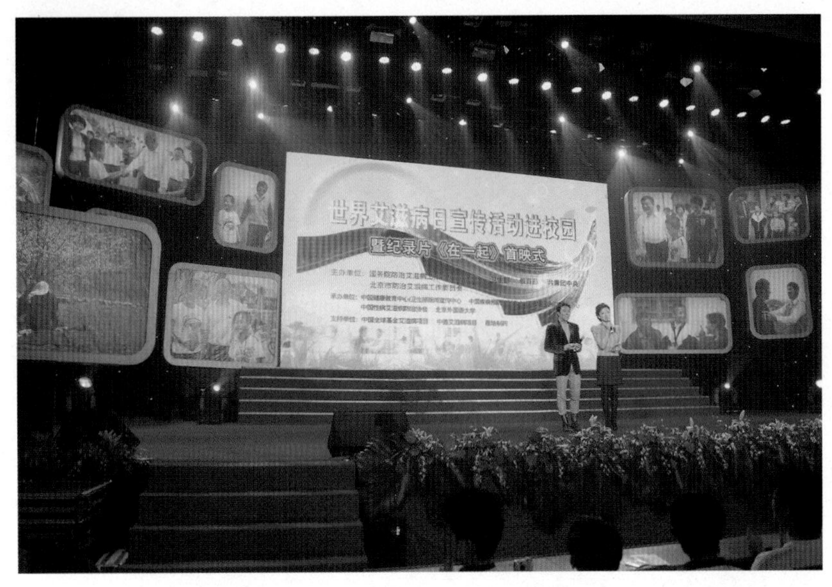

2010 年 12 月 1 日，中国健康教育中心/卫生部新闻宣传中心承办世界艾滋病日宣传活动进校园暨纪录片《在一起》首映式，该片由中心出品，顾长卫执导，濮存昕、蒋雯丽、章子怡参演。

（中国健康教育中心/卫生部新闻宣传中心　供稿）

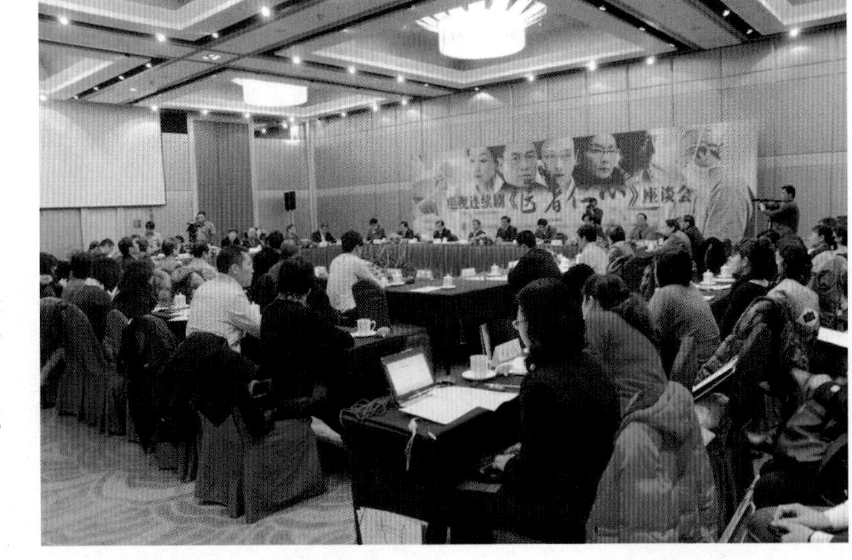

2010 年 12 月 28 日，中国健康教育中心/卫生部新闻宣传中心主办电视连续剧《医者仁心》座谈会，卫生部部长陈竺参会并作重要讲话。

（中国健康教育中心/卫生部新闻宣传中心　供稿）

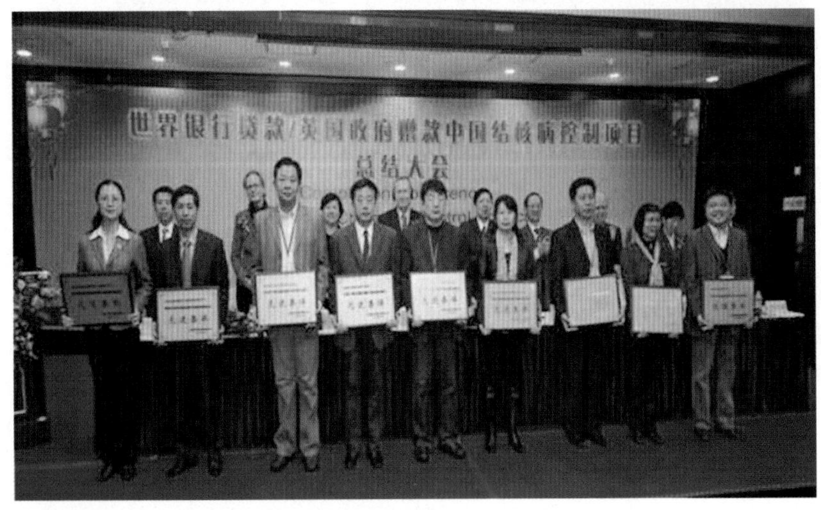

2010 年 1 月 20 日，世界银行贷款英国政府赠款中国结核病控制项目总结大会在北京隆重举行，这标志着中国结核病控制项目圆满结束。

（卫生部项目中心监管服务中心　供稿）

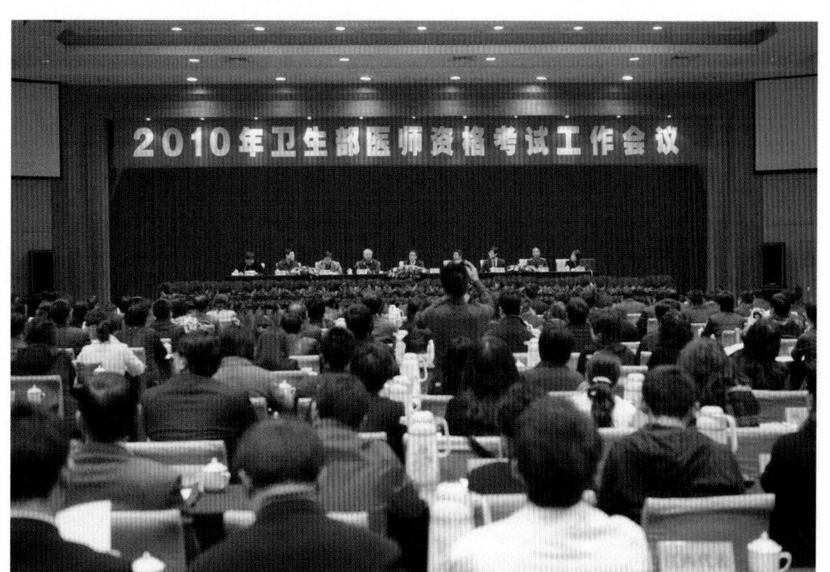

2010 年 3 月 2 ~3 日，卫生部医师资格考试工作会议在江西省南昌市顺利召开。

（卫生部医学考试中心　供稿）

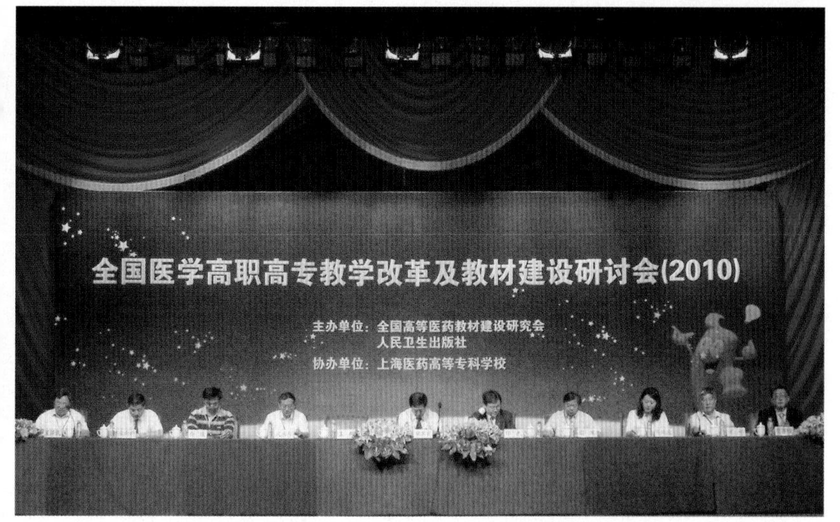

2010 年 5 月 20 ~23 日，全国医学高职高专教学改革及教材建设研讨会（2010）在上海市召开。

（人卫社　供稿）

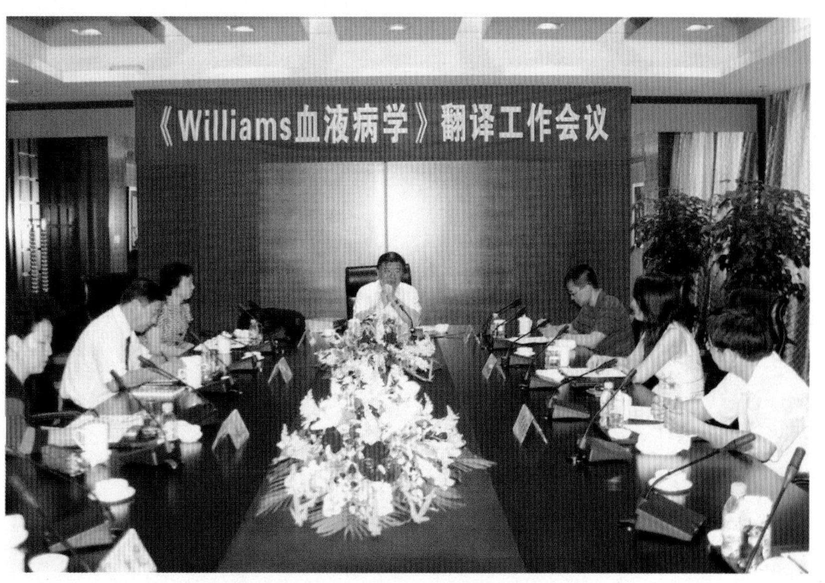

2010 年 7 月 25 日，卫生部部长陈竺出席了在人民卫生出版社举行的《Williams 血液病学》（第 8 版）翻译工作会议。

（人卫社　供稿）

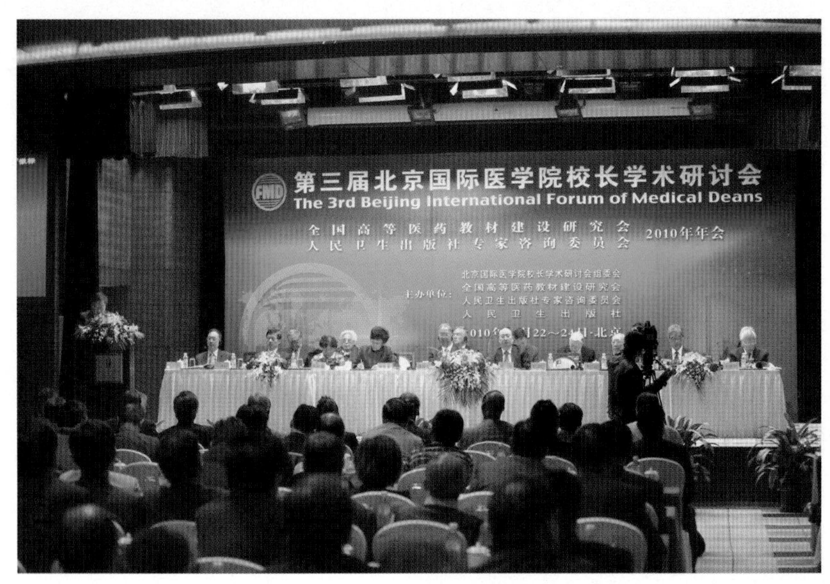

2010 年 10 月 22 ~24 日，第三届北京国际医学院校长学术研讨会暨全国高等医药教材建设研究会——人民卫生出版社专家咨询委员会 2010 年年会在北京召开。

（人卫社　供稿）

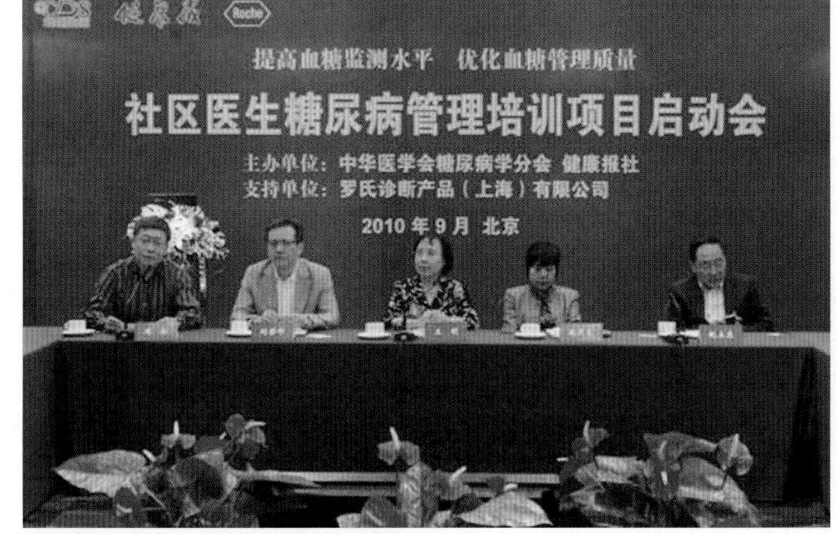

2010 年 9 月，健康报社与中华医学会糖尿病学分会联合举办的社区医生糖尿病管理培训项目启动仪式在北京举行。

（健康报　供稿）

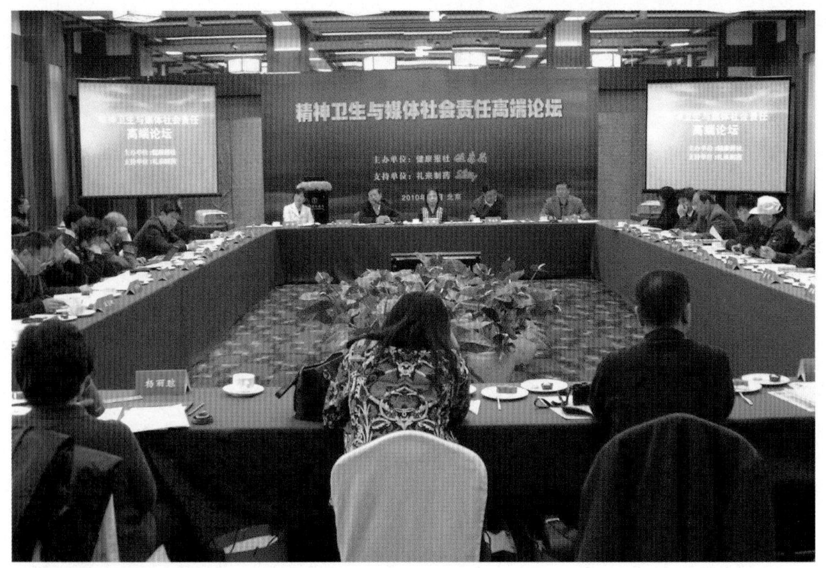

2010 年 12 月，由《健康报》主办的精神卫生与媒体社会责任高端论坛在北京召开。

（健康报　供稿）

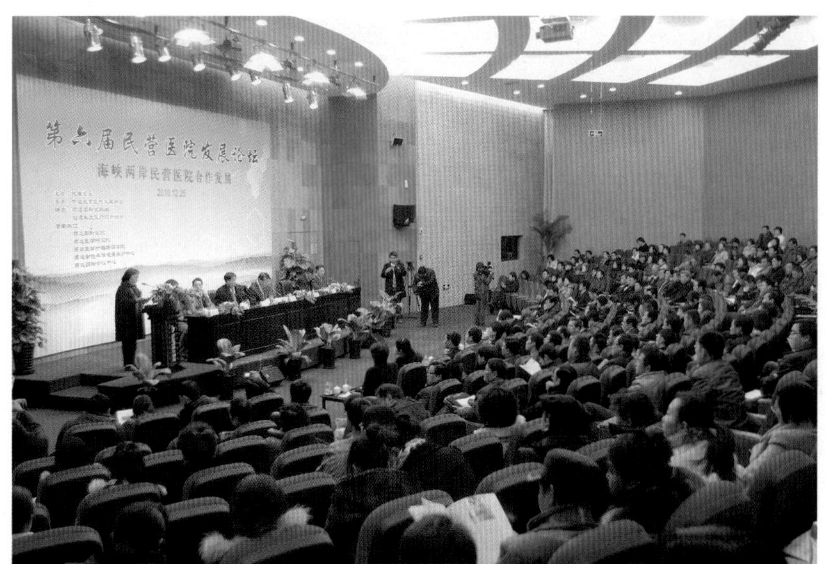

2010 年 12 月 29 日，第六届民营医院发展和海峡两岸民营医院合作发展论坛在北京召开。

（健康报　供稿）

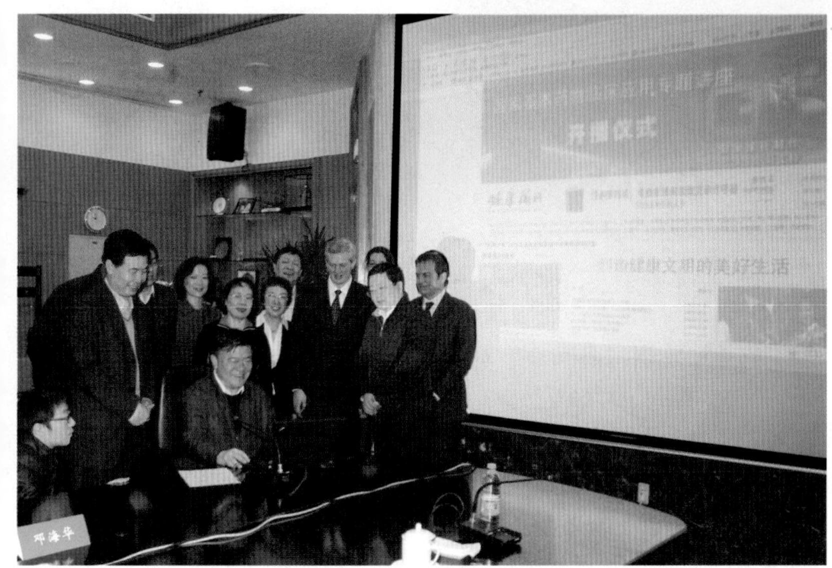

2010 年 12 月 3 日，在国家基本药物临床应用主题讲座开播仪式上，卫生部部长陈竺按下了启动按钮。

（健康报　供稿）

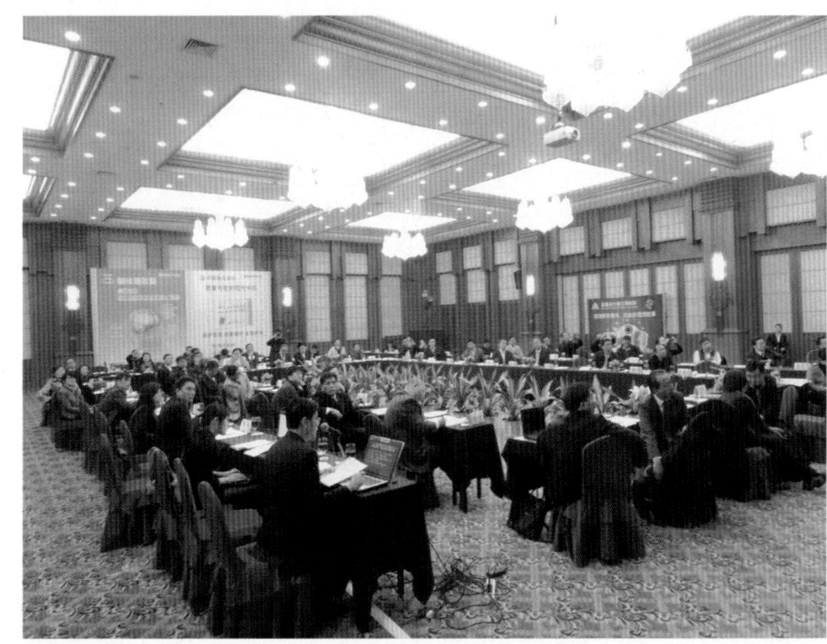

2010 年 12 月 21 日，第六届“百姓安全用药”活动在广东省东莞市举行。

（健康报　供稿）

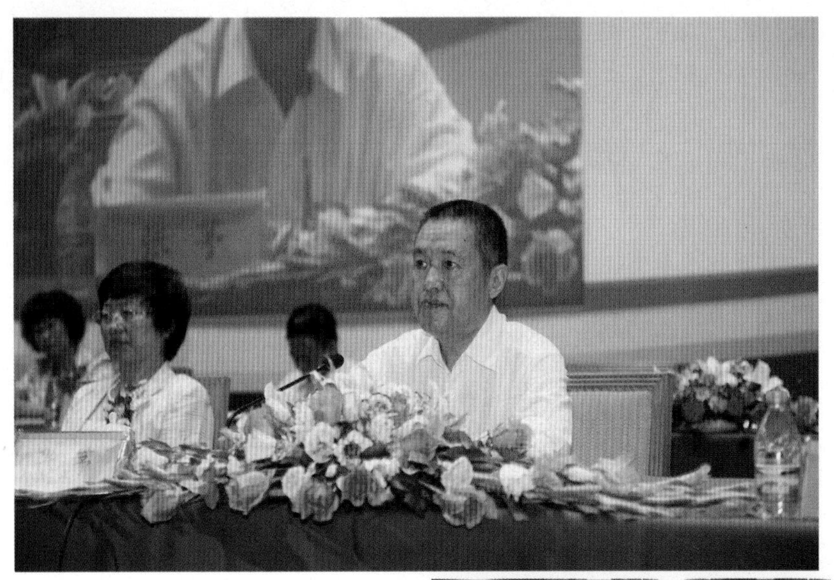

2010年9月15~16日，中国卫生人才发展论坛在山东省济南市举办，卫生部党组书记、副部长张茅出席并致辞。

（卫生部人才交流服务中心　供稿）

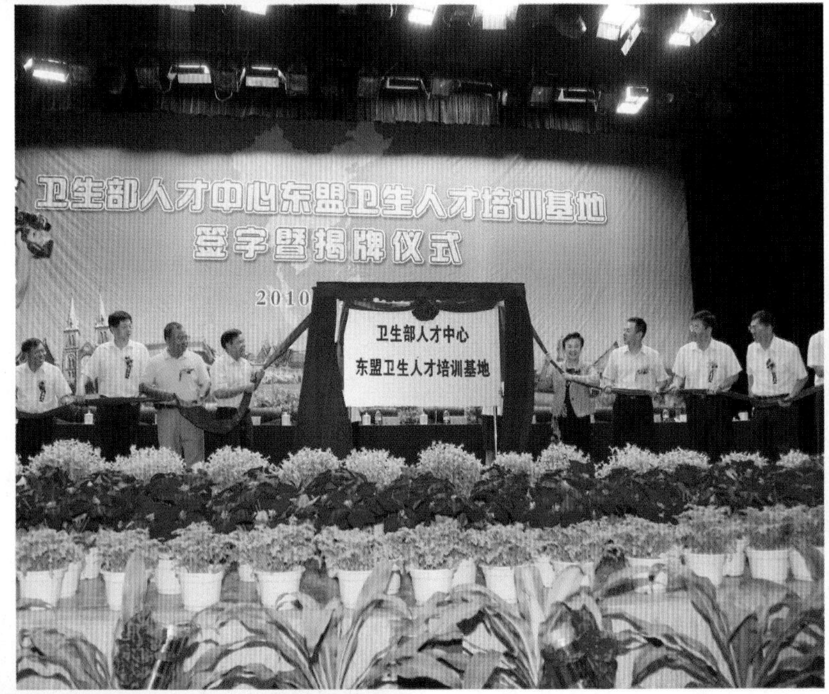

2010年9月19日，卫生部人才交流服务中心东盟卫生人才培训基地挂牌仪式在广西医科大学正式挂牌成立。

（卫生部人才交流服务中心　供稿）

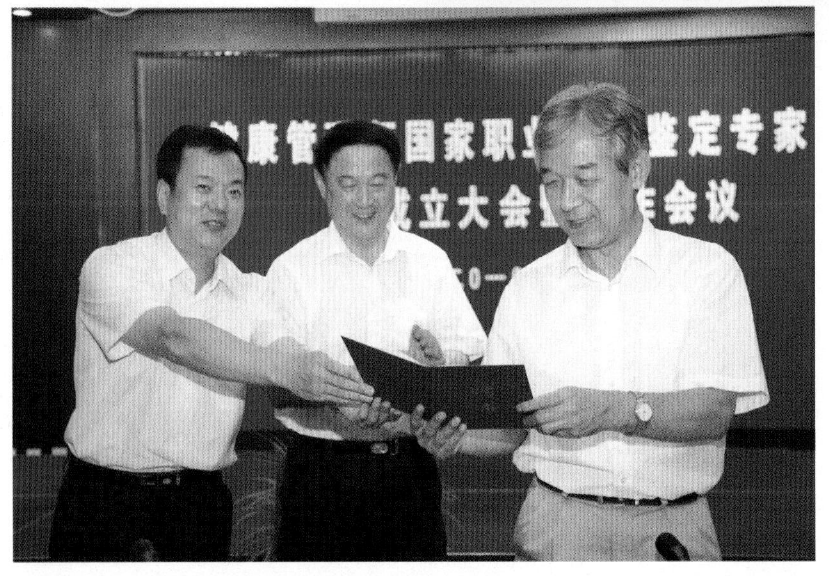

2010年9月3日，卫生部健康管理师国家职业技能鉴定专家委员会成立大会暨工作会议在北京召开，中华预防医学会会长王陇德担任主任委员。

（卫生部人才交流服务中心　供稿）

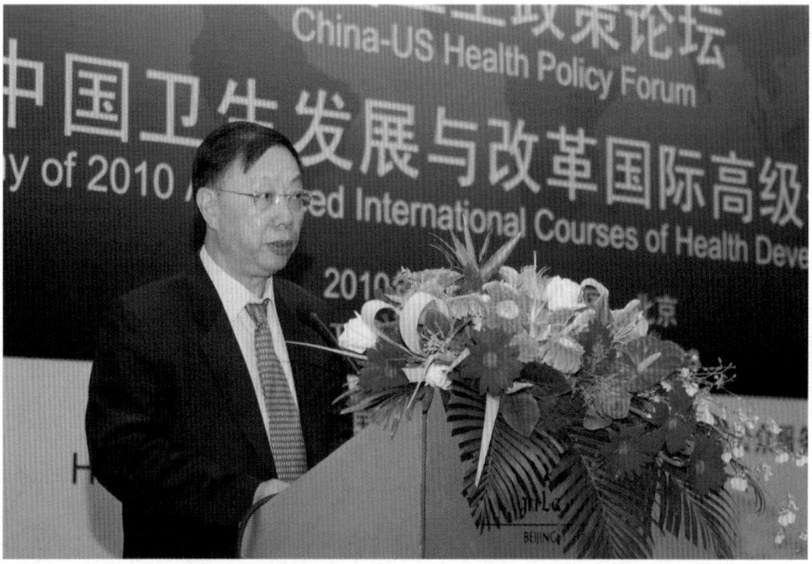

2010 年 6 月 21 日，“中美卫生政策论坛”暨 2010 年中国卫生发展与改革国际高级研修班开幕式在北京举行。卫生部副部长黄洁夫出席开幕式并讲话。
（卫生部人才交流服务中心　供稿）

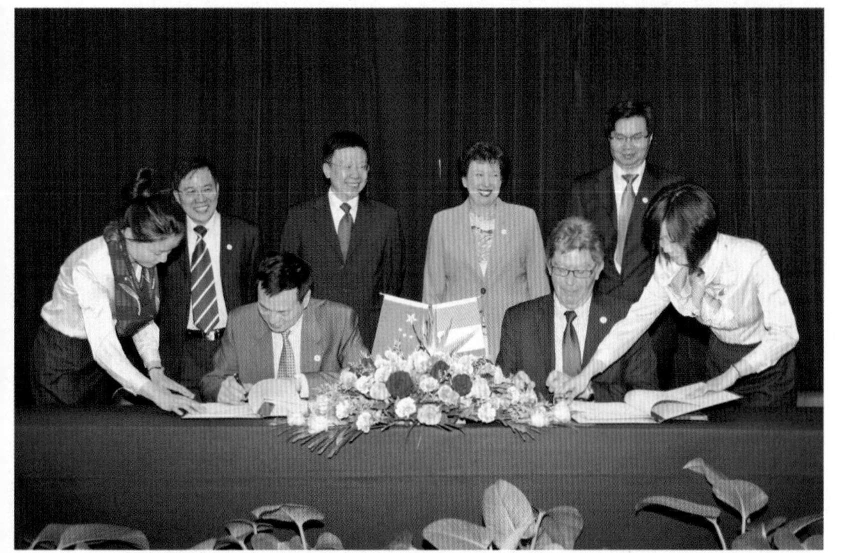

2010 年 5 月 10 日，卫生部人才交流服务中心和法国高等公共卫生管理学院在北京签署合作伙伴框架协议。
（卫生部人才交流服务中心　供稿）

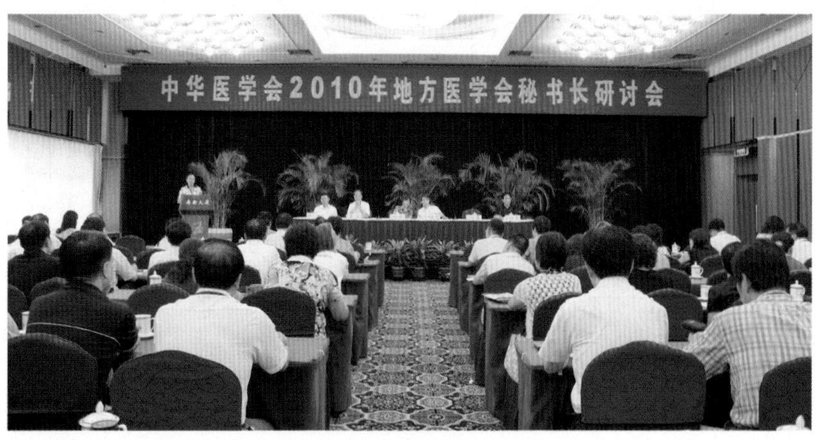

2010 年 7 月 31 日，中华医学会 2010 年地方医学会秘书长研讨会在山东省青岛市召开。
（中华医学会　供稿）

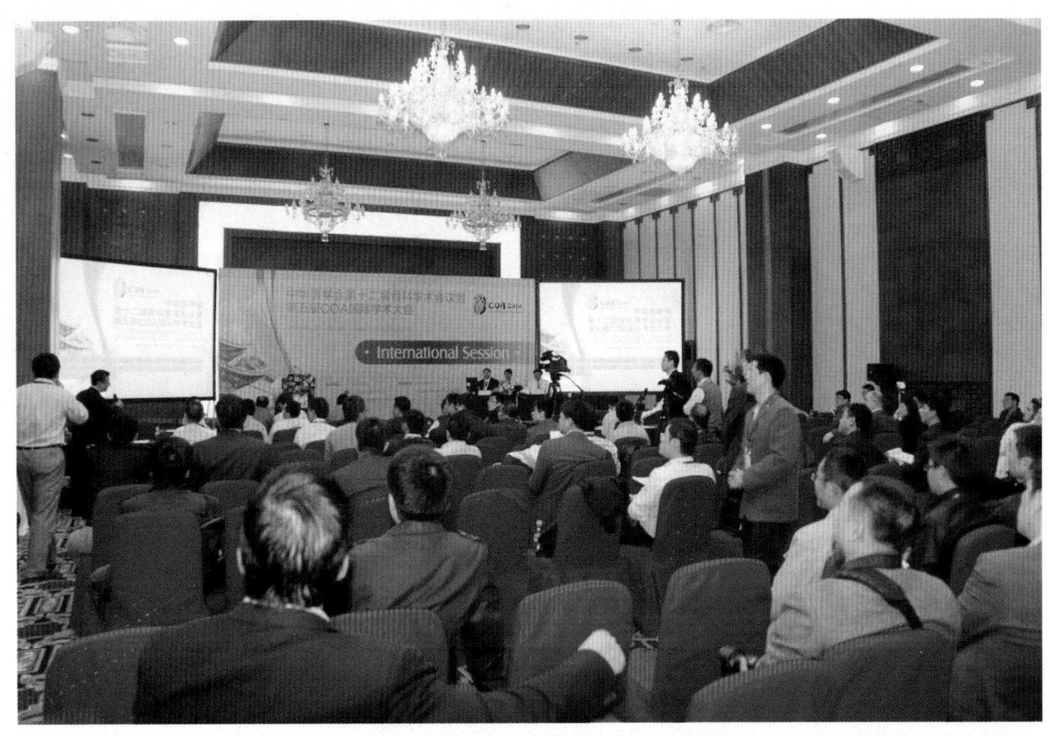

2010 年 9 月 15 ~20 日，中华医学会第十二届骨科学术会议暨第五届 COA 国际学术大会在北京举行。

（中华医学会　供稿）

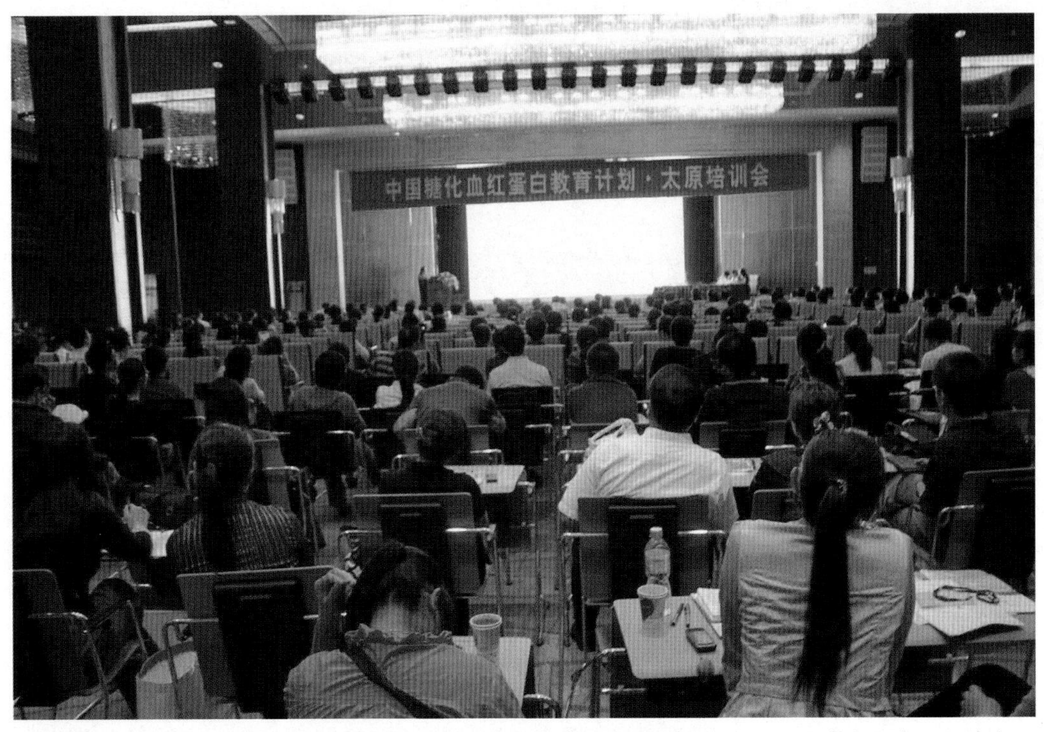

2010 年 8 ~10 月，“中国糖化血红蛋白教育计划”分别在北京市、山西省太原市、天津市、辽宁省沈阳市及广东省广州市等地开展举行。图为太原活动现场。

（中华医学会　供稿）

中国卫生年鉴

2011

《中国卫生年鉴》编辑委员会　编

人民卫生出版社

图书在版编目（CIP）数据

中国卫生年鉴 2011/《中国卫生年鉴》编辑委员会编．—北京：人民卫生出版社，2012.9

ISBN 978-7-117-16130-5

Ⅰ．①中…　Ⅱ．①中…　Ⅲ．①卫生工作-中国-2011-年鉴　Ⅳ．①R199.2-54

中国版本图书馆 CIP 数据核字（2012）第 130589 号

中国卫生年鉴
2011

编　　者：《中国卫生年鉴》编辑委员会
出版发行：人民卫生出版社（中继线 010-59780011）
地　　址：北京市朝阳区潘家园南里 19 号
邮　　编：100021
E - mail：pmph @ pmph.com
购书热线：010-67605754　010-65264830
　　　　　010-59787586　010-59787592
印　　刷：北京人卫印刷厂
经　　销：新华书店
开　　本：787×1092　1/16　　印张：47　　插页：40
字　　数：1726 千字
版　　次：2012 年 9 月第 1 版　　2012 年 9 月第 1 次印刷
标准书号：ISBN 978-7-117-16130-5/R·16131
定　　价：268.00 元
打击盗版举报电话：010-59787491　E-mail：WQ @ pmph.com
（凡属印装质量问题请与本社销售中心联系退换）

《中国卫生年鉴》(2011) 编辑委员会

编 辑 说 明

《中国卫生年鉴》是由卫生部主办，由卫生部、全国爱国卫生运动委员会、工业和信息化部、人力资源和社会保障部、国家食品药品监督管理局、国家中医药管理局、国家质量监督检验检疫总局、解放军总后勤部卫生部等共同编写，综合反映我国卫生工作各方面情况、进展、成就的资料性工具书。本书自1983年以来，已出版28卷，本卷为2011卷，收编的内容截至2010年年底。

本卷分为11个部分：1. 重要会议报告；2. 政策法规；3. 工作进展；4. 军队卫生工作；5. 省、自治区、直辖市卫生工作；6. 学术团体和群众团体；7. 人事与干部；8. 卫生工作纪事；9. 卫生统计信息工作；10. 附录；11. 索引。

工作进展部分下设20个专栏：1. 疾病预防控制；2. 爱国卫生运动；3. 卫生应急；4. 食品安全与卫生监督执法；5. 国境卫生检疫；6. 农村卫生；7. 妇幼保健与社区卫生；8. 医政管理；9. 医疗监管；10. 医学教育；11. 医学科学技术；12. 药物政策与基本药物制度；13. 食品药品监督管理；14. 中医药事业管理；15. 医药行业管理；16. 基本医疗保障制度；17. 规划财务管理；18. 健康教育与新闻出版；19. 国际交流合作；20. 精神文明建设。

全书引用的数字均由国家主管机关颁布（不包括香港、澳门特别行政区及台湾省数字）。

本卷同时有英文版出版。

《中国卫生年鉴》办公室

2012年6月

目　　录

重要会议报告

政策法规

工作进展

疾病预防控制

传染病控制工作

免疫规划工作

艾滋病防治工作

结核病防治工作

血吸虫病与寄生虫病防治工作

地方病防治工作

慢性病防治与营养管理工作

精神卫生工作

口腔卫生工作

中国疾病预防控制中心工作进展

爱国卫生运动

卫 生 应 急

食品安全与卫生监督执法

卫生监督体制改革和卫生监督体系建设

食品安全

职业卫生监督管理

放射卫生监督管理

环境卫生监督管理

妇幼保健与社区卫生

妇幼保健

社区卫生

医政管理

医疗监管

医学教育

医学科学技术

药物政策与基本药物制度

食品药品监督管理

中医药事业管理

医药行业管理

基本医疗保障制度

规划财务管理

健康教育与新闻出版

国际交流合作

重要出访

重要来访

重要国际会议

国际合作项目情况

其他重要外事活动

台港澳合作情况

精神文明建设

军队卫生工作

省、自治区、直辖市卫生工作

学术团体和群众团体

中华医学会

中华预防医学会

人事与干部

卫生界人物

卫生部系统

全国爱国卫生运动委员会系统

国家食品药品监督管理局系统

国家中医药管理局系统

军队卫生系统人物

卫生工作纪事

卫生统计信息工作

一、医疗服务

二、基层医疗卫生服务

三、公共卫生服务

四、基本医疗保障制度

五、人民健康水平

六、卫生资源

附　录

索　引

重要会议报告

重要会议报告

以深化医药卫生体制改革为中心 全面做好卫生工作 努力提高全民健康水平

——卫生部部长陈竺在2010年全国卫生工作会议上的工作报告

（2010年1月5日）

同志们：

这次会议是在深化医药卫生体制改革关键阶段、卫生事业进入“十二五”新的发展时期召开的一次重要会议。国务院十分重视这次会议的召开，中共中央政治局常委、国务院副总理、国务院深化医药卫生体制改革领导小组组长李克强同志专门作出重要批示，对开好这次会议、做好2011年卫生工作、全面完成深化医药卫生体制改革的各项任务提出了明确要求。我们一定要认真学习，深刻领会，全面贯彻。

本次会议主题是：深入贯彻党的十七大，十七届三中、四中、五中全会和中央经济工作会议精神，以邓小平理论和“三个代表”重要思想为指导，深入学习实践科学发展观，总结“十一五”卫生发展成就和2010年卫生工作，分析卫生改革发展面临的形势和任务，围绕深化医药卫生体制改革这个中心，部署“十二五”卫生发展任务和2011年卫生工作，统一思想，团结奋斗，为全面完成深化医药卫生体制改革三年重点任务，进而实现“十二五”期间卫生事业科学发展奠定基础。

下面我讲三个方面的内容，供大家讨论。

一、“十一五”卫生发展和2010年卫生工作回顾

（一）“十一五”卫生发展成就。“十一五”时期，是我国卫生发展进程中极不平凡的五年，是开创了卫生工作崭新局面的五年。

——过去的五年，牢固树立了卫生改革发展的新理念。进入21世纪后，特别是经过抗击非典疫情考验之后，党中央提出了科学发展观，确立了发展为了人民、发展依靠人民、发展成果由人民共享的理念，将发展卫生事业放在了更加突出的位置。党的十七大确定了人人享有基本医疗卫生服务的奋斗目标，指明了坚持公共医疗卫生公益性质的根本方向，明确了建立基本医疗卫生制度的历史任务。五年来，全国卫生系统牢固树立宗旨意识和全心全意为人民健康服务的理念，把维护群众利益作为一切卫生工作的出发点和落脚点，围绕人民群众最关心、最直接、最现实的卫生问题，统一思想认识，调整发展思路，强化薄弱环节，改革运行机制，改善服务效果。总体上，卫生工作真正体现了以人为本、以健康为本的科学发展理念，这是五年来卫生工作取得成就的思想基础，是值得认真总结、发扬光大的重要精神财富。

——过去的五年，确定了卫生改革发展的新思路。在多年探索基础上，党中央、国务院制定了《深化医药卫生体制改革的意见》，明确了改革总体思路、基本框架、政策措施和近期重点工作，着力通过制度创新解决体制性、机制性、结构性矛盾，用基本制度维护人民群众的健康利益。按照把基本医疗卫生制度作为公共产品向全民提供的原则，“保基本、强基层、建机制”，全面落实改革任务。两年来，卫生改革的各个领域都取得重大进展和明显成效。

——过去的五年，卫生事业发展迈出新步伐。在公共卫生和基层卫生服务领域继续加强基础设施建设和人才队伍建设，服务能力显著提高。大力开展了针对妇女、儿童、老年人等重点人群的卫生保健项目，更多城乡居民开始享受针对重大健康问题特别是慢性非传染性疾病的规范化服务。新型农村合作医疗参合人数从2005年的1.79亿增加到2010年的8.35亿，覆盖率达到95.9%，提前完成了国家“十一五”规划的约束性指标。城乡基本医疗保障制度覆盖率从30%提高到90%以上，我国卫生筹资公平性得到显著改善，保障制度实现了跨越式发展。中医药国际影响日益扩大，在中国特色医疗卫生服务体系中的作用更加突出。食品药品安全监管和综合协调效能大

幅提升，药品安全状况明显改善，食品安全和各项卫生监督工作取得明显进展。

“十一五”是政府卫生投入增长最快的时期。2009年各级政府卫生支出总量达到4685亿元，是2005年1552亿元的3倍。政府卫生支出形成了优先保障公共卫生和基本医疗服务、兼顾供需双方的新格局。卫生体系中长期存在的薄弱环节得到明显加强，发展不平衡问题开始有所改善。从2005年底到2009年底，各级各类医疗卫生机构从88.2万所增加到91.7万所，增长4.0%；医院床位数由336.8万张增加到441.7万张，增长31.7%；专业卫生技术人员由446万人增加到553.5万人，增长24.1%。卫生资源人均占有量的地区差距出现缩小趋势，东中西部地区千人口医院床位比例由1∶0.79∶0.79缩小到1∶0.83∶0.84。

——过去的五年，国民健康指标显著改善，群众得到更多健康利益。“十一五”期间，我国人均期望寿命预计至少提高1岁；孕产妇死亡率从2005年的47.7/10万下降到2009年的31.9/10万，下降了33.12%；婴儿死亡率从2005年的19.0‰下降到2009年的13.8‰，下降了27.4%，均提前实现了“十一五”规划目标。2009年全国门急诊人次达到54.88亿人次，比2005年增加13.91亿人次，增长了34%；全国住院人数达到1.3亿人次，比2005年增加了6,072万人次，增长了84.5%。人民群众医疗服务需求得到更好满足，看病就医更加方便。卫生费用结构发生重大变化，个人卫生支出占卫生总费用比重从2005年的52.21%下降到2009年的38.19%，居民个人医疗卫生支出过快增长的趋势得到进一步遏制。

——过去的五年，广大医药卫生人员为人民健康作出了突出贡献。五年来，我们经受住四川汶川特大地震、甲型H1N1流感等重大突发事件的考验，在人民群众最需要的时候，不畏艰险，不辱使命，舍生忘死，抢救生命，救治伤员，防控疫情，保护了人民群众的生命和健康。我们圆满完成了北京奥运会、上海世博会和新中国成立60周年庆典等重大活动的卫生保障任务，妥善应对和处理了三聚氰胺奶粉等突发公共卫生事件，维护社会安全和稳定，交出了让党和人民满意的答卷。五年来，全国700万医药卫生工作者在平凡的工作岗位上，为维护人民健康努力工作，无私奉献，创造了出色的业绩。实践证明，我国医药卫生队伍经得起考验，值得信赖，是人民健康的忠诚卫士。

同志们，经过五年努力，我们胜利完成了“十一五”规划的主要目标和任务。卫生工作对保民生、促稳定、推动经济社会协调发展发挥着不可替代的作用。“十一五”卫生成就，为卫生发展再上新台阶，实现人人享有基本医疗卫生服务目标奠定了坚实的基础。

（二）2010年工作总结。

在过去的一年里，按照中央统一部署，卫生部成立了全国医药卫生系统创先争优活动指导小组，各地卫生厅局也普遍成立了行业指导小组，坚持把指导医药卫生系统创先争优活动与巩固深化学习实践活动成果，推动深化医药卫生体制改革各项重点任务的落实结合起来，进一步调动广大医药卫生工作者立足岗位，投身医改，敬业奉献的积极性，为扎实推进深化医改各项重点任务的落实提供了坚强的组织保证和内在动力，取得了明显的阶段性成效，得到了中央领导同志的充分肯定。全国卫生系统根据国务院2010年度医改工作安排，以医改五项重点工作为核心，强化责任，加大力度，突出重点，稳步实施，五项重点改革总体进展顺利，卫生部门牵头负责的40项工作任务正按进度要求推进。与此同时，各项卫生工作也取得可喜进展。

1. 新型农村合作医疗制度进一步完善。新农合覆盖面持续稳固扩大，参合率保持在90%以上。筹资和保障水平进一步提高，人均筹资达到155.3元，其中政府补助达到人均126.1元。60%以上的统筹地区实行了门诊统筹。统筹地区政策范围内住院费用报销比例比上年提高5个百分点，最高支付限额提高到全国农民人均纯收入的6倍左右。提高农村儿童重大疾病医疗保障水平试点有序开展，安徽、江西、湖南、内蒙古等地试点范围扩大到全省（区），农村儿童白血病和先心病的补偿比已超过70%，符合民政医疗救助条件的家庭可再获20%的补助。新农合管理运行水平不断提高。近90%的统筹地区实现了县域内定点医疗机构医疗费用即时结报，一半以上统筹地区实现了与域外定点医疗机构直接结算。三分之一以上的县（市、区）开展了按人头付费、按病种付费和总额预付等支付方式改革。一半以上统筹地区建立了新农合与农村医疗救助统一服务平台。江苏、河南、福建、广东等省一些地区正在探索商业保险机构参与新农合经办管理。

2. 国家基本药物制度在基层稳步推进。一年来，各地大力推进基本药物规范采购、控制价格、组织配送、合理使用以及落实零差率销售等政策，并在基层综合改革方面开展了积极探索。据最新监测结果，基本药物制度已经在57.2%的政府办基层医疗卫生机构全面实施。北京、上海、安徽、天津、宁夏、江西、内蒙古、陕西、甘肃、海南等地初步实现了基层全覆盖。安徽采用“双信封”招标、单一货源承诺、统一支付货款等方式，降低基本药物价格，保证质量和供应。各地积极推行基本药物临床应用指南和基本药物处方集，确保临床合理使用。在基本药物制度实施地区，基层医疗卫生机构出现了门诊和住院费用下降、门诊人次和住院人数上升的可喜现象，群众医药费用负担明显减轻，制度实施效果初步显现。

3. 基层医疗卫生服务体系进一步健全。2010年，中央继续安排专项投资200亿元，支持891个县级医院、1620个中心乡镇卫生院、1.12万个村卫生室和1228个社区卫生服务中心业务用房建设。在基层医疗卫生机构硬件设施普遍提高的基础上，着力加强以全科医生为重点的基层医疗卫生队伍建设。公共卫生与基层医疗卫生事业单位绩效工资政策加快落实。当年招录农村订单定向免费培养医学生5000名，为乡镇卫生院招聘执业医师8938名。2381所县级医院与三级医院、1.53万所乡镇卫生院与二级医院建立长期对口协作关系。继续实施万名医师支援农村卫生工程，并组织1.75万名县级医院骨干人员到三级医院进修学习。全国乡镇卫生院、村卫生室和社区卫生服务机构在岗培训人数分别为47.5万人次、97.7万人次和21.4万人次。安排全科医生转岗培训1.6万人次。上海、天津、深圳等地探索住院医师、全科医生规范化培训。全国30个省（区、市）进一步落实乡村医生补助政策，宁夏、新疆、福建等16个省（区）提高了补助标准。以安徽为代表的一部分省（区），积极推进包括基层医疗卫生机构定性、定岗、定编、人事分配、绩效考核、多渠道补偿、医保支付改革、乡村一体化管理等综合改革，全面落实了改革任务，显著提高了群众受益程度。

4. 基本公共卫生服务均等化工作取得新进展。9类国家基本公共卫生服务项目在城乡基层广泛开展。最近监测数据显示，城镇、农村居民健康档案累计建档率分别为48.7%、38.1%，提前完成了年度任务指标。65岁以上老年人健康检查人数5714.2万人，3553.8万高血压病人、918.9万糖尿病病人和170.6万重性精神疾病患者纳入慢性病规范管理。上海、杭州等地结合本地实际，扩大基本公共卫生服务范围。2010年，全国人均基本公共卫生服务经费补助标准达到17.4元。重大公共卫生服务项目稳步推进。全国完成贫困白内障复明手术35.1万例，免费为15岁以下儿童接种乙肝疫苗2962.9万人，提前完成了全年任务。884.7万农村孕产妇享受住院分娩补助，农村住院分娩率为95.7%；为农村生育妇女补服叶酸830.7万人，完成年度任务的85.1%；农村妇女乳腺癌检查47.3万例，完成年度任务的118.2%；农村妇女宫颈癌检查489.2万例，完成年度任务的122.3%；在农村建设783.3万户无害化卫生厕所，燃煤型氟中毒改灶143.9万户，提前完成了全年任务。各地区普遍开展了艾滋病母婴阻断等新的公共卫生专项。湖北、吉林、四川、河南、河北、重庆等地进一步完善绩效考核制度，规范项目资金管理、工作程序、奖罚措施，提高服务质量和效率。

5. 加快公立医院改革试点，医疗服务安全质量进一步提升。16个国家级联系试点城市和31个省级试点城市陆续开展试点工作，辽宁鞍山、山东潍坊等试点城市在公立医院规划布局、管理体制、补偿运行机制、支付制度、内部管理、改善服务、支持基层和鼓励社会办医方面开展全面探索，试点已经取得了初步经验。在全国范围内，公立医院以强化服务为抓手，推行一批见效快、易操作的改革和管理措施。全国1200所三级医院实行预约诊疗和分时段就诊，3828所医院开展了优质护理服务，1300多所医院开展了100个病种的临床路径试点，22个省（区、市）近100所医院开展了电子病历试点，5个省（市）开展了执业医师多点执业试点。各地改革探索为加快公立医院改革步伐奠定了基础。

医疗质量安全控制、医疗服务监管进一步加强。继续在全国范围内开展“医疗质量万里行”、大型医院巡查工作和国家临床重点专科评估，规范医疗技术和医疗器械临床应用，加强药事管理，规范处方点评，促进合理用药。推动无偿献血工作，临床合理用血和血液制品安全、人体器官移植和捐献监管不断加强。开展同级医疗机构检查互认，优化医疗流程，方便患者就医。开展创建“平安医院”工作，积极推行医患纠纷第三方调解和医疗责任保险，在提高患者满意度，保障医疗安全与构建和谐医患关系方面取得明显成效。

6. 卫生应急、重大疾病防控和妇幼卫生工作取得新成效。各地卫生应急体制机制、应急准备和现场处置等核心能力建设取得明显进展。妥善应对青海玉树地震、甘肃舟曲特大山洪泥石流等灾害，协调有力，救治及时，实现了大灾之后无大疫。出色完成了上海世博会、广州亚运会等卫生保障任务。突发公共卫生事件防控得到进一步加强，有效处置了鼠疫、人禽流感等多起重大疫情，维护了社会稳定。

切实加强了对艾滋病、结核病、血吸虫病、乙型肝炎等重点传染病的防控。全国扩大免疫规划工作稳步推进，白喉等15种传染病报告病例数显著下降。在全国范围内完成1.02亿人次的麻疹疫苗强化免疫，麻疹发病率较上年同期下降了25.8%。重点地方病的防治工作力度得到加强。重性精神病防治、重点癌症早诊早治等慢性病综合干预控制有力推进。积极开展爱国卫生工作、健康教育和健康促进活动，越来越多的群众养成了健康的生活方式。

妇幼卫生保健管理得到强化。新生儿疾病筛查进一步规范，出生缺陷防治工作稳步推进，“降消”等项目深入实施，促进母乳喂养和自然分娩知识得到大力宣传和推广。

7. 食品药品监管力度不断加大。开展药品、医疗器械安全专项整治，强化餐饮服务、保健食品、化妆品监管。加强药品和医疗器械审评、审批工作，实施药物研究全过程监管。加快更新药品、食品和医疗器械质量标准。公布实施

2010年版《中国药典》。完善药品生产质量管理规范。全力落实医改任务，保障基本药物质量，开展基本药物评价性和监督性抽验，启动基本药物全品种电子监管工作，建设药品不良反应监测体系。开展“安全用药，关注农村”科普宣传。有效遏制非药品冒充药品行为，严厉打击制售假药行为，保障群众用药安全。

食品安全工作进一步加强。开展食品安全整顿和“问题奶粉”清查，查处食品安全违法犯罪案件。开展打击违法添加非食用物质和滥用食品添加剂专项整治，建立违法食品添加剂的“黑名单”制度，取得初步成效。贯彻实施《食品安全法》，加快食品安全综合协调管理体制改革和职能调整。制定公布了163项国家食品安全标准，完成食品添加剂、食品污染物、真菌毒素等食品基础标准制订修订工作。覆盖31个省（区、市）的食品污染物检测和食源性食品安全风险检测网络初步建立，食品安全风险监测工作进展顺利。妥善处理社会反映强烈的“圣元乳粉”、“小龙虾”、“食盐加碘”等食品安全事件，维护了社会稳定。食用农产品、食品生产流通、餐饮消费、畜禽屠宰、保健食品等食品安全整顿工作成效明显。

8. 卫生监督执法力度不断增强。深入贯彻《职业病防治法》，建立职业病防治工作部门联席会议制度，进一步明确部门职责，完善工作机制，推进国家职业病防治规划落实。加大对用人单位职业健康监护工作检查力度。妥善处理多起尘肺病和重金属污染等重大健康危害事件。加强对医疗机构放射诊疗防护监管和饮用水卫生监测。初步建立覆盖15个省（区、市）的城市饮用水卫生监测网络。完成住宿、游泳场馆等重点公共卫生场所卫生监督量化分级管理。开展消毒产品、饮用水卫生安全产品以及学校卫生、单采血浆站的专项监督抽查，继续打击非法行医，开展对单采血浆站监督检查。继续实施中西部卫生监督员培训项目，卫生监督执法水平不断提高。

9. 中医药工作取得新进展。在深化医药卫生体制改革中，积极贯彻落实《国务院关于扶持和促进中医药事业发展的若干意见》，充分发挥中医药作用。通过基本医疗保障制度的引导作用，促进中医药服务利用。加快基层中医药服务网络建设和公立中医院改革。中医“治未病”健康工程取得新进展，中医药在重大传染病防治和突发公共卫生事件应急救治中的作用不断增强。中医临床研究基地、重点实验室、重点临床专科建设、中医药人才培养以及中医药古籍保护和利用等项目加快推进。中医中药中国行活动有力推动中医药“进乡村，进社区，进家庭”。“中医针灸”成功列入联合国非物质文化遗产代表名录，中医药得到更广泛的国际认可。

10. 其他卫生工作取得了新成绩。扎实推进卫生系统惩治和预防腐败体系建设，深入开展扩大内需促进经济增长政策落实检查工作和医疗卫生工程建设领域突出问题和“小金库”专项治理，开展权力运行监控机制建设试点。落实纠风工作责任制和医务人员医德考评制度，全力推进药品集中采购，加大治贿力度，有效治理医药购销和医疗服务中的不正之风。加强保健工作，关心老干部的生活和健康，积极支持他们发挥参谋和咨询作用。

卫生科技支撑作用进一步加强。“重大传染病防治”和“重大新药创制”两个科技专项创新管理体制机制，总体进展顺利。建立部门间实验室生物安全协调机制，加强生物安全管理。围绕“强基层”推广一批适宜技术。

广泛开展国家与地区间的交往与合作。以卫生外交服务国家利益，服务卫生改革发展。广泛吸收国际卫生体制管理经验，为我国制定医改政策提供借鉴。通过多边、双边，政府、民间等多形式、多层次的国际交流，增进了国际的合作与信任。加强援外医疗队管理，为亚洲、非洲国家培训卫生技术人员400多人。加强与港澳地区的深层次卫生合作，推动海峡两岸卫生交流。积极宣传我国卫生改革政策和卫生发展成就，我国医改得到国际社会的广泛关注和认可。

2010年中央财政用于医改的资金达到1268亿元，比上年增加了9.1%。在深入分析研究的基础上，组织“十二五”卫生规划纲要编制工作。强化对资金和大型医用设备配置的管理，进一步完善药品采购政策。灾后恢复重建取得显著成效，基本实现中央提出的“三年任务两年完成”的重建目标。认真贯彻落实中央新疆工作座谈会和中央第五次西藏工作座谈会精神，组织召开2010年全国卫生系统对口支援新疆工作座谈会和第五次卫生援藏工作座谈会，19个对口援疆和17个对口援藏的省市卫生厅局与受援方共同编制规划，签署协议，组织项目对接，援疆援藏工作有序开展。

积极推进居民电子健康档案、卫生服务信息平台、以电子病历为核心的医院信息化建设，加快卫生信息化进程。建立卫生系统社会维稳风险评估机制、医患纠纷调处机制和卫生信访长效工作机制，化解矛盾，维护稳定。围绕深化医改开展新闻宣传，加强典型宣传和舆论引导，努力营造良好的舆论氛围。

同志们，过去的一年，卫生改革发展取得了积极成效，为维护群众健康利益，促进经济社会协调发展发挥了重要作用。这是党中央、国务院高度重视和坚强有力领导的结果，是各级党委、政府和中央各部门大力支持的结果，是社会各界和人民群众关心并积极参与的结果，是全国卫生系统广大干部职工无私奉献和共同努力的结果。在此，我谨代表卫生部向重视、支持卫生事业发展的各级党委、政府和有关部门，向关心、支持卫生工作的社会各界、新闻媒体和广大人民群众，向全国卫生工作者，表示衷心的感谢和崇高的敬意！

二、学习党的十七届五中全会精神，用科学发展观指导“十二五”时期卫生改革发展

（一）深刻理解党的十七届五中全会对卫生改革发展的新要求。

党的十七届五中全会是总结过去，规划未来，明确发展方向和奋斗目标的重要会议。会议提出，我国发展仍处于可以大有作为的战略机遇期，“十二五”期间促进经济长期平稳较快发展和社会和谐稳定必须以科学发展为主题，以加快转变经济发展方式为主线。《中共中央关于制定国民经济和社会发展第十二个五年规划的建议》（以下简称《建议》）提出了“十二五”规划的指导思想、发展目标和主要任务。《建议》把保障和改善民生作为加快转变经济发展方式的根本出发点和落脚点，突出强调了保障和改善民生对促进经济社会发展、维护社会和谐稳定的重要作用。

健康是重大民生问题。《建议》把加快医疗卫生事业改革发展、增进人民群众健康摆在十分重要的位置，明确提出按照“保基本，强基层，建机制”的要求，增加财政投入，深化医药卫生体制改革，调动医务人员积极性，把基本医疗卫生制度作为公共产品向全体居民提供，优先满足群众基本医疗卫生需求。《建议》还进一步指明了“十二五”时期加快医疗卫生事业改革发展的重点和任务。

要认真学习领会全会精神，切实把思想统一到党中央对形势的基本判断上来，统一到党中央关于“十二五”时期经济社会发展的战略部署上来，统一到党中央对卫生改革发展的具体要求上来，把握有利机遇，着力改善健康民生，着力推进体制机制改革，着力转变卫生发展方式。

（二）“十二五”时期卫生改革发展面临的新形势。

分析形势，必须首先看到近年来卫生发展面临前所未有的有利条件和外部环境。党和政府对卫生工作给予高度重视，明确了卫生改革发展的方向和思路，社会各界对卫生工作给予高度关注和支持，持续增长的综合国力为卫生发展提供了坚实基础，卫生工作在科学发展的道路上初步积累了宝贵经验，“十二五”期间卫生发展长期向好的外部环境和条件没有改变。

同时还应当看到，当前和今后一个时期，世情、国情继续发生深刻变化，卫生工作也出现了一些新情况、新问题，呈现了新特征，我们必须科学判断和准确把握新形势和发展趋势，抓住机遇，把亿万人民关注的卫生问题解决好。

——经济社会发展新阶段带来多重健康问题挑战。新世纪以来，我国经济社会发展进入新阶段，经济发展水平刚刚跨入中高收入门槛，城乡和地区差距依然较大，工业化、信息化、城市化、市场化、全球化、人口老龄化进程继续加速，我们面临的健康问题更为复杂。一方面由生态环境、生产方式和生活方式变化以及社会因素导致的食品药品安全、饮水安全、职业安全和环境问题日益凸显，对人民群众的健康影响更加突出，给社会卫生管理带来巨大挑战。另一方面我国面临的传染性疾病和非传染性疾病双重负担的格局没有改变，对人民群众的健康威胁和经济社会发展的影响反而日益加重。艾滋病、肝炎、结核病等重大传染病防治形势依然严峻，一些曾被消灭的传染病死灰复燃，SARS、人禽流感、甲型H1N1流感等新发传染病不断出现。尤其值得关注的是，心脑血管疾病、恶性肿瘤以及糖尿病等慢性非传染性疾病对健康的危害出现“井喷”式变化。应对上述变化带来的挑战，要求我们的卫生宏观思路和工作策略必须作出相应的调整和改变，作出长期性、战略性安排。

——经济社会发展新阶段带来居民健康需求和期望的新变化。我国已进入全面建设小康社会的新时期，随着居民生活水平的不断提高、各类社会保障制度逐步健全，城乡居民消费观念和消费结构正在发生快速转型与升级，人民群众基本物质消费需求得到满足后，更加追求生命质量和健康安全，医疗保健需求更高、更加多样化，对看病就医等卫生服务的要求更高、更敏感。与之相适应，卫生工作的服务理念、服务模式、服务范围也必须作出相应的调整和改变。

——清醒认识当前我国卫生发展的突出矛盾。必须看到，我国卫生发展中不平衡、不协调、不可持续问题依然存在。一是健康公平有待进一步改善。卫生资源配置、卫生服务利用、居民健康水平还存在显著的城乡、地区和人群差异。二是医疗卫生事业发展总体上滞后于社会经济发展，同时在卫生发展的内部结构和发展方式上，仍不同程度地存在重治疗、轻预防，重规模发展和基础设施建设、轻精细化管理和机制转换，重高端技术发展、轻适宜技术普及，重技术服务、轻人文建设等问题。三是群众个人医疗费用负担仍然较重。世界卫生组织研究表明，一个国家卫生总费用中个人支出比重降低到15%～20%，才能基本解决“因病致贫”、“因病返贫”的问题。需要关注的是，近几年人均医疗卫生费用仍呈上升势头，其中由机制问题导致的不合理增长值得重视。当前，重病大病医疗费用仍对城乡居民构成较为沉重的经济负担。上述问题是“十二五”期间必须优先解决的突出矛盾。

——清醒认识当前我国卫生发展的深层次问题。改革开放30年来特别是“十一五”期间，长期制约我国卫生事业发展的薄弱环节和领域逐步得到加强。随着改革进入“深水区”，一些制约卫生事业发展的体制机制和结构性问题日益凸显。统一高效的卫生管理体制和稳定的公共投入机制尚未形成，“管办分开，医药分开”等改革关键问题需进一步探索，卫生法制和人才建设、健康服务业发展、医学科研、卫生信息化建设等相对滞后，涉及卫生改革发展方向的一些重大问题仍需要进一步凝聚共识并在改革发展实践中不断得到体现，一些具体改革政策措施有待进一步完善。这些问题也对“十二五”时期的卫生改革提出了新要求。

同志们，从国家经济社会发展全局高度，把握卫生工作的有利条件和面临的新形势，可以使我们增强信心，高屋建瓴，准确定位，谋划好未来五年的任务；同时，实事求是地分析卫生发展中面临的主要矛盾和突出问题，有利于增强使命感，责任感，脚踏实地有针对性地做好未来五年的工作。

（三）转变卫生发展方式、实现卫生事业科学发展。

“十二五”时期卫生工作要以科学发展为主题，以转变发展方式为主线，突出解决好卫生发展中不平衡、不协调、不可持续的问题，通过深化体制机制改革，改善基本医疗卫生服务的公平性和可及性；通过转变卫生发展方式，实现卫生事业健康和可持续发展，确保实现人人享有基本医疗卫生服务的目标。

第一，必须树立全局观念，更加注重全面协调发展。卫生发展必须从维护居民健康和促进经济社会发展的大局出发，增强卫生发展的整体性和协调性。要统筹局部利益与整体利益，当前利益与长远利益，实现卫生事业与经济社会的协调发展。要科学界定政府、社会和个人在基本医疗卫生服务中的权利与义务，统筹兼顾各方面的利益关系，维护人民群众的健康权益。要统筹公共卫生、医疗服务、医疗保障、药品供应保障体系的协调发展，建立起较完善的基本医疗卫生制度。“十二五”期间仍要高度重视农村、基层和中西部卫生事业发展，不断缩小不同地区、人群之间卫生服务和健康水平的差异。

第二，必须立足中国国情，更加注重发展的总体效益。“十二五”时期的卫生发展，仍然不能脱离现阶段的基本国情，必须从经济社会发展水平和人民群众承受能力出发，夯实公共卫生和基本医疗服务基础。要继续加大政府卫生投入，优化投入结构，控制医疗费用，大力发展适宜卫生人力和技术，对影响人民健康的重大疾病和重大危险因素进行最直接、最有效的干预，努力使有限的资源获得最大的健康效益，真正走出有中国特色的卫生发展道路。

第三，必须以增进健康为中心，更加重视服务模式的转变。未来一段时期，我国疾病模式快速转变，要求卫生发展方式必须从偏重治疗向健康促进转变，从注重个体服务对象向家庭和社会群体转变，服务内容由专科向更加注重全科转变，建立起涵盖每个人整个生命周期的连续性服务模式。要全面落实预防为主的方针，卫生投入要更多向预防保健倾斜；服务机构要调整、完善和强化预防保健功能；要加强健康教育和健康促进，增进公众健康意识，培养健康的生活方式，形成全社会参与、人人对健康负责的新局面。

第四，必须坚持中西医并重，更加注重发挥中医药特色优势。中医药作为我国具有原创优势的医学科学和独具特色的医疗卫生资源，具有广泛和深厚的群众基础，是中国特色社会主义医药卫生事业不可或缺的重要组成部分。中医药“简便验廉”的特点，注重“治未病”的保健养生理念，强调“大医精诚”、以人为本的人文精神，在转变卫生发展方式中大有可为。要坚持中西医并重方针，健全有利于发挥中医药作用的体制机制，使中医药为提高人民群众健康素质发挥更大作用。

第五，必须坚持人才优先发展战略，更加重视队伍建设。未来一段时期，卫生人力资源仍然是制约卫生发展的关键因素。卫生发展既要重视设施条件的建设和改善，又要注重卫生人才培养；既要重视人才培养规模，更要重视人才素质。要把培育高素质卫生人才放在优先位置，改革人才培养和使用的体制机制，造就一支技术高超、医德高尚、能适应未来医学模式转变和人民群众健康需求的卫生人才队伍。

（四）关于“十二五”卫生改革发展的主要任务。

根据党的十七届五中全会精神，结合有关研究结果，就“十二五”规划的几个问题谈一些基本想法，供大家讨论和制订规划参考。

关于“十二五”卫生发展的总体目标。到2015年，覆盖城乡居民的基本医疗卫生制度初步建立。基本医疗保障制度更加健全，公共卫生服务体系和医疗服务体系更加完善，药品供应保障体系更加规范，医疗卫生机构管理体制和运行机制更加科学，基本医疗卫生服务可及性显著增强，居民个人就医费用负担明显减轻，人民群众健康水平进一步提高。地区间资源配置和人群健康状况差异明显缩小，国民健康水平达到发展中国家前列。拟提出人均期望寿命达到74.5岁，婴儿死亡率和5岁以下儿童死亡率分别降低至12‰和14‰，孕产妇死亡率降至22/10万。提高政府和社会卫生支出占卫生总费用的比例，个人卫生支出比例降至30%以下。

关于“十二五”卫生发展的基本思路。以科学发展观统领各项卫生工作，以转变发展方式带动卫生事业持续发展，坚持公共医疗卫生的公益性质，坚持预防为主、以农村为重点、中西医并重的方针，把改善公共卫生和城乡基本医疗服务作为突出重点，协调推进公立医院、保障制度、药品供应保障体系建设。加快卫生人才培养、信息化和卫生法制建设。落实政府责任，加大卫生投入，强化监督管理，全面建设覆盖城乡居民的基本医疗卫生制度。

关于“十二五”期间卫生发展的主要任务。

——加强医疗卫生机构能力建设，提高医疗卫生服务水平。强化区域卫生规划和医疗机构设置规划，明确各类医疗卫生机构的功能和职责，优化规模、结构和布局，形成防治结合、中西医并重、功能互补、信息互通、上下互动的医疗卫生服务体系。加强公共卫生服务体系建设，重点改善疾病预防控制、精神卫生、妇幼卫生、卫生监督、卫生应急、职业病防治、采供血、健康教育等专业公共卫生机构的设施条件。继续加强农村急救体系、乡镇卫生院和村卫生室标准化建设；全面推进县级医院标准化建设，使其总体达到二级甲等水平；整合县域医疗卫生资源，推进综合改革，转变运行机制，完善绩效工资，实现服务功能和模式转变。积极稳妥推进公立医院改革，完善公立医院服务体系，改革管理体制、治理机制、运行机制和补偿机制，加强医疗质量管理、控制和医疗安全监管，持续改进服务质量。促进科学化、精细化、专业化管理，改善服务，提高效率。初步建立国家医学中心体系，加强区域医疗中心和临床重点专科建设；继续加强社区卫生服务机构建设，力争每个街道办事处范围设置一所政府办的社区卫生服务中心，形成以社区卫生服务为基础、社区卫生服务机构与医院和专业公共卫生机构分工合理、协作密切的新型城市卫生服务体系。继承创新中医药，建立比较完善的中医医疗预防保健服务体系、科研创新体系，加强中医药队伍建设，发挥传统医学在保护国民健康中的作用。加快卫生法制建设，实施医疗卫生人才培养基地建设和医药卫生信息化建设，为卫生改革发展提供有力支撑。鼓励支持社会资本举办非营利性和营利性医疗机构，积极参与健康管理、老年护理、口腔保健和康复健身等健康服务业的发展，形成多元化办医格局，满足多样化、多层次医疗、预防、保健、养老、康复服务需求。

——健全医疗保障制度，提高疾病经济风险分担能力。提高基本医疗保障制度覆盖面和保障水平，缩小城乡医疗保障差距。新农合人均筹资水平争取达到300元以上。门诊统筹覆盖所有地区。进一步提高政策范围内住院费用报销比例。完善城乡医疗救助制度，提高贫困家庭覆盖率。扩大重大疾病保障范围，报销比例不低于90%。完善基金管理，防范基金风险。

——防治重大疾病，控制健康危险因素。完善重大疾病预防控制体系，基本控制疟疾，争取实现消除麻疹目标，遏制结核病、性病、艾滋病的蔓延，降低乙肝患病率，主要地方病和寄生虫病达到国家控制标准。显著扩大慢性病防控覆盖面，提高糖尿病、高血压等慢性疾病的知晓率和控制率。继续加强疾病预防控制能力建设。提高精神卫生和心理疾病防治能力。加强重点职业病防治，切实减轻职业危害对人民健康的威胁。

逐步提高基本公共卫生服务均等化水平。大幅度提高人均基本公共卫生服务项目经费标准，逐步扩大基本公共卫生服务内容并确保覆盖全体居民。将干预有效的重大疾病和危险因素的控制措施纳入国家重大公共卫生服务项目。解决好流动人口特别是农民工的公共卫生服务问题。

——切实加强各级政府对公共卫生的社会管理职责，保障居民生命健康安全。建立和完善以国家基本药物制度为基础的药品供应保障体系。严格药品和医疗器械质量监管，提高药品监测覆盖率，实行基本药物全覆盖抽验和全品种电子监管。在二级、三级医院建立健全规范用药管理制度，加强合理用药的监测和评价，降低药物不良反应发生率。建立药品安全责任体系，保障人民群众药品和医疗器械使用安全。

健全并不断完善疾病防控、食品安全、饮用水卫生、职业卫生、学校卫生、卫生应急等公共财政投入和监督管理体制机制，建立健全监测体系，完善监管机构，提升监管能力。开展风险监测、评估和预警，加强餐饮、保健食品、化妆品等监管执法，大幅度减少不安全事件的发生。提高食品安全风险监测点覆盖面、从事接触职业病危害作业劳动者的职业健康监护率、城市饮用水水质卫生合格率和农村集中式供水水质卫生合格率。

上述内容是对“十二五”卫生发展规划主要目标和重点内容的总体考虑，各地要结合实际，提出本地区的规划目标、发展思路和工作重点。要把“十二五”规划任务与卫生改革紧密结合起来，扎实推进，为实现2020年人人享有基本医疗卫生服务奠定坚实的基础。

三、全力做好2011年卫生工作

今年是实施近期医改重点工作的最后一年，是“十二五”规划的开局之年，做好今年的卫生工作意义重大。

（一）突出重点，全面完成五项医改任务。

医改仍然是2011年卫生工作的重中之重。按照中央经济工作会议的要求，今年医药卫生体制改革要突出抓好基本药物制度建设和公立医院改革试点。

1. 突出抓好健全国家基本药物制度。一是巩固和扩大基本药物制度实施范围。实现政府办基层医疗卫生机构全部实施基本药物制度，鼓励有条件的地方将村卫生室和非政府办基层医疗卫生机构纳入基本药物制度实施范围。二是抓紧研究调整国家基本药物目录（基层部分），更好地适应群众用药需求。在此基础上，适时启动供各级医疗卫生机构使用的完整版基本药物目录制定工作。三是按照《国务院办公厅关于印发建立和规范政府办基层医疗卫生机构基本药物采购机制指导意见的通知》要求，做好基本药物采购配送。四是加强基本药物配备和使用管理，保证政府办基层医疗卫生机构全部配备使用基本药物，并实行零差率销售。

五是完善基本药物报销支付政策，确保基本药物报销比例明显高于非基本药物。六是开展基层医疗卫生机构实施基本药物制度监测评价，加强监测能力建设。七是鼓励县及县以上医疗机构探索实施基本药物制度。八是通过对口帮扶，加强上级医院对基层医疗机构合理用药的指导。各地推进基本药物制度，要借鉴安徽的经验，通过综合配套改革，落实基层医疗卫生机构的功能定位、编制、财政补助、机制转变和绩效考核等政策，切实把药品费用负担降下来，真正让老百姓得到基本药物政策的实惠。

2. 加快公立医院改革试点。根据国务院医改领导小组的要求，要按照“上下联动，内增活力，外加推力”的原则，采取“突出重点，抓住关键，先易后难，边试边推”的方式，在全国范围内推广较成熟、见效快、易操作的惠民便民服务措施，让人民群众尽快享受到公立医院改革的实惠。一是优化公立医院结构布局。加强规划管理，重点加强薄弱区域和领域的能力建设，促进资源合理配置。二是建立公立医院与城乡基层医疗卫生机构的分工协作机制，通过上下联动，发挥医疗服务体系的整体功能。三是优先建设发展县医院。推进县医院综合改革试点，人口超过30万的县（市）在2011年年底前有1所二甲以上水平的公立医院。四是开展便民服务，加强内部管理。扩大优质护理服务范围，推行预约门诊、检查结果互认等便民惠民措施，扩大临床路径病种和实施范围，加强成本控制。继续开展“医疗质量万里行”活动。五是改革收费结算和医保支付方式。推进实施按病种付费、总额预付等付费方式改革。六是通过提高待遇、多点执业、建立规范的住院医师培训制度、完善职业发展条件、改善执业环境等多种措施，调动医务人员积极性。七是加快推进以电子病历为核心的医院信息化建设。八是推进公立中医医院改革发展。同时，在试点城市和地区按照“政事分开，管办分开，医药分开，营利性与非营利性分开”的原则，深入探索公立医院改革和鼓励社会办医的重大体制机制问题，及时总结经验。公立医院改革问题还要制定专门文件，召开专门会议进行部署。各地可按照加快公立医院改革试点的精神和上述重点，早研究、早准备、早部署，主动推进公立医院深化改革。

这里我要特别强调一下控制医药费用增长的问题。2010年以来，各种渠道反映医药费用增长较快。不可否认，从各国经验看，随着经济发展、技术进步、人口老龄化、基本医疗保障制度发展，医药费用都会有一定幅度的增长。消费者物价指数（CPI）的增长也会影响医药费用水平。但是，医药费用的上涨必须与经济发展水平相协调，与政府财政、基本医疗保障和个人的承受能力相适应。短时间内医药费用过快上涨，将会影响群众的切身利益，影响群众对于医改的感受。为此，部党组研究决定，把控制医药费用过快增长作为今年一项重要任务。请各地区深入分析研究本地区医药费用上涨的趋势和原因，从实际出发科学制定人均门诊和人均住院费用控制目标和指标，综合采取行政、经济、法律、信息等措施，重点控制不合理用药、不合理检查以及一些重点专科医疗费用的较快上涨，还要研究控制医药费用的长效机制。各地卫生行政部门要将所属医疗机构医药费用变化信息定期公布，接受社会监督。卫生部和各地要结合医改监测对控费情况进行专项评价和考核。

切实加强医疗安全和质量管理。推进国家医疗质量管理与控制中心、重点临床专业国家级医疗质量控制中心建设。建立医疗质量安全事件报告和告诫谈话制度，组织开展医疗机构评审、大型医院巡查，实施好国家临床重点专科建设项目。加强人体器官移植和捐献监管。加强血液质量安全管理，大力推进无偿献血和临床合理用血。加强康复医学能力建设。结合深化医药卫生体制改革和创先争优活动，今年在全行业广泛开展“服务好、质量好、医德好，群众满意”活动，不断提升医疗服务，持续改进医疗质量，大力弘扬高尚医德，落实惠民便民利民措施，争创人民满意医院。

3. 巩固完善新型农村合作医疗制度。一是在稳定参合率基础上，进一步提高新农合保障水平。积极争取在2011年再次提高政府补助标准，提高住院补偿最高支付限额，稳步扩大门诊统筹实施范围。以省为单位全面推进儿童大病医疗保障试点工作，并开展提高重性精神疾病、乳腺癌、宫颈癌、尿毒症等大病保障救治水平的试点。二是提高新农合管理经办机构精细化管理水平，规范基金管理，确保基金安全。健全新农合管理经办机构，提升管理服务能力。加快推进新农合国家级信息平台和各地信息系统建设，在有条件的省份试点农民健康“一卡通”，全面实现参合农民在统筹区域内自主就医和即时结算，推进在省市级医疗机构就医即时结报工作。三是规范定点医疗机构服务行为，扩大新农合支付方式改革范围。四是不断完善新农合制度，统筹基本医疗保障和医疗服务，推进统筹管理城乡基本医疗保障制度试点工作。总结保险业参与新农合经办的有益经验并逐步推广。五是积极推进新农合立法，争取《新农合管理条例》早日出台。

4. 促进基本公共卫生服务逐步均等化。一是提高人均基本公共卫生服务经费标准。中央确定和下达新的补助标准后，各地务必争取足额落实配套资金，卫生部门要与财政部门密切配合，保障资金及时到位。二是投入增加后，相应增加服务内容，完善服务规范，调整服务标准，使群众更多受益。三是提高管理水平，要抓住整合乡级卫生信息化和为村卫生室装备计算机的机遇，改善农村基本公共卫生服务的管理手段，逐步实现规范化、精细化管理。四是建立制度、明确分工、落实责任，制定《国家基本公共卫生服务规范（2011 版）》，开展对基本公共卫生服务项目实施的监测和考核。五是进一步实施重大公共卫生服务项目，总结两年来的工作经验，查找薄弱环节，改进项目管理，统筹推进各类重大公共卫生项目的落实。六是加强妇幼卫生服务体系能力建设，继续做好“降消”项目，加强出生缺陷防治工作，加强爱婴医院管理，倡导自然分娩，开展儿童营养与健康监测试点。七是全面开展精神卫生防治体系建设。八是全面推进创建无烟医疗卫生系统工作，开展全民健康生活方式行动及健康教育专项行动，明确各级各类卫生机构及专业技术人员健康教育的职责和任务，通过长期不懈的健康教育和健康促进，提高全民健康素质，尤其要遏制慢性非传染性疾病快速上升的趋势。

5. 进一步健全基层医疗卫生服务体系。一是加快基层医疗卫生服务机构标准化建设，完成县级医院、中心乡镇卫生院以及社区卫生服务机构等建设项目，保证质量，加快进度，尽早建成，发挥效益。县医院要突出综合服务能力和重点专科建设，切实使用好最近下达的基层医疗卫生机构设备装备资金，通过建设实现房屋、设备、人员“三配套”。二是推进基层医疗卫生机构综合配套改革，落实《国务院办公厅关于建立健全基层医疗卫生机构补偿机制的意见》，保证基层医疗卫生机构正常运行。三是深化人事分配制度改革，实行全员聘任，落实岗位责任，实施绩效工资，强化绩效考核，调动基层医务人员的积极性。四是继续落实好为基层培养人才的政策、制度和项目。在提高补助水平的基础上，逐步规范对乡村医生的补助政策，鼓励有条件的地区为乡村医生提供养老保障。需要特别指出的是，随着基层医疗卫生机构服务设施的不断改善、财政补助政策逐步落实到位，必须充分发挥基层医疗卫生机构面向社区、贴近群众的优势，坚持“防治结合”的功能定位，改革“以药补医”的运行机制，转变坐等病人的服务模式，积极主动地提供疾病预防、保健、慢性病管理、健康教育等公共卫生服务和基本医疗服务，真正实现健全基层医疗卫生服务体系的政策目标。

（二）继续做好卫生应急和重大疾病控制工作。

以有效应对各类突发事件为目标，以提升卫生应急现场处置能力为核心，全面推进卫生应急体系建设。一是加快推进卫生应急指挥决策系统建设和卫生应急队伍建设，确保信息灵、反应快、指挥顺。二是启动全国紧急医学救援基地建设，逐步夯实重特大灾难事故医学救援基础。三是加强各类突发公共事件卫生应急处置能力建设。四是继续做好鼠疫、人禽流感和不明原因疾病防控工作，有效防范各类突发公共卫生事件。

积极推进重大传染病、慢性病、地方病、精神病等疾病防控和爱国卫生工作。一是健全疾病防控和爱国卫生工作体系，完善疾病防控公卫医师制度，推进绩效考核全面开展。二是加强艾滋病、性病、丙肝、结核病以及流感、手足口病等传染病动态监测，继续做好国家免疫规划疫苗常规免疫，做好麻疹强化免疫活动后续的查漏补种，如期实现消除麻疹的目标。三是做好血吸虫病、疟疾等重点寄生虫病和重点地方病防治工作。四是制定和实施《加强慢性病防治工作指导意见》，创建全国慢性病综合防治示范区。加大重性精神疾病防治与社会治安综合治理工作结合力度。扩展中西部儿童口腔疾病综合干预项目的内容和覆盖面。五是继续加强农村无害化厕所建设，开展农村生活饮用水安全监测，推进和规范卫生城市建设。

（三）加强食品药品监管。

一是做好“十二五”发展规划的组织实施，促进医药经济发展方式转变。二是健全药品安全责任体系，提高监管效能。三是加强基本药物监管，确保基本药物安全。四是完善工作机制，逐步提高履职能力。五是加强法规建设，推动《保健食品监督管理条例》出台，提高依法监管水平。六是加大监管力度，进一步规范药品生产经营秩序。七是积极推进干部人事制度改革，加强队伍建设，全面提高监管队伍综合素质。

（四）进一步加强食品安全综合协调与卫生监督执法。

在加强食品安全方面，一是进一步完善食品安全综合协调机制，推进食品安全法规配套完善，健全食品安全信息统一公布制度。二是落实食品安全整顿工作任务，继续开展打击违法添加非食用物质和滥用食品添加剂专项整治，完善“黑名单”制度，查处食品安全违法犯罪活动。三是清理完善食品安全国家标准，加强食品安全标准宣传、培训和跟踪评价。四是推进国家食品安全风险评估机构组建，优先开展食品中铅、反式脂肪酸等5项风险评估，加强食品安全风险监测预警体系及风险评估能力建设。五是完善食品安全重大事故查处制度，提高突发食品安全事件应急调查和处置能力。

在改善卫生监督执法方面。一是启动卫生监督体系建设，全面提升卫生监督执法能力。二是重视卫生监督队伍自身建设，开展卫生监督绩效考核，提高卫生监督稽查工作水平。三是贯彻实施《国家职业病防治规划（2009—2015 年）》，推动职业病防治机构能力建设。开展对重点职业病的监测与调查，推进基本职业卫生服务试点，做好对职业健康检查、职业病诊断与鉴定的监督管理，加强对化学品毒性鉴定机构的资质认定和日常监督。四是以医疗机构放射危害为重点，加大放射卫生监督检查力度。五是加强饮用水、消毒涉水产品卫生监督管理。在沐浴和美容美发场所推行卫生监督量化分级管理制度。六是加强传染病防治监督检查和学校卫生监管。打击非法行医和非法采供血违法犯罪活动。

（五）做好中医药工作。

一是全面贯彻落实《国务院关于扶持和促进中医药事业发展的若干意见》，建立健全有利于发挥中医药特色的体制、机制和投入政策。二是组织开展中医优势病种临床协作中心建设，加快推进中医医疗机构卫生应急能力建设和中医药防治新发传染病应急体系建设，提高中医药应急救治和重大疾病防治能力。三是继续推进“治未病”健康工程，探索实施慢性病“治未病”菜单式服务，推动各级各类中医机构预防保健能力建设。四是完善中医药继承创新科技体系建设，加快基层中医药人才和技术骨干培养。五是深入开展“中医中药中国行·文化科普宣传周”活动，推进中医药服务“进乡村，进社区，进家庭”。加大中医药文化宣传教育基地建设和中医药知识宣传普及力度。六是推进中医药立法进程和中医药标准化建设。七是加快推进中医药走向世界进程和发展中医药服务贸易。

（六）落实卫生人才队伍建设任务，提高卫生科教工作水平。

贯彻落实《2010—2020年医药卫生人才发展规划》。一是中央和地方卫生部门要继续争取资金，设立专项，加大为基层培养人才的力度。2011年中央重点开展为县级医院培养骨干医师和专业技术人才、为贫困地区乡镇卫生院招聘执业医师、为农村订单定向免费培养医学生项目。二是按照三年医改任务要求，总结经验，全面完成城乡基层卫生人员在职培训任务。三是初步建立全科医生规范化培训制度，加大全科医生转岗培训力度。四是完善相关政策，加强护理队伍建设，增加护理人员数量。启动公共卫生人员规范化培训试点。积极推进以基层为重点的临床药师培训，2011年为城乡基层医疗卫生机构培训1万名药剂人员。探索建立药师制度。

依靠科学技术，促进医改任务落实和卫生事业发展。一是围绕“强基层”的要求，切实加大适宜技术推广力度，并建立适宜技术遴选、开发、推广、评估的长效机制。二是做好各类重大科技计划的组织实施，强化过程监管。三是制定好“十二五”卫生科技规划，探索医学科技创新体系建设。充分发挥科技支撑作用，促进战略性新兴产业的培育和发展。四是强化实验室生物安全管理。加强卫生部重点实验室等科研基地建设。五是完善医学科技研究管理制度，推动生物医学研究伦理审查、知识产权管理和科研诚信体系建设。

（七）加快推进卫生信息系统建设。

一是规划好“十二五”时期的卫生信息化发展，在加强信息标准化和公共服务信息平台基础上，大力推进以电子健康档案、电子病历、远程医疗为切入点，以公共卫生、医疗服务、医疗保障、基本药物制度和综合管理五大业务领域为重点的国家卫生信息化战略建设。制定下发卫生信息化建设的指导意见，并开展综合试点。二是加快基层医疗卫生机构信息化建设，选择部分省（区、市）先行试点，在统一装备信息化设备的同时，加强对乡村卫生人员的信息化知识和技能培训，统一和规范农村基层信息化管理和技术标准，依靠信息化技术尽快提高农村公共卫生、医疗保障和卫生行政管理水平。三是加快远程会诊系统建设，开展部、省三级医院与偏远地市综合医院，省级医院与偏远县级医院远程会诊系统建设试点。四是各级卫生行政部门要着眼于互联互通、信息共享，整合卫生信息化的需求和现有资源，要积极争取财政支持，引导研究机构和社会力量广泛参与，推进卫生信息化建设。

（八）深入扎实地开展创先争优活动。

加强党建、创先争优，是深化医改的政治动力和组织保证。要紧紧围绕卫生工作重点，开展创先争优活动。一是结合医改任务，开展公开承诺、领导点评、群众评议等活动，激发调动广大党员、干部和职工的积极性，履职尽责，全面完成各项医改任务。二是开展全国医药卫生系统先进基层党组织、优秀共产党员和优秀党务工作者评选表彰和学先进、创佳绩活动，促进基层党组织建设，发挥党组织的战斗堡垒和党员的先锋模范作用。三是通过各种宣传方式，大力宣传和弘扬医药卫生系统先进典型和先进事迹，营造学先进、赶先进、促改革的良好氛围。四是完善创建文明单位考核标准，加大考核力度，推动行业文明单位创建活动。

（九）统筹做好其他卫生工作。

加强规划指导，编制好“十二五”卫生发展规划和专项卫生规划。发挥区域卫生规划对卫生资源合理配置的引导作用，优化大型医用设备的配置。加强卫生资金和项目管理。切实落实好灾区恢复重建、卫生援疆援藏等任务。

加强卫生法制建设，推进基本医疗卫生保健、精神卫生、中医药的立法和卫生法规规章标准制定，加强普法宣传和卫生行政复议工作。围绕发展改革中的理论和实践问题，开展卫生政策研究。

不断健全卫生系统惩治和预防腐败体系，确保中央反腐倡廉有关决策部署落到实处。要结合卫生业务工作，严格落实党风廉政建设和纠风责任制，扎实做好医德考评、药品集中采购、院务公开等工作，努力取得卫生纠风和治贿工作新成效。

发挥卫生优势，服务国家外交。积极争取国际组织技术支持，开展医改评估。主动开展多边卫生外交，深化双边和区域卫生合作。开拓思路，开创援外医疗新局面。密切内地与港澳台地区的联系，落实签署的协议。

加快建立卫生系统重大事项社会稳定风险评估机制。加强卫生信访工作，总结推广医患纠纷第三方调处机制等经验，有效防范和化解医患矛盾。创建“平安医院”。主动开展卫生宣传，进一步加强对重大卫生决策、医改成效和先进典型的宣传，做好卫生热点问题、突发事件信息发布和舆论引导。推进政务公开，主动接受社会监督。

重视保健工作，提高工作水平。关心老干部、老职工生活和健康，发挥好老干部作用。

同志们，做好今年的卫生工作，对于实现医改阶段性目标，为“十二五”卫生发展开好局具有十分重要的意义。让我们在以胡锦涛同志为总书记的党中央坚强领导下，坚定信心，同心同德，锐意进取，扎实工作，努力开创卫生事业科学发展新局面，以优异成绩迎接建党90周年。

认清形势抓住契机
切实加强卫生监督能力建设

——卫生部部长陈竺在2010年全国食品安全与卫生监督工作会议上的讲话

（2010年1月25日）

非常高兴参加今天的会议。2010年全国卫生工作会议、全国卫生系统纪检监察暨纠风工作会议前不久刚结束，我们又召开卫生监督工作会议，学习贯彻全国工作会议精神，部署今年的食品安全与卫生监督工作，非常及时，非常重要。今天，看到卫生监督队伍的同志们，着装整齐，精神饱满，我就感到卫生系统有力量。看到卫生部机关各个司局的同志们都出席了，说明大家高度重视食品安全和卫生监督工作。同时，还有这么多部门的同志们，在繁忙的工作之中出席这次会议，支持卫生系统的食品安全和卫生监督工作，让我尤其感到高兴。

在刚刚过去的2009年，在各级党委、政府的领导下、在有关部门、社会各界和人民群众的关心和支持下，卫生监督各项工作取得了新进展，对保障人民群众健康、促进经济繁荣和维护社会稳定发挥了重要作用。特别是在国庆60周年保障、防控甲型H1N1流感等重大活动中，广大卫生监督工作人员顾全大局，不畏艰辛，勤勉奉献，为维护社会公共卫生秩序，保护人民群众健康和生命安全作出了突出成绩。在今年全国卫生工作会上，有19个卫生监督机构、38名卫生监督员被评为全国卫生系统先进集体、先进个人受到表彰；还有66个疾病预防控制机构和106名疾病预防控制人员、1所职业病防治机构和4名职业病防治人员受到了表彰。这充分展示了我们这条战线的精神面貌，也充分体现了党和政府对卫生监督和相关公共卫生工作的肯定。在此，我代表卫生部向全体卫生监督战线、向所有从事相关公共卫生专业工作的同志们表示诚挚的慰问和崇高的敬意！同时，我还要向所有关心、支持卫生监督事业发展的各部门领导和同志们表示衷心的感谢！

刚才陈啸宏同志全面总结了2009年食品安全和卫生监督工作，结合今年全国卫生工作会议上部署的加强食品安全监管和卫生监督的工作要求，明确提出2010年食品安全与卫生监督工作的重点任务，思路清晰，目标明确，要求具体，对做好今年的工作具有重要的指导意义，我完全同意。下面我就当前形势和卫生监督事业发展问题谈几点意见，供同志们参考。

一、正确认识形势，增强做好卫生监督工作的责任感和紧迫感

当前，我们国家的形势和深化医药卫生体制改革的形势总体来说是好的，机遇与挑战并存。在这样一个大背景下，卫生监督工作及其事业发展处于关键时期。我们要按照科学发展观的要求，以推进医药卫生体制改革、加快公共卫生服务均等化为契机，认真分析当前食品安全与卫生监督工作面临的形势和任务，做好迎接新挑战的思想准备，勇于攻坚克难，进一步增强改革发展和做好工作的信心。

（一）面临的形势与挑战。

当前，我国正处在经济社会进一步发展的重要战略机遇期。我们国家已经进入了中等收入国家的行列。同时，我们国家也进入了矛盾凸现和事故高发阶段，食品安全与卫生监督及其相关领域的公共卫生工作出现一系列新情况新问题，这也是很多国家发展过程中所遇到的一些共性问题。一是近年来，三鹿婴幼儿奶粉事件、张海超职业病诊断事件以及饮用水污染事件等暴露出我国在食品安全、职业病防治、饮用水安全等方面存在的突出问题，同时也暴露出政府监管领域的诸多缺失和薄弱环节。二是非法行医在部分基层地区仍然存在。这几年，我们打击非法行医，打击非法采供血，应该说成绩是显著的，但是还有隐忧。一些危害人民群众身体健康和生命安全的违法行为尚未得到有效遏制，距离人民群众的期

望还有较大差距。三是环境污染与生态环境变化带来的健康问题日益突出，新的健康危害风险不断呈现，控制难度加大，卫生监督工作面临新的挑战。四是随着卫生法律法规的逐步完善，卫生监督机构承担的法定职责不断增加，一些一度重视不够的领域，现在要依法依规加强监管，这个任务是非常之繁重的。在这种工作形势下，卫生监督机构队伍建设还相对滞后，执法能力有待提高。

党和政府对食品安全与卫生监督工作高度重视，深化医药卫生体制改革给卫生监督事业带来了难得的发展机遇。我们正在积极配合国家发展和改革委员会组织制定《卫生监督体系建设与发展规划》，将进一步改善基层卫生监督机构基础设施条件，全面提升卫生监督执法能力。大家要全面、正确地把握当前面临的形势，客观分析存在的问题，积极工作，破解难题，创新思维，积极探索有利于加强卫生监督的工作机制，进一步深化卫生监督体制改革，加快卫生监督体系建设，落实监管责任。要树立大局意识，责任意识，把维护人民群众生命和健康权益作为卫生监督体制改革的出发点和落脚点，围绕中心，服从大局，努力开创卫生监督事业发展的新局面。

（二）卫生监督是深化医药卫生体制改革的重要内容。

卫生事业是构建社会主义和谐社会的重要保障。卫生监督是卫生工作的重要组成部分，是推进依法行政的重要内容，是卫生事业改革与发展政策和措施得以有效实施的有力保障。卫生监督对于维护社会公共卫生和医疗服务秩序，推动卫生事业全面、协调发展，保障人民群众基本公共卫生需求，构建社会主义和谐社会具有不可替代的重要地位和重要作用。《中共中央国务院关于深化医药卫生体制改革的意见》（以下简称《医改意见》）明确提出，卫生监督体系是公共卫生服务体系的重要组成部分，强化政府卫生监管职能，建立健全卫生监督体系，是深化医药卫生体制改革的重要内容。要建立健全包括卫生监督在内的专业公共卫生服务网络；要加强卫生监督服务，大力促进食品卫生、职业卫生、环境卫生、学校卫生，以及农民工等流动人口的卫生工作；要建立严格有效的医药卫生监管体制，健全卫生监督执法体系，加强城乡卫生监督机构，特别是基层和农村地区卫生监督能力建设。《医改意见》是要管到2020年的纲领性文件，再次学习医改文件，我们要进一步强化一个意识，就是卫生监督，包括食品安全绝对不是游离于医改近期任务之外的工作，而是医改不可或缺的重要方面。

卫生监督是卫生行政部门依法管理卫生事务的重要职责，是深化医药卫生体制改革，落实医改任务，保证卫生法律法规有效实施的重要手段。在深化医药卫生体制改革中，要把加强卫生监督作为卫生改革的有效措施，作为依法行政的重要内容，放到更加突出的位置上。要从贯彻预防为主的方针出发，充分发挥卫生监督的职能作用，维护最广大人民群众基本健康权益。通过开展食品、职业、环境、学校以及医疗服务等方面的公共卫生监督，严肃查处损害人民群众健康权益的违法行为，预防和减少健康危害的发生，为广大人民群众提供健康的生活环境。各级卫生行政部门要结合卫生监督工作实际，认真探索落实深化医药卫生体制改革的有关政策措施，进一步推进卫生监督体系建设与发展，要向地方党委和政府做好汇报，起好参谋助手作用。卫生监督战线的领导和同志们也要积极主动地投身到医药卫生体制改革工作中来，抓住契机，全力提高卫生监督工作的能力与水平。

二、突出重点，全面履行卫生监督职责

卫生监督具有范围广、难度大、责任重的特点。各级卫生行政部门要高度重视，全面依法履行卫生监督职责。

（一）加强法规学习，提高依法行政的水平。

我国现有卫生法律10部、30多件行政法规以及200多项部门规章，这些法律法规赋予卫生行政部门大量监督职责，我们要认真学法，认真梳理法定职责，落实执法责任。当前，卫生部门承担着食品安全、职业卫生、放射卫生、环境卫生、学校卫生的管理和相关监督职责，同时还担负着传染病防治监督以及打击非法行医和非法采供血的职责。通过学习，要对肩负的卫生监督职责做到心中有数，注意查找监督职责尚未履行的空白地带。要进一步转变观念和工作思路，强化服务意识，在工作中注意依法找准位置，不越位，不缺位，严格规范执法行为。目前，不少地方正在按照《食品安全法》和地方“三定”方案调整食品安全相关职责，请大家一方面要在党委、政府的领导下，加快职能调整进度，另一方面千万不要因为食品安全职能的调整而影响其他法定卫生监督职责的履行。总之，我们加强法规学习，就是要不断增强责任意识，全面落实依法行政的各项要求。

（二）加强部门配合，形成工作合力。

正因为卫生工作涉及面广，政策性强，所以尤其需要加强协调配合。首先，要加强部门间的配合。部门间的密切配合是开展工作的有力保障，特别是在食品安全、职业病防治等工作中，卫生行政部门要主动协调相关部门，建立完善部门间协调工作机制。加强信息沟通，各司其职，各负其责，密切配合，形成合力。要学会在多部门协调的机制中开展工作，要适应这样一个新的形势，这是能力建设的重要方面。第二，要理顺关系。当前，在地方机构改革和职能调整推进过程中，卫生行政部门要在地方政府领导下，统筹考虑，抓住突出问题，理顺卫生执法管理体制机制，进一步加强卫生行政执法综合管理，探索食品监管队伍的整合，想办法把队伍做大。目前，从中央到省、市、县四级的卫生监督体系基本形成，全国卫生监督体系已初具规模，拥有近10万人的卫生监督队伍，这是我们开展工作的基本队伍。卫生监督队伍总量应该说是很紧的，一定要珍惜，在改革中卫生监督只能加强，不能有丝毫削弱。在职能调整过程中，卫生行政部门要主动向当地政府做好汇报，从坚持节省改革成本，保持工作连续性出发，有效地利用好现有卫生监督资源，确保监督队伍思想与工作的稳定，确保各项法定职责的落实。

（三）重心下移，不断推进基层卫生监督工作。

近年来，随着我国经济社会的快速发展，监督执法重心不断下移，卫生监督的压力主要在基层。农村乡镇集中饮水安全、乡镇小企业职业病防治等问题还比较突出，食品安全违法活动和不少典型突发公共卫生事件也大都发生在基层。但是，卫生监督服务水平的城乡差距巨大，发展严重不均衡。为此，《医改意见》明确提出，要加强公共卫生服务均等化。各地要积极探索将食品安全风险监测、基本职业卫生服务等卫生监督服务纳入到公共卫生服务均等化建设中去，逐步建立卫生监督服务基层网络。我们要下决心充实基层卫生监督人员力量，采取措施改善基层工作条件，要将卫生监督机构所需经费全额纳入财政预算安排，切实保障各项工作的落实。近两年，浙江、山西、江苏等地政府针对在基层落实卫生监督派出机构这个难点问题，探索制订出了有效的解决方案，值得大家借鉴。

三、抓住契机，促进卫生监督事业不断发展

2010年卫生工作的总体要求是：紧紧围绕中心，服务大局，全面贯彻落实《医改意见》和中央经济工作会议精神，将深化医药卫生体制改革作为卫生系统中心工作，积极推进卫生事业科学发展。卫生监督工作要围绕深化医药卫生体制改革这条主线，完善卫生监督体系建设，加强队伍建设，提高卫生监督服务保障水平，为深化医改作出新的贡献。在这里我再强调几条。

（一）建立覆盖城乡、统一高效的卫生监督体系。

医改提出的目标是：实现人人享有基本医疗卫生服务。要实现这一目标，必须从基本、基础、基层抓起，要把改革和发展的重心放在基层，进一步强化基层的责任和作用。卫生监督体系建设相对滞后，主要表现在卫生监督机构房屋基础设施建设、卫生监督队伍能力建设和基层卫生监督网络建设等方面。今后，卫生监督体系的建设要加强，特别是要在加强城市街道、基层社区和农村乡（镇）、村的卫生监督网络上加大工作力度。要促进监督执法工作重心下移，逐步缩小城乡差距，使卫生监督工作更加贴近百姓，贴近广大农民和流动人口，探索并逐步实现人人享有卫生监督服务。各级卫生行政部门要将卫生监督体系建设作为公共卫生体系建设的重要内容，纳入深化医药卫生体制改革的总体框架，保证卫生监督体制改革和体系建设的顺利进行。

（二）加强卫生监督队伍建设。

卫生监督队伍建设是卫生监督体系建设中的重中之重。卫生监督队伍的建设要从四方面来考虑：一是监督人员的配置问题。要根据各项卫生法律法规和履行卫生监督职责的客观需要，研究提出相应的配备标准，积极争取政府编制办公室等有关部门的支持。二是切实加强监督人员的管理。卫生监督人员履行的是卫生行政部门的监管职责，属于行政执法人员。根据国家《公务员法》和关于事业单位分类改革的指导思想，各级卫生行政部门要大力推进卫生监督机构参照公务员管理，严格规范监督执法行为。尚未纳入公务员管理的，按照国务院关于事业单位实施绩效工资的要求，加强绩效考核和岗位责任制建设，切实落实岗位责任。要保障工作经费和执法人员合理的工资待遇，充分调动卫生监督队伍的积极性，提高卫生监督工作的效能和水平。同时，要进一步强化服务意识，树立执法为民、文明监督的良好社会形象。三是要切实加强党风廉政和纠风工作，提高卫生监督人员政治素质。要按照今年全国卫生系统纪检监察暨纠风工作会议的各项要求，按照卫生监督员管理的有关规定，加强作风建设和惩治与预防腐败体系建设，完善制度，严格制度的执行和考核，建立执法绩效考核和责任追究制度，保障卫生监督执法的公正性和各项法定监督职责的落实。四是要动员社会力量参与卫生监督工作。在一些重点地区，如城乡结合部，对一些重点人群，如流动人口，农民工，利用志愿者或社会组织的力量深入群众开展宣传教育，把党和政府对人民群众健康的关心及时送到群众中去。

（三）着力提高卫生监督相关公共卫生专业服务水平。

卫生监督相关公共卫生专业能力直接关系到卫生监督执法工作水平提升和工作机制创新的问题。卫生监督能力是一项综合能力，除了监督机构及其人员的专业水平和执法能力外，努力提高疾病预防控制机构及职业病防治机构的公共卫生服务能力、提高其检验、监测与风险评估的能力十分重要。在这里要表扬广西壮族自治区疾病预防控制机构，他们检测出了陕西金桥奶粉的问题。如果广西壮族自治区疾病预防控制机构没有这个能力的话，想履好职是做不到的。要根据新形势新任务的要求，进一步加大投入，从硬件、软件两个方面提高各级疾病预防控制机构和职业病防治机构的专业能力和保障水平。当前，要边工作、边建设，在工作中提高能力和水平。要进一步加强食品、职业病防治、放射防护、饮用水及环境健康影响的监测与评价等专业工作，尽快建立健全与履行法定监督职责相适应的公共卫生专业体系。要着力机制创新，发挥现有卫生监督与疾病预防控制机构、职业病防治机构的整体资源优势，优化结构、盘活存量，不断地探索形成卫生监督机构和疾病预防控制机构、职业病防治机构、医疗机构相互协调配合的运行机制和工作机制。要抓住医药卫生体制改革的契机，建立完善相关的保障机制，不断提高卫生监督服务保障水平。此外，中国疾病预防控制中心要加强对地方疾病预防控制机构的培训，特别是要加强食品安全、职业卫生、放射卫生、环境卫生等方面的培训，尽快提升业务能力。

为了加强食品安全与卫生监督能力建设，卫生部已将食品安全与卫生监督的发展建设问题列入了国家医药卫生体制改革与发展"十二五"规划研究课题。在前期"健康中国2020"战略研究的基础上，进一步提出"十二五"期间食品安全与卫生监督的规划目标及其具体发展指标，加快卫生监督体系、食品安全、职业卫生以及饮用水安全等重大公共卫生的发展。我希望这些研究成果能对促进地方"十二五"卫生事业发展规划的研制工作起到参考作用。

新的一年卫生监督任务依然繁重而艰巨。希望大家坚定信心，攻坚克难，奋发有为，扎实工作，努力开创卫生监督事业发展的新局面，为实现人人享有基本医疗服务的目标而努力奋斗！

卫生部部长陈竺在中华医学会第二十四次全国会员代表大会闭幕式上的讲话

（2010年4月25日）

尊敬的韩启德副委员长、名誉会长；尊敬的各位代表、各位同志：

中华医学会第二十四次全国会员代表大会已经顺利完成了各项议程。这次大会是一次承前启后的会议，是一次响应党中央、国务院的号令，动员全体会员乃至全国卫生系统的同志们以主力军的姿态投入医改的重要会议。在大会即将落下帷幕的时刻，我谨向卸任的钟南山会长和各位副会长、常务理事、理事为学会建设作出的贡献表示深深的敬意，向长期以来关心、支持、帮助学会建设和发展的各级领导、医学会会员和全国医学科技工作者以及所有为本次大会成功召开作出贡献的同志表示衷心的感谢！

本次大会承蒙同志们的厚爱，推选我为新一任中华医学会会长，我深感责任重大。我的能力很有限，但是我向大家表一个态，我会投入应有的、足够的时间和精力，和大家一起做好学会的工作，既做好政府联系广大会员的纽带又努力做到政事分开，要在原有工作的基础上依靠广大会员，依靠理事会、常务理事会、各位副会长和秘书长办公会把中华医学会的各项工作继续向前推进。

今天上午我有幸就国际卫生发展趋势和深化医药卫生体制改革给大家做了一个汇报，并就未来中华医学会的工作谈了自己的一些设想，今后我愿意就此和大家继续进行交流。过一会儿韩启德名誉会长还要对今后的学会工作作出重要指示，因此在这里我想仅就如下几个方面的问题与大家交换意见。

我一直在思考这样一个问题，为什么中华医学会自1915年建会能够历经95年沧桑巨变而长盛不衰，并且不断焕发出新的活力？我认为不断继承和发扬学会的光荣传统，并且能够随着时代的节拍与时俱进应该是最为重要的。像所有优秀的学术团体一样，中华医学会有这样几个特征：第一，作为学术界的一个共同体，她的连续性、稳定性以及与时俱进精神所塑造的时代适应性；第二，学会以促进医学科学发展为最高宗旨，高度重视学术交流，高度重视人才的培养和造就；第三，学会注重对会员的服务和体现社会责任，即一贯重视对社会的贡献；第四，对办会的自主性和对卫生事业发展自身规律的尊重；第五，坚持民主和科学的办会理念。在新时期要发扬学会的光荣传统，就必须坚持学会的办会特征。

中华医学会从其成立的那天开始，从来就不是少数医学科学家的象牙塔，而是以天下为己任。上午我和同志们重温了一些学会历史，学会成立时的1915年是我们国家积贫积弱的时代，是半殖民地、半封建的时代，但也是中华民族的仁人志士为了改变国家命运，建设一个美好、文明的新中国而作出重大历史抉择的时代。那一年，是辛亥革命后的第四年，是"五四"运动的前四年，以伍连德先生、颜福庆先生为代表的一批医学界的爱国志士，为了用医学手段挽救民族危难，创建了中华医学会。正是因为有了一代又一代顺应历史发展潮流，把医学科学精神、先进技术和人文关怀集于一体的医学会会员，不断保持和发扬学会的光荣传统，才使得中华医学会在我国的各个历史时期都作出了应有的贡献。为此，我们永远不能忘记张孝骞、林巧稚、黄家驷、裘法祖等前辈的贡献，同时我们在新的历史时期还要不断发扬以吴孟超先生、王忠诚先生等为代表的医学科技工作者不畏艰险，勇攀医学高峰，造福人民的伟大职业精神和高尚的道德情操。

我想谈的第二个问题是我们应该更加注重学会的科学思想、科学精神和社会责任的锻造。我非常赞成常务理事会关于建立中华医学会学风道德委员会的提议，这有利于捍卫医学科学的纯洁性。在目前已拥有50多万名会员的大好形势下，我们要想继续办好80多个专科分会，100多种系列杂志，未来的发展必须是注重提升质量。中华医学科技奖的组织评选工作应该朝着世界一流的奖项去努力，也就是说随着医改不断深入，随着中国科学春天的到来，我们的奖项应该向真正为医学科学作出自主性、创新性贡献的团队和医务人员倾斜。我希望在人才培养方面、在医学科技方面，目前由政府承担的一些职能未来能够由医学会来承担。比如不久前韩启德名誉会长和钟南山前会长等向政府提出要建立临床研究基金的建议，以及学会在专科医师培养方面的一些好的建议和思路，都需要我们将其纳入今后五年的战略发展规划，积极推动或承担落实。学会当前面临的社会责任中，最重要的就是动员全体会员和医学科技工作者积极主动地投入医改，这既包括在重大公共卫生政策和基本医疗卫生制度安排方面发挥思想库的作用，也包括为解决人民群众当前“看病难、看病贵”等迫切问题作出实际的贡献。

我想谈的第三个问题就是坚持自主办会。我认为刚刚通过的关于各类会员会费标准的决定，就是朝这方面的一个努力。学会作为医学科技界的共同体，一个高水平的学术团体，必须植根于对医疗卫生事业科学发展的认识、对其规律准确把握的深厚土壤，不能因一时一事的变迁而动摇我们的宗旨。在市场经济条件下，我们更应该注重对医疗卫生自身规律的把握，我们要认识到建立市场经济的理念没有错，但全面市场化的倾向是不可取的，也就是说在民生和社会事业发展的领域里不能简单地移植经济领域里的一些做法。否则，卫生资源不合理的状况还会进一步加剧，公共卫生和疾病预防事业会受到很大的影响，一些重要的学科发展也会受到制约。我们注意到，近年来由于一度过于强调市场机制，一些学科受到忽视，使我们付出了“代价”甚至遭到了“惩罚”。比如儿科学就一度受到“冷遇”，但近年来无论是预防控制手足口病，还是应对问题奶粉事件，我们都意识到儿科学和儿科人才的重要性；再有就是传染病学，SARS后，由于国家和社会的高度关注，传染病学有了一定程度的恢复，但还远远不够；我国的病理学现在也已经是医学发展当中的一个短板，也许我们现在不太缺少高明的外科医生和能够应对重大内科疾患的学科带头人，但却非常缺乏诊断学最为核心的部分——“病理学”人才；近年来我国接连发生自然灾害，暴露出卫生应急能力的不足，也向我们警示灾难医学的极端重要性。我认为，我们医学家要想得更多一点，特别在每次灾难发生之后应该有所思考。为什么墨西哥7.2级的地震只死了2个人，智利8.8级的地震最后核实下来也就死了数百人？当伤害已经成为我国五大死亡原因之一的时候，我们是不是应该关注一下地震带上建筑的抗震标准问题，具体到医学领域就是医学的社会性或者社会医学的研究课题。我认为，作为一个具有自主精神的学术团体，它应该具有宽阔的眼界和深刻的思维，而不应急功近利，浮躁或虚浮于一时，不应被金钱或者是非医学规律的东西所左右。

最后，我想强调办会应坚持科学、民主和团结。这一点医学会做得非常之好。在中华医学会刚成立的时候，科学和民主就是当时我国仁人志士所追求的目标。鲁迅先生讲，五四运动给我们带来两位先生，一个是“德先生”，一个是“赛先生”，而这在当时统治者眼里都是洪水猛兽。我们都还记得，清朝的统治者们在科学技术面前，显示出来的那种极度愚蠢和对民主制度的极度恐惧。但今天在党中央、国务院领导下，全国人民走向民族复兴的伟大时刻，民主、科学的伟大精神与爱国、强国的伟大理想结合到了一起。在这个伟大的时代，我们也要具有伟大的精神，我们要懂得包容，即所谓“海纳百川，有容乃大”。30年代的中华医学会，把当时的博医会成员都包括了进来，实现了西医界的大团结。在新中国成立以后，我们遵循“团结中西医”的卫生工作方针，又实现了中医和西医的团结。今天我想说，作为一个老大哥学会仍要学会宽容，中华医学会要在深化医改的关键时刻善于团结和引领兄弟学会共同支持改革，共同发展。所以，我希望医学会和医师协会，以及其他和医药卫生相关的学会之间加强团结，要注意发挥核心引领作用。但发挥核心引领作用既要有胸怀，又要有见解，只有这样，才能使学会工作不断焕发青春和活力。

我希望和大家共勉：让我们认真地回顾历史，发扬我们的优良传统，同时勇于创新，与时俱进，为中华医学会在这个伟大时代争取新的更大的光荣！

谢谢大家。

卫生部部长陈竺在全国卫生系统安全生产工作电视电话会议上的讲话

（2010年5月4日）

近期发生在小学及幼儿园的5起恶性案件，触目惊心，影响恶劣。胡锦涛总书记、温家宝总理、周永康同志高度重视，分别作出了重要批示，并召开会议，提出工作要求。按照中央领导同志的批示精神和5月3日全国综合治理维持稳定工作电视电话会议精神，卫生系统要切实认识到医疗安全、医院安全、患者安全对维护社会稳定的重要意义，增强责任感紧迫感，结合工作实际，认真研究加强医疗卫生单位安全管理的各项措施，切实防患于未然，保护广大患者和人民群众的生命健康与安全，努力维护社会稳定。

下面我讲几点意见。

一、加强领导，切实落实安全管理责任

一要提高认识。针对最近发生在学校、幼儿园的恶性事件，中央要求卫生部门要做好医疗救治等支持配合工作，同时明确指出，医院、养老院、福利院等也是易受侵害的单位，给我们敲响了警钟。医疗卫生单位是社会公共场所，人员流动量大，安全管理的难度比较大，是易受社会极端行为侵害的单位。同时，医疗卫生单位内就诊及住院治疗的患者行动不便，是易受伤害的人群，因此医疗卫生单位安全事关人民群众生命安全，事关社会稳定大局，医疗卫生单位内部特别是医院安全任务艰巨，责任重大。各级卫生行政部门和各级医疗卫生机构要认真贯彻落实《卫生部办公厅关于加强医院安全管理等相关工作的紧急通知》精神，从促进医药卫生事业健康发展和构建和谐社会的高度，充分认识到医疗卫生单位安全工作的重要性和紧迫性，要把安全管理工作作为一项重要的政治任务来抓，切实加强对医疗卫生单位安全工作的领导，按照“谁主管，谁负责”的原则逐级落实安全责任，坚决克服麻痹思想和侥幸心理，确保安全工作万无一失。

二要明确责任。各级卫生行政部门和各级各类医疗卫生机构主要领导要承担起安全生产第一责任人的职责，亲自抓安全管理工作。分管领导要具体负责，狠抓各项制度和安全措施的落实。安全管理和业务部门要从不同角度分解和承担责任。该设岗配人的要配人，该配装备的要配上，并给予必要的财力保障，确保有人管事、有钱办事，真正使安全防范工作得到落实和加强。要结合实际，分析社会不稳定因素，全面梳理医疗卫生机构安全工作中特别是医疗服务和患者安全管理中可能存在的安全隐患，梳理完善加强医疗卫生机构安全管理的制度措施和突发事件应急处置预案，着力解决医疗卫生机构安全管理工作中存在的突出问题。要建立经常性的监督检查机制，组织人员督促指导，及时发现问题，堵塞漏洞，改进工作。对安全隐患多，治安状况差，群众反映强烈的单位要挂牌督办，挂账整治，限期整改。

三要加强协调和动员。卫生行政部门及医疗卫生机构要加强与社会治安综合治理、公安、教育等部门的协调和沟通，确保信息渠道畅通，及时有效联动。单位内部要分类加强安全知识和技能培训，增强医疗卫生机构广大干部职工的安全意识，提高各项业务工作的安全水平，形成单位统一组织领导、对外统筹协调，内部业务部门依法监管、干部职工积极参与、整体联动的医疗安全工作格局。

二、强化措施，确保医疗卫生机构内部安全

一是要进一步加强医疗质量安全管理。地方各级卫生行政部门要按照“医院管理年”、“医疗质量万里行”等活动的具体要求，指导和督促辖区内医疗卫生机构落实“以病人为中心”的服务理念，认真遵守有关法律法规，严格执行诊疗、护理技术规范和常规，抓好各项核心制度的落实。要督导辖区内所有医疗卫生机构的医疗安全管理制度和责任制建设情况，要求制度健全，责任到人；督导建立健全医疗安全事件防范机制和医疗纠纷协调处置机制情况，要求措施具体，流程明确；督导落实三级医师查房、护理三查七对、消毒灭菌监测、环境卫生学监测等医疗质量安全管理制度执行情况，要求制度完善，严格考核；督导医疗仪器、设备，重点环节和重点部门的管理情况，要求加强投入，消除隐患。医疗机构内对于涉及伦理问题或可能致残、致畸等严重不良后果的手术，必须报请医院伦理委员会批准或医疗管理部门审批备案。

二是要加强对患者的安全管理。医疗卫生机构要进一步加强门、急诊服务能力建设，完善导医、导诊服务制度，优化服务流程，提高工作效率，做好患者的疏导和管理工作。要进一步加强对住院病人的管理，严格执行住院病人请销假、住院病人探视等制度，有针对性地加强人防技防措施，特别要加强保安力量，加大对病房的安全巡视力度，尤其是做好节假日、夜间、交接班等关键时间的病房安全巡视，防止出现脱岗断档现象。

三是要进一步加强医院感染管理。各级各类医疗机构要全面检查和梳理医院感染预防与控制各项工作，加强对医院感染重点部门和重点环节的管理，将重症监护室、新生儿病房、感染性疾病科、血液科、手术室、消毒供应室等部门作为重点，严格执行有关规章制度和规范。要加强对医院感染重点环节的管理，有效预防经手术器械、各类插管、针具等各种医疗器具导致的感染。要规范医疗操作，降低感染风险。

四是要强化医疗机构内部安全保卫工作。各级卫生行政部门要督导各级医疗卫生机构认真做好单位内部的治安保卫和消防安全工作，督促落实法人安全工作责任制。医疗卫生机构要加强对要害部门、人员密集场所和供水、供电、供气、供暖、通信等关键设施的安全防护，彻底消除安全隐患；要加强后勤管理人员及水电气等工作人员的培训，提高责任意识，强化规范操作，做到应知尽知，应会尽会；要加强安全保卫消防值班和巡查工作，加强对门诊、急诊、病房等重点区域的安全巡视，严防各类治安、消防和刑事案件的发生；要加强对易燃易爆危险品、剧毒和放射性物品、有毒生物制剂的安全监管，堵塞安全管理漏洞。

三、深入开展平安医院创建工作，加强医疗机构社会治安综合治理

一是搭建工作平台，维护正常医疗秩序。创建“平安医院”工作是中央综治办、公安部支持的一项重要工作，目的是将医疗机构安全工作纳入各地党委综合治理工作中统一协调，统一组织，动员当地综合治理、公安、司法、宣传、民政等有关部门共同参与医疗机构治安管理，建立处理医疗纠纷的工作机制。地方各级卫生行政部门要以创建“平安医院”为契机，充分调动有关部门的积极性，共同建立有效的工作平台，完善医疗纠纷投诉受理和处理机制，早发现早解决医疗机构内的不稳定因素和重大医疗纠纷问题，严厉打击医闹等违法行为，维护正常的医疗秩序。同时，对借上访之名、无理纠缠、串联闹事、扰乱卫生行政部门工作秩序、妨害公共安全的行为，要会同有关部门依法及时采取有力措施，妥善处理，维护社会和谐稳定。

二是积极推进建立医患纠纷第三方调解机制。地方各级卫生行政部门要积极与司法行政、保险监管等有关部门沟通协调，按照司法部、卫生部、保监会日前联合发布的《关于加强医疗纠纷人民调解工作的意见》要求，设立独立于卫生部门、医疗机构和保险公司，受司法部门业务指导的医患纠纷人民调解委员会，引入医患纠纷第三方调解机制，积极探索建立医患纠纷赔偿风险分担机制，推进医疗责任保险，逐步积累经验，规范程序，完善制度，扩大范围。

三是正确引导社会舆论，营造和谐的就医环境。各级卫生行政部门及医疗卫生机构要主动加强与新闻媒体的沟通，坚持全面、公正、客观的宣传原则，引导新闻媒体正确报道医疗纠纷事件，大力宣传医务人员忠于职守、无私奉献的先进事迹。医疗机构要教育广大医务人员加强医德医风建设，增加与患者的交流和沟通，对患者进行人文关怀。要组织开展多种形式的医疗卫生科普宣传活动，提高人民群众对医疗风险和医疗服务特殊性的认识，引导患者合理就医并正确对待医疗结果，努力营造和谐的就医环境，以及全社会尊重医疗卫生工作的社会氛围。

四、开展排查和患者随访管理，加强重性精神疾病防治工作

各级卫生行政部门要进一步加强重性精神疾病防治工作，落实《重性精神疾病管理治疗工作规范》和《国家基本公共卫生服务规范——重性精神病患者管理规范》的要求，在社区卫生服务机构和乡镇卫生院等基层医疗卫生机构加快建立重性精神病患者健康档案，排查摸清社区（乡镇）重性精神病患者底数，进行危险性评估，开展分级随访管理，并将病患者信息及时向社区管理部门通报。精神卫生专业机构要协助基层医疗卫生机构，对排查出的患者进行复核诊断，向基层人员提供培训和技术指导，加强社区防治，及时收治患者。对于容易肇事肇祸的精神病人，医疗卫生机构要及时沟通公安、民政以及街道社区（乡村）管理部门采取相应措施，绝不能漏管失控；对生活压力大，心态失衡、心理脆弱以及有心理障碍的人员，要组织专业人员进行心理干预，疏导情绪，化解危机，培养健康心态，避免伤害他人的恶性事件发生。

五、做好卫生应急准备，有序开展突发事件医疗救治工作

各级卫生行政部门要根据近期在小学和幼儿园连续发生的恶性事件特点，进一步完善突发事件医疗卫生救援应急预案和配套工作方案，有针对性地组织做好卫生应急人员、队伍、技术、物资、设备等方面的准备，一旦发生突发事件，要按照应急预案，迅速启动卫生应急相应措施，及时、有效地救治伤病人员，并落实卫生应急处置措施，最大限度地减少死亡、残疾和其他健康危害。对于超出本地区医疗救治和卫生应急能力的，要及时向上一级卫生行政部门请求专家、队伍和医药物资援助。上级卫生行政部门在接到相关请求后，要迅速组织专业力量和物资设备给予支持。

医疗机构要切实做好突发事件伤病员医疗救治的准备工作。要加强急诊科医疗服务能力建设，统筹安排总值班的力量，协调处理突发事件并及时上报信息。要建立完善突发事件伤病员“绿色通道”，做好急诊伤病员疏导和管理，增强技术力量，严格执行首诊负责制。适当增加重点科室夜间值班人员，接到急诊科紧急会诊或者处置伤病员通知，要全力以赴快速实施医疗救治，确保医疗质量和医疗安全。医学影像检查、检验科、药学部门等相关科室要积极配合做好伤病员医疗救治工作。做好急救药品储备，确保急救设备和设施处于完好状态。急救中心（站）要保证“120”急救电话畅通，提高急救接诊能力，做好急救工作，统筹安排急救人员、药品、车辆、设备和设施，保障妥善处置和及时转运患者。

六、立即行动起来，狠抓各项工作落实

今天的会议，既是传达中央领导同志对安全工作的批示精神，也是对今年全国卫生系统安全生产工作的动员和部署。各级卫生行政部门和各级医疗卫生机构要立即行动，严格落实各项要求，主要领导要亲自研究，亲自部署，亲自指挥和协调，切实履行好第一责任；要深入基层，深入各个工作环节，切实加强对安全工作的领导和指导，完善安全工作制度和措施，建立长效的安全管理工作机制，切实提高医疗卫生机构安全管理工作水平。

各级卫生行政部门要逐级督导检查，并协调有关部门开展综合治理。各级医疗卫生机构要加大安全投入，推进安全技术改造，筑牢安全管理基础。要实行问责制，对于因领导不力、消极应对、玩忽职守、失职渎职造成严重后果和恶劣影响的，要坚决追究领导责任和当事人的责任。

医疗卫生机构担负着为广大人民群众提供医疗卫生服务的重任，直接关系到人民群众健康和生命安全，医疗卫生安全管理工作责任重大。希望各级卫生行政部门全面深入贯彻落实中央的精神，按照今天会议的部署和要求全力做好卫生系统的安全管理工作，维护社会和谐稳定，为深化医改的顺利进行和卫生事业健康发展保驾护航。

卫生部部长陈竺在学习贯彻胡锦涛总书记重要讲话精神电视电话会上的讲话

（2010年6月3日）

今年5月28日，第十七届中共中央政治局以世界医药卫生发展趋势和我国医药卫生体制改革为题进行了第二十次集体学习，胡锦涛总书记主持学习并发表了重要讲话。这是继2006年第十六届中共中央政治局举行第三十五次集体学习以来，再一次就医药卫生改革发展专题进行学习，体现了党中央对医药卫生事业的高度重视。全国卫生系统要认真学习、深入贯彻胡锦涛总书记重要讲话精神，努力完成各项改革任务，推动医药卫生事业健康发展。

下面我就全国卫生系统学习贯彻胡锦涛总书记重要讲话精神提出以下要求。

一、认真学习，深刻领会胡锦涛总书记重要讲话精神

胡锦涛总书记强调，医药卫生事业关系亿万人民健康，关系千家万户幸福，关系经济发展和社会和谐，关系国家前途和民族未来，是一个十分重大的民生问题。建立健全覆盖城乡居民的基本医疗卫生制度，为群众提供安全、有效、方便、价廉的医疗卫生服务，是党和政府义不容辞的责任，是保障和改善民生、促进人的全面发展的必然要求，是全面建设小康社会、加快推进社会主义现代化的重要任务。

党和国家历来高度重视医药卫生事业，为推动我国医药卫生事业发展，保障人民健康做出长期不懈的努力，取得了显著成就。同时，我们也要清醒地看到，作为发展中的人口大国，我国医药卫生事业发展水平总体上还不高，与经济社会发展不协调，城乡、地区之间医药卫生事业发展不平衡，基层特别是农村医疗卫生工作还比较薄弱，制约医药卫生事业发展的体制机制障碍尚未从根本上得到消除。随着经济社会持续发展和人民生活水平的不断提高，广大群众对改善医疗卫生服务提出了更高的要求，医药卫生工作任务更加繁重。党的十七大报告提出了人人享有基本医疗卫生服务的战略目标。去年3月，党中央、国务院发布了深化医药卫生体制改革的意见，国务院制定了近期重点实施方案。目前，各项医改工作正在扎实推进。

全国卫生系统要认真学习贯彻胡锦涛总书记重要讲话精神，提高思想认识，深刻体会卫生系统肩负的光荣使命和艰巨任务。通过学习，把思想认识统一到胡锦涛总书记重要讲话精神上来，统一到中央关于医改的重大决策部署上来，为全面做好卫生工作打下坚实的思想基础。各级卫生行政部门要带头学习，领导同志要率先学好，把切实维护人民健康权益放在第一位，深刻认识医药卫生事业对建设社会主义现代化国家的重大意义，进一步增强发展医药卫生事业的动力和压力以及责任感和紧迫感。各级医疗卫生机构要组织广大医药卫生人员认真学习，深刻领会胡锦涛总书记重要讲话的内涵和要义，进一步增强服务意识和改革意识，积极参与到深化医药卫生改革的各项工作中来，全心全意为提高人民健康水平而努力工作。

二、突出实效，扎扎实实完成今年医改任务

胡锦涛总书记指出，深化医药卫生体制改革是惠及13亿人的重大民生工程，事关重大，任务艰巨。中央已经明确了医药卫生体制改革近期要重点抓好的5项任务，各级党委和政府一定要按照着力保基本、强基层、建机制的要求，精心组织，落实责任，切实抓好落实。

今年是深化医改承前启后，攻坚克难的关键一年，工作任务十分繁重，落实好今年医改工作对于如期实现三年医改重点任务具有重要意义。全国卫生系统要以胡锦涛总书记重要讲话为动力，扎扎实实地按照今年医改“责任状”的有关要求，切实加强组织领导，细化工作安排。

要加快推进基本医疗保障制度建设。巩固新型农村合作医疗覆盖面，参合率稳定在90%以上。各级政府对新农合补助标准提高到每人每年120元，适当提高个人缴费标准。加快推进门诊统筹，新农合门诊统筹达到50%的统筹地区。新农合的统筹基金最高支付限额提高到农民人均纯收入的6倍以上，积极开展儿童白血病、先天性心脏病等儿童重大疾病医疗保障试点，减轻群众负担。要在80%的新农合统筹地区实现医疗费用即时结算结报，方便参保人员就医和医疗费用结算。还要探索按病种付费等医药费用支付方式的改革。

要初步建立国家基本药物制度。进一步推进国家基本药物制度实施，规范基本药物招标配送，落实基本药物以省（区、市）为单位招品种规格、招数量、招价格、招厂家，逐步实现基本药物全省（区、市）统一价，保障基本药物的质量和供应。推行基本药物临床应用指南和基本药物处方集，确保临床首选和合理使用基本药物。落实国家基本药物报销政策，确保基本药物全部纳入报销范围，报销比例明显高于非基本药物。进一步完善基层医疗卫生机构补偿机制，积极探索多渠道补偿，落实政府办基层医疗卫生机构实行基本药物零差率销售后的政府投入政策，保障其正常运行。深化基层医疗卫生机构人事分配制度改革，落实基层医疗卫生事业单位和公共卫生事业单位实施绩效工资政策。转变基层医疗卫生机构运行机制，实行主动服务、上门服务，开展巡回医疗。

要健全基层医疗卫生服务体系。进一步加强基层医疗卫生机构建设，启动实施以全科医生为重点的基层医疗卫生队伍建设规划。发挥政府、集体、个人等多方力量加强村卫生室建设，政府重点加强对村卫生室和村医的技术支持，积极稳妥地推进乡村一体化管理。落实乡村医生承担公共卫生服务等任务的补助政策，保障村医的合理收入。鼓励地方将符合条件的村卫生室纳入新农合定点医疗机构范围。

要促进基本公共卫生服务逐步均等化。完善9类基本公共卫生服务，制定基本公共卫生服务项目考核办法，提高服务的效率和效益。继续实施重大公共卫生服务项目，启动实施精神卫生防治体系建设与发展规划，加强公共卫生服务能力建设。

要推进公立医院改革试点。各地要全面落实去年以来国家医改文件中关于公立医院的投入和运行管理政策，在此基础上，国家重点在16个城市开展公立医院改革试点，各省（区、市）可自主选择1～2个城市开展公立医院改革试点。今年要在调整公立医院布局和结构、完善管理体制、改革公立医院补偿机制和加强公立医院内部管理、优化服务方面有所突破。

在落实今年医改任务的同时，各地还要注意及时研究解决改革中出现的新情况、新问题，及时研究对策，保证改革效果，让人民群众更多地感受到改革带来的实惠。

三、振奋精神，全面深入做好各项卫生工作

胡锦涛总书记要求，着眼于实现人人享有基本医疗卫生服务的目标，着力解决人民最关心最直接最现实的利益问题，坚持公共医疗卫生的公益性质，强化政府责任和投入，完善国民健康政策，健全制度体系，加强监督管理，建设覆盖城乡居民的基本医疗卫生制度，把基本医疗卫生制度作为公共产品向全民提供，不断提高全民健康水平。

当前，卫生工作离党和政府的要求和人民群众的期望还有较大差距，必须迎难而上，全力做好公共卫生、医疗服务、医疗保障、食品药品监管和中医药等各项卫生工作。要坚持预防为主，加强公共卫生监测和服务体系，提高突发公共卫生事件应急处置能力；要加强监督管理，提供安全放心的食品和药品；要做好职业病防治工作，开展爱国卫生运动，改善群众生产、生活环境，维护人民健康权益；要加强健康教育，普及医药卫生知识，使广大群众养成健康文明的生活方式。要大力扶持和发展中医药，使中医药在防病治病中发挥更显著的作用。我们要有长期奋斗的决心，通过持久不懈的努力，逐步改变卫生事业滞后于经济社会发展的局面，早日建成基本医疗卫生制度，实现人人享有基本医疗卫生服务的目标，不断满足人民群众日益增长的医疗卫生服务和健康需求。

四、加强卫生队伍建设，营造全社会支持卫生工作的局面

胡锦涛总书记在讲话中充分肯定了广大医药卫生人员的爱岗敬业、辛勤工作的精神，肯定了医药卫生人员对增进人民健康作出的重要贡献，希望全社会都要关心、爱护、尊重医药卫生人员。去年以来的医改实践证明，广大医药卫生人员是医改的主力军，必须充分发挥和调动广大医药卫生人员为人民健康服务的积极性，建设一支规模宏大、结构合理、作风优良、医德高尚、技术精湛的医药卫生队伍。全国卫生系统要以学习贯彻胡锦涛总书记重要讲话精神为契机，深入挖掘和积极宣传医药卫生人员爱岗敬业、无私奉献、救死扶伤的先进事迹，大力弘扬白求恩精神，深入细致地做好医药卫生改革政策宣传，积极引导舆论，努力形成合力，营造良好的舆论氛围，努力构建健康和谐的医患关系，为医药卫生事业发展创造更加有利的环境与条件。

广大医药卫生人员要进一步增强职业荣誉感和认同感，做到自尊、自强、自爱、自重。要刻苦钻研，精益求精，满腔热忱地为人民提供优质满意的健康服务，不愧于党中央、国务院的深切关怀，不愧于人民群众的真诚信任，以高尚的医德医风、精湛的服务技能和卓有成效的扎实工作赢得全社会的理解、支持和尊重。

让我们紧密地团结在以胡锦涛同志为总书记的党中央周围，以更加饱满的精神，更加昂扬的斗志，齐心协力，开拓创新，扎实进取，不断开创卫生工作新局面，为全面建设小康社会作出新的更大贡献！

统一认识　细化管理　扎实做好农村儿童重大疾病医疗保障试点工作

——卫生部部长陈竺在提高农村儿童先心病医疗保障水平现场工作会议上的讲话

（2010年6月10日）

今天，卫生部在湖南省长沙市召开提高农村儿童先天性心脏病医疗保障水平现场工作会议，同时也是全国农村儿童重大疾病医疗保障试点工作的动员会议，主要目的是贯彻中央医药卫生体制改革精神、落实国务院2010年度医改五项重点改革工作任务，加快推进农村儿童白血病、先心病医疗保障试点工作。

刚才湖南省委常委、省委组织部黄建国部长在致辞中谈到了省委、省政府对卫生工作的重视和关注。湖南省卫生厅张健厅长全面介绍了本省开展农村儿童先心病救治工作的背景情况、具体实施方案以及需要进一步改进和完善的方面。湖南省儿童医院就做好质量控制、保证医疗安全、有效控制费用等保障方案顺利实施的具体措施做了详细介绍，从整体确立了先行试点，逐步推进，由新农合提供制度保障和资金支持，以具备救治资质和条件的定点医院为平台，为农村参合先心病患儿实施免费手术的工作思路。我听了很受鼓舞，湖南省在解决农村儿童重大疾病医疗保障方面率先迈出了可喜的一步。困难会有，问题也会有，但只有在实干的过程中才能发现问题并找到解决问题的办法。在这项政策出台过程中，湖南省委、省政府主要领导同志都非常关心并给予了很大支持，多次过问并听取相关工作汇报，并且已将这项工作列入了湖南省卫生十大惠民工程之一，充分体现了以人为本、关注民生的执政理念。这对湖南省在试点基础上进一步完善政策，着眼长远制度建设具有非常重要的意义。在此，感谢周强书记等省委、省政府领导对这项工作的高度关注和支持。

复旦大学附属儿科医院黄国英教授，就本院与江西鹰潭、景德镇等地区的儿童医院对口支援、技术协作情况做了具体介绍，对我们下一步建立区域性技术协作网络，保证医疗质量，加强相关学科建设，逐步提升地市、县级医院医疗服务能力有较好的示范作用。民政部社会救助司黄继宗副司长重点就加强医疗救助与新农合制度的衔接，共同推进试点工作，逐步提高农村居民重大疾病医疗保障水平发表了很好的意见，对于各地开展试点工作具有非常切实的指导意义。下面我就做好农村儿童重大疾病医疗保障试点工作，谈两点意见。

一、充分认识开展农村儿童重大疾病医疗保障试点工作的重要意义

随着经济、社会的发展，特别是新农合制度和医疗救助制度已在广大农村实现全面覆盖以后，农村居民医疗保障需求层次不断提升，逐步提高重大疾病保障水平已成为农村基本医疗保障制度发展的必然趋势。在当前新农合筹资水平有限，医疗救助资金不足的情况下，先行开展提高农村儿童重大疾病医疗保障水平试点工作，意义重大。

第一，开展试点工作是党和国家关注民生的重大举措。

儿童是祖国的未来，儿童的健康素质直接关系到中华民族的繁荣昌盛。近年来，一些农村儿童大病患者因费用原因不能得到及时救治的问题，已引起社会的广泛关注，中央领导也十分重视，并先后多次做出重要批示。为回应社会期待，有效提高农村儿童重大疾病保障水平，温家宝总理在今年政府工作报告中明确提出，要开展提高农村儿童白血病、先心病医疗保障水平的试点工作，国务院2010年度医改五项重点改革也将此项试点工作列为重点任务之一。这是党中央、国务院对农村医疗保障制度发展提出的新要求。我们必须积极行动起来，把党中央、国务院对民生问题的关心，通过扎扎实实的工作切实转化为人民群众得到的健康实惠。

第二，开展试点工作是提升新农合保障层次、探索建立农村居民重大疾病保障办法的有益实践。

我国的新农合制度和农村医疗救助制度的实施始于2003年，在各级党委政府的正确领导和大力支持下，目前都已实现了全覆盖。2009年，新农合工作又取得新的进展，参合人口已达8.33亿，当年筹资总额为944.35亿元，人均筹资水平达到113.37元，全国政策范围内住院补偿比达到55%，最高支付限额已经达到农民年均收入的6倍左右，有效地缓解了参合人口的就医经济负担。农村医疗救助2009年也达到5236万人次，救助资金支出69亿元，较2008年又有大幅度提高。这两项制度的成就是了不起的历史突破。但是，对于一些重大疾病，参合农民医疗费用的自付比例仍然较高，经济负担仍然较重，其有效保障问题尚未很好地解决。为最大限度地发挥当前有效资源的使用效益，借今年新农合筹资水平提高之机，先行选择部分儿童重大疾病开展提高保障水平的试点工作，不仅可以有效地解决部分农村儿童重大疾病救治问题，也为下一步扩大范围提升农村居民重大疾病保障水平积累实践经验，逐步探索出符合中国实际的提高重大疾病保障水平的有效途径。

第三，开展试点工作是加强相关学科建设，提升医疗服务能力的难得机遇。

当前，我国地区之间、城乡之间医疗服务能力，特别是医疗技术水平发展还很不平衡。通过构建全国性支援、协作网络，加强不同区域间技术交流协作，可以全面提升各省（区、市），特别是部分医疗技术水平相对薄弱地区试点病种的诊治水平，同时通过积极推行临床路径，采用标准化诊疗方案，健全质量控制体系等综合措施，可以有效推动本地区儿科相关重点学科建设，并逐步提升地市、县级医院的医疗服务能力。

第四，开展试点工作是发挥卫生部门统筹管理优势，促进医疗服务和医疗保障协调发展的重要平台。

通过试点工作，可以充分发挥卫生部门的综合管理优势，将行业监管、专业管理和新农合的支付手段紧密结合在一起，通过推行临床路径、规范诊疗方案、实行按病种付费等方式，规范医疗服务行为，保证医疗和服务质量，有效控制医疗费用不合理增长；通过提高新农合统筹层次，优化审核结算服务，开展新农合即时结报和医疗救助的一站式服务，更加便民利民，充分发挥新农合和医疗救助的医疗保障作用。

二、认真扎实地做好农村儿童重大疾病医疗保障试点工作

开展农村儿童重大疾病试点工作，看似很简单，但做好这项工作并不容易。它涉及的部门多，环节多，对医疗技术要求高，对医疗费用的控制要求也较高，必须统一部署、精心组织、科学指导、协调配合做好工作。近日，卫生部会同民政部联合下发了《关于开展提高农村儿童重大疾病医疗保障水平试点工作的意见》（以下简称《意见》），对做好试点工作提出了明确要求。各地要认真按照《意见》要求，推动这项工作的开展。

（一）明确试点工作的基本要求。

试点工作的开展，应坚持量力而行，稳步推进的原则。根据基金支付能力，先行选择危及儿童生命健康、医疗费用高、经积极治疗预后较好的重大疾病开展试点。《意见》提出，先从解决0~14周岁（含14周岁）儿童所患急性白血病和先天性心脏病两类重大疾病入手，优先选择儿童急性淋巴细胞白血病、儿童急性早幼粒细胞白血病、儿童先天性房间隔缺损、儿童先天性室间隔缺损、儿童先天性动脉导管未闭、儿童先天性肺动脉瓣狭窄等6个病种进行试点。各省（区、市）也可根据基金支付能力，适当增加试点病种。

在方案制订上，各省（区、市）对试点疾病的补偿模式应相对统一。同时，做好制度衔接，要将提高新农合补偿水平与提高医疗救助水平紧密结合。新农合、医疗救助、患者家庭合理分担医疗费用，有效地缓解患者的疾病经济负担。

在试点地区选择上，各省（区、市）应根据实际情况，并结合公立医院改革试点工作，在本辖区内选择2~3个参合人口多、信息化管理能力较强、已经开展省、市级定点医疗机构即时结报工作和医疗救助“一站式”服务的县（市）开展试点工作。

在定点救治医院的选择上，由省级卫生行政部门在本辖区内选择具备诊治条件、诊疗技术水平高的省、市级新农合定点医疗机构作为选定病种的救治医院，并与救治医院签署定点医疗服务协议。县级新农合定点医疗机构确实具备诊疗条件和能力的，也可选作试点病种的救治医院。

在费用补偿上，新农合和医疗救助基金在限定费用的基础上，实行按病种付费，明显提高报销比例。原则上，新农合对试点病种的补偿比例应达到本省（区、市）限定费用的70%左右，医疗救助对符合条件的患者再行补偿，补偿比例不低于限定费用的20%。

在服务管理上，各级新农合经办机构应遵循便民、利民的原则，做好保障服务和管理工作，简化并规范试点疾病的结算报销流程，方便参合人员及时得到补偿。同时要简化定点医疗机构的相关结算程序，及时结算定点医疗机构的垫付资金。

（二）全面加强精细化管理。

一是要积极推行试点病种临床路径管理，实行规范化诊断和治疗。卫生部已经制定、印发了上述6个试点病种的临床路径，各省（区、市）卫生厅局也可结合地方实际，在卫生部印发的临床路径和标准化诊疗方案框架内，在保证医疗质量，有利于降低诊疗费用的前提下，选择更适合本地患者实际情况的诊疗措施。

二是成立试点病种专家组，加强技术指导和协作。卫生部将牵头成立国家级儿童白血病和儿童先天性心脏病专家组，构建全国性支援、协作网络，对全国（特别是部分中西部省份）的试点工作提供相应的专业技术指导，对部分专业技术力量相对薄弱的定点医院相关学科医师进行培训；对全国各定点医院试点病种的诊疗情况加强指导、巡视、检查。

各省（区、市）卫生厅局应成立省级儿童白血病和儿童先天性心脏病专家组，对辖区内定点医院试点疾病的诊疗提供专业技术指导和监督，帮助辖区内定点医院加强相关学科建设。部分技术力量较弱省份应根据本省实际，与邻近的技术力量较强的省份建立区域性技术协作关系，为本省试点工作争取技术支援。

三是实行按病种付费，有效控制诊疗费用。各省（区、市）应依据卫生部印发的相关病种临床路径和标准化诊疗方案，按照本地相关诊疗项目的收费标准，测算并限定试点病种的合理诊疗费用，新农合和医疗救助基金在限定费用的基础上，实行按病种付费。试点病种定点医院应依据相关临床路径加强病种管理，合理检查、合理用药、合理使用医疗耗材，严格把握手术指征，有效控制医疗费用不合理增长。有条件的地区，可探索通过与耗材生产厂家协议谈判，降低部分高值耗材的购买价格。

四是加强质量控制和监管，保证医疗安全。各省（区、市）卫生厅局应加强对定点医院的医疗服务监管，规范医疗服务行为。定点医院应强化内部管理，加强质量控制，严格执行各项医疗规章制度和临床路径、临床技术操作规范，杜绝医疗差错，降低医疗风险，保证医疗安全。

五是推广“一站式”服务，做好即时结报工作。新农合、医疗救助经办机构应与定点医院做好各项衔接工作，对定点医院负责医疗费用具体结报的工作人员进行培训。对符合试点工作政策补偿的疾病患者，新农合、医疗救助经办机构应及时核准、转至定点医院诊治，患者出院即时结报新农合和医疗救助补偿的医疗费用。

六是做好试点工作的跟踪调研和分析评价。试点工作全面开展后，卫生部将组织新农合技术指导专家和相关部门人员进行跟踪调研，对试点工作进行分析评价，及时总结、跟进指导，为探索建立有效的，更高统筹层次的重大疾病补充性医疗保障办法积累经验。

（三）加强各方面的协调配合。

首先，要加强与民政部门的沟通和配合。多年来，卫生部门与民政部门形成了很好的合作关系，新农合和农村医疗救助同步发展，构建了农村基本医疗保障体系，对解决贫困农民的医疗保障发挥了重要作用。在这次的试点工作中，要继续发扬这种好的传统，卫生部门要主动与民政、财政部门沟通合作，加强两个制度的衔接，充分发挥合力保障的作用。

其次是要加强卫生系统内部各个部门间的协调配合。要明确部门责任，强化综合管理。农卫（合医）部门牵头，加强对试点工作的统筹、协调，做好试点的医疗保障方案，完善新农合支付、结算服务、与医疗救助的衔接，加强对定点医院的协议管理等工作；医政部门要明确定点医院必备的诊治条件及相应的诊疗技术水平，做好专家组建立、区域协作网络组建和临床路径管理工作；医管部门配合做好医疗质量监管，并做好公立医院改革试点城市的相关试点工作；规划财务部门认真参与费用控制，共同做好支付方式改革；办公室等综合部门做好试点工作宣传等。各部门一定要积极配合，通力协作，共同做好这项工作。

今年是医改工作的攻坚之年，各项工作都已按照国务院五项重点改革的工作安排有序展开。在卫生部牵头落实的41项任务中，对新农合工作提出的具体要求就有12项，工作任务重，目标要求高，希望借此机会，大家能够进一步统一思想，明确目标，坚定信心，落实医改各项任务，进一步巩固和发展新农合制度，为完善公共卫生服务、医疗服务、医疗保障、药品供应保障四大体系，建立“四位一体”的基本医疗卫生制度，早日实现人人享有基本医疗卫生服务的崇高目标作出应有的贡献。

卫生部部长陈竺在提高农村儿童白血病和儿童先天性心脏病医疗服务能力现场会上的讲话

（2010年6月24日）

今天，我们在成都召开提高农村儿童白血病和儿童先天性心脏病医疗服务能力现场会，会议的主要任务是贯彻深化医药卫生体制改革精神，落实温家宝总理2010年《政府工作报告》有关要求和国务院2010年度医改五项重点工作任务，对农村儿童白血病、儿童先天性心脏病医疗保障试点工作中医疗服务有关工作进行动员和部署。

根据2010年《政府工作报告》有关要求，今年6月7日，卫生部和民政部印发了《关于开展提高农村儿童重大疾病医疗保障水平试点工作的意见》，在全国开展农村儿童白血病、儿童先天性心脏病医疗保障试点工作。6月9日，卫生部在湖南长沙召开了提高农村儿童先心病医疗保障水平现场工作会议，各省（区、市）卫生厅（局）分管农村卫生工作的副厅局长或者农卫处处长参加了会议，会上就这项惠民工程进行了动员和部署，并就如何做好新农合资金使用、与医疗救助衔接等医疗保障工作提出了要求，也标志着这项试点工作正式启动。时隔半月，卫生部再次组织召开现场会，并且邀请全国医政系统分管副厅局长或者医政处处长参会，邀请有关专家与会，主要目的是从提高儿童白血病、儿童先天性心脏病医疗服务能力方面部署这项工作。因为要做好农村儿童白血病、儿童先天性心脏病医疗保障试点工作，除了有农卫部门和民政系统从筹资方面提供保障以外，更重要的还要为农村白血病患儿和先天性心脏病患儿提供安全、有效、方便、价廉的医疗服务，这项工作必须在医政部门的领导和指导下进行。

目前，全国已经有部分省份或城市先行开展或者部署了提高农村儿童白血病、儿童先天性心脏病医疗保障水平的工作。江西省鹰潭市自2009年开始，就与南昌市和上海市大型公立医院合作，开展了利用新农合资金为参合先天性心脏病患儿提供医疗救治工作。实际上，也是区域协作网络的运行方式，即简单的病例在当地治疗，比较复杂的病例转到南昌治疗，复杂、严重的病例转到上海复旦大学附属儿科医院手术治疗。湖南省在省政府的高度重视和直接领导下，于2010年启动了利用新农合资金治疗农村儿童先天性心脏病工作，并将这项工作作为湖南省卫生惠民十项工程之一。四川省卫生厅、财政厅、民政厅联合下发文件，开展农村儿童白血病和儿童先天性心脏病医疗保障试点工作。从刚才四川省人民政府王七章副秘书长的致辞中我们可以了解到，四川省省委、省政府高度重视这项工作。四川省卫生厅也详细介绍了本省开展农村儿童白血病和先天性心脏病医疗保障试点工作的组织实施情况以及下一步的工作安排。听了之后，我感到十分欣慰。四川省在推进农村儿童重大疾病医疗保障方面迈出了坚实的一步，也给其他省（区、市），特别是中西部地区树立了一个榜样。更可喜的是，这项惠民工程在四川省不仅得到了民政部门的大力支持，也得到了财政部门的积极配合，有了各部门的支持与配合，此项惠民工作一定能够取得更好的效果。

上海交通大学附属儿童医学中心就儿童白血病临床路径管理、医疗质量保障、费用控制等方面，做了全面、系统的汇报。湖南省儿童医院就做好儿童先天性心脏病诊疗工作，保障医疗质量和医疗安全提供了宝贵的经验。在这些发言和会议交流材料中，让我深受启发和鼓舞。一方面上海、江西、湖南、四川等省份高度重视这项工作，按照党中央、国务院的统一部署，认真贯彻落实；另一方面上海复旦大学附属儿科医院、上海交通大学附属儿童医学中心、湖南省儿童医院、四川大学华西医院和华西二院等大型公立医院积极参加试点工作，也体现了大型公立医院高度的社会责任感。下面就提高农村儿童白血病、儿童先天性心脏病医疗服务能力谈几点意见。

一、统一思想，理清思路，充分认识提高农村儿童重大疾病医疗服务能力和医疗保障试点工作的重要意义

医疗卫生工作是党和政府高度关注的民生问题，解决好人民群众看病就医问题，一是提高医疗服务能力，二是提高医疗保障水平，不仅让人民群众看得好病，还要看得起病。随着经济、社会发展，特别是新农合制度和医疗救助制度在农村实现全面覆盖以后，农民医疗保障需求不断提高，逐步提高农村医疗卫生服务能力和医疗保障水平，已经成为农村医疗卫生工作发展的必然趋势。在当前新农合筹资水平有限，医疗救助资金相对不足的情况下，选取部分疾病先行开展农村儿童重大疾病医疗保障试点工作，具有十分重要的意义。

（一）提高服务能力，推进试点工作是党和国家关注民生的重大惠民举措。

儿童是祖国的未来，儿童的健康素质直接关系到中华民族的繁荣昌盛。儿童先天性心脏病是一种发病率较高，诊疗费用较为昂贵的疾病，同时又是一种治疗效果较好，治疗成功率很高的疾病。据专家粗略估计，我国城市先天性心脏病发病率约为1‰，而农村发病率则更高一些；我国每年出生婴儿患各种先天性心脏病约有15万，其中约30%可能在婴儿期死亡。这些患儿如果能够得到及时、有效的救治，绝大多数可以完全治愈，对生长发育和今后的工作、生活不会带来影响。我国儿童白血病每年新增加约1.6万~2万名患儿，由于治疗方案不统一影响了治疗效果，且治疗费用昂贵，许多农村患儿家长被迫放弃了治疗。目前，由于筹资水平的限制，新农合还难以对农村居民重大疾病全面提供有效保障，一些罹患白血病等重大疾病的农村患儿因费用原因不能及时、有效接受治疗。能够得到治疗的患儿，高昂的费用也给家庭带来沉重负担，“因病致贫”、“因病返贫”现象仍有发生。

做好农村居民大病保障工作，是政府关注民生、关注农村工作的重要体现。3月5日，温家宝总理在第十一届全国人民代表大会第三次会议上作《政府工作报告》时提出，今年要“开展农村儿童白血病、先天性心脏病医疗保障试点，尽力为这些不幸的儿童和家庭提供更多帮助。”党和政府对农村基本医疗保障制度发展提出了新的要求，农村儿童白血病和先天性心脏病医疗保障试点工作的开展，标志着我国农村基本医疗保障从对一般疾病保障逐步向大病，特别是向造成因病致贫、因病返贫的重大疾病的保障延伸。

（二）提高服务能力，推进试点工作是提升新农合保障层次，探索建立农村居民重大疾病保障办法的有益实践。

我国的新型农村合作医疗制度和农村医疗救助制度始于2003年，在各级党委、政府的正确领导和大力支持下，已逐步实现了农村地区全覆盖。随着医药卫生体制改革的进一步深化，在2009年，这两项制度都取得了新的历史性突破。一方面2009年参合人口已达8.33亿，当年筹资总额为944.35亿元，人均筹资水平达到113.37元，全国政策范围内住院补偿比达到55%，最高支付限额已经达到农民年均收入的6倍左右，有效地缓解了农村参合人口的看病就医经济负担。另一方面农村医疗救助2009年也达到5236万人次，救助资金支出69亿元，较2008年又有了提高。但是，对于部分治疗费用较为昂贵的重大疾病，参合农民自付医疗费用的数额仍然较高，新农合还难以全部解决保障问题。为最大限度地发挥新农合对参合人口健康的保障能力，有效提高现有新农合资源和医疗救助资金的使用效益，卫生部和民政部先行选择部分儿童重大疾病开展提高医疗保障水平的试点工作，不仅可以有效地解决农村儿童重大疾病救治问题，而且也为进一步提高农村居民重大疾病保障水平积累实践经验，逐步探索符合我国国情的农村居民重大疾病保障途径。

（三）提高服务能力，推进试点工作是体现公立医院的公益性，加强相关学科建设的难得机遇。

当前，我国地区之间、城乡之间医疗技术水平发展很不平衡，医疗服务能力存在巨大差异，绝大多数县级医院和一些西部地区医疗机构，尚不具备白血病、先天性心脏病等重大疾病规范化诊疗能力或者能力不足。在这次农村儿童白血病、儿童先天性心脏病医疗保障试点工作中，为了保证试点工作顺利开展，患儿都能得到高水平、高质量的医疗服务，卫生部要求各省指定具备条件的三级医院作为试点工作定点救治医院；在全国六大区域设立儿童白血病和儿童先天性心脏病区域协作中心，接收协作区域内省份转诊来的病情疑难、复杂患儿，为区域定点医院提供技术支持和指导，带动区域内省份相应疾病诊疗技术发展和服务能力提高；组建了卫生部儿童先天性心脏病、儿童白血病临床专家组，对相关病种医疗保障试点工作提供技术指导。构建全国性支援、协作网络，加强不同区域间、医院间多层次的技术交流协作，对于体现公立医院的公益性，全面提升医疗机构试点病种诊疗水平和服务能力具有重要作用。为了指导各定点医院科学、有效地开展医疗服务工作，卫生部下发了试点工作6个病种的临床路径，既保证了服务流程标准化，也促进了诊疗行为规范化，同时辅以信息化医疗质量管理与控制措施，对于有效推动各地区儿科、血液科、心胸外科、心血管内科等相关学科建设，提升医疗服务能力将起到积极促进作用。

（四）提高服务能力，推进试点工作是提高卫生部门统筹管理能力，促进医疗服务和医疗保障协调发展的重要平台。

应该说，试点工作也是对卫生行政部门统筹管理能力、部门间协调能力，以及对卫生系统医疗服务能力的有效检验，在试点工作中，卫生部门要充分发挥统筹医疗管理和医疗保障管理的优势，即“一手托两家”的优势，将行业管理、专业管理和医疗保障管理紧密结合在一起，通过推行临床路径、标准化诊疗方案、实行按病种付费等，进一步规范医疗服务行为，提高医疗质量，保障医疗安全，有效控制不合理费用；通过提高新农合统筹层次，优化审核结算服务，开展新农合即时结报和医疗救助的一站式服务，为参合农民和定点医院提供便捷的结算服务，充分发挥新农合和医疗救助制度的医疗保障作用。

二、精心组织，逐步深入，切实提高农村儿童重大疾病医疗服务能力

开展农村儿童重大疾病医疗保障试点工作，涉及的部门多，环节复杂，对医疗技术要求较高，没有太多的经验可以借鉴，时间紧，任务重，这就需要加强学习，明确目标，细化任务，确保工作要求落到实处，取得实效。

（一）要把提高农村儿童重大疾病医疗服务能力列入重要议事日程。

做好这项工作关键是两个方面的内容，一是新农合资金保障和管理，二是医疗服务的提供。能否有效使用有限的资金，充分发挥最大效益，医疗服务至关重要。在医疗保障总体水平还不是很高的情况下，国家下决心在农村开展重大疾病保障试点工作，试点能否成功，关键看医疗。现在文件已经下发了，保障也有了，关键就看能不能把病看好，能不能把费用控制住。如果提供的医疗服务质量不高，经常发生医疗安全问题，价格昂贵，将会对政府决策，下一步工作安排产生负面影响，也会使试点工作的成效大打折扣。因此，在试点工作中，要把提高儿童白血病、儿童先天性心脏病医疗服务能力放在重要的位置上，充分认识到医疗服务工作对试点工作整体安排的重大影响，采取多种措施，切实提高医疗服务能力，确保提供安全、有效、方便、价廉的医疗服务。

各级卫生行政部门要认真学习有关政策文件，统一思想认识，在

实践中大胆探索创新，不断总结经验，积极稳妥地把试点工作抓实、抓细、抓好。各公立医院要认真履行社会职责，积极参加试点工作，主动承担试点任务，改善医疗服务，规范诊疗行为，控制医疗费用。广大医务工作者要响应胡锦涛总书记的号召——作医改的支持者、实践者。党和政府的关怀，最终需要依靠广大医务工作者无私的奉献和精湛的医疗技术带给人民群众以健康、实惠。

（二）稳步推进试点和医疗工作。

各级卫生行政部门和定点医院要认真学习领会有关政策要求，切实加强组织领导，明确试点工作的基本任务和目标，周密部署，合理安排进度，构建有效的工作平台，确保试点工作的顺利开展。

一是要按照试点工作要求，结合本地区、本单位实际情况，抓紧制定试点工作具体实施办法。在方案制订上，各省（区、市）对试点疾病的补偿模式应相对统一。同时，做好制度衔接，要将提高新农合补偿水平与提高医疗救助水平紧密结合。新农合、医疗救助、患者家庭合理分担医疗费用，有效地缓解患者的就医经济负担。

二是各省（区、市）要根据实际情况，并结合公立医院改革试点工作，在本辖区内选择2～3个参合人口多、信息化管理能力较强，已经开展省、市级定点医疗机构即时结报工作和医疗救助“一站式”服务的县（市）开展试点工作。希望有条件的地方，可以适当地扩大试点范围。

三是各省（区、市）要在本辖区内选择具备诊治条件、诊疗技术水平高的省、市级新农合定点医疗机构作为选定病种的定点医院，并签署定点医疗服务协议。

四是根据试点工作要求，先从解决0～14周岁儿童所患急性白血病和先天性心脏病两类6种重大疾病入手进行试点。各地也可根据基金支付能力，适当增加试点病种。

（三）提高医疗服务能力，保障医疗质量和医疗安全。

一是要遴选、确定符合条件的定点医院。儿童白血病、儿童先天性心脏病诊疗条件要求较高，不同级别医院之间诊疗水平不同，即便是相同级别医院之间诊疗水平也存在一定差异。卫生行政部门在遴选确定定点医院时要高标准，严要求，不仅考虑医院的级别，也要考虑医院的工作经验、诊疗水平，确保提供高水平的医疗服务。

二是要明确农村参合患儿筛选和诊断的程序和标准。要明确农卫、医政及相关部门在患儿筛查、诊断、治疗及相关工作中的职责，合理分工，充分协作。明确不同级别医疗卫生机构承担的筛查、诊断、治疗任务，要有机构负责筛查，要有初步诊断，要有转诊程序，要有确诊机构，要有治疗医院，要有出院标准。

三是要成立试点病种专家组，加强技术指导和协作。卫生部已经成立了国家级专家组，各地要成立省级专家组，各定点医院也要成立诊疗专家组，对患儿的诊断、治疗各环节把关和负责。

四是建立协作网络。卫生部在六个区域组建了协作网络，各省也可以在试点县及其所属地市、与省会城市之间建立协作网络。要充分利用区域协作网络协作中心资源，发挥协作中心诊疗服务和技术支持作用，一方面保证试点工作医疗服务质量，另一方面以此为契机，提高不同医疗机构试点病种医疗服务能力和诊疗技术水平。

五是实施临床路径管理，进一步规范诊疗行为。卫生部已经下发了6个试点病种的临床路径，各地要结合地方医疗实际情况，在卫生部临床路径和标准化诊疗方案基础上，制定具体实施的临床路径，选择更适合本地患者实际情况的诊疗措施，保证医疗质量和安全，促进医疗服务管理向科学化、规范化、专业化、精细化发展。

六是加强医疗质量管理与控制。卫生部将建立试点工作6个病种病例信息报告系统，一方面统计各地、各定点医院的工作量，另一方面对6个病种实施医疗质量控制。各级卫生行政部门要加强对试点工作和定点医院医疗质量的监督和管理，各定点医院要强化内部管理，加强质量控制，严格执行各项医疗规章制度和临床路径、临床技术操作规范，保证医疗安全。

七是做好试点工作的分析评估。试点工作全面启动后，卫生部将组织对试点工作进行分析评估，及时研究解决试点工作中遇到的困难和问题，发现好经验、好做法、好典型并加以推广。各地也要及时分析、评估、总结，为全面推广农村重大疾病医疗保障工作积累经验。

（四）探索付费方式改革，合理控制医疗费用。

各地要根据卫生部印发6个病种临床路径和费用参考标准，按照本地相关诊疗项目的收费标准，合理测算并限定试点病种的诊疗费用，探索总额预付制、按病种付费等付费方式改革。在试点启动和初始阶段，鼓励先行尝试总额预付制的支付方式，一方面提高大型公立医院参加试点工作积极性，另一方面为将来实行按病种付费奠定基础。各地要在保证医疗质量和医疗安全的前提下，优先选择疗效好、费用合理的治疗手段和方法；各定点医院要加强单病种质量管理，合理诊断、合理用药、合理治疗、合理使用医疗耗材，严格把握手术指征，有效控制医疗费用。

（五）加强沟通协作，共同推动试点和医疗工作顺利开展。

一是各级卫生行政部门要加强与民政部门的沟通与配合。多年来，卫生部门与民政部门形成了很好的合作关系，新农合和农村医疗救助同步发展，构建了农村基本医疗保障体系，对解决贫困农民的医疗保障发挥了重要作用。在这次的试点工作中，要继续发扬这种好的传统，卫生部门要积极与民政、财政部门沟通合作，加强两个制度的衔接，充分发挥合力保障作用。

二是卫生系统内部要加强各个部门间的协调与配合。要明确部门责任，强化综合管理。农卫（合医）部门牵头，加强对试点工作的统筹、协调，做好试点的医疗保障方案，完善新农合支付、结算服务与医疗救助的衔接，加强对定点医院的协议管理等工作；医政部门要组织做好医疗服务工作，明确定点医院必备的诊治条件及相应的诊疗技术水平，做好专家组建立、区域协作网络组建和临床路径管理工作；医管部门配合做好医疗质量监管，并做好公立医院改革试点城市的相关试点工作；规划财务部门参与费用控制，共同做好支付方式改革；办公室等综合部门做好试点工作宣传等。

2010年是深化医药卫生体制改革的攻坚之年，充满机遇和挑战。党中央、国务院和社会各界对医疗卫生工作高度关注，人民群众寄予厚望，医改工作任重而道远。让我们以科学发展观为指导，按照党中央、国务院的要求，抓住机遇，深化改革，开拓创新，稳步前进，进一步巩固和发展农村基本医疗保障制度，加强医疗服务能力建设，强化医疗质量管理，努力开创卫生工作新局面，推动我国医疗卫生事业又好又快地发展，为构建社会主义和谐社会作出更大的贡献！

卫生部部长陈竺在卫生部政务公开工作领导小组会议上的讲话

（2010年12月28日）

刚才政务公开工作领导小组办公室作了比较全面的卫生政务公开工作汇报，报告了卫生政务公开工作的进展和下一步思路。医政司、监督局等司局补充了相关情况，与会的其他同志也对推进卫生政务公开提出了很好的意见和建议。李熙同志在讲话中强调了做好政务公开工作的重要性，充分肯定了卫生系统政务公开工作的成效，对全面推进卫生政务公开工作提出了明确要求。这些意见都很重要，我们要在今后的工作中认真遵照执行。下面我讲几点意见。

一、充分认识卫生政务公开工作的重要意义

加强卫生政务公开工作，是全面贯彻落实科学发展观，构建和谐社会，推进依法行政的需要；是加强机关行政效能建设，提高政府工作透明度，保障公民、法人和其他组织充分享有知情权、参与权、监督权的需要；是充分发挥卫生政务信息作用，为人民群众健康和卫生改革发展服务的需要。

第一，卫生政务公开是建设和谐社会的必然要求。卫生工作需要人民群众的理解和支持，需要全社会共同参与。当前人民群众对医疗卫生工作的需求越来越高，我们做得好能够体现党和政府以人为本的执政理念和核心价值观，做得不好就容易成为社会矛盾的集中点和爆发口。做好卫生政务公开工作，可以让公众了解卫生工作的目标和进展，理解其艰巨和复杂，可以动员社会力量的参与及配合，促进卫生事业改革发展，实现人人享有基本医疗卫生服务的宏伟目标。

第二，卫生政务公开是加强法治政府建设的有效途径。2010年8月，国务院召开全国依法行政工作电视电话会议，随后下发的《国务院关于加强法治政府建设的意见》明确提出，要进一步深化改革，加强制度建设，强化对行政权力运行的监督和制约，推进依法行政。温家宝总理在今年中央经济工作会议上再次要求，政府要严格按照法定权限和程序履行职责，坚持依法科学民主决策，加强行政程序制度建设。他特别强调要着力强化政务公开，扩大公开范围和层次，凡涉及群众切身利益的重大事项都要向社会公开。各级卫生行政部门要认真贯彻落实，全面推进卫生政务公开。不断加大政府信息公开力度，探索推进院务公开和办事公开，不断创新政务公开形式，创造条件让群众更好地了解卫生工作、监督卫生工作。

第三，卫生政务公开是深化医药卫生体制改革的有力保障。医改指导思想明确要求，要强化政府责任和投入，完善国民健康政策，健全制度体系，加强监督管理，鼓励社会参与。当前，卫生行政部门的政府职能转变还不够到位，适应新形势新要求的体制机制还不够健全，医疗卫生服务机构的监督管理还不够完善。推进卫生政务公开，使权力运行、卫生决策和医疗卫生服务公开透明，有利于实现卫生行政运行机制和政府管理方式向规范有序、公开透明、便民高效转变，形成权责一致、分工合理、决策科学、执行顺畅、监督有力的管理体制，促进医疗卫生服务机构改善服务，降低费用。

二、在深化医改中积极推进卫生政务公开工作

深化医药卫生体制改革即将进入第三年，要求更高，任务更重。今年中央经济工作会议要求，扎实推进医药卫生体制五项重点改革，突出抓好健全国家基本药物制度和加快公立医院改革试点工作。深化医改需要卫生政务公开的有力促进，也为加强政务公开工作创造了良好的环境。

第一，完善制度，改进卫生政务公开工作。要把政务公开摆到更加重要的位置，纳入改革发展的总体规划，与业务工作统筹考虑、统一部署、同步推进。要加快推进卫生政务公开制度建设，进一步规范政务公开各个环节的工作。要继续完善责任明确、运转协调的工作机制，形成工作合力。要将医改的任务转化为责任，主动向社会公开信息，接受社会监督。要加强卫生系统网站群建设，重点提高以卫生行政审批为重点内容的在线服务支持能力，提高工作效率。

第二，机关带头，做好卫生政务公开表率。卫生行政机关是卫生政务公开工作的领导者和组织者，要提高公开意识，落实职责分工，将政务公开工作贯穿日常工作的全过程。要及时公开卫生重大决策和相关政策，公开行政法规和规范性文件，公布卫生发展规划（计划）及预算报告、重大工作部署，及时提供准确权威的政府信息。要坚持把政务公开与院务公开、政府采购、招标投标、政府主导下的药品集中采购、行政审批制度改革、干部人事制度改革等工作结合起来，一起部署，统筹安排，进一步形成工作合力。要扩大公众参与，对涉及经济社会发展全局的重大事项应广泛征询意见，凡涉及群众切身利益的重大事项都要向社会公开。对卫生行政许可等行为进行实时监控、预警纠错、动态公开、全程评估，提升政府的监管能力，增强群众监督的及时性和有效性。

第三，重在便民，提高医疗卫生服务单位信息公开水平。医疗卫生服务单位要切实贯彻实施《医疗卫生服务单位信息公开管理办法（试行）》，向群众主动公开反映医疗卫生服务单位设置、职能、工作规则、办事程序等情况的信息。把推行办事公开制度作为服务社会、提升形象、发展事业的大事来抓，重点公开服务承诺、收费项目、岗位职责、工作规范等内容，以及涉及群众切身利益的热点难点问题，畅通双向沟通渠道。要进一步完善政务（行政）服务中心、办事大厅、医疗卫生服务单位网站等公共服务设施，更好地满足人民群众对卫生公共产品和公共服务的需求。要加强调查研究，及时掌握群众关注的热点、难点问题，制定切实可行的对策措施。

三、加强卫生政务公开组织领导和督促检查

卫生政务公开工作是一项系统工程，既要有长远规划，在战略上作出总体部署，又要有近期目标，在战术上分步实施。

一是要加强卫生政务公开工作的组织领导。2010 年我们调整了部政务公开工作领导小组和领导小组办公室名单，大家应真正担当起责任，落实好各项工作任务。各部门、各单位的行政一把手是第一责任人，要高度重视政务公开工作。各级卫生部门要进一步提高认识，分管领导要亲自抓督促、抓协调、抓落实，把政务公开工作与职能转变、作风转变、廉政建设、行风建设紧密结合起来，统筹安排，协调推进，以政务公开工作为抓手，不断推动卫生系统自身建设的管理创新，为深化医药卫生体制改革服务，为人民健康服务。卫生政务公开工作要从基层抓起，从地方抓起，用公开透明赢得群众信任，避免局部性的问题处理不当演变成全国性的问题。

二是要规范卫生政务公开工作的督导检查。要加强对全国卫生政务公开工作的督导检查，确保卫生政务公开各项制度的贯彻执行。要注意将督导检查工作规范化、常态化，建立量化的考核指标体系。要明确责任，落实到位，对违反《政府信息公开条例》和《医疗卫生服务单位信息公开管理办法（试行）》规定的行为，要严肃处理。对由于不公开引起行政诉讼，造成严重后果的，除追究相关工作人员责任外，还要按照《关于实行党政领导干部问责的暂行规定》，严肃追究有关领导人员的责任，切实提高法规和制度执行力。

三是要完善卫生政务公开工作的保密审查和风险评估。要贯彻落实中央和国务院有关文件精神，严格公开前的保密审查，凡属国家秘密或者公开后可能危及国家安全、公共安全、经济安全和社会稳定的政府信息，不得公开。保密问题无小事，要抓紧制定卫生部信息公开保密审查规定，建立规范的保密审查机制和流程。要将推进卫生政务公开工作与建立卫生系统重大事项社会稳定风险评估机制结合起来，对与人民群众切身利益密切相关、涉及面广、争议性大、专业性强的卫生政策和工作预先进行充分的风险评估。

四是要建立卫生政务公开工作的交流机制。同意政务公开工作领导小组办公室汇报中的意见，抓紧制定出台卫生部关于全面推进卫生政务公开工作的意见，并在 2011 年适当的时候召开全国卫生政务公开工作会议，研究部署今后一个时期的政务公开工作。要注重建立各级卫生行政部门、医疗卫生服务单位间的卫生政务公开常态交流机制，针对重点、难点、热点问题展开交流研讨，总结经验，加强培训，提高卫生政务公开工作的理论和实践水平。我也赞同近期对 12320 进行一次专题研究。12320 开办 5 年来，已经成为卫生系统联系群众的桥梁和纽带，在麻疹疫苗强化免疫工作中起到了咨询服务、解疑释惑、反映民意的积极作用。目前全国 12320 工作各地开展不平衡，要认真总结有哪些经验，分析存在什么问题，研究如何推动全国范围的 12320 建设，使之成为卫生政务公开的重要平台。

2011 年是“十二五”规划开局之年，也是深化医改攻坚克难的关键之年，卫生系统的岗位光荣，任务艰巨。让我们深入贯彻落实科学发展观，按照党中央、国务院的统一部署，振奋精神，扎实工作，服务深化医改和卫生工作大局，全面推动卫生政务公开工作迈上新台阶。

卫生部部长陈竺在《"中共中央关于制定国民经济和社会发展第十二个五年规划的建议"辅导读本》中发表署名文章

医疗卫生事业是维护和促进人民健康、关系千家万户幸福的事业。《建议》把加快医疗卫生事业改革发展摆在十分重要的位置，明确指出按照保基本、强基层、建机制的要求，深化医药卫生体制改革，强化政府责任，把基本医疗卫生制度作为公共产品向全民提供，优先满足群众基本医疗卫生需求。《建议》进一步指明了"十二五"时期加快医疗卫生事业改革发展的重点和任务。这是党中央把握经济和社会发展全局，高瞻远瞩提出的重大战略举措。认真学习领会《建议》精神，加快医疗卫生事业改革发展，明显提高全民族健康素质，对于维护社会公平正义，构建社会主义和谐社会具有重要意义。

一、医疗卫生事业发展面临的新形势

"十二五"时期，医疗卫生事业将在新起点上有新的更大的发展。

（一）"十一五"期间卫生工作取得了巨大成就。

"十一五"时期，党中央、国务院高度重视卫生工作，出台了《中共中央国务院关于深化医药卫生体制改革的意见》和《国务院关于印发医药卫生体制改革近期重点实施方案（2009—2011年）的通知》两个指导卫生改革发展的重要文件，我国深化医药卫生体制改革全面启动。在推进医改的过程中，各级党委和政府狠抓落实，各部门密切配合，社会各界广泛支持。卫生系统全面落实医改各项重点任务，充分发挥医改主力军作用，卫生事业步入全面、健康、科学发展的轨道。

到"十一五"期末，深化医药卫生体制改革实现了预期目标，基本医疗保障制度覆盖了90%以上的城乡居民，基本药物制度初步建立，城乡基层医疗卫生服务体系进一步健全，基本公共卫生服务逐步普及，公立医院改革试点稳步推进，基本医疗卫生服务可及性进一步提高，居民个人医疗费用负担过重的问题得到初步控制。实践表明，改革的基本方向、原则、总体思路和政策是正确的，实施路径是可行的，人民群众是积极拥护的。

（二）积极应对卫生事业面临的新挑战。

当前，我国卫生事业发展面临新的挑战。一是快速市场化、工业化、城镇化、全球化、人口老龄化和生产生活方式转变，人群疾病谱更加复杂。二是不同地区、不同人群之间健康状况差异仍然显著。医疗卫生资源配置失衡，呈现明显的地区和城乡差别。三是我国卫生资源总量不足，质量不高，难以满足人民群众日益增长的医疗卫生服务需求。四是制约卫生事业科学发展的体制机制和结构性矛盾依然存在。统一高效的卫生管理体制和稳定的财政卫生投入机制尚未形成。卫生法制和人才建设、健康产业发展、医学科研、卫生信息化建设等相对滞后。

面对卫生事业遇到的重大挑战，我们只有按照科学发展观的要求，坚持以人为本，才能化挑战为机遇，把握"十二五"时期我国民生和社会建设将备受关注的政治社会条件，开拓卫生事业发展的巨大空间。我们必须毫不动摇地贯彻新时期卫生工作方针，坚持预防为主，以农村为重点，中西医并重，提高服务和保障能力，完善各项制度和政策，克服困难，深化改革，实现卫生事业和国民健康跨越式发展。

（三）我国发展卫生事业具有强大优势和有利条件。

党中央、国务院和地方各级政府对经济社会协调发展、改善民生作出了重大部署，提出了明确目标和要求。我国社会经济的快速发展和经济发展方式的转变，为实现卫生和国民健康跨越式发展奠定了坚实的基础。深化医改为实现人人享有基本医疗卫生服务提供了制度保障。医学模式正在从"以疾病为中心"向"预防为主，以全面身心健康为核心"转变，信息化和医学科技不断涌现的新成果也为加快卫生事业发展提供了有力支撑。

二、"十二五"时期卫生事业发展的总体思路和目标

巩固和发展"十一五"深化医药卫生体制改革的成果，把深化医改作为卫生战线的中心工作，以改革促发展。按照保基本、强基层、建机制的要求，完善卫生法制建设，强化政府投入、规划、服务提供和监管职责，继续突出重点，深化改革，调动医务人员的积极性，把基本医疗卫生制度作为公共产品向全民提供，优先满足群众基本医疗卫生需求。

到2015年，覆盖城乡居民的

基本医疗卫生制度初步建立。基本医疗保障制度更加健全，公共卫生服务体系和医疗服务体系更加完善，药品供应保障体系更加规范，医疗卫生机构管理体制和运行机制更加科学，基本医疗卫生服务可及性显著增强，居民个人就医费用负担明显减轻，人民群众健康水平进一步提高。地区间人群健康状况和资源配置差异明显缩小，国民健康水平达到了发展中国家的前列。提高政府和社会卫生支出占卫生总费用的比例，个人卫生支出比例降至30%以下。

三、主要任务和重点工作

（一）加强公共卫生服务体系建设，促进基本公共卫生服务逐步均等化。

1. 加强公共卫生服务网络建设。重点改善精神卫生、妇幼卫生、卫生监督、计划生育、职业病防治等专业公共卫生机构的设施条件。建设国家级和省级医疗救援基地。强化经济欠发达地区的公共卫生网络建设，提高服务和保障能力。完善突发公共事件卫生应急管理体制。加强城乡急救体系建设，形成县以下全覆盖的有效急救网络。

2. 提高基本公共卫生服务人均筹资水平，扩大国家基本公共卫生服务项目。基本公共卫生服务均等化经费由人均每年20元提高到40元。逐步增加国家重大公共卫生服务项目，乙肝疫苗接种扩大至18～22岁人群，增加发病率较高又有疫苗可预防的项目，如基本消除麻疹、宫颈癌疫苗预防接种等。电子健康档案覆盖全体居民。着力解决流动人口公共卫生服务问题。制定和提高服务标准，完善岗位服务规范，加强绩效考核，保证政府投入转化为居民需要的基本公共卫生服务。

3. 积极防治重大传染病、慢性病、职业病、地方病和精神疾病。完善重大疾病预防控制体系。实现基本控制疟疾、基本实现艾滋病、梅毒和乙肝的母婴传播阻断等目标。扩大对慢性病防控的覆盖面。扩大妇女乳腺癌和宫颈癌筛查范围。提升对高血压、糖尿病等慢性疾病的知晓率和控制率。健全完善精神卫生防治体系和网络，加强心理卫生服务规范化、制度化管理。将食品安全、职业卫生、餐饮卫生、卫生应急纳入国家重大公共卫生服务范围。

（二）健全覆盖城乡居民的基本医疗保障体系，逐步提高保障标准。

1. 加快建立和完善基本医疗保障体系。基本医疗保障体系由城镇职工基本医疗保险、城镇居民基本医疗保险、新型农村合作医疗和城乡医疗救助4项制度共同组成，分别覆盖城镇就业人口、城镇非就业人口、农村人口和城乡困难人群。提高基本医疗保障制度覆盖面和保障水平，缩小城乡医疗保障差距。2015年基本医疗保障覆盖率达到95%。统筹城乡居民医疗保险发展，进一步提高城镇居民医保和新农合筹资标准，人均筹资水平达到300元以上。在保障大病的同时，门诊统筹覆盖所有地区。2015年住院病人医疗费用政策范围内报销比例高于70%。完善城乡医疗救助制度，贫困家庭覆盖率达到90%。特别重大疾病医疗卫生支出保障水平提高到90%。

2. 提高基本医疗保障管理服务水平。加强基金监管，确保统筹基金安全。推广就医“一卡通”等办法，方便参保人员就医和结算。推行支付方式改革，充分发挥其控制费用，保证质量的作用。规范基本医疗保障基金管理，合理控制基金结余。制定基本医疗保险关系转移接续办法，做好农民工等流动就业人员基本医疗保险关系跨制度、跨地区转移接续和就地就医、就地结算工作。逐步提高基本医疗保险的统筹层次，增强医保基金抵御风险的能力。探索建立城乡一体化的基本医疗保障管理制度建设。探索委托具有资质的商业保险机构经办基本医疗保险管理服务。

（三）建立以国家基本药物制度为基础的药品供应保障体系，确保药品质量和安全。

1. 完善国家基本药物制度。形成定期修订国家基本药物目录以及各省动态增补基本药物目录的机制，满足各级医疗卫生机构防治疾病的基本用药需求。建立真实反映生产流通厂商成本和合理利润的基本药物价格形成机制，进一步压缩药价虚高空间。保障基本药物生产和供应，确保基本药物质量和安全。规范基本药物省级招标采购。

2. 政府举办的基层医疗卫生机构全部配备使用基本药物，并实行零差率销售。制定并推行村卫生室和非政府办基层医疗机构执行基本药物零差率的相关政策。普遍使用国家药品使用指南，提高基本药物报销比例，促进基本药物优先合理使用。加强合理用药的监测和评价。

3. 在二级、三级医院逐步建立基本药物制度。二级、三级医院必须建立健全规范用药的管理制度，大力推广以基本药物和适宜技术为基础的临床路径和支付制度改革。逐步取消“以药养医”的机制。

4. 规范药品生产流通。完善医药器械产业发展政策和行业发展规划，严格市场准入和药品器械注册审批。发展药品现代物流和连锁经营，促进药品生产、流通企业的整合。完善药品储备制度。坚决治理医药购销中的商业贿赂。建立完善药品安全责任体系。加强基层药品监管机构基础建设。加强质量监管，确保药品安全有效。加强药品、疫苗、器械不良反应监测，建立药械安全预警和应急处置机制。

（四）加强城乡医疗卫生服务体系建设，提高服务能力。

1. 完善基层医疗服务体系。基层服务体系承担公共卫生和基本医疗服务的重要任务，新增医疗卫生资源重点向农村和城市社区倾斜。实施基层医疗服务机构标准化建设，提高服务能力。整合县域医疗卫生资源，推行县乡村卫生一体化管理机制。出台具体操作方案，解决乡镇卫生院负债问题。转变基层医疗卫生机构的运行机制，推进基层医疗卫生机构综合改革。核定基层医疗卫生机构的人员编制标准，落实财政和多渠道补偿政策，深化人事分配制度改革，完善绩效工资政策，实现服务功能和模式的转变。

2. 积极稳妥地推进公立医院改革。推动管理体制改革。强化区域卫生规划，优化公立医院规模、水平、布局，鼓励、引导社会办医，加快形成多元化办医格局，重点支持县级医院建设。理顺药品和医疗服务价格体系，逐步取消药品加成，落实财政补偿政策，推进支付方式改革，完善公立医院补偿机制。加强公立医院内部管理。推进人事分配制度改革，推广临床路径和优质护理，提高服务质量和效率。改善服务流程和管理，增加便民利民措施。

3. 探索形成各类城市医院和基层医疗机构合理分工和协作格局。统筹城乡和区域医疗事业发展，完善城乡和区域间医院对口支援制度。探索建立可持续的长效机制，维持和发展公立医院与基层医疗卫生机构的双向转诊与互动协作。

4. 加强医疗质量管理和医疗服务监管。加强资格准入、规范标准、服务监管等行业管理，加强财务监管和运行监督。

（五）加强卫生人才队伍建设，调动医务人员的积极性。

1. 扩大卫生人才规模。精英教育与实用人才教育相结合，培养总量适度、结构合理、素质优良、满足多层次需求的卫生人才队伍，基本满足居民卫生服务需求。

2. 加强医学人才特别是全科医生培养。完善医学教育体系，初步建立住院医师规范化培训制度，强化对基层医疗服务人员的培养和培训。加强城市医院对基层人才队伍建设的支持。改善卫生人才结构，加强基层全科医生培养，完善鼓励全科医生长期在基层服务政策。通过免费定向培养、代偿学费和助学贷款以及招聘执业医师等措施，充实城乡基层医疗卫生队伍。

3. 优化卫生人才环境。完善招聘、培训、考核、激励等各项管理制度，调动医务人员的积极性。以转化医学为核心，大力提升医学科技水平，强化医药卫生重点学科建设。科学核定工资总额，保证人员和工作经费，确保卫生队伍稳定。改善基层医疗卫生人员的待遇和工作生活条件。在全社会创造尊重医学、尊重医疗卫生工作者的环境，构建健康和谐的医患关系。

（六）加快卫生信息化建设，以信息化带动卫生事业发展。

1. 加强卫生信息系统建设的领导与管理。制订实施国家卫生信息化发展纲要。建立以提高全体居民健康水平为目标的统一高效、资源整合、互联互通、信息共享、透明公开、使用便捷、实时监管的卫生信息系统。

2. 加强卫生信息标准与规范建设。加快信息标准、规范的制订与实施，以标准认证市场和产品。

3. 加强以电子健康档案为核心的国民健康信息系统建设和以电子病历为核心的医院信息系统建设。发展远程医疗。以推进公共卫生、医疗、医保、药品和财务监管信息化建设为着力点，整合资源，加强区域性卫生信息平台建设，促进信息共享。

（七）坚持中西医并重，支持中医药事业发展。

1. 提高中医药服务能力。不断扩大中医、中西医结合优势病种的治疗范围。普及中医药适宜技术，所有的城市社区和农村乡镇都能够提供中医药服务。建立比较完善的中医医疗服务体系，初步建立中医预防保健服务网络。发挥中医药在卫生应急、重大疾病防治、医疗救治和治未病中的作用。

2. 推进中医药继承与创新。切实解决制约和影响中医药发展的关键问题。建立符合中医药特点的科技创新体系、评价体系和管理体制。推进国家中医临床研究基地建设，加强重大疾病的联合攻关和常见病、多发病、慢性病的中医药防治研究。

3. 加强中医药人才培养与队伍建设。完善中医药教育体系，建立健全毕业后教育制度。制订符合中医药特点的人才使用和评价体系，保证中医药从业人员数量。培养杰出的中医人才，制定基层中医药人才培养特殊政策，建设素质较高、相对稳定的基层中医药人才队伍。

（八）积极引导社会力量发展卫生事业，形成多元化办医格局。

1. 鼓励社会资本以多种形式举办医疗机构。社会力量既可以举办非营利性医疗机构，也可以举办营利性医疗机构，对不同性质机构实行有区别的政策。对社会力量举办的非营利性医疗机构，在土地使用、税收、价格等方面给予优惠，加快完善相关监管制度和政策。社会力量举办医疗机构在准入、服务质量监管、医疗保险定点资格等方面与公立医疗机构同等对待，加强有效监管，切实提高服务质量和效率。

2. 大力发展健康服务业。广泛动员社会资本积极参与健康服务业的发展，大力增加各级各类健康服务人力资源，使健康服务业占我国服务业比重达到 10% ~ 15%。推动健康管理、老年护理、心理咨询、营养咨询、口腔保健、康复健身等服务业的开展。推动多样化服务，促进有序竞争，提高服务质量，满足多层次需求。

3. 鼓励社会力量举办补充医疗保险和商业医疗保险。使之成为我国基本医疗保障制度的有益补充，满足城乡居民多样化的医疗卫生需求。

卫生部党组书记、副部长张茅在2010年全国卫生工作会议上的总结讲话

(2010年1月6日)

同志们：

这次全国卫生工作会议既是深化医改开局之年的总结会，也是全面实现深化医改近期工作目标攻坚之年的动员会。这次会议开得很好，达到了统一思想、认清形势、坚定信心、明确任务的目的。会议期间，中共中央政治局常委、国务院副总理、国务院医改领导小组组长李克强同志亲自出席表彰先进大会并作重要讲话，充分肯定了过去一年全国卫生系统在深化医改、防控甲流等各项工作中取得的成绩，对今年卫生工作的思路和主要任务作出了部署，克强同志的讲话高屋建瓴，十分重要，我们一定要认真传达学习贯彻。昨天，陈竺部长代表卫生部作了工作报告，系统总结了2009年的卫生工作，深入分析了新时期卫生工作面临的形势，系统阐述了做好当前卫生工作需要把握好的几个关键问题，并对2010年全国卫生工作作了全面部署。

今天上午，大家围绕李克强副总理的讲话和陈竺部长的工作报告进行了热烈讨论，刚才6个组的组长代表与会同志作了发言。大家讲得都非常好，而且也提出了很好的建议，安徽省卫生厅高开焰同志还介绍了基层医疗卫生体制综合改革方案，值得各地学习和借鉴。过去的一年，各地认真贯彻落实中央决策和部署，积极推进卫生改革发展各项工作。医药卫生体制改革近期五项重点工作已全面启动，开局良好，甲型H1N1流感等重大传染病得到有效防控、人民群众生命健康和社会正常秩序得到有力保障，食品安全监管、医疗卫生体系建设、扶持中医药发展、灾后重建等各项工作稳步推进，卫生事业科学发展的良好局面初步形成。刚才大家在发言中也表示，要在新的一年里，加快落实医改各项任务，全面推进卫生工作，在重点领域取得突破，让群众得到更多实惠。

下面我就贯彻落实本次会议精神，做好今年卫生工作，特别是就落实好克强副总理的讲话，推动医改目标实现，讲几点意见。

一、深刻认识我们肩负的重大历史使命

我们在一个拥有13亿人口的发展中大国，通过深化医药卫生体制改革建立基本医疗卫生制度，实现全体人民病有所医的目标。这是卫生领域践行科学发展观，实现为人民健康服务宗旨的本质要求，是长远造福中华民族的根本举措，是我们伟大而光荣的历史使命。卫生系统广大同志要从大局出发，深刻认识深化医药卫生体制改革的必要性和紧迫性，认清我们肩负的历史责任。

(一)深化医改是党中央国务院改善民生的重大举措。

在全面建设小康社会的新时期，人民群众更加注重身心健康和生活质量，对改善医药卫生服务提出了更高的要求。但是长期以来，医药卫生深层次体制机制问题尚未得到根本解决，医药卫生事业发展滞后于人民群众健康需求的局面尚未得到扭转，看病就医问题已成为群众最关心、最直接、最现实的利益问题，成为人民群众反映强烈的重大民生问题。党中央国务院对此高度重视，经过系统研究和充分论证，全面启动了深化医药卫生体制改革，实现人人享有基本医疗卫生服务。这是党中央国务院改善民生的重大举措，是全面建设小康社会的重大战略部署，《中共中央国务院关于深化医药卫生体制改革的意见》和《国务院关于印发医药卫生体制改革近期重点实施方案(2009—2011年)的通知》得到广大人民群众的拥护和社会各方的高度认可。围绕2009年的医改工作，各地进行了有益的探索，取得了一些初步经验，这为我们做好今年的工作打下了基础。当前医改已进入攻坚阶段，全国卫生系统的同志们要按照克强副总理的要求统一思想，把落实好医改任务作为全国卫生系统全体同志当前和今后一段时期的中心任务和主要工作。

(二)深化医改是实现健康公平，促进社会和谐的客观要求。

发展医疗卫生事业的最终目的是提高全体人民健康水平。目前我国医疗卫生事业城乡二元结构明显，卫生资源过多集中于大城市特别是中心城区，广大农村卫生资源仍然明显不足。区域医疗卫生发展不平衡问题突出，省际之间人均期望寿命甚至相差十几岁之多。医疗保障制度尚未实现全民覆盖，不同人群医疗保障水平差距较大。最低收入人群卫生支出占家庭收入比例明显高于其他人群，因病致贫率仍然较高。以农民工为主的流动人口医疗卫生服务和医疗保障可及性较差。深化医药卫生体制改革，打破阻碍医疗卫生资源公平分配的体制机制，缩小城乡、地区、人群在健康保障、服务提供、健康状况方面的差距，是提高全民健康水平的必要途径，是维护社会公平，促进社会和谐的必然要求。在不断破解深层次矛盾中推进医改，是我们广大医药卫生工作者肩负的繁重任务。

(三)深化医改是实现经济平稳，可持续发展的重要保障。

2009年中央经济工作会议提出，我国要实现经济增长由主要依靠投资、出口拉动，向依靠消费、投资和出口协调拉动转变。扩大内需特别是消费需求已经成为我国的

一项长期战略方针。深化医药卫生体制改革，推进基本医疗保障制度建设和医疗机构运行机制改革，合理划分国家、社会、个人医药费用负担，控制医药费用过快增长，可以解除群众看病就医的后顾之忧，改善消费预期，增加即期消费。推进深化医药卫生体制改革，是落实国家扩大内需方针，确保经济平稳、可持续发展的客观要求，是2010年党和国家工作大局的重要组成部分。新的形势和要求也为广大医药卫生工作者充分发挥聪明才智，更好地为人民健康服务提供了难得的机遇。

（四）深化医改，实现人人享有基本医疗卫生服务是社会主义制度优越性的直接体现。

当今世界正处在大发展大变革时期，综合国力竞争更趋激烈。医疗卫生体制改革已成为各国政府面临的重要问题，美国等西方国家的政府领导人都将医改作为竞选的重要砝码，上台后予以力推，但受到政治体制和意识形态等多方牵制，举步维艰。我们是中国共产党领导的社会主义国家，在深化医药卫生体制改革中，能够发挥统一思想、集中力量办大事的优越性，通过构建覆盖全民的基本医疗卫生制度，实现卫生事业发展从理念到制度的重大转变。这是走出中国特色社会主义卫生发展道路、探索发展中国家发展卫生事业成功经验的伟大创举，是社会主义制度优越性的直接体现，更是广大医药卫生工作者的神圣职责。

深化医药卫生体制改革，需要各级党委和政府高度重视，加强领导，需要各部门齐心协力，需要全社会的大力支持和参与。但是归根结底，广大医药卫生工作者是深化医改的主力军，全国卫生系统的干部和职工担负着主要责任。大家一定要深刻认识我们肩负的重大历史使命，深刻理解改革，热忱投身改革，积极推动改革。没有广大医药卫生工作者的艰苦努力，再好的政策也不能有效实行，再多的投入也不能变成群众的实惠，深化改革、加快发展也只能是一句空话。

二、始终用科学发展观统领卫生改革发展

卫生事业改革发展面临诸多困难和矛盾，我们必须自觉地以科学发展观为指导，才能破解矛盾，克服困难。

（一）坚持以人为本，以人人享有基本医疗卫生服务作为一切工作的根本出发点和落脚点。

科学发展观的核心是以人为本。60年卫生发展的经验表明，只有坚持公共医疗卫生的公益性质，以社会效益为最高准则，医疗卫生事业发展才能沿着正确的方向前进，才能促进社会公平，实现最广大人民的健康权益。卫生系统的广大同志必须发扬全心全意为人民健康服务的精神，把这一宗旨贯穿到各项工作之中，始终把人民群众的利益放在首位。

（二）探索医疗卫生事业科学发展之路。

科学发展观的第一要义是发展，发展是维护群众健康权益的根本保障。我国工业化、城镇化、人口老龄化进程日益加速，气候变化、生态环境问题逐步凸显，居民疾病谱随之发生明显改变。医疗卫生事业必须调整发展观念，转变发展思路，实现发展方式的三个转变：一是适应“以治疗疾病为主”的生物医学模式向“以增进健康为主”的生物心理社会医学模式的转变，走预防为主，以人为本发展之路。二是适应新时期对服务数量与服务质量提出的更高要求，由单纯强调机构数量增长，规模扩大，转变到质量提高，社会效益为重，既要“做大做强”更要“做精做细”，走内涵与外延相结合，以内涵发展为主之路。三是适应共享改革成果、实现人人享有基本卫生服务的要求，由不同地区、人群和保障制度之间不协调、不均衡的发展转变到统筹城乡、地区、不同人群卫生发展上来，缩小资源配置、服务利用、健康水平等方面的差距，走均衡协调发展之路。

（三）坚持“保基本、强基层、建机制”，在科学发展观的指导下，实现医疗卫生事业可持续发展。

科学发展观的基本要求是全面协调可持续。具体到深化医改工作，要明确三点：一是保基本。我国正处于并将长期处于社会主义初级阶段，发展医疗卫生事业要从这一基本国情出发，着眼于保障广大人民群众的基本医疗卫生需求，坚持突出基本，逐步提高，尽力而为，量力而行。医疗卫生各个领域都要找准基本和非基本的界限，并以此为基础完善各项政策，逐步建立起覆盖城乡居民的基本医疗卫生制度，实现人人享有基本医疗卫生服务。二是强基层。改革的初期，我们着力推进医药卫生体制五项重点改革，五项重点改革的鲜明特征就是强化基层，以基层为着力点，夯实基础，保障基本。五项重点改革的前四个“基”要不折不扣地落实在基层，公立医院改革也要与基层紧密联系，把支持基层医疗卫生体系改革与发展作为重要内容，为建立和巩固基本医疗卫生制度打下坚实基础。三是建机制。深化医药卫生体制改革的总体目标和近期重点已经明确，当前重在建立机制。建机制就是要通过一系列的制度创新，从根本上转变医疗卫生机构的运行机制。建机制要兼顾公平和效率，既不能扩大保障和服务差距、损害社会公平，也不能养懒人、吃大锅饭、搞平均主义。建机制的目的是为了切实保障医疗卫生事业的公益性，同时也要有利于调动广大医疗卫生人员的积极性，保障医疗卫生机构的正常运转，实现医疗卫生事业可持续发展。

（四）坚持统筹协调的根本方法。

发展医疗卫生事业要坚持统筹兼顾这一科学发展观的根本方法。卫生工作中需要统筹兼顾的方面很多，从落实医改任务的角度来看，当前要做好以下四个方面的统筹。

首先，要把卫生改革发展纳入当地经济社会发展的大局中筹划和实施。第二，统筹规划、协调推进公共卫生、医疗服务、医疗保障和药品供应保障体系建设，调整医、患、保、药四方利益关系，统筹公立与非公立医疗机构发展，统筹局部利益与整体利益、当前利益与长远利益。第三，统筹考虑中医与西医、中药与西药的发展，切实落实中西医并重的方针，使中西医药在为人民健康服务中共同发挥更大的作用。第四，要加强政策实施协调。深化医改各项制度之间、制度与政策措施之间、各项工作之间的紧密联系。要抓住关键环节，统筹考虑目标、条件、能力，理清政策措施之间的关系，出台综合、协调的工作方案，着力推进。安徽、江西等地针对在基层医疗卫生机构落实国家基本药物制度这个关键问题、难点问题，统筹考虑基层医疗卫生机构功能、任务、编制、绩效工资、绩效考核、零差率、村卫生室作用、政府财力等因素，制订了一揽子解决方案，值得借鉴。随着医改的深入，我们将更加认识到改革的综合性和复杂性，要深入研究，统筹协调加以解决。

在这里需要特别强调的是，我们一定要统筹做好深化医改与各项业务工作。改革是破解各项工作难题的根本途径，深化医改和做好各项业务工作目标一致、内在统一、不可分割。改革开放30多年来，卫生改革和发展始终紧密联系，改革的目的是为了促进发展，只有深化改革，才能实现发展。当前医改的五项重点也是促进发展的重点工作，我们要按照党中央国务院关于深化医改的总体要求，以改革促进卫生工作全面发展。

三、积极探索，攻坚克难，扎实推进各项改革工作

当前，医药卫生体制改革五项重点工作正在向纵深领域全面推进，卫生系统的广大同志要从医改全局出发，坚定信心，锐意进取，把改革创新精神贯彻到工作的各个环节。

（一）坚定信心，攻坚克难。

在讨论中，同志们反映了一些困难和问题。深化医改是从制度层面解决长期积淀下来的体制性、机制性、结构性矛盾，直接涉及方方面面的利益调整，有些利益关系已经相当牢固，需要下大力气进行改革。推进国家基本药物制度，就必须打破药品生产、流通领域的现有格局，调整药品特别是基本药物的不合理定价规则；取消药品加成政策、切断药品创收利益纽带，就必须同步完善医疗卫生机构补偿政策，确保基本药物的使用，这就涉及基层医疗卫生机构体制机制的综合改革。尽管存在不少困难，但要相信，我们有条件、有能力、有办法克服这些困难。一年来，各地采取一系列措施推进国家基本药物制度的建立，北京、宁夏等地已在全部政府办城乡基层医疗卫生机构先行先试，其他地区也在密切跟进；全国已有十几个省出台乡镇卫生院人员编制指导意见；新疆、青海、陕西、甘肃和宁夏西北五省区全面推行乡镇卫生院人员工资由财政统一全额拨付。一年来的实践证明，在党中央、国务院的坚强领导下，深化医改工作得到了地方党委政府积极支持，得到了全社会积极参与，得到了人民群众衷心拥护。目前，国民经济形势已总体回升向好，各级财政公共服务支出能力将进一步提升。应该说面临着较好的改革环境和难得的机遇。

（二）解放思想，大胆探索。

我们面临的很多问题已经长期存在，同志们一定要打破传统思维模式，解放思想，大胆探索。实践证明，改革发展的历次突破和经验都来自地方的实践。地方出经验，中央总结规范。只要有利于体现公共医疗卫生公益性质，有利于优化医疗卫生资源配置，有利于提高效率和改善服务，都要大胆实践。近年来，在国家尚未出台统一政策的情况下，各地积极采取措施，探索解决乡村医生身份和待遇问题，确保村医履行职责。目前，全国已有25个省（区、市）落实了对乡村医生的公共卫生服务补助政策，2009年青海省农业区每人每年补助5000元，牧业区补助6000元，北京、上海、江苏等地还探索解决乡村医生养老保障问题。云南等地积极探索新农合对基层医疗卫生机构付费制度改革，力求在规范诊疗行为的同时，控制不合理的诊疗费用。这些探索都为中央决策和其他地区工作提供了有益的参考和借鉴。

（三）实事求是，因地制宜，稳步推进。

中国是一个发展中大国，东、中、西，沿海与内地，各省区市之间发展不平衡，各省区市内经济社会发展也不平衡。各地都要执行中央的统一政策，但在具体落实的方式、措施、步骤上，要从本地实际情况出发，扎实工作，稳步推进，讲求实效。

四、努力建设一支符合时代要求的卫生人才队伍

人才是国家发展的战略资源，是深化医药卫生体制改革的重要支撑。我们要牢固树立“服务发展，人才优先”的观念，抓好《国家中长期人才发展规划纲要（2009—2020年）》中“全民健康卫生人才保障工程”的贯彻落实，努力造就一支品德高尚，技术精湛，服务优良的卫生人才队伍。

（一）破解基层卫生人才发展瓶颈，统筹推进各类人才队伍发展。

一是当前要把以全科医生为重点的基层卫生人才队伍建设作为重点工作，逐项落实中央医改文件已经明确的基层卫生人才建设要求。要建立长效机制，在职称晋升、业务培训、待遇政策等方面给予适当倾斜，保证优秀人才下得去、用得上、留得住。如在农村基层执业或执业助理医师资格考试和认定等政策方面，鼓励各地进行试点。二是加快推进住院医师规范化培训试点工作，各地要选择一批临床培训基地和基层实践基地给予重点支持，通过单位委托培养、政府定向和培训基地面向社会直接招收等多种途径，开展住院医师规范化培训工作。三是加强高层次创新型人才队伍建设，做好卫生部有突出贡献中青年专家选拔评审工作，完善高层次人才选拔机制，建设好“海外高层次人才创新基地”。四是加强护理专业人员队伍建设，贯彻落实《护士条例》，稳定和发展护士队伍，下决心解决护理专业人员比例过低的问题。五是积极推进公共卫生人才队伍建设，以适应当前疾病预防控制工作和逐步实现基本公共卫生服务均等化的新形势、新任务、新要求。

（二）弘扬新时期医疗卫生职业精神。

医疗卫生服务是关系健康和生命的劳动，是高要求、高风险、高强度的劳动，必须具有高尚的职业精神和高超的技术水平。千百年来，悬壶济世，救死扶伤，治病救人是医护人员的天职，医务工作更是令人尊敬的高尚职业，中西方分别用“大夫”和“天使”来形容医护人员。大医精诚、仁心仁术、尊重生命、精益求精，正是当代医疗卫生人员崇高职业精神的集中体现，这种精神来自于我国博大精深的传统文化，来自于革命战争年代积聚的革命人道主义精神，来自于社会主义建设时期培育的无私奉献精神。这种精神应当成为广大医疗卫生人员执业的终身信条和操守。在深化医药卫生体制改革中，要教育和激发广大医疗卫生人员弘扬这一职业精神，引导他们自觉改善服务，建立和谐医患关系，全心全意投入到为人民健康服务之中。

（三）建立科学有效的激励机制。

医患双方的满意是检验改革成败的重要标准。我们要建立科学有效的激励机制，保护医疗卫生人员的正当利益，提高医疗卫生人员地位，维护医疗卫生人员尊严，使他们能够安心从医，让更多的年轻人愿意从医，向往从医。要改革医疗卫生机构补偿机制，提高技术劳务价值，推进科学施治，合理检查，合理用药，让医务人员感到职业操守得到奉行，劳动价值得到实现。要深化卫生事业单位人事制度改革，加快核定和落实人员编制，全面推行人员聘用制度和岗位管理制度，保证人员能上能下，能进能出。有的同志提出，希望尽快出台基层医疗卫生机构编制指导性文件。中央编办高度重视这项工作，正会同有关部门积极调研，抓紧制定。要完善医疗执业保险，开展医务社会工作和医疗服务志愿者活动，完善医疗纠纷处理机制，增进医患沟通，在全社会形成尊重医学科学、尊重医疗卫生工作者、尊重患者的良好风气。同时也要使广大人民群众对改革的成果和我们的服务满意。

在这里需要强调，各级卫生行政部门都要把贯彻落实公共卫生与基层医疗卫生事业单位绩效工资政策作为当前的重点工作。要认识到，实施绩效工资不仅是补偿手段，更重要的是建立一种新的激励机制。陕西省子长县同志反映，人员经费政府全额解决之后，最关键的就是要防止“养闲、养懒、养差”。各地要以此为契机，推进疾病预防控制机构绩效考核工作，抓紧制定医疗卫生机构绩效考核办法，推进机构内部分配制度改革，保证多劳多得，优劳优得，把医疗卫生人员的积极性调动到提高效率和改善服务上来，真正发挥医改主力军的作用。

五、落实投入、转换机制，确保医改取得实效

广大医疗卫生人员的辛勤工作是把投入转化成人民群众实实在在受益的载体。要发挥好这个作用，实现医改让人民群众得实惠的目的，就必须把落实投入政策和转换机制结合起来。

（一）落实投入是转换机制的基础和条件。

一段时期以来，医疗卫生机构存在“以药补医”、“以医养防”，医疗卫生机构公益性弱化的问题。问题的根源在于投入不足。改革当前不合理的补偿机制，实现医疗卫生机构的公益性，必须给予必要的财政保障，以投入促改革。国家已经明确了对各类卫生机构的补助政策，基本公共卫生服务逐步均等化等重点改革也有明确的投入要求，中央财政已投入1180多亿元支持医改工作，其中经我部落实经费715.4亿元。各地在财政不宽裕的情况下，也都加大了投入。但一些地区专业公共卫生机构和基层医疗卫生机构政府投入政策仍未落实；还有部分省份尚未下拨国家基本公共卫生服务项目补助经费。这不利于建立科学合理的补偿机制，不利于医疗卫生机构运行机制的转变。今年是医改全面推进之年，大家一定要把这个道理向各级党委和政府汇报清楚，积极争取尽快按照中央文件要求落实各项投入政策，为医疗卫生机构转换机制创造条件。

（二）转换机制是增加投入，实现医改目标的必然要求。

在增加投入的基础上，只有建立确保公平效率的长效机制，才能将投入转化为人民群众实实在在的受益。过去一年，尽管各级财政都存在很多困难，但对卫生的投入明显增加，在这种形势下，我们必须加快转换机制。要把增强卫生服务公益性、提高医疗人员积极性作为基本要求，做好以下工作。

一是要将落实基本药物零差率销售政策与改革补偿机制相结合。在基层医疗卫生机构实施国家基本药物制度，解决当前突出的“以药补医”问题，不仅要解决基本药物零差率销售的补偿问题，还要落实其他相应补助政策，建立合理的补偿机制，确保机构正常履行基本医疗卫生服务职能。有的同志提出，希望尽快出台国家基本药物目录其他部分，这也是我们正在抓紧推动的一项工作。还有的同志提出的国家基本药物目录外增补药品问题，目前要注重保基本，数量不能过多，我们还要根据实际情况进行动态调整。同时，要综合安排财政和医保基金支持在基层建立这一制度，保证基本药物纳入报销目录，提高报销比例。二是将健全基层医疗卫生服务体系与建立分级诊疗、双向转诊等业务运行机制相结合。在增加投入加强基层医疗卫生服务体系建设，提高服务能力的基础上，要抓紧探索建立分级诊疗，双向转诊制度，形成协调有序的就医格局。三是将落实政府投入政策、完善医疗保障制度与探索建立新的支付机制和费用控制机制相结合。政府对医疗卫生机构投入不断增加，新农合政府补助水平也逐步提高。要加强机构收支管理，引导医疗卫生机构使用适宜人力、适宜技术、适宜设备和基本药物；也要探索开展新农合参合人口特大病保障试点和按病种付费、总额预付等支付方式改革。四是将落实国家基本公共卫生服务经费与创新公共卫生服务提供机制相结合。卫生系统特别是基层医疗卫生机构必须转变服务模式，改“坐堂服务”为“主动服务”、“上门服务”。各地要严格执行服务规范，建立绩效考核制度，逐步建立一套稳定可持续的公共卫生服务提供新机制。

六、加强内部管理，提高卫生服务的质量和效率

李克强副总理昨天讲道，医药卫生体制改革既有体制机制创新问题，也有管理的改进与创新问题。投入增加和机制转换为卫生事业科学发展提供了动力，要使改革成果得到巩固和发展，卫生系统必须练好内功、加强管理、改善服务，为深化医改提供有力保障。

（一）改善服务管理和提供，提高服务质量。

一是要在提高服务质量上下工夫。医疗卫生服务事关人民群众生命安全，质量管理是卫生服务管理的生命线。最近一段时间接连发生了几起严重的医疗安全事故，造成了恶劣的社会影响。这提示我们，质量问题要狠抓不放，常抓不懈。当前，要继续深入开展医院管理年和医疗质量万里行活动；积极试点，大力推进临床路径管理、病种质量管理，建立健全医疗质量管理和控制体系。要加强食品药品全过程、各环节的监管，尤其要采取有力措施，加强基本药物质量监管。二是要在方便群众上下工夫。这主要是卫生系统内部的事情，不涉及部门协调和深层次的体制机制调整。要在加强管理、改善就医流程、和谐医患关系等方面多想办法，多动脑筋，提高服务效率，方便群众就医。现在推行的“志愿服务在医院”和网上预约挂号社会反响就比较好，有些医院还采取了延长门诊挂号和就诊时间，也方便了群众就医，对这些好的便民措施要及时总结和推广，同时要主动发现工作推进中的问题，努力解决完善。要改进新农合经办服务，推进即时报销工作，总结推广新农合“一卡通”等好的做法。

（二）整合卫生系统的整体资源，提高系统的总体效率。

一是明确功能。要围绕群众健康需求，进一步细化和明确各级各类医疗卫生机构的服务功能。特别是对于防治结合的机构，如妇幼保健院、传染病医院、精神病医院、职业病医院，以及中医医院如何发挥特色优势等，要抓紧研究，明确功能定位。二是优化结构。要增强区域卫生规划和医疗机构设置规划的刚性约束，明确医疗卫生机构的数量、规模和布局，科学合理配置大型医用设备。近年来，天津市已经在全市范围内落实了区域卫生规划，根据当地实际情况对卫生资源进行规划并调整了布局，值得各地学习。三是理顺关系。在落实国家基本公共卫生服务工作中，就要理顺专业公共卫生机构与基层医疗卫生机构的关系。专业公共卫生机构要重心下沉、关口前移，发挥专业指导、业务管理和监督职能，基层医疗卫生机构则要发挥网点布局和贴近居民的优势，分工合作，优势互补，共同履行好疾病预防控制功能。同志们提出的卫生和食品药品监管部门工作协调问题，卫生部高度重视，将进一步了解各地情况，抓紧研究解决。

（三）加快推进卫生信息化建设。

医疗卫生服务专业要求高、业务内容多、服务对象广，没有信息化作为手段，就无法真正实现精细化管理，也不能有效地发挥卫生系统整体效能。各地要高度重视，综合推进医药卫生信息化建设，卫生系统各业务部门要联合攻关，要与医疗保障、药品供应等方面主管部门共同研究，要下决心改变各类信息自成系统，分散建设的局面，逐步实现统一高效、互联互通。2009年以来，卫生部在全国启动“白内障患者复明手术信息报告系统”，对“百万贫困白内障患者复明工程”信息统一管理，为及时掌握进度，确保项目任务按时完成发挥了重要作用。

七、加强作风建设，确保各项政策真正落实

深化医改是重大的民生工程，是政府的重点工作，卫生系统的工作作风直接关系到党和政府的形象，关系到医疗卫生体制改革的成败。

（一）实事求是、务实奋进。

我们的政策件件关系群众的切身利益，丝毫马虎不得。对于中央出台的文件，各地要结合实际，在细化、深化、实化上出实招、出真招。制定各项政策，解决各种问题，要深入研究，掌握第一手情况，发现问题，抓住不放，深入研究，找出解决办法。最近卫生部党组组织部机关年轻干部到基层进行医改专项调研，就是要深入了解医改情况，及时发现医改中出现的问题，并对重点难点问题进行深入剖析，同时也加强了对干部的培养和锻炼。

（二）重视民意，服务民生。

卫生系统直接面向人民群众提供服务，与人民群众联系最紧密。我们要发挥这一特有优势，善于发动群众、组织群众、联系群众，根据群众呼声和要求，调整我们的工作重点和思路，只有倾听“民声”，重视“民意”，才能解决“民生”，只有把群众的满意作为各项工作的重要依据，时刻与群众保持血肉联系，才能制定好落实好各项政策。深化医改就是要解决群众反映强烈的看病就医问题。如最近一段时间，关于职业病问题的反映呈上升趋势，社会反响强烈，群众密切关注。我们必须高度重视这一问题及其对劳动者健康造成的影响，采取措施，妥善解决。

（三）准确理解、认真执行各项医改政策。

医改涉及面广，问题复杂，解决矛盾难度大。考虑到各地情况不一，医改各项政策都给地方留有一定的空间，鼓励地方积极探索，多出经验，出好经验。但探索过程中要把握好医改的精神实质，认真研究和落实好已经确定的各项基本政策，特别是保障公共卫生机构和基层医疗卫生机构公益性运行的相关经济政策和绩效工资制度，在基层实行国家基本药物制度的各个环节的政策，乡村医生补助政策，以及国家基本公共卫生服务经费补助政策等。要结合对医改任务、目标的督促检查，推动落实，出现的偏差要及时纠正。

（四）继续做好新时期卫生信访工作。

我国卫生事业正处在改革与发展的关键时期，一些涉及群众切身利益的深层次问题和矛盾逐步显现。信访工作是防范和化解各类医疗卫生服务矛盾纠纷的有效手段。做好信访工作，对保证医改顺利进行和卫生事业健康发展至关重要。2009年中央信访工作督导组来我部进行重点抽查，对近年来卫生信访工作给予了充分肯定。我们要再接再厉，深入贯彻党中央和国务院的有关部署，构建“一岗双责”的大信访工作格局，发挥信访工作的综合协调优势，使卫生信访工作成为为民解难、化解矛盾和维护稳定的重要工作平台，为增进医患和谐互信，维护人民健康权益和构建社会主义和谐社会发挥更大的作用。

八、加强宣传引导，营造有利于改革的良好氛围

宣传工作十分重要，我们要增强医改宣传的主动性，争取社会各界和广大人民群众的理解、支持和参与。

（一）做好政策和法律法规的宣传。

宣传政策和法律法规的过程，也是贯彻落实政策的过程。我们的政策大都关系群众日常预防保健和看病就医用药习惯，关系医疗卫生人员日常医疗卫生服务行为。如果群众不知情，就享受不到政策带来的实惠；如果卫生系统的同志不能很好地理解，也将影响政策的实施效果。各级卫生行政部门都要做医改政策的宣传员，做到上情下达，让群众知情，让医疗卫生人员明白。基本药物的配备使用既涉及广大基层医疗卫生人员服务行为的改变，也涉及群众用药习惯的改变，要做好量大面广的宣传解释工作。宣传工作要注意方式方法，多采用图像、案例等通俗易懂和喜闻乐见的形式，让群众看得懂记得住。既要发挥大众传媒的宣传作用，也要深入到城乡居民，以及农民工等群体之中，把宣传工作做深、做细、做实。

（二）做好舆论引导。

一是要引导正确的舆论导向。群众不是卫生政策专家，他们对于改革的感受，来自自身经历和媒体的解读和报道。卫生改革和项目建设不一样，有些效果不是短期内可以看到的。要加强正面宣传，增强社会各界对改革的信心。我们要宣传改革进展，树立改革典型，宣传先进人物，让群众感受到改革的成果。二是要引导社会的合理预期。医药卫生体制改革是一个长期、艰巨、复杂的过程，不可能毕其功于一役。要使群众认识到医改的长期性、艰巨性和渐进性，使改革在宽松、有利的环境中稳步推进。

此外，还要特别重视动员各方面参与改革，调动一切有利于推进改革的积极因素。要使群众充分认识到，保障健康既是政府的责任，也是全社会每个人的责任；改善医疗服务环境，既需要医务人员的努力，也需要患者和社会各方面的支持和配合。要重视发挥和正确对待舆论的监督作用，积极主动地改进工作。

九、加强党的建设，为深化医改提供政治保障

在探索实践中国特色卫生发展道路的过程中，卫生系统要深入贯彻落实党的十七大精神，加强卫生系统党的建设，发挥党组织在卫生事业和深化医改中的核心作用，为改革提供政治保障。

（一）加强和改进新形势下党的建设，发挥党组织在医改工作中的核心作用。

卫生系统各级党组织要坚持把推进党的建设与推进卫生事业改革发展紧密结合起来，提高各级党组织统筹领导卫生改革发展的能力。要按照建设马克思主义学习型政党的要求，加强对党的十七届四中全会和中央经济工作会议精神的学习，在卫生系统营造崇尚学习改革政策、学习改革实践的浓厚氛围；要坚持和健全民主集中制，凝聚广大党员共谋卫生改革发展的集体智慧；要加强领导班子建设，提高领导班子和领导干部推动卫生事业科学发展的能力。卫生部已经建立了深化医改监测评价制度，并对2009年各地完成10项任务、34个指标的情况进行了初步评价，我们还要向社会公布监测结果。2010年卫生部将进一步加强对各地医改任务完成情况的监测评价工作，把它作为查找问题、推进工作的重要手段。各级卫生部门领导班子的同志要用党性来保证各项改革政策措施落到实处。

（二）切实抓好学习实践科学发展观活动。

过去的一年，全国卫生系统深入开展学习实践科学发展观活动，推动深化医药卫生体制改革富有成果。在第三批学习实践活动中，各级卫生行政部门认真贯彻中央的部署要求，高度重视，指导有力，基层医疗卫生单位学习实践活动取得了积极成效，得到了中央学习实践活动领导小组的充分肯定。下一步要按照中央的要求，配合地方党委指导基层医疗卫生单位抓好整改落实工作。要指导基层医疗卫生单位紧密结合本单位实际，认真解决存在的突出问题。要把学习实践活动整改落实工作与落实医改任务紧密结合起来，以落实医改任务，提高服务水平，改进医德医风，增进人民健康的实际成果检验学习实践活动的成效。

（三）加强和改进党的基层组织建设。

基层党组织是落实卫生改革发展各项政策和工作任务的战斗堡垒。我们要以开展学习实践活动为契机，贯彻落实党的十七届四中全会精神，结合卫生行业实际，下工夫解决基层党建工作中存在的突出问题，加强党员队伍建设，努力扩大基层党组织覆盖面。我们还要在地方党委的领导下，研究探索加强民营医疗机构党组织的建设和管理问题，探索民营医疗机构党组织在贯彻医改方针政策，充分发挥职能作用方面的有效途径和方法。

（四）加强卫生系统党风廉政建设。

2009年，中央和中央纪委连续出台了5个反腐倡廉文件，体现了中央对党风廉政建设工作的高度重视。我们要切实增强贯彻落实的自觉性，这是中央的要求，也是各级党委（党组）、行政领导班子的政治责任。要充分认识卫生系统反腐倡廉工作的重要性、艰巨性和紧迫性。特别是在深化医改的关键时期，要使反腐倡廉和深化医药卫生体制改革互相促进，不断加大从源头上预防和治理行业腐败现象和不正之风的工作力度，为深化医药卫生体制改革提供坚强保证。当前，要做好药品和医疗器械，特别是基本药物的集中招标采购工作，继续加强治理医药购销领域商业贿赂工作。要加强项目和资金监管，重点加强对基础设施建设、公共卫生服务和新农合资金的监管。

最后，我就贯彻落实这次会议精神再讲几点意见。

第一，汇报沟通，争取支持。希望同志们回去后及时向党委、政府领导传达克强同志的重要讲话，汇报会议精神和今年的重点工作，并向当地医改领导小组和有关部门介绍情况，争取党委和政府的重视和支持，争取相关部门的协助与配合。

第二，认真传达，统一认识。各地要尽快召开本地区的工作会议，争取在春节前把会议精神传达到基层。在卫生系统统一思想，坚定信心。

第三，明确任务，狠抓落实。2010年是全面推进医改的攻坚之年，做好今年的工作至关重要。近期国务院将下达2010年医改重点工作安排，各地要根据本次会议的工作部署，结合本地实际，进一步明确任务，抓住工作重点和关键环节，早部署、早起步、早落实。

同志们，深化医药卫生体制改革使命光荣，任务艰巨，卫生系统责任重大。让我们在以胡锦涛同志为总书记的党中央领导下，高举中国特色社会主义伟大旗帜，深入贯彻落实科学发展观，坚定信心，振奋精神，锐意进取，扎实工作，坚定不移地走中国特色的社会主义卫生发展道路，不断开创卫生事业改革发展的新局面，为建立覆盖城乡居民的基本医疗卫生制度，实现人人享有基本医疗卫生服务而努力奋斗！

卫生部党组书记、副部长张茅在2010年全国中医药工作会议上的讲话

（2010年1月14日）

2010年全国中医药工作会议，是在2010年全国卫生工作会议刚刚结束之后召开的一次重要会议。在此，我代表卫生部向大会的召开表示热烈的祝贺！向关心、支持中医药事业发展的各级党委、政府及有关部门和社会各界表示衷心的感谢！

一、2009年我国卫生工作和中医药工作取得令人鼓舞的新进展

2009年是不寻常的一年。去年4月，中共中央、国务院印发了《深化医药卫生体制改革的意见》（以下简称《医改意见》）及近期重点实施方案，提出了到2020年医药卫生体制改革的目标、原则和政策措施，部署了医改五项重点工作。全国卫生系统认真贯彻落实党中央国务院的决策部署，基本完成了国务院部署的2009年医改各项工作任务。全国医改开局良好，人

民群众正在获得看得见、摸得着的实惠。面对突如其来的甲型H1N1流感疫情，党中央、国务院高度重视，科学决策，全国卫生系统会同其他有关部门建立联防联控工作机制，有效防控疫情和救治患者，维护了人民群众健康和社会稳定。《食品安全法》颁布实施，卫生部门认真履行综合协调职责，健全食品安全工作机制，扎扎实实开展食品安全整顿工作，受到群众的支持和欢迎。2009年是考验各级卫生行政部门综合能力的一年，是展示全国卫生系统良好服务和保障能力的一年，是各级党委政府全面重视和加强卫生工作的一年。在过去的一年中，卫生工作对促进经济社会发展发挥了重要作用，各项工作都取得了积极成效。

国强同志的报告我已认真阅读了，对报告内容我完全赞成。2009年是中医药工作紧紧围绕深化医药卫生体制改革，深入贯彻落实《国务院关于扶持和促进中医药事业发展的若干意见》（以下简称《若干意见》）的一年。全国中医药系统紧密结合深化医改的实际，进一步完善基层中医药服务网络，加强了乡镇卫生院中医科和中药房建设；充分发挥了中医药治疗甲型H1N1流感等重大疾病的重要作用，初步建立了中医药参与应对突发公共卫生事件工作机制以及科研体系；扎实推进中医药继承创新，建设了一大批中医临床研究基地、重点研究室和实验室，为中医药科技创新发挥了关键作用；积极推进中医"治未病"健康工程，深入开展"中医中药中国行"活动，弘扬中医药文化，普及中医药知识；重视农村和城市社区中医人才培养，开展"国医大师"评选表彰活动，逐步形成中医药人才成长的激励机制；中医药国际标准化工作取得重要突破，由我国发起的《传统医学决议》在世界卫生大会上顺利通过。总体上讲，去年以来，全国中医药系统认真贯彻落实科学发展观，将维护人民群众身体健康，满足人民群众对中医药服务的需求作为工作的出发点和落脚点，坚持把中医药工作纳入到卫生改革发展大局，推动中医药医疗、保健、教育、科研、产业、文化全面协调可持续发展，建立和完善中医药工作的体制机制，中医药各项工作取得新进展、新成效。这些成绩的取得，充分说明了中医药队伍是一支大医精诚，服务人民的队伍，是一支作风过硬，具有较强战斗力的队伍，是一支值得尊敬和信赖的队伍。在此，我代表卫生部向你们并通过你们向广大中医药工作者表示衷心的感谢和崇高的敬意！

在看到取得成绩的同时，我们也要清醒地认识到，卫生事业发展与人民群众期望尚有较大差距。我国卫生事业长期滞后于经济社会发展，是社会发展领域中的"短腿"，不能适应人民群众日益增长的健康需要。2008年第四次国家卫生服务调查显示，仍有41.2%的居民对门诊服务不满意，44.2%的居民对住院服务不满意。从卫生事业发展的外部环境来看，目前还没有建立起保障公益性的体制和机制，尤其是公共经费保障机制不健全，公共筹资薄弱而分散。从卫生事业发展来看，卫生资源分布仍不合理，城乡之间、地区之间和不同人群之间存在明显差异，医疗和预防康复之间、中医药和西医药之间、卫生服务的不同层次之间发展不平衡。从当前医改工作情况来看，有的地方经费落实不到位，保障机制不健全，各地工作进展不平衡。从卫生服务来看，医疗质量和安全问题比较突出，服务方式和态度距离群众要求有较大差距，医患关系存在一些突出问题。解决这些存在的问题，既需要有长期努力奋斗的思想准备，又需要有锐意进取的改革精神，更需要有坚定的决心和信心。我们要攻坚克难，积极探索，勇于创新，力争取得扎实的工作成绩，向党和人民交出满意的答卷。

二、提高认识，把深化医改作为当年和今后一段时期卫生工作的中心任务和主要工作

刚刚结束的2010年全国卫生工作会议，是全面实现深化医改近期目标攻坚之年的动员会。李克强副总理出席了全国医药卫生系统表彰大会，并作重要讲话，体现了党中央、国务院对卫生工作的亲切关心和高度重视。李克强副总理在讲话中对深化医改各项工作任务提出了明确要求，强调要把深化医改作为当前和今后一段时期卫生工作的中心任务和主要工作，要求各级卫生部门要把主要精力放在推动医改上、落实五项重点改革上。各级卫生部门包括中医药部门要认真学习贯彻李克强副总理的讲话精神，落实好全国卫生工作会议部署，结合中医药实际，把深化医改工作抓细、抓实、抓好。

一是充分认识医改工作面临的良好环境和难得机遇。党中央国务院高度重视民生建设，把卫生工作和人民健康问题摆在民生建设的突出位置，启动深化医药卫生体制改革，着力解决人民群众看病就医问题。去年4月医改工作全面启动以来，包括中医药队伍在内的广大医疗卫生人员对深化医改的态度是积极的、拥护的，以实际行动支持医改，成为医改的主力军。一年来的实践证明，在党中央、国务院的坚强领导下，深化医改工作得到了地方党委政府积极支持，得到了全社会积极参与，得到了人民群众衷心拥护，这也证明医改的方向是正确的，医改近期重点任务的设计是正确的。目前，国民经济形势已总体回升向好，各级财政公共服务支出能力将进一步提升。应该说，现在深化医改面临着较好的改革环境和难得的机遇。我们要坚定信心，迎难而上，锐意进取，抓住历史机遇，大力推动医改。

二是要坚持以改革创新的精神推动医改工作。改革开放30多年来，卫生改革和发展始终紧密联系，改革的目的是为了促进发展，只有深化改革，才能实现发展，改革和发展是一致的。要充分认识到改革是破解各项工作难题的根本途径，当前深化医改的五项重点工作也是促进卫生事业发展的重点工作，与做好各项卫生工作的目标一致、内在统一、不可分割。我们面临的很多问题已经长期存在，在深化改革的过程中，同志们一定要打破传统思维模式，解放思想、大胆探索，只要有利于体现公共医疗卫生公益性质，有利于优化医疗卫生资源配置，有利于提高效率和改善服务，都要大胆实践。全国中医药系统要紧紧抓住深化医改的重大机遇，积极参与，努力探索，通过深化改革推进中医药事业发展，使中医药能够为提高人民健康水平发挥更大的作用。

三是充分认识医改工作的长期性、艰巨性和复杂性。深化医改是从制度层面解决长期积淀下来的体制性、机制性、结构性矛盾，直接涉及方方面面的利益调整，有些利益关系已经相当牢固，需要下大力气进行改革。比如推进国家基本药物制度，就必须打破药品生产、流通领域的现有格局，调整药品特别是基本药物的不合理定价规则；比如取消药品加成政策、切断药品创收利益纽带，就必须同步完善医疗卫生机构补偿政策，实行绩效工资改革，确保基本药物的使用，这就涉及基层医疗卫生机构体制机制的综合改革。在我们这样一个有十几亿人口、城乡差距和地区差距都较大的发展中大国搞医改，是一项涉及面广、利益冲突多、协调难度大的社会系统工程，对改革的长期性、复杂性、艰巨性要有充分的思想准备。尽管前进道路上存在不少困难，但是我们相信，有我们社会主义集中力量办大事的优越性和我国经济持续健康发展作后盾，我们有条件、有能力、有办法解决和克服医改中的困难和问题，最终实现医改的目标。

三、继承创新，认真做好中医药重点工作

中医药作为我国具有原创优势的医学科学和独具特色的医疗卫生资源，具有广泛和深厚的群众基础，是中国特色社会主义卫生事业不可或缺的重要组成部分。中医药“简、便、验、廉”的特点，注重“治未病”的预防保健、促进健康的理念，强调“大医精诚”以人为本的人文精神，在深化医药卫生体制改革、建立基本医疗卫生制度以及转变我国卫生发展方式中大有可为。中国的医药卫生体制改革，要立足于我国既有西医药又有包括民族医药在内的中医药这个现实国情，坚持中西医并重的方针，充分发挥中西医各自的优势，取长补短，共同担负维护和增进人民健康的重要使命。扶持和促进中医药事业发展，充分发挥中医药作用，满足人民群众对中医药服务的需求，是深化医药卫生体制改革的重要内容，是实现医药卫生体制改革总体目标的必然要求。在深化医改的全过程中，要建立有利于充分发挥中医药作用的体制机制，制定好、落实好扶持和促进中医药事业发展的各项政策措施。

第一，要在深化医改中推进国务院《关于扶持和促进中医药事业发展的若干意见》的全面贯彻落实。深化医改正式启动后，为贯彻落实《医改意见》提出的坚持中西医并重的方针，充分发挥中医药作用的要求，进一步扶持和促进中医药事业发展，国务院印发了《关于扶持和促进中医药事业发展的若干意见》。《若干意见》作为深化医药卫生体制改革的重要配套文件，系统提出了中医药事业发展的指导思想、原则和主要任务，对充分发挥中医药在医改中的重要作用提出了更加具体、明确的要求和政策措施，对于在深化医药卫生体制改革中更好地发挥中医药特色优势具有重要指导意义。各级卫生行政部门、中医药管理部门要充分认识扶持和促进中医药事业发展对于深化医药卫生体制改革、提高人民群众健康水平、弘扬中华文化、促进经济发展和社会和谐的重大意义。要在各级党委和政府领导下，推动建立扶持中医药事业发展的领导机制和中医药工作协调机制，加强中医药管理机构建设，强化管理职能。要制定《若干意见》具体实施办法和政策措施，将《若干意见》中的相关政策措施体现在深化医改的配套文件中，结合各地实际加以细化和实化。要积极探索，创造性地开展工作，在深化医改中深入研究中医药发展的重点、难点问题，探索建立和完善有利于推进中医药继承创新的体制机制，充分发挥中医药特色优势。

第二，要加快推进中医药继承与创新。中医药的核心思想包括整体观、系统论、辨证论治以及“治未病”。在科学技术特别是现代医学十分发达的今天，如何推动中医药继承和发展，这是摆在每一位中医药工作者面前的重大课题。我们要把中医药的继承与创新工作摆在更加突出的位置，加快推进学术发展和科技进步。一是要整合资源，打破围墙，把国内的各种优势资源集中起来，打造中医药科技创新体系。二是要注重加强以病种为导向的临床研究平台建设。国家中医临床研究基地是一个很好的平台，“十二五”期间还应争取增加数量，扩大病种范围和覆盖区域。三是要开展重大疾病联合攻关，充分调动海内外中医药科研工作者的积极性和主观能动性，大胆引进并采用适用于中医药研究的现代自然科学研究的技术和方法，促进多学科融合，注重多中心研究，力争在一些重大疾病中医药防治方面有所突破。四是要加强科学研究，将研究成果及时转化应用。尤其是在中药方面，要不断提高研发能力，在国家重大专项、国家科学发展规划中，设立产学研用结合的研究方向，借助中药企业的力量，发展科研，促进产业发展。

第三，要加强中医药人才培养

和队伍建设。人才是事业发展的重要保障，中医药事业要持续健康发展，必须有完善的人才培养机制作保障。要将中医药人才培养纳入国家卫生人才培养规划，探索更加符合中医药特点的人才培养机制。院校教育是中医药人才培养的主要途径，但是院校毕业生仅仅掌握了基本的中医药理论、知识和技能，还远远不能成为一名合格的中医医师。要重视毕业后教育，建立健全中医住院医师规范化培训制度。要高度重视基层中医药人员的培养和队伍建设，只有破解基层中医药人才发展瓶颈，才能真正提高基层中医药服务能力和水平。要建立长效机制，保证优秀人才下得去、用得上、留得住。我们开展的将农村具有一技之长和有实际本领的中医药人员纳入乡村医生管理的试点工作，取得了很好的效果，要在总结试点工作经验的基础上，在全国范围内进行推广。要加强高层次人才队伍的建设，认真总结全国名老中医药专家学术继承工作和优秀临床人才研修项目的经验，完善高层次人才选拔机制。要切实加强师承教育，将国医大师等名老中医的学术思想、经验、技能等继承下来，这是一项十分紧迫而重要的任务。要注重中医药队伍的自身建设。中医药队伍要增强做好中医药工作的使命感和责任感，加强学习，全面提高履行职责的能力；要大力弘扬大医精诚、仁者仁术的优良传统和作风，牢固树立以人为本的理念，不断提高职业道德素养，提高专业技能，增强服务本领，为人民群众看好病、服好务。同时，要充分发挥中医药人员在中医药改革发展中主力军的作用，为他们营造良好的工作环境，让他们以更加饱满的热情，奋发昂扬的精神，投身到中医药改革发展中去。

第四，要认真做好“十二五”规划工作。要在全面总结“十一五”规划时期经验的基础上，科学研判未来中医药工作面临的经济社会发展环境以及突出矛盾和问题，围绕深化医改和贯彻落实《若干意见》，按照中医药医疗、保健、科研、教育、产业、文化全面协调发展的总体思路，研究提出“十二五”中医药事业发展的战略重点和政策保障。在编制“十二五”卫生事业发展规划纲要和专项卫生规划中要积极吸纳中医药的研究成果，充分体现中医药内容，在各项卫生工作中积极发挥中医药独特优势，为提高人民群众健康水平贡献力量。此外，我还要特别强调一点，要加快推进中医药信息化建设，探索建立卫生、中医药信息统计共建共享机制，不断完善中医药综合信息统计制度和中医药信息系统，发挥信息化手段在决策、管理等方面的作用。

同志们，当前我国中医药事业面临难得的历史机遇，中医药工作大有可为。让我们紧密团结在以胡锦涛同志为总书记的党中央周围，深入学习实践科学发展观，坚定信心，攻坚克难，心系群众，推进医改，努力开创中医药事业持续健康发展的新局面，为实现人人享有基本医疗卫生服务的目标和提高全民族健康素质而努力奋斗。

最后，在新春佳节即将到来之际，我代表卫生部向大家拜个早年，祝愿大家新春愉快，身体健康，万事如意！

卫生部党组书记、副部长张茅在中华医学会第二十四次全国会员代表大会开幕式上的讲话

(2010年4月24日)

尊敬的各位代表，同志们、朋友们：

今天，中华医学会第二十四次全国会员代表大会隆重开幕了，这是在推进深化医药卫生体制改革的新形势下，我国医学界的一次盛会。我代表卫生部，对大会召开表示热烈的祝贺！向在座的各位专家和各位代表致以亲切的问候！向全国医疗卫生工作者致以崇高的敬意！

刚才，中共中央政治局常委、国务院副总理李克强同志出席开幕式并作了重要讲话，充分体现了党中央、国务院对卫生事业的高度重视。李克强同志在讲话中，充分肯定了中华医学会长期以来的优良传统，特别是过去几年所取得的成绩，高度评价了广大医疗卫生人员作出的贡献。他站在经济社会发展全局的高度，从推动卫生事业改革发展、维护人民健康权益出发，深刻阐述了当前我国深化医改的思路、任务和政策，明确指出，广大医疗卫生人员要充分履行职责，为人民健康提供优质服务，在深化医改、卫生应急、科技攻关等方面发挥好主力军作用。同时，也对医学会的工作提出了殷切希望，为深化医改和医学会的发展指明了方向。我们一定要认真学习，深刻领会，坚决贯彻落实。

中华医学会成立95年来，特别是伴随新中国60年的光辉历程，凝聚和团结全国50万名会员，坚持为会员和医学科技工作者服务、为人民健康服务、为社会主义现代化建设服务，发展成为我国医学界最具影响力、享有盛誉的学术组

织。近几年来，中华医学会在第二十三届理事会的领导下，积极组织和动员学术力量，充分发挥技术支撑作用，为维护人民健康作出了突出贡献。在此，我向刚才受到大会表彰的先进集体和优秀学术期刊表示祝贺，希望你们再接再厉，为医学会的发展和人民健康事业再立新功。

借此机会，我再提几点希望。

一、牢牢把握办会宗旨，积极投入深化医药卫生体制改革

当前，在党中央、国务院的领导下，深化医药卫生体制改革的各项重点任务正在有序推进，改革已进入攻坚阶段。深化医改为广大医疗卫生工作者提供了广阔的事业舞台和难得的发展机遇，医疗卫生人员处于服务人民健康的第一线，是深化医改的主力军。中华医学会凝聚着我国大批多学科专家和学术带头人，联系众多医学科研院校和广大医务工作者，要坚持办会宗旨，发挥桥梁和纽带作用，组织引导广大医疗卫生人员深刻领会医改精神，支持和推动医改各项任务的落实，积极投身于医改的伟大实践。医学会要充分发挥自身优势，畅通诉求表达渠道，听取和反映广大会员的意见和建议。发挥专家的作用，就建立国家基本药物制度、公立医院改革等医改重点难点问题，深入探索，大胆实践，为深化医改取得实效建言献策。同时，医学会要积极协助卫生行政部门做好技术性、学术性以及政策咨询工作，为卫生工作提供科学依据和智力支持。

二、加强学术交流，为医学事业的繁荣发展提供技术支撑

中华医学会要努力搭建学术交流平台，通过举办有影响力的国际国内学术活动和创办精品医学期刊，为医疗卫生工作者提供学习交流机会，推动医学科技进步，进一步提高学术活动的质量和水平，不断提升学术期刊的品质，引领学科发展，为我国医学事业的繁荣与发展服务。

医学会要加强学科交叉与多中心合作的研究，围绕重大疾病防治和重大药物研制，着力突破关键技术，为生物医药等新兴战略性产业的创新发展作出贡献。要更好地履行继续教育、培养人才的职责，积极参与住院医师规范化培训工作，着力培养全科医师和青年人才，不断提高基层医疗卫生机构的服务能力和水平，为人民健康服务。

医学会具有广泛的国际联系和影响，要积极参与高层次的国际学术交流与合作，进一步扩大学术影响，争取更多的国际学术话语权。要密切与港澳台地区学术组织的联系，拓宽两岸三地的交流平台。希望医学会真正走向世界，成为具有世界影响的学术组织，服务于我国卫生事业的对外开放。

三、充分发挥学会优势，承担更多的社会责任

随着医改的不断深入，医学会要在选择和推广适宜技术、制定和开展临床路径、规范诊疗行为等方面，发挥更大的作用。医学会下设83个专科分会，各省市设有医学分会，承担着医疗事故技术鉴定的工作任务。希望医学会秉持公平正义，严格鉴定程序，对所作出的鉴定结论负责，经得起历史的考验。

行医之道在于德，弘扬良好医德医风，是中华医学会创建者的初衷，也是历经百年不衰的根基。我国很多德高望重的老专家，几十年如一日，以崇高的医德风范和精益求精的职业素养，深受人民群众的尊重和信赖。医学会要继续发扬优良传统，承担起加强医德医风建设，协调医患关系的社会责任，为医改创造和谐的社会氛围。树立正确的会风、学风，注重行业自律，捍卫科学精神，成为弘扬学术正气的楷模。

四、加强自身建设，增强学会的活力和凝聚力

这次大会将选出医学会新一届领导班子，希望新的领导班子努力学习实践科学发展观，继承优良传统，不断加强自身建设，努力成为一个团结民主、廉洁高效、锐意进取、求实奉献的领导集体。同时，加强学会办事机构党的建设，把握正确的发展方向，保证学会常务理事会决议的贯彻执行。要加强各级医学会专职干部队伍建设，增强组织能力、业务能力和解决问题的能力，牢固树立为专家和会员服务的理念，不断提高服务质量和水平，竭力推进学会发展。健全工作制度和工作程序，确保全国会员代表大会、理事会、常务理事会行使职责有章可循，规范运行，努力把医学会建设成为一流的学术组织。

当前，抗震救灾是卫生系统的重点工作。青海玉树地震发生后，各级卫生部门迅速组建医疗队，第一时间赶赴灾区，积极投入抗震救灾。截至目前，地震伤员医疗救治工作第一阶段任务已经顺利完成；卫生防疫和卫生监督工作在灾区实现了全覆盖。在这次抗震救灾中，广大医疗卫生工作者挺身而出，救死扶伤，勇挑重担，充分展示了优秀的职业素养和高尚的道德情操，要继续发扬不怕疲劳，坚持不懈的斗志，尽最大努力减少病死率和伤残率，确保大灾之后无大疫。在今后日常的医疗卫生工作中，同样要保持这种良好的品德和精神风貌，爱岗敬业，无私奉献。

各位代表，同志们：

我国卫生事业改革和发展任重道远，广大人民群众对我们寄予厚望。希望中华医学会全体会员与广大医疗卫生工作者一道团结奋斗，肩负起历史赋予的光荣使命，解放思想，开拓创新，扎实工作，为提高人民健康水平，为全面建设小康社会贡献力量。

预祝大会取得圆满成功！

卫生部党组书记、副部长张茅在2010年6期《行政管理改革》中发表署名文章

——深化医改需要探索和把握的几个问题

深化医药卫生体制改革已经进行了一年。近期，三年改革的五项重点任务实施到了攻坚阶段。为全面贯彻落实中央的决策部署，完成医改任务，尽快使老百姓得到医改的实惠，就必须牢牢把握医改的方向、原则和政策，进一步理清思路，澄清问题，不断研究和处理好改革中出现的新情况和新矛盾。

一、坚持公益性和调动积极性

党的十七大报告和医改意见都明确指出，深化医改的方向是坚持公共医疗卫生的公益性质。温家宝总理在2008年4月医改座谈会上强调：深化医改必须“让人民群众得实惠，让医务人员受鼓舞”。这是深化医药卫生体制改革必须坚持的两个基本原则，也是检验医改成效最重要的标准。但是改革中容易将公益性与积极性分开考虑，甚至对立起来。比如有的同志认为坚持公益性，就是只靠政府投入、回到吃大锅饭，影响效率；机构有了积极性，医务人员收入增加，公益性就会受损。目前反映的“两头热中间冷”现象（政府和群众热，医务人员冷），就是有的医务人员担心改革使他们收入下降，利益受到影响。因此，如何认识公益性与积极性，特别是很好地实现两者的统筹兼顾、有机结合，是关系到医改能否取得成效的重要问题。

（一）坚持公益性是深化改革的主线

公益性是对医疗卫生服务和医疗卫生事业性质的界定。这次医改首先在这个问题上达成了共识。遵循公益性原则，医改方案强调“把基本医疗卫生制度作为公共产品向全民提供，实现人人享有基本医疗卫生服务，这是我国医疗卫生事业发展从理念到体制的重大变革，是贯彻落实科学发展观的本质要求。”

在我国，基本医疗服务作为公共产品是这次医改首次提出来的，是改革开放和经济社会发展的成果，是建设现代国家的必然要求，体现党“以人为本”的执政理念。首先，它的提出基于把基本医疗服务看作每个公民应该享有的一项基本权益，关系群众切身利益的需求，更加注重公平、共享，缩小不同地区、不同群体之间的差距。其次，作为公共产品，可以通过适宜技术、基本药物等有效措施，减轻群众的经济负担，防止因病致贫，对于社会来说还具有减少疾病“负外部性”的意义，防御疾病流行，保证社会安定，促进经济社会发展。

坚持公共医疗卫生的公益性，意味着医疗卫生服务要体现全体居民均等受益和社会效益第一的原则，不以营利为目的，即不以追求利润最大化为目的。坚持公共医疗卫生的公益性也是缓解“看病难、看病贵”问题的关键。在改革开放初期，为解决医疗卫生机构经费短缺，也为解决当时出现的“看病难、住院难、手术难”的问题，政策上曾允许医疗卫生机构进行创收，甚至承包经营，由此重经济收益、轻公益目标的问题开始显现。1997年，党中央、国务院作出《关于卫生改革与发展的决定》，明确卫生事业是政府实行一定福利政策的社会公益事业。但是一些体制机制方面深层次的矛盾没有得到根本性解决，医疗卫生机构仍有趋利行为，使“看病难、看病贵”成为群众反映强烈的问题。这次深化医改，党中央、国务院的医改意见更进一步强调，“坚持公共医疗卫生的公益性质”，“从改革方案设计、卫生制度建立到服务体系建设都要遵循公益性的原则”。因此，维护公益性是深化改革的关键，政府投入则是保证公益性的前提条件。

公立医疗卫生机构在维护公益性的过程中需要动员和消耗大量人力、财力和物力。在现代医学高度发达的今天，治病救人需要的成本越来越高，特别是需要具有高尚医德和职业素质的医务人员付出辛勤的劳动，对此要提供必要的物质补偿。

从各国的实践来看，落实公共医疗卫生服务的公益性，有政府财政和社会保障等补偿资金来源，有补供方和补需方两种方式。补供方是指政府利用财政资金举办公立医疗卫生机构，保证基础设施建设、设备和医疗物资的购置、人员经费和业务经费等。北欧国家和英联邦国家实行以补供方为主的卫生体制，发展中国家一般也实行以补供方为主的体制。有的国家把医疗卫生工作者作为政府公务员保障工资待遇。补需方是指政府补贴居民参加医疗保障，医疗保障基金会代表居民向医疗机构购买医疗卫生服务。德国等以社会医疗保险筹资为主的国家，多采取补需方为主的方式。国际经验表明，补需方和补供方并不是互相排斥的，只补需方或补供方都难以解决好复杂的医疗服务补偿问题。必须强调，补需方不能忽视对公立医院等卫生服务体系的建设；补供方也不能排斥利用市场机制，促进医院改进效率。

总结国际经验，医改方案确定，目前政府卫生投入，兼顾供方和需方。一方面加强对供方投入。医改方案明确了三类情况：一是专业公共卫生服务机构的人员经费、发展建设和业务经费由政府全额安排，按照规定取得的服务收入上缴

财政专户或纳入预算管理。二是对城乡基层医疗卫生机构，政府必须负责其举办的乡镇卫生院、城市社区卫生服务中心（站）按国家规定核定的基本建设经费、设备购置经费、人员经费和承担公共卫生服务的业务经费，使其正常运行。三是政府负责公立医院基本建设和设备购置、扶持重点学科发展、符合国家规定的离退休人员费用和补贴政策性亏损等，对承担的公共卫生服务等任务给予专项补助。各级政府应切实落实财政补助政策，保证公立医疗卫生机构履行公共服务职能，把全部精力集中在救死扶伤、治病救人上。另一方面完善政府对需方的投入。扩大基本医疗保障的覆盖面，逐步提高保障水平，既为参保群众筑牢防范疾病风险的安全网，又通过购买医疗服务的方式补偿医疗服务资源消耗。

（二）医疗卫生工作者是改革当之无愧的主力军

人力资源是第一生产要素，再好的政策也要人去执行。医改的各项任务都需要医疗卫生工作者去实践、去落实，各项成果也需要通过医疗卫生工作者去传递、去体现。

按照人是“经济人”的假设，医生也是市场的主体，也要追求自身利益，追求自身价值实现。对此，需要考虑经济激励手段，给予合理报酬，并通过“多劳多得”，达到“奖勤罚懒”的效果。

按照人是“道德人”的假设，医生的职业具有特殊性，要求从医者必须有超出功利和经济利益的追求，要以保护生命，解除病痛为根本目的。因此，社会对于医生的职业道德和职业精神有更高的要求。千百年来，悬壶济世、救死扶伤是医护人员的天职，医生和护士是令人尊敬的高尚职业。

调动医务人员的积极性，要从以下几个方面来实施。

第一，建立体现技术劳务价值的激励机制。医疗是一个高风险的行业，收入必须能够体现医疗卫生工作者的技术劳务价值，使医疗卫生工作成为令人羡慕的职业。要加快推进基层医疗卫生机构绩效工资改革；对名医等特殊人才给予特殊待遇；落实对从事传染病等高风险岗位人员的待遇。与此同时，政府要完善基层医疗卫生机构和公立医院的补偿机制。如果让医务人员通过创收养活自己，只能把医务人员推向人民群众利益的对立面。

第二，依靠制度规范医生的行为。通过公立医院运行机制、人事分配制度、绩效考核办法等综合改革措施，把调动医务人员积极性和保护人民群众利益密切结合在一起，使医务人员多劳多得，优劳优得。建立通过增加和改善服务获得合理报酬的机制，坚决摒弃将医务人员收入与医疗服务收费挂钩的做法，规范诊疗用药行为，非合理收入要予以纠正。

第三，创造有利于职业发展的条件。要建立住院医师规范化培训制度，提供提高业务水平的机会，调动医务卫生工作者钻研技术、增长技能的积极性和主动性，最大限度地释放潜能，争取事业更大的发展。

第四，弘扬救死扶伤的职业精神。医疗卫生机构和医疗卫生人员的基本职责是为人民提供公共卫生和基本医疗服务，无论是在抗击非典，还是在汶川和玉树的抗震救灾中，广大医疗卫生工作者都表现出了不计代价，不计报酬的强烈责任感，这支队伍在关键时刻是可以依靠，可以信赖的。在日常工作中，他们中的大多数人也是爱岗敬业的。因此，要进一步加强医德医风教育、重视人文和职业素养培养。

第五，营造“尊医重卫”的社会环境。胡锦涛总书记和温家宝总理多次强调，要在全社会营造尊重医学科学、尊重医疗卫生工作人员的社会氛围，要求各级党委和政府关心和爱护广大医疗卫生工作者，热情帮助他们解决工作、学习、生活中的实际困难。李克强副总理在今年全国医药卫生系统表彰大会上指出，调动医药卫生人员的积极性，必须创造“尊医重卫”的社会环境，形成全社会关心卫生工作、支持卫生工作、参与卫生工作、开创卫生工作新的局面。

维护公益性、调动积极性，是整个医疗卫生体制改革的根本方向和核心任务，是必须着力解决好的两大根本问题。二者并不是矛盾的，而是高度统一的。维护公益性不排斥调动积极性，调动积极性不能以损害公益性为代价。关键在于制定什么政策，采取什么方法，如何正确地引导，如何将维护人民群众利益与维护医疗卫生人员利益密切结合在一起，努力实现维护公益性与调动积极性的统一。

二、坚持政府主导和发挥市场机制作用

政府与市场的关系，是深化改革从方案设计到启动实施，时时引起讨论的一个问题。医改方案清楚地表述了医改的基本原则：政府主导与发挥市场机制作用相结合，坚持公平与效率的统一。但是在具体实施中，容易有明显偏向。今年“两会”期间，李克强同志在和人大代表座谈时强调：必须用中国式办法破解医改难题，发挥好政府保基本的职责和市场在提供非基本医疗服务中的作用，逐步形成多元办医格局，以改革促发展。这为我们指明了方向。

（一）发展卫生事业是政府必须承担的职责

医疗卫生不同于经济领域，健康权益的公平性、公共医疗卫生的公益性和医疗卫生服务的特殊性，都要求必须强化政府的责任，政府要在“制度、规划、筹资、服务、监管等方面”发挥主导作用。

从卫生经济学的普遍原理看，医疗卫生市场存在突出的特点：医疗行为过程区别于其他经济活动，是一个不完全市场，医患之间信息不对称，市场严重失灵。国内外的经验充分表明，市场无法解决医疗资源分配中的不公平问题，依赖自由市场来筹措资金和提供医疗服务将不可避免导致穷人和弱势群体在享有医疗服务上处于不利地位，将不可避免地出现诱导服务、高成本高费用的问题。所以必须明确政府的主导地位，进行宏观管理调控，以保证政府维护人民健康目标的实现。政府主导不仅不会损害效率，而且是保证宏观效率的前提条件，政府主导会在卫生资源配置方面，强化疾病的预防和基层医疗卫生服务，改善病人的流向，方便患者就医，使居民获得更好的服务，进而提高卫生资源的整体效率。

强调政府主导责任，并不是要政府包打天下。一是在范围上，必须分清基本和非基本。基本医疗服务的内涵、边界有较多争议，是从项目还是从费用界定；是由财政承担，还是其他途径提供支付。目前倾向于两者的结合。综合多数意见，基本医疗服务是指国家基本医疗卫生制度所规定的，与筹资水平相适应的，体现社会公平所必需的诊断和治疗服务，由财政和社会保险筹资为主，使全体居民都能支付得起。核心内容应该是：基本设施、基本项目、基本药物和适宜技术。从我国现阶段的国情出发，政府只能保基本，首先着力解决公平问题，保障广大人民群众看病就医的基本需要，随着经济社会发展逐步提高保障水平。非基本医疗服务更多的要通过社会资本投入，依赖市场资源提供。二是在供给方式上，医改方案明确了政府如何实现责任和主导作用的政策框架与实施机制，特别提出政府公共产品供给方式的机制创新，即探索通过政府购买服务，依托市场配置资源的机制，整合各种社会力量，共同完成公共产品的供给，以实现供给过程的市场效率原则与供给结果的社会公平目标的结合。

（二）发挥市场机制作用是深化改革的基本要求

政府主导绝不意味着排斥市场，取消市场，而是更要充分发挥市场机制作用，动员社会力量参与，促进有序竞争机制的形成，提高医疗卫生运行效率、服务水平和质量，满足人民群众多层次、多样化的医疗卫生需求。医改方案为市场机制发挥作用提供了充分的施展空间。

第一，发展商业健康险。根据我国国情，政府主导的城乡居民医疗救助、城镇职工和居民基本医疗保险、新农合等医疗保障制度，主要解决贫困人口和居民的基本医疗保障。为满足越来越多社会成员更高的服务需求，应积极运用市场机制，促进商业医疗保险发展，适应多层次保障需求。2008 年，我国商业健康险的保费收入达到 585 亿元。医改方案提出：“在确保基金安全和有效监管的前提下，积极倡导以政府购买医疗保障服务的方式，探索委托具有资质的商业保险机构经办各类医疗保障管理服务。”近几年河南、江苏、广东等省的若干市、县进行了探索。据保监会统计，2009 年保险业参与医疗保障及其补充保险项目，覆盖 1.56 亿人，新增委托管理资金 69.6 亿元，保费收入 73.1 亿元，赔付与补偿 1889.9 万人次，金额 86.8 亿元。因此，进一步发展潜力是很大的，应认真总结经验，探索可行的实施路径。

第二，统筹利用全社会卫生资源。鼓励和引导社会力量参与举办医疗机构，扩大服务能力，满足人民群众较高层次的医疗服务需求。特别要完善各种政策，积极鼓励民营资本举办非营利性医疗机构，积极引导社会资本以多种方式参与包括国有企业所办医院在内的部分公立医院改制重组，形成公立、私立非营利性和私立营利性医疗机构互补共赢的多元化发展格局。支持有资质人员依法开业。目前，国务院医改办正在制定鼓励社会资本发展卫生事业的办法。

第三，发展医药及健康相关产业。在经济社会快速发展、人口老龄化不断加速的过程中，我国与健康有关的产业，如医药和器械以及康复、老年护理、体检等，具有广阔发展空间。国务院已经把生物医药列为战略性新兴产业，出台了相关政策进行扶持、推动，以加快经济发展方式的转变。要充分发挥市场机制的作用，鼓励竞争，提高产品质量和服务能力，促进产业发展。

第四，在逐步实现基本公共卫生服务均等化、建立基本药物制度以及推进公立医院改革等方面，医改方案对利用市场机制也提出了方向性要求。如明确包括社会力量举办的所有乡镇卫生院和城市社区卫生服务机构，各地都可采取购买服务等方式核定政府补助。再如力争形成高效的药品供应保障体系，明确政府举办医疗机构使用的基本药物公开招标采购，招标采购药品和选择配送企业要坚持全国统一市场，不同地区、不同所有制企业平等参与、公平竞争。又如鼓励地方探索注册医师多点执业的办法和形式；建立信息公开、社会多方参与的监管制度；实施聘用制、实行绩效考核和绩效工资制度等竞争机制。

综上所述，在深化医改进程中，要合理界定政府与市场的关系，既要不断强化政府责任，又要注重科学运用市场机制；既要发挥社会力量、商业保险等方面的积极性，又要加强宏观调控和监管。仅靠一个方面，医改不能成功。

三、加强基层建设和公立医院改革

这次医改的重点是保基本、强基层，同时提出积极稳妥地推进公立医院改革，这两项任务构成医药卫生四大体系之一——医疗服务体系建设的内容，改革中需要注重它们在整个医疗服务体系中相互联系、相互促进的关系。

（一）强基层是缓解“看病难、看病贵”的重要举措

我国经济社会发展不平衡，卫生资源配置不合理，大量卫生资源集中在经济发达地区和城市，特别是优质资源集中在大中型医院，公共卫生和城乡基层医疗机构资源严重不足，医疗卫生人员学历较低，

缺乏培训。县医院技术能力薄弱，在县域内辐射、带动能力不足，不能满足群众日益增长的医疗保健需求。城市社区同样存在能力不足的问题，基层和大医院之间双向转诊没有得到有效实施。城乡基层与二三级医院之间差距不断加大。

一般情况下，随着收入、服务价格的变化，卫生需求会发生变化，但是卫生产品需求的一种特殊性，是体现在卫生产品实物上和时间上有限的可替代性，在没有替代产品的时候，需求是刚性的，价格弹性较低。人们为满足需求，愿意支付任何价格。群众不愿意去基层就诊，主要是对医疗服务水平不放心、不信任，因此大病、小病都不可替代地要到大医院治疗。医疗机构级次越高，医药成本费用必然越高。卫生部统计信息中心数据显示，2009 年综合医院门诊次均医疗费用在部、省、市属和县级医院分别为 305 元、238 元、165 元、110 元；出院病人平均医药费四级医院分别为 1.52 万元、1.21 万元、7200 元、3000 元。专家估计，目前在大医院门诊患者中，50% 以上得的是常见病多发病，完全可以在基层得到有效诊治。在我国这样一个 13 亿人口的发展中国家，如果多数人完全依赖大医院的服务，会加重国家、社会和家庭的经济负担，是不可持续的。

所以，保基本必然要强基层，形成基层与大医院之间分工协作的机制。本次医改方案中提出了加强基层医疗卫生服务体系建设的策略。一是加强县医院能力建设，3 年内使 2000 所县医院达到二级甲等标准，使农村地区常见病、多发病在县级医院就可以得到很好的诊疗，部分重症患者能够得到及时诊治，农村地区绝大多数疾病的诊疗在县级医院就可以得到解决，实现“大病不出县”。二是在完成 2.9 万个乡镇卫生院建设基础上，继续建设 5000 个中心乡卫生院，使乡镇卫生院真正发挥农村三级医疗卫生网的中枢作用。三是加强村卫生室建设，中央转移支付支持贫困地区村卫生室建设，强化农村卫生保健网底功能。“十二五”期间在此基础上，要进一步扩大县级医院建设的范围，包括城市的区，使基层服务体系的“龙头”切实健全完善。

基层医疗卫生机构无论是乡镇卫生院、村卫生室，还是城市社区卫生服务中心，其主要工作是公共卫生、常见病和多发病诊治、慢性病管理等。公共卫生服务体系与基层医疗卫生服务体系的强化和提升，可以保障老百姓“少得病、晚得病、不得大病”，降低慢性病的患病率和群众的就医需求，提高卫生资源的总体效果和效益。加强基层医疗卫生服务体系建设既可以缓解“看病贵”的问题，又可以减轻大医院“看病难”的压力，是既符合国情，又符合卫生发展一般规律的必然选择。

（二）公立医院改革发展是强基层的有力支撑

有人认为，基本医疗只是在社区和乡镇卫生院向普通老百姓提供的服务。根据对基本医疗的界定，只要是基本医疗保障可负担的，原则上都属于基本医疗范围。一定意义上，三级医院是基本医疗服务的骨干力量，一是要为区域内基层及其他医疗机构提供诊疗技术支持；二是要成为全科医师和专科医师的培训基地，为基层人才队伍建设提供保障。近期公立医院改革的一项重要任务就是优化二三级医院的数量、规模、结构和布局，形成大医院支持、指导、帮助基层，多元化、多层次的办医格局。在城市要通过加强大医院与社区卫生服务机构的纵向联系，建立起双向转诊机制；在农村要通过建立长期对口支援县级医院的制度，提高县级医院的服务水平和质量。在这一过程中，大医院也要得到技术提升和发展，发挥在急危重症和疑难症的诊疗、医学教育和科研、指导和培训基层卫生人员等方面的支持、引领作用，增强服务和辐射能力。

基层医疗卫生机构和公立医院都提供基本医疗服务，是群众看病就医的场所，其服务直接关系到群众的感受。随着我国经济社会快速发展，城乡居民的收入不断增加，人们的医疗卫生需求层次也日益提高，对医疗服务也提出了更高的期望和要求。人们住院治病不仅希望得到最佳疗效，还重视看病中的感受，在乎医务人员的服务态度，希望得到尊重体贴的服务和舒适的就医环境，追求更加个性化的医疗护理服务。患者的满意度是国内外公认的衡量医疗服务绩效的重要指标，要使群众尽快在公立医院改革中得到实惠，满足期待，就要求公立医院在改革中坚持“以病人为中心”，加强内部服务管理，方便群众看病就医。卫生部就此印发了《关于改进公立医院服务管理方便群众就医看病难的若干意见》，主要措施是：坚持推进预约诊疗服务；优化门诊流程，增加便民措施；加强急诊绿色通道管理，及时救治急危重症患者；改善住院、转诊、转科服务流程，提高服务水平；改革医疗收费服务管理与医保结算服务管理；规范临床护理服务，实施整体护理模式；加强精细化管理，提高服务绩效；落实患者安全目标，推动医疗质量持续改进；开展重大疾病规范化诊疗，有效减轻患者负担；加强投诉管理，积极推进医疗纠纷人民调解，构建和谐医患关系。这些便民利民措施，只有在深化公立医院改革中才能有效推进，并形成长效机制。这些措施的有效实施，也将为公立医院管办分开、医药分开，建立法人治理结构等体制机制改革创造更加有利的内外部条件。

公立医院改革试点已经在全国启动，国家选择了 16 个城市作为联系点，各个城市正在完善试点方案，从实际出发，选择改革的突破口，逐步推开。按照国务院批准的《关于公立医院改革试点的指导意见》，各地也要选择 1~2 个城市或城区开展试点。在试点中，要把加强公立医院与基层医疗机构的对口协作和支援，支持基层医疗卫生体系改革发展作为重要内容，为建立和巩固基本医疗卫生制度，实现城乡医疗卫生事业均衡发展打下坚实基础。

四、加大卫生投入和转换运行机制

国务院决定，2009-2011年各级政府卫生事业投入要新增8500亿元，其中，中央政府投入3318亿元，用于支持近期五项重点改革任务。对于卫生事业来说，这是一笔巨大的投入，体现了党中央、国务院对卫生改革发展的高度重视和深化改革的决心。如何处理好加大投入与转换机制的关系，处理好发展与改革的关系，十分重要。

（一）加大投入是深化改革的基础和条件

1980年、2000年、2008年我国卫生总费用占GDP比重分别为3.15%、4.62%、4.83%。上述数字表明，我国卫生总费用占GDP的比重及其增加的幅度并不大，在发展中国家居于平均水平。但是，政府卫生支出占卫生总费用比重分别为36.2%、15.5%、24.7%，呈现出从下降到提高的"V"字形变化的趋势。与此同时，居民个人卫生支出占卫生总费用的比例分别为21.2%、59.0%、40.4%，也经历了从个人医疗负担较低到不断加重，又到逐渐降低的趋势。

上述卫生总费用结构变化，反映在医疗机构和公共卫生机构的收入结构上，表现为财政补助的比重也呈现相应的变化趋势。1980年、2000年、2008年，医疗机构总收入中政府财政补助的比例分别为20%、8.5%、10.4%。1990年、2000年、2008年，在疾病控制机构中，财政补助收入占总收入的比重分别为56.9%、38.7%、55.1%。由于政府投入卫生费用的严重不足造成这些机构主要靠市场收费，才能维持正常运转和发展。可见，政府配置卫生资源的职能弱化，是医疗卫生机构行为扭曲、人民群众医疗费用负担加重的重要原因。

医改方案提出了加大政府投入，建立政府主导的多元卫生投入机制的政策，近期改革的五项重点任务也有明确的投入要求，关键是要落到实处。据人大会上的财政预算报告，中央财政2009年医疗卫生支出1277.14亿元，完成预算的108.2%，增长49.5%，主要是增加了基层医疗卫生支出。2010年预算安排医疗卫生支出1389.18亿元，增长8.8%。总体看，各地在去年财政紧张，年初财政预算已经编制完成的情况下，对启动医改都加大了投入，体现了量力而行更尽力而为，保证医改的开局之年取得了良好成效。但是也有一些地区专业公共卫生机构和基层医疗卫生机构政府投入政策仍未落实，经费迟迟不到位，建设项目的配套资金不足，一定程度上影响了改革的顺利推进。今年一季度GDP增长11.9%，国民经济回升向好势头进一步发展，尽管还存在很多矛盾和困难，但是各地应该更有条件加大卫生投入，更何况在中央扩大内需的一揽子计划中，卫生是作为既能增加投资，又能刺激消费，还能改善民生的事情，被摆在突出的位置。所以，为实现医改目标，要进一步落实各项投入政策。今年还要研究编制"十二五"规划，深化医药卫生改革仍是改善民生，加快社会建设的重大工程，一些关系群众切身利益的卫生工作，如食品药品安全、职业卫生、卫生应急处置、重大疾病防控等；一些卫生发展的基础性建设，如人才培养、基层服务体系、区域重点医院和学科、卫生信息化等，都需要加大投入力度，包括中央和地方各级政府投入以及引导社会资本的投入。政府投入在2012—2015年不应低于前三年，并能有所提高。卫生改革必须有持续的大投入，才能确保实现到2020年基本建立覆盖城乡居民的基本医疗卫生制度。据初步测算，到2015年，卫生总费用占GDP的比重达6%。政府卫生投入占卫生总费用的比重从现在的24%左右提高到30%以上，社会投入从现在的35%左右提高到40%以上，可使居民个人费用负担明显减轻，以我国现在的财力水平是做得到的。

（二）转换机制是实现医改目标的根本途径

在增加投入的基础上，只有建立确保公平效率的长效机制，才能将投入转化为人民群众实实在在的利益，否则投入可能只变成了机构的收入。转换机制就是要通过一系列的制度创新，从根本上转变医疗卫生机构的运行机制。转换机制的目的是为了切实保障医疗卫生事业的公益性，同时也要有利于调动广大医疗卫生人员的积极性，保障医疗卫生机构的正常运转，实现医疗卫生事业可持续发展。转换机制要兼顾公平和效率，既要缩小医疗保障和服务差距、实现社会公平，也不能养懒人、吃大锅饭、搞平均主义。但是，有的地方只注重投入不努力改变机制，结果资金投入越多矛盾越大，特别是人员经费成为刚性增长，政府难以承受，医务人员还没有积极性，广大群众不满意，卫生发展陷入困境。

当前，加快转换机制，可从如下几个方面着力。一是将完善基层补偿机制与解决"以药补医"和运行机制改革相结合。在基层医疗卫生机构实施国家基本药物制度，不仅要解决基本药物零差率销售的补偿问题，还要落实其他相应补助政策，建立合理的补偿机制，同时推进人事分配制度改革，强化绩效考核，确保机构履行公共卫生和基本医疗服务职能，提高服务效率。二是将健全基层医疗卫生服务体系与优化资源配置相结合。在增加投入加强基层医疗卫生服务体系建设、提高服务能力的基础上，抓紧开展社区首诊试点，建立分级诊疗、双向转诊制度，形成协调有序的就医格局。鼓励通过医疗资源重组、社会力量办医举办基层医疗卫生服务机构，鼓励有资质人员开办诊所或个体开业。三是将落实政府投入政策、完善医疗保障制度与探索建立新的支付机制和费用控制机制相结合。政府对医疗卫生机构投入不断增加，新农合政府补助水平也逐步提高。要加强机构收支管理，引导医疗卫生机构使用适宜人力、适宜技术、适宜设备和基本药物；也要探索开展新农合参合人口特大病保障试点和按病种付费、总额预付等支付方式改革。四是将落实国家基本公共卫生服务经费与创新公共卫生服务提供机制相结合。促进基层医疗卫生机构转变服务模式，改“坐堂服务”为“主动服务”、“上门服务”，严格执行服务规范，建立绩效考核制度，逐步建立一套稳定、可持续的公共卫生服务新机制。

由此看出，绝不能把建立基本医疗保障制度、完善基层卫生服务体系、实现基本公共卫生服务均等化和建立基本药物制度这“四项基本”简单看做是发展问题，增加投入仅仅是具备了发展的必要条件。“四项基本”是建立中国特色基本医疗卫生制度的内容、途径和手段，每一项任务中都有体制机制改革的内容，要实现人人享有基本医疗卫生服务的目标，促进医药卫生事业可持续发展，必须以改革推动发展，把加大投入、建立体系、提供服务与体制创新、机制转换、结构调整同步推进，不能顾此失彼。

五、坚持预防为主和促进防治结合

“预防为主、防治结合”是我国卫生工作长期坚持的基本方针，也是享誉国际社会的一条重要经验。但是一度被忽视，特别是在利益机制的扭曲下，“重医轻防”曾相当严重。这次医改方案，把公共卫生服务体系与医疗服务、医疗保障和药品供应保障体系并列，作为四位一体的基本医疗卫生服务体系的组成部分，并首次提出基本公共卫生服务均等化的目标任务，都是突出强调预防为主，强化公共卫生服务。这既是从缓解“看病难、看病贵”问题出发，也是应对卫生工作新挑战的需要。

（一）预防为主是新形势下提高健康水平的必然选择

最近 20 多年，世界范围内，由于生态环境、生产生活方式的变化，以及人口老龄化和经济全球化进程加快，对人类健康带来前所未有的严峻挑战。我国也面临着传染性疾病和慢性非传染性疾病的双重负担。一方面传染病危害依然严重，非典、高致病性禽流感、甲型 H1N1 流感等重大传染病威胁居民健康甚至社会稳定；我国的病毒性肝炎和结核病人仍然是全球病例最多的；性病和艾滋病也出现了由高危人群向一般人群扩散的态势，对我国居民健康具有巨大的潜在危害。因此，通过加强疾病预防控制工作避免传染病大规模暴发，维护人群健康和社会稳定，是卫生系统的首要任务和义不容辞的责任。另一方面随着我国快速的城市化、市场化和老龄化，人民生活节奏的加快和生活习惯的改变，人群疾病谱转变明显加快，心脑血管疾病、糖尿病、肿瘤、精神疾病等慢性非传染性疾病患病率上涨速度非常快，已经成为居民的主要致死病因，疾病造成的经济负担日益严重，如果得不到有效控制，不仅严重威胁着人民健康，甚至影响经济社会的可持续发展。

世界卫生组织研究表明，慢性非传染性疾病大多是由不健康生活方式引起的。通过培养健康的生活方式，比如注重营养均衡的饮食、坚持经常性体育锻炼、禁烟限酒、保持心情愉快等，会预防 80% 的心脏病、中风、糖尿病和 40% 以上的癌症。但是，单纯的医疗技术提升并不能显著改善居民健康状况。过去 20 年，美国心脏病死亡率下降了 30%，主要是预防控制的结果，而医疗技术的贡献仅占 5%。日本是世界上平均预期寿命最高的国家，主要归功于日本人民良好的饮食和生活习惯。预防保健不仅仅能起到满足社会成员多方面健康需求的作用，也是最有利的健康投资，可以有效降低整体卫生费用。有研究表明：1 元的预防投入一般能节省 6 ~ 10 元的治疗费用，相应也能节省 100 元左右的抢救费、误工费和陪护费，特别是对于某些疾病（如慢性、恶性疾病），治疗费甚至能节省百倍。更为重要的是，坚持预防为主可以尽量避免人们患病后的身心痛苦，有利于提升人民群众的生命质量和幸福感。

国内外实践证明，以疾病为中心、单纯的治疗模式的成本高昂，是不可持续的，因此转变卫生发展方式，把疾病的预防放在首位，已经成为世界潮流。世界卫生组织最近又提出了重振初级卫生保健的战略。各国都把初级卫生保健作为当前医疗卫生改革的重要内容。美国总统奥巴马的卫生改革方案也第一次把加强预防保健作为国家卫生战略之一。在深化改革中，必须充分总结过去的经验教训，坚持预防为主的方针毫不动摇。

（二）防治结合是适应疾病模式转变的有效策略

面对新的疾病挑战，卫生工作重点必须从治疗为主转向预防为主、防治结合，从医疗机构走向社区和家庭，加强基本卫生保健，重视传统医学在疾病防治中的作用，促进预防和医疗的整合，发挥卫生系统的整体效能。因此，不论是发展理念上，还是发展重点和策略上，都需要转变、创新。

在公共卫生方面，我国过去是以防治传染病为中心任务设计的体系，从防疫站到疾病预防控制中心都是重视实验室检验检测技术；在医疗方面，过去是根据以治疗为中心的医学模式设计的体系，重视高新设备使用，很多基层医疗卫生机构仍以医疗为主体任务，特别是一些从一级、二级医院转来的社区卫生服务中心。公共卫生、医院、基层医疗卫生机构之间彼此独立，不够衔接。当前，应根据面对全人群加强慢性非传染病干预管理和注重预防保健的特点，从整体联系上重新评估公共卫生服务需求和内容，确定公共卫生服务范围；重新审视和调整医疗卫生服务体系，确定相关领域的职能定位。医疗卫生工作要关口和重心下移，社区和一般乡镇卫生院应从医疗为主转向以公共卫生服务为主，重点开展健康教育、健康促进和慢性病管理。促进人们对健康生活方式的选择。制订居民膳食营养计划，指导居民健康生活。加强心理疏导，缓解由社会结构剧烈变化带来的心理健康问题。充分发挥中医药（民族医药）在城乡基层医疗卫生服务中的作用，重视中医药“治未病”项目的推广。

加强公共卫生和医疗服务两大体系之间的协作与融合，增强互动和支持，更好地将防治任务落到实处。目前，两大体系之间有四个结合点：一是城乡基层医疗卫生机构在提供公共卫生和医疗服务时，要接受专业公共卫生机构和二级、三级医院的业务指导。二是城乡基层医疗卫生机构要承担起健康“守门人”职责，负责转诊和分流病人，要面向居民提供连续、全面的公共卫生和医疗服务。三是在应对和处置突发公共卫生事件上，医疗机构要提高对突发公共卫生事件的发现和反应能力，及时报告疫情等信息；专业公共卫生机构要及时调查分析，研究公共卫生措施，将突发事件造成的危害降到最低。这更需要两大体系积极有效地配合。四是在人才培养方面，要造就一批既懂临床医学又懂预防医学知识和技能的复合型人才，在两大体系中发挥作用。

六、基础设施建设和加快人才培养

长期以来，基层医疗卫生机构基础设施既短缺又简陋，难以满足群众的需求。近些年，中央和地方共同努力加强建设，条件得到了较大的改善，但是医疗卫生人员缺乏、素质不高的问题始终没有解决，已经成为制约基层卫生发展的瓶颈，同时高层次医疗卫生人才短缺也是亟待解决的重要问题。因此，在继续加强基础设施建设，完善医疗卫生服务条件的同时，要把医疗卫生队伍建设摆在更加突出的位置。

（一）“软件和硬件”并举是全面提升服务能力的保证

这次医改，把加强基层卫生服务体系建设作为近期改革五项重点任务之一，并突出强调了“硬件和软件”并重的原则。加强基层医疗卫生机构的基础设施建设是建立基本医疗卫生制度的重要物质基础；加强培养和培训，建立一支数量足够、素质精良的卫生人才队伍，特别是能够下得去、留得住，是改变基层医疗卫生面貌的重要保障。

从总体上分析，当前我国基层卫生队伍存在一些突出问题：一是数量不足。近年随着新农合和城镇居民医保覆盖面的扩大，基层医疗卫生服务利用量增长较快，2008年卫生院诊疗达到8.62亿人次，住院人数达3355万人，分别比2003年增加了1.72亿人次和1747万人，而同期卫生院人员从万人增加到107.4万人。仍有部分乡镇卫生院没有执业医师。二是能力不足。乡镇卫生院具有大专及以上学历的卫生技术人员不足23%；社区卫生服务中心高级职称人员不足4%；56.7%的乡村医生不具备报考国家执业（助理）医师考试的资格。三是队伍不稳定。由于缺乏激励机制和相应的政策，基层机构难以吸引和稳定人才，条件艰苦的山区、民族地区和贫困边远地区尤为突出。据统计，2003—2007年有近50%的高级职称人员和近10%的中级职称人员从基层机构中流失。在实际工作中，仍然存在重硬件轻软件的情况，一些基层医疗卫生机构房屋建设得十分漂亮，按照标准配置了设备，有的设备却由于没有卫生技术人员会使用而闲置，一些应开展的服务项目无法开展。人员队伍建设周期长，影响因素多，在规划设施建设的时候不仅应同步规划，还应超前考虑，围绕培养、吸引和使用三个环节，为基层医疗卫生机构培养一批适宜人才，提升一批在岗人才，留住一批合格人才。

（二）把各项措施落到实处是加快人才培养的关键

为加快医疗卫生人才培养，去年到今年我国出台了3个医改配套文件，发改委会同卫生等六个部门印发了《以全科医生为重点的基层医疗卫生队伍建设规划》；卫生部会同发改委等六个部门印发了《关于加强卫生人才队伍建设的意见》；卫生部、财政部联合印发了《关于加强乡村医生队伍建设的意见》。今年中共中央国务院印发的《国家中长期人才发展规划纲要(2010—2020年)》中明确把全民健康卫生人才保障工程列入重大人才工程，提出了任务要求。最近，国务院医改办还在牵头研究建立全科医生制度和住院医师规范化培训制度。在深化医改中，各地应结合实际需要，制定具体实施的措施办法，将文件的各项要求切实落实到位。近期主要应抓好以下几个方面。

一是把以全科医生为重点的基层卫生人才队伍建设作为重点工作。全科医师是基层迫切需要的提供基本医疗和公共卫生服务的人力资源。根据规划，近三年全国要培养6万名全科医师，基本实现城市每万名居民有1～2名，农村每个乡镇有1名，以1～2年的转岗培训为主要培养途径。同时，继续积极开展城乡基层人员岗位培训工作，继续为乡镇卫生院招聘执业医师。要建立长效机制，在职称晋升、业务培训、待遇政策等方面给予适当倾斜，保证优秀人才下得去、用得上、留得住。如在农村基层执业或执业助理医师资格考试和认定等政策方面，鼓励各地进行试点。二是建立住院医师规范化培训制度。

住院医师规范化培训制度是指医学专业毕业生在完成院校教育之后，通过遴选招录，在培训基地，按照规定时间完成以提高临床实践能力为主的培训，成为合格的全科医师或继续专科医师培训的制度安排，属于毕业后医学教育的重要组成部分，是医学院校毕业生成为一名合格临床医生的必经之路，为国际上培养合格医生的通行做法。在我国，毕业生是在所就业的机构中进行临床培训，没有形成规范的制度，所以基层医务人员从一开始受到的训练就很低，水平难以提升。2010—2012年实施住院医师规范化培训重点是为基层机构培养全科医师，为县级医院和城市医院培养专科方向住院医师，逐步过渡，到2020年全面实施这一制度。要以建立住院医师规范化培训制度为突破口，全面推行卫生人员聘用和岗位管理，努力创造有利于卫生人才培养和成长的良好环境。住院医师规范化培训是卫生技术人员职业生涯的重要阶段，实施这一制度有利于调动医务人员为人民健康干好事业的积极性。三是完善乡村医生补助政策。乡村医生为我国农村卫生事业的发展作出了重要贡献。目前我国58%的患者是在村一级医疗机构看病，乡村医生在实现基本公共卫生服务均等化和保障农民健康权益方面发挥着重要的作用。各地要尽快落实医改方案提出的对乡村医生承担的公共卫生服务等任务给予合理补助的政策，加强乡村医生队伍的建设和管理，采取多种形式加强乡村医生的岗位培训和医学教育，鼓励乡村医生向执业助理医师转化，使他们的业务水平有较大提高。同时鼓励各地继续探索解决乡村医生养老保险，努力解除他们的后顾之忧，特别是在推进基本药物制度的过程中，一定要解决村医的补助和绩效考核问题，保证农村三级卫生服务网的“网底”不破。

在党中央、国务院的高度重视和直接领导下，在各地、各有关部门积极努力和协同配合下，医改一年来取得了良好进展，但是改革的长期性、复杂性和艰巨性不可低估，还有很多困难需要克服，很多政策问题需要进一步研究完善，很多具体路径和办法需要在实践中探索，在改革中要发挥中央和地方两个积极性。医改的大政方针已定，要坚定信心，全力推进。由于改革涉及面广，政策性强，地区差异大，医改方案中一些重大改革，如基本药物制度、公立医院改革试点等，由中央明确目标方向和基本原则，鼓励地方在解决实施途径上大胆探索，积极创造经验，总结完善，不断把改革推向深入。

认清形势　勇挑重担　围绕医改　真抓实干　大力支持新疆卫生事业跨越式发展

——卫生部党组书记、副部长张茅在2010年全国卫生系统对口支援新疆工作座谈会上的讲话

（2010年7月29日）

今天，我们在乌鲁木齐召开2010年全国卫生系统对口支援新疆工作座谈会，这是在党中央、国务院对推进新疆跨越式发展和长治久安作出重大战略部署，深化医药卫生体制改革进入攻坚阶段的新形势下召开的一次重要会议。

卫生部党组十分重视这次会议。陈竺部长亲自主持卫生部对口支援新疆工作领导小组会议，研究有关重要事项，听取会议准备和进展情况汇报，并对会议作出了明确指示。啸宏同志亲自抓会议筹备工作，统筹考虑，周密部署，确保会议取得实际效果。对于这次会议，中央新疆工作协调小组办公室、国家发展改革委社会发展司的负责人，各对口支援省（市）前线指挥部的负责同志，新疆受援地（州）政府、新疆生产建设兵团受援师分管卫生工作的负责人也亲临会议给予指导，充分体现了对卫生援疆工作的高度重视和大力支持。在此，我代表卫生部，向参加会议的全体代表表示热烈欢迎！对各省（区、市）长期以来对卫生工作的重视和支持，对新疆维吾尔自治区党委、政府及卫生厅的同志们为开好这次会议付出的辛勤劳动，表示衷心的感谢！

此次会议的主要任务是：贯彻落实中央新疆工作座谈会、全国对口支援新疆工作会议和《中共中央国务院关于推进新疆跨越式发展和长治久安的意见》精神，总结卫生系统支援新疆卫生事业发展工作取得的成绩和经验，明确今后卫生系统对口支援新疆工作任务，交流各地对口支援新疆工作规划、专项建设规划及具体做法，协调各对口支援省（市）卫生部门和受援方卫生部门做好对接，推动卫生援疆工作规范、科学、持续开展，为新疆跨越式发展和长治久安提供坚强保障。

下面我就做好新形势下全国卫生系统对口支援新疆工作讲几点意见。

一、深刻领会中央推进新疆跨越式发展方针政策的精神实质，充分认识卫生系统对口支援新疆工作的重要性

新疆是我们伟大祖国的一块宝地，自古以来就是我国西北的战略屏障。在这块神奇的土地上劳动、生息、繁衍的各个民族，都是中华民族大家庭的一员。新疆的历史，就是新疆各族人民团结协作，奋发进取，共同开发建设，共同反对外来侵略和捍卫神圣国土的历史。改革开放后，新疆是实施西部大开发战略的重要地区，是对外开放的重要门户，也是我们国家战略资源的重要基地。加快新疆发展，不仅直接关系西部大开发战略的顺利实施和全国区域经济社会的协调发展，而且关系全面建设小康社会进程。中央历来高度重视新疆工作，以毛泽东、邓小平、江泽民同志为核心的党的三代中央领导集体对新疆工作作出一系列重大决策和部署。党的十六大以来，胡锦涛总书记和其他中央领导同志多次强调，新疆工作在党和国家工作全局中具有特殊重要的战略地位，做好新疆工作，不仅是新疆的事情，也是全党的事情，全国的事情。今年5月17日至19日，党中央、国务院在北京召开了中央新疆工作座谈会，胡锦涛总书记、温家宝总理出席会议并作了重要讲话。会议总结了新疆发展和稳定工作取得的成绩和经验，研究部署了当前和今后一个时期的新疆工作，明确了做好新形势下新疆工作的指导思想、主要目标和重点任务。

胡锦涛总书记在会上指出，做好新形势下的新疆工作，是提高新疆各族群众生活水平、实现全面建设小康社会目标的必然要求，是深入实施西部大开发战略、培育新的经济增长点、拓展我国经济发展空间的战略选择，是我国实施互利共赢开放战略、发展全方位对外开放格局的重要部署，是加强民族团结、维护祖国统一、确保边疆长治久安的迫切要求。

温家宝总理在会上指出了今后一个时期新疆卫生事业改革和发展的前进方向，就是要巩固完善城镇居民基本医疗保险和新型农村合作医疗制度，扩大覆盖面，逐步提高筹资水平和政府补助标准；要加强医疗卫生机构基础设施建设，加快卫生人才培养和引进，提高医疗卫生机构服务能力，特别是提高重大疾病的防治能力；要调整和优化卫生资源配置，健全县、乡、村三级医疗卫生服务网，推动农村、社区卫生服务健康发展，建立健全适合新疆农牧区特点的流动卫生室；要大力扶持新疆中医药和民族医药事业发展；要全面落实医药卫生体制改革方案，到2012年初步建立起覆盖城乡居民的基本医疗卫生制度。

党中央、国务院十分重视新疆卫生事业的发展，关心新疆各族人民的健康，不断加大对新疆卫生事业支持力度。根据中央的安排，自1997年开始，北京、浙江、天津、山东、江西、辽宁、上海、河南、河北、江苏、湖北、福建、湖南、广东等14个省市的823位专家到新疆13个地州市的各级各类医疗卫生机构工作。近5年来，援疆的医疗卫生专家举办各类培训班23期，培训专业技术人员1800人次，开展各类手术2000多人次，指导手术400多人次，专家门诊接诊12,000多人次。卫生援疆极大地提高了新疆医疗技术水平和卫生单位规范化管理水平。

尽管近年来新疆医疗卫生事业取得了很大发展，但由于历史、自然、社会等原因，新疆卫生事业的改革和发展与广大人民群众日益增长的卫生服务需求还有很大差距，与全国平均水平相比还有不小的差距。突出表现在：一是新疆地域辽阔，点多、线长、面广、人口密度低，卫生服务半径大，成本高，医疗卫生服务的公平性、可及性实现难度大；二是卫生人才匮乏的问题成为新疆卫生事业发展最突出的制约因素，基层医疗卫生队伍的服务能力亟待提高；三是基层医疗服务体系建设有待进一步完善，县乡两级医疗卫生服务机构现状无法满足周边地区医疗救治和应急保障的需求；四是公共卫生服务水平滞后，传染病、地方病等疾病防控形势十分严峻；五是卫生应急体系不健全，卫生应急救治体系亟待加强；六是中医民族医药事业有待全面推进。解决这些问题既需要新疆卫生系统广大干部职工在自治区党委、政府领导下自力更生、艰苦奋斗、开拓进取，也需要各对口支援省（市）伸出援手给予支持。

开展卫生援疆工作，是贯彻落实中央的决策部署、推进新疆加快发展和长治久安的重大举措。全国卫生系统要认真学习领会中央新疆工作座谈会和全国对口支援新疆工作会议精神，从维护国家改革发展稳定的大局出发，深刻认识做好新疆工作的重大意义，切实增强政治意识、大局意识和责任意识，充分认识卫生系统对口支援新疆工作的重要性和紧迫性，按照着力保障和改善新疆民生的要求，坚决贯彻落实中央决策部署，坚持统筹协调，增强工作的主动性和科学性，切实把中央新疆工作座谈会精神落到实处。

开展卫生援疆工作，是卫生系统贯彻落实党中央、国务院战略部署的必然要求。卫生援疆不仅为新疆广大人民群众解除病苦，带来健康幸福，同时也密切了党和政府与新疆各族人民群众的血肉联系，是不断提高新疆人民群众生活水平的重要举措，对确保新疆稳定，增进民族团结，维护祖国统一具有不可替代的重要作用。全国卫生系统要进一步提高思想认识，增强责任感和使命感，紧紧围绕落实中央关于新疆工作的战略部署，充分发挥卫生援疆工作在推进新疆跨越式发展中的重要作用。

开展卫生援疆工作，是深化医药卫生体制改革、促进新疆卫生事业跨越式发展的有效途径。健康是人类全面发展的基础，是重要的民生问题。目前，党中央、国务院及社会各界高度重视卫生工作，深化医药卫生体制改革已成为各级政府当前的一项重要工作正在积极组织实施，卫生事业迎来了千载难逢的发展机遇。这次援疆工作，中央明确提出要把保障和改善民生放在优先位置，卫生援疆工作自然应该成为对口支援工作的重点领域。我们广大卫生战线的同志们，特别是各支援方和受援方卫生行政部门的同志们，更应该积极协调，努力工作，抓住此次对口支援新疆工作的重要机遇，多争取政策、多落实项目、多选派人才、多获得资金，使新疆卫生事业能够借对口支援的东风实现跨越式发展，以充分发挥卫生工作对于维护新疆稳定的特殊作用。

多年来，卫生部高度重视和关心支持新疆卫生事业发展，在对口支援、卫生项目安排和资金支持等方面加大了支持力度，有力地推动了新疆卫生事业的快速发展。中央新疆工作座谈会召开后，卫生部党组立即召开会议，研究落实中央有关新疆工作决策部署，要求在以往工作的基础上，指导、协调各有关方面明确目标和任务，建立高效畅通的工作机制，形成强有力的工作合力，支持新疆卫生事业跨越式发展。一方面我们成立了对口支援新疆工作领导小组，由陈竺部长和我共同担任组长，啸宏副部长为常务副组长，部里各司局的主要负责人都是领导小组的成员。另一方面研究建立了卫生援疆工作机制，决定每年将分别召开卫生部对口支援新疆工作领导小组会议、全国卫生系统对口援疆工作座谈会和受援地区卫生经济管理干部培训会议，安排部署工作任务，分析研究重点难点工作，推进各项援疆工作任务落实。

二、抓住深化医药卫生体制改革的机遇，准确把握新形势下卫生系统对口支援新疆工作的目标和重点任务

医药卫生事业关系亿万人民健康，关系千家万户幸福，关系经济发展和社会和谐，关系国家前途和民族未来，是一个十分重大的民生问题。当前，深化医药卫生体制改革进入攻坚阶段。5月28日，胡锦涛总书记在主持中央政治局第20次集体学习时，指出医改近期要重点抓好：加快推进基本医疗保障制度建设，初步建立国家基本药物制度，健全基层医疗卫生服务体系，促进基本公共卫生服务逐步均等化，推进公立医院改革试点等五项任务。卫生援疆工作要抓住医改近期的五项重点改革任务，着眼于实现人人享有基本医疗卫生服务的目标，着力解决人民最关心最直接最现实的利益问题，按照“保基本、强基层、建机制”的要求，加快研究制定卫生援疆工作的政策和项目，更好地支持新疆卫生事业跨越式发展。

根据中央新疆工作座谈会精神和深化医药卫生体制改革的近期主要任务，结合部里到新疆调研了解到的需要重点解决的突出困难和问题，经过多次讨论和研究，我们制定印发了《卫生部关于支持新疆卫生事业跨越式发展的指导意见》，用来指导今后一个时期的卫生援疆工作。

卫生援疆工作的指导思想：以邓小平理论和“三个代表”重要思想为指导，深入贯彻落实科学发展观，按照中央关于新疆工作的总体部署，以深化医药卫生体制改革为契机，加大工作力度，拓宽工作范围，突出工作特点，构建长效机制，努力实现人人享有基本医疗卫生服务的目标，为新疆跨越式发展和长治久安提供坚强保障。

卫生援疆工作的基本原则：以保障人民健康为中心，科学制定卫生事业“十二五”规划和对口支援专项规划，明确支援各方和受援方责任，加强各方协作，将“外部输血”与“自身造血”相结合，提高受援方自我发展能力，突出人才、技术、管理和项目支援的特点。

卫生援疆工作的阶段及目标：按照中央对口支援新疆工作的时间安排，确定新一轮卫生援疆工作期限为2011—2020年。2010年为各项工作的准备时期。

第一阶段打基础（2011—2012年）。到2012年，初步建立起覆盖城乡居民的基本医疗卫生制度；

第二阶段上水平（2013—2015年）。到2015年，缩小与内地卫生事业发展差距，医疗卫生机构基础设施明显改善，卫生专业技术人员素质得到提高，医疗卫生服务能力明显增强，新疆各族人民健康水平得到提高，主要健康指标达到西部地区中上水平；

第三阶段大发展（2016—2020年）。到2020年，基本建立覆盖城乡居民的基本医疗卫生制度，主要健康指标达到全国平均水平，实现新疆医疗卫生事业跨越式发展。

卫生援疆工作结对关系：一方面19个支援省（市）卫生部门按照中央确定的结对关系，对口支援新疆12个地（州）的82个县（市）及新疆生产建设兵团12个师的卫生部门。另一方面我们积极拓宽了卫生援疆范围，实现卫生援疆工作全覆盖：一是我部与自治区人民政府和兵团分别签署战略合作协议，采取多种措施支持新疆卫生事业跨越式发展；二是我部2所部管医院，即北京大学人民医院和华中科技大学同济医学院附属同济医院分别对口支援未纳入中央对口支援新疆范围的乌鲁木齐市和克拉玛依市的1所综合医院；三是卫生部、国家中医药管理局6家直属事业单位与新疆卫生厅6家直属事业单位分别建立对口支援关系。

刚才，新建立起来的结对单位已经签署了合作协议，令人鼓舞。我希望各有关方面加强合作，努力工作，使卫生援疆工作不仅在形式上，更要在内容上取得实际效果，有力地促进新形势下卫生援疆工作大踏步前进。

卫生援疆工作的主要任务：

一是以深化医药卫生体制改革

为中心，围绕保基本、强基层、建机制，重点抓好五项重点工作。

——巩固新型农村合作医疗制度。稳定参合率，扩大覆盖范围。探索建立稳定可靠、合理增长的筹资机制，逐步提高筹资水平和财政补助标准，中央和省级财政继续向南疆地区重点倾斜。进一步调整和完善统筹补偿方案，适当扩大受益面和提高保障水平，使参合农（牧）民得到更多实惠。

——加强基层卫生服务体系基础设施建设。按照国家有关建设标准，开展医疗卫生机构业务用房建设和基本设备配置。指导和帮助新疆维吾尔自治区级和地（州、市）级医疗中心建设。加快完成县、乡、村三级农村卫生服务体系和城市社区卫生服务体系建设任务。加强疾病预防控制、妇幼保健、精神卫生防治、卫生监督、采供血和院前急救等专业公共卫生机构基础设施建设及食品安全风险监测体系建设。将危房多、条件差、房屋面积缺口大、不达标的医疗卫生机构列为优先支持的建设重点。积极推动乡镇卫生院职工周转房建设，逐步改善农牧区卫生技术人员生活条件。

——推进基本公共卫生服务逐步均等化。积极实施基本和重大公共卫生服务项目，逐步提高人均基本公共卫生服务经费和补助标准。加强重大传染病、地方病和慢性非传染性疾病防治，加大向贫困人口免费供应碘盐力度。基本实现农村孕产妇免费住院分娩，实行免费婚检补助政策，加大新生儿疾病筛查及农村妇女“两癌”防治支持力度。加强全民健康教育与健康促进工作，不断提高各族群众健康知识知晓率和行为养成率。加大对农村改水改厕工作的支持力度，不断提高农村安全饮水和无害化卫生厕所普及率。开展职业病防治能力建设。加强针对南疆地区的妇女病防治工作，有效地降低患病率。

——实施国家基本药物制度。积极稳妥地建立和实施国家基本药物制度，逐步扩大基本药物制度的实施范围，切实减轻群众基本用药费用负担。按照医改文件有关要求，规范基本药物采购配送。政府举办的基层医疗卫生机构实行集中采购、统一配送，全部配备使用基本药物并实现零差率销售。建立基层医疗卫生机构取消药品加成后的长效补偿机制，通过财政补助、公共卫生、基本医疗卫生服务补助等多渠道统筹解决，充分发挥医保基金对基层医疗卫生机构的补偿作用。加快推进基层医疗卫生机构人事分配制度、绩效工资考核等综合配套改革。加强基本药物质量监管。

——推动公立医院改革。积极探索政事分开、管办分开、医药分开、营利性和非营利性分开的有效形式，积极推进体制和机制创新、布局和结构调整。改革公立医院补偿机制，逐步取消药品加成政策，合理调整医疗服务价格，完善基本医疗保障支付方式，落实财政补助政策。建立公立医院与基层机构的分工协作机制。健全有激励有约束的公立医院内部运行机制，提高医院运转效率。加快形成多元化办医格局，形成投资主体多元化、投资方式多样化的办医体制，营造各类医疗机构共同发展、有序竞争、富有活力的环境。加强对公立医院改革试点城市的调研督导，总结、交流改革试点工作经验，完善公立医院改革总体思路和主要政策措施，坚持公立医院公益性，使新疆群众充分享受改革成果。

二是支持卫生事业中长期规划工作。支持新疆编制卫生事业跨越式发展中长期规划，制订卫生资源配置标准，编制区域卫生规划和医疗机构配置规划，对机构、床位、人员、设备等卫生资源进行统筹规划，引领卫生事业科学、跨越式发展。

三是加大培养卫生专业技术人员和卫生管理人员。根据受援地区实际需要，组派高素质援疆医疗队。采取“请进来，送出去”等措施加大卫生技术人员，特别是高层次卫生人才的培养力度。协助开展形式多样的继续医学教育。建立全科医师和住院医师规范化培训制度，加大培训基地建设力度，培养各类卫生专业人才。加强医学重点学（专）科建设。加大支援方与受援方卫生管理干部双向互动，互派优秀干部挂职锻炼，相互学习，加强交流。

四是健全突发公共事件卫生应急体系。建立健全突发公共事件卫生应急日常管理机构和指挥决策系统，逐步实现各类突发公共事件卫生应急的统一指挥协调；加强卫生应急队伍现场处置和应急保障能力建设；加强突发公共卫生事件监测预警和实验室检测能力建设，提高突发公共卫生事件早期鉴别、信息报告、监测预警和风险沟通能力；依托现有医疗卫生资源，加强空地立体化医疗救援体系建设。

五是开展卫生信息化建设。加强以居民健康档案为核心的区域卫生信息化建设，全面实施基层卫生（妇幼保健、社区卫生、乡村卫生机构等）信息网络基础建设。同时，优先安排和重点支持新农合信息平台、卫生应急指挥决策系统、医疗救治信息系统、食品安全风险监测信息管理系统、预防接种信息管理系统和电子病历试点等专项信息系统建设。

六是扶持中医药事业发展。支持国家中医临床研究基地、重点中医院（含民族医院）基础设施建设，完善中医民族医药服务体系；加强中医民族医药能力建设，大力推进中医民族医药重点学科、专科建设，适宜技术推广、民族医药文献整理等工作；加强中医民族医药人才队伍建设，满足中医民族医药事业发展需要；积极发展中医民族医药预防保健服务，充分发挥中医民族医药在卫生应急和重大疾病防治中的作用；扶持和促进中药民族药产业发展。

通过落实好以上卫生援建的主要工作，使新疆卫生事业尽快实现跨越式发展：新型农村合作医疗制度取得新突破，实现以县（市、区）为单位的全面普及，医疗保障能力得到加强；疾病预防控制体系、突发公共卫生事件应急救治体系、农村卫生服务体系和基层医疗卫生服务体系进一步健全，医疗卫生机构服务能力和公共卫生应急能力大幅度提升；国家基本药物制度基本建立；公立医院改革取得新进展，医疗服务监管得到加强；卫生人才队伍的整体素质和机构有明显改善，医疗卫生管理水平显著提高；中医民族医药事业得到进一步发展。最终的结果，是要让新疆各族群众充分感受和享受到对口支援及深化医改带来的实实在在的实惠。

三、以科学发展观为指导，确保卫生系统对口支援新疆工作又好又快开展

卫生系统对口支援新疆工作必须以科学发展观为指导，坚持把中央的决策部署同新疆工作实际紧密结合起来，把人心和力量更好地凝聚到科学发展上来，按照科学发展观的要求，运用宏观思维和综合手段，变机遇为优势，化挑战为动力。今天卫生部与新疆维吾尔自治区政府、新疆生产建设兵团分别签署了战略合作协议，对口支援方与受援方进行了对接，这标志着全国卫生系统对口支援新疆工作的前期准备工作已经完成，即将进入实质性的启动阶段。如何才能保证卫生援疆工作又好又快地开展起来？当前要做好以下几项工作：

（一）加强组织领导，确保卫生援疆各项工作取得实效。要不断完善卫生援疆工作的组织保障体系，坚持一把手亲自抓，分管领导具体抓；要落实职能机构，确定具体的负责同志和联络人员，为切实做好卫生援疆工作提供组织保障和制度机制保障。各对口支援省（市）卫生厅（局）要及时与受援方加强对接和沟通，采取交流、合作和共同协商等办法，进一步完善对口支援工作的落实机制。要通过健全制度、明确责任和强化措施等方式，确保有序实施、规范管理和落到实处。

（二）加大政策倾斜，促进新疆卫生事业全面发展。在已经和将要实施的农村卫生服务体系、城市社区卫生服务体系、精神卫生服务体系、卫生监督体系、食品安全风险检测体系等专项建设项目以及公共卫生、新型农村合作医疗、卫生应急指挥决策系统建设等中央专项转移支付资金中，要积极协调有关部门，争取在范围、标准、时序等方面加大向新疆的倾斜力度，促进新疆卫生事业全面发展。

（三）注重智力支持，优化新疆卫生人才队伍。注重干部支援、技术支援和管理支援。通过多种方式，将卫生管理干部和卫生技术骨干对口交流纳入对口支援范围。推广医疗卫生适宜技术，提高基层医疗卫生单位的防治技术水平和临床疗效，为新疆培养一批掌握现代医学科技知识、技能的学科带头人。加强管理培训，引进先进管理方式和理念，提高医疗卫生机构管理水平。

（四）重视经济支援，保障卫生援疆工作需要。要高度重视新疆卫生事业发展建设需要，有计划地安排卫生援疆项目。帮助受援地区制订和实施区域卫生规划，在规划范围内优先安排制约当地卫生发展的关键领域内的重点项目；根据新疆卫生工作的需要，中央在安排卫生专项经费时向新疆倾斜，各对口支援省（市）要积极争取财政支持，努力将卫生部门对口支援新疆工作纳入本级政府对口支援新疆工作规划和经费预算之中，理顺对口支援的资金渠道，切实为卫生援疆提供可靠的资金保障。

（五）规范项目实施，将卫生项目纳入优先援建范围。卫生系统对口援疆的建设项目，要严格执行项目法人责任制、招投标制、工程监理制、合同管理制和竣工验收制等工程建设管理。要加强项目和资金管理，精打细算、厉行节约，努力提高资金使用效益，不搞形象工程，坚决杜绝“豆腐渣”工程。各对口支援省（市）卫生部门要主动协调本省（市）有关方面，按照中央优先支持医疗卫生等民生工程的要求，将受援地区医疗卫生机构建设项目作为最优先、最重点的民生项目纳入援建范围，确保受援地区建立完善的医疗卫生服务体系。新疆维吾尔自治区和新疆兵团各级卫生部门作为卫生服务体系基础设施建设的责任人，要做好组织协调工作，争取将医疗卫生项目作为新疆维吾尔自治区各级政府和新疆兵团最优先的项目和援建工作中最重要的项目予以安排落实。

（六）加强督促检查，定期考核表彰。各级卫生部门要加强卫生援疆项目的督促检查，定期考核对口援建工作任务完成情况和实际效果，将考核结果作为干部奖惩与任用的重要参考。通过检查和考核，要对卫生援疆工作中涌现的先进集体、优秀个人的事迹进行大力宣传，通过多种媒体介绍卫生援疆工作中的典型做法和经验，营造良好的工作氛围。新疆维吾尔自治区、新疆兵团和对口支援省（市）卫生部门要按照卫生部要求，做好对口支援组织协调工作，定期报送卫生对口支援新疆工作信息，实现各地信息共享，交流工作经验。

开展对口支援，是发挥社会主义制度优越性的伟大创举，是增强中华民族大家庭凝聚力的伟大工程。实践证明，对口支援是行之有效、一举多得的好措施。在新的形势下，进一步加强和推进对口援疆工作，是贯彻落实中央关于新时期新疆工作总体部署的重大举措，是党中央、国务院在征求各方面意见的基础上认真研究作出的重大决策。新的援疆工作，是资金、人才、技术、管理的综合援疆，是经济援疆、干部援疆、人才援疆、卫生援疆的全面援疆，是全方位援疆，不仅具有重大的经济意义和现实意义，而且具有重要的政治意义和历史意义。

有党中央、国务院的坚强领导，有我国社会主义制度的优越性，有全国各民族人民的大力支持，新形势下的卫生援疆工作一定会取得预期成效，新疆的卫生事业必将取得突破性发展。让我们在以胡锦涛同志为总书记的党中央领导下，全面贯彻落实中央关于新疆发展和稳定的总体部署，立足当前，谋划长远，团结奋斗，真抓实干，为实现新疆跨越式发展和长治久安作出新的更大的贡献！

卫生部党组书记、副部长张茅在卫生部、国家中医药管理局直属单位党风廉政建设工作会议上的讲话

（2010年9月3日）

今天召开的卫生部、国家中医药管理局直属单位党风廉政建设工作会议，是一次十分重要的会议。会议的主要任务是，回顾总结近年来直属单位党风廉政建设的总体情况，交流工作中好的做法和经验，分析当前存在的主要问题和面临的重要形势，对进一步加强直属单位党风廉政建设作出具体的安排和部署。刚才，李熙同志宣读了卫生部党组印发的《关于加强卫生部直属单位纪检监察组织建设的意见》（以下简称《意见》），各单位要在会后认真学习传达，抓好贯彻落实。会上还将有4个直属单位介绍本单位开展反腐倡廉工作的情况和做法，这些做法都很好，希望各单位认真学习借鉴。下面我就进一步加强直属单位党风廉政建设和反腐败工作讲几点意见。

一、近年来直属单位党风廉政建设取得明显成效

2007年，卫生部召开了部、局直属单位党风廉政建设工作会议。几年来，在卫生部、国家中医药管理局党组的领导和驻部组局的指导下，部、局直属单位认真学习贯彻党的十七大精神，按照中央纪委历次全会和国务院历次廉政工作会议的部署和要求，坚持反腐倡廉战略方针，以建立健全惩治和预防腐败体系为重点，全面推进反腐倡廉建设。2009年年底，卫生部惩防体系建设领导小组组成检查组，由5位部领导带队，对卫生部、国家中医药管理局机关司局、直属单位和各省（区、市）卫生系统惩防体系建设情况进行了重点抽查。从抽查情况看，各直属单位高度重视党风廉政建设，把惩防体系建设和业务工作紧密结合起来，加强组织领导，强化工作措施，狠抓任务落实，党风廉政建设和反腐败工作取得新进展、新成效。问卷调查显示：被检查单位干部职工对本单位惩防体系建设工作、对所在单位领导班子和主要领导干部勤政廉政情况表示满意和比较满意的合计都在98%以上。总体来看，部、局直属单位党风廉政建设呈现出以下几个特点：

（一）党风廉政建设责任制得到进一步贯彻。

各单位领导班子特别是主要负责同志切实承担起党风廉政建设和纠风工作的政治责任和领导责任，坚持“谁主管、谁负责”和“管行业必须管行风”的原则，做到负总责、亲自抓，班子成员结合业务分工具体抓；坚持“两手抓，两手都要硬”的方针，把党风廉政建设和纠风工作纳入本单位整体工作之中，与业务工作同部署、同落实、同检查、同考核；抓好责任分解、责任考核和责任追究三个关键环节，确保党风廉政建设责任制落到实处。医学科学院党委每年年初对党风廉政建设和反腐败工作作出部署，年底对落实情况进行监督检查，做到年初有布置，年底有检查。西苑医院在制定年度工作科室目标考核内容和指标时，把落实党风廉政建设责任制作为一项重要内容。

（二）反腐倡廉宣传教育工作不断深化。

积极在广大党员干部中开展理想信念、纪律法制、廉洁从业和优良传统教育，夯实廉洁从业的思想道德基础，筑牢拒腐防变的思想道德防线。为增强针对性和实效性，各单位将示范教育与警示教育相结合，理论学习与主题实践相结合，请进来与走出去相结合，学习与考核相结合，开展了许多内容丰富、形式多样的宣传教育活动。医学科学院、中医科学院等单位组织党员干部观看警示教育片；疾控中心在《中国疾控中心报》上开辟《廉政提醒专栏》，刊登党纪法规和廉政知识；干部培训中心发挥教育培训的阵地作用，把廉政教育纳入干部培训课程；中日医院通过手机短信，向全院党员发送有关党建和廉政方面的信息；机关服务中心自2008年至今共编印中心组学习资料26期、《廉政园地》学习资料9期，分别印发给处、科级以上干部和党支部委员学习；医学考试中心等单位组织职工参观“辉煌六十年——中华人民共和国成立60周年成就展”、“惩治和预防职务犯罪展览”；人民卫生出版社等单位组织党员领导干部到司法部燕城监狱开展实地参观教育活动；医学会

等单位组织党员赴井冈山、西柏坡等革命圣地参观学习；广安门医院举办《巴山枫叶红芬芳满人间》全国纪检监察系统先进工作者、标兵纪委书记——王瑛先进事迹图片展览等。

（三）“三重一大”事项集体讨论决定制度基本建立。

各单位都把贯彻落实“三重一大”事项集体讨论决定制度作为党风廉政建设的一项重要工作来抓，加强对权力行使的制约和监督，防止决策失误、权力失控和行为失范。绝大部分单位都建立了“三重一大”事项集体讨论决定制度，不少单位还结合自身实际，对制度进行细化，切实提高制度的执行力。协和医院制定专门规定，对决策形式、重大事项范围、决策程序作出明确规定，并结合实际不断完善。中日医院将“三重一大”需要讨论的问题前移，在各职能部门建立以科主任或处长为核心的议事制度，对重大事项先由职能部门讨论并提出报告，分管领导审阅后提出初步意见，最后提交院长办公会或党委会讨论决定。国际交流中心坚持主任办公会、中心办公会、职工大会“三会”制度，凡属中心的重大事项和涉及干部职工切身利益的问题均通过“三会”研究解决。项目监管中心规定，“中心重大决策、重要干部任免、重要项目安排和大额度资金使用必须经过全体处长会议议定”，扩大了参与集体讨论决策的人员范围。同时，多数单位能按照要求编发并上报会议纪要。截至目前，共收到会议纪要800余份。驻部组局将贯彻落实“三重一大”事项集体讨论决定制度作为促进直属单位党风廉政建设的重要抓手，2008年、2009年连续两年会同有关部门开展专项检查，推动工作落实。

（四）实施监督和制度建设的力度不断加大。

各直属单位围绕“权、钱、人、项目”等重点环节，加大监督力度，完善制约机制，从源头上预防腐败。医学科学院、疾控中心、卫生监督中心、健康报社、人才服务中心、医学会等6个单位参加了卫生部权力运行监控机制建设试点工作，以规范权力运行为目标，着力构建系统、完整的监控机制，确保权力正确行使、高效运行，目前已基本完成清权确权及廉政风险评估工作。卫生监督中心在卫生行政许可中全面推行政务公开，制订了《卫生部卫生监督中心进一步推进政务公开方案》，实现阳光许可，主动接受社会监督；实施卫生行政许可分段管理，将受理和评审业务分开，加强内部监督制约。中日医院对院内中层干部普遍实行轮岗交流，防止干部长期在一个岗位工作而产生弊端。机关服务中心针对政府采购范围逐年扩大、采购数额不断增加的实际情况，成立专项工作小组，建立工作制度，严格采购流程，加强项目监管。人才中心在总结经验教训的基础上，不断完善制度尤其是经济管理制度，先后制定或修订《财务管理办法》等40多项制度。健教中心制定了《固定资产管理办法及一般物资管理暂行办法》等制度，避免账外账等问题产生。中医科学院注重加强事前、事中、事后的全方位监督，在全院范围内重点开展了对药品集中采购、基建工程、财务管理和人事管理的监督。望京医院对重点部门、重点岗位和重点环节定期进行内控监督检查，及时发现问题并进行整改。此外，各单位按照部、局统一部署，认真开展“小金库”专项治理和财务检查工作，针对自查自纠及部、局重点检查中发现的问题，认真整改落实，完善财务管理制度。

（五）卫生行风建设取得新成效。

各单位结合深化医药卫生体制改革大力加强行风建设，深入推进治理商业贿赂工作，着力解决损害群众利益的突出问题。《健康报》加大正面宣传力度，自2008年至今，共刊登卫生系统反腐倡廉行风建设相关稿件500余篇；同时开设“榜样在身边”等栏目，报道多位卫生系统先进典型。协和医院强化医疗质量与医疗安全，在全国率先推行《不良事件和病人安全隐患报告制度》和《手术安全核查制度》，构筑医疗风险的“协和防线”；在全院范围内开展“安全治理月”活动，共查找各类安全隐患1171个。北京医院制定了《北京医院捐赠资金管理实施细则》，对所有捐赠资金由院财务处统一管理，科研和教育管理部门归口使用。中日医院规范医疗收费行为，建立健全价格管理体系和监督机制。中医科学院所属各医疗单位结合医院管理年、临床基地建设等活动，强化行风建设责任制和“以病人为中心”的服务理念，医德医风建设成效明显。2008年、2009年两年中，中医科学院所属各医疗单位共拒收红包351人次，退还钱款204 740元。

二、当前直属单位党风廉政建设存在的问题和面临的形势

2007年以来，部、局各直属单位坚持把党风廉政建设列入重要议事日程，统筹推进，常抓不懈，从总体上看，党风廉政建设和反腐败各项工作任务都取得了积极进展，收到了明显成效。但同时也应清醒地认识到，直属单位党风廉政建设也存在一些不容忽视的问题，主要表现在：

（一）少数单位违纪违法问题比较突出。

近年来，在直属单位中先后发生了一些较为严重的违纪违法问题，如驻部组局组织查办的卫生部原国外贷款办违反财经纪律案，包括原国外贷款办主任在内的数名责任人被追究党纪政纪责任；国家医学考试中心2007年和2009年连续发生全国执业医师考试泄密案，其中2007年泄密案有两名工作人员被判刑、2009年泄密案也有一名工作人员被逮捕；卫生部人才交流中心原主要负责人和财务处长因涉嫌严重违法问题而被逮捕。还有一

些问题正在核实或调查中。这些问题的存在，充分说明了部、局直属单位绝非“净土一块”，社会上的消极腐败现象同样会在我们这里滋生蔓延，甚至发展成为严重违纪违法问题。

（二）制度的执行力和约束力有待加强。

一是制度规定不健全，一些重要领域和关键环节还存在制度空白。如有的单位的对外采购程序不健全，数十万元的采购项目既不经领导班子集体讨论决定，也不走公开招标程序，仅仅由处室负责人提出建议，单位领导签字就可直接将采购资金划拨。二是一些制度缺乏针对性和可操作性，过于宽泛原则，缺少具体实施措施。如有的单位落实“三重一大”事项集体讨论决定制度的具体办法，对“三重一大”事项未结合单位实际进行细化，导致制度流于形式，不能有效发挥作用。三是不少反腐倡廉的重要制度规定没有得到很好执行，存在重制定、轻执行现象。如对重点部门、重点岗位的工作人员进行轮岗交流，虽中央有明确规定，但相当一部分直属单位执行此项规定不力，有的就基本上没有开展，既不利于干部自身成长，又容易滋生腐败风险。

（三）监督管理还存在漏洞和薄弱环节。

一是对直属单位领导班子特别是对主要负责人的监督还没有形成有效的、经常化的制度措施，对重要岗位和关键环节以及下属二级单位的监督还存在缺失，有的失之于宽。比如对事业单位下属公司聘用人员的管理还有待进一步加强。二是一些单位内部财务、审计等部门履行相应的监管职责不到位。有的单位财务管理不严格，许多大额支出没有明细单据也予以报销。有的单位对下属公司的财务监管缺失，自下属公司成立以来从未对其进行过审计。三是部、局机关负有监管责任的部门履行对直属单位相应监管职责的主动性和方式方法也有待加强和改进。

（四）部分直属单位纪检监察组织机构不健全。

一是有的直属单位未根据有关规定和工作需要设立纪检监察机构。据统计，目前部、局 30 个直属单位，设党委的均按照规定设立了纪委，但只有 7 个设立了纪检监察办事机构。一些承担重要职能的直属单位，还没有设立纪检监察办事机构。二是部分直属单位纪检监察人员力量配备不足。有的单位虽然设立了纪委并配备了纪委书记，但没有专职工作人员。有的干部职工多达几千人的大单位仅有 1～2 名专职纪检监察干部，远不能适应工作需要。

直属单位作为部、局的重要组成部分，大力加强其反腐倡廉建设，对于整体推动部、局党风廉政建设具有十分重要的意义。首先，从直属单位所处的地位及发挥的作用来看。部、局直属单位，不仅在医学科研、医疗服务、公共卫生、卫生监督等方面居于医疗卫生行业的“龙头”地位，而且有的还承担着对全国卫生系统进行业务指导的重要职能。特别是在深化医药卫生体制改革中，直属单位既是政策的具体执行者，有的还是政策制定的重要参与者，一举一动在全国卫生系统起着风向标的作用。直属单位的重要地位和发挥的重要作用，决定了其党风廉政建设的极端重要性。其次，从深化医改对直属单位的影响来看。当前，深化医药卫生体制改革已进入关键时期，党中央、国务院和各级党委、政府对于卫生工作的领导和支持不断加强，政府投入卫生的资金大幅度增加，医改的配套文件和改革措施陆续出台，今后一段时间，将是我国卫生事业发展的黄金时期。可以说，随着医药卫生体制改革的不断深入，部、局直属单位的职能定位还会发生调整，承担的任务会越来越多，所管理的资金和项目也将不断增加，直属单位各项事业将步入发展的快车道，反腐倡廉建设面临的形势和任务也将更加艰巨。第三，从现阶段我国经济社会发展的特点来看。目前，我国正处于社会转型时期，经济体制深刻变革、社会结构深刻变动、利益格局深刻调整、思想观念深刻变化，各类社会矛盾不断凸显。加之法制的不健全，管理跟不上，因而这一时期腐败现象必然显现易发多发的状态。直属单位作为社会整体的一部分，将不可避免地受到客观环境的影响。在这样的背景下，加强直属单位反腐倡廉建设，推动和保证直属单位各项事业繁荣发展，就显得尤为重要。事业发展是硬道理，反腐倡廉是硬任务；没有风清气正的良好环境，什么事情也办不成。卫生部党组决定召开这次直属单位党风廉政建设工作会议，目的就是通过对今后一个时期直属单位反腐倡廉建设工作任务进行安排和部署，进一步增强广大干部尤其是各级领导干部的廉洁从政意识，进一步加强各单位的惩防体系建设，使消极腐败现象降低到最低程度。这既是推进部、局反腐倡廉建设的重大举措，也体现了部、局党组和行政领导班子在深化医药卫生体制改革的环境下，对直属单位广大干部特别是领导干部的关心和爱护。我们必须从政治和全局的高度，把党风廉政建设放在更加突出的位置，以更大的决心，更加扎实的工作推动党风廉政建设不断向纵深发展。

三、对进一步加强直属单位党风廉政建设的几点要求

卫生事业的改革和发展，对直属单位党风廉政建设提出了新的更高的要求。我们要认真贯彻落实中央《建立健全惩治和预防腐败体系建设 2008—2012 年工作规划》和卫生部的《实施办法》，以惩治和预防腐败体系建设为重点，全面推进教育、制度、监督、改革、纠风、惩处等各项工作任务，为直属单位的改革和发展提供坚强保证。

（一）严格执行党风廉政建设责任制和纠风工作责任制，确保党风廉政建设各项工作任务取得实效。

党风廉政建设责任制和纠风工作责任制，是推进反腐倡廉建设的重要制度保障。根据党风廉政建设责任制有关规定，卫生部先后制定出台了《卫生部党风廉政建设责任制规定》和《卫生部关于进一步加强和完善卫生纠风工作责任制的意见》，对直属单位落实党风廉政建设责任制和纠风工作责任制提出了明确要求。按照文件规定，各直属单位党委对职责范围内的党风廉政建设负全面领导责任，党委书记对职责范围内的党风廉政建设负总责，是“第一责任人”；按照“谁主管谁负责”，“管行业必须管行风”的原则，行政领导班子对职责范围内的行风建设负全面领导责任，行政领导班子主要负责人对职责范围内的行风建设负总责，是“第一责任人”；领导班子其他成员根据工作分工，对职责范围内的党风廉政建设和纠风工作负直接领导责任；纪检监察和纠风工作机构协助党委和行政领导班子抓好党风廉政建设和纠风工作，加强组织协调和监督检查，促进工作落实。

落实党风廉政建设责任制和纠风工作责任制，关键要抓好以下几个方面：一要建立健全党风廉政建设和纠风工作组织领导机构。2009年，卫生部建立了部惩防体系建设领导小组并调整了纠风工作领导小组，统一领导部机关和卫生系统惩防体系建设及纠风工作。各直属单位也要参照部里的做法，成立相应的组织领导机构，并分别由党政主要负责同志担任领导机构的主要负责人。各直属单位的惩防体系建设领导小组和纠风工作领导小组要充分发挥职能作用，切实推动本单位惩防体系建设和纠风工作深入开展。二要严格执行党风廉政建设责任制和纠风工作责任制。各单位党政主要负责同志要履行第一责任人的政治责任，切实管好班子，带好队伍，始终不渝地重视党风廉政建设和纠风工作，坚持不懈地抓好党风廉政建设和纠风工作。党政领导班子其他成员要牢固树立“一岗双责”意识，根据分工抓好分管部门和单位的党风廉政建设和纠风工作。单位内部各部门要充分发挥职能作用，把党风廉政建设和纠风工作任务融入部门业务之中，切实做到两手抓，两手都要硬。三要抓好责任制落实的关键环节。要实行责任分解，每年年初把党风廉政建设和纠风工作任务分解落实到分管领导和各职能部门，并在年中和年底进行检查，督促工作落实。要严格责任考核，对各部门和所属二级单位领导班子及其成员落实党风廉政建设责任制和纠风工作责任制的情况，要纳入年度工作总结和述职述廉，进行认真考核，并把考核结果作为对干部业绩评定、奖励惩处和选拔任用的重要依据。要严肃责任追究，对所分管部门发生重大违纪违法问题，以及在执行责任制方面严重失职、渎职的领导干部，要坚决按照有关规定追究领导责任。

（二）认真落实“三重一大”事项集体讨论决定制度，切实加强对权力的监督制约。

“三重一大”事项集体讨论决定制度，是民主集中制的重要内容，对于加强权力运行的监督制约，推进反腐倡廉建设具有十分重要的意义。今后一个时期，直属单位贯彻落实“三重一大”事项集体讨论决定制度要在进一步完善制度和提高制度执行力上下工夫。一要建立和完善领导班子工作规则和议事规则。必要的程序是正确决策的重要保证。领导班子议事决策，要按法定程序办事，既要规范做什么，也要规范怎么做，避免随意性。目前尚未建立相关制度的单位要尽快建立，已经建立的要进一步对照有关规定进行修订和完善。二要继续改进和完善“三重一大”事项集体讨论决定制度。要按照中央近期出台的《关于进一步推进国有企业贯彻落实“三重一大”决策制度的意见》的基本精神，结合本单位的实际，进一步改进和完善“三重一大”事项集体讨论决定制度。三要切实提高“三重一大”事项集体讨论决定制度的执行力和约束力。要加强对“三重一大”事项集体讨论决定制度的宣传教育，使各直属单位领导班子成员和中层干部深入领会制度精神，不断增强制度意识，全面掌握制度要求。领导班子主要负责同志要努力做到带头学习制度，严格执行制度，自觉维护制度，把学习贯彻“三重一大”事项集体讨论决定制度的要求转化为决策中的自觉行动。四要实行党政主要负责人末位发言制。领导班子集体决策“三重一大”事项时，首先由领导班子其他成员对“三重一大”事项发表意见，最后由党政主要负责人发表意见，并按照民主集中制“少数服从多数”的原则形成最终决议。五要做好会议记录并形成会议纪要上报有关部门。实践证明，这是规范各直属单位集体讨论决定“三重一大”事项的重要方式。在此重申，各直属单位领导班子集体讨论决定“三重一大”事项时，必须安排专人做好会议记录，并在会后形成正式的会议纪要上报部、局党组和驻部纪检组监察局以及其他相关部门。

（三）以贯彻落实《中国共产党党员领导干部廉洁从政若干准则》和《关于领导干部报告个人事项的有关规定》为重点，抓好直属单位反腐倡廉宣传教育和领导干部廉洁自律工作。

今年1月和7月，中央分别颁布了重新修订的《中国共产党党员领导干部廉洁从政若干准则》（以下简称《廉政准则》）和《关于领导干部报告个人事项的有关规定》（以下简称《规定》），这是新形势下加强对党员领导干部教育、管理和监督的重要举措。在前一阶段学习宣传两个文件的基础上，当前要将工作重点转移到《廉政准则》和《规定》的落实上来。一是直属单位领导班子尤其是主要负责同志要发挥表率作用。直属单位党政主要负责同志要认真学习掌握

《廉政准则》和《规定》的各项要求，牢固树立法律面前，人人平等、纪律约束没有特权、制度要求无人例外的意识。要做执行《廉政准则》和《规定》的表率，要求一般党员干部做到的，自己必须首先做到；要求下级做到的，自己必须首先做到。要做维护《廉政准则》和《规定》的表率，不仅自己带头遵守制度，还要坚持原则、敢抓敢管，自觉维护《廉政准则》和《规定》的严肃性和权威性。二要加强对《廉政准则》和《规定》落实情况的监督检查。驻部纪检组监察局要会同人事司（人事教育司）、机关党委（纪委）等部门积极协助党组加强对《廉政准则》和《规定》落实情况的监督检查，及时发现和督促解决存在的问题。各直属单位也要按照分级负责的原则，一级抓一级，层层抓落实，切实加强对本级和下属二级单位贯彻《廉政准则》和《规定》情况的监督检查。三要将贯彻落实《廉政准则》和《规定》情况列入民主生活会内容。要对照《廉政准则》规定的52个“不准”和《规定》的具体要求逐条进行检查，实事求是地开展批评与自我批评，对干部群众普遍关心、反映强烈和查找出的问题，要提出切实有效的整改措施。要增强民主生活会的原则性和实效性，提高会议质量，切实达到开展思想交流、提高党性修养、促进廉洁从政、增进班子团结的重要目的。

（四）推进反腐倡廉制度建设，加强对“权、钱、人、项目”等重点环节和领域的监督。

加强直属单位反腐倡廉建设，制度建设是根本，对权力的监督制约是关键。一要加强对领导干部尤其是主要领导干部的监督。严格落实民主集中制，健全集体领导和个人分工负责相结合的制度，反对和防止个人专断。完善领导干部述职述廉制度，实行直属单位党政主要负责人经济责任审计制度，切实加强干部考核考察工作。二要扎实推进权力运行监控机制建设试点工作。6个试点的直属单位要全面清理和确认权力事项，理清权力底数，优化工作流程，加强权力运行风险的防范和控制，有效预防腐败。这项工作通过试点取得经验后，将在部机关和直属单位全面推开。三要健全完善对行政许可、各类评审和考试等权力行使的规章制度。继续深化行政审批制度改革，实行行政许可一个窗口统一受理、不同部门分别办理、一个窗口统一送达。健全完善各类评审、考试等制度，严格工作程序，堵塞制度漏洞，形成有效的监督制约机制。四要加强对各类资金使用管理的监督。严格财务管理，提高资金使用效益，防止贪污、挪用等问题发生。继续开展治理“小金库”专项工作，重点建立健全防治“小金库”产生的长效机制。开展直属单位总审计师委派试点工作，委派人员要认真履行工作职责。项目资金监管服务中心要充分发挥职能作用，积极探索加强对各类卫生资金有效监管的措施和手段，切实履行党组赋予的重要职责。五要加强对干部职工的管理和监督。强化对单位干部职工的管理，制订专家参与公务活动的行为守则，规范其从业行为。加强对下属二级单位的管理和监督，建立健全下属二级单位重大事项的请示报告制度。严格执行干部选拔任用工作条例等规定，认真落实干部选拔任用监督制度，坚决整治用人上的不正之风。建立干部选拔任用前征求同级纪检监察机构意见的制度，直属单位设立纪检监察机构的，在将拟选拔任用干部人选提交领导班子会议讨论决定前，都要征求单位纪检监察机构的意见。加大干部轮岗交流力度，对在人事、财务、基建、采购等部门任职达到一定年限的干部，都要进行轮岗交流。六要加强对工程建设、政府采购等的监督。深入开展工程建设领域突出问题专项治理工作，严肃查处和纠正重点环节和部位存在的突出问题。健全完善工程建设招投标等制度规定，强化对招投标行为的监督。直属单位使用财政资金购买物资或服务的，必须严格按照政府采购法等履行程序；使用其他性质资金购买物资或服务达到一定额度的，也应通过竞争性方式确定供应商。

（五）深化部、局直属医疗机构行风建设和治理商业贿赂工作，充分发挥“国家队”的导向作用。

目前，部、局直属单位或下属单位中的医疗机构共有12家，都是三级大医院，医、教、研在全国处于龙头地位。这些单位的行风建设和治理商业贿赂工作如何，不仅事关卫生部和中医局反腐倡廉建设的整体工作成效，而且对于全国医疗卫生系统都具有重要的示范和引导作用。因此，深入推进全国卫生系统的行风建设和治理商业贿赂工作，必须首先抓紧抓好部、局直属医疗机构的行风建设和治理商业贿赂工作。一要深入开展职业道德、纪律法制和正反两方面典型教育。要教育引导广大医务人员不断增强职业荣誉感和社会责任感，模范遵守法律法规和纪律规定，自觉抵制商业贿赂和不正之风。要结合本单位或系统内的先进典型和反面案例开展形象生动的教育活动，充分发挥先进典型的示范作用和反面典型的警醒作用。二要认真落实医务人员医德考评制度和医师定期考核制度。将医务人员的医德医风情况与其岗位聘用、绩效工资、晋职晋级、评先评优等直接挂钩，建立有效的激励和约束机制。三要深化院务公开工作。认真执行院务公开有关规定，重点做好群众关心的医疗服务和药品、耗材价格的公开，并切实落实费用清单制和费用查询制。四要加强医疗服务管理。加强医院内部质量控制和安全管理，防止发生重大医疗责任事故。完善和扩大预约诊疗服务，不断改进服务流程，优化就医环境，方便患者就医。五要严格规范处方行为。加强对药品使用的管理和监督，继续实行按药品通用名开具处方、不当处方院内公示和点评、药品用量动态监测和超常预警等制度，积极探索推行阳光用药。六要认真落实医院财务管理和收费制度。带头落实《医疗机构财务会计内部控制规定》、《医疗卫生机构接受社会捐赠资助管理暂行办法》等制度，建立健全单位内部控制制度，严禁设立“小金库”。带头执行物价收费制度，严禁任何形式的乱收费。七要加强药品、高值耗材等统计管理。认真落实卫生部《关于加强医院信息系统药品、高值耗材统计功能管理的通知》，对信息系统中的药品、耗材使用信息实行专人负责、加密管理，严格统方权限和审批程序，非为工作目的、未经审批不得统方，严禁为商业目的统方。

（六）坚决查办违纪违法案件，严厉惩治腐败。

查办案件是建立健全惩治和预防腐败体系的重要内容，也是惩治腐败的重要手段，任何时候都不能放松。各直属单位要结合实际，重点查办以审批、管理、评审等权力谋取私利、权钱交易的案件，医药购销、卫生基建工程中的商业贿赂案件，医疗机构严重损害群众利益的行风案件，以及违反财经纪律、组织人事纪律和外事纪律的案件。对违纪违法案件要发现一起，查处一起，不包庇，不护短，决不姑息，决不手软，对有关责任人和负有领导责任的人员要作出严肃处理。对查办的典型案件要及时进行通报，深入开展警示教育。要发挥查办案件的治本功能，加强案件剖析，掌握发案规律，有针对性地建章立制，从源头上防范腐败问题的发生。要严格信访举报受理、登记、送阅、审批、办理、反馈等规定，建立健全案件线索集中管理和集体排查制度。要进一步健全并严格执行案件初核、立案、调查、审理、处分执行、申诉复查等规定，完善办案工作责任制。

（七）深入贯彻落实《关于加强卫生部直属单位纪检监察组织建设的意见》，切实加强直属单位纪检监察机构自身建设。

最近，部党组经过审议印发了《关于加强卫生部直属单位纪检监察组织建设的意见》（以下简称《意见》），这是加强直属单位纪检监察机构自身建设的重要文件。各直属单位要以贯彻《意见》为重要契机，大力加强纪检监察组织建设，建设一支高素质、职业化的纪检监察干部队伍。一要深入学习领会《意见》精神，切实落实《意见》各项要求。各直属单位领导班子要高度重视纪检监察组织建设工作，认真学习领会《意见》各项规定，不断增强贯彻落实的自觉性和责任感，切实承担落实《意见》的主体责任。党委书记和行政主要负责同志要带头抓好《意见》的贯彻落实工作，确保《意见》提出的各项要求落到实处。二要以组织建设为基础，建立健全直属单位纪检监察机构并配齐配强人员力量。要不折不扣地落实《意见》各项规定，纪检监察机构比较健全的，要继续坚持和完善；纪检监察组织机构不健全的，要尽快按照《意见》规定设立相关机构；人员力量比较薄弱的，要加强选调任用工作，切实把政治素质高、业务能力强的同志充实到纪检监察队伍中来，尽快配齐配强本单位纪检监察工作力量，不得将纪检监察岗位作为照顾、安置性的岗位。直属单位纪委书记和监察机构负责人的任免，要事先征得驻部组局和机关纪委的同意。三要以制度建设为保证，健全完善纪检监察机构自身建设长效机制。要建立健全纪检监察机构信访举报、案件检查、案件审理、纠风工作等规章制度，建立科学严密的工作程序和业务流程，健全岗位责任制。四要以能力建设为关键，不断提高直属单位纪检监察干部履行职责的能力和水平。直属单位纪检监察干部要广泛学习卫生、经济、管理、法律和纪检监察业务等方面的知识，努力做一名学习型的纪检监察干部。要加强实践锻炼，在日常工作中砥砺品质，加强锻炼，增强才干，不断提高有效防治腐败的能力。驻部组局和机关纪委要加大对直属单位纪检监察干部的培训教育力度，为直属单位纪检监察干部创造更多的学习培训机会。五要进一步加强对纪检监察工作的领导和支持，积极为纪检监察干部履行职责创造条件。各直属单位领导班子特别是主要负责同志要高度重视纪检监察工作，坚定不移地支持纪检监察干部履行职责，在政治上高度信任他们，工作上支持帮助他们，生活上关心爱护他们，始终做纪检监察干部履行职责发挥作用的坚强后盾；要切实加强纪检监察干部的培养使用，因事择人，量才任职，把优秀的纪检监察干部提拔到重要岗位，形成有效的激励机制。驻部组局和机关纪委要加强对各直属单位纪检监察工作的指导和领导，建立有效的工作协调和配合机制，部、局机关的专项工作或查办案件工作，可以有计划地抽调直属单位纪检监察干部参加，直属单位的专项工作或查办案件工作在人员力量不足时，也可以向驻部组局或机关纪委提出申请，由其对各直属单位的纪检监察力量统一调配，集中使用；要加强对直属单位纪检监察工作的考核和督导，不断促进直属单位纪检监察工作的规范化和科学化。

深化医药卫生体制改革任重而道远，党风廉政建设和反腐败工作任务十分繁重。各直属单位一定要深入贯彻落实党中央、国务院的重大决策部署和部、局党组各项工作要求，坚定信心，采取更加有力的措施，努力取得直属单位事业发展和反腐倡廉建设的新成效！

卫生部党组书记、副部长张茅在加强资金监管落实医改任务电视电话会议上的讲话

（2010年9月10日）

刚才李熙同志通报了今年上半年卫生项目资金督导检查和审计署近期对新型农村合作医疗基金专项审计情况。从整体上看，在有关部门的大力支持和关心下，在各级卫生部门严格管理和项目单位的积极努力下，卫生项目资金执行情况良好，为保障医药卫生体制改革顺利推进作出了积极贡献，取得了良好的社会效果。但是，通过督导和审计发现在项目实施过程中还存在一些问题。因此今天召开的会议是在医改进入攻坚阶段的一次重要会议，主要目的是通过通报项目资金执行中存在的问题，进一步提高认识、统一思想，加强资金管理，提高资金的监管水平和项目的实施水平，加快项目执行，巩固医改成果，更好地发挥卫生项目资金对推进医改，促进卫生事业又好又快发展的保障作用。下面我讲三点意见。

一、提高认识，统一思想，切实增强做好卫生项目资金监管工作的紧迫感和责任感

当前，卫生事业正处于改革发展的关键阶段，中央和地方各级政府关于深化医药卫生体制改革的政策措施已经陆续出台，对医改投入的资金大幅度增加，卫生事业迎来前所未有的发展机遇。在这样的新形势下，做好卫生项目资金监管工作，确保各项资金安全有效使用，对于深化医改，保障卫生事业健康发展具有十分重要的意义。

（一）加强卫生项目资金监督管理是改善民生，促进和谐的重要保证。

党的十七大报告提出构建社会主义和谐社会的目标，党和政府更加重视解决民生问题，国家把更多的财政资金投向了公共服务领域，加大了对社会事业方面的支持力度。特别是在应对金融危机过程中，中央相继出台了一系列惠民政策，实施医改也是这些政策中的重要部分。为了推进医改，国家不断加大卫生投入，卫生专项资金大幅度增加。新农合、15岁以下人群补种乙肝疫苗、农村妇女孕前和孕早期增补叶酸、贫困白内障患者复明、农村妇女两癌检查、农村孕产妇分娩补助等项目资金是保护老百姓健康，提高人民群众生活质量的“保命钱”、“救命钱”，是政府关注民生的直接体现。项目资金能否发挥预期的效益，各项医改任务能否顺利完成，直接影响到人民群众的切身利益，影响到党和政府的执政形象。因此，各级卫生行政部门一定要从构建社会主义和谐社会的高度，从解决民生、维护社会稳定的角度，充分认识加强资金监督管理、加快项目执行进度的重要性，要保质保量完成好项目，真正管好和用好专项资金，充分发挥卫生部门在解决民生问题上的重要作用。

（二）加强卫生项目资金监督管理是推进医改，促进发展的必然要求。

当前，深化医药卫生体制改革全面深入推进，国务院确定的近期五项重点改革工作正在按计划有序进行。一年多来，全国卫生系统认真贯彻落实党中央、国务院的决策部署，把落实医改任务摆在首位。各地卫生部门不等不靠，从各自地区实际出发，建立领导机制，创新管理办法，积极争取项目支持，精心组织实施，层层落实任务，加强督导考核，克服了改革起步阶段时间紧、任务重、人手少等种种困难，知难而进，大胆探索，做了大量艰苦细致的工作，各项重点改革工作取得较大进展。中央和地方政府不断加大投入，县医院、县中医院、乡镇卫生院、社区卫生服务中心、精神卫生专业机构建设等工作不断取得新突破，各项重大公共卫生项目全面实施，新农合、农村孕产妇住院分娩等补助标准逐年提高。可以说，卫生基础设施建设已经成为当地社会事业发展的一道亮丽的风景线，新农合、贫困白内障患者复明等重大公共卫生项目已经成为卫生行业最大的亮点，也为推进医改，促进卫生事业可持续发展注入了新的生机与活力，广大人民群众开始享受到医改带来的实惠。

（三）加强项目资金监督管理是规范权力，预防腐败的客观需要。

卫生工作是保护人民群众生命健康的神圣事业，是关系到千家万户的重大民生问题。各级卫生部门都掌握一定的资金使用权力，管好和用好这些资金，不仅是各级党委、政府关注的热点，还是财政、审计部门监督检查的重点，更是社会各界关注的焦点。

在很大程度上讲，加强对卫生项目资金运行过程的监督管理也是对卫生部门的领导和广大干部的监督和保护。大家都有责任和义务把这些钱管好花好用好，否则就是对党的事业不负责，对卫生事业不负责，对群众生命健康不负责，也是对自己的前途和命运不负责。我们要从加强党风廉政建设的角度，高度重视卫生项目资金的使用，切实强化监督管理，建立起预防为主的卫生项目资金运行约束和监督机制，特别是落实内部审计的各项要求，及时发现制度上的漏洞和执行过程中的偏差，及早发现违规违纪的苗头，将其消灭于萌芽状态，规范权力运行，从源头上预防腐败。

二、认真分析，突出重点，准确把握加强卫生项目资金监管工作的关键环节

目前卫生项目资金管理态势总

的来说是好的，但从近几年中央纪委、审计署以及卫生部开展的专项督查情况发现的问题来看，卫生项目资金使用管理上还存在一些薄弱环节，有的问题还相当严重。这些问题突出表现为：一是项目执行进度较慢；二是地方配套资金不落实；三是存在负债建设现象；四是一些建设项目超规模、超标准、超投资；五是部分项目管理不规范；六是少数项目执行质量不高等。产生这些问题的原因很多，既有主观原因，也有客观原因。

（一）认识不到位，工作不深入。

有些地方特别是某些单位领导干部思想和行动上没有统一到中央的要求上来，没有认识到加强项目与资金管理的重要性，重项目申请、轻项目执行，重投入、轻管理，重数量、轻质量，重成绩、轻问题，管理工作粗放，既没有下大力气去发现问题，更没有去深入研究如何解决问题。有的即使认识到了和发现了问题，也只进行了简单的纠正，缺乏有效措施和办法，导致问题没有得到根本解决，项目执行中出现了进度达不到要求、管理不规范、执行质量不高等问题。

（二）制度不完善，机制不健全。

今天通报的问题产生原因虽然很多，但核心的一条是管理制度不完善，机制不健全。有的地方缺少必要的监管制度，随意性大。还有的地方虽有制度，但没有得到很好的落实，纸上写的多，嘴上说的多，墙上挂的多，认真落实的少，造成“无法可依”和“有法不依”现象并存，责任不清楚，任务不明确，管理不到位，执行力差，效率低下，甚至出现有令不行、有禁不止的管理失控现象。有些地方和单位没有按照要求建立相应工作机制，各管一摊、互不沟通、互不通气，不共同研究工作、共同解决问题。有的地区虽然建立了工作机制，但流于形式，缺少指导工作的有效办法，不能做到有的放矢，盲目性和随意性较大。另外，奖惩机制不健全，对项目实施好的地区和单位没有明确的激励制度，对发生问题的地方，也没有相应的处罚规定。

（三）责任不明确，措施不到位。

一些地方工作责任不明确、不落实，没有严格的责任追究制度。责任书签了，但不认真履行监管职责，责任也落实不下去，造成有些问题屡查屡犯，成为“常见病”和医治难度大的“顽疾”。一些单位和部门工作措施落实滞后，检查、协调、督办力度不够；有的部门相互推诿，敷衍塞责，缺乏对工作的具体指导；有的部署工作不及时，工作进展缓慢；有的业务部门，认为抓资金管理工作是财务、纪检、监察部门的事，抓不抓不会影响大局，工作消极。个别单位领导追求劳民伤财的“政绩工程”和沽名钓誉的“形象工程”，擅自超规模、超标准、超投资建设，既增加建设投资，也增加运行成本，给今后医疗卫生机构正常运行带来严重隐患。

（四）工作不主动，执行不规范。

有些地方认为加大投入是中央和地方政府的责任，给多少钱干多少事，不积极、主动争取，与政府和有关部门汇报沟通不够，影响了工作开展。部分管理人员在工作中达不到标准化、规范化、精细化的要求，工作作风浮躁，管理松弛，职业道德缺失，对群众呼声和疾苦置若罔闻，对关系到群众生命安全这样的重大问题麻木不仁，失职渎职、不作为甚至乱作为；部分工作人员不懂制度、不熟悉业务、责任心和事业心不强、缺乏主动服务意识，导致制度执行不规范，项目质量难保证。

正是由于这些原因，才会出现刚才通报的问题。卫生项目资金监管工作是一项系统工程，从项目的申报和执行，资金的分配、拨付、管理和使用，到监督检查、督促整改等各个环节，都要严格把关，认真搞好。监管工作要取得实效，关键是要抓住重点，有的放矢，强化措施，标本兼治，建立长效管理体制和监督制约机制。要把工作的着力点放在权力制约、资金监控、行为规范和严格管理等关键部位和环节上。要通过深化改革和体制创新，不断提高工作透明度，不断完善人、财、物方面的管理和监督，完善反腐倡廉的工作机制，及时发现、有效防范和惩处违规违纪违法行为。要充分发挥人民群众和舆论的监督作用，使权力受到广泛的监督和制约。这就要求我们在下一步资金监管工作中做到四个转变，一是由过程监管到结果监管的转变，用基层任务的落实情况反映资金的使用绩效和群众获得的实惠；二是由行业监管到社会监管的转变，用群众得实惠见实效来反映工作落实成效；三是由文件监管到网络监管的转变，建立工作结果数据库，实行网络化管理；四是由重点检查到驻点督查的转变，加大督导检查力度，督促每一笔资金的落实，确保每一项任务的完成。当前卫生项目资金监管工作的重点是：

1. 资金及时拨付到位，项目有序加快推进。

目前，在落实医改政策过程中还存在一些财政资金拨付不到位、配套资金跟不上、工作经费不落实等问题，甚至个别地方还发生套取、截留、挤占、挪用、贪污卫生专项资金的违纪违法行为。各级卫生行政部门要切实负起责任，认真履职，落实政策，严禁违纪违法行为的发生，确保资金安全。要积极向当地党委、政府汇报，加大与发展改革、财政等部门的协调力度，确保配套资金和工作经费及时足额到位。

今年，卫生部已经与各省（区、市）签订了责任状，现在时间已过大半，部分地区还存在着项目执行进度慢、质量不高的情况。完成既定的医改任务是一件十分严肃的事情，在这个问题上，我们没有任何其他选择，必须把落实各项任务措施、加强资金管理、加快项目执行进度作为当前任务的重中之重，否则不但今年的医改任务难以按时完成，重要的是群众的利益受到损害，直接影响到医改成败和卫生事业的顺利发展。

各地要高度重视，采取有力措施，积极协调有关部门，通过制定周密工作计划、集中办公、现场督办等方式，提高工作效率，切实加快项目执行。为及时了解各地医改资金落实、拨付和项目建设进展等情况，卫生部建立了公共卫生专项资金执行情况报告和扩大内需建设项目旬报等制度，各地必须按时、高质量报送，对于未能按时报送的或不按要求报送的省份，我们将通报批评。

2. 项目“阳光”运行，确保高效、廉洁。

项目是落实政策的重要载体。要按照“公开、公平、公正”的原则，规范卫生项目资金管理程序，确保项目“阳光”运作，公开透明。一要建立项目基础资料数据库。要加强基层基本信息平台建设，做好基础数据收集、核查、整理工作，逐步实现各有关部门数据共享，坚决避免弄虚作假行为。二要加快项目执行。各地要紧紧围绕医改这个中心，精心组织，加快项目执行进展，坚决杜绝重申请、轻执行的现象。要确保每个公共卫生项目按照项目管理方案要求如期完成，其中为15岁以下人群补种乙肝疫苗、消除燃煤型氟中毒危害、农村妇女孕前和孕早期补服叶酸、贫困白内障患者复明、农村改水改厕、农村孕产妇住院分娩补助等项目年底之前完成率要达到80%以上；2009年以前下达的基本建设项目中央投资完成率要达到80%，2010年下达的中央投资力争完成50%。三要提高项目执行质量。各地要加大对公共卫生项目管理人员技术、管理和财务等方面的培训力度，使各级相关人员充分理解项目的要求，确保项目严格按照制订的方案实施，严格禁止减少工作量、增加受益对象负担等情况，切实提高项目执行质量。要督促建设项目管理单位认真落实项目法人责任制、招标投标制、合同管理制、工程监理制和质量责任终身制，切实把好设计等前期工作质量关、建筑材料质量关、工程施工质量关，严禁盲目追求进度而降低工程质量标准，坚决杜绝出现重大安全事故或工程质量问题。四要创新资金分配管理模式。要积极探索公式法、因素法等新的科学方法，合理分配卫生项目资金，采取有效激励引导手段，确保卫生项目资金分配做到公平规范，避免有些地方吃不饱，有些地方干不完。

3. 健全制度管理，加强源头防控。

各级卫生行政部门要按照“谁主管，谁负责”和“管行业必须管行风”的原则，坚持源头治理、制度防控、查纠结合、纠建并举方针，健全完善制度，加强源头预防。一要对现有卫生项目资金管理办法和制度进行全面清理，进一步修订、补充和完善，建立健全科学、规范、覆盖全面的项目资金管理办法和制度。二要认真查找卫生项目管理中容易产生腐败现象的薄弱环节，规范行政权力运行，减少自由裁量权，进一步健全完善廉政预警和内控防范机制。三要注意完善落实工作机制和配套措施，加强相关制度的协调衔接，确保各项制度行得通、管得住、有长效、可持续。

为确保资金监管任务的落实，各级卫生行政部门要做好三个结合，即监管过程与工作指导相结合，监管措施与预防腐败相结合，监管结果与预算安排相结合，推进资金和项目监督管理体制创新，促进建立健全资金全过程的监督机制，确保医改任务顺利完成。

另外，我还要专门强调一下严格控制建设规模和标准以及负债建设的问题。

刚才李熙同志通报了各地在实施建设项目时，不同程度地存在超规模、超标准问题。多年来，中央对医疗卫生机构基础设施建设总体投入不足，尤其是基层医疗卫生机构条件较差，大家利用这次机会改善条件是可以理解的。但我们要清醒地认识到，基层医疗卫生机构楼越建越高，越装修越漂亮，单人间、双人间病房越来越多，多人间病房越来越少，盲目扩大建设规模，超标准豪华装修，不但使自己背上了沉重的债务负担，给将来的运行也带来了困难和隐患，客观上也使老百姓承担的医疗费用越来越高，有些还出现过度医疗、乱收费的现象，怎么能让老百姓满意？怎么能让政府放心？怎么能体现公立医疗卫生机构的公益性呢？因此，各级卫生行政部门的同志们，一定要站在全局的角度，从讲政治的高度出发，对医疗卫生机构建设工作加强指导、管理和监督。在这里我提四点要求：一是要严格按照本地区区域卫生规划和我部有关医疗卫生机构建设指导意见要求，科学、合理地确定医疗卫生机构布局和床位、建设规模，避免盲目迁建和扩大规模行为。二是要进一步强化医疗卫生机构总体发展建设规划管理。县级医院和精神卫生专业机构必须编制总体发展建设规划，并据此科学组织项目实施，避免无序建设和大拆大建等现象。三是要严格执行项目建设方案论证审查制度。县级医院、精神卫生专业机构等建设项目方案必须经过省级卫生行政部门审核通过后方能组织实施。四是各省级卫生行政部门要结合本地实际，对医疗卫生机构装修标准提出指导意见，积极引导医疗卫生机构将建设资金主要用在保障建设项目安全和完善功能上，坚决杜绝盲目攀比和铺张浪费，避免奢华装修。

关于负债建设，医疗卫生机构有结余资金，可以用于单位发展建设，但举债建设与发展，势必会影响其公益性。近年来，县级医院负债额不断增加，2009年就比2008

年增加了30%多，这样发展下去，必然会影响到医院的正常运行。所以，各级卫生行政部门要严格控制医疗卫生机构负债建设，原则上不应当再批准贷款建设项目。对已经发生的贷款，要积极协调，争取由地方政府负责偿还。

三、切实加强领导，认真落实卫生项目资金监管任务

加强卫生项目资金监督管理是当前和今后一个时期常抓不懈的工作，为此要切实加强领导，明确工作责任，密切部门之间的合作，齐心协力，确保卫生项目资金管理抓出成效。

（一）进一步加强组织领导，落实监管责任。

各地要切实把项目执行和资金监管摆上重要议事日程，确保领导到位、人员到位、经费到位、责任到位、工作到位。要真抓实干，力求实效，在工作安排上，不仅“想到”、“说到”，还要“抓到”和“做到”。定下来的事情就要雷厉风行，抓紧实施，部署了的工作就要检查督促，一抓到底，做到“定一件，干一件，成一件”。牵头部门要认真履行职责，主要领导负总责，同时进一步细化责任，将具体责任明确到主管领导和具体工作人员，并采取签订责任书、纳入年度工作考核目标等方式予以落实，形成一级抓一级，层层抓落实的工作格局。

各地还要进一步认真学习领会和贯彻落实医改各项工作要求，深刻认识当前工作面临的严峻形势，要从卫生事业科学发展的战略高度，充分认识抓好项目执行和资金监管的重要性，牢固树立和不断增强政治意识、责任意识、忧患意识、紧迫意识。切实把思想和行动统一到中央要求上来，采取有效措施坚决贯彻落实。

（二）进一步加强制度建设，完善监管机制。

各级卫生行政部门要把建立健全各项管理制度作为加强管理的一项核心工作来抓，既要发挥已有制度的作用，还要主动深入基层、深入实际，认真研究卫生项目执行和资金管理中容易出现的问题，积极借鉴外部门、外地成功的经验，按照科学发展观的要求，大胆创新，进一步建立健全推进项目执行、加强资金管理程序化与规范化方面的制度和规定，用制度规范行为、管理资金。要不断完善制度体系，既要有实体性制度又要有程序性规定，既要明确激励措施又要明确处罚办法，使各项制度相互联系，相互衔接，相互配套，减少制度本身缺陷，切实提高制度刚性，做到用制度管人、管钱、管事。

（三）进一步完善工作机制，形成监管合力。

加强资金监管、加快项目执行，既涉及卫生、财政、发改、监察、审计等部门，也涉及系统内各个业务部门。各地要按照谁主管、谁负责的原则，建立统一领导、部门协调，统筹兼顾、标本兼治、各负其责的工作机制，相互支持、相互配合，形成工作合力，发挥整体优势，共同研究解决影响项目执行和资金管理方面存在的突出问题。要及时沟通情况，把加强监管、发现问题、实施整改、完善制度结合起来，协调推进。要调动各方面的积极性，整合力量，形成条块结合，上下联动，齐抓共管的工作格局，推动各项工作任务的全面落实。

（四）进一步加大监督检查力度，落实监管任务。

各地要加大监督检查和惩处力度，对于那些损害群众利益的典型案件，要进行通报，公开曝光，依法依纪从严处理，以严明的党纪政纪法纪，保障人民群众的切身利益。要增强制度执行强制力，把对各项制度贯彻执行情况的监督检查与责任制考核检查结合起来，形成有效的监督检查机制。把集中督查和日常检查结合起来，组织力量深入项目执行单位，采取跟踪检查、重点抽查等方式，加强对重点项目、重点部位、关键环节的监督检查，掌握工作进度，督促工作落实，在检查中真正发现问题和解决问题。要积极接受财政、审计等部门的监督检查和群众监督、社会监督。

对于刚才通报的问题，各地卫生行政部门要切实负起责任，认真进行整改，逐项解决好，逐项落实到位。

一是明确整改责任。要按照属地管辖和分级管理的原则，对检查发现的问题按地区和部门进行层层分解，属于哪一级哪个部门的问题，就由哪一级哪个部门负责整改。为了确保完成好整改落实，加强卫生项目资金管理工作的各项任务，相关省（区、市）卫生厅局主要负责同志要作为整改落实的第一责任人，采取得力措施，完成本省（区、市）整改任务。这次没有被通报的地方，也要举一反三，做到心里有数，认真反思，比照标准，查找差距，堵塞管理上的漏洞，不能让通报中提到的问题在本地区再次发生。

二是制定整改方案。相关省（区、市）卫生厅局要对本地区督查中存在的问题，逐个提出具体的、明确的整改意见，制订整改落实方案并逐一落实。对查出的问题，要以法律法规和政策规定为依据，区分不同情况，分门别类作出处理。对因制度缺陷造成的问题，在深入调查研究的基础上，进一步完善相关制度。对能立即整改的问题及时进行整改，一时难以整改的统一列出时间表，有计划分步骤抓好整改落实工作，确保问题整改到位。没有被督查的省（区、市），也要对照这些问题开展自查自纠工作。

三是加大督查力度。要通过这次整改落实和自查自纠，切实理清和解决好卫生项目资金存在的突出问题。卫生部还将在第四季度结合工程建设领域专项治理、扩大内需建设项目督查和公共卫生项目督导活动，对各地自查自纠和整改落实情况进行抽查。对自查自纠和整改落实工作不认真的地方，将责令继续完成任务，并给予通报批评。

（五）强化问责制。

各地要始终把严明政治纪律放在首位，坚决纠正有令不行，有禁不止和上有政策，下有对策的行为，确保中央各项政策措施和决策部署落到实处。要按照各自责任分工，切实履行好应尽的责任，强化责任追究，建立管理工作目标责任制，将任务分解落实到部门和具体管理人员。要建立责任倒查机制，加大问责力度，对管理措施不力，工作迟缓不到位，问题整改不彻底，屡查屡犯的，要重点督查，促其整改；对贯彻中央决策部署不力，欺上瞒下，弄虚作假以及失职渎职等违纪违法行为导致严重后果的，将严肃追究直接责任人和领导责任。

各地要把加强卫生项目资金管理作为各级卫生部门目标管理的重要内容，作为对项目单位负责人考核和使用的重要依据，作为党风廉政建设的重要任务严格要求并认真落实。今年年底，卫生部将对各省（区、市）卫生厅局项目完成情况和资金执行情况进行通报，并视情将通报结果抄送当地党委、政府和相关部门，希望大家高度重视起来，切实抓出明显成效。

（六）加强卫生项目管理人才队伍建设。

卫生项目资金管理具有“点多、线长、面广”的特点，社会影响面大、政策性非常强。因此，提高队伍整体素质，努力建设一支廉洁、高效、务实、能干的卫生人才干部队伍，是加快项目执行进度、保障资金安全，提高资金使用效益的重要保证。有关人员不仅要全面掌握基本建设程序、项目实施专业知识等综合知识，还应该熟练掌握国家有关财经法规制度，努力提高依法依规管理的水平，保持高度的敏锐性，善于规避和化解卫生项目资金使用管理的各种风险，有效地减少和避免违纪违法问题的发生，不断提高卫生项目资金的使用效益。要重视和加强党的宗旨教育、廉洁从政教育，有针对性地开展岗位廉政教育。要培养一批懂业务、懂技术、懂管理，想干事、会干事、能干事，坚持原则的业务骨干。

卫生事业是重大的民生问题，是党和政府联系群众的纽带，关系到人民群众的幸福安康，关系到全民素质和民族未来。党中央、国务院把建立基本医疗卫生制度，实现人人享有基本医疗卫生服务作为全面建设小康社会的宏伟目标之一。这一重大决策不仅党委、政府关注，全社会、全国人民也都在关注。在深化医药卫生体制改革的进程中，面临着诸多挑战与困难，任何环节出现问题，都会造成负面影响，甚至一招不慎，会使改革功亏一篑、前功尽弃。因此，我们的工作要比以往任何时候标准更高、要求更严、力度更大。各地要从全局和战略高度，深刻认识加快项目执行进度，加强资金管理的重要性和紧迫性，加强领导、积极争取，确保重点、严格监管、科学使用，全面落实卫生项目资金监督管理的工作任务和各项要求。

我们要本着对人民负责，对历史负责的态度，进一步增强责任感、使命感和紧迫感，以医改为契机，扎实工作，勇于探索，把党中央、国务院提出的医改各项要求和措施真正落到实处，为深入推进医改，促进卫生事业又好又快发展奠定坚实的基础，为提高人民群众健康保障水平作出新的更大的贡献！

积极推进县医院改革发展 全面加强县域医疗服务体系建设

——卫生部党组书记、副部长张茅在陕西省子长县全国县医院改革发展现场会上的讲话

（2010年11月2日）

今天，卫生部在陕西省子长县召开现场会，主要任务是：认真贯彻党的十七届五中全会精神，落实《中共中央国务院关于深化医药卫生体制改革的意见》和国务院《医药卫生体制改革近期重点实施方案（2009—2011年）》，按照卫生部和有关部门共同印发的《关于公立医院改革试点的指导意见》，总结近年来县医院改革发展和县域医疗服务体系的建设工作，分析新形势下以县医院为中心、加强县域医疗服务体系建设的思路和措施，研究和部署下一阶段的重点工作。

这次会议是卫生部第一次专门召开关于县医院改革和县域医疗服务体系的会议，也是继去年在河北省石家庄市召开城乡医院对口支援工作现场会后的又一次关于农村医疗卫生工作的现场会。对于这次会议，卫生部高度重视，多次进行了研究。刚才几个县的负责同志、陕西省卫生厅和上海市新华医院的负责同志结合主题交流了经验。下面我讲几点意见。

一、县域医疗服务体系在深化医改中具有的重要地位和作用

医疗卫生工作事关千家万户，党中央、国务院高度重视。胡锦涛总书记两次主持中央政治局集体学习，研究深化医药卫生体制改革有关工作。《中共中央国务院关于深化医药卫生体制改革的意见》及一系列配套文件为深化医改指明了方向，明确了目标、任务。刚刚结束的十七届五中全会通过了关于制定国民经济和社会发展第十二个“五年规划”纲要的建议，把逐步完善覆盖城乡居民的基本公共卫生服务体系、不断提高全民健康素质作为今后五年经济社会发展的主要目标之一，要求加快医疗卫生事业改革发展，加强城乡医疗卫生服务体系建设，积极稳妥推进公立医院改革。10月27日，克强同志主持召开国务院医改领导小组第七次全体会议，听取了卫生部关于公立医院改革试点工作情况的汇报，要求在推动经济发展方式加快转变中，着力保障和改善民生，加快医疗卫生事业改革发展；要按照上下联动、内增活力、外加推力的原则，把公立医院改革试点工作中探索出的有效经验进行总结，加以推广，加快公立医院改革试点工作。我们要认真学习并切实贯彻落实。

这次医改的总体目标，是建立健全覆盖城乡居民的基本医疗卫生制度，为群众提供安全、有效、方便、价廉的医疗卫生服务。医改实施近两年来，我们在基本医疗保障制度建设、建立国家基本药物制度、健全基层医疗卫生服务体系、促进基本公共卫生服务逐步均等化和推进公立医院改革试点几方面都取得了很大的进展。五项重点任务中，建立国家基本药物制度难度较大。目前时间过半，任务完成进度较为可观，基本药物在基层医疗卫生机构的覆盖率已达30%，正在向60%的目标迈进，陕西提出了70%的目标。公立医院改革试点工作进展也较为顺利，各地都积累了很多好的经验和做法。医改实践使我们认识到，按照“保基本、强基层、建机制”的要求，积极推进县医院改革发展、全面加强县域医疗服务体系建设是事关医改全局的重要环节，也是公立医院改革的重要突破口。

（一）县域医疗服务体系在解决群众看病就医问题中发挥着关键作用。

把基本医疗卫生制度作为公共产品向全民提供是深化医药卫生体制改革的基本内容。我国有县级行政单位（不含市辖区）2003个，占全国陆地国土面积的94%，县域居民（包括农村居民和小城镇居民）超过9亿，占全国总人口的70%。每县域平均人口约46万，少的县不到1万人口，多的县超过了200万人口，比世界上有的国家的人口还要多。因此，不解决县域居民看病就医问题，医改目标就无法实现。县域医疗服务体系是以县医院为龙头、乡镇卫生院和村卫生室为基础的区域医疗服务网络。农村县城和乡村居民的看病就医问题，特别是基本医疗服务，主要由县域医疗服务体系来承担的。县医院和乡镇卫生院、村卫生室承担了大量的疾病诊治任务，充分体现了县域医疗服务体系在解决群众看病就医方面的巨大作用，是保障农民群众“小病不出村，大病不出县”的基本网络。子长县在大会交流发言中提出，县域医疗机构提供的医疗服务就是基本医疗服务，这个观点值得大家研究。

长期以来，群众感觉“看病难”，“看病贵”。“看病难”实际上是找高水平的专家难。“看病贵”的主要原因是医疗费用自付的额度较大、比例较高。这些年，新农合和城镇居民基本医疗保险覆盖面迅速扩大，筹资水平不断提高，农村群众有病不看的现象有所改观。但目前基层还缺乏高水平的医学专家，缺少能较好解决群众一些大病和特殊疾病的条件。群众患病后选择大城市大医院，北京的大医院外埠患者达40%，相当比例的患者来自农村，诊疗费、住宿费、交通费等给个人和家庭带来了负担。同一种疾病在县级医院诊疗的总费用比城市大医院明显低。从我们掌握的情况来看，一些肿瘤的诊疗，县级医院的费用仅为三级医院的1/2左右。如果大部分疾病能在县医院和乡镇卫生院、村卫生室得到有效解决，因病引起的人口流动等社会现象就会有明显的改变，群众和社会的经济、精神等负担会明显减轻。

（二）加强县域医疗服务体系是破解城乡医疗服务二元结构的根本措施。

现阶段，我国社会存在着城乡“二元”结构，包括医疗资源在内的各种社会资源享有与分配存在着严重不平衡、不公平。优质医疗资源，包括设备、人才、技术等集中在城市，农村医疗资源严重不足，影响到整个医疗卫生服务的公平性，以及医疗服务体系的运行效率。据不完全统计，目前我国有70%的医疗资源集中在人口仅占30%的城市。贯彻落实科学发展观，构建社会主义和谐社会，要求我们更加注重保障和改善民生，促进社会公平正义，实现经济社会发展的成果由全体人民共享。医药卫生事业进步的成果也应当由包括农村居民在内的全体人民共享。县域是城乡混合体，实现城乡统筹发展，解决“三农”问题，关键在于县域的发展。县城人口不断聚集。县域发展不仅仅是社会经济的发展，卫生事业的发展也是一个重要方面。因此，政府必须履行管理职责，对城乡医疗资源进行调整，把更多的优质资源引向县域，把更多的专业人才放到基层。唯有这样，才可以使城乡之间医疗卫生的差距不再扩大，并逐步缩小，进而促进城乡在经济社会各方面的均衡发展。

（三）加强县域医疗服务体系是县域发展的重要保障。

县域是我国经济社会管理与发展的基本单元，是我国几千年发展中最稳定的行政区域，是我国经济、社会最具活力的地方，对党和国家的方针、政策执行力最强。古语有云“郡县兴，天下兴”，“郡县安，天下安”。俗话说，基础不牢，地动山摇。在全面建设小康社会、加快推进现代化建设过程中，县域的地位更加重要。从我国行政管理体制发展趋势看，省直管县、市县共治是一个重要趋势。最近几年，中央在干部、财政管理等方面对县一级更加重视。随着经济社会的发展，城市化、工业化的不断加速，县城作为县域的中心城镇，将会聚集更多的人口、经济、技术、信息等，很多县近1/3人口集中在县城，相应的，县医院将会承担更多的医疗、预防、康复等任务。健康是人全面发展的基础。加强县域医疗服务体系建设，是县域发展的重要内容，又是县域发展的重要保障，也是县域发展水平的体现。提升县域发展的地位，迫切要求我国县域医疗服务体系有大的跨越式的发展。

（四）深刻认识县医院改革发展在医改中的重要地位和作用。

在刚才的经验交流中，大家对这个问题有着一致的认识。已达成了共识。陕西省阐述了为什么把县医院改革作为全省医改的突破口；浙江省遂昌县提到，县医院是城市医疗服务体系的网底，需要“活龙尾”；是乡、村医疗机构的龙头，需要“强龙头”；自身必须发展壮大，需要“壮龙身”。河南省临颍县认为，医改的目标是要实现“小病不出村，大病不出县，常见病在乡镇卫生院”。这些都充分说明了县医院在医改中的重要地位和作用。

第一，县医院是县域医疗服务体系的龙头。县医院在县域医疗卫生单位中实力最强、影响最大，在满足群众看病就医需求、应对自然灾害和突发公共卫生事件、保障农民群众身体健康等方面发挥着重要的作用，也决定了县域医疗卫生发展的最高水平。也就是说，一个县的医疗水平，要看这个县县医院的水平。在四川和玉树地震、舟曲泥石流等灾害导致交通中断的情况下，县医院和乡镇医疗机构发挥了关键的作用。我们在灾后重建中，也体现了优先恢复县域医疗服务体系的思路。县医院要承担县域居民基本医疗服务和危重急症病人抢救的任务，同时还要对乡镇卫生院和村卫生室发挥指导、带动和辐射作用。要做到“强基层”，重点要办好县级医院，以县医院为重点加强县域医疗服务体系建设。乡镇卫生院也很重要，但首先要加强县医院。这是总结多年来卫生改革与发展的实践得出来的一条宝贵经验，是深化医药卫生体制改革中的一项重要任务。希望引起我们的高度重视！

第二，县医院是统筹城乡卫生发展的纽带。毛泽东同志曾强调，要把医疗卫生工作的重点放到农村去。以农村为重点，加强城市卫生支援农村，是我国卫生工作的重要内容，是统筹城乡卫生发展，促进健康公平的重大举措，也是医改的重要任务。县医院上接城市优质医疗资源，下连乡镇卫生院和村卫生室。城市大医院无法直接面对千千万万的乡镇卫生院和村卫生室，其对农村医疗卫生事业的支持，必须通过县医院才能充分发挥。同时，县医院的能力得到加强，水平得到提高，才可以更好地指导乡镇卫生院和村卫生室，带动县域医疗卫生服务能力的提高。实践证明，没有高水平的县医院，就没有高水平的乡镇卫生院，也就不能满足县域群众的医疗卫生服务需求，也就不能有效地保障县域居民的身心健康。所以说，县医院是纽带，是大医院支持农村卫生工作必不可少的环节。

第三，县医院改革发展是公立医院改革的突破口。与城市医院相比，县医院的功能任务、组织结构、服务内容具有自己独特的特点。就公立医院改革试点而言，无论是医疗服务体系的完善，还是改进医院内部管理，或是改革补偿机制，都与县级医院的能力水平密切相关。许多改革措施要通过县级医院来实施，或与县级医院管理、运行密切相关。同时，为群众提供基本公共卫生服务，完成公共卫生服务均等化的任务，也都需要县级医院的支持和参与。县级医院改革的进展、成效必然影响到其他改革措施的进程和效果。公立医院改革是医改中最艰巨、最复杂的任务，必须分阶段、有重点地推进。医改五项重点任务中唯独这一项是试点。县医院可以率先推进改革，为整体推进公立医院改革发展探索和积累经验，同时通过增强能力和水平，分流患者，缓解城市大医院的压力，为改革城市大医院创造条件和动力。现在大医院的压力的确很大，北京协和医院日门诊量已经突破1万，最高达到1.2万，并不是所有的患者都需要到北京协和医院这样的大城市大医院就诊。对于县域医疗服务体系来讲，要坚持以改革为动力，以发展为方向，以群众满意为标准，全面落实各项医改任务。

二、认真总结县域医疗卫生服务体系改革发展经验

深化医改启动以来，卫生部会同有关部门认真贯彻中央和国务院的各项部署，按照“保基本、强基层、建机制”的要求，全面加强公共卫生服务体系建设，完善农村医疗卫生服务体系，加强医疗保障体系建设，建立健全药品供应保障体系，切实推进县域医改有关工作。我们组织继续实施“万名医师支援农村卫生工程”，积极推进城乡医院对口支援，实施“西部卫生人才培养项目”等，1110多所三级医院与2139所县医院建立了对口支援和协作关系，每年选派2万余名城市优秀医务人员到县医院和乡镇卫生院开展医疗服务和人员培训工作，为县级医院、乡镇卫生院和村卫生室培养了大批的业务技术骨干和管理人才。每家三级医院要支援2～3家县医院。国家发改委、卫生部启动了健全农村医疗卫生服务体系建设，计划在3年内安排投资360亿元重点支持全国2176所县级医院建设，使每个县至少有1所县级医院基本达到标准化水平，目前已安排专项资金314亿元支持1877所县级医院的建设，另外还安排资金支持乡镇卫生院和村卫生室的建设和改扩建工作。下一步还要考虑中医院和妇幼保健院的问题。通过采取各种措施，大大地改善了群众的就医条件和环境，提高了基层医疗卫生机构的服务能力和水平，有效地缓解了群众看病就医问题。

地方各级卫生行政部门在同级党委、政府的领导下，在有关部门的支持下，按照卫生部的有关要求，开展了大量的工作，取得了明显的成效。河北、甘肃、江西、云南等省以去年的城乡医院对口支援现场会为契机，严格执行城市医师在晋升主治医师或副主任医师职称前到农村累计服务一年的规定，认真组织实施“万名医师支援农村卫生工程”，一方面加快了县医院服务能力的提升，同时锻炼了城市医院的医师。上海、江苏、北京等东部9省市认真落实东部支援西部的有关要求，针对受援单位的需求选派医务人员到西部地区县医院进行支援。浙江省选取24个县开展农村卫生资源统筹配置和乡村卫生一体化管理的改革试点，县医院为乡镇医疗机构储备、培养业务骨干。山东、福建、湖北等省着力加强基层，建立医院与基层医疗机构的分工协作机制。中国医科大学附属医院、四川大学华西医院组建医院联盟或网络医院，湖南省人民医院对县医院进行托管，帮助基层医疗机构提高能力水平。北京大学人民医院、华中科技大学同济医院等发挥部属部管医院的优势，加强对基层医疗机构的支持和指导。北京大学第三医院对口支援子长县人民医院，院领导多次带队来子长调研指导，建立了远程会诊系统。国家重点联系的16个公立医院改革试点城市也都把县医院改革发展放在突出位置，如辽宁鞍山市为县级医院建立远程会诊平台，安徽马鞍山市当涂县对县医院进行人事、分配、保障制度等方面的综合性改革，山东潍坊市全力推动县医院标准化建设，等等。今天的会议专门汇编了各地的经验介绍，希望大家认真学习，互相借鉴。

今天的会上，我们重点请陕西省子长县、河北省赞皇县、浙江省遂昌县、河南省临颍县和上海交大新华医院介绍了情况。陕西省省委、省政府高度重视加强基层医疗卫生工作，他们强化政府责任，坚持城乡统筹发展，积极推进县域医疗服务体系改革与发展，不断深化医药卫生体制改革各项工作。子长县是革命老区，近年来县域经济取得长足发展，人民群众对医疗卫生服务的需求日益增加。县委、县政府为了让老百姓看得起病、看得好病，研究制订了改革的工作方案和年度计划，提出了总体要求和具体任务，以县医院改革，创建“平价医院”为突破口，认真组织实施。陕西省神木县打破城乡二元结构，探索建立广覆盖、可持续的城乡一体的全民医疗保障制度，提高保障水平，解除后顾之忧；府谷县实施对居民和医疗机构的“双补”，成立大病救助基金，对城乡贫困患者实行二次救助，从根本上解决群众因病致贫、因病返贫问题；西安市阎良区开展县镇一体化管理试点，把基层医疗卫生单位编制全部纳入区级医院统一使用。洛川、太白等地加强县级医院能力建设，充分发挥县级医院的龙头和辐射作用，夯实基层医疗服务体系。各地还有一些好的做法和经验，刚才一些单位也作了大会交流。因为时间关系，这里就不再展开了。通过大家的工作，有效地维护了公立医疗卫生机构的公益性，也调动了广大医务人员的积极性。

总结各地工作，有以下几个方面的经验值得重视。

第一，必须发挥政府的主导作用。医改是一个世界性难题，公立医院改革更是难中之难。但是，只要各地党委、政府和有关部门认识到位，高度重视，把这项工作作为贯彻落实科学发展观的重要举措，作为一项重要的民生工程来抓，就会化难为易，见到成效。子长等地的经验充分说明，县委、县政府这一层次非常关键。只要县委、政府思想认识到位，下定了决心，就能按照中央的方针政策，设计出符合当地实际的制度路径，采取切实可行的措施，落实好各项医改任务。当然，各地情况有差异，财政状况和政府投入差别很大。但主要还是认识问题，河南临颍县在交流发言中提出，宁可少上几个项目，也要集中资金落实医改任务，值得大家学习。

第二，必须抓住县医院这个龙头。农村是卫生工作的重点，也是医改的重点。我们强调“强基层”，就是要把优秀的人才引向基层，把适宜的技术引向基层，把先进的管理经验和手段引向基层。县医院是县域医疗服务体系的龙头，牵一发而动全身，必须紧紧抓住不放，县域医疗卫生事业的改革发展才能做到事半功倍。各地的经验表明，优先加强县医院的改革和发展，带动中心卫生院和村卫生室发展，也就是抓住了县域医改的要害，这样就能有效实现县、乡、村的功能定位，最终实现群众“小病不出村，大病不出县”。

第三，必须把人才队伍建设放在重要位置。人才是我国经济社会发展的第一资源。由于各种因素的影响，县域医疗卫生机构高素质人才短缺的状况短期内难以从根本上改变。医改最难的是什么？是人才。不仅指技术人员，还包括管理人才。十年树木，百年树人，人才的培养和使用难度最大。每年通过国家医师资格考试的人很多，但真正执业的人不多，愿意到农村服务的就更少了。国家加大人才培养力度是一方面，基层医疗卫生单位还必须通过引进来、送上去、请下来等各种途径，吸引人才、培养人才、造就一大批领军和骨干人才。许多县医院的发言中都提到，由于抓住了“万名医师支援农村卫生工程”和城乡医院对口支援的机会，充分发挥支农医务人员的作用，与支援单位建立全面的长期持久的关系，加快了人才培养的力度，为快速发展提供了保障。

第四，必须统筹协调各项改革措施。医改是一项系统工程。公立医院改革与其他几项改革都是医改的重要组成部分，侧重点有所不同，互为条件，互相影响。要统筹各项改革措施，形成改革的合力。要牢固树立以人为本的思想，一切以人民群众是否满意作为检验标准。这个标准既要切实维护公立医疗卫生机构的公益性，也要充分调动医务人员的积极性。

我国农村三级医疗卫生服务网为保障人民群众的健康作出了历史性贡献，也被世界卫生组织认为对发展中国家具有示范意义。当年我国有许多赤脚医生，国家以最少的投入解决了大部分群众的看病就医问题。这次医改要进一步加强农村三级医疗服务网络。目前，新型农村合作医疗制度全面覆盖农村地区，参保人数达 8.35 亿，参保率达 95%。2009 年县级医院门诊人次达 6.46 亿、收治入院 3919 万人次，分别较上年增长了 9.5% 和 16.9%，占全国医院总数的 33.59% 和 43.36%，农村群众有病不医的状况明显改善。我国人均期望寿命达到 73 岁，孕产妇死亡率从 2005 年的 47.7/10 万下降到 2009 年的 31.9/10 万，婴儿死亡率从 2005 年的 19‰下降到 2009 年的 13.8‰，总体处于发展中国家的前列。个人支出占医疗总费用的比例降低到 38%，首次下降到 40% 以下。这些成绩的取得，与各级党委、政府的领导是分不开的，与各有关部门的支持是分不开的，与广大医疗卫生工作者的努力更是分不开的。特别是基层医疗卫生工作者爱岗敬业，无私奉献，作出了巨大的贡献。

尽管县域医疗服务体系改革取得了阶段性的成绩，但整体而言，我们的工作与人民群众的期望还有不小差距。城乡之间、东西部之间医疗服务能力与技术水平的差距在较长一段时间还将存在。主要问题有：一是高素质人才普遍匮乏。县级医院环境条件相对较差，待遇较低，人才“引不来、留不住、养不起”的现象普遍存在。二是医疗技术水平相对落后，群众信任度不高。许多影响群众生产生活的疾病还不能在县域里得到解决，需要到县域外大医院去就诊。三是管理水平比较低。许多医院管理干部还处在经验管理阶段，不能适应现代条件下尤其信息化条件下的管理。对于这些问题，我们要本着实事求是的精神进行研究，采取切实可行的措施逐步加以解决。

三、以县医院为重点，积极推进县域医疗服务体系改革与发展

深化医改为县医院改革发展带来了难得的机遇。各级卫生行政部门和医疗机构要以科学发展观为指导，学习贯彻党的十七届五中全会精神，以更大的决心和更有力的举措，加强县域医疗卫生服务体系建设，积极稳妥推进县医院的改革。重点有以下几项任务：

（一）合理统筹城乡医疗资源。

一是制定实施县域卫生规划和医疗机构设置规划。县域规划很重要。各地要按照完善医疗卫生服务体系的要求，根据人口数量和分布、服务需求、地理、交通等因素，确定县级医院设置，要求合理布局，适宜规模，方便群众就医。公立医院资源聚集地区，可进行医疗资源重组。政府至少办好 1 所县级综合医院。有条件的可同时办好 1 所中医医院。今后还要考虑妇幼保健院。要合理确定县级医院的床位数量，配备与其功能、任务和规模相适应的卫生技术人员及其他专业技术人员。在配置医疗资源时，要注意县城人口集聚增加、乡村人口相对减少的趋势。

二是继续开展城乡医院对口支援工作。扎实推进“万名医师支援农村卫生工程”，东西部地区省际医院对口支援和军队医院对口支援西部地区医院工作，巩固三级医院与县级医院的长期对口支援协作关系，引导三级优质医疗力量下沉到县级医院，实现城乡医疗资源的有效调配和整合。三级医院要按照要求在受援医院长期派驻人员，加强技术帮扶和人员培训，确保对口支援工作成效。在三级医院等级评审和复核中，要把受援县医院达到和保持二甲医院水平作为重点内容。要建立三级医院帮扶县医院的长效机制。

这里强调一下，在县域医疗服务体系发展中，要注重发挥中医药的特色和优势。要认真贯彻落实国家的中医药政策，努力办好县中医院和综合医院的中医科，作为一支重要的力量，发挥中医药简、便、验、廉的特点，满足人民群众对中医药的需求。

（二）切实加强农村医疗服务网络建设。

要按照“内增活力，外加压力，上下联动”的要求，规范农村三级医疗卫生服务网的建设。医院与基层医疗卫生机构实行分工协作。城市三级医院支援好县医院，县医院指导乡镇卫生院，乡镇卫生院指导好村卫生室。要从规划设置、行政、人员、业务、财务、药械、绩效考核等方面统筹考虑，探索县医院与基层医疗卫生机构之间科学合理的分工协作机制，形成县、乡、村上下联动的工作格局，实现分工协作、双向转诊。要落实城市医院支援县医院和二级以上医疗卫生机构支援乡镇卫生院的各项要求，要把工作重心放在人才培养上。还要研究建立制度，加强对乡镇卫生院考核。有条件的地方，乡镇卫生院对村卫生室要建立例会制度和培训制度。还要加强农村地区院前急救网络建设，提高院前急救能力。

（三）切实加强人才队伍建设。

国家将开展住院医师规范化培训，逐步实现医学毕业生经过规范化培训后再上岗。对于基层医疗卫生机构，要继续实施西部卫生人才培训项目，落实好30万名全科医师的培训工作，建立完善全科医师制度。要逐步建立县级医院院级管理干部持证上岗制度和业务人员培训制度。要制定专科发展规划，强化专科建设管理，加大临床骨干人才培养力度，增强医师临床思维、医患关系有效沟通和临床技术操作能力，帮助受训人员熟练掌握临床常见病、多发病和适宜技术，熟悉和掌握疑难重症疾病的诊断和鉴别诊断及治疗知识，以及县级医院专科建设和管理基本知识，有效提高县级医院服务能力和水平。十七届五中全会要求制定吸引人才到基层工作的文件。各地要针对医学知识更新快等特点，研究针对医学人才“培养好、下得去”的政策措施。

（四）持续增强县医院技术水平和服务能力。

今后一个时期县级医院建设与发展的指导思想是：以人人享有基本医疗卫生服务为目标，按照“保基本、强基层、建机制”的要求，制订和采取切实有效的政策措施，加大投入力度，加强专科建设，提高人员素质，提升技术和管理水平，增强服务能力。

县医院建设与发展的工作目标是：通过建设和发展，原则上2011年每个县要有1所县级医院达到二级甲等标准，使农村常见病、多发病、危急重症和部分疑难杂病在县级医院能够得到有效解决，并承担起对乡镇卫生院、村卫生室的业务技术指导和卫生人员的进修培训等任务。2015年，县级医院全面达到二级甲等水平，县域居民的看病就医问题得到有效解决。到2020年，继续改善医疗条件，提高医疗水平，规范医院管理，有效缩小县级医院与三级医院的总体差距，进一步满足县域群众的医疗卫生服务需求。

一是要完善质量安全保障体系建设。医疗质量、医疗安全和医疗服务是医疗工作的核心和根本所在。越是抓改革，就越是要抓医疗质量、医疗安全和医疗服务。各级卫生行政部门要加强医疗质量管理与控制，持续改进医疗质量，保障医疗安全。这里特别指出，各地要在县医院改革发展和县域医疗服务体系建设中，进一步加强县级储血点（库）的建设，完善供血服务网络建设，确保血液供应和安全。

二是要切实提高护理服务水平。“三分治疗，七分护理”，各地要充分认识临床护理工作的重要性，要切实加强护士队伍建设，提高临床护理技术水平，要以“优质护理服务示范工程”活动为载体，落实护理工作的要求。要加强护理管理，转变临床护理模式，实施责任制整体护理，改善服务流程，为患者提供安全、优质、满意的护理服务，并通过护理服务让群众切身感受到县医院改革和发展的成果。

三是要改进县级医院的监督管理。要建立科学客观的评估办法，落实奖惩制度，要以医疗安全隐患排查治理为重点，要从风险防范、动态监控、评估处罚三个环节着手，逐步建立医疗安全管理机制，保证医疗安全，尽最大努力避免医疗安全事件的发生。要把医疗安全管理工作和医疗质量管理控制、医院评价、临床重点专科建设等工作相结合，落实责任制，强化医院院长作为医疗质量和医疗安全第一责任人的作用。

四是推进人事制度和分配制度改革。要建立合理的人才选拔机制和流动机制，探索以服务质量、岗位工作量和群众满意度为主的综合绩效考核和岗位绩效工资制度，对长期在县级医院工作的卫生技术人员，在职称晋升和津贴补贴方面给予适当倾斜，调动积极性。为三级医院和县级医院增加一定比例的人员编制和高、中级技术人员职位，保证这些医院常年有一定数量的高、中级职称的医务人员在基层开展帮扶工作。

五是加快医院信息化管理进程。建立居民健康档案、实行电子病历、开展远程会诊等，都需要信息化的支持。建立和完善医院信息管理系统，利用信息化手段，加强对县医院医疗质量控制、药物合理使用、医疗费用控制等方面的监管，督促县医院加强管理，改进服务，提高水平。同时，推动县医院与城市三级医院开展远程病理诊断和远程疑难重症会诊等，实现城市优质资源与县医院的互补和相互支持。充分发挥优质医疗资源的辐射作用，鼓励县医院与乡镇卫生院建立远程系统。

六是加强县医院的评价工作。在借鉴过去工作经验的基础上，结合深化医药卫生体制改革与医院工作实际情况，对县级综合医院进展评审评价。要将方便群众看病就医、开展优质护理服务、推进临床路径等医改任务完成情况作为评审评价的重要内容。另外，今明两年我们要评选出500家优质县医院，要充分发挥区域优质县医院的示范带动作用，推动全国县医院整体实力的提高。

（五）深入推进各项改革发展工作。

一是加强对县域医疗卫生体制改革的领导。医改是当前卫生工作的中心，各地各级卫生行政部门要以奋发有为的精神状态，把县域医改作为当前的一项中心工作来抓。要坚持一把手亲自抓，分管领导具体抓，明确职能机构和责任人员。卫生行政部门要主动争取当地党委和政府的领导和支持，加强部门间的沟通协调。同时要注意工作方式方法，发扬我党理论联系实际，密切联系群众的优良传统，从群众中来，到群众中去，善于总结、吸收基层实践的经验。希望大家在国家总体政策框架下，创造性地开展工作，为全国提供更多的经验。

今天这次会议，我们特地请了

100个县的县委和县政府的领导参加。希望你们在推动县域经济社会全面发展中，进一步加大对卫生事业的支持力度，带领卫生行政部门和有关部门，做好县域医疗卫生的改革和发展这篇大文章。

二是进一步加大财政投入和支持力度。今天介绍经验的几个典型，无一例外都加大了对县医院和县域医疗服务体系建设的投入。"十二五"规划建议强调加大财政投入，发展医疗卫生事业。除国家层面外，各级政府都要增加投入，尤其是对县医院的投入。投入的重点要从房屋逐渐转移到设备和人才上。各地要用好中央财政资金，并且按照分级财政的要求，根据实际需要，切实加大地方的资金投入。在房屋建设基本到位的情况下，要适应县域经济发展和人民群众健康需求的增长，注意县医院设备、人员、技术的配套，保证已有的投入能够真正发挥效益。当前要加强对县医院装备的研究，为县医院和其他医疗机构配置适用的医疗设备，改善群众看病就医的条件。

三是把深化医改与推动创先争优活动密切结合。根据中央的统一部署，结合卫生工作实际，全国卫生系统党员干部按照"落实医改任务，提高服务水平，改进医德医风，加强基层组织"的要求，在深入推进医改的同时，积极开展创先争优活动。各地要充分发挥基层党组织的战斗堡垒作用、党员干部的骨干带头作用和广大党员的先锋模范作用，把推进县医院改革发展和县域医疗服务体系建设与创先争优活动紧密结合起来，做到"两促进，两不误"。会后，请各位参会代表向当地政府汇报，认真研究部署，做到有任务、有目标、有时间节点。

"十二五"时期是全面建设小康社会的关键时期，是深化改革开放、加快转变经济发展方式的攻坚时期，也是深化医药卫生体制改革的关键期。县医院改革和县域医疗服务体系改革发展意义深远，任务繁重，责任重大。我们要牢固树立以人为本的思想，以奋发有为的精神状态，进一步统一思想，坚定信心，走出一条具有中国特色的县医院建设和县域医疗卫生改革之路，努力为广大农民群众提供"安全、有效、方便、价廉"的医疗卫生服务。

积极参与深化医药卫生体制改革 扎实推进中医药事业科学发展

——卫生部副部长、国家中医药管理局局长王国强在2010年全国中医药工作会议上的工作报告

(2010年1月14日)

同志们：

2010年全国中医药工作会议的主要任务是：深入贯彻党的十七大、十七届三中、四中全会、中央经济工作会议精神和全国卫生工作会议精神，以邓小平理论和"三个代表"重要思想为指导，深入学习实践科学发展观，以深化医药卫生体制改革为中心，全面贯彻落实《国务院关于扶持和促进中医药事业发展的若干意见》，总结2009年中医药工作，部署2010年中医药重点任务，扎实推进中医药事业科学发展。

下面我讲三方面的意见，供大家讨论。

一、2009年中医药工作取得令人鼓舞的重要进展

2009年，全国中医药系统广大干部职工深入学习实践科学发展观，积极参与深化医药卫生体制改革，认真学习贯彻《国务院关于扶持和促进中医药事业发展的若干意见》，紧紧围绕卫生工作的总体部署，全面落实2009年全国中医药工作会议提出的主要任务，充分发挥中医药在防治甲型H1N1流感中的优势和作用，深化改革，狠抓落实，推动中医药医疗、保健、科研、教育、产业和文化全面协调发展，各项工作都取得了新成效。

（一）国务院发布关于扶持和促进中医药事业发展的重要文件，中医药参与深化医改取得积极进展。

去年4月，我国深化医药卫生体制改革正式启动，中共中央、国务院在关于深化医药卫生体制改革的意见中强调，要坚持中西医并重的方针，充分发挥中医药（民族医药）作用。之后，作为深化医改的重要配套文件，国务院发布了《关于扶持和促进中医药事业发展的若干意见》，充分体现了党中央、国务院对发展中医药事业的高度重视，对在深化医改中充分发挥中医药作用，扶持和促进中医药事业发展具有十分重要的指导意义，是指导今后一个时期中医药事业科学发展的纲领性文件，在中医药发展史上具有里程碑意义。

在深化医改五项重点工作中贯彻落实《若干意见》取得积极进展，制定了一系列创新性的政策措施。一是在基本医疗保障制度建设中，积极争取鼓励和引导使用中医药的政策。新型农村合作医疗制度

中明确提出，统筹补偿方案要重点提高在基层使用中医药有关费用的补偿比例，引导农民应用中医药适宜技术；在国家基本医疗保险、工伤保险和生育保险药品目录（2009版）中含中成药987个，中药饮片也纳入其中，中药增加比例超过了西药。二是在国家基本药物制度建设中，落实中西药并重的原则，鼓励中药的应用。102种中成药和颁布了国家标准的中药饮片被纳入《国家基本药物目录（基层医疗卫生机构配备使用部分）》。三是在基层卫生服务体系建设中，城乡基层中医药服务网络建设得到加强。县级中医医院在县级医院建设项目中达到了一定的比例，城乡基层医疗卫生服务机构中医药科室、中医治疗设备和服务能力建设也得到加强。四是在促进基本公共卫生服务逐步均等化方面，明确提出要积极应用中医药预防保健技术和方法，充分发挥中医药在公共卫生服务中的作用，并首次将中医体质辨识纳入居民健康档案的内容。五是在公立医院改革试点筹备中，我局积极参与了相关文件的起草。在关于完善政府卫生投入政策的文件中强调，要对中医院（民族医院）在投入政策上予以倾斜。在关于改革药品和医疗服务价格形成机制的文件中提出，将对中药饮片加价率标准适当放宽，逐步提高中医和体现医务人员技术劳务价值的诊疗、手术、护理等项目价格。这些政策的出台，为在深化医改中发挥中医药作用创造了条件，提供了政策保障。

中央财政投入大幅增加，为中医药事业发展提供了资金保障。去年中央财政共安排专项资金47亿元，是新中国成立以来投入最多的一年。其中，国家发展改革委安排专项资金35亿元，支持101个地市级中医医院和165个县级中医医院基础设施建设；财政部安排专项资金10亿元，用于基层中医药服务能力建设、人才培养、适宜技术推广以及中医药文化建设。财政部、科技部安排资金2亿多元，支持中医药科技体系建设和自主创新。各地也都加大了对中医药发展的资金投入。

各地党政领导高度重视，在深化医改和贯彻落实《若干意见》中推动中医药事业不断取得新进展。去年又有山东、宁夏、新疆等地以省（区）政府名义召开了中医药发展大会，省（区）政府领导出席会议并作重要讲话。河北、内蒙古、黑龙江、安徽、山东、青海、宁夏等地以省（区）政府名义出台了扶持和促进中医药事业发展的文件，还有许多省（区、市）也正在抓紧制定。各地将深化医改和贯彻落实《若干意见》紧密结合，在深化医改中推进中医药事业发展。安徽、广西分别将“发展中医药”、“扶持中医药、壮（瑶）医药发展”作为贯彻医改的第六项重点任务，广东将“持续推进中医药强省”列为本省医改的十大重点任务之一。北京、广东、江西、山东、内蒙古、甘肃等地在基本医疗保障制度中，对中医药实施优惠政策。甘肃规定新农合和城市医保的中医药报销标准提高10%，起付线降低20%；广东将中医“治未病”服务项目纳入门诊报销范围。江苏在国家基本药物目录（基层部分）基础上新增中成药113种。北京、黑龙江、陕西、四川等省（市）提出实现城乡基层中医药服务全覆盖的目标。黑龙江实施“中医普惠基层三年规划工程”，计划到2011年全省所有综合医院全部设立中医科，所有社区卫生服务机构和村卫生所（室）能够提供较为规范的中医药服务；北京允许符合条件的中医医师到执业地点以外的社区、农村行医，引导中医药资源向城乡基层流动。

国务院进一步加强对中医药工作的领导，地方中医药管理体制进一步理顺和加强。根据形势变化和工作需要，国务院将中医药工作部际协调小组调整为中医药工作部际联席会议。国家中医药管理局新的“三定”方案进一步强化和完善了职能，增设了规划财务司，在医政司加挂了中西医结合与民族医药司，在国际合作司加挂了港澳台办公室。去年各地在机构改革中普遍加强了中医药管理机构建设。吉林省中医药管理局成立了党组，9个市州全部成立中医药管理局；山东、天津、新疆成立了副厅级中医药管理局；安徽、黑龙江、甘肃、陕西、山西、辽宁、湖南、重庆等省市更名为中医药管理局，增加了职能，高配了干部，增加了内设机构和编制。到目前，全国31个省（区、市）有副厅局级中医药管理局12个，局名称为中医药局的有23个。我局与地方政府共同研究，在上海浦东和北京东城区设立了国家中医药发展综合改革实验区，对中医药事业发展体制、机制和政策进行试点探索。

（二）积极参与甲型H1N1流感防治工作，中医药发挥重要作用。

去年春天，甲型H1N1流感疫情迅速在全球蔓延并波及我国。党中央、国务院高度重视发挥中医药在防治甲型H1N1流感中的作用，温家宝总理、李克强副总理先后作出重要批示和指示。我局认真贯彻落实中央决策部署，在卫生部的领导下，迅速成立了防治工作领导小组和专家委员会，指导全国中医药防控工作。组织专家制定中医药防治方案并根据病情不断完善，第一时间参与了医疗救治。同时，加强了中医药治疗甲型H1N1流感临床科学研究，启动应急科研项目，为临床救治提供了科学依据。科学研究和临床实践证明，单纯中医药治疗对甲型H1N1流感患者效果明显，中西医结合治疗病情较重的患者是一种有效的方法。

各地积极参与甲型H1N1流感防控工作，发挥了重要作用。成立了中医药防治领导小组，制定了中医药防治方案，有27个省（区、市）成立了中医药防治专家组，23个省（区、市）组建了中医医疗队，20个省（区、市）选择了一批中医医院作为治疗定点医院。各地面向社会，通过中医药知识宣传、发放中药等方式，积极开展中医药预防工作。各级中医医院及时参与医疗救治，据不完全统计，全国有近三分之二的患者接受了中医或中西医结合治疗，取得了良好效果。各地在总结临床经验的基础上，加强了中药的筛选和研发。北京市政府投资1000万研制“金花清感方”制剂，取得良好的临床疗效。甘肃、河北、山西、黑龙江、浙江等省也筛选了一批中药处方和制剂，在防治中发挥了积极的作用。

中医药在这次防治甲型H1N1流感中之所以能够凸显自身优势，发挥重要作用，主要是认真总结了中医药在防治非典中的经验和教训，主动参与，及早介入，依靠专家，组织有力，注重临床与科研密切结合，发挥科技对临床的支撑作用，注重中医药应急体系建设。

中医药参与应对突发公共卫生事件工作机制以及临床和科研体系初步建立。与卫生部联合印发《关于在卫生应急工作中充分发挥中医药作用的通知》，初步建立了以中医药防治传染病重点研究室（临床基地）为基础，以中医药防治传染病临床研究中心为枢纽，以“政府组织、专家指导、临床科研相结合”为运行机制的中医药防治传染病临床和科研体系，中医药应对突发公共卫生事件的能力得到加强。

艾滋病等其他重大疾病中医药防治工作取得积极进展。新增甘肃和新疆两省（区）作为中医药治疗艾滋病试点项目省份，目前已扩大到19个省份。截至去年6月份，已累计有9267名患者和感染者接受免费中医药治疗。结果表明，中医药在改善临床症状、降低抗病毒药物的毒副作用、提高病人生活质量等方面效果明显。

（三）中医药服务体系进一步健全，服务能力进一步提高。

以健全基层医疗卫生服务体系为契机，扎实推进城乡基层中医药工作，中医药服务的可及性进一步提高。召开了全国农村中医药工作会议，明确了今后一个时期农村中医药工作的目标和任务。农村中医药服务能力有了进一步提高，全国农村中医药工作监测显示，已有76%的乡镇卫生院设置了中医科、中药房。通过实施县级中医医院建设项目，县级中医医院办院条件和就诊环境进一步改善。通过实施农村医疗机构中医特色专科、县级中医医院急诊科以及中药房建设项目，基层中医药特色和综合服务能力得到提升。中医药适宜技术推广工作力度加大，发布了第四批20项中医临床适宜技术，基层常见病多发病中医药适宜技术推广项目已经覆盖中西部所有的县。社区中医药工作继续加强，制定了社区中医药服务工作指南，中医药特色社区卫生服务示范区已覆盖除西藏外的所有省份，总数已达81个，发挥了示范带动作用。

开展以发挥中医药特色优势为主题的中医医院管理年活动，公立中医医院管理不断加强。为促进中医医院突出中医药特色和优势，提高医疗服务质量，我们对中医医院人员配备以及中药房和煎药室建设提出了要求，对中药调剂、煎煮及临床应用等方面作出了规范。实施了中医诊疗设备促进工程，推荐了第一批中医诊疗设备。中医重点专科专病建设继续推进，启动了临床诊疗方案验证工作，开展了中医病种临床路径的研究制订工作。遴选了一批中医医院信息化建设示范单位。

综合医院中医药工作继续得到加强，对多元化办医格局进行了探索。制定发布了综合医院中医临床科室基本标准，中医临床科室建设纳入了综合医院考核评价指标体系。药品零售企业设置中医坐堂医诊所试点工作完成，对利用社会资本举办中医医疗机构进行了有益探索，扩大了中医药服务的覆盖面，受到人民群众的欢迎。与卫生部、人力资源和社会保障部、中国残联联合印发了《盲人医疗按摩管理办法》，既规范了盲人医疗按摩活动，又促进了具有专业技能的盲人就业。

中医预防保健服务加快推进，中医“治未病”深受欢迎。制定了《关于积极发展中医预防保健服务的实施意见》和“治未病”健康工程2009年工作计划，确定了第三批中医预防保健服务试点单位，试点单位数量达到103个，每省（区、市）已至少有一所医院和一个社区卫生服务机构成为试点。中医预防保健服务管理得到加强，发布了《中医体质分类与判定》行业标准和《中医特色健康保障—服务模式服务基本规范（试行）》等文件。举办了第二届“治未病”高峰论坛。与解放军总后卫生部共同举办了军队首届“治未病”论坛。

（四）中医药科研工作力度加大，创新体系建设取得进展。

中医药科技工作坚持科研与临床紧密结合，继承与创新紧密结合，成果与转化紧密结合，紧紧围绕构建创新体系和加强项目管理两条主线，不断推进组织模式和机制创新，促进了中医药科技创新能力的提升，对事业发展的支撑作用进一步加大。国家中医临床研究基地建设起步良好，16个基地建设单位完成了建设规划和方案，地方政府配套资金逐步到位。首次启动重点研究室建设工作，遴选出103个具有明确研究方向的研究室作为建设单位，通过加强科研人才培养、创新科研组织方式，促进科技创新能力提高。开展科研实验室规范评估，确定了388个三级实验室，涉及行业内外160个医、产、学、研单位，中医药科技资源得到有效整合，搭建了多学科研究平台。

中医药科研立项更加注重围绕事业发展和学术需求，科学研究取得重大成果。去年中医肾脏象、经络现象和中药量效关系等制约学术发展的重大基础理论研究列入国家973计划，中医外治领域的研究得到国家科技支撑计划支持。名老中医药专家临证经验和学术思想传承研究取得进展，对2543份典型医案进行总结，在此基础上建立了典型医案数据库并编纂了《当代名老中医典型医案集》。第四次全国中药资源普查筹备工作启动，起草了普查实施方案。培育战略性新兴产业，与国家发改委联合实施现代中药产业发展专项，推动中药产业结构优化升级。中医药（民族医药）科学研究取得重大成果，“人工种植龙胆等药用植物斑枯病的无公害防治技术”获得国家技术发明二等奖，“中医临床科研信息共享系统”等9项成果获得国家科技进步二等奖。

（五）开展首届“国医大师”评选活动，探索中医药人才成长机制取得成效。

为弘扬大医精诚的医德医风，营造名医辈出的良好环境，我局会同人力资源和社会保障部、卫生部开展了首届“国医大师”评选表彰活动，评选出了30名“国医大师”。通过对医术精湛、医德高尚的名医名家进行表彰，起到了凝聚行业力量、树立行业形象、引领行业发展的作用，对中医药人才成长的激励机制进行了有益探索，形成了尊重、关心、重视中医药人才的氛围，产生了良好的社会影响。各地也积极开展名中医评选活动，去年北京、河北、内蒙古、辽宁、浙江、河南、贵州、西藏、宁夏等地共评选出地方名中医数百名。

第四批全国老中医药专家学术经验继承工作进展顺利。23所具有临床医学专业学位硕士授予权及10所博士授予权的中医药院校、科研机构，录取643名继承人，聘任硕、博士生导师404人，老中医药专家学术经验继承人培养与专业学位授予相衔接的政策得到落实。1054名学术继承人已经全部进岗。启动了以读经典、做临床、跟名师为主要内容的第二批全国优秀临床人才研修项目。围绕基层中医药人员培养，去年招收了2万多名乡村医生开展中医专业中专学历教育，对6460名中医全科医师进行了岗位培训。

新一轮中医药重点学科建设工作启动。遴选出323个重点学科建设点，制定了加强中医药重点学科建设的指导意见和管理办法，明确了建设原则和目标任务。北京、黑龙江、吉林、浙江等地开展了省级中医药重点学科建设工作，江苏省启动了中医药领军人才培养工程。

中医药行业职业技能鉴定工作进展顺利。会同人力资源和社会保障部等有关部门发布了中药调剂员等5个国家职业标准。中医药职业技能鉴定站正在筹备建立。

（六）“中医中药中国行”活动不断深入，产生了广泛而深刻的社会影响。

“中医中药中国行”活动内容更加丰富，形式更加多样，效果更加明显，影响更加广泛。去年在天津、内蒙古、西藏等11个省（区、市）和军队系统开展了活动，至此已在30个省（区、市）和香港、澳门特别行政区成功举办，参加现场活动的群众达160多万人，培训城乡基层中医药人员近8.8万名，组织面向市民的健康讲座320场。“中医中药中国行”是首次由政府组织的中医药大型公益科普活动，形式多样、内容丰富、互动性强，受到社会各界的关注和欢迎，其规格之高、规模之大、范围之广、行程之长、受众之多前所未有，已成为中医药文化科普的知名品牌活动。各地党政领导高度重视，分管省长亲自挂帅；相关部门积极配合，大力支持；卫生、中医药管理部门精心策划，周密组织；中医药机构广泛动员，全力以赴；新闻媒体高度关注，报道全面深入及时；人民群众热烈响应，踊跃参与，使活动真正办成了传承文化，弘扬国粹的爱国行动；社会动员，广泛参与的科普行动，党政支持部门协作的联合行动，行业服务、百姓受益的惠民行动。活动的举办不仅弘扬了中医药文化，普及了中医药知识，产生了广泛而深刻的社会影响，还锻炼了队伍，凝聚了人心，树立了信心，积累了经验，提升了各地开展中医药文化科普活动的能力和水平，为中医药事业发展营造了良好的内部氛围和外部环境。

中医药文化建设工程全面推进。成立了中医药文化建设与科学普及专家委员会，开展了中医药文化核心价值和丰富内容的专项研究。各省通过实施中医药知识宣传普及项目，组织中医药文化建设和科普宣传活动，对提高中医药的社会影响，夯实中医药的群众基础都起到了积极推动作用。新增6个文化宣传教育基地，成为普及中医药知识和传播中医药文化的重要窗口。加强了对中医医院文化建设的指导，召开了中医医院中医药文化建设经验交流会，中医医院文化建设越来越受到重视，中医药文化对中医医院内涵建设的影响力逐步得到彰显。

加大了社会宣传力度，加强了政策宣传和舆论引导。在中宣部的大力支持推动下，中央媒体和各地加大了对《若干意见》贯彻落实的宣传工作。组织新闻媒体赴西部地区开展调研活动，针对中医药和民族医药发展的状况、面临的困难等问题，采写了大量有影响、有深度、有分量的报道。

（七）中医药立法和监管工作稳步推进，标准化工作取得重大进展。

启动新一轮《中（传统）医药法》草案的起草修订工作。组织部分省市中医药管理部门和有关单位，针对立法中的重点、难点问题开展专题研究，在此基础上，凝聚行业智慧，充分吸收地方经验，基本完成了草案起草工作。地方中医药立法工作更加活跃，湖南颁布实施了《湘西土家族苗族自治州土家医药苗医药保护条例》，这是我国第一部专门针对民族医药的地方性法规；四川修订颁布《四川省中医药条例》，出台了新的地方性法规。

中医药国际标准化工作取得了重大进展。为使我国在中医药国际标准化工作中发挥主导作用，加快推动中医药标准向国际标准转化的进程，去年我们把在国际标准化组织（ISO）建立中医药技术委员会作为一项重要工作加以推进。经过与国标委、外交部、商务部等部门的密切合作和艰苦努力，在9月召开的ISO大会上，同意成立中医药（暂定名）技术委员会，秘书处设在中国。在ISO成立与传统医药有关的技术委员会还是首次，对我国掌握中医药以及传统医药国际标准制定的主导权和话语权，促进中医药国际传播具有重大意义。同时，还积极参加了世界卫生组织《国际疾病分类（ICD—11）》传统医学部分的编制。国内中医药标准化工作也取得积极进展。去年有9项国家标准发布实施，74项标准项目纳入《全国服务业标准2009—2013年发展规划》。经国家标准委批准，中医、中药、针灸、中药材种子（种苗）4个全国中医药标准化技术委员会正式成立。国家标准《腧穴名称与定位》、《中医基础理论术语》荣获中国标准创新贡献奖。

中医药行业监管取得积极成效。会同有关部门加强了医疗、药品广告以及互联网医疗保健信息服务的监管和查处，印发《关于规范中医医疗广告工作若干问题的通知》。去年公开曝光虚假违法中医医疗广告共计1409条及虚假中医药机构网站98家，处罚中医医疗机构137家，撤销中医医疗广告审查证明批文21件，吊销42家医疗机构涉案诊疗科目，责令84家医疗机构停业整顿，协调有关部门关闭了83家发布虚假违法中医医疗广告的网站，中医药不良信息的影响在一定程度上得到了控制。

（八）中医药对外交流与合作取得新进展，国际影响力进一步提升。

中医药多边合作取得新进展。由我国发起和促成的《传统医学决议》在第62届世界卫生大会上获得通过，这是世界卫生组织第一个敦促会员国发展传统医学的专门决议，在世界传统医学发展史上具有里程碑意义，该决议的通过也显示了我国在世界传统医学领域中的主导地位。在广西南宁成功举办中国-东盟传统医药高峰论坛，会议通过的《南宁宣言》，构建了中国与东盟传统医药高层交流机制，提升了中医药在东盟的影响力。

中医药双边合作深入推进。中医药纳入2009年中美战略与经济对话框架。与墨西哥、哥伦比亚签署了传统医学领域合作备忘录，开辟了与南美国家合作新领域。与科摩罗政府合作的青蒿素快速控疟项目保持治疗患者零死亡的记录，引起国际社会高度关注。实施中医药文化海外传播计划，举办了以“文化·理解·沟通”为主题的中医药国际论坛。中医药服务贸易进一步得到重视，被纳入国家服务贸易中长期规划。民间的中医药国际交流活动更趋活跃和多样化。

对港澳台地区的中医药交流合作继续加强。与香港澳门的中医药合作协议得到进一步落实。与国台办共同举办的“海峡论坛”中医药发展研讨会、“海峡两岸中医药发展大会”，推动了两岸中医药高层交流平台的构建，促进了两岸中医药领域交流与合作向务实发展。

（九）巩固学习实践科学发展观活动成果，工作作风进一步转变，队伍建设得到加强。

通过学习实践活动和整改落实后续工作，对科学发展观的认识有了明显提高，贯彻落实科学发展观的自觉性和坚定性有了明显增强，在思想观念更新、工作思路调整、工作方式改变、工作效率提高、工作作风转变、工作机制健全等方面都取得了新的进展。去年我们把转变作风，深入地方开展综合调查督导，积极推动各地加强对中医药工作的领导，促进基层抓好项目实施和工作落实作为一项重要任务来抓。组织5个综合调研督导组，由局领导带队到11个省（区、市）开展综合调研督导，有力地推动了中医药方针政策和各项工作部署的落实。

在庆祝新中国成立60周年成就展的活动中，我局承办的“中医药服务人民，六十年成就辉煌”为主题的中医药展，以典型生动的事例、翔实丰富的内容、个性鲜明的形式、通俗易懂的讲解，展示了中医药60年的发展历程和伟大成就，成为展览活动的一大亮点，参观群众达70万人次，起到了良好的宣传效果。

回顾一年来的工作，我们深刻体会到：中医药工作只有坚持服从和服务于经济社会发展和卫生改革发展的大局，才能进一步理清和明确发展的思路和目标；只有坚持主动沟通、加强协调，争取支持，达成共识，才能努力形成中医药事业发展的良好环境；只有坚持发挥中央和地方两个积极性，充分尊重地方的首创精神，才能保证中央政策在地方的落实，实现中医药发展的统一性和协调性；只有坚持抢抓机遇，锲而不舍，改革创新，真抓实干，才能牢牢把握推动中医药发展的主动权；只有坚持营造团结和谐、奋发有为的环境和氛围，才能增强凝聚力，应对各种困难和问题；只有坚持统筹兼顾，整体推进，才能不断推动中医药医疗、保健、科研、教育、产业和文化“六位一体”全面协调发展，使中医药发展与卫生事业发展相协调，与经济社会发展相适应。

同志们，2009年取得这些成绩和体会来之不易，是党中央、国务院正确领导、科学决策的结果，是各级党委、政府和各相关部门高度重视、大力支持的结果，是社会各界和人民群众关心支持、积极参与的结果，更是广大中医药工作者团结奋进、艰苦努力的结果。在此，请允许我代表国家中医药管理局，向与会的同志，并通过你们向各地党政领导、各相关部门和全国的中医药工作者表示衷心的感谢，并致以崇高的敬意！

二、认清形势，提高认识，以科学发展观统领中医药工作全局

（一）认清形势，把握机遇，增强中医药发展的信心和决心。

去年，我国隆重庆祝了新中国成立60周年，极大地激发了全国各族人民的爱国热情和信心。回顾60年特别是改革开放31年，我国社会主义现代化建设取得巨大成就，经济社会全面进步，人民生活水平显著提高，综合国力显著增强。特别是十七大报告提出了全面建设小康社会的宏伟目标，更加注重保障和改善民生，中医药事业发展环境发生了深刻的变化，面临着新的形势、新的特点、新的机遇。一是党中央、国务院对中医药工作高度重视，作出的一系列重要指示和部署前所未有。党的十七大报告历史性地提出要“坚持中西医并重”、“扶持中医药和民族医药事业发展”，在深化医改中强调要充分发挥中医药作用，国务院专门出台了关于扶持和促进中医药事业发展的若干意见，为建设中国特色的医药卫生体制和中医药在新时期新阶段的科学发展指明了方向。二是各地政府对中医药事业发展的重视程度和推动力度前所未有。各地进一步加强了对中医药工作的领导和体制机制建设，召开专门会议，出台加快发展中医药的政策措施，加大对中医药的投入，为中医药事业发展营造了良好的环境。三是广大人民群众信中医、用中药，对中医药知识和服务的需求日益增长前所未有。随着我国进入全面建设小康社会的新阶段，人民生活水平不断提高，健康意识和理念不断增强，人民群众对中医药服务提出了新要求、新需求。四是中医药的理论与方法受到国际社会、现代医学的重视和关注程度前所未有。随着健康观念的改变，现代医学模式由生物模式向生物、心理、社会和环境相结合模式的转变，现代的医学理念从“疾病治疗”为中心转变到“健康促进”为中心，中医药的天人合一、整体观的理论思维和个性化辨证论治以及“治未病”健康保健方法的优势和生命力进一步凸显出来。五是中医药系统各界同仁团结和谐、振奋精神、奋发有为的状态前所未有。中医药系统在深化医改，应对突发公共卫生事件等各项重大工作中，主动参与，无私奉献，充分发挥中医药作用，展现了良好的精神风貌。当前中医药事业发展的有利因素、有利条件前所未有，我国中医药事业迎来了难得的历史性发展战略机遇。我们完全有理由相信，有党中央、国务院和各级党委、政府的正确领导，有各相关部门的大力支持，有人民群众的真诚信赖，有广大中医药工作者的团结拼搏，中医药事业必将在迎接挑战、攻坚克难中实现更大的发展，拥有更加美好的前景。

（二）提高认识，开拓创新，正确把握好中医药事业发展中的几个重要关系。

在看到中医药事业发展有利环境和条件的同时，我们也要清醒地认识到，中医药事业发展现状与人民群众日益增长的健康需求还有较大差距，中医药的特色优势还没有得到充分发挥，中医药医疗、保健、科研、教育、文化和产业发展的协调性还需加强，医疗与保健之间发展还不平衡，科研、教育与临床结合还不紧密，学术发展相对缓慢的状况还没有得到切实改变，人才队伍素质与事业发展要求还不相适应，城乡基层中医药工作薄弱，医疗质量和安全问题比较突出。同时，必须看到落实深化医药卫生体制改革和《若干意见》提出的各项任务十分艰巨，各地推动落实的进展还很不平衡。对此，我们要高度重视，增强使命感和责任感，要以科学发展观为指导，提高认识，坚定信心，开拓进取，攻坚克难，统筹协调好中医药发展的各种关系，推动中医药事业科学发展。

一是要正确把握好深化医药卫生体制改革与扶持和促进中医药事业发展之间的关系，坚持深化改革，在改革中推进中医药事业发展。党的十七大把实现人人享有基本医疗卫生服务作为全面建设小康社会的重要目标，提出要深化医药卫生体制改革，建立基本医疗卫生制度，这为中国特色的社会主义卫生道路指明了方向。《若干意见》指出，中医药与西医药相互补充，协调发展，共同担负着维护和增进人民健康的任务，已经成为我国医药卫生事业的重要特征和显著优势。这就说明中医药是中国特色社会主义卫生事业中不可或缺的重要组成部分。坚持中西医并重，扶持和促进中医药发展，充分发挥中医药在维护人民群众健康中的作用是深化医药卫生体制改革的重要内容，没有中医药事业的健康发展，就不可能实现医药卫生体制改革的总体目标。对此，我们要深刻认识。当前，中医药事业滞后于卫生发展，是医药卫生发展领域的“短腿”，不能适应人民群众日益增长的中医药服务需求。改革创新是各项事业前进的不竭动力，中医药事业要实现持续健康发展，就必须将中医药纳入卫生改革发展的全局，在深化医药卫生体制改革中推动中医药事业的发展。通过改革，建立健全体制机制，转变发展方式，转变服务模式，探索出中医药事业科学发展之路，使中医药在深化医改中发挥更大的作用。中医药事业要与卫生事业协调发展，切实落实中西医并重的方针，就要充分发挥政府的扶持作用，在政策上给予倾斜，促进中医药事业加快发展。

二是要正确把握好完善政策和学术进步之间的关系，坚持遵循规律，加快推进学术发展。学术是中医药发展的标志，是中医药发展的内在动力，极大程度上决定着中医药存在的价值。政策是推动中医药发展的外部环境，是中医药发展和学术进步的助推器，两者相互支持，协调互动。学术要为政策制定提供依据，政策要为学术发展提供支撑。只有不断认识和把握中医药学术发展的规律，才能够不断完善政策，建立起有利于中医药学术发展的体制、机制和制度；只有遵循中医药发展规律，建立起符合中医药特点的政策环境，才能更好地推进中医药学术进步和发展。当前，中医药学术发展缓慢的问题，引起了社会的普遍关注和忧虑。不进则退，这是历史发展的必然规律，在现代医学快速发展的当今时代，中医药如果在学术发展上没有新的突破，在疾病防治技术上没有新的发展，在临床疗效上没有新的提高，中医药服务领域必将出现萎缩，甚至有失去服务领域的危险和可能。当前，在党中央、国务院的高度重视下，政策环境越来越好，投入越来越多，无疑对中医药学术发展形成了倒逼机制。对此，我们要高度重视，要有紧迫感和危机感。要把推进中医药学术发展作为政策扶持和事业发展的战略重点。要在遵循中医药学术发展规律的基础上，坚持中医的整体观、辨证论治等核心思想，既要积极运用传统的研究方法，也要采用并大胆引进适用于中医药理论和研究的现代科学技术和方法，为我所用。要营造宽松民主的学术氛围，充分调动中医药科研人员的主观能动性和积极性，充分整合有效资源开展联合攻关。要鼓励多种形式的科技创新和学术流派发展，通过扎实严谨的科学研究和富有建设性的学术交流，力争在中医药防治重大疾病上有所突破，在中医药诊疗技术上有所创新，在中医药临床疗效上有所提高。

三是要正确把握好中医医院建设与城乡基层中医药服务网络建设之间的关系，坚持统筹城乡，重心下移。经过60年来的建设发展，中医医院从无到有，从小到大，在中医药服务体系中具有重要而关键的位置，特别是县级中医医院在农村中医药服务网络中起到龙头的作用。城乡基层中医药服务网络在中医药服务体系乃至中医药发展中具有基础性地位，是中医药生存和发展的根基。由于受各种因素的影响，城乡基层中医药服务阵地正在逐步萎缩，人民群众对中医药服务的需求得不到满足，已成为中医药事业发展的瓶颈。要坚持中医药服务进乡村、进社区、进家庭的工作思路和要求，合理规划中医药服务体系的布局，将重心下移，加大城乡基层特别是农村中医药服务网络的建设力度，加大城乡基层中医药人才的培养和培训力度，加大中医药适宜技术的推广力度，提高基层中医药服务的可及性和可得性。要完善城乡基层医疗卫生服务机构提供中医药服务的补偿机制和方式，要在基本医疗保障制度中制定引导和鼓励人民群众在基层医疗卫生机构接受中医药服务的政策措施。注重城乡统筹，建设分工合理、优势互补、功能明确、成效显著的中医医疗服务体系。省级中医医院主要承担重大、疑难疾病和急危重症的中医药防治任务，成为中医药临床研究中心、继续教育基地；市、县级中医医院主要以开展常见病、多发病和急危重症中医药防治工作为主，成为中医药适宜技术培训和推广基地，成为对城乡基层医疗卫生服务机构中医药服务的指导示范中心；城乡基层医疗卫生服务机构要充分发挥中医药特色优势，利用掌握的中医药适宜技术为人民群众提供基本医疗卫生服务。

四是要正确把握好中医药科学研究、人才培养和中医临床实践之间的关系，坚持临床实践，提高服务能力。中医药是一门源于临床实践的科学，其理论和诊疗技术都是从临床实践中总结形成并不断发展提高的，中药新药往往都是在临床处方、院内制剂的基础上研制的，中医的大家无不是在临床实践中培养出来的，这是中医药发展的一个特殊规律。因此，临床实践对于中医药科学研究和人才培养具有特别重要的意义。但是，目前这个问题还没有得到足够的重视，在科研、人才培养等方面都不同程度地存在与临床实践相脱节的现象，如果这样发展下去，势必导致继承与创新成为无源之水、无本之木，失去方向、失去目标。我们对此应有清醒认识，要按照中医药发展的规律，坚持中医药科学研究、人才培养与临床实践紧密结合，从临床实践中来，到临床实践中去。要以提高临床疗效为目标，以中医药疗效确切、优势明显的病种和重点专科（专病）为抓手，形成一批诊疗技术规范、临床疗效显著的中医药技术和方法，在全国范围内培训推广；要改革中医药院校教育，强化中医药基础理论的教学，把临床实践放在更加突出的位置，为培养合格的中医药人才打下坚实的实践基础；要加强毕业后教育，使刚进入医疗机构的中医专业毕业生在临床实践中加强基本理论、基本知识及基本技能的培训，真正成为合格的中医医师；要加强继续教育和师承教育，强化读经典、做临床、跟名师的人才成长规律，培养一批中医药学科带头人和技术骨干。

五是要正确把握好中医医院发挥中医药特色优势和生存发展之间的关系，坚持特色兴院，优势强院。特色是中医药事业赖以生存的核心所在，优势是中医药事业发展的强大动力。中医药特色优势是中医医院的立院之本，发展之魂。由于投入政策不到位，补偿机制不合理，人才队伍不适应，一些中医医院的特色优势逐渐淡化萎缩，引起社会的高度重视和关注。中医医院的生存发展和中医药特色优势发挥不是对立的，从我们调研和地方反映的情况来看，注重中医重点专科建设和提高临床疗效，注重挖掘运用中医药特色技术和方法，注重院内中药制剂研发和应用，注重现代诊疗技术与中医药理论实践的结合，并在一些重要病种上形成了中医药治疗特色优势的中医医院都得到了快速发展，并取得了良好的经济效益，受到人民群众的欢迎。应当认识到，在现代医学高度发达的今天，中医药只有坚持特色，发挥优势，才能获得更大的发展。要转变观念，纠正一定程度上存在的坚持中医特色就没有效益，就不能生存发展的不正确认识，要做到坚持特色与促进发展的辩证统一。要调整中医医院发展思路，加强对各级中医医院发展模式和规律的探索。不但要注重数量的扩张和综合能力的提高、“做大做强”，也要注重重点专科专病建设，“做精做细”，对“大专科”、“小综合”的中医医院发展模式进行探索。不但要注重病房数量的增多和规模的扩大，也要注重有利于中医药特色优势发挥的门诊建设，对“大门诊”、“小病房”的中医医院发展模式进行探索。不但要注重提高中医医院疾病诊疗的能力和水平，也要注重将治疗和预防、养生、保健、康复服务结合起来，努力形成中医特色的多元化综合服务模式；不但要注重充分运用好中医药传统诊疗方法和技术，也要注重在中医药理论和实践指导下，积极利用现代科技和诊疗设备，丰富和完善中医医院的诊疗方法和手段，不断提升检验中医临床疗效的技术和水平。要在公立医院改革中，围绕中医医院突出中医药特色优势这个主题，就如何建立有利于突出中医药特色优势的财政经费补助机制，以及中医医院运行机制、监管机制进行探索，从机制和制度上保障中医药特色优势的发挥。

中医药工作是一项综合性、系统性很强的工作。不但要正确把握好这些重要关系，推动中医药事业协调发展；还要坚持统筹兼顾，科学谋划全局，实现有计划、有步骤地整体推进，促进中医药工作全面协调可持续发展。要遵循中医药医疗、保健、科研、教育、产业、文化全面发展的思路，按照具有世界眼光、善于把握规律、富有创新精神的要求，加强战略研究，谋划长远的中医药发展规划。还要按照突出重点的要求，找好找准着力点突破口。在城乡基层中医药工作、重大疾病防治、中医药人才培养等重点领域和关键环节有所突破，不断推进中医药事业的科学发展。

三、2010 年中医药工作必须突出重点，狠抓落实，务求取得新进展

2010 年是全面推进深化医药卫生体制改革和贯彻落实《若干意见》的关键一年，也是“十一五”规划时期的最后一年，做好今年中医药工作，对于推进中医药科学发展，切实在深化医改中发挥中医药作用，圆满完成“十一五”规划目标至关重要。今年中医药工作的总体要求是：以科学发展观为指导，全面贯彻落实深化医改和《若干意见》提出的任务和要求，围绕卫生工作的总体部署，在积极参与深化医改中推进中医药事业的新发展，在狠抓落实中不断开创中医药事业发展的新局面。

（一）围绕深化医改中心工作，充分发挥中医药作用。

在基本药物制度建设中，要配合卫生部制订《国家基本药物目录临床应用指南（其他医疗机构配备使用部分）》中成药卷并做好相关工作。各地要按照国家基本药物制度的实施意见，做好中药基本药物配备和使用管理等工作。省级中医药管理部门要积极协调，做好按照基本药物管理的中药增补品种的遴选工作，对中药应用情况进行监测和评估，加强国家基本药物中的中成药临床应用培训。在推进基本医疗保障制度建设中，要推动新农合参合县制订提高使用中医药有关费用的补偿比例，引导农民应用中医药适宜技术。在促进基本公共卫生服务逐步均等化中，要加强督导，确保国家基本公共卫生服务项目中的中医药内容得到全面落实。配合卫生部起草基本公共卫生服务绩效考核体系和办法，将应用中医药预防保健技术和方法、发挥中医药在公共卫生服务中的作用列为重点指标予以考核。

在健全基层医疗服务体系中，一是做好农村卫生服务体系建设与发展规划中县中医医院建设项目。继续实施国债项目，加强乡镇卫生院和村卫生室中医药服务条件建设。完善各类中医医疗机构及中医科室建设标准。二是继续开展城乡医院对口支援工作，建立三级中医医院与县级中医医院对口协作关系，保证 10% 以上的县级中医医院接受对口支援。三是加强农村中医药人才培养。建立健全农村中医药人员培训制度，开展乡村医生中医药知识与技能培训，加强县级中医临床技术骨干培训。抓好农村中医药人员学历教育，完成 24000 名乡村医生中专学历教育计划，开展农村基层中医药人员中医专业大专学历教育，建设一批农村中医药知识与技能培训示范基地。四是初步建立中医类别全科医师规范化培训制度，对全国 10000 名中医类别执业医师开展岗位培训。

以公立医院改革试点工作全面启动为契机，进一步加强公立中医医院建设和管理，推动中医医院发展建机制、强特色、增能力、上水平。一是公立医院改革试点地区的中医药管理部门要积极参与本地区公立医院区域布局和结构调整规划的制订工作，确保本地区公立中医医院的布局和结构合理，能够满足人民群众的需求。要保证将公立中医医院纳入试点范围，并加强具体指导。二是探索建立有利于公立中医医院发挥中医药特色优势的投入补偿机制，研究制订具体补助办法，完善中医医疗服务收费项目及价格政策。三是加快研究制订常见病的中医临床路径和中医电子病历标准和规范，在部分中医医院开展试点工作。四是加强公立中医医院运行管理和内涵建设，探索建立以公益性为核心、中医药特色优势得到充分发挥为目标的公立中医医院评价、监测、巡查、预警和警示制度，建立健全有利于发挥中医药特色优势的医院管理和服务监管的评价指标体系。继续开展以发挥中医药特色优势为主题的中医医院管理年活动。

（二）抓住全面贯彻落实《若干意见》的历史机遇，积极协调出台相关政策文件。

实践证明：制定一个好的文件不容易，而执行落实好文件更不容易。今年是全面落实《若干意见》的关键一年，能否取得大的成效，关键在于提高对《若干意见》重要意义的认识，关键在于抓好各项政策措施、目标任务的落实，充分运用好中医药工作协调机制，抓好相关政策的制定和完善。今年重点要抓好：一是要与发展改革等部门协调，编制实施国家中医药中长期发展专项规划；二是要与财政部门协调，落实政府对公立中医院（民族医院）投入倾斜政策；三是要与教育等部门协调，研究制订推进中医药院校教育改革的指导意见，探索定向为农村培养中医药人才的措施；四是要与商务等部门协调，出台加强中医药服务贸易的指导意见；五是要与文化部门协调，研究制订中医药文化发展规划，并将其纳入国家文化发展规划；六是要与知识产权保护部门协调，研究制订加强中医药知识产权保护的指导意见和中医药专利审查标准；七是要与卫生部门协调，研究制订中医坐堂医诊所基本标准、将中医药一技之长人员纳入乡村医生管理的工作方案以及中医预防保健服务机构的管理办法和标准；八是要与食品药品监管部门协调，完善医疗机构中药制剂管理办法，出台提高中药饮片质量的措施。同时，还要研究制订鼓励社会资本发展中医药服务的政策文件。

各地中医药管理部门要结合实际，发挥中医药协调机制作用，积极协调有关部门，制定具体实施办法，将《若干意见》和本省（区、市）出台的扶持和促进中医药发展的文件中提出的相关政策措施进行具体的细化和实化，把中央确定的原则、目标和任务，转化为行之有效的政策措施和办法，落实到具体的工作中去。

（三）着眼谋划中医药长远发展和基础性建设，抓好中医药立法和重大规划的编制工作。

中医药立法是关系中医药发展的大事，要抓住机遇，力争在本届全国人大任期内推动《中（传统）医药法》出台。今年，我们要集中精力，加强研究，充分论证，全力以赴，完成好《中（传统）医药法》草案起草工作，积极配合卫生部，力争尽早上报国务院。

科学编制和实施好中医药事业发展“十二五”规划，对于全面推进中医药在新时期的新发展，具有重大意义。一是要做好回顾总结，全面总结“十一五”期间中医药事业发展的成绩和经验，查找问题和不足，努力实现预定目标。二是要加强规划编制的前期研究，从解决中医药事业发展的突出矛盾和问题入手，对一些全局性、战略性的重大问题深化研究，制定对策。三是要按照深化医改的总体部署和《若干意见》的总体要求，科学确定“十二五”时期中医药事业发展的基本目标、重点任务、主要措施及政策保障，加强重大项目的设计和筛选论证。充分发挥专家作用，广泛听取社会意见，提升编制工作的质量和水平。四是要参与做好中药产业规划等重大规划的编制和实施工作。各地中医药管理部门，要积极参与到本地“十二五”重大规划编制工作中去，加强与各级政府及卫生等有关部门的沟通协调，努力争取将中医药内容更多地纳入总体规划和卫生专项规划，力争能够反映本地区中医药事业发展的需求。

进一步抓好中医药标准化发展规划的实施。加快中医药标准体系的构建。继续做好中医药名词术语、服务规范等国家标准的制修订任务，推进中医各科常见病证诊疗指南和中医诊疗技术操作规范的研究制定，力争今年完成100项国家、行业标准的制修订任务。加强中医药标准化支撑体系建设，建设一批中医药标准化研究基地，加强中医药标准化人才培养。

（四）突出加强城乡基层中医药工作为重点，进一步增强中医药服务能力和提高可及性。

城乡基层是中医药发展的基础，要整体规划，加强指导，抓好管理，大力实施“三名三进”工程，推进城乡基层中医药各项工作落到实处。一是要贯彻落实去年全国农村中医药工作会议的精神，做好近期农村中医药工作的整体规划，实施好《农村中医药工作近期重点实施方案（2009—2011年）》。二是制定印发《农村中医药工作指南》，加强对农村中医药工作的指导。三是稳步推进社区中医药服务，继续开展全国中医药特色社区卫生服务示范区创建活动。四是加大中医药适宜技术推广力度，建立基层中医药适宜技术推广长效机制，重点加强省级和2185个县级中医药适宜技术推广基地建设，培养600名省级和17480名县级师资，对1400个基层常见病多发病中医药适宜技术推广项目进行绩效考核。五是加强对城乡基层中医药工作的督导检查，推动各项新农合和社区中医药政策的贯彻落实。六是加强民间医药工作，制订加强民间医药工作的意见。

继续实施中药“三保”战略。推广使用小包装中药饮片和新型煎药机。组织实施中医诊疗设备促进工程，制订关于发展中医诊疗设备的意见和中医医院设备配置标准。印发实施民族医药工作近期重点实施方案，继续做好重点中西医结合医院、重点民族医院以及中西医结合和民族医重点专科（专病）建设。进一步加强综合医院中医药工作，开展“全国综合医院中医药工作示范单位”创建活动。

继续实施“治未病”健康工程。对第一批中医预防保健服务试点单位进行督导，加强对“治未病”服务效果评价和总结。建立健全“治未病”服务机构和人员等管理规范。启动中医预防保健服务人员技能鉴定试点工作。开展中医预防保健服务的技术方法及产品的研究，着重组织试点单位形成一批培育性、基础性、集成性适宜技术并加快推广应用。继续组织举办“治未病”高峰论坛及其系列专题讲坛。

加强中医药监督管理。加强对中医医疗机构和中医医疗服务质量安全的监管，进一步规范中医类别医师执业行为。继续开展虚假违法中医医疗广告监测和查处工作，完善中医医疗广告出证查询系统等管理措施。严厉打击假冒中医名义的非法行医行为。加强中医药监督工作的基础条件建设，完善有关规章制度，加强从事中医药监督工作人员的专业知识和相关法律法规培训。

（五）着力加强体系机制建设，不断提高中医药防治甲型H1N1流感等重大疾病的能力水平。

目前，甲型H1N1流感防控工作形势依然严峻，我们要继续积极参与，认真做好应对工作。一是总结中医药防治经验，特别是中医药参与救治重症和危重症病例的经验，及时调整中医药防治方案，认真做好中药筛选。加强对中医药人员业务培训和指导。继续做好预防宣传，帮助社会公众了解、掌握中医药防治知识。二是完善中医药参与重大疾病防治与突发公共事件卫生应急工作的机制，建立健全中医药参与突发公共事件应急网络，推进地市级以上传染病医院建设传染病中医防治临床基地。三是加强中医药防治传染病临床科研体系建设，促进临床科研紧密结合，为更好地发挥中医药优势提供科学证据和技术支撑。

进一步加强中医药防治重大疾病能力建设。实施重点专科专病行动计划，着力提高临床疗效，继续开展临床诊疗方案验证和解决临床治疗难点工作，组织重点专科建设项目的评审验收。组织好国家传染病重大专项的实施。继续开展中医药治疗艾滋病试点项目，在项目省试行《中医药治疗HIV/AIDS疗效评价分期标准及指标体系》。

（六）增强加快中医药继承与创新的紧迫感，全力抓好继承、创新、转化、推广工作。

中医药继承工作是长期的基础性工作，必须常抓不懈。一是要加强中医药古籍文献的整理、研究和利用，启动中医药古籍普查登记，建立综合信息数据库和珍贵古籍名录。二是开展民族医药文献整理及适宜技术筛选推广项目。三是要加强对“国医大师”和名老中医的研究型继承工作，建立一批名老中医药专家学术研究室，提炼并推广成果，促进知识和技术传承。四是要加强民间中医药学术流派和技能经验的挖掘、筛选和研究。

近年来，中医药科学研究取得了一些成果，但这些成果还有待于得到及时有效地转化和推广应用。要在加强创新能力建设的同时，加强成果转化研究，使科研成果能够转化为服务于临床和产业的技术、方法，提高临床疗效、促进产业发展。一是加快科技成果的转化和推广力度。总结重大疑难疾病、常见病、针灸、中药研究等方面研究成果，以临床证据为基础，结合研究名老中医药专家经验，明确中医药治疗的优势病种和优势环节并加以推广。二是加强科技创新体系建设。扎实推进国家中医临床研究基地各项工作，加强重点病种研究，开展临床科研能力培训，形成基地运行模式及机制，围绕研究工作需要开展基本建设。深化重点研究室内涵建设，适时开展交流活动，总结建设经验。建立科研实验室开放交流服务的信息平台。总结中药工程中心、工程实验室建设工作，发挥技术辐射作用。三是组织实施好973计划中医理论基础研究专项等重大科技项目。四是完善科研组织管理模式和机制。探索防治疾病、保障中药质量科研体系的组织模式和机制，完善分级管理制度和部门协调机制，加强科技人才和团队的培养和聚集，加强质量监督和科研诚信的制度化，开展中医药科技资源调查。五是促进中药质量和产业技术水平提升。与国家发展改革委组织实施现代中药产业发展专项。组织开展全国中药资源普查试点工作，扩大道地药材保护和规范化基地建设试点。积极协调有关部门继续加强中药种质资源库建设。

（七）适应中医药事业发展的新要求，加大中医药人才培养改革与探索的力度。

一是要加强对“国医大师”成才规律研究，探索符合中医药发展规律的人才培养机制。总结师承教育与院校教育相结合的机制和经验。二是继续做好第四批全国老中医药专家学术经验继承工作和第二批全国优秀中医临床人才研修项目，开展中期检查，加强管理。三是推进中医药重点学科建设工作，全面启动新一轮中医药重点学科建设和重点学科共享管理平台建设等各项工作。四是强化中医药继续教育管理工作，完善中医药继续教育管理体系，加强中医药继续教育基地建设与管理。五是加强与教育部门协调，共同推进中医药院校教育教学改革，做好中医药院校省、部、局共建工作，探索中医药人才培养新模式，开展中医药院校教育质量评价试点工作。六是会同有关部门研究制订其他中医药行业特有工种职业标准，推进职业资格证书制度。

（八）满足人民群众对中医药的新需求，不断开辟中医药文化建设新途径。

历时三年的“中医中药中国行”大型科普宣传活动，开创了中医药文化科普工作的新局面，积累了经验，开阔了思路。要在此基础上，研究中医药文化科普工作的新方法、新途径、新平台，进一步打造“中医中药中国行”这一宣传品牌，探索建立中医药文化科普工作长效机制。一是认真总结“中医中药中国行”的好经验、好做法，组织筹划开展中医药下乡村和中医药文化科普巡讲等宣传活动，使中医药科普活动向常态化发展。二是在国家文化发展规划的总体框架下，研究编制中医药文化建设规划。加强中医药文化内涵的研究，挖掘、开发中医药文化资源。三是深入实施中医药文化建设“五个一”工程，组织实施好“中医药知识宣传普及项目”，建立一支中医药文化科普人才队伍，建设一批门类相对齐全、布局比较合理的中医药文化宣传教育基地，开展一批内容丰富、形式多样的中医药文化科普宣传活动，开发一批科学、规范、普及性强的中医药文化科普创意产品，建设一个中医药文化科普工作的长效机制。四是推进中医药机构文化建设，研究制定中医药教育、产业机构文化建设指导意见。认真贯彻关于加强中医医院中医药文化建设的指导意见和建设指南，积极推进中医医院中医药文化建设工作。五是加大新闻发布工作力度，逐步建立例行新闻发布制度，及时发布中医药行业的重大新闻。

（九）应对中医药国际发展的新变化，不断提高对外交流与合作的质量与水平。

一是要构建与国家整体外交战略相一致的中医药对外交流与合作新格局，在推动中医药国际发展的同时为国家外交方针政策服务。颁布实施新时期中医药对外交流与合作中长期规划，明确中医药对外交流与合作的指导思想、原则和目标任务，完善政策保障措施。二是加强与世界卫生组织合作，促进“传统医学决议”各项任务的落实，做好国际疾病分类代码（ICD—11）传统医学部分的研究制定工作。三是加强与国际标准化组织的合作，推进中医药技术委员会（ISO/TC249）的建设，开好第一次工作会议，推动以我为主形成中医药国际标准。四是加强与联合国教科文组织合作，配合文化部、档案局力争将中医药纳入世界非物质文化遗产和世界记忆遗产代表作名录。五是建设中国—东盟传统医药合作长效机制，探索合作项目和平台。六是继续加强与非洲的传统医药合作，推动中医药治疗艾滋病、控疟等项目的落实。七是加强政府间合作，继续推进与美国、法国、俄罗斯、韩国、新加坡、墨西哥、科摩罗等重点国家的务实合作，落实各项合作协议。八是推动中医药对外文化交流，组织好中医药海外文化巡展活动，为中医药文化海外传播营造环境。九是开展中医药服务贸易试点，推进中医药贸易便利化工作，发挥其在服务贸易谈判中的作用，破除有关技术壁垒。十是完善中医药交流与合作的支撑体系，加强基地和人才队伍建设。

此外，要继续推动与港澳台地区的交流与合作。深化与港澳的中医药合作内容与形式。抓住两岸和平发展的有利时机，积极促进“两岸搭桥专案”中医药领域的合作，建设稳定的交流平台，促进两岸实质性的项目合作并取得成效。

同志们，中华民族的崛起和中华文明的复兴为中医药事业振兴与发展创造了难得的历史性发展机遇，中医药已经站在新的历史起点上。重任在肩，时不我待。让我们在以胡锦涛同志为总书记的党中央领导下，深入贯彻落实科学发展观，坚定信心，振奋精神，开拓创新，扎实工作，努力开创中医药事业科学发展的新局面，为实现人人享有包括中医药在内的基本医疗卫生服务的目标而努力奋斗！

振奋精神　坚定信心　努力开创食品药品监管工作新局面

——国家食品药品监督管理局局长邵明立在2010年全国食品药品监督管理工作暨党风廉政建设工作会议上的报告（节录）

（2010年1月18日）

下面我代表国家食品药品监督管理局党组讲四点意见。

一、2009年的食品药品监管工作

2009年是新世纪以来我国经济发展最为困难的一年，也是食品药品监管工作面临局面最为复杂、改革任务最为艰巨的一年。全系统广大干部职工深入学习科学发展观，大力践行科学监管理念，认真贯彻落实中央“保增长、保民生、保稳定”的重大部署，变压力为动力，化挑战为机遇，迎难而上，奋力开拓，各方面工作取得了显著成效。

（一）积极开展深入学习实践科学发展观活动。

按照中央统一部署和要求，各级食品药品监管部门认真贯彻落实科学发展观，围绕制约食品药品监管发展的突出问题，深入调查研究，认真查摆不足，努力破解难题，全面整改落实，进一步深化了对“要不要科学发展、能不能科学发展、怎么样科学发展”等重大问题的认识，进一步增强了践行科学监管理念的自觉性和坚定性，进一步健全了推动科学发展的监管制度和机制，全系统的思想建设、作风建设、能力建设和制度建设都

取得了新进展。

（二）全力以赴保障甲型H1N1流感防控药品质量安全。

打好甲型H1N1流感防控这场重大战役，药品、医疗器械保障至关重要。在联防联控工作机制和卫生部的统一领导下，我们迅速启动应急响应机制，集中优势资源和精干力量，全力开展防控药品、医疗器械检验检测、审评审批、现场检查和疫苗批签发等工作，加强生产流通监管和不良反应监测。尤其是在疫苗研发过程中，我们及早谋划，周密部署，克服重重困难，组织应急科技攻关，研究建立检验替代方法和临时标准品，启动特别审评审批程序，实行技术审评与企业研发同步、监督检查与企业生产同步、国家检验与企业自检同步，我国自行研制的疫苗在全球率先上市，为防控工作赢得了宝贵时间。截至1月15日，共批签发甲型H1N1流感疫苗542批次、10132万人份，有力保障了预防接种工作的顺利开展，达到了国际公认的安全、有效、可靠目标，得到了国务院领导的充分肯定，赢得了社会各界的积极评价，为防控工作作出了突出贡献。

（三）扎实推进药品安全专项整治。

根据国务院部署，启动为期两年的药品安全专项整治行动，建立多部门参与的药品安全专项整治部际协调工作机制和打击生产销售假药部际协调联席会议制度，严厉整治利用互联网发布虚假广告、邮寄假药、非药品冒充药品等突出问题，严肃查处制售假糖脂宁胶囊、非法买卖麻黄碱复方制剂等大案要案。全年共移送有关部门查处违法广告3.6万条，对653个发布违法广告的药品采取了暂停销售的行政强制措施，曝光违法企业75家，移送有关部门关闭发布虚假药品信息的网站558家；破获涉案金额在1000万元以上的大案要案11件，抓捕犯罪嫌疑人231人，涉案总值2.5亿元。药品安全专项整治和打击制售假药的力度前所未有。与此同时，在全国深入开展“安全用药、家庭健康”大型宣传活动，提高全社会安全用药、合理用药意识。随着专项整治工作逐步深入推进，药品生产经营秩序进一步好转，公众对药品安全的信心进一步增强。

（四）积极探索履行餐饮服务、保健食品和化妆品监管新职责。

各地认真贯彻落实《食品安全法》及其实施条例，广泛开展学习宣传活动。启动餐饮服务许可证发放工作，顺利完成餐饮服务许可管理过渡。提高准入门槛，进一步规范保健食品、化妆品许可管理。认真开展集中整顿，严厉打击餐饮服务环节添加非食用物质、滥用食品添加剂以及保健食品中添加药物等行为，组织对各地餐饮服务整治情况进行阶段性检查。组织开展餐饮服务食品安全调查评价和化妆品安全性评估，积极应对安全突发事件。圆满完成重大活动餐饮服务保障任务，北京市卫生局、山东省和广西壮族自治区食品药品监督管理局在新中国成立60周年庆典、全运会、东盟博览会等重大活动餐饮服务食品安全保障中作出了重要贡献。在职能交接过渡期，许多地方尤其是市县监管机构，继续认真履行食品安全综合监督职责，为确保食品监管工作不断不乱，监管队伍不松不散，作出了积极贡献。

（五）着力强化法律法规和标准建设。

一是法制建设得到加强。《药品管理法》修订的前期调研基本完成，《医疗器械监督管理条例》和《保健食品监督管理条例》已提交国务院法制办审查。《餐饮服务许可管理办法》、《餐饮服务食品安全监督管理办法》已报卫生部审议。一些地方积极推进监管法制建设，出台了药品管理地方法规。二是国家药品标准提高行动计划进展顺利。开展了1600余个品种药品标准提高研究工作。《中国药典》2010年版编制工作如期完成，收载品种增加了43%，70%的原有标准进行了系统性修订提高，一批提高药品安全性和质量可控性的技术方法得到推广应用。修订发布医疗器械标准221项。三是监管制度更加完善。稳步推进质量受权人制度和派驻监督员制度。完成药品GMP修订，颁布实施医疗器械GMP。以中药注射剂为重点的再评价工作取得积极成效。农村药品“两网”运行良好。四是审批制度改革继续深化。全面实施新修订的药品注册管理办法，提高注册审批门槛，减少低水平重复申报。2009年新受理药品注册申请3357件，新药申请比例已达到35%，注册申报的数量和结构连续两年保持在相对合理的水平。

（六）大力加强基本药物质量监管。

按照医药卫生体制改革总体部署，配合制定国家基本药物目录，出台《关于加强基本药物质量监督管理的规定》医改配套文件，从生产、配送、使用等关键环节入手，研究提出进一步加强基本药物质量监管的措施。在开展基本药物生产企业状况调查的基础上，出台《关于加强基本药物生产和质量监管工作的意见》、《关于国家基本药物品种检验工作的指导意见》。初步建立基本药物评价性抽验与标准提高的联动机制。开展面向基层的快检技术研究。与有关部门联合调研，研判基本药物制度实施对药品生产流通和质量的影响，提出应对预案。各级食品药品监管部门积极参与医改和基本药物制度建设。北京、内蒙古、江苏、河北、浙江、安徽、湖北、海南、贵州、福建、甘肃、青海等省（区、市）食品药品监督管理局结合当地实际，进一步明确加强基本药物质量监管的要求，积极参与地方增补基本药物目录品种遴选，参与招标采购环节企业资格认定，为推进基本药物制度建设作出了积极贡献。

（七）全面提升食品药品监管

能力。

国家食品药品安全“十一五”规划顺利推进，更多资金、项目和技术用于夯实基础，强化基层。中央财政投入约25亿元资金，重点用于基础设施建设、药品标准提高、检验检测、不良反应监测、电子监管等。行政监管方面，区县基层行政机构有所增加，中西部地区行政执法用房建设基本完成。技术监督方面，国家医疗器械标准管理中心、食品化妆品检验检测中心相继成立。国家药品监管信息系统一期工程正式立项，进入初步设计阶段。中国药品生物制品检定所迁建项目、国家口岸药检所改造项目、不良反应监测体系建设项目全面启动。调整药品质量评价抽验模式，加强上市后药品、医疗器械质量状况评价。启动了“十二五”规划编制前期研究。国际交流与合作进一步加强，协调世界卫生组织启动我国疫苗监管体系评估工作，不断提高监管工作国际化水平。

（八）切实抓好党风廉政建设。

全系统坚持标本兼治、综合治理、惩防并举、注重预防的方针，全面推进反腐倡廉建设，取得新的明显成效。围绕食品药品监管惩防体系建设总体目标，任务更加细化，配套措施更加完善，“一岗双责”进一步落实。严肃查处了一批利用监管和检验检测权力收受贿赂的案件。各地把加强领导干部党性修养、树立和弘扬良好作风作为一项重大政治任务来抓，政风行风建设取得新进展。2009年，全系统涌现出一大批优秀集体和先进个人。陕西省延安市食品药品监督管理局获得第七届“全国人民满意公务员集体”荣誉称号，北京市药品监督管理局昌平分局等31个单位和袁瑞玲等25人获得全国医药卫生系统先进集体和先进个人荣誉称号。

肯定成绩的同时，我们要清醒地认识到，当前监管工作还面临不少问题和困难，有的还十分突出：餐饮服务、保健食品和化妆品监管职责调整不到位，多数地方餐饮服务基本处于有职责、无队伍的状态，监管措施难以落到实处；“地方政府负总责、监管部门各负其责、企业是第一责任人”的责任体系落实尚不到位，工作机制还不完善；监管能力不适应形势发展的需要，行政监管和技术监督队伍，无论在数量还是在素质上，都存在差距；受机构改革的影响，消极、懈怠情绪在一些地方还不同程度地存在，干部作风需要进一步改进。对于这些问题，我们必须高度重视，切实加以解决。

二、当前的食品药品监管形势

不久前召开的中央经济工作会议明确提出，2010年要深入整顿和规范市场秩序，强化产品特别是食品、药品质量安全监管，努力营造便利、安全、放心的消费环境；要做好有关标准制定和修订工作，切实加强质量监管，把我国产品质量提高到新水平，加快产业优化升级，大力推进经济结构战略性调整。这是中央深刻分析当前形势后作出的重大部署，对食品药品监管工作具有重要指导意义。全系统要正确认识面临的形势，努力把握监管工作规律，坚定做好食品药品监管工作的信心和决心。

（一）食品药品监管改革与发展仍处于重要战略机遇期。

应当看到，随着深入贯彻科学发展观、全面建设小康社会的不断推进，食品药品监管在经济社会发展中的地位将更加突出。当前，食品药品产业已经成为国民经济的重要支柱产业之一。工业总产值从2000年的不到1万亿元增长到2008年的5万多亿元，年增长速度将近20%。在上年经济遇到特别困难的情况下，食品药品工业总产值仍然实现了远高于GDP增速的增长，为经济发展和社会稳定作出了重要贡献。经济越发展，社会越进步，人民群众对食品药品安全的要求也越高。2008年，我国人均GDP已经超过3450美元，预计2009年将达到4000美元，人民富裕程度普遍提高，生活质量明显改善，消费结构快速转型。强化食品药品监管、确保公众饮食用药安全，已经成为实现科学发展的迫切需要，成为衡量经济发展、民生改善和社会进步的重要标志，食品药品安全状况已经成为国家的重要“软实力”。

还应当看到，深化医药卫生体制改革，实施国家基本药物制度，为提升食品药品监管水平提供了难得的历史机遇。深化医药卫生体制改革是党中央、国务院全面建设小康社会的重大战略部署，是探索中国特色社会主义卫生事业发展道路的伟大创举，是一项重大的制度创新。随着基本医疗卫生服务、基本药物逐步覆盖城乡居民，医药卫生需求总量将大幅上升，用药结构和药品供应渠道将发生重大变化，产业兼并重组成为大势所趋。只要紧紧把握机遇，大胆创新，我们完全可以在推动产业结构调整、提高药品标准、促进合理用药以及全面提升监管能力等方面大有作为，更好地解决长期制约食品药品安全的深层次问题。

更应当看到，近年来，我们以科学发展观为指导，树立和实践科学监管理念，为推动监管工作科学发展提供了强有力的思想基础。我们大力加强队伍建设，打造了一支具有较高执法水平和专业技术能力的队伍，在各项重大活动、突发事件中经受住了考验，提高了应对复杂局面、实施科学监管的能力，得到了各级地方党委、政府和社会各界的广泛认同。我们实施了国家食品药品安全“十一五”规划，落实了一批重大项目，监管工作条件大大改善。我们构建了较为完善的法律法规体系，实施了一系列行之有效的监管制度，提升了监管工作的国际地位和影响力。我们已经开始具备了应对各种挑战、实施科学监管、推动科学发展的本领。

当前和今后十年，是我国经济社会发展的重要战略机遇期，也是食品药品监管事业发展的重要战略机遇期。我们相信到2020年我国全面实现小康社会之时，食品药品监管体制和制度将更加完善，监管体系和机制将更加健全，监管能力和水平将大幅提高，食品药品监管在党和国家工作全局中的地位将进一步提升。我们必须聚精会神抓监管，一心一意保安全，努力推动食品药品监管事业又好又快地发展。

（二）食品药品安全仍处在风险高发和矛盾凸显期。

改革开放以来，我国经济社会发生了广泛而深刻的变化，既给人民群众带来了前所未有的实惠，同时也积累了大量结构性、制度性矛盾，发达国家现代化进程中分阶段出现的食品药品安全问题，在我国现阶段集中暴露出来。近年来，我们大力规范食品药品市场秩序，在化解风险上取得了显著成绩，食品药品安全形势总体平稳，并向着好的方向发展。但也要看到，影响安全的深层次问题还没有得到解决，我们面临的挑战还很严峻。

从国内情况看，影响食品药品安全的产业基础和社会基础没有根本改变。具体来讲，产业集中度低、同质竞争、无序竞争的问题仍然严重；科技创新和应用能力不足，研发设计、生产工艺、产品标准整体水平还不够高；市场流通秩序还不够规范，医药市场缺乏公平竞争、优胜劣汰的有效机制；部分企业的诚信意识和责任意识还很淡薄，在工业化大生产以及市场大流通、大开放的格局下，违法违规生产经营行为造成的危害容易成倍放大。在经济转轨以及金融危机影响下，劳资纠纷、成本增加、产权变化成为影响食品药品安全的现实因素。

从国际情况看，经济全球化和贸易自由化的加速给食品药品监管工作带来了更多新的挑战。我国食品药品对外贸易在不断扩大，越来越多的食品药品进入国际市场，越来越多的跨国企业将研发、生产和采购中心向我国转移，食品药品安全问题显得更加复杂和突出。在食品药品安全保障方面，我们将比发达国家面临更大的压力。加快提升监管能力和水平，有效保护公众健康，切实维护国家利益，需要我们付出更大的努力。

综合看来，食品药品安全风险高发和矛盾凸显的特征还没有发生根本改变。对此，我们务必时刻保持清醒的头脑。要坚持把改革发展大局抓在手上，把安全问题放在心上，把监管责任扛在肩上，深入研究监管工作规律，研究制定治本措施，切实提升安全保障水平。

（三）食品药品监管体制改革仍处在攻坚破难阶段。

监管体制改革是全系统极为关注的重大问题。一年多来，在地方党委、政府领导下，各地以发展的眼光看待改革，以积极的态度推进改革，在保持队伍稳定、健全监管机构、探索监管新机制等方面做了大量工作，积累了许多好的经验。北京、上海、天津等地积极探索中心城市食品药品监管模式，提高了监管效能；河南、吉林、新疆等地强化市县机构设置和财政保障，保证了基层监管队伍的稳定；沈阳、武汉、西安等地加快机构建设和队伍整合，强化了餐饮服务监管；湖北、湖南、重庆等省（市）人民政府与国家食品药品监督管理局签订共建食品药品安全示范区协议，福建省人民政府与国家食品药品监督管理局的共建协议即将签订，在落实监管责任等方面迈出了重要步伐。

但也要看到，当前还存在一些不容回避的困难和问题，突出表现在：有的地方贯彻落实国务院领导重要批示和国办文件精神不到位，贯彻落实中央机构编制委员会办公室、卫生部和国家食品药品监督管理局有关稳妥推进机构改革的几点共识不到位，没有保证市县食品药品监管机构相对独立地履行监管职责；餐饮服务监管职能交接和队伍建设不同步，监管部门难以全面履行法定职责；有的地方监管经费投入下降，监管工作面临被削弱的危险；有的地方出现了要求监管部门承担经济发展任务的情况，查办案件力度减小，监管执法公平公正受到影响。对于这些困难和问题，党中央、国务院高度重视，反复强调要确保食品药品监管工作得到切实加强，人民群众的饮食用药权益得到机制保障。各地一定要全面准确贯彻落实中央的要求和国务院领导的批示精神，在地方党委、政府的领导下，统一思想，坚定信心，积极稳妥地推进省以下食品药品监管体制改革。

总的来看，随着经济持续发展与社会全面进步，在食品药品安全上，党和政府的要求会越来越高，人民群众的期望会越来越高，社会各界的关注度也会越来越高。食品药品监管工作挑战与机遇并存，压力与动力同在。促进食品药品产业经济增长方式转变刻不容缓，深化食品药品监管体制改革刻不容缓，强化食品药品监管能力建设刻不容缓。我们必须进一步增强紧迫感与责任感，坚持在改革中找准定位，在转变中谋求发展，确保食品药品监管工作得到切实加强。

三、2010年食品药品监管工作的任务和要求

2010年是推进医药卫生体制改革的攻坚之年，是省级食品药品监管机构全面履行新职能、市县级机构改革全面推开的重要一年。做好今年的工作，对夯实食品药品监管基础，确保公众饮食用药安全，促进经济社会协调发展，具有十分重要的意义。

2010年食品药品监管工作的总体思路是：全面贯彻落实党的十七大、十七届四中全会、中央经济工作会议、中央纪委第五次全会精神和全国卫生工作会议要求，以邓小平理论和“三个代表”重要思想为指导，深入贯彻落实科学发展观，大力践行科学监管理念，积极推进医药卫生体制改革和食品药品监管体制改革，加快建立健全食品药品监管新机制；深入开展食品药品安全专项整治，加快建立健全食品药品安全责任体系；着力加强监管机构、队伍和能力建设，进一步提升监管水平，努力开创食品药品监管工作新局面。

按照上述总体思路，坚持更加注重基层发展、更加注重基础建设、更加注重依法行政、更加注重技术支撑、更加注重机制创新、更加注重责任落实的原则，今年要重点抓好六个方面的工作。

（一）以加强市县监管机构建设为重点，深入推进食品药品监管体制改革。

市县机构是食品药品监管工作的基础，是确保食品药品安全的关键。在当前市县机构改革的重要阶段，全系统必须高度重视，认真贯彻落实国务院领导批示精神，紧紧依靠各级党委、政府，争取市县机构继续作为政府工作部门，保持相对稳定。国家食品药品监督管理局将深入调研，进一步加大对市县机构改革的指导，加快研究新体制下的执法队伍整合、经费保障机制、监管事权划分等基层关切的重要问题，制定地方监管能力建设标准，探索开展监管工作绩效评价，推动落实“地方政府负总责”要求。各省食品药品监督管理局要靠前指挥，各市县食品药品监督管理局要积极争取，确保基层食品药品监管工作得到切实加强。要加快建立与之相适应的队伍管理、经费保障、执法监督和责任落实等工作机制，确保实行分级管理体制后监管力量不被削弱，执法力度不受影响。

（二）以确保基本药物质量安全为重点，认真做好医药卫生体制改革相关工作。

2010 年基本药物质量安全保障任务很重，必须分解细化任务，强化监督检查，严格落实责任。在全面加强基本药物生产经营监管工作的基础上，重点做好以下四项工作：一是全面提高和完善 307 种基本药物的质量标准。二是实行全品种监督性抽验，有针对性地开展评价性抽验。各级药检机构要密切配合，建设覆盖全国的质量信息共享平台。三是在全国范围内启动国家基本药物目录全品种电子监管，今年要把抗微生物药和注射剂品种全部纳入电子监管网。四是完善地市级药品不良反应监测、报告和评价体系，开展生产、配送、使用环节质量监测试点。基本药物质量安全是实施国家基本药物制度、深化医药卫生体制改革的重要保证，全系统务必把思想和行动统一到医改总体部署上来，积极开展工作，狠抓任务落实。

（三）以完善长效机制为重点，深入开展药品安全专项整治。

2010 年，药品安全专项整治力度要更大、步子要更快、措施要更实，要在长效机制建设上取得新突破。一要强化部门联动。在打击生产销售假劣药品、整治违法药品广告、整治非药品冒充药品、组织查处大案要案等方面，要取得更大进展。二要强化制度建设。完善药品审评审批、药品不良反应监测和评价、全程电子监管等制度，加快提升药品标准，认真执行新版药典，推进药品生产经营质量管理规范的修订实施，促进产业结构调整。三要强化责任落实。积极开展药品整治绩效评价，深化诚信体系建设，积极推进分类监管，强化对企业和医疗机构药品生产、经营、使用的监督。要在总结多年整治工作经验的基础上，研究提出进一步加强药品安全监管的意见，努力推动药品监管工作迈上新台阶。

（四）以提高规范化水平为重点，切实加强医疗器械日常监管。

经过多年努力，医疗器械监管工作取得了显著成效，但总体上看，仍与医疗器械行业发展水平，与社会各界要求存在较大差距。今年要继续打基础、抓规范。一要加快《医疗器械监督管理条例》以及相关配套规章文件的制修订，使医疗器械监管工作更加规范，更加科学。二要切实强化医疗器械注册审批。加强医疗器械标准管理，完善审评审批程序，提高技术审评效率。三要做好医疗器械 GMP 实施工作。强化重点监管目录产品的监管，不断提高产品质量。四要加强医疗器械不良事件的监测报告和再评价。妥善处理不良事件，严肃查处质量事故，确保医疗器械质量安全。

（五）以加强基础建设为重点，积极履行餐饮服务、保健食品、化妆品监管等新职责。

餐饮服务、保健食品、化妆品监管还处在起步阶段，针对基础薄、任务重、困难多的现状，今年的主要任务是夯实基础、强化监管、深化整治、提升能力。一要加快制度建设。按照《食品安全法》及其实施条例的要求，加快法律法规体系建设，确保监管有法可依、有章可循。二要加快能力提升。全力争取地方支持，确保监管队伍到位。整合监管资源和力量，积极探索基层食品药品综合执法工作模式。加强技术支撑体系建设和风险控制体系建设，大力开展监管人员教育培训。三要深化安全整顿。加大对学校食堂、建筑工地食堂以及无证经营餐饮行为的整顿，严厉打击违法添加非食用物质、滥用食品添加剂以及保健食品非法添加药物等行为。全面开展保健食品清理换证工作。四要创新监管机制。启动餐饮服务食品安全评价工作和示范工程建设，推动地方政府强化餐饮服务食品安全监管。

（六）以提升监管能力为重点，认真抓好“十二五”规划编制工作。

在全面落实国家食品药品安全“十一五”规划的同时，高度重视“十二五”规划的编制。要适应新体制、新职责，科学设定“十二五”发展目标与任务，明确保障措施。各地要把“十二五”规划编制摆上重要议事日程，放到当地社会经济发展总体规划中谋篇布局。到 2020 年，我国将全面建成小康社会，我们必须在“十二五”规划中，明确未来五年食品药品监管能力应该达到的阶段性目标。要把强化标准管理、检验检测、审评审批、检查认证、监测评价和风险评估等技术支撑体系建设，强化监管信息化建设，放在更加突出的位置。要以改善基层执法条件、提升基层队伍素质为重点，更加注重市县监管能力建设。必须看到，机构改革后，监管工作格局发生了变化，规划编制困难会增多。各地要切实增强责任感和紧迫感，提早谋划，加强沟通，争取当地政府和有关部门的支持。

四、贯彻落实科学发展观，全面加强监管队伍建设

当前食品药品监管工作正处于改革发展的关键阶段。越是任务繁重的时候，越是要统一思想认识；越是到了攻坚破难的时候，越是要加强队伍建设。当前最重要的一点是，全系统必须以科学发展观为指导，坚持科学监管理念毫不动摇，切实加强队伍的思想、作风、能力和廉政建设。

（一）强化思想建设，大力践行科学监管理念。

2005 年以来，国家食品药品监督管理局党组以科学发展观为指导，认真总结正反两方面经验教训，深入研究食品药品监管规律，提出了树立实践科学监管理念的要求。科学监管理念旗帜鲜明地提出，要把维护公众饮食用药安全作为一切工作的出发点和落脚点，回答了“为谁监管”、“怎样监管”这一根本问题，明确了食品药品监管的发展方向。几年来，面对各种困难和挑战，全系统认真学习和大力践行科学监管理念，统一认识，明确方向，坚定信心，强化监管，圆满完成了繁重的监管任务，重塑了监管队伍的良好形象。实践证明，科学监管理念是全系统学习贯彻科学发展观的重要成果，大力践行科学监管理念是落实科学发展观的必然要求。

当前，重申以科学发展观为指导，坚持科学监管理念不动摇，有着重大的现实意义。食品药品监管体制改革后，监管格局和管理方式发生了重大变化，面对各种利益的博弈，少数人在“为谁监管、怎样监管”的根本问题上出现了困惑，在公众利益与商业利益、监管与发展的矛盾取舍上出现了徘徊，有的甚至迷失了方向。这些问题如果得不到及时纠正，必将对食品药品监管工作产生重大影响。经验和教训告诫我们，在监管的大是大非面前，必须保持清醒的头脑。广大干部尤其是领导干部，必须牢牢把握科学监管理念的深刻内涵和基本要求，进一步增强贯彻落实科学发展观的自觉性和坚定性，确保全系统坚持科学监管理念毫不动摇，确保把公众饮食用药安全作为一切工作的出发点和落脚点毫不动摇。无论面对多么大的困难，无论承受多么大的压力，都必须立场坚定、旗帜鲜明，坚定不移地履行监管职责，坚定不移地坚持依法行政，坚定不移地维护公众利益，绝不能以发展地方经济、维护企业利益为借口，放松监管，放任损害人民群众生命健康的行为。在这个问题上，我们的认识不能有丝毫模糊，立场不能有丝毫动摇，行动不能有丝毫懈怠。

（二）强化能力建设，不断提高队伍的监管水平。

队伍能力是工作成效的决定性因素。当前，食品药品监管任务十分艰巨，我们必须抓好班子，带好队伍，提高队伍的整体素质。一是加强各级领导班子建设。要贯彻落实中央《2009—2013 年全国党政领导班子建设规划纲要》和《关于进一步从严管理干部的意见》要求，提高各级领导班子领导科学发展、推动科学监管的能力。二是加强干部队伍教育培训。提高培训的科学性和系统性，扩大干部培训的覆盖面。以“十二五”规划编制为契机，完善培训规划，加大投入。着力加强各级领导班子和业务骨干的培训，力争用 3 ~ 5 年时间使全系统队伍素质提高到一个新的水平。三是倡导昂扬向上的系统文化。文化是队伍的灵魂，是精神力量的源泉。多年以来，我们这支队伍经历了各种考验，战胜了各种困难，涌现出一大批可歌可泣的先进人物和感人事迹，形成了监管为民、锐意进取，艰苦创业、甘于奉献，科学公正、执法严明的系统精神，凝聚了特有的文化内涵。我们一定要挖掘好、总结好、发扬好这笔精神财富，凝聚人心，汇集才智，弘扬系统文化，提升队伍形象。

（三）强化作风建设，提高队伍执行力。

党的十七届四中全会明确指出：执政党的党风，关系党的形象，关系党和人民事业的成败。培养和保持过硬的作风是一项长期而艰巨的任务，作风建设必须常抓不懈。首先，要坚持依法行政。执法者必须把依法行政作为最基本的准则。我们务必要清醒地认识到依法履职、严格执法对于实现科学监管的重要意义。无论是履行药品监管职责，还是履行餐饮服务监管等新职责，都要注重完善执法程序，规范执法行为，在人民群众中树立执法队伍的良好形象。第二，要大兴求真务实之风。事业是干出来的，空谈换不来事业的发展，牢骚解决不了现实的问题。尤其是在当前机遇与挑战并存的时候，我们必须扑下身子抓工作，旗帜鲜明地反对任何消极情绪和观望、懈怠的做法。不干，就没有地位；不实干，就没有发展。第三，要大兴调查研究之风。体制改革后，监管对象、工作机制、工作方法都发生了重大变化。我们一定要调查新情况，研究新问题，形成新思路。尤其是要深入基层搞调研，了解基层关心的问题和存在的困难，帮助加以解决。基层任务繁重，财力薄弱，条件艰苦，广大基层同志十分不易。各级领导干部一定要想基层之所想，急基层之所急，关心爱护基层的同志，把有限的资源用在基层，把温暖送到基层。第四，要大兴开拓创新之风。监管工作从来都不会一成不变，尤其是在当前，各地面临的问题和挑战、具备的优势和条件不尽相同，都有很大的空间可以创造性地开展工作。我们一定要解放思想，大胆探索，勇于创新，敢于打破传统思维，敢于突破既有模式，努力开创工作新局面。

（四）强化党风廉政建设，大力塑造风清气正的良好形象。

当前，全系统反腐倡廉形势总体上是好的，为实现队伍和监管“两个安全”提供了有力保障。但也必须清醒地看到，利用监管权力谋取私利的腐败案件仍有发生，反腐败任务依然艰巨，各地各部门对此决不能掉以轻心。我们一定要认真学习，深入贯彻落实胡锦涛总书记在十七届中央纪委第五次全会上的重要讲话精神，始终绷紧反腐倡廉这根弦。要严格落实党风廉政建设责任制。各部门、各单位主要负责同志要切实落实“一岗双责”，担负起第一责任，要把反腐倡廉建设的原则要求贯彻到队伍建设和监管工作当中去，坚持管队伍必须管作风，抓业务必须抓廉政。全力支持纪检监察工作，切实加强纪检监察队伍建设。要继续着力推进食品药品监管惩防体系建设。要按照中央要求，加强反腐倡廉制度建设，不断提高制度执行力。着力在领导干部特别是在各级领导班子中，树立“法律面前人人平等、制度面前没有特权、制度约束没有例外”的意识，教育引导领导干部带头学习制度、严格执行制度、自觉维护制度。要通过党性党风党纪教育，不断提高队伍凝聚力、创造力和执行力，始终保持昂扬向上的精神面貌，脚踏实地的工作作风，勇于创新的探索精神，团结和谐的工作氛围，业务精湛的监管能力，努力塑造风清气正的良好形象。

政策法规

政策法规

中华人民共和国国务院令（第574号）

《国务院关于修改〈中华人民共和国国境卫生检疫法实施细则〉的决定》已经2010年4月19日国务院第108次常务会议通过，现予公布，自公布之日起施行。

总理　温家宝

二〇一〇年四月二十四日

国务院关于修改《中华人民共和国国境卫生检疫法实施细则》的决定

国务院决定对《中华人民共和国国境卫生检疫法实施细则》作如下修改：

将第九十九条修改为："卫生检疫机关应当阻止患有严重精神病、传染性肺结核病或者有可能对公共卫生造成重大危害的其他传染病的外国人入境。"

本决定自公布之日起施行。

《中华人民共和国国境卫生检疫法实施细则》根据本决定作相应的修订，重新公布。

中华人民共和国国境卫生检疫法实施细则

（1989年2月10日国务院批准　1989年3月6日卫生部发布　根据2010年4月24日《国务院关于修改〈中华人民共和国国境卫生检疫法实施细则〉的决定》修订）

第一章　一般规定

第一条　根据《中华人民共和国国境卫生检疫法》（以下称《国境卫生检疫法》）的规定，制定本细则。

第二条　《国境卫生检疫法》和本细则所称：

"查验"指国境卫生检疫机关（以下称卫生检疫机关）实施的医学检查和卫生检查。

"染疫人"指正在患检疫传染病的人，或者经卫生检疫机关初步诊断，认为已经感染检疫传染病或者已经处于检疫传染病潜伏期的人。

"染疫嫌疑人"指接触过检疫传染病的感染环境，并且可能传播检疫传染病的人。

"隔离"指将染疫人收留在指定的处所，限制其活动并进行治疗，直到消除传染病传播的危险。

"留验"指将染疫嫌疑人收留在指定的处所进行诊察和检验。

"就地诊验"指一个人在卫生检疫机关指定的期间，到就近的卫生检疫机关或者其他医疗卫生单位去接受诊察和检验；或者卫生检疫机关、其他医疗卫生单位到该人员的居留地，对其进行诊察和检验。

“运输设备”指货物集装箱。

“卫生处理”指隔离、留验和就地诊验等医学措施，以及消毒、除鼠、除虫等卫生措施。

“传染病监测”指对特定环境、人群进行流行病学、血清学、病原学、临床症状以及其他有关影响因素的调查研究，预测有关传染病的发生、发展和流行。

“卫生监督”指执行卫生法规和卫生标准所进行的卫生检查、卫生鉴定、卫生评价和采样检验。

“交通工具”指船舶、航空器、列车和其他车辆。

“国境口岸”指国际通航的港口、机场、车站、陆地边境和国界江河的关口。

第三条 卫生检疫机关在国境口岸工作的范围，是指为国境口岸服务的涉外宾馆、饭店、俱乐部，为入境、出境交通工具提供饮食、服务的单位和对入境、出境人员、交通工具、集装箱和货物实施检疫、监测、卫生监督的场所。

第四条 入境、出境的人员、交通工具和集装箱，以及可能传播检疫传染病的行李、货物、邮包等，均应当按照本细则的规定接受检疫，经卫生检疫机关许可，方准入境或者出境。

第五条 卫生检疫机关发现染疫人时，应当立即将其隔离，防止任何人遭受感染，并按照本细则第八章的规定处理。

卫生检疫机关发现染疫嫌疑人时，应当按照本细则第八章的规定处理。但对第八章规定以外的其他病种染疫嫌疑人，可以从该人员离开感染环境的时候算起，实施不超过该传染病最长潜伏期的就地诊验或者留验以及其他的卫生处理。

第六条 卫生检疫机关应当阻止染疫人、染疫嫌疑人出境，但是对来自国外并且在到达时受就地诊验的人，本人要求出境的，可以准许出境；如果乘交通工具出境，检疫医师应当将这种情况在出境检疫证上签注，同时通知交通工具负责人采取必要的预防措施。

第七条 在国境口岸以及停留在该场所的入境、出境交通工具上，所有非因意外伤害而死亡并死因不明的尸体，必须经卫生检疫机关查验，并签发尸体移运许可证后，方准移运。

第八条 来自国内疫区的交通工具，或者在国内航行中发现检疫传染病、疑似检疫传染病，或者有人非因意外伤害而死亡并死因不明的，交通工具负责人应当向到达的国境口岸卫生检疫机关报告，接受临时检疫。

第九条 在国内或者国外检疫传染病大流行的时候，国务院卫生行政部门应当立即报请国务院决定采取下列检疫措施的一部或者全部：

（一）下令封锁陆地边境、国界江河的有关区域；

（二）指定某些物品必须经过消毒、除虫，方准由国外运进或者由国内运出；

（三）禁止某些物品由国外运进或者由国内运出；

（四）指定第一入境港口、降落机场。对来自国外疫区的船舶、航空器，除因遇险或者其他特殊原因外，没有经第一入境港口、机场检疫的，不准进入其他港口和机场。

第十条 入境、出境的集装箱、货物、废旧物等物品在到达口岸的时候，承运人、代理人或者货主，必须向卫生检疫机关申报并接受卫生检疫。对来自疫区的、被传染病污染的以及可能传播检疫传染病或者发现与人类健康有关的啮齿动物和病媒昆虫的集装箱、货物、废旧物等物品，应当实施消毒、除鼠、除虫或者其他必要的卫生处理。

集装箱、货物、废旧物等物品的货主要求在其他地方实施卫生检疫、卫生处理的，卫生检疫机关可以给予方便，并按规定办理。

海关凭卫生检疫机关签发的卫生处理证明放行。

第十一条 入境、出境的微生物、人体组织、生物制品、血液及其制品等特殊物品的携带人、托运人或者邮递人，必须向卫生检疫机关申报并接受卫生检疫，未经卫生检疫机关许可，不准入境、出境。

海关凭卫生检疫机关签发的特殊物品审批单放行。

第十二条 入境、出境的旅客、员工个人携带或者托运可能传播传染病的行李和物品，应当接受卫生检查。卫生检疫机关对来自疫区或者被传染病污染的各种食品、饮料、水产品等应当实施卫生处理或者销毁，并签发卫生处理证明。

海关凭卫生检疫机关签发的卫生处理证明放行。

第十三条 卫生检疫机关对应当实施卫生检疫的邮包进行卫生检查和必要的卫生处理时，邮政部门应予配合。未经卫生检疫机关许可，邮政部门不得运递。

第十四条 卫生检疫单、证的种类、式样和签发办法，由国务院卫生行政部门规定。

第二章 疫情通报

第十五条 在国境口岸以及停留在国境口岸的交通工具上，发现检疫传染病、疑似检疫传染病，或者有人非因意外伤害而死亡并死因不明时，国境口岸有关单位以及交通工具的负责人，应当立即向卫生检疫机关报告。

第十六条 卫生检疫机关发现检疫传染病、监测传染病、疑似检疫传染病时，应当向当地卫生行政部门和卫生防疫机构通报；发现检疫传染病时，还应当用最快的办法向国务院卫生行政部门报告。

当地卫生防疫机构发现检疫传染病、监测传染病时，应当向卫生检疫机关通报。

第十七条 在国内或者国外某一地区发生检疫传染病流行时，国务院卫生行政部门可以宣布该地区为疫区。

第三章 卫生检疫机关

第十八条 卫生检疫机关根据工作需要，可以设立派出机构。卫生检疫机关的设立、合并或者撤销，由国务院卫生行政部门决定。

第十九条 卫生检疫机关的职责：

（一）执行《国境卫生检疫

法》及其实施细则和国家有关卫生法规；

（二）收集、整理、报告国际和国境口岸传染病的发生、流行和终息情况；

（三）对国境口岸的卫生状况实施卫生监督；对入境、出境的交通工具、人员、集装箱、尸体、骸骨以及可能传播检疫传染病的行李、货物、邮包等实施检疫查验、传染病监测、卫生监督和卫生处理；

（四）对入境、出境的微生物、生物制品、人体组织、血液及其制品等特殊物品以及能传播人类传染病的动物，实施卫生检疫；

（五）对入境、出境人员进行预防接种、健康检查、医疗服务、国际旅行健康咨询和卫生宣传；

（六）签发卫生检疫证件；

（七）进行流行病学调查研究，开展科学实验；

（八）执行国务院卫生行政部门指定的其他工作。

第二十条 国境口岸卫生监督员的职责：

（一）对国境口岸和停留在国境口岸的入境、出境交通工具进行卫生监督和卫生宣传；

（二）在消毒、除鼠、除虫等卫生处理方面进行技术指导；

（三）对造成传染病传播、啮齿动物和病媒昆虫扩散、食物中毒、食物污染等事故进行调查，并提出控制措施。

第二十一条 卫生检疫机关工作人员、国境口岸卫生监督员在执行任务时，应当穿着检疫制服，佩戴检疫标志；卫生检疫机关的交通工具在执行任务期间，应当悬挂检疫旗帜。

检疫制服、标志、旗帜的式样和使用办法由国务院卫生行政部门会同有关部门制定，报国务院审批。

第四章 海港检疫

第二十二条 船舶的入境检疫，必须在港口的检疫锚地或者经卫生检疫机关同意的指定地点实施。

检疫锚地由港务监督机关和卫生检疫机关会商确定，报国务院交通和卫生行政部门备案。

第二十三条 船舶代理应当在受入境检疫的船舶到达以前，尽早向卫生检疫机关通知下列事项：

（一）船名、国籍、预定到达检疫锚地的日期和时间；

（二）发航港、最后寄港；

（三）船员和旅客人数；

（四）货物种类。

港务监督机关应当将船舶确定到达检疫锚地的日期和时间尽早通知卫生检疫机关。

第二十四条 受入境检疫的船舶，在航行中，发现检疫传染病、疑似检疫传染病，或者有人非因意外伤害而死亡并死因不明的，船长必须立即向实施检疫港口的卫生检疫机关报告下列事项：

（一）船名、国籍、预定到达检疫锚地的日期和时间；

（二）发航港、最后寄港；

（三）船员和旅客人数；

（四）货物种类；

（五）病名或者主要症状、患病人数、死亡人数；

（六）船上有无船医。

第二十五条 受入境检疫的船舶，必须按照下列规定悬挂检疫信号等候查验，在卫生检疫机关发给入境检疫证前，不得降下检疫信号。

昼间在明显处所悬挂国际通语信号旗：

（一）“Q”字旗表示：本船没有染疫，请发给入境检疫证；

（二）“QQ”字旗表示：本船有染疫或者染疫嫌疑，请即刻实施检疫。

夜间在明显处所垂直悬挂灯号：

（一）红灯三盏表示：本船没有染疫，请发给入境检疫证；

（二）红、红、白、红灯四盏表示：本船有染疫或者染疫嫌疑，请即刻实施检疫。

第二十六条 悬挂检疫信号的船舶，除引航员和经卫生检疫机关许可的人员外，其他人员不准上船，不准装卸行李、货物、邮包等物品，其他船舶不准靠近；船上的人员，除因船舶遇险外，未经卫生检疫机关许可，不准离船；引航员不得将船引离检疫锚地。

第二十七条 申请电讯检疫的船舶，首先向卫生检疫机关申请卫生检查，合格者发给卫生证书。该证书自签发之日起12个月内可以申请电讯检疫。

第二十八条 持有效卫生证书的船舶在入境前24小时，应当向卫生检疫机关报告下列事项：

（一）船名、国籍、预定到达检疫锚地的日期和时间；

（二）发航港、最后寄港；

（三）船员和旅客人数及健康状况；

（四）货物种类；

（五）船舶卫生证书的签发日期和编号、除鼠证书或者免予除鼠证书的签发日期和签发港，以及其他卫生证件。

经卫生检疫机关对上述报告答复同意后，即可进港。

第二十九条 对船舶的入境检疫，在日出后到日落前的时间内实施；凡具备船舶夜航条件，夜间可靠离码头和装卸作业的港口口岸，应实行24小时检疫。对来自疫区的船舶，不实行夜间检疫。

第三十条 受入境检疫船舶的船长，在检疫医师到达船上时，必须提交由船长签字或者有船医附签的航海健康申报书、船员名单、旅客名单、载货申报单，并出示除鼠证书或者免予除鼠证书。

在查验中，检疫医师有权查阅航海日志和其他有关证件；需要进一步了解船舶航行中卫生情况时，检疫医师可以向船长、船医提出询问，船长、船医必须如实回答。用书面回答时，须经船长签字和船医附签。

第三十一条 船舶实施入境查验完毕以后，对没有染疫的船舶，检疫医师应当立即签发入境检疫证；如果该船有受卫生处理或者限制的事项，应当在入境检疫证上签注，并按照签注事项办理。对染疫船舶、染疫嫌疑船舶，除通知港务监督机关外，对该船舶还应当发给卫生处理通知书，该船舶上的引航员和经卫生检疫机关许可上船的人员应当视同员工接受有关卫生处理，在卫生处理完毕以后，再发给入境检疫证。

船舶领到卫生检疫机关签发的入境检疫证后，可以降下检疫信号。

第三十二条 船舶代理应当在受出境检疫的船舶起航以前，尽早向卫生检疫机关通知下列事项：

（一）船名、国籍、预定开航的日期和时间；

（二）目的港、最初寄港；

（三）船员名单和旅客名单；

（四）货物种类。

港务监督机关应当将船舶确定开航的日期和时间尽早通知卫生检疫机关。

船舶的入境、出境检疫在同一港口实施时，如果船员、旅客没有变动，可以免报船员名单和旅客名单；有变动的，报变动船员、旅客名单。

第三十三条 受出境检疫的船舶，船长应当向卫生检疫机关出示除鼠证书或者免予除鼠证书和其他有关检疫证件。检疫医师可以向船长、船医提出有关船员、旅客健康状况和船上卫生情况的询问，船长、船医对上述询问应当如实回答。

第三十四条 对船舶实施出境检疫完毕以后，检疫医师应当按照检疫结果立即签发出境检疫证，如果因卫生处理不能按原定时间起航，应当及时通知港务监督机关。

第三十五条 对船舶实施出境检疫完毕以后，除引航员和经卫生检疫机关许可的人员外，其他人员不准上船，不准装卸行李、货物、邮包等物品。如果违反上述规定，该船舶必须重新实施出境检疫。

第五章 航 空 检 疫

第三十六条 航空器在飞行中，不得向下投掷或者任其坠下能传播传染病的任何物品。

第三十七条 实施卫生检疫机场的航空站，应当在受入境检疫的航空器到达以前，尽早向卫生检疫机关通知下列事项：

（一）航空器的国籍、机型、号码、识别标志、预定到达时间；

（二）出发站、经停站；

（三）机组和旅客人数。

第三十八条 受入境检疫的航空器，如果在飞行中发现检疫传染病、疑似检疫传染病，或者有人非因意外伤害而死亡并死因不明时，机长应当立即通知到达机场的航空站，向卫生检疫机关报告下列事项：

（一）航空器的国籍、机型、号码、识别标志、预定到达时间；

（二）出发站、经停站；

（三）机组和旅客人数；

（四）病名或者主要症状、患病人数、死亡人数。

第三十九条 受入境检疫的航空器到达机场以后，检疫医师首先登机。机长或者其授权的代理人，必须向卫生检疫机关提交总申报单、旅客名单、货物仓单和有效的灭蚊证书，以及其他有关检疫证件；对检疫医师提出的有关航空器上卫生状况的询问，机长或者其授权的代理人应当如实回答。在检疫没有结束之前，除经卫生检疫机关许可外，任何人不得上下航空器，不准装卸行李、货物、邮包等物品。

第四十条 入境旅客必须在指定的地点，接受入境查验，同时用书面或者口头回答检疫医师提出的有关询问。在此期间，入境旅客不得离开查验场所。

第四十一条 对入境航空器查验完毕以后，根据查验结果，对没有染疫的航空器，检疫医师应当签发入境检疫证；如果该航空器有受卫生处理或者限制的事项，应当在入境检疫证上签注，由机长或者其授权的代理人负责执行；对染疫或者有染疫嫌疑的航空器，除通知航空站外，对该航空器应当发给卫生处理通知单，在规定的卫生处理完毕以后，再发给入境检疫证。

第四十二条 实施卫生检疫机场的航空站，应当在受出境检疫的航空器起飞以前，尽早向卫生检疫机关提交总申报单、货物仓单和其他有关检疫证件，并通知下列事项：

（一）航空器的国籍、机型、号码、识别标志、预定起飞时间；

（二）经停站、目的站；

（三）机组和旅客人数。

第四十三条 对出境航空器查验完毕以后，如果没有染疫，检疫医师应当签发出境检疫证或者在必要的卫生处理完毕以后，再发给出境检疫证；如果该航空器因卫生处理不能按原定时间起飞，应当及时通知航空站。

第六章 陆地边境检疫

第四十四条 实施卫生检疫的车站，应当在受入境检疫的列车到达之前，尽早向卫生检疫机关通知下列事项：

（一）列车的车次，预定到达的时间；

（二）始发站；

（三）列车编组情况。

第四十五条 受入境检疫的列车和其他车辆到达车站、关口后，检疫医师首先登车，列车长或者其他车辆负责人，应当口头或者书面向卫生检疫机关申报该列车或者其他车辆上人员的健康状况，对检疫医师提出有关卫生状况和人员健康的询问，应当如实回答。

第四十六条 受入境检疫的列车和其他车辆到达车站、关口，在实施入境检疫而未取得入境检疫证以前，未经卫生检疫机关许可，任何人不准上下列车或者其他车辆，不准装卸行李、货物、邮包等物品。

第四十七条 实施卫生检疫的车站，应当在受出境检疫列车发车以前，尽早向卫生检疫机关通知下列事项：

（一）列车的车次，预定发车的时间；

（二）终到站；

（三）列车编组情况。

第四十八条 应当受入境、出境检疫的列车和其他车辆，如果在行程中发现检疫传染病、疑似检疫传染病，或者有人非因意外伤害而死亡并死因不明的，列车或者其他车辆到达车站、关口时，列车长或者其他车辆负责人应当向卫生检疫机关报告。

第四十九条 受入境、出境检

疫的列车，在查验中发现检疫传染病或者疑似检疫传染病，或者因受卫生处理不能按原定时间发车，卫生检疫机关应当及时通知车站的站长。如果列车在原停车地点不宜实施卫生处理，站长可以选择站内其他地点实施卫生处理。在处理完毕之前，未经卫生检疫机关许可，任何人不准上下列车，不准装卸行李、货物、邮包等物品。

为了保证入境直通列车的正常运输，卫生检疫机关可以派员随车实施检疫，列车长应当提供方便。

第五十条 对列车或者其他车辆实施入境、出境检疫完毕后，检疫医师应当根据检疫结果分别签发入境、出境检疫证，或者在必要的卫生处理完毕后，再分别签发入境、出境检疫证。

第五十一条 徒步入境、出境的人员，必须首先在指定的场所接受入境、出境查验，未经卫生检疫机关许可，不准离开指定的场所。

第五十二条 受入境、出境检疫的列车以及其他车辆，载有来自疫区、有染疫或者染疫嫌疑或者夹带能传播传染病的病媒昆虫和啮齿动物的货物，应当接受卫生检查和必要的卫生处理。

第七章 卫生处理

第五十三条 卫生检疫机关的工作人员在实施卫生处理时，必须注意下列事项：

（一）防止对任何人的健康造成危害；

（二）防止对交通工具的结构和设备造成损害；

（三）防止发生火灾；

（四）防止对行李、货物造成损害。

第五十四条 入境、出境的集装箱、行李、货物、邮包等物品需要卫生处理的，由卫生检疫机关实施。

入境、出境的交通工具有下列情形之一的，应当由卫生检疫机关实施消毒、除鼠、除虫或者其他卫生处理：

（一）来自检疫传染病疫区的；

（二）被检疫传染病污染的；

（三）发现有与人类健康有关的啮齿动物或者病媒昆虫，超过国家卫生标准的。

第五十五条 由国外起运经过中华人民共和国境内的货物，如果不在境内换装，除发生在流行病学上有重要意义的事件，需要实施卫生处理外，在一般情况下不实施卫生处理。

第五十六条 卫生检疫机关对入境、出境的废旧物品和曾行驶于境外港口的废旧交通工具，根据污染程度，分别实施消毒、除鼠、除虫，对污染严重的实施销毁。

第五十七条 入境、出境的尸体、骸骨托运人或者代理人应当申请卫生检疫，并出示死亡证明或者其他有关证件，对不符合卫生要求的，必须接受卫生检疫机关实施的卫生处理。经卫生检疫机关签发尸体、骸骨入境、出境许可证后，方准运进或者运出。

对因患检疫传染病而死亡的病人尸体，必须就近火化，不准移运。

第五十八条 卫生检疫机关对已在到达本口岸前的其他口岸实施卫生处理的交通工具不再重复实施卫生处理。但有下列情形之一的，仍需实施卫生处理：

（一）在原实施卫生处理的口岸或者该交通工具上，发生流行病学上有重要意义的事件，需要进一步实施卫生处理的；

（二）在到达本口岸前的其他口岸实施的卫生处理没有实际效果的。

第五十九条 在国境口岸或者交通工具上发现啮齿动物有反常死亡或者死因不明的，国境口岸有关单位或者交通工具的负责人，必须立即向卫生检疫机关报告，迅速查明原因，实施卫生处理。

第六十条 国际航行船舶的船长，必须每隔6个月向卫生检疫机关申请一次鼠患检查，卫生检疫机关根据检查结果实施除鼠或者免予除鼠，并且分别发给除鼠证书或者免予除鼠证书。该证书自签发之日起6个月内有效。

第六十一条 卫生检疫机关只有在下列之一情况下，经检查确认船舶无鼠害的，方可签发免予除鼠证书：

（一）空舱；

（二）舱内虽然装有压舱物品或者其他物品，但是这些物品不引诱鼠类，放置情况又不妨碍实施鼠患检查。

对油轮在实舱时进行检查，可以签发免予除鼠证书。

第六十二条 对船舶的鼠患检查或者除鼠，应当尽量在船舶空舱的时候进行。如果船舶因故不宜按期进行鼠患检查或者蒸熏除鼠，并且该船又开往便于实施鼠患检查或者蒸熏除鼠的港口，可以准许该船原有的除鼠证书或者免予除鼠证书的有效期延长1个月，并签发延长证明。

第六十三条 对国际航行的船舶，按照国家规定的标准，应当用蒸熏的方法除鼠时，如果该船的除鼠证书或者免予除鼠证书尚未失效，除该船染有鼠疫或者鼠疫嫌疑外，卫生检疫机关应当将除鼠理由通知船长。船长应当按照要求执行。

第六十四条 船舶在港口停靠期间，船长应当负责采取下列的措施：

（一）缆绳上必须使用有效的防鼠板，或者其他防鼠装置；

（二）夜间放置扶梯、桥板时，应当用强光照射；

（三）在船上发现死鼠或者捕获到鼠类时，应当向卫生检疫机关报告。

第六十五条 在国境口岸停留的国内航行的船舶如果存在鼠患，船方应当进行除鼠。根据船方申请，也可由卫生检疫机关实施除鼠。

第六十六条 国务院卫生行政部门认为必要时，可以要求来自国外或者国外某些地区的人员在入境时，向卫生检疫机关出示有效的某种预防接种证书或者健康证明。

第六十七条 预防接种的有效期如下：

（一）黄热病疫苗自接种后第10日起，10年内有效。如果前次接种不满10年又经复种，自复种的当日起，10年内有效；

（二）其他预防接种的有效期，按照有关规定执行。

第八章 检疫传染病管理

第一节 鼠 疫

第六十八条 鼠疫的潜伏期为6日。

第六十九条 船舶、航空器在到达时，有下列情形之一的，为染有鼠疫：

（一）船舶、航空器上有鼠疫病例的；

（二）船舶、航空器上发现有感染鼠疫的啮齿动物的；

（三）船舶上曾经有人在上船6日以后患鼠疫的。

第七十条 船舶在到达时，有下列情形之一的，为染有鼠疫嫌疑：

（一）船舶上没有鼠疫病例，但曾经有人在上船后6日以内患鼠疫的；

（二）船上啮齿动物有反常死亡，并且死因不明的。

第七十一条 对染有鼠疫的船舶、航空器应当实施下列卫生处理：

（一）对染疫人实施隔离；

（二）对染疫嫌疑人实施除虫，并且从到达时算起，实施不超过6日的就地诊验或者留验。在此期间，船上的船员除因工作需要并且经卫生检疫机关许可外，不准上岸；

（三）对染疫人、染疫嫌疑人的行李、使用过的其他物品和卫生检疫机关认为有污染嫌疑的物品，实施除虫，必要时实施消毒；

（四）对染疫人占用过的部位和卫生检疫机关认为有污染嫌疑的部位，实施除虫，必要时实施消毒；

（五）船舶、航空器上有感染鼠疫的啮齿动物，卫生检疫机关必须实施除鼠。如果船舶上发现只有未感染鼠疫的啮齿动物，卫生检疫机关也可以实施除鼠。实施除鼠可以在隔离的情况下进行。对船舶的除鼠应当在卸货以前进行；

（六）卸货应当在卫生检疫机关的监督下进行，并且防止卸货的工作人员遭受感染，必要时，对卸货的工作人员从卸货完毕时算起，实施不超过6日的就地诊验或者留验。

第七十二条 对染有鼠疫嫌疑的船舶，应当实施本细则第七十一条第（二）至第（六）项规定的卫生处理。

第七十三条 对没有染疫的船舶、航空器，如果来自鼠疫疫区，卫生检疫机关认为必要时，可以实施下列卫生处理：

（一）对离船、离航空器的染疫嫌疑人，从船舶、航空器离开疫区的时候算起，实施不超过6日的就地诊验或者留验；

（二）在特殊情况下，对船舶、航空器实施除鼠。

第七十四条 对到达的时候载有鼠疫病例的列车和其他车辆，应当实施下列卫生处理：

（一）本细则第七十一条第（一）、第（三）、第（四）、第（六）项规定的卫生处理；

（二）对染疫嫌疑人实施除虫，并且从到达时算起，实施不超过6日的就地诊验或者留验；

（三）必要时，对列车和其他车辆实施除鼠。

第二节 霍 乱

第七十五条 霍乱潜伏期为5日。

第七十六条 船舶在到达的时候载有霍乱病例，或者在到达前5日以内，船上曾经有霍乱病例发生，为染有霍乱。

船舶在航行中曾经有霍乱病例发生，但是在到达前5日以内，没有发生新病例，为染有霍乱嫌疑。

第七十七条 航空器在到达的时候载有霍乱病例，为染有霍乱。

航空器在航行中曾经有霍乱病例发生，但在到达以前该病员已经离去，为染有霍乱嫌疑。

第七十八条 对染有霍乱的船舶、航空器，应当实施下列卫生处理：

（一）对染疫人实施隔离；

（二）对离船、离航空器的员工、旅客，从卫生处理完毕时算起，实施不超过5日的就地诊验或者留验；从船舶到达时算起5日内，船上的船员除因工作需要，并且经卫生检疫机关许可外，不准上岸；

（三）对染疫人、染疫嫌疑人的行李，使用过的其他物品和有污染嫌疑的物品、食品实施消毒；

（四）对染疫人占用的部位，污染嫌疑部位，实施消毒；

（五）对污染或者有污染嫌疑的饮用水，应当实施消毒后排放，并在储水容器消毒后再换清洁饮用水；

（六）人的排泄物、垃圾、废水、废物和装自霍乱疫区的压舱水，未经消毒，不准排放和移下；

（七）卸货必须在卫生检疫机关监督下进行，并且防止工作人员遭受感染，必要时，对卸货工作人员从卸货完毕时算起，实施不超过5日的就地诊验或者留验。

第七十九条 对染有霍乱嫌疑的船舶、航空器应当实施下列卫生处理：

（一）本细则第七十八条第（二）至第（七）项规定的卫生处理；

（二）对离船、离航空器的员工、旅客从到达时算起，实施不超过5日的就地诊验或者留验。在此期间，船上的船员除因工作需要，并经卫生检疫机关许可外，不准离开口岸区域；或者对离船、离航空器的员工、旅客，从离开疫区时算起，实施不超过5日的就地诊验或者留验。

第八十条 对没有染疫的船舶、航空器，如果来自霍乱疫区，卫生检疫机关认为必要时，可以实施下列卫生处理：

（一）本细则第七十八条第（五）、第（六）项规定的卫生处理；

（二）对离船、离航空器的员工、旅客，从离开疫区时算起，实施不超过5日的就地诊验或者留验。

第八十一条 对到达时载有霍乱病例的列车和其他车辆应当实施下列卫生处理：

（一）按本细则第七十八条第（一）、第（三）、第（四）、第（五）、第（七）项规定的卫生处理；

（二）对染疫嫌疑人从到达时算起，实施不超过5日的就地诊验或者留验。

第八十二条 对来自霍乱疫区的或者染有霍乱嫌疑的交通工具，卫生检疫机关认为必要时，可以实施除虫、消毒；如果交通工具载有水产品、水果、蔬菜、饮料及其他食品，除装在密封容器内没有被污染外，未经卫生检疫机关许可，不准卸下，必要时可以实施卫生处理。

第八十三条 对来自霍乱疫区的水产品、水果、蔬菜、饮料以及装有这些制品的邮包，卫生检疫机关在查验时，为了判明是否被污染，可以抽样检验，必要时可以实施卫生处理。

第三节 黄热病

第八十四条 黄热病的潜伏期为6日。

第八十五条 来自黄热病疫区的人员，在入境时，必须向卫生检疫机关出示有效的黄热病预防接种证书。

对无有效的黄热病预防接种证书的人员，卫生检疫机关可以从该人员离开感染环境的时候算起，实施6日的留验，或者实施预防接种并留验到黄热病预防接种证书生效时为止。

第八十六条 航空器到达时载有黄热病病例，为染有黄热病。

第八十七条 来自黄热病疫区的航空器，应当出示在疫区起飞前的灭蚊证书；如果在到达时不出示灭蚊证书，或者卫生检疫机关认为出示的灭蚊证书不符合要求，并且在航空器上发现活蚊，为染有黄热病嫌疑。

第八十八条 船舶在到达时载有黄热病病例，或者在航行中曾经有黄热病病例发生，为染有黄热病。

船舶在到达时，如果离开黄热病疫区没有满6日，或者没有满30日并且在船上发现埃及伊蚊或者其他黄热病媒介，为染有黄热病嫌疑。

第八十九条 对染有黄热病的船舶、航空器，应当实施下列卫生处理：

（一）对染疫人实施隔离；

（二）对离船、离航空器又无有效的黄热病预防接种证书的员工、旅客，实施本细则第八十五条规定的卫生处理；

（三）彻底杀灭船舶、航空器上的埃及伊蚊及其虫卵、幼虫和其他黄热病媒介，并且在没有完成灭蚊以前限制该船与陆地和其他船舶的距离不少于400米；

（四）卸货应当在灭蚊以后进行，如果在灭蚊以前卸货，应当在卫生检疫机关监督下进行，并且采取预防措施，使卸货的工作人员免受感染，必要时，对卸货的工作人员，从卸货完毕时算起，实施6日的就地诊验或者留验。

第九十条 对染有黄热病嫌疑的船舶、航空器，应当实施本细则第八十九条第（二）至第（四）项规定的卫生处理。

第九十一条 对没有染疫的船舶、航空器，如果来自黄热病疫区，卫生检疫机关认为必要时，可以实施本细则第八十九条第（三）项规定的卫生处理。

第九十二条 对到达的时候载有黄热病病例的列车和其他车辆，或者来自黄热病疫区的列车和其他车辆，应当实施本细则第八十九条第（一）、第（四）项规定的卫生处理；对列车、车辆彻底杀灭成蚊及其虫卵、幼虫；对无有效黄热病预防接种证书的员工、旅客，应当实施本细则第八十五条规定的卫生处理。

第四节 就地诊验、留验和隔离

第九十三条 卫生检疫机关对受就地诊验的人员，应当发给就地诊验记录簿，必要的时候，可以在该人员出具履行就地诊验的保证书以后，再发给其就地诊验记录簿。

受就地诊验的人员应当携带就地诊验记录簿，按照卫生检疫机关指定的期间、地点，接受医学检查；如果就地诊验的结果没有染疫，就地诊验期满的时候，受就地诊验的人员应当将就地诊验记录簿退还卫生检疫机关。

第九十四条 卫生检疫机关应当将受就地诊验人员的情况，用最快的方法通知受就地诊验人员的旅行停留地的卫生检疫机关或者其他医疗卫生单位。

卫生检疫机关、医疗卫生单位遇有受就地诊验的人员请求医学检查时，应当视同急诊给予医学检查，并将检查结果在就地诊验记录簿上签注；如果发现其患检疫传染病或者监测传染病、疑似检疫传染病或者疑似监测传染病时，应当立即采取必要的卫生措施，将其就地诊验记录簿收回存查，并且报告当地卫生防疫机构和签发就地诊验记录簿的卫生检疫机关。

第九十五条 受留验的人员必须在卫生检疫机关指定的场所接受留验；但是有下列情形之一的，经卫生检疫机关同意，可以在船上留验：

（一）船长请求船员在船上留验的；

（二）旅客请求在船上留验，经船长同意，并且船上有船医和医疗、消毒设备的。

第九十六条 受留验的人员在留验期间如果出现检疫传染病的症状，卫生检疫机关应当立即对该人员实施隔离，对与其接触的其他受留验的人员，应当实施必要的卫生处理，并且从卫生处理完毕时算起，重新计算留验时间。

第九章 传染病监测

第九十七条 入境、出境的交通工具、人员、食品、饮用水和其他物品以及病媒昆虫、动物，均为传染病监测的对象。

第九十八条 传染病监测内容是：

（一）首发病例的个案调查；

（二）暴发流行的流行病学调查；

（三）传染源调查；

（四）国境口岸内监测传染病的回顾性调查；

（五）病原体的分离、鉴定，人群、有关动物血清学调查以及流行病学调查；

（六）有关动物、病媒昆虫、食品、饮用水和环境因素的调查；

（七）消毒、除鼠、除虫的效果观察与评价；

（八）国境口岸以及国内外监测传染病疫情的收集、整理、分析和传递；

（九）对监测对象开展健康检查和对监测传染病病人、疑似病人、密切接触人员的管理。

第九十九条 卫生检疫机关应当阻止患有严重精神病、传染性肺结核病或者有可能对公共卫生造成重大危害的其他传染病的外国人入境。

第一百条 受入境、出境检疫的人员，必须根据检疫医师的要求，如实填报健康申明卡，出示某种有效的传染病预防接种证书、健康证明或者其他有关证件。

第一百零一条 卫生检疫机关对国境口岸的涉外宾馆、饭店内居住的入境、出境人员及工作人员实施传染病监测，并区别情况采取必要的预防、控制措施。

对来自检疫传染病和监测传染病疫区的人员，检疫医师可以根据流行病学和医学检查结果，发给就诊方便卡。

卫生检疫机关、医疗卫生单位遇到持有就诊方便卡的人员请求医学检查时，应当视同急诊给予医学检查；如果发现其患检疫传染病或者监测传染病，疑似检疫传染病或者疑似监测传染病，应当立即实施必要的卫生措施，并且将情况报告当地卫生防疫机构和签发就诊方便卡的卫生检疫机关。

第一百零二条 凡申请出境居住1年以上的中国籍人员，必须持有卫生检疫机关签发的健康证明。中国公民出境、入境管理机关凭卫生检疫机关签发的健康证明办理出境手续。

凡在境外居住1年以上的中国籍人员，入境时必须向卫生检疫机关申报健康状况，并在入境后1个月内到就近的卫生检疫机关或者县级以上的医院进行健康检查。公安机关凭健康证明办理有关手续。健康证明的副本应当寄送到原入境口岸的卫生检疫机关备案。

国际通行交通工具上的中国籍员工，应当持有卫生检疫机关或者县级以上医院出具的健康证明。健康证明的项目、格式由国务院卫生行政部门统一规定，有效期为12个月。

第一百零三条 卫生检疫机关在国境口岸内设立传染病监测点时，有关单位应当给予协助并提供方便。

第十章 卫生监督

第一百零四条 卫生检疫机关依照《国境卫生检疫法》第十八条、第十九条规定的内容，对国境口岸和交通工具实施卫生监督。

第一百零五条 对国境口岸的卫生要求是：

（一）国境口岸和国境口岸内涉外的宾馆、生活服务单位以及候船、候车、候机厅（室）应当有健全的卫生制度和必要的卫生设施，并保持室内外环境整洁、通风良好；

（二）国境口岸有关部门应当采取切实可行的措施，控制啮齿动物、病媒昆虫，使其数量降低到不足为害的程度。仓库、货场必须具有防鼠设施；

（三）国境口岸的垃圾、废物、污水、粪便必须进行无害化处理，保持国境口岸环境整洁卫生。

第一百零六条 对交通工具的卫生要求是：

（一）交通工具上的宿舱、车厢必须保持清洁卫生，通风良好；

（二）交通工具上必须备有足够的消毒、除鼠、除虫药物及器械，并备有防鼠装置；

（三）交通工具上的货舱、行李舱、货车车厢在装货前或者卸货后应当进行彻底清扫，有毒物品和食品不得混装，防止污染；

（四）对不符合卫生要求的入境、出境交通工具，必须接受卫生检疫机关的督导立即进行改进。

第一百零七条 对饮用水、食品及从业人员的卫生要求是：

（一）国境口岸和交通工具上的食品、饮用水必须符合有关的卫生标准；

（二）国境口岸内的涉外宾馆，以及向入境、出境的交通工具提供饮食服务的部门，营业前必须向卫生检疫机关申请卫生许可证；

（三）国境口岸内涉外的宾馆和入境、出境交通工具上的食品、饮用水从业人员应当持有卫生检疫机关签发的健康证书。该证书自签发之日起12个月内有效。

第一百零八条 国境口岸有关单位和交通工具负责人应当遵守下列事项：

（一）遵守《国境卫生检疫法》和本细则及有关卫生法规的规定；

（二）接受卫生监督员的监督和检查，并为其工作提供方便；

（三）按照卫生监督员的建议，对国境口岸和交通工具的卫生状况及时采取改进措施。

第十一章 罚 则

第一百零九条 《国境卫生检疫法》和本细则所规定的应当受行政处罚的行为是指：

（一）应当受入境检疫的船舶，不悬挂检疫信号的；

（二）入境、出境的交通工具，在入境检疫之前或者在出境检疫之后，擅自上下人员，装卸行李、货物、邮包等物品的；

（三）拒绝接受检疫或者抵制卫生监督，拒不接受卫生处理的；

（四）伪造或者涂改检疫单、证、不如实申报疫情的；

（五）瞒报携带禁止进口的微生物、人体组织、生物制品、血液及其制品或者其他可能引起传染病传播的动物和物品的；

（六）未经检疫的入境、出境交通工具，擅自离开检疫地点，逃避查验的；

（七）隐瞒疫情或者伪造情节的；

（八）未经卫生检疫机关实施卫生处理，擅自排放压舱水，移下垃圾、污物等控制的物品的；

（九）未经卫生检疫机关实施卫生处理，擅自移运尸体、骸骨的；

（十）废旧物品、废旧交通工

具，未向卫生检疫机关申报，未经卫生检疫机关实施卫生处理和签发卫生检疫证书而擅自入境、出境或者使用、拆卸的；

（十一）未经卫生检疫机关检查，从交通工具上移下传染病病人造成传染病传播危险的。

第一百一十条 具有本细则第一百零九条所列第（一）至第（五）项行为的，处以警告或者100元以上5000元以下的罚款；

具有本细则第一百零九条所列第（六）至第（九）项行为的，处以1000元以上1万元以下的罚款；

具有本细则第一百零九条所列第（十）、第（十一）项行为的，处以5000元以上3万元以下的罚款。

第一百一十一条 卫生检疫机关在收取罚款时，应当出具正式的罚款收据。罚款全部上交国库。

第十二章 附 则

第一百一十二条 国境卫生检疫机关实施卫生检疫的收费标准，由国务院卫生行政部门会同国务院财政、物价部门共同制定。

第一百一十三条 本细则由国务院卫生行政部门负责解释。

第一百一十四条 本细则自发布之日起施行。

中华人民共和国国务院令（第575号）

《国务院关于修改〈中华人民共和国外国人入境出境管理法实施细则〉的决定》已经2010年4月19日国务院第108次常务会议通过，现予公布，自公布之日起施行。

总理 温家宝

二〇一〇年四月二十四日

国务院关于修改《中华人民共和国外国人入境出境管理法实施细则》的决定

国务院决定对《中华人民共和国外国人入境出境管理法实施细则》作如下修改：

将第七条第(四)项修改为："患有严重精神病、传染性肺结核病或者有可能对公共卫生造成重大危害的其他传染病的；"

本决定自公布之日起施行。

《中华人民共和国外国人入境出境管理法实施细则》根据本决定作相应的修订，重新公布。

中华人民共和国外国人入境出境管理法实施细则

（1986年12月3日国务院批准 1986年12月27日公安部、外交部发布 1994年7月13日国务院批准修订 根据2010年4月24日《国务院关于修改〈中华人民共和国外国人入境出境管理法实施细则〉的决定》修订）

根据《中华人民共和国外国人入境出境管理法》（以下简称《外国人入境出境管理法》）第三十三条的规定，制定本实施细则。

第一章 入 境

第一条 外国人入境，应当向中国的外交代表机关、领事机关或者外交部授权的其他驻外机关申请办理签证。

外国人持有中国国内被授权单位的函电，并持有与中国有外交关系或者官方贸易往来国家的普通护照，因下列事由确需紧急来华而来不及在上述中国驻外机关申办签证的，也可以向公安部授权的口岸签证机关申请办理签证：

（一）中方临时决定邀请来华参加交易会的；

（二）应邀来华参加投标或者正式签订经贸合同的；

（三）按约来华监装出口、进口商检或者参加合同验收的；

（四）应邀参加设备安装或者工程抢修的；

（五）应中方要求来华解决索赔问题的；

（六）应邀来华提供科技咨询的；

（七）应邀来华团组办妥签证后，经中方同意临时增换的；

（八）看望危急病人或者处理丧事的；

（九）直接过境人员由于不可抗拒的原因不能在24小时内乘原机离境或者需改乘其他交通工具离境的；

（十）其他被邀请确实来不及在上述中国驻外机关申请签证，并持有指定的主管部门同意在口岸申办签证的函电的。

不属上述情况者，口岸签证机关不得受理其签证申请。

第二条 公安部授权的口岸签证机关设立在下列口岸：北京、上海、天津、大连、福州、厦门、西安、桂林、杭州、昆明、广州（白云机场）、深圳（罗湖、蛇口）、珠海（拱北）。

第三条 根据外国人来中国的身份和所持护照的种类，分别发给外交签证、礼遇签证、公务签证、普通签证。

第四条 签发普通签证时，根据外国人申请来中国的事由，在签证上标明相应的汉语拼音字母：

（一）D字签证发给来中国定居的人员；

（二）Z字签证发给来中国任职或者就业的人员及其随行家属；

（三）X字签证发给来中国留学、进修、实习6个月以上的人员；

（四）F字签证发给应邀来中国访问、考察、讲学、经商、进行科技文化交流及短期进修、实习等活动不超过6个月的人员；

（五）L字签证发给来中国旅游、探亲或者因其他私人事务入境的人员，其中9人以上组团来中国旅游的，可以发给团体签证；

（六）G字签证发给经中国过境的人员；

（七）C字签证发给执行乘务、航空、航运任务的国际列车乘务员、国际航空器机组人员及国际航行船舶的海员及其随行家属；

（八）J–1字签证发给来中国常驻的外国记者，J–2字签证发给临时来中国采访的外国记者。

第五条 外国人申请签证须回答被询问的有关情况并履行下列手续：

（一）提供有效护照或者能够代替护照的证件；

（二）填写签证申请表，交近期2寸半身正面免冠照片；

（三）交验与申请入境、过境事由有关的证明。

第六条 本实施细则第五条（三）项所说的有关证明是指：

（一）申请D字签证，须持有定居身份确认表。定居身份确认表由申请人或者委托其在中国的亲属向申请定居地的市、县公安局出入境管理部门申请领取；

（二）申请Z字签证，须有中国聘雇单位的聘请或者雇用证明，或者被授权单位的函电；

（三）申请X字签证，须有接受单位或者主管部门的证明；

（四）申请F字签证，须有被授权单位的函电；

（五）申请L字签证，来华旅游的，须有中国旅游部门的接待证明，必要时须提供离开中国后前往国家（地区）的飞机票、车票或者船票；

（六）申请G字签证，须持有前往国家（地区）的有效签证。如果申请人免办前往国家（地区）的签证，须持有联程客票；

（七）申请C字签证，按协议提供有关的证明；

（八）申请J–1、J–2字签证，须有主管部门的证明。

外国人来中国定居或者居留1年以上的，在申请入境签证时，还须交验所在国政府指定的卫生医疗部门签发的，或者卫生医疗部门签发的并经过公证机关公证的健康证明书。健康证明书自签发之日起6个月有效。

第七条 下列外国人不准入境：

（一）被中国政府驱逐出境，未满不准入境年限的；

（二）被认为入境后可能进行恐怖、暴力、颠覆活动的；

（三）被认为入境后可能进行走私、贩毒、卖淫活动的；

（四）患有严重精神病、传染性肺结核病或者有可能对公共卫生造成重大危害的其他传染病的；

（五）不能保障其在中国期间所需费用的；

（六）被认为入境后可能进行危害我国国家安全和利益的其他活动的。

第八条 外国人持有联程客票并已定妥联程座位搭乘国际航班从中国直接过境，在过境城市停留不超过24小时，不出机场的，免办过境签证；要求离开机场的，须向边防检查站申请办理停留许可手续。

第九条 国际航行船舶在中国港口停泊期间，外国船员及其随行家属要求登陆，不出港口城市的，向边防检查站申请登陆证，要求在陆地住宿的，申请住宿证。有正当理由需要前往港口城市以外的地区，或者不能随原船出境的，须向当地公安局申请办理相应的签证。

第二章 入出境证件检查

第十条 外国人抵达口岸，必须向边防检查站缴验有效护照和中国的签证、证件，填写入出境卡，经边防检查站查验核准加盖验讫章后入境。

第十一条 外国航空器或者船舶抵达中国口岸时，其负责人负有下列责任：

（一）机长、船长或者代理人必须向边防检查站提交机组人员、船员名单和旅客名单；

（二）如果载有企图偷越国境的人员，发现后应立即向边防检查站报告，听候处理；

（三）对于不准入境的人员，必须负责用原交通工具带走，对由于不可抗拒的原因不能立即离境的人，必须负责其在中国停留期间的费用和离开时的旅费。

第十二条 对下列外国人，边防检查站有权阻止入境或者出境：

（一）未持有效护照、证件或者签证的；

（二）持伪造、涂改或者他人护照、证件的；

（三）拒绝接受查验证件的；

（四）公安部或者国家安全部通知不准入境、出境的。

第十三条 外国人出境，须缴验有效护照或者其他有效证件，以及准予在中国停留的签证或者居留证件。

第十四条 被签证机关指定通行口岸的外国人和外国人的交通工具，必须从指定的口岸入、出境。

第十五条 对于本实施细则第十二条所列被阻止入境的外国人，如不能立即随原交通工具返回，边防检查站可以采取必要的措施限制其活动范围，并令其乘最近一班交通工具离境。

第三章 居 留

第十六条 持标有D、Z、X、J–1字签证的外国人，必须自入境之日起30日内到居住地市、县公安局办理外国人居留证或者外国人临时居留证。上述居留证件的有效期即为准许持证人在中国居留的期限。

外国人居留证，发给在中国居留1年以上的人员。

外国人临时居留证，发给在中国居留不满1年的人员。

持标有F、L、G、C字签证的外国人，可以在签证注明的期限内在中国停留，不需办理居留证件。

第十七条 外国人申请居留证件须回答被询问的有关情况并履行下列手续：

（一）交验护照、签证和与居留事由有关的证明；

（二）填写居留申请表；

（三）申请外国人居留证的，还要交验健康证明书，交近期2寸半身正面免冠照片。

第十八条 外国人居留证有效期可签发1年至5年，由市、县公安局根据外国人居留的事由确定。

对符合《外国人入境出境管理法》第十四条规定的外国人，公安机关可以发给1年至5年长期居留资格的证件；有显著成效的可以发给永久居留资格的证件。

第十九条 根据中国政府同外国政府签订的协议免办签证的外国人，需在中国停留30日以上的，应于入境后按本实施细则第十六、十七条申请居留证件。

但是，《外国人入境出境管理法》第三十四条规定的外国人，不适用前款的规定。

第二十条 外国人在签证或者居留证件有效期满后需继续在中国停留或者居留，须于期满前申请延期。

外国人在中国居留期间，如果发现患有本实施细则第七条第四项规定的疾病，中国卫生主管机关可以提请公安机关令其提前出境。

第二十一条 在外国人居留证上填写的项目内容（姓名、国籍、职业或者身份、工作单位、住址、护照号码、偕行儿童等）如有变更，持证人须于10日内到居住地公安局办理变更登记。

第二十二条 持外国人居留证的人迁出所在市、县，须于迁移前向原居住地的公安局办理迁移登记，到达迁入地后，须于10日内向迁入地公安局办理迁入登记。

定居的外国人申请迁移，须事先向迁入地公安局申请准予迁入的证明，凭该证明按前款规定办理迁移登记。

第二十三条 出于维护国家安全、社会秩序或者其他公共利益的原因，市、县公安局可以限制外国人或者外国机构在某些地区设立住所或者办公处所；已在上述限制地区设立住所或者办公处所的，必须在市、县公安局迁移通知书指定的期限内迁至许可的地区。

第二十四条 在中国定居的外国人必须每年一次在指定的时间到居住地的公安局缴验外国人居留证。

公安局认为必要时，可通知外国人到出入境管理部门缴验外国人居留证，外国人应按通知指定的时间前往缴验。

第二十五条 在中国居留或者停留的年满16周岁以上的外国人必须随身携带居留证件或者护照，以备外事民警查验。

第二十六条 在中国出生的外国婴儿，须于出生后1个月内，由其父母或者代理人持出生证明向当地公安局申报，办理登记手续。

第二十七条 外国人在中国死亡，其家属或者监护人或者代理人须于3日内持死亡证明向当地公安局申报并缴销死者的居留证件或者签证。

外国人非正常死亡，有关人员或者发现者应当立即向公安机关报告。

第二十八条《外国人入境出境管理法》第十九条所称的中国政府主管机关是指中华人民共和国劳动部。

第四章 住 宿 登 记

第二十九条 外国人在宾馆、饭店、旅店、招待所、学校等企业、事业单位或者机关、团体及其他中国机构内住宿，应当出示有效护照或者居留证件，并填写临时住宿登记表。在非开放地区住宿还要出示旅行证。

第三十条 外国人在中国居民家中住宿，在城镇的，须于抵达后24小时内，由留宿人或者本人持住宿人的护照、证件和留宿人的户口簿到当地公安机关申报，填写临时住宿登记表；在农村的，须于72小时内向当地派出所或者户籍办公室申报。

第三十一条 外国人在中国的外国机构内或者在中国的外国人家中住宿，须于住宿人抵达后24小时内，由留宿机构、留宿人或者本人持住宿人的护照或者居留证件，向当地公安机关申报，并填写临时住宿登记表。

第三十二条 长期在中国居留的外国人离开自己的住所临时在其他地方住宿，应当按本实施细则第二十九、三十、三十一条规定申报住宿登记。

第三十三条 外国人在移动性住宿工具内临时住宿，须于24小时内向当地公安机关申报。为外国人的移动性住宿工具提供场地的机构或者个人，应于24小时前向当地公安机关申报。

第五章 旅 行

第三十四条 外国人前往不对外国人开放的市、县旅行，须事先向所在市、县公安局申请旅行证，获准后方可前往。申请旅行证须履行下列手续：

（一）交验护照或者居留证件；

（二）提供与旅行事由有关的证明；

（三）填写旅行申请表。

第三十五条 外国人旅行证的有效期最长为1年，但不得超过外国人所持签证或者居留证件的有效期限。

第三十六条 外国人领取旅行证后，如要求延长旅行证有效期、增加不对外国人开放的旅行地点、增加偕行人数，必须向公安局申请延期或者变更。

第三十七条 外国人未经允许，不得进入不对外开放的场所。

第六章 出 境

第三十八条 外国人应当在签证准予停留的期限内或者居留证件的有效期内出境。

第三十九条 持有外国人居留证件的人，在其居留证件有效期内出境并需返回中国的，应当在出境前按本实施细则第五、六条有关规定向当地公安机关申请办理返回中国的签证。

持有居留证件的外国人出境后不再返回中国的，出境时应向边防检查站缴销居留证件。

第七章 处 罚

第四十条 对非法入出中国国境的外国人，可以处1000元以上、1万元以下的罚款，或者处3日以上、10日以下的拘留，也可以并处限期出境或者驱逐出境；情节严重，构成犯罪的，依法追究刑事责任。

第四十一条 对违反本实施细则第十一条规定，拒绝承担责任的交通工具负责人或者其代理人，可以处1000元以上、1万元以下的罚款，或者处3日以上、10日以下的拘留。

第四十二条 对违反本实施细则第十六、十九、二十条规定，非法居留的外国人，可以处警告或者每非法居留1日，处500元罚款，总额不超过5000元，或者处3日以上、10日以下的拘留；情节严重的，并处限期出境。

对违反本实施细则第二十一、二十二条规定的外国人，可以处警告或者500元以下的罚款；情节严重的，并处限期出境。

对违反本实施细则第二十三条规定，不执行公安机关决定的外国人，在强制其执行决定的同时，可以处警告或者1000元以上、1万元以下的罚款；情节严重的，并处限期出境。

第四十三条 对违反本实施细则第二十四、二十五条规定，不按要求缴验居留证，不随身携带护照或者居留证件，或者拒绝民警查验证件的外国人，可以处警告或者500元以下的罚款；情节严重的，并处限期出境。

第四十四条 对未经中华人民共和国劳动部或者其授权的部门批准私自谋职的外国人，在终止其任职或者就业的同时，可以处1000元以下的罚款；情节严重的，并处限期出境。

对私自雇用外国人的单位和个人，在终止其雇用行为的同时，可以处5000元以上、5万元以下的罚款，并责令其承担遣送私自雇用的外国人的全部费用。

第四十五条 对违反本实施细则第四章规定，不办理住宿登记或者不向公安机关申报住宿登记或者留宿未持有效证件外国人的责任者，可以处警告或者50元以上、500元以下的罚款。

第四十六条 对违反本实施细则第三十四、三十六、三十七条规定，未经批准前往不对外国人开放地区旅行的外国人，可以处警告或者500元以下的罚款；情节严重的，并处限期出境。

第四十七条 对伪造、涂改、冒用、转让、买卖签证、证件的外国人，在吊销或者收缴原签证、证件并没收非法所得的同时，可以处1000元以上、1万元以下的罚款，或者处3日以上、10日以下的拘留，也可以并处限期出境；情节严重，构成犯罪的，依法追究刑事责任。

第四十八条 由于不可抗拒的原因而违反《外国人入境出境管理法》及本实施细则的，可免予处罚。

外国人无力缴纳罚款的，可以改处拘留。

第四十九条 本章规定的各项罚款、拘留处罚，也适用于协助外国人非法入境或出境、造成外国人非法居留或者停留、聘雇私自谋职的外国人、为未持有效旅行证件的外国人前往不对外国人开放的地区旅行提供方便的有关责任者。

第五十条 被处罚人对公安机关的罚款、拘留处罚不服的，在接到通知之日起15日内，可以通过原裁决机关或者直接向上一级公安机关申诉，上一级公安机关自接到申诉之日起15日内作出最后裁决。被处罚人也可以直接向当地人民法院提起诉讼。

第五十一条 本章规定的处罚，由公安机关执行。

第八章 其他规定

第五十二条 外国人申请各项签证、证件的延期或者变更，须履行下列手续：

（一）交验护照和签证、证件；

（二）填写延期申请表或者变更申请表；

（三）提供与延期或者变更事由有关的证明。

第五十三条 外国人申请各项签证、证件或者申请签证、证件延期、变更，必须按规定缴纳签证、证件费。

各项签证、证件的收费标准，由公安部和外交部另行制定。

同中国政府订有签证费协议国家的人员，按有关协议执行。

第五十四条 不满16周岁的外国少年儿童，与其父母或者监护人使用同一护照的，随其父母或者监护人来中国时，可以不单独办理入境、过境、居留、旅行手续。

第五十五条 外国人所持中国的签证、证件如有遗失或者损坏，应当立即向当地公安局出入境管理部门报告，申请补领或者换发。遗失外国人居留证的，须在当地政府报纸上声明作废。

第五十六条 本实施细则涉及的各种签证、证件和申请表的式样，由公安部和外交部另行制定。

第五十七条 本实施细则自发布之日起施行。

国务院关于进一步加强艾滋病防治工作的通知
国发〔2010〕48号

各省、自治区、直辖市人民政府，国务院各部委、各直属机构：

为进一步做好艾滋病防治工作，有效遏制艾滋病的蔓延，针对当前和今后一段时期我国艾滋病疫情及防治工作需要，现就有关工作通知如下。

一、充分认识艾滋病防治工作的重要性、长期性和艰巨性

（一）认清形势，提高认识。预防和控制艾滋病，关系人民群众身体健康和社会经济发展，关系国家安全和民族兴衰。党中央、国务院历来高度重视艾滋病防治工作。近年来，各地区、各有关部门认真贯彻有关部署和要求，积极落实各项防控措施，“政府组织领导、有关部门各负其责、全社会共同参与”的防治格局基本形成，艾滋病疫情快速上升的势头有所减缓，病死率有所下降，感染者和病人的生活质量明显改善，社会歧视有所减少。但我国艾滋病流行形势依然严峻，目前防治工作面临着一些新情况：部分地区和人群疫情已进入高流行状态，许多感染者和病人尚未发现；艾滋病传播方式更加隐蔽，性传播已成为主要传播途径，男男性行为传播上升明显；有易感染艾滋病病毒危险行为人群和流动人群防控工作难度加大；一些地方对防治艾滋病存在认识不高、政策落实不到位等问题，防治任务十分艰巨。各地区、各有关部门要进一步提高对艾滋病防治工作重要性和艰巨性的认识，本着对人民群众健康高度负责的态度，有效遏制艾滋病流行蔓延。

（二）坚定信心，明确目标。艾滋病流行与人的行为、社会环境等诸多因素密切相关，虽然目前世界上还没有治愈艾滋病的药物和预防疫苗，但国内外实践证明，艾滋病完全可以预防和控制。艾滋病防治是一项复杂的社会系统工程和长期任务，要坚持预防为主、防治结合，依法防治、科学防治的原则，继续落实国家现行艾滋病防治政策，并与性病防治工作相结合，进一步采取措施，加大工作力度，力争到2015年重点地区和重点人群疫情快速上升的势头得到基本遏制，到2020年全国疫情得到较好控制，继续保持低流行水平。

二、进一步落实艾滋病防治政策，扩大防治工作覆盖面

（三）扩大宣传教育覆盖面，营造良好社会氛围。宣传教育是预防控制艾滋病的首要环节。要坚持艾滋病宣传教育的公益性，采取多种方式，全面普及艾滋病性病防治知识和政策，努力形成全社会共同应对艾滋病挑战的良好局面。各级领导干部要带头学习和掌握艾滋病防治政策，正确认识艾滋病；要将防治政策纳入党校、行政学院等机构的培训内容，增强培训针对性。加强对农村、边远贫困地区、疫情严重地区和有易感染艾滋病病毒危险行为人群、流动人群的艾滋病防治知识宣传。要根据不同地区、不同人群特点及民族习惯，编印通俗易懂的多种民族语言宣传材料，注重发挥有良好社会影响的公众人物作用，积极动员受艾滋病影响人群参与宣传。人口和计划生育部门要充分利用人口和计划生育管理服务网络，向育龄人群、流动人群宣传艾滋病防治知识。教育、卫生部门要建立预防艾滋病宣传教育工作机制，切实落实初中及以上学生学习艾滋病防治知识的规定。广播影视、新闻出版等部门要制定刊播艾滋病防治知识和公益广告的指令性指标，加强经常性、针对性宣传。

（四）扩大监测检测覆盖面，最大限度发现艾滋病病毒感染者。监测检测是发现艾滋病病毒感染者、掌握疫情的有效手段。进一步加强监测检测网络建设，依托现有医疗卫生资源，配备必要的设备和人员，扩大检测服务范围，推广使用快速、简便的检测方法，提高检测可及性。组织各级各类医疗卫生机构主动开展艾滋病病毒、梅毒检测咨询，疫情严重地区要将检测咨询纳入婚前自愿医学检查内容。

（五）扩大预防母婴传播覆盖面，有效减少新生儿感染。预防母婴传播是艾滋病防治工作的优先领域。要逐步将预防艾滋病母婴传播、预防先天梅毒工作扩展到全国。各级各类提供孕产期保健及助产技术服务的医疗卫生机构要结合孕产期保健服务，为孕产妇提供艾滋病病毒、梅毒检测，对感染艾滋病病毒、梅毒的孕产妇及其所生婴幼儿免费提供治疗、预防性用药、随访等系列干预措施。

（六）扩大综合干预覆盖面，减少艾滋病病毒传播几率。切断经性途径传播是防止艾滋病从有易感染艾滋病病毒危险行为人群向普通人群扩散的关键。要在严厉打击卖淫嫖娼、聚众淫乱等违法犯罪活动的同时，重点加强对有易感染艾滋病病毒危险行为人群综合干预工作，在公共场所开展艾滋病防治知识宣传，摆放安全套或安全套销售装置。要加强对艾滋病病毒感染者和病人的随访和管理，督促其将感染或发病事实及时告知与其有性关系者。要规范性病医疗服务行为，加强对性病病人的治疗和综合干预，有效降低性病病人感染艾滋病病毒的风险。卫生、公安、食品药品监督管理等部门要密切配合，提高药物维持治疗服务质量，建立强制隔离戒毒、社区戒毒、社区康复和药物维持治疗相互衔接的治疗机制以及异地服药的保障机制，使吸毒人员最大限度纳入药物维持治疗机构进行治疗。积极探索在社区戒毒和社区康复场所内开展药物维持治疗。在药物维持治疗难以覆盖的地方，继续开展清洁针具交换工作，降低艾滋病传播风险。

（七）扩大抗病毒治疗覆盖面，提高治疗水平和可及性。抗病毒治疗是挽救艾滋病病毒感染者和病人生命、有效减少艾滋病传播的重要措施。要进一步落实国家免费抗病毒治疗政策，坚持就地治疗原则，完善家庭治疗和社区治疗服务网络，加强对感染者和病人的定期检测，建立病人异地治疗保障机制，为病人提供及时、规范的治疗服务。要充分发挥中医药的作用，扩大中医药治疗艾滋病的规模。卫生、中医药部门要加强对医务人员特别是基层医疗卫生机构人员的培训，提高治疗质量。

（八）加强血液管理，保障临床用血安全。保证血液及其制品安全是阻断艾滋病血液性传播的重要关口。要加大采供血管理力度，在血站开展并逐步扩大核酸检测试点，提高血液筛查能力，所需费用通过调整血站供血收费标准、合理安排血站经费预算统筹解决。大力推动无偿献血工作，广泛开展无偿献血公益广告宣传，积极建立无偿献血志愿者组织。卫生部门要加强对医疗卫生机构临床用血和院内感染管理，完善并落实预防艾滋病医源性传播的工作制度和技术规范，加强病人防护安全和医务人员的职业防护。卫生、保险监督管理等部门要探索建立经输血感染艾滋病保险制度。

三、做好救治关怀工作，维护艾滋病病毒感染者和病人的合法权益

（九）加强医疗保障，减轻艾滋病病毒感染者和病人医疗负担。发展改革、卫生、人力资源社会保障、财政、食品药品监管等部门要根据艾滋病治疗需要和医保基金、财政等各方面承受能力，在基本药物目录中适当增加抗艾滋病病毒治疗和机会性感染治疗药品的种类，扩大用药范围。人力资源社会保障、财政、卫生、民政等部门要逐步提高基本医疗保障水平，做好与国家统一开展的公共卫生服务项目的衔接，切实减轻包括艾滋病病人在内的参保人员的医疗费用负担。发展改革、财政、海关、税务部门要加大对抗艾滋病病毒药品生产的扶持力度，对进口和国产抗艾滋病病毒治疗药品按规定给予税收优惠。

（十）加强关怀救助，提高艾滋病病毒感染者和病人生活质量。加强对感染者和病人的救助工作及晚期病人的情感支持和临终关怀。民政部门要认真落实受艾滋病影响儿童福利保障政策，确保受艾滋病影响儿童的生活补助及时发放。在农村地区，要将救助工作与扶贫开发等工作紧密结合，支持感染者和病人开展生产自救。

（十一）加强权益保护，促进社会和谐。认真落实相关政策，消除社会歧视，保障艾滋病病毒感染者和病人及其家庭成员在就医、就业、入学等方面的合法权益，加强艾滋病防治定点综合医院及传染病医院的学科和能力建设，提高综合诊疗能力，保障感染者和病人的诊疗权益。要将监狱等监管场所的艾滋病防治工作纳入国家和地方艾滋病防治规划，加强对被监管人员艾滋病防治知识的宣传教育、病毒检测和病人的抗病毒治疗工作，建立健全对感染艾滋病病毒违法者的监管制度，做好其回归社会后的治疗、救助等衔接工作。加强对艾滋病病毒感染者和病人的法制和道德教育，增强其社会责任感，引导其积极参与艾滋病防治工作。依法打击故意传播艾滋病行为和利用感染者、病人身份进行的违法犯罪活动。

四、强化保障措施，健全防治工作长效机制

（十二）加强组织领导，落实工作职责。地方各级政府要对本行政区域内的艾滋病防治工作负总责，加强组织领导，健全联防联控机制，结合医药卫生体制改革科学制订防治规划，定期开展督导检查，落实目标管理责任制。疫情严重地区要实施艾滋病防治工作“一把手”负责制，将艾滋病防治纳入政府工作重要内容，摆到突出位置抓紧抓好。各级艾滋病防治议事协调机构要加强统筹协调，明确成员单位职责，组织推动防治工作。各有关部门要将艾滋病防治纳入本部门日常工作，制定年度工作计划，建立考核制度，相互支持，密切配合，切实落实防治责任。

（十三）实施分类指导，做好重点地区和综合防治示范区工作。疫情严重地区要采取针对性措施，加大投入和工作力度，遏制疫情蔓延。继续推进艾滋病防治综合示范区建设，加强对示范区的组织管理、技术指导和监督考核，将艾滋病、性病和丙型肝炎防治工作结合起来，研究解决艾滋病防治工作中出现的新情况、新问题，探索和完善适合当地实际情况的有效防控工作模式，充分发挥示范区的示范带动作用。

（十四）加强防治队伍建设，提高工作积极性。加强对各级各类艾滋病防治人员的培训，加强学术带头人和创新型人才的培养，全面提高防治队伍的整体素质。落实国家对艾滋病防治工作人员的工资倾斜政策，完善收入分配激励制度，稳定防治队伍，调动防治人员工作积极性。疫情严重地区要根据工作需要合理调配工作人员。

（十五）加大科研力度，加强国际合作。组织实施好“艾滋病和病毒性肝炎等重大传染病防治”、“重大新药创制”等科技重大专项，加强科研成果转化，力争艾滋病疫苗、抗病毒药物、快速诊断试剂研制取得突破。加强防治效果评估，科学指导防治工作。积极开展国际合作与交流，借鉴其他国家防治经验，提高我国艾滋病防治工作水平。

（十六）多渠道筹集防治资

金，提高资金使用效益。进一步完善以政府投入为主的多渠道经费投入机制，落实艾滋病性病防治专项经费，逐步加大投入力度。积极争取有关国际组织的防治资金，动员和引导企业、基金会、有关组织和个人为艾滋病防治工作捐赠。加强各类防治资金的统筹协调、管理和使用情况的监督检查，确保专款专用，提高资金使用效益。

（十七）动员社会力量，促进广泛参与。充分发挥工会、共青团、妇联、红十字会、工商联等人民团体和社会团体、基金会、民办非企业单位以及居民委员会、村民委员会等有关基层组织在艾滋病防治工作中的作用，通过购买服务等方式，积极鼓励和支持其在宣传教育、预防干预、关怀救助等方面开展工作。动员企业并鼓励志愿者积极参与艾滋病防治工作。加强对社会力量开展艾滋病防治工作的指导和管理，民政部门要支持相关社会组织注册登记，有关部门要认真履行业务主管单位职责。

国务院

二〇一〇年十二月三十一日

国务院办公厅关于印发建立和规范政府办基层医疗卫生机构基本药物采购机制指导意见的通知

国办发〔2010〕56号

各省、自治区、直辖市人民政府，国务院各部委、各直属机构：

《建立和规范政府办基层医疗卫生机构基本药物采购机制的指导意见》已经国务院同意，现印发给你们，请结合实际认真贯彻执行。

国务院办公厅

二〇一〇年十一月十九日

建立和规范政府办基层医疗卫生机构基本药物采购机制的指导意见

建立国家基本药物制度是惠及民生的重大制度创新，是近期医药卫生体制改革的重点和难点。该项制度启动实施以来，取得了明显进展和初步效果，但也出现了一些新情况、新问题，突出表现在基本药物招标采购不够规范，采购价格没有有效合理降低，一些地区部分药品供应配送不及时，影响了基本药物制度实施效果和群众受益程度。为确保基本药物制度顺利实施，现就建立和规范政府办基层医疗卫生机构基本药物采购机制提出以下指导意见：

一、建立和规范基本药物采购机制的总体思路

对实施基本药物制度的政府办基层医疗卫生机构使用的基本药物（包括各省区市增补品种，下同）实行以省（区、市）为单位集中采购、统一配送；坚持政府主导与市场机制相结合，发挥集中批量采购优势，招标和采购结合，签订购销合同，一次完成采购全过程，最大限度地降低采购成本，促进基本药物生产和供应。通过建立和规范基本药物采购机制，实现基本药物安全有效、品质良好、价格合理、供应及时，逐步建立起比较完善的基层用基本药物供应保障体系，使群众真正得到实惠。

二、建立和规范基本药物采购机制的主要措施

（一）明确基本药物采购的相关责任主体。政府举办的基层医疗卫生机构使用的基本药物在政府组织和调控下，通过市场竞争进行采购。省级卫生行政部门是本省（区、市）基本药物集中采购的主管部门，负责搭建省级集中采购平台，确定具备独立法人及采购资格的采购机构开展基本药物采购工作，并对基本药物集中采购过程中采购机构和基层医疗卫生机构进行管理和监督，协调解决采购中出现的问题。各省（区、市）应充分利用现有药品集中采购平台和药品集中采购机构开展基本药物采购工作。市（地）及以下不设采购平台，不指定采购机构。

基本药物集中采购平台为政府建立的非营利性网上采购系统，面向基层医疗卫生机构、药品生产和经营企业提供药品采购、配送、结算服务。省级卫生行政部门确定的采购机构利用基本药物集中采购平台开展基本药物采购工作，负责平台的使用、管理和维护。基层医疗卫生机构与采购机构签订授权或委托协议。采购机构作为采购的责任主体，负责定期汇总本省（区、市）基本药物采购需求，编制基本药物采购计划，实施基本药物采购，并与药品供应企业签订购销合同，负责合同执行。采购机构在提供服务过程中不得向企业和基层医疗卫生机构收取费用，采购机构必要的工作经费列入政府预算。卫生、监察等相关部门要切实加强对采购机构的监管。

基层医疗卫生机构按照协议定期向采购机构提出基本药物用药需求，并按协议约定及时付款。

（二）合理编制基本药物采购计划。采购机构定期汇总基层医疗卫生机构基本药物需求，编制基本药物集中采购计划，按照临床必需和基层实际确定基本药物采购的具体剂型、规格、质量要求，明确采购数量。要兼顾成人和儿童用药需要。各省（区、市）卫生行政部门要加强指导和协调。

暂无法确定采购数量的省（区、市）可以通过单一货源承诺方式进行采购，即对每种基本药物（具体到剂型和规格）只选择一家企业采购，使该企业获得供货区域内该药品全部市场份额，该供货区域内的所有政府办基层医疗卫生机构使用的基本药物（具体到剂型和规格）只由这一家企业供应。

（三）加强基本药物市场价格调查。各省（区、市）卫生行政和价格主管等相关部门要对基本药物近三年市场实际购销价格进行全面调查，包括社会零售药店零售价格以及基本药物制度实施前基层医疗卫生机构的实际进货价格。市场实际购销价格应作为基本药物采购的重要依据，原则上集中采购价格不得高于市场实际购销价格。卫生部和国家发展改革委要收集汇总各地市场价格调查情况，建立基本药物价格信息库。

采购机构通过集中采购确定的采购价格（包括配送费用）即为基层医疗卫生机构实际销售价格。

（四）明确基本药物供货主体。原则上用量大（具体标准由各省区市自行确定）的基本药物直接向生产企业采购，由生产企业自行委托经营企业进行配送或直接配送；用量小的基本药物可以集中打包向药品批发企业采购（含配送）。也可以向代理生产企业销售药品的批发企业采购。无论采取哪种方式，供货主体都要对药品的质量和供应一并负责。

（五）区别情况分类采购。区分基本药物的不同情况，采取不同的采购方式：

——对独家生产的基本药物，采取与生产或批发企业进行单独议价的方式进行采购。

——对基层必需但用量小的特殊用药、急救用药，采用邀请招标、询价采购或定点生产的方式采购。

——对临床常用且价格低廉（建议为日平均使用费用在3元以下的基本药物，具体标准由各省区市自行确定），或者经多次采购价格已基本稳定的基本药物，采取邀请招标或询价采购的方式采购。

——对基本药物中的麻醉药品、精神药品、免费治疗的传染病和寄生虫病用药、免疫规划用疫苗、计划生育药品及中药饮片，仍按国家现有规定采购。

——其他基本药物均应进行公开招标采购。招标中如出现企业投标价格均高于市场实际购销价格，采购机构应与投标企业依次进行单独议价，均不能达成一致的，即宣布废标。

——对通过以上方式均未能采购到的基本药物，经省级卫生行政部门同意，采购机构可以寻找替代剂型、规格重新采购，或者委托有资质的企业定点生产，并及时上报卫生部和国务院深化医药卫生体制改革领导小组办公室（以下简称国务院医改办公室）备案。鼓励各地探索省际联合采购等多种方式，进一步降低基本药物价格、保障供应。

（六）坚持质量优先、价格合理。基本药物采购要遵循质量优先、价格合理的原则。鼓励各地采用“双信封”的招标制度，即在编制标书时分别编制经济技术标书和商务标书，企业同时投两份标书。经济技术标书主要对企业生产规模、配送能力、销售额、行业排名、市场信誉，以及GMP（GSP）资质认证、药品质量抽验抽查历史情况、电子监管能力等指标进行评审，保证基本药物质量。只有经济技术标书评审合格的企业才能进入商务标书评审，商务标书评审由价格最低者中标。各地也可以通过设立资质条件的方式，对投标企业进行筛选；还可以根据基本药物质量和价格等要素设计评分指标体系，对投标企业进行综合评分。由省级卫生行政部门会同采购机构根据供货主体和实际情况，合理设计本省（区、市）的具体招标办法。

采购机构确定供货企业后，供货企业要将拟供货的药品样品送省级食品药品监管部门备案。省级食品药品监管部门要加强对基本药物质量的抽验，必要时将抽检样品与备案样品进行比对，对质量出现问题的按照有关规定惩处，并及时向社会公布。

（七）充分听取基层医疗卫生机构意见。要发挥基层医疗卫生机构管理者和医务工作者在基本药物采购中的积极作用。在采购计划制定、评标、谈判等重要环节，要有相当比例的基层医疗卫生机构管理者和医务人员代表参与，具体由各省级卫生行政部门会同采购机构根据实际情况确定。

（八）签订基本药物购销合同。采购机构代表基层医疗卫生机构与供货企业签订购销合同，明确品种、剂型、规格、数量、价格、供货时间和地点、付款时间、履约方式、违约责任等，并负责合同的执行。如合同约定的采购数量不能满足临床用药需要，基层医疗卫生机构可以提出申请，由采购机构与供货企业签订追加合同，各供货企业原则上不得拒绝。卫生部会同相关部门要制定并推行标准合同文本。

（九）严格基本药物采购付款制度。各地要建立完善的基本药物采购付款制度，并在购销合同中明确付款程序和时间。供货企业按照合同要求将药品配送到基层医疗卫生机构后，基层医疗卫生机构进行交货验收并出具签收单，采购机构根据签收单付款，原则上从交货验收合格到付款不得超过 30 日（具体天数要在合同中约定）。未能按时付款的，采购机构要向企业支付违约金。采购机构要设立专用账户，制定具体付款流程和办法，对各基层医疗卫生机构基本药物货款进行统一支付。各地可以设立一定的基本药物采购周转资金，确保基本药物货款及时足额支付。

（十）建立严格的诚信记录和市场清退制度。对采购过程中提供虚假证明文件，蓄意抬高价格或恶意压低价格，中标后拒不签订合同，供应质量不达标的药品，未按合同规定及时配送供货，向采购机构、基层医疗卫生机构和个人进行贿赂或变相贿赂的，一律记录在案并按以下规定进行处罚：一次违规严厉警告，并限期纠正或整改；逾期不改或二次违规的，由省级卫生行政部门将违法违规企业和法人代表名单及违法违规情况向社会公布，全国所有省（区、市）两年内不得允许该企业及其法人代表参与本省（区、市）任何药品的招标采购。违反相关法律法规的，要依法惩处。

卫生等有关部门要对参与以上违法违规行为的采购机构、医疗卫生机构及相关人员按有关规定予以严惩，并公开其不良记录，接受社会监督。

（十一）完善基本药物电子监管和供应的信息系统。国家食品药品监管局要完善全国统一的基本药物信息条形码（电子监管码）和药品电子监管平台，对基本药物进行全品种电子监管。2011 年 4 月 1 日起，各省（区、市）不得采购未入药品电子监管网及未使用基本药物信息条形码统一标识的企业供应的基本药物。

鼓励各省（区、市）进一步拓展基本药物集中采购平台的功能，打通卫生行政部门、基本药物生产及批发企业和基层医疗卫生机构之间的信息通道，建立起基本药物从出厂到使用全过程实时更新的供应信息系统，动态监管和分析药品生产、流通、库存和使用情况。鼓励有条件的地方开展电子交易，节约交易成本，提高交易透明度。

（十二）规范基本药物质量标准和包装规格。国家食品药品监管局要逐步提高基本药物质量标准。卫生部要逐步规范基层医疗卫生机构使用的基本药物剂型和规格，根据基层用药的实际需求，确定基本药物的标准剂型、标准规格和标准包装。在国家未出台规范的基本药物剂型和规格之前，各省（区、市）每种基本药物采购的剂型原则上不超过 3 种，每种剂型对应的规格原则上不超过 2 种。

（十三）建立基本药物采购信息公开制度。各省级卫生行政部门必须在采购结束 3 日内主动向社会公布基层医疗卫生机构基本药物采购价格、采购数量和中标企业，接受社会监督，同时报卫生部备案并抄国务院医改办公室。鼓励新闻媒体等社会各界监督基本药物采购过程，建立有奖举报制度，营造公开、公平、公正的采购环境。

（十四）建立基本药物指导价格动态调整机制。价格主管部门要加强对基本药物成本调查和市场购销价格监测，进一步完善基本药物定价方式，动态调整基本药物指导价格水平，指导各地合理确定集中采购价格。对独家品种以及经多次集中采购价格已基本稳定且供应充足的基本药物，要探索实行国家统一定价。各省（区、市）价格主管部门要加强对基本药物价格执行情况的监督检查，依法查处各种价格违法行为。

（十五）促进基层医务人员合理用药。各地区、各有关部门要利用建立和规范基本药物采购机制的契机，引导和规范基层医务人员用药行为。加强基层医务人员的培训和考核，尽快推进基本药物临床应用指南和处方集在基层普遍使用，鼓励各地利用信息系统对基层医疗卫生机构和医务人员的用药行为进行监管。加大宣传力度，引导群众转变用药习惯，促进临床首选和合理使用基本药物。

三、建立和规范基本药物采购机制的工作要求

（一）狠抓工作落实。建立和规范基本药物采购机制涉及多方利益调整，将会遇到多种困难和阻力，各地区、各有关部门要切实提高认识，坚定信心，精心组织实施。要加强宣传培训，争取药品生产流通行业、基层医疗卫生机构及社会各界的理解和支持。要密切跟踪研究新情况、新问题，妥善处理因基本药物集中采购产生的矛盾，不断完善政策措施。各省（区、市）医改领导小组要按照本意见精神，抓紧研究制定本省（区、市）政府办基层医疗卫生机构基本药物采购的具体办法，原则上应在本指导意见印发后 30 个工作日内出台，并抄报国务院医改办公室和卫生部备案。经省（区、市）医改领导小组批准，计划单列市和副省级省会城市基本药物采购工作可以单独组织实施。各地要力争 2010 年 12 月底前按照本意见规定的采购办法完成一个采购周期的基本药物采购。

（二）落实各方责任。各省（区、市）人民政府对本省（区、市）基本药物采购负总责。采购机构对基本药物采购直接负责，要严格按照有关规定开展采购，保障基本药物的质量和供应，合理有效降低采购价格。卫生行政部门要加强对采购机构以及基层医疗卫生机构的监管和指导，开展定期评估，确保基本药物采购工作顺利实施。发展改革（医改办公室、价格）、财政、社会保障、商务、工业和信息化、监察等有关部门也要各司其职，密切配合，加大支持力度，并加强对采购主体和采购全过程的监督。

（三）鼓励积极探索。各地区、各有关部门要进一步探索降低基本药物采购价格、保障供应和质量的有效措施，确保基层医疗卫生机构按照实际购进价格销售基本药物。鼓励通过发展现代物流等多种手段，进一步降低药品流通成本，实现药品流通公开化、透明化，引导药品生产经营企业兼并重组，加快结构调整，规范基本药物生产流通秩序，促进药品生产流通行业健康发展。各地要坚持全国统一市场，维护公平竞争环境，反对各种形式的地方保护主义。

（四）加强考核评估。国务院医改办公室要会同有关部门把基本药物采购情况作为医改工作评估的核心指标之一，对各地基本药物采购情况进行考核，并与资金补助挂钩。要选择部分省（区、市）进行重点联系指导，及时总结和推广先进经验。各省（区、市）医改领导小组要于2010年12月底前将贯彻落实本意见情况报国务院医改办公室。

国务院办公厅转发发展改革委、卫生部等部门关于进一步鼓励和引导社会资本举办医疗机构意见的通知

国办发〔2010〕58号

各省、自治区、直辖市人民政府，国务院各部委、各直属机构：

发展改革委、卫生部、财政部、商务部、人力资源和社会保障部《关于进一步鼓励和引导社会资本举办医疗机构的意见》已经国务院同意，现转发给你们，请认真贯彻执行。

鼓励和引导社会资本举办医疗机构，有利于增加医疗卫生资源，扩大服务供给，满足人民群众多层次、多元化的医疗服务需求；有利于建立竞争机制，提高医疗服务效率和质量，完善医疗服务体系。各地区、各有关部门要解放思想、转变观念，充分认识鼓励和引导社会资本举办医疗机构的重要意义。要抓紧清理和修改涉及非公立医疗机构准入、执业、监管等方面的文件，结合实际制定和完善鼓励引导社会资本举办医疗机构的实施细则和配套文件，消除阻碍非公立医疗机构发展的政策障碍，促进非公立医疗机构持续健康发展。要加强政策解读，引导社会各界正确认识非公立医疗机构在医疗卫生服务体系中的重要地位和作用，为社会资本举办医疗机构营造良好氛围。

国务院办公厅

二〇一〇年十一月二十六日

关于进一步鼓励和引导社会资本举办医疗机构的意见

发展改革委　卫生部　财政部　商务部　人力资源和社会保障部

坚持公立医疗机构为主导、非公立医疗机构共同发展，加快形成多元化办医格局，是医药卫生体制改革的基本原则和方向。为贯彻落实《中共中央 国务院关于深化医药卫生体制改革的意见》（中发〔2009〕6号）、《国务院关于印发医药卫生体制改革近期重点实施方案（2009—2011年）的通知》（国发〔2009〕12号）精神，完善和落实优惠政策，消除阻碍非公立医疗机构发展的政策障碍，确保非公立医疗机构在准入、执业等方面与公立医疗机构享受同等待遇，现就鼓励和引导社会资本举办医疗机构提出以下意见：

一、放宽社会资本举办医疗机构的准入范围

（一）鼓励和支持社会资本举办各类医疗机构。社会资本可按照经营目的，自主申办营利性或非营利性医疗机构。卫生、民政、工商、税务等相关部门要依法登记，分类管理。鼓励社会资本举办非营利性医疗机构，支持举办营利性医疗机构。鼓励有资质人员依法开办个体诊所。

（二）调整和新增医疗卫生资源优先考虑社会资本。非公立医疗机构的设置应符合本地区区域卫生规划和区域医疗机构设置规划。各地在制定和调整本地区区域卫生规划、医疗机构设置规划和其他医疗

卫生资源配置规划时，要给非公立医疗机构留有合理空间。需要调整和新增医疗卫生资源时，在符合准入标准的条件下，优先考虑由社会资本举办医疗机构。

（三）合理确定非公立医疗机构执业范围。卫生部门负责对非公立医疗机构的类别、诊疗科目、床位等执业范围进行审核，确保非公立医疗机构执业范围与其具备的服务能力相适应。对符合申办条件、具备相应资质的，应予以批准并及时发放相应许可，不得无故限制非公立医疗机构执业范围。

（四）鼓励社会资本参与公立医院改制。要根据区域卫生规划，合理确定公立医院改制范围。引导社会资本以多种方式参与包括国有企业所办医院在内的公立医院改制，积极稳妥地把部分公立医院转制为非公立医疗机构，适度降低公立医院的比重，促进公立医院合理布局，形成多元化办医格局。要优先选择具有办医经验、社会信誉好的非公立医疗机构参与公立医院改制。公立医院改制可在公立医院改革试点地区以及部分国有企业所办医院先行试点，卫生部门要会同有关部门及时总结经验，制定出台相关办法。在改制过程中，要按照严格透明的程序和估价标准对公立医院资产进行评估，加强国有资产处置收益管理，防止国有资产流失；按照国家政策规定制定改制单位职工安置办法，保障职工合法权益。

（五）允许境外资本举办医疗机构。进一步扩大医疗机构对外开放，将境外资本举办医疗机构调整为允许类外商投资项目。允许境外医疗机构、企业和其他经济组织在我国境内与我国的医疗机构、企业和其他经济组织以合资或合作形式设立医疗机构，逐步取消对境外资本的股权比例限制。对具备条件的境外资本在我国境内设立独资医疗机构进行试点，逐步放开。境外资本既可举办营利性医疗机构，也可以举办非营利性医疗机构。鼓励境外资本在我国中西部地区举办医疗机构。

香港、澳门特别行政区和台湾地区的资本在内地举办医疗机构，按有关规定享受优先支持政策。

（六）简化并规范外资办医的审批程序。中外合资、合作医疗机构的设立由省级卫生部门和商务部门审批，其中设立中医、中西医结合、民族医医院的应征求省级中医药管理部门意见。外商独资医疗机构的设立由卫生部和商务部审批，其中设立中医、中西医结合、民族医医院的应征求国家中医药局意见。具体办法由相关部门另行制定。

二、进一步改善社会资本举办医疗机构的执业环境

（七）落实非公立医疗机构税收和价格政策。社会资本举办的非营利性医疗机构按国家规定享受税收优惠政策，用电、用水、用气、用热与公立医疗机构同价，提供的医疗服务和药品要执行政府规定的相关价格政策。营利性医疗机构按国家规定缴纳企业所得税，提供的医疗服务实行自主定价，免征营业税。

（八）将符合条件的非公立医疗机构纳入医保定点范围。非公立医疗机构凡执行政府规定的医疗服务和药品价格政策，符合医保定点相关规定，人力资源社会保障、卫生和民政部门应按程序将其纳入城镇基本医疗保险、新型农村合作医疗、医疗救助、工伤保险、生育保险等社会保障的定点服务范围，签订服务协议进行管理，并执行与公立医疗机构相同的报销政策。各地不得将投资主体性质作为医疗机构申请成为医保定点机构的审核条件。

（九）优化非公立医疗机构用人环境。非公立医疗机构与医务人员依法签订劳动合同，按照国家规定参加社会保险。鼓励医务人员在公立和非公立医疗机构间合理流动，有关单位和部门应按有关规定办理执业变更、人事劳动关系衔接、社会保险关系转移、档案转接等手续。医务人员在学术地位、职称评定、职业技能鉴定、专业技术和职业技能培训等方面不受工作单位变化的影响。

（十）改善非公立医疗机构外部学术环境。非公立医疗机构在技术职称考评、科研课题招标及成果鉴定、临床重点学科建设、医学院校临床教学基地及住院医师规范化培训基地资格认定等方面享有与公立医疗机构同等待遇。

各医学类行业协会、学术组织和医疗机构评审委员会要平等吸纳非公立医疗机构参与，保证非公立医疗机构占有与其在医疗服务体系中的地位相适应的比例，保障非公立医疗机构医务人员享有承担与其学术水平和专业能力相适应的领导职务的机会。

（十一）支持非公立医疗机构配置大型设备。支持非公立医疗机构按照批准的执业范围、医院等级、服务人口数量等，合理配备大型医用设备。

非公立医疗机构配备大型医用设备，由相应卫生部门实行统一规划、统一准入、统一监管。各地制定和调整大型医用设备配置规划应当充分考虑当地非公立医疗机构的发展需要，合理预留空间。卫生部门在审批非公立医疗机构及其开设的诊疗科目时，对其执业范围内需配备的大型医用设备一并审批，凡符合配置标准和使用资质的不得限制配备。

（十二）鼓励政府购买非公立医疗机构提供的服务。鼓励采取招标采购等办法，选择符合条件的非公立医疗机构承担公共卫生服务以及政府下达的医疗卫生支农、支边、对口支援等任务。支持社会资本举办的社区卫生服务机构、个体诊所等非公立医疗机构在基层医疗卫生服务体系中发挥积极作用。

非公立医疗机构在遇有重大传染病、群体性不明原因疾病、重大食物和职业中毒以及因自然灾害、事故灾难或社会安全等事件引起的突发公共卫生事件时，应执行政府下达的指令性任务，并按规定获得政府补偿。

鼓励各地在房屋建设、设备购置及人员培养等方面，对非公立医疗机构给予积极扶持。

（十三）鼓励对社会资本举办

的非营利性医疗机构进行捐赠。鼓励企业、事业单位、社会团体以及个人等对社会资本举办的非营利性医疗机构进行捐赠，并落实相关税收优惠政策。鼓励红十字会、各类慈善机构、基金会等出资举办非营利性医疗机构，或与社会资本举办的非营利性医疗机构建立长期对口捐赠关系。

（十四）完善非公立医疗机构土地政策。有关部门要将非公立医疗机构用地纳入城镇土地利用总体规划和年度用地计划，合理安排用地需求。社会资本举办的非营利性医疗机构享受与公立医疗机构相同的土地使用政策。非营利性医疗机构不得擅自改变土地用途，如需改变，应依法办理用地手续。

（十五）畅通非公立医疗机构相关信息获取渠道。要保障非公立医疗机构在政策知情和信息、数据等公共资源共享方面与公立医疗机构享受同等权益。要提高信息透明度，按照信息公开的有关规定及时公布各类卫生资源配置规划、行业政策、市场需求等方面的信息。

（十六）完善非公立医疗机构变更经营性质的相关政策。社会资本举办的非营利性医疗机构原则上不得转变为营利性医疗机构，确需转变的，需经原审批部门批准并依法办理相关手续；社会资本举办的营利性医疗机构转换为非营利性医疗机构，可提出申请并依法办理变更手续。变更后，按规定分别执行国家有关价格和税收政策。

（十七）完善非公立医疗机构退出的相关政策。非公立医疗机构如发生产权变更，可按有关规定处置相关投资。非公立医疗机构如发生停业或破产，按照有关规定执行。

三、促进非公立医疗机构持续健康发展

（十八）引导非公立医疗机构规范执业。非公立医疗机构作为独立法人实体，自负盈亏，独立核算，独立承担民事责任。非公立医疗机构要执行医疗机构管理条例及其实施细则等法规和相关规定，提供医疗服务要获得相应许可。严禁非公立医疗机构超范围服务，依法严厉打击非法行医活动和医疗欺诈行为。规范非公立医疗机构医疗广告发布行为，严禁发布虚假、违法医疗广告。卫生部门要把非公立医疗机构纳入医疗质量控制评价体系，通过日常监督管理、医疗机构校验和医师定期考核等手段，对非公立医疗机构及其医务人员执业情况进行检查、评估和审核。

建立社会监督机制，将医疗质量和患者满意度纳入对非公立医疗机构日常监管范围。发挥医疗保险对医保定点机构的激励约束作用，促进非公立医疗机构提高服务质量，降低服务成本。

（十九）促进非公立医疗机构守法经营。非公立医疗机构要严格按照登记的经营性质开展经营活动，使用税务部门监制的符合医疗卫生行业特点的票据，执行国家规定的财务会计制度，依法进行会计核算和财务管理，并接受相关部门的监督检查。非营利性医疗机构所得收入除规定的合理支出外，只能用于医疗机构的继续发展。对违反经营目的、收支结余用于分红或变相分红的，卫生部门要责令限期改正；情节严重的，按规定责令停止执业，并依法追究法律责任。营利性医疗机构所得收益可用于投资者经济回报。非公立医疗机构要按照临床必需的原则为患者提供适当的服务，严禁诱导医疗和过度医疗。对不当谋利、损害患者合法权益的，卫生部门要依法惩处并追究法律责任。财政、卫生等相关部门要进一步完善和落实营利性和非营利性医疗机构财务、会计制度及登记管理办法。充分发挥会计师事务所对非公立医疗机构的审计监督作用。

（二十）加强对非公立医疗机构的技术指导。人力资源社会保障和卫生等部门要按照非公立医疗机构等级，将其纳入行业培训等日常指导范围。各地开展医疗卫生专业技术人才继续教育、技能人才职业技能培训、全科医生培养培训和住院医师规范化培训等专业人员教育培训，要考虑非公立医疗机构的人才需求，统筹安排。

（二十一）提高非公立医疗机构的管理水平。鼓励非公立医疗机构推行现代化医院管理制度，建立规范的法人治理结构，加强成本控制和质量管理，聘用职业院长负责医院管理。支持社会资本举办医院管理公司提供专业化的服务。鼓励非公立医疗机构采用各种方式聘请或委托国内外具备医疗机构管理经验的专业机构，在明确权责关系的前提下参与医院管理，提高管理效率。指导非公立医疗机构依法实施劳动合同制度，建立和完善劳动规章制度。

（二十二）鼓励有条件的非公立医疗机构做大做强。鼓励社会资本举办和发展具有一定规模、有特色的医疗机构，引导有条件的医疗机构向高水平、高技术含量的大型医疗集团发展，实施品牌发展战略，树立良好的社会信誉和口碑。鼓励非公立医疗机构加强临床科研和人才队伍建设。

（二十三）培育和增强非公立医疗机构的社会责任感。非公立医疗机构要增强社会责任意识，坚持以病人为中心，加强医德医风建设，大力弘扬救死扶伤精神，加强医务人员执业道德建设和人文精神教育，做到诚信执业。鼓励非公立医疗机构采用按规定设立救助基金、开展义诊等多种方式回报社会。进一步培育和完善非公立医疗机构行业协会，充分发挥其在行业自律和维护非公立医疗机构合法权益等方面的积极作用。

（二十四）建立和完善非公立医疗机构投诉渠道。非公立医疗机构可以采取行政诉讼及行政复议等形式，维护自身在准入、执业、监管等方面的权益。可以向上级有关部门投诉，接到投诉的部门应依法及时处理，并将处理结果书面正式通知投诉机构。

（二十五）此前有关规定与本意见不一致的，以本意见为准。

国务院办公厅关于建立健全基层医疗卫生机构补偿机制的意见
国办发〔2010〕62 号

各省、自治区、直辖市人民政府，国务院各部委、各直属机构：

为确保国家基本药物制度顺利实施，保证基层医疗卫生机构平稳运行和发展，调动基层医疗卫生机构和医务人员积极性，经国务院同意，现就建立健全基层医疗卫生机构补偿机制，提出以下意见：

一、总体要求

在基层医疗卫生机构实施基本药物制度，要按照保障机构有效运行和健康发展、保障医务人员合理待遇的原则同步落实补偿政策，建立稳定的补偿渠道和补偿方式；同时坚持以投入换机制，大力推进基层医疗卫生机构综合改革，引导基层医疗卫生机构主动转变运行机制，提高服务质量和效率，发挥好承担基本公共卫生服务和诊疗常见病、多发病的功能。

二、建立健全稳定长效的多渠道补偿机制

实施基本药物制度后，政府举办的乡镇卫生院、城市社区卫生服务机构的人员支出和业务支出等运行成本通过服务收费和政府补助补偿。基本医疗服务主要通过医疗保障付费和个人付费补偿；基本公共卫生服务通过政府建立的城乡基本公共卫生服务经费保障机制补偿；经常性收支差额由政府按照"核定任务、核定收支、绩效考核补助"的办法补助。各地要按照核定的编制人员数和服务工作量，参照当地事业单位工作人员平均工资水平核定工资总额。政府负责其举办的乡镇卫生院、城市社区卫生服务机构按国家规定核定的基本建设经费、设备购置经费、人员经费和其承担公共卫生服务的业务经费。按扣除政府补助后的服务成本制定医疗服务价格，体现医疗服务合理成本和技术劳务价值，并逐步调整到位。按上述原则补偿后出现的经常性收支差额由政府进行绩效考核后予以补助。

（一）落实政府对基层医疗卫生机构的专项补助经费。政府举办的基层医疗卫生机构基本建设和设备购置等发展建设支出，由政府根据基层医疗卫生机构发展建设规划足额安排。

落实基本公共卫生服务经费。2010 年，各级政府要按照不低于人均 15 元的标准落实基本公共卫生服务经费；2011 年起，进一步提高人均经费标准，建立稳定的基本公共卫生服务经费保障机制。卫生、财政部门要健全绩效考核机制，根据服务数量和质量等绩效将基本公共卫生服务经费及时足额拨付到基层医疗卫生机构。

基层医疗卫生机构承担的突发公共卫生事件处置任务由政府按照服务成本核定补助。

基层医疗卫生机构人员经费（包括离退休人员经费）、人员培训和人员招聘所需支出，由财政部门根据政府卫生投入政策、相关人才培养规划和人员招聘规划合理安排补助。

（二）调整基层医疗卫生机构收费项目、收费标准和医保支付政策。调整基层医疗卫生机构收费项目，将现有的挂号费、诊查费、注射费（含静脉输液费，不含药品费）以及药事服务成本合并为一般诊疗费，不再单设药事服务费，合并项目内容由国家价格主管部门会同卫生、人力资源社会保障等有关部门具体规定。一般诊疗费的收费标准可在原来分项收费标准总和的基础上适当调整，并在不增加群众现有个人负担的前提下，合理确定医保支付比例。具体收费标准（全国平均数为 10 元左右）和医保支付政策由各省（区、市）价格主管、卫生、人力资源社会保障和财政等有关部门综合考虑本地区基层医疗卫生机构实施基本药物制度、服务能力利用率、医务人员劳务成本、医保承受能力等因素制定。调整医疗服务收费及医保支付政策可在已实施基本药物制度及已开展基本医保门诊统筹的基层医疗卫生机构先行执行。基层医疗卫生机构其他服务仍按现有项目和标准收费。对已合并到一般诊疗费里的原收费项目，不得再另行收费或变相收费。卫生、人力资源社会保障、价格等相关部门要制定具体监管措施，防止基层医疗卫生机构重复收费、分解处方多收费。

（三）落实对基层医疗卫生机构经常性收支差额的补助。落实政府专项补助和调整医疗服务收费后，基层医疗卫生机构的经常性收入仍不足以弥补经常性支出的差额部分，由政府在年度预算中足额安排，实行先预拨后结算，并建立起稳定的补助渠道和长效补助机制。各地要根据政府卫生投入政策，结合本地实际制定经常性收支核定和差额补助的具体办法。基层医疗卫生机构的收支结余要按规定留用或上缴。具备条件的地区可以实行收支两条线，基本医疗服务等收入全额上缴，开展基本医疗和公共卫生服务所需的经常性支出由政府核定并全额安排。

三、大力推进基层医疗卫生机构综合改革

（一）明确基层医疗卫生机构的功能定位。基层医疗卫生机构主要提供基本公共卫生服务和基本医疗服务，其诊疗科目、床位数量、科室设置、人员配备、基础设施建设和设备配备要与其功能定位相适应。卫生部要尽快制定指导意见，明确基层医疗卫生机构的功能和服务范围。对服务能力已经超出基本医疗服务和公共卫生服务的基层医疗卫生机构，特别是一些服务人口较多、服务能力已经达到二级医院标准的乡镇卫生院，可将其转为公立医院，或将其超出功能定位的资源整合到县级医院；也可以对其承担的基本医疗服务和公共卫生服务采取购买服务的方式进行补偿。鼓励基层医疗卫生机构提供中医药等适宜技术和服务。

（二）完善基层医疗卫生机构人事分配制度。要加强基层医疗卫生机构人员编制管理，尽快完成人员编制标准的核定工作。各地区可以县（市、区）为单位核定基层医疗卫生机构的总编制，由县级机构编制部门会同卫生行政部门结合实际工作量统筹安排、动态调整各基层医疗卫生机构的人员编制。要在核定编制的基础上，指导基层医疗卫生机构实行以科学设岗、竞聘上岗、以岗定薪、合同管理为主要内容的聘用制度和岗位管理制度。要研究制定相关政策，妥善安置未聘人员，相关费用由地方政府按国家有关规定统筹研究解决。同时，要将实施基本药物制度的基层医疗卫生机构的绩效工资制度同步落实到位。

（三）充分发挥医保对基层医疗卫生机构综合改革的促进作用。依托城乡基层医疗卫生机构，加快推进基本医保门诊统筹，将一般诊疗费纳入支付范围，并逐步提高参保人员在基层医疗卫生机构就诊费用的报销比例，进一步引导群众到基层医疗卫生机构看病就医。推进医保付费方式改革，探索按人头付费、按病种付费、总额预付等付费方式，引导基层医疗卫生机构主动积极地开展服务，努力提高服务质量，合理控制服务成本。

（四）建立基层医疗卫生机构考核和激励机制。各省（区、市）要制定基层医疗卫生机构绩效考核办法，根据管理绩效、基本医疗和公共卫生服务的数量和质量、服务对象满意度、居民健康状况改善等指标对基层医疗卫生机构进行综合量化考核，并将考核结果与资金安排和拨付挂钩。对绩效考核差的可扣减资金安排，对绩效考核好的可给予适当奖励。要督促、指导基层医疗卫生机构加强内部管理，强化收支管理，严格成本核算和控制。

（五）充分调动医务人员积极性。实施基本药物制度后，要保障基层医务人员合理收入水平不降低。要指导基层医疗卫生机构坚持多劳多得、优绩优酬，重点向关键岗位、业务骨干和作出突出贡献的工作人员倾斜，适当拉开收入差距；建立以岗位责任和绩效为基础、以服务数量和质量以及服务对象满意度为核心的考核和激励制度，并将考核结果与实施绩效工资制度、人员竞聘上岗紧密结合。各地制定人员分流、竞聘上岗等相关政策时要充分听取基层医疗卫生机构工作人员的意见。要向基层医务人员提供更多的培养培训机会，对长期在基层工作的卫生技术人员在职称晋升、待遇政策等方面给予适当倾斜，及时帮助解决实际困难。要加强政策宣传，使广大医务人员理解、支持和积极参与基层医疗卫生机构改革。

四、多渠道加大对乡村医生的补助力度

对村卫生室主要通过政府购买服务的方式进行合理补助。卫生部门要在核定村卫生室承担公共卫生服务项目和服务人口数量的能力的基础上，安排一定比例的基本公共卫生服务工作量由村卫生室承担，并落实相应经费。各地在推进医保门诊统筹工作中，可以将符合条件的村卫生室的门诊服务纳入新农合报销范围。开展新型农村社会养老保险试点的地区要积极将符合条件的乡村医生纳入保险范围。鼓励各地在房屋建设、设备购置以及人员培训等方面对村卫生室给予一定扶持，并采取多种形式对乡村医生进行补助。有条件的地方可以将实行乡村一体化的村卫生室纳入基本药物制度实施范围并落实补偿政策。

对非政府举办的基层医疗卫生机构，各地要通过政府购买服务等方式对其承担的公共卫生服务给予合理补助，并将其中符合条件的机构纳入医保定点范围，执行与政府办基层医疗卫生机构相同的医保支付和报销政策。

五、建立健全基层医疗卫生机构补偿机制的工作要求

（一）加强组织领导。各地区、各有关部门要把建立健全基层医疗卫生机构补偿机制作为实施基本药物制度和基层医疗卫生机构综合改革的关键环节抓紧落实，将政府补助资金纳入财政预算和基建支出计划足额安排，及时调整医疗服务收费项目和医保支付政策，尽快建立起稳定、长效、合理的基层医疗卫生机构补偿机制。各省（区、市）要在本意见印发后30个工作日内制定本地区基层医疗卫生机构补偿具体办法，并报国务院深化医药卫生体制改革领导小组办公室、财政部、卫生部、人力资源和社会保障部备案。

（二）落实补偿责任。省级人民政府要对建立基层医疗卫生机构补偿机制、保障基层医疗卫生机构正常运行和医务人员合理待遇水平负总责。各省（区、市）要统筹考虑地方各级财政和各项医保基金承受能力，合理确定医疗服务收费项目和标准，明确地方各级财政分担比例和具体办法，加大对贫困地区的补助力度。市、县级人民政府要在预算中足额安排并及时拨付应由本级财政负担的补助资金，认真落实调整后的医疗服务收费和医保政策。中央财政要通过“以奖代补”等方式进行补助，支持各地实施基本药物制度。各级财政可采取先预拨后结算的方式及时下达补助资金，保障基本药物制度按计划进度顺利实施。

（三）强化督促指导。国务院深化医药卫生体制改革领导小组办公室要会同财政、卫生、人力资源社会保障等部门加强对各地工作的检查指导，定期进行考核，及时总结经验，不断完善政策。各省（区、市）要及时将贯彻落实本意见的情况报送国务院深化医药卫生体制改革领导小组办公室。

国务院办公厅

二〇一〇年十二月十日

中华人民共和国卫生部令（第70号）

《餐饮服务许可管理办法》已于2010年2月8日经卫生部部务会议审议通过，现予以发布，自2010年5月1日起施行。

部长　陈竺

二〇一〇年三月四日

餐饮服务许可管理办法

第一章 总 则

第一条 为规范餐饮服务许可工作，加强餐饮服务监督管理，维护正常的餐饮服务秩序，保护消费者健康，根据《中华人民共和国食品安全法》（以下简称《食品安全法》）、《中华人民共和国行政许可法》（以下简称《行政许可法》）、《中华人民共和国食品安全法实施条例》（以下简称《食品安全法实施条例》）等有关法律法规的规定，制定本办法。

第二条 本办法适用于从事餐饮服务的单位和个人（以下简称餐饮服务提供者），不适用于食品摊贩和为餐饮服务提供者提供食品半成品的单位和个人。

餐饮服务实行许可制度。餐饮服务提供者应当取得《餐饮服务许可证》，并依法承担餐饮服务的食品安全责任。

集体用餐配送单位纳入餐饮服务许可管理的范围。

第三条 国家食品药品监督管理局主管全国餐饮服务许可管理工作，地方各级食品药品监督管理部门负责本行政区域内的餐饮服务许可管理工作。

第四条 餐饮服务许可按照餐饮服务提供者的业态和规模实施分类管理。餐饮服务分类许可的审查规范由国家食品药品监督管理局制定。

《餐饮服务许可证》受理和审批的许可机关由各省、自治区、直辖市食品药品监督管理部门规定。

第五条 食品药品监督管理部门实施餐饮服务许可应当符合法律、法规和规章规定的权限、范围、条件与程序，遵循公开、公平、公正、便民原则。

第六条 食品药品监督管理部门应当建立餐饮服务许可信息和档案管理制度，定期公告取得或者注销餐饮服务许可的餐饮服务提供者名录。

第七条 食品药品监督管理部门应当加强对实施餐饮服务许可的监督检查。

第八条 任何单位和个人有权举报餐饮服务许可实施过程中的违法行为，食品药品监督管理部门应当及时核实、处理。

第二章 申请与受理

第九条 申请人向食品药品监督管理部门提出餐饮服务许可申请应当具备以下基本条件：

（一）具有与制作供应的食品品种、数量相适应的食品原料处理和食品加工、贮存等场所，保持该场所环境整洁，并与有毒、有害场所以及其他污染源保持规定的距离；

（二）具有与制作供应的食品品种、数量相适应的经营设备或者设施，有相应的消毒、更衣、洗手、采光、照明、通风、冷冻冷藏、防尘、防蝇、防鼠、防虫、洗涤以及处理废水、存放垃圾和废弃物的设备或者设施；

（三）具有经食品安全培训、符合相关条件的食品安全管理人员，以及与本单位实际相适应的保证食品安全的规章制度；

（四）具有合理的布局和加工流程，防止待加工食品与直接入口食品、原料与成品交叉污染，避免食品接触有毒物、不洁物；

（五）国家食品药品监督管理局或者省、自治区、直辖市食品药品监督管理部门规定的其他条件。

餐饮服务食品安全管理人员的条件和食品安全培训的有关要求由国家食品药品监督管理局制定。

第十条 申请《餐饮服务许可证》应当提交以下材料：

（一）《餐饮服务许可证》申请书；

（二）名称预先核准证明（已从事其他经营的可提供营业执照复印件）；

（三）餐饮服务经营场所和设备布局、加工流程、卫生设施等示意图；

（四）法定代表人（负责人或者业主）的身份证明（复印件），以及不属于本办法第三十六条、第三十七条情形的说明材料；

（五）食品安全管理人员符合本办法第九条有关条件的材料；

（六）保证食品安全的规章制度；

（七）国家食品药品监督管理局或者省、自治区、直辖市食品药品监督管理部门规定的其他材料。

第十一条 申请人提交的材料应当真实、完整，并对材料的真实性负责。

第十二条 食品药品监督管理部门依据《行政许可法》，对申请人提出的餐饮服务许可申请分别做出以下处理：

（一）申请事项依法不需要取得餐饮服务许可，或者依法不属于食品药品监督管理部门职权范围的，应当即时告知申请人不接收申请的原因；

（二）申请材料存在可以当场更正的错误的，应当允许申请人当场更正，申请人应当对更正内容签章确认；

（三）申请材料不齐全或者不符合法定形式的，应当当场或者在5个工作日内一次性告知申请人需要补正的全部内容，逾期不告知的，自收到申请材料之日起即为受理；

（四）申请事项属于食品药品监督管理部门职权范围，申请材料齐全且符合法定形式的，应当做出受理决定。

第三章 审核与决定

第十三条 食品药品监督管理部门受理申请人提交的申请材料后，应当审核申请人按照本办法第十条规定提交的相关资料，并对申请人的餐饮服务经营场所进行现场核查。

上级食品药品监督管理部门受理的餐饮服务许可申请，可以委托下级食品药品监督管理部门进行现场核查。

第十四条 食品药品监督管理部门应当根据申请材料和现场核查

的情况，对符合条件的，做出准予行政许可的决定；对不符合规定条件的，做出不予行政许可的决定并书面说明理由，同时告知申请人享有依法申请行政复议或者提起行政诉讼的权利。

第十五条 食品药品监督管理部门应当自受理申请之日起20个工作日内做出行政许可决定。因特殊原因需要延长许可期限的，经本机关负责人批准，可以延长10个工作日，并应当将延长期限的理由告知申请人。

第十六条 食品药品监督管理部门做出准予行政许可决定的，应当自做出决定之日起10个工作日内向申请人颁发《餐饮服务许可证》。

第十七条 对于已办结的餐饮服务许可事项，食品药品监督管理部门应当将有关许可材料及时归档。

第四章 变更、延续、补发和注销

第十八条 餐饮服务提供者的名称、法定代表人（负责人或者业主）或者地址门牌号改变（实际经营场所未改变）的，应当向原发证部门提出办理《餐饮服务许可证》记载内容变更申请，并提供有关部门出具的有关核准证明。

餐饮服务提供者的许可类别、备注项目以及布局流程、主要卫生设施需要改变的，应当向原发证部门申请办理《餐饮服务许可证》变更手续。原发证部门应当以申请变更内容为重点进行审核。

食品药品监督管理部门根据本条第一款、第二款规定，准予变更《餐饮服务许可证》记载内容或者准予办理变更手续的，颁发新的《餐饮服务许可证》，原《餐饮服务许可证》证号和有效期限不变。

第十九条 餐饮服务提供者需要延续《餐饮服务许可证》的，应当在《餐饮服务许可证》有效期届满30日前向原发证部门书面提出延续申请。逾期提出延续申请的，按照新申请《餐饮服务许可证》办理。

第二十条 申请延续《餐饮服务许可证》应当提供以下材料：

（一）《餐饮服务许可证》延续申请书；

（二）原《餐饮服务许可证》复印件；

（三）原《餐饮服务许可证》的经营场所、布局流程、卫生设施等内容有变化或者无变化的说明材料；

（四）省、自治区、直辖市食品药品监督管理部门规定的其他材料。

第二十一条 原发证部门受理《餐饮服务许可证》延续申请后，应当重点对原许可的经营场所、布局流程、卫生设施等是否有变化，以及是否符合本办法第九条的规定进行审核。准予延续的，颁发新的《餐饮服务许可证》，原《餐饮服务许可证》证号不变。

第二十二条 《餐饮服务许可证》变更、延续的程序按照本办法第二章、第三章的有关规定执行。

第二十三条 餐饮服务提供者在领取变更、延续后的新《餐饮服务许可证》时，应当将原《餐饮服务许可证》交回发证部门。

第二十四条 餐饮服务提供者遗失《餐饮服务许可证》的，应当于遗失后60日内公开声明《餐饮服务许可证》遗失，向原发证部门申请补发。《餐饮服务许可证》毁损的，凭毁损的原证向原发证部门申请补发。

第二十五条 有下列情形之一的，发证部门应当依法注销《餐饮服务许可证》：

（一）《餐饮服务许可证》有效期届满未申请延续的，或者延续申请未被批准的；

（二）餐饮服务提供者依法终止的；

（三）《餐饮服务许可证》依法被撤销、撤回或者被吊销的；

（四）餐饮服务提供者主动申请注销的；

（五）依法应当注销《餐饮服务许可证》的其他情形。

第二十六条 《餐饮服务许可证》被注销的，原持证者应当及时将《餐饮服务许可证》原件交回食品药品监督管理部门。食品药品监督部门应当及时做好注销《餐饮服务许可证》的有关登记工作。

第五章 许可证的管理

第二十七条 《餐饮服务许可证》应当载明单位名称、地址、法定代表人（负责人或者业主）、类别、备注、许可证号、发证机关（加盖公章）、发证日期、有效期限等内容。

第二十八条 《餐饮服务许可证》样式由国家食品药品监督管理局统一规定。

许可证号格式为：省、自治区、直辖市简称+餐证字+4位年份数+6位行政区域代码+6位行政区域发证顺序编号。

第二十九条 《餐饮服务许可证》有效期为3年。临时从事餐饮服务活动的，《餐饮服务许可证》有效期不超过6个月。

第三十条 同一餐饮服务提供者在不同地点或者场所从事餐饮服务活动的，应当分别办理《餐饮服务许可证》。

餐饮服务经营地点或者场所改变的，应当重新申请办理《餐饮服务许可证》。

第三十一条 餐饮服务提供者取得的《餐饮服务许可证》，不得转让、涂改、出借、倒卖、出租。

餐饮服务提供者应当按照许可范围依法经营，并在就餐场所醒目位置悬挂或者摆放《餐饮服务许可证》。

第六章 监督检查

第三十二条 上级食品药品监督管理部门发现下级食品药品监督管理部门违反规定实施餐饮服务许可的，应当责令下级食品药品监督管理部门限期纠正或者直接予以纠正。

第三十三条 食品药品监督管理部门及其工作人员履行餐饮服务许可职责，应当自觉接受餐饮服务提供者以及社会的监督。

食品药品监督管理部门接到有关违反规定实施餐饮服务许可的举报，应当及时进行核实；情况属实的，应当立即纠正。

第三十四条 食品药品监督管理部门及其工作人员违反本办法规定实施餐饮服务许可的，由上级食品药品监督管理部门责令限期整改，并通报批评；对有关工作人员追究行政责任，给予批评教育、离岗培训、调离执法岗位或者取消执法资格等处理。

追究有关人员行政责任时，按照下列原则：

（一）申请人不符合餐饮服务许可条件，承办人出具申请人符合餐饮服务许可条件的意见的，追究承办人行政责任；

（二）承办人认为申请人不符合餐饮服务许可条件，主管领导仍然批准发放《餐饮服务许可证》的，追究主管领导的行政责任；

（三）承办人和主管领导均有过错的，主要追究主管领导的行政责任。

第三十五条 有下列情形之一的，作出发放《餐饮服务许可证》决定的食品药品监督管理部门或者其上级食品药品监督管理部门，可以撤销《餐饮服务许可证》：

（一）食品药品监督管理部门工作人员滥用职权，玩忽职守，给不符合条件的申请人发放《餐饮服务许可证》的；

（二）食品药品监督管理部门工作人员超越法定职权发放《餐饮服务许可证》的；

（三）食品药品监督管理部门工作人员违反法定程序发放《餐饮服务许可证》的；

（四）依法可以撤销发放《餐饮服务许可证》决定的其他情形。

食品药品监督管理部门依照前款规定撤销《餐饮服务许可证》，对餐饮服务提供者的合法权益造成损害的，应当依法予以赔偿。

第七章 法律责任

第三十六条 申请人隐瞒有关情况或者提供虚假材料的，食品药品监督管理部门发现后不予受理或者不予许可，并给予警告；该申请人在1年内不得再次申请餐饮服务许可。

申请人以欺骗、贿赂等不正当手段取得《餐饮服务许可证》的，食品药品监督管理部门应当予以撤销；该申请人在3年内不得再次申请餐饮服务许可。

第三十七条 申请人被吊销《餐饮服务许可证》的，其直接负责的主管人员自处罚决定作出之日起5年内不得从事餐饮服务管理工作。

餐饮服务提供者违反《食品安全法》规定，聘用不得从事餐饮服务管理工作的人员从事管理工作的，由原发证部门吊销许可证。

第三十八条 食品药品监督管理部门发现已取得《餐饮服务许可证》的餐饮服务提供者不符合餐饮经营要求的，应当责令立即纠正，并依法予以处理；不再符合餐饮服务许可条件的，应当依法撤销《餐饮服务许可证》。

第八章 附则

第三十九条 本办法下列用语的含义：

餐饮服务，指通过即时制作加工、商业销售和服务性劳动等，向消费者提供食品和消费场所及设施的服务活动。

经营场所，指与食品加工经营直接或者间接相关的场所，包括食品加工处理和就餐场所。

餐饮服务提供者的业态，指各种餐饮服务经营形态，包括餐馆、快餐店、小吃店、饮品店、食堂等。

集体用餐配送单位，指根据服务对象订购要求，集中加工、分送食品但不提供就餐场所的单位。

第四十条 国境口岸范围内的餐饮服务活动的监督管理由出入境检验检疫机构依照《食品安全法》和《中华人民共和国国境卫生检疫法》以及相关行政法规的规定实施。

铁路运营中餐饮服务许可的管理参照本办法。

根据《食品安全法》，食品摊贩的具体管理办法由省、自治区、直辖市人民代表大会常务委员会依法制定。

第四十一条 省、自治区、直辖市食品药品监督管理部门可以结合本地实际情况，根据本办法的规定制定实施细则。

第四十二条 本办法自2010年5月1日起施行，卫生部2005年12月15日发布的《食品卫生许可证管理办法》同时废止。餐饮服务提供者在本办法施行前已经取得《食品卫生许可证》的，该许可证在有效期内继续有效。

中华人民共和国卫生部令（第71号）

《餐饮服务食品安全监督管理办法》已于2010年2月8日经卫生部部务会议审议通过，现予以发布，自2010年5月1日起施行。

部长 陈竺

二〇一〇年三月四日

餐饮服务食品安全监督管理办法

第一章 总 则

第一条 为加强餐饮服务监督管理，保障餐饮服务环节食品安全，根据《中华人民共和国食品安全法》（以下简称《食品安全法》）、《中华人民共和国食品安全法实施条例》（以下简称《食品安全法实施条例》），制定本办法。

第二条 在中华人民共和国境内从事餐饮服务的单位和个人（以下简称餐饮服务提供者）应当遵守本办法。

第三条 国家食品药品监督管理局主管全国餐饮服务监督管理工作，地方各级食品药品监督管理部门负责本行政区域内的餐饮服务监督管理工作。

第四条 餐饮服务提供者应当依照法律、法规、食品安全标准及有关要求从事餐饮服务活动，对社会和公众负责，保证食品安全，接受社会监督，承担餐饮服务食品安全责任。

第五条 鼓励社会团体、基层群众性自治组织开展餐饮服务食品安全知识和相关法律、法规的普及工作，增强餐饮服务提供者食品安全意识，提高消费者自我保护能力；鼓励开展技术服务工作，促进餐饮服务提供者提高食品安全管理水平。

餐饮服务相关行业协会应当加强行业自律，引导餐饮服务提供者依法经营，推动行业诚信建设，宣传、普及餐饮服务食品安全知识。

第六条 鼓励和支持餐饮服务提供者为提高食品安全水平而采用先进技术和先进的管理规范，实施危害分析与关键控制点体系，配备先进的食品安全检测设备，对食品进行自行检查或者向具有法定资质的机构送检。

第七条 任何组织和个人均有权对餐饮服务食品安全进行社会监督，举报餐饮服务提供者违反本办法的行为，了解有关餐饮服务食品安全信息，对餐饮服务食品安全工作提出意见和建议。

第二章 餐饮服务基本要求

第八条 餐饮服务提供者必须依法取得《餐饮服务许可证》，按照许可范围依法经营，并在就餐场所醒目位置悬挂或者摆放《餐饮服务许可证》。

第九条 餐饮服务提供者应当建立健全食品安全管理制度，配备专职或者兼职食品安全管理人员。

被吊销《餐饮服务许可证》的单位，根据《食品安全法》第九十二条的规定，其直接负责的主管人员自处罚决定作出之日起5年内不得从事餐饮服务管理工作。

餐饮服务提供者不得聘用本条前款规定的禁止从业人员从事管理工作。

第十条 餐饮服务提供者应当按照《食品安全法》第三十四条的规定，建立并执行从业人员健康管理制度，建立从业人员健康档案。餐饮服务从业人员应当依照《食品安全法》第三十四条第二款的规定每年进行健康检查，取得健康合格证明后方可参加工作。

从事直接入口食品工作的人员患有《食品安全法实施条例》第二十三条规定的有碍食品安全疾病的，应当将其调整到其他不影响食品安全的工作岗位。

第十一条 餐饮服务提供者应当依照《食品安全法》第三十二条的规定组织从业人员参加食品安全培训，学习食品安全法律、法规、标准和食品安全知识，明确食品安全责任，并建立培训档案；应当加强专（兼）职食品安全管理人员食品安全法律法规和相关食品安全管理知识的培训。

第十二条 餐饮服务提供者应当建立食品、食品原料、食品添加剂和食品相关产品的采购查验和索证索票制度。

餐饮服务提供者从食品生产单位、批发市场等采购的，应当查验、索取并留存供货者的相关许可证和产品合格证明等文件；从固定供货商或者供货基地采购的，应当查验、索取并留存供货商或者供货基地的资质证明、每笔供货清单等；从超市、农贸市场、个体经营商户等采购的，应当索取并留存采购清单。

餐饮服务企业应当建立食品、食品原料、食品添加剂和食品相关产品的采购记录制度。采购记录应当如实记录产品名称、规格、数量、生产批号、保质期、供货者名称及联系方式、进货日期等内容，或者保留载有上述信息的进货票据。

餐饮服务提供者应当按照产品品种、进货时间先后次序有序整理采购记录及相关资料，妥善保存备查。记录、票据的保存期限不得少于2年。

第十三条 实行统一配送经营方式的餐饮服务提供者，可以由企业总部统一查验供货者的许可证和产品合格的证明文件等，建立食品进货查验记录。

实行统一配送经营方式的，企业各门店应当建立总部统一配送单据台账。门店自行采购的产品，应当遵照本办法第十二条的规定。

第十四条 餐饮服务提供者禁止采购、使用和经营下列食品：

（一）《食品安全法》第二十八条规定禁止生产经营的食品；

（二）违反《食品安全法》第四十八条规定的食品；

（三）违反《食品安全法》第五十条规定的食品；

（四）违反《食品安全法》第六十六条规定的进口预包装食品。

第十五条 餐饮服务提供者应当按照国家有关规定和食品安全标准采购、保存和使用食品添加剂。应当将食品添加剂存放于专用橱柜等设施中，标示“食品添加剂”字样，妥善保管，并建立使用台账。

第十六条 餐饮服务提供者应当严格遵守国家食品药品监督管理部门制定的餐饮服务食品安全操作规范。餐饮服务应当符合下列要求：

（一）在制作加工过程中应当检查待加工的食品及食品原料，发现有腐败变质或者其他感官性状异常的，不得加工或者使用；

（二）贮存食品原料的场所、设备应当保持清洁，禁止存放有毒、有害物品及个人生活物品，应当分类、分架、隔墙、离地存放食品原料，并定期检查、处理变质或者超过保质期限的食品；

（三）应当保持食品加工经营场所的内外环境整洁，消除老鼠、蟑螂、苍蝇和其他有害昆虫及其滋生条件；

（四）应当定期维护食品加工、贮存、陈列、消毒、保洁、保温、冷藏、冷冻等设备与设施，校验计量器具，及时清理清洗，确保正常运转和使用；

（五）操作人员应当保持良好的个人卫生；

（六）需要熟制加工的食品，应当烧熟煮透；需要冷藏的熟制品，应当在冷却后及时冷藏；应当将直接入口食品与食品原料或者半成品分开存放，半成品应当与食品原料分开存放；

（七）制作凉菜应当达到专人负责、专室制作、工具专用、消毒专用和冷藏专用的要求；

（八）用于餐饮加工操作的工具、设备必须无毒无害，标志或者区分明显，并做到分开使用，定位存放，用后洗净，保持清洁；接触直接入口食品的工具、设备应当在使用前进行消毒；

（九）应当按照要求对餐具、饮具进行清洗、消毒，并在专用保洁设施内备用，不得使用未经清洗和消毒的餐具、饮具；购置、使用集中消毒企业供应的餐具、饮具，应当查验其经营资质，索取消毒合格凭证；

（十）应当保持运输食品原料的工具与设备设施的清洁，必要时应当消毒。运输保温、冷藏（冻）食品应当有必要的且与提供的食品品种、数量相适应的保温、冷藏（冻）设备设施。

第十七条 食品药品监督管理部门依法开展抽样检验时，被抽样检验的餐饮服务提供者应当配合抽样检验工作，如实提供被抽检样品的货源、数量、存货地点、存货量、销售量、相关票证等信息。

第三章 食品安全事故处理

第十八条 各级食品药品监督管理部门应当根据本级人民政府食品安全事故应急预案制定本部门的预案实施细则，按照职能做好餐饮服务食品安全事故的应急处置工作。

第十九条 食品药品监督管理部门在日常监督管理中发现食品安全事故，或者接到有关食品安全事故的举报，应当立即核实情况，经初步核实为食品安全事故的，应当立即向同级卫生行政、农业行政、工商行政管理、质量监督等相关部门通报。

发生食品安全事故时，事发地食品药品监督管理部门应当在本级人民政府领导下，及时作出反应，采取措施控制事态发展，依法处置，并及时按照有关规定向上级食品药品监督管理部门报告。

第二十条 县级以上食品药品监督管理部门按照有关规定开展餐饮服务食品安全事故调查，有权向有关餐饮服务提供者了解与食品安全事故有关的情况，要求餐饮服务提供者提供相关资料和样品，并采取以下措施：

（一）封存造成食品安全事故或者可能导致食品安全事故的食品及其原料，并立即进行检验；

（二）封存被污染的食品工具及用具，并责令进行清洗消毒；

（三）经检验，属于被污染的食品，予以监督销毁；未被污染的食品，予以解封；

（四）依法对食品安全事故及其处理情况进行发布，并对可能产生的危害加以解释、说明。

第二十一条 餐饮服务提供者应当制定食品安全事故处置方案，定期检查各项食品安全防范措施的落实情况，及时消除食品安全事故隐患。

第二十二条 餐饮服务提供者发生食品安全事故，应当立即封存导致或者可能导致食品安全事故的食品及其原料、工具及用具、设备设施和现场，在2小时之内向所在地县级人民政府卫生部门和食品药品监督管理部门报告，并按照相关监管部门的要求采取控制措施。

餐饮服务提供者应当配合食品安全监督管理部门进行食品安全事故调查处理，按照要求提供相关资料和样品，不得拒绝。

第四章 监督管理

第二十三条 食品药品监督管理部门可以根据餐饮服务经营规模，建立并实施餐饮服务食品安全监督管理量化分级、分类管理制度。

食品药品监督管理部门可以聘请社会监督员，协助开展餐饮服务食品安全监督。

第二十四条 县级以上食品药品监督管理部门履行食品安全监督职责时，发现不属于本辖区管辖的，应当及时移送有管辖权的食品药品监督管理部门。接受移送的食品药品监督管理部门应当将被移送案件的处理情况及时反馈给移送案件的食品药品监督管理部门。

第二十五条 县级以上食品药品监督管理部门接到咨询、投诉、举报，对属于本部门管辖的，应当受理，并及时进行核实、处理、答复；对不属于本部门管辖的，应当书面通知并移交有管辖权的部门处理。

发现餐饮服务提供者使用不符合食品安全标准及有关要求的食品原料或者食用农产品、食品添加剂、食品相关产品，其成因属于其他环节食品生产经营者或者食用农产品生产者的，应当及时向本级卫生行政、农业行政、工商行政管理、质量监督等部门通报。

第二十六条 食品药品监督管理部门在履行职责时，有权采取《食品安全法》第七十七条规定的措施。

第二十七条 食品安全监督检查人员对餐饮服务提供者进行监督检查时，应当对下列内容进行重点检查：

（一）餐饮服务许可情况；

（二）从业人员健康证明、食品安全知识培训和建立档案情况；

（三）环境卫生、个人卫生、食品用工具及设备、食品容器及包装材料、卫生设施、工艺流程情况；

（四）餐饮加工制作、销售、服务过程的食品安全情况；

（五）食品、食品添加剂、食品相关产品进货查验和索票索证制度及执行情况、制定食品安全事故应急处置制度及执行情况；

（六）食品原料、半成品、成品、食品添加剂等的感官性状、产品标签、说明书及储存条件；

（七）餐具、饮具、食品用工具及盛放直接入口食品的容器的清洗、消毒和保洁情况；

（八）用水的卫生情况；

（九）其他需要重点检查的情况。

第二十八条 食品安全监督检查人员进行监督检查时，应当有2名以上人员共同参加，依法制作现场检查笔录，笔录经双方核实并签字。被监督检查者拒绝签字的，应当注明事由和相关情况，同时记录在场人员的姓名、职务等。

第二十九条 县级以上食品药品监督管理部门负责组织实施本辖区餐饮服务环节的抽样检验工作，所需经费由地方财政列支。

第三十条 食品安全监督检查人员可以使用经认定的食品安全快速检测技术进行快速检测，及时发现和筛查不符合食品安全标准及有关要求的食品、食品添加剂及食品相关产品。使用现场快速检测技术发现和筛查的结果不得直接作为执法依据。对初步筛查结果表明可能不符合食品安全标准及有关要求的食品，应当依照《食品安全法》的有关规定进行检验。

快速检测结果表明可能不符合食品安全标准及有关要求的，餐饮服务提供者应当根据实际情况采取食品安全保障措施。

第三十一条 食品安全监督检查人员抽样时必须按照抽样计划和抽样程序进行，并填写抽样记录。抽样检验应当购买产品样品，不得收取检验费和其他任何费用。

食品安全监督检查人员应当及时将样品送达有资质的检验机构。

第三十二条 食品检验机构应当根据检验目的和送检要求，按照食品安全相关标准和规定的检验方法进行检验，按时出具合法的检验报告。

第三十三条 对检验结论有异议的，异议人有权自收到检验结果告知书之日起10日内，向组织实施抽样检验的食品药品监督管理部门提出书面复检申请，逾期未提出申请的，视为放弃该项权利。

复检工作应当选择有关部门共同公布的承担复检工作的食品检验机构完成。

复检机构由复检申请人自行选择；复检机构与初检机构不得为同一机构。复检机构出具的复检结论为最终检验结论。

复检费用的承担依《食品安全法实施条例》第三十五条的规定。

第三十四条 食品药品监督管理部门应当建立辖区内餐饮服务提供者食品安全信用档案，记录许可颁发及变更情况、日常监督检查结果、违法行为查处等情况。食品药品监督管理部门应当根据餐饮服务食品安全信用档案，对有不良信用记录的餐饮服务提供者实施重点监管。

食品安全信用档案的形式和内容由省级食品药品监督管理部门根据本地实际情况作出具体规定。

第三十五条 食品药品监督管理部门应当将吊销《餐饮服务许可证》的情况在7日内通报同级工商行政管理部门。

第三十六条 县级以上食品药品监督管理部门依法公布下列日常监督管理信息：

（一）餐饮服务行政许可情况；

（二）餐饮服务食品安全监督检查和抽检的结果；

（三）查处餐饮服务提供者违法行为的情况；

（四）餐饮服务专项检查工作情况；

（五）其他餐饮服务食品安全监督管理信息。

第五章 法律责任

第三十七条 未经许可从事餐饮服务的，由食品药品监督管理部门根据《食品安全法》第八十四条的规定予以处罚。有下列情形之一的，按未取得《餐饮服务许可证》查处：

（一）擅自改变餐饮服务经营地址、许可类别、备注项目的；

（二）《餐饮服务许可证》超过有效期限仍从事餐饮服务的；

（三）使用经转让、涂改、出借、倒卖、出租的《餐饮服务许可证》，或者使用以其他形式非法取得的《餐饮服务许可证》从事餐饮服务的。

第三十八条 餐饮服务提供者有下列情形之一的，由食品药品监督管理部门根据《食品安全法》第八十五条的规定予以处罚：

（一）用非食品原料制作加工食品或者添加食品添加剂以外的化学物质和其他可能危害人体健康的物质，或者用回收食品作为原料制作加工食品；

（二）经营致病性微生物、农药残留、兽药残留、重金属、污染物质以及其他危害人体健康的物质含量超过食品安全标准限量的食品；

（三）经营营养成分不符合食品安全标准的专供婴幼儿和其他特定人群的主辅食品；

（四）经营腐败变质、油脂酸败、霉变生虫、污秽不洁、混有异物、掺假掺杂或者感官性状异常的食品；

（五）经营病死、毒死或者死因不明的禽、畜、兽、水产动物肉类及其制品；

（六）经营未经动物卫生监督机构检疫或者检疫不合格的肉类，或者未经检验或者检验不合格的肉类制品；

（七）经营超过保质期的食品；

（八）经营国家为防病等特殊需要明令禁止经营的食品；

（九）有关部门责令召回或者

停止经营不符合食品安全标准的食品后，仍拒不召回或者停止经营的；

（十）餐饮服务提供者违法改变经营条件造成严重后果的。

第三十九条 餐饮服务提供者有下列情形之一的，由食品药品监督管理部门根据《食品安全法》第八十六条的规定予以处罚：

（一）经营或者使用被包装材料、容器、运输工具等污染的食品；

（二）经营或者使用无标签及其他不符合《食品安全法》、《食品安全法实施条例》有关标签、说明书规定的预包装食品、食品添加剂；

（三）经营添加药品的食品。

第四十条 违反本办法第十条第一款、第十二条、第十三条第二款、第十六条第（二）、（三）、（四）、（八）、（九）项的有关规定，按照《食品安全法》第八十七条的规定予以处罚。

第四十一条 违反本办法第二十二条第一款的规定，由食品药品监督管理部门根据《食品安全法》第八十八条的规定予以处罚。

第四十二条 违反本办法第十六条第十项的规定，由食品药品监督管理部门根据《食品安全法》第九十一条的规定予以处罚。

第四十三条 餐饮服务提供者违反本办法第九条第三款规定，由食品药品监督管理部门依据《食品安全法》第九十二条第二款进行处罚。

第四十四条 本办法所称违法所得，指违反《食品安全法》、《食品安全法实施条例》等食品安全法律法规和规章的规定，从事餐饮服务活动所取得的相关营业性收入。

第四十五条 本办法所称货值金额，指餐饮服务提供者经营的食品的市场价格总金额。其中原料及食品添加剂按进价计算，半成品按原料计算，成品按销售价格计算。

第四十六条 餐饮服务食品安全监督管理执法中，涉及《食品安全法》第八十五条、第八十六条、第八十七条适用时，“情节严重”包括但不限于下列情形：

（一）连续12个月内已受到2次以上较大数额罚款处罚或者连续12个月内已受到一次责令停业行政处罚的；

（二）造成重大社会影响或者有死亡病例等严重后果的。

第四十七条 餐饮服务提供者主动消除或者减轻违法行为危害后果，或者有其他法定情形的，应当依法从轻或者减轻处罚。

第四十八条 在同一违反《食品安全法》、《食品安全法实施条例》等食品安全法律法规的案件中，有两种以上应当给予行政处罚的违法行为时，食品药品监督管理部门应当分别裁量，合并处罚。

第四十九条 食品药品监督管理部门作出责令停业、吊销《餐饮服务许可证》、较大数额罚款等行政处罚决定之前，应当告知当事人有要求举行听证的权利。

当事人要求听证的，食品药品监督管理部门应当组织听证。

当事人对处罚决定不服的，可以申请行政复议或者提起行政诉讼。

第五十条 食品药品监督管理部门不履行有关法律法规规定的职责或者其工作人员有滥用职权、玩忽职守、徇私舞弊行为的，食品药品监督管理部门应当依法对相关负责人员或者直接责任人员给予记大过或者降级的处分；造成严重后果的，给予撤职或者开除的处分；其主要负责人应当引咎辞职。

第六章 附 则

第五十一条 省、自治区、直辖市食品药品监督管理部门可以结合本地实际情况，根据本办法的规定制定实施细则。

第五十二条 国境口岸范围内的餐饮服务活动的监督管理由出入境检验检疫机构依照《食品安全法》和《中华人民共和国国境卫生检疫法》以及相关行政法规的规定实施。

水上运营的餐饮服务提供者的食品安全管理，其始发地、经停地或者到达地的食品药品监督管理部门均有权进行检查监督。

铁路运营中餐饮服务监督管理参照本办法。

第五十三条 本办法自2010年5月1日起施行，卫生部2000年1月16日发布的《餐饮业食品卫生管理办法》同时废止。

中华人民共和国卫生部令（第72号）

《药品类易制毒化学品管理办法》已于2010年2月23日经卫生部部务会议审议通过，现予以发布，自2010年5月1日起施行。

部长 陈竺

二〇一〇年三月十八日

药品类易制毒化学品管理办法

第一章　总　　则

第一条　为加强药品类易制毒化学品管理，防止流入非法渠道，根据《易制毒化学品管理条例》（以下简称《条例》），制定本办法。

第二条　药品类易制毒化学品是指《条例》中所确定的麦角酸、麻黄素等物质，品种目录见本办法附件1。

国务院批准调整易制毒化学品分类和品种，涉及药品类易制毒化学品的，国家食品药品监督管理局应当及时调整并予公布。

第三条　药品类易制毒化学品的生产、经营、购买以及监督管理，适用本办法。

第四条　国家食品药品监督管理局主管全国药品类易制毒化学品生产、经营、购买等方面的监督管理工作。

县级以上地方食品药品监督管理部门负责本行政区域内的药品类易制毒化学品生产、经营、购买等方面的监督管理工作。

第二章　生产、经营许可

第五条　生产、经营药品类易制毒化学品，应当依照《条例》和本办法的规定取得药品类易制毒化学品生产、经营许可。

生产药品类易制毒化学品中属于药品的品种，还应当依照《药品管理法》和相关规定取得药品批准文号。

第六条　药品生产企业申请生产药品类易制毒化学品，应当符合《条例》第七条规定的条件，向所在地省、自治区、直辖市食品药品监督管理部门提出申请，报送以下资料：

（一）药品类易制毒化学品生产申请表（见附件2）；

（二）《药品生产许可证》、《药品生产质量管理规范》认证证书和企业营业执照复印件；

（三）企业药品类易制毒化学品管理的组织机构图（注明各部门职责及相互关系、部门负责人）；

（四）反映企业现有状况的周边环境图、总平面布置图、仓储平面布置图、质量检验场所平面布置图、药品类易制毒化学品生产场所平面布置图（注明药品类易制毒化学品相应安全管理设施）；

（五）药品类易制毒化学品安全管理制度文件目录；

（六）重点区域设置电视监控设施的说明以及与公安机关联网报警的证明；

（七）企业法定代表人、企业负责人和技术、管理人员具有药品类易制毒化学品有关知识的说明材料；

（八）企业法定代表人及相关工作人员无毒品犯罪记录的证明；

（九）申请生产仅能作为药品中间体使用的药品类易制毒化学品的，还应当提供合法用途说明等其他相应资料。

第七条　省、自治区、直辖市食品药品监督管理部门应当在收到申请之日起5日内，对申报资料进行形式审查，决定是否受理。受理的，在30日内完成现场检查，将检查结果连同企业申报资料报送国家食品药品监督管理局。国家食品药品监督管理局应当在30日内完成实质性审查，对符合规定的，发给《药品类易制毒化学品生产许可批件》（以下简称《生产许可批件》，见附件3），注明许可生产的药品类易制毒化学品名称；不予许可的，应当书面说明理由。

第八条　药品生产企业收到《生产许可批件》后，应当向所在地省、自治区、直辖市食品药品监督管理部门提出变更《药品生产许可证》生产范围的申请。省、自治区、直辖市食品药品监督管理部门应当根据《生产许可批件》，在《药品生产许可证》正本的生产范围中标注“药品类易制毒化学品”；在副本的生产范围中标注“药品类易制毒化学品”后，括弧内标注药品类易制毒化学品名称。

第九条　药品类易制毒化学品生产企业申请换发《药品生产许可证》的，省、自治区、直辖市食品药品监督管理部门除按照《药品生产监督管理办法》审查外，还应当对企业的药品类易制毒化学品生产条件和安全管理情况进行审查。对符合规定的，在换发的《药品生产许可证》中继续标注药品类易制毒化学品生产范围和品种名称；对不符合规定的，报国家食品药品监督管理局。

国家食品药品监督管理局收到省、自治区、直辖市食品药品监督管理部门报告后，对不符合规定的企业注销其《生产许可批件》，并通知企业所在地省、自治区、直辖市食品药品监督管理部门注销该企业《药品生产许可证》中的药品类易制毒化学品生产范围。

第十条　药品类易制毒化学品生产企业不再生产药品类易制毒化学品的，应当在停止生产经营后3个月内办理注销相关许可手续。

药品类易制毒化学品生产企业连续1年未生产的，应当书面报告所在地省、自治区、直辖市食品药品监督管理部门；需要恢复生产的，应当经所在地省、自治区、直辖市食品药品监督管理部门对企业的生产条件和安全管理情况进行现场检查。

第十一条　药品类易制毒化学品生产企业变更生产地址、品种范围的，应当重新申办《生产许可批件》。

药品类易制毒化学品生产企业变更企业名称、法定代表人的，由所在地省、自治区、直辖市食品药品监督管理部门办理《药品生产许可证》变更手续，报国家食品药品监督管理局备案。

第十二条　药品类易制毒化学品以及含有药品类易制毒化学品的制剂不得委托生产。

药品生产企业不得接受境外厂商委托加工药品类易制毒化学品以及含有药品类易制毒化学品的产

品；特殊情况需要委托加工的，须经国家食品药品监督管理局批准。

第十三条 药品类易制毒化学品的经营许可，国家食品药品监督管理局委托省、自治区、直辖市食品药品监督管理部门办理。

药品类易制毒化学品单方制剂和小包装麻黄素，纳入麻醉药品销售渠道经营，仅能由麻醉药品全国性批发企业和区域性批发企业经销，不得零售。

未实行药品批准文号管理的品种，纳入药品类易制毒化学品原料药渠道经营。

第十四条 药品经营企业申请经营药品类易制毒化学品原料药，应当符合《条例》第九条规定的条件，向所在地省、自治区、直辖市食品药品监督管理部门提出申请，报送以下资料：

（一）药品类易制毒化学品原料药经营申请表（见附件4）；

（二）具有麻醉药品和第一类精神药品定点经营资格或者第二类精神药品定点经营资格的《药品经营许可证》、《药品经营质量管理规范》认证证书和企业营业执照复印件；

（三）企业药品类易制毒化学品管理的组织机构图（注明各部门职责及相互关系、部门负责人）；

（四）反映企业现有状况的周边环境图、总平面布置图、仓储平面布置图（注明药品类易制毒化学品相应安全管理设施）；

（五）药品类易制毒化学品安全管理制度文件目录；

（六）重点区域设置电视监控设施的说明以及与公安机关联网报警的证明；

（七）企业法定代表人、企业负责人和销售、管理人员具有药品类易制毒化学品有关知识的说明材料；

（八）企业法定代表人及相关工作人员无毒品犯罪记录的证明。

第十五条 省、自治区、直辖市食品药品监督管理部门应当在收到申请之日起5日内，对申报资料进行形式审查，决定是否受理。受理的，在30日内完成现场检查和实质性审查，对符合规定的，在《药品经营许可证》经营范围中标注“药品类易制毒化学品”，并报国家食品药品监督管理局备案；不予许可的，应当书面说明理由。

第三章 购买许可

第十六条 国家对药品类易制毒化学品实行购买许可制度。购买药品类易制毒化学品的，应当办理《药品类易制毒化学品购用证明》（以下简称《购用证明》），但本办法第二十一条规定的情形除外。

《购用证明》由国家食品药品监督管理局统一印制（样式见附件5），有效期为3个月。

第十七条 《购用证明》申请范围：

（一）经批准使用药品类易制毒化学品用于药品生产的药品生产企业；

（二）使用药品类易制毒化学品的教学、科研单位；

（三）具有药品类易制毒化学品经营资格的药品经营企业；

（四）取得药品类易制毒化学品出口许可的外贸出口企业；

（五）经农业部会同国家食品药品监督管理局下达兽用盐酸麻黄素注射液生产计划的兽药生产企业。

药品类易制毒化学品生产企业自用药品类易制毒化学品原料药用于药品生产的，也应当按照本办法规定办理《购用证明》。

第十八条 购买药品类易制毒化学品应当符合《条例》第十四条规定，向所在地省、自治区、直辖市食品药品监督管理部门或者省、自治区食品药品监督管理部门确定并公布的设区的市级食品药品监督管理部门提出申请，填报购买药品类易制毒化学品申请表（见附件6），提交相应资料（见附件7）。

第十九条 设区的市级食品药品监督管理部门应当在收到申请之日起5日内，对申报资料进行形式审查，决定是否受理。受理的，必要时组织现场检查，5日内将检查结果连同企业申报资料报送省、自治区食品药品监督管理部门。省、自治区食品药品监督管理部门应当在5日内完成审查，对符合规定的，发给《购用证明》；不予许可的，应当书面说明理由。

省、自治区、直辖市食品药品监督管理部门直接受理的，应当在收到申请之日起10日内完成审查和必要的现场检查，对符合规定的，发给《购用证明》；不予许可的，应当书面说明理由。

省、自治区、直辖市食品药品监督管理部门在批准发给《购用证明》之前，应当请公安机关协助核查相关内容；公安机关核查所用的时间不计算在上述期限之内。

第二十条 《购用证明》只能在有效期内一次使用。《购用证明》不得转借、转让。购买药品类易制毒化学品时必须使用《购用证明》原件，不得使用复印件、传真件。

第二十一条 符合以下情形之一的，豁免办理《购用证明》：

（一）医疗机构凭麻醉药品、第一类精神药品购用印鉴卡购买药品类易制毒化学品单方制剂和小包装麻黄素的；

（二）麻醉药品全国性批发企业、区域性批发企业持麻醉药品调拨单购买小包装麻黄素以及单次购买麻黄素片剂6万片以下、注射剂1.5万支以下的；

（三）按规定购买药品类易制毒化学品标准品、对照品的；

（四）药品类易制毒化学品生产企业凭药品类易制毒化学品出口许可自营出口药品类易制毒化学品的。

第四章 购销管理

第二十二条 药品类易制毒化学品生产企业应当将药品类易制毒化学品原料药销售给取得《购用证明》的药品生产企业、药品经营企业和外贸出口企业。

第二十三条 药品类易制毒化学品经营企业应当将药品类易制毒化学品原料药销售给本省、自治区、直辖市行政区域内取得《购用证明》的单位。药品类易制毒化学品经营企业之间不得购销药品类易制毒化学品原料药。

第二十四条 教学科研单位只能凭《购用证明》从麻醉药品全国性批发企业、区域性批发企业和药品类易制毒化学品经营企业购买药品类易制毒化学品。

第二十五条 药品类易制毒化学品生产企业应当将药品类易制毒化学品单方制剂和小包装麻黄素销售给麻醉药品全国性批发企业。麻醉药品全国性批发企业、区域性批发企业应当按照《麻醉药品和精神药品管理条例》第三章规定的渠道销售药品类易制毒化学品单方制剂和小包装麻黄素。麻醉药品区域性批发企业之间不得购销药品类易制毒化学品单方制剂和小包装麻黄素。

麻醉药品区域性批发企业之间因医疗急需等特殊情况需要调剂药品类易制毒化学品单方制剂的，应当在调剂后2日内将调剂情况分别报所在地省、自治区、直辖市食品药品监督管理部门备案。

第二十六条 药品类易制毒化学品禁止使用现金或者实物进行交易。

第二十七条 药品类易制毒化学品生产企业、经营企业销售药品类易制毒化学品，应当逐一建立购买方档案。

购买方为非医疗机构的，档案内容至少包括：

（一）购买方《药品生产许可证》、《药品经营许可证》、企业营业执照等资质证明文件复印件；

（二）购买方企业法定代表人、主管药品类易制毒化学品负责人、采购人员姓名及其联系方式；

（三）法定代表人授权委托书原件及采购人员身份证明文件复印件；

（四）《购用证明》或者麻醉药品调拨单原件；

（五）销售记录及核查情况记录。

购买方为医疗机构的，档案应当包括医疗机构麻醉药品、第一类精神药品购用印鉴卡复印件和销售记录。

第二十八条 药品类易制毒化学品生产企业、经营企业销售药品类易制毒化学品时，应当核查采购人员身份证明和相关购买许可证明，无误后方可销售，并保存核查记录。

发货应当严格执行出库复核制度，认真核对实物与药品销售出库单是否相符，并确保将药品类易制毒化学品送达购买方《药品生产许可证》或者《药品经营许可证》所载明的地址，或者医疗机构的药库。

在核查、发货、送货过程中发现可疑情况的，应当立即停止销售，并向所在地食品药品监督管理部门和公安机关报告。

第二十九条 除药品类易制毒化学品经营企业外，购用单位应当按照《购用证明》载明的用途使用药品类易制毒化学品，不得转售；外贸出口企业购买的药品类易制毒化学品不得内销。

购用单位需要将药品类易制毒化学品退回原供货单位的，应当分别报其所在地和原供货单位所在地省、自治区、直辖市食品药品监督管理部门备案。原供货单位收到退货后，应当分别向其所在地和原购用单位所在地省、自治区、直辖市食品药品监督管理部门报告。

第五章 安全管理

第三十条 药品类易制毒化学品生产企业、经营企业、使用药品类易制毒化学品的药品生产企业和教学科研单位，应当配备保障药品类易制毒化学品安全管理的设施，建立层层落实责任制的药品类易制毒化学品管理制度。

第三十一条 药品类易制毒化学品生产企业、经营企业和使用药品类易制毒化学品的药品生产企业，应当设置专库或者在药品仓库中设立独立的专库（柜）储存药品类易制毒化学品。

麻醉药品全国性批发企业、区域性批发企业可在其麻醉药品和第一类精神药品专库中设专区存放药品类易制毒化学品。

教学科研单位应当设立专柜储存药品类易制毒化学品。

专库应当设有防盗设施，专柜应当使用保险柜；专库和专柜应当实行双人双锁管理。

药品类易制毒化学品生产企业、经营企业和使用药品类易制毒化学品的药品生产企业，其关键生产岗位、储存场所应当设置电视监控设施，安装报警装置并与公安机关联网。

第三十二条 药品类易制毒化学品生产企业、经营企业和使用药品类易制毒化学品的药品生产企业，应当建立药品类易制毒化学品专用账册。专用账册保存期限应当自药品类易制毒化学品有效期期满之日起不少于2年。

药品类易制毒化学品生产企业自营出口药品类易制毒化学品的，必须在专用账册中载明，并留存出口许可及相应证明材料备查。

药品类易制毒化学品入库应当双人验收，出库应当双人复核，做到账物相符。

第三十三条 发生药品类易制毒化学品被盗、被抢、丢失或者其他流入非法渠道情形的，案发单位应当立即报告当地公安机关和县级以上地方食品药品监督管理部门。接到报案的食品药品监督管理部门应当逐级上报，并配合公安机关查处。

第六章 监督管理

第三十四条 县级以上地方食品药品监督管理部门负责本行政区域内药品类易制毒化学品生产企业、经营企业、使用药品类易制毒化学品的药品生产企业和教学科研单位的监督检查。

第三十五条 食品药品监督管理部门应当建立对本行政区域内相关企业的监督检查制度和监督检查档案。监督检查至少应当包括药品类易制毒化学品的安全管理状况、销售流向、使用情况等内容；对企业的监督检查档案应当全面翔实，应当有现场检查等情况的记录。每次检查后应当将检查结果以书面形式告知被检查单位；需要整改的应当提出整改内容及整改期限，并实施跟踪检查。

第三十六条 食品药品监督管理部门对药品类易制毒化学品的生

产、经营、购买活动进行监督检查时，可以依法查看现场、查阅和复制有关资料、记录有关情况、扣押相关的证据材料和违法物品；必要时，可以临时查封有关场所。

被检查单位及其工作人员应当配合食品药品监督管理部门的监督检查，如实提供有关情况和材料、物品，不得拒绝或者隐匿。

第三十七条 食品药品监督管理部门应当将药品类易制毒化学品许可、依法吊销或者注销许可的情况及时通报有关公安机关和工商行政管理部门。

食品药品监督管理部门收到工商行政管理部门关于药品类易制毒化学品生产企业、经营企业吊销营业执照或者注销登记的情况通报后，应当及时注销相应的药品类易制毒化学品许可。

第三十八条 药品类易制毒化学品生产企业、经营企业应当于每月10日前，向所在地县级食品药品监督管理部门、公安机关及中国麻醉药品协会报送上月药品类易制毒化学品生产、经营和库存情况；每年3月31日前向所在地县级食品药品监督管理部门、公安机关及中国麻醉药品协会报送上年度药品类易制毒化学品生产、经营和库存情况。食品药品监督管理部门应当将汇总情况及时报告上一级食品药品监督管理部门。

药品类易制毒化学品生产企业、经营企业应当按照食品药品监督管理部门制定的药品电子监管实施要求，及时联入药品电子监管网，并通过网络报送药品类易制毒化学品生产、经营和库存情况。

第三十九条 药品类易制毒化学品生产企业、经营企业、使用药品类易制毒化学品的药品生产企业和教学科研单位，对过期、损坏的药品类易制毒化学品应当登记造册，并向所在地县级以上地方食品药品监督管理部门申请销毁。食品药品监督管理部门应当自接到申请之日起5日内到现场监督销毁。

第四十条 有《行政许可法》第六十九条第一款、第二款所列情形的，省、自治区、直辖市食品药品监督管理部门或者国家食品药品监督管理局应当撤销根据本办法作出的有关许可。

第七章 法律责任

第四十一条 药品类易制毒化学品生产企业、经营企业、使用药品类易制毒化学品的药品生产企业、教学科研单位，未按规定执行安全管理制度的，由县级以上食品药品监督管理部门按照《条例》第四十条第一款第一项的规定给予处罚。

第四十二条 药品类易制毒化学品生产企业自营出口药品类易制毒化学品，未按规定在专用账册中载明或者未按规定留存出口许可、相应证明材料备查的，由县级以上食品药品监督管理部门按照《条例》第四十条第一款第四项的规定给予处罚。

第四十三条 有下列情形之一的，由县级以上食品药品监督管理部门给予警告，责令限期改正，可以并处1万元以上3万元以下的罚款：

（一）药品类易制毒化学品生产企业连续停产1年以上未按规定报告的，或者未经所在地省、自治区、直辖市食品药品监督管理部门现场检查即恢复生产的；

（二）药品类易制毒化学品生产企业、经营企业未按规定渠道购销药品类易制毒化学品的；

（三）麻醉药品区域性批发企业因特殊情况调剂药品类易制毒化学品后未按规定备案的；

（四）药品类易制毒化学品发生退货，购用单位、供货单位未按规定备案、报告的。

第四十四条 药品类易制毒化学品生产企业、经营企业、使用药品类易制毒化学品的药品生产企业和教学科研单位，拒不接受食品药品监督管理部门监督检查的，由县级以上食品药品监督管理部门按照《条例》第四十二条规定给予处罚。

第四十五条 对于由公安机关、工商行政管理部门按照《条例》第三十八条作出行政处罚决定的单位，食品药品监督管理部门自该行政处罚决定作出之日起3年内不予受理其药品类易制毒化学品生产、经营、购买许可的申请。

第四十六条 食品药品监督管理部门工作人员在药品类易制毒化学品管理工作中有应当许可而不许可、不应当许可而滥许可，以及其他滥用职权、玩忽职守、徇私舞弊行为的，依法给予行政处分；构成犯罪的，依法追究刑事责任。

第八章 附 则

第四十七条 申请单位按照本办法的规定申请行政许可事项的，应当对提交资料的真实性负责，提供资料为复印件的，应当加盖申请单位的公章。

第四十八条 本办法所称小包装麻黄素是指国家食品药品监督管理局指定生产的供教学、科研和医疗机构配制制剂使用的特定包装的麻黄素原料药。

第四十九条 对兽药生产企业购用盐酸麻黄素原料药以及兽用盐酸麻黄素注射液生产、经营等监督管理，按照农业部和国家食品药品监督管理局的规定执行。

第五十条 本办法自2010年5月1日起施行。原国家药品监督管理局1999年6月26日发布的《麻黄素管理办法》（试行）同时废止。

附件：1. 药品类易制毒化学品品种目录

2. 药品类易制毒化学品生产申请表

3. 药品类易制毒化学品生产许可批件

4. 药品类易制毒化学品原料药经营申请表

5. 药品类易制毒化学品购用证明

6. 购买药品类易制毒化学品申请表

7. 购买药品类易制毒化学品申报资料要求

附件 1

药品类易制毒化学品品种目录

1. 麦角酸
2. 麦角胺
3. 麦角新碱
4. 麻黄素、伪麻黄素、消旋麻黄素、去甲麻黄素、甲基麻黄素、麻黄浸膏、麻黄浸膏粉等麻黄素类物质

说明：

一、所列物质包括可能存在的盐类。

二、药品类易制毒化学品包括原料药及其单方制剂。

附件 2

药品类易制毒化学品生产申请表

<table>
<tr><td>申请企业名称</td><td colspan="4"></td></tr>
<tr><td>注册地址</td><td colspan="2"></td><td>邮编</td><td></td></tr>
<tr><td>生产地址</td><td colspan="2"></td><td>邮编</td><td></td></tr>
<tr><td>企业法定代表人</td><td colspan="2"></td><td>电话</td><td></td></tr>
<tr><td>联系人</td><td colspan="2"></td><td>电话</td><td></td></tr>
<tr><td>药品生产
许可证编号</td><td></td><td>GMP
证书编号</td><td colspan="2"></td></tr>
<tr><td>品名</td><td colspan="4"></td></tr>
<tr><td>类别</td><td>原料药 □
单方制剂 □
小包装麻黄素□
其他 □</td><td>剂　型</td><td colspan="2"></td></tr>
<tr><td colspan="5">申请理由：</td></tr>
<tr><td colspan="5">食品药品监督管理部门现场检查情况：

检查人签字：

年　月　日</td></tr>
<tr><td colspan="5">审查意见：

省、自治区、直辖市食品药品监督管理部门盖章
年　月　日</td></tr>
</table>

附件 3

药品类易制毒化学品生产许可批件

受理号：　　　　　　　　　　　　　批件号：

品名				
类别	原料药 □　单方制剂 □ 小包装麻黄素 □　其他 □		剂型	
生产企业名称				
生产地址				
审批结论				
主送单位				
抄送单位				
说明				

国家食品药品监督管理局盖章

年　月　日

附件 4

药品类易制毒化学品原料药经营申请表

申请企业名称				
注册地址			邮编	
仓库地址			邮编	
企业法定代表人			电话	
联系人			电话	
药品经营许可证编号		GMP 证书编号		
品名				
申请理由：				
食品药品监督管理部门现场检查情况： 检查人签字： 年　月　日				
审查意见： 省、自治区、直辖市食品药品监督管理部门盖章 年　月　日				

附件 5

药品类易制毒化学品购用证明

编号：

购用单位名称			
供货单位名称			
购用品名			
类别	原料药□　单方制剂□　小包装麻黄素□　其他□		
规格		剂型	
用途			
购用数量			
有效期	自　年　月　日至　年　月　日		

省、自治区、直辖市食品药品监督管理部门盖章

年　月　日

注：1. 由省、自治区、直辖市食品药品监督管理部门填写五份，存档一份，交供货单位所在地省、自治区、直辖市食品药品监督管理部门一份。购用单位交供货单位一份，交购用单位当地公安机关一份，留存一份。

2. 在填写购用品名时要注明盐类，数量一并用大小写注明。

3. 购用单位、供货单位留存购用证明 3 年备查。

附件 6

购买药品类易制毒化学品申请表

申购单位名称	（盖章）			
地址		邮编		
法定代表人		电话		
身份证号码				
经办人		电话		
身份证号码				
申购品名		规格		
类别	原料药 □　单方制剂 □ 小包装麻黄素 □　其他 □		剂型	
申购数量				
拟定供货单位		电话		
用途及数量计算依据的详细说明：				
受理申请的食品药品监督管理部门审查意见： 盖　章 年　月　日				

附件 7

购买药品类易制毒化学品申报资料要求

资料项目 \ 申购单位类型	药品生产企业	药品经营企业	教学科研单位	外贸出口企业
企业营业执照复印件	+	+	−	+
《药品生产许可证》复印件	+	−	−	−
《药品经营许可证》复印件	−	+	−	−
其他资质证明文件复印件	−	−	+	+
《药品生产质量管理规范》认证证书复印件	+	−	−	−
《药品经营质量管理规范》认证证书复印件	−	+	−	−
药品批准证明文件复印件	+[1]	−	−	+
国内购货合同复印件	+[2]	+	−	+
上次购买的增值税发票复印件（首次购买的除外）	+[2]	+	+	+
上次购买的使用、销售或出口情况（首次购买的除外）	+	+	+	+
用途证明材料	−	−	+	−
确保将药品类易制毒化学品用于合法用途的保证函	−	−	+	−
本单位安全保管制度及设施情况的说明材料	−	−	+	−
加强安全管理的承诺书	+	+	+	+
出口许可文件复印件	−	−	−	+
应当提供的其他材料*	−	−	+	−

注：1. “+”指必须报送的资料；
2. “−”指可以免报的资料；
3. “+[1]”药品生产企业尚未取得药品批准文号，用于科研的可提交说明材料；
4. “+[2]”药品类易制毒化学品生产企业自用用于药品生产的可不报送；
5. “*”由省、自治区、直辖市食品药品监督管理部门规定并提前公布。

中华人民共和国卫生部令（第73号）

《食品添加剂新品种管理办法》已于2010年3月15日经卫生部部务会议审议通过，现予以发布，自发布之日起施行。

部长 陈竺

二〇一〇年三月三十日

食品添加剂新品种管理办法

第一条 为加强食品添加剂新品种管理，根据《食品安全法》和《食品安全法实施条例》有关规定，制定本办法。

第二条 食品添加剂新品种是指：

（一）未列入食品安全国家标准的食品添加剂品种；

（二）未列入卫生部公告允许使用的食品添加剂品种；

（三）扩大使用范围或者用量的食品添加剂品种。

第三条 食品添加剂应当在技术上确有必要且经过风险评估证明安全可靠。

第四条 使用食品添加剂应当符合下列要求：

（一）不应当掩盖食品腐败变质；

（二）不应当掩盖食品本身或者加工过程中的质量缺陷；

（三）不以掺杂、掺假、伪造为目的而使用食品添加剂；

（四）不应当降低食品本身的营养价值；

（五）在达到预期的效果下尽可能降低在食品中的用量；

（六）食品工业用加工助剂应当在制成最后成品之前去除，有规定允许残留量的除外。

第五条 卫生部负责食品添加剂新品种的审查许可工作，组织制定食品添加剂新品种技术评价和审查规范。

第六条 申请食品添加剂新品种生产、经营、使用或者进口的单位或者个人（以下简称申请人），应当提出食品添加剂新品种许可申请，并提交以下材料：

（一）添加剂的通用名称、功能分类，用量和使用范围；

（二）证明技术上确有必要和使用效果的资料或者文件；

（三）食品添加剂的质量规格要求、生产工艺和检验方法，食品中该添加剂的检验方法或者相关情况说明；

（四）安全性评估材料，包括生产原料或者来源、化学结构和物理特性、生产工艺、毒理学安全性评价资料或者检验报告、质量规格检验报告；

（五）标签、说明书和食品添加剂产品样品；

（六）其他国家（地区）、国际组织允许生产和使用等有助于安全性评估的资料。

申请食品添加剂品种扩大使用范围或者用量的，可以免予提交前款第四项材料，但是技术评审中要求补充提供的除外。

第七条 申请首次进口食品添加剂新品种的，除提交第六条规定的材料外，还应当提交以下材料：

（一）出口国（地区）相关部门或者机构出具的允许该添加剂在本国（地区）生产或者销售的证明材料；

（二）生产企业所在国（地区）有关机构或者组织出具的对生产企业审查或者认证的证明材料。

第八条 申请人应当如实提交有关材料，反映真实情况，并对申请材料内容的真实性负责，承担法律后果。

第九条 申请人应当在其提交的本办法第六条第一款第一项、第二项、第三项材料中注明不涉及商业秘密，可以向社会公开的内容。

食品添加剂新品种技术上确有必要和使用效果等情况，应当向社会公开征求意见，同时征求质量监督、工商行政管理、食品药品监督管理、工业和信息化、商务等有关部门和相关行业组织的意见。

对有重大意见分歧，或者涉及重大利益关系的，可以举行听证会听取意见。

反映的有关意见作为技术评审的参考依据。

第十条 卫生部应当在受理后60日内组织医学、农业、食品、营养、工艺等方面的专家对食品添加剂新品种技术上确有必要性和安全性评估资料进行技术审查，并作出技术评审结论。对技术评审中需要补充有关资料的，应当及时通知申请人，申请人应当按照要求及时补充有关材料。

必要时，可以组织专家对食品添加剂新品种研制及生产现场进行核实、评价。

需要对相关资料和检验结果进行验证检验的，应当将检验项目、检验批次、检验方法等要求告知申请人。安全性验证检验应当在取得资质认定的检验机构进行。对尚无食品安全国家检验方法标准的，应当首先对检验方法进行验证。

第十一条 食品添加剂新品种行政许可的具体程序按照《行政许可法》和《卫生行政许可管理办法》等有关规定执行。

第十二条 根据技术评审结论，卫生部决定对在技术上确有必要性和符合食品安全要求的食品添加剂新品种准予许可并列入允许使用的食品添加剂名单予以公布。

对缺乏技术上必要性和不符合食品安全要求的，不予许可并书面说明理由。

对发现可能添加到食品中的非食用化学物质或者其他危害人体健康的物质，按照《食品安全法实施条例》第四十九条执行。

第十三条 卫生部根据技术上必要性和食品安全风险评估结果，将公告允许使用的食品添加剂的品种、使用范围、用量按照食品安全国家标准的程序，制定、公布为食品安全国家标准。

第十四条 有下列情形之一的，卫生部应当及时组织对食品添加剂进行重新评估：

（一）科学研究结果或者有证据表明食品添加剂安全性可能存在问题的；

（二）不再具备技术上必要性的。

对重新审查认为不符合食品安全要求的，卫生部可以公告撤销已批准的食品添加剂品种或者修订其使用范围和用量。

第十五条 本办法自公布之日起施行。卫生部2002年3月28日发布的《食品添加剂卫生管理办法》同时废止。

中华人民共和国卫生部、中华人民共和国人力资源和社会保障部令（第74号）

《护士执业资格考试办法》已经卫生部部务会、人力资源和社会保障部部务会审议通过，并已经国务院同意，现予发布，自2010年7月1日起施行。

卫生部部长　陈竺

人力资源和社会保障部部长　尹蔚民

二〇一〇年五月十日

护士执业资格考试办法

第一条 为规范全国护士执业资格考试工作，加强护理专业队伍建设，根据《护士条例》第七条规定，制定本办法。

第二条 卫生部负责组织实施护士执业资格考试。国家护士执业资格考试是评价申请护士执业资格者是否具备执业所必需的护理专业知识与工作能力的考试。

考试成绩合格者，可申请护士执业注册。

具有护理、助产专业中专和大专学历的人员，参加护士执业资格考试并成绩合格，可取得护理初级（士）专业技术资格证书；护理初级（师）专业技术资格按照有关规定通过参加全国卫生专业技术资格考试取得。

具有护理、助产专业本科以上学历的人员，参加护士执业资格考试并成绩合格，可以取得护理初级（士）专业技术资格证书；在达到《卫生技术人员职务试行条例》规定的护师专业技术职务任职资格年限后，可直接聘任护师专业技术职务。

第三条 护士执业资格考试实行国家统一考试制度。统一考试大纲，统一命题，统一合格标准。

护士执业资格考试原则上每年举行一次，具体考试日期在举行考试3个月前向社会公布。

第四条 护士执业资格考试包括专业实务和实践能力两个科目。一次考试通过两个科目为考试成绩合格。

为加强对考生实践能力的考核，原则上采用“人机对话”考试方式进行。

第五条 护士执业资格考试遵循公平、公开、公正的原则。

第六条 卫生部和人力资源社会保障部成立全国护士执业资格考试委员会。主要职责是：

（一）对涉及护士执业资格考试的重大事项进行协调、决策；

（二）审定护士执业资格考试大纲、考试内容和方案；

（三）确定并公布护士执业资格考试成绩合格线；

（四）指导全国护士执业资格考试工作。

全国护士执业资格考试委员会下设办公室，办公室设在卫生部，负责具体工作。

第七条 护士执业资格考试考务管理实行承办考试机构、考区、考点三级责任制。

第八条 承办考试机构具体组织实施护士执业资格考试考务工作。主要职责是：

（一）组织制定护士执业资格考试考务管理规定，负责全国护士执业资格考试考务管理；

（二）组织专家拟定护士执业资格考试大纲和命题审卷的有关规定并承担具体工作；

（三）负责护士执业资格考试考生信息处理；

（四）组织评定考试成绩，提供考生成绩单和护士执业资格考试成绩合格证明；

（五）负责考试结果的统计分析和考试工作总结，并向护士执业资格考试委员会提交工作报告；

（六）负责建立护士执业资格考试命题专家库和考试题库；

（七）指导考区有关考试的业务工作。

第九条 各省、自治区、直辖市及新疆生产建设兵团设立考区。省、自治区、直辖市人民政府卫生行政部门及新疆生产建设兵团卫生局负责本辖区的考试工作。其主要职责是：

（一）负责本考区护士执业资格考试的考务管理；

（二）制定本考区护士执业资格考试考务管理具体措施；

（三）负责审定考生报名资格；

（四）负责指导考区内各考点的业务工作；

（五）负责处理、上报考试期间本考区发生的重大问题。

省、自治区、直辖市人民政府卫生行政部门及新疆生产建设兵团卫生局可根据实际情况，会同人力资源社会保障部门成立护士执业资格考试领导小组。

第十条 考区根据考生情况设置考点，报全国护士执业资格考试委员会备案。考点设在设区的市。考点的主要职责是：

（一）负责本考点护士执业资格考试的考务工作；

（二）执行本考点护士执业资格考试考务管理具体措施；

（三）受理考生报名，核实报名材料，初审考生报名资格；

（四）负责为不能自行上网打印准考证的考生打印准考证；

（五）处理、上报本考点考试期间发生的问题；

（六）发给考生成绩单和护士执业资格考试成绩合格证明。

第十一条 各级考试管理机构要有计划地培训考务工作人员和监考人员，提高考试管理水平。

第十二条 在中等职业学校、高等学校完成国务院教育主管部门和国务院卫生主管部门规定的普通全日制3年以上的护理、助产专业课程学习，包括在教学、综合医院完成8个月以上护理临床实习，并取得相应学历证书的，可以申请参加护士执业资格考试。

第十三条 申请参加护士执业资格考试的人员，应当在公告规定的期限内报名，并提交以下材料：

（一）护士执业资格考试报名申请表；

（二）本人身份证明；

（三）近6个月二寸免冠正面半身照片3张；

（四）本人毕业证书；

（五）报考所需的其他材料。

申请人为在校应届毕业生的，应当持有所在学校出具的应届毕业生毕业证明，到学校所在地的考点报名。学校可以为本校应届毕业生办理集体报名手续。

申请人为非应届毕业生的，可以选择到人事档案所在地报名。

第十四条 申请参加护士执业资格考试者，应当按国家价格主管部门确定的收费标准缴纳考试费。

第十五条 护士执业资格考试成绩于考试结束后45个工作日内公布。考生成绩单由报名考点发给考生。

第十六条 考试成绩合格者，取得考试成绩合格证明，作为申请护士执业注册的有效证明。

第十七条 考试考务管理工作要严格执行有关规章和纪律，切实做好试卷命制、印刷、发送和保管过程中的保密工作，严防泄密。

第十八条 护士执业资格考试实行回避制度。考试工作人员有下列情形之一的，应当回避：

（一）是考生近亲属的；

（二）与考生有其他利害关系，可能影响考试公正的。

第十九条 对违反考试纪律和有关规定的，按照《专业技术人员资格考试违纪违规行为处理规定》处理。

第二十条 军队有关部门负责军队人员参加全国护士执业资格考试的报名、成绩发布等工作。

第二十一条 香港特别行政区、澳门特别行政区和台湾地区居民符合本办法规定和《内地与香港关于建立更紧密经贸关系的安排》、《内地与澳门关于建立更紧密经贸关系的安排》或者内地有关主管部门规定的，可以申请参加护士执业资格考试。

第二十二条 本办法自2010年7月1日起施行。

中华人民共和国卫生部令（第75号）

《医疗卫生服务单位信息公开管理办法（试行）》已于2010年3月15日经卫生部部务会议讨论通过，现予发布，自2010年8月1日起施行。

部长　陈竺

二〇一〇年六月三日

医疗卫生服务单位信息公开管理办法（试行）

第一章 总 则

第一条 为保障公民、法人和其他组织依法获取医疗卫生服务单位信息，提高医疗卫生服务工作的透明度，促进医疗卫生服务单位依法执业，诚信服务，根据《中华人民共和国政府信息公开条例》和有关卫生法律法规，制定本办法。

第二条 本办法所称信息是指医疗卫生服务单位在提供医疗卫生服务过程中产生的，以一定形式记录、保存的信息以及其他与医疗卫生服务有关的信息。

本办法所称医疗卫生服务单位是指从事疾病诊断治疗、疾病预防控制、健康教育、妇幼保健、精神卫生、采供血和卫生技术服务等医疗卫生服务活动的单位。

承担卫生行政部门卫生监督执法任务的卫生监督机构信息公开工作，按照《中华人民共和国政府信息公开条例》执行。

第三条 卫生部、国家中医药管理局负责统筹指导全国医疗卫生服务单位信息公开工作。

县级以上地方人民政府卫生、中医药行政管理部门负责推进、指导、协调、监督本行政区域内医疗卫生服务单位信息公开工作。

第四条 医疗卫生服务单位公开信息，应当按照规定权限和程序，遵循公正、公平、便民的原则，做到公开内容真实，公开程序规范。

医疗卫生服务单位若发现与自身相关的、可能扰乱社会管理秩序的虚假或者不完整信息，应当及时发布准确的信息予以澄清。

第五条 医疗卫生服务单位应当建立健全信息发布保密审查机制，明确审查的责任和程序。信息公开前，应当依照国家保密法律法规和有关规定对拟公开的信息进行保密审查。

第六条 医疗卫生服务单位应当将开展信息公开工作所需经费纳入年度预算，保障有关工作正常进行。

第二章 公开范围和内容

第七条 医疗卫生服务单位对符合下列基本要求之一的信息，应当主动向社会公开：

（一）需要社会公众广泛知晓或者参与的；

（二）反映医疗卫生服务单位设置、职能、工作规则、办事程序等情况的；

（三）其他依照法律、法规和国家有关规定应当主动公开的。

第八条 从事疾病预防控制、健康教育、妇幼保健、精神卫生和卫生技术服务等活动的医疗卫生服务单位，应当公开下列信息：

（一）辖区内居民相关领域健康状况，主要公共卫生问题及其影响因素和解决问题所需的主要技术措施；

（二）承担的基本公共卫生服务（含中医药）项目、内容、服务人群及实施情况；

（三）承担的其他公共卫生服务（含疾病预防控制技术服务）项目、内容、价格、收费依据及实施情况；

（四）传染病、地方病、慢性非传染性疾病、职业病、精神疾病等疾病的预防控制措施及实施情况；

（五）营养和食品安全、职业卫生、放射卫生、环境卫生、学校卫生的技术服务工作内容、进展及实施效果；

（六）健康教育和健康促进工作内容、进展及实施效果；

（七）职业卫生技术服务机构、职业健康检查和职业病诊断机构、健康相关产品检验机构等卫生技术服务机构的资质和服务项目；

（八）职责范围内确定的主动公开的其他信息。

第九条 从事疾病诊断、治疗和采供血等活动的医疗卫生服务单位应当公开下列信息：

（一）卫生行政部门核发的执业许可证、卫生技术人员依法执业注册基本情况和卫生技术人员提供医疗服务时的身份标识；

（二）经卫生行政部门批准开展的诊疗科目、准予登记的医疗技术及医疗技术临床应用情况；

（三）经卫生行政部门批准使用的大型医用设备名称、从业人员资质及其使用管理情况；

（四）提供的医疗服务项目、内容、流程情况；

（五）提供的预约诊疗服务方式及门诊出诊医师信息；

（六）医疗服务、常用药品和主要医用耗材的价格及其在医疗保险和新型农村合作医疗中的报销比例；

（七）纳入医疗保险和新型农村合作医疗定点医疗机构的情况，医疗保险和新型农村合作医疗报销政策和补偿流程；

（八）接受捐赠资助的情况和受赠受助财产的使用管理情况；

（九）医疗纠纷处理程序、医疗服务投诉信箱和投诉咨询电话；

（十）医疗服务中的便民服务措施；

（十一）职责范围内确定的主动公开的其他信息。

第十条 同时提供基本公共卫生服务和基本医疗服务的城市社区卫生机构、乡镇卫生院等基层医疗卫生服务单位，除第八条、第九条的相关内容外，还应当公开下列信息：

（一）配备的国家基本药物名称、价格，配备血液的种类、规格、价格；

（二）与本机构建立双向转诊关系的综合、中医（中西医结合、民族医）或者专科医院名称，支援本单位的专家姓名、专长和服务时间。

第十一条 医疗服务中患者使用的药品、血液及其制品、医用耗材和接受医疗服务的名称、数量、单价、金额及医疗总费用等情况，以提供查询服务或提供费用清单的形式告知患者。

第十二条 医疗服务中的下列信息应当事先告知患者按照规定需要签署知情同意书的，应当及时、规范签署相应的知情同意书：

（一）患者接受的重症监护（ICU）、介入诊疗、手术治疗、血液净化、器官移植、人工关节置换、高值（千元以上）费用项目等诊疗服务及其收费标准；

（二）患者接受的超声、造影、电子计算机 X 射线断层扫描技术（CT）、磁共振成像（MRI）等主要辅助检查项目及其收费标准；

（三）医保患者使用的自费比例较高的药品和诊疗项目；新型农村合作医疗患者使用新型农村合作医疗基本药物目录和诊疗项目之外的药品和诊疗项目；

（四）法律法规和临床诊疗规范规定的其他知情同意事项。

第十三条 除本办法第七条、第八条、第九条、第十条规定的应当向社会主动公开的信息外，公民、法人或者其他组织还可以依法向医疗卫生服务单位申请获取涉及其自身利益的相关信息。

第十四条 医疗卫生服务单位的下列信息，不得公开：

（一）属于国家秘密的；

（二）属于商业秘密或者公开后可能导致商业秘密被泄露的；

（三）属于知识产权保护内容的；

（四）属于可用于识别个人身份的或者公开后可能导致对个人隐私造成不当侵害的；

（五）不属于医疗卫生服务单位法定权限内的信息；

（六）法律、法规、规章等规定不予公开的信息。

医疗卫生服务单位的工作人员因卫生行政部门等安排，参加评审、调查、鉴定等活动的，除法律、法规、规章规定外，本人不同意公开其相关信息的，可以不予公开。

第三章 公开方式和程序

第十五条 医疗卫生服务单位应当建立健全本单位信息公开工作制度，指定机构（以下统称信息公开工作机构）负责本单位信息公开日常工作，并向社会公开本单位信息公开工作机构的名称、办公地址、办公时间、联系电话、传真号码、电子邮箱等。

信息公开工作机构具体职责包括：

（一）承办本单位信息公开事宜，并对公开的信息向公众进行必要的解释；

（二）受理和处理向本单位提出的信息公开申请；

（三）采集、维护和更新本单位的信息；

（四）对本单位拟公开的信息进行保密审查；

（五）法律、法规、规章规定的其他职责。

第十六条 医疗卫生服务单位主动公开的信息，应当通过便于公众知晓的方式公开。具备条件的应当在单位网站主动公开，同时可采取符合该信息特点的以下一种或者几种方式予以公开：

（一）公告或者公开发行的信息专刊；

（二）广播、电视、报刊等新闻媒体；

（三）信息公开服务、监督热线电话；

（四）本单位的公共查阅室、资料索取点、信息公开栏、信息亭、电子屏幕、电子触摸屏等场所或设施；

（五）其他便于公众及时、准确获得信息的方式。

第十七条 医疗卫生服务单位向特定服务对象提供的信息，可以通过当面交谈、书面通知、提供查询等形式告知。

第十八条 属于主动公开范围的信息，医疗卫生服务单位应当自该信息形成或者变更之日起 20 个工作日内予以公开。法律、法规对信息公开的期限另有规定的，从其规定。

第十九条 公民、法人和其他组织申请获取信息的，应当采用书面形式向拥有该信息的医疗卫生服务单位提出申请。采用电子邮件等数据电文形式提交申请的，应当通过电话形式加以确认。

获取信息的申请应当包括申请人姓名或名称、身份证明、地址、联系方式、所需信息内容描述及用途等。

第二十条 医疗卫生服务单位在收到申请后应当及时登记，并根据下列情形给予答复或者提供信息：

（一）申请信息属于公开范围的，应当告知申请人获取该信息的方式和途径；

（二）申请信息属于不予公开范围的，应当告知申请人并说明理由；

（三）不属于本单位掌握的信息或者该信息不存在的，应当告知申请人；能够确定该信息拥有单位的，应当告知申请人该单位的名称或联系方式；

（四）申请内容不明确的，应当告知申请人在合理期限内更改或者补正，申请人逾期未更改或者补正的，视为放弃本次申请；

（五）对于同一申请人重复向同一医疗卫生服务单位申请获取同一信息，医疗卫生服务单位已经作出答复且该信息未发生变化的，应当告知申请人，不再重复处理；

（六）医疗卫生服务单位对申请人申请获取与其自身利益无关的信息，可以不予提供。

第二十一条 医疗卫生服务单位收到信息获取申请，能够当场答复的，应当当场予以答复。

不能当场答复的，应当自收到申请之日起 15 个工作日内予以答复；如需延长答复期限的，应当经本单位信息公开工作负责人同意，并告知申请人，延长答复的期限最长不得超过 15 个工作日。

申请获取的信息涉及第三方权益的，应当征求第三方意见。征求第三方意见所需时间不计算在前款规定的期限内。

第二十二条 医疗卫生服务单位向申请人提供信息，应当按照申请人要求的形式予以提供；无法按照申请人要求的形式提供的，可以通过安排申请人查阅相关资料、提供复制件或者其他适当形式提供；依法不能提供的，应当告知无法提供的理由。

第二十三条 医疗卫生服务单位向申请人提供信息，除可以收取实际发生的检索、复制、邮寄等成本费用外，不得收取其他费用。

收费标准按照有关规定执行。

第四章 监督管理和处罚

第二十四条 县级以上地方人民政府卫生、中医药行政管理部门应当加强对本行政区域内医疗卫生服务单位信息公开工作的日常监督检查，建立健全医疗卫生服务单位信息公开工作考核制度，将信息公开工作纳入干部政绩考核和干部岗位责任考核体系，定期对医疗卫生服务单位信息公开工作进行考核、评议。

第二十五条 公民、法人或其他组织认为医疗卫生服务单位未依法履行信息公开义务的，可以向医疗卫生服务单位相关部门或者上级主管部门投诉举报。收到投诉举报的部门应当予以调查处理，并书面向投诉举报人告知处理结果。

第二十六条 县级以上地方人民政府卫生、中医药行政管理部门应当建立健全医疗卫生服务单位信息公开工作责任追究制度。违反本办法，有下列情形之一的，由县级以上地方人民政府卫生、中医药行政管理部门责令改正，给予警告；对医疗卫生服务单位直接负责的主管领导和其他直接责任人员依法给予处分：

（一）不按规定履行信息公开义务的；

（二）公开内容不真实、弄虚作假，欺骗服务对象的；

（三）公开不应当公开的信息，或者故意泄露服务对象身份识别信息和个人隐私的；

（四）违反规定收取费用的；

（五）违反本办法规定的其他行为。

第五章 附 则

第二十七条 省级人民政府卫生行政部门可以根据本办法，并结合本地区实际情况，制定实施细则。

第二十八条 医疗卫生服务单位向本单位职工公开信息工作按照政务公开相关规定执行。

第二十九条 本办法自2010年8月1日起施行。

中华人民共和国卫生部、中华人民共和国教育部令（第76号）

《托儿所幼儿园卫生保健管理办法》已于2010年3月1日经卫生部部务会议审议通过，并经教育部同意，现予以发布，自2010年11月1日起施行。

卫生部部长 陈竺
教育部部长 袁贵仁
二〇一〇年九月六日

托儿所幼儿园卫生保健管理办法

第一条 为提高托儿所、幼儿园卫生保健工作水平，预防和减少疾病发生，保障儿童身心健康，制定本办法。

第二条 本办法适用于招收0~6岁儿童的各级各类托儿所、幼儿园（以下简称托幼机构）。

第三条 托幼机构应当贯彻保教结合、预防为主的方针，认真做好卫生保健工作。

第四条 县级以上各级人民政府卫生行政部门应当将托幼机构的卫生保健工作作为公共卫生服务的重要内容，加强监督和指导。

县级以上各级人民政府教育行政部门协助卫生行政部门检查指导托幼机构的卫生保健工作。

第五条 县级以上妇幼保健机构负责对辖区内托幼机构卫生保健工作进行业务指导。业务指导的内容包括：膳食营养、体格锻炼、健康检查、卫生消毒、疾病预防等。

疾病预防控制机构应当定期为托幼机构提供疾病预防控制咨询服务和指导。

卫生监督执法机构应当依法对托幼机构的饮用水卫生、传染病预防和控制等工作进行监督检查。

第六条 托幼机构设有食堂提供餐饮服务的，应当按照《食品安全法》、《食品安全法实施条例》以及有关规章的要求，认真落实各项食品安全要求。

食品药品监督管理部门等负责餐饮服务监督管理的部门应当依法加强对托幼机构食品安全的指导与监督检查。

第七条 托幼机构的建筑、设施、设备、环境及提供的食品、饮用水等应当符合国家有关卫生标准、规范的要求。

第八条 新设立的托幼机构，招生前应当取得县级以上地方人民政府卫生行政部门指定的医疗卫生机构出具的符合《托儿所幼儿园卫生保健工作规范》的卫生评价报告。

各级教育行政部门应当将卫生保健工作质量纳入托幼机构的分级定类管理。

第九条 托幼机构的法定代表人或者负责人是本机构卫生保健工作的第一责任人。

第十条 托幼机构应当根据规模、接收儿童数量等设立相应的卫生室或者保健室，具体负责卫生保健工作。

卫生室应当符合医疗机构基本标准，取得卫生行政部门颁发的《医疗机构执业许可证》。

保健室不得开展诊疗活动，其配置应当符合保健室设置基本要求。

第十一条 托幼机构应当聘用符合国家规定的卫生保健人员。卫生保健人员包括医师、护士和保健员。

在卫生室工作的医师应当取得卫生行政部门颁发的《医师执业证书》，护士应当取得《护士执业证书》。

在保健室工作的保健员应当具有高中以上学历，经过卫生保健专业知识培训，具有托幼机构卫生保健基础知识，掌握卫生消毒、传染病管理和营养膳食管理等技能。

第十二条 托幼机构聘用卫生保健人员应当按照收托150名儿童至少设1名专职卫生保健人员的比例配备卫生保健人员。收托150名以下儿童的，应当配备专职或者兼职卫生保健人员。

第十三条 托幼机构卫生保健人员应当定期接受当地妇幼保健机构组织的卫生保健专业知识培训。

托幼机构卫生保健人员应当对机构内的工作人员进行卫生知识宣传教育、疾病预防、卫生消毒、膳食营养、食品卫生、饮用水卫生等方面的具体指导。

第十四条 托幼机构工作人员上岗前必须经县级以上人民政府卫生行政部门指定的医疗卫生机构进行健康检查，取得《托幼机构工作人员健康合格证》后方可上岗。

托幼机构应当组织在岗工作人员每年进行1次健康检查；在岗人员患有传染性疾病的，应当立即离岗治疗，治愈后方可上岗工作。

精神病患者、有精神病史者不得在托幼机构工作。

第十五条 托幼机构应当严格按照《托儿所幼儿园卫生保健工作规范》开展卫生保健工作。

托幼机构卫生保健工作包括以下内容：

（一）根据儿童不同年龄特点，建立科学、合理的一日生活制度，培养儿童良好的卫生习惯；

（二）为儿童提供合理的营养膳食，科学制订食谱，保证膳食平衡；

（三）制订与儿童生理特点相适应的体格锻炼计划，根据儿童年龄特点开展游戏及体育活动，并保证儿童户外活动时间，增进儿童身心健康；

（四）建立健康检查制度，开展儿童定期健康检查工作，建立健康档案。坚持晨检及全日健康观察，做好常见病的预防，发现问题及时处理；

（五）严格执行卫生消毒制度，做好室内外环境及个人卫生。加强饮食卫生管理，保证食品安全；

（六）协助落实国家免疫规划，在儿童入托时应当查验其预防接种证，未按规定接种的儿童要告知其监护人，督促监护人带儿童到当地规定的接种单位补种；

（七）加强日常保育护理工作，对体弱儿进行专案管理。配合妇幼保健机构定期开展儿童眼、耳、口腔保健，开展儿童心理卫生保健；

（八）建立卫生安全管理制度，落实各项卫生安全防护工作，预防伤害事故的发生；

（九）制订健康教育计划，对儿童及其家长开展多种形式的健康教育活动；

（十）做好各项卫生保健工作信息的收集、汇总和报告工作。

第十六条 托幼机构应当在疾病预防控制机构指导下，做好传染病预防和控制管理工作。

托幼机构发现传染病患儿应当及时按照法律、法规和卫生部的规定进行报告，在疾病预防控制机构的指导下，对环境进行严格消毒处理。

在传染病流行期间，托幼机构应当加强预防控制措施。

第十七条 疾病预防控制机构应当收集、分析、调查、核实托幼机构的传染病疫情，发现问题及时通报托幼机构，并向卫生行政部门和教育行政部门报告。

第十八条 儿童入托幼机构前应当经医疗卫生机构进行健康检查，合格后方可进入托幼机构。

托幼机构发现在园（所）的儿童患疑似传染病时应当及时通知其监护人离园（所）诊治。患传染病的患儿治愈后，凭医疗卫生机构出具的健康证明方可入园（所）。

儿童离开托幼机构3个月以上应当进行健康检查后方可再次入托幼机构。

医疗卫生机构应当按照规定的体检项目开展健康检查，不得违反规定擅自改变。

第十九条 托幼机构有下列情形之一的，由卫生行政部门责令限期改正，通报批评；逾期不改的，给予警告；情节严重的，由教育行政部门依法给予行政处罚：

（一）未按要求设立保健室、卫生室或者配备卫生保健人员的；

（二）聘用未进行健康检查或者健康检查不合格的工作人员的；

（三）未定期组织工作人员健康检查的；

（四）招收未经健康检查或健康检查不合格的儿童入托幼机构的；

（五）未严格按照《托儿所幼儿园卫生保健工作规范》开展卫生保健工作的。

卫生行政部门应当及时将处理结果通报教育行政部门，教育行政部门将其作为托幼机构分级定类管理和质量评估的依据。

第二十条 托幼机构未取得《医疗机构执业许可证》擅自设立卫生室，进行诊疗活动的，按照《医疗机构管理条例》的有关规定进行处罚。

第二十一条 托幼机构未按照规定履行卫生保健工作职责，造成传染病流行、食物中毒等突发公共卫生事件的，卫生行政部门、教育行政部门依据相关法律法规给予处罚。

县级以上医疗卫生机构未按照本办法规定履行职责，导致托幼机构发生突发公共卫生事件的，卫生行政部门依据相关法律法规给予处罚。

第二十二条 小学附设学前班、单独设立的学前班参照本办法执行。

第二十三条 各省、自治区、直辖市可以结合当地实际，根据本办法制定实施细则。

第二十四条 对认真执行本办法，在托幼机构卫生保健工作中做出显著成绩的单位和个人，由各级人民政府卫生行政部门和教育行政部门给予表彰和奖励。

第二十五条 《托儿所幼儿园卫生保健工作规范》由卫生部负责制定。

第二十六条 本办法自 2010 年 11 月 1 日起施行。1994 年 12 月 1 日由卫生部、原国家教委联合发布的《托儿所、幼儿园卫生保健管理办法》同时废止。

附件：1. 儿童入园（所）健康检查表

2. 儿童转园（所）健康证明

3. 托幼机构工作人员健康检查表

4. 托幼机构工作人员健康合格证

附件 1

儿童入园（所）健康检查表

<table>
<tr><td>姓名</td><td colspan="2"></td><td colspan="2">性别</td><td></td><td>年龄</td><td></td><td colspan="2">出生日期</td><td colspan="2">年 月 日</td></tr>
<tr><td>既往病史</td><td colspan="11">1. 先天性心脏病 2. 癫痫 3. 高热惊厥 4. 哮喘 5. 其他</td></tr>
<tr><td>过敏史</td><td colspan="6"></td><td colspan="3">儿童家长确认签名</td><td colspan="2"></td></tr>
<tr><td rowspan="6">体格检查</td><td>体重</td><td>kg</td><td>评价</td><td></td><td>身长（高）</td><td>cm</td><td>评价</td><td></td><td>皮肤</td><td colspan="2"></td></tr>
<tr><td rowspan="2">眼</td><td>左</td><td rowspan="2">视力</td><td>左</td><td rowspan="2">耳</td><td>左</td><td rowspan="2">口腔</td><td colspan="2">牙齿数</td><td colspan="2"></td></tr>
<tr><td>右</td><td>右</td><td>右</td><td colspan="2">龋齿数</td><td colspan="2"></td></tr>
<tr><td>头颅</td><td></td><td>胸廓</td><td colspan="2"></td><td>脊柱四肢</td><td></td><td colspan="2">咽部</td><td colspan="2"></td></tr>
<tr><td>心肺</td><td></td><td>肝脾</td><td colspan="2"></td><td>外生殖器</td><td></td><td colspan="2">其他</td><td colspan="2"></td></tr>
<tr><td colspan="11"></td></tr>
<tr><td rowspan="2">辅助检查</td><td colspan="2">血红蛋白（Hb）</td><td colspan="3"></td><td colspan="3">丙氨酸氨基转移酶</td><td colspan="3"></td></tr>
<tr><td colspan="2">其他</td><td colspan="9"></td></tr>
<tr><td>检查结果</td><td colspan="4"></td><td colspan="2">医生意见</td><td colspan="5"></td></tr>
<tr><td colspan="12">医生签名： 检查单位：
体检日期： 年 月 日 （检查单位盖章）</td></tr>
</table>

附件 2

儿童转园（所）健康证明

（留存单）

<table>
<tr><td>儿童姓名</td><td></td><td>性别</td><td></td><td>出生日期</td><td>年 月 日</td></tr>
<tr><td>离园日期</td><td colspan="3"></td><td>转入新园名称</td><td></td></tr>
<tr><td>既往病史</td><td colspan="3"></td><td>目前健康状况</td><td></td></tr>
<tr><td>家长签名</td><td colspan="5"></td></tr>
<tr><td colspan="6">卫生保健人员签名： 转出单位：
日 期： 年 月 日 （转出单位盖章）</td></tr>
</table>

备注：自儿童离园之日起有效期 3 个月。

儿童转园（所）健康证明

儿童姓名		性别		出生日期	年 月 日
离园日期		转入新园名称			
既往病史		目前健康状况			
家长签名					
卫生保健人员签名： 日 期： 年 月 日			转出单位： （转出单位盖章）		

备注：自儿童离园之日起有效期3个月。

附件3

托幼机构工作人员健康检查表

姓名		性别		年龄		婚否		编号		照片
单位				岗位				民族		
既往史	1. 肝炎 2. 结核 3. 皮肤病 4. 性传播性疾病 5. 精神病 6. 其他 受检者确认签字：______									
身份证号										
体格检查	血压			心肺				肝脾		
	皮肤			五官				其他		
化验检查	丙氨酸氨基转移酶（ALT）					滴虫				
	淋球菌					梅毒螺旋体				
	外阴阴道假丝酵母菌（念珠菌）					其他				
胸片检查										
其他检查										
检查结果						医生意见				
医生签名： 体检日期： 年 月 日						检查单位： （检查单位盖章）				

备注：1. 滴虫、外阴阴道假丝酵母菌指妇科检查项目。
2. 胸片检查只限于上岗前及上岗后出现呼吸系统疑似症状者。
3. 凡体检合格者，由健康检查单位签发健康合格证。

附件4

托幼机构工作人员健康合格证

一、《托幼机构工作人员健康合格证》使用期3年，每年经体检合格后，由检查机构签发1次。

二、《托幼机构工作人员健康合格证》应妥善保存，如有遗失，应重新检查，并申请补发。

中华人民共和国卫生部监制

托幼机构工作人员健康合格证

姓名		性别		照片
年龄		婚否		
岗位		民族		
工作单位				
身份证号				

年度	年度
体检结果 医生签名 年　月　日	体检结果 医生签名 年　月　日
检查单位盖章	检查单位盖章
年度	年度
体检结果 医生签名 年　月　日	体检结果 医生签名 年　月　日
检查单位盖章	检查单位盖章

中华人民共和国卫生部令（第77号）

《食品安全国家标准管理办法》已于2010年9月20日经卫生部部务会议审议通过，现予以发布，自2010年12月1日起施行。

部长 陈竺

二〇一〇年十月二十日

食品安全国家标准管理办法

第一章 总 则

第一条 为规范食品安全国家标准制（修）订工作，根据《中华人民共和国食品安全法》及其实施条例，制定本办法。

第二条 制定食品安全国家标准应当以保障公众健康为宗旨，以食品安全风险评估结果为依据，做到科学合理、公开透明、安全可靠。

第三条 卫生部负责食品安全国家标准制（修）订工作。

卫生部组织成立食品安全国家标准审评委员会（以下简称审评委员会），负责审查食品安全国家标准草案，对食品安全国家标准工作提供咨询意见。审评委员会设专业分委员会和秘书处。

第四条 食品安全国家标准制（修）订工作包括规划、计划、立项、起草、审查、批准、发布以及修改与复审等。

第五条 鼓励公民、法人和其他组织参与食品安全国家标准制（修）订工作，提出意见和建议。

第二章 规划、计划和立项

第六条 卫生部会同国务院农业行政、质量监督、工商行政管理和国家食品药品监督管理以及国务院商务、工业和信息化等部门制定食品安全国家标准规划及其实施计划。

第七条 食品安全国家标准规划及其实施计划应当明确食品安全国家标准的近期发展目标、实施方案和保障措施等。

第八条 卫生部根据食品安全国家标准规划及其实施计划和食品安全工作需要制定食品安全国家标准制（修）订计划。

第九条 各有关部门认为本部门负责监管的领域需要制定食品安全国家标准的，应当在每年编制食品安全国家标准制（修）订计划前，向卫生部提出立项建议。立项建议应当包括要解决的重要问题、立项的背景和理由、现有食品安全风险监测和评估依据、标准候选起草单位，并将立项建议按照优先顺序进行排序。

任何公民、法人和其他组织都可以提出食品安全国家标准立项建议。

第十条 建议立项的食品安全国家标准，应当符合《食品安全法》第二十条规定。

第十一条 审评委员会根据食品安全标准工作需求，对食品安全国家标准立项建议进行研究，向卫生部提出制定食品安全国家标准制（修）订计划的咨询意见。

第十二条 卫生部在公布食品安全国家标准规划、实施计划及制（修）订计划前，应当向社会公开征求意见。

第十三条 食品安全国家标准制（修）订计划在执行过程中可以根据实际需要进行调整。

根据食品安全风险评估结果和食品安全监管中发现的重大问题，可以紧急增补食品安全国家标准制（修）订项目。

第三章 起 草

第十四条 卫生部采取招标、委托等形式，择优选择具备相应技术能力的单位承担食品安全国家标准起草工作。

第十五条 提倡由研究机构、教育机构、学术团体、行业协会等单位组成标准起草协作组共同起草标准。

第十六条 承担标准起草工作的单位应当与卫生部食品安全主管司局签订食品安全国家标准制（修）订项目委托协议书。

第十七条 起草食品安全国家标准，应当以食品安全风险评估结果和食用农产品质量安全风险评估结果为主要依据，充分考虑我国社会经济发展水平和客观实际的需要，参照相关的国际标准和国际食品安全风险评估结果。

第十八条 标准起草单位和起草负责人在起草过程中，应当深入调查研究，保证标准起草工作的科学性、真实性。标准起草完成后，应当书面征求标准使用单位、科研院校、行业和企业、消费者、专家、监管部门等各方面意见。征求意见时，应当提供标准编制说明。

第十九条 起草单位应当在委托协议书规定的时限内完成起草和征求意见工作，并将送审材料及时报送审评委员会秘书处（以下简称秘书处）。

第四章 审 查

第二十条 食品安全国家标准草案按照以下程序审查：

（一）秘书处初步审查；

（二）审评委员会专业分委员会会议审查；

（三）审评委员会主任会议审议。

第二十一条 秘书处对食品安全国家标准草案进行初步审查的内容，应当包括完整性、规范性、与委托协议书的一致性。

第二十二条 经秘书处初步审查通过的标准，在卫生部网站上公开征求意见。公开征求意见的期限一般为两个月。

第二十三条 秘书处将收集到的反馈意见送交起草单位，起草单位应当对反馈意见进行研究，并对标准送审稿进行完善，对不予采纳的意见应当说明理由。

第二十四条 专业分委员会负责对标准科学性、实用性审查。审查标准时，须有三分之二以上（含三分之二）委员出席。审查采取协商一致的方式。在无法协商一致的情况下，应当在充分讨论的基础上进行表决。参会委员四分之三以上（含四分之三）同意的，标准通过审查。

专业分委员会应当编写会议纪要，记录讨论过程、重大分歧意见及处理情况。

未通过审查的标准，专业分委员会应当向标准起草单位出具书面文件，说明未予通过的理由并提出修改意见。标准起草单位修改后，再次送审。

审查原则通过但需要修改的标准，由秘书处根据审查意见进行修改；专业分委员会可以根据具体情况决定对修改后的标准再次进行会审或者函审。

第二十五条 专业分委员会审查通过的标准，由专业分委员会主任委员签署审查意见后，提交审评委员会主任会议审议。

第二十六条 审评委员会主任会议审议通过的标准草案，应当经审评委员会技术总师签署审议意见。

审议未通过的标准，审评委员会应当出具书面意见，说明未予通过的理由。

审议决定修改后再审的，秘书处应当根据审评委员会提出的修改意见组织标准起草单位进行修改后，再次送审。

第二十七条 标准审议通过后，标准起草单位应当在秘书处规定的时间内提交报批需要的全部材料。

第二十八条 秘书处对报批材料进行复核后，报送卫生部卫生监督中心。

第二十九条 卫生部卫生监督中心应当按照专业分委员会审查意见和审评委员会主任会议审议意见，对标准报批材料的内容和格式进行审核，提出审核意见并反馈秘书处。

审核通过的标准由卫生部卫生监督中心报送卫生部。

第三十条 遇有特殊情况，卫生部可调整食品安全国家标准草案公开征求意见的期限，并可直接由专业分委员会会议、审评委员会主任会议共同审查。

第三十一条 食品安全国家标准草案按照规定履行向世界贸易组织（WTO）的通报程序。

第五章 批准和发布

第三十二条 审查通过的标准，以卫生部公告的形式发布。

第三十三条 食品安全国家标准自发布之日起20个工作日内在卫生部网站上公布，供公众免费查阅。

第三十四条 卫生部负责食品安全国家标准的解释工作。食品安全国家标准的解释以卫生部发文形式公布，与食品安全国家标准具有同等效力。

第六章 修改和复审

第三十五条 食品安全国家标准公布后，个别内容需作调整时，以卫生部公告的形式发布食品安全国家标准修改单。

第三十六条 食品安全国家标准实施后，审评委员会应当适时进行复审，提出继续有效、修订或者废止的建议。对需要修订的食品安全国家标准，应当及时纳入食品安全国家标准修订立项计划。

第三十七条 卫生部应当组织审评委员会、省级卫生行政部门和相关单位对标准的实施情况进行跟踪评价。

任何公民、法人和其他组织均可以对标准实施过程中存在的问题提出意见和建议。

第七章 附 则

第三十八条 食品安全国家标准制（修）订经费纳入财政预算安排，并按照国家有关财经制度和专项资金管理办法管理。

第三十九条 发布的食品安全国家标准属于科技成果，并作为标准主要起草人专业技术资格评审的依据。

第四十条 食品中农药、兽药残留标准制（修）订工作应当根据卫生部、农业部有关规定执行。

食品安全国家标准的编号工作应当根据卫生部和国家标准委的协商意见及有关规定执行。

第四十一条 食品安全地方标准制（修）订可参照本办法执行。

第四十二条 本办法自2010年12月1日起施行。

中华人民共和国卫生部令（第78号）

根据《国务院办公厅关于做好规章清理工作有关问题的通知》（国办发〔2010〕28号），我部对部门规章进行了全面清理。经商有关部门同意，并经2010年12月13日卫生部部务会议审议通过，决定废止和宣布失效《改水防治地方性氟中毒暂行办法》等48件部门规章（见附件）。

本决定自发布之日起施行。

附件：卫生部决定废止和宣布失效的部门规章目录（48件）

卫生部决定废止和宣布失效的部门规章目录（48件）

部长 陈竺

二〇一〇年十二月二十八日

序号	规章名称	公布机关	公布日期
1	改水防治地方性氟中毒暂行办法	卫生部	1983. 5. 6
2	家庭病床暂行工作条例	卫生部	1984. 12. 15
3	食品工具设备用洗涤剂、消毒剂、洗涤消毒剂卫生管理办法	卫生部	1985. 8. 5
4	食品营养强化剂卫生管理办法	卫生部	1986. 11. 14
5	食用煎炸油卫生管理办法	卫生部	1986. 12. 31
6	食品卫生检验单位管理办法	卫生部	1987. 12. 2
7	农村农药中毒卫生管理办法（试行）	卫生部	1988. 8. 25
8	医务人员医德规范及实施办法	卫生部	1988. 12. 15
9	食品生产经营人员食品卫生知识培训管理办法	卫生部	1989. 12. 5
10	卫生监督员证件、证章颁发使用要求	卫生部	1990. 7. 7
11	水产品卫生管理办法	卫生部	1990. 11. 20
12	食品用塑料制品及原材料卫生管理办法	卫生部	1990. 11. 26
13	食品包装用原纸卫生管理办法	卫生部	1990. 11. 26
14	食品用橡胶制品卫生管理办法	卫生部	1990. 11. 26
15	食品容器内壁涂料卫生管理办法	卫生部	1990. 11. 26
16	搪瓷食具容器卫生管理办法	卫生部	1990. 11. 26
17	食品罐头内壁环氧酚醛涂料卫生管理办法	卫生部	1990. 11. 26
18	铝制食具容器卫生管理办法	卫生部	1990. 11. 26
19	陶瓷食具容器卫生管理办法	卫生部	1990. 11. 26
20	化妆品卫生监督检验实验室资格认证办法	卫生部	1992. 1. 21
21	护士管理办法	卫生部	1993. 3. 26
22	核事故医学应急管理规定	卫生部	1994. 10. 8
23	辐照食品卫生管理办法	卫生部	1996. 4. 5
24	卫生系统计算机软件评审办法	卫生部	1996. 7. 5

续表

序号	规章名称	公布机关	公布日期
25	保健食品通用卫生要求	卫生部	1996. 7. 18
26	食品卫生监督程序	卫生部	1997. 3. 15
27	食品卫生行政处罚办法	卫生部	1997. 3. 15
28	医院信息系统软件评审管理办法（试行）	卫生部	1997. 7. 29
29	卫生部化妆品申报与受理规定	卫生部	1999. 4. 13
30	全国无偿献血表彰奖励办法	卫生部	1999. 7. 12
31	医疗器械新产品审批规定（试行）	食品药品监管局	2000. 4. 10
32	咖啡因管理规定	食品药品监管局	2001. 3. 16
33	职业病危害项目申报管理办法	卫生部	2002. 3. 28
34	职业病危害事故调查处理办法	卫生部	2002. 3. 28
35	放射免疫测定盒邮寄办法（试行）	卫生部 邮电部	1983. 1. 19
36	附设性医学科学研究机构管理暂行办法	卫生部	1983. 10. 28
37	中美医学对等基金暂行管理办法	卫生部	1983. 11. 20
38	疟疾防治管理办法	卫生部	1984. 7. 25
39	卫生部医药卫生科研基金制试行条例	卫生部	1985. 1. 19
40	中国医学微生物菌种保藏管理办法	卫生部	1985. 5. 23
41	卫生部部属高等医学院校人员编制原则（试行）	卫生部	1985. 6. 26
42	流动人员疟疾管理暂行办法	卫生部、公安部、城建环保部、水电部、农牧渔业部	1985. 7. 1
43	关于对六十年代以前的中医药学徒出师人员实行专业技术职务聘任的办法	卫生部	1985. 10. 10
44	卫生部青年科学研究基金试行条例	卫生部	1987. 2. 20
45	妇幼保健人员技术职务任职条件实施细则	卫生部	1988. 10. 12
46	京内直属单位从京外调（迁）入有关人员审批工作暂行办法	卫生部	1994. 7. 26
47	卫生部预算外资金管理暂行办法	卫生部	1999. 2. 10
48	全国成人高等医学学历教育主要课程目录及课程基本要求（试行）	卫生部 教育部	1999. 9. 20

2010年发布的卫生标准目录

序号	标准号	标准名称	批准日期	实施日期
1	GBZ 1-2010	工业企业设计卫生标准	2010-1-22	2010-8-1
2	GBZ 28-2010	职业性急性羰基镍中毒诊断标准	2010-3-10	2010-10-1
3	GBZ 35-2010	职业性白内障诊断标准	2010-3-10	2010-10-1
4	GBZ 45-2010	职业性三硝基甲苯白内障诊断标准	2010-3-10	2010-10-1
5	GBZ 59-2010	职业性中毒性肝病诊断标准	2010-3-10	2010-10-1
6	GBZ 75-2010	职业性急性化学物中毒性血液系统疾病	2010-3-10	2010-10-1
7	GBZ 78-2010	职业性急性化学源性猝死诊断标准	2010-3-10	2010-10-1
8	GBZ 93-2010	职业性航空病诊断标准	2010-3-10	2010-10-1
9	GBZ 100-2010	外照射放射性骨损伤诊断	2010-9-19	2011-3-1
10	GBZ/T 224-2010	职业卫生名词术语	2010-1-22	2010-8-1
11	GBZ/T 225-2010	用人单位职业病防治指南	2010-1-22	2010-8-1
12	GBZ 226-2010	职业性铊中毒诊断标准	2010-3-10	2010-10-1
13	GBZ 227-2010	职业性传染病诊断标准	2010-3-10	2010-10-1
14	GBZ/T 228-2010	职业性急性化学物中毒后遗症诊断标准	2010-3-10	2010-10-1
15	GBZ/T 229. 1-2010	工作场所职业病危害作业分级第1部分：生产性粉尘	2010-3-10	2010-10-1
16	GBZ/T 229. 3-2010	工作场所职业病危害作业分级第3部分：高温	2010-3-10	2010-10-1
17	GBZ/T 229. 2-2010	工作场所职业病危害作业分级第2部分：化学物	2010-4-12	2010-11-1
18	GBZ 230-2010	职业性接触毒物危害程度分级	2010-4-12	2010-11-1
19	GBZ/T 231-2010	黑色金属冶炼及压延加工业职业卫生防护技术规范	2010-4-12	2010-11-1
20	GBZ 232-2010	核电厂职业照射监测规范	2010-6-4	2010-12-1
21	GBZ/T 233-2010	锡矿山工作场所放射卫生防护标准	2010-6-4	2010-12-1
22	GBZ/T 234-2010	核事故场内医学应急响应程序	2010-9-14	2011-3-1
23	WS 315-2010	人间传染的病原微生物菌（毒）种保藏机构设置技术规范	2010-4-13	2010-11-1
24	WS 316-2010	胃癌诊断标准	2010-4-29	2010-11-1
25	WS 317-2010	十二指肠溃疡诊断标准	2010-4-29	2010-11-1
26	WS 318-2010	慢性阻塞性肺疾病诊断标准	2010-4-29	2010-11-1
27	WS 319-2010	冠状动脉粥样硬化性心脏病诊断标准	2010-4-29	2010-11-1
28	WS 320-2010	成人自发性脑出血诊断标准	2010-4-29	2010-11-1
29	WS/T 207-2010	大骨节病诊断	2010-6-2	2010-12-1
30	WS 321-2010	广州管圆线虫病诊断标准	2010-6-2	2010-12-1
31	WS 322. 1-2010	胎儿常见染色体异常与开放性神经管缺陷的产前筛查与诊断技术标准第1部分：中孕期母血清学产前筛查	2010-6-8	2010-12-31

续表

序号	标准号	标准名称	批准日期	实施日期
32	WS 322. 2-2010	胎儿常见染色体异常与开放性神经管缺陷的产前筛查与诊断技术标准第2部分：胎儿染色体异常的细胞遗传学产前诊断技术标准	2010-6-8	2010-12-31
33	WS 323-2010	原发性肺癌诊断	2010-8-3	2011-3-1
34	WS 324-2010	骨组织库管理	2010-8-31	2011-3-1
35	WS 325-2010	眼库管理	2010-8-31	2011-3-1
36	WS/T 326. 1-2010	牙膏功效评价　第1部分：总则	2010-12-3	2010-12-3
37	WS/T 326. 2-2010	牙膏功效评价　第2部分：防龋	2010-12-3	2012-12-3
38	WS/T 326. 3-2010	牙膏功效评价　第3部分：抑制牙菌斑和（或）减轻牙龈炎症	2010-12-3	2012-6-3
39	WS/T 326. 4-2010	牙膏功效评价　第4部分：抗牙本质敏感	2010-12-3	2011-12-3

2010年发布的食品安全标准目录

序号	标准号	标准名称	批准日期	实施日期
1	GB 19301-2010	生乳	2010-3-26	2010-6-1
2	GB 19645-2010	巴氏杀菌乳	2010-3-26	2010-12-1
3	GB 25190-2010	灭菌乳	2010-3-26	2010-12-1
4	GB 25191-2010	调制乳	2010-3-26	2010-12-1
5	GB 19302-2010	发酵乳	2010-3-26	2010-12-1
6	GB 13102-2010	炼乳	2010-3-26	2010-12-1
7	GB 19644-2010	乳粉	2010-3-26	2010-12-1
8	GB 11674-2010	乳清粉和乳清蛋白粉	2010-3-26	2010-12-1
9	GB 19646-2010	稀奶油、奶油和无水奶油	2010-3-26	2010-12-1
10	GB 5420-2010	干酪	2010-3-26	2010-12-1
11	GB 25192-2010	再制干酪	2010-3-26	2010-12-1
12	GB 10765-2010	婴儿配方食品	2010-3-26	2011-4-1
13	GB 10767-2010	较大婴儿和幼儿配方食品	2010-3-26	2011-4-1
14	GB 10769-2010	婴幼儿谷类辅助食品	2010-3-26	2011-4-1
15	GB 10770-2010	婴幼儿罐装辅助食品	2010-3-26	2011-4-1
16	GB 12693-2010	乳制品良好生产规范	2010-3-26	2010-12-1
17	GB 23790-2010	粉状婴幼儿配方食品良好生产规范	2010-3-26	2010-12-1

续表

序号	标准号	标准名称	批准日期	实施日期
18	GB 5413. 33-2010	生乳相对密度的测定	2010-3-26	2010-6-1
19	GB 5413. 30-2010	乳和乳制品杂质度的测定	2010-3-26	2010-6-1
20	GB 5413. 34-2010	乳和乳制品酸度的测定	2010-3-26	2010-6-1
21	GB 5413. 3-2010	婴幼儿食品和乳品中脂肪的测定	2010-3-26	2010-6-1
22	GB 5413. 29-2010	婴幼儿食品和乳品溶解性的测定	2010-3-26	2010-6-1
23	GB 5413. 27-2010	婴幼儿食品和乳品中脂肪酸的测定	2010-3-26	2010-6-1
24	GB 5413. 5-2010	婴幼儿食品和乳品中乳糖、蔗糖的测定	2010-3-26	2010-6-1
25	GB 5413. 6-2010	婴幼儿食品和乳品中不溶性膳食纤维的测定	2010-3-26	2010-6-1
26	GB 5413. 9-2010	婴幼儿食品和乳品中维生素 A、D、E 的测定	2010-3-26	2010-6-1
27	GB 5413. 10-2010	婴幼儿食品和乳品中维生素 K_1 的测定	2010-3-26	2010-6-1
28	GB 5413. 11-2010	婴幼儿食品和乳品中维生素 B_1 的测定	2010-3-26	2010-6-1
29	GB 5413. 12-2010	婴幼儿食品和乳品中维生素 B_2 的测定	2010-3-26	2010-6-1
30	GB 5413. 13-2010	婴幼儿食品和乳品中维生素 B_6 的测定	2010-3-26	2010-6-1
31	GB 5413. 14-2010	婴幼儿食品和乳品中维生素 B_{12} 的测定	2010-3-26	2010-6-1
32	GB 5413. 15-2010	婴幼儿食品和乳品中烟酸和烟酰胺的测定	2010-3-26	2010-6-1
33	GB 5413. 16-2010	婴幼儿食品和乳品中叶酸（叶酸盐活性）的测定	2010-3-26	2010-6-1
34	GB 5413. 17-2010	婴幼儿食品和乳品中泛酸的测定	2010-3-26	2010-6-1
35	GB 5413. 18-2010	婴幼儿食品和乳品中维生素 C 的测定	2010-3-26	2010-6-1
36	GB 5413. 19-2010	婴幼儿食品和乳品中游离生物素的测定	2010-3-26	2010-6-1
37	GB 5413. 21-2010	婴幼儿食品和乳品中钙、铁、锌、钠、钾、镁、铜和锰的测定	2010-3-26	2010-6-1
38	GB 5413. 22-2010	婴幼儿食品和乳品中磷的测定	2010-3-26	2010-6-1
39	GB 5413. 23-2010	婴幼儿食品和乳品中碘的测定	2010-3-26	2010-6-1
40	GB 5413. 24-2010	婴幼儿食品和乳品中氯的测定	2010-3-26	2010-6-1
41	GB 5413. 25-2010	婴幼儿食品和乳品中肌醇的测定	2010-3-26	2010-6-1
42	GB 5413. 26-2010	婴幼儿食品和乳品中牛磺酸的测定	2010-3-26	2010-6-1
43	GB 5413. 35-2010	婴幼儿食品和乳品中 β-胡萝卜素的测定	2010-3-26	2010-6-1
44	GB 5413. 36-2010	婴幼儿食品和乳品中反式脂肪酸的测定	2010-3-26	2010-6-1

续表

序号	标准号	标准名称	批准日期	实施日期
45	GB 5413. 37-2010	乳和乳制品中黄曲霉毒素 M1 的测定	2010-3-26	2010-6-1
46	GB 5009. 5-2010	食品中蛋白质的测定	2010-3-26	2010-6-1
47	GB 5009. 3-2010	食品中水分的测定	2010-3-26	2010-6-1
48	GB 5009. 4-2010	食品中灰分的测定	2010-3-26	2010-6-1
49	GB 5009. 12-2010	食品中铅的测定	2010-3-26	2010-6-1
50	GB 5009. 33-2010	食品中亚硝酸盐与硝酸盐的测定	2010-3-26	2010-6-1
51	GB 5009. 24-2010	食品中黄曲霉毒素 M1 和 B1 的测定	2010-3-26	2010-6-1
52	GB 5009. 93-2010	食品中硒的测定	2010-3-26	2010-6-1
53	GB 21703-2010	乳和乳制品中苯甲酸和山梨酸的测定	2010-3-26	2010-6-1
54	GB 22031-2010	干酪及加工干酪制品中添加的柠檬酸盐的测定	2010-3-26	2010-6-1
55	GB 5413. 38-2010	生乳冰点的测定	2010-3-26	2010-6-1
56	GB 5413. 39-2010	乳和乳制品中非脂乳固体的测定	2010-3-26	2010-6-1
57	GB 4789. 1-2010	食品微生物学检验　总则	2010-3-26	2010-6-1
58	GB 4789. 2-2010	食品微生物学检验　菌落总数测定	2010-3-26	2010-6-1
59	GB 4789. 3-2010	食品微生物学检验　大肠菌群计数	2010-3-26	2010-6-1
60	GB 4789. 4-2010	食品微生物学检验　沙门氏菌检验	2010-3-26	2010-6-1
61	GB 4789. 10-2010	食品微生物学检验　金黄色葡萄球菌检验	2010-3-26	2010-6-1
62	GB 4789. 15-2010	食品微生物学检验　霉菌和酵母计数	2010-3-26	2010-6-1
63	GB 4789. 18-2010	食品微生物学检验　乳与乳制品检验	2010-3-26	2010-6-1
64	GB 4789. 30-2010	食品微生物学检验　单核细胞增生李斯特氏菌检验	2010-3-26	2010-6-1
65	GB 4789. 35-2010	食品微生物学检验　乳酸菌检验	2010-3-26	2010-6-1
66	GB 4789. 40-2010	食品微生物学检验　阪崎肠杆菌检验	2010-3-26	2010-6-1
67	GB 1975-2010	食品添加剂 琼脂（琼胶）	2010-12-21	2011-2-21
68	GB 1900-2010	食品添加剂 二丁基羟基甲苯（BHT）	2010-12-21	2011-2-21
69	GB 3150-2010	食品添加剂 硫磺	2010-12-21	2011-2-21
70	GB 4479. 1-2010	食品添加剂 苋菜红	2010-12-21	2011-2-21
71	GB 4481. 1-2010	食品添加剂 柠檬黄	2010-12-21	2011-2-21
72	GB 4481. 2-2010	食品添加剂 柠檬黄铝色淀	2010-12-21	2011-2-21
73	GB 6227. 1-2010	食品添加剂 日落黄	2010-12-21	2011-2-21

续表

序号	标准号	标准名称	批准日期	实施日期
74	GB 7912-2010	食品添加剂 栀子黄	2010-12-21	2011-2-21
75	GB 8820-2010	食品添加剂 葡萄糖酸锌	2010-12-21	2011-2-21
76	GB 8821-2010	食品添加剂 β-胡萝卜素	2010-12-21	2011-2-21
77	GB 12487-2010	食品添加剂 乙基麦芽酚	2010-12-21	2011-2-21
78	GB 12489-2010	食品添加剂 吗啉脂肪酸盐果蜡	2010-12-21	2011-2-21
79	GB 13481-2010	食品添加剂 山梨醇酐单硬脂酸酯（司盘60）	2010-12-21	2011-2-21
80	GB 13482-2010	食品添加剂 山梨醇酐单油酸酯（司盘80）	2010-12-21	2011-2-21
81	GB 14750-2010	食品添加剂 维生素A	2010-12-21	2011-2-21
82	GB 14751-2010	食品添加剂 维生素 B_1（盐酸硫胺）	2010-12-21	2011-2-21
83	GB 14752-2010	食品添加剂 维生素 B_2（核黄素）	2010-12-21	2011-2-21
84	GB 14753-2010	食品添加剂 维生素 B_6（盐酸吡哆醇）	2010-12-21	2011-2-21
85	GB 14754-2010	食品添加剂 维生素C（抗坏血酸）	2010-12-21	2011-2-21
86	GB 14755-2010	食品添加剂 维生素 D_2（麦角钙化醇）	2010-12-21	2011-2-21
87	GB 14756-2010	食品添加剂 维生素E（dl-α-醋酸生育酚）	2010-12-21	2011-2-21
88	GB 14757-2010	食品添加剂 烟酸	2010-12-21	2011-2-21
89	GB 14758-2010	食品添加剂 咖啡因	2010-12-21	2011-2-21
90	GB 14759-2010	食品添加剂 牛磺酸	2010-12-21	2011-2-21
91	GB 14888. 1-2010	食品添加剂 新红	2010-12-21	2011-2-21
92	GB 14888. 2-2010	食品添加剂 新红铝色淀	2010-12-21	2011-2-21
93	GB 15570-2010	食品添加剂 叶酸	2010-12-21	2011-2-21
94	GB 15571-2010	食品添加剂 葡萄糖酸钙	2010-12-21	2011-2-21
95	GB 17512. 1-2010	食品添加剂 赤藓红	2010-12-21	2011-2-21
96	GB 17512. 2-2010	食品添加剂 赤藓红铝色淀	2010-12-21	2011-2-21
97	GB 17779-2010	食品添加剂 L-苏糖酸钙	2010-12-21	2011-2-21
98	GB 25531-2010	食品添加剂 三氯蔗糖	2010-12-21	2011-2-21
99	GB 25532-2010	食品添加剂 纳他霉素	2010-12-21	2011-2-21
100	GB 25533-2010	食品添加剂 果胶	2010-12-21	2011-2-21
101	GB 25534-2010	食品添加剂 红米红	2010-12-21	2011-2-21
102	GB 25535-2010	食品添加剂 结冷胶	2010-12-21	2011-2-21

续表

序号	标准号	标准名称	批准日期	实施日期
103	GB 25536-2010	食品添加剂 萝卜红	2010-12-21	2011-2-21
104	GB 25537-2010	食品添加剂 乳酸钠（溶液）	2010-12-21	2011-2-21
105	GB 25538-2010	食品添加剂 双乙酸钠	2010-12-21	2011-2-21
106	GB 25539-2010	食品添加剂 双乙酰酒石酸单双甘油酯	2010-12-21	2011-2-21
107	GB 25540-2010	食品添加剂 乙酰磺胺酸钾	2010-12-21	2011-2-21
108	GB 25541-2010	食品添加剂 聚葡萄糖	2010-12-21	2011-2-21
109	GB 25542-2010	食品添加剂 甘氨酸（氨基乙酸）	2010-12-21	2011-2-21
110	GB 25543-2010	食品添加剂 L-丙氨酸	2010-12-21	2011-2-21
111	GB 25544-2010	食品添加剂 DL-苹果酸	2010-12-21	2011-2-21
112	GB 25545-2010	食品添加剂 L（+）-酒石酸	2010-12-21	2011-2-21
113	GB 25546-2010	食品添加剂 富马酸	2010-12-21	2011-2-21
114	GB 25547-2010	食品添加剂 脱氢乙酸钠	2010-12-21	2011-2-21
115	GB 25548-2010	食品添加剂 丙酸钙	2010-12-21	2011-2-21
116	GB 25549-2010	食品添加剂 丙酸钠	2010-12-21	2011-2-21
117	GB 25550-2010	食品添加剂 L-肉碱酒石酸盐	2010-12-21	2011-2-21
118	GB 25551-2010	食品添加剂 山梨醇酐单月桂酸酯（司盘20）	2010-12-21	2011-2-21
119	GB 25552-2010	食品添加剂 山梨醇酐单棕榈酸酯（司盘40）	2010-12-21	2011-2-21
120	GB 25553-2010	食品添加剂 聚氧乙烯（20）山梨醇酐单硬脂酸酯（吐温 60）	2010-12-21	2011-2-21
121	GB 25554-2010	食品添加剂 聚氧乙烯（20）山梨醇酐单油酸酯（吐温 80）	2010-12-21	2011-2-21
122	GB 25555-2010	食品添加剂 L-乳酸钙	2010-12-21	2011-2-21
123	GB 25556-2010	食品添加剂 酒石酸氢钾	2010-12-21	2011-2-21
124	GB 25557-2010	食品添加剂 焦磷酸钠	2010-12-21	2011-2-21
125	GB 25558-2010	食品添加剂 磷酸三钙	2010-12-21	2011-2-21
126	GB 25559-2010	食品添加剂 磷酸二氢钙	2010-12-21	2011-2-21
127	GB 25560-2010	食品添加剂 磷酸二氢钾	2010-12-21	2011-2-21
128	GB 25561-2010	食品添加剂 磷酸氢二钾	2010-12-21	2011-2-21
129	GB 25562-2010	食品添加剂 焦磷酸四钾	2010-12-21	2011-2-21
130	GB 25563-2010	食品添加剂 磷酸三钾	2010-12-21	2011-2-21

续表

序号	标准号	标准名称	批准日期	实施日期
131	GB 25564-2010	食品添加剂 磷酸二氢钠	2010-12-21	2011-2-21
132	GB 25565-2010	食品添加剂 磷酸三钠	2010-12-21	2011-2-21
133	GB 25566-2010	食品添加剂 三聚磷酸钠	2010-12-21	2011-2-21
134	GB 25567-2010	食品添加剂 焦磷酸二氢二钠	2010-12-21	2011-2-21
135	GB 25568-2010	食品添加剂 磷酸氢二钠	2010-12-21	2011-2-21
136	GB 25569-2010	食品添加剂 磷酸二氢铵	2010-12-21	2011-2-21
137	GB 25570-2010	食品添加剂 焦亚硫酸钾	2010-12-21	2011-2-21
138	GB 25571-2010	食品添加剂 活性白土	2010-12-21	2011-2-21
139	GB 25572-2010	食品添加剂 氢氧化钙	2010-12-21	2011-2-21
140	GB 25573-2010	食品添加剂 过氧化钙	2010-12-21	2011-2-21
141	GB 25574-2010	食品添加剂 次氯酸钠	2010-12-21	2011-2-21
142	GB 25575-2010	食品添加剂 氢氧化钾	2010-12-21	2011-2-21
143	GB 25576-2010	食品添加剂 二氧化硅	2010-12-21	2011-2-21
144	GB 25577-2010	食品添加剂 二氧化钛	2010-12-21	2011-2-21
145	GB 25578-2010	食品添加剂 滑石粉	2010-12-21	2011-2-21
146	GB 25579-2010	食品添加剂 硫酸锌	2010-12-21	2011-2-21
147	GB 25580-2010	食品添加剂 稳定态二氧化氯溶液	2010-12-21	2011-2-21
148	GB 25581-2010	食品添加剂 亚铁氰化钾（黄血盐钾）	2010-12-21	2011-2-21
149	GB 25582-2010	食品添加剂 硅酸钙铝	2010-12-21	2011-2-21
150	GB 25583-2010	食品添加剂 硅铝酸钠	2010-12-21	2011-2-21
151	GB 25584-2010	食品添加剂 氯化镁	2010-12-21	2011-2-21
152	GB 25585-2010	食品添加剂 氯化钾	2010-12-21	2011-2-21
153	GB 25586-2010	食品添加剂 碳酸氢三钠（倍半碳酸钠）	2010-12-21	2011-2-21
154	GB 25587-2010	食品添加剂 碳酸镁	2010-12-21	2011-2-21
155	GB 25588-2010	食品添加剂 碳酸钾	2010-12-21	2011-2-21
156	GB 25589-2010	食品添加剂 碳酸氢钾	2010-12-21	2011-2-21
157	GB 25590-2010	食品添加剂 亚硫酸氢钠	2010-12-21	2011-2-21
158	GB 25591-2010	食品添加剂 复合膨松剂	2010-12-21	2011-2-21
159	GB 25592-2010	食品添加剂 硫酸铝铵	2010-12-21	2011-2-21
160	GB 25593-2010	食品添加剂 N,2,3-三甲基-2-异丙基丁酰胺	2010-12-21	2011-2-21
161	GB 25594-2010	食品工业用酶制剂	2010-12-21	2011-2-21

续表

序号	标准号	标准名称	批准日期	实施日期
162	GB 25595-2010	乳糖	2010-12-21	2011-2-21
163	GB 25596-2010	特殊医学用途婴儿配方食品通则	2010-12-21	2012-1-1
164	GB 25193-2010	食品安全国家标准 食品中百菌清等12种农药最大残留限量	2010-7-29	2010-11-1

2010年卫生法规及规范性文件目录

名称	文号	发布时间	发布机关
部门规章			
餐饮服务许可管理办法	卫生部令第70号	3月4日	卫生部
餐饮服务食品安全监督管理办法	卫生部令第71号	3月4日	卫生部
药品类易制毒化学品管理办法	卫生部令第72号	3月18日	卫生部
食品添加剂新品种管理办法	卫生部令第73号	3月30日	卫生部
护士执业资格考试办法	卫生部令第74号	5月10日	卫生部 人力资源和社会保障部
医疗卫生服务单位信息公开管理办法（试行）	卫生部令第75号	6月3日	卫生部
托儿所幼儿园卫生保健管理办法	卫生部令第76号	9月6日	卫生部 教育部
食品安全国家标准管理办法	卫生部令第77号	10月20日	卫生部
卫生部决定废止和宣布失效的部门规章目录(48件)	卫生部令第78号	12月28日	卫生部
规范性文件			
关于印发《戒毒医疗服务管理暂行办法》的通知	卫医政发〔2010〕2号	1月5日	卫生部 公安部 司法部
关于加强乡村医生队伍建设的意见	卫农卫发〔2010〕3号	1月10日	卫生部 财政部
卫生部关于印发《医疗器械临床使用安全管理规范（试行）》的通知	卫医管发〔2010〕4号	1月14日	卫生部
卫生部关于加强医院临床护理工作的通知	卫医政发〔2010〕7号	1月19日	卫生部
关于印发《食品安全风险评估管理规定（试行）》的通知	卫监督发〔2010〕8号	1月21日	卫生部 工业和信息化部 农业部 商务部 工商总局 质检总局 食品药品监管局
卫生部关于印发《住院患者基础护理服务项目（试行）》等三个文件的通知	卫医政发〔2010〕9号	1月22日	卫生部
卫生部关于印发《病历书写基本规范》的通知	卫医政发〔2010〕11号	1月22日	卫生部
卫生部关于进一步改善医疗机构医疗服务管理工作的通知	卫医政发〔2010〕12号	1月22日	卫生部
关于印发《食品安全风险监测管理规定（试行）》的通知	卫监督发〔2010〕17号	1月25日	卫生部 工业和信息化部 工商总局 质检总局 食品药品监管局

名　称	文　号	发布时间	发布机关
卫生部关于印发《医院处方点评管理规范（试行）》的通知	卫医管发〔2010〕28 号	2 月 10 日	卫生部
关于印发公立医院改革试点指导意见的通知	卫医管发〔2010〕20 号	2 月 11 日	卫生部　中央编办　发展改革委　财政部　人力资源和社会保障部
卫生部关于修改《公共场所卫生管理条例实施细则》等规范性文件部分内容的通知	卫政法发〔2010〕21 号	2 月 12 日	卫生部
卫生部关于印发《电子病历基本规范（试行）》的通知	卫医政发〔2010〕24 号	2 月 20 日	卫生部
关于印发《公安现役部队传染病防治工作暂行规定》的通知	卫疾控发〔2010〕22 号	2 月 21 日	卫生部　公安部
关于加强餐饮具集中消毒单位监督管理的通知	卫监督发〔2010〕25 号	2 月 21 日	卫生部　工商总局　食品药品监管局
卫生部关于印发《食品检验机构资质认定条件》和《食品检验工作规范》的通知	卫监督发〔2010〕29 号	3 月 4 日	卫生部
卫生部关于对医疗机构血液透析室实行执业登记管理的通知	卫医政发〔2010〕32 号	3 月 12 日	卫生部
关于开展乡镇执业助理医师资格考试试点工作的通知	卫医政发〔2010〕33 号	3 月 17 日	卫生部　中医药管理局
卫生部关于印发《医疗机构血液透析室管理规范》的通知	卫医政发〔2010〕35 号	3 月 23 日	卫生部
卫生部关于印发《全国健康教育专业机构工作规范》的通知	卫妇社发〔2010〕42 号	5 月 5 日	卫生部
卫生部关于印发《食品添加剂新品种申报与受理规定》的通知	卫监督发〔2010〕49 号	5 月 25 日	卫生部
关于开展提高农村儿童重大疾病医疗保障水平试点工作的意见	卫农卫发〔2010〕53 号	6 月 7 日	卫生部　民政部
卫生部关于进一步深化治理医药购销领域商业贿赂工作的通知	卫办发〔2010〕59 号	6 月 21 日	卫生部
卫生部关于做好《侵权责任法》贯彻实施工作的通知	卫医管发〔2010〕61 号	6 月 28 日	卫生部
关于印发医疗机构药品集中采购工作规范的通知	卫规财发〔2010〕64 号	7 月 7 日	卫生部　国务院纠风办　发展改革委　监察部　财政部　工商总局　食品药品监管局
卫生部关于修订《血站质量管理规范》“8.4”条的通知	卫医政发〔2010〕69 号	7 月 23 日	卫生部
卫生部关于印发《诊所基本标准》的通知	卫医政发〔2010〕75 号	8 月 2 日	卫生部
卫生部关于印发《营养改善工作管理办法》的通知	卫疾控发〔2010〕73 号	8 月 3 日	卫生部
卫生部关于印发《进口无食品安全国家标准食品许可管理规定》的通知	卫监督发〔2010〕76 号	8 月 9 日	卫生部
关于废止《食品生产经营单位废弃食用油脂管理的规定》的通知	卫监督发〔2010〕77 号	8 月 20 日	卫生部　环境保护部　住房城乡建设部　工商总局

名称	文号	发布时间	发布机关
关于印发《铁路运营食品安全管理办法》的通知	卫监督发〔2010〕79号	9月3日	卫生部 铁道部 工商总局 质检总局 食品药品监管局
卫生部关于印发《传染病防治日常卫生监督工作规范》的通知	卫监督发〔2010〕82号	9月17日	卫生部
卫生部关于进一步加强医疗卫生建设项目管理的通知	卫规财发〔2010〕86号	9月27日	卫生部
关于印发《食品安全信息公布管理办法》的通知	卫监督发〔2010〕93号	11月3日	卫生部 农业部 商务部 工商总局 质检总局 食品药品监管局
卫生部关于印发《新生儿疾病筛查技术规范（2010年版）》的通知	卫妇社发〔2010〕96号	11月10日	卫生部
卫生部关于印发《关于卫生事业单位实施绩效考核的指导意见》的通知	卫人发〔2010〕98号	11月26日	卫生部
关于落实内地与香港澳门更紧密经贸关系安排补充协议七有关事项的通知	卫医政发〔2010〕105号	12月14日	卫生部 商务部
卫生部关于印发《香港和澳门特别行政区医疗专业技术人员在内地短期执业管理暂行规定》的通知	卫医政发〔2010〕106号	12月16日	卫生部
关于印发《医院实施优质护理服务工作标准（试行）》的通知	卫医政发〔2010〕108号	12月22日	卫生部 中医药管理局
关于印发《香港和澳门服务提供者在内地设立独资医院管理暂行办法》的通知	卫医政发〔2010〕109号	12月22日	卫生部 商务部
关于印发《台湾服务提供者在大陆设立独资医院管理暂行办法》的通知	卫医政发〔2010〕110号	12月22日	卫生部 商务部
关于加强基本公共卫生服务项目绩效考核的指导意见	卫妇社发〔2010〕112号	12月31日	卫生部 财政部
卫生部关于印发《中国人体器官分配与共享基本原则和肝脏与肾脏移植核心政策》的通知	卫医管发〔2010〕113号	12月27日	卫生部
卫生部关于印发《电子病历系统功能规范（试行）》的通知	卫医政发〔2010〕114号	12月30日	卫生部

工作进展

工 作 进 展

【2010 年卫生工作】 2010 年,全国卫生系统按照国务院 2010 年度医药卫生体制改革（简称“医改”）工作安排，以医改五项重点工作为核心，强化责任，加大力度，突出重点，稳步实施，五项重点改革总体进展顺利，卫生部门牵头负责的 40 项工作任务按进度要求推进。

一、新型农村合作医疗制度进一步完善

新型农村合作医疗（简称“新农合”）覆盖面持续稳固扩大，参合率保持在 90% 以上。筹资和保障水平进一步提高，人均筹资达到 155.3 元，其中政府补助达到人均 126.1 元。60% 以上的统筹地区实行门诊统筹。统筹地区政策范围内住院费用报销比例比 2009 年提高了 5 个百分点，最高支付限额提高到全国农民人均纯收入的 6 倍左右。提高农村儿童重大疾病医疗保障水平试点有序开展，安徽、江西、湖南、内蒙古等地试点范围扩大到全省，农村儿童白血病和先心病的补偿比已超过 70%，符合民政医疗救助条件的家庭可再获 20% 的补助。新农合管理运行水平不断提高。近 90% 的统筹地区实现县域内定点医疗机构医疗费用即时结报，一半以上统筹地区实现了与域外定点医疗机构直接结算。三分之一以上的县（市、区）开展了按人头付费、按病种付费和总额预付等支付方式改革。一半以上统筹地区建立了新农合与农村医疗救助统一服务平台。江苏、河南、福建、广东等省一些地区探索商业保险机构参与新农合经办管理。

二、国家基本药物制度在基层稳步推进

2010 年，各地大力推进基本药物规范采购、控制价格、组织配送、合理使用以及落实零差率销售等政策，并在基层综合改革方面开展了积极探索。据监测，基本药物制度已经在 57.2% 政府办基层医疗卫生机构全面实施。安徽、天津、宁夏、吉林、江西、陕西、甘肃、海南等地初步实现了基层全覆盖。安徽省采用“双信封”招标、单一货源承诺、统一支付货款等方式，降低基本药物价格，保证质量和供应。各地积极推行基本药物临床应用指南和基本药物处方集，确保临床合理使用。在基本药物制度实施地区，基层医疗卫生机构出现了门诊和住院费用下降、门诊人次和住院人数上升的现象，群众医药费用负担明显减轻，制度实施效果初步显现。

三、基层医疗卫生服务体系进一步健全

2010 年，中央继续安排专项投资 200 亿元，支持 891 个县级医院、1620 个中心乡镇卫生院、1.12 万个村卫生室和 1228 个社区卫生服务中心业务用房建设。在基层医疗卫生机构硬件设施普遍提高的基础上，着力加强以全科医生为重点的基层医疗卫生队伍建设。公共卫生与基层医疗卫生事业单位绩效工资政策加快落实。当年招录农村订单定向免费培养医学生 5000 名，为乡镇卫生院招聘执业医师 8938 名。2381 所县级医院与三级医院、1.53 万所乡镇卫生院与二级医院建立长期对口协作关系。继续实施万名医师支援农村卫生工程，并组织 1.75 万名县级医院骨干人员到三级医院进修学习。全国乡镇卫生院、村卫生室和社区卫生服务机构在岗培训人数分别为 47.5 万人次、97.7 万人次和 21.4 万人次。安排全科医生转岗培训 1.6 万人次。上海、天津、深圳等地探索住院医师、全科医生规范化培训。全国 30 个省（区、市）进一步落实乡村医生补助政策，宁夏、新疆、福建等 16 个省（区）提高了补助标准。以安徽省为代表的一部分省（区），积极推进包括基层医疗卫生机构定性、定岗、定编、人事分配、绩效考核、多渠道补偿、医保支付改革、乡村一体化管理等综合改革，全面落实了改革任务，显著提高了群众受益水平。

四、基本公共卫生服务均等化工作取得新进展

9 类国家基本公共卫生服务项目在城乡基层广泛开展。监测数据显示，城镇、农村居民健康档案累计建档率分别为 48.7%、38.1%，提前完成了年度任务指标。65 岁以上老年人健康检查人数 5714.2 万人，3553.8 万高血压病人、918.9 万糖尿病病人和 170.6 万重性精神疾病患者纳入慢性病规范管理。上海、杭州等地结合本地实际，扩大基本公共卫生服务范围。2010 年，全国人均基本公共卫生服务经费补助标准达到 17.4 元。重大公共卫生服务项目稳步推进。全国完成贫困白内障复明手术 35.1 万例，免费为 15 岁以下儿童接种乙肝疫苗 2962.9 万人，提前完成全年任务。884.7 万农村孕产妇享受住院分娩补助，农村住院分娩率为 95.7%；为农村生育妇女补服叶酸 830.7 万人，完成年度任务 85.1%；农村妇女乳腺癌检查 47.3 万例，完成年度任务的 118.2%；农村妇女宫颈癌检查 489.2 万例，完成年度任务的 122.3%；在农村建设783.3万户无害化卫生厕所，燃煤型氟中毒改灶143.9万户，提前完成全年任务。各地区普遍开展了艾滋病母婴阻断等新的公共卫生专项。湖北、吉林、四川、河南、河北、重庆等地进一步完善绩效考核制度，规范项目资金管理、工作程序、奖罚措施，提高服务质量和效率。

五、加快公立医院改革试点，医疗服务安全质量进一步提升

16个国家级联系试点城市和31个省级试点城市陆续开展试点工作，辽宁鞍山、山东潍坊等试点城市在公立医院规划布局、管理体制、补偿运行机制、支付制度、内部管理、改善服务、支持基层和鼓励社会办医方面开展全面探索，取得了初步经验。在全国范围内，公立医院以强化服务为抓手，推行一批见效快、易操作的改革和管理措施。全国1200所三级医院实行预约诊疗和分时段就诊，3828所医院开展优质护理服务，1300多所医院开展100个病种的临床路径试点，22个省（区、市）近100所医院开展电子病历试点，5个省（市）开展执业医师多点执业试点。各地开展的改革探索为加快公立医院改革步伐奠定了基础。

医疗质量安全控制、医疗服务监管进一步加强。继续在全国范围内开展“医疗质量万里行”、大型医院巡查工作和国家临床重点专科评估，规范医疗技术和医疗器械临床应用，加强药事管理，规范处方点评，促进合理用药。推动无偿献血工作，临床合理用血和血液制品安全、人体器官移植和捐献监管不断加强。开展同级医疗机构检查互认，优化医疗流程，方便患者就医。开展创建“平安医院”工作，积极推行医患纠纷第三方调解和医疗责任保险，在提高患者满意度、保障医疗安全与构建和谐医患关系方面取得明显成效。

六、卫生应急、重大疾病防控和妇幼卫生工作取得新成效

各地卫生应急体制机制、应急准备和现场处置等核心能力建设取得明显进展。妥善应对青海玉树地震、舟曲特大山洪泥石流等灾害，协调有力，救治及时，实现了大灾之后无大疫。出色完成了上海世博会、广州亚运会等卫生保障任务。突发公共卫生事件防控工作得到进一步加强，有效处置了鼠疫、人禽流感等多起重大疫情，防止了事态扩大。

切实加强了对艾滋病、结核病、血吸虫病、乙型肝炎等重点传染病的防控。全国扩大免疫规划工作稳步推进，白喉等15种传染病报告病例数显著下降。在全国范围内完成了1.02亿人次的麻疹疫苗强化免疫，麻疹发病率较去年同期下降25.8%。重点地方病的防治工作力度得到加强。重性精神病防治、重点癌症早诊早治等慢性病综合干预控制有力推进。积极开展爱国卫生工作、健康教育和健康促进活动，越来越多的群众养成了健康的生活方式。

妇幼卫生保健管理得到强化。新生儿疾病筛查进一步规范，出生缺陷防治工作稳步推进，“降消”等项目深入实施，母乳喂养和自然分娩知识得到大力宣传和推广。

七、食品药品监管力度进一步加大

开展药品、医疗器械安全专项整治，强化餐饮服务、保健食品、化妆品监管。加强药品和医疗器械审评、审批工作，实施药物研究全过程监管。加快更新药品、食品和医疗器械质量标准。颁布实施2010年版《中国药典》。完善药品生产质量管理规范。全力落实医改任务，保障基本药物质量，开展基本药物评价性和监督性抽验，启动基本药物全品种电子监管工作，建设药品不良反应监测体系。开展“安全用药，关注农村”的科普宣传，有效地遏制了非药品冒充药品行为，严厉打击制售假药行为，保障了群众用药安全。

食品安全工作进一步加强。地方食品安全综合协调管理体制改革和调整取得新进展。制定公布163项国家食品安全标准，完成食品添加剂、食品污染物、真菌毒素等食品基础标准制订修订工作。覆盖31个省（区、市）的食品污染物检测和其他食品安全检测点数量进一步增加，2010年食品安全风险监测工作进展顺利。妥善处理社会反映强烈的“食盐加碘”等食品安全事件，维护了社会稳定。食用农产品、食品生产流通、餐饮消费、畜禽屠宰、保健食品等食品安全整顿工作成效明显。开展专项整治违法添加非食用物质和滥用食品添加剂行为，建立实施打击违法食品添加物的“黑名单”制度，取得了初步成效。

八、卫生监督执法力度不断加大

继续实施中西部卫生监督员培训项目。推进国家职业病防治规划落实，启动了重点职业健康检查机构和职业病诊断机构的改造建设项目。加大对用人单位职业健康监护工作检查力度。妥善处理多起尘肺病和重金属污染等重大健康危害事件。加强对重点公共卫生问题的监管，增设了一批医疗机构放射诊疗防护和城市饮用水监测点，完成了重点公共卫生场所的卫生监督量化分级管理。开展消毒产品、饮用水卫生安全产品以及学校卫生、单采血浆站的专项监督抽查。

九、中医药工作取得新进展

在深化医药卫生体制改革中，积极贯彻落实《国务院关于扶持和促进中医药事业发展的若干意见》，充分发挥中医药作用。通过基本医疗保障制度的引导作用，促进中医药服务利用。加快基层中医药服务网络建设和公立中医院改革。中医“治未病”健康工程取得新进展，中医药在重大传染病防治和突发公共卫生事件应急救治中的作用不断增强。中医临床研究基地、重点实验室、重点临床专科建设、中医药人才培养以及中医药古籍保护和利用等项目加快推进。中医中药中国行活动有力推动中医药“进乡村、进社区、进家庭”。“中医针灸”成功列入联合国非物质文化遗产代表名录，中医药得到更广泛的国际认可。

十、其他卫生工作取得新成绩

深入开展学习实践科学发展观

和创先争优活动，推动医改任务的落实。扎实推进卫生系统惩治和预防腐败体系建设，深入开展医疗卫生工程建设领域突出问题和“小金库”专项治理，开展权力运行监控机制建设试点。落实纠风工作责任制和医务人员医德考评制度，全力推进药品集中采购，加大治贿力度，有效治理医药购销和医疗服务中的不正之风。加强保健工作，关心老干部的生活和健康，积极支持他们发挥参谋和咨询作用。

卫生科技支撑作用进一步加强。“重大传染病防治”和“重大新药创制”两个科技专项创新管理体制机制，总体进展顺利。建立部门间实验室生物安全协调机制，加强生物安全管理。围绕“强基层”推广了一批适宜技术。

广泛开展国家与地区间的交往与合作。以卫生外交服务国家利益，服务卫生改革发展。广泛吸收国际卫生体制管理经验，为我国出台医改政策提供借鉴。通过多边、双边，政府、民间等多形式、多层次的国际交流，增进了国际的合作与信任。加强援外医疗队的管理，为亚洲、非洲国家培训卫生技术人员400多人。加强与港澳地区的深层次卫生合作，推动海峡两岸卫生交流。积极宣传我国卫生改革政策和卫生发展成就，我国医改得到国际社会的广泛关注和认可。

2010年中央财政用于医改的资金达到1268亿元，比上年增加了9.1%。在深入分析研究的基础上，组织“十二五”卫生规划纲要编制工作。强化对资金和大型医用设备配置的管理，进一步完善药品采购政策。灾后恢复重建取得显著成效。卫生援疆援藏工作得到实质性加强。

积极推进居民电子健康档案、卫生服务信息平台、以电子病历为核心的医院信息化建设，加快卫生信息化建设。建立卫生系统社会稳定风险评估机制、医患纠纷调处机制和卫生信访长效工作机制，化解矛盾，维护稳定。围绕深化医改开展新闻宣传，加强典型宣传和舆论引导，努力营造良好的舆论氛围。

（许培海　金玉军）

【2010年全国卫生工作会议】 2010年1月5～6日，全国卫生工作会议在北京召开。中共中央政治局常委、国务院副总理李克强出席1月5日下午的全国医药卫生系统表彰大会。李克强在为先进集体、先进个人和优秀乡村医生代表颁奖并听取获奖代表发言后指出，过去一年，卫生系统在各级党委和政府的领导下，认真贯彻党中央、国务院的决策部署，迎难而上，共克时艰，不仅推动了医药卫生事业改革和发展取得新进展，而且为保增长、保民生、保稳定作出了重要的、突出的贡献。李克强指出，医疗卫生事关人民群众的健康，事关改革发展稳定的大局。要按照中央确定的深化医药卫生体制改革的要求，深入贯彻落实科学发展观，始终把维护人民群众身体健康和生命安全放在工作的首位，始终把实现好、维护好、发展好人民群众的健康利益作为出发点和落脚点。特别是要紧紧围绕医改这项中心工作，推进五项重点改革，使医药卫生事业的成果更多的惠及广大人民群众。要充分调动广大医务人员投身卫生体制改革和发展的积极性、主动性，积极引导广大群众和社会各界更好地支持卫生工作，努力形成各地区、各部门共同推进卫生工作的强大合力。

在全国卫生工作会议上，卫生部部长陈竺作了题为《以深化医药卫生体制改革为中心，全面做好卫生工作，努力提高全民健康水平》的工作报告。卫生部党组书记、副部长张茅就落实会议精神讲话。会议指出，在过去的一年，卫生工作对促进经济社会发展发挥了重要作用，各项卫生工作都取得了积极成效；医改工作开展以来，全国卫生系统认真贯彻落实国务院部署，全面启动基本公共卫生服务项目和重大公共卫生服务项目，加快推进城乡基层卫生服务体系建设，着手建立基本药物制度，逐步完善新农合等医疗保障制度，认真筹备公立医院改革试点，医改工作达到了“开好局、起好步”的要求，人民群众正在获得“看得见、摸得着”的实惠；面对突如其来的甲型H1N1流感疫情，党中央、国务院高度重视，科学决策，建立联防联控工作机制，卫生系统积极防控疫情和救治患者，维护社会稳定；《食品安全法》颁布实施，卫生部门认真履行综合协调职责，健全食品安全工作机制，扎扎实实开展食品安全整顿工作，受到群众支持和欢迎。这一年是考验各级卫生行政部门综合能力的一年，是展示全国卫生系统良好服务和保障能力的一年，是各级党委和政府全面加强卫生工作的一年。2010年卫生工作要紧紧围绕中心，服务大局，全面贯彻落实《中共中央 国务院关于深化医药卫生体制改革的意见》和中央经济工作会议精神，将医改作为卫生系统的中心工作，积极推进卫生事业科学发展。一是深刻认识医改的必要性和紧迫性，认清全国卫生系统肩负的历史责任；二是始终用科学发展观统领卫生改革发展；三是从医改全局出发，坚定信心，锐意进取，把改革创新精神贯彻到工作各个环节；四是牢固树立“服务发展、人才优先”的观念，贯彻落实“全民健康卫生人才保障工程”，努力造就一支品德高尚、技术精湛、服务优良的卫生人才队伍；五是落实投入、转换机制，确保医改取得实效；六是练好内功，提高素质，为医改提供有力保障；七是加强作风建设，确保各项政策真正落实；八是加强宣传引导，营造有利于改革的良好氛围；九是加强党的建设，为医改提供政治保障。

卫生部领导，中央和国家机关有关部门代表，全国人大、全国政协有关代表，总后勤部卫生部、武警总部后勤部卫生部有关代表，各省（区、市）、新疆生产建设兵团卫生厅局长及副省级城市卫生局长，部机关各司局和部直属各单位主要负责人，全国医药卫生系统先进集体、先进个人和优秀乡村医生代表等出席了会议。

（谭相东　金玉军）

【2010年卫生系统医改工作部署会议】 为建立卫生系统落实医改任务目标责任制，贯彻落实2010年全国深化医药卫生体制改革工作会议精神，卫生部于2010年5月22日在北京召开了卫生系统2010年医改工作部署会议。卫生部部长陈竺作了题为《强化责任，狠抓落实，确保全面完成2010年度医药卫生体制改革工作任务》的工作报告，总结卫生系统2009年医改工作，并对2010年医改工作进行全面部署。为确保2010年各项医改任务得以落实，陈竺在会上与各省（区、市）、新疆生产建设兵团卫生厅局长以及卫生部相关司局主要负责人签订了《2010年度深化医药卫生体制改革任务责任状》。卫生部党组书记、副部长张茅作了会议总结，强调落实医改责任制，并对完成2010年医改任务提出明确要求。

（高勇　吴静）

【参加十一届全国人大常委会医改专题询问】 2010年12月22～23日，第十一届全国人大常委会第十八次会议听取并分组审议了国务院《关于深化医药卫生体制改革工作情况》的报告。12月24日，十一届全国人大常委会第十八次会议召开联组会议，专题询问国务院关于深化医药卫生体制改革工作情况。受国务院委托，国家发改委、财政部、人力资源和社会保障部、卫生部等相关部委局负责人到会听取意见、回答询问。卫生部部长陈竺、党组书记、副部长张茅、副部长王国强、副部长马晓伟共同参会，认真回答了委员们关心的问题：①如何发挥中医药（包括民族医药）在医改中的作用；②公立医院改革的基本思路和具体措施；③医疗卫生资源的均衡化、解决“看病难、看病贵”的阶段目标和实现步骤；④有效建立健全大医院和基层医疗卫生机构上下联动的分工协作机制；⑤完善农村三级卫生服务网络和新农合；⑥保障乡村医生利益、加强村医队伍建设。会后，有关部委还分工落实了全国人大代表提出的意见和建议。

（谢宇　吴静）

【加强医改监测工作】 2010年卫生部进一步加强医改监测工作，印发了《关于报送2010年医改进展季度监测数据的紧急通知》(卫发明电〔2010〕21号）和《卫生部办公厅关于做好2010年度医改进展季度监测工作的补充通知》(卫办综发〔2010〕100号)，明确要求各地通过医改监测和评估，形成一整套医改计划、实施、反馈和评价的良性工作机制。2010年度医药卫生体制五项重点改革工作进展监测周期确定为2010年4月1日至2011年3月31日，并由年度监测改为季度监测。医改监测数据由县（市、区）卫生局直报，卫生部统计信息中心审核汇总，经省级卫生部门和相关司局复核后，形成季度医改监测报告，以《深化医药卫生体制改革动态》等形式编发并分送相关部委、卫生部相关司局、各省（区、市）卫生厅（局)。到2010年第四季度，全国有2859个县（市区）报送了监测数据，上报率接近100%。

（田晓晓　吴静）

【建立并完善医改综合督导调研制度】 为进一步了解各地医改进展、及时发现和解决医改中的问题，2010年卫生部建立并完善了医改综合督导调研制度。卫生部领导每半年带队督导调研一次，各牵头司局对承担项目省份每季度至少督导调研一次，督导调研结果在一定范围内公示，接受社会监督。2010年共开展两轮医改综合督导调研。第一轮综合督导调研从2010年6月开始，分4个组对15个省区市和新疆生产建设兵团进行督导调研；第二轮综合督导调研从2010年12月开展，采取“请上来、走下去”等方式对另外16个省区市进行了督导调研。督导调研结果在卫生部医改领导小组会议上进行了专门汇报和研讨，成为决策参考的重要依据。

（田晓晓　吴静）

【2010年卫生信息化工作】 2010年，卫生部统筹规划，顶层设计，开展试点，加强指导，加快推进卫生信息化建设。

一、统筹规划，顶层设计

根据国家发改委关于编制国家重大信息化工程建设规划工作要求，在充分借鉴国内外经验的基础上，卫生部研究编制了“十二五”国家卫生信息化工程项目建议书，进一步明确了卫生信息化的发展思路，研究提出了“十二五”期间卫生信息化建设“3521工程”的总体框架，即建设国家、省和地市3级卫生信息平台，加强公共卫生、医疗服务、新农合、基本药物制度和综合管理5项业务应用，建设居民电子健康档案、电子病历2个基础数据库和1个专用网络。考虑把3级卫生信息平台作为横向联系的枢纽，系统整合5项业务的纵向功能和应用，互联互通卫生信息。

二、召开全国卫生信息化工作交流会议

2010年11月，卫生部在上海召开全国卫生信息化工作交流会议，卫生部党组成员、副部长尹力出席会议并讲话。会议总结交流了各地卫生信息化建设的经验，进一步明确了卫生信息化建设任务。各省（区、市）卫生厅局、新疆生产建设兵团和计划单列市卫生局分管负责人、信息化工作负责人及信息中心主任，部机关有关司局及部分直属单位负责人参加会议。部分地市卫生局和医疗机构负责人、部分专家学者和信息化企业代表应邀参加了会议。

三、加大投入，开展卫生信息化建设试点工作

2010年，财政部安排新增加中央转移支付地方专项资金119亿元用于支持医改工作，其中27亿元直接用于卫生信息化建设。一是支持基层医疗卫生机构信息平台建设试点工作，主要是中西部地区42万多个村卫生室的信息化建设。按照每个村卫生室4500元标准补助，以省为单位招标采购硬件设施，确保每个村卫生室都有电脑和网络支付终端（POS 机），对于个别实现不了的边远山村，研究通过手机或固定电话等其他方式建立实时联系，确保以统一的软件实现村卫生室与乡镇卫生院以及县级新农合管理、疾病控制、卫生监督、妇幼保健等机构联网，实现网上实时上报卫生信息和新农合参合农民医疗费用网上即时结报。二是支持在上海、浙江、安徽、重庆、新疆等五省（区、市）开展基层医疗卫生信息系统建设试点工作。基于居民电子健康档案、电子病历、门诊统筹管理，建设系统整合、信息共享的省级卫生综合管理信息平台，选择部分地市建设区域卫生信息平台，结合村卫生室信息化建设项目，努力实现试点地区医疗服务、疾病控制、卫生监督、妇幼保健、健康教育等机构的横向联网，以及省、市、县、乡、村医疗卫生机构的纵向联网。三是支持远程会诊系统建设。在中西部地区每个省份选择地处偏远的 5 个县开展试点，每个县的一家综合医院与省级定点综合医院建立远程会诊系统，每个系统补助 50 万元。探索通过信息化手段，切实解决偏远地区医疗卫生工作的实际困难。四是支持 16 个公立医院改革国家级联系试点城市的信息化建设。中央补助每个城市 2000 万元，其中 1800 万元用于卫生信息化建设。每个试点城市不仅要完善公立医院内部信息系统，更要以公立医院改革为龙头，统筹设计，加强区域内卫生信息平台建设，实现区域内各类医疗卫生机构的横向联网和市、县、乡、村医疗卫生机构的纵向联网。卫生部成立卫生信息化建设项目办公室，抽调部分地方卫生行政部门人员及信息化专家，研究编制项目管理方案和技术方案，明确建设内容和各阶段的工作目标。

四、推动卫生信息标准建设工作

进一步修改完善居民电子健康档案、电子病历和区域卫生信息平台技术解决方案，推动标准应用工作。启动居民电子健康档案数据标准修订工作。开展卫生信息共享文档研制工作。检查试点地区居民电子健康档案数据标准使用情况，研究标准应用中存在的问题。结合国家“十二五”科技支撑计划“跨区域医疗协同与应用示范”重大课题研究，启动居民电子健康档案标准测试规范试点工作。

（许培海　武朋娜）

【2010 年“两会”建议、提案办理工作】 2010 年，卫生部共承办全国人大代表建议、议案和全国政协委员提案 1058 件，负责牵头（追踪）办理重点建议 4 件，承办数量比 2009 年略有减少，但仍是历史上第二个高峰年，办理任务较重，难度较大。

在部领导的高度重视下，在建议、提案办理工作领导小组的统筹协调下，办公厅加强统筹协调，严格办理程序，狠抓复文质量，密切沟通联系，提高办理水平，并结合卫生部实际，采取了一系列创新性举措，取得良好成效。一是梳理、优化办理流程各个工作环节，编写了《建议提案办理程序标准化操作手册》，初步实现了办理工作模块化、程序化。二是加强分析研究。完成年度建议、提案内容分析报告，提交全国人大、全国政协、国务院办公厅和相关部门，为医改提供参考。针对代表建议 B 类（B 类指所提问题正在解决或列入计划解决）答复情况进行专门分析，提出追踪办理承诺事项的建议。三是以提高办理质量为核心，建立建议、提案复文质量评估制度。成立评估机构，明确评估标准，严格掌握评估标准，印发质量通报，提高了复文质量。四是建立建议、提案办理工作联系人制度，明确工作职责，确保迅速落实办理要求。五是着力做好重点（追踪）建议、提案的办理工作。协调组织医管司、药政司等司局开展实地调研，邀请代表、委员和相关部门负责同志参加，督促提交调研报告和办理工作报告。全面梳理十一届全国人大一次会议以来重点建议办理工作，总结办理成效，提出改进建议。六是加强办理过程管理。召开交办会、办理业务培训会、中期工作总结会、标准化操作程序修改工作会等，编写工作简报 8 期，指出问题与不足，听取意见、建议，督促和指导办理工作。七是编制《建议提案答复参考》，为承办司局提供参考，保证了办复内容的连续性。八是改造提升了机关内网的建议、提案办理运转管理功能，为办理工作提供信息化技术支撑。九是密切与代表、委员的沟通联系。2010 年初，卫生部副部长尹力主持召开办理工作座谈会，汇报卫生工作进展，听取代表、委员的意见、建议，明确要求每一件建议、提案在正式答复前，要与代表、委员沟通，听取意见后答复，提高了办理工作满意率。十是派人员参与全国人大代表建议答复分析工作，并执笔撰写分析报告，从更高层面上明确了办理要求，吸取了其他部门的办理经验，开阔了视野。

全国人大常委会办公厅确定卫生部为向全国人大常委会第十八次会议报送建议办理工作书面材料的部门之一，对卫生部办理工作予以充分的肯定。

（谭相东　李南）

【卫生政策专题研究】 2010 年，卫生部围绕公立医院改革和基本药物制度建设等医改重点问题，开展了我国实行药事服务费研究、村卫生室实行基本药物制度研究、在非政府举办社区卫生服务机构实施基本药物制度的策略研究、我国医疗卫生服务支付制度改革研究、公立医院与基层医疗机构分工协作机制研究、社会资本举办医疗卫生机构的理论和实践研究、深化医药卫生体制改革监测与评价研究 7 项政策研究项目。专题研究分别由上海市卫生发展研究中心、卫生部卫生发展研究中心、复旦大学、上海交通大学、浙江省卫生厅、中国医学科学院信息所等单位承担。

【世界医药卫生发展趋势和我国医药卫生体制改革】 根据中央要求，卫生部承担了中央政治局第二十一次集体学习的专题研究工作，专题研究的题目是《世界医药卫生发展趋势和我国医药卫生体制改革》。卫生部组成了以部长陈竺、党组书记、副部长张茅同志任组长的专题工作小组，小组成员由有关领域专家和卫生部工作人员组成。中华医学会刘俊研究员、中山大学曾益新教授、国务院发展研究中心社会发展研究部葛延风研究员、北京大学中国经济研究中心李玲教授、北京大学医学部郭岩教授、复旦大学公共卫生学院胡善联教授、卫生部统计信息中心饶克勤研究员7位专家自2010年1月参加了为期五个多月的专题研究工作。专题研究期间，卫生部组织专家到湖南、宁夏等地进行实地调研，并组织召开了多次研讨会研究修改学习材料。5月28日饶克勤研究员和葛延风研究员作为主讲人为中央政治局领导讲解了学习材料，得到了中央领导同志的高度评价，胡锦涛总书记在集体学习之后发表重要讲话，强调建立健全覆盖城乡居民的基本医疗卫生制度，为群众提供安全、有效、方便、价廉的医疗卫生服务，是党和政府义不容辞的责任。要求各级党委和政府站在党和国家事业发展全局的高度，把维护人民健康权益放在第一位，周密部署，扎实工作，确保改革目标的实现。中央政治局集体学习再次就医药卫生体制改革进行深入探讨，体现了中央对群众看病就医问题的高度重视，对医药卫生体制改革和发展起到了重要的积极作用。

【卫生行政复议和应诉工作】 截至2010年12月10日，卫生部新收行政复议申请52件，上年结转1件，共处理行政复议申请53件。本年度新收的52件行政复议申请中，受理的12件，不予受理的10件，告知的26件，作出其他处理的4件。申请复议的事项涉及行政处罚的1件，行政许可的8件，政府信息公开的10件，行政不作为的5件，其他类的28件。2010年受理的12件和上年结转的1件行政复议申请中，作出维持决定的5件，驳回行政复议申请的3件，申请人自愿撤回申请而终止的1件，被申请人改变具体行政行为后申请人撤回申请而终止的1件，尚有3件未审结。针对复议中发现的省级卫生行政部门存在的问题，作出行政复议建议书1份。

截至2010年12月10日，卫生部新发生行政诉讼案件1件，上期结转3件，均经过卫生部复议。其中2件由法院裁定驳回起诉，2件由法院判决维持。

（龚向光　王琦）

【卫生法制宣传教育工作】 2010年是“五五”普法规划的总结验收之年，是深化医药卫生体制改革的关键之年。卫生部贯彻中宣部、司法部和全国普法办联合下发的《关于组织开展“五五”普法检查验收工作的通知》确定的指导思想和主要原则，结合《卫生系统开展法制宣传教育的第五个五年规划》，全面检查卫生系统普法依法治理工作，总结经验，查找不足和存在问题，推动“五五”普法规划和《关于加强法制宣传教育的决议》全面贯彻落实。印发了《卫生部关于做好全国卫生系统2010年普法依法治理工作和“五五”普法检查验收工作的通知》，全面部署“五五”普法总结验收工作。2010年7月，召开了卫生普法工作座谈会，研究部署全国卫生系统“五五”普法检查验收工作和“六五”普法规划相关事项。8~10月，组织抽查组赴广西、湖南、陕西、山西、福建、吉林六省区检查验收卫生“五五”普法工作。

在做好总结验收工作的同时，继续认真做好相关法律法规的宣传教育工作。2010年利用职业病防治宣传周、食品安全宣传周活动深入开展了《职业病防治法》和《食品安全法》的宣传教育工作，结合《侵权责任法》的颁布实施开展了一系列宣传贯彻工作。

（龚向光　王琦）

【卫生部营养标准专业委员会成立】 为了加强营养改善工作，促进营养工作的规范化，健全卫生标准管理体系，2010年8月30日卫生部成立了营养标准专业委员会。该委员会负责的专业标准范围是：人群营养、膳食指南、食物成分、营养工作方法等卫生标准。

（郑云雁）

【技术性贸易措施通报评议工作】 技术性贸易措施通报评议工作是卫生部WTO工作的重要组成部分。为了更好地履行世界贸易组织（WTO）透明度的要求，2010年，卫生部共向世界贸易组织卫生与植物卫生措施协议（WTO/SPS）委员会通报了147项食品安全国家标准，占我国SPS措施通报总数（共153项）的96%，得到了全国技术性贸易措施部际联席会议的高度赞扬；向世界贸易组织技术性贸易壁垒（WTO/TBT）委员会通报了3项标准。通报内容涉及食品添加剂行政审批程序、食品标签标准、食品添加剂规格标准、食品添加剂使用标准、食品中污染物限量标准等。卫生部通报的食品安全标准受到WTO成员的广泛关注，收到了美国、欧盟、澳大利亚、新西兰等WTO成员，以及国际和国外各相关行业协会和组织的500多项评议意见。卫生部及时组织专家对评议意见进行认真梳理，对完善我国相关食品安全标准起到了积极作用。

2010年，卫生部共收到中国WTO/SPS国家通报咨询中心转来的世界贸易组织（WTO）其他成员通报的卫生与植物卫生措施协议（SPS）措施326项，内容主要涉及农兽药残留、各类产品标准、食品添加剂等。卫生部对收到的卫生与植物卫生措施协议（SPS）措施进行了认真研究，从与国际标准的协调性、科学性原则、对我国贸易影响等角度，对韩国关于水果干中总黄曲霉毒素限量、谷类产品中脱氧雪腐镰刀菌烯醇限量标准、加拿大关于冷冻乌贼中使用柠檬酸作为pH调节剂、乌克兰关于油和脂肪中芥酸限量标准等12项重点通报提出了评议意见，较好地维护了我国相关产业的利益。

（白雪）

【卫生部进一步巩固与地方卫生行政部门的卫生政策信息联络员工作制度】 2007年卫生政策信息联络员工作制度建立以来，旨在更好地交流各地卫生改革和政策研究经验，共享卫生政策研究成果，促进科学决策，提高各地卫生行政部门的卫生政策工作能力，为加强全国卫生政策研究工作提供了良好的制度支撑。

2010年6月11～12日，2010年卫生政策研究暨卫生政策信息联络员工作会议在上海召开，有31个省、自治区、直辖市、新疆生产建设兵团和15个副省级城市卫生厅局的卫生政策信息联络员及相关司局同志参加了此次会议。部分省（区、市）分管政策研究和医改工作的厅局长应邀参会。会议对深化医药卫生体制改革的有关政策进行了辅导，各地交流了推进医改的进展情况和存在的问题及建议。会议的成果对推动各地医改和政策研究工作发挥了重要作用。

同时，卫生部利用卫生政策信息联络员网络，定期收集地方改革进展情况，及时了解地方改革的新经验、新做法，加强了信息交流，共同促进卫生改革发展。

【2010年WTO工作进展】 2010年，卫生部从履行义务，享受权利出发，认真做好世界贸易组织（WTO）归口管理工作。

做好自贸区服务贸易谈判工作。根据医疗卫生服务领域的特点，确定出要价方案。参加了中日韩自贸区官产学可行性研究、中国-瑞士自贸区可行性研究，提出了对新加坡服务贸易医疗卫生部门的要价方案，配合商务部完成了中国-哥斯达黎加自贸区谈判工作。

配合商务部，顺利完成了世界贸易组织（WTO）第三次对华贸易政策审议工作。就中国政府声明、美国、巴西、马来西亚、埃及问题单中关于医疗领域对外开放情况、食品安全监管体制等问题提出答复口径。配合商务部，继续做好中美商贸联委会医药卫生合作工作组的工作。

作为中国政府代表团成员之一，参加世界贸易组织卫生与植物卫生措施协议（WTO/SPS）委员会第47～49次例会，对其他世界贸易组织（WTO）成员对我国相关措施（如墨西哥龙舌兰酒中甲醇限量、韩国泡菜中大肠菌群超标等）的质疑进行解答，切实维护国家利益。参加TRIPS（关贸总协定知识产权协议）理事会2010年第三次会议，对卫生部在公共健康危机时实施强制许可提出了相关建议。

（白雪）

疾病预防控制

【2010年疾病预防控制工作】 2010年全国疾病预防控制与工作，围绕卫生部党组的中心工作，坚持“预防为主、防治结合、动员社会、健康促进”，认真落实深化医药卫生体制改革各项任务，疾病预防控制工作取得了新的进展。

一、强化责任，深化医改，疾病预防控制目标如期实现

为落实深化医改疾病预防控制任务，卫生部强化了领导责任，确定专人负责，在深入调研的基础上，进行专门部署，完善了信息月报和进度通报制度，强化了人员培训，加大了对重点地区、重点项目的督导检查力度，如期完成了2010年度各项任务。15岁以下人群补种乙肝疫苗项目应接种2810万人，实接种2963万人，完成任务的105%。农村妇女乳腺癌筛查项目应检查40万人，实际检查约47.3万人，任务完成率为118%。其中，确诊乳腺癌151例（早期43例），检出良性肿瘤2467例。2009年及2010年消除燃煤污染型氟中毒危害改炉改灶项目应完成142万户，实际完成143.9万户，任务完成率为101%。农村改水改厕项目应完成758万户无害化卫生厕所建设任务，实际已完成783万户，任务完成率为103%。

印发了《深化医药卫生体制改革疾病预防控制服务项目实施情况考核评估工作方案》，指导各级卫生行政部门对医改疾病预防控制项目的考核评价。《关于进一步加强慢性病预防控制工作的指导意见》通过了部务会审议，正在进一步完善中。进一步完善了卫生部有关司局的协调工作机制，落实国家基本公共卫生服务项目，促进逐步实现基本公共卫生服务均等化，充分利用社区卫生服务平台，共同做好疾病预防控制工作。

二、完善政策，进一步健全疾病预防控制体系

开展了疾病预防控制机构编制标准颁布、编制使用现状的进一步调查和研究，提出《关于疾病预防控制中心编制标准的建议方案》。完成了《关于进一步加强疾病预防控制建设指导意见》、《关于疾病预防控制机构管理的若干规定》和《疾病预防控制机构岗位设置管理的指导意见》的起草工作，对继续健全完善疾病预防控制体系以及疾病预防控制机构内部设置、岗位职责、人员、资产、财务和业务管理等提出了明确的要求。开展了2008年、2009年度各省级区域疾病预防控制工作和省级疾病预防控制中心绩效考核现场工作，完成了省级疾病预防控制工作绩效考核综合评价报告，向各地分别反馈了考核情况。成立了卫生部疾病预防控制专家委员会和专家委员会。围绕制订《2010—2020年医药卫生人才发展规划》，牵头开展了专业公共卫生人才队伍建设研究，组织撰写了疾病预防控制人才队伍建设研究报告，提出了开展公共卫生医师规范化培训工程及临床执业医师的公共卫生知识培训的建议。

充分发挥血吸虫病部际联席会议制度的协调与指导作用，在继续做好湖北省部联动工作的同时，启动了湖南省部联合防治血吸虫病行动。全面落实卫生部与贵州省合作消除燃煤污染性氟中毒危害项目，在提前、超额完成病区改炉改灶任务基础上，系统评估部省合作项目执行情况，为建立项目后期管理长效机制奠定基础。落实《卫生部与广西壮族自治区人民政府共建兴边固疆卫生惠民工程协议》，组织开展了能力建设培训，围绕广西壮族自治区防治艾滋病攻坚工程，制订具体技术支持方案，实施对口帮助。与内蒙古自治区政府签订了人间布鲁氏菌病联合防治项目协议，进一步加大布鲁氏菌病防治工作力度。

会同有关部门制定印发了《精神卫生防治体系建设与发展规划》和《精神卫生专业机构建设指导意见》，中央财政投资10.98亿元向470所精神卫生专业机构提供设备补助，启动了为期3年的中央共计投资91亿元改扩建544所精神卫生专业机构的建设工作。

三、依法防控，确保社会公共卫生安全

积极推进精神卫生立法，配合开展《传染病防治法实施办法》和《食盐加碘消除碘缺乏危害管理条例》修订相关工作。颁布了《营养改善工作管理办法》，进一步加强营养改善工作，普及营养知识，倡导营养理念，完善制度建设。

确保了青海玉树地震、舟曲特大山洪泥石流等严重自然灾害之后无大疫，为2010年上海世博会和广州亚运会的成功举办提供了有力保障；有力遏制了艾滋病、结核病、血吸虫病、乙型肝炎等重大疾病，有效应对了手足口病等传染病，稳步实施扩大国家免疫规划，着力加强疫苗监管，妥善应对“山西疫苗事件”，巩固了重点地方病防治工作的成果，进一步推进了慢性非传染性疾病防治工作，落实重性精神疾病防治工作，为社会与公众安全提供了有力的保障。

四、狠抓落实，重大疾病预防控制取得显著成绩

国务院总理温家宝在世界艾滋病日考察了四川省凉山州艾滋病防治工作，强调党和政府要高度重视少数民族地区和贫困地区艾滋病防治工作，将艾滋病防治工作同促进经济社会发展结合起来，同扶贫、禁毒工作结合起来，采取综合措施，标本兼治，有效遏制了艾滋病的蔓延。国务院副总理李克强主持召开了国务院防治艾滋病工作委员会全体会议，提出要提高科学防治艾滋病的水平。《国务院进一步加强艾滋病防治工作的意见》，为“十二五”期间进一步做好艾滋病防治工作提供了政策保障。进一步落实国家“四免一关怀”政策，加大了艾滋病、性病及丙肝防治工作整合力度，艾滋病疫情快速上升的势头有所减缓，病死率有所下降，感染者和病人生活质量明显改善。全国已经建设艾滋病初筛实验室8273个，确认实验室318个，累计报告艾滋病感染者和病人370393例，累计治疗艾滋病病人10万余例，在治8万余例，艾滋病病人总病死率从治疗前27～30/100人年，下降到治疗6个月以后的4～5/100人年，并且稳定5年以上。已建立696个美沙酮维持治疗门诊，累计治疗吸毒人员29万。预防母婴艾滋病传播工作扩大到全国1156个县，覆盖全国39%的县区。实现了“十一五”的预期工作目标。

继续全面落实现代结核病控制策略，不断提高工作质量。2010年全国以县（区）为单位的督导短程化疗（DOTS）覆盖率保持在100%，共发现活动性肺结核患者91.2万例，其中涂阳肺结核患者治愈率达到93%，超额完成了《全国结核病防治规划（2001—2010年）》确定的目标。组织开展了第五次全国结核病流行病学调查，初步结果显示，全国涂阳肺结核患病率较2000年下降了近一半。加大工作力度，积极应对挑战，在全国范围实施了结核菌/艾滋病病毒双重感染防治工作；在12个省份的41个地市稳步扩展耐多药结核病试点工作，取得了较好的治疗效果。

加强部门合作，联合印发《血吸虫病综合治理重点项目规划纲要（2009—2015年）》、《中国消除疟疾行动计划（2010—2020年）》、《防治包虫病行动计划（2010—2015年）》，进一步明确“十二五”期间血吸虫病、疟疾和包虫病防治的目标任务，完善策略措施。召开全国血吸虫病防治工作会议、全国消除麻疹和消除疟疾工作会议暨中国全球基金结核病和疟疾项目启动会议，推动各地血吸虫病、疟疾防治工作的深入开展。目前，全国血吸虫病流行县均达到疫情控制标准，四川省、云南省达到血吸虫病传播控制标准，疫情已降至历史最低水平，如期实现《全国预防控制血吸虫病中长期规划纲要》确定的目标。全国95%以上的疟疾流行县疟疾年发病率降至万分之一以下，局部地区疟疾疫情回升趋势得到有效遏制，为逐步实现消除疟疾目标打下坚实基础。初步摸清了我国包虫病流行区范围，并已将包虫病纳入国家免费救治的重点疾病。

联合有关部委印发《关于进一步规范入学和就业体检项目维护

乙肝表面抗原携带者入学和就业权利的通知》，取消了入学、就业体检中乙肝检测项目。继续加强和维持新生儿常规乙肝疫苗免疫工作，提高基础免疫接种率，进一步降低乙肝感染率，提出了为乙肝表面抗原阳性母亲所生的新生儿免费提供乙肝疫苗联合乙肝免疫球蛋白进行母婴阻断的防治策略。继续保持无脊髓灰质炎状态，在全国范围内分别有超过1亿的人员接受了麻疹疫苗接种和甲型流感疫苗接种，麻疹疫情显著下降，多数疫苗可预防传染病，如白喉、乙脑、流脑、甲肝等发病已降至历史最低水平，全人群乙肝表面抗原携带率和5岁以下儿童乙肝表面抗原携带率基本达到“十一五”规划目标。

进一步加大重点地方病的防治工作力度，全面推进重点地方病防治监测体系建设，组织开展优化监测体系评估，强化监测质控管理，重点加强了基层业务骨干岗位培训，适时对重点人群和适宜患者采取预防干预和医疗救治措施。组织开展重点地方病防治“十一五”规划终期评估，完成了省级实现消除碘缺乏病阶段目标的考核验收，及时开展沿海地区居民碘营养状况调查和膳食碘摄入量调查，全面评估我国居民碘营养状况的健康风险，为完善防控策略提供了决策依据。与“十一五”初期相比，全国达到消除碘缺乏病阶段目标的省份由17个提升到28个，碘盐覆盖率总体达到98.6%，居民户合格碘盐食用率达到消除标准的县数比例由65.8%提升到96.8%；燃煤污染型氟中毒病区炉灶改良率由21.4%提升到91.8%。目前，燃煤污染型氟中毒病区炉灶改良率达到91.8%，燃煤污染型砷中毒病区炉灶改良率达到100%；已查明的饮水型地方性氟中毒、砷中毒重病区基本完成了降氟、降砷改水工程；基本查清了饮茶型地氟病的流行强度和分布范围；近95%的大骨节病重病区村儿童X线阳性检出率达到控制标准；克山病得到有效控制。全国总体达到重点地方病“十一五”规划目标。

慢性病防控工作点面结合，全面推进。高血压、糖尿病病人管理服务纳入医改基本公共卫生服务项目。组建国家心血管病中心、国家癌症中心，全国疾病预防控制机构慢性病防控网络基本形成，形成了防治结合、指导全国慢性病防控的格局。继续扩大健康生活方式的覆盖范围，全民健康生活方式行动已覆盖至全国30%的县（市、区）。开展了重点癌症的早诊早治项目，继续深入推进淮河肿瘤综合防控工作，以创建慢性病综合防控示范区为契机，全面开展以全人群为基础的慢性病综合干预控制和危险因素及死因监测工作，推广适宜技术，逐步使慢性病防控工作在社区得到有效应用。

精神卫生工作与社会管理工作的联系更加紧密，全国精神卫生防治体系建设扎实推进，启动了精神卫生专业机构建设项目，国家重性精神疾病管理治疗制度初步建立。各地加速了医院社区一体的重性精神病防治网络建设步伐，全国有671个县建立了重性精神病防治网络，105个县建立了农村癫痫防治网络，在国家基本公共卫生服务项目推动下，有80%的区县开始了重性精神病患者管理工作，为进一步实现基本精神卫生服务的全面覆盖打下了基础。制定《心理援助热线电话管理办法》和技术实施方案，指导地方逐步规范心理危机干预活动。积极试点，及时总结经验，协调有关部门将儿童伤害预防控制工作纳入下一个十年国家儿童发展纲要。

继续开展儿童口腔疾病综合干预试点项目，提高儿童口腔健康行为养成率，减少儿童口腔疾病发病率。推广口腔疾病预防适宜技术，口腔疾病防治措施更加完善，预防适宜技术和综合干预措施的覆盖面明显扩大，社区口腔卫生服务内容和机制正在不断探索完善和推进。

五、扩大影响，国际交流合作领域日益扩展

围绕实现联合国千年发展目标，进一步加强国际合作项目，特别是全球基金艾滋病、结核病与疟疾防治项目和中央转移支付项目在工作计划制定、预算编制和管理等方面的整合，提高资金使用效益。组织完成中国2010年联合国大会艾滋病特别会议《艾滋病承诺宣言》实施情况进展报告和世界卫生组织普遍可及进展报告。组织参加第十八届世界艾滋病大会，并举办了中国分会。

与联合国儿童基金会合作举办“中国碘缺乏病高层论坛”，深入探讨有效防控碘缺乏病的策略措施。利用国际合作项目加强薄弱地区免疫规划工作和重点传染病防治工作，取得显著成效，国家流感中心成为世界卫生组织第五个流感合作中心，扩大了我国疾病预防控制工作在国际上的影响。

六、统筹规划，为“十二五”期间科学发展奠定基础

在认真总结“十一五”期间疾病预防控制工作成绩的基础上，成立疾病预防控制工作“十二五”规划研究课题组和专家组，召开专家论证会议，确定规划思路、框架，明确主要领域或项目。明确了疾病预防控制工作的重点领域或项目，分领域或项目内部拟解决问题、目标和策略的相对优先顺序论证，完成疾病预防控制工作“十二五”规划的起草工作，明确提出了法制建设、机构建设、能力建设、重大工程等工作要求。结合“十二五”规划的制订，完成了《中国遏制与防治艾滋病行动计划（2011—2015年）》、《全国地方病防治规划（2011—2015年）》、《全国结核病防治规划（2011—2015年）》、《中国口腔卫生规划（2011—2020年）》，《慢性病防控工作十二五规划纲要》、《全国消除麻风病危害行动计划（2011—2020年）》、《中国精神卫生工作规划（2011—2020年）》等专业防治规划的起草工作，为“十二五”期间科学发展奠定了基础。

（于明珠）

【深化医药卫生体制改革疾病预防控制服务项目工作】 卫生部根据落实国务院办公厅《医药卫生体

制五项重点改革2010年度主要工作安排》的意见安排，签订了2010年度深化医药卫生体制改革责任状，制订了2010年补种乙肝疫苗等项目管理方案，对2010年度深化医改疾病预防控制服务任务进行了分解和部署。2010年6月27～28日在杭州市召开了落实2010年度深化医改疾病预防控制任务会议，会议介绍了最新医改疾病预防控制任务进展情况以及2010年的主要工作任务和要求，通报了项目前期进展情况，对下一步工作任务落实提出了明确要求。

为了及时总结各地深化医改疾病预防控制服务项目开展情况，组成8个调研组分赴海南省、山东省等12个省（自治区）进行调研，共举行座谈38次，广泛听取了各地对深化医药卫生体制改革、进一步做好疾病预防控制工作的意见和建议，实地了解各地疾病预防控制任务落实等工作开展情况。

做好基本公共卫生服务疾病预防控制项目的落实工作，按照国家基本公共卫生服务规范，指导基层医疗卫生机构和疾病预防控制机构共同做好传染病防制、预防接种、慢性非传染性疾病防制等工作。

截至2010年年底，已完成了5841万儿童乙肝补种、95万农村妇女乳腺癌检查任务，为地氟病区148万户农户改炉改灶，为841万户农村居民建设无害化厕所。印发了《深化医药卫生体制改革疾病预防控制服务项目实施情况考核评估工作方案》，要求各地结合重大公共卫生服务项目管理方案要求，加强对深化医药卫生体制改革疾病预防控制重点项目实施情况的督促检查，及时组织对项目的实施过程和完成结果进行客观公正的综合考核与评价。

（梅杨）

【2008年、2009年度省级区域和机构疾病预防控制工作绩效考核】 2010年3月，卫生部印发了《关于进一步做好疾病预防控制绩效考核工作的通知》，就绩效考核工作的组织、管理、准备、实施等提出了明确要求。在总结北京、吉林、四川3省（市）试点工作经验的基础上，进一步规范现场考核流程，于2010年3月首批完成了江苏省、浙江省两省的省级区域、机构疾病预防控制绩效考核。6月7～13日，从31个省（区、市）和新疆维吾尔自治区生产建设兵团抽调省级疾病预防控制绩效考核技术骨干56人，统一组织了考核人员培训，组成13个现场考核组，按照统一的现场考核流程和方法，完成了对26个省（区、市）和新疆维吾尔自治区生产建设兵团的省级区域、机构疾病预防控制绩效现场考核。至此，第一轮省级现场考核全部完成。

在此基础上，组织专家和技术人员分析了考核数据，逐一完成分省绩效考核评价报告，并印发各地。同时组织编写了《省级疾病预防控制工作绩效考核评价报告（2009年度）》。

（于明珠　田芳）

【省部共建疾病预防控制机构人员培训工作】 为了落实《卫生部与广西壮族自治区人民政府签订的共建兴边固疆卫生惠民工程协议》中提出的“加强边境及沿海地区疾病预防控制能力建设”的工作任务，为广西壮族自治区市、县级疾病预防控制机构举办了3期实验室检验技术骨干培训班，共培训135人；两期现场流行病学调查培训班，共培训200人。为落实卫生部与陕西省签署的《促进陕西省医疗卫生事业发展合作协议书》，为陕西省举办了1期基层预防专业人员疾病预防控制技术培训班，培训124人；1期实验室检验技术骨干培训班，培训47人；1期现场流行病学调查培训班，培训142人。对上述两省、区疾病预防控制机构专业技术人员特别是基层人员的培训，提高了专业人员的业务水平，在一定程度上推动了疾病预防控制机构的能力建设。

（于明珠　田芳）

【卫生部疾病预防控制专家委员会成立】 为了适应疾病预防控制工作的发展和需要，充分发挥疾病预防控制领域专家咨询委员会的作用，优化整合资源，加强指导，规范管理，2010年9月28日印发了《卫生部关于成立疾病预防控制专家委员会的通知》（卫疾控发〔2010〕88号），成立了卫生部疾病预防控制专家委员会，制定了《卫生部疾病预防控制专家委员会管理办法》，并于11月组织召开了卫生部疾病预防控制专家委员会成立大会。卫生部疾病预防控制专家委员会下设疾病预防控制管理、艾滋病与性病防治、结核病麻风病防治、血吸虫病和寄生虫病防治、地方病防治、免疫规划、慢性病防治、精神卫生与伤害控制和传染病防治9个分委会，成员共计300人，每届任期3年。此前原有的卫生部糖尿病防治专家咨询委员会等13个专家咨询委员会自即日起撤销。

（于明珠）

【专业公共卫生人才队伍建设研究工作】 为了落实《国家中长期人才发展规划纲要（2010—2020年）》和卫生人才工作协调小组的统一部署要求，组建专业公共卫生（爱国卫生）人才队伍建设研究专家组，牵头开展专业公共卫生（爱国卫生）人才队伍建设研究，在专题研究的基础上形成了《专业公共卫生人才队伍建设研究报告》，进行了现状分析、需求测算，提出了发展思路、目标和政策建议，为形成卫生人才队伍建设研究报告及编制《医药卫生中长期人才发展规划（2011—2020年）》（以下简称《规划》）提供了依据。同时，对纳入《规划》中的公共卫生及临床复合型人才培养、高级现场流行病学专业人才培训、公共卫生医师规范化培训和疾病预防控制管理人才培训4个重大人才工程培训项目进行了可行性论证和经费测算。

为了规范疾病预防控制机构建设，参考各级疾病预防控制中心职责，完成了疾病预防控制中心编制标准建议方案的起草工作并报送有关部门。继续开展我国疾病预防控制机构岗位责任制度及其实施方案的研究工作，以此推动各级疾病预防控制机构规范化建设，全面履行基本公共职责。

（于明珠　田芳）

传染病控制工作

【2010年全国法定传染病疫情概要】 2010年，全国共报告甲、乙、丙类法定传染病发病6,409,962例，死亡15,257人，报告发病率为480.24/10万，死亡率为1.14/10万。

其中，报告甲类传染病发病164例，死亡2人。乙类传染病除传染性非典型肺炎、脊髓灰质炎和白喉无发病、死亡报告外，其他共报告发病3,185,768例，死亡14,287人。甲、乙类传染病报告发病率为238.69/10万，死亡率为1.07/10万，分别较2009年下降10.08%、4.26%。报告发病数居前5位病种依次为病毒性肝炎、肺结核、梅毒、细菌性和阿米巴性痢疾和淋病，占甲、乙类传染病报告发病总数的94.97%，报告死亡数居前5位病种依次为艾滋病、肺结核、狂犬病、病毒性肝炎和甲型H1N1流感，占甲、乙类传染病报告死亡总数的96.49%。

丙类传染病中，除丝虫病无发病、死亡病例报告外，其他共报告发病3,224,030例，死亡968人，报告发病率为241.55/10万，死亡率为0.07/10万，分别较2009年上升33.72%、131.63%。报告发病数居前5位的病种依次为手足口病、其他感染性腹泻病、流行性腮腺炎、急性出血性结膜炎和流行性感冒，占报告发病总数的98.49%。报告死亡数居前3位的病种依次为手足口病、其他感染性腹泻病和流行性感冒，占报告死亡总数的98.66%。

与2009年相比，甲、乙类传染病中的呼吸道传染病、自然疫源及虫媒传染病、肠道传染病、血源及性传播传染病报告发病率分别下降18.97%、13.02%、8.26%和3.76%。肠道传染病中霍乱和戊型肝炎发病数上升，甲型肝炎、伤寒/副伤寒、未分型肝炎和痢疾发病数下降；呼吸道传染病中除百日咳发病数略有上升外，甲型H1N1流感、流行性脑脊髓膜炎、麻疹、肺结核和猩红热报告发病数均有不同程度的下降；自然疫源及虫媒传染病中钩体病和流行性出血热发病数上升，人感染高致病性禽流感、疟疾、鼠疫、流行性乙型脑炎、登革热、炭疽、狂犬病和布鲁氏菌病发病数下降；血源及性传播传染病中艾滋病、梅毒和丙型肝炎发病数略有上升，淋病和乙型肝炎发病数下降（见下表）。

表　2010年全国甲、乙类传染病发病数和死亡数居前10位的病种

位	报告病种	报告发病数	报告病种	死亡数
1	乙肝	1,060,582	艾滋病	7743
2	肺结核	991,350	肺结核	3000
3	梅毒	358,534	狂犬病	2014
4	痢疾	252,248	乙肝	689
5	丙肝	153,039	甲型H1N1流感	147
6	淋病	105,544	丙肝	128
7	未分型肝炎	45,402	出血热	118
8	麻疹	38,159	乙脑	92
9	甲肝	35,277	新生儿破伤风	86
10	布病	33,772	梅毒	69

注：疫情数据统计汇总包括实验室确诊和临床诊断病例，但不含外籍和台港澳病例。

（王丽萍　王琦）

【卫生部印发《全国流感监测方案（2010年版）》】 2010年8月10日，世界卫生组织宣布全球进入“流感大流行后期”，甲型H1N1流感活动水平已恢复到季节性流感水平。根据世界卫生组织的建议和我国流感疫情的变化，卫生部适时调整了流感监测策略。2010年9月6日印发了《全国流感监测方案（2010年版）》，就进一步加强全国流感监测工作做出了部署。方案提出，一是进一步优化全国流感监测网络。目前全国流感监测网络共有网络实验室411家、哨点医院556家，每年95%以上的哨点医院能够及时报告监测数据并完成标本采集和运送任务。二是进一步提升监测水平和质量。到2012年年底，全国50%以上的省级疾病预防控制中心要建成省级流感参比中心，70%以上的网络实验室要能够独立开展病毒分离工作；到2015年年底，全国90%以上的省级疾病预防控制中心要建成省级流感参比中心，90%以上的网络实验室要能够独立开展病毒分离工作。三是积极发挥中国疾病预防控制中心在全球流感监测网络中的重要作用，逐步具备了我国流感疫苗毒株的预测和推荐能力。

（夏刚 王璐 刘其龙）

【卫生部与内蒙古自治区政府签订人间布鲁氏菌病联合防治项目协议】 为加强布病防治工作，有效预防控制人间布病疫情，探索人间布病防治经验，降低布病对广大农牧民的危害，2010年9月3日，卫生部部长陈竺与内蒙古自治区主席巴特尔在内蒙古自治区呼和浩特市签署了《内蒙古自治区人民政府与卫生部人间布病联合防治项目协议》。协议提出，到2012年年底，以旗县为单位，急性期布病病例的发现率、规范治疗率和治愈率均达到70%以上；相关医疗卫生人员布病防治技能考核达标率和高危人群布病防治知识知晓率均达到80%以上。为了贯彻落实防治项目协议，推进布病防控省部联动，2010年9月，卫生部在北京市举办人间布病防治技术培训班，对内蒙古自治区布病流行盟市、旗县区布病防治骨干共135人进行布病防控知识的培训。

（夏刚 杨志光）

【启动农民工健康关爱工程项目试点工作】 为了探索农民工健康保障的有效途径，切实保障广大农民工的身体健康，卫生部决定从2010年起组织开展农民工健康关爱工程项目试点工作。试点工作在除海南省和西藏自治区外的其他29个省（区、市）的65个县（市、区）进行，重点开展农民工健康教育，农民工结核病防治及其子女免疫规划工作，农民工艾滋病、梅毒、乙肝母婴阻断项目，农民工职业病防治关爱工程以及建立农民工健康档案等，探索农民工健康保障的工作模式和有效措施。

（夏刚 杨志光 刘其龙）

【开展新生代农民工公共卫生服务课题研究工作】 按照国务院农民工联席会议办公室的部署，为了进一步做好新生代农民工公共卫生服务工作，2010年6月，卫生部会同上海市卫生局组织有关机构开展新生代农民工公共卫生服务课题研究工作。课题组查阅了近年来农民工公共卫生方面的文献资料和专题报告，选择上海市、湖北省、四川省作为我国东、中、西部的代表开展专题调研和座谈，广泛听取了地方政府职能部门、公共卫生机构、农民工代表和农民工管理者的意见和建议，对新生代农民工公共卫生服务现状、突出问题及原因等进行研究分析，并提出了相关政策建议，形成了《新生代农民工公共卫生服务研究报告》。

（夏刚 杨志光 刘其龙）

【组织开展产NDM-1泛耐药细菌流行状况调查工作】 为了解我国产NDM-1泛耐药细菌流行状况，为制定防控策略提供本底数据，2010年10月，卫生部组织开展产NDM-1泛耐药细菌流行状况调查工作。本次调查依托卫生部细菌耐药监测网和传染病防治重大专项传染病监测技术平台开展，对2009年1月1日至2010年9月30日期间耐药监测网收集的菌株进行回顾性调查，对2010年10月1日至12月31日期间分离到的不敏感肠科杆菌科细菌进行前瞻性调查，并对产NDM-1泛耐药细菌平行复核结果阳性的相关病例进行了个案调查。

（夏刚 杨志光）

【手足口病防控工作】 2010年，全国（不含台港澳）共报告手足口病病例1,774,669例，发病率为132.96/10万；其中重症病例27,908例，占报告病例总数的1.57%；死亡905人，病死率为0.05%。

为了有效防控手足口病疫情，卫生部重点加强了以下工作：一是定期组织召开疫情研判会，预测疫情发展态势；二是印发了《关于进一步加强手足口病防控工作的通知》，并多次召开会议研究部署进一步加强手足口病防治工作；三是组织编印了《乡村卫生人员手足口病防治手册》，指导各地开展乡村卫生人员培训工作；四是协调筛选EV71高效价免疫球蛋白并做好分配，用于手足口病重症患者的救治，减少病死率，提高救治成功率；五是先后3次组织对疫情高发省份进行督导检查，现场指导疫情防控工作。

（夏刚 杨志光 王璐）

【表彰三峡库区公共卫生保障先进集体和先进个人】 为防止疾病传播流行，保障三峡库区人民身体健康，按照国务院三峡办的统一部署，自1996年开始，卫生部相继在三峡库区组织开展了人群健康监测、移民安置区人群健康与生活饮用水监测及库底卫生清理等多项公共卫生保障工作，取得了显著成效。为弘扬参与三峡库区公共卫生保障工作人员吃苦耐劳、无私奉献的精神，进一步推动今后大型工程建设卫生保障工作的深入开展，2010年3月，卫生部决定授予湖北省宜昌市夷陵区疾病预防控制中心等25个单位“三峡库区公共卫生保障先进集体”荣誉称号，授予柳东如等58名同志“三峡库区公共卫生保障先进个人”荣誉称号。

（夏刚 王璐）

【加强青海玉树地震灾区高原病综合防治工作】 为了科学、规范地指导开展高原病防治工作，2010年5月，卫生部印发了《青海玉树地震灾区高原病综合防治指导方案》。方案明确高原病防治坚持属地管理为主，按照“预防为主、防治结合，军地结合、责任包干，统筹兼顾、科学指导，加强监护、及时救治”的工作原则，切实做好救援人员遴选、药品用品配备、预防性服药、人员培训等预防高原病准备工作，认真落实健康体检、合理安排工作等急性高原病预防措施，及时进行高原病的诊断和治疗，建立健全急性高原病病人及时转运机制，建立检查制度，强化督导各项防治措施的落实。为保证高原病防治工作落到实处，卫生部先后多次与各救援省份、有关部委、对口援建单位沟通与协调，指导做好高原病防治工作。

（夏刚　王璐　刘其龙）

免疫规划工作

【扩大国家免疫规划工作】 2010年中央财政共投入扩大国家免疫规划项资金18.26亿元，全国扩大国家免疫规划项目的新增儿童疫苗首次实现全覆盖，使所有适龄儿童能公平地享有国家免疫规划政策。全国扩大国家免疫规划相关监测资料显示，2010年全国共报告接种国家免疫规划疫苗3.61亿剂次，国家免疫规划疫苗的报告接种率总体达到95%以上，基本达到了扩大国家免疫规划实施方案的工作指标。2010年乙肝报告发病率比2009年下降了10.55%。麻疹、甲肝发病率已降至历史最低水平，流脑、乙脑\百日咳、白喉等疫苗可预防疾病继续呈下降趋势。为了规范疫苗管理，2010年6~7月，卫生部与国家食品药品监督管理局联合开展了疫苗质量监管督导检查工作，派出6个工作督导组对全国17个省（区、市）疫苗生产、流通及预防接种等环节监管工作的进展及措施落实情况进行了督导检查。

（郑景山　李艺星）

【全国维持无脊髓灰质炎工作】 2010年，我国继续保持无脊髓灰质炎（简称脊灰）状态。我国急性弛缓性麻痹（AFP）病例监测系统运转质量继续保持较高水平，以省为单位主要敏感性和所有及时性指标均达到世界卫生组织要求。脊灰实验室网络工作正常运转，所有省级脊灰实验室均通过了国家脊灰实验室的考核。国家脊灰实验室也通过了世界卫生组织对全球参比实验室脊灰病毒型内鉴定方法的职能考核。2010年4月，卫生部组织开展了一系列积极应对塔吉克斯坦等中国周边国家发生脊灰野病毒输入后引起的脊灰暴发疫情。在中央财政的支持下，重点省继续开展脊灰减毒活疫苗（OPV）强化免疫工作，大部分省份于2010年12月5~6日对强化免疫地区所有0~3岁儿童进行OPV接种，部分地区开展查漏补种工作，卫生部组织督导组对重点省份脊灰疫苗强化免疫工作进行了督导。2010年8月，世界卫生组织专家对国家级脊灰实验室和12个省级脊灰实验室进行了现场评估认证，参评的各省级脊灰实验室均通过了本次现场认证，其中西藏自治区脊灰实验室首次通过了认证。

（温宁）

【全国消除麻疹工作】 2010年，全国各地继续执行《2006—2012年全国消除麻疹行动计划》确定的策略措施。麻疹监测和疫情调查处置工作进一步加强。卫生部、教育部、财政部、国家发展改革委员会、国家食品药品监督管理局联合印发了《2010—2012年全国消除麻疹行动方案》。卫生部成立消除麻疹工作领导小组和消除麻疹办公室（办公室设在中国疾病预防控制中心）。2010年3~5月，卫生部、中国疾病预防控制中心组织专家对重点省份开展了麻疹防控工作督导。9月，在全国范围内对适龄儿童开展了麻疹疫苗强化免疫活动。根据各省于2010年11月30日报告数据统计，全国共报告10,343万实种人数，报告接种率为97.52%。中国疾病预防控制中心对中国疾病预防控制信息系统中的麻疹监测信息报告管理系统进行了升级和完善。作为世界卫生组织西太区参比实验室，国家麻疹实验室以满分的成绩顺利通过了世界卫生组织的职能考核。

2010年，全国疾病监测信息报告管理系统共报告麻疹病例38,159例，比2009年（52,461例）下降了27.3%，报告发病率为28.6/100万。全国报告麻疹死亡病例27人，比2009年（39人）下降了30.8%，报告死亡率为0.02/100万。

（郝利新）

【全国乙肝防治工作（全国15岁以下人群乙肝疫苗补种项目）】 2010年，乙肝疫苗全程接种率保持在95%以上，首针及时接种率接近90%。继续实施15岁以下人群补种乙肝疫苗项目，全国完成补种人数达2963万人。2010年2月，卫生部与人力资源和社会保障部、教育部联合印发了《关于进一步规范入学和就业体检项目维护乙肝表面抗原携带者入学和就业权利的通知》，规范了入学、就业健康体检，保护了乙肝表面抗原携带者的合法权益，营造了良好的社会氛围。5月，卫生部联合教育部，对江苏省、江西省、甘肃省15岁以下人群补种乙肝疫苗项目的实施情况进行了督导检查，对存在的问题进行了分析，促进了预防接种工作的实施。8月，卫生部联合人力资源和社会保障部、教育部，对《关于进一步规范入学和就业体检项目维护乙肝表面抗原携带者入学和就业权利的通知》的落实情况进行了检查。2010年，卫生部/GAVI项目利用结余经费，总投入1.25亿元，开展了免疫规划预防接种信息化建设工作终期评估、培训、完工总结等工作，对29个首针及时接种率低于75%的地区以及22个省份15岁以下人群补种乙肝疫苗给予了的工作经费支持。10月，结合卫生部/GAVI项目工作，开展了全国范围内乙肝疫苗纳入国家免疫规划后乙肝疫苗预防接种及安全注射的评估工作，共调查了18个省的24县，244个乡级卫生单位和预防接种点。2010年，乙肝重大专项“我国乙型病毒性肝炎免疫预防策略研究”课题全面实施并取得较好的研究成果，12月完成了所有的现场研究工作。

（崔富强）

【卫生部、国家发展改革委员会、教育部、财政部、国家食品药品监督管理局联合印发《2010—2012年全国消除麻疹行动方案》】 2010年7月，卫生部、国家发展改革委员会、教育部、财政部、国家食品药品监督管理局联合印发了《2010—2012年全国消除麻疹行动方案》(卫疾控发〔2010〕65号)。方案规定消除麻疹工作在政府统一领导下，多部门密切合作，全社会共同参与，通过提高人群麻疹疫苗接种率，加强麻疹监测、及时处理暴发疫情等策略和措施，确保实现消除麻疹的目标。方案提出2010年将麻疹发病率控制在25~0/100万以下、2011年控制在5~10/100万以下、2012年控制在1/100万以下的目标。

（郝利新）

【卫生部办公厅、国家食品药品监督管理局办公室联合印发《全国疑似预防接种异常反应监测方案》】 为做好疫苗使用安全性监测工作，根据《中华人民共和国传染病防治法》、《中华人民共和国药品管理法》、《疫苗流通和预防接种管理条例》、《突发公共卫生事件应急条例》等法律、法规，参照世界卫生组织的疫苗不良反应监测指南，卫生部与国家食品药品监督管理局组织制定了《全国疑似预防接种异常反应监测方案》，并于2010年6月正式印发，进一步规范了疑似预防接种异常反应监测工作。

（刘大卫　刘燕敏）

艾滋病防治工作

【2010年艾滋病防治工作】 截至2010年底，全国累计报告艾滋病病毒感染者和艾滋病病人379,348例，其中艾滋病病人138,288例；死亡报告72,616例。

艾滋病防治经费逐年增加。中央转移地方专项经费由2009年的9.8亿元增加到2010年的20.6亿元（其中包括乙肝母婴阻断经费4.3亿元）。在部门合作方面，中央各部门结合部门特点和自身职责，密切配合，加大工作力度，继续针对职工、农民、妇女、青少年、农民工、大学生、领导干部等开展预防艾滋病宣传教育和对艾滋病病毒感染者、病人及其家庭、受艾滋病影响儿童的帮扶救助等活动。2010年组织宣讲团赴浙江省、海南省等6省（区）开展艾滋病防治政策宣讲活动。组织国务院防治艾滋病工作委员会成员单位对广东省、贵州省进行防治工作联合督导，有力地推动了防治工作的开展。

落实“四免一关怀”政策。截至2010年底，全国累计治疗成人艾滋病病人106,613例，较2009年增加了33.4%；正在治疗84,273例，较2009年增加了31.9%，其中服用二线药物的有7129例。累计治疗儿童艾滋病病人2175例，正在治疗1849例。全国预防艾滋病母婴传播工作已推广到1156个县（区），艾滋病母婴传播率下降了75%。艾滋病免费自愿咨询检测服务已覆盖全国，截至2010年底，自愿咨询检测点数达9475个，较2009年增加了29.1%。2010年，全国共有193万余人次在检测咨询点接受了检测前咨询，约187万人次接受了艾滋病病毒抗体检测，筛查艾滋病抗体阳性者21,490人。

推进高危人群干预工作，扩大干预覆盖面。稳步推进美沙酮药物维持治疗工作。截至2010年底，全国28个省（区、市）共有门诊701个，其中流动服药车28辆。累计治疗阿片类毒品成瘾者295,182人；正在治疗122,032人。2010年，全国月均干预暗娼约48万人，月均干预覆盖率为53.4%，比2009年上升了10.7个百分点；月均干预男男性行为人群约13万人，月均干预覆盖率为28.5%，比2009年上升了13.3个百分点。2010年国家哨点监测数据显示，卖淫妇女发生商业性行为时每次使用安全套比例为67.8%。

加强疫情监测和感染者管理工作。进一步调整监测哨点，2010年全国共有监测哨点1975个，其中艾滋病哨点1888个，丙肝哨点87个，基本覆盖了各地区和重点人群，共监测84.9万人，检出艾滋病抗体阳性者8232人。全国31个省（区、市）全部实现艾滋病疫情网络直报。全国共有艾滋病初筛实验室8870个，确证实验室318个。各级加大对艾滋病病毒感染者和艾滋病病人随访管理工作力度，感染者随访和CD4检测比例明显提高，累计报告的存活艾滋病病毒感染者完成随访的比例从2009年的52.2%上升至2010年的70.1%；累计报告的存活艾滋病病毒感染者和病人CD4检测比例从2009年的37.1%上升至2010年的48.5%。

加强重点地区防治工作。2010年，各地、各部门加大了对广西壮族自治区、四川省凉山州和新疆维吾尔自治区伊犁州等艾滋病疫情严重地区的支持力度，建立了对口支持工作联系机制，卫生部长期派驻专家组实地协助开展工作。广西壮族自治区制定了《关于切实加强防治艾滋病工作的决定》等系列防治政策和措施；四川省凉山州积极加强能力建设，实施“七大工程一批中心”及“百、千、万”工程；新疆维吾尔自治区出台了《新疆维吾尔自治区艾滋病防治条例》。为加强对艾滋病综合防治示范区的管理，2010年，组织有关领域专家赴15省（市）的24个示范区进行现场督导，督促示范区工作开展。

加强国际合作与科学研究。2010年，全球基金、中盖项目、中默项目等国际合作项目支持6.4亿元，并且与中央转移地方艾滋病防治项目进行了整合。2010年1月，中国全球基金艾滋病项目正式启动，支持总经费预算为5.1亿美元，周期为6年（2010年1月~2015年12月）。

（袁准）

【国务院总理温家宝主持召开国务院常务会议，研究部署进一步加强艾滋病防治工作】 2010年11月29日，国务院总理温家宝主持召开国务院常务会议，研究部署进一步加强艾滋病防治工作。会议指出，当前我国艾滋病流行形势依然严峻，防治任务十分艰巨。必须坚持预防为主、防治结合，依法防治、科学防治，在切实落实“四免一关怀”政策基础上，进一步采取有效措施，加强艾滋病防治工作。会议确定了一系列防治政策措施，包括扩大宣传教育覆盖面；扩大监测检测覆盖面；扩大预防母婴传播覆盖面；扩大综合干预覆盖面；扩大抗病毒治疗覆盖面；加强血液安全管理，保障临床用血安全；加强对感染者和病人的关怀救助，落实受艾滋病影响儿童的福利保障政策；加强艾滋病防治队伍建设，促进科研和科技成果转化，提高防治能力和水平等。会议要求各地区、各有关部门要高度重视，加强组织领导和督促检查，健全防控机制，保障经费投入，动员社会力量广泛参与，确保各项政策措施落到实处。

（李佳）

【国务院总理温家宝出席联合国千年发展目标与艾滋病讨论会并讲话】 2010年9月22日，国务院总理温家宝在纽约出席了联合国千年发展目标与艾滋病讨论会，并发表重要讲话。温家宝号召人人为艾滋病病人奉献爱心，宣示了中国防治艾滋病的决心，呼吁各国携手实现防治艾滋病千年发展目标。他说，国际社会要进一步加强在艾滋病防治领域的合作。发达国家要切实履行承诺，向发展中国家提供必要的资金和技术援助。发展中国家要积极借鉴国际社会的有效经验，不断探索适合各自国情的艾滋病防治方式。相关国际机构应加强协调，协助发展中国家做好艾滋病防治工作。国际社会要加强艾滋病领域的科研合作和攻关，加强艾滋病疫苗和抗病毒药物研发，进一步优化治疗方案。全球医疗机构和医药企业要切实承担起应尽的社会责任，努力降低艾滋病医疗费用和药品价格，让全球艾滋病病人能够获得廉价、便利、有效的防治服务。中国将继续深入参与国际合作，为全球如期实现艾滋病领域千年发展目标作出贡献。

（李佳）

【国务院总理温家宝赴四川省凉山自治州考察艾滋病防治工作并看望彝族群众】 2010年11月30日～12月1日，国务院总理温家宝赴四川省凉山彝族自治州考察艾滋病防治工作，并看望广大彝族干部群众。温家宝在凉山州西昌市、昭觉县和布拖县考察了戒毒康复中心、县医院和乡卫生院、乡中心学校和彝族山村，看望戒毒康复学员、艾滋病病毒感染者和患者、艾滋病致孤儿童和彝族等少数民族干部群众，慰问工作在艾滋病防治一线的医务人员。11月30日，温家宝在昭觉县主持召开座谈会，听取四川省、州、县三级艾滋病防治工作情况汇报，并听取了随行专家的意见和建议。温家宝对四川省艾滋病防治工作取得的成效给予了充分肯定。他说，党和政府高度重视少数民族地区和贫困地区的艾滋病防治工作。目前凉山州艾滋病防治形势依然严峻，要进一步完善和贯彻好《大小凉山综合扶贫规划》和《凉山州艾滋病防治工作五年规划》，加大扶贫力度，促进经济社会发展，加强禁毒工作，大力发展教育、卫生等各项社会事业。要改善一线医务人员的福利待遇，加强基层医疗卫生机构建设，提高整个地区的医疗卫生水平。

（李佳）

【国家副主席习近平会见联合国艾滋病规划署执行主任米歇尔·西迪贝】 2010年8月11日，国家副主席习近平在人民大会堂会见了联合国艾滋病规划署执行主任米歇尔·西迪贝。习近平感谢联合国艾滋病规划署对中国艾滋病防治工作的大力支持。他说，中国政府高度重视艾滋病防治工作，将艾滋病等重大疾病的防控工作与医药卫生体制改革紧密结合，通过加强公共卫生服务体系建设，改善人民群众的健康水平。中国也愿意一如既往地支持联合国和国际社会的倡议，加大对非洲的南南合作力度，推动千年发展目标在全球范围内如期实现。西迪贝积极赞赏中国政府对艾滋病防控工作的重视，并期待中国在推动全球卫生发展、促进发展中国家卫生事业等方面发挥积极作用，为全球艾滋病防控工作作出贡献。

（李佳）

【国务院副总理李克强考察中国疾病预防控制中心性病艾滋病预防控制中心，并现场主持召开国务院防治艾滋病工作委员会全体会议】 2010年11月22日，国务院副总理李克强到中国疾病预防控制中心性病艾滋病预防控制中心考察，并现场主持召开了国务院防治艾滋病工作委员会全体会议。李克强考察了性病艾滋病预防控制中心的科研工作情况，与科研人员亲切交谈，并对他们表示慰问。在国务院防治艾滋病工作委员会全体会议上，卫生部部长陈竺汇报了当前我国艾滋病防治工作状况及下一阶段的工作建议；各成员单位对进一步加强艾滋病防治工作的意见进行了讨论。在听取大家的意见和建议后，李克强强调，要认真贯彻落实党的十七届五中全会精神，按照深化医药卫生体制改革、加强公共卫生服务体系建设的要求，提高科学防治艾滋病工作水平，切实维护人民群众身体健康和生命安全。他说，我国艾滋病防控取得积极进展，但形势依然严峻复杂，防治工作正处于攻坚阶段。各地区和有关部门必须进一步提高对这项工作重要性和紧迫性的认识，以高度负责的精神、科学认真的态度，采取更有力的措施，控制艾滋病传播。要深入落实“四免一关怀”等政策措施，继续抓好重点地区和人群防治，扩大宣传教育、监测检测、综合干预等工作覆盖范围，加大对基本公共卫生服务的资金投入力度，把艾滋病防治落实到社区、落实到病人和易感染者。要落实国家免费抗病毒治疗政策，加强抗机会性感染治疗，强化对病人和家庭生活生产的救助，消除歧视，保障合法权益。

（李佳）

【国务院副总理李克强会见全球艾滋病、结核病和疟疾基金执行主任米歇尔·卡察契金】 2010年6月

29日，国务院副总理李克强在中南海紫光阁会见了全球艾滋病、结核病和疟疾基金执行主任米歇尔·卡察契金博士。李克强说，中国政府高度重视重大传染病防治工作，全面实施艾滋病预防、治疗和关怀政策，保障感染者和患者接受医疗救治的权益，推动在全社会形成关爱艾滋病病人的良好氛围。李克强感谢全球基金对中国传染病防治工作的大力支持，表示中国愿意与有关国际组织继续加强合作，共同努力实现联合国千年发展目标。卡察契金积极赞赏中国政府对艾滋病、结核病和疟疾防控工作的重视，并期待中国在全球卫生发展过程中发挥积极作用。

（李佳）

【国务院印发《国务院关于进一步加强艾滋病防治工作的通知》】 2010年12月31日，国务院印发了《国务院关于进一步加强艾滋病防治工作的通知》(国发〔2010〕48号，以下简称《通知》)，针对当前和今后一段时期我国艾滋病疫情形势及防治工作需要，在坚持“四免一关怀”政策的基础上，明确了“五扩大、六加强”等重要政策和举措。“五扩大”的防治措施即扩大宣传教育覆盖面，营造良好的社会氛围；扩大监测检测覆盖面，最大限度地发现艾滋病病毒感染者；扩大预防母婴传播覆盖面，有效减少新生儿感染；扩大综合干预覆盖面，减少艾滋病病毒传播几率；扩大抗病毒治疗覆盖面，提高治疗水平和可及性。《通知》提出要加强六个方面的工作：一是加强血液管理，保障临床用血安全；二是加强医疗保障，减轻艾滋病病毒感染者和病人医疗负担；三是加强关怀救助，提高艾滋病病毒感染者和病人的生活质量；四是加强权益保护，促进社会和谐；五是加强组织领导，落实工作职责；六是加强防治队伍建设，提高工作积极性。《通知》还提出了强化保障措施，健全防治工作长效机制；实施分类指导，做好重点地区和综合防治示范区工作；加大科研力度，加强国际合作；多渠道筹集防治资金，提高资金使用效益；动员社会力量，促进广泛参与等要求。

（李佳）

【国务院取消对艾滋病病毒感染者和病人的入境限制】 2010年4月19日，国务院常务会议通过了《关于修改〈中华人民共和国国境卫生检疫法实施细则〉的决定》和《关于修改〈中华人民共和国外国人入境出境管理法实施细则〉的决定》。两个决定分别修改了《中华人民共和国国境卫生检疫法实施细则》第九十九条的规定和《中华人民共和国外国人入境出境管理法实施细则》第七条第四项的规定，取消了对患有艾滋病、性病、麻风病外国人的入境限制，并限定禁止入境的患有精神病和肺结核病外国人的范围。

联合国对中国取消限制患艾滋病外国人入境的做法表示欢迎。联合国秘书长潘基文敦促所有实施此类限制的国家将取消这样的做法作为一项优先、紧要的事务。世界卫生组织总干事陈冯富珍表示，中国政府此举将带动其他国家改变针对艾滋病患者的歧视性法律和政策。联合国艾滋病规划署执行主任西迪贝也表示，中国政府的决定是在应对艾滋病行动中发挥领导作用的又一例证。

（李佳）

【制定印发《中国预防与控制梅毒规划（2010—2020年）》】 2010年6月，卫生部印发了《中国预防与控制梅毒规划（2010—2020年)》(以下简称《梅毒规划》)，确定了今后十年内梅毒防治以“预防为主，防治结合；整合资源，综合防治；因地制宜，分类指导；分级管理，分工负责”为指导原则。《梅毒规划》提出，要加强梅毒和艾滋病防治的有效结合，建立健全梅毒控制工作机制，落实各项防治措施。到2015年，有效遏制梅毒疫情快速上升的势头；到2020年，一期和二期梅毒年报告发病率呈下降趋势，先天梅毒报告发病率在15/10万活产数以下。《梅毒规划》明确了要广泛开展宣传教育，普及梅毒防治知识；开展综合干预，阻断梅毒传播；提高监测检测质量，开展主动检测，促进梅毒早期诊断；提供规范化梅毒医疗服务；预防和控制先天梅毒等策略措施。

（袁准）

【卫生部部长陈竺赴四川省、广西壮族自治区、新疆维吾尔自治区开展艾滋病防治政策宣讲】 国务院防治艾滋病工作委员会副主任、卫生部部长陈竺于2010年6月24日、25日和11月15日，分别赴四川省成都市、广西壮族自治区南宁市、新疆维吾尔自治区乌鲁木齐市出席了国务院防治艾滋病工作委员会举行的艾滋病防治政策宣讲活动，并作了题为《艾滋病对社会经济发展的影响及当前面临的挑战和对策》的宣讲报告。四川省、广西壮族自治区、新疆维吾尔自治区党委、政府领导，省（区）级防治艾滋病工作委员会各有关单位负责人，以及省（区）市（地、州)、县（市、区）政府相关部门人员等共计4万多人在主会场和分会场参加了宣讲活动。陈竺介绍了我国艾滋病疫情和防治工作面临的挑战，阐述了我国下一步艾滋病防治工作的对策。在分析四川省、广西壮族自治区、新疆维吾尔自治区艾滋病疫情形势和特点的基础上，针对各省（区）当前和今后一个时期艾滋病防治工作，陈竺指出，各级政府要充分认识艾滋病防治工作的艰巨性、长期性、特殊性和复杂性，进一步加强领导，统筹协调，整合防治资源，全面落实责任制；明确防治艾滋病工作委员会各有关部门的职责分工，加强多部门合作；既要借鉴国内外好的做法，又要针对本地区疫情特点等具体情况，进一步摸清疫情，科学制定防治方案，提高基层防治能力，全面落实各项艾滋病防治措施。

（李佳）

【性病监测和疫情分析工作】 2010年，全国通过网络直报系统共报告梅毒358,534例，较2009年增长了17.02%，梅毒报告发病率为26.86/10万；其中报告一期梅毒100,730例、二期梅毒61,784例、三期梅毒2610例、隐性梅毒182,063例和胎传梅毒11,347例，分别较2009年增长了10.79%、4.89%、22.19%、26.07%和13.45%。男女性别比为1.0∶1。全国共报告淋病105,544例，较2009年下降了11.92%，淋病报告发病率为7.91/10万，男女性别比为4.1∶1。

（袁准）

【"企业承诺遏制艾滋"——抗击艾滋病企业社会责任高峰论坛举行】 2010年12月2日，由国务院防治艾滋病工作委员会办公室、卫生部和全国工商联共同主办，中国疾病预防控制中心、中国-默沙东艾滋病基金会（美国）北京代表处、中华红丝带基金承办，主题为"企业承诺 遏制艾滋"的抗击艾滋病企业社会责任高峰论坛在人民大会堂举行。卫生部副部长尹力在论坛上介绍了目前我国艾滋病流行情况和防治工作，并指出在企业中开展艾滋病防治知识宣传、倡导，促进企业建立机制，履行企业社会责任，从组织上保障艾滋病防治工作的开展，对于发挥企业优势抗击艾滋病至关重要。

论坛发表了《企业抗击艾滋病北京宣言》，标志着中国的企业已经充分认识到自身在国家防治艾滋病整体布局中所需承担的责任与义务，不再把艾滋病问题作为政府一家的事情，而是将之视作与企业生存、发展息息相关的核心问题。

（袁准）

【世界艾滋病日宣传活动进校园暨艾滋病反歧视纪录片首映活动举行】 2010年12月1日，国务院防治艾滋病工作委员会办公室、卫生部、教育部、共青团中央、北京市防治艾滋病工作委员会，在京共同举办2010年世界艾滋病日宣传活动进校园暨艾滋病反歧视纪录片《在一起》首映活动。卫生部副部长尹力出席活动并介绍了我国艾滋病防治形势，强调宣传教育在艾滋病防治工作中的重要性，希望大学生行动起来，消除对艾滋病病毒感染者和病人的歧视。在简短访谈反歧视纪录片《在一起》主创人员后，播放了纪录片，该片是由顾长卫执导、国务院防治艾滋病工作委员会办公室重点支持的，记录了艾滋病感染者参与顾长卫导演的电影制作全过程，通过对几位艾滋病感染者的采访，展示了我国艾滋病感染人群的生存现况和社会环境，剧中演员和剧组成员用自身的行动和态度表达了反对歧视、关爱艾滋病患者的决心，呼吁人们向艾滋病患者奉献关怀和爱心，营造出温暖宽容的生活环境。

（袁准）

【农民工预防艾滋病宣传教育"进工厂，进工地"活动启动】 2010年12月21日，由国务院防治艾滋病工作委员会办公室、卫生部、全国工商联、北京市防治艾滋病工作委员会等共同主办的全国农民工预防艾滋病宣传教育"进工厂，进工地"活动在北京正式启动。此次活动的目的是在全国农民工预防艾滋病宣传教育工程的基础上，充分发挥多部门的工作优势，以进工厂、进工地为先导，把艾滋病防治知识送到基层，送到农民工手中，提高农民工艾滋病防治知识水平和艾滋病防治服务的可及性，进一步推动农民工预防艾滋病宣传教育工作的深入、持续开展。

（袁准）

【中国全球基金艾滋病整合滚动项目（RCC）启动】 2010年，中国全球基金艾滋病项目启动会在广西壮族自治区南宁市召开。卫生部部长陈竺、世界卫生组织驻华代表Michael O'Leary先生等出席了启动会。全球基金艾滋病项目是将第三、四、五、六、八轮艾滋病项目整合成一个项目。项目总经费5.1亿美元，周期六年。项目目标是扩大我国艾滋病预防、治疗和关怀服务，促进高危人群、艾滋病病毒感染者和病人对艾滋病综合防治服务的全面可及。项目执行主任、中国疾病预防控制中心主任王宇与广西壮族自治区、湖南省等7个省（区、市）的卫生厅局长、疾病预防控制中心主任签署了工作任务委托书。

（袁准）

【中国2010年联合国大会艾滋病特别会议《艾滋病承诺宣言》实施情况】 2010年4月，中国正式完成并提交了《2010年艾滋病承诺宣言实施进展报告》（以下简称UNGASS报告）。UNGASS报告由国务院防治艾滋病工作委员会办公室、卫生部、中国疾病预防控制中心、联合国艾滋病规划署中国办事处等共同完成，分为文字描述进展报告和核心指标数据。该报告从中国艾滋病流行现状、艾滋病防治政策、工作进展及问题与挑战等方面，全面反映了2008—2009年中国艾滋病防治工作进展，反映了《艾滋病承诺宣言》在中国的实施落实情况。

（袁准）

【第十八届世界艾滋病大会中国分会召开】 2010年7月19日，第十八届世界艾滋病大会中国分会在奥地利首都维也纳国际会展中心召开。分会主题为"聚焦中国：艾滋病应对与挑战"，由国务院防治艾滋病工作委员会办公室与联合国艾滋病中国专题组、比尔及梅琳达盖茨基金会中国代表处等机构联合主办，中国疾病预防控制中心性病艾滋病预防控制中心、中国性病艾滋病防治协会、中美艾滋病防治项目北京办公室协办。联合国艾滋病规划署执行主任西迪贝及美国负责全球防治艾滋病事务协调员古斯比莅临了中国分会。会上卫生部相关负责人介绍了中国艾滋病流行形势、应对措施、面临的挑战及今后的防治计划。国际组织官员、专家对中国艾滋病防治取得的成就给予了充分肯定，并分享了全球艾滋病疫情和最新防治进展，对中国艾滋病防治工作提出了建议。社会组织代表介绍了中国社会组织参与艾滋病防治工作的情况。与会人员围绕中国艾滋病防治工作面临的问题进行了讨论。

（李佳）

结核病防治工作

【开展全国第五次结核病流行病学抽样调查】 为评价《全国结核病防治规划（2001—2010年）》的实施效果，掌握全国结核病的流行状况，科学制订“十二五”结核病防治规划，卫生部于2010年4～7月在全国31个省（区、市）开展了全国第五次结核病流行病学现场调查工作。调查包括肺结核患病率、肺结核耐药率、公众肺结核知识知晓率以及社会经济情况4个方面的内容。

调查结果显示，与2000年相比，全国肺结核患病率继续呈现下降趋势，防治工作取得显著效果。15岁及以上人群肺结核的患病率由2000年的466/10万降至2010年的459/10万，其中传染性肺结核患病率下降尤为明显，由2000年的169/10万下降到66/10万，10年降幅约为61%，年递降率约为9%。

然而，本次调查也反映出目前我国结核病防治工作中存在的一些问题。一是肺结核疫情地区间差异显著。西部地区传染性肺结核患病率约为中部地区的1.7倍和东部地区的2.4倍；农村地区患病率约为城镇地区的1.6倍。二是肺结核患者耐多药率为6.8%，与其他国家相比仍十分严重。三是肺结核患者中有症状者就诊比例仅为47%，患者重视程度不够。四是已经发现的患者规则服药率仅为59%，服药依从性有待提高。五是公众结核病防治知识知晓率仅为57%，需要全社会共同参与结核病防治健康教育工作。

（刘海涛　李峻）

【《全国结核病防治规划（2001—2010年）》顺利实现】 2001年以来，在各级政府的领导和各相关部门的协作下，通过各级结防人员的共同努力，我国结核病防治工作取得了重大阶段性成果。截至2010年，全国共发现和治疗活动性肺结核患者829万例，其中涂阳肺结核病人450万例；现代结核病控制策略覆盖率继续维持在100%；新涂阳肺结核患者发现率达到79%，治愈率达到91%，如期实现了《全国结核病防治规划（2001—2010年）》终期目标和我国政府向国际社会承诺的结核病控制阶段性目标。10年间，结合我国结核病防治工作实际，将现代结核病控制策略和遏制结核病策略相结合，形成了具有中国特色的结核病防治模式；建立健全了以政府为主导，以结核病防治专业机构为主体，与各级医疗机构和基层医疗卫生机构相配合的现代结核病防治服务体系。

（刘霞　时颖）

【《全国麻风病防治规划（2006—2010年）》顺利实现】 在各级政府的领导和各相关部门的协作下，通过各级防治人员的共同努力，《全国麻风病防治规划（2006—2010年）》各项目标顺利实现。2006—2010年，全国除内蒙古自治区、宁夏回族自治区和新疆维吾尔自治区生产建设兵团未发现新病例以外，其余29个省（区、市）共发现新发和复发麻风病人8283例，其中新发麻风病人7568例（5年年均发现率为0.114/10万），复发病人715例。截至2010年底，全国尚有255个县（市）麻风患病率大于1/10万，33个县（市）麻风患病率大于1/万，以上未达标的县（市）主要分布在西藏自治区、云南省、贵州省、四川省和湖南省。

（刘海涛　时颖）

【卫生部等部门慰问麻风病患者】 2010年1月30日是第58个世界防治麻风病日，也是第24个中国麻风节。1月24日，卫生部、中国残疾人联合会、中国红十字会总会、中国疾病预防控制中心麻风病控制中心、中国麻风防治协会及四川省有关部门领导一同前往四川省凉山州德昌县麻栗康复院，看望生活在那里的麻风病患者及基层麻风病防治工作者，向他们致以新春问候，并赠送了慰问品和慰问金。

（刘海涛）

【卫生部、教育部联合印发《学校结核病防控工作规范（试行）》】 为加强学校结核病防控工作，提高结核病疫情的防控和应对能力，根据《传染病防治法》和《突发公共卫生事件应急条例》，2010年8月，卫生部与教育部联合印发了《学校结核病防控工作规范（试行）》，对结核病防治各部门分工职责、常规预防措施、散发病例管理措施和突发公共卫生事件应急处置等进行了规范。

（时颖）

【印发《全国结核菌/艾滋病病毒双重感染防治工作实施方案（试行）》】 结核病是艾滋病病毒感染者和病人常见的机会性感染和主要死亡原因，结核病病人中的艾滋病病毒感染也明显高于普通人群，结核菌/艾滋病病毒双重感染已成为我国结核病防治工作的重要挑战，同时严重影响着艾滋病防治工作的开展。为进一步加强结核病和艾滋病防治工作，有效应对结核菌/艾滋病病毒双重感染问题，2010年8月，卫生部印发了《全国结核菌/艾滋病病毒双重感染防治工作实施方案（试行）》，对双重感染防治工作目标、防治策略、组织领导、职责分工及督导评估等内容分别进行了规范。

（时颖）

【全国结核病实验室检测知识与操作技能竞赛举办】 为激励广大结核病实验室专业人员工作的积极性，提升各地结核病实验室专业人员的检测能力，提高结核病防治工作质量，卫生部与中国疾病预防控制中心于2010年11月18～19日在北京共同举办了全国结核病实验室检测知识与操作技能竞赛。来自全国31个省（区、市）和新疆维吾尔自治区生产建设兵团的省、地市、县区各级实验室的近百名一线工作人员参与了比赛。本次技能竞赛历时2天，分为笔试和实验室现场操作两部分，考查了实验室专业人员的结核菌检测基本理论知识和染色、镜检等技能。来自浙江省和吉林省的两名选手分别获得一等奖，同时决出了6名二等奖和12名三等奖，以上20名选手被授予“全国结核病实验室技术标兵”称号，另有北京市等10个代表队获得了竞赛“优秀组织奖”。

（刘霞　时颖）

【开展结核病防治3·24现场活动】 2010年3月24日是第15个世界防治结核病日，主题是“遏制结核，健康和谐”，旨在呼吁全社会共同关注我国结核病疫情现状和防控形势，积极采取行动，遏制结核病的流行，使更多的人免受结核病的危害，保障广大群众的身体健康。3月21日，卫生部和广西壮族自治区人民政府在南宁市联合举行了世界防治结核病日现场宣传活动。卫生部副部长尹力，广西壮族自治区人民政府副主席李康，著名歌唱家、全国结核病防治宣传形象大使彭丽媛女士等出席现场宣传活动并讲话。

（刘海涛　时颖）

【全球基金项目结核病各轮项目全面整合】 自2003年以来，我国成功申请了多个轮次的全球基金结核病项目，覆盖我国中西部地区大部分县区，累计资金投入达1.7亿美元。全球基金结核病项目从资金投入、管理理念、技术策略、人力资源建设以及设备投入等方面有效推动了全国结核病防治规划工作的进展。为了保证项目更好地为我国结核病防治规划服务，实现由项目管理向规划管理转变，从2010年7月开始，中国全球基金项目中央执行机构将原有的中国全球基金结核病项目第一轮、四轮、五轮、七轮、八轮和已批准但尚未执行的第九轮项目整合为中国全球基金结核病项目，整合后的项目将通过提供高质量的结核病服务和控制耐多药结核病来实现降低中国结核病患病率和死亡率的目标。

（刘霞　时颖）

血吸虫病与寄生虫病防治工作

【卫生部等7部门联合印发《血吸虫病综合治理重点项目规划纲要（2009—2015年）》】 2010年3月，卫生部、国家发展改革委、财政部、国土资源部、水利部、农业部、林业局等7部门联合印发《血吸虫病综合治理重点项目规划纲要（2009—2015年）》（以下简称《规划纲要》）。

《规划纲要》提出血吸虫病防治工作在“十二五”期间的总目标是“到2015年底，全国所有流行县（市、区）达到传播控制标准；已达到传播控制标准的县（市、区）力争达到传播阻断标准”。《规划纲要》还提出到2015年底血吸虫病防治工作在降低人畜感染率和消灭感染性钉螺、压缩流行区范围、加大家畜传染源管理力度、全面普及农村安全饮水和粪便无害化处理、提高重点人群防治知识知晓率等5个方面的具体目标。

为确保总目标和具体目标的实现，按照分类指导的原则，《规划纲要》确定了预期达到传播控制标准的地区和预期达到传播阻断标准的地区的具体防治策略和措施，并明确了组织和政策保障、经费保障、机构和人员保障、技术保障。

《规划纲要》要求项目地区各级人民政府、各有关部门根据本规划纲要的要求，结合实际，制订本地区、本部门的实施计划和方案。各有关地区要将防治工作目标和任务层层分解，实行目标责任制和责任追究制，并加强对血防工作的监督检查和考核评估。

（王蓉蓉）

【国务院召开全国血吸虫病防治工作会议】 2010年9月6日，国务院在湖北省武汉市召开全国血吸虫病防治工作会议。中共中央政治局常委、国务院副总理李克强出席会议并讲话。会议要求，各地区、各有关部门以对国家对人民高度负责的精神，加强领导，明确责任，认真贯彻党中央、国务院关于深化医药卫生体制改革的决策部署，实施好重大公共卫生服务项目，加大血吸虫病等重大传染病防控力度，把医改的重点任务落到实处；坚持预防为主、标本兼治、联防联控、科学防治，采取以传染源控制为主的综合防控策略，切实落实防治重大传染病的各项措施，努力实现根治血吸虫病的目标，送走“瘟神”，造福社会，造福广大群众。

会上卫生部部长陈竺代表血吸虫病防治工作部际联席会议各成员单位，介绍了全国血吸虫病防治工作进展情况、当前的防控形势和下一步工作安排；农业部、财政部和湖北省、湖南省、四川省人民政府负责同志先后发言，谈了工作设想。

全国13个血吸虫病流行省份的人民政府负责同志和国务院有关部门、军队和武警有关部门负责同志出席了会议。

（王蓉蓉）

【省部联合防治血吸虫病行动工作】 自湖北省部联合防治血吸虫病行动启动以来，湖北省积极转变防治观念和思路，以9个联系点为抓手，积极落实传染源控制策略，在公安、仙桃等县、市大力推广农业机械化，创建了一批无耕牛大垸、无耕牛乡镇和无耕牛村，有效地控制了家畜传染源，实现了卫生防病和农业增产增收的双重效益，如期完成了25万户的改厕任务，并整合农业、水利、林业、国土、交通等项目，整县推进，实现了人畜感染率降至3%的年度目标。

为进一步加强湖南省血防工作，2010年6月10日，湖南省人民政府、卫生部共同签署了省部联合防治血吸虫病行动协议。协议明确将按照“省部联动、统筹规划、整体推进、综合治理、突出重点”的原则，采取以控制传染源为主的综合防治策略，加强有螺地带禁牧工作，做好对牛羊等家畜传染源的管理，重视渔民等流动人群的防治，开展对易感地带的防控。紧密结合社会主义新农村建设，通过整合资源，控制和消除血吸虫病危害，确保2014年全省达到血吸虫病传播控制标准，提前1年实现血防中长期规划纲要目标。

（王蓉蓉）

【开展2010年血防春查工作】 2010年4~6月，由卫生部牵头组织，国家发展改革委、教育部等有关部门和部分省卫生厅负责同志及专家，对江苏省等7省的血防工作进行了检查，重点了解各地和有关部门2009年以来贯彻落实"以控制传染源为主的综合防治策略"的情况。检查结果表明，血防重点防治地区进一步加强领导，强化责任；继续加大了传染源控制力度；部门配合，综合治理力度加强；省部联动工作进展顺利。通过多措并举，全国血吸虫病疫情控制成果得到进一步巩固。继四川省之后，云南省成为第2个达到传播控制标准的省份。

（王蓉蓉）

【卫生部等13部门联合印发《中国消除疟疾行动计划（2010—2020年）》】 2010年5月，卫生部、国家发展改革委、教育部、科技部、工业和信息化部、公安部、财政部、商务部、国家质检总局、国家广电总局、国家旅游局、总后勤部卫生部、武警部队后勤部等13个部门联合印发了《中国消除疟疾行动计划（2010—2020年）》(以下简称《行动计划》)。

《行动计划》提出的总目标是"到2015年，全国除云南部分边境地区外，其他地区均无本地感染疟疾病例；到2020年，全国实现消除疟疾的目标"。同时，还提出了到2012年、2015年我国疟疾防治工作在技能培训、发热病人疟原虫血检、病例报告、治疗和个案调查、疫点处置、媒介防制和健康教育6个方面的具体目标，以及到2020年在消除考核认证、疑似疟疾病人实验室诊断两个方面的目标要求。

《行动计划》根据我国疟疾疫情现状，将全国以县为单位分成四类。按照分类指导的原则，不同疟疾流行区采取针对性的防治策略和措施，并明确了组织和政策保障、经费保障、机构和人员保障、技术保障。

《行动计划》要求各地根据本行动计划的要求，结合实际，制订本地区的实施计划和方案。各有关地区要将防治工作目标和任务层层分解，实行目标责任制和责任追究制，并加强对消除疟疾工作的监督检查和考核评估。

（王蓉蓉）

【中国消除麻疹和消除疟疾工作正式启动】 2010年7月29日，卫生部在贵州省贵阳市召开了全国消除麻疹和消除疟疾工作会议。卫生部部长陈竺和世界卫生组织总干事陈冯富珍出席会议并讲话。会议要求，各地要充分认识消除麻疹和消除疟疾工作的重要意义；加强领导，完善机制，协调配合，落实责任；加大宣传力度，争取有关部门和全社会的支持与配合；加强队伍建设，提升服务能力；精心组织，妥善安排，做好麻疹疫苗强化免疫活动；进一步加强国家免疫规划工作；加强整合，提高效率，健全网络，确保消除疟疾工作顺利开展。

（王蓉蓉）

【卫生部等14部门联合印发《防治包虫病行动计划（2010—2015年）》】 2010年11月，卫生部、国家发展改革委员会、教育部、科技部、国家民族事务委员会、公安部、民政部、财政部、水利部、农业部、商务部、国家广播电影电视总局、林业局、全国妇联等14个部门联合印发《防治包虫病行动计划（2010—2015年）》(以下简称《行动计划》)。

《行动计划》提出包虫病防治工作在"十二五"期间的总目标是：到2015年，以乡镇为单位，青藏高原地区，犬感染率降到8%以下，2岁以下家畜患病率降到15%以下，6~12岁儿童血清学阳性率降到8%以下；其他流行地区，犬感染率降到5%以下，2岁以下家畜患病率降到10%以下，6~12岁儿童血清学阳性率降到5%以下。

为了确保目标的实现，《行动计划》确定了控制传染源、开展健康教育、防制中间宿主、查治与管理病人、关怀与救助病人、提供安全饮用水、开展基线调查和病情监测7个方面的防治措施，并明确了组织和政策保障、经费保障、人力保障和技术保障。

《行动计划》要求各地、各有关部门根据本行动计划的要求，将工作目标和任务层层分解，实行目标责任制和责任追究制，定期开展督导检查和考核评估。

（王蓉蓉）

【印发《全国土源性线虫病防治技术方案》】 2010年6月17日，卫生部印发了《土源性线虫病防治技术方案（2010年版）》(以下简称《技术方案》)。《技术方案》根据人群土源性线虫感染率的高低，将土源性线虫病流行区分为3类，明确流行区采取以健康教育为先导，控制传染源为主的综合性防治策略。技术方案要求，对不同地区的重点人群，采取有针对性的健康教育方式，广泛宣传寄生虫病防治知识；根据土源性线虫病流行程度和流行的主要虫种，按照因地制宜、分类指导的原则，确定驱虫用药方案；结合社会主义新农村建设、城乡环境卫生整治和创建卫生城镇等活动，落实改水、改厕、改善环境等综合性防治措施。该方案的制定，将指导各地科学、规范地开展土源性线虫病防治工作。

（王蓉蓉）

【印发《全国消除淋巴丝虫病后监测工作方案》】 2010年8月25日，卫生部印发了《全国消除淋巴丝虫病后监测工作方案》(以下简称《工作方案》)。《工作方案》

明确了丝虫病监测的病例定义、病例报告与核实，病例调查与疫点处置等工作，以及时发现可能残存的和输入性传染源，防止丝虫病再度传播。同时，规定了监测工作的质量控制和组织管理要求。

（王蓉蓉）

地方病防治工作

【2009年、2010年度医改重大专项消除燃煤污染型地方性氟中毒危害项目】 从2009年起，燃煤污染型地方性氟中毒病区改炉改灶项目纳入医改公共卫生重大专项。截至2010年12月底，河南省、湖南省、湖北省、云南省、四川省、贵州省6个项目省完成改炉改灶147.8万户，为计划任务量的104.1%。其中，2009年安排6个省份87万户改炉改灶任务，河南省、湖南省、湖北省、云南省、四川省5个省分别完成0.5万户、10万户、2.3万户、17.5万户、1.7万户改炉改灶任务，完成率均为100%；贵州省完成59.1万户改炉改灶任务，完成率为107.5%。2010年，安排贵州省55万户改炉改灶任务，实际完成56.7万户改炉改灶任务，完成率为103.1%。

（李全乐）

【开展部省消除燃煤污染型地方性氟中毒危害项目评估】 为了加快贵州省防治燃煤污染型地方性氟中毒工作进程，2008年12月，卫生部与贵州省政府签署协议，实施为期3年的加强燃煤污染型地方性氟中毒防治合作项目。为全面、客观评估部省合作项目落实情况和实施效果，2010年12月，在贵州省项目自评基础上，部省联合评估组分赴6个市（州、地）、8个县（市、区），对项目任务完成情况和资金使用管理情况进行抽查评估。评估结果显示：一是2008—2010年，贵州省共完成地氟病病区改良炉灶173.7万户，比部省合作协议任务量多完成45.7万户。项目户改良炉灶符合率达100%，改良炉灶满意率达100%，正确使用率达99.8%，家庭户主和4～6年级小学生防治知识知晓率分别达95.0%和95.4%。二是通过建立部省合作机制，资金管理制度更加健全，保证了补助资金和配套资金落实到位。如通过改革资金补助办法，由项目户知情选购防氟炉具，既充分调动了群众参与的积极性和主动性，又使项目资金封闭运转，最大限度地保证了资金的安全，使病区群众真正受益。同时，贵州省根据病区家庭经济情况对项目户实行分类补助，按照“缺啥补啥”的原则确定改良炉灶方式等措施，体现了项目的公平性、合理性，有效地促进了项目任务的落实，深受病区干部群众的好评。

（李全乐）

【开展全国重点地方病监测】 按照《卫生部办公厅关于印发饮水型地方性氟中毒监测方案（试行）的通知》、《卫生部办公厅关于印发饮水型地方性砷中毒监测方案（试行）的通知》、《卫生部办公厅关于印发全国大骨节病监测方案（试行）的通知》和《卫生部办公厅关于印发全国克山病监测方案（试行）的通知》要求，全国30个省（区、市）及新疆维吾尔自治区生产建设兵团组织开展了重点地方病的监测工作。主要监测结果如下：

1. 饮水型地方性氟中毒　一是监测县级降氟改水工程1398个，覆盖病区村数9368个，正常运转率为93.35%，间歇运转率为5.29%，报废率为1.36%，工程水氟含量合格率为69.96%。二是监测411个村，其中已改水村数327个，占监测村数的79.56%，改水工程正常运转率为90.83%，间歇运转率为6.42%，报废率为2.75%，水氟含量合格率为76.15%。三是在改水工程正常运转且水氟含量合格的自然村，检查8～12岁学生15,387人，氟斑牙患病率为25.03%。在水氟超标的未改水村检查8～12岁学生6014人，氟斑牙患病率为56.27%。监测数据显示，病区村实施降氟改水对有效降低儿童氟斑牙患病率发挥了重要作用。

2. 饮水型地方性砷中毒　一是监测县级降砷改水工程219个，覆盖病区村数1673个，正常运转率为93.61%，间歇运转率为4.11%，报废率为2.28%。降砷改水工程水砷合格率为91.78%。二是监测134个高砷村。已改水村数86个，占监测村总数的64.18%，改水工程正常运转率为91.86%，间歇运转率为4.65%，报废率为3.49%；水砷含量合格率为91.86%。未改水高砷村48个，水砷超标户数占总检测户数的35.04%。三是在80个已改水村检查20,885人，砷中毒检出率为4.44%。在28个未改水村检查6166人，砷中毒患者检出率为3.08%。监测结果显示，实施降砷改水工程的村屯，砷中毒新发病例得到有效控制，说明降砷改水工程效果显著。

3. 大骨节病　一是全国7～16岁儿童临床检出率为0.21%，临床检出率为零的村占监测村总数的90.2%。全国7～12岁儿童X线阳性检出率为1.64%。除西藏自治区外，其他省份适龄儿童右手X线阳性检出以单纯干骺端阳性改变为主，占适龄儿童右手X线阳性总检出率的84.75%，7～12岁儿童均未检出骨端及三联征病例，单纯干骺端阳性改变检出率接近非病区水平。综合临床指标和儿童右手X线监测结果，全国现有85%的病区村达到国家大骨节病控制标准，其中大部分病区村达到大骨节病消除水平。二是多数病区随着综合防治措施的落实，使致病危险因素逐步消除，从而提速了我国大骨节病的控制进程。三是内蒙古自治区、吉林省、四川省、西藏自治区、甘肃省和青海省等省（区），7～16岁人群中仍检出I度及以上病例39人，其中37人分布在西部5个省（区）。监测结果显示，我国西部局部地区大骨节病病情仍然严重，尤其西藏自治区、青海省将是我国大骨节病防治的重点、难点地区。

4. 克山病　一是在13个病区

省份搜索确诊病例1408例，均属于慢型克山病病例。重点监测检出1057例克山病病人，总检出率为2.2%。其中，慢型克山病病例251例，检出率为0.5%；潜在型克山病病例806例，检出率为1.7%。二是监测病情相对较重的县主要分布在河北省、山西省、内蒙古自治区、山东省和甘肃省5个省（区）。其中，甘肃省近3年搜索检出慢型克山病病例793例，占全国搜索检出确诊慢型克山病病例总数的56.3%；重点监测检出慢型克山病病例118例，占全国监测检出慢型克山病病例的47.0%。监测结果显示，甘肃省是我国今后克山病防治的重点地区。三是年度监测虽未检出急型、亚急型克山病病例，但搜索确诊30岁以下慢型克山病病例121例，其中甘肃省最小年龄病例8岁。重点监测检出30岁以下各种类型克山病病例153例，慢型克山病病例9例。监测结果显示，在个别病区仍检出低年龄病例，说明综合防控措施尚未有效落实，致病危险因素依然存在，应引起当地政府高度关注。四是从50个重点监测县上报100个监测村的基本情况分析，全国克山病病区近3年居民人均年收入3096元，外购粮比例达39.1%。监测结果显示，随着病区社会经济的发展，大部分居民生活水平和主食来源发生了很大变化。但是仍有甘肃等个别省份，病区居民人均年收入、外购粮比例等综合防控指标远低于全国平均水平。

（孙学军）

【2010年全国碘缺乏病监测工作】　在全国31个省（区、市）和新疆维吾尔自治区生产建设兵团开展了碘缺乏病监测，结果显示：在2845个县开展碘盐监测，检测826,696户居民食用盐，检出碘盐814,297份、非碘盐12,399份。按人口加权计算，全国碘盐覆盖率为98.6%，碘盐合格率为98.0%，居民户合格碘盐食用率为96.6%。其中，96.8%的县居民户合格碘盐食用率达到90%以上，达到了《全国重点地方病防治规划（2004—2010年）》的指标要求。在8个省份的110个县开展了水源性高碘地区食用盐监测，共检测24,692份盐样，不加碘食盐食用率为78.3%，比2009年下降了12.3个百分点。在14个省份的80个县开展了碘缺乏病高危监测，经对59例疑似病例排查，未发现确诊病例。西藏自治区对1,640名8～10岁儿童进行了甲状腺肿大情况触诊检查，甲状腺肿大率为2.5%。其他省份对11,382名8～10岁儿童进行了B超检查，甲状腺肿大率为4.4%。检测了14,703名8～10岁儿童尿样，尿碘中位数为180.4μg/L，有4个县的尿碘中位数低于100μg/L。检测了5113名家庭主妇尿碘，尿碘中位数为149.0μg/L，有12个县的家庭主妇尿碘中位数低于100μg/L。检测居民户食用盐样8665份，碘盐覆盖率为86.3%，14个县碘盐覆盖率低于80%。按照《卫生部办公厅关于在碘缺乏病高危地区采取应急补碘措施的实施意见（试行）》，西藏自治区、甘肃省、新疆维吾尔自治区3个省份在18个县对78.2万名新婚育龄妇女、领取生育证的妇女、妊娠3个月以内的孕妇、哺乳期妇女和婴幼儿等重点人群采取了应急强化补碘措施。

（李全乐）

【开展碘缺乏病监测体系评估】　为了全面掌握我国人群碘营养状况，评价全国碘缺乏病监测方案的实施与执行情况，2010年2～12月，由复旦大学公共卫生学院牵头，对我国现行碘缺乏病监测体系进行了独立的第三方评估。4月，评估组在上海市召开了评估方案专家研讨会，确定了评估方案框架、现场评估地点及评估工作分工。5月，复旦大学公共卫生学院组织专家，针对碘缺乏病监测体系评估指标的科学性、合理性问题，赴黑龙江省进行了预评估，并在此基础上修改完善了评估方案。6～10月，专家组先后赴河北省黄骅市、吉林省图们市、山东省东明县、广东省海丰县、四川省普格县、云南省潞西市、西藏自治区林芝县、甘肃省康乐县以及新疆维吾尔自治区策勒县进行了现场评估。在现场评估、专家访谈与咨询、样本检测复核的基础上，经深入分析论证，形成了评估报告。评估报告显示：一是自2007年印发《全国碘缺乏病监测方案（试行）》以来，各地能够严格按照监测方案开展各项监测工作，建立健全了监测体系。二是监测数据是客观与真实的，监测工作对我国控制和消除碘缺乏病有重要贡献。三是为更加合理、有效地开展监测工作，评估报告建议在抽样方法、监测进度安排等方面进一步优化监测方案。

（张树彬）

【开展海南省等8省实现消除碘缺乏病阶段目标考核评估】　根据《全国重点地方病防治规划（2004—2010年）》要求，2010年9～11月，卫生部对海南省、重庆市、四川省、云南省、西藏自治区、甘肃省、青海省和新疆维吾尔自治区8个省份实现消除碘缺乏病阶段目标情况开展了现场考核评估。考核结果显示，海南省、重庆市、四川省、云南省、甘肃省5个省份实现了消除碘缺乏病阶段目标，其中5个省份管理指标评分均超过85分，居民户合格碘盐食用率均达到90%以上，尿碘中位数均超过100μg/L，儿童甲状腺肿大率均小于10%。西藏自治区、青海省、新疆维吾尔自治区3个省（区）达到了基本消除碘缺乏病阶段目标。其中，西藏自治区尚有7个县居民户合格碘盐食用率低于90%，且8～10岁儿童尿碘水平低于100μg/L。青海省仍有18个县未达到消除标准，且管理指标得分低于85分。新疆维吾尔自治区尚有9个县居民户合格碘盐食用率低于90%，且近年仍有地方性克汀病新发病例。

（孙学军）

【开展我国沿海地区居民碘营养状况调查】　在2009年辽宁省、上海市、浙江省和福建省4个省（市）沿海地区居民碘营养状况和膳食碘摄入量调查的基础上，2010年1～3月，中国疾病预防控制中心地方病控制中心、营养与食品安全所先后组织专家召开数据分析会、结果研讨论证会。分析结果显示：我国沿海地区居民碘营养总体水平适宜，但仍有一定比例的孕妇碘营养不足；沿海地区居民从膳食中（包括碘盐）获得的碘量是安全的；沿海地区水产品不是膳食碘摄入的主要来源，食盐中的含碘量以及食盐的消费量对于膳食碘的摄入量贡献率约占80%，盐碘是膳食碘摄入的主要来源。因此，沿海地区还应坚持食盐加碘为主的防治碘缺乏病策略，同时要密切关注孕妇碘营养不足的问题，保护婴幼儿免受碘缺乏的危害。

（张树彬）

【开展我国居民碘营养状况的健康风险评估】 为了解我国全民食盐加碘策略的科学性和居民碘营养状况的健康风险，2010年4～7月，卫生部委托国家食品安全风险评估专家委员会，从尿碘水平和膳食碘摄入量两个方面，系统评估了我国全民食盐加碘在预防控制碘缺乏危害方面的健康效益以及我国不同地区居民碘营养状况的潜在风险。评估结果显示：从历年人群尿碘水平和膳食碘摄入量两方面评价，我国除高水碘地区外，绝大多数地区包括沿海地区居民的碘营养状况处于适宜和安全水平；我国居民碘缺乏的健康风险大于碘过量的健康风险。因此，继续实施食盐加碘策略对于提高包括沿海地区在内的大部分地区居民的碘营养状况十分必要。

（张树彬）

慢性病防治与营养管理工作

【稳步推进农村妇女乳腺癌检查筛查工作】 2010年，医改重大专项农村妇女乳腺癌检查项目继续在全国31个省（区、市）的200个县（区）实施，通过加强技术培训、增加健康宣教、建立质量控制体系等方式推动和保证全年工作的顺利开展。先后在北京市、天津市、成都市、沈阳市、广州市、济南市等地举办了农村妇女乳腺癌超声检查和钼靶检查技术培训班，累计培训1000余人。截至2010年底，实际筛查人数570,864例，任务完成率为143%，确诊乳腺癌247例（其中早期乳腺癌82例），良性肿瘤4,182例，良性肿瘤14,759例。乳腺癌筛查被公认是最有效提高患者生存率的预防措施，此次对人群大规模的筛查为制定乳腺癌的预防措施提供了依据，对提高农村妇女健康水平起到一定的促进作用。

（戴弘季）

【继续推动全民健康生活方式行动工作的深入开展】 2010年是全民健康生活方式行动开展的第四年，也是纳入中央财政补助地方项目的第三年，截至2010年底，以省为单位，全国所有省（区、市）和新疆维吾尔自治区生产建设兵团均启动了全民健康生活方式行动，启动全民健康生活方式行动工作的县（区）数由2009年底的427个增加到768个，占到全国县（区）总数的27%。全国累计印发相关文件或技术方案1553份，开展各类培训1009次，培训人数近17万人次。示范创建数量不断增多，2010年新创建示范点750个，累计创建数达到1042个，其中示范社区231个，示范单位434个，示范食堂/餐厅153个，示范超市、示范学校224个。各地继续加大室外支持性环境建设力度，2010年建设健康步道、健康生活方式主题公园、健康知识街道等各类室外环境447项。各地结合全民健康生活方式行动日、全国高血压日、联合国糖尿病日和科学运动与健康科普知识教育专题活动开展了系列宣传活动，活动次数共计2300多次，发放宣传资料910万份，发放支持工具107万套，开展各类媒体宣传1255次。

2010年7月，卫生部在成都市青羊区组织召开了全民健康生活方式行动工作交流会，总结了各地的工作进展，展示了各地的特色工作，评出了全民健康生活方式行动金、银、铜奖和最喜爱的支持工具奖，对促进各地工作起到了积极作用。

（张普洪）

【印发《关于加强少数民族地区癌症综合防治工作的意见》】 为切实加强少数民族地区癌症综合防治水平，提高癌症早诊早治率，降低死亡率，促进少数民族地区的居民健康，2010年卫生部与国家民族事务委员会联合制定印发了《关于加强少数民族地区癌症综合防治工作的意见》（卫疾控发〔2010〕40号，以下简称《意见》）。

《意见》强调各级卫生行政部门和民族工作部门要充分认识癌症对少数民族地区居民健康的危害，提高对癌症综合防治工作必要性和紧迫性的认识，通过在少数民族地区深入开展健康教育、肿瘤登记、危险因素监测以及重点癌症的早诊早治，建立健全癌症综合防治网络，加快推进癌症防治能力建设，加大癌症综合防治投入力度，切实加强少数民族地区癌症综合防治水平，促进少数民族地区的居民健康，提高少数民族地区生存质量及生活水平。

（陈万青）

【印发《营养改善工作管理办法》】 为了应对我国营养工作面临的营养缺乏和营养过剩并存的双重挑战，进一步促进营养改善工作，提高居民健康水平，2010年卫生部印发了《营养改善工作管理办法》，自2010年9月1日起正式实施。

《营养改善工作管理办法》共七章三十六条，对营养改善工作的各方面内容都作出了相应的规定，包括营养监测、营养教育、营养指导和营养干预等。同时，对疾病预防控制机构和医疗卫生机构的相关营养改善工作以及各级卫生行政部门的工作职责作出了规定。《营养改善工作管理办法》的颁布实施为保障我国居民的营养与健康状况，促进营养工作的顺利开展，继续推进营养立法工作奠定了坚实的基础。

（张兵）

【积极推进慢性病综合防控示范区创建工作】 2010年，为加强慢性非传染性疾病（简称慢性病）预防控制工作，卫生部决定在全国范围内开展慢性非传染性疾病综合防控示范区（简称示范区）创建工作，通过示范创建形成带动效应，推动全国慢性病预防控制工作的深入开展。

示范区工作总目标是利用3～5年时间，在全国建立一批以区/县级行政区划为单位的慢性病综合防控示范区。通过政府主导、全社会参与、多部门行动综合控制慢性病社会和个体风险，开展健康教育和健康促进、早诊早治、疾病规范化管理，同时积极总结示范区经验，推广有效的管理模式，全面推动我国慢性病预防控制工作。以区/县级行政区划建立慢性病综合防控示范区，既能充分发挥区/县级政府的公共管理职能，也能展示其公共服务能力。慢性病综合防控示范区的建立，通过实践可测量、可检查、可报告、可推广的有效防控手段，将起到以点带面的效果，为慢性病防控工作提供可借鉴、可学习、可推广的范例。

为了规范示范区创建工作，卫生部印发了《慢性非传染性疾病综合防控示范区工作指导方案》。2010年示范区工作正式纳入中央财政转移支付地方项目，覆盖全国31个省（区、市）和新疆维吾尔自治区生产建设兵团。截至2010年底，26个项目省已启动了示范区创建工作，49个区/县申报创建国家级示范区。各地依据国家方案，因地制宜，积极争创特色。山东省结合“健康山东行动”，积极开展全民健康生活方式行动，乳山市将示范区创建活动纳入全市便民利民实事和“健康乳山建设工程”重要内容；上海市拟以政府名义，在全市范围开展慢性病示范创建工作；辽宁省出版“居民健康报”，与媒体建立长效宣传机制；江苏省创建示范区，当地政府高度重视，除提供地方配套经费，同时签署了《建设全国慢病防控项目区承诺书》，江西省政府将慢性病防控工作纳入政府报告，在当地打造10条健身小道；四川省成都市青羊区结合全国中医药特色社区卫生服务示范区创建慢性病综合防控示范区；新疆维吾尔自治区生产建设兵团在全师244个医疗机构中实行高血压首诊测血压制度和慢性病月报告制度；云南省已全面完成省级经费下达、实施方案及细则制定以及省级和示范点人员培训等工作，制定了6类专题技术方案等。

（白雅敏）

【开展中国健康知识传播激励计划活动】 由卫生部、中国健康教育中心、中国记协联合主办的“中国健康知识传播激励计划（吃动平衡2010）”于2010年5月11日在京启动，该活动历时一年，并向全社会倡议每月11日为步行日。

活动期间，编制发布了《吃动平衡知识要点》、《吃动平衡媒体实用手册》，并在全国范围内面向公众开展了“走向健康”大众征文活动。在11个城市举办专家媒体知识共享会，著名健康和营养专家亲临现场，进行了广泛的吃动平衡知识健康传播，各地卫生厅局积极响应并举办了丰富多彩的吃动平衡宣传活动，影响社区人群120余万人；中国健康知识传播激励计划第一次走入高等学府，开展了丰富多彩的“步行日校园行”活动，近万余人次大学生亲自参加步行行列，间接影响了近50万名大学生。

此外，每月步行日的倡议得到了中国主流媒体的广泛回应，并进行了广泛的报道；部分著名门户网站设置了“吃动平衡和步行日”专题页，人民网进行了两次走向健康网络直播。

（李军）

【开展糖尿病防治蓝光行动】 为了提高各级政府和社会各界对糖尿病的认识，普及糖尿病防治知识，卫生部、中华医学会糖尿病学分会、中国疾病预防控制中心围绕2010年联合国糖尿病日共同开展了以社区为核心的大型糖尿病宣传活动——糖尿病防治蓝光行动（以下简称行动）。行动主要内容包括在全国范围内开展全民健康教育、糖尿病高危人群血糖筛查、社区糖尿病管理单元试点、糖尿病防治知识电视大赛以及11月14日糖尿病日公众宣传等活动。

2010年8月，社区糖尿病管理单元试点工作在全国10个城市开展，10～11月，分别在全国9个城市开展了大巴车筛查活动，在10个城市组织了200家社区医院开展糖尿病高危人群血糖筛查，在37个城市发放蓝光行动宣传资料，在6个城市投放公交、地铁灯箱公益广告，在343个城市的火车站投放公益宣传片、电视公益广告。

联合国糖尿病日当天，在八达岭长城举行了千人登长城活动，国际糖尿病联盟主席姆巴亚出席了此次活动。当晚18:00—24:00期间，北京市、上海市等26个城市的标志性建筑物点亮蓝色照明灯，以唤起全社会对糖尿病防治的重视。

通过糖尿病的防治蓝光行动的开展，覆盖人群近1亿人，同时完成了1万名糖尿病患者的筛查，使2万名糖尿病患者受益。

（赵颖）

【启动地震灾区婴幼儿营养改善项目】 为进一步改善汶川地震受灾地区6～24月龄婴幼儿营养状况，2010年4月10日，汶川地震灾区婴幼儿营养改善项目在四川省成都市正式启动。该项目在四川省青川县、理县、茂县、汶川县、彭州市，甘肃省文县、康县，陕西省宁强县等8个县开展。项目采用婴幼儿辅食营养包对6～24月龄的婴幼儿进行营养干预，改善婴幼儿营养状况。

截至2010年底，共发放营养包7,796,250个，覆盖8个县的2万名婴幼儿，覆盖率达90%以上。

同时，通过广播、电视、报纸等形式进行公益宣传，村医对婴幼儿家长给予面对面的婴幼儿喂养知识指导和营养包作用讲解，使营养包发放的依从性达 95% 以上。营养包发放 6 个月后，项目地区婴幼儿贫血率从 52.2% 下降到 28.2%，下降比率达 40% 以上，低体重率、生长迟缓率及消瘦率等营养问题得到一定的改善。

（孙静）

精神卫生工作

【卫生部召开全国重性精神疾病管理治疗工作会议】 2010 年 9 月 8～9 日，全国重性精神疾病管理治疗工作会议在四川省成都市召开。卫生部副部长尹力出席会议并作讲话，四川省人民政府副秘书长何旅章、成都市副市长傅永林参加开幕式并致辞。来自公安部、民政部、中国残疾人联合会等有关部门及卫生部有关司局的同志，全国各省（区、市）以及计划单列市和省会城市卫生行政部门分管领导及精神卫生专业机构负责人等 200 余人参加了会议。

尹力在讲话中指出，我国政府自上世纪 50 年代以来，就非常重视重性精神疾病防治工作。当前，随着社会经济快速发展、工作竞争激烈、生活压力增加、不同阶层利益格局变化，精神疾病越来越受到关注，精神卫生工作越来越显现出其重要性。

尹力强调，与医疗卫生领域其他工作相比，重性精神疾病防治工作具有特殊性，兼具医疗服务和社会管理双重属性。因此，做好重性精神疾病防控工作要坚持“两手抓、两手都要硬”，不仅要抓好重性精神疾病患者规范化治疗，提高疾病治疗率，帮助患者恢复社会生活能力，而且还要抓好患者在基层卫生服务中的维持治疗和康复，帮助患者适应和回归社会，减少因病危害社会的风险。

针对当前重性精神疾病防治工作中的关键问题，尹力提出六项要求：一是要建立重性精神疾病防治领导协调机制，形成工作合力；二是要充分发挥精神卫生专业机构的作用，加强重性精神疾病的治疗和管理；三是要加强精神卫生工作人员培训，特别是提高基层工作人员的业务素质和能力；四是要完善重性精神疾病患者的社会保障政策，确保患者得到及时规范治疗；五是要研究精神卫生专业机构的经费投入长效保障机制，确保精神卫生工作稳步发展；六是要做好“十二五”期间精神卫生工作规划，将重性精神疾病防治工作纳入各地卫生工作和国民经济与社会发展事业总体规划，从而实现重性精神疾病患者应治尽治，应管尽管。

会上卫生部做了全面推进重性精神疾病管理治疗工作的报告。成都市、广东省有关人员分别介绍了本地区重性精神疾病管理治疗工作经验。会议期间，尹力一行参观了成都市簇锦社区卫生服务中心。与会代表分组前往成都市武侯区、金牛区、新津县、温江区、都江堰市、彭州市等地精神卫生服务机构参观交流。

（金同玲）

【全国精神卫生防治体系建设工作启动】 2010 年，卫生部与国家发展改革委员会、民政部共同制定了《精神卫生防治体系建设与发展规划》(以下简称《规划》)，《规划》以完善精神卫生防治机构功能和提高服务能力为核心，要求重点建设承担急重性精神疾病防治任务的精神卫生专业机构（包括精神专科医院、有精神专科特长的综合医院）。在项目完成后，全国范围内尤其是中西部地区精神卫生防治网络将基本建成。

2010—2011 年，共投入 154.12 亿元（中央投资 91 亿元、地方投资 63.12 亿元），对全国 544 家（卫生部门成立的 431 家，民政部门成立的 113 家）精神卫生专业机构进行改造。投入 10.985 亿元，改善了 470 家精神卫生专业机构医疗设备条件。

（严俊）

【落实基本公共卫生服务均等化任务，稳步推动重性精神疾病管理治疗工作】 2010 年，卫生部以重性精神疾病管理治疗项目（以下简称“686 项目”）为抓手，加强《重性精神疾病管理治疗工作规范》培训，积极开展重性精神病人筛查，推动落实医院——社区/乡镇一体化患者管理治疗模式，要求各地建立精神卫生专业机构和基层医疗卫生机构工作对接机制，落实基本公共卫生服务要求，及时为发现的重性精神病人建立健康档案，并定期随访管理，逐步提高患者管理率和治疗率，有效降低患者肇事肇祸率。

截至 2010 年底，“686 项目”覆盖除西藏自治区外的全国 30 个省（区、市）的 671 个区县，参与项目的各级各类机构达 74,397 个，共登记重性精神病患者 270,506 例，定期随访及康复指导有肇事肇祸倾向的患者 181,990 例，累计为肇事肇祸且贫困的患者提供免费药物治疗 71,058 例，免费收治肇事肇祸且贫困患者 12,061 次。有效地提高了居家患者的管理率和贫困患者的治疗率，减少了肇事肇祸的风险。其中，上海市推广 686 项目经验，全面落实病人筛查、报告、救治和管理措施，成功处理了 19 起突发事件。全市精神病人肇祸和肇事滋事数比 2009 年同期分别下降 50% 和 12%，为世博会的成功举办作出了重要贡献。

（金同玲）

【全国政协组织开展精神卫生工作调研】 2010 年 5 月和 7 月，全国政协教科文卫体委员会与农工党中央、民政部、卫生部、中国残疾人联合会组成联合调研组，分别对浙江省、湖南省的精神卫生工作进行了调研，并委托了 13 个省（市）政协在本地区开展精神卫生工作调研。调研结束后，全国政协于 10 月 19 日举办“精神卫生工作现状和对策”专题研讨会。全国政协副主席陈宗兴出席了研讨会。国家发展改革委员会、教育部、司法部、财政部、人力资源和社会保障部、国务院法制办公室的有关领导，10个省（市）政协以及卫生部门的有关负责同志，部分全国政协委员、专家学者出席了研讨会。

会后全国政协教科文卫体委员会撰写了《关于进一步改善和加强精神卫生工作的意见和建议》（以下简称《意见和建议》），分别报送中共中央、国务院、全国人大常委会、中央政法委员会及有关部委。

《意见和建议》指出，精神疾病成因复杂，患病人数多，社会及家庭负担重、危害大，影响社会和谐稳定。

《意见和建议》认为，当前精神卫生服务资源整体不足，专业人员队伍不稳定，专科医院维持运转困难。精神疾病患者收治法律制度不健全，医疗保障水平低，患者治疗负担重。心理卫生服务机构和人员管理制度缺位、从业人员水平参差不齐等因素，严重制约了精神卫生工作的开展。

《意见和建议》提出，今后应大力加强精神卫生知识宣传，开展重点人群心理行为问题干预。尽快颁布《精神卫生法》，依法管理精神卫生工作。加大精神卫生工作财政投入力度，保障精神疾病患者得到及时有效的救治，加强精神卫生专业人才队伍建设。建立心理卫生服务机构和人员管理制度，逐步规范心理卫生服务管理。

（金同玲　严俊）

【举办省级和地市级卫生行政管理人员精神卫生政策培训】 为了提高卫生行政管理人员的精神卫生决策水平，2008—2010年，卫生部先后举办了5期精神卫生政策培训班，共培训地市级卫生局分管局长、省级卫生厅局疾控处（分管）处长及部分省级、地市级精神专科医院院长近600人。培训内容包括精神卫生概述和精神医学的发展、精神卫生服务利用和保障、医疗卫生体制改革与精神卫生、精神卫生实践解析以及当前我国精神卫生政策解读。学员们普遍反映培训内容丰富、实用，对落实精神卫生相关政策，推动基层精神卫生工作十分重要。

（金同玲）

【规范心理援助热线电话试点管理工作】 2010年2月5日，为了加强心理援助热线电话管理工作，卫生部制定印发了《进一步规范心理援助热线管理工作的通知》（以下简称《通知》），印发了《心理援助热线电话管理办法》和《心理援助热线电话技术指导方案》，要求各地要及时总结心理援助热线经验，逐步增加试点地区，扩大热线覆盖范围。未开通热线的省（区、市），尤其是东部省份，应在2010年底前确定1~2个城市作为试点。已开通热线的省市两级卫生行政部门要切实加强领导，充分认识热线对推进精神卫生工作、促进公众心理和谐的重要意义，将其作为推动本地区精神疾病预防和心理行为问题干预的抓手，为设立热线的机构提供必要的经费和设备支持，保证其基本运转需要。《通知》还要求，卫生部心理援助热线专家组要对各地热线开展技术指导和专业督导。

（庞宇　严俊）

【开展青海省玉树地震灾后心理援助工作】 2010年4月14日玉树发生7.1级地震后，青海省在中央补助地方公共卫生项目支持下开展了灾后心理援助工作。2010年项目资金363万元，主要用于玉树州玉树县9个极重灾乡（镇）62个村8万人口的心理援助，对玉树州所辖的5个县11个受灾乡（镇）的12万人开展大众心理健康教育和宣传。

卫生部高度重视地震灾后心理援助工作，第一时间派心理援助专家赴西宁市开展培训和心理急救工作。青海省成立了由副省长任组长的心理援助领导小组，成立了省级项目办公室（设在青海省第三人民医院）和玉树州领导小组与管理办公室（设在玉树州卫生局），并制定了援助方案。

地震后相关专家迅速编印了藏汉双语《心理自救互救宣传手册》，青海省第三人民医院两名心理专家赴灾区工作，在灾区安置点对135名受灾群众进行心理健康评估，培训康巴语系藏族志愿者和结古寺僧人40余人。向省教育厅、青海大学藏医学院、省藏医药研究院、17家医院等部门及玉树灾区群众和僧人发放宣传手册5万册，并开通了24小时心理咨询热线。对灾区具有高危因素的1700名牧民群众进行了心理疏导及保健培训，完成了西宁市四个区13家接收灾区转移学生的中小学校145名学生的心理状况评估和心理健康教育工作。

卫生部派遣的专家与当地专家共同对玉树州结古镇441名干部和315名公安干警、消防官兵等一线救灾人员开展了心理保健培训和减压疏导。对玉树州218名基层卫生人员开展了相关培训，提高了常见精神疾病和心理问题的识别、初步诊疗与转诊高自杀风险者的水平与能力。通过选派两名省级精神卫生机构医生到州级医疗机构开展工作和3名州级医院医生到省级精神专科医疗机构接受3~6个月的培训，提高了县级精神卫生专科服务能力。

（严俊　庞宇）

【开展精神卫生工作调查评估】 为了指导各地科学评估精神卫生工作（《中国精神卫生工作规划（2002—2010年）》）开展情况，2010年2月21日，卫生部印发了《精神卫生工作指标调查评估方案》（以下简称《评估方案》）。《评估方案》涵盖了以下8个方面：①普通人群心理健康知识和精神疾病预防知识知晓率。②学生心理保健知识知晓率、儿童青少年心理行为问题发生率、儿童青少年精神疾病总患病率。③孕产妇常见心理行为问题识别率。④老年期常见精神疾病症状和预防知识知晓率。⑤精神分裂症治疗率。⑥抑郁症识别率和治疗率。⑦老年性痴呆的早期发现率和干预率。⑧精神卫生专业人员培训率。截至2010年底，已有黑龙江省、武汉市、深圳市等地根据《评估方案》对本地区精神卫生工作部分或者全部指标的落实情况开展了评估。

（金同玲　严俊）

【中国道路安全项目正式启动】 2010年卫生部印发了《卫生部办公厅关于实施中国道路安全项目的通知》（卫办疾控函〔2010〕969号）。10月28～29日，中国道路安全项目在辽宁省大连市和江苏省苏州市分别正式启动。中国道路安全项目是全球10国道路安全项目之一，由布隆伯格基金赞助，卫生部、交通运输部、世界卫生组织、世界银行等部门和国际机构于2010—2015年在中国共同实施，旨在建立可被学习和借鉴的道路安全示范项目，降低由酒后驾驶和超速导致的死亡和残疾。中国道路安全项目是中国实施的第一个由国际组织资助的以减少道路交通伤害为目标的项目。项目的实施对中国道路交通伤害干预的经验积累具有重要意义。

（秦如）

口腔卫生工作

【举办“全国爱牙日”系列宣传活动】 2010年9月20日是第22个全国爱牙日，主题是“窝沟封闭，保护牙齿”，旨在普及口腔卫生保健知识，推动全社会关注儿童口腔健康。2010年，卫生部聘请著名歌唱家谭晶作为口腔健康宣传大使。8月3日，卫生部印发了《卫生部办公厅关于开展全国“爱牙日”活动的通知》，对各地健康教育活动进行了部署。邀请谭晶和著名口腔专家张震康教授制作了公益广告，在中央电视台播出。并将公益广告刻制了3500张光盘，连同10万余张主题宣传画，免费发往各地供地方电视台播放和活动使用。9月19日，卫生部与北京市联合举办了2010年全国爱牙日主题宣传活动，卫生部及北京市有关领导、小学生及家长代表、教师代表、口腔医师代表等300余人参加。卫生部副部长尹力出席活动并讲话。各省（区、市）按照通知要求，开展了多种形式的口腔健康教育和科普活动。据不完全统计，各地共发放口腔保健宣传材料145万余份，发放牙膏、牙刷等口腔保健用品10万余支，免费口腔健康检查4万余人，为近4千人免费提供了窝沟封闭等服务。

（刘晓亮　王维真）

【组织编写《口腔健康指导丛书》】 为了帮助公众养成良好的口腔卫生习惯，提高公众口腔健康知识水平，卫生部组织有关专家编写了《口腔健康指导丛书》。作为国内首部面向公众的口腔健康指导丛书，分为《普通人群口腔健康指导》、《孕妇婴幼儿口腔健康指导》、《儿童口腔健康指导》和《老年人口腔健康指导》四本，分别由武汉大学口腔医学院台保军教授、北京大学口腔医学院荣文笙教授和葛立宏教授及解放军总医院刘洪臣教授负责组织编写。

（刘晓亮）

【组织开展口腔健康监测试点】 为了加强口腔疾病监测工作，探索将口腔健康与慢病监测有机结合的工作模式与方法，卫生部印发了《口腔健康监测试点方案》，定于2010年10月～2011年6月在湖北省、广东省、重庆市3省（市）组织开展口腔健康监测试点工作。

（刘晓亮）

【组织开展儿童口腔健康状况及危险因素调查】 为了解我国儿童口腔健康状况、儿童口腔常见疾病的发生发展变化规律和危险因素、儿童口腔疾病医疗服务利用等情况，卫生部印发了《儿童口腔健康状况及危险因素调查方案》，定于2010—2012年，在北京市、黑龙江省、上海市、江西省、湖北省、广东省、广西壮族自治区、四川省、陕西省9省（区、市）开展儿童口腔健康调查工作。

（刘晓亮）

【中西部地区儿童口腔疾病综合干预试点项目工作】 2010年，中央财政继续安排专项资金，在中西部地区22省（区、市）及新疆维吾尔自治区生产建设兵团开展儿童口腔疾病综合干预试点项目。2010年，项目共有试点县（区）261个，培训口腔疾病防治人员6,955名，健康教育5,231,673人，免费口腔健康检查590,943人，为328,927名适宜儿童窝沟封闭牙齿1,120,864颗。

（刘晓亮）

中国疾病预防控制中心工作进展

【玉树地震、甘肃舟曲泥石流救灾防病工作】 2010年4月14日，青海玉树发生7.1级地震，中国疾病预防控制中心迅速启动应急响应机制，在卫生部的统一领导和指挥下，全程参加卫生部前、后方的救灾防病工作，累计派遣109人次赴玉树灾区协助开展救灾防病工作。主要包括：携带18台3G无线上网本奔赴灾区，在灾后第4天恢复灾区疾病监测信息系统；充分发挥技术优势，针对玉树地区为鼠疫疫源地的实际情况，及时协助青海省制定了灾区鼠疫防治工作方案等。为了保证科学、安全、有效地开展鼠疫疫情监测和防控，根据卫生部领导的指示，在地震灾区建立以移动P3实验车为技术支持的鼠疫防治基地。中心立即行动紧急启动移动P3实验室保养转运。北京到西宁经火车转运、西宁到玉树驾驶长途运输，押运和驾驶人员克服了不能离开车辆、高原不适，车辆保养、生活条件简陋等重重困难，长途奔波48个小时，将移动P3实验室安全运到灾区，并成功投入使用。开创了在高海拔地区应用移动P3实验室的国际先例，积累了高原地区开展实验室检测工作经验，2010年共计在灾区检测标本97份，分离到2株鼠疫菌，及时发现并妥善处理了动物间鼠疫疫情。

2010年8月8日，甘肃省舟

曲县发生特大山洪泥石流灾害，中国疾病预防控制中心第一时间派遣专家作为卫生部灾害医学救援组成员赶赴灾区，在灾后最初阶段，针对灾区存在的公共卫生风险和技术难点给予指导，积极协助当地做好救灾防病工作，共计派出人员15人次、现场工作近30天，圆满完成卫生部交办的各项任务。

中国疾病预防控制中心在玉树地震和舟曲泥石流救灾防病中的突出贡献得到了上级部门的充分肯定，受到党和政府的表彰。中国疾病预防控制中心传染病所、疾控应急办李群同志分别被中共中央、国务院、中央军委授予“全国抗震救灾模范”先进集体和个人。传染病所卢金星同志被国家防汛抗旱总指挥部、人力资源和社会保障部、解放军总政治部授予“全国防汛抗旱先进个人”光荣称号。

（王健　王林）

【积极参与上海世博会、广州亚运会卫生保障】 上海世博会是2010年我国举办的规模最大、时间最长、参与人数最多的超大型国际活动。中国疾病预防控制中心自2009年起就着手开展大量认真、细致、周密、科学的准备工作。制定了上海世博会卫生保障工作方案和实验室检测试剂和标准品名录，与上海市及江苏省、浙江省等周边地区建立世博会相关疫情及突发公共卫生事件信息交流会商和研判机制；组建上海世博会传染病卫生应急实验室网络和专家库和国家级卫生应急队伍；开通世博会应急检测标本运送“绿色通道”；实现了世博会期间传染病症状监测预警，为世博会卫生保障工作提供了技术支持。围绕广州亚运会卫生保障，重点完善突发事件和疫情会商机制，协调标本检测和运输机制，派遣联络员进驻现场，圆满地完成相关的保障任务。

（王林　周莹）

【积极参与国家职业卫生监管职能调整】 针对当前我国职业卫生管理存在的突出问题，2010年中央编办对职业病防治监管职能进行主要调整，全国职业卫生由国家安全生产监督管理总局、卫生部、人力资源和社会保障部等部委分段管理。卫生部门职能以职业健康检查、职业病诊断、康复和治疗工作为主，保留了卫生部门对医疗机构放射性危害控制监管、放射防护器材和含放射性产品检测以及个人剂量监测技术服务机构资质认定与管理的职责。

结合这次监管职能调整，中国疾病预防控制中心依托专业技术优势，积极主动反映和介绍情况、出谋献策，参与了职能调整的调研、讨论和决策的全过程，使调整更切合实际，充分发挥了中国疾病预防控制中心在参与全国职业卫生政策制定的积极作用。

职能调整酝酿时，中国疾病预防控制中心就派专家随同中央机构编制委员会办公室、卫生部及国家安全生产监督管理总局调研组赴广东省、福建省及北京市等地开展调研，开展2003年以来职业卫生监管职能演变的梳理和总结。在调整过程中，为理清问题关键，统一思想，消除顾虑，一方面做基层专家工作，多次邀请国内有影响的职业卫生、职业健康监护和职业病诊断等方面的专家座谈、沟通和研讨，获得了业务层面专家的理解与支持；另一方面主动向有关部门汇报，多次陪同卫生部领导前往中央机构编制委员会办公室、国务院法制办汇报情况，并向国家安全生产监督管理总局、人力资源和社会保障部司局做好交流、沟通。从专业技术的角度客观分析当前职业病群体事件的深层原因，揭示职业病诊断鉴定难的症结所在。组织和动员各方专家提出多种可行的调整方案与组织措施，得到管理部门的关注与认可。

（王林　刘东山）

【援疆、援藏及四川阿坝对口扶贫工作】 根据中央有关援疆、援藏精神，按照卫生部的要求，中国疾病预防控制中心与西藏自治区疾病预防控制中心续签了“十二五”期间对口支援协议，并与新疆维吾尔自治区疾病预防控制中心确立了对口支援关系，协议签署后，累计开展了11项援疆活动，派出专家58人次，投入经费约70万元；开展8项援藏活动，派出专家22人次，投入经费约39.5万元。

围绕全面提升西藏自治区居民主要公共卫生发展水平，中国疾病预防控制中心和西藏疾病预防控制中心共同启动了《西藏自治区公共卫生发展规划（2011—2020年）》研究工作，对西藏自治区公共卫生问题、工作重点、实施策略等进行系统分析与研究，为科学制定西藏公共卫生发展规划提供依据。

“十一五”期间，中国疾病预防控制中心累计投入援藏经费达462万元，超额完成了援藏任务，被评为卫生部援藏工作先进集体。在中国疾病预防控制中心历任四川阿坝的对口扶贫和处级干部的积极推动下，阿坝州、县两级疾病预防控制中心已经全部实现了全额拨款，扩大了人员编制，人员待遇也得到了较大的提高。

（王健　王林）

【新发传染病病原发现和研究进展】 国际上报道发现携带NDM-1耐药基因细菌后，卫生部立即组织有关疾病预防控制和临床机构，开展了该耐药菌的调查和检测。中国疾病预防控制中心和中国军事医学科学院的实验室在对既往收集保存的菌株进行NDM-1耐药基因检测，共检出3株NDM-1基因阳性细菌。其中，中国疾病预防控制中心实验室检出的2株细菌为屎肠球菌，由宁夏回族自治区疾病预防控制中心送检，菌株分离自该区某医院的两名新生儿粪便标本；另一株由中国军事医学科学院实验室检出，为鲍曼不动杆菌，由福建省某医院送检，菌株分离自该医院的一名住院老年患者标本。

宁夏回族自治区两个病例分别为2010年3月8日与11日于宁夏回族自治区某县级医院出生的婴

儿，均为低体重儿。两患儿均于出生后2～3日出现腹泻和呼吸道感染症状，其中一名患儿还伴有缺氧表现。随即由产科病房转入儿科病房治疗，分别在住院治疗9天和14天后痊愈出院。经随访，目前两患儿健康状况良好。屎肠球菌是人类肠道寄生的正常菌群之一，通常并不致病。两患儿虽然检出携带耐药基因的菌株，但并不一定表明患儿所患疾病是由该菌引起的。

福建省携带NDM-1耐药基因鲍曼不动杆菌患者，是一位83岁的老人，因右肺癌并胸膜转移伴右肺阻塞性肺炎、高血压、脑梗死后遗症，2010年5月12日入院治疗，6月1日出院，6月11日死亡。鲍曼不动杆菌系条件致病菌，可导致免疫功能低下病人感染。该患者的主要死亡原因为晚期肺癌，鲍曼不动杆菌感染在该患者病程发展中的作用尚不明确。

（徐建国　李新威）

【国家科技重大专项“传染病监测技术平台”建设进展】 国家科技重大专项“传染病监测技术平台”执行顺利，为传染病相关症候群等的病原检测提供支持，在检测方法和手段等方面成果显著。PulseNet China网络实验室建设取得突破进展，已有11个省级疾病预防控制中心完成认可和审核，标志着以病原菌分子分型和信息比对查询技术为基础的实验室监测网络进入新的发展阶段。完成全国手足口病死亡病例的资料分析，死亡病例尸体病理解剖和致病机理研究进展顺利，协助参与EV71疫苗临床试验。

（王林　陈亮）

【调查处理安徽省蒙城县霍乱疫情】 2010年8月14日～9月5日，安徽省蒙城县共报告霍乱病例38例，8月23日，传染病所腹泻病室赴当地协助调查处理霍乱疫情。工作组与当地政府和卫生部门密切配合，确定了应急和群体性控制方案，充分发挥技术优势，在加强疑似霍乱腹泻病例监测、传染源追踪、实验室检测和人员培训方面做了大量有效的工作。霍乱疫情很快得到了控制，无死亡病例发生。经分析，此次疫情可能是由于目前已无法确定的某种或某类食品引起，由于早期患者没有得到规范的治疗成为传染源，污染了外环境，同时限于当地卫生与经济状况以及餐饮夜市非常发达而卫生没有保障，使由单一食品引起的暴发转变为多因素引起的暴发。加之天气炎热、不良卫生习惯等因素的共同作用，导致了此次疫情的发生。

（冯子健　许真）

【调查处理新疆喀什地区莎车县伤寒暴发疫情】 2010年8月19日，中国疾病预防控制中心工作组前往莎车县调查伤寒暴发疫情。截至8月27日，全县共搜索到150例伤寒疑似病例，72例临床诊断病例和69例实验室确诊病例。通过流行病学调查、水源环境调查并结合实验室检测结果，证实这是一起由水源污染引起的伤寒暴发疫情。根据调查结果，工作组提出严格执行生活饮用水消毒措施并定期监测水质、查明巴扎水塔水源存在的安全用水隐患的环节、逐渐改变当地村民直接饮用生水的习惯及继续开展伤寒及发热病例监测等控制措施建议，有效控制了疫情。

（冯子健　许真）

【广西壮族自治区罗城县甲型副伤寒暴发疫情调查处理】 2010年10月，广西壮族自治区河池市罗城县发生甲型副伤寒局部暴发疫情，中国疾病预防控制中心于11月6～7日赴广西壮族自治区罗城县调查处理疫情。对疫情期间的就诊病例共采集血液标本294份进行了病原学培养，分离到甲型副伤寒沙门菌79株，在疫情期间采集了水样135份，食品、调料33份、罗城县城区全部饮食从业人员及病人密切接触者粪便1017份，从一名健康者粪便中检出甲副伤寒沙门菌1株。工作组迅速有力的防控措施，有效地避免了疫情扩散及二代病例的发生。工作组通过调查证实疫情与自来水水源、食品无关，但饮用水源安全存在隐患，医院污水处理及排放需加强监管力度。

（冯子健　许真）

【调查处理四川省乐至县钩体病疫情】 2010年10月8日，四川省乐至县疾病预防控制中心报告一起钩体病疫情。中国疾病预防控制中心相关人员赴现场协助当地调查处理疫情。根据患者临床表现符合典型的钩体病发病特点、都有可疑疫水接触史、青霉素治疗效果以及实验室检测结果综合判断，本次疫情可确诊为钩体病疫情，乐至县共报告发生26例钩体病例。根据调查，工作组建议继续开展捕鼠工作，进行病原培养，明确感染钩体菌型；当地今后应组织力量开展钩体病相关监测，并在钩体病高发季节来临前1个月组织开展钩体病疫苗接种工作以及有计划地开展重点地区基层临床医务人员培训，提高医务人员的诊治水平。

（冯子健　许真）

【扩大艾滋病哨点监测 首次启动丙肝哨点监测】 2010年，中国疾病预防控制中心调整和扩展了哨点监测工作。全国共设立艾滋病（HIV）和丙肝监测哨点1975个，覆盖13类人群。其中艾滋病哨点1888个，覆盖8类监测人群，包括吸毒者、男男性行为者、暗娼、男性性病门诊就诊者、男性长途汽车司乘人员、男性流动人口、孕产妇和青年学生；丙肝监测哨点87个，覆盖5类人群，包括单位体检人群、无偿献血人群、计划生育门诊就诊人群、肾透析人群和医院侵入性诊疗人群。所有艾滋病哨点和丙肝哨点都全部检测HIV、梅毒和丙肝，艾滋病哨点同时也监测艾滋病相关的高危行为。共监测848614人，检测843199人。监测表明：吸毒者哨点HIV抗体阳性率中位数1.0%（平均值4.5%）；男男性行为人群（MSM）哨点HIV抗体阳性率5.2%（5.7%）；暗娼、男性性病门诊就诊者、长途卡车司机、流动人口、孕产妇和青年学生哨点HIV抗体阳性率中位数均为

0.0%（平均值在0.4%以下）；吸毒人群丙肝抗体阳性率中位数为44.2%（平均值41.8%），肾透析人群丙肝抗体阳性率为6.2%（6.4%），其他人群丙肝抗体阳性率较低，中位数在0.5%以下（平均值在0.8%以下）。

（吴尊友　刘玉芬）

【《全国艾滋病防治主要措施落实质量考评方案》有效推动艾滋病病毒感染者/病人随访管理】 随着《全国艾滋病防治主要措施落实质量考评方案》的推行，全国艾滋病防治工作质量逐年提升，从检测发现感染者，到对其进行随访咨询、CD4检测、实施行为干预、提供抗病毒治疗等工作力度不断加大。截至2010年12月底，艾滋病病毒感染者/艾滋病病人首次随访完成率从2009年的91.1%提高到93.8%；艾滋病病毒感染者/艾滋病病人随访干预比例由2009年的74.6%上升到85.7%；随访到的艾滋病病毒感染者CD4检测比例由2009的54.2%上升到60.5%；当年新报告艾滋病病毒感染者/艾滋病病人的配偶/固定性伴HIV检测比例由2009年的64.3%上升到78.1%；既往报告艾滋病病毒感染者/艾滋病病人的非HIV阳性配偶/固定性伴HIV检测比例由2009的54.5%上升到66.7%。艾滋病病人得到规范随访、CD4检测的比例分别由2009年的78.5%上升至84.3%、2009年的62.5%上升至72.7%；完成1次病毒载量检测的艾滋病病人比例由2009年的48.5%上升到71.3%。

（吴尊友　刘玉芬）

【全国艾滋病抗病毒治疗人数突破10万】 截至2010年，全国累计抗病毒治疗106,613例成年艾滋病病人，2175例儿童艾滋病人。目前正在治疗成年病人84,273例，儿童病人1849例。二线药物抗病毒治疗已治疗7271例。开展规范化抗病毒治疗后，艾滋病病人的年度病死率（包括治疗的和未治疗的）在逐年下降，从2003年的28.9/100人年下降到2010年的14.8/100人年。其中，已经接受抗病毒治疗的艾滋病病人的病死率从2004年的10.2/100人年下降到2010年的4.6/100人年。

（吴尊友　刘玉芬）

【美沙酮门诊维持治疗工作覆盖吸毒人群近30万】 截至2010年，全国28个省（区、市）共有701个社区美沙酮维持治疗门诊开诊，其中流动服药车28辆。累计覆盖吸毒成瘾者295,182人，在治人数122,032人，平均每个门诊在治人数为174人。

（吴尊友　刘玉芬）

【第二轮全国艾滋病综合防治示范区工作进展顺利】 第二轮示范区整合现有的全国艾滋病防治重点县（区）和目前正在开展国际合作项目的县（区）资源，设立三类示范区。其中，第一类中央重点建设示范区51个，第二类中央与省（区、市）共建示范区258个，第三类国际合作项目县约1285个。为贯彻落实第二轮示范区工作方案，先后组织有关领域专家赴15省（市）24个示范区进行现场督导，全面了解当地示范区工作情况，督促示范区工作开展，并为中央重点建设示范区提供现场技术支持，对省级示范区项目管理人员开展了项目管理及财务管理培训。

（吴尊友　刘玉芬）

【艾滋病防治重点工作攻关进展】 整合各艾滋病国际合作项目资源，针对艾滋病防治工作中需要解决的问题，开展应用性研究工作。HIV异性性传播主要表现方式调查表明：商业性行为是HIV异性性传播的主要原因（占47.6%）；我国50岁及以2009年龄组HIV/AIDS报告病例增长的流行因素调查表明：传播途径以异性传播为主（占84.4%），其次为同性传播（8.8%）；在云南省、河南省和广西壮族自治区调查发现现存活艾滋病病毒感染者和病人未进行抗病毒治疗原因依次为：因自觉健康而拒绝治疗、经济困难无法支付路费和治疗相关检测费而未治疗、因恐惧药物副反应而拒绝治疗和因担心个人信息泄露而拒绝治疗；在河南省、安徽省开展的新发现有偿采供血途径感染艾滋病病毒者调查表明：12.9%为经非采供血途径的感染者。近年来，全国每年仍有千人左右报告感染途径为有偿采供血的原因是由于大多人当年未参加既往有偿献血员筛查，近几年才被检测发现；截至2010年6月，累计治疗的80,360名成人病人中有22%的治疗病人终止治疗。经调查，终止治疗的原因为：死亡占13%，停药/退出占6%（停药/退出原因为治疗副反应），失访占3%。吸毒人群的治疗终止概率高于经性途径和经血液途径感染的病人。

（吴尊友　刘玉芬）

【基本实现耐药工作的有机整合】 按照卫生部关于耐药工作应围绕抗病毒治疗服务，以提高抗病毒治疗的质量、降低病人病死率为目标，中国疾病预防控制中心通过加强内部资源的整合，成立全国抗病毒治疗耐药工作专家组和全国艾滋病抗病毒治疗耐药工作协调组，明确部门职责，完善各种工作程序，开展了病人耐药检测、耐药监测（哨点监测、早期预警监测、耐药警戒线监测）和耐药实验室能力建设工作。病人耐药检测计划5500例，已完成5587例标本采集，获2153份耐药序列；耐药哨点监测表明，河南省确山县和安徽省阜阳市的病毒抑制率分别在50.8%和56.8%之间；耐药率分别为31.5%和26.6%，病毒抑制失败患者对NNRTIs的耐药率最高（分别为73.8%、71.9%），其次为NRTIs类药物（分别为60.7%和61.4%），其中对NVP的耐药率最高；耐药警戒线监测表明调查地区的耐药传播水平均<5%，为低度传播。

（吴尊友　刘玉芬）

【启动《中国消除疟疾行动计划（2010—2020年）》及全球基金疟疾项目】 2010年7月29日，全国消除疟疾工作及全球基金疟疾项目在贵阳市正式启动。通过召开省级消除疟疾实施方案与工作计划编制培训会，指导全国24个疟区省（区、市）科学分析疟疾防治形势、任务和需求，编制省级消除疟疾实施方案与工作计划，展开基线调查工作。组织专家分别对四川、山东、安徽3省全球基金疟疾项目启动及中央转移支付疟疾项目执行情况进行综合督导。与中国全球基金项目国家协调委员会组成联合督导组，对贵州省全球基金疟疾项目进行了专项联合督导，推动了各地全球基金疟疾项目、中央转移支付疟疾项目以及疟疾消除工作的开展。组织专家起草了《“我国消除疟疾关键技术研究”项目建议书》，以推动我国消除疟疾关键科学技术问题的解决，为全国消除疟疾提供重要的技术保障。

（汤林华　徐仁发）

【圆满完成全国第五次结核病流行病学抽样调查】 全国第五次结核病流行病学抽样调查办公室设在中国疾病预防控制中心，支援全国10个省份开展了流行病学调查培训工作，组织全国176个流调点完成了对26万抽样人群开展的结核病患病率调查现场工作。为了进一步确保全国现场流行病学调查工作质量，组织派遣专家赴西藏自治区协助完成流调现场调查工作，组织全国流调技术指导组和流调办成员及世界卫生组织官员参加的对北京市、河北省、江苏省、山东省、湖南省、甘肃省和广东省等7个省份的流调现场调查工作进行督导。流调现场工作结束后，组织各相关领域专家对各省的诊断、细菌学、调查资料、社会经济问卷四部分流调工作进行了验收，验收工作历经42天，分别对2947张X线胸片、7653张痰涂片、1300多份社会经济问卷和176个流调点的数据库进行了核查。

（王黎霞　吕青）

【建立国家结核病参比实验室】 经过科学的论证和周密的准备，中国疾病预防控制中心国家级结核病参比实验室正式建立。参比实验室的人员队伍由从原北京市结核病胸部肿瘤研究所结核病参比室新调入的9名技术人员及原传染病研究所结核病实验室的10名技术人员共19人组成。2010年10月22日，国家结核病参比实验室座谈会在昌平新址召开。参比实验室的建立是中心在人才引进、提升专业能力方面的重要举措，将对建立健全结核病防控体系、与国际先进的技术理念接轨、充分发挥实验室在结核病防控中的作用具有重要意义。

（王黎霞　吕青）

【麻疹强化免疫技术实施工作进展】 为了加速消除麻疹进程，2010年9月，卫生部统一组织实施涉及亿万儿童的麻疹疫苗强化免疫工作。该活动涉及人数多，覆盖范围广，中国疾病预防控制中心基于对实施重大公共卫生措施的认识和经验，在当前社会环境下，着重加强了事前技术准备。早在2009年就在技术、人员、后勤保障、协调、组织实施等方面做了充分准备，预测潜在风险，做好相关技术保障工作；制定了麻疹疫苗强化免疫疑似预防接种异常反应应急预案，组织专家论证强化免疫活动方案，编发强化免疫活动、风险沟通等技术材料，强化培训、加强指导。组织开展疑似预防接种异常反应监测和评估工作，汲取了甲流疫苗接种报告的经验教训，及早建立了专用信息报告系统，调整了报告策略，定期召开专家指导组沟通例会，组织专家赴现场对疑难病例协助调查处置，对强化免疫活动进行现场督导，从技术上、实施上保证了强化免疫的顺利开展。

在麻疹强化免疫实施期间，以中国疾病预防控制中心为主体的专家组实行集中办公，全力做好技术支持，及时落实领导指示，密切监测实施过程，做到了每天报告精确的接种人数，确保信息及时、数据准确。积极妥善处理突发干扰事件，面对社会上的流言和群众疑惑等突发干扰因素，能够沉着应对，实时关注事件的发展动态，及时提出得当措施，工作定位准确，展现了中国疾病预防控制中心专家谨慎做好技术服务的能力，在关键时刻为卫生部领导决策提供了重要的技术支持。

截至2010年11月30日，共接种10,343万适龄儿童，没有与疫苗接种相关的死亡病例发生，没有群体性不良反应发生。全国疾控、医疗服务人员齐动员，是一次史无前例的公共卫生干预行动。

（梁晓峰　李鸿敏）

【全国15岁以下人群补种乙肝疫苗项目进展】 截至2010年底，宁夏回族自治区、福建省、江西省、四川省、河南省五省（区）适龄儿童的补种任务已全部完成，其余省（区、市）正加紧推进中。2010年5月，中国疾病预防控制中心再次对江苏省、江西省和甘肃省的补种乙肝疫苗工作进行了督导。2010年10月，结合卫生部/GAVI项目终期评估，对18个省24个县的255个乡级卫生单位和预防接种点开展了调查评估工作。在调查的18省中，四川省、河南省、湖南省、广东省用一年完成补种乙肝疫苗工作，还有4个省计划2010年完成，其他10省计划在2011年按时完成补种工作。2009年，18省完成补种乙肝疫苗约2000万剂次，完成率达到40%。河南省15岁以下人群补种乙肝疫苗活动于2010年7月完成，共调查适龄儿童1123.29万人，查出应补种儿童518.92万人，累计应补种乙肝疫苗1303.56万针次，实补种乙肝疫苗1240.02万针次，补种接种率为95.13%。四川省共调查应补种乙肝疫苗人数1655万剂次，实际接种1680万剂次，补种率为98.53%。山东省2009年完成了计划接种的1994年和1995年出生儿童的未免疫人群，补种率为99.52%。为了加速接种进程，山东省2010年将原定的3年工作任务调整为两年完成，2010年完成所有的接种工作。其余15个省的接种工作正在加紧进行。

2010年12月，卫生部和中国疾病预防控制中心对安徽、湖南、重庆、云南、陕西、甘肃共6个省（市）开展了15岁以下人群乙肝疫苗补种工作督导。督导发现6个省份2009—2010年应补种乙肝疫苗儿童数15,504,467人，实种补种13,172,073人，补种率为84.96%；其中2009年应补种乙肝疫苗儿童数7,887,920人，实际补种7,593,732人，补种率为96.27%；2010年应补种乙肝疫苗儿童数7,616,547人，实际补种5,578,341人，补种率为73.24%。督导发现大多数县没有很好落实乙肝疫苗补种项目的工作经费和基层接种人员补助经费。但也反映个别省统计数据理解有误，统计报告不规范，各级从事免疫规划的人员严重不足，工作量大，工作经费和补助经费没有落实等情况。

中国疾病预防控制中心在卫生部的部署下，利用GAVI项目的结余经费3270万元，对中西部贫困地区15岁以下儿童的乙肝疫苗查漏补种工作给予了补助，重点加强培训、宣传、评估等工作力度。

（梁晓峰　李鸿敏）

【疑似预防接种异常反应（AEFI）监测】 2010年1月1日~11月30日，全国AEFI信息系统共收到AEFI个案50046例（审核病例），比2009年同期增长了45.29%。全国共有2358个县有AEFI个案报告，报告县覆盖率为76.31%。在50,046例AEFI中，在48小时内报告率为94.70%；需调查AEFI 31,412例，调查率为100%，48小时内调查率为98.76%。在所有AEFI中，一般反应占82.81%；异常反应占13.02%；接种事故占0.06%；偶合症占2.84%；心因性反应占0.51%；待定占0.77%。

截至2010年10月14日，共报告麻疹强化免疫AEFI 14,675例，其中异常反应2330例，包括严重异常反应246例。报告死亡病例9例，均与疫苗无关。246例严重异常反应中，包括过敏性紫癜138例，热性惊厥67例，血小板减少性紫癜15例，过敏性休克12例，喉头水肿、脑炎脑膜炎各5例，急性播散性脑脊髓炎、脱髓鞘性脑脊髓病、肾病综合征、臂丛神经炎各1例。

（梁晓峰　李鸿敏）

【甲流疫苗接种AEFI监测处置】 截至2010年8月1日，全国累计报告甲型H1N1流感疫苗AEFI 8581例。报告病例中，一般反应6062例，占70.64%；异常反应1164例，占13.56%；偶合症819例，占9.54%；心因性反应421例，占4.91%；待定115例，占1.34%。在1164例异常反应中，严重异常反应217例，分别为过敏性紫癜100例、过敏性休克47例、喉头水肿26例、热性惊厥9例、格林巴利综合征10例、臂丛神经炎8例、血小板减少性紫癜6例、阿瑟氏反应4例、急性播散性脑脊髓炎2例、急性脊髓炎3例、多发性神经炎2例、脑病1例。甲型H1N1流感疫苗AEFI累计报告发生率为8.58/10万，其中异常反应报告发生率为1.16/10万，严重异常反应报告发生率为0.22/10万。

撰写工作快报（包括AEFI监测分析和严重病例专项分析）18期、阶段性报告和最终总结报告3期（2009年甲流疫苗接种进展及AEFI分析年报，收录中国疾病预防控制中心《传染病发病死亡年报》）；参与和指导省级处理重大AEFI事件；参与卫生部组织的媒体沟通工作（如新闻发布、撰写宣传稿件等）；查阅翻译国外甲流疫苗与嗜睡病、GBS相关资料，分析全国AEFI监测系统中甲流疫苗接种后嗜睡、GBS数据，撰写简讯；密切关注国外相关事件（例如澳大利亚流感疫苗暂停接种），撰写简讯；组织撰写甲流疫苗安全性分析论文，投稿新英格兰杂志。

（梁晓峰　李鸿敏）

【GAVI项目免疫规划信息管理系统建设】 通过各方积极协调，GAVI项目节余经费5355万元，结合中国疾病预防控制中心新址信息系统平台建设，先期建立国家级免疫规划数据管理中心、完善疑似预防接种异常反应监测信息管理系统和预防接种信息管理系统、装备GAVI项目地区2371个乡级预防接种单位信息终端设备。为保障GAVI项目免疫规划信息管理系统建设工作的按期、顺利进行，中国疾病预防控制中心成立了GAVI项目免疫规划信息管理系统建设领导小组。组织了省、市、县和基层接种单位不同层次的专业人员和外部专家，召开了6次研讨会，参加会议的有16省及外部专家共50人次。组织专家在卫生信息化“十二五”规划的框架下，对免疫规划信息管理系统建设编制了《免疫规划信息管理系统建设规划》，根据规划制定了《GAVI项目免疫规划信息管理系统建设实施方案》；完成了疑似预防接种异常反应监测、预防接种信息管理、疫苗流通信息管理和冷链设备注射器管理等4个系统业务需求分析；开展了全国省级免疫规划信息化平台建设调查和全国接种单位情况调查。完成《GAVI项目免疫规划信息管理系统计算机及打印机采购项目》、《GAVI项目免疫规划信息管理系统应用集成》和《GAVI项目免疫规划信息管理系统IT基础设施采购与集成采购项目》的招标采购。

（梁晓峰　李鸿敏）

【儿童预防接种信息管理系统建设】 2010年8月底发布了国家接种点客户端软件2.44版升级包。接种点客户端软件V2.44主要针对有关业务报表和地震灾区信息化项目相关内容进行了升级。

2010年（截至2010年11月15日）全国有30个省（区、市）和新疆生产建设兵团的46,530个接种单位在国家信息管理平台填报了用户档案表，占88.04%。其中通过国家级终审的接种单位有42,503个，占80.42%；省级审核的1327个，占2.51%；市级审核的1133个，占2.14%；县级审核的1567个，占2.96%。仅天津市未填报用户档案表。

2010年（截至2010年11月15日）全国实施儿童预防接种信息管理系统县区2506个，占全国2944个县区的占85.12%。以县为单位实施率在90%以上的有贵州省、北京市、安徽省、湖北省、湖南省、宁夏回族自治区、江苏省、广西壮族自治区、福建省、江西省、陕西省、河北省、山东省、黑龙江省、吉林省、新疆维吾尔自治区、浙江省、甘肃省、内蒙古自治区等19个省（区、市）和新疆生产建设兵团。实施儿童预防接种信息管理系统的乡镇33,366个，占全国42,998个乡镇的77.60%。实施率在80%以上的省份有贵州省、湖北省、河北省、广西壮族自治区、陕西省、江苏省、湖南省、安徽省、福建省、江西省、宁夏回族自治区、山东省、北京市、甘肃省、吉林省、河南省等16个省（区、市）和新疆生产建设兵团。

（梁晓峰　李鸿敏）

【2010年中国慢性病监测项目进展】 2010年是既定的全国慢性病监测年度。2010年6月，卫生部、财政部将此项目列入中央财政转移支付地方项目。截至2010年12月20日，全国162个监测点已经全部启动现场工作，其中139个监测点已经完成了现场调查。

2010年中国慢性病监测项目由中国疾病预防控制中心慢性病中心负责具体实施，国家项目检测中心设在上海交通大学附属瑞金医院/上海市内分泌代谢病研究所。成立了中国慢性病监测项目（2010）国家项目工作组和国家项目专家组。完成《中国慢性病监测项目2010年总体工作方案》、《中国慢性病监测（2010）工作手册》、《中国慢性病监测（2010）实验室工作手册》、《中国慢性病监测（2010）数据管理与录入手册》和《中国慢性病监测（2010）课件汇编》的编写工作。为保证监测工作质量，举办中国慢性病监测培训班六期，共培训慢性病监测负责人和技术骨干1096人，其中省级慢性病监测负责人和骨干120人，监测点慢性病监测骨干976人，一次考核合格率达到95%以上。5~7月，将2010年中国慢性病监测项目所需仪器设备全部进行校正，并抽取62台血压计送到质检部门进行检测。同时，为全国162个监测点统一配送了血压计、腰围尺、调查问卷、工作手册等监测工具，保证全部调查物资及时到位。6月和7月，分别在山东省、云南省进行了两轮分别针对调查问卷和工作流程的预调查，对问卷和方案进行了修改和最后论证。为帮助西藏自治区开展2010年中国慢性病监测工作，9月和10月，国家项目工作组工作人员两次赴西藏自治区对各监测点工作人员开展单独培训与技术指导，并给予一定的支持，解决了西藏项目培训、实验室验证工作中存在的困难与问题。截至2010年12月6日，西藏自治区五个国家级监测点已经全部启动现场工作。

（赵文华　赖建强）

【重点慢性病监测与信息管理系统建设规划和实施工作】 为了落实《医改意见》中关于“完善重大疾病防控体系和突发公共卫生事件应急机制，加强对严重威胁人民健康的传染病、慢性病、地方病、职业病和出生缺陷等疾病的监测与预防控制”的要求，在“十二五”期间，十分有必要建立从国家、到省、地市和区县的全国重点慢性病监测与信息管理系统，重点关注和采集全国医院脑卒中、急性心梗和恶性肿瘤病例发病信息，以及基层医疗卫生机构高血压和糖尿病病例管理信息。为此《国家公共卫生疾病预防控制信息系统建设规划（2011—2015年）》提出在现有的信息平台上，新建慢性病信息管理和监测系统，中国疾病预防控制中心根据目前信息技术发展和慢性病信息化现状，将采用云计算等信息技术手段，通过医院信息系统（HIS）采集脑卒中、急性心梗和恶性肿瘤患者发病信息；考虑到基层医疗卫生机构信息化程度的差异，将通过基本统计信息报告的方式，采集基层医疗卫生机构高血压和糖尿病病例管理信息。依据以上编写完成了《重点慢性病信息管理和监测系统建设方案》。

（施小明）

【2010年全国慢性病防控能力调查】 在充分回顾国内外能力评估文献的基础上，结合我国慢性病防控体系的特点和2009年的调查经验，研究制定了我国慢性病防控能力指标体系。围绕指标体系制定了《2010年全国慢性病预防控制能力调查工作方案》。本次调查结合新医改中对慢性病预防控制的要求，调查了在慢性病预防控制方面起着重要作用的疾控系统（全国所有的疾病预防控制中心）和全国各省部分基层医疗卫生机构在慢性病防控方面具备的能力，就各省、地市、区县的政策能力、基础配置、核心职责的履行能力如：参与决策能力、培训（教育）和技术指导能力、干预（危险因素控制、早期发现、康复）能力、监测能力、经费保障、科研能力等情况进行在线调查。网报工作始于2010年7月，3178个中国疾病预防控制中心和600家基层医疗卫生服务机构（包括城市社区卫生服务中心和乡镇卫生院）已经完成所有的网报工作，为将来以机构为基础的在线调查提供了经验。本次调查将进一步验证和修正我国慢性病防控评估的指标体系，客观有效地反映区域慢性病防控能力及该领域的制约因素和需求，为制定相关政策提供依据；为评估医改中疾控系统和基层医疗卫生机构慢性病防控工作的执行提供基础数据。

（施小明）

【完成淮河流域癌症综合防治工作中期总结】 2010年是淮河流域癌症综合防治工作的总结之年，在这项工作中，中国疾病预防控制中心9个部门（33名专家）和中心外

61个部门参加、组织了4省14县的淮河流域癌症综合防治工作，就淮河流域健康与环境关系开展调查，针对当地居民的癌症问题开展综合预防和干预，研究取得了重大进展和重要发现。

截至2010年底，已在淮河流域14个区县建立了居民全死因监测、肿瘤患病登记、出生及出生缺陷监测、居民饮用水监测、环境特征污染物检测等系统，形成了癌症发生及死亡长效监测机制，构建了淮河流域健康与部分环境的12个大型数据库，初步筛选出与癌症发生有关的重点环境污染物指标，建立了环境与健康综合监测体系，为开展淮河流域发生癌症的风险评估、建立环境污染物对人群致癌的预警体系和决策分析体系奠定了良好基础，当地居民早期筛查率由11.9%提高到46.6%。

（施小明）

【云南不明原因猝死病因学研究】 中国现场流行病学培训项目负责牵头的卫生公益性行业科研专项《云南不明原因猝死病因学研究》项目（执行期为2007—2009年）已于2009年12月底完成了任务书规定的现场工作任务。2010年初，根据卫生部的要求，完成了课题经费使用的审计工作。目前，根据流行病学、临床和病理学、小鼠毒性试验和植物化学分析结果等，云南不明原因猝死研究已取得重要成果，即绝大多数家庭和有共同生活史人群中发生的聚集性猝死直接致死因子系食用了一种无名野生菌所致，并已从该菌中分离出可能的化学成分，患有基础性疾病等脆弱人群为本病的易感人数。2010年，为进一步指导和支持做好病区的干预工作，在夏季不明原因猝死流行前期，印制了5000份宣传册，张贴了2000份宣传画发往云南省地方病防治所，对既往老病区和新发病区进行了针对性干预；继续开展了重点病区的干预效果评估及地质等进一步调查；参与了云南省新发猝死事件的调查。

（施小明）

【完成2010年度中国控制吸烟报告】 2010年5月31日是世界卫生组织发起的第23个世界无烟日，其主题是“性别与烟草——抵制针对女性的市场营销”。围绕这一主题，中国疾病预防控制中心组织专家撰写了《2010年中国控制吸烟报告》（中英文），该报告的主题是“性别与烟草——抵制针对女性的市场营销”。报告用循证的手段阐明了女性总体吸烟率较低，但年轻女性吸烟率开始出现上升趋势；青少年女性吸烟状况不容乐观；我国约3亿成年女性遭受二手烟的危害。指出女性吸烟危害更大；女性戒烟更难；孕妇吸烟重损胎儿等；揭露了烟草公司针对女性的市场营销策略。提出了防止女性遭受烟草危害的政策建议。报告得到了公众、媒体的广泛关注。

（姜垣）

【组建中国控烟法律专家工作组】 依托无烟环境建设项目，联合协和医科大学和中国政法大学，邀请北京大学、清华大学、南开大学、中国社会科学院等，以及国务院法制办、地方立法的实务部门等成立了中国控烟法律专家工作组，促进履行《烟草控制框架公约》相关条款配套的国内法的制定与修改工作，填补国际法与国内法的差距，推动中国的履约进程。在国家层面研究如何将国际法转化成国内可以生效的法律；在地方层面促进省、市级室内公共场所和工作场所禁止吸烟的立法和有效的执法。编写了《中国控烟法律的相关问题探析》，对履约，控烟立法具有积极的指导作用。该工作组对推动7个城市创建全面无烟环境的法律起到了指导和推动作用。

（姜垣）

【完成《中外专家中国烟草使用与烟草控制联合评估报告》】 为了总结《烟草控制框架公约》生效5年来的成绩和不足，探讨中国目前控烟履约工作最主要的困难和障碍并分析产生的原因，是下一步更好履约的基础。为此，邀请了国内外多个领域的著名专家学者完成了此项工作。该报告重点回顾了中国烟草控制的现状，深入分析中国烟草控制的主要障碍，为有效控制烟草流行提出策略建议，推进了中国的控烟履约进程。该报告的撰写邀请了多位经济、政策、法律等方面的专家参与，采用客观、科学的方法收集数据和证据。

（姜垣）

【协助卫生部开展中央补助地方烟草控制项目工作】 受卫生部委托，在全国31个省（区、市）和新疆生产建设兵团开展了无烟医疗卫生机构的创建活动，主要包括：一是制订工作方案。制定年度工作方案，要求各省（区、市）在2010年底100%的卫生行政部门和至少50%的医疗卫生机构建成无烟单位。二是开展师资培训。2010年5~10月针对无烟医疗卫生机构创建的工作要点，在全国共举办了5期师资培训班，并向各省提供技术支持。三是实施督导检查。在实施过程中抽取7个省（区、市），对当地无烟医疗卫生机构创建和戒烟门诊开设情况进行了督导，总结各地的经验及存在的问题；协助卫生部开展无烟医疗卫生机构暗访调查。采用调查公司暗访的方式完成全国32个省（其中包括新疆生产建设兵团）共1911家医疗卫生机构无烟医疗卫生机构创建情况的暗访工作，调查范围涉及27个省的省级和4个直辖市的市级以及新疆生产建设兵团的兵团级医疗卫生机构、82个地级市（师，包括所有的省会城市）的市级医疗卫生机构、160个县的县级医疗卫生机构共计1911家。其中，包括卫生部在内的卫生行政机构287家，卫生监督所240家，疾控机构366家，医院987家，其他机构31家，暗访调查报告将于12月完成。四是收集工作总结。收集各省的年度项目工作总结和无烟医疗卫生系统创建示范单位汇报材料，此项工作于2010年12月底完成。

（姜垣）

【组织开展全球成人烟草流行调查-中国部分（GATS）项目】 全球成人烟草调查（GATS）是由世界卫生组织、美国疾病预防控制中心、RTI国际研究院和美国疾病预防控制中心基金会等多家合作伙伴组织的一项全球统一标准、针对各国烟草流行的典型调查。2010全球成人烟草调查-中国部分（GATS CHINA）是一项具有全国代表性的调查，调查对象是全部非集体居住的15岁及以上的男性和女性。这项调查的主要目标是估计全国城市/农村、男性/女性的烟草使用、二手烟暴露和尝试戒烟的频率。此次调查结果将与中国既往烟草流行调查进行纵向比较，同时也将用于与其他各国之间的横向比较。调查采取全球统一的方案及问卷，在全国100个县（区）内开展，2010年3月完成了现场调查工作，4～7月完成了数据的清洗和分析，8月在深圳市召开了主要结果发布会。目前，报告撰写工作基本完成，预计2011年1月进行全球成人烟草调查-中国部分的调查报告发布。

（姜垣）

【出版《2008年全国疾控系统慢性病预防控制能力调查报告》】 《2008年全国疾控系统慢性病预防控制能力调查报告》于2010年3月定稿。这是针对我国疾控系统慢性病能力评估的首次调查报告，不仅摸清了全国疾控体系慢性病机构经费、工作网络、人力资源、开展的工作和需求情况，同时为加强疾控系统慢性病防控能力建设和国家制定慢性病发展策略提供依据，对各级疾控机构了解各级慢性病防控机构、人力等基础设施建设起到良好的推进作用，为各地慢性病防控政策的倡导和政策研究提供了基础资料，在疾控体系慢性病能力评估方面起到里程碑的作用。

（施小明）

【2010年的典型地区农村饮用水水质全分析本底调查】 饮用水水质全分析项目首次在省级范围内开展。中国疾病预防控制中心改水中心在江苏省开展了试点工作，在该省选择了40个具有代表性的农村集中式供水设施的出厂水进行103项水质分析工作。2010年7～10月之间对上述供水设施的出厂水进行了采样和分析工作，并于7月和8月分两次对有关市、县（区）疾病预防控制中心的监测进行了现场督导检查，采取听取汇报、现场采样、查看实验室质量控制和抽检部分检测指标等，在督导过程中对发现的问题及时进行了指导。2010年10月，实验室根据实际情况抽检了13份水样的10个项目指标进行了复核。2010年，农村饮用水水质全分析本底调查的工作任务顺利完成。

（陶勇 赵平）

【农村集中式供水工程卫生学评价工作进展】 为了落实好卫生部门在农村饮水安全工程项目实施中的卫生学评价责任，锻炼技术队伍和积累实践经验，2010年中国疾病预防控制中心改水中心组织开展了“农村集中式供水工程卫生学评价试点”项目。该项目在北京市、浙江省、湖北省、重庆市和云南省5个省（市）分别选择了2～3座当地具有代表性水处理工艺的集中式供水工程开展了卫生学评价，完成供水工程卫生学评价报告和1份总结报告；2010年9月在北京市举办了第二期农村集中式供水工程卫生学评价技术培训班（国家级继续医学教育项目），培训内容包括卫生学评价的组织管理、农村集中式供水工程有关技术、卫生学评价技术要点和评价方法、农村水厂水质管理和运行监测等。

（陶勇 赵平）

【预防艾滋病母婴传播工作】 预防艾滋病母婴传播工作覆盖面扩大到全国所有地（市、州）的1156个县（市、区），覆盖640万名孕产妇（约占全国孕产妇的44%）。预防艾滋病、梅毒和乙肝母婴传播工作启动，完成了《预防艾滋病、梅毒和乙肝母婴传播工作实施方案》的编写。协助卫生部组织对4个省的8个县（市、区）进行全国预防艾滋病母婴传播工作督导。相关的信息系统已覆盖全国31个省及新疆生产建设兵团的282个地（州、市）、约1200个县（市、区）。参与起草撰写了《国务院关于加强艾滋病综合防治工作的通知》、《中国遏制与防治艾滋病行动计划（2011—2015年）》、《中国预防与控制梅毒规划（2010—2020年）》、《全国艾滋病防治工作进展报告》、《UNGASS中国报告》等。定期撰写全国预防艾滋病母婴传播工作进展报告及数据分析报告，统计各省预防艾滋病母婴传播婴儿抗病毒药品使用情况并根据需求调配下发药品。开展了“预防艾滋病母婴传播服务模式研究”、“预防艾滋病母婴传播项目效果评价研究”、“预防艾滋病母婴传播服务成本测算研究”、“预防艾滋病母婴传播综合干预技术研究”、“预防艾滋病母婴传播督导与评估体系研究”等应用性科学研究。完成了《预防艾滋病母婴传播督导与评估体系》、《妇女艾滋病及母婴传播预防服务指南》、《生殖健康领域医务人员主动提供艾滋病检测与咨询服务技术指南》等技术文件的编写工作。

（张彤 郭浩岩）

【儿童保健工作】 完成《儿童保健技术规范》、《托儿所幼儿园卫生卫生保健工作规范》、儿童伤害系列指南之《儿童溺水干预技术指南》、《儿童减灾指南》的编写和制（修）订工作。协助卫生部编写了《中国儿童发展规划纲要（2011—2020年）》。开展《托儿所幼儿园卫生保健管理办法》的培训。在中国母乳喂养婴儿生长速率监测与标准值研究方面，完成我国经济较发达地区2490名城市婴儿和1058名农村母乳以及部分母乳喂养婴儿0～12月龄体格发育指标的纵向随访研究，获得我国母乳喂养婴儿生长轨迹的相关数据库，填补了我国近年来在这个领域的空白。

在全国10个城市继续开展0~6岁儿童期单纯肥胖症的干预研究，在亚太营养会议上报告了中国应对营养不良和营养过剩双重负担的经验，得到与会代表的高度评价。

继续在全国10家医疗机构开展现场研究，开展贝利婴幼儿发育测评培训，组织专家对各研究单位实行现场质量控制。目前10个监测点已顺利完成研究对象的收录工作，均严格按照项目方案要求开展现场监测以及数据上报等工作。

在全国23家项目单位开展现场调查工作，了解我国7个月至4岁儿童饮食行为问题的流行情况及影响因素，以及抚养人喂养行为和寻求帮助的途径，共收集有效问卷5977份。2010年10月，启动25家项目单位"儿童饮食行为临床干预研究"的现场调查和干预工作。

（张彤　郭浩岩）

【科研工作进展】 在疾病预防控制工作中加强科学研究，保持中国疾病预防控制中心在预防医学领域强劲的科研实力。高度重视"重大专项"管理与实施，组织了中国疾病预防控制中心作为牵头单位承担的25项课题的中期考核；强化各级重点实验室管理，传染病预防控制国家重点实验室顺利通过了科技部组织的建设期验收工作；建立了中心级重点实验室的体系，经遴选评审后，批准成立了中心化学污染与健康安全重点实验室；积极开展科研诚信宣传教育活动，营造自主创新的良好氛围，遵循科学研究基本原则，提升专业技术人员科学道德素养。2010年列入中心科研计划管理的总课题数301项，实际获得科研经费5.27亿元，新获准课题46项，争取经费8822万元。

据不完全统计，2010年发表论文中文876篇，英文288篇，其中SCI收录231篇，较2009年增加了8%。据2010年度中国科技论文统计结果显示，中国疾病预防控制中心在2009年国内研究机构论文被引次数排第4位，被引次数为4039次。

（董小平　陈亮）

【举行第十八届世界艾滋病大会中国分会】 2010年7月19日，在奥地利维也纳举行的第十八届世界艾滋病大会期间，中国疾病预防控制中心与国家艾滋病防治办公室以及联合国艾滋病中国主题组等机构联合举办了"认识中国，艾滋病应对与挑战"的中国分会。联合国艾滋病规划署执行主任、美国全球防治艾滋病事务协调员以及世界卫生组织、盖茨基金会、家庭健康国际以及国际社团机构的高级官员参会。中国卫生部、中国疾病预防控制中心的领导和专家以及中国艾滋病宣传大使们介绍了中国近年来艾滋病的防治工作。与会嘉宾与中国同行分享了艾滋病防治策略和经验，对中国艾滋病防治工作已取得成绩表示认可的同时，也对当前面临的诸多挑战进行了分析，提出了建议。

（王晓琪）

【举办2010流感大流行国际研讨会】 2010年7月24~25日，中国疾病预防控制中心与Elsevier出版集团合作在山东省召开2010流感大流行国际研讨会，来自国际组织、国内外卫生和临床机构的500余名代表参加了会议。大会回顾和交流了2009年全球在应对甲型H1N1疫情中所采取的行动和大量的科学信息及实战经验，加深了对2009年甲型H1N1大流行的科学认识，以及为下一次流感大流行做好监测、疫苗、抗病毒药物等方面的技术准备和实物储备。

（王晓琪）

【中国国家流感中心被世界卫生组织任命为全球流感参比和研究合作中心】 2010年10月29日，国家流感中心被世界卫生组织正式批准成为世界卫生组织在全球的第五个，也是发展中国家中首个世界卫生组织流感参比和研究合作中心。这一任命将进一步提高我国流感以及流感大流行的监测与防控能力。

（王晓琪）

【举办黄祯祥先生诞辰100周年学术报告会】 2010年12月16日是黄祯祥先生诞辰100周年。黄祯祥先生是我国医学病毒学奠基人，中国科学院院士，爱国科学家的典范。他创建了病毒体外培养新技术，为病毒学的研究和疫苗制备提供了重要手段，他身前编写的病毒学著作为我国病毒学工作者提供了丰富的病毒学基础知识和实践方法，被称为"医学病毒学发展史上的第二次技术革命"，为世界和中国医学病毒学发展作出了卓越贡献。为了弘扬黄祯祥先生的爱国主义精神，传承黄先生严谨、创新的科研作风，中国疾病预防控制中心举办了黄祯祥先生诞辰100周年学术报告会，纪念黄先生在医学病毒学领域作出的杰出贡献。

（李德新　苏晓婷）

爱国卫生运动

【2010 全国爱国卫生运动委员会全体会议召开】 2010 年 4 月 7 日，中共中央政治局常委、国务院副总理、全国爱国卫生运动委员会主任李克强主持召开了全国爱国卫生运动委员会全体会议，研究部署全国城乡环境卫生整洁工作。李克强强调，要深入开展爱国卫生运动，扎实做好春夏季传染病防控工作，全面推进城乡环境卫生整洁行动，维护群众身体健康，提高人民生活质量。会议审议了《2010—2012 年全国城乡环境卫生整洁行动方案》。全国爱国卫生运动委员会成员和有关单位负责人参加了会议，全国爱国卫生运动委员会副主任、卫生部部长陈竺在会上做了汇报和说明。

（齐宏亮）

【全国爱国卫生运动委员会对国家卫生城市（区）标准及其考核命名和监督管理办法进行修订】 为了适应卫生防病形势的变化和广大群众健康需求的提高，2010 年，全国爱国卫生运动委员会办公室先后对《国家卫生城市标准》、《国家卫生区标准》和《国家卫生城市考核命名和监督管理办法》进行了修订。

2010 年 6 月发布的新的国家卫生城市（区）标准主要对食品安全、传染病防治等内容进行了修订，并根据城市发展状况和东西部差异分别提高了垃圾、粪便和污水处理率的标准。2010 年 12 月发布的《国家卫生城市考核命名和监督管理办法（2011 版）》规定：国家卫生城市（区）评审周期改为 3 年，赴考核城市现场工作由暗访、技术评估、考核鉴定 3 个环节减少为暗访、技术评估 2 个环节；命名程序由单数年申报、双数年命名，改为每年第一季度申报、第 3 年的第四季度集中命名。

（齐宏亮）

【全国爱国卫生运动委员会对 2010 年国家卫生城市（区）、镇（县城）的复审、复核、抽查工作进行通报】 根据《国家卫生城市（区）考核命名和监督管理办法》和《国家卫生镇（县城）考核命名和监督管理办法》的规定，全国爱国卫生运动委员会办公室于 2010 年下半年对命名满 3 年的河南省郑州市等 15 个城市（区）以及北京市密云县城等 49 个镇（县城）进行了复审；对 2009 年暂缓命名的广西壮族自治区桂林市和湖南省怀化市沅陵县城进行了再次复审；对陕西省西安市等 9 个“国家卫生城市”进行了抽查。

根据检查结果，决定重新确认河南省郑州市等 15 个城市为“国家卫生城市（区）”，重新确认北京市密云县城等 49 个镇、县城为“国家卫生镇”、“国家卫生县城”，重新确认 2009 年暂缓命名的广西壮族自治区桂林市、湖南省怀化市沅陵县城为“国家卫生城市”和“国家卫生县城”；暂缓确认云南省曲靖市罗平县城为“国家卫生县城”。

（齐宏亮）

【卫生部、全国爱国卫生运动委员会办公室组织开展世界卫生日活动】 2010 年世界卫生日的主题为“城市化与健康”。全国共有 30 个省（区、市）和新疆维吾尔自治区生产建设兵团的 464 个城市（区、县、镇）响应卫生部、全国爱国卫生运动委员会办公室号召，由政府主要领导签署倡议书并在 4 月 11 日选择一条街道作为机动车限行区域，开展了多种形式的健康宣传活动。卫生部副部长黄洁夫和世界卫生组织驻华代表蓝睿明博士出席了 4 月 7 日在北京市举办的纪念活动。黄洁夫指出，城市化在提高人们生活质量的同时，也带来了生态破坏、环境污染、交通拥挤和住房紧张等一系列环境和健康问题，已严重威胁到人们的身体健康和生命安全。中国政府将积极响应世界卫生组织的倡导，参与世界卫生组织组织的建设健康城市这一全球性战略行动。

（齐宏亮）

【卫生部、全国爱国卫生运动委员会办公室举办“2010 中国国际健康城市市长论坛”】 为了进一步推动建设健康城市工作在我国的开展，增进国际交流与合作，2010 年 9 月 6 日，由卫生部和全国爱国卫生运动委员会办公室主办、大连市人民政府承办、世界卫生组织和中国健康教育中心协办的“2010 中国国际健康城市市长论坛”在辽宁省大连市举行。卫生部副部长、全国爱国卫生运动委员会办公室主任尹力，辽宁省副省长、辽宁省爱国卫生运动委员会主任滕卫平，世界卫生组织西太区主任申英秀出席了论坛并致辞。来自国外建设健康城市代表、国内建设健康城市（区、镇）人民政府领导、各省（区、市）及副省级城市爱国卫生运动委员会办公室主任、世界卫生组织等国际组织官员、来自 12 个国家和地区负责城市化与健康的政府官员和专家、媒体代表共约 300 人参加了论坛。

尹力强调，建设健康城市是创建国家卫生城市的发展和深化，应坚持将建设健康城市作为应对全球城市化给人类健康带来挑战的有效举措，深入持久地开展下去。要加强国内经验交流和国际交流与合作，主动学习其他国家的先进做法和成功经验，同时积极广泛地介绍我国取得的经验和成效。世界卫生组织西太区主任申英秀代表世界卫生组织对中国建设健康城市工作给予了高度评价，同时表示世界卫生组织愿意与中国全国爱国卫生运动委员会共同建立激励机制，以全面推动中国建设健康城市工作。

（齐宏亮）

【爱国卫生专家委员会成立】 为了加强全国爱国卫生工作理论研究和提高决策水平，促进爱国卫生工作法制化、科学化、规范化和标准化建设，充分发挥专家的技术支持作用，2010年12月17日，全国爱国卫生运动委员会成立了爱国卫生专家委员会，制定了《全国爱国卫生运动委员会爱国卫生专家委员会管理办法》。全国爱国卫生运动委员会爱国卫生专家委员会由政策法规、卫生和健康创建、病媒生物防制、农村改水改厕及健康促进5个分委会组成，共有成员76人，每届任期3年。专家委员会将在全国爱国卫生运动委员会领导下，在制定我国爱国卫生运动发展战略，开展理论研究等工作中提供决策咨询和技术支撑。

（齐宏亮）

【全国爱国卫生运动委员会办公室印发《2004—2008爱国卫生文件选编》】 为了认真落实新时期爱国卫生工作各项任务，促进基层爱国卫生机构认真履行职责和任务，提高工作质量和管理水平，全国爱国卫生运动委员会办公室组织编写了《2004—2008爱国卫生工作文件选编》并印发各地。此书收集、整理了2004—2008年全国爱国卫生运动委员会和爱国卫生运动委员会办公室发布的重要文件和有关领导重要讲话，全面反映了5年爱国卫生工作的主要活动，对指导各地科学、规范地开展爱国卫生的各项工作，推动爱国卫生工作全面、协调、可持续发展起到了指导作用。

（齐宏亮）

【全国爱国卫生运动委员会办公室印发《病媒生物防制实用指南》】 为了配合《病媒生物预防控制管理规定》的贯彻实施，指导各地健康、科学、规范、有序地开展病媒生物防制工作，控制病媒生物的危害，防止疾病传播，保障人民身体健康，全国爱国卫生运动委员会办公室组织有关专家编写了《病媒生物防制实用指南》并印发各地。书中对病媒生物综合管理与防治进行了全面、系统的论述，描述了主要病媒生物的生态习性、本底调查、防治策略和技术、密度监测和抗药性监测，介绍了各类杀虫器械的性能、特点、使用方法以及注意事项，对各地开展病媒生物防治工作有着重要的指导意义。

（齐宏亮）

【医改国家重大公共卫生服务农村改厕项目提前超额完成】 国家重大公共卫生服务项目2009年、2010年度农村改厕项目共投入中央财政资金28.65亿元，在全国30个省（区、市）和新疆维吾尔自治区生产建设兵团支持建设758万户农村无害化卫生厕所。截至2010年12月底，全国共建设完成827.32万户无害化卫生厕所，超额完成项目任务。项目实施以来，各级地方政府提高了对农村改厕项目的重视程度，将农村改厕项目列入政府为民办实事工程，层层分解任务，落实责任。各地认真总结经验，加强规范项目管理，大胆创新工作模式，确保如期保质保量地完成项目任务。

江苏省把农村改厕项目作为为民办实事十项工程之一，列入省委、省政府每年重点工作目标任务强力推进，全省任务完成率为54.6%。陕西省将农村改厕与卫生创建有效结合，政府主要领导高度重视，群众需求强烈，全省形成改厕争先进的良好氛围。重庆市把农村改厕作为“健康重庆”、“宜居重庆”的重要内容，从提高广大干部和群众意识入手，广泛开展健康教育活动。安徽省规范项目管理，质量控制落实到各环节。严格实施户户编号，坚持统一标准、统一材料、统一施工、统一验收。广西壮族自治区实行“提前完成任务奖励”制度，对基层改厕先进单位、先进工作者和提前改厕农户进行奖励，大大调动了基层工作的积极性。

（李筱翠）

【农村改厕实现“十一五”规划目标】 《卫生事业发展“十一五”规划纲要》中提出，到2010年底，农村卫生厕所普及率达到65%。“十一五”期间，中央财政加大投入，支持全国农村改厕工作，大力推广无害化卫生厕所。据统计，到2010年底，全国2.54亿农户中，共有1.71亿户农户使用上了卫生厕所，农村卫生厕所普及率达到67.43%，比2005年底提高了12.12个百分点，顺利完成了“十一五”规划目标。2006—2010年中央财政共投入39.39亿元，支持在全国建设1083万户无害化卫生厕所，中央项目的实施为目标实现提供了有力保障。各地采取“谁受益，谁出钱”、“多方筹资，民办公助”和“三个一点”（国家、集体、个人）的原则，通过采取不同的筹资途径，统筹解决农村改厕资金，结合宣传动员和健康教育，充分调动农民的积极性，真正参与到农村改厕工作中。

（李筱翠）

【全国爱国卫生运动委员会部署全国城乡环境卫生整洁行动】 2010年5月25日全国爱国卫生运动委员会印发《2010—2012年全国城乡环境卫生整洁行动方案》，决定开展全国城乡环境卫生整洁行动。《方案》提出，通过开展3年的整洁行动，综合整治环境卫生，宣传健康环境理念，着力解决城乡环境脏乱差问题，大力加强城乡特别是农村的环境卫生基础设施建设，逐步建立完善环境卫生管理机制，推动环境卫生管理城乡一体化进程，进一步提高城乡居民卫生意识、健康素质和生活质量。到2012年底，力争达到以下具体目标：城市生活垃圾无害化处理率达到76%；城市生活污水处理率达到80%；城市未达到管理规范标准的农贸市场减少了一半；农村生活垃圾和污水处理率分别提高了10%，完成2万个村庄的环境综合整治；农村生活饮用水水质卫生合格率提高了15%；农村卫生厕所普及率提高了10%。

（杨书剑）

【加强农村饮水水质卫生监测促进农村饮水安全工程水质保障工作】 2010年，在国家重大公共卫生服务项目农村改水改厕项目资金支持下，继续组织开展全国农村集中式供水工程水质卫生监测工作。全年共对30个省（区、市）（上海市已实现城乡供水一体化）和新疆维吾尔自治区生产建设兵团的1726个县（市、区）的28,816处工程水质卫生情况进行了监测，工程覆盖人口为7342.95万，采集分析有效水样116,007份，其中2005年以后建成的农村集中式饮水安全工程占85.67%。各地卫生部门在实施监测过程中采取有效措施，建立了严格的现场采样、实验室管理和数据审核制度，确保了监测结果的真实可靠。

（杨书剑）

【全国爱国卫生运动委员会进一步完善国家卫生乡镇（县城）创建机制】 为了适应形势发展的需要，2010年，全国爱国卫生运动委员会办公室组织对国家卫生镇（县城）标准及其考核命名和监督管理办法进行了修订，形成了《国家卫生乡镇（县城）标准》和《国家卫生乡镇（县城）考核命名和监督管理办法》，卫生创建机制不断完善。新管理办法分申报、评审、命名、监督管理、纪律要求5个部分，考核命名改为每3年一周期，在申报内容中对申报资格、申报材料作了明确的规定，申报范围扩大到乡。新标准更加关注民生和群众满意度；强化了基本公共卫生服务均等化和食品安全工作，突出了医改工作；与现行的法律、规章、规划和标准相衔接；增加了食品安全量化分级管理覆盖率、自愿无偿献血率等9项新指标；对一些技术指标提出了更高要求，内涵更加明确。

（李筱翠）

【国家卫生镇（县城）创建工作实现“十一五”规划目标】 截至2010年底，全国爱国卫生运动委员会累计命名456个国家卫生镇（县城），完成“十一五”规划累计命名450个国家卫生镇（县城）的目标。“十一五”期间，全国共创建国家卫生镇（县城）218个，占国家卫生镇（县城）总数的47.81%。随着农村社会经济的发展，卫生村镇创建工作在各地蓬勃发展。各地以卫生创建为载体，与新农村建设有机结合，通过城乡联动，以镇促村，农村环境卫生面貌得到有效改善，起到示范促进作用，产生了以点带面的良好效果。创建卫生镇（县城）活动得到了各级领导的高度重视，加大了对农村卫生基础设施资金投入，带动了农村环境卫生综合整治，改善了生活环境和村容村貌，逐步顺应了农民不断提升的对生活质量和健康水平的需求。

（李筱翠）

【全国爱国卫生运动委员会办公室联合多部门开展全球洗手日活动】 2010年10月15日是第三个全球洗手日。全国爱国卫生运动委员会办公室、教育部办公厅、共青团中央办公厅在全国范围内联合组织开展了“正确洗手，手筑健康”的主题宣传活动。各地也对全球洗手日活动高度重视，全国共组织在近千所小学开展活动，据不完全统计，全国有超过50万名学生参加了当天的活动。洗手日活动当天，各地组织开展了形式多样，内容丰富的活动。

（杨书剑）

【全国爱国卫生运动委员会办公室/联合国儿基会2006—2010年水与环境卫生项目顺利完成】 2006—2010年，全国爱国卫生运动委员会办公室与联合国儿童基金会合作开展农村水与环境卫生项目。旨在通过水、环境卫生与个人卫生教育“三位一体”模式，改善落后地区社区和农村学校的水与环境卫生条件。项目包含3个子项目，即农村学校水与环境卫生项目、水质和减轻砷中毒项目、知识和个人卫生教育倡导项目。2006—2010年，全国爱国卫生运动委员会办公室开展的项目活动紧紧围绕农村爱国卫生的中心工作，在推进联合国千年发展目标农村改厕目标的实现、农村饮水水质监测网络建设、农村环境卫生整洁行动、倡导洗手等健康行为和生活方式等方面，开展了大量卓有成效的工作，都取得了显著的效果。

（李筱翠）

卫生应急

【2010年卫生应急工作】 2010年卫生应急工作按照“应急准备是基础，应急能力是核心，队伍训练是重点，装备保障是前提，指挥到位是关键，妥善处置是目标”的工作思路，积极推进卫生应急体系建设，全力做好各类重特大突发事件的应对。

一、明确“十二五”期间卫生应急体系建设和发展目标

2010年6月，卫生部和国家发改委联合印发了《关于加快突发公共事件卫生应急体系建设和发展的指导意见》(卫应急发〔2010〕57号)，作为今后五年全国卫生应急体系建设的纲领性文件，文件阐述了卫生应急体系建设和发展的指导思想、基本原则、总体目标和重点任务，为未来五年卫生应急体系建设和发展奠定了政策基础。卫生部组织卫生部门和相关领域管理人员和专家研究讨论，确定了“十二五”期间国家突发公共事件卫生应急体系建设和发展规划基本内容。

二、加强卫生应急管理体制和协调联动机制建设

积极推进各级卫生行政部门卫生应急管理机构建设。截至2010年12月，全国所有省（区、市）卫生厅局和42.3%市级、18.8%县级卫生局设立了独立编制的应急办，中国疾病预防控制中心和部分省级疾病预防控制中心也成立了专门的应急管理部门。

不断完善突发公共事件卫生应急工作机制，加强部门间、军地间、省部间、地区间信息沟通和协调配合。卫生部和解放军总后勤部卫生部在突发公共卫生事件应急合作机制的基础上，进一步明确了军地卫生部门联合开展突发事件卫生应急处置工作的信息沟通、措施联动和技术支持机制。卫生部不断深化与民政、水利、地震、气象等部门自然灾害卫生应急合作机制，召开自然灾害卫生应急会商会议、全国自然灾害紧急医学救援工作会议，研究部署灾害卫生应急措施；总结分析青海玉树地震、甘肃舟曲特大山洪泥石流等自然灾害紧急医学救援工作的经验教训，交流军警地卫生部门应对自然灾害的有效做法和工作措施。卫生部与农业部、国家质检总局、工业和信息化部、铁道部、国家民航总局等部门加强合作，持续提高人畜共患病、新发传染病、不明原因疾病的防控能力。

三、进一步完善卫生应急法规、预案及规范

认真贯彻《中华人民共和国突发事件应对法》，启动了《突发公共卫生事件应急条例》修订工作。推进卫生应急管理研究，着手制定省级卫生部门应急工作考核评估指标和卫生应急综合示范县（区）评价指标。制订修订了《国家流感大流行防控应急预案》、《突发中毒事件卫生应急预案》，积极参与《传染病防治法实施办法》、《国家核应急预案》修订工作。完成《鼠疫诊疗方案》编写工作，启动了《突发事件应急心理救援预案》、《鼠疫防控技术方案》的制订修订工作。组织起草了地震灾害、泥石流灾害、矿难事故、飞机失事事故、交通安全事故、社会安全事件、高原地区突发事件等突发事件专项卫生应急工作指南。印发了《关于进一步明确突发事件卫生应急信息报送方式的函》，对地方卫生部门卫生应急工作信息报送工作提出了要求。组织开展了全国卫生应急基本情况调查。稳步推进《灾区医疗防疫志》的编纂工作。

四、加强卫生应急队伍能力建设

多措并举着力提升各类卫生应急管理人员和专业队伍组织管理能力、现场处置能力、机动能力和自我保障能力。一是通过举办全国卫生应急管理干部高级学习班、省级卫生应急管理干部师资培训班、副省级城市卫生应急管理干部培训班等各级各类培训班，实施卫生应急培训规划，提升理论水平和工作能力。二是积极向财政部申报国家卫生应急队伍建设项目，获批中央转移支付资金1.4亿余元，启动了首批4类11支国家卫生应急队伍建设；同时完成了《国家卫生应急队伍管理办法》以及国家卫生应急队伍建设规划布局等文件的制订，为今后卫生应急工作奠定了基础。三是组织开展卫生应急移动指挥平台、个人携行装备和卫生应急指挥员服装设计开发，开展了方舱医院建设的调研和论证工作。四是加强突发中毒事件卫生应急能力建设，召开了首次全国性突发中毒事件卫生应急工作会议，全面部署加强中毒事件卫生应急能力建设，举办了突发中毒事件卫生应急处置培训班。

五、加强卫生应急基础设施建设

启动了2010年突发公共卫生事件应急指挥视频交换平台项目，着手构建国家、省、地市三级视频交换平台，截至2010年12月，50%的省级卫生行政部门完成了应急指挥决策系统建设任务，35%的地市级卫生行政部门已启动项目建设或已建成投入使用。启动了全国紧急医学救援基地筹建工作，组织召开全国紧急医学救援基地网络建设和管理工作研讨会，开展了三级综合医院紧急医学救援能力现状调查，初步拟订了《国家级紧急医学救援基地评审办法和标准》、《紧急医学救援基地网络管理办法》和《全国紧急医学救援基地网络设置规划》等文件。指导河北、青海、云南、吉林开展国家鼠疫防控演练基地及国家鼠疫菌种保藏中心建设项目可行性研究报告编写、环境影响评价等前期准备各项工作，进一步加强鼠疫诊断试剂的管理和发放工作。加强监测预警和实验室应急检测能力建设。开展卫生应急物资储备工作调研，与工业和信息化等部门配合，及时更新反恐卫生应急物资储备目录。多次连夜向有关省份调拨肉毒中毒血清，支持开展中毒患者的救治。

六、妥善处置各类突发公共卫生事件

2010 年 1 ~ 12 月，通过“突发公共卫生事件报告管理信息系统”卫生部共收到全国（除港澳台）31 个省（自治区、直辖市）报告的突发公共卫生事件共 1336 起，报告病例 46501 人，死亡 399 人。其中：无特别重大突发公共卫生事件；重大事件 4 起，报告病例 145 人，死亡 11 人；较大事件 234 起，报告病例 6053 人，死亡 324 人；一般事件 1098 起，报告病例 40303 人，死亡 64 人。

加强甲型 H1N1 流感联防联控工作。2010 年初，我国甲型 H1N1 流感疫情开始平稳下降并持续保持在较低水平，卫生部将疫情防控策略适时调整为“科学有序防控，提升监测水平，做好重症救治，完善应对准备”，防控工作重点放在监测、重症救治和总结评估等方面。2010 年 10 月，根据我国甲型 H1N1 流感疫情现状，经报请国务院同意，终止了联防联控工作机制应急响应机制。完成了卫生部和联防联控工作机制疫情防控总结工作，委托清华大学开展了甲型 H1N1 流感防控工作的专家独立评估。

卫生部积极组织处置河南省蜱虫疫情，组织专家制定了《发热伴血小板综合征防治指南（2010 版）》，河南省卫生部门和中国疾病预防控制中心正确引导舆论，有效缓解了公众恐慌情绪；西藏林芝郎县、甘肃省酒泉市阿克塞哈萨克族自治县鼠疫疫情发生后，卫生部立即组派临床诊治、院内感染控制、实验室检测、流行病学调查等领域的专家赶赴现场，全力开展病例救治和疫情监测控制等工作，有效防止疫情扩散；有效处置了湖北省人感染高致病性禽流感疫情、广东省基孔肯雅热及疑因水源水受污染引起诺如病毒聚集性胃肠炎病例事件、四川省预防性服用疟疾药物引起的群体性事件，指导各地卫生部门做好食物和化学中毒事件卫生应急工作。

七、有效开展自然灾害、事故灾难和社会安全类重大突发事件卫生应急工作

2010 年我国各类自然灾害频繁发生，先后遭受了西南干旱、大范围洪涝、青海玉树地震、甘肃省舟曲县特大泥石流和“鲇鱼”台风等灾害。卫生部积极指导灾区各级卫生部门有效地开展灾后各项卫生应急工作，确保了灾区群众和抢险救灾人员伤病得到及时有效救治，截至 2010 年 12 月，受灾地区未出现与灾害相关的传染病暴发、食物中毒等重大突发公共卫生事件，实现了“大灾之后无大疫”的目标。

针对 2010 年的灾情变化，卫生部先后印发了《关于做好抗旱救灾卫生应急工作的通知》、《关于做好自然灾害卫生应急工作的通知》、《关于做好洪涝灾害卫生应急工作的紧急通知》、《关于做好大幅降温天气卫生应急工作的紧急通知》，对全国卫生部门减灾救灾工作进行部署。2010 年入汛以来，我国部分省份遭受了严重洪涝灾害。卫生部全面加强了对洪涝灾害卫生应急工作的组织领导，召开电视电话会议专门进行工作部署，多次组派专家组赴十余个受灾省份指导洪涝灾害卫生应急处置工作。

此外，积极组织开展内蒙古乌海市骆驼山煤矿透水事故、山西华晋公司王家岭煤矿某矿井透水事故、河南省平顶山市煤矿火药爆炸事故、江苏省南京市原塑料四厂丙烯管道爆炸事故、8·24 伊春飞机坠地事件以及上海 11·15 火灾等各类重大事故灾难紧急医学救援工作，有效减少因伤死亡和致残人数。

八、上海世博会、广州亚（残）运会等大型活动卫生保障工作取得圆满成功

卫生部制定了《卫生部上海世博会卫生保障工作方案》、《关于全面加强上海世博会卫生和食品保障工作的通知》、《卫生部广州亚（残）运会卫生保障协调指导工作方案》，多次组织工作组赴上海、广州现场调研世博会、亚运会卫生保障工作，积极协调上海、江苏、浙江等地建立了世博会、亚运会卫生保障协调联动机制；要求全国卫生系统加强疫情监测和风险排查，切实做好应对突发事件准备。通过各方积极努力，基本实现了医疗卫生保障“四个确保”的要求，即加强疫情防控，确保不发生重大传染病疫情；加强食品卫生监督，确保不发生重大食品安全事件；加强医疗救治，确保及时高效开展医疗救援。为做好 2010 年春节、国庆等节假日以及“两会”等重要时间阶段的卫生保障工作，卫生部组织专家对长假期间国内外主要突发公共卫生事件情况进行了分析，向全国假日旅游部际协调会议办公室提出了假期旅行健康建议，认真组织做好应急专家和队伍的值守工作。

九、积极开展国际交流与合作

积极发挥《国际卫生条例（2005）》国家归口单位的作用，加强《国际卫生条例（2005）》核心能力建设，成立《国际卫生条例（2005）》实施工作组和专家组，制定《可能构成国际关注的突发公共卫生事件通报规则》，组织相关部门开展《国际卫生条例（2005）》核心能力建设评估工作，向世界卫生组织报告我国核心能力建设情况，及时向世界卫生组织通报我国可能构成国际关注的突发公共卫生事件信息。与世界银行合作，评估我国不明原因肺炎监测系统，提出完善人禽流感、SARS 等突发急性呼吸道传染病监测工作的初步建议。与美国卫生部门就拓展中美卫生应急合作领域进行磋商。做好《禁止生物武器公约》履约工作，派员参加了 2010 年度《禁止生物武器公约》缔约国专家会和年会。参加外交部与加拿大及《禁止生物武器公约》履约支持机构在北京联合举办的国际研讨会，针对疫情应对和处置进行大会交流。2010 年 9 月 13～16 日，卫生部与东盟秘书处联合在四川成都举办中国-东盟自然灾害卫生应急研讨会，通过此次会议，充分展示了我国自然灾害卫生应急工作取得的成就，与东盟各国交流分享了自然灾害卫生应急工作的经验教益，进一步拓展了该领域的国际合作。

（米燕平　仲崇利）

【卫生部召开 2010 年全国卫生应急工作会议】 卫生部于 2010 年 1 月 20～21 日在广西南宁召开了 2010 年全国卫生应急工作会议。本次会议的主要任务是：全面贯彻落实 2010 年全国卫生工作会议精神，认真总结 2009 年全国卫生应急工作，深入分析当前形势，明确下一阶段发展思路，研究部署 2010 年的重点工作。卫生部副部长尹力出席会议并作题为“强化能力，突出重点，扎实做好卫生应急工作”的重要讲话。

尹力在讲话中，回顾总结了 2009 年我国卫生应急工作。他在充分肯定成绩的同时，指出卫生应急管理工作还存在一些不足，必须进一步增强危机意识、责任意识、大局意识，着重处理好卫生应急和其他应急领域之间的关系，处理好卫生应急与其他卫生工作之间的关系，处理好各级卫生部门之间卫生应急工作的关系，处理好事件处置与应急准备的关系。下一阶段，卫生应急工作在工作思路上，要坚持监测预警、预防准备、应急处置并重，东部、中部、西部兼顾，突出重点，全面推进；在工作机制上，要坚持国家、地方、基层上下贯通，政府部门、军队、社会紧密协作，统一指挥，全民动员；在工作措施上，要坚持法律、行政、技术手段并用，应急管理、医疗救治、卫生防疫密切协作，多措并举，统筹运用；在政策保障上，要坚持依靠财政、科技、培训投入，强化物资储备、宣传普及、交流合作，做到政策健全、保障有力。

北京、吉林、山东、广西、青海、新疆卫生厅（局）和中国疾病预防控制中心围绕不同主题，交流了卫生应急工作经验；会议还安排与会代表考察了南宁市应急联动中心和应急避难场所。卫生部相关司局和中国疾病预防控制中心的负责同志，全国各省、区、市卫生厅局分管厅长、应急办主任和疾病预防控制中心的主任，国务院应急办、国家发改委、工业和信息化部、教育部、铁道部、农业部、国家质检总局、国家安监总局、总后勤部卫生部和武警部队后勤部卫生部的相关负责同志，相关学会和大学公共卫生学院的负责同志 170 余人参加了会议。

（仲崇利）

【2010 年全国卫生应急办公室主任会议召开】 2010 年 9 月 2～3 日，全国卫生应急办公室主任工作会议在吉林省白山市召开，会议就卫生应急管理工作思路、“十二五”期间突发公共事件卫生应急体系建设和发展规划等问题进行了研讨。全国 31 个省、自治区、直辖市卫生厅局和新疆生产建设兵团卫生局应急办主任、中国疾病预防控制中心分管领导及应急办主任、国家突发公共卫生事件专家咨询委员会和有关大学相关专家共计 50 余人参加了会议。

会上卫生部卫生应急办公室梁万年主任作了题为《对中国卫生应急管理有关问题的思考》的报告，就卫生应急工作相关概念、基本特征、主要工作领域和今后一个时期重点工作进行了详尽阐述。应急办综合协调处、监测预警处、应急指导处和应急处理处 4 个处的负责同志分别就各处职责和“十二五”期间各处重点工作进行了介绍。与会代表就会议内容进行了充分的讨论和交流，代表们就卫生应急综合示范县（市、区）创建、指挥决策系统完善、卫生应急队伍及装备建设和紧急救援基地建设等重点工作提出了积极建议。本次会议进一步统一思想，凝聚共识，取得圆满成功，达到了预期效果。

（仲崇利）

【《关于加快突发公共事件卫生应急体系建设和发展的指导意见》印发】 2010 年 6 月 11 日，为了贯彻《中华人民共和国突发事件应对法》、《突发公共卫生事件应急条例》等国家有关法律法规，进一步加强卫生应急体系建设，卫生部和发展改革委联合印发了《关于加快突发公共事件卫生应急体系建设和发展的指导意见》（以下简称《指导意见》）。《指导意见》阐述了卫生应急体系建设和发展的基本原则、总体目标和主要任务，为未来五年卫生应急体系建设和发展奠定了政策基础，指明了行动方向，是今后五年全国卫生应急体系建设的纲领性文件。

《指导意见》明确提出，到 2015 年，要实现“建立完善一支队伍、一套机制和五个系统”的卫生应急体系建设目标，即建立应对各类突发事件的专业化卫生应急队伍，健全工作机制，完善应急的组织管理、指挥决策、监测预警、物资储备和调运、科技支撑五个系统，形成统一指挥、布局合理、反应灵敏、运转高效、保障有力的突发公共事件卫生应急体系，卫生应急管理综合能力显著提高，能够满足预防准备、监测预警、应急处置和恢复评估的需要。《指导意见》确定了 9 项重点任务：一是要加强和完善现有突发公共事件卫生应急体系；二是要健全卫生应急管理和指挥决策系统；三是要强化卫生应急队伍及其能力建设；四是要完善卫生应急预案和工作规范；五是要加强突发公共卫生事件监测预警和实验室检测能力建设；六是要建立健全全国紧急医学救援网络；七是要进一步完善卫生应急物资储备和调运系统；八是要建立完善卫生应急科研支撑系统；九是要开展卫生应急综合示范县（区）建设。

（仲崇利）

【贯彻实施《国际卫生条例(2005)》】 2010年，卫生部继续积极贯彻实施《国际卫生条例（2005）》(以下简称《条例》)，及时向世界卫生组织和有关国家通报突发公共卫生事件信息，充分发挥卫生部作为条例国家归口单位的作用。

牵头成立了《条例》实施工作组和专家组，为进一步实施条例提供了组织保障和技术保障。工作组负责研究《条例》实施相关事项，交流商讨了工作开展情况，负责向国家归口单位通报本系统发现并初步判定的可能构成国际关注的突发公共卫生事件。专家组为《条例》实施工作提供政策及技术咨询，对可能构成国际关注的突发公共卫生事件进行了分析研判等。

制定了《可能构成国际关注的突发公共卫生事件通报规则》（以下简称《通报规则》）（卫办应急发〔2010〕136号），规范重大突发事件通报范围、程序和时限等要求。《通报规则》规定，卫生部作为《条例》国家归口单位，组织对我国境内发生的可能构成国际关注的突发公共卫生事件进行了核实、判定和评估，代表我国政府向世界卫生组织《条例》联络点通报并随时保持联系。各相关部门是实施《条例》规定的各项卫生措施的责任部门，按照有关法律法规、部门规章、规范性文件和部门职责分工，负责向卫生部通报本系统发现并初步判定的可能构成国际关注的突发公共卫生事件。

结合我国卫生应急体系建设进展，开展了《条例》核心能力建设评估工作。2010年4月，卫生部会同农业部、环境保护部、质检总局、安全监管总局、国家核应急办等相关部门对我国《条例》核心能力建设情况进行了评估，并汇总了香港、澳门的情况，一并向世界卫生组织进行了通报。评估结果表明，在条例规定的13项核心能力234个具体指标中，达到要求的为221个指标，占总数的94.5%；但我国内地在信息化建设、基层卫生人员及志愿者应急能力、出入境口岸疫情处置、化工事件预警和应对等方面还需要进一步加强和提高。

（仲崇利）

【国家卫生应急队伍建设取得积极进展】 2010年，卫生部向财政部申报国家卫生应急队伍建设项目，成功申请中央转移支付资金1.4亿余元，在北京、天津、辽宁、上海、江苏、广东、四川、陕西和新疆9个省（区、市）顺利启动了首批4类11支国家卫生应急队伍建设工作，将建设紧急医学救援队伍6支，突发急性传染病防控队伍3支，突发中毒事件应急处置队伍1支，核和辐射突发事件应急处置队伍1支，项目预计于2011年下半年验收并投入使用。通过此次队伍建设，将大大提升卫生应急队伍的机动能力、现场处置能力和自我保障能力，为提升我国突发事件卫生应急处置效率提供支撑，也将成为全面推动各级各类卫生应急队伍建设提供动力。同时，配套制订了《国家卫生应急队伍管理办法》等文件，为下一步科学、规范、有序地开展卫生应急队伍建设打下了坚实的基础。

（郑克非）

【组织开展全国卫生应急基本情况调查】 2010年5~10月，卫生部在全国范围内开展了卫生应急基本情况调查活动。此次调查主要是了解全国省、市、县三级卫生行政部门、疾病预防控制中心、卫生监督所和二级以上医疗机构贯彻落实卫生应急相关法律、法规等情况，查找发现卫生应急体系建设中存在的不足。调查内容涵盖了卫生应急管理机构设置、队伍组建、队伍装备、培训演练、物资储备、常规工作经费和应急处置经费等方面。通过调查，为研究加强卫生应急体系发展提供了依据，为编制全国卫生应急体系建设发展“十二五”规划提供了基础数据。

（刘文）

【人感染高致病性禽流感疫情防控工作】 2010年，我国内地仅湖北省报告1例人感染高致病性禽流感（以下简称“人禽流感”）确诊病例，卫生部指导当地卫生部门按照《人感染高致病性禽流感应急预案》及时采取防控措施，有效地控制了疫情。11月香港通报了1例人禽流感确诊病例，卫生部对此高度重视，指导相关省份强化疫情监测等防控措施，严防疫情发生，并积极做好应对准备。2010年12月，卫生部对江苏、浙江、湖北、湖南、广东和广西六省（区）人禽流感和SARS疫情的监测和防控等工作进行了督导，深入了解当地人禽流感、SARS等突发急性呼吸道传染病防控工作开展情况，听取防控工作建议。

（薛波）

【突发急性传染病防控工作】 卫生部高度重视突发急性传染病疫情防控工作，坚持依法科学防控，不断完善应对机制，加强监测预警和实验室检测，切实做好物资和技术储备，积极开展应用技术研究，防控能力得到显著提升。

2010年9月，河南发生因蜱虫叮咬引发的发热伴血小板减少综合征，经中国疾病预防控制中心研究证实，该类疾病是由新型布尼亚病毒感染引起的发热伴血小板减少综合征。卫生部积极指导当地卫生部门开展疫情监测、病例救治、医务人员培训和健康教育等防控工作，及时印发了《发热伴血小板减少综合征防治指南（2010版）》，指导临床医生和疾病预防控制人员做好该病的诊断、报告、治疗、现场调查、实验室检测、疫情防控和公众健康教育等工作。

2010年10月，广东省东莞市暴发基孔肯雅热疫情。卫生部对此高度重视，及时派出专家组赶赴当地，指导制订疫情防控策略，协助开展实验室检测、疫情风险评估、应急监测、人群感染水平调查、群众健康教育、医务人员培训、爱国卫生运动等工作，有效控制了疫情。2010年10月3～21日，东莞市累计报告282例基孔肯雅热病例，无危重及死亡病例，所有病例均为轻症。

（刘志强）

【鼠疫防控工作】　2010年，甘肃和西藏分别发生1起人间鼠疫疫情，共报告病例7例，其中死亡2例。

卫生部高度重视鼠疫防控工作，认真贯彻落实《全国鼠疫防治“十一五”规划（2006年—2010年）》，加强疫情监测，积极协调鼠疫诊断试剂商业生产，推广鼠疫快速诊断方法，向重点地区配发鼠疫快速检测试剂，开展应急培训和演练，不断提高鼠疫防控能力；协调国家发改委、科技部等部门推进河北鼠疫防治演练基地和青海、吉林、云南鼠疫菌种保藏中心建设。2010年10月，组织开展全国鼠疫防控工作“十一五”评估，并根据评估结果，制订全国鼠疫防控工作“十二五”规划草案。

切实做好青海玉树地震灾区鼠疫防控工作。2010年4月14日，青海玉树发生强烈地震后，卫生部立即组织专家评估灾区鼠疫防控形势，指导青海卫生部门开展灾区疫情监测、灭獭灭蚤灭鼠、公众健康教育、医务人员培训突发急性传染病隔离病房建设和感染控制等工作。协调西藏、甘肃、青海、新疆、吉林等省（区）卫生部门抽调鼠防专业人员，协助玉树开展鼠防工作。期间开展了以结古镇为中心，覆盖哈秀、巴塘、隆宝等7乡2镇的重点地区灾民安置点、人口密集点、救援人员居住地、交通要道和近几年的鼠疫疫点拉网式灭獭工作；及时处置了玉树县小苏莽乡1起动物间鼠疫疫情，有效防范了人间疫情的发生。

不断巩固部门间、地区间、军地间鼠疫联防联控机制。协调水利部指导西藏旁多水利枢纽工程项目主管部门和项目施工单位工程建设期间鼠疫防控工作。召开西北五省及北方八省鼠疫联防工作会议，研讨提高鼠防人员待遇建议草案。针对内蒙古自治区等地动物间鼠疫疫情十分活跃的情况，联合交通运输、铁道、农业、林业、旅游等相关部门，印发了《关于进一步加强重点地区鼠疫防控工作的通知》，指导河北、内蒙古、陕西等地有关部门联合开展口岸、人口稠密地区、重要交通要道周边、旅游景区等重点地区的灭鼠灭蚤工作。

（刘志强）

【卫生应急指挥与决策系统项目建设】　大力推进卫生应急指挥与决策系统建设。2010年，卫生部突发公共卫生事件应急指挥决策系统完成了试运行和验收工作，正式投入使用。卫生部开展了地市级突发公共卫生事件应急指挥与决策系统建设工作，启动了2010年突发公共卫生事件应急指挥视频交换平台项目，着手构建国家、省、地市三级视频交换平台。截至2010年12月，50%的省级卫生行政部门完成了应急指挥决策系统建设任务，35%的地市级卫生行政部门已启动项目建设或已建成投入使用，其余地市也已进入项目设计和论证阶段。

（马斌）

【2010年突发公共卫生事件分析报告】　卫生部要求各级卫生部门继续严格按照《国家突发公共卫生事件相关信息报告管理工作规范（试行）》开展信息报告工作，各地突发公共卫生事件报告的时效性和准确性明显提高。2010年，卫生部共上报12期值班信息（包括10期月报、1期半年报和1期年报）。

2010年，全国（除港澳台）31个省（自治区、直辖市）通过突发公共卫生事件报告管理信息系统报告的突发公共卫生事件共1336起，报告病例46501人，死亡399人。与2009年相比，报告事件数下降了45%，病例数下降了81%，死亡数下降了60%。

（薛波）

【甲型H1N1流感防控工作】　2010年，甲型H1N1流感（以下简称甲流感）疫情活动平稳，3月底以后疫情一直维持在较低水平。2010年8月10日，世界卫生组织宣布甲流感大流行结束，全球进入“流感大流行后期”。2010年，我国内地累计报告7798例甲流感确诊病例，其中死亡157例。

卫生部密切跟踪分析疫情变化发展趋势，及时研究调整防控策略。2010年4月，根据我国甲流感疫情流行强度持续减弱的情况，将防控策略调整为“科学有序防控，提升监测水平，做好重症救治，完善应对准备”；10月，报经国务院同意，应对甲型H1N1流感联防联控工作机制（以下简称联防联控工作机制）终止了持续1年多的甲流感应急处置响应机制。卫生部认真落实国务院领导批示精神，在继续做好甲流感防控工作的同时，及时系统全面地总结应对甲流感的经验，组织起草并向国务院上报了卫生部和联防联控工作机制甲流感防控工作总结；组织制订并上报了《国家流感大流行应急预案》，进一步加强国家流感大流行的应对准备，指导和规范流感大流行的应急处置工作；委托清华大学开展甲流感防控工作专家独立评估，客观、系统地评估我国内地甲流感防控的有关政策和措施，及其相关的成本、产生的效果和影响，及时总结突发公共卫生事件应对准备与应急处置过程中的经验教训，为进一步提高我国突发公共卫生事件应对水平提供有益的参考借鉴。

（薛波）

【青海玉树地震卫生应急工作】　2010年4月14日，青海玉树发生了强烈的浅源性地震。地震发生当天，即成立了由卫生部牵头的国务院抗震救灾总指挥部卫生防疫组和卫生部玉树地震卫生应急领导小组。卫生部迅速做出指导、支持灾区开展医疗卫生防疫工作的决策部署，立即启动了自然灾害卫生应急一级响应，并向灾区派出前方工作组，加强与地方政府和军队的协调沟通，统筹安排了医疗卫生救援工作。

卫生部在灾后迅速确立了“确保伤员得到及时有效救治和康复，全力减少死亡和残疾；确保卫生防疫措施全面落实，实现大灾之后无大疫；确保灾区群众和救援人员得到全面有效的医疗卫生服务，实现医疗卫生工作全覆盖”的工作目标，并积极落实各项措施。同时，根据汶川地震医疗卫生救援的工作经验，结合玉树灾区的实际情况，抓住灾后不同时期的工作重点及时调整工作部署。地震当日，迅速调派医疗卫生救援队伍，果断决策重症伤员实施转运。震后1～3天，多方协调安排重症伤员转运，重点做好伤员救治、转运工作。震后3～10天，完成所有伤员非择期手术，有效降低了残疾和死亡率；全面部署灾后卫生防疫措施，实现了灾区卫生防疫全覆盖；重点加强鼠疫监测防控和救援人员高原病防治。震后10～30天，军地整合灾区医疗卫生资源，基本恢复灾区医疗卫生服务秩序。据不完全统计，累计有4011人组成的医疗、防疫和卫生监督队伍赴灾区开展医疗卫生救援工作；医疗服务接诊77349人次，救治伤员9145人次，转运治疗伤员3109人；高原病巡诊54249人次，发现严重高原反应133人，肺水肿和脑水肿患者17例，经及时有效的治疗，未发生死亡病例；紧急接种麻风腮疫苗6304人，甲肝疫苗6383人，狂犬疫苗986人；累计监督餐饮业1085户（次），公共场所127户（次），饮用水点864户（次）；投入灭獭人员4343人次，灭獭面积976.12平方公里；发放健康教育宣传材料114900余份，受教育人数为121000余人次；消杀灭面积736.50万平方米。卫生部门全面实现了灾后既定的工作目标，最大限度地保障了灾区群众的身体健康和生命安全。

（陈雷）

【甘肃舟曲特大山洪泥石流卫生应急工作】 2010年8月7日，甘肃省甘南藏族自治州舟曲县发生特大山洪泥石流灾害。灾害发生后，卫生部迅速成立了由部长陈竺、党组书记、副部长张茅为组长的舟曲县特大泥石流灾害卫生应急领导小组，紧急研究部署灾后伤员救治和医疗卫生防疫工作；及时启动自然灾害卫生应急响应机制，第一时间向灾区派出前方工作组，积极指导、全力支持甘肃省卫生部门开展灾后紧急医学救援工作。

为了切实加强伤员救治工作，减少死亡和伤残，卫生部门在48小时内对重症伤员进行了必要的手术治疗；积极协调军队及地方民航部门，安排陆运与空运较重伤员；累计收治住院伤员126人。卫生部舟曲县特大山洪泥石流灾害卫生应急领导小组多次召开会议，研究部署灾区各项医疗卫生救援工作，下发了《关于有序做好甘肃省舟曲县特大山洪泥石流灾害医疗卫生救援工作的通知》、《关于切实做好甘肃省舟曲县特大山洪泥石流灾害卫生应急工作的通知》，就切实做好舟曲县特大山洪泥石流灾害卫生应急各项工作提出了明确要求，并由卫生部统一调派各地医疗卫生救援队伍。截至8月11日，舟曲灾区紧急医疗救援任务已基本完成，舟曲灾区收治的重症伤员已全部安排转往甘肃省兰州市和天水市接受治疗。

卫生部防疫工作组协同甘肃省级卫生防疫队伍开展卫生防疫工作，积极推进灾区的卫生防疫工作。一是统一管理、调度灾区的各级医疗卫生救援队伍，实行卫生防疫“分片包干、责任到人”的包保责任制，全面开展消杀灭工作。二是组织相关专家，指导当地卫生部门先后制定了《舟曲特大山洪泥石流灾害卫生防疫工作方案》等13个技术方案和工作指南，指导灾区卫生防疫工作。三是加强传染病的防控工作，迅速恢复传染病网络直报系统和疫苗冷链系统。四是积极开展卫生监督监测工作，强化对食品、饮用水卫生安全的监督检查。五是全面开展大规模消杀灭工作，对重点保障区进行消毒、杀虫、灭鼠工作。据不完全统计，灾区医疗服务点累计诊治病人10724人次；开展消杀灭面积累计973万平方米，消毒水源648点次，检测食品和饮用水样品966份，发放防病宣传材料19万份。卫生部门全面实现了灾后既定的工作目标，最大限度地保障了灾区群众的身体健康和生命安全。

（陈雷）

【自然灾害卫生应急工作】 2010年我国先后遭受了西南干旱、玉树地震、大范围洪涝、舟曲泥石流和“鲇鱼”台风等灾害，灾区卫生应急工作面临严峻的挑战。

3月中旬，卫生部即组织召开自然灾害卫生应急工作部门会商会，研究做好2010年度自然灾害卫生应急工作的措施和建议。针对不同时间段出现的灾情，卫生部先后印发了《关于做好抗旱救灾卫生应急工作的通知》、《关于做好自然灾害卫生应急工作的通知》、《关于做好洪涝灾害卫生应急工作的紧急通知》、《关于做好大幅降温天气卫生应急工作的紧急通知》，要求各受灾省份卫生部门适时启动相应级别的卫生应急响应机制，采取切实有力的措施，保障灾区群众的身体健康和生命安全。为了进一步健全自然灾害卫生应急工作预案、方案体系，卫生部委托中国疾病预防控制中心制订了洪涝、地震、台风、干旱、低温雨雪冰冻、泥石流等各类自然灾害卫生防疫工作指南，指导各地规范开展灾后卫生防疫工作。

2010年入汛后，卫生部全面加强洪涝灾害卫生应急工作组织领导，积极指导各洪涝灾区快速有效地落实卫生应急响应措施，妥善做好卫生应急处置工作。卫生部协商财政部先后向洪涝灾害严重的14个省份划拨了5000余万元卫生应急防疫救灾专项资金，有力地支持了受灾省份洪涝灾害卫生应急工作。

（陈雷）

【黑龙江伊春坠机事故卫生应急工作】 2010年8月24日，黑龙江省伊春市发生了一起飞机失事事故，当地卫生部门共收治事故伤员54名。卫生部高度重视8·24伊春飞机失事事故伤员救治工作，卫生部副部长尹力带领工作组第一时间赶赴现场，协调指挥事故伤员救治工作。为了加强医疗救治力量，8月25日，卫生部安排重症救治、烧伤科、骨科、普外科、胸外科临床专家5人赶赴伊春，与当地专家组成联合专家组，共同开展伤员救治工作。卫生部工作组指导各定点医疗机构，按照"一人一组一案"的原则，为每名伤员成立一个专门医疗小组，制定针对性的治疗方案科学施治。根据专家组对伤员伤情和伊春收治医院救治能力的综合评估意见，为了避免死亡和残疾发生，卫生部积极协调铁道部、中国民航总局，全力支持黑龙江省卫生部门做好伤员转运和救治工作。同时，要求各医疗机构做好转运伤员途中监护和现场交接等工作。在事故发生后72小时内54名事故伤员均得到了及时有效的救治，并分三批完成了45名伤员集中转运工作。

（陈雷）

【山西王家岭矿难卫生应急工作】 2010年3月28日，山西华晋公司王家岭煤矿某矿井发生透水事故，153名工人被困井下。事故发生后，卫生部副部长尹力带领工作组赶赴现场，指导事故医疗救治工作，并先后从全国调派20余名多学科领域医疗专家赶赴山西，协助开展医疗救治工作。在卫生部专家的指导下，山西卫生部门制订了井下救治、井口救治、转运途中救治和医院救治等一系列工作方案，并积极做好医护人员、床位、医疗设备和药品等准备工作。

4月5日，王家岭矿难陆续有115名矿工获救升井。卫生部工作组根据115名获救工人的实际情况，采取了以下工作措施：一是制定了指导性诊疗方案，对获救工人进行全面检查，密切观察病情变化，积极诊治。二是对于病情较重且符合转运条件的60名获救工人，协调铁道部安排专列，由国家级专家和50名医护人员陪同护送，于4月6日上午转送至太原市省级医院治疗。4月11日，再次将6名病情较重伤员用救护车转送到太原市省级医院加强治疗。三是针对后续可能获救人员一旦升井病情必定危重的情况，进一步加强井口现场、转运及定点医院的重症救治能力，确保医疗救治工作有效开展。四是加强事故救援人员的医疗服务、心理疏导和井口救援现场的卫生防病工作。经过各级卫生部门的共同努力，山西王家岭矿难事故所有获救伤员无死亡和残疾发生，全部治愈出院。

（陈雷）

【上海世博会卫生保障工作】 2010年5月1日~10月31日，世界博览会在上海举行（以下简称"上海世博会"）。卫生部高度重视上海世博会卫生保障工作，将之列为2010年重点工作之一；成立了卫生部部长陈竺任组长的上海世博会卫生保障工作领导小组，制定了《卫生部上海世博会卫生保障工作方案》；协调上海、浙江、江苏卫生部门建立了上海世博会卫生保障的"长三角"区域协调联动机制；明确了32支国家级卫生应急队伍与国家应急实验室检测网络支援机制和国家医药储备调用程序；建立了上海世博会期间省际血液保障联动机制并指定了一、二、三线援助省份；协调建立了供应上海世博会食品安全监管部门协作、省际联动工作机制。卫生部与世界卫生组织、上海卫生部门共同推荐专家组成了"健康世博专家咨询委员会"，全程为上海世博卫生保障工作提供咨询建议和技术指导。在上海世博会召开前和上海世博会期间，部长陈竺、党组书记、副部长张茅多次赴上海协调、指导医疗卫生和食品安全保障工作。卫生部还在世博会开闭幕式重要时段向上海派驻工作组，加强信息沟通和工作协调。

上海市各级卫生部门在上海市委、市政府的统一领导下，按照世博会组委会的协调部署，与有关部门密切配合，认真履行职责，圆满完成了各项卫生保障任务，为上海世博会参观和工作人员提供了有效的医疗卫生服务保障。

截至10月31日，上海世博园区内累计接诊伤病员84309人次，出动急救车7142次，转诊6855人，所有伤病员均得到及时有效的诊治；检查餐饮服务单位17403户次、食品零售单位4558户次，纠正不规范操作行为207099项次；实施一级食品安全保障，共保障1008项重大活动114851人次用餐；园区共监测到17起关联性腹泻病例事件，经调查均排除了食物中毒和传染病；上海市无重大传染病疫情和突发公共卫生事件发生，全市甲、乙类传染病病例报告数比2009年同期下降了13.99%，实现了世博园区内无传染病暴发流行和重大突发公共卫生事件发生的目标。

（韩玉红）

【广州亚（残）运会卫生保障工作】 第16届亚运会和第10届亚残运会（以下简称"广州亚（残）运会"）分别于2010年11月12~27日和12月12~19日在广州举办。

为做好广州亚（残）运会卫生保障工作，卫生部将之列为2010年的一项重点工作。一是加强领导，积极部署。成立了由部长陈竺、党组书记、副部长张茅任组长，副部长王国强、副部长陈啸宏、副部长邵明立、副部长尹力任副组长的协调指导小组，制定了《卫生部广州亚（残）运会卫生保障工作协调指导方案》。10月14日，卫生部召开部务会专题研究部署做好广州亚（残）运会卫生保障工作。部长陈竺亲赴广州亚运会开幕式现场指挥协调医疗卫生保障工作。二是认真检查，督导落实。10月下旬，副部长尹力带队赴广东对亚（残）运会卫生保障工作进行了督导检查。卫生部先后多次派出工作组赴广东就突发事件卫生应急、登革热和基孔肯雅热等重点传染病防控、食品安全保障等工作进行了调研指导，并提出具体要求和工作建议，督促落实。三是积极协调，有力支持。协调建立了以福建省的卫生力量为一线、以32支国家级卫生应急队伍和国家卫生应急实验室检测网络为二线的广州亚残运会卫生保障应急支援机制。在广州亚运会召开前夕，及时派出专家组指导和协助广东卫生部门有效处置广州从化市一起自来水水源污染导致的诺如病毒感染疫情。广州亚（残）运会召开期间，派出工作组驻广东，加强卫生保障的信息沟通和工作协调。

广东省各级卫生部门在广东省党委和政府的统一领导下，健全卫生保障工作组织机构，完善部门、区域协调联动机制，制定了一系列应急预案和工作方案，指定了26家亚（残）运会定点医院和1家应急医疗救援医院，组建了约1000人的场馆医疗卫生团队和60支1018人的卫生应急队伍，落实了应急医药物资储备。广州亚（残）运会期间，卫生部门重点做好亚（残）运会场馆和人员的医疗服务和急救、传染病及重点症状监测、场馆卫生监督和食品安全监管工作，累计诊治16024人次（境外人员4598人次），报告涉及人员症状监测病例473例，出动卫生监督和食品安全监督人员15782人次；同时做好广州和汕尾、佛山、东莞三个协办城市的各项医疗卫生服务保障工作，并加强粤港澳之间和广东省省内各地市间的传染病和突发公共卫生事件信息沟通和应急联动机制，确保广州亚（残）运会的公共卫生安全。通过广东省各级卫生部门和广大医疗卫生人员共同努力，圆满完成了广州亚（残）运会各项医疗卫生保障任务，所有伤病员均得到了及时有效的救治，广州和汕尾、佛山、东莞三个协办城市无传染病在亚（残）运会举办期间暴发流行和重大突发公共卫生事件及食品安全事故报告。

（韩玉红）

【加强突发事件紧急医学救援机制建设】 在做好突发事件医疗卫生救援应急工作的同时，卫生部高度重视对突发事件卫生应急工作实践的总结，要求切实加强突发事件紧急医学救援机制建设。2010年4月，卫生部与国家安全生产监管总局矿山医疗救护中心在山西王家岭矿难事故医疗救援工作中，密切沟通，有效配合，顺利完成了事故伤员现场抢救、转运和院内救治工作。同月，卫生部与总后卫生部就加强突发事件卫生应急合作进行会商，在加强信息沟通、有效应急联动、联合培训演练等方面达成一致意见，形成了《军地卫生应急工作座谈会会议纪要》。2010年底，卫生部与武警总部后勤部卫生部就加强突发事件紧急医学救援合作进行了会商，进一步强化了两部门之间的协调联动机制。

2010年9月，卫生部与东盟秘书处在四川成都联合举办了中国-东盟自然灾害卫生应急研讨会。世界卫生组织、东盟秘书处、东盟国家卫生部门和我国部分省份卫生部门的代表与专家参加了会议。会议交流了区域内各国在地震等自然灾害紧急医学救援方面的实践经验，就拓展和加强区域紧急医学救援合作机制进行了研讨。10月，卫生部在北京召开了自然灾害紧急医学救援工作会议。国务院应急办和有关部委、卫生部有关司局（单位）、军队和武警卫生部门以及四川、陕西、甘肃省卫生部门的代表参加了会议。会议总结分析了青海玉树地震、甘肃舟曲特大山洪泥石流等自然灾害紧急医学救援工作的经验教训，交流学习了军队、武警、地方卫生部门应对自然灾害的有效做法和工作措施，分析提出了当前制约紧急医学救援工作开展的主要问题，研讨明确了自然灾害紧急医学救援工作下一步的发展思路。

（陈雷）

食品安全与卫生监督执法

卫生监督体制改革和卫生监督体系建设

【卫生监督体制改革和卫生监督体系建设工作】 2010年，食品安全与卫生监督工作紧紧围绕深化医药卫生体制改革、完善卫生监督体制改革和卫生监督体系建设，深入贯彻实施《食品安全法》，以食品安全、职业卫生、放射卫生、环境卫生和传染病防治监督与学校卫生为重点，切实加强公共卫生监督管理，严厉打击无证行医和非法采供血，较好地完成了各项工作。

一、深入贯彻实施《食品安全法》，开展专项整治，加强食品安全综合协调和法制建设

认真开展食品安全综合协调工作。建立健全食品安全综合协调工作制度和机制，细化部门职责，配合中央编办明确餐饮具集中消毒、辐照食品和“瘦肉精”监管等的部门职责分工。牵头成立全国食品安全整顿工作办公室和问题乳粉专案联合工作组，形成了牵头组织协调、及时分析研判形势、共同提出工作思路和措施的工作模式。2010年2月，部署“问题乳粉十日清查行动”，共清缴问题乳粉2.51万吨；7月东垣问题乳粉案件发生后，再次部署深入开展问题乳粉清查清缴。多次派出联合工作组赴地方督办问题乳粉案件，7月以来，各地共发现问题乳粉案件35起，涉及问题乳粉1978.71吨（包括2008年问题乳粉和使用其新加工的原料乳粉）。

加强配套法规标准体系建设。加快配套法规清理、完善进程，已清理、废止24件原有部门规章，发布10余项规章制度，正在制定事故查处等方面的规章，印发了《食品安全风险监测管理规定（试行）》、《食品安全风险评估管理规定（试行）》、《食品添加剂新品种管理办法》，起草了《复合食品添加剂通用安全标准》；联合印发了《关于贯彻实施食品安全法有关问题的通知》和《铁路运营食品安全管理办法》。成立了食品安全国家标准审评委员会，与农业部、国家标准委建立标准制定、编号和发布工作机制。组织开展食品安全基础标准清理完善，公布164项新的乳品安全标准等食品安全国家标准。

继续开展违法添加非食用物质和滥用食品添加剂整顿。会同有关部门联合印发了《关于2010年加强整顿违法添加非食用物质和滥用食品添加剂工作实施方案的通知》和《关于加强食品添加剂监督管理工作的通知》。发布五批47种违法添加的非食用物质和22种易被滥用的食品添加剂“黑名单”，清查梳理了250余种涉嫌不符合法规标准的食品添加物；2010年12月15日，印发了《关于进一步做好加强整顿违法添加非食用物质和滥用食品添加剂整顿工作的通知》，落实下一步工作要求和安排。

建立体系，开展风险监测与评估工作。成立国家食品安全风险评估专家委员会，申请成立国家食品安全风险评估中心和区域分中心，制定食品安全风险监测体系建设规划，积极争取建立覆盖全国城乡的风险监测体系。印发了2010年、2011年国家食品安全风险监测计划，在全国开展食品中化学污染物和有害因素、食源性致病菌及食源性疾病监测试点工作。对食品中的甲醛、铝、镉、硼砂/硼酸部署开展了常规风险评估，组织开展食盐加碘、野生蘑菇中尼古丁、紫砂煲中有害物质等应急风险评估。

加强食品安全事故组织查处和事件应急处置工作。组织修订了《国家重大食品安全事故应急预案》。协调有关部门和地方及时处置“圣元奶粉疑致性早熟”、“小龙虾致横纹肌溶解症”、“一滴香”、“霉变大米”、“金浩茶油”、“反式脂肪酸”等突发事件，适时发布权威信息，平息社会恐慌。

加强信息管理和宣传。建立各地食品安全信息联络员机制和部门食品安全信息公布机制，明确了部门之间、部门与地方之间的信息公布职责分工。定期编发食品安全动态，组织编写年度国家食品安全状况，开展地方食品安全状况编写试点。加强食品安全舆情监测分析，积极与媒体沟通协调，利用各类媒体，采取多种方式营造良好氛围。

二、统一思想，做好职业卫生职能调整和监管工作

健全职业病防治工作机制。与安全监管总局共同牵头建立了职业病防治工作部际联席会议制度（以下简称联席会议）并承担办公室工作。多次召开会议，审议通过了联席会议工作规则、办公室工作制度、职业病防治信息通报和发布机制、职业危害重大事件联合督查机制、联席会议2010年工作计划和职业健康状况调查方案，研究通报有关职业卫生事件调查处理情况和商议重大问题，提出了加强工作的措施和办法。

做好《职业病防治法》修订和职业卫生监管职责调整工作。认真组织研究并提出了《职业病防治法》修订思路和意见并向全国人大相关委员会汇报，积极配合国务院法制办到河南省、广东省调研。根据中央编办《关于职业卫生监管部门职责分工的通知》精神，2010年11月，召开全国职业病防治工作座谈会，提出了具体要求，部署了《国家职业病防治规划（2009—2015年）》等有关工作，并积极与安全监管总局沟通进行职责交接。

以项目促发展，加强职业健康检查和职业病诊断与鉴定工作。积极探索将基本职业卫生服务纳入农民工职业病防治关爱内容，争取中央财政专项资金，基本职业卫生服务试点工作扩大到29个省（区、市）的65个县（区），开展重点职业病监测，并通过督查、调研评价试点效果，推动地方能力建设。组织制定《职业健康状况调查方案》，拟在65个县（区）启动重点职业病哨点监测。充分发挥职业病诊断与鉴定技术指导委员会的作用。

落实领导批示，研究职业病防治治本措施。配合有关部门开展了粉尘与高毒物品危害治理专项行动、整治非法用工打击违法犯罪专项行动。在全国部署加强对从事高职业病风险工种农民工职业健康监护的监督检查力度，严肃查处违法行为。指导地方做好体检、诊断、救治、赔偿以及对违法企业的查处等工作，妥善处置职业病事件。认真贯彻落实国务院领导和卫生部领导的批示精神，会同有关部门认真研究职业病防治治本措施，特别是对尘肺类职业病诊断难、鉴定难等问题提出了初步思路和安排。

以医用辐射安全监管为重点，进一步加强放射卫生监管工作。向部务会汇报了对天津市等11个省（市）部分医疗机构组织开展的放射诊疗防护调查情况以及下一步工作建议，开展了医用辐射安全卫生监测网试点工作，成立医用辐射安全领导小组，制定了《卫生部进一步加强医用辐射安全方案》。继续加强放射工作人员健康监护和个人剂量监测工作，将医用辐射防护工作纳入了2010年医疗质量万里行工作，印发了《2010年“医疗质量万里行”——放射诊疗防护专项监督检查工作方案》。初步完成《放射损伤防治管理条例（送审稿）》的起草工作。印发了《核电站周围居民健康与卫生监测工作指南》。

此外，组织开展新生代农民工职业病防治课题研究，制定职业病防治机构职责功能、绩效考核标准和体系建设标准。完成了机构管理和项目审批工作，开展了职业病防治法宣传周活动。

三、加强公共场所卫生和城市生活饮用水监督管理，完善消毒产品、涉水产品监督法制化进程，推动环境与健康管理工作

生活饮用水卫生监管工作。一是印发了《卫生部办公厅关于进一步加强饮用水卫生监测工作的通知》，加强饮用水卫生监管。二是加强饮用水卫生监测和检测能力建设。目前全国已有9个省级疾病预防控制中心、2个省会城市疾病预防控制中心具备了106项水质指标检测能力。对15个试点省份、3277个城市饮用水卫生监测点构建成的饮用水卫生监测网络体系工作开展评估总结，并提出了下一步的工作思路。三是起草完成了《全国城市饮用水卫生保障规划（初稿）》，已完成向各省征求意见的工作，目前正在征求相关部门的意见。四是参与协调并督导了上海世博会和广州亚运会生活饮用水卫生保障工作。及时了解并指导地方积极处置了广州市从化区等多起突发饮用水污染事件。

公共场所卫生监督管理工作。一是积极推进《公共场所卫生管理条例实施细则》修订工作，完成了向各省相关部门和公众征求意见的工作，目前已进入审议阶段。二是继续推进扩大公共场所卫生监督量化分级管理实施覆盖面，从住宿业扩大到游泳场所，基本实现游泳场所全覆盖、住宿业省会城市100%、其他城市不少于80%实施量化分级管理的工作目标。三是加强公共场所量化分级宣传工作，已初步完成了宣传材料的设计方案，定稿后将发放各地，开展宣传工作。

消毒产品、涉水产品监督管理工作。一是制定抽检方案，加强对获得卫生部许可批件产品的抽检力度。共抽检13个省97家生产企业的200个产品。对抽检发现的问题严肃处理，公布抽检不合格产品，向各地通报抽检结果，并提出了具体的监管要求。二是深化卫生行政许可改革，进一步完善产品许可及监管规范。印发了《饮用水水表卫生安全评价规范》；完成漂白粉、漂粉精类消毒剂卫生规范的起草工作；修订涉水产品的卫生评价规范和涉水产品分类目录；启动修订健康相关产品许可程序和相关规范。三是印发了《餐饮具集中消毒单位卫生监督规范》。

认真贯彻落实国务院《关于加强重金属污染防治工作指导意见》。一是印发了《卫生部办公厅关于做好重金属污染防治工作的通知》和《环境重金属污染健康监测技术指南（试行）》，加强环境污染对健康影响评估工作的指导，认真落实卫生部门重金属污染防治重点工作。二是积极配合环保部做好重金属污染综合防治规划编制和国家履行斯德哥尔摩公约等相关工作，配合发展改革委开展应对气候变化相关工作，联合中国农工民主党召开了第三届中国环境与健康宣传周活动，同时积极推进国家环境与健康工作领导小组相关工作。三是加强国际交流和国际合作，参加了第二届区域环境与健康部长级论坛，指导西班牙千年基金项目、GEF应对气候变化项目等国际项目。

四、紧抓传染病防治监督与学校卫生监督工作的落实，进一步严厉打击无证行医和非法采供血行为

明确传染病防治监督工作职责，规范工作流程，积极开展试点研究工作。一是制定印发《传染病防治日常监督工作规范》，进一步明确各级卫生监督机构在传染病日常防治监督工作中的职责和范围。二是启动传染病监督试点研究和传染病典型案例评析。三是做好对辽宁省、吉林省等省实验室生物安全的监督检查。四是积极监测媒体曝光情况，主动了解山西省稷山县、河南省周口县医疗机构不规范处置医疗废物事件，开展医疗废物专项整治行动。

规范学校卫生监督管理，重视能力建设。一是与教育部联合印发了《关于进一步加强学校卫生管理与监督工作的通知》，规范学校卫生工作，联合开展专项检查，研讨和通报学校饮用水污染事件。二是修订并印发了《卫生监督员手册——学校卫生监督》。组织起草了《学校卫生量化分级管理（征求意见稿）》和《学校卫生监督管理办法》，完善了学校卫生相关的法律法规。

强化认识，严厉打击无证行医和非法采供血行为。一是对群众举报进行调查和开展全国6个省（区、市）单采血浆站的监督检查，并将海伦市单采血浆站违规行为向全国通报。二是加强浆站监管工作，召开全国浆站监管工作座谈会，印发了《卫生部关于进一步加强浆站监督管理的通知》。三是理顺职责分工，加强部门间的衔接配合。与公安部治安管理局召开联席会议，研究打击策略，加强联合办案和规范案件移送。

五、积极推进卫生监督体系建设，规范卫生行政执法工作

进一步推进体系建设。针对职能调整过程中出现的各种问题，与中央编办、食品药品监管局联合开展调研，提出加强餐饮服务监管和卫生监督工作、保持监督队伍稳定、有效整合资源等建议。印发了《关于切实落实监管责任进一步加强卫生监督工作的意见》，指导地方进一步深化卫生监督体制改革，强化履职意识，推动卫生监督职责依法全面落实。

根据全国卫生监督机构房屋基础设施建设现况，完成《卫生监督体系建设与发展规划》和《卫生监督机构建设指导意见》的上报工作，并与国家发展和改革委员会多次磋商以修改完善。

信息化建设上新水平。贯彻落

实《卫生监督信息系统建设指导意见》，加快国家卫生监督信息平台建设，2010年7月6～7日，召开全国卫生监督信息工作会议，要求以部署推广卫生监督信息报告系统为先导，全面推进卫生监督信息系统建设。下半年启动了卫生监督信息报告系统上线试运行，从2011年1月1日起，全国（除西藏自治区外）将全面实行卫生监督信息个案报送。数据交换工作稳步推进，卫生行政许可审批系统、卫生监督检查与行政处罚系统试点投入应用。

依法履职思路进一步清晰。按要求清理卫生监督法律法规，修订了《卫生监督员管理办法》和《卫生行政执法文书》，完善制度。2010年10～11月，对8个省（区）和新疆生产建设兵团开展了食品安全与卫生监督综合督查调研工作，全面掌握食品安全与卫生监督各项职责履行情况。

监督队伍得以加强和规范。结合工作实际和惩防体系建设要求，组织编写了《卫生监督稽查工作手册》，印发了《2010年专项稽查工作方案》，归纳整理卫生监督稽查基础知识和各地实践经验，规范指导基层卫生监督稽查工作。开展卫生监督人才队伍建设研究，起草了《2011—2015年全国卫生监督员教育培训规划》。印发了《2010年西部地区卫生监督人员培训项目管理方案》，督促各地做好《2005—2010年全国卫生监督员教育培训规划》及其培训项目的实施；举办全国卫生厅局长行政执法培训班，指导地方全面加强卫生监督工作。研究制定《卫生监督机构绩效考核实施办法（试行）》。加强卫生监督队伍规范化建设，探索建立等级卫生监督员管理制度。

着眼长远，做好“十二五”规划制定工作。结合卫生“十二五”规划的起草工作，围绕卫生监督与食品安全的重点工作，制定了《食品安全与卫生监督“十二五”规划》，研究制定食品安全、职业卫生和环境卫生等方面的重大专项，争取进一步加强对卫生监督和食品安全工作的投入。探索开展食品安全、职业病防治、饮用水卫生安全等基本公共卫生服务均等化服务项目，争取财政支持。

（苏志　王冀）

【全国卫生系统食品安全与卫生监督工作会议在北京召开】 2010年1月25～26日全国卫生系统食品安全与卫生监督工作会议在北京市召开。全国31个省（区、市），新疆生产建设兵团卫生厅局、卫生监督机构、疾病预防机构和职防院所的代表，以及有关部委的代表约270人出席了会议。会议的主题是深入贯彻党的十七大、十七届四中全会和中央经济工作会议精神，认真落实2010年全国卫生工作会议和全国卫生系统纪检监察暨纠风工作会议要求，回顾2009年卫生系统食品安全与卫生监督工作，统一思想，坚定信心，做好2010年工作，努力开创食品安全工作与卫生监督事业发展的新局面。卫生部部长陈竺出席会议并作了“认清形势 抓住契机 切实加强卫生监督能力建设”的重要讲话，从“正确认识形势，增强做好卫生监督工作的责任感和紧迫感；突出重点，全面履行卫生监督职责；抓住契机，促进卫生监督事业不断发展”三个方面提出要求。副部长陈啸宏作了题为“坚定信心 依法履职 努力开创食品安全与卫生监督工作新局面”的报告，指出2009年各地卫生部门紧紧围绕食品安全、职业病危害、饮用水安全、环境健康等突出问题，明确监管职责，落实监管责任，创新监管机制，加大监管力度，有力维护了人民群众健康权益。报告还分析了面临的困难和问题，要求各级卫生行政部门认清形势，坚定信心，扎扎实实做好2010年的食品安全与卫生监督工作。会议期间，卫生部领导专门抽出时间与与会代表座谈交流，部分省（市）卫生行政部门交流了工作经验。会议还针对卫生监督体制改革、加强职业病防治等重点问题进行了深入讨论。

（王冀）

【卫生部联合中央编办、食品药品监管局对地方餐饮服务监管和卫生监督工作进行调研】 为调研当前地方机构改革中卫生监督与食品药品监管工作和人员队伍情况，2010年4月12～16日，中央编办、卫生部、食品药品监督管理局分三组对辽宁省、上海市、江苏省、安徽省、山东省六省（市）进行为期一周的调研。通过召开省、市、县有关部门的座谈会、实地考察等形式，了解了地方机构改革现状和相关法定监管职责的落实情况，听取了地方对食品药品监管与卫生监督工作的意见和建议。调研结束后，卫生部调研组及时将收集到的情况整理成汇报材料，总结了地方机构改革情况、职责履行情况、地方反映的问题，并根据调研情况提出全面贯彻党中央、国务院机构改革精神，加强卫生监督与餐饮服务监管工作、确保基层监督工作不被削弱的建议，并向卫生部领导作了汇报。

（王冀）

【卫生部实施新的卫生监督调查制度】 根据卫生部《关于执行〈全国卫生监督调查制度〉等4项制度的通知》要求，原有的卫生监督信息报告卡已于2009年到期，2010年正式启用新的卫生监督信息报告卡，实行新的调查制度。为做好2010—2011年度卫生监督信息报告工作，卫生部印发《卫生部办公厅关于实施卫生监督调查制度有关问题的通知》，对2010—2011年度卫生监督信息报告内容、报告方式、统计年限和报送时间提出要求，并就卫生监督信息报告系统推广实施工作进行安排。通知还明确各级卫生行政部门和卫生监督机构职责，确保卫生监督调查制度得到有效实施。

（王冀）

【编制《食品安全与卫生监督“十二五”规划》】 根据卫生部制订“十二五”规划的要求，组织有关人员编制完成了《食品安全与卫生监督“十二五”规划》（以下简称《规划》)。

《规划》编制的基本思路是：以更好履职为主题，能力建设为主导，重点工作和重点项目为主线，以有效解决食品安全与卫生监督重大问题为目标，不断提高食品安全综合协调能力，推进卫生体制改革，以高度的责任感，不断健全的制度规范和坚实的专业技术为支撑，为人民健康提供切实的保障。

《规划》在总结“十一五”期间的工作进展、所取得的成效和存在问题的基础上，深入分析了“十二五”期间面临的形势，提出到2015年的总体发展目标：食品安全综合协调与卫生监督体系建设进一步完善，食品安全风险监测和评价网络能力显著提高，食品安全国家标准进一步规范，继续加强公共卫生监管能力建设，职业病防治、放射卫生、环境卫生、学校卫生等监管力度全面提升，充分发挥卫生监督信息网络和专业技术的支撑作用，切实提高城乡居民享有基本公共卫生服务的公平性、可及性。

《规划》确定了五方面主要工作：一是食品安全，建立国家食品安全风险监测、评估和预警技术体系，有针对性地组织开展专项整治，制（修）订食品安全标准，规范食品安全信息发布；二是职业卫生与放射卫生，开展职业健康行动计划，建立完善职业病防治法规标准体系和技术支撑体系，加强医疗机构放射诊疗防护的监督管理；三是饮用水卫生安全，建立完善饮用水卫生监督监测信息报告、处理和发布系统，基本完成全国生活饮用水检测能力建设，组织开展《生活饮用水卫生标准》实施效果评估；四是重金属污染健康危害监测和诊疗，完善重点防控区重金属污染监测、健康体检和诊疗救治机构能力建设，建立健全重点防控区域食品、生活饮用水重金属监测及对高风险人群生物监测、健康体检等工作规范；五是加强卫生监督体系建设特别是基层卫生监督网络建设，加强人才培养、队伍建设，加强卫生监督信息系统建设。

《规划》还提出了深化卫生监督体制改革、完善法律法规标准、加强能力建设和建立财政保障机制等四条保障措施，以及卫生监督体系和人才队伍建设、食品安全保障、职业病防治、集中供水水质卫生监测、重金属污染健康危害监测和诊疗能力建设等五个重点项目。

（宫国强　董静宇）

【召开全国卫生监督信息工作会议】 2010年7月6～7日，全国卫生监督信息工作会议在浙江省宁波市召开。全国31个省（区、市），新疆生产建设兵团，卫生部卫生统计信息中心、中国疾病预防控制中心及卫生部卫生监督中心的代表约160人出席了会议。会议的主要任务是，总结回顾近年来卫生监督信息工作，强化对卫生监督信息工作重要性的认识，部署下一步卫生监督信息工作，全面推进“十二五”期间全国卫生监督信息系统建设，提升卫生监督信息化水平。分析了我国卫生信息化发展现状和深化医药卫生体制改革对卫生信息化工作的新要求，介绍了“十二五”卫生信息化建设总体思路和建设目标。回顾了近几年卫生监督信息化工作进程，肯定了成绩，也指出了卫生监督信息工作距离卫生监督事业发展需求还存在较大差距，要求各级卫生行政部门和卫生监督机构要提高对卫生监督信息化工作重要性的认识。提出了“十二五”期间卫生监督信息化工作的目标、思路、主要内容和主要措施，并要求各级卫生行政部门和卫生监督机构从做好卫生监督信息报告系统实施、加强电子政务建设和政务公开、建立健全互联互通和数据共享的卫生监督信息平台、通过信息促进全面依法履职以及落实保障措施五个方面抓好卫生监督信息化工作的落实。

总结了国家级卫生监督信息系统建设项目组织实施、卫生监督信息统计报告工作、卫生监督信息标准和业务标准规范体系的建立以及国家级卫生行政许可受理评审信息化工作等方面开展的工作，介绍了卫生监督中心下一阶段的重点工作并提出了具体要求。

会议期间，介绍了卫生信息化建设现状和“十二五”规划，以及国家级卫生监督信息系统建设项目工作进展情况。北京市、四川省、辽宁省、上海市、宁波市分别就本省（市）卫生监督信息化的建设情况进行了会议交流。会议要求各地要从思想认识、工作措施、组织保障等方面认真落实会议精神，全面推进卫生监督信息系统建设。会议还针对当前卫生监督信息系统建设存在的问题及对策进行了深入讨论。

（王冀）

【梳理卫生监督职责，依法落实监管责任】 2010年，卫生部组织开展了食品安全与卫生监督职责梳理工作。对照相关法律法规规章和“三定”规定，对卫生部本级承担的食品安全与卫生监督职责进行全面梳理和分析，共梳理出16大类76小项具体职责，分析了履职存在的主要问题，提出了下一步的工作思路和措施。下一步将印发文件要求地方结合辖区实际，尽快组织开展本地区、本单位的食品安全与卫生监督职责梳理工作。

（钟发英）

【加强卫生监督稽查，规范执法行为】 卫生部组织编写了《卫生监督稽查工作手册》，系统归纳整理了卫生监督稽查的工作职责、工作内容、稽查方法和稽查管理等方面的要求，指导规范各地的稽查工作。印发了《卫生部监督局关于开展卫生监督专项稽查工作的通知》，要求各省（区、市）组织对卫生行政许可、公共场所量化分级和学校卫生等卫生监督重点工作，以及人员培训和内部稽查等卫生监督队伍管理工作情况进行专项稽查，2010年11～12月，卫生部组织对部分省（市）开展专项稽查的情况进行了督查调研，并对各地专项稽查工作总结报告进行了汇总分析，提出了加强稽查工作的措施建议。

（田建新）

【探索等级监督员管理制度】 为了适应卫生监督机构由事业单位向行政执法机构的转变，针对卫生监督人员依照或参照公务员管理后因为没有专业职级序列，行政级别低、人员待遇下降、晋升渠道不畅等问题，2010年9月，卫生部组织成立了相关小组，开展前期调研，研究提出对卫生监督员实行分级管理，拟参照海关、检察等有关部门管理模式和深圳市公务员改革经验，探索建立等级监督员制度，以更好地发挥卫生监督人员的工作积极性和创造性。

（田建新）

【卫生部印发《进一步加强食品安全与卫生监督工作的意见》】 2010年，卫生部印发了《关于切实落实监管职责进一步加强食品安全与卫生监督工作的意见》(以下简称《意见》)，从增强履职意识、理顺工作机制、深化体制改革以及加强机构和队伍能力建设等四个方面，对各级卫生行政部门和卫生监督机构的下一步工作提出指导意见。《意见》的主要内容包括：一是强调要进一步提高思想认识，增强依法全面履职的意识。顺应机构改革和职能调整，转变观念，找准定位，创造性开展工作。二是强调要进一步理顺工作机制，全面履行食品安全与卫生监督职责。一方面要大力做好各项综合协调工作，另一方面要切实加大卫生监督执法力度。三是强调要进一步深化体制改革，深入推进卫生监督综合执法。各地在推进机构改革和职能调整过程中，要在地方党委、政府主导下积极探索实施切合本地实际的卫生综合执法新模式。四是强调要进一步完善机构建设和管理，大力加强卫生监督能力建设。各地要按照国家“十二五”卫生规划和2010—2020年卫生人才发展规划的要求，加大人才培养和技术支撑能力建设，完善机构管理。

（钟发英）

【组织开展卫生监督机构绩效考核研究】 2010年，组织开展了卫生监督机构绩效考核研究。提出了通过建立健全卫生监督工作绩效管理制度并实施绩效考核，对各级卫生监督机构的机构建设、职责履行情况、工作效率、质量、水平、管理能力以及有关各方的满意度等进行测评和分析，科学评价职责范围内食品安全与卫生监督工作的成绩和效果。充分发挥绩效管理的导向和激励作用，推进法治政府建设和卫生依法行政，落实食品安全与卫生监督职责，加强卫生监督机构的能力建设和规范管理，促进卫生监督执法能力和水平的提高。

（于庆华）

【举办全国卫生厅局长行政执法培训班】 2010年8月，在哈尔滨市举办全国卫生厅局长行政执法培训班。来自全国31个省（区、市）卫生厅（局）和新疆生产建设兵团卫生局的主管厅（局）长、监督处长、监督所（局）长、监督处长、监督所（局）长以及卫生部监督中心、中国疾病预防控制中心领导等160余人参加培训。培训班采取以会代训的形式，邀请各地交流在地方监管政策、依法规范履职和加强队伍管理等方面好的经验和做法，并就当前卫生监督机构建设、职能调整和新形势下如何依法履职等内容进行研讨。

（于庆华）

【组织开展卫生监督人才队伍建设研究】 2010年6～9月，组织开展卫生监督人才队伍建设研究。根据食品安全与卫生监督职责要求，在调查、收集全国卫生监督人才队伍建设相关数据的基础上，分析指出当前我国卫生监督机构人员队伍尚存在人员总量不足、人才结构不合理、部分专业人才短缺、高层次人才不足和基层复合型人才缺乏等问题，并提出2010—2020年卫生监督人才建设发展目标、规划和措施建议。

（于庆华）

食品安全

【2010年全国食品安全整顿工作取得阶段性成效】 按照国务院2010年食品安全整顿工作安排，在国务院食品安全委员会及其办公室的领导协调下，卫生部牵头、15个部门组成的全国食品安全整顿办精心组织实施整顿工作，各地区、各有关部门切实加强各环节食品安全监管。2010年，全国食品安全整顿工作取得了阶段性成效，重点整治了部分食品安全突出问题，严肃查处了一批典型案件，进一步健全了食品安全长效机制，圆满完成了上海世博会、广州亚（残）运会、青海玉树地震灾区、甘肃舟曲特大山洪泥石流灾区的食品安全保障工作；蔬菜、禽畜产品和水产品监测总体合格率分别为96.8%、99.6%和96.7%，23大类3800多种加工食品的抽检批次合格率为94.6%，出口食品合格率达到99.8%以上，全年未发生重大食品安全事故，食品安全形势总体保持平稳。同时，食品安全整顿工作对食品产业发展起到了重要的保障和推动作用，2010年规模以上食品工业企业预计实现产值5.8万亿元，同比增长了15%，食品工业增加值占全国工业经济增长的9.4%，进出口食品贸易达到1060.1亿美元，同比增长了29.3%，餐饮服务收入达到了1.8万亿元，占社会消费品零售总额的11.4%。

2010年，全国共检查了各类食用农产品、食品生产经营单位近3500万户次，食品添加剂生产经营单位52万户次，取缔无证照和吊销证照企业10万家，在食用农产品生产、食品生产、流通、餐饮、进出口等环节查处各类违法案件13万起，其中各级公安机关破获刑事案件115起，抓获犯罪嫌疑人248名，公布了5批47种可能违法添加的非食用物质和22种易被滥用的食品添加剂“黑名单”，稳妥处置了“圣元奶粉”、“小龙虾”、“金浩茶油”等社会关注问题。针对媒体报道的“地沟油”问题组织了专项整治，截至目前共检查了食用油生产销售单位117.4万户次和餐饮单位166.6万户次，查扣不明来源和不合格食用油165.7吨。卫生、质检、工商、食品药品监管等部门正在组织对食品调味料和食品添加剂开展专项检查，重点检查这些产品的原料来源、生产加工、标签标识以及经营使用环节的进货查验、索证索票等内容，严厉打击在调味料中添加非食用物质和滥用食品添加剂的违法行为。

问题乳粉清查清缴和案件查处工作取得较大进展。按照国务院食品安全委员会统一部署，全国食品安全整顿办组织有关部门在全国范围内开展了问题乳粉清查清缴和案件查处工作。2010年7月，东垣问题乳粉案件发生以来共清缴涉案问题乳粉2131.87吨，查办非法使用2008年问题乳粉生产、销售原料乳粉和乳制品案件40起，公安机关已立案34起，共抓获96名犯罪嫌疑人，其中55名犯罪嫌疑人移交检察机关起诉，已有17名犯罪分子被依法判刑，其中2人被判处无期徒刑；各级纪检监察机关已对查明负有责任的191名领导干部和监管部门工作人员给予党纪政纪处分、行政问责和诫勉谈话，共免职9人，行政撤职26人，行政降级18人（其中2人同时给予免职处理），行政记大过43人，行政记过等其他处分及诫勉谈话97人。另外，生鲜乳收购站清理整顿工作已完成，清理后总数为1.35万个，比清理前减少了34%，生鲜乳三聚氰胺监测合格率保持在100%；完成了乳品安全标准整合工作，新公布了68项乳品安全标准；加强三聚氰胺生产经营管理，严格实施销售实名登记制度。

食品安全长效机制建设在整顿工作中取得长足进展。一是加快《食品安全法》配套法规标准体系建设。全国人大将严厉打击食品安全违法犯罪行为有关内容列入《刑法》修正案修订范围；国务院推进《保健食品监督管理条例》、《农药管理条例》和《饲料和饲料添加剂管理条例》制订修订工作；各部门发布了食品生产、流通、餐饮服务许可和监管部门规章10余件及一批规范性文件；最高人民法院、最高人民检察院、公安部、司法部四部门联合印发了《关于严惩危害食品安全犯罪活动的通知》，加大食品安全犯罪打击力度。清理完善并新公布了165项食品安全国家标准，食品中有毒有害污染物、真菌毒素限量、预包装食品标签、食品添加剂使用等15项标准即将公布。二是加强食品安全风险监测评估体系建设。初步建立以31个省级、218个地市级食品污染物监测点和312个县级食源性疾病监测点组成的全国食品安全风险监测网络；农产品质量安全监测范围已扩大到138个主要大中城市，监测种类达到六大类101个品种，监测指标86项；对外公布了5130家符合资质的食品安全检验机构。国家食品安全风险评估中心和区域分中心组建工作积极推进。建立了食品安全监测能力建设联席会议制度，组织编制了农产品、食品检验检测和风险监测建设规划。三是推进食品工业企业诚信体系建设和行业发展。成立了食品工业企业诚信体系建设部门联席会议制度，发布了《食品工业企业诚信体系建设工作指导意见》，公布实施了食品工业企业诚信管理体系建立及实施通用要求、诚信评价准则等行业标准，开展了乳制品和肉类加工行业诚信建设试点工作。组织编制了食品工业“十二五”发展规划纲要，制订了粮食、马铃薯、生猪屠宰、肉类加工业等行业发展规划；在上海市、大连市等10个城市开展了肉类、蔬菜流通追溯体系建设试点；组建食品行业专家库，建立月份运行监测和信息通报制度。

全国食品安全整顿办还将针对食品安全问题突出的重点领域和品种继续深入进行专项治理，严厉打击食品安全违法犯罪行为，发现一起、严惩一起，决不姑息，对有关地方和监管部门的监管不力、失职渎职等行为，严肃追究责任。

（张旭东　刘松涛）

【加强食品安全法配套法规建设】 按照国务院清理完善法规工作相关部署，2010年，卫生部加快了食品安全法配套法规建设进程。一是系统清理原有法规。组织对从新中国成立初期卫生部制定的大量涉及食品卫生安全的配套部门规章和规范性文件进行清理，特别根据《食品安全法》赋予卫生部的新职责，共废止原有部门规章42件，清理规范性文件近600件。二是加快《食品安全法》配套法规制定进程。已公布《食品添加剂新品种管理办法》及《食品添加剂新品种申报受理规定》、《食品安全国家标准管理办法》、《食品安全国家标准管理办法》、《食品安全地方标准管理办法》、《食品安全企业标准备案办法》、《食品安全国家标准制修订项目管理规定》、《食品安全风险评估管理规定（试行）》、《食品安全风险监测管理规定（试行）》、《食品安全信息公布管理办法》、《铁路运营食品安全管理办法》、《食品检验机构资质认定条件》、《食品检验规范》等方面规章制度13项，初步建立了涵盖卫生部全部法定职责的配套法规体系，各级食品安全综合协调部门也正在组织制定地方配套法规。三是积极参与《食品安全法实施条例》、《保健食品监督管理条例》、刑法修正案（八）的制订修订工作，及时提出意见建议，同时密切关注其他部门的法规建设进展。

（刘松涛）

【《铁路运营食品安全管理办法》出台】 按照《食品安全法》第102条关于“铁路运营中食品安全的管理办法由国务院卫生行政部门会同国务院有关部门依照本法制定”的规定，卫生部会同铁道部起草了《铁路运营食品安全管理办法》（以下简称《办法》），并征求了全国人大、中央编办、国务院法制办、农业部、质检总局、工商总局、食品药品监督管理局等部门的意见，卫生部、铁道部、工商总局、质检总局、食品药品监督管理局五部门于2010年9月联合印发。《办法》适用于铁路运营中食品经营活动的食品安全监督管理，明确国家实行铁路运营食品安全统一综合监督制度，卫生部、工商总局、食品药品监管局会同铁路主管部门共同建立铁路运营食品安全监督协调机制，具体工作由铁路食品安全监督机构承担，按照食品安全法律、行政法规、部门规章以及有关标准、要求、规范对铁路运营中的食品流通、餐饮服务等进行许可和监管。《办法》还针对铁路运营的特点，针对铁路餐车、食品运输车辆等规定了卫生安全要求，建立了铁路食品安全事故应急处置和食品安全监督信息制度。《办法》对明确有关门职责分工，加强铁路运营食品安全监管，保障公众身体健康具有重要意义。

（刘松涛）

【妥善处置“圣元奶粉疑致性早熟”事件】 2010年，有媒体报道因食用圣元品牌的奶粉，全国多地出现婴儿性早熟的情况，怀疑圣元奶粉被添加了激素成分。

卫生部对此事件高度重视，专门组成了由检测、妇幼、内分泌、营养等专业的专家组成的应急专家组对事件进行调查处理；由内分泌、妇幼专家专门对婴幼儿患者进行会诊并获得了详细临床资料。此外，卫生部委托北京市疾病预防控制中心、中国检验检疫科学院等检测机构，抽检了国内外15家企业20个品牌产品的婴儿奶粉，进行雌激素和孕激素含量检测，其中被检的奶粉包括圣元奶粉。检测结果显示，42份圣元乳粉中未检出已烯雌酚和醋酸甲孕酮等禁用的外源性性激素，内源性雌激素（17β-雌二醇和雌酮）和内源性孕激素（孕酮和17α-羟孕酮）的检出值分别为0.2～2.3μg/kg和13～72μg/kg，其中患儿家中存留样品雌激素和孕激素检出值分别为0.5μg/kg和33μg/kg。专家分析，检测结果符合国内外文献报道的含量范围。

卫生部介入调查后，湖北省对3例疑因食用乳粉致性早熟的病例再次会诊和回访，并检测激素水平、骨龄等项目，未发现患儿生长发育明显加速，仅能判断为单纯性乳房早发育，为临床常见病例。卫生部向部分国内儿童专科医疗机构调取的就诊资料显示，近年临床就诊的儿童性早熟病例数未见异常升高趋势，就诊的假性性早熟儿童中，纯母乳喂养和人工喂养的比例基本相当。卫生部专家组综合检测结果和临床会诊意见评估认为，湖北3例婴幼儿单纯性乳房早发育与食用圣元优博婴幼儿乳粉没有关联，目前市场上抽检的圣元乳粉和其他婴幼儿乳粉激素含量没有异常。

卫生部根据专家组的评估意见，及时召开新闻发布会，通报了“圣元乳粉疑致儿童性早熟”的调查结果，解除了消费者的疑虑，恢复了市场稳定。

（徐娇　付婷）

【成功举办2010年国际食品安全论坛】 由卫生部、工业和信息化部、科技部及世界卫生组织（WHO）、联合国粮农组织（FAO）等国际组织支持，由国际食品科技联盟（IUFoST）、中国食品科技学会（CIFST）主办的2010年国际食品安全论坛于2010年4月22～23日在北京市举办。本次论坛主题为“风险管理：概念与实践”，来自国内外的专家、学者、官员以及企业代表围绕风险管理、食品安全标准与技术、风险交流、风险评估等内容发表了专题演讲，卫生部部长陈竺作为论坛名誉主席出席了论坛开幕式并讲话，IUFoST主席代表、CIFST理事长潘蓓蕾、WHO驻华代表兰睿明以及工业和信息化部、科技部代表出席并讲话。论坛吸引了近300名各界人士参加，其中包括来自英国、美国、加拿大、澳大利亚、日本、韩国、泰国等10个国家的代表共32名。论坛积极宣传了我国食品安全各项工作，加深国际社会对我国食品安全的客观认识，展示了国内外成熟的食品安全工作经验和做法，构建了政府、科技界、工业界之间的平台。

（张旭东　刘松涛）

【印发《食品安全信息公布管理办法》】 根据《食品安全法》、《食品安全法实施条例》，以及中宣部等7部门《关于进一步做好食品安全报道工作的意见》（中宣发〔2005〕35号）的有关规定，2010年，卫生部联合农业部、商务部、工商总局、质检总局和食品药品监管局印发了《食品安全信息公布管理办法》。一是明确食品安全信息的分类。根据《食品安全法实施条例》要求，将食品安全信息分为统一公布的信息和日常监管信息。二是构建部门间信息沟通平台。规范食品安全信息的公布，加强食品安全信息管理和综合利用。实现食品安全信息发布制度化、规范化，建立食品安全信息统一公布制度。三是明确中央和地方食品信息公布的范围。要求食品安全监管相关部门依据各自职责制定可操作性分级管理办法，明确国务院各部门、地方政府及相关部门发布信息类型，建立上下级食品安全信息沟通渠道。四是建立食品安全信息通报与会商制度。明确各级、各部门建立信息通报的机制，明确信息通报形式、通报渠道和责任。县级以上食品安全各监督管理部门在公布食品安全信息时，应当通报各相关部门，召开会议进行会商。五是加强食品安全监管部门与新闻媒体沟通，做好解疑释惑。主动引导舆论，及时发布权威信息，提高食品安全发布的时效性，力争在第一时间发布权威信息，对食品安全问题做到及时反应，在未形成社会舆论和造成严重后果前及时发布全面、准确、科学、权威的信息。

（张凤）

【做好食品安全信息工作】 一是根据《食品安全法》和《食品安全法实施条例》规定，国家建立食品安全信息统一公布制度，由卫生部统一公布信息，包括国家食品安全总体情况、食品安全风险评估信息和食品安全风险警示信息、重大食品安全事故及其处理信息、其他重要信息和国务院确定的统一公布的信息。2010 年，卫生部、农业部、商务部、国家工商行政管理总局、国家质量监督管理总局和国家食品药品监督管理局共同出台了《食品安全信息公布管理办法》。该办法明确规定了食品安全信息分类管理、分级公布制度，明确信息通报形式、通报渠道和责任，并要求食品安全监管部门加强与新闻媒体沟通，做好解疑释惑。二是贯彻落实《食品安全法》及其实施条例，为确保 2010 年全国食品安全总体状况报告编写工作能够顺利开展，卫生部组织制定了《年度食品安全总体状况报告框架指南》，要求各地结合本地食品安全工作实际情况，认真分析、整理本区域食品安全信息，编写年度食品安全状况报告，全面反映本地区的食品产业总体状况、政策法规标准建设、食品安全监督管理、食品安全风险监测和评估、食品安全事故、保障条件和能力建设以及食品安全存在的主要隐患和建议等方面工作状况，使政府及监管部门把握食品安全态势，对食品安全问题做到早发现、早预防、早整治、早解决，全面提高食品安全保障水平。三是加强各地区、各部门之间的食品安全信息沟通，及时反映各地食品安全工作情况，交流工作经验和做法。从 2009 年 6 月 1 日起，卫生部开始编制《食品安全信息动态》，截至 2010 年底，共编制印发 76 期。四是加强信息沟通与交流。及时向世界卫生组织（WHO）国际食品安全当局网络（INFOSAN）核实通报问题乳粉案件、出口澳大利亚干海苔碘含量超标等相关信息，积极参与 INFOSAN 全球会议，加强食品安全信息联系工作。根据海峡两岸食品安全协议要求，做好每年两次两岸食品安全专家沟通交流工作，完善海峡两岸的食品安全信息通报机制。

（张凤）

【协调明确“瘦肉精”监管工作职责分工】 为了落实国务院领导同志在《关于加强定点屠宰环节“瘦肉精”检验有关情况的报告》上的重要批示精神，卫生部立即会同农业部、商务部、国家工商行政管理总局、国家质量监督管理总局和国务院法制办等部门，对生猪收购、贩运的具体监管部门、定点屠宰环节“瘦肉精”检验及相关标准等问题进行了研究，同时致函请示中央编办进一步明确生猪收购、贩运的监管部门，统一负责查验检疫标志、检疫证明并负责生猪及其产品的食品安全监管，以及明确定点屠宰环节具体检验部门。2010 年，中央编办出台了《关于进一步加强“瘦肉精”监管工作的意见》，明确由农业部、商务部、卫生部、国家工商行政管理总局、国家质量监督管理总局、国家食品药品监督管理局加强生猪质量安全及“瘦肉精”监管工作；农业部负责牵头负责“瘦肉精”监管工作，可在生猪养殖、收购、贩运、定点屠宰环节实施对“瘦肉精”的检验、认定和查处，负责生猪收购、贩运环节质量安全的监督管理，可根据工作需要按照有关规定对生猪收购贩运企业（合作社、经纪人）设立资质许可，对销售和运输过程中的生猪进行质量安全监督检查；卫生部依法负责组织制定与生猪、猪肉质量相关的安全标准并发布相关食品安全信息。工商总局负责猪肉流通环节监管，查处和打击经营含“瘦肉精”等不合格猪肉的行为；食品药品监管局负责餐饮业、食堂等消费环节的索证索票等检查工作，加大对盐酸克伦特罗等可作为“瘦肉精”原料的人用药品流通的监管力度；商务部负责加强生猪屠宰的行业管理，督促屠宰企业落实质量安全管理的相关制度；质检总局负责生猪、猪肉及其他相关产品进出口的质量安全监管工作；农业部负责牵头，各相关部门按照职责分工，加强协调配合，形成合力，强化对生猪养殖、收购、贩运、屠宰、集贸市场销售及餐饮消费等关键环节的监督管理，共同做好“瘦肉精”监管工作。目前，卫生部印发了肉及肉制品食品卫生标准和检验方法进行清理整合的工作计划，并督促有关标准起草单位加快标准清理整合进度。

（张凤）

【积极处置“地沟油”问题】 针对媒体公开报道的“地沟油”问题，卫生部根据国务院领导同志的重要批示精神，按照职责分工，积极配合相关部门做好处置工作。一是组织召开专题会议研究处置措施。2010 年 1 月 22 日，联合环保部、住房城乡建设部、国家工商行政管理总局、国家质量监督管理总局、国家食品药品监督管理局等部门通报相关情况，研究防止“地沟油”流入食品生产经营环节的措施，进一步明确各监管部门的处置措施。二是及时向相关部门通报情况。2010 年 2 月 8 日，卫生部以全国食品安全整顿办名义向相关部门通报了“地沟油”有关情况，督促各部门依法履行职责，监督食品生产经营单位严格执行进货查验制度。三是建议组织废弃食用油脂回收再利用的研究。卫生部致函发展改革委，商请组织研究废弃油脂回收再加工利用问题。四是废止《食品生产经营单位废弃食用油脂管理的规定》(以下简称《规定》)。经征求相关部门的意见后，于 2010 年 8 月 20 日卫生部、环境保护部、住房城乡建设部、工商总局共同印发文件，废止了《食品生产经营单位废弃食用油脂管理的规定》，并要求各地、各部门依据《食品安全法》及其实施条例、《城市市容和环境卫生管理条例》以及《固体废物污染环境防治法》、《水污染防治法》等相关法律法规执行。五是以卫生部信息形式向中办、国办报告江苏省苏州市市政府采取“疏堵结合”管理方式，一方面加强废弃油脂回收再加工利用工程建设，另一方面完善管理规定，加强各监管部门协作配合，以点带面，严防“地沟油”回流餐桌的有关情况。

（张凤）

【进一步明确餐饮具集中消毒单位监管职责和职能分工】 根据《食品安全法》及其实施条例和《消毒管理办法》等法律法规的规定，2010年2月21日，卫生部会同工商行政管理总局、食品药品监督管理局联合印发了《关于加强餐饮具集中消毒单位监督管理的通知》规范餐饮具集中消毒单位生产经营活动。一是进一步明确餐饮具集中消毒单位的监管职责。卫生行政部门负责对餐饮具集中消毒单位实施日常卫生监督管理，对餐饮具集中消毒单位的餐饮具进行卫生监督抽检，依法查处不符合卫生规范的行为；食品药品监管部门负责餐饮服务单位使用集中消毒餐饮具的索证管理，并加强对餐饮服务单位餐饮具的监督检查，查处违法行为；工商行政管理部门依照工商行政管理法律法规，核发营业执照，将已掌握的餐饮具集中消毒单位的登记情况，定期通报同级卫生行政部门。二是切实加强餐饮具集中消毒服务单位的监督管理。各级卫生行政部门要依据《消毒管理办法》、《消毒服务机构卫生规范》和《食饮具消毒标准》等规定，加强餐饮具集中消毒单位的日常监督管理，并对集中消毒餐饮具进行监督抽检。监督检查发现餐饮具集中消毒单位不符合《消毒服务机构卫生规范》等卫生要求，或集中消毒的餐饮具检测不合格的，应当依法查处，并将监督检查结果通报当地食品药品监管部门；地方各级工商行政管理部门要将餐饮具集中消毒单位工商营业执照发放情况及时通报同级卫生行政部门。三是加强餐饮服务单位餐饮具卫生安全监督管理。各地食品药品监管部门要依据《食品安全法》及其实施条例和相关法规的规定，监督餐饮服务单位对购入使用的消毒餐饮具建立索证制度，索取餐饮具集中消毒单位的营业执照和消毒合格证明，加强对餐饮服务单位餐饮具消毒情况的监督检查，依法查处使用不符合标准餐饮具的违法行为。四是加强协调配合和信息沟通。地方各级卫生行政、食品药品监管和工商行政管理部门要建立协调配合机制，及时通报日常卫生监督管理、查处违法行为、核发营业执照等信息，形成监督管理合力，消除监管空白，切实加强餐饮具消毒工作的监督管理力度。五是完善餐饮具集中消毒单位监管的工作制度。各部门要严格按照《食品安全法》和《消毒管理办法》等法律法规规定，根据当地餐饮具集中消毒单位的实际情况，进一步完善餐饮具集中消毒单位监督管理工作制度，完善部门间协调配合的工作机制、落实责任，提高监管能力和依法行政水平。

（张凤）

【协调明确辐照食品监管职责】 2010年，会同农业部、商务部、国家工商行政管理总局、国家质量监督管理总局和国务院法制办等部门，对辐照食品进行了认真研究，商请中央编办进一步明确辐照食品部门职责，并提出有关意见和建议。中央编办认可并采纳了卫生部的意见及建议并印发了《关于加强辐照食品监管及部门职责分工的通知》。具体监管及部门职责分工如下：卫生部负责组织辐照食品安全性评估，组织制定辐照食品有关标准、目录和检验方法；环境保护部负责辐照装置单位辐射安全许可和监督管理，辐照人员资格和培训管理；质检总局负责规范辐照食品标签管理，按照有关标准、目录和检验方法对经辐照装置单位加工处理的食品、食品生产单位使用的辐照食品原料进行监督管理；卫生部、环境保护部、质检总局各司其职，加强配合，并重视发挥有关行业协会的作用，共同做好辐照食品的监管工作。目前，卫生部印发了辐照食品卫生标准和检验方法进行清理整合的工作计划，并再次发文要求食品安全国家标准审评委员会秘书处加快工作进度，统一公布为食品安全标准。

（张凤）

【妥善处置舆情关注食品安全问题】 针对媒体报道假豆腐、假鸡蛋、假肥羊、靓河粉等事件，卫生部做出部署，要求地方卫生部门上报媒体报道事件的处置情况，并组织会议进行专题研究。认真分析食品安全信息管理的形势，按照依法履职、发挥综合协调作用、建立部门联动机制、及时记录归档的工作思路，依据《食品安全法》和《食品安全信息公布管理办法》的规定，在已建立的部际协调机制基础上，进一步梳理法定职责，完善与各监管部门间食品安全事件的信息通报、应急处置、联合会商和现场督查等工作程序和工作机制，落实各环节监管责任。一是做好食品安全信息分类处理。开展食品安全信息监测和收集工作，密切关注媒体和网络舆情，及时发现媒体和网络报道的有关食品事件、事故信息。对相关信息进行核实，甄别事件性质（如：食品安全事件、制假售假事件、媒体炒作事件等），并采取分类应对措施。二是及时发布信息，认真做好解疑释惑工作。充分发挥中国疾病预防控制中心等现有专业机构和专家作用，尤其是国家食品安全风险评估专家委员会和标准审评委员会作用，培训专家关注新闻媒体报道，收集相关资料，组织专家发表科学意见，发挥“意见领袖”作用，澄清食品安全信息中的科学问题，正确引导舆论。三是落实各地方、各部门责任。卫生部及时通报食品安全信息，督促各地、各相关部门报送进展情况信息，并采取组织会商、发文催办、现场督办等措施，督促地方和部门落实责任。

（张凤）

【加强食品安全宣传工作】 组织有关科研机构，认真分析事件风险，积极开展情况通报和知识普及，通过发布会、通气会、专家集中采访、电视专题节目、网络访谈等形式，在中宣部、外宣办等新闻宣传管理部门的支持下，做好食品安全宣传工作。一是处置圣元乳粉疑致婴儿性早熟事件。事件发生后，卫生部会同有关部门和湖北省，立即开展调查处理，成立了由儿科、营养、食品安全、检验等多学科专家组成的专家组，对湖北省3例患儿会诊结果进行会商，对其他5省6家儿童专科医院近5年来的儿童性早熟病例进行讨论，对样品检验结果进行了分析评估，确保调查结果科学，及时将上述情况发布新闻稿，回应社会关切的问题。二是有效应对“紫砂煲”、“小龙虾”、反式脂肪酸等社会关注问题。做好部门分工，加强部门协作，中央部门与地方联动，及时会商舆情，并公布相关调查核实情况，有针对性地回应公众关注的问题。三是针对食品添加剂的有关问题，卫生部会同多部门专门召开食品添加剂安全新闻通气会，澄清食品添加剂与非法添加物的本质区别，阐明政府对食品添加剂的监管措施，回应社会对“一滴香”、火锅底料安全性的关注。四是深入学习贯彻《食品安全信息公布管理办法》，专门举办全国食品安全风险沟通培训班，提高食品安全工作人员新闻宣传、风险沟通和媒体应对的工作能力。

（张凤）

【2010年食品安全保障项目实施】 保障食品安全各项工作顺利开展，中央财政将从2009年开始，每年安排专项资金对食品安全工作给予专项补助。

根据财政部、卫生部《关于下达公共卫生专项资金的通知》要求，重点对中西部地区及新疆生产建设兵团给予资金补助。2010年，中央财政安排食品安全保障项目专项资金8851万元，其中能力建设150万元，工作经费8701万元。按照《食品安全法》和《食品安全整顿工作方案》要求，提高食品安全综合协调能力；建立覆盖全国并逐步延伸到农村的食品污染物监测网络，加强对食源性疾病和食品污染的监测能力；加强食品安全信息收集、分析、报送及综合利用，规范食品安全监管信息的发布，促进食品安全监管信息资源的公开与共享，健全信息报送工作制度；强化食品安全法律、法规和标准宣传，提高食品安全标准工作能力，加强食品安全标准跟踪评价工作。各地按照《2010年食品安全保障管理方案》和卫生部、财政部有关规定，加强领导与管理，统筹规划与实施。

（张凤）

【卫生部组建第一届食品安全国家标准评审委员会】 2010年1月19日，卫生部印发了《关于成立第一届食品安全国家标准审评委员会的通知》。2010年1月20日，组织召开第一届食品安全国家标准审评委员会（简称审评委员会）成立大会。第一届审评委员会的350名委员中不包括后面20个单位委员和工业和信息化部、农业部、商务部、国家工商行政管理总局、国家质量监督管理总局、食品药品监督管理局等。审评委员会下设污染物、微生物、食品添加剂、农药残留、兽药残留、营养与特殊膳食食品、食品产品、生产经营规范、食品相关产品、检验方法与规程10个专业分委员会。各专业分委员会负责各专业领域的食品安全标准的技术审查，审评委员会主任会议负责审议通过食品安全国家标准。审评委员会第一次主任会议审查通过《审评委员会章程》和第一届审评委员会主任委员、副主任委员和秘书长、副秘书长工作分工，明确了审评委员会的组织机构、工作规则和职责分工。

（齐小宁）

【卫生部公布乳品安全国家标准】 卫生部牵头会同农业部、国家标准委、工业和信息化部、工商总局、质检总局、食品药品监管局等部门和轻工业联合会、中国疾病预防控制中心、乳制品工业协会、奶业协会等单位成立乳品安全标准协调小组，共同做好乳品安全国家标准工作。各部门推荐了近70名专家组成乳品安全标准专家组，具有较广泛的代表性。各部门和各领域专家深入研究乳品标准中的重大问题，多次听取各界意见并公开征求社会意见，履行了向世界贸易组织（WTO）成员通报的程序。经过一年多的努力工作，乳品安全标准协调小组对涉及乳品的食用农产品质量安全标准、食品卫生标准、食品质量标准和有关食品的行业标准中强制执行的标准进行整合完善，经第一届食品安全国家标准审评委员会审查通过。2010年3月，卫生部公布了《生乳》（GB 19301-2010）等66项新乳品安全国家标准，其中包括乳品产品标准15项、生产规范两项、检验方法标准49项。2010年12月，发布了《乳糖》等两项乳品产品标准。通过清理完善，新的乳品安全国家标准基本解决了现行乳品标准的矛盾、重复、交叉和指标设置不科学等问题，提高了乳品安全国家标准的科学性，形成了统一的乳品安全国家标准体系。新的乳品安全国家标准可在卫生部网站免费查阅下载。

（齐小宁）

【卫生部开展食品安全国家标准清理工作】 卫生部积极开展食品安全国家标准清理工作，具体包括：一是完善食品安全标准管理制度。组织制定《食品安全国家标准管理办法》，发布了《食品安全地方标准管理办法》等法规，逐步完善食品安全标准管理法规体系。组建了第一届食品安全国家标准审评委员会，制定公布了委员会章程，建立了委员会及其秘书处的工作制度，召开委员会会议，履行食品安全国家标准审查职责。二是按照工作计划加快标准整合进度。与农业部联合印发了《2010年食品安全国家标准清理工作方案》，印发《2010年食品安全国家标准制（修）订项目计划》，部署开展200余项食品卫生标准清理工作，并加快了食品中污染物、真菌毒素、食品添加剂、致病微生物等基础标准制修订工作。三是发布新的食品安全国家标准。2010年发布了68项乳品安全标准、两项农残标准、95项食品添加剂标准。卫生部还积极推进食品添加剂质量规格标准、食品包装材料标准等标准清理整合工作。四是做好标准宣传贯彻工作。乳品安全标准发布后，卫生部主动公开标准文本，便于各方下载和查询标准。卫生部还通过下发文件、制定了《乳品安全国家标准问答》、召开座谈会和新闻发布会、举办培训班、设计制作宣传画、举办网络有奖知识问答、部署开展乳品标准跟踪评价等工作，普及乳品安全标准及乳品安全知识，动员各方积极贯彻实施乳品安全标准。

（齐小宁）

【卫生部成功举办第42届国际食品添加剂法典委员会会议】 2010年3月15～19日，卫生部在北京市举办了第42届国际食品添加剂法典委员会会议。这是2006年我国担任国际食品添加剂法典委员会主持国后第四次主办的国际食品法典会议。卫生部副部长陈啸宏出席会议开幕式并致辞。会议由国际食品添加剂法典委员会主席陈君石院士（中国疾病预防控制中心研究员）主持，世界卫生组织和联合国粮农组织、国际食品法典委员会秘书处（以下简称罗马秘书处）代表以及来自60个成员国、1个成员组织（欧盟）和24个国际组织的201名代表出席会议。会议重点审议了食品添加剂法典通用标准（GSFA）、加工助剂的使用原则及名单、食品添加剂国际编码系统、食品添加剂质量规格标准及联合国粮农组织/世界卫生组织联合食品添加剂专家委员会（JECFA）优先评价的食品添加剂名单等议题。会议特别关注含铝食品添加剂、甜菊糖甙、亚硫酸盐、赤藓红等食品添加剂使用问题，将成立工作组专题研究此事。我国派出由卫生部、农业部、商务部、食品药品监管局、香港食物环境卫生署等部门派出的12名代表组成的中国代表团参加会议。中国代表团在会前积极研究相关议题，并准备参会文件，先后提交对GSFA工作机制、重要添加剂使用规定等意见的正式文件，会上积极就关注的议题发言，表达中方立场，积极推动相关议题的讨论。

（齐小宁）

【2010年审查通过246项食品安全国家标准】 2010年，第一届食品安全国家标准审评委员会认真履行食品安全国家标准审查职责，共召开28次专业分委员会会议、4次主任会议，审议通过246项食品安全国家标准。2010年，共公布164项食品安全国家标准，包括《生乳》等68项乳品安全标准、《食品中百菌清等12种农药最大残留限量》等1项农药残留标准、《食品添加剂 琼脂（琼胶）》等95项食品添加剂标准。审查通过的食品安全国家标准有以下特点：一是强调以食品安全风险评估结果为依据，突出科学性和安全性要求。二是突出食品安全基础标准修订，提高食品安全国家标准的通用性，扩大标准的覆盖面。三是参考和借鉴国外管理经验，引入国际通行的管理思路，实现与国际接轨。四是注重法律法规、标准间的衔接和政策的连续性、稳定性。

（齐小宁）

【2010年参加国际食品法典委员会工作情况】 2010年，卫生部参与国际食品法典委员会工作，主要工作包括：一是继续做好国际食品添加剂法典委员会（CCFA）主持国工作。2010年3月15～19日，卫生部在北京市举办了第42届CCFA会议。二是积极派员参加国际食品法典委员会（CAC）会议。2010年，卫生部共派出28人次参加了11个CAC的会议。三是积极参与国际法典标准制定工作。目前，中国牵头CCFA大米中砷限量标准和亚洲协调会非发酵豆制品区域标准这两个电子工作组工作。卫生部积极参加相关标准起草工作组工作。四是开展食品法典的信息交流和宣传工作，组织召开国际食品法典培训研讨会，编辑出版了《中国食品法典通讯》，通过网站加大对法典工作的宣传。

（齐小宁）

【印发《进口无食品安全国家标准食品行政许可管理规定》】 卫生部负责进口无食品安全国家标准食品的行政许可工作。2009年委托卫生部卫生监督中心起草了《进口无食品安全国家标准食品行政许可管理规定》（以下简称《规定》），并于同年完成了公开征求意见、通报WTO等工作。

2010年2月开始进行修改完善。

2010年8月，召开会议再次对进口无食品安全国家标准食品的许可形式进行研究。会议决定，为减少行政许可数量，对准予许可的进口无食品安全国家标准食品进行公告后，其他进口商进口符合公告要求的食品，不需再次申请。《规定》于2010年8月9日以卫生部文件的形式印发。

（刘明）

【印发《食品检验机构资质认定条件》和《食品检验规范》】 卫生部负责制定《食品检验机构资质认定条件》和《食品检验规范》（以下简称《认定条件》和《检验规范》）。2009年，起草了《认定条件》和《检验规范》，并于同年完成了公开征求意见、通报WTO等工作。经审核，《规定》于2010年3月4日以卫生部文件的形式印发。

（刘明）

【印发《食品相关产品行政许可管理规定》】 卫生部负责食品相关产品行政许可工作。2009年，委托卫生部卫生监督中心起草了《食品相关产品行政许可管理规定》，并于同年完成了公开征求意见、通报WTO等工作。2009年11月，卫生部联合工信部、农业部、商务部、国家质量监督管理总局、工商行政管理总局、食品药品监督管理局发布了《关于开展食品包装材料清理工作的通知》，决定待清理工作结束后再行启动《规定》正式报批的相关工作。

2010年12月，为做好食品相关产品新品种许可工作与食品包装材料清理工作的有效衔接，再次组织对《规定》文本进行研究，拟进一步修改、完善后进入报批程序。

（刘明）

【开展新资源食品、食品添加剂新品种和进口无食品安全国家标准食品行政许可工作】 为规范食品添加剂新品种申报与受理工作，组织对2002年印发的《卫生部食品添加剂申报与受理规定》进行了研究和修订。在修订过中多次征求卫生监督中心、中国疾病预防控制中心的意见，并于2010年5月与相关协会和企业进行了专门沟通，充分听取各方意见。经审核，新修订的《食品添加剂新品种申报与受理规定》于2010年5月25日以卫生部文件的形式印发。

2010年，卫生部共发布4期新资源食品公告，批准DHA藻油、棉籽低聚糖等17种新资源食品。发布4期食品添加剂新品种公告，批准了32种新的食品添加剂，批准了61种食品添加剂和4种营养强化剂扩大使用范围，批准了1种新的食品工业用加工助剂，批准了30种新的食品用香料。

（刘明）

【制定食品添加剂质量规格标准】 为了做好食品添加剂质量规格标准指定工作，于2010年3月印发了《关于委托开展完善食品添加剂质量规格标准工作的函》，委托中国疾病预防控制中心营养与食品安全所对现行食品添加剂质量规格标准进行梳理，收集有关部门、协会和企业提出的指定食品添加剂质量规格标准材料，参照国际组织和相关国家的标准，组织起草标准草案。将标准公开征求意见后并进行审核，以卫生部公告的形式公布指定的食品添加剂质量规格标准。

2010年，卫生部共发布两期指定食品添加剂质量规格标准公告，指定了28种食品添加剂的质量规格标准。

（刘明）

【继续深入开展食品包装材料清理工作】 为了规范食品包装材料及包装材料用添加剂、单体、树脂、涂层等（以下简称食品包装材料）的生产和使用，促进食品包装材料行业健康有序发展，会同工业和信息化部、农业部等6部门于2009年11月部署开展了食品包装材料清理工作。

组织中国疾病预防控制中心营养与食品安全所制定了《食品包装材料清理工作说明》、《食品包装材料清理工作申请资料要求》和《食品包装材料清理工作资料审查要点》。在规定的日期内（截止日期为2010年6月1日），共收到申请者提交的待清理资料3299份，经初审确定需审查的资料数共2444份。

2010年，共召开5次清理工作专项会议，对行业、企业提交的材料进行了科学评估，审查资料779份，约完成总任务量的32%。

（刘明）

【研究吉林省人工种植人参进入食品试点工作】 自2007年起，吉林省人民政府多次申请将人参纳入普通食品管理。卫生部会同农业部、食品药品监督管理局、中医药管理局等部门对人参纳入普通食品管理有关问题进行了研究，并组织专家对此问题进行了反复论证，认为人参在我国长期作为药物原料使用，作为普通食品食用的安全性还有待于进一步研究。2009年6月，吉林省人民政府致函卫生部，再次提出申请批准人工种植人参进入食品。卫生部会同中医药局组织专家组赴吉林省进行了实地调研。2010年2月，将专家组调研报告送食品药品监督管理局和中医药管理局征求意见，均表示同意。

2010年7月，根据专家组调研报告提出的建议，吉林省制定了《吉林省人工种植人参进入食品试点工作方案》并以省政府文件形式报送卫生部。2010年7月26日，卫生部组织食品药品监管局和中医药管理局对吉林省政府的试点方案进行研究，提出请吉林省卫生厅根据专家意见进一步修改完善试点方案，重点对试点目标、内容、试点范围、食用人群、食用安全性评价和试点生产企业的确定等问题进一步研究修改。2010年8月，吉林省卫生厅向卫生部报送了新修改的试点工作方案。2010年8月25日，卫生部将新修改的方案送食品药品监督管理局和中医药管理局征求意见。对于新修改的试点方案，中医药管理局表示同意，食品药品监督管理局在原则同意的基础上提出三点意见：一是建议卫生部开展对人工种植人参作为普通食品的安全性风险评估；二是方案中增加人参食品企业标准内容，落实企业食品安全责任；三是不再制定人参食品原料标准，进一步明确参龄，食用人参与药用人参保持一致。根据两局意见，卫生部于2010年9月函复吉林省人民政府，同意由吉林省政府组织有关部门和单位，以食品安全风险评估为基础，以试点研究方式进一步探索人工种植人参的科研、管理和政策，积极稳妥地做好人工种植人参食用安全性研究工作。要求吉林省有关部门和单位应当在省政府统一领导下，尽快组织开展试点工作，并于2011年3月底前完成试点工作。在此时限前，吉林省应当按照《食品安全法》中对食品新原料管理的要求，指导有关单位依法将人工种植人参申报新资源食品。

（刘明）

【中国食盐加碘和居民碘营养状况的风险评估】 近年来，有关学者和公众对我国全民食盐加碘策略的科学性和部分沿海地区居民碘摄入可能“过量”较为关注。

为此，卫生部委托国家食品安全风险评估专家委员会系统评估了我国不同地区居民碘营养状况的潜在风险。评估从居民尿碘水平和碘的膳食摄入量两个方面着手，采用了1995—2009年全国碘缺乏病监测或碘缺乏高危地区监测、2002年中国居民营养与健康状况调查、2007年全国12省总膳食研究碘摄入量调查和2009年沿海地区居民碘营养状况和膳食摄入量调查等数据。

国家食品安全风险评估专家委员会从尿碘水平和膳食碘摄入量两个方面，系统评估了我国不同地区居民碘营养状况的潜在风险，并撰写了《中国食盐加碘和居民碘营养状况的风险评估报告》。评估结果表明：从人群尿碘水平和膳食碘摄入量两方面评价，我国除高水碘地区外，绝大多数地区居民的碘营养状况处于适宜和安全水平，沿海地区也不例外；食盐加碘并未造成我国居民的碘摄入过量；我国居民碘缺乏的健康风险大于碘过量的健康风险。因此，继续实施食盐加碘策略对于提高包括沿海地区在内的大部分地区居民的碘营养状况十分必要。

（徐娇）

【2010 年国家食品安全风险监测工作】 为规范食品安全风险监测工作，2010 年 1 月，卫生部会同国务院质量监督质检总局、工商行政管理总局和国家食品药品监督管理局以及国务院商务部、工业和信息化部等部门联合印发了《食品安全风险监测管理规定（试行）》。卫生部等 6 部门联合制定了《2010 年国家食品安全风险监测计划》，并于 2010 年 2 月 4 日印发实施。中央财政投入 8011 万元，对中西部地区食品安全风险监测工作经费给予补助。在全国各省（区、市）和新疆生产建设兵团建立起食品安全风险监测点，有 32 个省级、241 个地级和 65 个县级疾病预防控制机构承担了国家食品安全风险监测的主要任务，在 312 家县级医院开展了食源性疾病监测。2010 年共对 67 种食品的 12 余万份样品进行了监测，共获得 157 项食品污染物和有毒有害因素的 220 余万个监测数据。监测结果表明，我国的食品安全形势总体稳定并保持向好趋势，同时也发现了存在的一些突出问题。

2010 年 10 月，卫生部等 6 部门联合印发了《2011 年国家食品安全风险监测计划》，提前部署了 2011 年国家食品安全风险监测工作。

（伍竞成）

【开展整顿违法使用非食用物质和滥用食品添加剂工作】 2010 年，卫生部会同科技部等 10 部门联合印发了《2010 年加强整顿违法添加非食用物质和滥用食品添加剂整顿工作实施方案》。印发了《卫生部关于进一步做好整顿违法添加非食用物质和滥用食品添加剂工作的通知》。会同工商行政管理总局、国家质量监督管理总局和食品药品监督管理局印发了《关于切实加强食品调味料和食品添加剂监督管理的紧急通知》，组织对食品调味料和食品添加剂开展专项检查，重点检查相关产品的原料来源、生产加工、标签标识以及经营使用环节的进货查验、索证索票等内容，严厉打击在调味料中添加非食用物质和滥用食品添加剂的违法行为，取得了阶段性进展。

一、加大对食品添加剂生产经营活动的监管力度，重点检查了一批与日常生活密切相关食品。截至 2010 年，全国共检查食品添加剂企业 9.7 万余户，检查食品生产经营单位 363 万余户，覆盖率分别达到 100% 和 97.96%，依法规范了食品生产经营活动，取得了阶段性成效。

二、严肃查办了一批性质严重的典型案件。根据 2010 年 25 省上报卫生部的数据统计，全国共查办食品添加剂相关违法案件 5305 起，罚没款 1980 余万元，货值 6000 余万元，移送司法机关 36 起，依法逮捕 23 人，有效打击了违法添加行为，遏制了食品添加剂滥用势头。

三、公布了 5 批 47 种可能违法添加的非食用物质"黑名单"。其中不少是近年新出现的违法添加物，如 β-内酰胺酶为主要成分用以掩盖乳制品中抗生素残留量超标的"解抗剂"、制作假豆腐的"白色素"等。

四、清理规范了一批容易被滥用的食品添加剂。全国整顿领导小组成立跨部门的专家委员会，通过整理排查，公布了 19 种易被滥用的食品添加剂名单。

五、组织对面包改良剂、含乳食品中的三聚氰胺等违法添加物的风险监测，开展了对食品中硼砂硼酸、甲醛以及铝的风险评估工作，会同有关部门发布公告，撤销过氧化苯甲酰和过氧化钙。

六、加快食品添加剂配套管理制度和标准建设。公布实施了《食品添加剂新品种管理办法》，并会同公安部等 6 部门印发了《关于加强违法使用非食用物质加工食品案件查办和移送工作的通知》。在食品添加剂标准清理整合方面，已审查通过新的《食品添加剂使用标准》，发布了 95 项新的食品添加剂标准，即将公布 7 项新的食品添加剂标准和 58 项新制定的食品添加剂标准。

（牛凯龙）

【及时发布预防群体性食物中毒事故公告】 卫生部于 2010 年 7 月 21 日发布了预防群体性食物中毒事故预警公告。公告通报了 2010 年 1～5 月，全国共发生 108 起食物中毒事故，中毒 2452 人，死亡 56 人。其中 5 月份发生 18 起食物中毒事故，中毒 772 人，死亡 18 人。公告明确了群体性食物中毒高发的三个主要原因。一是集中供餐单位细菌性食物中毒和菜豆中毒。指出 2010 年以来发生在集中供餐单位的群体性食物中毒事故 68 起，中毒 1646 人，死亡 18 人。其中学校食堂发生 36 起，中毒 922 人，死亡 1 人，是事故报告最多的场所。其次是餐饮单位发生 18 起，中毒 495 人，死亡 1 人。集中供餐单位发生食物中毒主要分为细菌性食物中毒和菜豆（又名刀豆、四季豆、面豆）加工不当引起中毒两种情况。细菌性食物中毒发生的主要原因是食品及其原料受到致病菌污染，或没有充分加热杀灭致病菌；菜豆中毒的主要原因是烹制时间短，未能破坏菜豆所含的天然毒素。二是家庭聚餐误食农药、鼠药污染食品和有毒植物导致中毒。2010 年发生在家庭的食物中毒事故有 30 起，中毒 637 人，死亡 27 人，死亡人数最多。主要原因是农村群众家宴误食被农药和鼠药污染的食品以及误食有毒植物。云南省、新疆维吾尔自治区、广西壮族自治区等地因误食毒蘑菇、野芹菜等有毒植物引起的食物中毒时有发生，而且死亡率较高。三是加工酱肉、卤菜过量使用或者误用亚硝酸盐引发中毒事故。2010年各地报告因加工酱肉、卤菜过量使用或者误用过量亚硝酸盐引发的食物中毒事故有10起，中毒169人，死亡7人。主要原因是在加工卤制畜禽肉类时超量添加亚硝酸盐，或误将亚硝酸盐当作食盐使用。针对上述情况，公告要求食品生产经营单位要严格遵守《中华人民共和国食品安全法》的各项规定，落实食品安全管理制度，保证食品安全，并提示消费者要增强自我保护意识，在消费过程中发现违法生产经营行为或者发生健康损害的，要及时向当地政府食品安全监管部门报告。

【组织全国食品安全整顿工作督导检查】 2010年1～4月，全国食品安全整顿工作办公室组织对16个省（区、市）食品安全整顿工作进行了督导检查。督导分8组开展，分别由卫生部、工业和信息化部、农业部、商务部、工商行政管理总局、国家质量监督管理总局、食品药品监督管理局的部级领导带队，先后检查了辽宁省、黑龙江省、上海市、江苏省、浙江省、江西省、河南省、湖南省、广东省、广西壮族自治区、海南省、四川省、重庆市、云南省、陕西省、甘肃省等16个省（区、市），实地察看了31个市（地）的164家企业，召开行业、企业座谈会16次，查阅了各地组织开展食品安全整顿工作的文件资料，检查了食品生产经营单位食品安全管理情况以及政府监管部门的工作情况，并分别向被查省份反馈了督导检查的情况和意见。

督查组认为，地方政府高度重视食品安全整顿工作，强化对食品安全整顿工作的组织领导。督导检查的16个省（区、市）均成立了食品安全工作领导机构，由相应的省（区、市）人民政府领导同志担任委员会主任或领导小组组长。各地制定了一系列地方规范性文件，不断规范食品安全监管行为，提高监管效率，创新食品安全监管模式，并通过多种方式层层落实食品安全责任。

督查组发现，各地的食品安全整顿工作中仍存在一些薄弱环节，一些食品安全突出问题亟待解决，食品安全工作仍然面临严峻形势。如农村及城乡结合部的食品安全隐患仍然突出；一些地方政府食品安全监管体制机构改革步伐缓慢，一些问题尚未得到有效解决；各地综合协调的工作机制有待加强，相关监管部门的职责有待细化等。

督查组建议，要按照《2010年食品安全整顿工作安排的通知》和《关于2010年食品安全整顿工作主要任务分工的通知》要求，进一步加强对食品安全工作的领导，狠抓落实，确保各项整顿工作任务圆满完成；要对部分仍存在的重复监管或监管空白的环节，制定具体措施，弥补监管空白，特别是要明确各食品安全监管部门在农村和城乡结合部等监管薄弱环节上的职责分工；要加强食品安全监管能力和诚信体系建设，全面加强食品安全工作的组织协调，进一步提升监管效能；要通过形式多样的宣传手段加强对整顿工作的舆论宣传，树立一批正面典型，曝光重大违法违规案例，提高全社会食品安全意识。

【组织查处三聚氰胺问题乳粉案件】 2010年，全国共查办问题乳粉案件75起，其中2010年2月问题乳粉“十日清查”工作中查办35起，2010年7～12月问题乳粉清查工作中查办40起。主要涉及21个省（区、市），涉及的各类乳制品生产、经营单位超过200家。

在问题乳粉案件查办工作中的主要做法：一是联合督办。2010年，全国食品安全整顿办共组织问题乳粉案件联合督办案件5起，分别是陕西金桥案件、陕西乐康案件、青海东垣案件、山西福康案件、河南悦达案件。公安部、农业部、卫生部、工商行政管理总局、国家质量监督管理总局、食品药品监督管理局6个部门参加了联合督办，先后派出督办人员70余名，督办的5起案件均已查明案件性质、原因和责任。二是加强案件信息沟通。2010年以来，全国食品安全整顿办分别采取发函、发信息、召开会议等形式，将每一起问题乳粉案件的相关情况通报相关部门，并要求相关部门依法依职责进行处理。2010年共向相关部门印发案件信息通报函、案件进展通报函、案件督办情况通报函100余份。三是认真梳理各地问题乳粉案件查办情况。先后整理和汇总各地、各部门提供的问题乳粉案件相关材料800余份，及时总结各地问题乳粉案件查办工作教训，汇总基础数据。同时，结合梳理中发现的问题，多次向地方提出督办建议和意见，并先后召开3次专题会议督办查办进展缓慢的案件，有力地促进了各地的案件查办工作。四是开展专项督导检查。2010年7月，全国食品安全整顿办组织对7个重点省（区、市）问题乳粉案件查处工作进行了督查。督查分7组开展，分别由工业和信息化部、公安部、农业部、卫生部、工商行政管理总局、国家质量监督管理总局、食品药品监督管理局的7位部级领导带队。各督查组向地方政府传达了国务院领导同志重要批示精神，听取了当地政府关于问题乳粉案件查办工作的汇报，实地察看了17个市（地）的22家乳制品企业现场。

通过一年来的问题乳粉案件查办工作，暴露出一些问题：一是部分乳品企业经营者知法犯法。为谋取非法利益，有的乳品企业经营者不按规定将2008年问题乳粉及时销毁，而是藏匿于民房、外地、废弃仓库等处，伺机通过掺混、更换包装、冒名顶替等方式，将2008年问题乳粉卖出；有的乳品企业为了获得问题乳粉与合格乳粉间的巨大差价，不严格执行入厂检验规定，未能及时发现购入的2008年问题乳粉；有的企业利用送检、自检、抽检制度中的不完善之处，骗取检验合格报告。二是有的地方

2008年问题乳粉清缴工作不彻底。一方面是由于不法分子采取多种方法逃避监管，给政府监管部门的清查工作造成极大困难；另一方面是个别地方政府和监管部门对问题乳粉清查工作的艰巨性、复杂性和长期性认识不足，在清查工作中态度不够坚决，清查工作不到位。三是乳品产业政策有待进一步落实。我国乳制品加工企业准入门槛低，大部分乳制品生产企业规模较小，重复建设严重，产能利用率低。有的地区乳制品企业布局严重失衡，产业结构不合理，奶源供应缺口较大，容易形成恶意抢夺奶源地问题。

职业卫生监督管理

【建立职业病防治工作部际联席会议制度】 为了加强对职业病防治工作的组织领导，强化部门间协调配合，经国务院同意，2010年2月，建立了由卫生部部长陈竺和安全监管总局局长骆琳任双召集人，卫生部和安全监管总局牵头，中央宣传部、发展改革委、工业和信息化部、财政部、人力资源和社会保障部、国资委、全国总工会参加的职业病防治工作部际联席会议制度。联席会议办公室设在卫生部，由卫生部食品安全综合协调与卫生监督局担任联席会议办公室日常工作。办公室主任由联席会议成员、卫生部副部长陈啸宏和联席会议成员、安全监管总局副局长杨元元兼任。联席会议的主要任务是：督促落实职业病防治法律法规和国务院有关方针、政策；建立信息通报和发布机制、职业病危害监测预警机制和重大事件联合督查机制；组织开展部门联合执法、专项整治和监督检查，协调指导地方做好职业病防治工作；研究拟定加强职业病防治的重大政策措施，向国务院提出建议。

2010年4月30日，召开联席会议第一次全体会议，审议通过了《联席会议工作规则》、《联席会议办公室工作制度》、《职业病防治信息通报和发布机制》、《职业危害重大事件联合督查机制》等有关工作制度和2010年工作计划，研究提出了职业病防治工作措施。

（苏志　陈锐　段冬梅）

【卫生部召开全国职业病防治工作座谈会】 2010年11月9日，卫生部在湖南省长沙市召开了全国职业病防治工作座谈会。卫生部部长陈竺，湖南省委副书记、省长徐守盛，卫生部副部长陈啸宏出席会议并讲话，会议由陈啸宏主持。来自全国各省（区、市）卫生厅局、部分县市区政府和卫生部有关司局、中国疾病预防控制中心、卫生部卫生监督中心负责人参加了会议。

陈竺在讲话中充分肯定了近年来我国职业病防治工作所取得的成就，总结和回顾了近年来卫生部门履行职业病防治监管职责情况，认真分析了当前我国职业病防治工作面临的严峻形势，深刻剖析了存在的突出问题，并对全国卫生系统进一步认真履行监管职责，扎实推进职业病防治工作提出了工作思路和明确要求。陈竺强调，职业病防治工作是事关劳动者身体健康和生命安全、事关我国经济社会和谐稳定发展的一项重要工作。各级卫生行政部门要以党的十七届五中全会精神为指导，充分认识当前职业病防治工作形势和肩负的重要责任，积极会同有关部门采取有力措施，进一步推动《国家职业病防治规划（2009—2015年）》的贯彻实施。要以深化医药卫生体制改革为契机，进一步加大职业病防治能力建设力度，积极探索、推广将基本职业卫生服务与深化医药卫生体制改革中公共卫生服务均等化项目相结合，开展关爱农民工行动，按照保基本、强基层、建机制的要求，尽快建立起与职责任务相适应、规模适度的职业病防治网络，不断提高服务水平。加强领导，严格管理，规范职业病诊断与鉴定行为，依法做好职业健康检查和职业病诊治工作，切实保护劳动者健康权益。

陈啸宏在总结讲话中强调，当前职业病防治工作形势严峻，任务更加艰巨，责任更为重大。各级卫生行政部门要将职业病防治工作作为实践科学发展观、注重以人为本、保障和改善民生的一项重要工作，按照新的职业卫生监管职责分工，进一步提高认识，统一思想，会同有关部门进一步加大工作力度，在当地党委政府的领导下，全面落实各项工作任务，抓紧抓好当前重点工作。

会议期间，中国疾病预防控制中心以及河北省、黑龙江省、河南省、湖南省、云南省、宁夏回族自治区、上海市等7个省（区、市）卫生厅（局），浙江省嘉兴市卫生局和重庆市璧山县人民政府分别作了发言，交流了各地的工作经验。

（苏志　王雪凝　段冬梅）

【调研督办重大职业病事件】 根据陈竺部长在2010年1月6日“网上舆情记者核实——深圳女工正己烷中毒引网民关注职业病防治”的《国内动态清样》（第69期、舆情专刊第29期）作的重要批示精神，卫生部于2010年1月13日派出督办调研组赴现场对事件进行督办处理。调研组要求地方有关部门做好职业健康检查，职业病患者的诊断、治疗；严肃查处用人单位的违法行为，依法依规进行责任追究；同时举一反三，进一步研究采取有效措施，切实加强职业病防治工作。

根据2010年4月1日国务院总理温家宝、副总理李克强在《有帖子称贵州省施秉县恒盛冶炼厂上千职工患尘肺病》（《互联网信息摘要》第203期）上的重要批示精神，卫生部于4月3日召集人力资源和社会保障部、环境保护部、安全监管总局和全国总工会等部门认真研究落实领导批示精神，即组成联合调查组赴贵州省施秉县进行督查。调查组地方有关部门认真核实职业病患者情况，妥善救治病人；做好舆论引导工作，维护当地稳定；严肃查处用人单位的违法行为，依法依规进行责任追究；落实职业病防治责任；同时举一反三，进一步研究采取有效措施，切实加强职业病防治工作。

（苏志　陈锐　李晋　康辉）

【卫生部会同有关部门开展《职业病防治法》系列宣传活动】 2010年3月26日，卫生部会同人力资源和社会保障部、安全监督管理总局、全国总工会印发了《关于开展2010年〈职业病防治法〉宣传周活动的通知》，要求在全国范围内开展以“防治职业病 造福劳动者——劳动者享有基本职业病防治服务”为主题的《职业病防治法》宣传周活动。卫生部聘请倪萍女士为全国职业病防治义务宣传员，充分发挥了公众人物在宣传教育中的独特作用；统一制作宣传海报、小折页、光盘等宣传材料下发全国；向社会通报职业病防治工作开展情况、职业病报告情况；与安全监管总局、全国总工会联合开展全国职业安全健康知识竞赛活动。各地将职业病防治宣传活动作为维护劳动者健康权益、落实科学发展观、构建和谐社会的大事来抓，精心部署宣传工作，与新闻媒体配合，采用多种形式开展宣传活动。

（李晋　房元萍）

【卫生部推进基本职业卫生服务试点工作】 2010年1月30日，卫生部印发了《关于扩大基本职业卫生服务试点工作的通知》，决定天津市、山西省等19个省（区、市）46个县（市、区）为基本职业卫生服务扩大试点地区，进一步提高了基本职业卫生服务覆盖率和职业病防治工作水平。

2010年4月19日，卫生部组织开展第一批基本职业卫生服务试点工作现场评估，在试点省（区、市）自评估的基础上，对北京市、河北省、福建省、广东省、广西壮族自治区、重庆市、贵州省进行了现场评估。通过听取汇报、查阅文件档案材料，与有关部门、技术机构、用人单位座谈的方式，重点检查工作开展情况、能力建设和人员培训情况、试点地区职业卫生基本情况等内容。

（李晋　房元萍）

【卫生部组织开展2010年国家职业卫生监督检查】 2010年3月9日，卫生部印发了《2010年卫生监督重点检查计划》。根据全国30个省（区、市）（除西藏自治区外）和新疆生产建设兵团统计，2010年共检查149,198家用人单位，检查12,059项建设项目职业病危害评价情况，依法查处用人单位13,921家，其中给予警告处罚12,650家，给予罚款处罚1026家、罚款金额1907.51万元，责令停业66家，提请关闭179家。同时，各地卫生部门按照属地化管理的原则，加强对各级各类职业卫生技术服务机构的监督管理，共检查职业卫生技术机构2607家，其中建设项目职业病危害评价甲级机构37家、建设项目职业病危害评价乙级机构367家、化学品毒性鉴定机构10家、职业健康检查机构1521家、职业病诊断机构318家、单独取得职业病危害因素检测与评价资质的机构354家，依法查处职业卫生技术机构86家，其中给予警告处罚79家，给予罚款处罚2家，停业4家，取消资质1家。

（康辉　房元萍　蔡源源）

【卫生部加强职业卫生技术服务机构监督管理工作】 2010年12月21日，卫生部、安全监管总局联合发布了卫生部第21号《公告》，决定自2011年1月1日起，卫生部不再负责受理建设项目（不包括医疗机构）职业病危害评价甲级资质的申请，请申请单位向安全监管总局提出申请。

2010年，经审核卫生部批准上海市疾病预防控制中心1家单位获得化学品毒性鉴定资质；完成河北省职业病防治院、哈尔滨市绿怡工程评价与检测有限责任公司、山西省疾病预防控制中心、中国石油集团石油职业卫生技术服务中心、鞍山钢铁集团公司劳动卫生研究所、浙江省疾病预防控制中心、山东省疾病预防控制中心、胜利油田疾病预防控制中心、中国石油化工股份有限公司青岛安全工程研究院、山东电力研究院、广州市职业病防治院11家建设项目职业病危害评价甲级资质续展工作，以及重庆市疾病预防控制中心、南京医科大学卫生分析检测中心、山东省青岛市疾病预防控制中心、广西壮族自治区职业病防治研究院、山东省疾病预防控制中心5家化学品毒性鉴定资质续展工作；完成广州市职业病防治院、海南省疾病预防控制中心、河南省职业病防治研究院、山东省职业卫生与职业病防治研究院、海洋石油总医院5家建设项目职业病危害评价甲级资质变更工作。为了加强建设项目职业病危害评价甲级机构管理，规范技术行为，提高检测质量，2010年委托中国疾控中心职业卫生所开展了职业卫生技术服务机构检测能力考核工作，44家具有卫生部职业卫生技术服务机构甲级资质的单位共参加了190个项目考核。

（房元萍　蔡源源）

【卫生部组织实施建设项目职业卫生审查工作】 2010年12月21日，卫生部、安全监管总局联合发布了卫生部第21号公告，决定自2011年1月1日起，卫生部不再负责建设项目（不包括医疗机构）职业卫生审查申请，请申请单位向安全监管总局提出申请。2010年，卫生部共批复职业卫生建设项目16个，其中预评价项目7个，设计审查项目1个，竣工验收项目8个。

（房元萍　蔡源源）

【卫生部争取2010年中央补助中西部地区职业病防治专项经费】 2010年，中央财政拿出11842万元职业病防治经费，用于加强中西部地区及新疆生产建设兵团职业健康检查能力建设、职业病信息报告及管理、职业病防治宣传教育以及重点职业病监测哨点，在2009年45个职业病监测哨点的基础上增加了27个监测哨点。为了做好职业病防治项目工作，根据《财政部、卫生部关于下达2010年公共卫生专项资金的通知》（财社〔2010〕90号）要求，卫生部印发了《2010年职业病防治项目管理方案》。

（段冬梅　房元萍）

放射卫生监督管理

【开展医用辐射防护监测网试点工作】　为了全面了解医用辐射防护现状，科学实施医疗机构放射诊疗防护监督管理，依据《放射诊疗管理规定》及相关标准，开展医用辐射防护监测网试点工作。

选择北京市、内蒙古自治区、辽宁省、江苏省、山东省、河南省、湖北省、广东省、四川省等9个省（区、市）作为试点地区。试点地区选择3个设区市（北京市选择3个区）开展医疗机构放射诊疗防护基本情况监测工作。在3个设区市选择15家医院开展医疗机构放射诊疗设备安全防护与质量安全控制监测工作、放射工作人员个人剂量监测，其中三级医院5家（包括省肿瘤医院、省人民医院）、二级医院5家（包括2家县人民医院）、一级医院5家（包括2家乡镇卫生院）。

试点监测内容包括医疗机构放射诊疗防护基本信息收集和分析、放射诊疗设备安全防护与质量安全控制监测、放射工作人员的个人剂量监测、监测信息网络直报系统运行等。通过监测掌握医疗机构放射诊疗工作人员及患者防护情况、放射诊疗设备安全防护管理情况等内容，探索搭建医用辐射防护监测网络框架，试行监测数据网络直报，初步建立医用辐射防护监测信息管理系统，优化监测功能与数据管理，积累经验，为建立全国统一的医用辐射防护监测网络奠定基础，实现医用辐射防护监管的及时、科学和有效。

2010年，完成了医用辐射防护监测管理系统软件的研制、开发和试运行工作，同时各试点地区制定了具体的工作方案，选定了监测医院，开展了监测培训。2010年12月，正式发文启动了该项工作。按计划2011年6～7月底，各试点地区总结经验，报送总结报告。卫生部组织专家对试点工作进行评估，并针对试点工作中出现的问题，进一步完善监测网络方案，部署下一步工作。

（陈波）

【印发《核电站周围居民健康与卫生监测工作指南》】　制定并印发了《核电站周围居民健康与卫生监测工作指南》(下称《指南》)。本工作指南适用于核电站运行前、运行期间的居民健康与食品饮用水放射性核素监测。

《指南》共8章。第一章为总则，阐述了制定《指南》的目的及其适用范围；第二章为公共卫生一般情况调查，规定了调查范围、调查内容、数据来源；第三章为居民癌症发病登记与死因监测，规定了基线资料收集的时间、监测范围、监测癌症的种类、监测登记报告制度；第四章为核电站周围居民问卷调查，规定了调查范围、问卷样本及抽样、问卷调查内容；第五章为食品和饮用水放射性核素监测，规定了采样地点、样品种类与处理、食品采样、水产品采样、饮用水采样、放射性核素监测、有针对性检查；第六章为调查和监测频度，规定了一般情况调查、癌症发病登记与死因监测、居民问卷调查、食品和饮用水放射性核素监测的频度；第七章为质量保证与信息管理，对公共卫生一般情况调查、癌症登记与死因监测、居民问卷调查、食品和饮用水放射性核素监测提出了具体要求；第八章为附则，对《指南》中的专业术语进行了解释。

《指南》已于2010年8月23日印发各省（区、市）卫生厅(局)，新疆生产建设兵团卫生局，中国疾病预防控制中心和卫生部卫生监督中心。

（陈波）

【开展2010年国家放射卫生监督检查】　卫生部组织各地对二级以下医疗机构、疾病预防控制中心及职业病防治院（所）的放射诊疗防护情况进行了监督检查。

一、放射诊疗工作基本情况

根据全国31个省（区、市）(除西藏外）和新疆生产建设兵团的统计，2010年全国开展放射诊疗活动的二级以下医疗机构、疾病预防控制中心及职业病防治院（所）共49,459家，其中医疗机构放射治疗1067家、核医学496家、介入放射学1314家、X射线影像诊断44467家，疾病预防控制中心X射线影像诊断2037家，职业病防治院（所）X射线影像诊断78家。

在49,459家开展放射诊疗活动的机构中，持有放射诊疗许可证机构39,346家，占79.6%。应开展职业病危害预评价的建设项目4848项，实际开展预评价3065项，占63.2%；应开展建设项目竣工验收5202项，实际开展竣工验收3225项，占62.0%；应检测设备98,547台，实际检测50,716台，占51.5%。共有放射工作人员156,798人，持有放射工作人员证130,225人，占83.1%；实际监测人数128,539人，占82.0%；应进行职业健康体检148,388人，实际体检人数130,134人，占87.7%；应进行培训人数145,061人，实际培训人数126,720人，占87.4%。应配备工作人员防护用品单位47,499家,实际配备42,196家，占88.8%；应配备受检者防护用品单位48,826家，实际配备36,624家，配备率为75.0%。

2010年共检查机构46,991家，存在违法行为的有6837家，占14.5%，依法查处6516家，占95.3%，其中警告3317家，占48.5%；责令停业68家，占1.0%。

二、X射线机使用及防护情况

共检查医疗卫生机构X射线机单位44,615家，其中二级医院6170家、一级医院6577家、社区卫生中心3303家、卫生院18,792家、其他机构7781家、疾病预防控制中心1922家、职业病防治院（所）70家。共调查设备69,571台，其中屏片X射线机39,327台(使用5年以下18,668台，5～10

年15,477台，10年以上5182台），荧光屏透视机11,268台（使用5年以下4067台，5~10年5542台，10年以上1659台），透视机（带影像增强器或平板探测器）9281台（使用5年以下4474台，5~10年3805台，10年以上1002台），计算机X射线摄影（CR）5242台（使用5年以下3965台，5~10年1277台），数字X射线摄影（DR）4453台（使用5年以下2968台，5~10年1485台）。共有X射线机机房65,060间，其中有防护门63,379扇，占97.4%；有防护窗58,646扇，占90.1%；有防护墙75,032面；患者防护用品配备31,622家，占48.6%。

三、职业卫生技术服务机构（放射防护）情况

全国职业卫生技术服务机构（放射防护）有580家，共检查536家，占92.4%。其中建设项目职业病危害评价（放射防护）甲级11家，检查11家，无机构违法；乙级256家，检查233家，占91.0%，3家机构违法，给予警告；单独取得放射卫生防护检测与评价资质机构267家，检查247家，占92.5%，7家机构违法，给予警告；单独取得个人剂量监测资质机构46家，检查46家，2家机构违法，给予警告。580家技术服务机构中，人员符合要求机构539家，占92.9%；设备符合要求机构545家，占94.0%；质量控制体系运行正常机构541家，占93.3%。全国开展个人剂量监测工作机构185家，使用个人剂量监测管理系统129家，占69.7%。

（张伟力　袁龙）

【组织实施建设项目职业卫生审查工作】 2010年，卫生部组织建设项目职业病（放射防护）危害审查11项，其中预评价报告4项，防护设施设计审查5项，防护设施竣工验收2项；其中核电项目9项，铀矿项目1项，核技术改造项目1项。

卫生部自2004以来开展建设项目职业病危害审查（放射防护）81项，其中预评价报告49项，防护设施设计审查19项，防护设施竣工验收13项。在81项建设项目职业病危害审查中，核电项目42项，铀矿项目15项，核技术利用项目24项。

（张伟力　袁龙）

【组织开展放射卫生技术服务机构能力考核工作】 为了提高放射卫生技术服务机构的检测能力和水平，2010年卫生部组织开展了放射卫生技术服务机构检测考核工作。考核开展了个人剂量监测、放射性核素γ能谱分析、水中总α、β放射性含量分析和生物剂量估算等4项工作。

全国134家机构参加了个人剂量监测考核，3家机构因仪器设备故障而书面申请终止考核，实际参加考核131家，其中省级机构27家，地市、县级机构79家，其他机构28家；114家合格，17家不合格，合格率为87.0%。卫生部批准的13家职业卫生技术服务甲级资质机构（放射防护）考核全部合格。

21家机构参加了放射性核素γ能谱分析考核，其中5家因实验室装修、仪器设备故障未能提供有效数据，其他16家提供的数据均合格。11家甲级资质机构考核合格，2家未提供数据。

22家机构参加了水中总α、β放射性含量分析考核，其中20家总α考核合格，20家总β考核合格，总α、β综合评定合格18家，合格率为81.8%。8家甲级资质机构参加了该项考核，7家合格。

17家机构参加了生物剂量估算考核，15家考核结果合格，合格率为88.2%。7家甲级资质机构参加了该项考核，结果均合格。

（袁龙）

【加强放射卫生培训工作】 为了加强放射卫生的人才培养，制定了《2010年全国放射卫生教育培训计划》(下称《计划》)，《计划》将培训分为短期培训、中长期培训和管理干部培训三类，实施分类管理。

一、短期培训情况

短期培训由中国疾病预防控制中心辐射防护与核安全医学所（以下简称辐射安全所）和中国医学科学院天津放射医学研究所（以下简称天津放医所）开展建设项目职业病危害评价、职业性放射病诊断、个人剂量监测、放射诊疗的放射防护与质量控制检测等内容的培训。

2010年3月26~30日，在广西壮族自治区南宁市举办全国个人剂量监测技术培训班，来自全国各省的168名代表参加了学习，其中120名学员获得国家级继续医学教育学分证书，168人获培训证书；5月26~30日，在北京市举办全国职业性放射性疾病诊断医师培训班，来自全国各省的104名代表参加了学习，其中90名学员获得国家级继续医学教育学分证书，97人获资质证书；6月24~27日，在湖北省襄樊市举办放射诊断设备质量控制检测与评价培训班，来自全国各省的119名代表参加了学习，其中97名学员获得国家级继续医学教育学分证书，119人获培训证书；7月12~16日，在北京市举办放射治疗剂量与核医学设备性能检测培训班，来自全国各省的59名代表参加了学习，其中48名学员获得国家级继续医学教育学分证书，59人获培训证书；9月7~10日，在江西省上饶市举办建设项目职业病危害放射防护培训班，来自全国各省的254名代表参加了学习，其中231名学员获得国家级继续医学教育学分证书，196人获资质证书。

二、中长期培训情况

（一）放射卫生进修

由吉林大学公共卫生学院（以下简称吉大公卫学院）和苏州大学放射医学与公共卫生学院（以下简称苏大放医公卫学院）各组织一期放射卫生进修班。培训辐射物理学、辐射剂量学、放射医学与防护的理论与技术等内容。

吉大公卫学院于2010年6月15日~7月30日在长春市举办进

修班，共31名学员完成培训。苏大放医公卫学院于10月15日至11月26日在苏州市举办进修班，共17名学员完成培训。

（二）放射卫生专业硕士学位教育

吉大公卫学院于2010年上半年开始招收公共卫生硕士（放射卫生方向）学生，招生对象为医学院校本科毕业并取得学历证书的人员，采取非全日制、在职学习形式，学习两年半至三年，参加外国语、流行病学基础和社会医学3门统考，通过后获得学位证书。苏大放医公卫学院于2010年下半年开始招收在职人员攻读放射医学（放射卫生）硕士学位，招生对象为取得学士学位至少一年的医学类、预防医学类本科毕业生，自学与面授相结合，学习时间三年，采取学分制管理。学满规定学分，成绩合格的，发放研究生课程进修班结业证书，通过外语考试和论文答辩的，可申请硕士学位。

三、管理干部培训

2010年下半年组织全国放射卫生监督骨干培训班，针对各省级卫生监督机构负责放射卫生监督工作的骨干，培训放射卫生法律法规等相关内容。

2010年10月，在山西省太原市召开省级放射卫生监督骨干培训班，共有168名学员接受了培训。

（陈波）

环境卫生监督管理

【印发《卫生部办公厅关于进一步加强饮用水卫生监测工作的通知》】 为推动各地进一步加强饮用水卫生监测工作，切实履行饮用水卫生监管职责，卫生部于2010年3月印发了《关于进一步加强饮用水卫生监测工作的通知》，要求各地增强对饮用水卫生监测工作重要性的认识，加强饮用水卫生检测和监测能力建设，加大饮用水末梢水监测力度。明确提出省级和省会城市的疾病预防控制机构要在2011年6月底之前达到《生活饮用水卫生标准》规定的全部水质指标的检测能力，并开展辖区内饮用水水质摸底检测工作，确定当地需要实施经常性监测的水质重金属、有机污染物等重点控制指标；市（地）级疾病预防控制机构要在2011年底之前达到除放射性指标以外全部水质常规指标检测能力以及非常规指标中重金属、有机污染物等重点控制指标的检测能力，并为所辖区域内各区县开展非常规指标中重点控制指标的监测工作提供支持；县（区）级疾病预防控制机构要在2012年6月底之前达到除放射性指标以外全部水质常规指标的检测能力，承担水质常规指标的监测工作。同时要求各级卫生行政部门要采取有效措施，加大对饮用水末梢水的监测力度，扩大监测网点，原则上要求每2万人口设置1个监测点，每个月监测1次。

【对15个试点省份城市饮用水卫生监测网络工作开展评估总结】 为了加强饮用水卫生监测工作，逐步建立健全监测网络，卫生部从2007年开始在全国15个省份开展城市饮用水卫生监测网络试点工作。2010年试点工作结束并进行了评估和总结。通过试点工作，初步构建起饮用时卫生监测网络体系，水质检验能力普遍得到提高，卫生监督与监测有效衔接机制不断完善，监测信息对发现饮用水卫生问题、防范水污染事件发挥了积极作用。试点期间，共建立3277个水质监测点，涵盖了监测城市的全部市政供水和部分自建供水，共检测水样34575份，检测结果显示市政供水水质情况总体良好，但自建供水水质合格率较低，消毒剂指标不达标是目前突出的饮用水卫生问题。试点工作推动了试点省份水质检验能力的普遍提高，试点省份中的3个市级疾病预防控制机构具备了《生活饮用水卫生标准》规定的全部106项水质指标的检测能力，5个省级和3个市级疾病预防控制中心具备了104项指标的检测能力，其余市级疾病预防控制中心水质检测指标也大幅增加。试点工作中水质监测预警功能进一步强化，通过监测工作及时发现并处置了多起饮用水污染事件。同时，通过试点工作也发现了一些问题，如全国水质状况尚未掌握、水质检验能力还亟待提高、水源性疾病监测需要进一步完善、政府投入还需进一步加大等。

【参与协调并督导了上海世博会和广州亚运会生活饮用水卫生保障工作】 卫生部主要是负责协调做好上海世博会和广州亚运会生活饮用水卫生安全监督方面的工作，多次派人到上海、广州现场协调指导卫生保障工作，深入了解生活饮用水卫生监督工作情况。根据调研了解到的情况，结合世博会和亚运会卫生保障工作实际，就饮用水卫生安全监管工作向地方卫生部门提出有针对性的建议。特别是在上海世博会期间，大力支持上海市实施世博园区的直饮水水质在线监测工作，及时沟通工作实施情况和在线监测数据传输系统运转情况，总结出一套在线监测技术在大型活动保障中应用技术，确保了直饮水安全。

【组织开展全国饮用水卫生重点监督检查】 按照《卫生部办公厅关于印发2009年公共卫生重点监督检查计划的通知》（卫办监督发〔2009〕49号）要求，2009年组织在全国开展了饮用水卫生重点监督检查。截至2009年11月30日，除西藏自治区、新疆维吾尔自治区和新疆生产建设兵团外，全国29个省、自治区、直辖市上报了检查结果。共检查供水单位58827家，其中地级市市区的市政水厂903家、自建水厂2543家、二次供水单位22200家，县（市）政府所在地的市政水厂2458家，农村乡镇水厂13872家，学校自备供水16851家；检测水样22703件；对14394家供水单位实施了行政处罚。

一、地级市市区供水单位

（一）市政水厂。持有卫生许可证的占98.8%；具有卫生管理制度、水污染事件报告制度和水污染事件防范措施的分别占98.4%、

99.4%和99.0%；具有水源卫生防护区和水质检验室的分别占97.4%和96.9%，消毒设施运转正常的占97.2%；配备卫生管理人员和水质检验人员的分别占99.8%和98.6%，供管水人员健康证明和卫生知识培训证持有率分别为99.7%和99.8%；具有日常水质监测记录或报告的占99.4%，涉水产品和消毒产品卫生许可批件持有率分别为97.4%和96.5%。检测水源水1925件、出厂水2361件、末梢水5749件，合格率分别为75.3%、85.0%、92.4%。发现违反法律法规规定的供水单位57家，限期改进53家，罚款15家，罚款金额76500元。

（二）自建水厂。持有卫生许可证的占54.8%；具有卫生管理制度、水污染事件报告制度和水污染事件防范措施的分别占65.5%、64.0%和59.5%；具有水源卫生防护区和水质检验室的分别占61.9、31.1%，消毒设施运转正常的占45.9%；配备卫生管理人员和水质检验人员的分别占78.3%和34.0%，供管水人员健康证明和卫生知识培训证持有率分别为83.7%和83.4%；具有日常水质监测记录或报告的占40.0%，涉水产品和消毒产品卫生许可批件持有率分别为70.1%和56.3%。检测水源水62件、出厂水398件、末梢水539件，合格率分别为69.4%、68.8%和85.7%。发现违反法律法规规定的供水单位307家，限期改进295家，罚款48家，罚款金额157800元。

（三）二次供水单位。卫生管理主体单位明确的占92.7%，具有卫生管理制度、水污染事件报告制度和水污染事件防范措施的分别占88.9%、79.6%和81.4%；水箱或蓄水池设施符合卫生要求的占90.6%；供管水人员健康证明和卫生知识培训证持有率分别为92.4%和92.6%；具有定期清洗消毒和水质检测记录的分别占83.0%和79.5%，涉水产品和消毒产品卫生许可批件持有率分别为78.7%和83.0%。检测二次供水4004件，合格率为88.4%。发现违反法律法规规定的供水单位3049家，限期改进2912家，罚款175家，罚款金额334900元。

二、县（市）政府所在地及乡镇集中式供水

（一）县（市）政府所在地市政水厂。持有卫生许可证的占94.1%；具有卫生管理制度、水污染事件报告制度和水污染事件防范措施的分别占97.7%、95.9%和95.1%；具有水源卫生防护区和水质检验室的分别占93.9%、84.2%，消毒设施运转正常的占88.4%；配备卫生管理人员和水质检验人员的分别占98.2%和85.6%，供管水人员健康证明和卫生知识培训证持有率均为95.3%；具有日常水质监测记录或报告的占87.8%，涉水产品和消毒产品卫生许可批件持有率分别为88.6%和84.8%。检测水源水177件、出厂水2049件、末梢水461件，合格率分别为69.5%、89.0%和77.7%。发现违反法律法规规定的供水单位362家，限期改进334家，罚款47家，罚款金额160300元。

（二）农村乡镇水厂。持有卫生许可证的占62.2%；具有卫生管理制度、水污染事件报告制度和水污染事件防范措施的分别占75.1%、64.2%和66.2%；具有水源卫生防护区和水质检验室的分别占69.7、23.5%，消毒设施运转正常的占55.1%；配备卫生管理人员和水质检验人员的分别占84.1%和39.3%，供管水人员健康证明和卫生知识培训证持有率分别为79.3%和78.4%；具有日常水质监测记录或报告的占41.0%，涉水产品和消毒产品卫生许可批件持有率分别68.2%和67.0%。检测水源水88件、出厂水2688件、末梢水1236件，合格率分别为73.9%、85.9%和68.2%。发现违反法律法规规定的供水单位4642家，限期改进4222家，罚款494家，罚款金额743080元。

三、学校自备供水

（一）城市学校。所检查的2147家城市学校自备供水中，持有卫生许可证的占66.3%；具有卫生管理制度、水污染事件报告制度和水污染事件防范措施的分别占88.2%、80.0%和77.1%；具有水源卫生防护区和水质检验室的分别占82.0%和15.6%，消毒设施或措施运行正常的占60.6%；配备卫生管理人员和水质检验人员的分别占90.3%和24.5%，供管水人员健康证明和卫生知识培训证持有率分别为82.3%和84.5%；具有日常水质监测记录或报告的占34.8%，涉水产品和消毒产品卫生许可批件持有率分别为61.7%和67.4%。检测水源水24件、出厂水303件、末梢水161件，合格率分别为87.5%、51.2%和68.3%。发现违反法律法规规定的供水单位535家，限期改进510家，罚款44家，罚款金额6350元。

（二）农村学校。所检查的14704家农村学校自备供水中，持有卫生许可证的占34.1%；具有卫生管理制度、水污染事件报告制度和水污染事件防范措施的分别占69.6%、63.5%和63.2%；具有水源卫生防护区和水质检验室的分别占62.9%和4.2%，消毒设施或措施运行正常的占39.0%；配备卫生管理人员和水质检验人员的分别占76.8%和11.1%，供管水人员健康证明和卫生知识培训证持有率分别为49.7%和41.0%；具有日常水质监测记录或报告的占24.2%，涉水产品和消毒产品卫生许可批件持有率分别为39.0%和45.4%。检测水源水38件、出厂水257件、末梢水183件，合格率分别为28.9%、24.9%和68.9%。发现违反法律法规规定的供水单位6565家，限期改进6071家，罚款111家，罚款金额68400元。

【开展公共场所卫生监督抽检工作】 2010年，卫生部组织开展了全国公共场所卫生监督抽检工作，重点监督抽检游泳池水质的卫生状况。

1. 人工游泳场所水质监测情况。全国共对5947户人工游泳池（馆）进行了池水水质抽检，合格单位数4095户，总体合格率为68.86%，总体合格率略高于2009年。按照《游泳场所卫生标准》中项目要求，对游泳池水质进行了包括5项指标6项次的卫生质量监测：细菌总数、大肠菌群、尿素、浑浊度、余氯（池水、浸脚池水）。其中，监测细菌总数13,929项次，合格12,585项次，合格率为90.35%，监测大肠菌群13,914项次，合格13,291项次，合格率为95.52%，监测尿素12,970项次，合格11,811项次，合格率为91.06%，监测浑浊度13,702项次，合格13,483项次，合格率为98.40%，监测游泳池水余氯13,403项次，合格10,782项次，合格率为80.44%，监测浸脚池水余氯7154项次，合格6099项次，合格率为85.25%，各单项指标的合格率由高到低依次为浑浊度、大肠菌群、尿素、细菌总数、浸脚池水余氯和游泳池水余氯。

2. 天然游泳场所水质监测情况。全国12个省（区）共对70户天然游泳场进行了水质抽检，监测项目包括PH值、透明度、漂浮物质和铅、砷、汞等有毒物质，合格单位数55户，总体合格率为78.57%。其中，监测PH值227项次，合格215项次，合格率为94.71%；监测透明度216项次，合格207项次，合格率为95.83%；监测漂浮物质207项次，合格204项次，合格率为98.55%；监测铅、砷、汞等有毒物质205项次，合格205项次，合格率为100%。

2010年游泳场所卫生监督检查统计数据表明，人工游泳场所水质问题较多，游离性余氯指标总体合格率偏低。少数省市的池水细菌总数、大肠菌群、尿素指标合格率不高，该三项指标最低合格率分别仅为20%、60%和60%，说明有的游泳池水更换不及时、新水补充不足，水质净化、消毒处理设施不完善或运转不正常，游泳场所存在一定的卫生安全隐患。需要全面推进游泳场所的量化分级管理工作，加强对游泳场所开放期间的水质监测和结果公示，对规范投加消毒剂、定量补充新水和强制性浸脚等重点环节应加强监管，保障游泳池水质卫生。

【开展公共场所集中空调监督抽检】 2010年各地共抽检使用集中空调通风系统的公共场所1021户，风管内表面卫生和冷却水抽检均合格的645户，总体合格率为63.17%。其中，监测风管内表面积尘量3629项次，合格3139项次，合格率为86.50%；监测风管内表面细菌总数3515项次，合格3326项次，合格率为94.62%；监测风管内表面真菌总数3463项次，合格3112项次，合格率为89.86%；对开放式冷却塔采集冷却水水样912份，合格771份，合格率为84.54%；在不合格的141份冷却水中均检测出嗜肺军团菌。存在的问题较多，主要有：一是部分公共场所经营者对集中空调的卫生管理不到位，对使用空调的清洗消毒工作不落实，清洗消毒工作不同程度地存在不规范、不彻底的问题。二是卫生学评价机构的空调相关检测能力不足，对集中空调通风系统执法监管的技术支撑不够。三是对集中空调的监管工作力度不大，推进不快，全面摸底工作多数处于起步阶段。

【开展消毒产品监督抽检】 2010年，共抽检过氧化氢低温等离子体灭菌器74台，分别由两家国外企业（产品27台）及10家国内企业（产品47台）生产，6种型号没有取得消毒产品卫生许可批件，20台标签说明书内容不符合要求；检查48家戊二醛类消毒剂生产企业，抽检戊二醛类消毒剂产品50个，9个没有合格卫生安全评价报告；对全国的99家药店、宾馆和医疗机构使用抗抑菌制剂情况进行抽检，共抽检201家企业生产的抗抑菌制剂358个批次，191个标签说明书不合格，不合格率为53.4%；共抽检膏霜剂型抗抑菌制剂114个批次，检出抗生素或激素42个，检出率为36.8%。抽检膏霜剂型抗抑菌制剂107个批次，对全国的459家生产企业进行了抽检，146种产品无合格的卫生安全评价报告，不合格率为33.3%。在4家疾控机构、22家医疗机构、6所学校和5所托幼机构共抽检用于传染病防治的消毒剂61个批次，7个批次标签说明书不合格，不合格率为11.5%，5个批次卫生质量不合格，不合格率为8.2%。

【开展涉水产品监督抽检】 2010年，共抽检进口小型一般水质处理器159个。其中138个产品持有有效卫生许可批件（占86.8%），21个产品没有有效卫生许可批件（占13.2%）；合格产品（持有有效卫生许可批件、资料齐全、并且参数完全一致）有75个，合格率为47.2%；不合格产品有84个（占52.8%），其中无批件的有21个（占13.2%）、参数不一致的有40个（占25.2%）、资料不全的有23个（占14.5%）。抽检生活饮用水化学处理剂64个，合格产品数为46个，合格率为71.9%；不合格产品数为18个，不合格率为28.1%。化学水处理剂卫生安全性检测不合格的为18个，不合格率为28.1%。抽检涉及生活饮用水输配水管材207个，其中有205个产品持有有效卫生许可批件，合格率为99.0%；有201个产品生活饮用水输配水管材的卫生安全性检测合格，合格率为97.1%。抽检集中式供水单位使用的化学型二氧化氯发生器129个，其中35个产品持有有效涉水卫生许可批件（占27.1%），94个产品没有有效涉水卫生许可批件（占72.9%）；合格产品（持有有效涉水卫生许可批件、资料齐全、并且参数完全一致）有33个，合格率为25.6%；不合格产品有96个（占74.4%），其中无批件的有94个（占72.9%）。

【卫生部加强对获得卫生部许可批件产品的抽检，通报了抽检结果，公告了抽检不合格产品】 卫生部卫生监督中心于2010年7~10月，组织5个抽检组，对北京市、天津市、河北省、上海市、江苏省、浙江省、江西省、山东省、河南省、湖北省、广东省、广西壮族自治区、陕西省等13个省（区、市）的97家生产企业的200个产品（全部为国产产品）进行了监督抽检。其中包括39家生产企业的121个消毒产品，58家生产企业的79个（其中18个化学处理剂为省级卫生行政部门审批）涉水产品。此次抽检的200个产品中，有135个产品生产企业能提供完整的生产过程记录、标签说明书等相关材料，其中内容全部合格的56个，占提供数的41.5%；封样送检的34个产品中，检验合格的27个，占送检数的79.4%。卫生部对7个检验不合格的产品，6个标签说明书扩大使用范围、改变使用方法、延长有效期的消毒产品和5个标签说明书标注的主要技术参数与批准不一致的涉水产品予以公告，并要求所在地省级卫生行政部门依法查处，同时按照《健康相关产品国家卫生监督抽检规定》，要求生产企业召回不合格产品。对消毒产品标签说明书扩大使用范围、改变使用方法、延长有效期的，依据《消毒管理办法》进行查处。对涉及饮用水卫生安全产品的标签说明书未标注主要技术参数、标注不完整或其他标示信息与批准不一致的，由所在地的省级卫生行政部门责令其改正。此次监督抽检结果表明，各地通过对产品生产企业进行培训指导，开展日常监督检查，生产企业的卫生管理意识和水平逐步提高。多数企业具备必要的生产条件，建立相关卫生管理制度，设有卫生质量检验室，能按照有关规定以及许可批准内容进行生产，有生产过程记录，产品标签说明书标示的内容符合要求。但是，消毒产品和涉水产品卫生监管工作中还存在着一些薄弱环节，如监管责任机制不健全、专业能力有待提高等，要从监管措施上、落实责任上建立健全工作机制，采取有力措施，切实加强消毒产品和涉及饮用水卫生安全产品的日常监管工作。

【印发《饮用水水表卫生安全评价规范》】 2010年8月11日，卫生部制定印发了《饮用水水表卫生安全评价规范（试行）》。《饮用水水表卫生安全评价规范（试行）》参考了国内外的相关标准，听取了企业和监督部门等相关部门的意见，并按照世界贸易组织（WTO）技术性贸易壁垒协定（TBT）要求向WTO成员国进行了通报。该规范进一步完善了对饮用水水表卫生安全评价的要求，增加了饮用水水表浸泡试验检验项目及卫生要求，并对检验方法做了详细的规定。

【印发《漂白粉、漂粉精类消毒剂卫生规范（试行）》】 为了进一步规范消毒产品卫生行政许可，加强对消毒产品的监督管理，2010年12月27日，卫生部制定印发了《漂白粉、漂粉精类消毒剂卫生质量技术规范（试行）》（以下简称《规范》），取消了符合《规范》适用范围的消毒产品的卫生行政许可。同时规定，生产新的或卫生许可批件到期的漂白粉、漂粉精类消毒剂，生产企业应当按照《消毒产品卫生安全评价规定》对产品进行卫生安全评价，确定产品符合《规范》的要求。在每批产品投放市场前，生产企业应当按照《消毒产品生产企业卫生规范》的要求，对每个投料批次产品的pH值、有效成分含量、净含量和包装密封性指标以及按照产品企业标准出厂检验项目的要求进行卫生质量检验，检验合格后方可出厂。

【印发《餐饮具集中消毒单位卫生监督规范（试行）》】 2010年5月11日，卫生部制定印发了《餐饮具集中消毒单位卫生监督规范（试行）》（以下简称《规范》），自发布之日起实施。《规范》明确了卫生监督部门的监督管理职权，对卫生监督部门现场监督检查的内容做了具体的规定，对监督频次和采样量以及对不合格企业的处理做了明确规定，规范了餐饮具集中消毒单位生产经营活动，切实加强了餐饮具卫生安全的监督管理工作。

【印发《关于做好重金属污染防治工作的通知》】 卫生部于2010年3月印发了《关于做好重金属污染防治工作的通知》，要求各地切实提高对重金属污染防治工作的认识，认真落实卫生部门重金属污染防治重点工作，妥善处置环境污染健康危害事件，在重点地区开展健康监测和健康危害风险评估，对高风险人群进行体检，对确诊患病人员给予治疗，同时要加大科普宣传力度，做好健康教育工作。

【印发《环境重金属污染健康监测技术指南（试行）》】 卫生部于2010年10月印发了《环境重金属污染健康监测技术指南（试行）》，指导各地规范开展重金属铅、汞、砷、镉、铬对人群健康影响监测工作，对人群健康基线调查、健康监测点筛选原则、健康监测方案及监测数据报告等内容进行了规范，统一了人体生物样品全程质量控制和检测方法、生活饮用水样品全程质量控制和检测方法、食物样品采集检测和质量控制及空气样品采集、检测和质量控制方法等。

【联合中国农工民主党开展第三届中国环境与健康宣传周活动】 2009年5月30日，由中国农工民主党中央、教育部、环境保护部、水利部、卫生部、国家广播电影电视总局联合主办的第三届中国环境与健康宣传周活动在北京启动。本届宣传周活动主题是“土壤环境与健康”。5月30日~6月5日宣传周期间，活动领导小组在江苏省南京市举行了“土壤环境与健康”高峰论坛，在江苏省连云港市举行了“绿色环境健康家园”全国少儿版画展，在北京大学校园展开了环境与健康互动行动，在北大附中开展了“环境与健康一堂课”活动等。同时，全国各地包括西藏自治区在内的31个省（区、市）也举办了一系列丰富多彩的宣传活动。

学校卫生监督管理

【印发《关于进一步加强学校卫生管理与监督工作的通知》】 2010年2月22日，卫生部办公厅、教育部办公厅联合印发了《关于进一步加强学校卫生管理与监督工作的通知》(以下简称《通知》)。《通知》明确了传染病防控、饮用水卫生以及落实各项基本卫生条件等学校卫生监督工作重点，要求各地卫生、教育行政部门紧密合作，建立定期联席会议制度及合作机制，相互通报工作信息，提高学校卫生工作成效。进一步加强学校卫生管理与监督队伍建设，省、地市级卫生监督机构应设立专门科室负责学校卫生监督工作；县(区)级卫生监督机构应有人员从事学校卫生监督工作，并通过“包点、包校”的形式，确保做到学校卫生监督全覆盖。

（宫国强　范鹤）

【编印《卫生监督员手册-学校卫生分册》并举办全国学校卫生监督工作培训班】 2010年8月，卫生部组织专家编写并印发了《卫生监督员手册-学校卫生分册》(简称《手册》)。《手册》重点对学校传染病防治、饮用水卫生、教学环境卫生、校医室（保健室）等经常性卫生监督工作加以规范，明确了各项监督的依据、内容和违法行为的处置原则，并对学校突发公共卫生事件应对、学校卫生监督档案管理等加以指导。《手册》对提高卫生监督队伍学校卫生监管业务水平和执法能力有重要意义。以《手册》讲解和宣贯为重点，2010年9月20～21日、10月18～19日，卫生部分别在山东省青岛市、广东省深圳市举办了全国学校卫生监督工作培训班。各省（区、市）和新疆生产建设兵团共320余名代表分批参加了培训。

（宫国强　冯光　董静宇）

【通报湖南省益阳市等地数起学校自备水源污染事件】 2010年9～10月，湖南省益阳市、内蒙古自治区通辽市、浙江省衢州市陆续发生学生胃肠疾病事件。经调查，几起事件均由学校自备水源污染引起。这些事件暴露出学校饮用水卫生尤其是自备水源管理方面存在的问题：一是部分学校饮用水卫生意识薄弱，对饮用水污染可能带来的严重后果认识不足；二是部分学校尤其农村学校饮用水硬件条件差，水源周围有厕所、垃圾、污水等污染源，存在饮用水卫生隐患；三是卫生防护管理措施没有落实，水塔等贮水设备不能定期清洗维护，消毒处理不规范，对监督检查中发现的问题整改不到位。为了督促各地引以为鉴，加强学校饮用水卫生监督，严防介水传染病发生，卫生部对这些事件进行了通报，要求各地提高认识，加强监督检查；完善服务，做好技术指导；加强沟通配合，加大整改力度。

（宫国强　董静宇）

【卫生部、教育部联合开展学校卫生专项检查】 卫生部、教育部于2010年9月对北京市、吉林省、江苏省等10省（区、市）227所中小学学校卫生工作进行了专项检查。检查组在充分肯定学校卫生工作成绩的同时，对部分地区基本卫生条件达不到要求，学校卫生人员普遍配备不足，一些学校饮用水消毒处理等还存在安全隐患等问题进行了通报，要求各地继续贯彻落实中央7号文件精神，重点向农村薄弱学校倾斜投入，改善学校卫生条件，加强学校卫生队伍建设，健全部门联席会议机制。

（宫国强　董静宇）

传染病防治监督

【印发《传染病防治日常卫生监督工作规范》】 卫生部于2010年9月17日印发了《传染病防治日常卫生监督工作规范》(简称《规范》)。《规范》分总则、监督职责、内容、方法等五个章节，传染病防治日常卫生监督的对象主要是疾病预防控制机构、医疗机构和采供血机构，监督内容包括医疗卫生机构的传染病疫情报告、疫情控制措施、消毒隔离制度执行情况、医疗废物处置情况以及疾病预防控制机构的菌（毒）种管理情况。

（宫国强　冯光）

【举办全国传染病防治监督工作培训班】 2010年9月27～28日，卫生部在北京市举办了全国传染病防治监督工作培训班。各省（区、市）和新疆生产建设兵团共150余名代表参加了此次培训。培训以《传染病防治日常卫生监督工作规范》的宣传贯彻为重点，介绍了传染病防控、医院感染和消毒隔离工作的总体趋势和工作进展，并安排上海、浙江、安徽等省（市）介绍了疫情报告、医疗废物处置和参与传染病重大事件中的经验体会，还结合典型案例对传染病监督以及日常执法中常见的问题进行了分析点评。

（宫国强　董静宇）

医疗执法监督

【继续贯彻落实《关于在严厉打击非法行医和非法采供血工作中加强衔接配合的暂行规定》，与公安部治安管理局召开联席会议】 2010年6月2日，卫生部与公安部治安管理局联合召开打击无证行医和非法采供血工作联席会议。会议研究了2010年与公安部治安管理局关于打击无证行医和非法采供血工作进一步加强配合的具体事宜。会议认为，几年来各级卫生行政部门始终把打击无证行医和非法采供血作为重点工作来抓，特别是《关于在严厉打击非法行医和非法采供血工作中加强衔接配合的暂行规定》出台以后，进一步加强了和公安机关的协同配合，形成有效的打击合力。但在工作中也遇到一些需要解决的问题。公安部治安管理局的同志表示，将在工作中进一步配合卫生部解决一些实际问题。

（徐克明　姜胜萍）

【联合驻部监察局对部分省（区）单采血浆站监督工作进行督导调研】 2010年6~7月，对河北省、山西省、黑龙江省、四川省、宁夏回族自治区、新疆维吾尔自治区等六省（区）单采血浆站监督工作进行了督导调研，主要是了解各地浆站执业情况及卫生监督机构履职情况，研究进一步加强浆站监管工作的措施。通过对17家单采血浆站督导调研发现：一是管理制度落实不到位，采浆安全存在隐患。二是行政准入管理不严，监管信息沟通不畅。三是基层执法力量薄弱，办案水平有待提高。这次单采血浆站监督工作督导调研达到了推动和促进工作的预期目的。

（徐克明　姜胜萍）

【印发《关于进一步加强全国单采血浆站监管工作的通知》】 为了进一步加强浆站监管工作，2010年印发了《关于进一步加强全国单采血浆站监管工作的通知》，对地方各级卫生行政部门提出以下要求：一是认清形势，加强领导，建立长效监管机制。以深化医药卫生体制改革为契机，认真分析单采血浆站监管工作存在的问题，有针对性地建章立制，加强源头管理，加大监管力度，把单采血浆站监管任务落到实处。二是协调配合，履行职责，切实落实监管责任。建立相关处室监管衔接与信息沟通机制。定期召开沟通协调会议，相互通报审批、校验、日常监督和案件查办情况，分析问题，提出解决问题的方案，确保监管工作无缝衔接。三是有效联动，重视举报，规范案件移送工作。四是转变观念，探索创新，提高科学监管水平。增强单采血浆站工作人员依法执业的自觉性，进一步落实血浆安全主体责任；加强单采血浆站监管队伍建设，强化培训力度，不断提高监管队伍的办案水平；加强日常监管，确保有效措施落实到位。

（徐克明　姜胜萍）

【举办全国单采血浆站卫生监督员培训班】 为了掌握全国单采血浆站的底数、监管现状，提高单采血浆站卫生监督员执法能力和业务水平，2010年4~5月，在南昌市和兰州市举办了两期全国单采血浆站卫生监督员培训班。培训内容主要是单采血浆站监督工作相关法律法规及监督检查程序，血液安全监督案例分析，行政执法证据收集与运用，部分地区交流工作经验等。授课人员包括最高人民法院、卫生部相关领导，医疗卫生法律、血液安全监督方面的专家。来自19个省、市、县三级从事单采血浆站具体监督的监督员400余人参加了培训，对参加培训班的卫生监督员进行了考试，并将考试成绩在全国单采血浆站监管工作会议上进行了通报。

（徐克明　姜胜萍）

【编印《医疗服务监督培训工作参考资料》】 为了更好地指导各地开展医疗执法监督工作，提高卫生监督队伍的执法能力和办案水平，组织有关单位编写了《医疗服务卫生监督员培训资料》。本书共分为三部分，第一部分为“医疗服务执法监督刑事问责案例评析”，第二部分为“单采血浆站监督检查培训教程”，第三部分为“医疗服务监督常见违法案件查处指南”。此书既可作为各级卫生行政部门、卫生监督机构对监督员的培训教材，又可作为卫生监督员在执法实践中的参考。

（徐克明　姜胜萍）

【印发《关于黑龙江省海伦（世亨）单采血浆站违法采浆查处情况的通报》】 2010年8月11日，卫生部印发了《关于黑龙江省海伦（世亨）单采血浆站违法采浆查处情况的通报》，对海伦（世亨）单采血浆站现场调查的主要问题及查处情况进行了通报，并对加强血液安全监管提出了以下要求：各级卫生行政部门要以海伦（世亨）单采血浆站违法采浆案件为鉴，一是提高认识，严厉查处违法行为。分析排查本地区血液安全中存在的主要问题，建立并完善标本兼治的综合治理措施。二是履行职责，加大监管力度。严格按照职责分工，履行好法律赋予的职责。进一步理顺血液安全监管体制，强化源头管理。三是重视投诉举报，探索有效监管模式。要认真查处群众关注的热点案件，维护群众合法权益。积极探索有效的监管模式，加大案件督办、查办力度。对于涉嫌违法犯罪的，要及时移送公安机关调查处理。

（徐克明　姜胜萍）

职责调整

【职业卫生监管职责调整】 为了进一步加强职业病防治工作，遏制职业病高发的势头，中央编办在深入调研、反复沟通协调的基础上，经中央编委和国务院同意，于2010年10月8日印发了《关于职业卫生监管部门职责分工的通知》（以下简称《通知》），对卫生部、安全监管总局、人力资源和社会保障部及全国总工会的职业卫生监管职责进行了调整和明确。其中明确了卫生部的职责为：一是负责会同安全监管总局、人力资源和社会保障部等有关部门拟订职业病防治法律法规、职业病防治规划，组织制定发布国家职业卫生标准。二是负责监督管理职业病诊断与鉴定工作。三是组织开展重点职业病监测和专项调查，开展职业健康风险评估，研究提出职业病防治对策。四是负责化学品毒性鉴定、个人剂量监测、放射防护器材和含放射性产品检测等技术服务机构的资质认定和监督管理；审批承担职业健康检查、职业病诊断的医疗卫生机构并进行监督管理，规范职业病的检查和救治；会同相关部门加强职业病防治机构建设。五是负责医疗机构放射性危害控制的监督管理。六是负责职业病报告的管理和发布，组织开展职业病防治科学研究。七是组织开展职业病防治法律法规和防治知识的宣传教育，开展职业人群健康促进工作。

（苏志　王雪凝　段冬梅）

卫生监督中心工作进展

【消毒剂、消毒器械及涉及饮用水卫生安全产品卫生行政许可工作】

一、许可受理工作

消毒剂、消毒器械产品许可受理工作。2010年受理消毒产品1346个，其中：首次申报309个，变更及延续410个，补充资料延期再审611个，申请复核及其他16个；同时在受理产品中出具补正意见325个。

涉及饮用水卫生安全产品许可受理工作。2010年受理涉水产品1469个，其中：首次申报507个，变更及延续170个，补充资料延期再审768个，申请复核及其他24个；同时在受理产品中出具补正意见209个。

二、许可评审工作

消毒剂、消毒器械产品许可评审工作。2010年组织召开评审大会5次，累计评审消毒产品364个；召开评审小会20次，评审产品943个次；上报卫生部待批准消毒产品504个；制作消毒产品卫生许可批件504个。2010年不予行政许可消毒产品共42个。

涉及饮用水卫生安全产品许可评审工作。2010年组织召开评审大会5次，累计评审涉水产品566个；召开评审小会16次，评审产品879个次。上报卫生部待批准涉水产品587个；制作涉水产品卫生许可批件559个。2010年不予行政许可涉水产品共28个。

三、卫生行政许可文书发放工作

截至2010年12月24日，发放各类卫生行政许可文书2455件。其中：消毒产品发放卫生许可批件515个，不批准意见通知书55个，评审意见613个；涉水产品发放卫生许可批件522个，不批准意见通知书50个，评审意见700个。

四、《健康相关产品卫生行政许可程序》修订工作

受卫生部委托，卫生监督中心组织开展了对2006年版《健康相关产品卫生行政许可程序》及其配套文件《卫生部消毒剂、消毒器械卫生行政许可申报受理规定》、《卫生部涉及饮用水卫生安全产品卫生行政许可申报受理规定》的修订工作。此次修订健康相关产品卫生行政许可程序工作，是对2006年版《健康相关产品卫生行政许可程序》及其配套文件《健康相关产品生产企业卫生条件审核规范》、《卫生部消毒剂、消毒器械卫生行政许可申报受理规定》、《卫生部涉及饮用水卫生安全产品卫生行政许可申报受理规定》等进行修订。

五、举办卫生部健康相关产品卫生行政许可检验机构培训班

卫生监督中心于2010年8月4~5日在吉林省长春市举办了卫生部健康相关产品卫生行政许可检验机构培训班，来自全国29个省（区、市）的疾病预防控制机构代表共计120余人参加了会议。培训班针对消毒产品和涉水产品在卫生行政许可受理和评审中检验与检验报告存在的问题，以及实验室质量管理应关注的重点问题等内容进行了培训。通过培训，强化了有关检验机构、监督机构的责任，规范了其自身管理，推动了相关工作健康发展。

六、组织开展已获批消毒、涉水产品卫生监督抽检工作

受卫生部委托，卫生监督中心组织开展了对已获批消毒产品、涉水产品的卫生监督抽检工作。在各省（区、市）卫生监督所的配合下，分别对13个省（市）39家生产企业的121个消毒产品以及58家生产企业的79个涉水产品进行了现场监督抽检；对17个化学处理剂、17个压力蒸汽灭菌指示物进行现场采、封样并送检。现场抽检工作结束后，卫生监督中心对发现的问题以及下一步监管工作，提出了科学合理的处理意见与建议，并协助监督局积极做好对不合格产品的处理工作，包括向社会公告、将抽检情况向各省反馈、对部分产品进行重新审查等。

七、核实涉水产品卫生安全合格证明工作

2010年卫生监督中心对43份涉水产品卫生安全证明进行了向发证机关发函核实，其中6份为虚假材料，涉及产品8个。对查实的8个产品的申报单位均作出了不予许可决定。

【建设项目职业卫生行政许可工作】

一、受理、行政许可文书发放工作

建设项目职业卫生审查受理、行政许可文书发放工作。2010年，受理建设项目职业卫生审查申请26个。其中建设项目职业病危害预评价报告12个，建设项目职业病防护设施设计4个，建设项目职业病危害竣工验收报告10个；受理整改资料11件次。发放“建设项目职业卫生审查的批复”17件。

职业卫生技术服务机构资质审定受理、行政许可文书发放工作。2010年，受理职业卫生技术服务机构资质申请21个。其中首次申请3个，续展申请13个，变更申请5个；受理整改资料11件次。发放《整改意见通知书》11件，《职业卫生技术服务资质证书》48件。

二、审查工作

建设项目职业病危害预评价报告的资料审核工作。2010年，完成了对4个职业病危害严重的建设项目的职业病防护设施设计审查工作；组织专家完成了对涉及中石油、中石化等7个建设项目的职业病危害控制效果评价报告的技术审查和现场竣工验收任务。

建设项目职业病危害评价资质（甲级）审定工作。2010年，完成了17家职业卫生技术服务机构资质（甲级）申报资料的审核、上报工作，其中申请资质续展12家，资质证书变更5家。派人参加并监督了12家职业卫生技术服务机构甲级资质的现场审核工作。

三、化学品毒性鉴定资质审定工作

2010年审查、上报4家化学

品毒性鉴定机构的资质申报资料，其中首次申请3家，申请续展1家。派人参加并监督了4家化学品毒性鉴定机构资质的现场审核工作。

四、举办职业卫生技术服务机构及建设项目职业卫生审查行政许可培训班

为了更好地贯彻《中华人民共和国职业病防治法》，进一步做好职业卫生技术服务机构管理和建设项目职业卫生审查工作，受卫生部委托，卫生监督中心于2010年5月11～14日在湖北省武汉市举办了职业卫生技术服务机构及建设项目职业卫生审查行政许可培训班。来自全国省级卫生监督机构、职业卫生技术服务机构和建设单位150余名代表参加了培训。培训班就建设项目职业卫生审查及职业卫生技术服务机构甲级资质审定在受理评审过程中的要求及相关法规进行了讲解，讲授了评价报告的撰写及技术要求。

【卫生标准审查与管理】

一、组织卫生标准立项审查

为保证2010年卫生标准制订修订计划编制工作的科学性、合理性、可行性，卫生监督中心继续深入推进标准立项管理新模式。2010年2月，组织卫生部各相关业务司局及有关专家对149项卫生标准项目建议书进行评审。通过这次审评工作，各标准专业委员会提高了对卫生标准立项工作重要性的认识，避免了不合理项目、重复项目的立项，对标委会之间交叉项目的归口进行了合理调整，也为国家财政经费的合理使用奠定了基础。

二、严格卫生标准审查

截至2010年12月31日，审查130项卫生标准，发放《审查意见通知书》172份，上报卫生部147项次。组织各专业标委会对227项行业标准以及标龄满五年的983项卫生标准进行复审。经复审，继续有效的国家标准11项，报请国标委废止31项；以卫生部通告形式公布了国家职业卫生标准和行业卫生标准继续有效81项，废止9项。

在2010年审查的130项标准报批稿中，绝大多数均经过2次以上退修，近1/3报批稿需要调整逻辑性、严谨性以及准确性。在标准审查中，不仅审查文本规范性，还要求及时发现某些关键技术问题，并为每项标准报批稿的质量逐一进行量化打分。

2010年11月20日，承担卫生部转请审核《食品添加剂琼胶》等101项食品安全国家标准紧急任务，卫生监督中心在不降低审查程序和审查质量的前提下提前完成审核任务，并修改出花脸稿。对报批稿中存在的准确性、一致性、规范性等方面问题，以中心文件形式正式上报卫生部。

三、开展标委会中期评估

2010年2～3月，卫生部与卫生监督中心组成评估小组，对19个标委会秘书处工作进行了现场检查，并就标准管理制度与挂靠单位情况、标准年度计划制订与审查、标准计划完成情况等方面提出了具体评估意见；结合日常卫生标准报批材料的量化评分，提出获得优秀、良好标委会的建议名单，形成《2010年卫生标准专业委员会评估工作情况报告》，该报告作为第六届卫生标准管理委员会第一次会议的会议材料，引起了各标委会主任委员的高度重视。在管委会上，卫生部副部长、管委会主任委员马晓伟对卫生监督中心在标准管理与审查、卫生标准网络系统及宣传培训等方面的工作给予了高度评价。

四、起草文件，推动卫生标准宣传贯彻

为了加大卫生标准宣传贯彻力度，调动卫生标准研制工作者的积极性，受卫生部委托，卫生监督中心承担了《卫生标准宣贯工作暂行规定》及《卫生标准贡献奖评选办法》的起草工作。通过组织专家研讨、座谈等形式听取多方意见，形成讨论稿，提交到2010年卫生标准工作研讨会上讨论。

五、组织编制卫生标准“十二五”规划

按照卫生部统一部署，卫生监督中心组织各标委会编制卫生标准“十二五”发展规划，其中包括两项主要工作：一是总结“十一五”卫生标准工作，各标委会首先总结了本专业领域卫生标准“十一五”工作，包括主要工作和成效，取得的经验和存在的主要问题。二是提出“十二五”期间卫生标准重点工作，分析本专业卫生标准面临的形势，提出了“十二五”期间的主要工作内容，包括需要制（修）订的重点领域及项目数量。

六、组建营养标委会，研究营养标准体系

为加强营养改善工作，促进营养工作规范化，健全卫生标准管理体系，卫生部于2010年8月批准成立卫生部营养标准专业委员会。2010年11月23～24日，成立大会在北京召开。会议介绍了卫生监督中心在卫生标准管理方面所做的工作，标准处就卫生标准编写要求进行了宣传贯彻培训，与会委员认真讨论了营养标准体系框架（草案），并进行了欧美、日本等营养政策和标准的专题报告，为今后一定时期的营养标准工作打下了基础。

【卫生标准宣传贯彻与培训】

一、组织开展乳品安全国家标准系列宣传贯彻培训

举办三期全国性标准培训班。来自全国各省级卫生行政部门、卫生监督机构、疾病控制机构以及农业部、质检总局、工信部等相关部门的代表近300人参加了培训。与此同时，还将乳品标准培训内容纳入“卫生监督机构卫生标准应用能力建设”项目，要求32个省级协作单位在各自行政辖区内开展乳品标准培训。

与搜狐网合作，举办食品安全国家标准知识竞赛。竞赛共有31万余人参与答题；与《中国食品报》合作，举办“遵守食品安全国家标准，履行乳品安全社会责任”专刊；与《中国卫生监督杂志》合作，宣传乳品安全国家标准。此外，卫生部还设计乳品标准宣传画4幅，在卫生部、卫生部卫生监督中心网站发布，供社会各界免费下载。

二、举办全国卫生标准编写培训班

2010年卫生监督中心先后在北京市、沈阳市举办了两期全国性卫生标准编写培训班。卫生部第六届标委会委员、秘书处工作人员及部分标准研制人员近350人参加了培训。通过培训，提高了对卫生标准重要性的认识，了解了标准的编写规则，特别强调在标准研制初期、中期及广泛征求意见等方面的要求。培训结束后，全体学员参加了由卫生监督中心统一命题考试，并对考试通过的学员颁发了培训合格证书。

三、协助创办《中国卫生标准管理杂志》

经卫生部、国家新闻出版总署批准，《中国卫生标准管理》杂志创刊。该杂志旨在协助卫生部宣传报道国家新颁布的国家及行业卫生标准，避免社会各界误读、误解标准内容，发挥主渠道作用。

四、组织卫生标准专题征文

与《中国卫生监督杂志社》联合举办"卫生标准研制及应用"征文活动，面向全国卫生监督、疾病预防控制系统征集相关论文，并对稿件进行审查，提出修改意见。2010年度共出版3期卫生标准专栏，刊登卫生标准研制、贯彻实施等方面的文章近20余篇。

【卫生标准信息平台建设】 卫生监督中心于2009年创建"卫生标准网"，2010年是网络进入实质运行的第一年，为保证各项预定功能的顺利实现，设专人负责网站联络以及信息更新和维护。对于面向社会公众的界面，能够做到实时更新新闻动态、规划计划公告、标准批准发布公告、办事大厅、WTO/TBT通报等栏目内容，保证各种标准动态信息的及时可及性；对于卫生标准管理操作界面，及时与计算机管理后台沟通和解决操作中出现的问题，督促其调整、改进。网络运行1年来，社会公众、标委会秘书处、卫生监督中心、卫生部均可以在各自权限范围内进行浏览、查询及管理操作，界面相对友好，从标准立项直至标准研制报批的整个工作流程均已实行网上申报与传输，基本实现了标准立项、标准制定、标准征求意见、标准审查、标准发布等各个环节的信息的动态管理和交流，同时严格控制了各环节提交资料的规范性。

【卫生标准项目工作与实施情况调研】

一、卫生标准宣传贯彻模式与追踪评价试点项目

为了进一步推动卫生标准应用能力建设项目工作，2010年4月，卫生监督中心在全国省级卫生监督机构范围内广泛征集卫生标准研制与应用项目建议。经认真研究和审查，确定了2010—2011年度重点开展卫生标准宣贯模式与追踪评价试点项目工作。2010年7月，项目启动研讨会在北京召开。会议确定了卫生标准宣传贯彻模式与追踪评价试点项目的主要工作内容、工作措施及考核指标，并与12个项目协作单位签订了项目委托协议书。

2010年10月，在四川省成都市召开了项目工作研讨会，10个项目协作单位代表分别汇报了项目启动情况以及具体实施方案和进度安排，交流了工作体会和经验。

二、承担卫生标准研制项目

根据卫生部《2010年食品安全国家标准清理完善工作安排》（卫办监督函（2010）607号）的要求，卫生监督中心具体承担《食用菌罐头卫生标准》（GB7098-2003）、《果蔬罐头卫生标准》（GB11671-2003）、《肉类罐头卫生标准》（GB13100-2005）、《鱼类罐头卫生标准》（GB14939-2005）4项标准的修订工作。卫生监督中心设专人负责，严格按照食品安全国家标准制修订项目管理规定，成立协作组，经过网上公开征求意见、组织召开专家研讨会等方式开展标准修订工作。目前已将标准编制说明、征求意见汇总处理表等材料提交至食品安全国家标准审评委员会秘书处。

此外，还组织辽宁省卫生监督所等单位完成了GB/T18205-2000《学校卫生监督综合评价》修订工作，目前该标准已通过标委会审查，正在报批过程中。

三、开展省级卫生标准实施情况调研座谈

为了解地方卫生行政部门和卫生监督机构卫生标准的执行情况、发现卫生标准实施过程中存在的问题、收集卫生标准制修订工作意见和建议，卫生监督中心分别于2010年1月和5月在上海市、江苏省进行了卫生标准执行情况调研工作，先后走访了上海市卫生监督所、上海市疾控中心、南通市卫生局卫生监督所、苏州市卫生局卫生监督所及无锡市卫生局卫生监督所等单位，听取了当地卫生标准相关工作，了解卫生标准在执行中所遇到的问题，为进一步开展卫生标准项目工作提供了主要参考。

四、组织标准专项调研

为了进一步收集和掌握标准实施过程中存在的问题，为标准制修订提供背景资料，卫生监督中心在全国31家省级卫生监督机构和新疆生产建设兵团卫生监督所开展重点领域重点标准的问卷调查。2010年6月，组织相关标准专业委员会专家、部分省级卫生监督机构以及大专院校代表共同研究制定了GBZ2.2《工作场所有害因素职业接触限值（物理因素）》、WS310.1《医院消毒供应中心 第1部分 管理规范》、WS/T313《医务人员手卫生规范》、GB15982《医院消毒卫生标准》调研方案及调查表格。

目前25个省份已报送57份调研报告。此外，对GB14880《食品营养强化剂使用卫生标准》实施情况专项调研的2000余份原始问卷进行了逐一清理校对，邀请相关专家共同研讨数据统计分析问题。

五、SPS例会涉及卫生领域贸易关注议题分析项目

受卫生部委托，卫生监督中心

具体承担了《SPS例会涉及卫生领域贸易关注议题分析》项目，通过收集、翻译、整理1995年以来历届SPS例会相关文件，分析各项特别贸易关注的主要内容、贸易对象、交涉过程、解决途径及处理结果等，重点分析我国在加入WTO之后所面临的食品安全相关主要特别贸易关注问题的内容和特征、主要贸易成员的分布、交涉过程，探讨提出解决关注问题的有效途径建议。目前已翻译完成GEN/204/Rev. 8-GEN/204/Rev. 10相关技术文件13份，近500页。

【编辑印刷《卫生标准工作信息》】 受卫生部委托，卫生监督中心负责编辑发行《卫生标准工作信息》工作。每月1期，2010年共12期，及时报道了卫生标准工作的政策信息、卫生标准发布信息、工作动态、卫生标准审查、国际标准动态等信息，栏目设置突出各标准专业委员会的工作动态、反映标准报批进度，增进了相互了解。

【相关国际标准化工作】 为追踪国际标准化工作最新进展，及时了解国际标准制定的先进理念，卫生监督中心先后派人参加了国际食品法典委员会会议，在国内参加两次国际食品安全风险评估培训班。

作为卫生部TBT评议中心，卫生监督中心2010年共收到来自美国、欧共体、韩国等WTO成员国TBT通报700余份，经过筛选及初步分析，清理出卫生领域通报429份，涉及食品、化妆品、消毒产品等不同专业，通过分析研究，及时掌握了国际标准动态。目前，正在起草《2010年卫生相关WTO/TBT通报情况分析总报告》。

【卫生检验技术规范工作】

一、组织起草《食品检验机构资质认定条件》和《食品检验工作规范》工作

卫生监督中心先后组织召开了9次食品检验机构资质认定条件和检验规范起草工作的。并参加了两次部际联席会专家讨论会。来自卫生部、国家认证认可监督管理委员会、农业部、国家质检总局、国家工商总局、科技部、食品检验机构、卫生监督机构及部分食品生产企业代表共300余人次参加了起草制定工作。目前，两个文件已由卫生部正式颁布，并于2010年4月1日起实施。

二、《食品检验机构机构资质认定工作指南》制定工作

卫生监督中心和国家认证认可监督管理委员会实验室检测与监管部联合组织来自卫生、质监、农业、工商、高校、粮食等多个行业和领域的管理者和专家先后召开8次近100人次的研讨会，制定了《食品检验机构机构资质认定工作指南》。

三、举办卫生部健康相关产品卫生行政许可检验机构培训班

2010年8月5~6日卫生监督中心在吉林省长春市举办了卫生部健康相关产品卫生行政许可检验机构培训班。来自全国29个省（区、市）卫生检验机构共145人参加了培训班。

四、卫生部健康相关产品卫生行政许可检验机构认定工作

2010年监督中心组织中国CDC环境所、军事医学科学院消毒检测中心、江苏省CDC、上海市CDC、广东省CDC、吉林省CDC、陕西省CDC等检验机构有关专家起草了《消毒产品卫生行政许可检验机构认定标准》和《消毒产品卫生行政许可检验机构认定管理规范》等文件，并已上报卫生部。

【卫生系统实验室质量管理工作】

一、组织编制上报《2010年度卫生检测实验室国家资质认定评审工作计划》

按照国家认证认可监督管理委员会和卫生部要求，卫生监督中心组织编制上报了两期2010年度卫生检测实验室国家资质认定评审工作计划，共有29个检验机构列入工作计划。

二、对中国CDC环境所等25个卫生检验机构实验室认证认可评审工作

按照国家认证认可监督管理委员会2010年评审计划，截至2010年12月，监督中心共组织完成了中国CDC环境所等25个卫生检验机构的现场评审组工作，其中单一资质认定评审6个，资质认定/实验室认可二合一评审19个，其余4个将在2011年4月份前完成。

三、举办“实验室质量与安全管理知识讲座暨实验室资质认定/实验室认可/检查机构评审员培训班”

为了加强人员培训，提高整个卫生系统实验室质量管理水平，2010年12月10~19日卫生监督中心在湖北省武汉市举办了“实验室质量与安全管理知识讲座暨实验室资质认定/实验室认可/检查机构评审员培训班”。来自全国21个省（区、市）卫生厅局、总后卫生部、省级疾病预防控制机构以及质检系统共计150余人参加了会议。

四、加强人员培训，提高整个卫生系统实验室质量管理水平

卫生监督中心于2010年12月10~19日在湖北省武汉市举办了“实验室质量与安全管理知识讲座暨实验室资质认定/实验室认可/检查机构评审员培训班”。来自全国21个省（区、市）卫生厅局、总后卫生部、省级疾病预防控制机构以及质检系统共计150余人参加了会议。

五、编写卫生检测实验室质量管理与安全行业指南

卫生监督中心组织编写了《卫生检测实验室质量管理与安全》一书。先后有来自卫生部、卫生监督中心及中国CDC营养安全所、北京市CDC等20多个卫生行政、监督、疾病控制机构100多名专家参加了行业指南的编写工作。

六、卫生系统实验室资质认定专项监督检查工作

卫生监督中心于2010年9月

对宁夏回族自治区、陕西省、云南省、海南省4个省的13个省、地（市）、县级检验机构开展了卫生系统实验室资质认定专项监督检查。

七、积极参加国家认证认可监督管理委员会和中国合格评定国家认可委员会开展的有关工作

2010年9月国家认证认可监督管理委员会组织开展了实验室资质认定专项监督检查工作，卫生监督中心派两名专家参加了监督检查工作。

【检验技术规范项目工作】

一、《卫生领域检测实验室技术能力规范表述》课题研究工作

卫生监督中心分别于2010年8月和10月组织来自中国CDC营养安全所、中国CDC环境所、中国CDC职卫所、北京市CDC、天津市CDC、上海市CDC、四川省CDC、广东省CDC等机构共60余人召开了课题讨论会。目前，此项目已经完成。

二、《卫生监督出证机构管理办法》课题研究工作

卫生监督中心组织北京市CDC、广东省CDC、上海市CDC、浙江省CDC、天津市卫生监督所、中国科学院计算机信息中心等机构的专家召开多次起草工作讨论会，起草了工作方案，组成了起草工作协作组。目前《卫生监督出证机构管理办法》及《卫生监督采样技术规范》、《标准物质、标准品、培养基、实验用水等耗材的采购、验收与管理技术规范》、《卫生检验机构计算机与信息技术应用规范》等三个附件的起草制定工作已经完成。

三、《卫生监督现场快速检测技术规范》课题研究工作

完成了《卫生监督现场快速监测设备管理系统》的研制，目前此管理系统已完成了在北京地区各级卫生监督机构的试运行工作，将于2011年上半年组织全国卫生监督机构进行上报工作。同时，卫生监督中心联合中国计量科学院完成了《卫生监督现场快速检测方法与技术评价程序》课题研究工作。

四、《卫生监督检验技术规范管理》课题申报工作

为了加强卫生监督技术支持机构管理，提高其质量管理水平和检测技术能力，卫生监督中心于2010年申请了《卫生监督检验技术规范管理》课题研究工作。此课题已经获得卫生部、财政部审批，将于2011年开展相关工作。

【电子政务工作】

一、卫生部卫生监督中心网站

及时通过卫生监督中心网站向社会和全国卫生监督员发布政策信息、工作动态和科普知识，并不断提高信息的采集、审核和发布工作质量和时效。2010年共发布各类信息428条，其中政策信息30条、图片新闻64条、新闻动态60条、知识窗9条、中心动态48条、许可动态7条、地方动态53条。

二、《国家级卫生监督信息系统建设项目简报》

为加强国家级项目的宣传，便于各级领导和卫生监督机构了解国家级项目的进展，卫生监督中心编制印发了《国家级卫生监督信息系统建设项目简报》12期，刊登消息56条，及时报送领导，印发各试点单位和卫生监督机构，简报及时将国家级项目的进展和一些好的经验做法反映给各级领导，对信息化工作起到了指导和推动作用。

三、建设卫生部卫生行政许可平台

受卫生部的委托，卫生监督中心在已有的卫生许可受理评审系统基础上，建设卫生部卫生行政许可信息平台，提供网上办事的统一窗口，实现所有卫生部本级行政许可的信息化管理。2010年1月，在完成前期调研工作的基础上，组织编写了卫生部本级许可审批项目用户需求说明书，经过与卫生部相关司局的进一步沟通，形成了需求分析说明书，2月，通过卫生部相关司局的需求确认。2～4月，完成了系统的开发与测试。目前卫生部相关司局已经上线试运行。

【政务信息公开】

一、网站信息发布

及时利用卫生监督中心网站向社会和卫生监督战线公开政策信息、工作信息和科普信息，并围绕阶段性工作特点，及时沟通约稿，抓住重点，突出亮点，加大信息的采集、审核和发布力度，2010年通过网站共发布各类信息895条。

二、编发《卫生监督通讯》

为了有效促进卫生监督工作宣传和信息交流，围绕阶段性工作重点，及时收集、汇总、整理卫生监督工作动态信息，卫生监督中心坚持每两周编发一期《卫生监督通讯》，针对应急性突发事件及时增发特刊，2010年共发行23期，刊登信息133条。

三、编发《食品安全信息动态》

为了落实《食品安全法》赋予卫生部的食品安全信息发布职责，受卫生部委托，卫生监督中心继续承担了《食品安全信息动态》的编发工作，每周印发一期，重点搜集发布国内外官方网站发布的有关食品安全方面的信息。2010年共印发46期，刊登信息520条，得到国务院食品安全办公室、卫生部等相关部委的高度重视和认可，也得到各省食品安全协调部门的高度关注和支持。

四、编发《食品安全整顿工作简报》

2010年5月份以来，卫生监督中心承担了全国食品安全整顿工作办公室简报信息组的具体工作，负责收集、汇总、分析和报送各地的食品安全整顿工作经验和做法，共编发《食品安全整顿工作简报》32期。针对有的地区和部门报送信息数量少、时效性差等问题，及时组织召开了全国食品安全整顿信息工作研讨会，并起草了《关于进一步加强食品安全整顿信息报送工作的通知》，研究加强整顿信息工作的措施，进一步畅通了信息收集和报送渠道。

【大力推进全国卫生监督信息化建设】

一、组织起草《卫生监督“十二五”信息化建设规划（讨论稿）》

卫生监督中心立足卫生监督工作实际，认真研究卫生监督信息化发展面临的机遇和挑战，以《卫生信息化“十二五”建设规划》为指导，于2010年上半年起草了《卫生监督“十二五”信息化建设规划（讨论稿）》，并及时征求了有关方面的意见。规划初步确定了“十二五”时期卫生监督信息化建设的原则、目标、主要内容和框架体系，将指导和推动未来五年全国卫生监督信息化发展。

二、协助监督局筹办全国卫生监督信息工作会议

2010年7月，卫生监督中心积极配合卫生部卫生监督局组织召开了全国卫生监督信息工作会议，进一步提高各级领导对卫生监督信息化重要性的认识，对全国卫生监督信息化工作起到了极大的促进作用。

三、在全国卫生厅局长行政执法培训班上做卫生监督信息化专题发言

2010年8月，在全国卫生厅局长行政执法培训班上，卫生监督中心领导做了卫生监督信息化的专题发言，全面总结卫生监督信息化建设现况，认真思考并提出下一步工作的思路和安排，使与会代表全面了解当前卫生监督信息化工作现况，明确了在新形势下做好卫生监督信息化工作的要求，为做好下一步工作奠定了坚实的基础。

四、将卫生监督信息化工作纳入卫生监督机构绩效考核

根据《卫生部卫生监督局关于征求〈卫生监督机构绩效考核实施意见〉意见的函》要求，卫生监督中心结合卫生监督信息化工作实际，组织有关专家进行了认真研究和讨论，形成了卫生监督信息化工作绩效考核指标的修改意见并被卫生监督局采纳，使信息化工作内容纳入了卫生监督机构考核指标体系。通过实施绩效考核工作，能够做到工作有抓手，任务能落实，考评有依据，实效有保证，将会有力地推进各级卫生监督机构进一步加强信息化工作。

【认真组织实施国家级卫生监督信息系统建设项目】 自国家级卫生监督信息系统建设项目实施以来，坚持“积极沟通、协调组织、科学管理”的原则，精心组织，稳步推进，全面落实项目建设要求，各项工作取得明显成果。2010年3月，卫生部党组书记张茅莅临中心调研指导工作，专题听取了国家级项目的进展情况汇报，实地考察了中心机房，对国家级卫生监督信息系统建设项目工作进展给予充分肯定。

一、业务调研，摸清需求

2010年1～3月，组织赴安徽、浙江、辽宁、广东、陕西5省开展用户需求调研工作，采取发放需求调查表、召开业务需求研讨会和实地调研等多种形式，完成了《用户需求说明书》的起草和确认工作。9～10月，组织赴安徽省马鞍山市和辽宁省开展业务系统需求调研工作，进一步明确需求，确保业务系统功能的普遍性和实用性。多次与卫生监督局沟通，明确食品安全综合信息网的功能和需求，对功能模块、运行及管理机制达成一致意见。

二、试点应用，积累经验

2010年3月，协助卫生监督局以卫生部文件的形式印发了《关于开展国家级卫生监督信息系统建设项目试点工作的通知》，对试点工作进行具体部署，并选择辽宁省、安徽省、广东省、陕西省、浙江省作为试点省份，试点应用卫生监督信息报告系统，并根据业务工作情况，选择辽宁、安徽的试点单位试点应用卫生行政许可审批系统、卫生监督检查和行政处罚系统。5月，起草并印发《卫生部卫生监督中心关于做好卫生监督信息报告系统试点应用的通知》，具体部署报告系统的试点工作。6月，在北京举办了报告系统试点培训班，培训了信息卡填报、报告系统的使用以及系统管理等内容。7～10月，报告系统上线试运行，试点单位试点应用，共填报各类卫生监督信息2万余条。10月，在安徽省马鞍山市组织召开国家级项目试点工作总结会，全面总结了试点工作取得的成绩和经验，部署了下一阶段的试点工作，会议还听取了各试点单位关于试点工作的汇报，普遍反映报告系统操作简单、方便。11月，卫生行政许可审批系统、卫生监督检查和行政处罚系统上线试运行，在辽宁、安徽试点单位试点应用。通过试点应用，充分发挥了试点地区的引导和示范效应，为报告系统在全国上线运行降低了风险，积累了经验，奠定了基础。

三、应用标准，资源共享

2010年1月发布了《卫生监督数据集标准（试用版）》，6月制定印发了《数据交换标准（试用）》，并组织浙江、上海、广东三省市进行数据交换测试。10月浙江省完成了数据交换联调工作以及本省业务系统的标准化改造，广东省启动了全省数据交换平台的建设和采购工作。10月与卫生部沟通协调并印发了《关于通过数据交换自动报告卫生监督信息有关问题的通知》，开展对通过数据交换实现信息报告省份的摸底工作。11月组织拟进行数据交换的9个省份召开研讨会，进一步明确数据交换任务和工作安排，要求相关省份从实际出发做好本省的数据交换工作。12月组织相关人员专题研讨了广东省数据交换的工作方案。

四、组织沟通，加强管理

在项目实施过程中，卫生监督中心注重并坚持做好沟通协调工作。建立了良好的沟通机制，实行周例会制度、周报告制度、月报告制度和专题汇报会制度，并以工作简报的形式向项目领导小组定期汇报项目进展情况。建立项目实施过程档案，重大事件、重要会议、重要决定全程做好记录，共形成项目大事记1份（翔实记载项目立项、启动、实施过程），项目建设重要文档30余份，两期项目领导小组会议纪要6期项目政府采购协调小组会议纪要和12期项目工作简报。组织专题汇报会3次。报告系统通过论坛和直拨电话等技术手段，为用户及时解决系统问题和业务问题，系统试运行以来，已帮助用户解决问题1977条。食品安全综合信息网建设方面，与监督局多次沟通，组织相关人员重点讨论食品网的栏目设置、发布消息的审核机制以及网站管理等内容。在数据资源中心建设方面，积极沟通医政司、医管司，协调解决医疗机构信息，医生、护士等管理相对人信息的共享问题，为卫生监督执法提供准确的信息来源，避免医疗机构相关信息的重复录入，为卫生信息资源共享积累了经验。

五、稳步推进，成果明显

一是卫生监督信息报告系统已开发完成并推广使用。在试点省份试点应用的基础上，2010年11月在全国范围开始试运行，并于2011年1月1日正式上线运行，实现了全国各级卫生监督机构卫生监督业务个案信息报告。二是已开发业务系统的省份通过数据交换实现了卫生监督信息自动报告。三是应用业务系统开发完成并试点应用。完成了卫生行政许可，卫生监督检查和行政处罚系统开发，并在辽宁、安徽试点应用，不断完善业务系统。四是食品安全综合信息网通过初验。食品安全综合信息网于6月开发完成并通过初验，具备了上线运行的条件。五是完成国家级卫生监督信息网络平台的建设，完成软硬件平台集成及测试工作。六是国家级项目已顺利通过初验。12月有关方面专家和测试用户对项目进行了现场验收，并一致通过初验。七是运维工作初显成效。半年来，积极探索运维队伍建设工作，通过建制度、强培训，不断提高运维团队的业务水平、专业技能和应急反应能力。

【贯彻落实《全国卫生监督调查制度》做好卫生监督信息报告工作】

一、明确工作要求

为了贯彻落实《卫生部关于实施全国卫生监督调查制度等四项制度的通知》要求，印发了《关于实施卫生监督调查制度有关问题的通知》，对2010年、2011年信息报告工作以及报告系统推广实施工作提出了总体要求。2010年9月，印发了《卫生部卫生监督中心关于做好卫生监督信息报告系统推广实施工作的通知》，具体部署了卫生监督调查制度的贯彻落实和报告系统推广实施工作。

二、制定工作规范

卫生监督中心修订了《卫生监督信息报告管理规定》，进一步强化部门职责、过程控制、条件保障和技术支撑等内容，涵盖了信息报告工作的职责、流程、保障措施等内容。起草了《卫生监督信息报告工作考核评估办法》和《卫生监督信息报告工作考核评议表》，提高各级卫生行政部门和卫生监督机构对卫生监督个案网络报告的重视程度，进一步加强管理，提高卫生监督工作效率。

三、编写有关教材

为了便于卫生监督人员自主学习，卫生监督中心组织专家编写了《卫生监督信息报告工作手册》(2010版)、《卫生监督信息汇总表使用手册》(2010版)、《卫生监督信息报告系统使用手册》、《卫生监督信息报告系统用户使用手册》、《卫生监督信息报告系统管理员使用手册》和《卫生监督信息报告系统常见问题解答》，录制了报告系统培训的课件，并将6本《手册》和培训录像配发至各省级卫生监督机构，作为全国统一的报告系统培训教材和培训课件，保证培训的统一和规范，同时在报告系统和中心网站设置专栏提供电子版供全国卫生监督员下载使用。

四、组织相关培训

2010年6月和8月，分别在北京市和昆明市举办了试点省业务骨干培训班和全国省级师资培训班，两次培训采取了集中授课与上机操作相结合的方式，通过培训，学员都能够熟练地掌握培训内容，达到了培训的预期效果。2010年12月，结合报告系统在全国上线试运行的情况，在深圳市举办了报告系统省级管理员培训班，针对系统试运行过程中存在的问题开展培训，重点培训卫生信息管理、项目管理、系统维护等内容，提升了报告系统管理员队伍的专业素质和管理水平，同时围绕卫生监督信息报告系统使用情况安排了专题讨论。

五、组织汇总报告

2010年第一季度完成了2009年度卫生监督信息报告汇总信息的收集、审核、分析上报工作。汇总分析了2009年度卫生监督数据，协助卫生部卫生监督局和统计信息中心编写了《卫生部关于2009年全国卫生监督工作情况的通报》和《中国卫生统计年鉴》。为保证卫生监督信息连续性和及时性。2010年的信息报告工作实行季度报告和年度报告。根据《卫生部办公厅关于实施卫生监督调查制度等4项制度的通知》(以下简称《调查制度》)要求，依据新《调查制度》19张个案卡，制定了20张汇总信息报告卡，开发了新的汇总信息报告系统。2010年10月1日，卫生监督信息报告汇总系统上线运行，收集全国各级卫生监督机构2010年前三季度卫生监督相关信息。11月各省级卫生监督机构完成对地（市）级数据的审核和全省（区、市）汇总数据的终审。2010年12月，已完成前3季度数据的汇总、分析工作，并上报卫生部。

六、加强督导检查

2010年10～11月，与卫生部沟通，将《调查制度》贯彻落实及报告系统的推广实施工作情况、存在的主要问题和建议等内容纳入卫生监督局综合督查调研内容，中心领导及相关人员参加了三个组的督导工作，有力推动《调查制度》的落实和信息报告系统的推广实施。

【完善卫生监督信息标准体系】卫生监督信息标准研制工作已通过卫生部立项，成立了标准研制工作小组，开展标准研制相关工作。卫生监督信息标准体系包括信息标准、业务规范以及数据交换标准。一是按照《全国卫生监督调查制度》(2010年版)，整理归纳数据集的编制规则，形成了《卫生监督基本数据集标准》。《数据集标准》包括《卫生监督基本数据集编制规范》等6个部分，并于2010年1月发布试行。二是编印了《卫生监督规范用语手册》，分为传染病监督分册、职业与放射卫生监督分册、环境卫生监督分册、医疗服务监督分册，内容涵盖了卫生监督的八大类专业，为开发卫生监督检查和行政处罚系统奠定了基础，为各级卫生监督员科学执法提供了参考依据。三是制定印发了《国家卫生监督信息报告系统数据交换标准（试行）》，确保已建成业务系统的省份能够通过数据交换完成信息上报。四是启动了《卫生监督信息系统功能规范》的编制工作。

【继续推进卫生监督员培训课件库建设工作】 按照卫生监督员课件库工作计划，2010年1月和3月，卫生监督中心先后审定完成由相关协作单位课题组编写的《公共场所卫生监督管理》、《生活饮用水卫生监督管理》和《放射卫生监督管理》、《采供血卫生监督管理》的培训课程内容、考试试题和培训大纲，为课程录制工作做好准备。

【编制起草《2011—2015年全国卫生监督员培训规划》】 受卫生部委托，卫生监督中心承担《2011—2015年全国卫生监督员培训规划》编制起草工作。2010年6月，选择北京市、天津市、内蒙自治区、辽宁省、江苏省、浙江省、河南省、湖北省、广东省、四川省、甘肃省和苏州市、深圳市等部分省（区、市）开展卫生监督员培训情况调查，了解《2005—2010年全国卫生监督员教育培训规划》执行情况。6月22～24日，在北京市召开部分省级卫生监督机构参加的规划编制研讨会，确定北京市、辽宁省、江苏省、浙江省、四川省为编制起草《2011—2015年全国卫生监督员培训规划》协作单位。7～8月，贯彻和落实《关于卫生监督体系建设的若干规定》、《国家中长期人才发展规划纲要（2010—2020年）》、卫生部等6部门联合印发的《关于加强卫生人才队伍建设的意见》和《2010—2020年卫生监督人才规划》等文件精神，参考《卫生监督执法队伍人才建设研究报告》等科研成果，开展规划编制起草工作。8月19日，与北京市部分区县卫生监督机构围绕《2011—2015年全国卫生监督员培训规划》草稿内容座谈，听取意见和建议。9月13～16日，在四川省成都市组织召开由部分卫生行政部门、卫生监督机构有关人员和教育专家等参加的《2011—2015年全国卫生监督员培训规划》定稿会，对规划编制起草工作进一步提出建议和意见。10月10～14日，赴山西省进行调研，听取基层卫生监督机构对《2011—2015年全国卫生监督员培训规划》(讨论稿）的意见。《2011—2015年全国卫生监督员培训规划》(草稿）已上报卫生部。

【组织承办中心援藏工作事宜】 起草完成卫生监督中心“十一五”援藏工作总结和“十二五”援藏工作计划，根据中心援藏的原则和要求，从卫生监督人才培养、信息化建设、卫生标准宣传贯彻与追踪评价和检验技术规范等4个方面援藏。组织中心“十一五”卫生援藏先进人物材料的组织报送工作。

中国疾病预防控制中心工作进展

【《常见有毒动物、植物、真菌标本库》建设项目结题】 《常见有毒动物、植物、真菌标本库》建设项目于2007年启动，2010年底完成。该项目共收集有毒动物标本200种、有毒植物标本530种（包括80种有毒蘑菇标本），采集标本2000件，填补了国内外该领域的空白，已为多起突发有毒生物中毒事件提供了及时有效的处置建议，并通过举办有毒植物科普展、报纸杂志专题介绍等方式有效地推动有毒生物中毒的防治工作，逐渐发展成为疾控机构的专业研究与培训基地、科普宣传基地。

（李涛　滕林）

【在全国推广应用“全国放射工作人员职业健康管理数据库”】 为了加强放射工作人员健康管理，卫生部组织研发的“卫生部放射工作人员职业健康管理系统”在全国全面推广应用一年，截至2010年底，共授权142个监测机构和32个监督机构使用，有66个监测机构上报个人剂量监测数据记录共277,111条，覆盖9773个用人单位的75,031名放射工作人员；通过该系统，已上报职业性放射性疾病报告19例，放射工作单位职业健康管理报告220份，并完成了个人剂量监测数据汇总统计报告。继续为监测机构提供系统授权、核发电子钥匙，完成年内到期的用户数字证书的更新，2010年核发电子钥匙58枚，更新证书150个。“卫生部放射工作人员职业健康管理系统”已成为放射卫生管理的重要手段。

（苏旭　秦斌）

【“全国放射卫生培训基地”正式挂牌】 2010年，中国疾病预防控制中心辐射安全学所、中国医学科学院天津放射医学研究所、吉林大学公共卫生学院和苏州大学放射医学与公共卫生学院被卫生部确定为“全国放射卫生培训基地”。根据卫生部制定的《2010年全国放射卫生教育培训计划》，各基地已相继开展了建设项目职业病危害评价、职业性放射病诊断等短期培训和放射卫生专业硕士学位教育等中长期培训以及放射卫生监督骨干培训等培训工作。

（苏旭　秦斌）

【健康危害因素监测评价及干预工作进展】 初步完成了全国疾控机构食品安全、环境卫生和放射卫生工作规范，进一步梳理和明确了各级机构的职责任务。中国居民营养状况监测已在全国全面展开；基本职业卫生服务试点和重点职业病监测哨点工作顺利实施；协助地方做好职业病诊断、职业健康监护人员的技术培训工作；在全国开展了医用辐射防护监测网试点，推广应用放射工作人员职业健康管理系统，使之成为放射卫生管理的重要手段。

规范管理，实时评估，稳步推进空气污染与疾病、城市饮用水卫生、医院感染和化妆品不良反应等4个监测体系建设工作；受理检验1585件健康相关产品样品，完成19项环境影响评价任务；编制了《基层灾害环境卫生应急工作指南》，结合公共卫生服务均等化医改任务的落实，重点加强农村饮水水质监测系统的基层能力建设，强化质量控制和技术培训，推动农村健康危害因素监测试点，完成全国1700个县（区）的2.8万多个饮水工程的监测任务。

（倪方 刘东山）

【食品安全事件处置中的技术支持工作】 通过扩大食品污染物监测种类、项目和范围，健全我国食品安全风险监测框架，将专项监测与应急监测相结合，推动了食品安全风险监测预警与检验预警工作；启动食源性疾病的主动监测试点，在31省的312家医院建立了疑似食源性异常病例/异常健康事件报告和食源性疾病（包括食物中毒）报告系统网络，启用国家食品安全监测信息系统。

做好食品安全委员会的技术支持，以安全整顿工作为主线，主持制定专项监测方案，对三聚氰胺问题乳粉、粮食真菌毒素污染、紫砂食饮具容器卫生质量等进行了专项监测和健康风险评估。开展了“中国居民膳食镉暴露的风险评估”等4个优先评估项目；组织完成了“中国居民碘营养状况的风险评估”，科学地回答了我国实施食盐加碘政策后居民碘营养状况是否过量问题，为继续实施因地制宜的科学补碘策略提供了依据。建立风险评估毒性物质数据库，入库毒物已达600个。

按照《食品安全法》和国务院办公厅《食品安全整顿工作方案》的要求，完成了包括乳制品安全标准，有毒有害污染物、真菌毒素、农药残留和食品添加剂等基础标准在内的246项食品安全国家标准。对我国现存的食品卫生、质量标准、食用农产品质量安全等几套标准进行了整合，着手解决重点标准重复、交叉等问题，提高了食品安全标准的科学性、通用性，积极主动地建立了新管理体制下的食品安全标准工作体系。

（倪方 刘东山）

国境卫生检疫

【开展核心能力建设工作】 口岸核心能力建设是卫生检疫工作发展的主线。2010年修改完善了口岸核心能力建设标准，按口岸类型和口岸大小，设定了更具针对性和操作性的建设目标。各级检验检疫机构在具体实施中积极争取各方支持，加大投入，基础设施建设突飞猛进，核心能力上了一个新的台阶。继续把创建国际卫生机场（港口）工作作为核心能力建设的重要手段和有效形式加以推广，成功创建上海洋山国际卫生港口，与世界卫生组织共同举办国际卫生机场（港口）论坛，为口岸核心能力建设总结了宝贵经验。

【开展队伍建设工作】 立足于“防大疫、保安全”，先后开展了传染病防控、流感检测、核生化有害因子监测、食品卫生监督、预防接种、特殊物品监管等贴近实战的培训，举行了放射性和生物有害因子突发事件处置演练，举办了以“比知识、比技能、比服务”为主题的卫生处理技能竞赛，通过集中培训、封闭训练、实战演练、同台竞技，充分锻炼了卫生检疫队伍，提高了一线人员的理论水平和实际操作能力，提升了应对传染病疫情和突发公共卫生事件的技能。

【开展科研信息化建设工作】 科研信息化是口岸核心能力的重要方面，是卫生检疫执法把关作用的有力推手。评出2009年“科技兴检”奖表彰卫生检疫奖项14项，其中一等奖1项，二等奖4项，三等奖9项，2010年共制订修订卫生检疫行业标准28项，标准制修订工作进入了良性循环轨道。信息化建设取得突出成绩，2010年3月，船舶电子监管系统通过国家质量监督检验检疫总局验收；10月传染病电子监管系统在13个保健中心试运行；2010年底，卫生检疫信息管理系统开发完成，上述系统的开发和运行，提升了卫生检疫信息化水平，促进了工作效率的提高。

【开展合作机制建设工作】 联防联控是卫生检疫事业发展的重要经验，是核心能力建设的有机组成部分，充分体现了卫生检疫工作的全球卫生理念。2010 年，境内外卫生检疫合作取得了丰硕的成果，为构建境内外的公共卫生联防联控机制进行了有益探索。境内合作方面，卫生部、财政部等 13 部委合作，共同实施中国消除疟疾行动计划；与环境保护部合作，联合发布了进出口环保用微生物菌剂管理办法；与国家宗教局合作，加强朝觐人员的体检工作，为保障民族团结和国家稳定作出积极努力；与国家反恐办公室等合作，共同保障世博会、亚运会安全。境外合作方面，与俄罗斯、澳门、台湾签订了卫生检疫领域的合作协议，有力配合了党和国家领导人的访问，扩大了对外交流与合作，提高了卫生检疫影响力；派员出访了香港、肯尼亚、埃塞俄比亚、越南，交流了卫生检疫工作经验，建立了合作渠道；组团赴法国参加世界卫生组织专门为国家质检总局举办的《国际卫生条例》培训班，提高了卫生检疫工作的理论水平；接待了香港卫生署、瑞典卡罗斯林卡研究所代表，探讨了实验室专业技术人员培训问题。

【保障口岸安全】 针对国内疫情，加强部门协作，新疆维吾尔自治区检验检疫局、西藏自治区检验检疫局、广东省检验检疫局等认真开展炭疽、鼠疫、基孔肯雅热疫情防控工作，防止传染病传出。密切关注国际疫情，加强评估，全年发布疫情公告、警示通报 23 个，及时预警，及时防控。妥善处置口岸疫情，2010 年 4 月，配合世界卫生组织防范塔吉克斯坦脊灰疫情，防止脊灰野毒株传入我国；6 月处置黑河口岸麻疹疫情，并积极与俄罗斯开展全面合作，避免了俄罗斯单方面采取限制进出的极端措施；7 月处置了中越边境群体发热事件；8～11 月，对“超级细菌”和香港人禽流感疫情进行科学评估，作好应对准备。2010 年各口岸共检疫查验出入境人员 3.8 亿人次，发现有症状者 24270 人次，疑似病例共 2417 例，确诊各种传染病 574 例，上海市检验检疫局连续在入境集装箱中查获鼠类，宁波市检验检疫局从入境船舶自毙鼠中检出鼠疫抗原阳性，有效保障了口岸卫生安全。

【确保重大活动安全】 上海世博会和广州亚运会是中国继 2008 年奥运会后的两大盛事，两个活动举办时正值当地传染病高发季节，对出入境卫生检疫保障工作提出了更高要求，面对这些情况，上海市检验检疫局、广东省检验检疫局全力以赴，相关检验检疫局密切配合，精心筹划、周密部署，制定了一系列涉及卫生检疫各项工作的具体实施方案，做到“组织到位、责任到位、措施到位、人员到位、保障到位”，活动期间共成功处置突发公共卫生事件 11 起，发现放射性超标 328 起，发现 423 例有传染病症状人员，监管不合格配餐 463 份，无食品中毒或食品投诉事件，为活动的成功举办作出了积极贡献。

【保障口岸食品安全】 进一步推进和完善了口岸食品卫生监督分级管理制度，提高了对企业的监管水平，截至 2010 年底，全国共对 2896 家口岸食品生产经营单位中的 1991 家推行了量化分级管理；进一步加强了对口岸食品生产经营单位的日常监督管理，按照规定的监督频率，全年共监管航空食品企业 2025 次，餐饮单位 15975 次，食品经营单位 22256 次，食品从业人员 41.5 万人次；进一步加强了口岸食品快速检测工作，全年共针对 13 个项目检测样品 13.9 万份，检出不合格样品 1964 份，全部按规定进行了处理。

【保障卫生处理安全】 卫生处理涉及有毒、有害及易爆化学药品，安全生产一直是工作的重点和难点。2010 年卫生处理安全监管工作充分结合国家质量监督检验检疫总局“质量提升”活动，以“安全发展、预防为主”为主题，及时开展了卫生处理质量安全月的检查活动，通过宣传发动、自查自纠、抽查检查，专家评审等步骤，对 239 个卫生处理监管部门和 199 个卫生处理单位进行自查，对 55 个卫生处理监管部门和 36 个卫生单位进行抽查，促进了卫生处理工作技术水平、监管水平、基础保障水平进一步提高，确保了全年无卫生处理安全事故发生。

【推进保健中心规范化管理】 围绕国家质检总局“质量提升年”的工作部署，研究保健中心分级管理制度，提出了工作思路：一手抓规范化管理，一手抓技术支撑。通过开展飞行检查，对 61 个保健中心进行了量化打分评估，查找薄弱环节，不断提高保健中心工作质量。根据国内法规修改，及时规范健康体检项目，调整出入境人员艾滋病、性病、麻风病的监测工作，提高了保健中心依法行政能力。制定保健中心实验室建设验收三年规划，进一步发挥技术支撑作用，不断提升卫生检疫把关服务的有效性。

【加强卫生监督技术把关】 进一步推行口岸食品快速检测工作，规范操作方法，拓宽覆盖范围，提高操作能力，确保口岸食品安全执法的科学性和有效性。加强对入境交通工具、集装箱、货物、废旧物品的媒介监测，大力推广媒介携带病原体快速检测方法，积极开展病原体检测工作，弥补过去媒介监测重量不重质的不足，大大提高口岸媒介传染病的预警能力。持续开展口岸公共场所卫生监督和微小气候监测，改善了国境口岸卫生面貌，为日益增加的出入境人员提供了安全卫生的口岸环境。

【加强协作组管理】 2010 年成立了国际邮轮检疫、疾病监测等 4 个协作组，充分发挥协作组“四库一工厂”作用，即充当卫生检疫事业的思想库、人才库、信息库、数据库和操作流程、业务指导书、行业标准的生产工厂，在卫生处理、邮轮检疫、热带病联防联控、鼠传疾病联防联控、边境口岸合作等方面开展了工作。其中，卫生处理协作组开展了卫生处理检查、药械评审、科研等9项工作；邮轮检疫组开展管理办法制定、支持海南邮轮经济发展等7项工作；热带病联防组配合全球基金项目，开展蚊媒传染病监测工作，有力保障了上海世博会和广州亚运会的卫生安全；西北鼠传疾病协作组督促、指导西北六局卫生检疫联防联控工作，努力促进西部地区卫生检疫事业发展，缩小了地区差距。

【创新风险评估模式】 作为科学管理的重要组成部分，卫生检疫积极落实国家质量监督检验检疫总局提出的风险评估工作要求，将风险评估作为卫生检疫工作不可或缺的环节。2010年在总结甲流感防控经验的基础上，积极推行风险评估机制，初步建立了传染病、媒介生物、食品安全等风险评估制度，组成了专家队伍，开发了评估软件，针对“超级细菌”、香港人禽流感疫情等及时开展评估工作，做出“密切关注疫情、做好防控准备、不采取特别检疫措施”的科学判断，避免对疫情过度敏感或过度不敏感，做到疫情处置及时、科学、有效。

【加快完善检疫查验模式】 从2008年以来，国家质检总局加快了口岸查验体制改革，停止出入境人员填报健康申明卡，口岸传染病防控进入了新的阶段，检疫查验工作面临着新的方向，经过两年的实践摸索，各局结合实际，建立完善了以体温监测、医学巡查、病例排查、联防联控为主线的全新检疫查验模式，改变了依靠自觉申报的被动查验模式，实现口岸主动监测发现病例，涌现出一批行之有效的查验新模式，如北京市检验检疫局“一化四机制”工作模式、深圳市检验检疫局“6+4+3”模式，广东市检验检疫局“三环一体”模式、云南省检验检疫局“3+1”模式，真正做到既便利通关，又严格把关。

【创新口岸反恐工作模式】 2010年初，国家质检总局正式成立了反恐办公室，口岸核生化有害因子监测工作进入了规范化管理的轨道。2010年，探索建立了人员、设备、技术、机制四结合的口岸核生化有害因子监测工作模式：在人员方面举办了四期核生化因子有害监测培训班，举行了处置演练，提高了口岸一线人员核生化有害因子监测专业技能；在设备方面加强统筹，多方投入，在全国7个重点口岸免费试用了最新研发的放射性监测仪器，使全国口岸放射性监测覆盖率达到48%，生物有害因子监测覆盖率达到46%；在技术方面组织编写了核生化有害因子监测方案，明确了监测范围、监测程序和判定标准；在机制方面加强了与环保部、公安部的配合联动，及时判定口岸发现核生化有害因子性质，提升了口岸核生化有害因子检测的有效性。

（陈晓枫　赵阳）

农村卫生

【2010年农村卫生工作】 2010年，农村卫生工作以科学发展观为指导，紧紧围绕深化医药卫生体制改革的各项工作任务，巩固完善新农合制度，大力推进农村卫生服务体系改革发展，推动农村基本公共卫生服务的落实，农村卫生工作取得了新的进展。

一、新型农村合作医疗（简称“新农合”）**制度继续巩固发展，医改任务目标顺利完成**

截至2010年底，全国开展新农合县（市、区）数2678个，参加新农合的人口达到8.36亿，参合率为96%，较2009年稳中有升。新农合筹资标准稳步提高，各级政府对新农合补助标准提高到每人每年120元，人均筹资达到156.57元。开展新农合门诊统筹的地区不断扩大，政策范围内住院费用报销比例达到60%左右，最高支付限额提高到全国农民人均纯收入的6倍左右，顺利实现了2010年医改目标。

二、新农合筹资总额大幅度增加，农民受益水平进一步提高

各地全面落实新农合补助，2010年全国新农合当年筹资总额为1308.33亿元。全国实际人均筹资水平比2009年提高了43.22元，东、中、西部地区的人均筹资水平分别为179.04元、147.80元和148.87元。上海市、北京市分别达到757.66元、555.40元。2010年，全国参合农民人均缴费已达到29.19元，其中东部地区38.30元，中西部地区25.82元。

各地通过调整补偿方案，提高报销比例和最高支付限额，增加受益人次数，扩大补偿受益面。2010年全国参合农民受益10.9亿人次，平均每个参合农民受益1.3次。其中，住院补偿0.66亿人次，门诊统筹补偿8.4亿人次，门诊家庭账户补偿1.49亿人次，住院正常分娩补偿437万人次，特殊病种大额门诊补偿721万人次，体检1267万人次，其他补偿752万人次。与2009年相比，全国受益总人次数增加了43.18%。

三、新农合制度建设稳步推进，总体运行良好

进一步加强新农合基金监管。卫生部印发了《关于规范新农合基金使用管理的通知》，就进一步明确新农合基金的性质，合理调整和完善新农合统筹补偿政策，促进基层医疗卫生机构转变运行机制，规范基金使用管理，确保基金安全运行等提出了明确意见。湖北新农合管理部门联合基金代理金融机构开发网上银行管理系统，对基金流向进行实时监控，实现资金流转的透明化。湖南省建立了全省统一的新农合基金监管信息平台，能够对新农合基金专户和支出户实行实时监管，及时发现并纠正问题。

加强新农合管理经办能力建设。卫生部举办全国新农合管理人员培训班，结合医改任务就新农合基金监管、完善统筹补偿方案、支付方式改革、信息化建设等重点工作进行了专题培训。通过中央财政转移支付项目继续由各省组织实施新农合管理人员培训工作，帮助各地进一步提高新农合管理经办机构人员的业务政策水平和管理服务能力。各地积极探索加强新农合管理经办能力建设。广西壮族自治区制定了《关于市县（区）新农合经办机构设置和编制管理的指导意见》，明确新农合经办机构为同级卫生行政部门直属管理的副科级财政全额拨款事业单位，乡镇设立新农合经办点，其经办业务由县级新农合管理中心派出人员承担。新农合经办机构人员编制为财政拨款事业编制，编制内人员及工作经费列入同级财政预算。安徽省机构编制委员会办公室、卫生厅、财政厅联合印发文件，明确了新农合经办机构的编制，确定在市、县级设置经办机构，在乡镇派出专职人员，原则上每乡镇1人。

推进新农合信息化建设。为推动国家级新农合信息平台建设，卫生部委托中国医学科学院医学信息研究所开展了国家级新农合信息平台建设方案研究。继续实施中西部地区县级新农合信息平台建设项目，提高基层新农合经办机构的工作效率，强化监管手段。目前全国绝大部分县（市、区）信息网络已经建立，实现了网上在线审核报销，为全面实施新农合就医即时结报服务提供了基础。安徽省建成了覆盖全省各级新农合经办机构、各级各类定点医疗机构的新农合信息系统，实现了省、市、县、乡、村五级新农合信息网络的纵向互联，以及与各级各类定点医疗机构的横向对接。湖北省已初步形成覆盖全省的新农合信息化管理网络，逐步实现了管理的网络化和信息化。四川省在省级新农合信息平台的基础上，开发了民政救助管理信息系统，全省已有近半数县级民政部门使用了民政救助一站式服务平台，63个县实现新农合和民政救助同时实时结算。江苏省已基本建成包括公众服务网站、业务监管应用系统以及智能分析系统在内的新农合综合信息平台。

积极开展提高农村儿童重大疾病保障水平试点。2010年6月，卫生部会同民政部印发了《关于开展提高农村儿童重大疾病医疗保障水平试点工作的意见》，要求各省（区、市）开展提高农村儿童重大疾病保障水平试点。各地按照要求，积极开展试点工作。安徽、江西、湖南、内蒙古等省（区）将试点范围扩大到全省（区）；安徽、山东等省适当扩大了试点病种范围。截至2010年12月底，全国已有26个省（区、市）制订了实施方案，928个县（市、区）成为试点地区。全国共有4329名参合患儿得到救治，其中白血病患儿485名，先天性心脏病患儿3844名。累计补偿医疗费用6548万元，其中新农合基金补偿5841万元，医疗救助补偿707万元。

积极推进新农合支付方式改革。2010年初，卫生部在云南省组织召开了全国新农合支付方式改革工作交流会，要求各地积极开展新农合支付方式改革。目前，全国已有超过20%的统筹地区开展了试点工作，其中江苏、江西等省印发了全省新农合支付方式改革试点方案，陕西省在所有县都开展了新农合单病种定额付费，每县40个病种以上。

积极开展商业保险公司经办新农合业务。卫生部会同中国保监会先后对河南省洛阳市、福建省晋江市、广东省广州市和湛江市等地的商业保险公司经办新农合业务试点工作进行深入调研，加强对这些地区工作的指导。2010年12月，卫生部会同中国保监会在广州召开商业保险公司经办新农合业务工作交流会，加强对各地工作的指导和规范。

四、加强农村卫生人才队伍建设

卫生部与财政部联合制定印发了《关于加强乡村医生队伍建设的意见》，以完善乡村医生的经费补偿机制为重点，对乡村医生的职责、配置、管理、考核和提高素质等方面进行了明确。江苏、广西、青海等省（区）就加强乡村医生队伍建设出台了相应的实施意见和政策措施。各地推动落实乡村医生公共卫生服务补助等政策，截至2010年底，全国31个省（区、市）均制定了省级层面的乡村医生公共卫生服务补助政策。广西壮族自治区将乡村医生补助由每人每月不低于30元提高到每人每月不低于300元，西藏从2010年1月1日起完善村医补贴制度，补贴包括每人每月200元的村医基本报酬和基本公共卫生服务奖励补助。此外，各地积极探索解决乡村医生养老问题，北京市、上海市、江苏省、陕西省等省市在省级层面制定了乡村医生养老保险有关政策，解决了乡村医生的后顾之忧。

各地积极出台政策，加强乡镇卫生院人才队伍建设。目前，山西省等18个省已制定了乡镇卫生院人员编制标准，为国家层面制定机构编制标准提供了实践依据。江西省机构编制委员会办公室和卫生厅联合印发了《江西省乡镇卫生院机构编制标准（试行）》，规定乡镇卫生院编制标准为1.2名编制/千农业人口。从2010年起，江西省将投入7100万元，分3年招录1600名临床医学本科毕业生和1000名检验、放射、公共卫生专业医学专科毕业生进行定向培养，定向生学习期满后，由县（市）卫生局统一安排到县级医院学习临床工作经验，1年后返回定向的乡镇卫生院连续服务至少5年。广西壮族自治区机构编制委员会出台了《乡镇卫生院机构编制管理暂行规定》，明确乡镇卫生院以服务人口的1.2‰核定编制，卫生技术人员编制比例不得低于编制总数的90%。海南省卫生厅、财政厅、发改委、住房和城乡建设厅联合印发了《关于解决乡镇卫生院职工住房问题的指导意见》，落实住房建设专项资金5050万元，解决职工住房问题。

卫生部通过中央财政支持2.57亿元，继续在中西部地区开展以基本公共卫生服务项目为主要内容的农村卫生人员培训工作。截至2010年底，全国已完成乡镇卫生院和村卫生室人员培训12万人次和46万人次的医改任务目标。

卫生部继续开展全国优秀乡村医生评选表彰活动。2010年共评选表彰了200名全国优秀乡村医生，《健康报》宣传报道了近30名优秀乡村医生的先进事迹。继续开展向乡村医生免费赠送《健康报·村医导刊》工作，在2009年试点的基础上，2010年进一步扩大范围，向北京等11省（区、市）的67600名乡村医生免费赠送了《健康报·村医导刊》。

五、加强农村卫生规范管理

2010年4月，卫生部部务会审议并原则同意《乡镇卫生院管理办法（试行）》，对乡镇卫生院规划设置，基本功能，行政、业务、人员、财务、绩效管理等作出规定，并征求国家发改委、财政部、人力资源和社会保障部、农业部等有关部门意见。

各地积极探索加强农村卫生规范管理的有效措施。广西壮族自治区人民政府出台《乡镇卫生院管理办法》，要求县级人民政府根据区域人口分布、经济发展等情况确定乡镇卫生院的设置，核定乡镇卫生院人员编制，实施绩效工资。河北省人民政府印发了《关于基层医药卫生体制综合改革试点的实施意见》及关于人员编制标准、财政补助政策、绩效工资以及基层医疗机构改革等9个配套文件，并选择41个乡镇卫生院为试点，启动基层医疗卫生改革。浙江省实行乡（镇）村卫生服务一体化管理改革，全面实行乡镇对村站的人员、机构、业务、财务、药品“五统一”管理。江西省出台了《关于建立基层医疗卫生机构多渠道补偿机制的暂行规定》，明确提出对政府举办的乡镇卫生院等基层医疗卫生机构，建立全员聘用用人机制，建立任务考核绩效机制，建立多渠道经费保障机制。

六、实施二级以上医疗卫生机构对口支援乡镇卫生院项目

中央财政投入1.97亿元，在中西部21个省（区、市）继续实施二级以上医疗卫生机构对口支援乡镇卫生院项目，每所乡镇卫生院由二级以上医疗卫生机构组派3人医疗队进行对口支援，其中包括1名从事公共卫生相关工作人员，为期一年，共覆盖3644所乡镇卫生院。

七、推动农村基本卫生保健工作

根据《中国农村初级卫生保健发展纲要（2001—2010年）》(以下简称《纲要》）要求，卫生部在预评估的基础上，制定评估方案，于2010年11～12月开展农村基本医疗卫生工作综合评估，组织专家赴10省（区）开展了抽样复核工作。该次评估显示，《纲要》实施以来，特别是在深化医改政策措施的推动下，我国农村基本医疗卫生工作成效显著，农村居民健康水平得到明显提升。

农村地区基本公共卫生服务均等化有序推进。2010年9月，卫生部印发了《关于做好农村居民基本公共卫生服务工作的通知》，从规范实施、配套经费、督导考核和乡村两级卫生机构职责分工等方面提出了具体要求，指导各地更好地开展农村基本公共卫生服务工作，特别是明确了乡村两级卫生机构国家基本公共卫生服务项目的职责分工，在指导各地确定乡村两级之间任务分工、合理分配资金、消除服务盲区等方面起到了积极作用。卫生部对河南省、江西省等地建立农村居民健康档案及档案信息化管理情况进行调研、总结，为规范建立农村居民健康档案和提高信息化管理水平做好基础性工作。

（杨青　张朝阳　聂春雷　诸宏明）

【卫生部召开基本医疗卫生制度建设与城乡居民基本医疗保障制度研讨会】 2010年2月2～3日，卫生部在浙江省嘉兴市召开基本医疗卫生制度建设与城乡居民基本医疗保障制度研讨会，对部分地区统筹管理新型农村合作医疗和城镇居民基本医疗保险的做法进行交流，探讨统筹城乡居民基本医疗保障制度的发展方向和改革措施，探索加快建设覆盖城乡的基本医疗卫生制度的有效途径。中共中央、全国人大、国务院有关部门的同志，部分地方政府领导，部分省（区、市）卫生厅局领导和有关处室负责人，部分高校、科研院所专家和国际组织驻华代表处工作人员参加了会议。刘谦副部长出席会议并致辞。

与会代表提出了有针对性的意见和建议：医疗保障体系是我国基本医疗卫生制度的重要组成部分，要与公共卫生服务体系，医疗服务体系、药品供应保障体系配套建设，协调发展；统筹城乡基本医疗保障制度要从我国国情出发，与城乡经济社会发展水平相适应，先行试点，逐步探索，稳步推进；卫生部门熟悉医疗服务的特殊性，能实现有效的专业监管，卫生部门掌握医疗资源配置现状及群众医疗服务需求信息，可以统筹医疗资源配置与医疗服务提供，切实降低医疗费用；在我国当前医疗保障分散管理的体制下，基本医疗保障管理模式的选择不仅是技术层面的优劣比较，更应通过宏观的行政管理视角，从统筹医药卫生发展、保障人民健康的目标出发，明确医疗保障制度的发展方向和工作思路。

（聂春雷　傅卫　黄磊）

【卫生部积极推进提高农村儿童重大疾病医疗保障水平试点工作】 2010年6月，卫生部、民政部联合印发了《关于提高农村儿童重大疾病医疗保障水平试点工作的意见》（卫农卫发〔2010〕53号），要求各地优先选择部分危及儿童生命健康、医疗费用高、经积极治疗预后较好的重大疾病开展提高医疗保障水平试点工作，试点工作从解决0～14周岁（含14周岁）儿童所患急性白血病和先天性心脏病两类重大疾病开始。卫生部分别在湖南省长沙市和四川省成都市召开现场会，对这项工作进行动员部署。卫生部部长陈竺要求精心组织，逐步深入，切实提高农村儿童重大疾病医疗保障水平和救治能力。卫生部农卫司组织专家对试点工作开展跟踪研究，收集相关数据，并赴湖南省、湖北省、江西省、河南省等地实地调研。截至2010年12月31日，全国26个省（区、市）制定并印发试点实施方案，928个县（市、区）开展试点工作，累计有4329名患儿得到救治，其中先天性心脏病患儿3844名，白血病患儿485名。累计补偿医疗费用6548万元，其中新农合基金补偿5841万元，医疗救助补偿707万元。这项工作有效缓解了患儿家庭疾病经济负担，并通过引入临床路径和支付方式改革，为推进医疗保障和卫生服务协调发展起到良好的示范作用。

（聂春雷　傅卫　杨睿　刘桂生）

【卫生部、人力资源和社会保障部、民政部、财政部、中国残疾人联合会联合印发《关于将部分医疗康复项目纳入基本医疗保障范围的通知》】 2010年9月，卫生部、人力资源和社会保障部、民政部、财政部、中国残疾人联合会联合印发了《关于将部分医疗康复项目纳入基本医疗保障范围的通知》（卫农卫发〔2010〕80号）。通知要求把以治疗性康复为目的的9项医疗康复项目纳入基本医疗保障范围，并严格限定纳入保障范围项目的适用人群及条件，明确了提供医疗康复服务的定点医疗机构和专业技术人员应当具备的资质。同时，要求各地在调整补偿方案时要做好与现有医保诊疗项目的衔接，做好相关部门之间的协调配合等管理工作。

（杨睿）

【乡村医生参加国务院总理温家宝《政府工作报告》征求意见座谈会】 2010年2月1日，国务院总理温家宝主持召开座谈会，听取基层群众对《2010年政府工作报告（征求意见稿）》的意见和建议。2009年全国优秀乡村医生、江西省瑞昌市白杨镇檀山村卫生室乡村医生肖敦木参加了座谈会并发言。会后国务院总理温家宝、副总理李克强与基层代表亲切合影留念。

（姚建红　张并立）

【卫生部、财政部印发《关于加强乡村医生队伍建设的意见》】 2010年1月，卫生部、财政部联合印发了深化医改配套文件《关于加强乡村医生队伍建设的意见》（卫农卫发〔2010〕3号），以完善乡村医生的经费补偿机制为重点，对乡村医生的职责、配置、管理、考核和提高素质等方面进行了明确的要求，要求各地对乡村医生承担的基本医疗服务，结合现有的新农合制度，通过门诊统筹等方式给予补偿；对乡村医生承担的公共卫生服务，地方人民政府根据乡村医生提供公共卫生的数量、质量和服务人口、范围等因素，制定具体的补助标准，并在全面考核评价的基础上，采取购买服务的方式核定补助。乡村医生养老保险可结合新型农村社会养老保险等多种方式予以解决。江苏、广西、青海等省就加强乡村医生队伍建设出台了相应的实施意见和政策措施。

（姚建红　陈凯）

【落实中央1号文件提出的农村卫生有关工作任务】 根据国务院的要求，卫生部会同国家发改委、教育部、财政部、人力资源和社会保障部共同推动落实中央1号文件《中共中央 国务院关于加大统筹城乡发展力度 进一步夯实农业农村发展基础的若干意见》提出的“完善农村三级医疗卫生服务网络，落实乡镇卫生院人员绩效工资和乡村医生公共卫生服务补助政策，逐步实施免费为农村定向培养全科医生和招聘执业医师计划”工作任务。一是完善了农村三级医疗卫生服务网络。2010年中央共安排建设投资178.5亿元加强农村医疗卫生机构基础设施建设，其中安排159亿元支持891个县级医院建设，安排15亿元支持1620个中心乡镇卫生院建设，安排4.5亿元支持11250个村卫生室建设。二是推动落实乡镇卫生院人员绩效工资。截至2010年9月，有26个省（区、市）公共卫生和基层医疗卫生单位的绩效工资制度实施意见已上报国家有关部门备案。其中，陕西、吉林、重庆、宁夏等省（区、市）基本将绩效工资兑现到位。三是逐步实施免费为农村定向培养全科医生。2010年批准中西部23个省份的51所高校招收5000名免费医学生，中央财政按照每名学生6000元的标准予以补助，优先用于医学生的生活费补助，共计补助0.3亿元。四是为乡镇卫生院招聘执业医师。在2007—2009年为没有执业医师的乡镇卫生院累计招聘3500名执业医师的基础上，2010年继续选择河北省等17个省（区、市）的贫困县开展招聘执业医师工作，新增招聘执业医师1000名，聘期5年，中央财政按照2万元/人/年的标准对受聘的执业医师予以补助。

（姚建红　陈凯）

【采取综合措施提高乡镇卫生院门诊利用水平】 为指导地方更好地

落实医改任务，顺利完成医改目标，2010年7月，卫生部印发了《关于落实2010年医改任务 做好农村卫生服务有关工作的通知》（卫办农卫发〔2010〕120号）。各地按照要求，统一部署，积极探索通过降低个人自付比例、提高医疗保障水平、完善健全基层医疗服务功能等综合措施，引导一般诊疗深入到乡镇卫生院。一是推动建立国家基本药物制度，降低农村居民就医负担。二是推进新农合门诊统筹，引导农村居民到乡村医疗卫生机构就诊。三是转变服务模式，积极开展农村居民健康管理。四是规范管理与转换机制并重，提高乡镇卫生院服务质量和效率。

（姚建红　张并立）

【卫生部积极稳妥地推进乡村卫生服务一体化管理】 2010年3月，卫生部印发了《关于推进乡村卫生服务一体化管理的意见》（卫办农卫发〔2010〕48号，以下简称《意见》）。《意见》从机构设置规划和行政、人员、业务、药械管理以及绩效考核等方面对乡镇卫生院和村卫生室提出了规范管理要求。《意见》要求发挥乡镇卫生院卫生管理职能，加强对村卫生室的管理和指导，并要求有条件的地方积极探索人、财、物高度统一的一体化管理体制。各地按照要求，提高认识，抓住重点，加强组织协调，注重保护乡村医生的合法权益，稳步推进一体化管理。

（张朝阳　张并立）

【卫生部推动建立农村居民健康档案工作】 在2009年开展试点的基础上，2010年卫生部继续推动建立农村居民健康档案工作。2010年7月，卫生部印发了《关于落实2010年医改任务 做好农村卫生服务有关工作的通知》（卫办农卫发〔2010〕120号），对建立农村居民健康档案提出了明确的工作要求，包括规范建立农村居民健康档案，加大培训和技术指导力度，积极推进农村居民健康档案信息化建设等。为及时掌握工作进展，发现典型，总结经验。9月卫生部汇总整理了13个农村居民健康档案重点联系县工作进展情况；11月组织专家赴河南省鹤壁市调研农村居民健康档案建立及信息化建设有关工作。各地按照要求，加强领导，周密部署，在增加政府投入、规范管理制度、开展信息化建设等方面进行了积极探索。截至2010年底，全国农村居民建档率达到38.1%。其中，北京、浙江、宁夏、青海、上海等省（区、市）的建档率均达到60%以上。

（姚建红　周小园）

【卫生部继续开展农村卫生人员岗位培训工作】 2010年，中央财政投入2.57亿元，继续在中西部地区22个省（区、市）和新疆生产建设兵团开展农村卫生人员培训项目，主要面向乡、村两级卫生人员和县、乡两级卫生管理人员开展公共卫生知识和深化医改政策培训。2010年5月，卫生部组织召开项目工作会，交流2009年项目工作经验，对2010年项目的开展提出了明确要求，并邀请专家对《国家基本公共卫生服务规范（2009年版）》和宫颈癌、乳腺癌检查相关知识、政策进行了解读。8月组织人员赴内蒙古、河南、湖南、海南、四川、宁夏6省（区）对2009年和2010年项目开展情况进行督导。9月召开会议对督导情况进行通报，要求项目省（区、市）根据督导发现的问题及时进行整改。2010年中央财政支持的项目共培训农村卫生人员58.56万人次。

（姚建红　王旭丹）

【研究制定乡镇卫生院和村卫生室绩效考核办法】 为了贯彻落实医改任务，卫生部在前期研究的基础上，多次召开研讨会，形成了《关于乡镇卫生院和村卫生室实施绩效考核工作的意见（征求意见稿）》（以下简称《意见》）。2010年5～6月，卫生部征求了各省（区、市）卫生厅局、新疆生产建设兵团卫生局的意见，对《意见》进行了修改。11月按照《关于卫生事业单位实施绩效考核的指导意见》的要求，再次组织人员讨论完善了《意见》。《意见》明确了开展绩效考核工作的目标、原则，考核的主要内容和程序，并对考核结果的应用提出了相关要求。

（张朝阳　周小园）

【研究基本药物制度在乡村卫生机构的实施情况】 为了深入了解和分析基本药物制度对乡、村卫生机构的影响，研究提出推进基本药物制度顺利实施的相关政策措施，卫生部多次组织人员赴天津、安徽、江西、四川、宁夏等省（区、市）对基本药物制度实施情况开展专题调研，在了解全国31个省（区、市）基本药物制度实施的基本情况以及财政补助等情况的基础上，形成了《村卫生室实施基本药物制度调研报告》和《乡镇卫生院基本药物制度实施情况的调研报告》。两个报告分析了基本药物制度实施以来取得的成效及存在的问题，总结了各地经验做法，并提出了顺利推进基本药物制度的政策建议。

（张朝阳　陈凯）

【卫生部加强乡村医生队伍建设】 开展全国优秀乡村医生评选表彰。2010年1月5日，全国医药卫生系统表彰大会在北京人民大会堂召开，对2009年全国优秀乡村医生等进行表彰。国务院副总理李克强为全国优秀乡村医生代表颁发了奖牌，并与代表合影留念。5月卫生部印发了《关于开展2010年全国优秀乡村医生评选表彰活动的通知》（卫办农卫发〔2010〕73号），正式启动了2010年评选表彰工作。各地认真组织开展评选表彰工作，并按规定上报候选人名单。11月卫生部全国优秀乡村医生评选表彰工作领导小组召开会议，认定200名候选人为2010年全国优秀乡村医生候选人。

向部分乡村医生免费赠送《健康报·村医导刊》。2010年卫生部组织向北京市等11省（区、市）的67600名乡村医生免费赠送

《健康报·村医导刊》，畅通国家卫生政策与乡村医生之间的沟通渠道，促进深化医改在农村的顺利实施。

推动落实乡村医生公共卫生服务补助政策。2010年11月，卫生部对各省乡村医生公共卫生服务补助情况进行了汇总、分析，形成了《关于乡村医生公共卫生服务补助有关情况的分析报告》。据统计，截至2010年底，全国31个省（区、市）均出台了相应的乡村医生公共卫生服务补助政策，其中有16个省调整了已有的乡村医生公共卫生服务补助政策，有7个省新制定了补助政策，在一定程度上保证了农村地区公共卫生任务的落实。此外，北京、上海、江苏、陕西等省制定了乡村医生养老保险有关政策。

（陈凯　周小园）

【卫生部继续做好二级以上医疗卫生机构对口支援乡镇卫生院项目工作】 2010年中央财政投入1.97亿元，继续在中西部地区21个省（区、市）开展二级以上医疗卫生机构对口支援乡镇卫生院项目，由支援单位组派3人医疗队对口支援乡镇卫生院，为期1年，中央财政对每名支援队员补助1.8万元。2010年5月卫生部组织召开项目工作会，会议交流了2009年项目开展经验，并对2010年项目进行了部署，要求项目省（区、市）严格按照项目管理方案开展工作，并加强资金监管。8月，组织人员赴内蒙古、河南、湖南、海南、四川、宁夏6省（区）对2009年和2010年项目开展情况进行督导，并对项目执行过程中存在的问题进行纠正。9月，对督导情况进行了通报，要求项目省（区、市）对照督导发现的问题进行自查自纠，并查漏补缺，举一反三，避免类似情况再次发生。

（姚建红　王旭丹）

【研究起草乡镇卫生院管理办法和村卫生室管理规范性文件】 在广泛征求意见的基础上，卫生部组织制定了《乡镇卫生院管理办法（试行）》（以下简称《办法》），拟进一步明确乡镇卫生院的设置规划和基本功能，从行政、业务、人员、财务、绩效等方面加强管理。2010年4月卫生部第7次部务会审议并原则同意《办法》。5月卫生部征求国家发改委、财政部、人力资源和社会保障部、农业部等有关部门意见，拟与上述部门联合印发。按照国家发改委等有关部门意见，根据国务院办公厅《关于印发建立和规范政府办基层医疗卫生机构基本药物采购机制指导意见的通知》和《关于建立健全基层医疗卫生机构补偿机制的意见》等有关文件精神对《办法》进行了修改完善，并再次征求有关部门的意见。

在对江苏等6省12县开展村卫生室现状调查的基础上，卫生部组织起草了村卫生室管理的规范性文件，形成了《村卫生室管理办法》初稿，拟从服务功能、设置审批与执业管理、业务管理、经费补偿以及人员配备、考核与管理等方面加强村卫生室管理。

（姚建红　张并立　陈凯）

【全国政协开展农村卫生人才培养专题调研并召开研讨会】 2010年7～9月，全国政协教科文卫体委员会组织部分政协委员赴山西、安徽、陕西、新疆、新疆生产建设兵团开展农村卫生人才培养及配套政策专题调研。卫生部、教育部派员参加了调研。在调研的基础上，11月16日全国政协在浙江省宁波市召开“农村卫生人才培养和配套政策”专题研讨会。全国政协副主席张梅颖出席会议并讲话。通过调研，政协委员们建议，应把农村卫生队伍建设纳入各级政府考核目标，制定符合农村实际的人才培养规划，以“下得去、用得上、留得住”为指导原则，制定完善农村卫生队伍建设相关配套政策，尤其是建设一支职业化的乡村医生队伍，让乡村医生能够安心、专心为农民服务。

（张朝阳　张并立）

【开展卫生部—嘉道理慈善基金会“农村社区健康促进”第二周期项目】 为了进一步提高农村居民的健康意识和健康水平，卫生部和嘉道理慈善基金会继续在山西、甘肃、青海、新疆4省（区）开展“农村社区健康促进”第二周期项目。2010年3～5月，开展项目地区乡镇卫生院设备招标采购和房屋建设工作。4月在青海省西宁市召开了项目中期评估总结会议，对甘肃、青海、山西3省的9个项目县和21个项目乡的中期评估结果进行了通报，并交流了项目开展的工作经验，部署了下一步的项目工作。7月组织人员对新疆维吾尔自治区所有项目单位进行了中期评估，以了解该地区项目实施及进展情况，评价主要项目活动及实施效果。此外，组织人员分赴山西、甘肃、新疆对项目开展情况进行了督导检查，督促项目地区严格执行项目文本，并紧密结合当前深化医改的政策措施开展项目工作。

（张朝阳　王旭丹）

【召开农村地区基本公共卫生服务工作研讨会】 为了解农村地区基本公共卫生服务工作的实施情况，推动基本公共卫生服务项目在农村地区全面规范落实，卫生部于2010年4月20～23日分别在江西省南昌市和四川省成都市召开了农村地区基本公共卫生服务工作研讨会。28个省（区、市）卫生厅局、新疆生产建设兵团卫生局及相关专家50余人参加了研讨会。与会代表分别介绍了本省（区、市）农村地区基本公共卫生服务项目工作进展、存在问题和主要做法，对推动农村地区逐步实现基本公共卫生服务均等化目标的相关政策措施进行了研讨，并就进一步做好2010年工作提出了意见和建议。

（张朝阳　鄂启顺　张西凡）

【卫生部印发《关于做好农村居民基本公共卫生服务工作的通知》】 卫生部于2010年9月印发了《关于做好农村居民基本公共卫生服务工作的通知》（以下简称《通知》）

（卫办农卫发〔2010〕159号），从组织领导、规范实施、配套经费、人员培训和指导、舆论宣传、督导考核和乡村两级卫生机构职责分工等方面提出了要求，对各地开展农村基本公共卫生服务工作起到了指导作用，特别是《乡村两级卫生机构国家基本公共卫生服务项目职责分工》进一步明确了乡村医生承担基本公共卫生服务任务和经费的比例，在指导各地明确职责，合理分配资金，消除服务盲区等方面起到了良好作用。

（张朝阳 鄂启顺 刘嘉楠）

【卫生部组织开展《中国农村初级卫生保健发展纲要（2001—2010年）》终期评估工作】 为了解《中国农村初级卫生保健发展纲要（2001—2010年）》（以下简称《纲要》）和医改五项重点工作的实施情况，2010年11月，卫生部委托北京大学公共卫生学院开展了农村基本医疗卫生工作综合评估。结果显示，《纲要》实施以来，特别是在深化医改政策措施的推动下，我国农村基本医疗卫生工作成效显著，农村居民健康水平得到明显提升。一是农村基本医疗卫生工作总体进展顺利，取得积极成效。二是农村基本医疗卫生工作地区间差距明显缩小。三是农村公共卫生服务工作取得一定进展。四是农村基本医疗服务质量进一步提升。同时，评估也发现我国农村基本医疗卫生工作正面临一些困难和挑战，如财政保障不到位，人员业务素质不高，基本公共卫生服务能力薄弱等。对此，评估组提出了针对性的建议。

（张朝阳 鄂启顺 刘嘉楠）

【组织制定第三轮农村基本医疗卫生发展规划纲要】 结合我国经济社会发展水平、农村医药卫生事业发展趋势以及广大农村居民的健康需求，在总结前十年《中国农村初级卫生保健发展纲要（2001—2010年）》实施经验的基础上，卫生部于2010年8月启动了中国农村基本医疗卫生发展规划纲要（2011—2020年）研究制定工作。在借鉴前期课题研究成果的基础上，多次召开研讨会，形成了《中国农村基本医疗卫生发展规划纲要（2011—2020年）》初稿。

（张朝阳 鄂启顺 张西凡）

妇幼保健与社区卫生

妇幼保健

【2010年妇幼卫生工作】 2010年，妇幼卫生工作继续贯彻落实《母婴保健法》、《中国妇女发展纲要（2001—2010年）》和《中国儿童发展纲要（2001—2010年）》，全力推进妇幼重大公共卫生服务项目实施，加强母婴保健法制建设，强化妇幼保健技术管理，开展妇幼卫生项目，推动妇幼卫生工作稳步发展，为提高妇女儿童健康水平、实现联合国千年发展目标作出了积极贡献。

妇女儿童健康水平稳步提高。2010年全国妇女儿童健康水平不断提高，孕产妇死亡率、婴儿及5岁以下儿童死亡率持续下降，分别从2009年的31.9/10万、13.8‰、17.2‰下降到2010年的30.0/10万、13.1‰和16.4‰。均提前完成了“十一五”规划目标。5岁以下儿童中重度营养不良患病率从2009年的1.71%下降到2010年的1.55%。

妇幼卫生法制和政策逐步完善。坚持以“一法两纲”为核心，认真贯彻落实《母婴保健法》及其实施办法，配合国务院妇女儿童工作委员会做好新两纲编制工作。联合教育部印发了《托儿所幼儿园卫生保健管理办法》，修订印发了《新生儿疾病筛查技术规范（2010年版）》。组织制订了《县级妇幼卫生工作绩效考核办法》等文件，修订完善了《母乳代用品销售管理办法》等规范性文件。继续做好“母婴三证”印制项目招标采购工作。

妇幼卫生服务体系不断健全。“十一五”期间，以妇幼保健机构为核心，大中型综合医疗机构和相关科研教学机构为技术补充，以乡村、城市社区卫生服务机构为基础，具有中国特色的妇幼卫生服务体系进一步完善。截至2010年底，全国共有妇幼保健机构3025个，妇产医院398个，儿童医院72个，社区卫生服务中心（站）32,739个，乡镇卫生院38,765个，村卫生室648,424个。妇幼保健机构充分发挥公共卫生和基本医疗职能，组织管理和指导辖区内妇幼保健工作。基层医疗卫生机构建设力度不断加强，基层妇幼卫生服务网络体系逐步建立健全，乡镇卫生院、村卫生室和社区卫生服务机构作为妇幼保健三级网的“网底”，基本妇幼保健服务功能逐步加强。妇幼保健服务范围和内容不断拓展，更加注重人性化的全生命周期服务。各地通过妇幼保健机构评审等方式，有力促进了妇幼保健机构建设和体系完善。

妇幼重大公共卫生项目顺利推进。2010年农村孕产妇住院分娩补助项目、农村生育妇女增补叶酸预防神经管缺陷项目和农村妇女宫颈癌检查项目在2009年的基础上取得了新进展。预防艾滋病母婴传播项目覆盖县（市、区）由2009年的453个扩展到2010年的1156个，并将梅毒和乙肝的孕期筛查和干预纳入该项目。截至2010年11月底，累计补助农村孕产妇住院分娩1076.6万人，为农村生育妇女补服叶酸1006.0万人，在完成2009年任务数的基础上继续为597.9万农村适龄妇女进行了宫颈癌检查。为推动妇幼重大公共卫生服务项目稳步推进，卫生部重点采取了以下措施：一是印发项目管理方案。根据财政部按项目执行进度多退少补的要求，核算了各地2009年预拨资金，印发了2010年项目管理方案。二是加强督导。组织专家对17个省份开展调研督导。三是召开项目专题会议。通报项目进展和督导情况，总结经验，研讨问题，部署推进项目工作。四是加强信息报送。在原有季报基础上，要求各地进行月报，编发了《重大公共卫生服务项目妇幼卫生项目工作简报》，向卫生部、相关部门和全国各省（区、市）及时通报项目进展。开发项目信息管理系统，提高信息报送时效和质量，做好数据收集、整理和分析工作。五是开展技术培训。启动农村妇女宫颈癌检查基层人员培训项目，分期分批对全国31个省（区、市）的150余名省级师资和221个项目县（区）1100余名医务工作者进行培训。2010年降低孕产妇死亡率和消除新生儿破伤风项目（以下简称“降消”项目），扩展至中西部地区所有县，促进了我国中西部农村地区的孕产妇死亡率的进一步降低。2009年“降消”项目县孕产妇死亡率为32.5/10万，比2001年下降了57.2%；住院分娩率为95.4%，比2001年提高了62.2%；新生儿破伤风发病率以省为单位均低于1‰。2010年对部分项目省开展临床进修、短期培训和专家蹲点效果的专题督导。开展消除新生儿破伤风认证准备工作，遴选部分高发地区。

出生缺陷三级预防有效实施。加强出生缺陷防治工作。通过实施增补叶酸预防神经管缺陷项目、促进婚检工作等措施进一步加强一级防治措施。完善产前筛查和诊断网络，开展2007—2009年全国产前筛查和产前诊断现况调查。贯彻《新生儿疾病筛查管理办法》，做好新生儿疾病筛查工作，开展2008—2009年全国新生儿疾病筛查情况问卷调查。

积极倡导母乳喂养和自然分娩。围绕世界母乳喂养周“成功促进母乳喂养十项措施”主题，开展了母乳喂养社会宣传与动员。印发了《卫生部办公厅关于开展2010年“世界母乳喂养周”活动的通知》，部署相关工作，组织了三期母乳喂养临床干预培训。各地采取播映公益电视广告、印发宣传材料等多种形式，大力开展宣传活动。不断继续加强爱婴医院管理，巩固爱婴医院成果，严格执行《母乳代用品销售管理办法》。针对我国剖宫产率高的现状开展调研，研究探索解决方法，支持中国妇幼保健协会开展“促进自然分娩，保障母子安康”系列活动。

加强妇幼卫生信息工作。在336个国家级监测县（市、区）开展妇幼卫生监测工作，落实妇幼卫生监测网络直报、人群出生缺陷监测等工作，继续做好妇幼卫生年报工作。在现有妇幼卫生三网监测系统基础上增加危重孕产妇监测内容，根据《全国妇幼卫生调查制度（2010版）》要求，调整妇幼卫生年报内容。召开全国妇幼卫生信息工作会议，通报监测、年报结果和质控情况，开展人员培训。召开全国妇幼卫生信息工作研讨会，对信息报送机制及内容进行论证。

积极开展妇幼卫生合作项目。利用妇幼卫生国际国内合作项目加强基层服务能力建设。继续实施母子系统保健、生殖健康和危重孕产妇评审等项目。组织开展妇幼卫生相关课题研究。针对妇幼卫生服务薄弱环节，开展流动人口孕产妇死亡病例对照研究和降低剖宫产率干预等研究。协调玉树地震灾区妇幼卫生系统重建，开展灾后援助工作。

（秦怀金　秦耕　张伶俐　曹彬　裘洁）

【卫生部、教育部发布《托儿所、幼儿园卫生保健管理办法》】
2010年9月6日卫生部、教育部联合发布了《托儿所、幼儿园卫生保健管理办法》(以下简称《管理办法》)。新修订的《管理办法》共25条，较1994年版条理更加清晰，可操作性更强。一是进一步明确了卫生、教育各部门的职责，以及妇幼保健机构、疾病预防控制机构及卫生监督执法机构的职责；二是从保护儿童健康角度出发，将卫生保健状况合格作为新设立的托幼机构招生的前提条件，以保证托幼机构在收托儿童之前其卫生保健工作符合有关标准，保障儿童的健康和安全。另外，在托幼机构的分级定类管理中进一步强化卫生保健工作，保障了托幼机构卫生保健工作的落实；三是明确了卫生保健工作的责任人；四是阐述了托幼机构可以设立卫生室或者保健室，但有不同的设立要求和职能；五是明确了托幼机构内的三类卫生保健人员为医师、护士和保健员，并对人员任职资格提出了要求，以保证卫生保健工作质量；六是明确了托幼机构应当根据国家有关规定配备卫生保健人员，保证托幼机构卫生保健工作的正常开展；七是强调应把托幼机构卫生保健人员的培训纳入日常工作，以保证托幼机构卫生保健队伍的稳定和保健工作质量，并要求卫生保健人员应当承担本托幼机构工作人员卫生保健知识普及的工作；八是对托幼机构工作人员的健康提出了要求；九是要求托幼机构应当严格按照《托儿所幼儿园卫生保健工作规范》开展卫生保健工作，逐步规范各项卫生保健工作；十是强调了传染病预防和控制管理工作；十一是明确了托幼机构不得拒绝乙肝表面抗原阳性但肝功能正常的儿童入园，并对儿童入托幼机构前或在园罹患传染病、离园3个月以上等情况下的健康要求作了明确阐述，以确保儿童健康以及防止传染病的发生和流行；十二是规定了具体的处罚条款，并明确了各省可结合当地实际制定实施细则；十三是明确了对认真执行本办法，在托儿所、幼儿园卫生保健工作中做出显著成绩的单位和个人，由各级人民政府、卫生行政部门和教育行政部门给予表彰和奖励。

（曹彬）

【印发《重大公共卫生服务项目妇幼卫生项目督导评估方案（试行）》】 卫生部于2010年3月印发了《重大公共卫生服务项目妇幼卫生项目督导评估方案（试行）》，指导各地贯彻落实深化医药卫生体制改革有关精神，促进基本公共卫生服务逐步均等化，完成了妇幼重大公共卫生服务项目各项任务，督导评估各地项目实施效果。方案明确了农村孕产妇住院分娩补助、增补叶酸预防神经管缺陷和农村妇女宫颈癌检查等3个妇幼重大公共卫生服务项目的督导评估内容、机制、结果应用和组织领导。方案要求项目督导评估包括对项目组织管理、实施情况和实施效果等方面；要求承担项目的医疗卫生机构成立项目质量控制小组，按照国家有关要求定期开展质量控制并自查，县级卫生行政部门对辖区内所有承担项目的医疗卫生机构进行全面督导评估，市级卫生行政部门对辖区内50%以上的县（市、区）进行督导评估，省级卫生、财政部门对辖区内20%以上的县（市、区）进行督导评估，卫生部和财政部定期对各地项目落实情况进行了抽查。

（张伶俐　宋莉　张波）

【召开妇幼重大公共卫生服务项目专题会】 2010年10月18～19日，妇幼重大公共卫生服务项目专题会议在山西省太原市召开。参加会议的有来自8个省（区、市）的卫生厅局长、全国31个省（区、市）卫生厅局妇社（妇幼）处长、项目管理单位负责人和相关专家，共计130余人。会议以贯彻落实医改精神，促进基本公共卫生服务逐步均等化为指导，充分肯定了妇幼重大公共卫生服务项目实施以来取得的成绩，深入分析了项目实施中出现的问题，对今后继续推进项目工作做了全面部署。会议听取了《关于妇幼重大公共卫生服务项目进展情况的报告》。山西省、陕西省、福建省卫生厅和内蒙古自治区通辽市奈曼旗卫生局代表进行了妇幼重大公共卫生服务项目实施经验交流。与会代表就妇幼重大公共卫生服务项目实施的有关问题进行了深入讨论。会议还组织参观了山西省介休市妇幼保健院、宋古乡宋安村卫生室和洪善村卫生室，现场介绍了山西省妇幼重大公共卫生服务项目实施流程。

（张伶俐　张波）

【开展妇幼重大公共卫生服务项目督导调研】 2010年5月和8月，卫生部组织了4个调研组分别对湖北省、海南省、新疆维吾尔自治区和内蒙古自治区妇幼重大公共卫生服务项目情况进行调研。9月卫生部又派出6个督导组，对福建省、广东省、辽宁省、山东省、重庆市、宁夏回族自治区、河北省、广西壮族自治区、山西省、湖南省、云南省和江西省妇幼重大公共卫生服务项目实施情况进行督导调研。通过查阅相关资料、召开座谈会、实地考察和访谈服务对象等方式，了解项目组织管理情况、实施情况、实施效果和经验，讨论分析了存在的问题，并对今后加强项目管理、加快项目执行、提高项目服务质量、确保项目效果提出了意见和建议。

（张伶俐　张波）

【加强妇幼重大公共卫生服务项目信息报送】 2010年卫生部通过加强对妇幼重大公共卫生服务项目信息报送的管理，及时掌握项目动态，做好项目数据的收集、管理和分析。2010年4月起在季报基础上实行月报，并以此编印了《重大公共卫生服务项目妇幼卫生项目简报》报送医改领导小组办公室和部领导，同时抄送各省（区、市）卫生行政部门，2010年共印发了12期。9月为促进项目工作进一步开展，卫生部向各地通报2010年妇幼重大公共卫生服务项目进展情况。为提高项目管理质量，委托全国妇幼卫生监测办公室开发了妇幼重大公共卫生服务项目信息管理系统软件，9月对全国开展了培训工作，10月正式投入使用，很大程度上提高了信息的报送速度和质量。

（张伶俐　裘洁）

【实施农村妇女宫颈癌检查基层人员培训项目】 2010年10月25日，农村妇女宫颈癌检查基层人员培训项目在北京市正式启动。各省（区、市）项目管理人员、省级师资和相关专家共200余人参加了启动会。该项目为卫生部与飞利浦金科威公司合作项目，旨在通过培训改善基层医疗保健机构宫颈癌检查技术人员能力较为薄弱、服务不够规范等问题。项目委托中华预防医学会妇女保健分会具体组织实施，计划利用15个月的时间，在全国举办19次培训班，对全国31个省（区、市）的150余名省级师资和221个项目县（区）的1100余名妇科、宫颈细胞学和病理学等医务工作者进行了培训。

（张伶俐　裘洁）

【实施预防艾滋病、梅毒、乙肝母婴传播项目】 2010年，在中央财政经费的支持下，母婴传播疾病防治工作覆盖面进一步扩大到全国1156个县（市、区），并为全国的艾滋病、梅毒或乙肝感染孕产妇及所生儿童提供综合干预、关怀与支持服务，预防母婴传播工作取得明显进展。2010年6月1～3日，全国预防艾滋病母婴传播工作会议在湖南省长沙市召开，总结了工作成效、经验及面临的挑战，确定了下一步工作重点。2010年5～12月，卫生部分6期对省级和市（地）

级专业技术人员进行了师资培训，共培训800余人次。各省（区、市）开展了逐级培训，全面提高基层专业人员的服务能力。2010年卫生部继续加强预防艾滋病、梅毒、乙肝传播工作相关数据的收集、报告与管理，加强信息的分析利用，并针对部分地区开展了信息管理专项培训。对江苏省、安徽省、四川省和贵州省开展督导与评估，有力促进了预防艾滋病母婴传播各项工作措施的落实，保证了工作质量。

（张伶俐　宋莉　张波）

【印发《全国县级妇幼卫生工作绩效考核实施方案（试行）》】 2010年12月，卫生部印发了《全国县级妇幼卫生工作绩效考核实施方案（试行）》（卫办妇社发〔2010〕201号）及标准，要求在全国开展县级妇幼卫生工作绩效考核工作。

重点考核政府保障、妇幼保健网络建设、妇幼保健服务、妇女儿童健康水平四个部分的内容。实施方案对绩效考核目的、考核对象、考核内容，组织管理、考核程序及方法、考核结果公布等内容作了明确规定。方案要求县级、市级、省级卫生行政部门对县级妇幼卫生工作定期开展绩效考核工作，卫生部将定期组织对各省（区、市）的抽样考核。省级卫生行政部门定期向社会公布考核结果，并通告当地政府，卫生部每两年公布一次各省（区、市）考核情况。

（张伶俐　宋莉）

【积极倡导自然分娩】 为支持和促进自然分娩，减少非医学需要的剖宫产，卫生部组织开展调查研究，召开专家研讨会，听取意见和建议，探讨解决问题的方法。2010年与中国妇幼保健协会合作开展"促进自然分娩，保障母婴安康"项目。6月10日项目启动会在北京市召开，中国妇幼保健协会会长、原卫生部部长张文康，全国妇联党组副书记、副主席、书记处书记陈秀榕，中国妇幼保健协会代表，有关国际组织代表，各省（区、市）卫生厅局有关负责同志，各级妇幼保健机构负责同志和医务人员代表共600余人出席会议。会议强调促进自然分娩是复杂而长期的系统工程，要在医药卫生体制改革的前提下，扎扎实实地进行广泛的社会宣传，普及自然分娩知识，提高助产技术水平和服务质量，并号召社会各界和妇幼卫生工作者共同携手，为不断改善妇女儿童的身体健康而努力。

（张伶俐　裘洁）

【进一步加强妇幼卫生信息工作】 2010年卫生部进一步加强了妇幼卫生信息工作，及时掌握全国妇女儿童健康指标和工作现状，为政策制定提供科学依据。在全国336个国家级监测区县继续开展孕产妇死亡监测、5岁以下儿童死亡监测、出生缺陷医院监测和人群监测工作，同时在全国30个省（区、市）的437所医院启动了危重孕产妇监测工作。制定了全国危重孕产妇监测方案，对全国30个省（区、市）开展了省级师资培训，并于2010年10月1日正式启动了全国危重孕产妇医院网络直报工作。为了解监测工作开展情况和监测质量，2010年在国家级监测区县新开展了新生儿死亡评审工作。对发生在监测区县辖区内的县级及以上医疗保健机构内新生儿死亡进行县（市、区）级、市（地）级、省级评审，提出了有针对性的干预措施，降低了新生儿死亡率。同时，加强逐级培训和质量控制，确保了信息报送质量。

2010年6月全国妇幼卫生信息工作会议在湖南省长沙市召开。会议报告了2009年全国妇幼卫生监测、出生缺陷人群监测、全国妇幼卫生年报主要结果和妇幼卫生年报质量控制与督导工作等情况，并进行了全球危重孕产妇研究现状以及医疗保健机构新生儿死亡评审专题讲座，并对相关问题进行了深入分析。

（张伶俐　裘洁）

【开展妇女生殖道感染防治工作】 卫生部"生殖道感染项目"自实施以来，通过编发教材、培训人员、健康教育和监督指导等活动，提高了项目地区生殖道感染防治规范服务能力。2010年7月委托北京市大学妇儿中心在浙江省湖州市举办了生殖道感染防治项目强化培训班，对项目地区进行了妊娠梅毒及先天梅毒的规范处理、宫颈病变和HPV感染的处理、妊娠期感染的处理及阴道镜的维护和操作等培训。2010年8月组织项目地区相关人员参加了在上海市举行的中华预防医学会妇女保健分会第十届妇女保健学术会议，了解相关业务的国际国内进展和要求。根据项目督导方案，2010年组织专家对柳州市、湖州市、长沙市、深圳市、晋中市和北京市宣武区等地区进行督导，了解项目的执行情况以及项目实施过程中存在的问题，对下一步工作提出了建议，促进和规范项目执行。

（张伶俐　宋莉）

【开展2007—2009年全国产前筛查和产前诊断现状调查】 产前筛查和产前诊断是出生缺陷二级预防核心内容，是减少先天性畸形、提高人口素质的重要手段。为了解全国产前筛查和产前诊断技术服务现状及水平，2010年卫生部对全国31个省（区、市）2007—2009年产前筛查和产前诊断现状进行调查，并对调查结果进行分析总结。调查发现我国地区间产前筛查和产前诊断水平发展不平衡，产前筛查网络建设不完善，后续诊断能力不足，存在重筛查轻诊断的现象。本次调查为制定相关政策，加强从业人员管理和培训，促进产前筛查和产前诊断服务工作科学、规范、合理发展提供了科学依据。

（宋莉　裘洁）

【召开卫生部-联合国人口基金生殖健康/计划生育项目第六周期总结会】 2010年12月23～24日，卫生部-联合国人口基金生殖健康/计划生育第六周期项目总结会在广东省惠州市召开。全国30个省（区、市）卫生厅局和妇幼保健机构相关负责人，项目县（市、区）代表，国际组织代表以及有关专家共170余人参加了会议。

会议对2006—2010年卫生部-联合国人口基金生殖健康/计划生育第六周期项目进行了全面总结，认为项目对促进项目地区政府对人群生殖健康的关注与重视，推动地方政府制定和出台妇幼卫生及生殖健康相关政策起了积极作用。会上还对优秀项目县及先进个人进行了表彰，与会代表对项目执行过程中的经验、问题和解决方法，以及如何促进项目的可持续发展等议题进行了讨论，并对第七周期项目的开展提出了建议。会议还组织了对广东省惠州市惠城区青少年保健门诊的现场考察。

（张伶俐 张波）

【开展高级产科生命支持培训】 2010年卫生部继续开展高级产科生命支持（ALSO）培训。项目旨在提高助产人员处理产科急症的知识和技能，该项目委托中华预防医学会妇女保健分会具体组织实施。2010年5月和9月分别在陕西省西安市和湖北省武汉市举办了两期省级师资培训班，共为吉林省、山东省、河南省、湖北省、广西壮族自治区、云南省、陕西省和甘肃省等8个省（区）的116名省级师资进行了培训。培训班由国家级专家授课及操作讲解，并进行了理论和操作考核，同时为各省配发了相应模具，以便各省开展逐级培训。

（张伶俐 裘洁 袁文兴）

【支持灾区妇幼卫生重建】 2010年卫生部继续与联合国儿童基金会合作开展灾后妇幼卫生重建项目。项目组织编写了包括自然灾害后儿童紧急医疗救援、传染病预防与控制、紧急情况下的儿童保健服务、儿童常见病管理、儿童心理援助等内容的《儿童减灾指南》。2010年14个项目县共选派县、乡级妇幼卫生人员509人到上级医疗保健机构进行为期3个月的临床进修，提高了项目地区妇幼保健综合服务能力及规范化服务水平。四川省彭州市、绵竹市和河北省曲周县3个试点县（市）开展了孕产妇危重症评审工作，以提高项目地区产科质量。四川省8个项目县（市）开展了以“提高6个月婴儿纯母乳喂养率”为主题的产生行为效果的健康交流（COMBI）活动，各项目县（市）组织开展了入户宣传、广播、电视宣传、健康咨询等多种形式的健康交流活动，宣传母乳喂养知识。

（张伶俐 宋莉 王临虹）

【开展卫生部-联合国儿童基金会城市流动人口妇幼保健服务试点项目阶段性总结】 2006—2010年，卫生部和联合国儿童基金会在北京市朝阳区、大兴区和浙江省杭州市下城区合作开展城市流动人口妇幼保健服务试点项目，降低流动人口孕产妇、儿童死亡率，促进城市流动人口妇幼保健服务的可及性、公平性和可持续性，探讨流动人口妇幼保健模式，为制订流动人口妇幼保健服务规范和相关政策提供依据。2010年卫生部委托中国疾病预防控制中心组织了项目终末评估，结果显示，项目地区流动孕产妇和流动儿童的健康水平和各项服务指标均明显提高，目标人群健康意识明显改善。各项目地区结合实际，建立了适合本地区经济、文化和人口特点的流动人口妇幼保健服务模式，通过形成多部门协作机制、开发流动人口管理信息系统、及时发现流动孕产妇和儿童并规范服务流程、开展相关健康教育和培训活动以及实施贫困流动人口孕产妇和儿童救助等措施，提高了流动人口孕产妇和儿童健康水平。

（张伶俐 裘洁 王临虹）

【降低孕产妇死亡率和消除新生儿破伤风项目取得新进展】 2010年卫生部在全国中西部22个省和新疆生产建设兵团2288个县（2010年新疆生产建设兵团增加了80个县）开展的“降低孕产妇死亡率，消除新生儿破伤风”项目（以下简称“降消”项目）基础上，将受益人群扩展至项目县所有住院分娩的妇女，为“降消”项目赋予了新的内涵，这将对改善项目地区妇女儿童健康状况起到更加积极的推动作用，并进一步促进项目地区和全国孕产妇死亡率的下降。

目标完成情况。全国“降消”项目县孕产妇死亡率为30.2/10万，较2009年下降了7.1%，与2001年比较，下降了60.3%；新生儿破伤风发病率为0.02‰，较2009年有所下降，以省为单位，新生儿破伤风发病率均低于1‰；新生儿、婴儿及5岁以下儿童死亡率分别为4.9‰、7.3‰、9.5‰，较2009年分别下降了14.0%、9.9%，与2001年比较，分别下降了68.0%、68.3%；住院分娩率达到97.1%，较2009年增加了1.8%，高危住院分娩率与2009年持平，与2001年比较，分别增加了65.1%、9.97%；产前检查覆盖率为93.3%，较2001年、2009年分别增加了12.5%、2.1%；产科急救中心接受转诊孕产妇22.3188万例，其中危重孕产妇占转诊孕产妇24.7%，抢救孕产妇6.3969万例，抢救成功率为90.1%。

临床进修、培训情况。2010年共举办8057次县级培训班，约49万多人次参加；9192名项目县乡镇卫生院医疗技术人员到县级医疗保健机构进修，平均进修时间为4.1月；县级到上级医疗保健机构进修医疗技术人员共6750人，平均进修时间为5.4月。但有1007个县无乡级卫生人员进修，占项目县45.1%，495个县未安排县级人员进修，占项目县22.17%，115个县未举办县级培训班，占项目县5.2%。

驻县专家情况。2010年68.7%的项目县有驻县专家，较2009年（71.8%）有所减少，河北省、黑龙江省和宁夏回族自治区等省份驻县专家覆盖全省项目县，重庆市、青海省和西藏自治区只有20%的项目县有驻县专家。全国项目省份共有驻县专家2439人，驻县专家人数平均每县1.6人，在专家入驻的项目县中，新疆和青海平均每县有专家4人，西藏2人；在驻县专家中，省级专家占28.4%，地市级专家占71.6%；省级、地市级专家人均驻县天数分别为25天和22天。

社会动员情况。2010年各地采取多种形式宣传“降消”项目，并进行社会动员和有关妊娠基本常识、孕期保健、妊娠并发症识别的健康教育，宣传住院分娩的优势。

督导情况。2010年项目省共对793个项目县、2344个乡镇进行了省级监督指导，占项目县35.5%。宁夏回族自治区和广西壮族自治区省级督导县比例超过90%；西藏自治区和新疆生产建设兵团省级督导县数不足10%。

孕产妇死亡情况。2010年，全国“降消”项目县死亡孕产妇中，62.7%属计划内生育，37.3%属计划外生育，计划外生育死亡的孕产妇较2009年下降了2个百分点，但仍高于2001年；直接产科死亡原因继续下降，间接产科死亡原因有所增加。直接产科死亡原因中，仍以产科出血居首位，羊水栓塞、妊娠期高血压疾病次之，产科出血占27.6%，较2001年、2009年分别减少了28%、6%。大部分省份产科出血的构成有所减少，只有四川省和青海省的产科出血超过50%；与2009年比较，2010年项目县分娩后死亡的孕产妇中，死亡孕产妇生前在家中及非医疗保健机构中分娩的比例继续减少，约占12.4%，在乡镇卫生院分娩的占11.3%，在县级及以上医疗保健机构分娩的明显增加，占54.1%；26.8%的孕产妇死亡发生在家中或非医疗机构内，73.2%发生在医疗保健机构。

项目经费。2010年中央财政转移支付“降消”项目经费16421万元（内蒙古自治区、河南省、重庆市和新疆维吾尔自治区未填报），项目省共投入19839.3万元，共有14个省份安排了省级专项项目经费，省级专项投入2164万元。除省级投入外，一些项目县也安排了专项项目经费，项目县共投入3047.52万元。

（曹彬）

【大力推动新生儿疾病筛查工作】 为了贯彻落实《新生儿疾病筛查管理办法》，2010年卫生部修订完成并印发了《新生儿疾病筛查技术规范（2010年版）》（以下简称《技术规范（2010版）》）。《技术规范（2010版）》由六个部分组成，主要内容包括：新生儿遗传代谢病筛查血片采集技术规范、新生儿遗传代谢病筛查实验室检测技术规范、苯丙酮尿症和先天性甲状腺功能减低症诊治技术规范、新生儿遗传代谢病筛查操作流程和新生儿遗传代谢病筛查知情同意书、新生儿听力筛查技术规范、新生儿听力筛查技术流程和新生儿听力筛查知情同意书。与《技术规范（2004版）相比，《技术规范（2010版）》强调新生儿疾病筛查中心的设置必须符合《新生儿疾病筛查管理办法》和《医疗机构临床实验室管理办法》，更加明确了“机构设置”、“人员要求”和“机构与人员职责”。苯丙酮尿症和先天性甲状腺功能减低症诊治技术规范在诊断方面增加了“四氢生物蝶呤缺乏症（BH4D）”，强调了“召回制度”，流程图更具操作性。新生儿听力筛查技术规范增加了随访及康复环节的内容以及技术流程与知情同意书。

为了解新生儿疾病筛查现状，建立科学、准确、持续的全国新生儿疾病筛查信息平台，卫生部对全国31个省（区、市）和新疆生产建设兵团开展了问卷调查。调查显示：各省（区、市）基本上按照《新生儿疾病筛查管理办法》的规定，设置和规范新生儿疾病筛查中心，与2006年相比筛查质量显著提高，2009年新生儿遗传代谢性疾病筛查率为57.45%，比2006年（40.90%）增加了16.55%；接受治疗率平均达到80%以上。但新生儿听力筛查率还较低。通过调查，认真分析和梳理信息资料，为循证决策奠定基础。

针对新生儿疾病筛查工作的薄弱环节和突出问题，卫生部通过开展国际国内合作项目，提高项目地区新生儿疾病筛查质量，以点带面，推广项目经验和成果。一是中-芬新生儿疾病筛查项目取得明显成效。中-芬新生儿疾病筛查项目（2006—2010年）是由中国卫生部与芬兰卫生部共同合作，通过5年的实施，辽宁省、黑龙江省、湖北省等7个项目省（区、市）平均筛查率由2005年的21%提高到2009年的52%。新生儿疾病筛查网络基本建立，新生儿疾病筛查管理逐步规范。二是启动了新生儿听力筛查干预项目。该项目周期为3年，覆盖19个项目省（区、市），旨在探索适合我国国情先天性听力障碍早期诊断和早期干预服务模式、规范流程，建立新生儿听力筛查、诊断及干预服务网络和听力筛查数据信息体系。目前项目正在顺利实施中。

（刘颖）

【开展儿童疾病综合管理培训】 为了提高农村医疗卫生机构在儿童常见病防治、预防保健、危急重症转诊等方面的服务能力和服务质量，卫生部于2010年4月和5月举办了五期儿童疾病综合管理省级师资培训班，共培训了150名省级师资，为各省开展逐级培训、推广应用儿童疾病综合管理适宜技术奠定了基础。

此次培训以西安市儿童医院和湖南省儿童医院为基地，以修订后的《儿童疾病综合管理工作指南》为主要内容，以实施儿童健康管理为导向，以推广临床和保健相结合的主动服务模式、提高服务质量为主要目的，采取教师授课、观看教学录像和图片、书面练习、门诊和病房临床实习、病例讨论、角色扮演等教学形式。培训后的评估结果显示，学员普遍认可儿童疾病综合管理的理念和互动式、参与式的教学方法。此外，卫生部还印制了儿童疾病综合管理图册、母亲咨询册等材料，免费发放到所有的乡镇卫生院。相关材料的电子版和省级师资培训课件均上传至卫生部网站，供各地下载使用。

（许宗余）

【召开新生儿窒息复苏项目总结会】 新生儿窒息复苏项目总结会于2010年9月11日在上海市召开，各省级卫生行政部门人员、省级师资代表以及中华医学会围产医学分会、中华护理学会、美国儿科学会和强生儿科研究院的国内外专家共200余人参加了大会。

项目自2004年实施以来，取得了明显成效。一是完善了培训教材，包括《新生儿窒息复苏教材》、《新生儿窒息复苏指南》、《新生儿窒息复苏乡级指南》、新生儿窒息复苏挂图等。五年来项目共发放教材2.1万册，指南7万册，挂图2.1万套，教具799套。二是为各省建立了一支省级师资队伍。目前已有191名医护人员通过了认证并获得省级师资证书，成为各省开展逐级培训、全面推广新生儿窒息复苏适宜技术的骨干力量。三是扩大了项目受益范围。截至2009年底，项目培训工作覆盖了20个项目省的所有地市和90%以上的助产机构，约10万名参与分娩的医护人员至少接受过1次窒息复苏培训。四是新生儿窒息发生率明显降低。在322所医疗机构进行的调查显示，从2003年到2008年，医疗机构内新生儿窒息发生率降低了53%，因出生窒息死于分娩现场的发生率降低了55%，为降低5岁以下儿童死亡率作出了重要贡献。

（许宗余）

【卫生部-联合国儿童基金会母子系统保健项目效果显著】 卫生部-联合国儿童基金会母子保健项目（2006—2010年）圆满结束。该项目通过在中西部12个省（区、市）的46个县实施孕产期保健和儿童保健一体化管理，为孕产妇和儿童提供基本、规范的系统保健服务，提高中西部贫困农村地区妇女儿童健康水平。项目实施5年来，经过各级政府和妇幼保健工作者的共同努力，取得了显著成效。一是孕产妇和儿童生存水平及健康状况明显改善。项目地区孕产妇死亡率从项目初期的77.2/10万，下降至2009年的35.7/10万，下降了53.8%；5岁以下儿童死亡率由2005年的24.9‰下降至2009年的17.5‰，下降了29.7%；5岁以下儿童中重度营养不良患病率、急性呼吸道感染、儿童腹泻发生率也有明显下降，达到项目预期目标。二是促进了国家医改妇幼卫生政策的落实。在项目执行期间，正值我国实施深化医药卫生体制改革的关键时期，本项目的实施提高了基层妇幼保健人员的服务能力和水平，为基本公共卫生服务项目和妇幼重大公共卫生项目的实施积累了宝贵管理经验，在一定程度上为医改妇幼卫生政策落实起到了积极促进作用。三是创新了母子系统保健管理和服务模式。该项目借鉴国外先进管理经验，将孕期、围产期、新生儿、婴儿和幼儿的卫生保健管理和服务紧密地连在一起，根据各期特点，分别从营养健康、疾病预防、发育发展、危重识别等方面提供全方位系统服务，并规范孕产期、儿童保健服务流程。这种管理和服务模式最大限度地整合了妇幼保健服务的资源，大大提高了服务效率，也促进了服务可及性和服务利用率。四是提高了基层妇幼保健人员的能力。在项目实施期间，采用了集中培训、专家蹲点、进修等多种形式提高基层医务人员的基本知识和基本技能。重点加强对孕产妇和高危儿危重症识别和抢救转运等方面薄弱环节进行培训和考核，提升了项目地区妇幼保健综合服务能力和服务水平。另外，项目的实施也提高了项目地区政府对妇幼卫生的认识和重视度，从而增强了当地政府对妇幼卫生工作的支持力度，加大了对妇幼保健机构房屋、设备和人员的投入，改善了妇幼保健服务的基本状况。项目结束后，各地认真总结项目取得的经验成果，积极推广母子保健系统管理和服务模式，促进项目可持续发展。

（刘颖）

【开展消除新生儿破伤风工作调研】 2010年5月16～27日，卫生部组织联合国儿童基金会和世界卫生组织的项目官员以及国内相关专家，先后赴云南省西双版纳傣族自治州和浙江省金华市，深入县、乡、村医疗卫生机构和居民家中，就消除新生儿破伤风工作进行调研，以评估新生儿破伤风监测数据的可靠性，调查高发地区在防治措施、病例诊断、信息报送等方面的工作现状和存在的问题。调研发现，各地通过国家法定疾病报告系统上报的新生儿破伤风数据基本属实；新生儿破伤风病例主要来自流动人口和计划外生育儿童；非住院分娩和未新法接生是导致新生儿破伤风的主要原因，而影响非住院分娩和未新法接生的主要因素包括当地的计划生育措施、民族传统生育观念、经济条件差、缺少医疗保障、交通不便、急产以及乡村接产能力低等。

（许宗余）

【苯丙酮尿症（PKU）患儿特殊奶粉补助项目初见成效】 为降低苯丙酮尿症（PKU）患儿致残率，提高PKU患儿的治疗水平，2009年卫生部启动了苯丙酮尿症（PKU）患儿特殊奶粉补助的项目。该项目由全国妇幼卫生监测办公室具体实施，计划在5年时间内，为中西部地区22个省的500名低收入人群、弱势群体的苯丙酮尿症新生儿免费提供为期3年的特殊奶粉，从而确保苯丙酮尿症患儿及时得到正规治疗，防止智力障碍发生。项目实施一年多来，取得了初步成效。截至目前，项目地区共救助了204名苯丙酮尿症患儿，占项目地区严重苯丙酮尿症患儿总数的65.43%；在进行体格检查的182例患儿中，体格发育正常的为181例，占检查人数的99.5%。在进行智力检查的124例中，智力发育正常的119例，占检查人数的96.0%。另外，项目通过规范苯丙酮尿症患儿的治疗和管理，开展相关技术培训，探索苯丙酮尿症治疗费用渠道筹措机制，大大推动了项目地区的新生儿疾病筛查工作。

（刘颖）

社区卫生

【2010年全国城市社区卫生工作】 2010年结合深化医药卫生体制改革任务要求，社区卫生服务体系建设得到深入发展。主要工作进展有：

一是社区卫生服务网络不断完善。2010年中央财政支持建设社区卫生服务中心1228个，2009年和2010年，中央财政累计拨付41.5亿元支持2382个社区卫生服务中心建设项目。截至2010年底，全国共设置社区卫生服务机构3.3万个，其中社区卫生服务中心6903个，社区卫生服务站25836个。政府办社区卫生服务中心达标率80.4%，社区医务人员执业环境得到改善，社区卫生服务受到群众的普遍欢迎。

二是社区卫生人才队伍建设不断加强。2010年社区卫生工作人员数量达35万人。2010年中央财政支持开展城市社区卫生人员岗位培训21.4万人次。北京市、天津市、上海市等地区启动实施了全科医师规范化培训，上海市要求必须经过规范化培训的全科医生才能进入社区卫生服务机构。武汉市、成都市等城市探索实行社区责任医师团队服务，不断完善服务模式。

三是社区卫生服务功能不断完善。各地积极落实国家基本公共卫生服务项目配套资金，组织人员培训，加大宣传力度，向居民免费提供健康教育、慢性病管理等9类国家基本公共卫生服务项目。2010年城镇居民健康档案累计建档率达到48.7%，完成了2010年医改任务目标。2010年社区卫生服务机构门诊诊疗人次达4.85亿人次，比2009年增长了28.5%。社区医师日均负担诊疗人次8.3人次，同期医院医师日均担负门诊6.4人次，社区卫生服务效率不断提高。

四是运行管理机制改革不断深化。各地以落实基本药物制度为契机，探索实施社区卫生服务机构收支两条线管理、人事分配制度改革、强化绩效考核等，维护社区卫生服务机构公益性质。截至2010年底，有35.1%的社区卫生服务机构实行了收支两条线管理，52.0%的社区卫生服务机构完成岗位设置聘用，35.1%的政府办社区卫生服务机构由政府批准实施绩效工资，69.3%的政府办社区卫生服务机构实行零差率销售基本药物。

（秦怀金　秦耕　刘利群）

【2010年国家基本公共卫生服务项目】 2010年国家基本公共卫生服务项目各项措施不断完善，各项任务进展顺利。截至2010年底，城镇居民和农村居民健康档案累计建档率分别达到48.7%和38.1%，其中计算机管理比例分别达到53.9%和31.3%，超额完成了2010年的医改任务目标。全国孕产妇系统管理率达84.0%，3岁以下儿童系统管理率达81.5%。为孕产妇产前检查3807万人次和产后访视2039万人次，65岁以上老年人健康检查人数为5714.2万人。全国慢性病规范管理人数中，高血压病人3553.8为万人，糖尿病病人为918.9万人，重性精神病人为170.6万人。采取的主要措施有：一是加强项目管理。2010年11月，卫生部成立国家基本公共卫生服务项目协调工作组和专家组，为研究2011年新增基本公共卫生服务项目和修订基本公共卫生服务规范提供组织保障。12月卫生部、财政部共同印发了《关于加强基本公共卫生服务项目绩效考核的指导意见》（卫妇社发〔2010〕112号）和《关于印发基本公共卫生服务补助资金管理办法的通知》（财社〔2010〕311号），不断完善管理制度。天津市、四川省、吉林省、湖北省等地制定了基本公共卫生服务项目绩效考核办法，明确了各项公共卫生服务的补助标准，增强了项目考核的操作性。二是落实经费保障措施。2010年2月，中央预拨80%基本公共卫生服务项目补助资金，6月下达第二批资金，保证了中央补助资金及时到位。同时从2010年起，将中部6省243个县（市、区）补助标准按西部地区补助水平执行，推动落实中部困难地区公共卫生服务补助经费。2010年中央财政共投入基本公共卫生补助资金108.8亿元，全国人均基本公共卫生服务项目补助标准达到17.5元，其中中央财政8元，省级补助2.7元，市级补助2.9元，县级补助3.9元。一些地方根据实际提高经费补助标准，如上海市达到49.9元，北京市29.4元，浙江省22.5元、陕西省21.5元。三是加强督导检查，推动工作开展。2010年9月卫生部对河北省、山西省等12个省（区、市）开展了专项督导，并对督导有关情况进行了通报。11月卫生部召开国家基本公共卫生服务项目推进会，总结交流各地经验，促进了项目工作的开展。

（秦怀金　刘利群）

【全国社区卫生服务体系建设重点联系城市三年工作】 全国社区卫生服务体系建设重点联系城市工作自2007年启动，先后分两批确定了36个重点联系城市（区）。三年来，各重点联系城市积极探索社区卫生服务体制机制改革。

一是建立了政府主导的社区卫生服务体系。按照区域卫生规划，36个重点联系城市的社区卫生服务机构建设完成率从2007年的72%提高到2009年的92%，其中政府举办的社区卫生服务中心比例达77%。

二是不断加大政府投入力度。2007年至2009年，重点联系城市市辖区社区卫生专项经费占辖区卫生事业经费总额的比例从23%增长到26.75%。36个重点联系城市公共卫生经费补助标准平均为20元，高于全国平均水平。

三是规范社区卫生财务收支管理。各重点联系城市主要围绕增大投入、实行收支分离的方式改变趋利机制。截至2010年，约1/3的重点联系城市实施社区卫生服务机构收支两条线管理。

四是加大基本医疗保障制度对

社区卫生服务机构的支持力度。重点联系城市中有95.8%的社区卫生服务中心和64.5%的社区卫生服务站被纳入到医保定点医疗卫生机构范围。一些地区探索社区医保门诊统筹、社区首诊和医保总额预付制。

五是建立社区卫生服务机构与其他医疗机构分工协作机制。天津市、武汉市等城市促进社区卫生服务机构与公立医院多种合作模式，明确各自责任，发挥公立医院的人才优势、技术优势和管理优势，提高社区卫生服务能力。同时，一些地区促进社区卫生服务机构与妇幼、残联、计生、疾控等部门和机构合作，逐步将相关公共卫生服务深入社区，有关部门和机构提供技术和资金支持。

六是推进社区卫生信息化建设。厦门市、杭州市、武汉市、成都市、重庆市等城市探索建立以居民健康档案为基础的社区卫生信息平台。实现了区域医疗信息整合交换共享，为社区卫生服务提供了技术支撑，为卫生管理者科学考核和管理提供了便利。

经过三年的努力，重点联系城市工作取得初步成效，主要表现在：一是医疗服务量逐步上升，方便了群众就医。三年来，重点联系城市社区门急诊量平均每年以15%以上的速度增长。南京市和上海市的长宁区、松江区社区门急诊量占全市（区）医疗机构门急诊总量的比例超过40%，厦门市、深圳市等城市超过30%。二是公共卫生服务得到加强，保障了群众健康。重点联系城市社区居民建档率达到60%以上，高于全国平均水平15个百分点。广泛开展妇女、儿童、老年人等重点人群保健工作，稳步推进高血压、糖尿病、重性精神病患者管理工作。三是医疗费用得到合理控制，减轻了群众负担。四是群众满意度和知晓率逐步提升。重点联系城市居民对社区卫生服务的综合满意度达到82%，越来越多的社区居民首选社区卫生服务机构看病就医。

（秦耕 刘利群）

【开展国家基本公共卫生服务项目督导】 2010年9月12～18日，卫生部对河北省、山西省、辽宁省、福建省、江西省、山东省、湖南省、广东省、广西壮族自治区、重庆市、云南省、宁夏回族自治区开展了国家基本公共卫生服务项目专项督导。总体来看，被督导地区国家基本公共卫生服务项目稳步开展。各地及时制定项目实施方案，召开会议部署工作，开展督导，督促基层医疗卫生机构落实各项服务。积极落实各级财政补助经费，人均基本公共卫生服务经费标准均达到15元。各项服务普遍开展并逐步规范，居民健康档案基本完成了医改规定的任务目标。高血压、糖尿病、重性精神疾病管理和老年人保健等服务项目逐步开展，服务量稳步上升。同时，通过督导发现，部分地区在项目实施过程中也存在一些问题，主要表现在管理制度不完善，考核流于形式，资金配套不到位，拨付滞后，服务数量不足，服务质量不高，居民对公共卫生服务项目认可程度不高等。11月卫生部以办公厅文件形式向各地印发了项目督导有关情况的通告。

（刘利群 周巍）

【成立国家基本公共卫生服务项目协调工作组和专家组】 为了规范国家基本公共卫生服务项目管理，2010年11月卫生部成立国家基本公共卫生服务项目协调工作组和专家组。协调工作组由副部长刘谦任组长，各相关司局为成员单位，职责主要包括研究基本公共卫生服务项目相关政策措施，协调基本公共卫生服务项目实施过程中的重大问题，审议基本公共卫生服务项目调整方案，组织基本公共卫生服务项目督导检查等。专家组由公共管理、基本公共卫生服务专业领域专家和基层医疗卫生机构代表共60余人组成，职责主要包括研究拟定国家基本公共卫生服务规范，研究提出国家基本公共卫生服务项目调整建议，参与国家基本公共卫生服务项目指导、培训、考核、评估等工作。

（刘利群）

【印发基本公共卫生服务项目绩效考核指导意见】 2010年12月卫生部、财政部联合印发了《关于加强基本公共卫生服务项目绩效考核的指导意见》（卫妇社发〔2010〕112号）（以下简称《指导意见》）。对基本公共卫生服务项目考核的基本原则、考核依据、考核对象、考核内容、考核方法、考核管理以及考核结果应用等提出了要求。考核内容主要包括9类国家基本公共卫生服务项目开展的数量、质量和效果。《指导意见》明确了中央、省、市、县（区）和基层医疗卫生机构在考核中的职责，确定县（区）作为项目考核的主体，规定考核结果作为项目补助资金拨付以及下一年预算编制和安排的重要依据。

（刘利群）

【召开全国社区卫生综合改革经验交流会】 为了推进社区卫生综合改革步伐，2010年4月27～28日，卫生部在江苏省无锡市召开全国社区卫生综合改革经验交流会。各省、自治区、直辖市卫生厅局和新疆生产建设兵团卫生局社区卫生主管厅局长、处长，全国社区卫生服务体系建设重点联系城市（区）卫生局局长，重点联系城市技术指导组部分专家，国务院有关部门和卫生部相关司局代表，共计150余人参加会议。卫生部副部长刘谦出席会议并作重要讲话。会议要求，要坚持在社区卫生服务公益性的基础上改变社区卫生服务机构运行机制，以综合改革推动落实医改任务，扭转“以药养医”的不合理补偿机制，实施绩效考核制度，转变服务模式，加强医疗机构之间的纵向联系，最终要使人民群众受益。北京市、武汉市、上海市松江区和闵行区卫生局，无锡市和成都市武侯区人民政府做了经验介绍。与会代表参观了无锡市社区卫生服务机构。

（周巍）

【召开国家基本公共卫生服务项目推进会暨全国社区卫生重点联系城市阶段总结会议】 2011年11月

18～19 日，卫生部在湖北省武汉市召开国家基本公共卫生服务项目推进会暨全国社区卫生重点联系城市阶段总结会议。卫生部副部长刘谦出席会议并讲话，国务院有关部门、卫生部有关司局及各省（区、市）卫生厅局、新疆生产建设兵团卫生局有关负责同志，36 个全国社区卫生服务体系建设重点联系城市人民政府和卫生行政部门负责同志，重点联系城市技术指导组部分专家，共计 200 余人参加会议。会议通报了 12 省（区、市）国家基本公共卫生服务项目督导情况，肯定了工作进展和成效，指出了存在的问题，总结了 36 个重点联系城市三年来工作经验。会议要求，一是要全面落实基本公共卫生服务任务，加强项目管理，落实项目经费，规范补助资金管理，加强培训，做好项目宣传工作，强化项目考核，注重实施效果。二是要统筹医改各项工作，推进社区卫生改革与发展，强化政府责任，落实社区卫生服务投入政策，实施综合改革，加强绩效考核，强化内涵建设，不断提高社区卫生服务水平，推动建立与公立医院分工协作机制。武汉市、沈阳市、合肥市和上海市长宁区人民政府，以及吉林省卫生厅做了经验交流。与会代表参观了武汉市社区卫生服务机构。

（胡同宇）

【开展社区卫生人员培训】 2010 年卫生部委托中国社区卫生协会探索社区卫生人员培训新模式，推进人员培训工作。一是创新培训模式，引入以参与和情景演练为基础的师资培训模式，建立“以提高专业技能为核心”、符合我国社区卫生服务专业技术人员和管理人员需要的培训模式。二是开展分类培训。2010 年开展技术类师资及骨干培训 16 期、管理能力培训 15 期、社区卫生服务特色培训 11 期，培训人员 2512 人次。三是开展社区卫生培训基地建设。2010 年共建立首批培训基地 12 个，培训基地师资 54 名，这些师资在所在省（区、市）开展各类专业技术培训 77 个班次，培训人员 6971 人次。

（郭艾莉）

【开展社区卫生政策研究】 2010 年卫生部委托中国社区卫生协会组织开展社区卫生政策研究。研究内容包括社区基本医疗保险政策典型案例分析研究、国家基本公共卫生服务项目补偿方式研究、城市区级预防保健机构与社区卫生服务机构分工合作研究、社区卫生服务机构实行国家基本药物制度的现状和策略研究、非政府举办社区卫生服务管理体制和运行机制研究、社区卫生服务机构基本医疗服务能力现状与发展对策研究 8 个领域。课题共收到课题研究申请 108 份。经专家审核后，最终确定 25 个课题，其中重点课题 8 个，结合地方特色和区域案例进行研究的次重点课题 8 个，一般课题 9 个。课题研究报告汇编成册，分发相关单位，为社区卫生政策研究和相关部门决策提供参考。

（周巍）

【启动卫生部-诺华社区卫生战略合作项目】 2010 年 2 月 8 日，诺华国际有限公司下属的北京市诺华制药有限公司和山德士（中国）制药有限公司分别与中国社区卫生协会签署《诺华社区卫生合作项目协议》和《山德士社区卫生合作项目协议》，标志着卫生部-诺华国际社区卫生战略合作项目正式启动。项目合作内容：一是推动社区卫生服务机构规范化建设；二是建立社区卫生服务专项研究基金；三是开展国家基本公共卫生服务规范评估；四是开展社区卫生服务管理及技术人员培训。项目周期为 2010—2012 年，项目总资金为 1800 万人民币。该项目由卫生部、诺华国际有限公司、中国社区卫生协会共同组成项目指导委员会，负责确定项目的战略方向，决定项目执行中的重大事宜。中国社区卫生协会为项目执行机构，并在协会内部成立项目办公室，负责项目的具体执行工作。

（胡同宇）

【召开 2010 年全国社区卫生、妇幼保健和健康教育工作会议】 2010 年 3 月 18～19 日，卫生部在浙江省杭州市召开 2010 年全国社区卫生、妇幼保健和健康教育工作会议。各省(区、市)卫生厅局和新疆生产建设兵团卫生局负责社区卫生、妇幼保健和健康教育工作的厅局长和主管处室处长,主要业务联系单位负责人,以及卫生部各司局代表共 160 余人参加了会议。卫生部副部长刘谦出席会议并讲话。刘谦在讲话中充分肯定了 2009 年社区卫生、妇幼保健与健康教育各项工作取得的成绩。一是社区卫生服务网络体系初步建立,服务功能得到进一步完善;二是妇女儿童健康指标得到稳步改善,妇幼保健干预措施得到加强;三是健康促进与教育工作重点进一步明确,控烟履约工作扎实开展。江西省、湖南省、天津市、江苏省和杭州市分别介绍了落实深化医改各项措施,推动社区卫生、妇幼保健和健康教育工作的典型做法。与会代表结合深化医药卫生体制改革,分别就社区卫生、妇幼保健与健康教育工作的发展现状及存在的问题进行了深入讨论。会议期间,代表们还考察了杭州市的社区卫生服务机构和健康教育机构。

（李寒思　王亮　石琦）

【组织编制社区卫生、妇幼保健和健康教育事业“十二五”发展规划】 卫生部高度重视社区卫生、妇幼保健和健康教育“十二五”发展规划编制工作，集中力量进行论证，努力将事业发展的核心指标纳入国家经济社会发展规划，将重要指标纳入卫生事业发展规划，为相关事业发展奠定良好基础。同时，结合规划编制工作，对“十一五”期间的事业发展进行全面总结，对“十二五”期间的发展思路进行系统梳理，明确了发展方向、目标、任务和策略措施。

（李寒思　王亮　石琦）

【加强医改信息和宣传工作】 卫生部以《妇幼保健与社区卫生工作简讯》(以下简称《简讯》) 为载

体，加大宣传力度，加强促进基本公共卫生服务逐步均等化信息报送工作。2010年共编发《简讯》27期，刊发文章450余篇，并将部分优秀稿件向卫生部医改领导小组办公室推荐，在部级信息刊物上刊发10余篇。2010年5月召开简讯信息年度工作会议，总结了2009年度《简讯》编发工作，部署2010年度信息宣传工作。会议还通报了2009年度《简讯》信息工作考核结果，表扬考核成绩前十位省份的优秀通讯员，山东省、江苏省、吉林省在会上作了经验交流。以简讯信息通讯员队伍为基础，建立了全国妇幼保健与社区卫生工作联络网，搭建起信息交流平台。

（张凤帆　王亮　石琦）

医政管理

【2010年医政工作】 2010年医政工作以“三个代表”重要思想和科学发展观为指导，认真贯彻落实党的十七大和十七届五中全会精神，结合深化医药卫生体制改革及近期重点工作任务，着力建立和完善医政管理法制体系、准入体系、医疗质量管理与控制体系和医疗服务体系，推动医政管理的规范化、标准化、专业化、精细化和信息化，全面加强医疗质量管理，保证医疗安全，大力加强血液安全管理和护理管理，医政工作取得了新进展。

一、落实深化医改各项工作

（一）组织制定部分病种临床路径并推进临床路径管理试点工作。2010年召开“全国临床路径管理试点工作会议”，卫生部副部长马晓伟对开展临床路径管理试点工作进行了全面部署。制定印发了神经外科、泌尿的外科、胸外科、心脏大血管外科、产科、口腔科和儿童白血病、先天性心脏病等12个专业110个病种的临床路径。印发了《临床路径管理试点工作评估方案》，对试点省份及试点医院进行试点启动阶段评估及基线调查、中期评估工作。举办6期“全国临床路径管理试点工作培训班”。就县级医院开展临床路径管理试点进行专题研讨和部署。2009—2010年底，共制定印发22个专业222个病种临床路径。全国有30个省（区、市）共计1383家三级医院、二级医院，8292个临床科室开展了临床路径管理试点，累计收治临床路径管理病例361051例。

（二）启动电子病历试点工作。印发了《电子病历试点工作方案》，遴选25个省（区、市）的96家医院为卫生部电子病历试点医院，确定上海、厦门、无锡市作为电子病历试点城市。印发了《电子病历基本规范（试行）》和《电子病历系统功能规范（试行）》。召开了“全国以电子病历为核心医院信息化建设试点工作现场会”，推进以电子病历为核心的医院信息系统建设工作。

（三）开展“优质护理服务示范工程”活动。2010年1月印发了《卫生部关于加强医院临床护理工作的通知》，召开了全国护理工作会议，动员全国医疗卫生系统切实加强临床护理。部署和启动“优质护理服务示范工程”活动，在全国确定了72所重点联系医院，各省（区、市）确定了省级联系医院开展优质护理服务，督促全国各级各类医院深化“以病人为中心”的服务理念，改革护理模式，实施优质护理服务。

截至2010年11月底，全国有3828所医院开展“优质护理服务示范工程”活动，实施优质护理服务，其中三级医院1064所。卫生部和国家中医药管理局联合印发了《医院实施优质护理服务工作标准》，要求各级各类医院按标准开展优质护理服务，进一步扩大优质护理服务的覆盖面，逐步建立长效机制。

（四）推进提高农村儿童白血病、儿童先天性心脏病医疗保障试点工作。卫生部与民政部在全国开展提高农村儿童白血病、儿童先天性心脏病医疗保障水平试点工作。2010年6月24日，卫生部召开提高农村儿童白血病、儿童先天性心脏病医疗服务能力现场会议部署工作，着力做好儿童白血病、儿童先天性心脏病医疗服务保障。同时组建儿童白血病和儿童先天性心脏病专家组，印发了6个相关病种的临床路径，在全国确定26家医院作为区域协作中心，指导各地做好相关医疗救治工作。截至10月31日累计救治白血病儿童218人，先天性心脏病儿童2131人。建立提高农村儿童白血病、儿童先天性心脏病医疗保障水平试点工作信息上报系统，对相关工作情况实行网络直报。

（五）继续实施“百万贫困白内障患者复明工程”项目。2010年“百万贫困白内障患者复明工程”项目工作为全国35万例贫困白内障患者实施复明手术。采取不定期通报、集中督导检查、按月报送进度等措施，提前4个月完成了全年任务。

（六）组织开展医师多点执业试点。指导云南省、广东省、海南省、北京省和成都市等试点省、市开展医师多点执业试点工作，引导医师到基层医疗机构和民营医疗机构多点执业。目前上述试点地区共有1000多名医师办理了多点执业手续，试点工作积累了一定的经验。

（七）推进同级医疗机构间检查结果互认工作。印发了《关于加强医疗质量控制中心建设推进同级医疗机构检查结果互认工作的通知》，要求地方各级卫生行政部门首选稳定性好、质量能够监控和费用较高的检查项目，组织辖区内有条件的医疗机构间逐步开展检查结果互认工作；对于参加国家级医疗质量控制的检查项目，有条件的省（区、市）际之间可以探索开展检查结果互认。

（八）优化医疗服务流程，方便患者就医。指导医疗机构深入开展"志愿服务在医院"活动，组织开展2010年国际志愿者日"医务志愿服务进千所医院万家社区"主题活动。合理安排门急诊服务，推行"先诊疗，后结算"模式，改善入、出院服务并提供方便快捷的检查结果查询服务。

二、加强医疗质量管理，提高医疗服务能力

（一）加强医疗质量管理和控制

1. 继续在全国范围内开展"医疗质量万里行"活动，印发了《2010年"医疗质量万里行"活动方案》。开展"2010年全国三级综合医院病历质量评比活动"和"三级综合医院优质服务先进单位考核活动"。

2. 研究起草三级综合医院医疗质量管理与控制指标及三级专科医院及重点科室质量控制指标；印发了《第二批单病种质量控制指标》，将该指标纳入到全国单病种质量管理控制工作病种信息报送范围。开展脑血管病、肾病学、心血管专业医疗质量控制工作，建立相应专业的质量控制信息平台。研究开展疾病诊断相关分类（DRGs）医疗质量控制工作。

3. 修订印发了《病历书写基本规范》，规范医疗机构病历书写行为，提高病历质量。制定印发了《手术安全核查制度》，指导并规范医疗机构手术安全核查工作。

4. 开展肿瘤规范化诊疗。成立全国肿瘤规范化诊疗专家委员会，起草了《原发性肺癌诊疗规范》等12个肿瘤疾病的诊疗规范并向全国征求意见，印发《结直肠癌诊疗规范（2010年版）》。逐步建立全国常见肿瘤性疾病病例信息登记系统，肝癌、肺癌、乳腺癌、胃癌、胰腺癌、结直肠癌病例登记系统已初步调试完成。

5. 印发了《重金属污染诊疗指南（试行）》、《性早熟诊疗指南（试行）》等技术性文件，指导、规范相关诊疗行为。

6. 将肠道病毒71型IgM抗体测定纳入《医疗机构临床检验项目目录》；启动了"城乡对口支援临床检验技术标准制定及培训项目"；印发了《医疗机构临床基因扩增检验实验室管理办法》。

（二）开展国家临床重点专科评估和建设工作。初步建立国家临床重点专科评估制度，制定评估办法和部分专科评估标准。完成2010年国家临床重点专科的评估工作，评估消化内科、骨科、妇科、产科、儿科（重症）、重症医学科、口腔科（牙体牙髓、牙周病）、职业病科、麻醉科、检验科、病理科、药学部（临床药学）、临床护理和专科护理等236个建设项目，覆盖了全国31个省（区、市）的148个医院。国家给予每个专科300万～500万元的财政支持，用于提高我国专科医疗服务能力。

（三）规范医疗技术临床应用。成立介入诊疗技术管理专家组，规范心血管介入以外其他介入诊疗技术临床应用行为，加强介入诊疗技术医疗质量管理与控制。开展血液净化病例信息登记工作。加强妇科内镜技术管理，遴选卫生部妇科内镜诊疗技术培训基地。研究细胞治疗管理工作机制。组织起草了部分诊疗技术管理规范。

（四）加强医院感染管理，保障医疗安全

1. 贯彻落实《医院感染管理办法》，完善相关技术规范。根据《医院感染管理办法》，进一步完善有关医院感染预防与控制的技术性标准及规范。印发《外科手术部位感染预防与控制技术指南（试行）》、《导管相关血流感染预防与控制技术指南（试行）》、《导尿管相关尿路感染预防与控制技术指南（试行）》；组织制定《多重耐药菌感染预防和控制指南》，加强医院感染的规范化、标准化管理；印发了关于加强非结核分枝杆菌医院感染预防与控制工作的文件，进一步保障医疗安全。印发了《卫生部办公厅关于加强医疗卫生机构医疗废物监督管理工作的通知》，全面加强医疗废物管理工作，加大监管力度。

2. 落实《医院感染暴发报告及处置管理规范》，建立医院感染监测和医院感染暴发报告信息系统，规范医院感染事件处置工作程序，对部分医院感染事件进行了调查和处理。

3. 加强医院感染管理质量控制体系建设。目前全国27个省（区、市）建立了省级医院感染管理质量控制中心。

4. 进一步规范血液透析管理。印发了《医疗机构血液透析室管理规范》、《卫生部关于对医疗机构血液透析室实行执业登记管理的通知》和《医疗机构血液透析室基本标准（试行）》，对医疗机构设立血液透析室实行执业登记管理。结合"2010年医疗质量万里行"活动，对10个省（区、市）血液透析室管理进行专项检查。经过清理和登记，全国共有3048个医疗机构开展血透服务，其中非营利性医疗机构占98.36%；县级医院占36.42%，地市级医院占35.63%，省级医院占12.11%。全国共有血透机34410台。

（五）加强药事管理，推进合理用药。制订、修订了《医疗机构药事管理规定》、《静脉用药集中调配质量管理规范》、《合理用药监测系统技术应用监测方案》

等规范性文件并开展培训，继续开展抗生素合理使用和细菌耐药监测工作，指导临床合理用药。起草了《临床药师管理办法》，总结临床药师制试点工作，推动建立临床药师制度。开展《药师法》立法相关工作；发布《国家处方集》；研究制定了《抗菌药物临床应用管理办法》；开展多项全国合理用药培训工作和抗菌药物联合整治工作。

（六）推进专科医师准入试点工作。认定我国首批专科医师，涉及儿科、口腔、眼科、骨科四个专业，颁发了专科医师证书。

（七）推进院前急救体系建设。起草了《院前急救管理办法》，开展全国院前急救资源现状调查；开展全国急救中心急救技能大赛；研究急救车管理。制订了《院前急救机构和人员绩效考核方案》，开展院前急救机构及其人员绩效考核，提高了院前急救能力。

（八）大力推进康复医学工作。明确以综合医院康复医学科和康复专科医院质量改进和规范管理为核心的发展思路，推动康复医疗服务项目纳入基本医疗保险支付范畴，起草了综合医院康复医学科管理规范和基本标准，规范康复医疗服务行为。起草了《中国康复医学事业发展规划纲要（2011—2015年）》，统筹规划康复医学科人员、机构、网络等。

（九）制定2010—2020年医疗人才发展机制。提出医师（含口腔医师）、护士、医疗技术人员、采供血技术人员、院前急救人员和临床药师等2010—2020年发展规划，明确其发展目标、思路、战略重点及主要任务。

三、继续完善医政管理法律制度建设

（一）完善医疗机构管理有关规定。修订骨科医院、诊所等医疗机构基本标准，制订眼科、耳鼻喉科、皮肤科诊疗科目基本标准和血液透析室基本标准；修订口腔科二级诊疗科目。制订香港、澳门服务提供者在内地设立独资医院和台湾服务提供者在大陆设立独资医院管理办法，鼓励社会资本进入医疗领域。对上海、陕西、吉林、广西等8省（市、区）医疗机构审批管理和医疗机构校验管理进行专项检查。

（二）贯彻《护士条例》，完善护理标准。公布实施了《综合医院分级护理指导原则（试行）》、《住院患者基础护理服务项目（试行）》、《基础护理服务工作规范》和《常用临床护理技术服务规范》，不断完善护理标准，落实护理职责，规范临床护理活动。在医疗机构推行使用表格式护理文书，减轻临床护士书写负担。组织制定了《外国护士来华执业管理办法》，规范外国护士来华执业管理。2010年全国注册护士总数超过200万，比2004年增加了70万，每千人口护士数达到1.47人，医院临床护士缺编的状况正在逐步扭转。护士队伍从以中专层次为主转向中专、大专、本科多层次学历结构，大专以上学历层次的护士达到51%，整体素质不断提高。

目前，全国已有24个省（区、市）建立了省级护理质量控制中心，在规范护理服务、提高护理质量方面发挥了重要作用。

四、推进血液安全管理工作

（一）加强部门协作，持续推动无偿献血工作健康发展。卫生部、中国红十字会总会和总后勤部卫生部等相关部门审核评定出无偿献血奉献奖112347人，无偿献血促进奖80个单位、13名个人，无偿献血先进省9个，先进地市240个，无偿献血先进部队18个，无偿捐献造血干细胞奉献奖616人。印发了《关于表彰2008—2009年度无偿献血奉献金奖等奖项获奖者的决定》。在上海世博园举办“6·14世界献血者日”中国主会场庆祝大会，在全国开展无偿献血宣传和感恩献血者活动。积极协调有关部门将自愿无偿献血工作作为争创精神文明城市重要考核内容，推动无偿献血志愿者队伍规范化建设。2010年前三季度自愿无偿献血人次达856.18万，与2009年同比增长了4.5%，自愿无偿献血占临床用血比例达到了99.62%。印发了《全国无偿献血表彰奖励办法（2009修订）》，组织修订了《献血者健康检查要求》。

（二）完善采供血机构设置规划。制定完成“十二五”期间采供血机构建设规划。制定采血屋设置标准，推动城市采血屋建设；加强基层储血库和偏远地区中心血库的能力建设，组织研究单采血浆站和脐带血造血干细胞库设置规划。

（三）完善和落实采供血机构质量体系建设。起草、修订《全血及成分血质量要求》、《血液储存标准》、《血液运输标准》、《采血场所配置标准》等，进一步完善血液管理法律体系建设。在全国12个省14家血站开展核酸检测试点工作。开展2010年医疗质量万里行-血液安全督导检查工作，对北京、山西等9个省（区、市）的122家血站、20家单采血浆站和脐带血造血干细胞库，依法依规督导评价。

（四）加强专业队伍建设。完成采供血机构岗位培训考核工作和输血技师职称考试工作。开展多种输血专业和无偿献血招募培训工作。

（五）加强临床用血管理。在中国医学科学院北京协和医院等医院开展临床用血管理试点工作，建立临床合理用血考评及监督制度，逐步实现与科室绩效挂钩。开展合理用血主题宣传活动，向医护人员、患者以及患者家属推广科学、安全、合理用血的观念、方法。

（六）推进血液管理信息化建设。制定“十二五”血液管理信息化发展规划，完成2010年全国采供血机构信息统计工作。完成“十二五”期间采供血机构援藏工作方案，部署对口省市对西藏和青海、甘肃、四川、云南的采供血援藏工作。

（七）做好血友病患者管理工作。建立血友病病例信息登记制度，截至2010年11月底，全国已登记7191例血友病患者的相关信息。对全国二级以上医疗机构从事血液病诊疗工作的医护人员开展

2700多人次血友病诊断、替代治疗培训工作。在4月17日“世界血友病日”，开展血友病知识宣传、咨询、专题讲座等多种活动。

（八）积极协调血液制品生产工作。召开全国单采血浆站管理会议，鼓励各省级卫生行政部门在设置单采血浆站、对现有单采血浆站扩大采浆区域等工作中，向血浆综合利用程度较高的生产企业倾斜。通过调拨冷沉淀、鼓励开设浆站等方式，扩大浆源。

（九）做好重大血液安全事件处理与重大事件血液保障工作。处理湖北省大冶市1996—1997年发生73例患者输血感染艾滋病事件。完成了上海世博会和广州亚运会的血液保障工作。

五、做好突发事件和重大传染病医疗救治工作及其他工作

（一）做好青海玉树地震伤员医疗救治康复工作。紧急组建了160支医疗队（共计4570人），调配359辆救护车、医疗器械、药品等物资，转运伤员3111名。组建17个专家组（共计439人）做好重症伤员医疗救治工作。印发了技术指导原则，规范救治流程，对地震伤员实施早期康复治疗，提高救治效果。积极应对高原反应，保障救援顺利开展。

（二）做好其他重大事件医疗救治工作。做好王家岭矿难、舟曲泥石流、伊春空难、南京爆炸等重大事件医疗救治工作，指导做好上海世博会、广州亚运会、广州亚残运会等重大活动的医疗保障工作。组织开展了“爱心灌溉，健康有我——抗旱救灾志愿行动”。做好“超级细菌”、“儿童性早熟”等舆情热点事件的应对和处置工作。

（三）其他工作。

1. 完成了2010年全国医师资格考试工作，77万多人参加了实践技能考试，近60万人参加医学综合考试，为我国医疗服务体系补充了近20万医师；在江西、云南等四省开展了乡镇执业助理医师考试试点。

2. 开展对医疗机构审批和校验工作的督导，规范和加强医疗机构管理。制定香港澳门医疗技术人员在内地短期执业管理办法。印发了《卫生部关于做好深化医药卫生体制改革形势下院务公开工作的通知》，开展第二批院务公开示范点评选工作。与世界卫生组织（WHO）合作，开展了“绿色安全医院”的创建，倡导低耗、绿色的办院文化。

3. 加强戒毒医疗服务管理。印发了《戒毒医疗服务管理办法》和戒毒医疗机构基本标准，在全国范围内进行戒毒医疗机构复核，达不到基本标准，不得登记执业。2010年9月，组织对全国戒毒医疗服务进行督导检查，抽查了8省（区）的24所戒毒医疗机构，随行戒毒专家与基层戒毒医疗服务人员进行技术交流，指导开展工作。对戒毒医疗服务技术人员和管理人员进行培训，规范戒毒医疗服务行为。

4. 结合创先争优，推进司内依法科学民主决策机制和惩防体系建设。

（王羽）

【2010年全国医政工作会议召开】 2010年1月27日，2010年全国医政工作会议在江苏省南京市召开，会议深入贯彻落实党的十七大和十七届四中、五中全会精神和2010年全国卫生工作会议精神，全面回顾、总结了2009年医政工作，交流各地医政管理、医院管理的先进经验，分析了深化医药卫生体制改革背景下医政工作面临的形势和任务，对2010年全国医政重点工作进行了部署。卫生部副部长马晓伟出席会议并作重要讲话，强调要进一步认清形势，统一思想，增强做好新时期医政工作的紧迫感和责任感，以科学发展观为指导，围绕深化医改重点工作，全力做好2010年医政重点工作。

（赵明钢）

【卫生部召开2010年全国护理工作会议】 为了贯彻落实2010年全国卫生工作会议精神，卫生部于2010年1月26～28日在江苏省南京市召开2010年全国护理工作会议，卫生部副部长马晓伟出席会议并作重要讲话。会议的主要任务是深入贯彻2010年全国卫生工作会议精神，总结经验，分析问题，认清形势，提高认识，明确任务，突出重点，动员全国医疗系统积极行动起来，振奋精神，开拓进取，全面加强护理工作，夯实基础护理，改善护理服务，让患者满意，让社会满意。会议采取电视电话会议形式，主会场约280人，分会场15893人，共计16173人。

马晓伟在讲话中对近五年护理工作进行了全面、系统的总结回顾，充分肯定了护理工作取得的成绩，深入分析了当前护理工作存在的问题和面临的形势，指出了护理工作要服务于医改全局的主导思想，明确了今后一个时期护理工作的发展思路和重点工作。他指出，近五年来，通过制定颁布《中国护理事业发展规划纲要（2005—2010年）》，公布实施《护士条例》，开展医院管理年活动、“医疗质量万里行”活动及全国护士岗位技能训练和竞赛活动，大力表彰先进等一系列措施，推动护理工作发展，取得显著成绩。一是护士队伍数量迅速增加，护士不足问题正在得到解决。自2005年以来，护士队伍发展迅速，截至2009年底，全国注册护士总数已经超过200万名。二是护士队伍整体素质和技术水平逐步提高。护士队伍中拥有大专以上学历人员达到51%。三是合同制护士的待遇正在逐步改善。四是各地在改善临床护理服务和加强护理管理等方面进行了积极探索。

马晓伟要求广大护理工作者要清醒地认识到经济社会发展对护理工作产生的重要影响。加强护理工作是实现医改目标的重要措施，是持续改进医疗质量、构建和谐医患关系的客观要求，是护理专业和护理行业发展的迫切需要；要理清发展思路，坚定工作方向；要坚持立足国情，务实发展；要坚持夯实基础，解决群众反映的突出问题；要坚持管理创新，提高工作绩效。

马晓伟强调，2010年是全面推进医药卫生体制改革承上启下的关键一年，全国护理工作的总体要求是：服务改革大局，夯实基础护理，改善护理服务，树立行业新风，促进医患和谐，提高患者满意程度。2010年的护理工作重点，一是把强化基础护理，改善护理服务作为2010年工作的重中之重，做出成绩，显出实效；二是进一步加强护理管理，探索实施科学的护理管理体制和运行机制；三是在总结和评估《中国护理事业发展规划纲要（2005—2010年）》的基础上，研究制定我国护理事业发展的"十二五规划纲要"。

卫生部、国家中医药管理局、总后勤部卫生部有关领导，各省（区、市）卫生厅（局）有关负责同志，各省级护理质量控制中心、部属医院及其护理部、卫生部直属有关单位、有关大学医院管理部门、部管医院、有关学会、协会负责人等共计280余人参加了主会场会议，各地卫生行政部门有关负责同志，各省护理学会、卫生部部管医院、当地三级和部分二级医院有关负责人等共计16000余人参加了分会场会议。

（王羽　郭燕红）

【推进临床路径管理试点工作】 2010年卫生部继续组织制定部分病种临床路径，截至2010年共制定了22个专业222个病种临床路径。全国已有30个省（区、市）共计1383家医院8292个临床科室开展了临床路径管理试点，累计治疗病例36万余例。

卫生部稳步推进临床路径管理试点工作。一是召开重要工作会议。2010年1月12日卫生部召开"全国临床路径管理试点工作会议"，卫生部副部长马晓伟对开展临床路径管理试点工作进行了全面部署。12月22日卫生部召开"全国临床路径管理试点中期总结会议"，医政司司长王羽出席会议并作讲话。二是成立了临床路径管理试点工作办公室，专门负责对各试点医院试点工作开展情况进行监督、指导和评估。三是开展督导检查工作，组织专家对试点省份及试点医院进行了试点启动阶段评估及基线调查、中期评估工作，指导各地有效的组织开展临床路径试点工作。四是逐步启动县级医院临床路径管理试点工作。五是组织开展试点工作相关培训。3月中旬至4月初，卫生部在山东济宁医学院附属医院和浙江省台州医院先后举办了3期"全国临床路径管理试点工作培训班"，对23个省份110家试点医院院长、医务处、护理处、信息科等相关负责人近1000人进行了试点工作培训，推进临床路径试点工作。10月下旬至11月下旬，分别组织了内科、外科和妇产科等专业3期试点工作培训班，组织各试点科室主要负责同志进行专业培训、经验交流和现场参观，指导各试点医院切实解决试点工作中遇到的实际问题。六是建立"中国临床路径网"，搭建临床路径试点工作网站平台。根据中期评估情况，实施临床路径管理的病种费用均下降，平均住院日缩短。七是筹备创刊《中国临床路径》杂志，建立学术交流平台。

（焦雅辉　胡瑞荣）

【开展以电子病历为核心医院信息化建设试点工作】 为了推进以电子病历为核心的医院信息系统建设工作，2010年2月22日卫生部印发了《电子病历基本规范（试行）》，在实施电子病历基本条件、电子病历基本内容、门（急）诊电子病历内容、住院电子病历内容等方面作出了详细规定。

10月14日卫生部印发了《电子病历试点工作方案》，正式启动了电子病历试点工作，其中遴选了25个省（区、市）96家医院作为卫生部电子病历试点医院，确定了上海市、厦门市、无锡市等3个电子病历试点城市；11月18日召开了"全国以电子病历为核心医院信息化建设试点工作现场会"，对试点工作进行部署并交流医院信息化建设经验，稳步推进以电子病历为核心的医院信息系统建设工作。

12月30日卫生部印发了《电子病历系统功能规范（试行）》，明确了医疗机构电子病历系统应当具有的功能，促进以电子病历为核心的医院信息化建设工作。

（焦雅辉　胡瑞荣）

【着力做好提高农村儿童白血病和先天性心脏病医疗服务能力有关工作】 按照国务院总理温家宝2010年《政府工作报告》的有关要求，卫生部在全国开展农村儿童白血病、儿童先天性心脏病医疗保障试点工作，着力做好提高农村儿童白血病和先天性心脏病医疗服务能力有关工作。一是成立了儿童白血病和儿童先天性心脏病专家组，主要负责制定相关技术方案，为全国相关诊疗工作提供技术和支持，参加疑难病例会诊和重症病例救治。二是在全国确定了26家医院作为儿童白血病、儿童先天性心脏病区域协作中心，指导各地做好农村儿童白血病、儿童先天性心脏病医疗救治工作。三是组织制定印发了儿童白血病、儿童先天性心脏病等6个病种的临床路径，指导临床救治。四是建立提高农村儿童白血病、儿童先天性心脏病医疗保障水平试点工作信息上报系统，对相关工作情况实行网络直报。

（焦雅辉　胡瑞荣）

【"先诊疗、后结算"试点工作进展情况新闻发布会召开】 2010年5月13日卫生部召开"先诊疗，后结算"试点工作新闻发布会，并在全国推行"先诊疗，后结算"服务模式。"先诊疗，后结算"服务模式在尊重患者诊疗付费习惯和意愿的同时，利用现代信息技术，优化服务流程，减少患者排队次数，改善服务方式，方便患者就诊。在新闻发布会上，卫生部强调将逐步推广"先诊疗，后结算"这一新的服务模式，鼓励有条件的医疗机构开展此项工作，扩大试点医院。进一步完善相应的管理措施，规范诊疗行为，提高医疗质量和保证医疗安全，加强宣传工作，通过媒体宣传，为群众解疑释惑。

同时，积极与社保部门沟通协调，争取预交金与医保的对接，方便患者就医。

（胡瑞荣）

【加强医疗质量安全管理改善医疗服务电视电话会议召开】 2010年5月20日卫生部召开加强医疗质量安全管理，改善医疗服务电视电话会议，部署了2010年“医疗质量万里行”活动，通报了近期几起医疗安全事件处理情况，旨在推进医疗质量安全管理，改善医疗服务，贯彻落实深化医药卫生体制改革的相关工作。卫生部副部长马晓伟出席会议并作重要讲话。

马晓伟说，近年来我国的医疗质量安全管理和医疗服务有了很大的改进和提高。成绩是有目共睹的，但是医疗质量安全问题仍然存在，有的甚至是非常严重的，形势依然不容乐观。近年发生的引起社会强烈反响的医疗安全事件集中暴露出部分医疗机构、部分医务人员仍然对医疗质量安全缺乏足够的重视，存在严重的侥幸心理和麻痹思想，医院管理工作中还有较多的安全隐患和薄弱环节亟待解决。导致医疗质量安全事件的原因是多方面的，既有医疗水平问题，也有医疗服务问题，更多的是医疗安全管理和责任心问题。集中在以下几个方面：一是缺乏医疗质量安全意识，忽视医疗质量安全管理；二是核心制度执行不力，工作规范没有落实；三是管理水平仍然不高，行政部门监管不力；四是医疗服务有待改进，医患沟通还需加强；五是医院感染控制薄弱，重点科室重点环节管理不够；六是对事件反应不敏感，应对不及时，调查处置不力。

马晓伟要求各地医疗机构深刻认识加强医疗质量安全管理、改善医疗服务对于深化医药卫生体制改革的重要意义。深化医药卫生体制改革成功与否，很重要的一个标准就是人民群众是否满意，人民群众能否切身体会到医药卫生体制改革带来的实惠，人民群众能否获得保证质量、保证安全的优质医疗服务，这是人民群众最直接的体会，也是衡量医药卫生体制改革成功与否最直接的标志。

2010年是深化医药卫生体制改革的攻坚之年。2010年“医疗质量万里行”活动，要进一步突出医疗质量、医疗安全和医疗服务的重点问题和薄弱环节，着重督促医疗质量核心制度落实，体现持续改进，逐步建立医疗质量持续改进长效机制。一是加强医疗质量管理与控制，持续改进医疗质量，保障医疗安全。二是以医疗安全隐患排查治理为重点，深入开展专项检查活动，着力解决突出问题，完善医疗安全管理机制。三是强化医疗服务意识，和谐医患关系，营造良好的社会环境。四是以“持续改进质量，保障医疗安全”为主题，广泛开展宣传教育活动，增强医务人员和公众安全意识。

（赵明钢）

【2010年国际志愿者日“医务志愿服务进千所医院 万家社区”主题活动举行】 2010年12月5日是国际志愿者日。12月4日卫生部、中央文明办、教育部、民政部、全国总工会、共青团中央和全国妇联七部委共同组织召开“医务志愿服务进千所医院 万家社区”活动，中国医院协会医院社会工作暨志愿服务工作委员会成立大会。全国人大常委会副委员长韩启德，卫生部副部长刘谦参加了主题活动启动仪式并作重要讲话。中国医院协会会长曹荣桂宣布中国医院协会医院社会工作暨志愿服务工作委员会成立，并为工作委员会主任委员、副主任委员颁发证书。

韩启德强调，医务志愿服务进千所医院万家社区活动，中国医院协会下设医院社会工作和医务志愿服务工作委员会，有利于加强医务志愿服务工作的组织和引导，让更多的人特别是社会公众加入到医疗卫生服务中，意义非常重大。目前，医务志愿工作还面临一些困难，关键是要实践。要不断总结新的经验，不断开创新的形式，使我们的工作越来越科学，越来越规范，越来越专业。

刘谦说，中华民族历来就有扶贫济困、助人为乐的传统美德，倡导无私奉献、善待他人的博爱精神，志愿服务继承和弘扬了这些传统美德，符合社会主义道德准则，对于倡导良好社会风气，促进社会和谐具有重要作用。卫生部、中宣部、中央文明办、教育部、民政部、全国总工会、共青团中央和全国妇联八部委发出通知，决定自2009年至2012年，在全国范围内开展“志愿者医院服务”活动，2010年的主题是“医务志愿服务进千所医院 万家社区”。“志愿者医院服务”活动开展一年来，医务志愿服务工作在全国蓬勃发展，全国卫生系统的同志们立足于国内志愿服务的实践，与社会各界爱心人士共同携手，搭建了一个良好的志愿服务平台，不断拓展志愿服务的范围，丰富志愿服务的内涵。在“爱心灌溉，健康有我——抗旱救灾医务志愿行动”、青海玉树地震抗震救灾等重大活动和事件中，医务志愿服务都发挥了突出作用，弘扬了“奉献、友爱、互助、进步”的志愿者精神。医务志愿服务很好地契合了医改的形势和需要，要加大推广力度。中国医院协会社会工作暨志愿服务工作委员会的建立，将实现医院社会工作和志愿服务优势资源整合，推动医务志愿服务组织化、制度化、规范化建设，为医务志愿者搭建交流平台，推动医务志愿服务工作又好又快发展，也标志着我国医务志愿服务事业进入一个崭新的阶段。

刘谦要求，中国医院协会社会工作暨志愿服务工作委员会要广泛调动医务工作者和各界人士的积极性，不断扩大志愿者队伍，提高医务志愿服务知晓率和参与度，切实为广大人民群众服务，推动志愿服务工作持续健康发展。要求各地卫生系统注重加强组织建设和制度建设，创新工作思路和工作方式，会同有关部门积极探索适合我国国情的“志愿者医院服务”模式，不断推进“医务志愿服务进千所医院 万家社区”向前发展，为提高人民群众健康水平，促进和谐社会建设作出贡献。

（胡瑞荣）

【继续推进2010年“医疗质量万里行”活动】 2010年5月12日卫生部印发了《2010年“医疗质量万里行”活动方案》。2010年“医疗质量万里行”活动继续以“持续改进质量，保障医疗安全”为主题，把以病人为中心，保证医疗质量和医疗安全，保障患者合法权益，提高医疗服务意识，优化服务流程，构建和谐医患关系作为活动主要内容。各级卫生行政部门和医疗机构高度重视“医疗质量万里行”活动，按照活动方案要求，进一步细化方案，积极组织实施各项工作。各级卫生行政部门和医疗机构成立了相应的领导组织，制定了较为完善的工作方案，对涉及改进医疗质量和医疗安全的各项措施明确了相关标准和时限要求，并将相关责任分解到科室，具体到个人。全国31个省、自治区、直辖市和新疆生产建设兵团按照方案要求，于2010年10月和12月分别开展了活动督导检查，及时发现工作中的问题并进行整改，取得了良好的社会反响和实际效果。

开展“2010年全国三级综合医院病历质量评比活动”，主要从医院核心制度落实情况、患者安全目标落实情况、应用适宜性临床诊疗技术和合理用药三个方面进一步明确对病历质量和内涵的要求。组织专家对各地推荐的100份优秀病历进行认真评议，遴选部分优秀病历进行点评，并在全国范围内组织巡展工作。

开展“三级综合医院优质服务先进单位考核活动”，制订印发了《卫生部办公厅关于开展2010年全国三级综合医院优质服务先进单位考核活动的通知》，在全国范围内开展优质服务先进单位考核活动。活动分设“志愿服务在医院”先进单位考核活动和优化医院服务流程先进单位考核活动2个专项活动，分别对各地推荐的优秀单位进行考核。

（焦雅辉 马旭东）

【建立肿瘤性疾病规范化诊疗管理体系】 为了进一步加强肿瘤的规范化治疗，降低不合理医疗费用，卫生部印发了《卫生部办公厅关于成立全国肿瘤规范化诊疗专家委员会的通知》。全国肿瘤规范化诊疗专家委员会的成立旨在协助开展我国肿瘤性疾病诊疗规范制订工作，组织肿瘤性疾病规范化诊疗相关培训和健康教育工作，并对全国肿瘤性疾病规范化诊疗工作的开展提出建议。

为了进一步指导各级各类医疗机构科学、合理、安全、有效地开展肿瘤性疾病的诊断和治疗工作，卫生部组织相关专家研究制定了《胶质瘤诊疗规范》等12个常见肿瘤的诊疗规范征求意见稿，以加强对常见肿瘤性疾病诊疗工作的指导。

继续制定部分肿瘤性疾病临床路径，2010年组织制定了包括直肠癌、贲门癌、胆管癌、肝癌、胆囊癌、胰腺癌、子宫内膜癌、卵巢上皮癌等肿瘤性疾病的临床路径。同时，组织专家研究探讨县级医院临床路径管理工作，并将肿瘤相关内容纳入其中。

逐步建立全国常见肿瘤性疾病病例信息登记系统。印发了《卫生部办公厅关于开展常见肿瘤性疾病病例信息登记工作的通知》，部署了22个常见肿瘤性疾病病例信息登记工作，加强肿瘤诊疗各环节质量和终末质量的管理和评估，进一步促进肿瘤规范化诊疗，持续改进医疗质量。目前，肝癌、肺癌、乳腺癌、胃癌、胰腺癌、结直肠癌病例登记系统已初步调试完成。积极开展相关培训工作，组织专家根据各肿瘤诊疗规范编写培训教材，开展对医务人员的教育和培训工作。《结直肠癌诊疗规范（2010年版）》全国培训工作已经启动。同时，开展肿瘤专业临床路径培训工作。

（焦雅辉 马旭东）

【加强血液净化和介入等重点医疗技术管理】 为了进一步加强血液净化医疗质量管理与控制，2010年5月卫生部印发了《关于开展血液净化病例信息登记工作的通知》（卫办医政函〔2010〕160号），部署全国血液净化病例信息登记工作，并首先启动了血液透析治疗病例信息登记工作。2010年12月卫生部印发了《卫生部医政司关于开展腹膜透析治疗病例信息登记工作的通知》，启动腹膜透析治疗病例信息登记工作。指定中华肾病学分会作为全国肾病学医疗质量控制中心，负责全国血液净化技术质量管理与控制工作。组织召开两次专题会议，就加强血液净化技术质量管理与控制工作进行了部署，并就登记系统进行了培训。

加强心血管介入技术管理。一是继续加强心血管介入技术管理。对心血管介入技术第一批培训基地74家医院的教学培训工作开展情况进行督导检查；完成了两批学员的理论考试及技术操作考核工作。组织召开全国心血管疾病介入诊疗质控会议，研究讨论了心血管介入技术的网络信息报送工作，探索建立质控中心工作标准模式。二是成立介入诊疗技术管理专家工作组，规范心血管介入以外其他介入诊疗技术临床应用行为，加强介入诊疗技术医疗质量管理与控制。三是组织专家研究起草《综合介入诊疗技术管理规范》、《血管介入诊疗技术管理规范》和《神经介入诊疗技术管理规范》等一系列技术管理规范并征求意见。

（马旭东）

【积极应对“超级细菌”有关工作】 2010年8月，在印度、巴基斯坦、英国等地发现携带blaNDM-1耐药基因的细菌（俗称“超级细菌”），引起了全球广泛关注。卫生部及时部署“超级细菌”检测和监测工作。确定30余家医疗机构和疾病预防控制机构作为“超级细菌”检测和监测哨点单位，开展对全国200余家医疗机构“超级细菌”规范性检测和监测工作；建立“超级细菌”监测、检测、报告和确认机制，组织专家充分借鉴国际上“超级细菌”相关诊疗经验，制定了“超级细菌”诊疗指南并开展培训，指导各地做好“超级细菌”诊疗工作。同时，部署医疗机构进一步做好“超级细菌”医院感染的预防与控制工作。积极协调相关部门及时掌握抗“超级细菌”药物产能情况，并加强对国内外关于“超级细菌”信息的收集和分析，及时研判，正确引导，有效应对。

（焦雅辉　马旭东）

【全力开展青海玉树地震医疗救治工作】　2010 年 4 月 14 日青海玉树发生 7.1 级地震。卫生部连夜组织北京、天津等 18 个省（区、市）做好医疗救治准备工作。各地迅速组建了由骨科、普通外科等医护人员组成的 17 个专家组（共计 439 人）和 160 支医疗队（共计 4570 人），并调配了救护车、医疗器械、药品等物资。在紧急医疗救治阶段，累计向青海灾区派出医务人员 2434 人、救护车 359 辆。

为了规范医疗救治流程，卫生部印发了《关于做好青海玉树县地震伤员医疗救治与转运工作的通知》、《青海玉树县地震转送伤员出院指导原则》和《关于进一步做好青海玉树县地震转送伤员医疗救治工作的通知》等文件，指导地震伤员救治、转运、出院等工作。为了及时转送伤员，保障医疗质量和医疗安全，印发了《关于做好青海玉树县地震伤员医疗救治与转运工作的通知》，要求青海、四川、陕西、甘肃 4 省全力做好地震伤员医疗救治与转送工作。4 省（区）30 家定点收治医院对地震伤员进行了有效救治，累计接收伤员 3109 名。为了积极应对高原反应，印发了《卫生部办公厅关于青海省玉树地震灾区救援人员高原病医疗工作的紧急通知》，要求青海省卫生厅及其他有关省级卫生行政部门要切实加强组织领导，制定有关工作制度和工作方案并认真贯彻落实；指定专人具体负责灾区救援人员高原病医疗工作的组织和协调；整合资源，合理布局，实现高原病医疗服务“全覆盖”；完善协调机制，明确工作流程，确保高原病患者救治工作及时有效。印发了《卫生部办公厅关于成立青海玉树地震高原病医疗专家组的通知》，负责制订青海玉树灾区高原病医疗保障技术方案，对灾区救援人员和医务人员进行高原病防治知识教育和诊疗技术培训，并指导开展高原病患者的医疗救治工作。组织有关专家制定了《青海玉树地震灾区救援人员急性高原病医疗方案》，对救援队派出前准备、高原作业注意事项提出建议，并明确了急性高原病诊断、治疗和应对的原则，指导开展救援人员急性高原病医疗救治工作。为了及时有效地掌握信息，印发了《关于做好青海玉树县地震转送伤员医疗救治信息报送工作的通知》和《关于上报青海省玉树县地震转送伤员医疗救治信息的通知》等文件，及时掌握地震伤员信息统计工作，为医疗救治及后续补偿工作提供决策依据。

（赵明钢　焦雅辉）

【印发第二批单病种质量控制指标】　为了加强医疗质量管理，规范临床诊疗行为，2010 年 11 月 1 日卫生部印发了《第二批单病种质量控制指标》，在全国开展单病种质量管理控制工作。控制指标包括围手术期预防感染和肺炎（儿童、住院）质量控制指标，纳入全国单病种质量管理控制工作病种信息报送范围，并委托开展相关培训工作。

（焦雅辉　付文豪）

【举行首批专科医师授证仪式】　2010 年 6 月 12 日卫生部印发了《关于同意授予专科医师准入试点工作专家组成员专科医师资格函》，授予专科医师准入试点工作专家组成员（75 名）相关专业专科医师资格。6 月 25 日召开了“卫生部专科医师准入试点工作首批专科医师授证仪式”，为部分“首批专科医师”代表授证。卫生部副部长黄洁夫出席会议并作重要讲话。

黄洁夫指出，建立专科医师准入制度是医学科学和医疗技术发展的需要；是提高我国医师队伍整体水平的需要；是提高医疗水平、保证医疗质量和医疗安全的需要；是我国医师队伍与世界交流的需要。建立专科医师准入制度符合深化医药卫生体制改革的精神和要求。他强调重点做好以下几方面的工作：一是按照“老人老办法”原则，组织开展专科医师准入试点工作的高年资医师专科医师资格审核工作。根据不同专业要求，科学制定不同专业专科医师认定标准；严格按照规定程序实施认定工作；确保认定的专科医师具备专科诊疗服务能力和技术水平。二是根据试点工作开展情况，结合医疗专业发展水平和临床诊疗实际，适时、适当扩大专科医师准入试点专业和试点范围。三是充分发挥香港医学专科学院的指导和协作作用，借鉴香港医学专科学院在专科医师培养、培训体系和准入机制等方面的经验，结合内地医师管理具体情况，探索和建立符合国情的专科医师准入制度。四是及时总结经验，加强政策研究，探索建立专科医师准入工作机制。

（焦雅辉　付文豪）

【加强医师资格考试合格考生信息修改管理工作】　为了保证医师资格信息的完整准确，规范医师资格信息的修改工作，加强医师资格信息的维护和管理，卫生部印发了《关于加强医师资格考试合格考生信息修改管理工作的通知》，要求医师资格信息中可以修改的信息为姓名、性别、出生日期、学历、毕业学校、专业、身份证号和证书编码，其他信息不得修改。需修改医师资格信息，由申请人填写《医师资格考试合格考生信息修改审核表》，并提交有关材料，向考试报名所在考点的卫生、中医药行政管理部门提出申请。考试报名所在考点的卫生、中医药行政管理部门提出审核意见后，报省级卫生、中医药行政管理部门；省级卫生、中医药行政管理部门进行审核，签署意见，并进行汇总，填写《医师资格考试合格考生信息修改汇总表》。因错误录（导）入需要修改资格信息的，由省级卫生、中医药行政管理部门直接出具《审核表》。需修改医师资格信息的省级卫生、中医药行政管理部门每月月底前将本月《审核表》和《汇总表》一并报国家医学考试中心，国家医学考试中心收到《审核表》和《汇总表》后应当及时完成相应的信息修改，并将修改后的医师资格信息移交医师执业注册管理部门。

（张文宝）

【加强乙肝项目检测管理工作】 为了进一步贯彻落实人力资源和社会保障部、教育部、卫生部联合印发的《关于进一步规范入学和就业体检项目 维护乙肝表面抗原携带者入学和就业权利的通知》的精神，卫生部印发了《卫生部办公厅关于加强乙肝项目检测管理工作的通知》，要求医疗机构在接受教育部门和用人单位等委托提供入学、就业体检服务时，非因受检者本人要求，不得对受检者开展乙肝项目检测；因职业特殊确需在入学、就业体检时检测乙肝项目的，应由行业主管部门申请，经卫生部核准后方可开展检测。在诊疗活动中，医疗机构因医学目的进行乙肝相关项目检测的，应当在检测前做好对患者的知情同意，并加强对有关检测结果报告单的管理，保护患者隐私；县级以上地方卫生行政部门要加强对本行政区域内医疗机构及其医务人员开展入学、就业体检和健康体检项目等进行监督管理，对违反规定的，依照《执业医师法》、《医疗机构管理条例》和《护士条例》等法律法规进行处理。此后，根据上述文件精神，督促各地贯彻落实有关规定，卫生部开展了对部分省（自治区、直辖市）医疗卫生机构乙肝项目检测的督导检查工作，并与教育部共同制定印发了《关于普通高等学校招生学生入学身体检查取消乙肝项目检测有关问题的通知》，对存在的问题进行了明确的要求。

（张文宝）

【组织实施2009年中央补助地方院前急救体系建设项目】 为了支持西部地区进一步加强院前急救能力建设，提高部分县级院前急救机构的医疗救治能力，确保2009年中央补助地方院前急救体系建设项目的顺利实施，卫生部印发了《2009年中央补助地方院前急救体系建设项目管理方案》。该项目是由中央财政安排专项资金，以完善和加强目前基础设施比较薄弱、人员业务能力有限的西部县级院前急救体系为重点，通过增加救护车数量、配备标准化车载救护设备，使县级院前急救覆盖范围、出诊速度、现场处理、院前转运等综合能力得到提升，应对日常急救和各类重大突发事件的院前急救任务。项目覆盖内蒙古自治区、广西壮族自治区、重庆市、四川省、贵州省、云南省、陕西省、甘肃省、青海省、宁夏回族自治区、新疆维吾尔自治区11个省（区、市）的375个国家扶贫开发工作重点县和西藏自治区的28个边境（远）县。

（高新强）

【完成2010年医师资格考试工作】 2010年2月10日卫生部印发医师资格考试委员会第15号《公告》，自2010年开始在现役军人考生的医师资格考试中增加军事医学考试内容。3月2～3日，卫生部医考办组织召开2010年卫生部医师资格考试工作会议，总结2009年全国医师资格考试工作，分析医师资格考试面临的形势和任务，交流研讨工作经验，部署2010年医师资格考试重点工作。3月19～20日卫生部医考办组织召开2010年医师资格考试报名资格审核工作会议，研究医师资格考试报名资格审核中存在的问题，并提出解决意见。实践技能考试期间，配合卫生部保密办组织对山东省、河南省、广东省、贵州省四个考区进行安全保密督导检查。8月26～27日卫生部医考办组织召开2010年医师资格考试考务工作与培训会议，研究部署2010年医学综合笔试考务工作，对医学综合笔试安全保密工作进行了培训。9月8～14日卫生部组织72名保密和医考干部，组成35个督导检查组，重点对雷同率偏高的23个考区、35个考点的安全保密工作进行督导检查。12月15日召开卫生部医师资格考试委员会全体会议，确定了2010年度医师资格考试合格分数线。全国共有217311医师取得执业（助理）医师资格。

2010年国家医学考试中心加强了安全保密措施，确保考试安全。一是建立有效的责任制和严格的责任追究制。认真梳理保密工作领导小组及其办公室的保密工作职责，强化保密工作领导小组办公室保密工作职能，充实人员，加强力量，最大限度地发挥其对人员和工作环节的安全保密监管作用，进一步明确各级保密工作责任，分级管理，各负其责，实施严格的责任追究制。二是加强保密场所管理。划定相对独立的工作区域，专门用于试题开发工作。建立相对独立的工作录像监控室，安排专人值班管理。三是加强对人员的监管。四是加强涉密计算机系统管理。保证涉密计算机系统安全，严格用户权限设置和多段登录密码管理。五是邀请国家保密局保密技术研究所对国家医学考试中心涉密系统进行评估，制定升级改造加固方案，提高系统安全性，提高网络和工作质量以及对各种不良事故的防范能力，确保系统运行安全、稳定、可靠。

在试题开发过程中，加强对试题开发工作的领导，强化安全保密和质量控制措施，细化工作流程，明确各阶段工作任务，严格各工作环节，改进组卷方式，缩短涉密工作周期，缩小秘密知悉范围。调整试题涉密服务器的权限设置，严格限制涉密人员接触试题的工作权限。实施试题开发全程监管，严格执行工作日志制度。改革组卷模式，实行入闱组卷。

在2009年首次试点经验的基础上，医师资格考试医学综合笔试西医临床类别继续开展“一卷多式”，卷式由2009年的“一卷三式”调整为“一卷五式”，进一步提高了考试作弊的防范能力。

考务管理继续得到加强。各级考试主管部门和机构加强考务细节和过程管理，强化安全保密薄弱环节监控，多方配合、标本兼治，综合治理、惩防并举，有效净化考试环境。一是认真做好考务培训。组织专家评估宁夏、广西、安徽考区申报的5个实践技能考试基地，基地全部通过评审并被授予“国家医师资格考试实践技能考试与考官培训基地”名称。组织两期全国实践技能考试考官培训班，培训410人。二是严格考生资格审核。采取各种有效手段，严把资格审核关，甄别出18837名不符合报考资格的考生，提高了报考质量。三是积极防范考试违规。加强各环节考风考纪，采取各种有效措施，积极防范考试违规作弊。四是着力加强考务监管。强化对重点环节的监督和指导，做到坚持雷同提醒，坚持评估检查，坚持督导检查，坚持全覆盖巡考。五是严格管理备用试卷和答题卡。2010年考试结束后，所有考区考点的备用试卷（备用答题卡）全部回送，清点无误，实现了零事故。六是依法处置考试违规。2010年，医师资格考试通过采取人防技防并举，严防严打并重的有效措施，在严肃考风考纪，净化考试环境方面取得良好效果。七是认真复核答题卡填涂问题。改进阅卷模式，采用高速扫描方式采集考生作答信息，答题卡扫描时同步实现图像数字水印嵌入、数字签名及光标阅读机（OMR）识别结果加密，有效可靠地保证了数据处理过程中的安全保密，提高了工作质量和效率。同时，对阅卷过程中发现的考务管理问题进行了认真分析，将需要核实的答题卡标识码填涂成他人的情况及时反馈考区调查核实。八是坚持雷同分析与反馈。对医学综合笔试考生答题信息错同情况进行监测和提醒，考区考点积极采取措施加强考试环境治理和考场管理，全国雷同率水平大幅度下降。九是推进考试基地标准化建设，最终实现考试基地合理布局、标准规范、统一管理，为实施“一年多考”奠定了基础。十是进一步调整收缩基地，为部分基地配置实践技能考试设备，并制订配置设备的管理办法。十一是加强考风考纪的宣传。

（张文宝　李建国）

【开展乡镇执业助理医师考试试点工作】 为了探索解决中西部地区乡镇卫生院缺乏执业助理医师的有效途径，提高农村地区医疗服务的可及性，根据《执业医师法》、《医师资格考试暂行办法》、《医师执业注册暂行办法》和《中共中央 国务院关于深化医药卫生体制改革的意见》，卫生部于2010年在江西、贵州、云南和甘肃4省开展了乡镇执业助理医师资格考试试点工作。该考试是在现行执业助理医师资格考试中增设的，针对乡镇卫生院在岗行医但无执业助理医师资格人员的单独考试，分为临床和中医两个类别。该考试与国家医师资格考试统一组织，单独命题，单独划定合格线，考试合格发给执业助理医师资格证书，限定在乡镇卫生院执业。经过试点，四省共有2316人通过考试，为1200余个乡镇卫生院补充了合法执业助理医师。

（赵明钢）

【修订口腔科二级诊疗科目】 为了适应口腔医学发展及实际工作的需要，提高专科诊疗水平和服务能力，卫生部修订了《医疗机构诊疗科目名录》中口腔科的二级科目。修订后的口腔科（12.）二级科目如下：牙体牙髓病专业（12.01）、牙周病专业（12.02）、口腔粘膜病专业（12.03）、儿童口腔专业（12.04）、口腔颌面外科专业（12.05）、口腔修复专业（12.06）、口腔正畸专业（12.07）、口腔种植专业（12.08）、口腔麻醉专业（12.09）、口腔颌面医学影像专业（12.10）、口腔病理专业（12.11）、预防口腔专业（12.12）、其他（12.13）。

（张文宝）

【组织开展医师多点执业试点工作】 根据《中共中央 国务院关于深化医药卫生体制改革意见》中“稳步推动医务人员的合理流动，促进不同医疗机构之间人才的纵向和横向交流，研究探索注册医师多点执业”的精神，在2009年批复云南省昆明市和广东省开展医师多点执业试点的基础上，卫生部于2010年又陆续批复了四川省成都市、海南省和北京市开展试点工作。各试点地区结合本地实际开展了试点工作，取得了一定成效，也积累了经验。

（李大川　张文宝）

【启动绿色安全医院项目】 卫生部和世界卫生组织（WHO）在中国开展绿色安全医院建设，以提高卫生决策部门及医院工作人员对建设绿色及环境友好型医疗卫生设施和安全医院的关注，其主要内容包括：可替换及重新使用的能源、无汞医院、医疗和化学废物处理、减缓气候变化影响的措施、保护医院工作人员健康、开发安全医院标准、设计和建设安全医院、管理和维持安全医院等，旨在为患者提供舒适的、人性化的医疗环境以及健康文明的温馨服务和安全医疗，促进医院全面、协调、可持续发展。经过卫生部推荐，吉林大学第一附属医院、江西省南昌市第三医院和四川省攀枝花市第二人民医院作为试点医院进行试点。此后，卫生部和世界卫生组织（WHO）分别在吉林省长春市、四川省攀枝花市和江西省南昌市召开了试点工作启动会，并由有关中外专家对三家医院进行了现场评估，提出了建设意见和建议。

（张文宝）

【印发部分医疗机构、内设科室及部分诊疗科目基本标准】 为了深化医药卫生体制改革，完善医疗服务体系，加强医疗机构诊疗科目准入管理，卫生部组织对诊所的基本标准进行了修订，形成了《诊所基本标准》。根据《医疗机构管理条例》、《中华人民共和国药品管理法》等法律法规，组织制定了《骨科医院基本标准（试行）》、《二、三级综合医院药学部门基本标准（试行）》及《综合医院眼科、耳鼻喉科和皮肤科基本标准（试行）》，对部分医疗机构、内设科室及诊疗科目的床位、科室设置、人员、房屋、设备、规章制度、注册资金等提出了基本要求。

（李大川 高新强）

【对通过全科医师岗位培训转岗或规范化培训的医师变更执业范围】 根据《执业医师法》、《医师执业注册暂行办法》和《城市社区卫生服务机构管理办法（试行）》等相关规定，卫生部对通过全科医师岗位培训、转岗培训或规范化培训的医师变更执业范围有关问题进行了规定。要求经过省级卫生行政部门认可的全科医师岗位培训、全科医师转岗培训或全科医师规范化培训并考核合格的执业（助理）医师，应当向其执业注册主管部门提交相关材料，申请将执业范围变更为"全科医学专业"；执业注册主管部门应当为符合条件的医师及时办理变更注册手续。

（张文宝）

【印发《香港和澳门特别行政区医疗专业技术人员在内地短期执业管理暂行规定》】 为了加强香港和澳门特别行政区医疗专业技术人员在内地短期执业的管理，根据《医疗机构管理条例》、《护士条例》、《〈内地与香港关于建立更紧密经贸关系的安排〉补充协议七》及《〈内地与澳门关于建立更紧密经贸关系的安排〉补充协议七》，卫生部制定了《香港和澳门特别行政区医疗专业技术人员在内地短期执业管理暂行规定》。对港澳医疗专业技术人员进行了定义及分类，并对港澳医疗专业技术人员在内地短期执业的申请、审核及执业进行了明确规定。

（高新强）

【印发《院前急救机构和人员绩效考核方案》】 为了贯彻落实《中共中央 国务院关于深化医药卫生体制改革的意见》精神，满足人民群众院前急救医疗服务需求，提高院前急救能力，调动院前急救人员的积极性，卫生部根据《关于卫生事业单位实施绩效考核的指导意见》，制定了《院前急救机构绩效考核方案（试行）》和《院前急救机构人员绩效考核方案（试行）》。院前急救机构绩效考核内容包括机构建设、日常急救、应急救援、学科建设、急救培训、医疗质量和社会效益七个部分。院前急救人员绩效考核内容包括出勤考核、业务考核、评价考核、特殊考核四个部分。

（高新强）

【印发《香港、澳门和台湾服务提供者在内地、大陆设立独资医院管理暂行办法》】 2010年卫生部和商务部共同制定了《香港和澳门服务提供者在内地设立独资医院管理暂行办法》和《台湾服务提供者在大陆设立独资医院管理暂行办法》。香港和澳门服务提供者在内地设立独资医院限定在上海市、福建省、广东省、海南省和重庆市。香港和澳门服务提供者在广东省设立疗养院，提供医疗服务的，参照《香港和澳门服务者在内地设立独资医院管理暂行办法》管理。台湾服务提供者在大陆设立独资医院限定在上海市、江苏省、福建省、广东省和海南省。

（李大川 高新强）

【启动国家临床重点专科评估工作】 2010年2月20日卫生部印发了《卫生部关于开展国家临床重点专科评估试点工作的通知》，并公布了《国家临床重点专科评估试点方案》和《国家临床重点专科评估管理办法（试行）》(以下简称《办法》)。《办法》提出国家临床重点专科是卫生部根据医疗卫生发展需求，组织专家评估产生的，代表我国医疗技术和管理水平的医疗专科，具有医疗能力强、医疗质量高、管理规范等特点，是卫生系统的行业品牌。《办法》还规定了国家临床重点专科的申报要求、评估原则、评估程序和管理要求等，并明确国家临床重点专科5年为一个周期。

根据评估试点工作的总体部署，卫生部印发了国家临床重点专科骨科、消化内科、妇科、产科、口腔医学（含5个二级诊疗科目)、儿科（含11个二级诊疗科目）的评分标准（试行)。评分标准包括了基础条件、医疗技术队伍、医疗服务能力与水平、医疗质量状况和科研与教学5个部分，其中突出了对临床服务能力和诊断治疗水平的评价。为了做好评估试点工作，卫生部对北京积水潭医院、上海长征医院进行了预评估，对国家临床重点专科的评估程序和评估标准进行了检验，取得了成功。同时各省、自治区、直辖市卫生厅局向卫生部推荐了骨科、消化内科等专科的国家临床重点专科候选医院，卫生部启动了评估的实施工作，进行了国家临床重点专科评估和管理制度的探索。

2010年11月卫生部和财政部设立了国家临床重点专科建设项目，以深化公立医院改革，加大对三级医院发展的扶持力度。该项目整合了国家临床重点专科评估工作、卫生部部属管医院临床重点学科评估工作和卫生部重点实验室评估工作，应用国家临床重点专科评估工作的方式和标准进行评估，确定项目单位。为了做好相关工作，卫生部成立了国家临床重点专科建设项目管理委员会（以下简称委员会)，卫生部部长陈竺、党组书记、副部长张茅任主任委员，副部长马晓伟、副部长陈啸宏、副部长刘谦任副主任委员。卫生部医政司司长王羽任办公室主任。

在委员会的领导下，中华医学会受委托组织专家经过资料审核和集中答辩等程序，完成了消化内科、骨科、妇科、产科、儿科(重症)、口腔科（牙体牙髓病科、牙周病科)、职业病科、麻醉科、重症医学科、检验科，病理科、药学部（临床药学)、临床护理和专科护理等专科的评估工作。委员会根据中华医学会的评估结果和医疗资源合理布局等情况，确定了236个建设项目，覆盖全国31个省（区、市）和新疆生产建设兵团的148个医院。项目单位中包括了除上海市以外的15个公立医院改革试点城市的医院、10所民办医院、5个国家中医药局直属医院和9个卫生部重点实验室。中央财政对每个项目给予300万~500万元的经费支持，用于提高专科医疗能力，培养专科人才，推广适宜医疗技术。在评估过程中，卫生部副部长马晓伟出席了国家临床重点专科建设项目评估动员和培训会议并作重要讲话，到评估现场对评估工作进行了具体指导。

（王羽　李大川）

【加强医疗机构校验和信息化管理工作】 为了贯彻实施《医疗机构管理条例》及其实施细则，规范医疗机构管理，提高医疗机构设置审批、执业登记、校验、变更工作的时效性、便捷性和准确性，建立有效的医疗机构校验制度和医疗机构退出机制，卫生部印发了《医疗机构校验管理办法（试行）》，要求各部门进一步健全医疗机构校验管理制度，及时注销校验不合格机构，建立医疗机构退出机制，并要求在全国统一使用“医疗机构注册联网管理系统”，地方各级卫生行政部门要将医疗机构的各项管理信息及时录入管理系统，并逐步探索实现医疗机构行政管理业务的网上办理。

（张文宝）

【规范医疗美容执业活动，促进医疗美容行业发展】 为了规范医疗美容服务，促进医疗美容事业的健康发展，2010年11月，卫生部在北京组织召开了促进医疗美容行业发展研讨会，邀请了各省、自治区、直辖市卫生厅局及新疆生产建设兵团卫生局医政处处长，中华医学会、中国医师协会、中国医院协会有关负责人，部分三级医院院长参会，会议分析了我国医疗美容行业现状，研究讨论了促进医疗美容行业健康发展的有关政策、规范民营医疗美容机构执业行为措施、医疗美容人员资质管理和医疗美容质量控制管理措施等。同时，卫生部委托中国整形美容协会对卫生部2002年发布的美容医院和医疗美容科（室）基本标准等进行修订。

（李大川　张文宝）

【加强中等职业学校农村医学专业毕业生参加医师资格考试和执业注册管理】 为了解决农村地区卫生技术人员不足的问题，卫生部商教育部在《中等职业学校专业目录(2010年修订)》中增加了为村卫生室及边远贫困地区乡镇卫生院培养执业助理医师（乡村）的农村医学专业。为做好该专业毕业生医师资格考试和执业注册管理，卫生部要求农村医学专业毕业生考取执业助理医师资格后，只能到村卫生室和边远贫困地区乡镇卫生院执业；同时要求设置农村医学专业的中等职业学校所在地的省级卫生行政部门应当制订本辖区内边远贫困地区乡镇卫生院的名单并报卫生部；设置农村医学专业的中等职业学校在招生时，应当明确向报考学生告知该专业的培养目标和执业的医疗机构范围。

（张文宝）

【做好深化医药卫生体制改革形势下院务公开工作】 为了深化医药卫生体制改革，有效提高医务人员的积极性，更好地为人民群众提供“安全、有效、方便、价廉”的医疗服务，卫生部启动了第二批“全国院务公开示范点”推选工作，以充分发挥院务公开工作的示范和带头作用。第二批“全国院务公开示范点”是以县级医院和基层医疗机构为主，示范重点是基层医疗卫生机构承担免费向城乡居民提供的基本公共卫生服务项目，配备的国家基本药物名称、价格，与本机构建立双向转诊关系的综合、中医（中西医结合、民族医）或者专科医院名称，支援本单位的专家姓名、专长和服务时间，新型农村合作医疗就诊、报销的流程和标准等信息。《卫生部关于做好深化医药卫生体制改革形势下院务公开工作的通知》要求地方各级卫生行政部门和各级各类医疗机构要不断创新院务公开工作机制，努力提高工作水平，及时公开改善医疗服务的措施；公开医疗服务重点环节的服务目标和要求；公开涉及职工利益的改革措施和重要事项。同时应努力推动基层医疗卫生机构院务公开工作，并加强院务公开监督考核，确保院务公开取得实效。

（高新强）

【全国卫生系统启动“优质护理服务示范工程”活动】 推行优质护理服务是公立医院改革的重要内容，是促进护理工作贴近患者、贴近临床、贴近社会的一项重要举措。2010年初，卫生部印发了《2010年“优质护理服务示范工程”活动方案》，并在全国卫生系统启动“优质护理服务示范工程”活动，促进各级各类医院深化“以病人为中心”的服务理念，改革护理工作模式，切实加强临床护理，充分调动广大护士积极性，为患者提供安全、优质、满意的护理服务。一年来，全国卫生系统高度重视、积极行动，采取有效措施扎实推进优质护理服务，取得令人瞩目的成效。

截至2010年12月底，全国共有1251所三级医院开展优质护理服务，占三级医院总数的96.8%，辽宁、吉林、江苏、安徽、湖南等22个省（区、市）已经在辖区内所有三级医院开展优质护理服务。三级医院中，297所医院在50%以上的病房开展优质护理服务，开展优质护理服务的病房数达到9646个。北京协和医院、浙江医科大学第二附属医院、吉林四平市中心人民医院、安徽省合肥市第一人民医院、华中科技大学附属同济医院、湖南省肿瘤医院等93所医院实现了在全院实施优质护理服务。越来越多的医院参与到优质护理服务工作中来，优质护理服务取得显著成效。

一是三提升、三下降。患者满

意度明显提高。北京市卫生局对开展优质护理的医院和病房进行第三方满意度测评，满意度达到99.3%，有的病房达到100%。新疆医科大学附属第一医院有35个科室2010年全年的患者满意度在95%以上，占全院科室总数的71.8%。

患者表扬信明显增多。北京协和医院仅11月份就收到患者表扬信和锦旗80件，北京宣武医院实施优质护理的示范病房，从启动工作以来收到患者及家属的表扬信235封，是2009年的10倍。

护士责任感明显提升。通过改革护理模式，实施责任制整体护理，使得责任护士对自己分管的患者能够全面落实照顾患者的护理职责，责任感更加明晰，职业价值感和成就感增强，工作积极性得到调动。

病房患者投诉和纠纷降低。北京宣武医院实施优质护理的示范病房达到了“0”投诉。大连医科大学附属第一医院11月份试点病房护理投诉量为0，医疗投诉较去年同期下降了40%。

不良事件发生数量降低。大部分医院试点病房重症患者的相关并发症明显减少，床位周转和使用率有所提高；广东省人民医院开展优质护理服务的骨科病房平均住院日缩短了2天。

家属陪护和自聘护工比例降低。福建省立医院仅1个月的时间，试点病区家属自聘护工的比例由原来的50%~60%下降至10%。

二是初步形成了临床护理工作以病人为中心，护士全面履行职责的新局面。开展优质护理服务的医院和病房通过改革护理工作模式，责任护士分包病人的责任制整体护理，形成了医院工作以临床为中心、护理工作以病人为中心的格局，形成了责任护士全面履行护理职责，为所负责的病人提供基础护理、病情观察、健康指导、心理护理及治疗性措施等，实施全面、全程的优质护理服务的新局面。

三是形成并坚定了实施责任制整体护理的工作模式。经过一年的实践，部分医院在转变临床护理工作模式，实施责任制整体护理方面，不断探索并显现出这种工作模式的优越性，更坚定了改革护理工作模式，推行优质护理服务的决心和信心。

各地的实践充分证明，实施优质护理服务，改革工作模式，实施责任包干，全面加强临床护理是深化“以病人为中心”的服务理念，促进医患和谐，体现医院公益性，调动医务人员积极性的有效举措。国务院副总理李克强对湖北省鄂州市中心医院推出的“冬梅护理”品牌给予高度评价；当他在考察天津泰达国际心血管病医院听到患者感动地赞扬护士时，对优质护理工作予以充分肯定，并与医院全体护理人员亲切合影。卫生部党组书记张茅、北京市副市长丁向阳现场调研了北京开展优质护理服务工作情况并给予高度评价。部分省结合当前全国范围内开展的创先争优活动，将开展优质护理服务作为创先争优活动的具体实践不断推进。

（郭燕红）

【印发加强医院临床护理工作的通知】 2011年1月，卫生部印发了《卫生部关于加强医院临床护理工作的通知》，要求医院要强化责任，采取有效措施加强临床护理工作。深化“以病人为中心”的服务理念，改进临床护理服务，规范护理执业行为，逐步扭转依赖患者家属或者家属自聘护工承担患者生活护理的局面。简化护理文件书写，促进护士贴近患者。大力充实临床一线护士队伍，科学统筹人力资源，加强医院护理管理，建立扁平化的护理管理体制，精简护理行政层级，提高管理效率。要加大经费投入，提高护士待遇，向临床一线倾斜，建立激励机制，调动各方面力量，为全面加强临床护理、落实基础护理工作提供便利条件和有力保障。要求护士要按照《护士条例》和《护士守则》的规定和要求，全面履行护理职责，为患者提供全面、全程的优质护理服务。

（郭燕红）

【印发《住院患者基础护理服务项目（试行）》等规范性文件】 2010年1月，卫生部印发了《住院患者基础护理服务项目（试行）》、《基础护理服务工作规范》和《常用临床护理技术服务规范》。《住院患者基础护理服务项目（试行）》分别对特级护理、一级护理、二级护理及三级护理的住院患者，其基础护理服务项目、项目内涵和工作要求等内容作出明确规定。《基础护理服务工作规范》和《常用临床护理技术服务规范》，分别对整理床单位、口腔护理等17项基础护理服务和患者入院护理、导尿技术等24项常用临床护理技术服务的工作目标、规范要点和结果标准予以明确规定，进一步规范护士的护理服务行为。

（郭燕红　孟莉）

【印发《医院实施优质护理服务工作标准（试行）》】 2010年12月，卫生部和国家中医药管理局联合印发《医院实施优质护理服务工作标准（试行）》。该标准分别从医院组织领导、临床护理管理、临床护理服务和支持保障措施四个方面对医院实施优质护理服务提出具体的工作标准、工作任务。要求各级各类医院要按照工作标准，深化“以病人为中心”的服务理念，扎实开展优质护理服务，务求实效。各省、自治区、直辖市根据实际情况，进一步细化该标准，指导辖区内医院严格按照标准开展优质护理服务，注重工作实效，将《工作标准》纳入到对医院的评价考核内容中，严格按照工作进度和工作标准进行督导评估，保证工作效果。

（郭燕红　王蔓莉）

【医疗机构推行表格式护理文书】 2010年7月，卫生部印发了《卫生部办公厅关于在医疗机构推行表格式护理文书的通知》，在医疗机构推行表格式护理文书。该通知明确了表格式护理文书包括：体温单、医嘱单、手术清点记录、病重（病危）患者护理记录。规定了表格式护理文书参考样式、具体书写内容及有关要求。要求省级卫生行政部门要规范和指导辖区内医疗机构护理文书书写的管理工作，参照表格式护理文书参考样式，结合本地区医疗机构的实际情况和专科特点，组织制定护理文书样式，稳步推进表格式护理文书的实施，切实减轻临床护士的书写负担，保证临床护理质量。

（孟莉）

【各地开展“志愿护理服务”暨纪念5·12国际护士节活动】 2010年5月12日国际护士节期间，卫生部印发了《卫生部办公厅关于开展“志愿护理服务”暨纪念5·12国际护士节活动的通知》，在全国范围内开展“志愿护理服务”暨纪念5·12国际护士节活动，要求各级卫生行政部门和医院结合“优质护理服务示范工程”活动和工作实际，积极协调有关部门，组织医学院校护理专业学生进医院提供志愿护理服务，组织医院护士以志愿者身份进入社区卫生服务中心（站）、护理院等医疗机构，为社区居民提供慢性病护理和康复护理服务，进一步发挥护理专业人员在社区卫生服务中的作用。要加大对“志愿护理服务”活动的宣传力度，营造浓厚的活动氛围，并在实际工作中不断总结经验，探索志愿服务的新形式和新内容，逐步完善志愿服务的工作模式和管理制度。各地积极开展各种形式的志愿护理服务活动，部分医学院校的护理专业学生利用课余和周末时间进入医院，深入医院病房，在护士的指导下，为患者提供帮助、沟通交流等服务；医院组织护士深入社区、家庭，为群众举办健康知识讲座、发放宣传材料、提供心理护理、回访出院患者等志愿护理服务，受到了群众的普遍欢迎和好评。

（王蔓莉）

【通报重大医院感染事件】 2009年10～12月，广东省汕头市潮阳区谷饶中心卫生院发生剖宫产患者手术切口感染事件，38名剖宫产患者中，共有11名发生手术切口感染。该起事件暴露出医疗机构在规范管理、措施落实和强化责任等方面存在诸多薄弱环节，医疗机构特别是基层医疗机构的管理者和医务人员的医疗安全和院感防控意识淡薄，对预防和控制医院感染的工作措施执行不力，落实不够，基层医疗机构仍存在监管漏洞。卫生部对该事件在全国范围内进行通报批评。2010年1月，印发了《卫生部关于关于广东省汕头市潮阳区谷饶中心卫生院剖宫产患者手术切口感染事件的通报》，要求各级各类医院要汲取教训，落实责任，全面加强医院感染防控工作，建立医院感染事件责任追究制度，完善更新医院感染管理各项规章制度，认真落实医院感染防控措施特别是手术室、消毒供应中心、新生儿室等医院感染重点部门及有关器械等关键环节的消毒灭菌，保证工作质量和效果，保障患者安全。各级卫生行政部门要加大对医疗机构，特别是基层医疗卫生机构的监督管理力度，加强对基层医疗机构医务人员的培训，加大对基层医疗卫生机构的指导检查。

（孟莉）

【规范和加强血液透析室登记和管理工作】 2010年卫生部先后印发了《卫生部办公厅关于开展血液净化病例信息登记工作的通知》、《卫生部关于对医疗机构血液透析室实行执业登记管理的通知》、《医疗机构血液透析室管理规范》等文件，要求医疗机构开展血液净化病例信息登记工作，定期报送病例信息。医疗机构设立血液透析室，开展血液透析诊疗活动的，必须具有卫生行政部门核准的肾病学专业诊疗科目，符合《医疗机构血液透析室基本标准（试行）》，经卫生行政部门批准，并进行执业登记。设置血液透析室的各级各类医疗机构要按照《医疗机构血液透析室管理规范》加强管理，明确人员条件和岗位职责，建立医疗质量管理制度，加强医院感染预防与控制、人员培训和职业安全防护等。要求地方各级卫生行政部门要加强对辖区内医疗机构血液透析室的规范管理和检查评估。

为了掌握地方各级卫生行政部门对血液透析室执业登记和管理情况，了解医疗机构贯彻落实医疗机构血液透析室相关标准、规范的情况，发现实际工作中存在问题及薄弱环节，指导医疗机构改进血液透析室管理，在要求各地进行自查的基础上，2010年10～11月，卫生部组织对山西等10个省（区、市）开展血液透析室管理专项抽查。检查重点是地方各级卫生行政部门开展血液透析室规范管理、执业登记、病例信息登记管理等情况，以及医疗机构贯彻落实《医疗机构血液透析室管理规范》及有关标准、规范的实际情况等，针对检查中发现的问题，要求卫生行政部门加大对辖区内医疗机构血液透析室的规范管理力度，对存在的突出问题和安全隐患进行全面排查整治，医疗机构要针对问题及时整改，确保各项规定和工作措施落实到位，保障医疗安全。

（郭燕红　孟莉）

【加强非结核分枝杆菌医院感染预防与控制工作】 2010年5月，卫生部印发了《卫生部办公厅关于加强非结核分枝杆菌医院感染预防与控制工作的通知》，要求各级卫生行政部门和医疗机构要高度重视非结核分枝杆菌医院感染预防与控制工作，采取有效措施预防和控制非结核分枝杆菌医院感染，加强对重症监护病房（ICU）、手术室、新生儿室、血液透析室、内镜诊疗中心（室）、消毒供应中心、治疗室等医院感染重点部门的医院感染控制工作，切实做好手术器械、注射器具及其他侵入性医疗用品的消毒灭菌工作，规范使用医疗用水、无菌液体和液体化学消毒剂等，防止二次污染，加强重点部门、重点部位及关键环节的医院感染监测工作，加大对医务人员医院感染预防与控制知识的培训力度。医务人员实施手术、注射、插管及其他侵入性诊疗操作技术时，应当严格遵守无菌技术操作规程和手卫生规范，避免因医务人员行为不规范导致患者发生感染。地方各级卫生行政部门要加强对各级各类医疗机构特别是基层医疗机构的管理、检查和指导，保证医疗机构预防、控制医院感染的各项工作措施落到实处，保障医疗安全。

（孟莉）

【印发《外科手术部位感染预防与控制技术指南》等3个技术文件】 2010年11月，卫生部印发了《外科手术部位感染预防和控制技术指南（试行）》、《导管相关血流感染预防与控制技术指南（试行）》以及《导尿管相关尿路感染预防与控制技术指南（试行）》。《外科手术部位感染预防和控制技术指南（试行）》明确了外科手术切口分为清洁切口、清洁-污染切口、污染切口、感染切口四类，对医疗机构预防和控制外科手术部位感染的管理要求，手术前、手术中、手术后的各项预防要点和控制措施予以明确规定。《导管相关血流感染预防与控制技术指南（试行）》明确了导管相关血流感染的定义，具体规定了医疗机构预防和控制导管相关血流感染的管理要求，置管时、置管后的操作注意事项和感染控制要点。《导尿管相关尿路感染预防与控制技术指南（试行）》明确了导尿管相关尿路感染的定义、临床诊断和病原学诊断，对医疗机构预防和控制导尿管相关尿路感染的管理要求，置管前、置管时、置管后的操作感染控制要点作了具体规定。

（孟莉）

【对全国三级综合医院手术安全管理情况进行调查】 为了加强医院手术安全管理，规范医院手术部（室）管理工作，了解各地对《医院手术部（室）管理规范（试行）》和《手术安全核查制度》等文件的落实情况，以及手术部（室）安全管理存在问题和有关建议，卫生部组织制定了《手术安全管理调查表》，并在前期预调查的基础上，对全国三级综合医院手术安全管理有关情况进行了调查。通过调查，分析危险因素，逐步建立并规范手术安全管理流程，提高医务人员手术安全保障能力，降低患者手术风险。该次调查共有27个省（区、市）的516家三级综合医院参加，调查内容包括医院基本情况，手术安全核查，手术安全质量控制，医院对于实施《手术安全核查》和手术室管理过程中存在的问题及建议等85个方面。通过调查，了解到我国目前三级综合医院对于手术安全管理、手术核查制度等相关文件的贯彻落实情况，以及手术室管理目前存在的问题，如手术安全核查制度尚未全面落实，部分医务人员对于手术安全管理不够重视等；同时也看到部分医院在开展手术安全管理方面的有益经验，值得推广。该次调查对于下一步制定和实施加强手术安全管理相关政策提供依据。

（孟莉）

【2008—2009年度全国无偿献血表彰】 2010年12月，卫生部、中国红十字会总会、总后勤部卫生部联合印发决定，对获得“无偿献血奉献奖”的112347名个人（其中：金奖34333人、银奖19580人、铜奖58434人），“无偿献血促进奖”的80个单位和13名个人，“无偿献血先进省（市）奖”的9个省和240个市（区），“无偿献血先进部队奖”的18个部队单位以及“无偿捐献造血干细胞奉献奖”的616名个人予以表彰。此次表彰的人数是历届全国无偿献血表彰活动获奖人数最多的一次。

（衣梅　孙明明）

【开展医疗质量万里行-血液安全督导检查工作】 根据《卫生部办公厅关于开展2010年医疗质量万里行-血液安全督导检查工作的通知》（以下简称“通知”）要求，卫生部组织70余名血液管理方面的专家分赴北京市、山西省、江苏省、福建省、江西省、山东省、湖南省、广西壮族自治区、云南省9省（区、市）对122个血站、20个单采血浆站和脐带血造血干细胞库进行督导检查，其余各省（区、市）也按照通知要求，组织开展本辖区的血液安全督导检查工作。为了进一步提高检查质量，卫生部组织有关专家对督导检查内容和组织形式进行精心设计，制定了以1000分为满分的血站督导检查表（含118个条款）和单采血浆站督导检查表（含90个条款），采用部级督导和省级督导相接合的方式开展全国血液安全督导检查工作。

督导发现，各地积极推动建立无偿献血可持续发展机制；采供血机构质量体系建设稳步推进；实验室质量管理规范、有序；被检查单位质量管理水平有所提高，血液中心的检查项目符合比例为94.1%，比2007年增长了5个百分点。

（衣梅　孙明明）

【开展血站核酸检测试点工作】 为了提高血液检测技术水平，缩短经血传播疾病血液检测“窗口期”，保证血液质量和安全，根据《卫生部办公厅关于开展2010年血站核酸检测试点工作的通知》（卫办医政函〔2010〕226号）要求，卫生部组织开展了血站核酸检测试点工作。卫生部副部长马晓伟在试点工作启动会上发表重要讲话，对血液安全和试点工作提出了明确要求。全国11省（区、市）的13家血站开展了试点工作。试点期间各血站在现有两遍酶联免疫吸附法检测的基础上，对阴性标本再进行核酸检测，以进一步发现感染血液。

为了保证试点工作的顺利开展，卫生部成立了血站核酸检测试点工作专家组，负责对血站核酸检测试点工作进行技术指导和评估。同时委托卫生部临床检验中心会同中国疾病预防控制中心和中国医学科学院输血研究所，组织对试点单位实验室检测等专业技术人员进行培训，开展实验室室间质量评价，并筹建参比实验室。

（衣梅）

【做好上海世博会、广州亚（残）运会血液保障工作】 为了做好大型国际活动血液保障工作，保证血液供应和安全，卫生部印发了《卫生部办公厅关于做好广州亚（残）运会血液保障工作的通知》和《卫生部办公厅关于印发〈上海世博会期间省际血液保障联动机制指导意见〉的通知》，要求相关省（区、市）做好血液保障工作，以保障亚（残）运会定点医院为重点，全力做好血液的采集、储备和供给安排，满足非常态下临床用血供给和重大突发事件的血液应急调配需求。

按照要求，上海市卫生局和血液中心分别成立了世博会血液保障工作领导小组，制定了工作目标和保障措施，建立了辖区内的血液保障联动机制，圆满完成了世博血液保障工作任务。广东省卫生厅为做好亚（残）运会医疗应急保障工作，确保赛会期间各举办城市临床用血的供应和安全，在亚运会开幕前在全省范围内开展“迎亚运无偿献血月”及“迎亚运 Rh(-) 血无偿献血周”活动，掀起无偿献血的新高潮，为亚（残）运会的血液供应提供充足保障。

（申子瑜　贾丹丹）

【加强无偿献血宣传招募，积极应对血液供应紧张局势】 2010 年下半年，北京市、南京市、长春市、昆明市、青岛市等城市陆续出现血液供应紧张的状况，导致部分医院择期手术延期，引起社会广泛关注。2010 年 10 月 29 日，卫生部、总后勤部卫生部机关联合开展无偿献血活动。卫生部部长陈竺、党组书记、副部长张茅、副部长尹力率先参加无偿献血。在献血活动上陈竺呼吁，一个人的鲜血是有限的，但大家的爱心是无限的，参与无偿献血是每一个健康、适龄公民的责任和义务。卫生系统工作人员，特别是卫生部机关广大公务员应率先发挥带头和表率作用，积极参与献血，带动全社会树立救死扶伤的社会新风尚。卫生部机关公务员和北京大学人民医院、解放军总医院的医务人员近 500 人踊跃参加了此次无偿献血活动。

各地紧急采取延长采血工作时间，加大无偿献血媒体宣传，加强献血者招募，深入高校、机关、企业等动员团体无偿献血，以及启动应急献血队伍等措施，增加血液采集量，有效缓解了临床供血的紧张压力。

（衣梅　贾丹丹）

【开展血友病患者管理工作】 为了全面了解我国血友病患者基本信息和凝血因子类药物临床应用情况，自 2010 年起，卫生部在全国各级医疗机构实施血友病患者信息及凝血因子类药物应用情况登记报送工作。各省相继设立省级血友病病例信息管理中心，开展血友病患者基本状况、检测、诊断及治疗用药情况等信息收集汇总。截至 2010 年底，全国已有 7100 多例血友病患者纳入信息管理系统。

2010 年卫生部组织各地围绕 4 月 17 日“世界血友病日”，利用电视、广播、互联网等方式开展了血友病知识宣传、咨询、讲座等多种专题活动，通过视频会议的形式对全国二级以上医疗机构 8500 多人（次）医护人员进行血友病诊断、检验、护理、治疗等知识培训。

2010 年国产凝血因子Ⅷ供应量较前两年有了明显提高，全年共生产人第八因子相关抗原（FⅧ）39.7 万瓶（以 200 单位/瓶计算），基本满足了血友病患者临床治疗需要。北京市、天津市、上海市、广东省等省市血友病患者用药紧张的状况得到一定缓解。

（衣梅　孙明明）

【加强临床合理用血培训工作】 为了提高科学、合理、规范用血水平，探索临床用血管理的经验和做法，卫生部在中国医学科学院北京协和医院、阜外心血管病医院开展了临床合理用血管理试点工作。自试点工作启动以来，两家医院不仅建立了临床科室合理用血考评、监督制度，探索性地将临床合理用血与科室绩效考核挂钩，既保证了临床治疗的正常进行，同时也节约了大量的血液资源。2010 年阜外心血管病医院完成各类心血管手术 9384 例，比 2009 年增长了 6.6%，但红细胞用量平均减少了 17.4%，血浆用血平均减少了 18.8%。2010 年北京协和医院在手术量上升了 6%，出院人次增长了 7.92% 的情况下，临床红细胞用量下降了 7.1%，血浆用量下降了 1.9%，节约用血的效果明显。

为了推广北京协和医院、阜外心血管病医院在临床合理用血理念、措施等方面的经验，卫生部举办培训会议，组织两所医院医务部门、骨科、心外科、麻醉科、体外循环科、输血科等科室专家，与各地医务人员就临床医师输血相关知识进行了相互学习和交流。

（孙明明）

【开展“6·14 世界献血者日”庆祝活动】 2010 年 6 月 14 日是第七个世界献血者日，主题是“向世界提供新鲜血液”。为感谢广大无偿献血者，弘扬献血者无私奉献精神，卫生部、中国红十字会总会、中国人民解放军总后勤部卫生部、上海市人民政府、世界卫生组织、红十字会与红新月会国际联合会等机构在上海世博园区内共同举办“爱·传递”2010 世界献血者日庆祝活动。卫生部部长陈竺出席活动并致辞。中国红十字会总会常务副会长王伟、中国人民解放军总后勤部卫生部副部长陈新年、上海市人民政府副秘书长翁铁慧、世界卫生组织西太区地区主任申英秀、红十字会与红新月会国际联合会东亚地区卫生代表高乐等出席庆祝活动。陈竺号召青年人通过参加无偿献血和献血志愿服务，为确保血液安全作出贡献。广大青年人健康向上、积极乐观、斗志昂扬、自强不息，是无偿献血事业发展的有生力量，对促进无偿献血事业健康持续发展有着十分重要的积极作用，希望所有青年朋友发扬高度的社会责任感、崇高的奉献精神，积极支持和参与无偿献血。

活动为“2008—2009 年度上海市无偿献血促进奖”获得者代

表颁发了奖状，为“爱·传递”无偿献血雕塑揭幕。

（衣梅 孙明明）

【加强管理，规范戒毒医疗服务】 为了落实《戒毒医疗服务管理暂行办法》，卫生部印发了《卫生部医政司关于复核自愿戒毒医疗机构的通知》，对全国戒毒医疗机构进行复核和审查，根据审核评估结果，严格准入自愿戒毒医疗机构。2010年9月，组织开展全国戒毒医疗服务督导检查，在各省自查的基础上，抽查陕西、新疆、湖南等8省（区、市）24所自愿戒毒医疗机构，进一步加强管理，保证戒毒医疗服务质量。配合公安部研究制定了《吸毒成瘾认定办法》，强化吸毒成瘾认定管理工作。

（樊静 李文婧）

【卫生部副部长马晓伟率国务院残疾人工作委员会检查组赴湖南检查“十一五”残疾人工作】 2010年11月23日，国务院残疾人工作委员会副主任、卫生部副部长马晓伟率组赴湖南省检查《中国残疾人事业“十一五”发展纲要》执行情况，在全面了解残疾人各项业务工作发展情况的同时，侧重检查了康复、基本医疗保障、康复机构建设和信息化建设工作。马晓伟充分肯定了湖南省的工作，指出湖南省能够按照国务院残疾人工作委员会的要求，结合本地区实际，创造性地开展工作，残疾人的生活、工作状况明显改善，残疾人工作取得显著成绩。马晓伟指出，下一步应进一步加大残疾人医疗保障体系和服务体系的建设，将康复医疗服务体系建设纳入医药卫生体制改革统筹规划，加强康复人才的培养和规范化管理，提高康复医学服务能力，进一步营造全社会共同关心、支持残疾人事业的氛围。

（樊静 张睿）

【玉树地震伤员康复工作早期、规范开展】 青海玉树地震发生后，卫生部高度重视并及时部署地震伤员早期康复工作。震后第5天印发了《关于做好青海玉树地震伤员早期康复工作的通知》，指导伤员接收省的卫生行政部门和定点收治医院早期、规范开展地震伤员康复工作，做到救治与康复同步实施。震后第6天印发了《地震伤员常见损伤早期康复治疗指导原则》和《地震伤员常见损伤辅助器具适配与使用指导原则》。震后第7天卫生部派出5支康复专家组到达伤员接收省并开始工作，专家组工作期间累计会诊伤员1800名，为所有重症和伤情复杂的伤员制定个性化的康复治疗方案，为轻症伤员按损伤类型制定康复治疗方案。震后第8天开始培训伤员接收省的康复专业技术人员，已累计培训青海、甘肃、陕西、西藏等地（鉴于四川省内康复力量较强，省内自行组织培训）康复及相关专业技术人员300余人。伤员早期康复治疗工作受到社会各界广泛好评。

（樊静 张睿）

【2010年“百万贫困白内障患者复明工程”项目提前圆满完成】 为落实《国务院关于医药卫生体制改革近期重点实施方案（2009—2011年）》和《医药卫生体制改革2010年度主要工作安排》，2010年卫生部和中国残疾人联合会继续组织实施“百万贫困白内障患者复明工程”项目。自2010年4月1日项目启动以来，截至11月底，全国29个省（区、市）及新疆生产建设兵团（北京、上海未承担任务）共完成贫困白内障患者复明手术35.05万余例，提前4个月完成全年手术任务，江西、贵州、广东、江苏等15个省超额完成任务。

（张睿 樊静）

【部分康复医疗服务项目纳入基本医疗保障支付范围】 康复医疗服务项目在我国大多数地区的医疗保障范围和保障水平还不能满足患者日益增长的康复医疗需求，为了提高康复医疗服务的可及性，卫生部、人力资源和社会保障部等5部门于2010年9月联合印发通知，要求各地自2011年1月1日起，将运动疗法等9项康复医疗项目纳入基本医疗保障的报销范围。

（樊静 张睿）

【规范儿童孤独症诊疗、康复工作】 孤独症儿童康复工作水平与日益增长的需求相比仍存在较大差距，存在专业康复训练机构匮乏，专业康复人员和儿童精神科医师数量少，诊疗康复水平不高等问题。为规范儿童孤独症的诊疗康复行为，提高医疗质量，2010年7月23日，卫生部制定印发了《儿童孤独症诊疗康复指南》，并举办了“全国儿童孤独症诊疗康复培训班”，培训全国相关专业技术人员150余人。

（樊静 张睿）

【组织实施“贫困聋儿人工耳蜗抢救性康复项目”】 2009年中央财政安排专项资金启动了“贫困聋儿人工耳蜗抢救性康复项目”，三年内为全国1500名重度、极重度贫困聋儿免费植入人工耳蜗并实施康复训练，该项目由中国残疾人联合会和卫生部共同组织实施。项目启动后，卫生部按照项目责任积极推动项目定点手术医院遴选和医疗质量管理工作，先后确定了27家项目定点手术医院，并成立了专家指导组。截至2010年底，共实施项目手术776例，成功率达到100%，圆满完成当年项目任务。项目的积极成效带动了各级政府和社会有关方面更加关注残疾儿童的康复工作，营造了有利于残疾人康复事业发展的良好社会氛围。

（樊静 张睿）

【继续推进“微笑列车唇腭裂慈善修复项目”】 卫生部与美国微笑列车基金会、中华慈善总会、中华口腔医学会自2007年底共同组织实施“微笑列车唇腭裂修复慈善项目”，为全国唇腭裂患儿免费进行手术修复。2010年该项目共资助手术2.7万余例，美国微笑列车基金会共捐赠手术款人民币8600余万元。

（樊静 张睿）

【召开2010年卫生部与非政府组织防盲治盲协调会】 为了加强卫生部与非政府防盲组织的沟通协作，统筹各方防盲治盲资源，完善我国防盲治盲网络，自2007年起，卫生部和参与我国防盲治盲工作的国内、外非政府防盲组织定期召开协调会议。2010年邀请了内蒙古、辽宁、黑龙江等8省（区、市）卫生厅医政处防盲治盲负责同志参加会议。参会人员就各非政府组织在中国开展的防盲工作进行了沟通和经验分享，政府部门代表与各非政府组织就各自开展的工作进行了情况交流。探讨加强政府与非政府防盲组织合作的机制与模式，统筹防盲治盲资源，完善我国基层防盲治盲网络，提高服务能力。

（樊静 张睿）

医疗监管

【2010年医疗服务监管工作】 2010年医疗服务监管工作，按照深化医药卫生体制改革总体部署，围绕全公立医院改革试点和医疗服务监管两项工作重心，以制度建设和调研指导为抓手，加强医疗服务体系建设，推行便民惠民措施，积极推进公立医院改革试点工作。同时，以持续改进国家医疗服务监管体系建设为平台，强化医疗质量安全监管，完善医院评审评价办法，加强医院信息化和运行监管工作，各项工作均取得显著成效。

一、推进公立医院改革试点

启动公立医院改革试点工作。印发了《关于公立医院改革试点的指导意见》(以下简称《指导意见》)，组织召开公立医院改革试点工作电视电话会议。卫生部部长陈竺在讲话中分析了公立医院改革的重要性和艰巨性，阐述了公立医院改革试点的方向和政策框架，就试点的重要政策内容和试点组织实施提出了要求，对全国公立医院改革试点工作进行了部署。2010年4月7~8日，在江苏省镇江市组织召开了公立医院改革国家联系城市工作会议，卫生部副部长马晓伟对16个重点联系城市提出了具体要求。

加强对试点城市的调研指导和总结推广。组织安排各地调研指导，了解各地工作进展，总结有益经验，发现困难和不足，并在各试点城市建立了信息报送制度。组织编印了41期《公立医院改革试点工作简报》，推广各地经验，加强信息交流。国务院副总理李克强多次对《简报》内容作出重要批示。为全面掌握情况，卫生部委托北京大学公共卫生学院等机构研究制订《公立医院改革试点基线调查方案》，启动了基线调查工作。委托编印了《公立医院改革与管理动态》，系统收集梳理各地政策和实践动态。

做好理论政策研究和试点的管理培训。组织开展相关理论和政策研究工作，如公立医院管理体制改革、公立医院绩效考核体系等。组织编写公立医院运行机制与内部管理改革案例集，为各地推进公立医院改革提供参考和借鉴。为加深地方卫生行政部门领导和公立医院院长对公立医院改革试点政策的理解，卫生部组织培训班，对来自省级卫生行政部门、国家和省级联系试点城市卫生行政部门和公立医院近750余人进行了培训，提高相关人员推进和管理改革的能力。

研究起草2011年公立医院改革重点工作安排。通过组织召开加快公立医院改革工作座谈会等手段，总结各地成熟做法和成功经验，研究起草《2011年公立医院改革重点工作安排》(以下简称《工作安排》)，提出了“点面结合、远近结合、边试边推”的总体思路，拟向全国推广一批见效快、易操作的惠民便民措施，同时推进“管办分开、政事分开、医药分开、营利性和非营利性分开”等重大体制机制改革。为了提高《工作安排》的操作性和权威性，在广泛征求地方卫生行政部门和相关部门的意见后，分别在北京市、重庆市和上海市组织召开征求意见会，并积极协调国家相关部委，争取财政部、发改委等相关部委支持。目前，该方案通过国务院审批，并以国务院办公厅名义印发。

研究建立公立医院与城乡基层医疗卫生机构分工协作机制。这项工作是2010年卫生部承担的十项重点任务之一。卫生部总结了近几年各地在推进城乡对口支援、公立医院支援社区卫生服务、推进县乡卫生机构纵向业务合作等方面的做法和经验，形成初稿。邀请中华人民共和国国务院办公厅有关同志和专家一同前往黑龙江省齐齐哈尔市甘南县、龙江县、大庆市、上海市松江区等地进行专题调研，完善文件内容。并多次征求相关部委、卫生部内各司局意见。

完成公立医院改革试点重点提案的办理工作。“推进公立医院改革试点，缓解群众看病就医问题”是2010年人大确定的重点建议和卫生部确定的重点提案。卫生部将推进公立改革试点工作同提案办理工作相结合,通过召开座谈会、开展专题调研等形式,加强与代表委员的交流和沟通,形成了答复意见,得到了各位代表和委员的肯定。

推进实施便民惠民服务措施。印发了《卫生部关于改进公立医院服务管理方便群众看病就医的若干意见》，继续推动公立医院实施预约诊疗服务，实施便民惠民措施，方便群众看病就医。举办了2期预约诊疗服务管理培训班，对各省级卫生行政部门主管人员和三级医院主管人员进行了培训。全国三级医院普遍开展预约诊疗服务，北京市率先实行预约挂号。四川大学华西医院、广东省人民医院实现了全部号源开放预约，医院秩序明显好转，患者就诊等待时间明显缩短。此外，全部三级医院实行周六门诊，推广延时门诊服务和节假日门诊。推进基本医疗保险费用直接结算，减少参保（合）群众资金垫付压力，方便群众。

二、继续加强县级医院建设发展

加强县级医院的建设发展，保证农民群众“大病不出县”，是落实“保基本、强基层、建机制”要求的有效途径。2010 年卫生部在继续开展城乡医院对口支援工作的基础上，着重加强县级医院的能力水平建设。

继续实施“万名医师支援农村卫生工程”。组织开展东西部省际对口支援工作。组织开展全国性督导、检查，巩固全国 1000 多所城市三级医院与 2139 所县级医院的对口支援和协作关系。

研究制订了《县级综合医院建设发展指导意见》，在加大财政投入、提高医疗质量、确保医疗安全、改进医疗服务、控制医疗费用等方面提出了指导意见，现已经部务会讨论通过，正在征求有关部门意见。

推进县级医院改革发展。在陕西省子长县组织召开的全国县医院改革发展现场会上，卫生部党组书记、副部长张茅对县医院以及县域医疗服务体系进行了系统的阐述，明确了县医院今后 5～10 年的建设与发展目标。为了支持县医院建设，卫生部争取中央财政支持县医院购置医疗设备和实施信息化建设。同时，在全国确定了 50 个重点联系县医院，建立了重点联系点工作机制。

实施 6000 名骨干医师培训项目。该项工作也是 2010 年医改重点任务之一。卫生部争取到中央财政支持，组织印发了实施方案，完成了各地的名额分配，以城市医院与县级医院的对口支援和协作关系为基础，由城市三级医院为县级医院培训。

推动建立远程会诊系统。在中央财政支持下，依托中央级（部属部管）综合医院和中西部省级综合医院，连接基层医院，建立远程会诊系统，逐步实现远程诊断、远程会诊、远程监护、远程手术指导、远程咨询、远程教育和远程信息共享等远程医学活动。

三、强化医疗质量安全监管

加大医疗器械临床使用安全管理，开展专项检查活动。对重点疾病实行单病种质量管理和控制，建立医疗、药品、器械安全管理报告、评价和反馈制度，落实临床诊疗规范，实施处方点评。

积极创建平安医院。开展和谐医患关系调研，推动医疗纠纷人民调解，加强医疗责任保险制度。举办了《侵权责任法》宣传贯彻培训班，对《侵权责任法》中医疗损害责任相关法条适用问题进行了解读，医疗纠纷和医疗事故发生数稳中有降。

建立医疗质量安全事件报告和告诫谈话制度。组织制定了《医疗质量安全事件报告暂行规定》和《医疗质量安全告诫谈话暂行办法》，及时掌握全国医疗质量安全事件发生情况及原因，指导卫生行政部门和医疗机构认真查找医疗质量安全事件暴露出的问题，为切实提高医疗质量，保障医疗安全提供基础数据。

四、推进医院评审评价和监管

建立评审评价体系，组织制定医院评审标准和办法。组织制定了《综合医院评审标准（试行）》、《县级综合医院评审标准》、《专科医院评审标准》和《三级专科医院评审标准》。组织制定了《医疗机构评审办法》、《医疗机构评审专家库管理办法》，形成了送审稿。

开展大型医院巡查。为了实现公立医院公益性，对医院发展与建设、医疗服务与医院安全等方面加强管理，采取听取汇报、现场检查等方式，对近 20 所部属（管）医院分三个阶段实施了巡查，了解、推广加强管理、体现公益性的做法和经验，发现问题和不足。

加强器官移植技术监管。完成了 163 所移植医院人体器官移植诊疗科目重新登记工作。在进一步规范肝、肾移植数据中心基础上，正式启动心、肺移植数据录入工作。对 10 个省市 21 所移植医院人体器官移植工作情况进行了“飞行检查”，4 所医院因违规被暂停了相应诊疗科目。研讨形成了《人体器官移植条例（修订草稿）》，与中国红十字会总会联合在天津等 11 个省、市开展了人体器官捐献试点工作。

（张宗久）

【2010 年全国医疗服务监管工作会议召开】 2010 年 2 月 4～5 日，2010 年全国医疗服务监管工作会议在福建省厦门市召开。会议的主要任务是认真落实 2010 年全国卫生工作会议精神，以深化医药卫生体制改革为中心任务，总结 2009 年医疗服务监管工作，交流经验，分析形势，安排部署 2010 年医疗服务监管工作。卫生部副部长马晓伟出席会议并发表了题为《深化改革，强化监管，为人民群众提供满意的医疗服务》的重要讲话。主要内容涉及三个方面：

一、公立医院改革试点和医疗服务监管平稳起步，有序推进，取得积极成效

（一）积极推进公立医院改革试点。

（二）初步建立医疗服务监管

队伍。

（三）逐步完善医疗服务监管法规体系。

（四）以查处突出问题为切入点，全面加强医疗质量安全监管。

（五）深入开展“平安医院”创建活动，推动医疗纠纷人民调解工作。

（六）研究建立医院评价体系。

（七）进一步推动城乡医院对口支援工作。

（八）其他监管工作：包括贯彻国务院《人体器官移植条例》，把人体器官移植的监管管理工作落到实处；加强医疗机构校验管理；加强执业行为监管。

二、全面推进公立医院改革试点工作

（一）深刻理解推进公立医院改革的重大现实意义，把公立医院改革放到更突出、更重要的位置。

（二）充分认识改革为公立医院发展带来的机遇，坚定改革的信心，当好改革的表率。

（三）重点把握现阶段公立医院改革需要解决的主要问题，找准公立医院改革的着力点，推进公立医院改革工作。

三、围绕中心，突出重点，扎实推进医疗服务监管各项工作

2010年医疗服务监管工作的总体要求是：深入贯彻落实科学发展观，紧紧围绕深化医药卫生体制改革这个中心，建立健全以公益性为核心的公立医院监管制度，建立医疗机构医疗质量评价和监督体系，组织开展医疗质量、安全、服务、财务监督和评价等工作。

（一）启动医院评价工作，创建全国百家优质医院。

（二）继续推进城乡医院对口支援工作，切实提高县医院的能力水平。

（三）构建和谐医患关系，深入开展创建“平安医院”活动。

（四）继续推动实施便民措施，方便群众看病就医，改善群众体验。

（五）落实医疗安全责任制和责任追究制，进一步加强医疗质量安全管理。

（六）推进住院医师规范化培训工作。

（七）统筹做好其他各项工作：包括继续加强人体器官移植监管工作；组织实施大型医院巡查，完善公立医院运行制度；加强医疗服务监管的信息工作。

卫生部医疗服务监管司司长张宗久主持会议，福建省副省长陈桦出席会议并致辞。卫生部有关司局的领导同志，国家中医药管理局、解放军总后卫生部医疗局、武警总后卫生部、卫生部直属有关单位、各省（区、市）卫生厅局，新疆生产建设兵团卫生局相关负责人，有关大学医院管理部门负责人，部属（管）医院院长，有关学会、协会负责人等近300人参加了会议。

【印发《关于公立医院改革试点的指导意见》，启动公立医院改革试点工作】 2010年2月2日，国务院总理温家宝主持召开国务院第100次常务会议，审议并原则通过了《关于公立医院改革试点的指导意见》(以下简称《指导意见》)。2月11日，卫生部、中央机构编制委员会办公室、国家发展和改革委员会、财政部、人力资源和社会保障部联合印发了《指导意见》。《指导意见》明确了公立医院改革试点的指导思想和基本原则、试点的总体目标、主要任务和实施步骤、试点的主要措施和试点的组织领导。《指导意见》指出，试点要坚持公益性质和社会效益原则，把维护人民健康权益放在第一位，着力解决公平问题，切实缓解群众看病贵、看病难的问题。试点要坚持中央确定改革方向和原则，鼓励地方解放思想、因地制宜，在完善公立医院服务体系、改革公立医院管理体制、改革公立医院法人治理机制、改革公立医院运行机制、改革公立医院补偿机制、加强公立医院内部管理、改革公立医院监管机制、建立住院医师规范化培训制度和加快推进多元化办医格局九个方面大胆探索创新。到2011年，总结公立医院改革试点工作，形成公立医院改革的总体思路和主要政策措施，为全面推动公立医院改革奠定基础。2月23日，卫生部等五部门召开公立医院改革试点工作电视电话会议，按照国务院常务会议和医改领导小组会议关于公立医院改革试点的精神，分析了公立医院改革的重要性和艰巨性，阐述了公立医院改革试点的方向和政策框架，就试点的重要政策内容和试点组织实施提出了要求，对全国公立医院改革试点工作进行了部署。

（张宗久　周军　钟东波　胡翔　王敏瑶）

【开展公立医院改革试点政策与管理培训】 为了加深地方卫生行政部门领导和公立医院院长对公立医院改革试点政策的理解，研讨试点过程中的重点和难点问题，提高相关人员推进和管理改革的能力，卫生部对来自省级卫生行政部门、国家和省级联系试点城市卫生行政部门和公立医院近750余人进行了培训，加深地方对试点工作的理解和政策把握。

（钟东波　方地春）

【确定16个公立医院改革国家联系试点城市和37个省级试点地区】 2010年2月22日，卫生部和国务院深化医药卫生体制改革领导小组办公室发布了《关于确定公立医院改革国家联系试点城市及有关工作的通知》，确定了16个国家联系试点城市，包括东部地区6个城市：辽宁省鞍山市、上海市、江苏省镇江市、福建省厦门市、山东省潍坊市和广东省深圳市；中部地区6个城市：黑龙江省七台河市、安徽省芜湖市、安徽省马鞍山市、河南省洛阳市、湖北省鄂州市和湖南省株洲市；西部地区4个城市：贵州省遵义市、云南省昆明市、陕西省宝鸡市和青海省西宁市。各省同时确定了37个省级试点地区，全国共有53个地区陆续开展试点工作。

（张宗久　周军　钟东波　王敏瑶）

【建立公立医院改革国家联系试点城市信息报送制度】 为了解和掌握各地公立医院改革与管理的政策发展、实践活动以及社会各方的观点评论,分析、总结和提炼地方做法和经验,加强中央对试点城市的指导及试点城市之间的交流沟通,卫生部建立了试点城市信息报送制度,要求试点城市定期或不定期报送重大进展情况、遇到问题、成效和取得经验。为此,卫生部委托专门机构编印了《公立医院改革与管理动态》,系统收集梳理各地政策和实践动态;编印了《公立医院改革试点工作简报》,加强信息交流力度。2010 年共编印《简报》41 期、《动态》23 期。

(钟东波 方地春)

【开展公立医院绩效考核工作研究】 建立以公益性为核心的公立医院绩效考核管理制度是公立医院改革试点的一项重要任务，是改善和加强政府对公立医院治理、引导公立医院的发展方向和行为、维护公立医院公益性的重大举措，是激励约束院长行为的重要手段，是公立医院实施绩效工资制度的重要前提。卫生部正在研究制定对卫生事业单位开展绩效考核工作的指导性意见，同时分类制定对公共卫生机构、公立医院和基层医疗卫生机构的绩效考核办法。为了加强对公立医院绩效考核办法的研究工作，卫生部召开了公立医院绩效考核(非人员绩效考核）研讨会，上海申康医院发展中心、天津市卫生局、北京市中医药局、广东省深圳市人口和计生委、江苏省镇江市卫生局、山东省潍坊市卫生局相关负责人分别介绍了各自在公立医院绩效考核方面所做的探索和取得的经验。来自卫生行政部门、医院、研究机构的与会专家围绕如何完善公立医院绩效考核的框架、思路、指标、维度等展开讨论，对建立公立医院绩效考核体系过程中的重点、难点和要点发表了意见和建议。

(周军 钟东波 胡翔)

【卫生部首次通报全国医疗服务信息】 为了贯彻落实深化医药卫生体制改革有关文件精神，进一步推动医疗卫生政务信息公开，加强医疗服务监管，让全社会直观了解医疗服务宏观情况，卫生部决定从2010 年起实行医疗服务信息定期发布制度，每月向社会通报全国医疗服务信息，同时要求省级卫生行政部门定期发布本辖区内医疗服务信息。

一、医疗服务工作量

（一）诊疗人次。2010 年全国医疗机构总诊疗人次达 58.38 亿人次，比 2009 年增长 6.4%。其中：医院诊疗人次为 20.40 亿人次，比2009 年增长了 6.1%；社区卫生服务中心（站）4.85 亿人次，比2009 年增长了 28.5%；乡镇卫生院 8.74 亿人次，比 2009 年下降了0.3%，下降原因是：受城镇化影响，相应的乡镇卫生院转为社区卫生服务机构；村卫生室诊疗人次16.57 亿人次。政府办社区卫生服务中心（站）和乡镇卫生院诊疗人次分别为 3.63 亿人次和 8.62 亿人次。

（二）出院人数。2010 年全国医疗机构出院人数达 14137.9 万人，比 2009 年增长 6.2%。其中：医院出院人数 9477.9 万人，比2009 年增长了 12.1%；社区卫生服务中心 220.0 万人，比 2009 年增长了 32.6%；乡镇卫生院3635.5 万人，比 2009 年降低了5.2%，下降原因是：受城镇化影响，相应的乡镇卫生院转为社区卫生服务机构。政府办社区卫生服务中心和乡镇卫生院出院人数分别为184.5 万人和 3600.4 万人。

二、病床使用情况

2010 年底，医院病床使用率为 86.7%，比 2009 年提高了 1.9 个百分点；乡镇卫生院为 59.0%，比 2009 年下降了 1.7 个百分点。医院平均住院日为 10.5 日，与2009 年持平。

三、卫生资源

（一）医疗机构数。截至 2011 年底，全国医疗机构数达 92.7 万个，其中：医院 2.09 万个，社区卫生服务中心（站）3.3 万个，乡镇卫生院 3.8 万个，村卫生室64.8 万个，诊所（医务室）17.3 万个。2010 年政府办社区卫生服务中心（站）1.8 万个，乡镇卫生院 3.7 万个。与 2009 年比较，全国医疗机构增加了 20171 个，其中：医院增加了 627 个，社区卫生服务中心（站）增加了 5431 个、乡镇卫生院减少了 641 个，村卫生室增加了 15654 个，诊所（医务室）减少了 1319 个。

（二）医疗机构床位数。2010 年全国医疗机构床位数达 478.7 万张，其中：医院 338.7 万张，乡镇卫生院 99.4 万张，社区卫生服务中心 13.8 万张。与 2009 年比较，全国医疗机构床位增加 37.1 万张，其中：医院增加 26.6 万张，乡镇卫生院增加 6.1 万张，社区卫生服务中心增加 3.7 万张。

（三）卫生技术人员数。2010 年全国医疗机构卫生技术人员达560.9 万人，其中：执业（助理）医师 231.9 万人，注册护士 202.4 万人。与 2009 年比较，全国医疗机构卫生技术人员增加了 32.9 万人，其中：执业（助理）医师增加了 8.9 万人，注册护士增加了19.4 万人。

(高学成 王毅)

【印发《卫生部关于改进公立医院服务管理方便群众看病就医的若干意见》】 为了贯彻落实深化医药卫生体制改革意见，促进公立医院在改革发展中加强内部管理，提高服务质量，改善群众看病就医体验。2010 年 2 月 1 日，卫生部制定印发了《卫生部关于改进公立医院服务管理方便群众看病就医的若干意见》(以下简称《意见》)。《意见》指出：各地应坚持推进预约诊疗服务，优化门诊流程，增加便民措施；加强急诊绿色通道管理，及时救治急危重症患者；改善住院、转诊、转科服务流程，提高服务水平；改革医疗收费服务管理与医保结算服务管理；规范临床护理服务，实施整体护理模式；加强精细化管理，提高服务绩效；落实患者安全目标，推动医疗质量持续改进；开展重大疾病规范化诊疗，有效减轻了患者的负担；加强投诉管理，积极推进医疗纠纷人民调解，构建和谐医患关系。各级卫生行政部门和医疗机构要把方便群众看病就医、减轻群众经济负担纳入公立医院改革发展的重要内容，作为当前的一项重要工作，切实提高认识，加强领导。

（张宗久　高学成）

【继续实施"万名医师支援农村卫生工程"】 2010年卫生部继续组织实施"万名医师支援农村卫生工程"，项目涵盖国家扶贫开发工作重点县、陆路边境县、民族自治县和中西部地区省贫困县，共计955个县。共有600多家三级医院派出了近2万名医务人员到项目县医院开展工作。医务人员通过教学查房、手术示教、学术讲座等形式，帮助当地医务人员提高业务水平，并对医院的管理工作提出建议，提高县医院的管理水平。

为了深入贯彻落实深化医药卫生体制改革的意见，全面完成2010年"万名医师支援农村卫生工程"项目任务，卫生部召开了2010年城乡医院对口支援工作电视电话会议。卫生部副部长马晓伟出席会议并讲话。会议总结了"万名医师支援农村卫生工程"项目实施五年来工作，对下一阶段任务进行了部署。

为做好项目的检查评估工作，项目办制订了《"万名医师支援农村卫生工程"项目评估提纲》，要求各地对照评估提纲，对项目实施情况进行自查，针对存在的问题加以改进。2010年6～7月，项目办组织人员对各地"万名医师支援农村卫生工程"项目工作进行了督查，本次督查由项目办督查了5个省份，委托省级卫生行政部门督查了21个省份，每个省份检查了1家三级综合医院和2家受援县级医院，另外6个省份进行了自查。督查结果显示，各地项目执行情况较好。本次督查针对各地存在的问题进行了及时纠正。

（高学成　王毅）

【东西部省际医院对口支援工作】 2009年9月，卫生部会同国家中医药管理局和总后勤部卫生部印发了《关于东西部地区医院省际对口支援工作有关问题的通知》（卫医管发〔2009〕93号），组织北京市等9个省市的三级医院与内蒙古等8个省区和新疆生产建设兵团的医院建立了对口支援和协作关系。截至2010年8月底，东部9省市的174所三级医院与西部8省区和新疆生产建设兵团的174所医院建立了对口支援和协作关系。

东部9省市组织支援医院领导到受援省份认真调研、考察，摸清受援医院实际情况和当地群众的主要医疗需求。支援和受援医院双方协商制定帮扶计划，签订帮扶协议，积极推进对口支援工作。一是支援医院派出医务人员到受援县级医院开展医疗工作，并通过教学查房、学术讲座、手术示教等方式，培训当地医务人员，建立特色学科；二是受援医院选派医务人员到支援医院进修学习，培养业务骨干；三是对口医院双方建立疑难重症会诊、转诊绿色通道；四是东部省份和支援医院为受援方捐款捐物。

省际医院对口支援工作开展以来，三级医院派出938名医务人员到受援医院工作。据各地资料统计，支援医务人员接诊病人6.7万人次，开展手术6000台次，参加疑难病例讨论近6570人次，教学查房5000余次，开展新技术800余项，学术讲座2000余次，培训医务人员34000人次，帮助受援医院建立特色专科近200个，同时，支援医院免费接受进修生700多人，并向受援医院捐款捐物价值800余万元。

（高学成　王毅）

【部属（管）医院支援西部地区农村卫生工作】 2010年6月，卫生部印发了《卫生部办公厅关于开展2010年度部属（管）医院支援西部地区农村卫生工作项目的通知》，要求部属（管）医院充分发挥技术、人才及管理等优势，以专科建设、人才培养和规范管理为重点，采取举办培训班、接收进修生、组派巡回医疗队等形式，提高县、市（地）级医院管理水平和卫生技术人员的业务能力。2010年共举办培训班4期，培训人员120人；接收进修生50人；组派医疗队12支，派遣医疗队员96人。

（高学成　王毅）

【军队医院对口支援西部地区县医院工作】 2010年军队卫生系统大力推进军队医院对口支援西部地区县医院。2010年6月30日，卫生部和总后勤部卫生部在新疆维吾尔自治区召开了军队医院对口支援新疆、西藏地区县医院任务部署会。目前，参加对口支援的军队医院总数增至108所，西部地区受援医院总数达到130所，其中对口支援新疆、西藏医院的数量由原来的18所增至现在的43所。2010年12月8日，卫生部和总后勤部卫生部印发了《关于进一步加强军队医院对口支援西部地区县医院工作的意见》，要求对口支援工作要扎实抓好医疗服务、突出抓好学科帮建、重点培养骨干人才、积极培育先进技术、着力深化管理帮带，不断提升支援工作质量和水平。

据统计，2010年全军医院共派出医疗队166批次，673人次，组织教学查房、病例讨论、专题讲座等2700余次。医疗队员重点带教培养了660余名中青年医师，军队医院为西部地区医院免费培训478名技术骨干。

（高学成　王毅）

【实施县级医院骨干医师培训项目】 根据医药卫生体制五项重点改革2010年度工作安排，为全国县级医院培训6000名骨干医师，培养一支留得住、用得上，临床医疗技术基本功扎实，满足农村患者医疗服务基本需要的骨干医师队伍，为此卫生部开展了县级医院骨干医师培训项目。2010年8月17日，卫生部、国家中医药管理局联合印发了《关于实施县级医院骨干医师培训项目的通知》（卫办医管函〔2010〕670号），对开展县级医院骨干医师培训工作进行全面部署。2010 年底，国家财政明确了经费支持，根据《财政部 卫生部关于下达 2010 年公共卫生补助资金的通知》（财社〔2010〕271 号），中央财政安排项目资金 4181 万元补助中西部各省和新疆生产建设兵团，按照每人 8000 元的标准对中西部地区县级医院骨干医师进行补助。12 月 17 日卫生部印发了《县级医院骨干医师培训项目实施方案》（卫办医管函〔2010〕1078 号），进一步对中西部地区县级医院骨干医师培训项目的实施明确了人员与中央财政经费安排。各项目省根据卫生部文件要求结合自身具体情况制定了项目具体实施方案，把项目实施与万名医师支援农村卫生工程、城乡医院对口支援、省际对口支援等工作紧密结合，形成了卫生人才培养合力。自 2010 年 8 月份起全国各地已陆续开展 6000 名县级医院骨干医师培训工作，安排县级医院骨干医师到三级医院培训，现参训人员已基本派驻到位。培训时间主要是以一年期限为主，基本涵盖了常见病、多发病以及部分危急重症相关专业。

（张宗久 高学成）

【召开全国县医院改革发展现场会】 2010 年 11 月 2 日，全国县医院改革发展现场会在陕西省延安市子长县召开。会议总结了近年来县医院改革发展和县域医疗服务体系的建设工作，分析新形势下以县医院为中心、加强县域医疗服务体系建设的思路和措施，研究和部署了下一阶段重点工作。卫生部党组书记、副部长张茅作了题为《积极推进县医院改革发展，全面加强县域医疗服务体系建设》的讲话，公立医院改革试点协调工作领导小组组长、卫生部副部长马晓伟就落实会议精神作了总结发言。

会上张茅对县医院以及县域医疗服务体系进行了系统的阐述，提出两个观点：第一，积极推进县医院改革发展、全面加强县域医疗服务体系建设是事关医改全局的重要环节；第二，县医院改革是公立医院改革的重要突破口。会议全面总结了近年来县医院和县域医疗工作取得的成绩，概括出了四个方面的经验：一是必须发挥政府的主导作用。二是必须抓住县医院这个龙头。三是必须把人才放在重要位置。四是必须统筹协调各项改革措施。会议对加强县域医疗卫生服务体系建设，积极稳妥推进公立医院改革，作了重点部署：一是合理统筹城乡医疗资源。二是切实加强农村医疗服务网络建设。三是切实加强人才队伍建设。建立完善全科医师制度。四是持续增加县医院技术水平和服务能力。县医院建设与发展的工作目标是：通过建设和发展，原则上 2011 年每个县要有 1 所县级医院达到二级甲等标准，使农村常见病、多发病、危急重症和部分疑难复杂疾病在县级医院能够得到有效解决，并承担起对乡镇卫生院、村卫生室的业务技术指导和卫生人员的进修培训等任务。2015 年县级医院全面达到二级甲等水平，县域居民的看病就医问题得到有效解决。至 2020 年继续改善医疗条件，提高医疗水平，规范医院管理，有效缩小县级医院与三级医院的总体差距，进一步满足县域群众的医疗卫生服务需求。

马晓伟总结强调，各地要深入领会会议精神，结合实际，抓住主要矛盾，创新工作方法，研究解决问题的新思路、新措施。

陕西省副省长郑小明结合陕西省以县域为突破口落实深化医改任务的实践，阐述了对加强县医院改革，做好农村卫生工作的体会和认识。陕西省卫生厅副厅长刘少明介绍了陕西省县域医改的工作情况，陕西省子长县、河北省赞皇县、浙江省遂昌县、河南省临颍县分别介绍了加强县医院改革与发展、加强县域医疗服务体系建设、推进县域医药卫生体制改革的经验和体会，上海交通大学医学院附属新华医院就省际对口支援云南省龙陵县医院的工作情况作了交流。此外，会议通过 50 块展板展现了全国县级医院建设发展和县域医疗服务体系建设的成果，汇编了各地提交的 50 篇经验交流材料，并组织参观了子长县医院、县药品统一配送中心和杨泽园镇乡镇中心卫生院。

卫生部、中央机构编制委员会办公室、国务院医改办、财政部、人力资源和社会保障部、国家中医药管理局有关司局的负责人，各省（区、市）、新疆生产建设兵团卫生厅局主管厅局长、医管（医政）处长，全国 100 个县的县委或县政府的负责同志，部分三级医院院长及卫生部有关直属单位负责同志共 199 名正式代表参会。

（张宗久 周军 高学成）

【建立重点联系县医院工作机制】 为了贯彻落实 2010 年全国医疗服务监管工作会议和城乡医院对口支援电视电话工作会议精神，进一步掌握县级医院建设发展情况，2010 年 11 月 26 日，卫生部印发了《卫生部办公厅关于建立重点联系县医院工作机制的通知》（卫办医管函〔2010〕998 号），从各地推荐的 507 家县级医院中选取了 50 家作为卫生部重点联系县医院，其中北京市、上海市、天津市、重庆市和内蒙古自治区、黑龙江省、广西壮族自治区、海南省、西藏自治区、甘肃省、青海省、宁夏回族自治区、新疆维吾尔自治区、新疆生产建设兵团各 1 家，其余每省（区）各 2 家，并要求各省级卫生行政部门按照本省（区、市）县级行政区划的 20% 的比例确定省级重点联系县医院。文件明确了重点联系的内容，包括六个方面：政府发挥主导作用，维护公立医院的公益性，加大投入情况；加强人才队伍建设，提高技术水平和服务能力情况；针对当地疾病谱和影响群众生产生活的主要问题，建设重点专科情况；改进医院管理，方便人民群众看病就医情况；与三级医院建立对口支援关系，推动医院各项工作情况；建立分工协作机制，指导乡镇卫生院业务工作情况。文件要求各省（区、市）和重点联系县医院要研究制订工作方案，至少每季度向卫生部报送一次工作信息。

（高学成 王毅）

附件

卫生部重点联系县医院名单

省份	地市	县医院	省份	地市	县医院
北京		延庆县医院	河南	漯河市	临颍县人民医院
天津		宁河县医院		安阳市	滑县人民医院
河北	石家庄市	赞皇县医院	湖北	襄樊市	宜城市人民医院
	沧州市	南皮县医院		十堰市	丹江口市第一医院
山西	太原市	万柏林区中心医院	湖南	长沙市	宁乡县人民医院
	晋中市	寿阳县人民医院		邵阳市	邵东县人民医院
内蒙古	呼伦贝尔市	满洲里市第一医院	广东	深圳市	宝安区人民医院
辽宁	营口市	大石桥市中心医院		佛山市	高明区人民医院
	大连市	瓦房店市中心医院	广西	南宁市	隆安县人民医院
吉林	松原市	前郭县人民医院	海南	文昌市	文昌市人民医院
	辽源市	东丰县人民医院	重庆		大足县人民医院
黑龙江	齐齐哈尔市	泰来县人民医院	四川	乐山市	峨眉山市人民医院
上海		崇明县中心医院		内江市	隆昌县人民医院
江苏	无锡市	江阴市人民医院	贵州	遵义市	余庆县人民医院
	镇江市	丹阳市人民医院		贵阳市	息峰县人民医院
浙江	杭州市	余杭区第一人民医院	云南	昆明市	富源县人民医院
	宁波市	余姚市人民医院		大理州	祥云县人民医院
安徽	合肥市	肥东县医院	西藏	拉萨市	林周县卫生服务中心
	巢湖市	庐江县人民医院	陕西	榆林市	神木县医院
福建	福州市	福清市医院		延安市	子长县医院
	龙岩市	长汀县汀州医院	甘肃	兰州市	永登县人民医院
江西	南昌市	进贤县人民医院	青海	海东地区	乐都县人民医院
	萍乡市	芦溪县人民医院	宁夏	银川市	灵武市医院
山东	淄博市	桓台县人民医院	新疆	吐鲁番地区	鄯善县人民医院
	滨州市	邹平县人民医院	新疆生产建设兵团		农六师芳草湖农场医院

【实施远程会诊系统建设项目】 为了进一步提高中西部和农村地区医疗服务水平，方便群众看病就医，中央财政拨付专项经费，支持开展中西部远程会诊系统建设项目。2010年12月，卫生部印发了《2010年中西部远程会诊系统建设项目管理方案》，建设以中央级综合医院和中西部省级综合医院为核心，连接基层医院的远程医疗系统，实现远程诊断、远程会诊、远程监护、远程手术指导、远程咨询、远程教育和远程信息共享等远程医学活动，有效加强中西部省（区、市）基层医院医疗服务能力，提高疑难重症救治水平。2010年项目经费共计10240万元，分别支持12家部属（管）医院与西部地区24家综合医院、中西部地区23家三级甲等综合医院与115家县级医院建立远程会诊系统。通过项目试点，建立并完善制度规范，研究制订相关政策措施，探索建立长效的运行机制，缓解中西部群众看病就医问题。

（高学成　王毅）

【推动在三级医院实施预约诊疗服务】 2009年9月30日，卫生部印发了《卫生部关于在公立医院施行预约诊疗服务工作的意见》（卫医管发［2009］95号）（以下简称《意见》）。《意见》下发后，各地进行了动员部署，确定专门机构并指定专人负责预约诊疗的组织协调和信息统计工作，明确任务，落实责任，切实加强对预约诊疗服务工作的领导，制定管理办法，规范服务流程，加强对预约诊疗工作的监督管理，保证了预约诊疗服务工作的有序推进。

为了进一步推动预约诊疗服务工作，2010年3～4月，卫生部在广东省人民医院和四川大学华西医院分别举办了预约诊疗服务管理培训班，交流了部分省（区、市）预约诊疗工作的组织管理及取得的成效，部分医院实施预约诊疗的具体做法、工作经验，安排部署了下一步重点工作。

目前，全国1200所三级医院普遍实行预约诊疗和分时段就诊，北京市、江苏省、浙江省、广西壮族自治区、贵州省、云南省等地二级医院也已开展预约诊疗服务。各地进一步拓宽预约渠道，并结合自身现有资源和特点，提供多种形式的预约方式，从原来单一的复诊预约、现场预约发展为复诊预约、现场预约、电话预约、网络预约、短信预约等方式，方便群众就医。各地各医院通过预约就诊的人次稳步上升，门诊秩序有了明显改善，医疗资源进一步得到了有效利用。

（一）群众对预约的认可度逐步提高。开展预约诊疗，方便了群众就医。北京市推行社区就诊患者转诊到三级医院的预约，和三级医院接受对口支援的区县医院的转诊预约，得到了广泛的欢迎。同时，大力推进转诊预允，目前16所三级医院复诊预约率已达80%以上。

（二）有效减轻了群众看病等候时间。通过预约挂号和分时段就诊，能够大幅度减少群众挂号、交费、侯诊时间长的问题。广东省预约时间精确到分钟，看病只需等待15分钟。一项调查显示，参加预约诊疗的患者中84%人员的候诊时间在30分钟之内，与以往相比至少节约一半时间。同时，实施实名制预约诊疗，能够有效杜绝“号贩子”和“医托”现象。

（三）推进医院改进内部管理。为了适应推进预约诊疗服务，各医院普遍修改完善了医院管理制度，加强了医院信息化建设力度。同时，丰富了院务公开的内容，规范了医务人员出诊安排，优化就医流程。四川大学华西医院、广东省人民医院等加强对医务人员出诊的管理。

预约诊疗工作得到了社会各方面的充分肯定。同时，以实施预约诊疗为契机，推动公立医院“以病人为中心”，更新服务理念，完善工作制度，优化服务流程，为病人提供优质、高效的服务。

（张宗久　高学成）

【加强医师定期考核工作】 针对《医师定期考核管理办法》实施过程中存在的组织机构不健全，考核方法不统一等问题，卫生部于2010年12月印发了《进一步做好医师定期考核管理工作的通知》，对医师定期考核管理的各项规定进一步明晰和细化，以增加其可操作性。通知要求各地建立由卫生行政部门负责，医疗、预防、保健机构代表及相关医疗卫生行业、学术组织代表组成的医师定期考核管理委员会，负责对医师定期考核机构开展医师定期考核进行指导和管理，在医师协会或卫生行政部门下属事业单位设立办公室，承担日常工作；地方各级卫生行政部门要按照相关规定，委托具有一定资质的医疗、预防、保健机构或医疗卫生行业、学术组织承担医师定期考核工作，并为其指定考核范围；要求地方各级卫生行政部门坚持客观、科学、公平、公正、公开的原则，进一步完善医师定期考核工作的程序。特别是加强简易程序的审核与考核，未通过审核的医师一律按照一般程序考核。通知强调，各级卫生行政部门要加强对下级卫生行政部门医师定期考核管理工作的情况和效果进行检查，对考核机构的考核结果进行抽查核实，对于违反相关规定的机构和个人予以处罚，以保证医师定期考核工作的顺利开展。卫生部委托中国医师协会承担医师定期考核的日常组织管理工作。中国医师协会建立了专门的信息系统，以实现医师定期考核的信息化管理。

（高光明　范晶）

【加强医疗广告监管】 卫生部会同相关部门加大医疗广告监管力度，继续做好医疗广告监测，严厉查处虚假违法医疗广告。2010年2～8月期间，共监测到非法医疗广告24607条，将监测数据及时反馈给省级卫生行政部门，指导地方开展打击虚假违法医疗广告工作；在卫生部网站开设违法医疗广告查处信息公示，提高人民群众识别违法医疗广告能力；指导地方卫生行政部门将医疗广告监管作为医疗服务监管的重要抓手，将其记入医疗机构不良执业行为记录，作为暂缓医疗机构年度校验的重要依据。云南省在对主要媒体医疗广告监测基础上，开展对互联网医疗保健信息宣传的监测工作。广东省深圳市通过建立医疗广告自动监测系统“电子警察”，规范和强化了深圳市医疗广告市场的监督管理。“电子警察”监测覆盖了该市5家平面媒体、32个电视频道和16个广播频道，总监测媒体数53个，对全市主流媒体的覆盖面达到100%。卫生监督部门对监测数据进行统计分析形成监测报告，并与有关单位共享检测报告，共同净化医疗广告市场，规范医疗广告行为。同时也提升了职能部门的效能，节约成本。山西省卫生厅会同省委宣传部、省工商局联合开展了整治虚假违法医疗广告专项行动。共监测各类媒体70余种、广播、电视频道50余套，出动执法人员620余人次；拆除违法户外广告牌1200余块，清除公交车广告980余个。

（高光明　范晶　胡彩花）

【加强医疗美容服务监管】 针对医疗美容行业存在着准入标准不高、人员素质偏低、质量管理不严，部分地方医疗美容相关的医疗质量安全事件频发等问题，卫生部于2010年11月5日在北京召开中国医疗整形美容行业监管工作座谈会。对当前整形美容行业发展提出了具体的要求：一是尽快制定《医疗整形美容行业发展规划纲要》；二是完善和落实医疗整形美容行业相关的法律法规；三是发挥行业协会的作用，协助政府主管部门做好行业监管工作；四是充分利用现有医药资源，加大整形美容的人才培养和产品的开发力度。本次会议是卫生部第一次针对医疗整形美容行业发展问题召开的行业会议，也是医疗整形美容行业发展史上最高规格的专题会议。会后针对部分地方发生医疗美容手术后患者死亡事件，卫生部印发了《关于加强医疗美容服务监管的通知》，要求地方卫生行政部门加大医疗美容服务监管力度，严格资质核查，规范诊疗行为，建立监管的长效机制，并在2011年第一季度集中开展专项检查。为加强医疗美容服务监管，卫生部于2010年12月23日印发了《关于加强医疗美容服务监管的通知》（以下简称《通知》），要求按照“谁审批、谁监管、谁负责”的分级管理原则，地方卫生行政部门要积极发挥卫生监督机构的作用，对核发《医疗机构执业许可证》的医疗美容机构和医疗机构内设医疗美容科室的执业行为及主诊医师执业情况等进行全面检查，重点查处超出备案的医疗美容项目开展医疗美容服务、违法发布医疗美容广告、使用非卫生技术人员从事医疗卫生技术工作等违法行为。对于未经批准和篡改《医疗广告审查证明》内容，发布违法医疗美容广告的医疗机构，要按照《医疗广告管理办法》严肃处理。各省级卫生行政部门要在官方网站上向社会公示医疗美容机构名单及备案的医疗美容项目等信息。

（高光明　范晶）

【印发《医疗器械临床使用安全管理规范（试行）》】 卫生部于2010年1月印发了《医疗器械临床使用安全管理规范（试行）》，对医疗器械采购、使用、维护、评价、安全管理等做出了明确规定，填补了我国在医疗器械临床使用管理方面的法规空白。规范要求，二级以上医院应当设立由医疗行政管理、临床医学及护理、医院感染管理、医疗器械保障管理等相关人员组成的医疗器械临床使用安全管理委员会，指导医疗器械临床安全管理和监测工作；医疗机构应制定医疗器械临床使用安全管理制度，建立健全本机构医疗器械临床使用安全管理体系；应当建立医疗器械采购论证、技术评估和采购管理制度，确保采购的医疗器械符合临床需求；应当建立医疗器械供方资质审核及评价制度。同时，医疗机构应当有专门部门负责医疗器械采购，医疗器械采购应当遵循国家相关管理规定，确保医疗器械采购规范、入口统一、渠道合法、手续齐全。此外，医疗机构还应当建立医疗器械验收制度，验收合格后方可应用于临床。对医疗器械采购、评价、验收等过程中形成的报告、合同、评价记录等文件，医疗机构应进行建档和妥善保存，保存期限为医疗器械使用寿命周期结束后5年以上。发生医疗器械临床使用安全事件或者医疗器械出现故障，医疗机构应当立即停止使用，并通知医疗器械保障部门按规定进行检修；经检修达不到临床使用安全标准的医疗器械，不得再用于临床。

（高光明　王乐陈　胡彩花）

【印发《医院处方点评管理规范（试行）》】 卫生部于2010年2月印发了《医院处方点评管理规范（试行）》（以下简称《规范》）。处方点评是根据相关法规、技术规范，对处方书写的规范性及药物临床使用的适宜性（用药适应证、药物选择、给药途径、用法用量、药物相互作用、配伍禁忌等）进行评价，发现存在或潜在的问题，制定并实施干预和改进措施，促进临床药物合理应用的过程，是医院持续医疗质量改进和药品临床应用管理的重要组成部分，是提高临床药物治疗学水平的重要手段。规范要求，医院应当加强处方质量和药物临床应用管理，规范医师处方行为，落实处方审核、发药、核对与用药交代等相关规定；定期对医务人员进行合理用药知识培训与教育，制定并落实持续质量改进措施。医院处方点评工作在医院药物与治疗学委员会（组）和医疗质量管理委员会领导下，由医院医疗管理部门和药学部门共同组织实施。处方点评结果分为合理处方和不合理处方。不合理处方包括不规范处方、用药不适宜处方及超常处方。《规范》要求，卫生行政部门和医院应对开具不合理处方的医师，采取教育培训、批评等措施；对于开具超常处方的医师按照《处方管理办法》的规定予以处理；一个考核周期内5次以上开具不合理处方的医师，应当认定为医师定期考核不合格，离岗参加培训；对患者造成严重损害的，卫生行政部门应按相关法律、法规、规章给予相应处罚。药师未按规定审核处方、调剂药品、进行用药交代或未对不合理处方进行有效干预的，医院应当采取教育培训、批评等措施；对患者造成严重损害的，卫生行政部门应当依法给予相应处罚。

（高光明　范晶　胡彩花）

【编发《医疗质量安全警讯》】 卫生部于2010年编发了《医疗质量安全警讯》，并不定期印发全国卫生系统。卫生部副部长马晓伟为本刊作序。《警讯》旨在收集和分析相关医疗质量安全事件，使全国医疗机构能引以为戒，持续改进质量，保障医疗安全，切实树立“以病人为中心”的医疗服务理念，使医学的创新和严谨得到科学的结合，推进我国的医疗卫生事业发展。《警讯》第一期由中华医学会承办。主要综合分析骨科医疗事故案例，探讨容易引发骨科专业医疗事故的原因，并针对这些案例提出了合理的建议和措施，以期能进一步推动我国骨科专业技术的进步和避免医疗事故的发生。

（高光明　范晶）

【深入推进平安医院创建活动】 2010年卫生部继续会同相关部门将平安医院创建活动作为深化医药卫生体制改革的重要内容加以推进。一是2010年4月会同中央社会治安综合治理委员会办公室、公安部、司法部、保监会等部门对部分省市“平安医院”创建工作开展情况进行调研。通过调研，帮助地方解决工作中遇到的问题，对平安医院创建工作起到积极促进作用。二是做好《侵权责任法》贯彻实施工作。2010年6月，印发文件并召开电视电话会议，对《侵权责任法》的学习培训、加强医疗安全管理、规范医院投诉管理、推进医疗纠纷人民调解、继续做好医疗事故技术鉴定工作等提出明确要求。三是推进医疗纠纷人民调解和医疗责任保险制度建立和完善。四是配合公安机关打击“医闹”。从2010年8月起，卫生部与公安部联合开展了维护医疗机构治安秩序专项整治行动。行动开展以来，各级公安机关共设立医院警务室3600余个，出动警力39万余次，排查涉医矛盾和治安重点人员1.1万余人，侦破涉医案件1800余起，抓获违法犯罪嫌疑人2500余名，医院及周边治安秩序有所改善。

（高光明　范晶）

【推进医疗纠纷第三方调解、加强医疗纠纷人民调解工作】 全国创建“平安医院”推动医疗纠纷人民调解工作会议召开以后，卫生部、司法部、保监会继续加大协调指导力度，各地将医疗纠纷人民调解工作作为构建和谐医患关系，深化医药卫生体制改革的重要工作，克服人员、经费、场所等困难，积极加以推动。至2010年12月，除西藏外，各地共成立了1001个医疗纠纷人民调解组织。医疗纠纷人民调解工作已由2009年底16个省的56个地市，发展到覆盖27个省（自治区、直辖市）194个地级市（地区、州、盟）和66个省（市）直管区县，全国地级行政区划的覆盖率为58.26%（全国地级行政区划共333个）。其中北京市、天津市、江苏省、浙江省、福建省、江西省、湖北省、湖南省等13个省（市）实现了全覆盖。作为医疗纠纷人民调解工作的重要配套制度，有21个省（自治区、直辖市）已启动医疗责任保险工作，覆盖155个市（地区、州、盟）和90个省（市）直管区县，全国地级行政区划的覆盖率为46.55%。据不完全统计，截至2010年底，各地医疗纠纷人民调解组织共受理13645例医疗纠纷，成功调解11278例，成功率89.19%，调解满意度在95%以上。随着医疗纠纷人民调解和医疗责任保险工作的不断深入开展，医疗纠纷引发的治安案件、群体性事件和信访案件有较为明显的减少。

（高光明　范晶）

【修订医院工作制度与人员岗位职责】 修订完善医院工作制度与人员岗位职责是卫生主管部门对医院进行科学管理、制度管理、人文管理的必然要求。近年来，随着医疗卫生事业的发展，经初步统计，卫生部先后制订或修订了近百项有关医院管理的规章制度。

特别是2008年以来，为适应我国医疗事业发展的新形势和新需要，进一步规范全国医院管理和运行秩序，根据《执业医师法》、《医疗机构管理条例》和《护士条例》等有关法律、法规，借鉴吸收近年来国内外医院管理实践中的新经验和新成果，结合当前医药卫生体制改革中心任务，公立医院改革的重点工作以及医政和医疗服务监管等文件要求，卫生部组织专家对《医院工作制度》(1982年4月7日卫生部发布)、《医院工作人员职责》(1982年4月7日卫生部发布)和《医院工作制度的补充规定（试行)》(1992年3月7日卫生部发布)进行了修订，形成了《全国医院工作制度与人员岗位职责》。

修订后的《医院工作制度与人员岗位职责》共收录医院工作制度138项，人员岗位职责106项，其中新增工作制度85项，新增岗位职责29项，较全面地反映了近30年来我国医院管理理念的发展成果。适用于不同等级、类别的医院，对推动公立医院改革，提高医院管理水平，促进医院管理系统化、制度化、规范化建设具有较强的指导意义。

（刘勇　陈虎）

【继续开展大型医院巡查工作】 根据深化医药卫生体制改革的精神，按照卫生部《2010年大型医院巡查工作方案》的要求，卫生部组织巡查组于2010年9月15日起对四川大学华西医院、复旦大学附属华山医院等20所部管医院进行了全面巡查。同时，全国19个省、市、自治区按照分级巡查的要求对325所大型医院开展了巡查工作。其中，部分地区根据本地实际，结合相关工作对辖区内的大型医院进行了巡查。

巡查组分为领导班子/纪检监察组、医院建设与发展组、医疗管理组、经济管理组等四个巡查小组，围绕着“以公益性为核心、以病人为中心、以绩效为导向”的巡查内容框架要求，通过听取医院汇报、调阅资料、个人访谈、现场查看、抽调病历和处方等方式，分别对医院坚持公益性、医院建设与发展、医疗服务、医院安全、经济管理、行业作风建设等六个方面的工作进行了巡查，重点巡查了医院贯彻落实国家有关法律法规、政策规范和卫生部部署重点工作、坚持医院公益性的情况，并先后调取卫生部部属部管17所综合医院2010年病案首页857955份，采用统计学方法，围绕医疗服务绩效的核心内容，对医疗机构的住院服务能力、服务效率和服务质量进行了评估。

20所医院在建设和发展过程中，结合自身特点，在落实医改相关政策、加强医院管理、提供优质服务等方面进行了积极有益的探索，取得了一定的成绩，但是，也存在制约医院发展的客观问题，巡查组在巡查过程中对发现的问题进行了初步分析，并向医院领导班子和职能科室的中层领导进行了反馈，并就发现的问题提出了相应的整改建议。

本年度巡查工作较以往的巡查在周期上进行了延长，改变以往巡查工作组一次性在医院连续工作若干天的做法，将巡查周期定为一至四个月，巡查工作组在此期间对医院以区域为单位不定期进行阶段巡查二至四次，每次时间为一周左右；巡查方法也进行了创新，采用了国际上最先进的追踪方法学等检查方法；本次圆满完成了20所医院的巡查工作，巡查规模为历年之最，巡查的内容涉及医院工作的各个方面，可以为当前的医改政策制定提供一些基础性材料。

（刘勇　陈虎）

【进一步加强人体器官移植监管】 2010年是加大力度规范人体器官移植工作的一年，主要开展了以下工作：

一、开展活体器官移植整治活动，加强活体器官移植监管

2010年1～3月，开展了为期三个月的“活体器官移植整治活动”，要求各移植医院在各省级卫生行政部门的指导下对其活体器官移植自查自纠，建立健全活体器官移植管理制度，规范活体器官移植流程，按照卫生部印发的《关于规范活体器官移植的若干规定》规范地开展活体器官移植，并要求各省级卫生行政部门加强活体器官移植管理，对辖区内每一例活体器官移植供受者关系进行审核。

从“飞行检查”（即不打招呼、突击检查）和数据中心年度报告来看，2010年移植例数总量，肾脏为5499例，肝脏为2094例，与2009年的6773例和2198例相比略有减少，但活体器官移植数量及比例与2009年相比均有大幅下降：活体肾移植由2722例降至940例，比例由40.2%降至17.1%；活体肝移植由297例降至61例，比例由13.5%降至2.9%；亲属关系也大都集中在直系血亲及育有子女的配偶间，2009年检查中发现虚假亲属关系的“高发区”—“三代以内旁系血亲”关系数量很少。

二、完成人体器官移植医院诊疗科目登记工作

卫生部于2010年1月26日印发了《卫生部办公厅关于人体器官移植诊疗科目登记工作的通知》（卫办医管发〔2010〕14号），为通过复核后确定的163家具有人体器官移植资质的医院办理了诊疗科目登记，在卫生部网站上公布了这163家移植医院名单，引导患者看病就医，并接受社会监督。

三、加强人体器官移植法规培训

为改变移植从业人员法律意识淡薄、依法行医观念不强的现状，2010年上半年按照地域分成5个片区，组织全国所有肾移植科主任进行了法规规定方面的培训。2010年9月，在全国又举办了4期人体器官移植管理培训班，培训对象包括相关省级卫生行政部门，相关移植医院等，共计约800多人。培训内容主要是学习人体器官移植有关法规、规章、规范性文件，通报近期人体器官移植“飞行检查”情况，各省厅人体器官移植监管工作经验交流等。通过此次培训，促进省级卫生行政部门加强了对人体器官移植工作的监管；加强了从业人员依法执业意识。

四、继续开展器官移植“飞行检查”工作

为巩固活体器官移植整治活动成果，进一步规范器官移植工作，2010年卫生部继续开展“飞行检查”工作，完成了对四川省、陕西省等11个省份25家移植医院检查工作。

从检查的情况看，2010年我国的器官移植工作较去年有明显改观，各项规章制度落实情况较好，但仍存在一些问题：一是部分省级卫生行政部门审查活体器官移植工作有待完善，如：活体器官移植审批件文书不规范；二是部分移植医院移植管理工作不规范，如：未成立单独的人体器官移植技术临床应用与伦理委员会；活体器官移植供受体身份审查工作不严；三是器官移植手术在专业性上有待进一步规范，如：术前部分病例未明确记录移植受体风险评估情况；四是各医院移植数据上报工作亟须进一步加强，如：及时性、完整性等情况欠佳等。

针对发现问题性质不同，卫生部采取了不同措施：能直接整改的一般性问题要求移植医院现场整改；现场不能直接整改的一般性问题，限期整改，之后由省厅组织专家验收。针对个别医院存在活体肾移植供者身份证件造假的医院，做出了暂停以上医院相应移植科目半年处罚，责令相应省级卫生行政部门做出处理意见并督促其进行整改，同时要求相应省级卫生行政部门根据相关法规规定要求完善人体器官移植工作制度，切实履行监管职责。

（周军　刘勇　杜冰）

【推动人体器官捐献试点工作】 2010年1月，卫生部根据《人体器官移植条例》的有关规定，委托中国红十字会总会开展人体器官捐献宣传动员、报名登记、捐献见证等工作，并决定联合开展人体器官捐献试点工作，主要有以下几个方面：

一、召开全国人体器官捐献试点工作启动会议

2010年3月2日，卫生部和中国红十字会总会在天津市联合召开了全国人体器官捐献试点工作启动会议，选取天津市、辽宁省、上海市、江苏省（南京市）、浙江省、福建省、江西省、山东省、湖北省（武汉市）、广东省10试点省市正式启动器官捐献试点工作。2010年6月，根据工作需要，又将湖南省纳入试点。

试点启动会上印发了《中国人体器官捐献试点工作方案》，并提出以下几点要求：

一是建立人体器官捐献工作组织机构和队伍；二是做好人员培训工作；三是确保该项工作的启动经费和工作经费；四是高度重视新闻宣传工作；五是探索建立补偿救助机制和激励机制；六是要在总的目标、原则一致的基础上，探索制定符合本地区实际的实施细则。

二、制定中国人体器官分配与共享原则

为了更好地贯彻落实《人体器官移植条例》。规范人体器官分配，在参考国外先进经验，广泛征求专家的基础上，根据我国国情，以公平、公正、公开为原则，起草并印发了《中国人体器官分配与共享基本原则和肝脏与肾脏移植核心政策》（卫医管发〔2010〕113号）。

三、修订《人体器官移植条例》以适应当前人体器官捐献工作需要

为进一步推动人体器官移植工作，卫生部于2010年9月启动了《人体器官移植条例》的修订工作，于10月20日完成了文献研究、研讨调研和修订草案起草工作，在经征求最高人民法院、最高人民检察院、公安部、民政部、司法部、财政部、国务院法制办、中国红十字会总会、各省级卫生行政部门、人体器官捐献试点省市红十字会、部分移植和法律专家及卫生部相关司局意见（无原则不同意见）后，反复论证，于11月17日形成了《人体器官移植条例（修订稿）》。

主要修订意见有：一是明确了各级红十字会依法参与人体器官捐献工作的具体内容，宣传动员、报名登记、捐献见证、救助激励、缅怀纪念等；二是增加了“国家鼓励公民死亡后捐献人体器官，中国红十字会建立人体器官捐献基金，用于开展人体器官捐献的困难救助、缅怀纪念等相关工作”条款；三是活体器官接受人与捐献人之间关系删除了“有证据证明与活体器官捐献人存在因帮扶等形成亲情关系的人员”，增加了“为配偶关系的，需结婚3年以上或已育有子女的”；四是人体器官移植技术临床应用与伦理委员会出具同意意见，尸体需经2/3以上委员同意，活体需经全体委员同意等。目前正积极协调国务院法制办尽快完成修订工作。

（周军　刘勇　杜冰）

【成立中国人体器官捐献工作委员会和中国人体器官捐献办公室】 根据《中国人体器官捐献试点工作方案》等文件的要求，经中国红十字会总会和卫生部协商，2010年9月成立了中国人体器官捐献工作委员会和中国人体器官捐献办公室。

中国人体器官捐献工作委员会是中国人体器官捐献体系的最高管理机构，由中国红十字会总会和卫生部共同组建，主要职责是：审定中国人体器官捐献体系建设规划、方案及重大工作事项；监督、指导中国人体器官捐献办公室、中国人体器官捐献专家委员会、中国人体器官获取组织以及省级人体器官捐献工作；协调相关国家部委支持开展人体器官捐献工作。下设“中国人体器官捐献办公室”、“中国人体器官捐献专家委员会”、“中国人体器官获取组织”等。

中国人体器官捐献办公室是中国人体器官捐献工作委员会下设的日常工作机构，设在中国红十字会总会赈济救护部，主要负责全国人体器官捐献工作的宣传、动员；组织并管理人体器官捐献志愿者队伍和人体器官捐献协调员队伍；负责对从事人体器官捐献和移植的相关人员开展红十字运动基本知识、人文关怀、社会心理等方面的培训；负责建立和维护中国人体器官捐献者登记管理系统；对器官捐献进行见证；负责接收政府拨款与社会捐赠，建立并管理人体器官捐献基金；建立激励和救助机制，对困难捐献者家属实施救助；开展对器官捐献者的缅怀、纪念；对有突出贡献的单位和个人予以表彰；协调中国人体器官捐献专家委员会和中国人体器官获取组织开展工作；负责对省级人体器官捐献办公室进行监督、指导。试点期间，以中国人体器官捐献办公室名义印发的文件等，暂由中国红十字会总会赈济救护部代章。

（刘勇　杜冰）

【人体器官移植数据网络直报管理工作】

一、成立心脏、肺脏移植数据中心

为了进一步完善我国器官移植工作体系，全面掌握我国器官移植现状和发展趋势，卫生部于2010年6月8日下发了《关于建立心脏、肺脏移植数据中心有关问题的通知》（卫医管评价便函〔2010〕51号），分别在中国医学科学院阜外心血管病医院、无锡市人民医院建立心脏、肺脏移植数据中心，并于2010年6月13日，在江苏省昆山市召开了中国心脏、肺脏移植数据中心启动会，正式启动心脏、肺脏移植数据上报工作。

二、发文加强人体器官移植数据网络直报管理工作

在“飞行检查”中，发现存在着移植数据上报不及时、不完整、漏报、错报等不规范的情况，卫生部于2010年6月24日印发了《卫生部办公厅关于加强人体器官移植数据网络直报管理的通知》(卫办医管发〔2010〕105号)，进一步明确了移植数据网络直报原则和报送要求、职责分工以及违规处罚措施。文件印发后，卫生部已将各省级监管账户下发至各省级卫生行政部门，加强了对辖区内移植医院的日常监管。

(刘勇 杜冰)

【研究建立医院评审评价体系】 为加强对全国医院评价工作的宏观管理和指导，建立医院管理的长效机制，科学、客观、准确地评价医院服务能力和管理水平，卫生部组织有关部门和专家结合医疗卫生体制改革工作精神，根据《医疗机构管理条例》等有关法律、法规和规章，在总结第一周期医院等级评审及医院管理年活动经验的基础上，通过现场调研、会议研讨等多种方式，制定、修改、完善了《医院评审办法》、《三级综合医院评审标准》、第一批九类《专科医院评审标准》，逐步健全医院评审评价体系。

通过新一轮评审评价工作的开展，将工作重点放在医疗质量、医疗安全、服务管理、护理管理、城乡对口支援、住院医师规范化培训、规范诊疗行为、方便群众看病就医、单病种费用控制等方面，兼顾反映医院管理理念、服务理念的制度、措施及落实情况，以及医院的学科建设、人才培养情况及对下级医院的辐射带动作用等。逐步建立符合我国国情的由卫生行政部门、行业学(协)会、医疗保险机构、社会评估机构、群众代表和专家参与的医院质量监管和评审评价制度，使我国医疗机构评审评价工作更加系统化、规范化、标准化。

(刘勇 陈虎)

【加强县医院能力建设】 2010年县医院能力建设项目按每所县医院250万元的标准，共投入53.25亿元，支持县级医院配置适宜设备和改进医院信息系统建设。全国共2130所县级医院获支持，其中中西部地区1918个县(市、区)各1所县医院；新疆生产建设兵团77所师和团场医院；东部地区135个陆路边境县、民族自治县以及省级贫困县各1所县医院。本次把农业人口较多的市辖区医院纳入支持范围。

设备购置按“突出重点、填平补齐、工作必备、适当提高”的原则，重点加强急诊急救、重症监护、手术室、妇产科、儿科、病理科、医学影像科等科室医疗设备条件。信息化建设根据医院原有基础区分对待。已建立管理信息系统的医院，重点加强PACS(医学影像存档与通信系统)，完善医生工作站、手术室和麻醉监护、电子病历医院信息平台建设。未建立信息系统的医院，要建立满足门急诊挂号、划价收费、药事管理、财务管理、新农合结算等工作的医院管理信息系统。对于少数信息化建设较好的医院，重点推动基于电子病历的医院信息平台建设。要逐步将医院信息系统与区域卫生信息平台对接，支持日常监测信息自动采集、上报和开展远程会诊。

(高学成 王毅)

【印发《血液净化标准操作规程(2010版)》】 针对一段时期以来，各地血液净化相关的医疗质量安全事件特别是相关感染事件增多这一现状，卫生部委托中华医学会组织编写了《血液净化操作标准规程(2010版)》，并作为第一部专门规范血液透析诊疗操作的规范性文件于2010年1月印发。在此基础上，卫生部委托中华医学会组成专家讲习团开展全国范围内的巡回宣讲，共培训全国血液净化医生、护士和工程技术人员10000余人，免费发放《血液净化标准操作规程(2010版)》12000余册。《规程(2010版)》的印发对血液净化的主要操作环节进行了规范，对于规范医疗行为，提高医疗质量，保障医疗安全起到积极的促进作用。

(高光明 王乐陈)

【加强血液透析质量安全监管工作】 《血液净化操作标准规程(2010版)》印发后，卫生部印发了《卫生部办公厅关于加强血液透析质量安全监管工作的通知》，要求各级卫生行政部门加强对血液透析质量安全监管工作的领导，指导相关医疗机构按照卫生部制定的血液净化标准操作规程，加强血液透析的全过程质量安全监管，把血液透析质量安全管理工作落到实处；进一步完善血液透析病人登记和病历管理制度，做好血液透析感染监测工作，坚决杜绝因操作不规范、管理不到位引发的经血传播疾病的问题。云南省卫生厅组织专家对开展血液透析的27家医疗机构进行了执业验收、技术审核，对其中12家做出不准予准入和执业登记的决定。

(高光明 王乐陈)

【开展医疗费用增长情况调研】 2010年7月，卫生部委托卫生部医院管理研究所组织专家对公立医院医药费用及其变化趋势、增长原因进行调研和分析。一是利用卫生部统计信息中心提供的相关数据，对2008—2009年全国二级、三级综合医院医药费用的整体情况进行分析，资料涵盖全国二级综合医院3995家，三级综合医院751家。二是抽取全国九个省、市的36家大型三级甲等医院医药费用数据，进行典型性调研，重点分析36家医院的医药费用现状、费用构成及典型科室和典型病种的费用情况。三是组成三个调研小组，对北京市、广州市、成都市三个地区的9家医院进行深入的专题调研。调研小组通过听取汇报、深入座谈、实地考察、提取资料等形式，了解医院医药费用增长、费用影响因素、医院采取的控制费用措施等有关情况。

(周军 钟东波 胡翔)

【承办2010年全国人大提案重点办理的建议】 2010年全国两会后，全国人大常委会办公厅确定“关于推进公立医院改革试点，缓解群众看病就医问题的建议”为重点办理的代表建议，同时卫生部研究确定“关于公立医院改革试点的提案”为重点办理的委员提案。卫生部高度重视重点建议、提案办理工作，专门成立了由卫生部党组书记、副部长张茅为组长、副部长马晓伟为副组长、多部门组成的领导小组，制定了重点建议、提案办理方案，圆满完成了重点建议、提案办理工作。一是制定相关办理工作方案。在征求协办部门意见的基础上，制定了《卫生部2010年全国人大代表重点建议办理工作方案》，并报全国人大常委会办公厅和全国人大教科文卫委员会同意后实施。《工作方案》对重点建议的办理提出了具体要求，明确了办理工作责任，并对办理工作的进度进行了安排。二是成立重点建议办理工作领导小组。张茅任组长，马晓伟任副组长，部内相关司局负责人以及中央机构编制委员会办公室、国家发展和改革委员会、财政部、人力资源和社会保障部、商务部等协办部门各1名司局级负责人作为成员。三是明确办理要求。包括：重点建议办理工作实行部主管领导、司局负责人和具体承办人员分级负责制；承办司局主要负责人要亲自抓，负责制订办理计划，研究提出办理意见；制订专题调研活动方案时，主动征求有关协办部门的意见，并加强与代表的沟通联系，争取代表的认可和积极参与；在征求有关协办部门以及全国人大代表意见的基础上形成答复意见，报部领导审批；办理过程中要相互配合，相互支持，提高效率，确保重点建议办理工作取得实效；各部门要认真研究采纳代表建议，出台相应的措施，力求解决实际问题，力争使代表对重点建议办理工作满意。四是召开座谈会议。2010年7月26日，卫生部召开推进公立医院改革试点重点建议办理工作座谈会，会议听取了卫生部、国家发展和改革委员会、人力资源和社会保障部、中央机构编制委员会办公室、商务部相关负责人关于公立医院改革试点进展情况和专项工作开展情况的汇报。参加座谈的全国人大代表对公立医院改革试点工作取得的进展给予充分肯定，并围绕加大政府投入、合理调整医药价格、改革人事和收入分配制度、调动医务人员积极性、加强公立医院对基层医疗卫生机构的帮扶带动、建立分级医疗服务体系、加强医疗机构内部管理、规范医疗服务行为、鼓励多元化办医等方面提出了中肯的意见和建议。张茅会前会见了与会代表，马晓伟出席座谈会并讲话。五是开展专题调研。2010年7月27～30日，马晓伟率卫生部重点建议、提案办理调研组赴公立医院改革国家联系试点城市——安徽省芜湖市、马鞍山市调研，全国人大代表尹传贵、莫小莎、陈树隆一同参加了调研。调研组听取了安徽省和两市人民政府的工作汇报，与当地卫生、编制、发展改革、物价、财政、人力资源和社会保障、商务、药品监管等部门进行座谈，现场考察了有关医疗集团、医院、社区卫生服务中心和乡镇卫生院，并与基层医务人员和就医群众进行了交流，听取各方面的意见和建议。代表们对卫生部高度重视建议办理工作，深入分析问题，实地了解情况，扎实推进工作给予了高度评价。六是书面答复代表、委员。卫生部在汇总各相关部门意见和充分调研的基础上，形成重点建议、提案答复件初稿，并与所有提出重点建议的代表、委员沟通，征求对答复件的意见，对答复件进行了修改。从反馈的情况看，各位代表和委员对卫生部的重点建议、提案办理工作和答复意见均表示满意。

（张宗久　周军　钟东波
胡翔　王敏瑶）

【引入第三方开展住院患者满意度调查工作】 2010年8月，卫生部委托中国医院协会作为第三方组织负责调查工作的具体实施，对全国40所大型公立医院开展住院患者满意度调查工作。本次调查的40所医院，分布在北京市、辽宁省、吉林省、上海市、江苏省、浙江省、福建省、山东省、广东省、四川省、陕西省、新疆维吾尔自治区12个省（区、市），其中综合医院33所，专科医院7所。

本次调查遵循“三独立、三统一”的原则，采用独立的第三方调查团队，未向医院收取任何费用；独立得出调查结果。医院不参与调查问卷的回收、分析和报告撰写工作。同时采用统一的问卷、在统一的时间、用统一的方法在40所医院中展开调查，共发放问卷27252份。调查医院的总体满意度为76.2%。

（刘勇　陈虎）

【开展“以病人为中心”追踪方法学在医院评价中的应用研究】 在医院评审评价中应用追踪方法学等管理工具，一是保障了病人安全和医疗质量，二是使医院员工更好地理解工作岗位和自身角色，三是促进医院整体管理水平的提高，真正起到全面落实以病人为中心的服务与管理理念。

2010年卫生部组织专家在系统总结医院评价追踪方法学（Tracer Methodology）的理论研究成果和海外先进经验的基础上，对我国部分省市卫生行政部门和医院开展追踪方法学评价的实践经验进行现场调研，研究在我国医院评价过程中由非JCI专业机构（即实现追踪方法学评价“中国化”）推行追踪方法学的适宜性和可行性，并进一步研制符合我国医院评价实际的追踪方法学实践操作指南，最终制定形成了《中国医院追踪方法学评价操作手册》。

（刘勇　陈虎）

【公立医院改革取得积极进展】 公立医院改革试点启动近一年来，各级党委政府高度重视，切实加强领导，精心组织，扎实推进试点工作，形成了各级政府、有关部门、医院多方努力、综合改革和单项改革相结合的工作格局，试点工作取得了积极进展。主要体现在四个方面：

一、积极开展重大体制机制改革探索

各地按照“四个分开”的原

则，因地制宜，大胆探索，在重大体制机制改革的各个方面涌现丰富多样的做法。

（一）在实行“管办分开”、改革管理体制方面。试点城市逐步形成了四种具体模式，辽宁省鞍山市、山东省潍坊市、黑龙江省七台河市、安徽省芜湖市、湖北省鄂州市、湖南省株洲市、贵州省遵义市等市设立市政府管理的公立医院管理机构，北京市、洛阳市成立了卫生行政部门管理的公立医院管理机构，江苏省镇江市、陕西省宝鸡市直接委托卫生行政部门履行出资人职责，上海市、安徽省马鞍山市、云南省昆明市在卫生行政部门之外设立公立医院管理机构。这些探索强化了政府的办医职能，大大加强和改善了政府对公立医院的治理，提高了公立医院的运行绩效，同时绝大多数地区注意维护公立医院的公益性质，注意维护卫生体系的完整性、协调性、连贯性。

（二）在实行“政事分开”、改革治理机制方面。各地围绕明确政府办医主体、合理界定所有者与经营者职责、完善公立医院院长选拔任用和激励约束机制等环节进行了大量有建设性的探索。山东省潍坊市、广东省深圳市采取签订委托管理合同或综合目标管理责任书的形式，北京市、潍坊市构建以公益性为导向的绩效考核体系或院长考评体系，镇江市、深圳市建立以理事会为核心的法人治理结构。这些改革将放权、选能与问责更好的结合起来，既增强了公立医院的生机活力，发挥了医院院长的聪明才智，又保障公立医院切实履行政府赋予的各种公益性功能。

（三）在实行“医药分开”、改革补偿机制方面。各试点城市努力调整财政支出结构，增加对公立医院的投入，落实政府投入政策，创新政府投入方式，提高投入管理水平。北京市、上海市、鞍山市等市对新建公立医院的基本建设和大型医用设备投入由政府保障；北京市对离退休人员费用给予全额保障，芜湖市、马鞍山市采取由政府投入将离退休人员全部纳入社会化养老保险；北京市建立了以成本核算为基础的财政补偿政策，对公立医院政策性亏损予以合理补偿；陕西省子长、府谷县级医院人员工资由政府全额预算保障；鞍山市、马鞍山市和陕西省子长县探索逐步化解公立医院的历史债务。上海市合理调整医疗服务价格，共调整了2859项临床诊疗大类项目的收费标准，同时适当拉开二、三级手术收费标准；安徽省向试点城市下放医疗服务价格管理权，提高了护理收费标准。在取消以药补医机制方面，各地探索形成了支付方式改革（如镇江市）、预算管理（如陕西省子长县）、设立独立药品管理中心（如芜湖市）、通过增加财政补助（如鞍山市）、调整医疗服务价格或设立药事服务费（如深圳市）降低甚至取消药品加成率、实行差别加价（如北京市、鄂州市）等5种具体方式，减少用药行为的扭曲，控制医药费用的上涨。

（四）在实行“营利性和非营利性分开”、完善分类制度方面。上海市等地区探索剥离公立医院特需服务，强化公立医院的公共服务功能。

二、大力推进医疗服务体系调整重组

各地按照中央部署，根据群众日益增长的医疗服务需求，与城镇化进程相适应，针对区域、城乡、结构等医疗资源配置不均衡情况，采取各种方式促进医疗资源的调整重组，完善医疗服务体系。

（一）加强薄弱区域和薄弱领域的能力建设。北京市、上海市、鞍山市、深圳市、芜湖市、洛阳市、宝鸡市等地采取中心城区控制发展、整合资源、搬迁重建，郊区、新区、卫星城区新建、改扩建、举办分院等方式，优化公立医院地区布局，提高医疗服务可及性，减缓中心城区的医疗服务和交通压力；同时，通过制定振兴规划、增加政府投入、完善调控政策，加强儿科、妇产、精神卫生、老年护理、康复等薄弱领域的能力建设，满足群众的医疗保健需要。

（二）优先发展县级医院，统筹城乡卫生发展。中央财政投入300多亿元，支持2000多所县级医院进行标准化建设，改善县级医院就医环境和条件。全国普遍开展城乡对口支援，1100多所三级医院与2139家县级医院建立长期对口协作关系，城市三级医院为县级医院培训6000多名骨干医师，明显提高县级医疗管理和服务能力。各地采取招聘专业卫生技术人才、选派到城市大医院进修培训等方式加强县级医院人才队伍建设，提高县级医院服务能力和水平。陕西省、江西省等省和陕西省子长县、府谷县等县推进县级医院综合改革，落实政府责任，增加政府投入，改变以药补医机制，维护了医院公益性，带动县级医疗服务体系改革发展。

（三）建立公立医院与基层医疗卫生机构分工协作机制方面。各地按照“保基本、强基层、建机制”的要求，着眼于缓解看病难、看病贵问题，在城市医院与社区卫生服务机构、城市大医院与县级医院、县级医院与乡镇卫生院三个领域，积极探索建立公立医院与基层医疗卫生机构间上下联动、分工协作的有效机制，形成了签订长期协作协议、托管、组建医疗联合体或医疗集团、实行院办院管等不同形式。镇江市依托江苏康复、江苏江滨两大医疗集团，将城区13家社区卫生服务中心全部加入并实行一体化、紧密化管理，社区卫生服务利用率和居民选择社区首诊率显著提高，2010年城市社区卫生服务机构完成门急诊量占全市门诊总量的54%。芜湖市、马鞍山市、鞍山市、洛阳市等试点城市也探索组建医疗集团，促进资源共享，实现集团内医院与基层医疗卫生机构的资源纵向流动和业务分工协作。深圳市、厦门市等地探索采取“院办院管”的方式发展社区卫生服务中心，提高了基层医疗卫生机构的服务能力和水平，增强了群众的认可度和信心，实现了资源纵向流动、服务上下联动，提高医疗卫生资源的利用效率。

（四）加快形成多元化办医格

局。各地贯彻落实并不断完善优惠政策，鼓励和支持社会力量举办医疗机构，壮大医疗资源，满足群众多元化医疗服务需求，合理分流公立医院病人。厦门市、昆明市等市给社会办医留出发展空间充裕，用地用房、财税、医保、人才等支持政策齐全有力，非公立医疗机构发展快速。厦门市、宝鸡市注意鼓励发展上规模、上水平的非公立医疗机构，厦门长庚医院是国内规模最大的台资合作医院、厦门眼科中心成为三级甲等专科医院，宝鸡市吸引社会资本全额投资近6亿元建设宝鸡高新医院，医院设置床位达到1000张。

三、全面加强惠民便民措施推广实施

各地根据公立医院改革工作部署，围绕群众关切的质量安全、服务、费用等突出问题，推出了一系列看得准、见效快的惠民便民措施，让群众尽快享受到改革带来的好处，增强对改革的认同感和支持度。

（一）在改善群众看病就医感受方面。在全国范围内，有1200所三级医院建立多种形式预约挂号平台，实行预约诊疗和分时段就诊，缩短了群众看病就医等候时间。有4964所医院开展优质护理服务，有21个省在辖区内所有三级医院开展优质护理服务，患者满意度明显提高，家属陪护和自聘护工比例降低，患者安全得到进一步保障，医患关系变得密切和谐。绝大部分基本医疗保障统筹地区在医院实现了住院费用即时结算，减轻了患者垫支、排队等问题。

（二）在控制医药费用过快上涨方面。在全国开展农村儿童白血病和儿童先天性心脏病医疗保障按病种付费试点，有效控制了治疗费用，大大降低了患者的自费比例，3000多名儿童患者得到及时救治。北京市、镇江市等市推行医院全成本核算，加强医院财务监管，控制医疗成本。上海市、厦门市出台了控制医药费用的综合措施，有效控制了医药费用的上涨。

（三）在不断改进医疗质量安全方面。到2010年底，制定的临床路径累计达到22个专业222个病种，全国有30个省（区、市）共计1383家医院的8292个临床科室开展了临床路径管理试点，累计收治临床路径管理病例36万多例。遴选25个省的96家医院作为卫生部电子病历试点医院，在上海市、厦门市、无锡市开展全面试点。开展2010年国家临床重点专科建设项目评估工作，共评估236个建设项目，覆盖全国31个省（区、市）和新疆生产建设兵团的148个医院。

北京市、上海市、潍坊市、七台河市、鄂州市等地的惠民便民措施内容丰富、措施有力，得到群众和社会各界肯定。北京市三级医院就诊患者的初诊预约比例为22%，出院病人复诊预约比例整体达到59%，产科复诊预约比例整体达到92%；在三级医院全面启动无假日门诊和预约诊疗，目前有27家地方三级医院（包括所有21家市属三级医院）和12家部队医院开展了双休日全天门诊，日均门诊量达到工作日日均门诊量的44%。上海市提出方便群众就医、配药、减轻群众医疗费用负担、改善院前急救和医院急诊服务、加强监管和宣传等五个方面共27项改善医疗服务的具体举措，全部36家三级医疗机构均已开展了预约诊疗服务工作，部分医院的专家门诊预约比例已达到专家总号源的65%。潍坊市推出20项便民利民的优质服务项目，逐一制订服务路径，确保落实实处。七台河市实施“十免、十降、十提高”三大惠民措施，全面实施“868”人民满意工程。鄂州市推广“冬梅护理”品牌，开展“感动服务”，提高病人满意度；实行城镇职工医保、居民医保、新农合“三网合一”，各医院设立城乡医保审核大厅，实现窗口服务当天结算。

四、加强卫生人才队伍建设，调动医务人员积极性

各地围绕广大医务人员关切的工资待遇、职业发展、执业环境等问题，完善政策措施，努力调动广大医务人员理解改革、投身改革的积极性。一是开展住院医师规范化培训。上海市建立了符合国际规范的住院医师规范化培训制度，2010年全市招录1830名住院医师进入39家培训医院进行规范化培训，天津市、深圳市、镇江市、潍坊市等也开展了全科医师或住院医师规范化培训工作，提高医生临床能力。二是合理确定公立医院人员编制。深圳市、马鞍山市、鄂州市等市创新编制管理方法，合理确定公立医院人员编制，实行总量控制、动态调解，使公立医院人员编制与医院功能定位、工作量等实际情况相符合。三是实行人事和收入分配制度改革。各地普遍实行岗位设置和全员聘用，建立科学的人员绩效评估制度，实施岗位绩效工资。鞍山市适当放开奖励性绩效工资的比例和工资总额的限制，对医院的特殊人才和引进的高端人才可实行年薪制或协议工资制；芜湖市、鄂州市规定医院收入分配向临床一线、技术骨干倾斜，其中学科带头人、有突出贡献的专家年收入不低于院领导的年收入。四是增加对人才培养和学科发展的投入。洛阳市、遵义市、宝鸡市、西宁市等增加了招聘人才、培养人才或奖励人才的投入，推进学科建设，提高医务人员的服务能力和水平。五是营造良好的医疗执业环境。各地普遍开展“平安医院”建设，全面推进医患纠纷第三方调解工作，厦门市、七台河市、马鞍山市、洛阳市等市建立了有效的医疗纠纷的预防和处置机制、第三方调解机制和医疗责任保险机制。六是促进医务人员合理流动。昆明市、北京市等地积极探索医生多点执业，鼓励卫生人才合理流动，充分发挥作用，其中昆明市办理多点执业人员接近1200人。

总体来看，改革试点工作取得了初步成效。宏观方面，试点地区医疗资源配置开始向好的方向调整，公立医院布局结构开始调整优化，基层服务能力和水平日益提高，公立医院发展与经济社会发展、人民群众需求、城镇化发展的一致性、协调性在增强。微观方面，随着一系列“看得准、见效快”的政策措施的实施，公立医院在服务、安全、质量、成本、效率等方面开始改进，人民群众开始享受到公立医院改革带来的好处。各试点城市的具体措施和做法，丰富了公立医院改革试点的政策措施和策略方法，为进一步推进改革积累了经验。试点探索锻炼了队伍，提高了各级政府及有关部门推进公立医院改革试点的能力和水平。这些为加快公立医院改革步伐奠定了良好的基础。实践证明，中央确定的公立医院改革的目标、方向和主要内容是正确的。

（张宗久　周军　钟东波）

医学教育

【2010年医学教育工作】

一、组织实施农村订单定向医学生免费培养工作

贯彻落实国家发展改革委、卫生部等6部门颁布的《以全科医生为重点的基层医疗卫生队伍建设规划》，印发了《关于开展农村订单定向医学生免费培养工作的实施意见》和《卫生部办公厅关于做好农村订单定向医学生免费培养工作的通知》，明确了培养目标、方式、保障政策和各部门工作职责，组织启动实施了高等医学院校农村订单定向免费培养项目，2010年为中西部乡镇卫生院招收5000名定向免费医学生。

二、积极推动全科医生转岗培训实施工作

按照“2010年安排1.5万人参加转岗培训”的医改任务要求，研究提出了《2010年全科医生转岗培训项目方案》、工作方案和培训大纲，召开工作推进会，要求各地结合前期培训项目进行统筹安排。积极协调财政部，落实中央转移支付经费8720万元。2010年，各省（区、市）已安排1.6万人参加全科医生转岗培训。

三、积极开展城市社区卫生人员岗位培训工作

卫生部承担“三年（2009—2011年）在岗培训城市社区卫生服务人员16万人次”的医改任务，该项目已实施两年，进展顺利。2010年，卫生部组织专家修订了新的培训大纲（2010年版）。2010年上半年除西藏自治区未开展工作、新疆维吾尔自治区尚未提供报告外，其他地区共开展培训80，931人次，完成率达153%。

四、启动实施以全科为重点的住院医师规范化培训工作

继续积极配合相关部门，研究制订《关于建立全科医生制度的意见》、《关于建立住院医师规范化培训制度的意见》和全科医师规范化培训项目实施方案。按照医改任务分工，积极做好启动实施住院医师规范化培训的相关准备工作，研究制定了《住院医师规范化培训管理办法》和《住院医师规范化培训实施工作方案》，修订培训标准、考核管理办法和考核方案，做好启动实施的准备工作。

五、开展农村卫生人员在职培训评估工作

卫生部于2010年3月组织“农村卫生人员培训工作评估组”，对江苏省、贵州省等8省区市农村基层卫生人员培训工作进行检查评估，23个省（区、市）报送了评估总结报告，在此基础上形成了《全国农村卫生人员在职培训评估报告》和《全国农村卫生人员在职培训调研报告》等总结材料，并制订了《全国乡村医生教育规划（2011—2020年）》（征求意见稿）。

六、加强基层卫生人员继续教育工作

通过各级继续医学教育项目、基地及远程教育等多种形式，大力开展在职卫生技术人员培训工作。2010年遴选确定国家级继续医学教育项目6312个。其中，新审批项目4202个，备案项目1788个，国家级继续医学教育基地项目322个。在总结“十一五”继续医学教育工作基础上，研究制定了“十二五”继续医学教育评估指标体系和《继续医学教育“十二五”规划》，不断提高继续医学教育质量和管理水平。

七、发挥医学教育宏观管理协调机制作用，推动医学教育改革发展

与教育部研究协商，启动实施了共建部属高校医学院工作，确定首批共建北京大学医学部、北京协和医学院（清华大学医学部）等10所部属高校医学院（部、中心）。两部将加强对共建高校医学院的指导，支持其深化教学改革，创新人才培养模式，提高教育质量；加强学科建设，提升科研水平；积极引导附属医院创新管理模式和运行机制，在医药卫生体制改革中发挥示范与引领作用。

在广泛调查研究和听取老专家意见的基础上，指导中国医学科学院/北京协和医学院提出实体化工作原则性意见，并经部务会审议通过。与教育部协商成立北京协和医学院改革发展领导小组，共同推进北京协和医学院的改革与发展。

八、加强公共卫生和临床药学人才培养

组织研究制订了《公共卫生

人员规范化培训大纲》及培训基地标准。在系统总结临床药师培训试点工作经验的基础上，继续组织实施临床药师培训工作，研究制订《临床药师师资培训大纲》和《临床药师师资培训基地标准》，并在部分培训基地进行试点推行。

九、研究提出教材管理的新思路

配合人民卫生出版社转企改制，卫生部教材办公室由原设在人民卫生出版社改设在卫生部。为进一步加强医药卫生教材建设，卫生部在听取人民卫生出版社有关教材管理工作汇报的基础上，对前期教材管理工作进行了认真总结，提出了改设后教材办的职能新定位：宏观指导我国医药卫生教材建设的发展与改革，规范教材市场，重点抓规划与质量标准，在卫生部教材建设领导小组的领导下，发挥专家指导委员会咨询作用。

（何维）

【加强住院医师规范化培训，推进医药卫生体制改革】　为了加强卫生人才队伍建设，推进医药卫生体制改革，全国各地积极推动实施住院医师规范化培训工作，并取得显著进展。一是加强组织管理和制度建设，保障培训工作有序开展。上海市、福建省和江苏省等省（市）先后印发住院医师规范化培训实施办法或意见，建立了多部门参与的培训组织管理体系，实施统一的培训模式和培训标准，并明确培训经费补助、住院医师管理、培训与医师岗位聘任和职称晋升衔接等保障政策，有力推动了培训工作实施。二是完善培训体系，加强培训能力建设。北京市积极探索完善住院医师规范化培训制度，初步建立了运行顺畅的培训体系，制定了住院医师规范化培训实施意见、培训基地管理、招收录取、住院医师管理、师资管理、考试考核等培训相关管理办法。天津市、四川省、辽宁省和湖南省等省（市）按照既定的培训实施方案，加强培训基地能力建设和培训过程管理，积极推动培训工作开展。北京市、上海市、天津市、辽宁省、江苏省、贵州省等省（市）加强住院医师规范化培训信息管理系统建设，开发建设培训招录、管理、考核等管理软件及平台，逐步实现培训工作信息化管理，提高培训质量和管理效率。三是积极探索与实践，促进培训工作发展。广东省深圳市启动实施住院医师规范化培训委托培养项目，招录应届医学毕业生实施住院医师培训，并签署定向就业协议。山东省启动实施乡镇卫生院全科医师培训计划，每年招聘1000名医学本科毕业生进行全科医师规范化培训。福建省组织实施全科医师能力提升计划，2010—2012年计划招录培训全科医师1500名。

（刘爽）

【实施农村订单定向医学生免费培养项目，培养农村适宜卫生人才】为了贯彻落实国家发展与改革委员会、卫生部等部门《以全科医生为重点的基层医疗卫生队伍建设规划》和国务院办公厅《医药卫生体制五项重点改革2010年度主要工作安排》，加强基层卫生人才队伍建设，为农村培养适宜卫生人才，卫生部、教育部和国家发展与改革委员会等部门共同组织实施了高等医学院校农村订单定向医学生免费培养工作，于2010年6月制定并印发了《开展农村订单定向医学生免费培养工作的实施意见》（发改社会〔2010〕1198号），明确了培养目标、专业设置、培养计划、协议签订、招录程序、经费补助、学生管理等方面的管理要求和措施。2010年，中央财政下拨专项经费补助中西部地区实施农村订单定向医学生免费培养项目，支持培养免费医学生5000名。为指导各地有序开展免费医学生需求计划编制和招录培养工作，卫生部于2010年6月25日印发了《关于做好农村订单定向医学生免费培养工作的通知》（卫办科教函〔2010〕513号），提出了培养需求计划编制、培养院校确定和定向就业协议签订工作的要求，并印发了定向就业协议参考样式。2010年8月13日，卫生部印发了《2010年中西部地区农村订单定向医学生免费培养项目管理方案》，确保项目经费使用效率和安全。重庆市、甘肃省、四川省、湖南省、贵州省、海南省、青海省、云南省等省（市）卫生厅（局），积极与相关部门协调，根据国家相关政策规定，结合省市实际情况，制定并出台相关实施意见、办法和方案，建立起卫生、教育、发展改革、人力资源和社会保障、财政和编办等多部门分工负责、统筹协作的项目实施和管理机制。中西部地区采取多种途径进行政策宣传，公开公正组织考生招录，有序规范组织协议签订，较好地完成了5000名免费医学生的招录任务。

（刘爽）

【卫生部和教育部实施共建高等学校医学院工作】　为了推进高等医学教育改革和医药卫生体制改革，加强医学教育与卫生事业发展需求的结合，建立可持续发展的医药卫生人才培养和科技创新机制，卫生部与教育部于2010年10月9日联合印发了《关于共建部属高校医学院（部、中心）的意见》（教直〔2010〕5号，以下简称《共建意见》），启动共建高校医学院（部、中心）工作，并确定首批共建北京大学医学部、北京协和医学院（清华大学医学部）等10所部属高校医学院（部、中心）。《共建意见》提出两部将根据医药卫生人才队伍建设的发展需求，共同研究制定医学人才培养规划和指导意见，推动共建高校医学院（部、中心）进一步深化教学改革，创新医学人才培养模式，提高医学人才培养质量；两部共同指导和支持共建高校医学院（部、中心）加强医学学科建设，提升医学科研水平；两部积极引导共建高校附属医院创新管理模式和运行机制，充分发挥共建高校附属医院的重要作用。《共建意见》要求共建高校加强医学院（部、中心）的建设，遵循医学教育规律，统筹规划、深化改革、整合资源、加大投入，推动医学教育、科研及医疗卫生服务的有机结合和全面发展，使医学教育在学校的整体发展格局中获得长足发展。

2010年10月，教育部、卫生部共建部属高校医学院（部、中心）名单：北京大学医学部、北京协和医学院（清华大学医学部）、吉林大学白求恩医学部、复旦大学上海医学院、上海交通大学医学院、浙江大学医学部、华中科技大学同济医学院、中南大学湘雅医学院、中山大学医学部、四川大学华西医学中心。

（刘爽）

【启动全科医生转岗培训工作】 为了贯彻落实国家发展与改革委员会、卫生部等部门的《以全科医生为重点的基层医疗卫生队伍建设规划》和国务院办公厅《医药卫生体制五项重点改革2010年度主要工作安排》，加强基层卫生人才队伍建设，卫生部、财政部和人力资源和社会保障部等部门共同组织实施了全科医生转岗培训工作。2010年预计安排1.5万名全国基层医疗卫生机构在岗医生参加培训，对中西部地区通过中央转移支付经费的方式制定“中西部地全科医生转岗培训项目”给予支持，东部地区由地方财政支持。

2010年10月，中央财政下拨专项经费8720万用于补助中西部地区的全科医生转岗培训项目。为了指导各地全科医生转岗培训工作，卫生部于2010年11月在湖南省长沙市召开了全科医生转岗培训工作推进会，进一步明确了对中西部各省（区、市）的工作任务和要求。2010年12月，卫生部印发了《基层医疗卫生机构全科医生转岗培训大纲》、《关于开展基层医疗卫生机构全科医生转岗培训工作的指导意见》、《2010年全科医生转岗培训项目管理方案》等配套文件，提出了培训对象、时间、内容、方式和组织机构等方面的工作要求，并要求各地统筹安排各项人员培训工作。2011年1月，卫生部组织专家对北京市、浙江省、宁夏回族自治区、新疆维吾尔自治区（含新疆生产建设兵团）、四川省、云南省、山东省、河南省8省（区、市）的项目实施情况进行了督导。经了解，各地均成立了省培训领导小组和相应的培训机构，制定了相应文件和管理政策，对项目的目标、组织实施、培训基地建设、培训经费、培训方案、培训内容等做了明确的规定。转岗培训明显提高了基层卫生人员全科医疗服务的基本理念和临床医疗服务的能力，尤其是提升了常见病、多发病的社区防治能力和开展基本公共卫生服务的能力。截至2011年1月，全国31个省（区市）已安排全科医生转岗培训1.6万名。

（余秋蓉）

【开展2001—2010年乡村医生培训评估工作】 为了贯彻落实《中共中央 国务院关于深化医药卫生体制改革的意见》精神，了解《全国乡村医生教育规划（2001—2010年）》落实情况，评估农村卫生人员在职培训现状及效果，为制定农村卫生人员培训“十二五”规划提供依据，卫生部于2009年12月要求各地开展农村卫生人员在职培训自评，并于2010年3月组织“农村卫生人员培训工作评估组”对江苏省、贵州省等8省（区、市）的农村基层卫生人员培训工作进行了检查评估。结合实地评估及各地自评，形成了《2001—2010年全国乡村医生教育总结》。十年来，我国乡村医生教育取得了令人鼓舞的成绩，但距离上一个十年规划的目标还有差距。据了解，99.18%以上的县开展了乡镇卫生院卫生技术人员培训，基本实现了全覆盖。96.27%以上的县都开展了乡村医生培训，除个别省县开展培训未达标外，其他省、市均达到要求。乡镇卫生院人员培训率为39.04%，低于乡村医生培训率73.75%。乡镇卫生院人员大专学历占36.78%，中专学历占50.98%，12.24%无专业学历，执业助理医师及以上者比例为42.80%。乡村医生大专及以上学历占7.05%，中专学历及中专水平占69.55%，尚有23.40%的乡村医生无医学专业学历，乡村医生执业助理医师水平仅7.87%，远没有达到规划中的要求。

目前存在的问题主要有：一是部分地区存在培训职责不明、多头管理的情况。二是培训机构不够有力，培训基地建设亟待加强。三是师资力量薄弱，教学力量不足。80%的地级市未举办过农村卫生人员师资培训班。四是培训脱离需求、实践操作匮乏。培训内容缺乏针对性、实用性，理论学习偏重，实践技能培训安排不够。另外，部分地区还存在无统一培训规划、培训经费投入不足、培训管理不规范、领导不重视、培训资源分布不均等问题。

（余秋蓉）

【中西部社区卫生人员培训工作】 2010年卫生部承担了国务院《医药卫生体制五项重点改革2010年工作安排》“在岗培训城市社区卫生人员5.3万人次”的医改任务。实施过程中，一是对中西部地区及辽宁省、新疆生产建设兵团制定“中西部地区社区卫生人员培训项目”，通过中央转移支付经费下拨8079万元给予资助。二是对东部地区要求地方自筹经费培养，纳入统一培训管理。培训工作，除西藏自治区尚未提供总结材料外，中西部地区2010年中央转移支付经费下安排培训共计56428名人员，其中全科医师骨干为2673名（培训10个月），全科医师为23149名（培训60天），社区护士为23463名，其他卫技人员为7143名（培训30天）。截至2010年12月底，中西部地区完成培训人员共计47161名。

2010年12月，卫生部抽取了8省（市）（北京市、浙江省、宁夏回族自治区、新疆维吾尔自治区（含新疆生产建设兵团）、四川省、云南省、山东省、河南省）进行年度督导。重点检查培训落实情况、培训效果以及经费使用等方面工作，并结合医改有关精神对地方工作予以指导。经了解，项目实施以来，各省市领导高度重视此项工作，纷纷加大投入，质量意识增强，保障措施得力，创造条件开展培训工作，实现了“要我培训”向“我要培训”的转变，培训效果显著。但在培训工作陆续开展的过程中也暴露出一些问题：一是工学矛盾突出，基层医疗卫生单位派不出人员参加学习或不能保证学员学习时间；二是学员层次差异性大，受地域、学历、年龄、岗位等因素影响，培训难度较大，影响了整体培训效果；三是人头培训经费不足，培训基地建设、师资队伍建设缺乏稳定的经费支撑；四是培训基地对社区卫生服务的理解和接受度有待提高，带教师资相对薄弱；五是培训理念和形式还有待于丰富和完善。

（余秋蓉）

【成立全国卫生职业教育教学指导委员会】 为贯彻落实全国教育工作会议精神和《国家中长期教育改革和发展规划纲要（2010—2020年)》，进一步发挥行业主管部门和行业组织在发展职业教育中的重要作用，推动职业教育改革创新，教育部于2010年11月30日发布了《关于批准成立全国财政职业教育教学指导委员会等43个行业职业教育教学指导委员会的通知》（教职成函〔2010〕7号），批准成立了卫生职业教育教学指导委员会（以下简称卫行指委）等43个行业职业教育教学指导委员会。

全国卫生职业教育教学指导委员会（以下简称卫行指委）是全国中等职业教育教学改革创新指导委员会的下设机构，是受教育部委托，由卫生部牵头组建和管理，对卫生行业（专业）职业教育教学工作进行研究、指导、服务和质量监控的专家咨询组织，同时也是指导本行业职业教育与培训工作的专家组织。

按照教育部要求，卫行指委在成立之初就研究制定了工作细则及2011年工作计划。根据卫生行业职责范围及相关职业资格管理权限，对照《中等职业学校专业目录（2010年修订)》中所列专业、专业（技能）方向，向教育部提交了卫行指委所涉中等职业学校专业情况统计表，并通过调研形成了《2010年卫生行业职业教育发展报告》，其中包括2010年卫生行业发展状况及人才需求、卫生职业教育发展现状、发展卫生职业教育的主要政策措施和卫生职业教育展望及工作设想等内容。印发了《卫生职业教育简讯》，充分利用卫生职业教育网为行政主管部门、卫生职业院校搭建信息交流平台。

（余秋蓉）

【继续医学教育学分信息化管理试点工作】 为了进一步加强继续医学教育工作信息化管理，适应卫生事业发展和改革的需要，保证继续医学教育工作的健康发展，全国继续医学教育委员会办公室于2010年2月1日在北京召开了“继续医学教育工作座谈会”。部分省市卫生厅（局)、医学院校、医院、中华医学会负责继续医学教育工作的同志参加了会议。会议主要讨论研究了2010年继续医学教育相关工作及证书的发放与管理工作，研究制订了《继续医学教育“十二五”规划》有关事宜。

会议达成了以下共识：

1. 2010年首先在已经和即将使用“继续医学教育学分信息化管理系统”的北京市、天津市、新疆维吾尔自治区、湖北省、广东省、云南省、吉林省、重庆市、广西壮族自治区和中华医学会进行试点，按继续医学教育管理的相关规定以电子化授予学分的形式取代纸质学分证书。

2. 已经实施自行发放证书的省（市）（江苏省、浙江省、湖南省、山东省、上海市）按照国家级继续医学教育学分证书管理有关规定，继续做好国家级证书的管理和发放。

3. 陕西省、山西省、内蒙古自治区、四川省、辽宁省、黑龙江省、江西省、河北省、青海省、宁夏回族自治区、安徽省、海南省、甘肃省、福建省、贵州省、河南省及有关学术团体（中华预防医学会、中华护理学会、中华口腔医学会、中国医师协会、中国医院协会)，卫生部直属单位按2010年已获准的国家级继续医学教育项目培训的人数，向全国继续医学教育委员会申领学分证书。

4. 为保证各地有效利用“继续医学教育学分信息化管理系统”，加快继续医学教育信息化建设的步伐，由中华医学会牵头，组织制定继续医学教育学分信息化管理相关的技术标准和业务标准，标准出台后，各地要按照标准的统一要求，推进继续医学教育学分信息化管理工作的开展，逐步实现“电子证书”信息化管理。

会议提出《继续医学教育“十二五”规划》应在目标设定、指导思想、基本原则、工作重点及措施的内容方面，要适应卫生事业的发展和医改的需要及卫生人才培养的规律。对总体目标中继续医学教育对象获取学分的达标率偏高、经费投入机制、保障政策和措施部分，尚需调整和充实内容等问题提出了很好的建议。

（敬蜀青）

【继续医学教育“十一五”评估工作】 为了贯彻落实中共中央、国务院《关于深化医药卫生体制改革的意见》中提出的加强医药卫生人才队伍建设的精神，不断提高我国卫生专业技术人员技术水平与整体素质，根据卫生部、人事部《继续医学教育规定（试行)》和卫生部《继续医学教育“十一五”规划》要求，全国继续医学教育委员会决定对“十一五”期间继续医学教育工作进行评估。

此次评估的目的：认真总结“十一五”期间继续医学教育工作的成功经验和问题，在评估的基础上制定《继续医学教育“十二五”规划》，不断完善继续医学教育制度，进一步提高继续医学教育质量和管理水平，推动我国继续医学教育工作的深入开展。

评估内容：检查评估各省、自

治区、直辖市完成《继续医学教育"十一五"规划》各项指标和工作任务情况。

评估对象：各省、自治区、直辖市卫生厅（局），并抽查部分基层卫生行政部门和医疗卫生机构。

评估工作将分为自评、复评、认定三个阶段进行：2010 年 8 ~ 12 月为自评阶段；2011 年 3 ~ 6 月是复评阶段；2011 年 7 ~ 8 月为认定阶段。

全国继续医学教育委员会将根据自评与复评结果，对各地"十一五"期间的继续医学教育工作情况进行全面总结和评价，对成绩突出的单位予以表彰。

（敬蜀青）

【召开第一届中国国际继续医学教育大会】 第一届中国国际继续医学教育大会于 2010 年 11 月 13 日在北京召开。

本届大会主题为"继续医学教育在医药卫生体制改革中的机遇与使命"，旨在加强国际间的交流与合作，学习和借鉴国际继续医学教育新的理念、教育形式、教育内容以及提高继续医学教育质量的措施和办法，积极探讨继续医学教育事业发展中前瞻性、全局性的理论与实践问题，以适应医药卫生体制改革的需要，促进我国的卫生事业和继续医学教育工作的发展。

全国人大常委会副委员长韩启德为会议的召开发来贺信，卫生部副部长刘谦、教育部部长助理林蕙青、中国工程院院士巴德年、世界医学教育联合会（WFME）主席 Stefan Lindgren 分别在开幕式上发表了致辞。

会上发布了全国继续医学教育委员会组织的首批涉及肝病学、麻醉学、心律学、消化内镜学学科年度进展报告（2009—2010 年），为引领相关学科的建设和发展、进一步提高继续医学教育质量发挥重要作用。

从事继续医学教育的专家、学者和继续医学教育学术团体的国内外代表共计 1,500 余人参加了大会。会议的召开将对促进我国的继续医学教育工作和卫生事业发展，使我国更快地迈入世界继续医学教育先进国家的行列起到积极的推动作用。

（敬蜀青）

【完成 2011 年国家级继续医学教育项目评审工作】 在 2010 年远程网上评审的工作的基础上，进一步完善了管理系统。2010 年共收到全国共收到各省市、部直属单位及学术团体等单位申报 2011 年国家级项目 5455 项。全国继续医学教育委员会办公室按照《国家级继续医学教育项目认可办法》的规定进行了形式审查，通过形式审查 5453 项，并提交全国继续医学教育学科组专家通过远程手段进行评审。各学科组专家依据项目评审程序和原则，对 2011 年申请的国家级项目进行了评审。4649 项通过专家评审，覆盖全部二级学科：（基础形态共 98 项；基础机能共 81 项；临床内科学共 1405 项；临床外科学共 1186 项；妇产科学共 217 项；儿科学共 236 项；眼、耳鼻喉学科共 261 项；口腔医学学科共 157 项；影像医学学科共 328 项；急诊学共 119 项；医学检验共 123 项；公共卫生与预防医学共 329 项；药学共 123 项；护理学共 442 项；医学教育与卫生管理共 297 项；全科医学与康复医学共 188 项），804 项未通过，通过率为 85.2%。专家反映今年申报的国家级继续医学教育项目质量普遍提高。全国继续医学教育委员会于 2010 年 12 月 31 日公布确认 5590 项目（其中：941 项为备案项目）为 2011 年国家级继续医学教育项目。

（敬蜀青）

【开展远程继续医学教育优秀课件评选工作】 为了贯彻中共中央、国务院《关于深化医药卫生体制改革的意见》中提出的加强医药卫生人才队伍建设，重点加强公共卫生、农村卫生、城市社区卫生专业技术人员和护理人员培养的精神，为广大卫生技术人员提供内容丰富的培训课件，不断提高卫生专业技术人员素质和整体水平，卫生部委托卫生部医药卫生科技发展中心开展基层社区和继续医学教育优秀课件评选工作。2010 年 10 月起组织有关专家对各单位报送的课件进行了评审。课件按学科分为大内科、大外科、综合与公共医学及多媒体技术组，按培训对象分为基层农村、社区卫生人员培训及继续医学教育培训。评审专家根据《远程医学教育优质课件评选方案》要求和《远程医学教育优质课件评选标准》，参评的课件经过初审、复审和终审，由主审、副审与组长核审后，并经专家组组长共同评定，确定了基层农村与社区卫生人员培训 12 项获奖（其中：一等奖 3 项，二等奖 2 项，三等奖 7 项）；继续医学教育培训 20 项获奖（其中：一等奖 4 项，二等奖 6 项，三等奖 10 项）。具体获奖课件及单位名称见附件。

（敬蜀青）

【全国继续医学教育委员会评审推荐医德医风培训课件】 为了贯彻落实《中共中央 国务院关于深化医药卫生体制改革的意见》，加强在职卫生技术人员的职业道德教育，促进和谐医患关系的构建，全国继续医学教育委员会办公室组织有关专家对好医生医学教育中心、北京大学医学教育网络分别制作的《医德医风专项培训》之二——《救死扶伤》和《医德医风专项培训——责、权、法、人文知识培训》课件进行评审。专家认为培训课件主要针对当前医务人员医德医风热点问题，遴选典型案例，采取案例分析和讨论的方式，提出防范医疗纠纷的办法，引起医务人员的关注和思考，适合在职卫生技术人员医德医风教育。根据专家评审意见，全国继续医学教育委员会办公室将上述培训课件推荐给各省市卫生厅局，供在医德医风培训工作中选用，完成课件学习并通过测试者可授予国家级继续医学教育学分（不超过 2 学分）。

（敬蜀青）

医学科学技术

【2010年医学科学技术工作】

一、科技重大专项组织实施有序推进

（一）督导“十一五”计划任务落实，专项实施取得初步成效

2010年，“重大新药创制”科技重大专项（以下简称“新药专项”）完成“十一五”计划第三批课题部署工作，重点加强以企业牵头的产学研联盟和高新技术园区为依托的新药孵化基地项目建设。在“十一五”计划期间，“新药专项”和“艾滋病和病毒性肝炎等重大传染病防治”科技重大专项（以下简称“传染病专项”）共安排中央经费约90亿元。

“十一五”计划期间，两专项均较好地实现了各项预期目标，体现了以下主要成效：

“新药专项”的成效：一是研发一批创新药物，数量目标超额完成，部分品种质量明显提升；二是初步建立了我国药物创新体系，企业技术创新能力有所提高；三是突破了一批关键技术；四是初步建立了一套新型管理机制，建立行政和技术两条线的管理体系，为专项实施提供保障。

“传染病专项”的成效：一是初步建立了具有举国体制特征的传染病科技支撑体系；二是突破了一批关键技术，产生了一批产品，为有效降低“三病两率”（艾滋病、病毒性肝炎和结核病的发病率和病死率）提供了重要支撑；三是新发突发传染病应急能力显著增强，尤其是在甲型H1N1流感防控中得以充分显现；四是初步建立了适合专项特点的组织实施机制和保障措施。

（二）完善管理制度，加强过程监管

建立行政和技术责任管理体系，加强过程监管。进一步明确两专项各层级行政和技术两条线的管理体系，加强牵头实施部门的协调，建立完善针对重大问题的部内协调机制。两专项不断加强实施管理办公室建设，进一步明确定位，并实行主任分工负责制。进一步强化并落实责任专家制度，分别召开多次总体组和责任专家会议，加强技术指导和管理。

建立健全专项管理制度。两专项实施管理办公室不断加强专项制度体系的建设，并根据实际情况不断调整完善，加强经费监管，加强信息化和人才队伍建设，认真贯彻《国家中长期人才发展规划纲要》。两专项积极利用“千人计划”引进人才，同时以专项任务为载体，积极通过其他渠道和方式引进急需人才。

（三）编制专项“十二五”实施规划和2011年度计划

结合国内外相关领域科研最新趋势，依据国务院常务会议审议通过的两专项实施方案和国务院领导的指示精神，两专项牵头组织部门，组织总体组及编制组，经过广泛调查研究，多方征求意见，不断修改完善，历时一年半，编制提出了专项“十二五”实施计划，并通过两专项领导小组和三部门的审议。

二、紧密围绕行业需求，认真组织公益性卫生行业科研专项等科技计划的项目实施

（一）完成公益性卫生行业科研专项2010年度立项工作

公益性卫生行业科研专项坚持以卫生行业的中下游技术研发、集成、转化、转移与推广应用为特征和手段，围绕卫生行业发展需求，配合医改重点任务，突出顶层设计和统筹规划，以解决疾病防控中的实际科学问题为导向，以产生效益为目的，加速卫生科技成果转化与应用，强化科技对卫生行业发展的支撑作用。财政部已经批复2010年度立项13项，批复经费2.8亿元。2010年项目已顺利启动实施，并组织开展2007年度立项课题的验收和2008年、2009年度课题的阶段总结工作。

（二）完成“十一五”科技支撑计划部分课题的验收和“十二五”项目的组织工作

根据《国家科技支撑计划管理暂行办法》的有关规定，组织专家对“十一五”科技支撑计划“环境对健康影响评估与控制技术研究”项目和“老年相关疾病的干预控制研究”项目中的9项课题进行了验收。专家组认为，经过近3年的实施，大部分课题按任务书完成了主要研究内容，达到了预期效果并获得部分成果。

根据科技部的总体部署，完成了“十二五”科技支撑计划心血管疾病、脑血管疾病、肾病和健康队列建立共4个项目可行性报告的论证组织工作，中央经费投入约4.5亿元。

（三）完成卫生部艾滋病防治应用性研究项目部分课题的验收

对卫生部艾滋病防治应用性研究2006年度项目“新疆HIV感染者/AIDS患者合并机会性真菌感染的调查与真菌耐药的研究”等延期课题进行了验收。专家组认为，基本上完成了课题任务书确定的研究任务，达到了预期目标。

（四）顺利完成其他科研计划项目的组织

根据科技部有关要求，完成了“973”计划、科研院所科技专项、软科学项目、基础科研专项等课题的申报、立项和过程管理。与浙江

省、河南省、福建省、江苏省等省联合开展卫生部科学研究基金省部联合课题的评审和组织工作。

（五）其他科研管理工作

积极参与并协调丹麦诺和诺德医药公司与中国医学科学院、中国疾病预防控制中心在糖尿病防治研究方面的合作与交流。向国家发展与改革委员会推荐重大科技基础设施中长期规划“转化医学”和“系统生物医学”需求建议。

三、积极发挥部际协商机制作用，促进国家医学创新体系建设

贯彻落实《国家中长期科学技术发展规划纲要》和《国家中长期人才发展规划纲要》，加强与科技部等部门的配合，促进医学科技发展与卫生服务需求密切结合。2010年10月29日，卫生部和科技部进行会商，提出在“十二五”期间进一步加大对医药卫生科技研究工作的支持和协同管理力度。相关部门将在统筹布局医学科研工作、探索组织创新模式、加强国家医学创新体系建设、增加医学科研投入和强化人才队伍建设等方面加强协商，形成促进医学科技快速发展的合力。

完成“十二五”卫生科技发展计划编制工作。以《国家中长期科学和技术发展规划纲要(2006—2020年)》和《中共中央国务院关于深化医药卫生体制改革的意见》为指导，围绕卫生事业发展需求和医药卫生体制改革重点任务，强化需求导向，加强统筹布局和系统设计，完成了“十二五”卫生科技发展规划的编制工作。

四、加强制度建设，完善卫生技术和知识产权管理机制

开展“卫生技术评估操作规程和质量标准”等课题研究，积极探索卫生技术评估工作模式。加强高新卫生技术的管理，协调相关部门，提出理顺干细胞等细胞治疗技术管理模式的建议，研究制订了《人类成体干细胞临床研究和应用的伦理准则》，组织制订了《临床技术研究规范》。

加强医药创新领域知识产权战略实施，组织修订了《卫生部医药卫生知识产权管理规定》，开展卫生领域知识产权培训，协调组织卫生系统参与全国打击侵犯知识产权和制售假冒伪劣商品专项行动，推动重大专项等科研计划的知识产权规范管理。

五、实验室生物安全管理工作不断加强

进一步强化实验室生物安全日常管理工作，做好甲型H1N1流感防治和青海玉树地震后传染病防控工作菌（毒）种运输保障工作。督促做好上海世博会和广州亚运会期间实验室生物安全管理工作，加强检查督导，确保实验室生物安全万无一失。

为了做好病原微生物菌（毒）种保藏工作，积极开展制订保藏机构规划的前期调研，并形成了规划的建议意见稿。研究制订了《病原微生物菌（毒）种保藏机构指定工作细则》，积极推动保藏机构建设。

向国家发展与改革委员会申报了第二批生物安全三级实验室规划并获得批准，协调在中法新发传染病防治合作协议管理机制下成立生物安全标准法规工作组，加强中法在实验室生物安全法规方面的合作。

（何维）

【组织实施“重大新药创制”科技重大专项】

2010年是国家科技重大专项完成“十一五”计划和谋划“十二五”任务部署的关键年。“重大新药创制”科技重大专项（以下简称专项）牵头组织部门卫生部和总后勤部卫生部深入贯彻落实国务院2009年国家科技重大专项（民口）组织实施推进会议有关要求，紧密围绕医药卫生体制改革重点工作和战略性新兴产业培育，加强整体推进，强化组织管理，各项工作进展顺利，研究取得阶段性成果。

牵头组织部门深入开展调查研究，组织专家认真研讨，广泛听取各方意见，在全面总结“十一五”计划进展和经验的基础上，研究提出了本专项“十二五”发展规划建议。

一、督导“十一五”计划任务落实，专项实施取得初步成效

2010年3月，专项完成了“十一五”计划第三批课题部署工作，重点加强以企业牵头的产学研联盟和高新技术园区为依托的新药孵化基地项目建设。至此“十一五”计划全部任务部署完毕。

专项加强了督导、检查和评估工作。由第一行政责任人、卫生部副部长刘谦和专职技术责任人中国工程院院士桑国卫带队，分别对10个重点省市的部分园区、综合大平台和企业孵化基地等课题进行了实地检查评估，有效推动了任务的落实。

“十一五”计划期间，专项的主要成效：一是研发一批创新药物，数量目标超额完成，部分品种质量明显提升；二是初步建立了我国药物创新体系，企业技术创新能力有所提高；三是突破了一批关键技术；四是初步建立了一套新型管理机制，建立行政和技术两条线的管理体系，为专项实施提供保障。

二、完善管理制度，加强过程监管

建立健全专项工作制度。专项实施过程中着重加强了有关工作制度建设，全面规范专项管理工作。制定了专项的实施细则、档案管理办法、保密方案等相关文件。

建立行政和技术责任管理体系，加强过程监管。进一步明确专项各层级行政和技术两条线的管理体系，加强牵头实施部门的协调，建立完善针对重大问题的部内协调机制。专项不断加强实施管理办公室建设，进一步明确定位，并实行主任分工负责制。进一步强化并落实责任专家制度，分别召开多次总体组和责任专家会议，加强技术指导和管理。

三、编制专项“十二五”实施计划和2011年年度实施计划

结合国内外相关领域科研最新趋势，依据国务院常务会议审议通过的实施方案和国务院领导的指示精神，卫生部组织总体组专家，经过广泛调查研究，多方征求意见，不断修改完善，编制提出了专项“十二五”实施计划，并报送专项领导小组审议和三部门综合平衡。“十二五”计划期间，新药专项将紧密围绕专项目标，突出科技创新能力的提升，突出企业技术创新主体的建设，突出体制机制创新；加强顶层设计，集成优势资源，组织协同攻关，为加快转变经济发展方式、培育与发展战略性新兴产业、服务医药卫生体制改革、保障与改善民生作出贡献。

根据“十二五”实施计划的安排，2010 年 5 月卫生部组织专家编制并发布 2011 年课题申报指南，6 月组织专家开展评审和课题遴选工作。在组织实施中进一步加大创新探索，与培育战略性新兴产业和医药卫生体制改革密切结合，突出企业主体地位。2010 年 11 月完成 2011 年课题立项建议方案和 2011 年度实施计划的编制工作，并报专项领导小组审议及三部门综合平衡。

（贺晓慧）

【组织实施“艾滋病和病毒性肝炎等重大传染病防治”科技重大专项】

“艾滋病和病毒性肝炎等重大传染病防治”科技重大专项（以下简称传染病专项）严格按照国务院领导指示精神，完善组织管理机制，不断加强过程监管，顺利推进各项工作，部分研究取得阶段性成果。

一、明确工作思路，加快推进实施

按照党中央、国务院的系列指示精神，传染病专项进一步明确工作思路：一是以国家传染病防控需求为导向，进一步凝练目标，突出重点，集成系统，以重点任务带动整体水平提升；二是密切结合医药卫生体制改革，充分调动地方政府积极性，以转化医学为模式，加强示范区建设及课题间的协同与整合；三是以相关防控产品研发和产业化为目标，促进产业链延伸和战略性新兴产业的培育与发展；四是加强体制机制创新，以部门和地方政府为重要管理载体，形成多方协同联动的实施管理模式；五是加强责任体系建设，强化过程管理和绩效评估；六是贯彻落实全国人才工作会议精神，加大人才管理工作力度，形成可持续发展的人才保障体系。

二、落实任务部署，加强过程监管

依据传染病专项实施方案，“十一五”计划共设置艾滋病、病毒性肝炎、结核病、能力建设和中医药防治重大传染病 5 个项目，分两批部署了 25 个专题、8 类技术平台和 6 个综合防治示范区共计 180 余项课题，安排中央财政资金超过 25 亿元，“十一五”计划任务已经全面部署。同时，不断完善行政和技术两条线的责任管理体系，进一步明确并落实各管理层级行政和技术的任务与职责；加强牵头实施部门的协调，建立完善针对重大问题的部内和部外协调机制；不断加强专项实施管理办公室建设，进一步明确定位，制定了《办公室工作规则》等内部管理文件和《课题过程管理手册》；进一步强化并落实责任专家制度，分别召开多次总体组和责任专家会议，加强技术指导和管理。

2010 年 1～4 月，分为课题自查、责任专家组检查、总体组督导检查三个阶段对本专项“十一五”全部课题进行了系统的评估检查。同时，还在自查和总结的基础上，配合科技部等三部门完成督导检查及向国务院的汇报工作。

三、加强制度建设，营造良好环境

根据专项实施的特点和实际，不断加强制度体系建设，并根据运行情况不断调整完善。制定了涉及专项管理、课题评审与遴选、总体组工作规则、知识产权管理、保密管理、生物安全管理等配套制度。在强化经费监管方面，加强预算编制和财务管理培训指导，对课题负责人、课题责任单位财务负责人等进行预算编制和财务管理的专门培训；通过专项督导对专项经费到位和支出情况进行监督检查。在信息化和人才队伍建设方面，建立了课题申报、评审、计划编制和任务合同书的电子化档案系统；在部分课题中探索建立了统一的信息管理体系；认真贯彻《国家中长期人才发展规划纲要》，以专项任务为载体，积极利用“千人计划”等多渠道引进和培养人才。

四、有序顺利实施，初见阶段成效

一是初步建立了具有新型举国体制特征的科技支撑体系。通过建立实验室网络和防治示范区等形式，有效集成跨部门、跨学科的优势力量，形成具有新型举国体制特征的、多方联动的网络化技术支撑体系。其中，传染病监测技术平台有效促进先进技术由国家向地方的转移，实现监测能力由点到面的提升。防治示范区初步实现优势资源的区域性集中，为建立“重心下移、关口前移、依靠科技、预防为主”的新型防治模式奠定坚实的基础。

二是突破了一批关键技术和产品，为有效降低“三病两率”提供支撑。研究发现我国艾滋病疫情新趋势，为调整防控策略提供科学依据；成功研发艾滋病毒核酸血筛检测体系及第四代检测试剂盒，将检测窗口期从 3 周缩短到 2 周以内；成人艾滋病一线治疗方案显著降低副作用，费用降低 79%；艾滋病疫苗临床试验顺利推进。

提出加大免疫剂量的乙肝疫苗免疫新策略，初步解决接种者低应答或无应答难题；优化的重型乙肝治疗方案使病死率降低 20% 以上；多种新型乙肝或丙肝诊断试剂性能达到或超过国际主流产品水平；自主发现的肝癌特异性标志物有望显著提高早诊率。

成功研制系列结核病诊断产品，填补多项空白，初步满足基层结核病筛查等需求，使结核病缺乏有效诊疗手段的局面得到初步改观。筛选提出的中医和中西医结合治疗方案，在乙肝和耐药结核病等方面显示了较好的疗效。

三是新发突发传染病应急能力

显著增强。初步建立了具有世界先进水平的病原体组合筛查和未知病原体鉴定技术体系，使我国病原体鉴别检测能力达到国际先进水平。上述成果在甲型H1N1流感防控中得到有效应用，并在手足口病、携带NDM-1耐药基因细菌感染等防控实践，以及上海世博会等重大活动的卫生保障中发挥了关键作用。

四是初步建立了适合专项特点的组织实施机制。初步建立行政和技术两个责任体系。形成了以标志性成果定任务框架、定工作重点、定资源配置的工程化管理模式。建立较为完善的过程管理制度，实现了动态监管。在艾滋病疫苗等方面开展了卓有成效的国际合作。适合专项特点的人才培养和引进机制为可持续发展奠定基础。

五、充分调查研究，谋划“十二五”发展

依据国务院常务会审议通过的专项实施方案，根据国内外相关领域科研最新趋势，组织总体组及编制组经过广泛调查研究，多方征求意见，不断修改完善，编制提出了两专项“十二五”实施计划。专项“十二五”计划实施思路：以降低“三病两率”的关键科技问题突破和提升应急处置能力为主攻目标，与医药卫生体制改革、传染病防控工作和培育战略性新兴产业有机结合，以网络化技术平台、优势资源集成和示范区建设为支撑，以机制创新、规范管理和人才队伍建设为保障，探索适合国情的传染病科技防控模式和机制，突破一批关键核心技术和产品，解决一批传染病防控和产业发展的瓶颈问题，促进一批成果转化和应用。“十二五”计划期间，传染病专项将分艾滋病、病毒性肝炎、结核病、能力建设和中医药5个项目部署任务。

根据专项“十二五”实施计划，分别编制发布2011年课题申报指南，组织专家完成课题的评审和遴选工作，并在组织实施中进一步加大创新探索，与战略性新兴产业培育和医药卫生体制改革密切结合，满足新发突发传染病应急防控需求。

（邢若齐）

【国家“十一五”科技支撑计划项目进展与验收工作】 根据《国家科技支撑计划管理暂行办法》的有关规定，组织专家对“十一五”科技支撑计划“环境对健康影响评估与控制技术研究”项目和“老年相关疾病的干预控制研究”项目中的9项课题进行了验收。专家组认为，经过近3年的实施，大部分课题按任务书完成了主要研究内容，达到了预期效果并获得了部分成果。

（李晔）

【完成卫生部艾滋病防治应用性研究项目2005年度课题验收工作】 2010年6月23～24日，卫生部召开会议对卫生部艾滋病防治应用性研究项目2006年度立项的延期课题和2007年度立项的部分课题进行了验收。专家组认为，基本完成了课题任务书确定的研究任务，达到了预期目标。

（李晔）

【公益性卫生行业科研专项项目实施工作】 不断加强公益性卫生行业专项的组织管理，在实施过程中，注重突出行业专项定位，体现其对解决行业重大问题产生实效的特点。主要做法有：一是顶层设计，统筹规划。密切结合卫生行业实际需求，突出顶层设计，将目标定位在解决重要与迫切的实际问题统筹规划实施方案。二是目标导向，特色鲜明。以解决行业当前最重要和迫切的实际问题为目标，以转化医学为研究模式，重点加强技术转化、转移与应用，将项目研究与人才队伍建设、基地建设和学科发展密切结合。三是总体规划，分步实施。初步制定15年的规划，突出整体性和系统性，分步推进。四是机制创新，强化监管。采用创新的终端监督模式，引进用户和行业管理部门监督，并将诚信监督与绩效监督紧密结合。按照财政部、科技部的有关部署，完成了卫生公益性行业科研专项2010年度和2011年度立项工作。2010年通过问题征集、发布指南、专家评审和集中整合，提出30项2010年度、2011年度立项建议。财政部已经批复2010年度立项13项，2011年度立项9项。

公益性卫生行业科研专项立项项目清单（2010年度）

项目编号	项目名称	承担单位	预算数（万元）
201002001	环境重点污染物健康危害的监测评价与控制	中国疾病预防控制中心环境与健康相关产品安全所	2685
201002002	重大内分泌代谢疾病的早期预警、诊治技术转化及防控体系的应用研究	上海交通大学医学院附属瑞金医院	1770
201002003	精神分裂症、青少年情绪与自杀问题的预警和综合防治技术的研发、转化与应用	中南大学湘雅二院	2724
201002004	心脏死亡供者器官活力评估、体外修复及肝移植关键技术标准的建立、优化与推广	中国医科大学附属第一医院	1636

续表

项目编号	项 目 名 称	承 担 单 位	预算数（万元）
201002005	临床有效输血及血液风险控制技术应用研究与推广	中国医学科学院	2657
201002006	农村儿童保健与常见病防治适宜技术的推广及应用	复旦大学附属儿科医院	2235
201002007	中国环境流行病学人群队列研究	北京大学	1866
201002008	慢性呼吸疾病的预防与规范诊治体系建设及适宜技术研究	首都医科大学附属北京朝阳医院	2834
201002010	泌尿系统重大疾病的防治研究	北京大学第一医院	2051
201002012	急性高原病预警、早期诊断、规范化治疗及成果推广应用	中国人民解放军第三军医大学	2945
201002014	严重创伤救治规范的研究与推广	北京大学	1666
201002016	常见与危重皮肤病的诊治规范研究	中国医学科学院皮肤病医院	1860
201002028	基于卫生应急关键技术集成与创新的应急能力在线培训与演练信息平台构建及示范区建设	哈尔滨医科大学	1852
合计			28781

公益性卫生行业科研专项立项项目清单（2011 年度）

项目编号	项 目 名 称	承 担 单 位	预算数（万元）
201002015	门静脉高压治疗方法的合理选择和推广应用	北京大学人民医院	1817
201002021	临床多重耐药菌医院感染防控研究及应用	浙江大学医学院附属第一医院	1836
201002009	辐射危害控制与核辐射卫生应急处置关键技术研究及其应用	中国疾病预防控制中心辐射防护与核安全所	2761
201002011	中国老年人综合评估和医疗服务体系建立及推广	首都医科大学附属宣武医院	2253
201002013	生殖与生育重大疾病诊治的规范化与推广	山东省立医院生殖医学中心	1677
201002017	城乡居民牙病综合防治模式的推广应用研究	北京大学口腔医院	2375
201002018	慢性脊椎退行性疾病及畸形的早期干预及规范化诊疗	中国医学科学院北京协和医院	2185
201002019	常见致盲性眼病的筛查、诊断和干预技术的标准化与应用研究	首都医科大学附属北京同仁医院	1555
201002020	消化系统急、重、难症诊疗技术的标准化、转化和推广	中国医学科学院北京协和医院	2478
合计			18937

【加强对村卫生室和村医的技术支持】 2010年9月27~28日为贯彻落实国务院办公厅关于2010年深化医药卫生体制改革工作任务，加强对村卫生室的技术支持工作，提高村卫生室的服务能力，卫生部在北京召开了“村卫生室技术支持工作研讨会暨师资培训班”，来自全国20个省、直辖市卫生厅有关负责人和负责乡村医生培训工作的师资约80人参加了会议。

会议从当前村卫生室和乡村医生的实际需求出发，针对乡村医生专业基础差、缺乏急诊急救处置能力、技术操作不规范等问题，选择了适宜农村基层推广、应用的十种急诊急救技术，举办骨干师资培训班，并分发了指导教材和教学光盘。培训班要求与会人员不仅要掌握技术的操作要领，做到准确、无误，还要懂得如何传授给基层医务人员，真正使这些技术通过逐级培训，被每一位乡村医生所掌握，以提高他们的行医能力。

会议对下一步乡村医生培训工作提出了具体要求，要求各省卫生科教工作人员提高认识，充分重视，加大工作力度，采取实际措施，扎实工作，推动村卫生室和乡村医生的技术支持工作。会议要求，村卫生室的技术支持工作要掌握科学性、针对性和通俗性三个原则，即教学内容要掌握科学性，以循证为基础，经过长期实践检验，稳定可靠的实用技术；教学计划要有针对性，适应当地需求，适应乡医需要，因材施教；教学方法强调通俗性，充分考虑乡村医生的专业、文化基础和学习理解能力，要抓住本质，深入浅出。

（王锦倩）

【开展卫生适宜技术推广机制及相关政策研究】 2010年卫生部组织医药卫生科技发展研究中心、河北省、浙江省、江西省、河南省、广西壮族自治区等省（区）卫生厅、河北医科大学、浙江医学高等专科学校、江西省中医药研究院、广西壮族自治区人民医院等单位开展了适宜卫生技术推广机制和相关政策研究。

该研究以软课题的形式从适宜卫生技术遴选、开发、评价、推广，以及适宜卫生技术数据库建立等方面分别开展深入研究，旨在理清技术推广工作思路，探讨相关机制建立，深入挖掘资源，争取相关政策支持，促进适宜卫生技术推广工作的开展。经过广泛深入调查研究和专家访谈，以及国内外资料的收集、整理、分析，现已经完成了《面向基层适宜卫生技术开发管理办法研究报告》、《面向基层适宜卫生技术评审体系的研究报告》、《面向基层适宜卫生技术数据库建立、管理与使用方法研究报告》、《适宜卫生技术推广模式研究报告》和《适宜卫生技术推广绩效评价办法研究报告》，并形成了如《面向基层适宜卫生技术开发管理办法》等若干政策建议稿。上述研究报告均已通过卫生部组织的适宜卫生技术推广专家会议的验收。

（王锦倩）

【探索开展卫生适宜技术推广试点基地建设】 2010年8月，卫生部与江西省卫生厅在江西省南昌市新建县开展农村基层适宜卫生技术推广试点基地建设工作，旨在探索以政府为主导，从农村基层实际需求出发，建立以县级医疗卫生单位为技术推广中心，乡镇卫生院为推广站，村卫生室为推广点的适宜卫生技术推广网络，实践县、乡、村一体化技术推广模式。试点工作坚持“因地制宜、分类实施、分级管理、注重实效”的原则，力求做到开展一批适宜卫生技术，培养一批农村卫生技术骨干，建设一批特色专科，建立一个适宜技术推广网络，健全一套有效的推广机制，从而提升农村医疗卫生单位技术水平和服务能力。试点工作为期一年。新建县卫生局将按照试点工作方案的要求有效组织项目实施。江西省卫生厅将通过试点工作摸索建立适合本地区实际需要的有效技术推广模式和机制。

（王锦倩）

【卫生部第二轮面向农村和城市社区适宜卫生技术推广十年百项计划第七批项目验收结果】 根据《卫生部关于开展第二轮面向农村和基层推广适宜技术十年百项计划的通知》（卫科教发〔2001〕193号）精神，2010年12月卫生部组织专家对卫生部第二轮面向农村和城市社区推广适宜技术十年百项计划第七批项目推广情况进行了验收。验收结果公布如下：

序号	项目名称	推广单位	推荐部门	验收结果
1	三位一体的医疗服务模式在支气管哮喘防控中的应用	北京大学人民医院	北京市卫生局	通过验收，停止推广
2	盲探气管插管新技术	上海交通大学医学院附属第九人民医院	上海市卫生局	通过验收，停止推广
3	癫痫综合管理计划	北京天坛医院	北京市卫生局	通过验收，停止推广
4	常见先天性心脏病的规范化介入治疗	北京军区总医院 中国医师协会心血管内科医师分会	中国医师协会	通过验收，停止推广

续表

序号	项目名称	推广单位	推荐部门	验收结果
5	慢性心力衰竭规范化治疗推广项目	中国医学科学院阜外心血管病医院 中华医学会心血管病学分会	中华医学会	通过验收，停止推广
6	以止痛治疗为主的晚期癌症病人家居照顾模式	广西医科大学第一附属医院疗养院	广西壮族自治区卫生厅	通过验收，停止推广
7	细菌性阴道病联合测定技术	哈尔滨医科大学附属第二医院 中国科学院生物物理研究所	黑龙江省卫生厅	通过验收，停止推广
8	低视力检查、诊断和康复适宜技术的推广	温州医学院附属眼视光医院	浙江省卫生厅	通过验收，停止推广
9	阿苯达唑口服乳剂治疗包虫病的应用示范和推广	新疆维吾尔自治区疾病预防控制中心	新疆自治区卫生厅	通过验收，停止推广
10	针对农村基层和城市社区艾滋病患者的抗病毒治疗综合指导	北京市地坛医院 北京红丝带之家	北京市卫生局	通过验收，停止推广
11	“皮肤物理抗菌膜”专利技术解决局部感染和院内感染方案	南京大学医学院属医院鼓楼医院	江苏省卫生厅	通过验收，停止推广
12	针刺“锥体交叉区”治疗中风偏瘫痉挛状态的应用	天津中医药大学第一附属医院	天津市卫生局	通过验收，停止推广
13	活血舒筋手法辨证使用治疗肩凝症的规范化方案	天津中医药大学第一附属医院	天津市卫生局	通过验收，停止推广
14	替代创口传统包扎旧模式临床应用	天津市第一中心医院	天津市卫生局	未通过验收，停止推广

（王锦倩）

【心血管病四项基本技术的基层推广】 为了加强基层心血管病防治技术推广工作，推动“适宜卫生技术进农村”，卫生部委托医药卫生科技发展研究中心联合中华医学会心血管病分会共同开展了心血管病适宜技术推广活动。2010年该项目围绕基层医生心电图识图、心脏听诊、心肺复苏基本技能和常用心血管药物基本知识四项核心技术组织推广培训工作。首先组织心血管病专家编写了《基层卫生适宜技术丛书——心血管疾病防治基本知识与技能》和配套的多媒体课件和光盘，并先后以不同形式组织开展培训。

2010年5月24日，该项目在北京朝阳区举行了启动仪式，并举办朝阳区社区基层卫生人员心血管疾病防治培训。胡大一、李瑞杰教授为近百名社区医生作了报告。

2010年12月该项目在北京为浙江省、江西省、四川省、广西壮族自治区、河北省、辽宁省、宁夏回族自治区等10个试点省（区、市）举办师资培训班，并将《基层卫生适宜技术丛书——心血管疾病防治基本知识与技能》一书与配套的多媒体课件单机使用的光盘免费发放给10个试点省，其中西部试点省发放1000套教材与光盘，东部等发达地区发放500套。

同时，该项目还采用远程教育手段，开展远程适宜技术培训工作，网上注册报名参加学习的人数近1500人。

（王锦倩）

【召开“卫生科技进社区”项目无锡现场交流会】 2010年12月16日，卫生部在江苏省无锡市召开“卫生科技进社区”试点社区现场交流会。来自试点省、自治区、直辖市卫生厅局及试点社区代表50余人参加了会议。会议首先交流了各省、区、市试点社区在开展“卫生科技进社区”项目活动过程中取得的经验、收获和体会。与会代表实地参观考察了无锡市广益、迎龙、鑫园、黄巷四个社区开展

"卫生科技进社区"项目的工作情况。无锡市作为江苏省"卫生科技进社区"项目的试点地区得到无锡市政府的积极扶持，不仅在政策、资金上给予倾斜，而且在管理机制上建立了运行有效的组织保障体系。无锡市各社区按照项目方案总体部署和要求，积极探索，勇于实践，注重实效，开展了丰富多彩的"知名专家进社区"、"适宜技术进社区"和"卫生科普进社区"项目活动，提高了医疗卫生服务质量和水平，受到当地百姓的欢迎，也得到与会者的好评。

（王锦倩）

【2010年度国家科技奖励推荐项目遴选工作情况】 按照《卫生部遴选2010年国家科技奖推荐项目工作程序》的要求，2010年1月卫生部组织专家对所征集的35项申报项目进行了专家评议。评审工作坚持科学、公正的原则，在听取项目报告、审阅申报资料的基础上，采取由专家独立评议、量化打分的方式，择优选出14项拟推荐项目，经过网上公示无异议后，提交国家科技奖励工作办公室。具体项目见《卫生部2010年国家科技奖推荐项目表》。

卫生部2010年国家科技奖推荐项目表

序号	申报奖项	项目名称	第一候选单位	第一候选人
1	科技进步奖	危重症冠心病外科评估体系与关键技术临床应用	中国医学科学院阜外心血管病医院	胡盛寿
2	科技进步奖	系统性红斑狼疮发病机制及诊断方法学研究	中国医学科学院北京协和医院	张奉春
3	科技进步奖	低温脑保护技术的建立及其临床应用	上海交通大学医学院附属仁济医院	江基尧
4	科技进步奖	肾上腺外科疾病的微创治疗及相关基础研究	华中科技大学同济医院	张　旭
5	技术发明奖	中国居民营养与健康状况调查	中国疾控中心营养与食品安全所	杨晓光
6	科技进步奖	中国学龄儿童少年BMI超重/肥胖筛查标准的建立和应用	北京大学公共卫生学院	季成叶
7	科技进步奖	中国吸烟危害健康的流行病学、临床及实验研究	中国疾控中心	杨功焕
8	科技进步奖	中国血吸虫病防治策略的研究	中国疾控中心寄生虫病预防控制所	王陇德
9	科技进步奖	艾滋病免疫重建及适合中国国情的艾滋病抗病毒治疗	中国医学科学院北京协和医院	李太生
10	科技进步奖	重症急性胰腺炎综合治疗的系统化和细化研究	华中科技大学协和医院	王春友
11	科技进步奖	国人颅内动脉粥样硬化性卒中的二级预防	首都医科大学附属北京天坛医院	姜卫剑
12	科技进步奖	三峡建坝与江汉平原血吸虫病传播关系及防治对策	湖北省疾控中心	徐兴建
13	科技进步奖	以放射生物学研究为基础的肿瘤放疗新技术的建立和应用	复旦大学附属肿瘤医院	蒋国梁
14	科技进步奖	空气污染健康危害与控制技术研究	中国疾控中心环境与健康相关产品安全所	金银龙

（王锦倩）

【举办省级生物医学研究伦理管理培训班】 为了贯彻落实卫生部关于《涉及人的生物医学研究伦理审查办法（试行）》，提高省级科研管理人员及伦理委员会对科研伦理的审查、监管能力，推动科研伦理审查工作规范、有序开展，2010年7月2～3日卫生部在浙江省杭州市举办了生物医学研究伦理管理培训班。来自各省、自治区、直辖市卫生厅局科研管理人员和当地机构伦理委员会骨干成员80余人参加了培训班。

培训班邀请了我国资深生物医学研究伦理管理专家介绍了伦理管理对生物医学研究的重要意义、科研伦理的基准等，并从科研设计和受试者选择、伦理审查委员会与伦理审查（含SOP）、有效的知情同意、风险/受益的评价、利益冲突，以及当前干细胞研究和临床应用中应当关注的伦理问题等方面进行了详细阐述和讲解，并分发了包括《赫尔辛基宣言》、《涉及人的生物医学研究伦理审查办法（试行）》等国内外伦理文献在内的学习资料。

（王锦倩）

【《人类成体干细胞临床研究和应用的伦理准则》研究课题通过验收】 2009年6月卫生部委托卫生部医学伦理专家委员会开展了“人类成体干细胞临床试验和应用的伦理问题研究”。该课题经过广泛深入地调查研究，多层面的专题讨论、专家访谈，以及对国内外文献资料的收集、分析，对我国干细胞临床研究和应用中存在的问题进行了认真剖析，提出解决问题的意见，先后在《医学与哲学》和《中国医学伦理学》等杂志发表了《干细胞研究与应用中伦理问题的再调查：结果与建议》和《干细胞研究与应用的伦理思考》等文章，引起干细胞研究和医学伦理学等领域同行专家的广泛关注。该课题在研究的基础上，形成了《人类成体干细胞临床试验和应用的伦理准则（政策建议稿）》。2010年7月1日该课题通过了卫生部医学伦理专家委员会的验收。

（王锦倩）

【开展科研诚信宣传教育活动】 为了加强科研诚信建设，营造自主创新良好氛围，提升医药卫生科研人员科学道德素质，卫生部于2010年9～12月在医药卫生科研机构和承担科研、教学任务的医疗卫生机构开展科研诚信宣传、教育活动，活动的主题为“遵循诚信指南，坚守道德规范”。该活动以国务委员刘延东在科研诚信与学风建设座谈会上的讲话，和科技部、教育部、财政部、人力资源和社会保障部、卫生部等10部委发布的《关于加强我国科研诚信建设的意见》为基本宣传学习材料，并推荐了科技部科研诚信建设办公室组织编写的《科研活动诚信指南》和《科研诚信知识读本》，要求各地区、各单位组织相关人员认真学习，领会精神，并结合典型案例分析和明德楷模教育，弘扬尊重科学、求真务实的高尚情操，树立淡泊名利、不怕挫折、精益求精的学术风气，提升科研人员诚信意识和自我约束、自我管理的能力。从跟踪督查情况看，该活动得到很多科研院所、高等学校的积极响应，开展了丰富多彩的宣传活动。

（王锦倩）

【举办知识产权、科研伦理、科研诚信等知识培训班】 为加强医药卫生领域科技创新的知识产权管理，促进国家知识产权战略的实施，有效推动科研伦理审查和诚信制度建设，2010年12月，卫生部组织有关专家为科技重大专项课题负责人和科研管理人员举办知识产权、科研伦理、科研诚信等知识培训班，近200人参加了培训。

培训内容分两部分：一是着重介绍国家知识产权战略、《中国专利法》新修订的主要内容，医药卫生领域知识产权管理规定、人类遗传资源管理和国际科技合作保密管理等内容；二是重点阐述医药卫生科学研究伦理审查制度及人类成体干细胞临床研究与应用的伦理准则，以及我国科研诚信体系建设的基本要求。

（王锦倩）

【协调开展医药卫生领域打击侵犯知识产权和制售假冒伪劣商品专项行动】 为了推动医药卫生领域打击侵犯知识产权和制售假冒伪劣商品专项行动的开展，按照国务院总体部署要求，卫生部协调国家食品药品监督管理局和国家中医药管理局，从保障民生的根本利益出发，结合医药卫生行业特点，积极组织开展打击侵犯知识产权和制售假冒伪劣药品的工作。为了保障此次专项行动的实施，卫生部成立了由卫生部部长陈竺担任主任的医药卫生领域打击侵犯知识产权和制售假冒伪劣商品专项行动协调领导小组，并部署了以下重点任务：一是支持国家食品药品监督管理局打击利用互联网发布虚假药品广告和制售假冒伪劣药品行为的工作；二是加强整顿违法添加非食用物质和滥用食品添加剂的工作；三是打击侵犯中医药知识产权行为；四是加强医疗广告管理，推动医疗机构知识产权保护工作；五是抵制使用盗版软件，净化网络医疗保健信息环境；六是加强知识产权保护宣传，避免侵权事件的发生。

（王锦倩）

【举办卫生技术评估座谈会】 2010年7月21日，卫生部在北京召开了卫生技术评估工作研讨会。来自复旦、北京、浙江、四川大学和中国医学科学院信息研究所和卫生部卫生发展研究中心，以及卫生部医药卫生科技发展研究中心共10余位卫生技术评估专家和管理人员出席了会议。会议总结、交流了近年来各单位开展卫生技术评估工作情况。一方面各单位展示了如何利用各自优势，多方筹集资金，坚持不懈地开展卫生技术评估工作，不仅发表了一定数量的研究论文，得到国际同行认可，培养了一批技术评估人才；另一方面通过交流也反映出当前卫生技术评估工作缺乏国家政策支持和统筹规划，仍处于自发的、随机的发展状态，亟待引导、规范和扶持。座谈会上专家们认为，应当紧密围绕卫生事业改革和发展的中心工作，以评价卫生技术的安全性和有效性为核心，重视技术评估在适宜卫生技术推广中的作用，同时跟踪前沿，关注国内外高新技术发展动态，积极探索新形势下技术评估模式和机制，建立权威和科学的技术评估规范，并采取切实有效的措施，推动技术评估工作的开展。

（王锦倩）

【2010年医用特殊物品出入境审核情况】 严格医用特殊物品审核与管理，2010年共审核出境项目225批次，入境项目207批次。与科技部、国家质检总局、人类遗传资源管理办公室协调，对相关样本出入境审核工作进行调整。配合商务部做好生物两用品和敏感物质的出口管制工作。参与了科技部《人类遗传资源管理条例》的起草、修订工作。

（李坤）

【卫生部人类干细胞与生殖工程重点实验室等七家卫生部重点实验室通过验收】 卫生部组织专家分别对成立3年以上的卫生部重点实验室进行了验收，分别为依托于四川大学的卫生部时间生物学重点实验室，依托于中国医科大学的卫生部艾滋病免疫学重点实验室，依托于中南大学的卫生部人类干细胞与生殖工程重点实验室，依托于江苏省寄生虫病防治研究所的卫生部寄生虫病预防与控制技术重点实验室，依托于江苏省人民医院的卫生部活体肝移植重点实验室，依托于苏州大学的卫生部血栓与止血重点实验室和依托于浙江大学的卫生部医学神经生物学重点实验室。验收专家组通过听取汇报、提问、现场考察等，认为上述实验室本着边建设、边开放的原则，在凝练研究方向，加强条件建设、队伍建设、运行管理和制度建设，开展科学研究等方面做了大量工作，完成了既定的建设任务，达到了建设预定目标。根据专家验收意见，卫生部复函同意上述实验室和工程中心通过验收，并要求他们按照“开放、流动、联合、竞争”的运行机制，结合验收专家组提出的建议，高标准、严要求，推动我国医学领域基础科学研究的开展，培养学术带头人，开展国际、国内外学术交流，促进我国医药卫生科技进步，继续推进中国医药卫生领域实验室的建设与发展。

（刘晓波）

【召开卫生部重点实验室规划工作研讨会】 2010年11月23～25日，由苏州大学附属第一医院承办的卫生部重点实验室规划工作研讨会在江苏省苏州市成功召开。卫生部科教司副司长刘登峰、省卫生厅副厅长姜锡梅出席了开幕式。

此次研讨会介绍了教育部重点实验室情况，并解读了“卫生部重点实验室‘十二五’发展规划”讨论稿。

与会代表参观了临床免疫实验室、中心实验室以及卫生部血栓与止血重点实验室。实验室自2008—2010年，主持或完成各级各类科研项目61项，其中国家“863”项目1项、国家科技支撑项目2项、科技部“重大新药创制”科技重大专项项目1项、国家自然科学基金项目11项，省部级课题24项、厅市级课题20项、国际合作课题2项，累计经费达3644万元；主编或参编著作5篇；在国内外刊物正式发表论文169篇，其中SCI收录论文68篇，累计影响因子156.459；获得国家发明专利3项，获省部级奖项10余项。

（刘晓波）

【卫生部科技教育司/卫生系统实验室资质认定（国家计量认证）卫生行业评审组2010年度工作】

一、组织“2010年度卫生检测实验室国家资质认定评审工作计划”

卫生部组织上报了两批2010年度卫生检测实验室国家资质认定评审工作计划，共有29个检验机构列入工作计划（工作计划表附后）。

截至2010年12月31日，完成了对中国疾病预防控制中心环境与健康相关产品安全所等25个卫生检测机构实验室国家级资质认定/实验室认可现场评审工作。其中单一资质认定评审6个机构，资质认定/实验室认可二合一评审19个机构。

二、关注民生，服务社会

卫生行业评审组选派中国疾病预防控制中心、北京市疾病预防控制中心、天津市疾病预防控制中心、河北省疾病预防控制中心的专家，参加了卫生部卫生监督中心承担的《食品检验机构资质认定条件》和《检验工作规范》的起草工作。并参加了《中华人民共和国食品安全法》配套的《食品检验机构资质认定条件》和《食品检验工作规范》两个文件，以及国家认证认可监督管理委员会组织的《食品检验机构机构资质认定工作指南》编写工作。

三、年度评审与监管相结合

（一）卫生系统实验室资质认定专项监督检查工作。卫生行业评审监督管理旨在探索全年现场监督与评审相结合，加强监管，依法执政深入到监管地区。2010年涉及相关省区的7家机构（浙江省、广东省、北京市、辽宁省、吉林省疾病预防控制中心，兰州军区联勤部“药品器械检验所”、沈阳军区联勤部“药品器械检验所”）。同时，结合全国质量安全月活动及国家认证认可监督管理委员会开展的资质认定专项监督检查工作，卫生部卫生行业评审组于2010年9月对陕西省、云南省、海南省、宁夏回族自治区开展了卫生系统实验室资质认定专项监督检查。12名专家对4个省的13个地（市）、县级卫生检验机构进行了专项检查，工作总结和有关材料上报卫生部，为监管部门开展实验室管理监督工作提供了依据。

2010年完成了亚洲第十六届运动会赛区城市广州地区及周边省

区的实验室资质认定和生物安全监督检查与指导工作，确保实验室质量与安全。

（二）研究实务与科学管理相结合。完成《卫生系统实验室资质认定工作规范》及拟定《卫生系统实验室资质认定（计量认证）/实验室认可检测能力申报数据库及其使用规范》。

（三）教育与服务相结合。培训纳入年度计划：实验室管理工作是服务与监管并重。对《卫生系统认证认可及实施指南》及《卫生检测机构实验室质量与安全实验室培训教材》（试行）进行集中两次的修订与统稿汇编。顺利完成了由国家认证认可监督管理委员会部际联席会议支持并联合举办的认证认可相关知识讲座和国家级资质认定（CMA 中国质量认证）、实验室认可（ISO/IEC 17025：《检测和校准实验室能力的通用要求》）、检查机构认可（ISO/IEC 17020：1998《各类检查机构能力的通用要求》CNAS-C101《检查机构能力认可准则》）评审员的学习与培训，培训人员涉及 17 个省、市、自治区，解放军代表约 130 余人。参加培训合格的人员将充实到卫生行业评审员队伍。

四、完成与部委、卫生部有关司局的合作

（一）编写卫生检测实验室质量管理与安全行业指南

为了配合“十二五”期间切实加强实验室质量与安全建设，有效提升实验室人员素质，卫生部、卫生监督中心及各有关省、市疾病预防控制中心等 20 多个卫生行政、卫生监督、疾病控制机构 100 多名专家参加了卫生行业评审组织编写了《卫生检测实验室质量管理与安全》一书。该书从公共卫生实验室质量管理与安全出发，全面阐述了公共卫生实验室质量管理的基本概念、相关的法律法规、质量控制理论与实践、实验室生物安全、实验室信息化管理系统等，涵盖了实验室质量管理体系，理化、微生物、毒理三大检测领域的实验室质量与安全管理的全部内容。为行业指南以及促进疾病预防控制机构实验室在“十二五”期间的健康发展，为重点培训一批既懂业务又善于管理，尤其精通实验室质量管理与安全的高级人才奠定基础。

（二）协助做好相关辅助性工作

先后参与《保健食品试验注册检验机构认定管理办法（征求意见稿）、《高致病性病原微生物实验室污染物排放标准》、《食品生产经营良好规范（GMP）认证实施规则》（草案）、《国家认证认可事业发展“十二五”规划（草案）（征求意见稿）》卫生部修改意见和建议等相关法规的研究与征询工作。

五、积极参与课题研究及相关工作

为规范卫生检测实验室管理，提高实验室现场评审质量，卫生行业评审组于 2010 年 8 月和 10 月组织来自中国疾病预防控制中心、北京市疾病预防控制中心、天津市疾病预防控制中心、上海市疾病预防控制中心、四川省疾病预防控制中心、广东省疾病预防控制中心等机构共 60 余人召开了课题研究讨论会，专家组承担了中国合格评定国家认可委员会组织的《卫生领域检测实验室技术能力规范表述》课题研究，该项工作圆满完成。

2010 年 9 月国家认监委组织开展了实验室资质认定专项监督检查工作，卫生评审组派 2 名专家参加了监督检查工作。

（宋广霞）

【卫生部 2010 年实验室资质认定和安全管理工作总结座谈会】 卫生部于 2011 年 2 月 23～25 日在海南省琼海市组织召开了由卫生部卫生监督中心和海南省卫生厅联合承办的卫生部实验室资质认定和安全管理工作总结座谈会。

会议旨在总结 2010 年度卫生系统实验室资质认定和安全管理工作，规范卫生检测实验室质量与安全监督管理程序，提高卫生系统实验室资质认定监督管理水平。落实《中华人民共和国食品安全法》，对《食品检验机构资质认定条件》和《食品检验工作规范》进行宣传贯彻，就实验室质量、安全管理工作经验进行交流和讨论。来自全国 21 个省的疾病预防控制机构国家级评审员代表和总后勤部卫生部相关单位科研管理干部代表 70 余人参加了会议。

卫生部科技教育司副司长刘登峰和卫生部卫生监督中心书记陈永祥出席会议并讲话。中国人民解放军总后勤部卫生部为提高本系统实验室质量与安全管理水平和检测技术能力，结合卫生部此次会议，召开了军队系统实验室质量管理讨论会，来自中国人民解放军相关研究院所实验室 20 余人参加了会议。军队系统代表与卫生部相关人员，在实验室资质认定实验室监督管理方面进行了深入交流。

本次会议针对《食品检验机构资质认定条件》、《食品检验工作规范》和卫生部《人间传染的病原微生物菌（毒）种保藏机构管理办法》、《可感染人类的高致病性病原微生物菌（毒）种或样本运输管理政策规定和法规要求》进行了讲解与培训。会议期间邀请上海市疾病预防控制中心和广东省疾病预防控制中心就实验室质量管理与安全进行了经验交流。中国合格评定国家认可中心有关项目官员参加了会议。代表们对目前卫生系统实验室资质认定管理工作存在的问题，以及下一步的工作设想进行了讨论。

（宋广霞）

【卫生部“十一五”推进认证认可监督管理工作】 “十一五”期间，卫生行业实验室认证认可监督管理工作，在卫生部和国家认证认可监督管理委员会部际联席会议协调机制下，健全管理机构，责任分工明确。由卫生部与卫生部监督中心组成的卫生行业评审组办公室，充分发挥专家作用，技术指导与管理服务，资源保障与协调监管到位。遵循“统一领导，共同实施”的原则，紧密结合卫生行业特点，服务于医药卫生事业和医疗改革工作，用科学发展观探讨卫生行业认证认可监督管理新机制。不断开拓创新，扎实工作，圆满完成“十一五”期间各项工作。在队伍建设、制度建设、应急保障、服务民生方面等都取得了较好成绩。

一、队伍建设

加强并做好规范化人员培训。“十一五”期间完成了由卫生部和认证认可监督管理委员会部际联席会议办公室联合举办的认证认可知识普及班和实验室认证认可评审员的培训学习任务。持续教育与规范培训卫生行业实验室资质认定骨干人员。

结合卫生工作的特点和疾病预防控制工作对实验室的有关要求，卫生部于2007年9月、2009年8月，自全国21个省（区、市）卫生厅（局）、解放军总后勤部卫生部、武警、省级疾病预防控制机构、卫生部直属单位（机构）以及国家质检总局系统共计259人参加的实验室资质认定国家级评审员（CMA *）、实验室认可（ISO-IEC/17025 *）评审员、检查机构认可（ISO-IEC/17020 *）评审员培训评审员专业知识培训达140名以上。参加实验室国家级资质认定评审员和实验室认可（共三证）评审员学习约136人，这些参加培训合格的人员将充实到卫生行业评审员队伍，专业管理与技术评审员队伍不断成长、壮大。

全国卫生系统集中培训各省卫生厅科教管理人员、疾控中心实验室技术人员、卫生监督体系管理人员、认证认可知识普及学习达600名以上。

持续教育与规范培训卫生行业实验室资质认定骨干人员。卫生部卫生行业评审组在“十一五”期间先后在上海市、深圳市、广东省珠海市、海南省琼海市组织召开了“卫生系统实验室资质认定国家级评审员、主任评审员管理工作培训和研讨会”，来自国家认监委、中国合格评定国家认可委、解放军总后勤部卫生部、卫生系统实验室、药检系统的150余人参加了会议。卫生系统50多名评审员参加了“到期换证”的培训学习。

二、制度建设

2006年国家认证认可监督管理委员会和中国合格评定国家认可委员会先后发布了新的《实验室资质认定评审准则》和《检验和校准实验室能力认可准则》，对检测实验室现场评审工作提出新的要求。为了适应准则转换带来的监管和制度调整的变化，卫生部卫生行业评审组办公室在2006年11月、2007年12月开展了全国部分省、市认证认可/实验室质量安全管理的调研，初步了解了基本情况，总结并提出存在的问题、建议与对策。修订了《国家计量认证卫生评审组管理体系文件》和《卫生系统检验实验室认证/认可现场评审细则》。

在“十一五”期间，结合卫生行业实验室管理的特点，在推进实验室科学管理上探索创新，实验室技术操作上规范规程。卫生部和卫生行业评审组办公室进行了一系列的相关课题研究。

（一）编写了《卫生系统实验室资质认定工作指南》和《卫生检测实验室质量管理与安全》教材

为了配合国家相关法规要求，“十一五”期间卫生部切实加强实验室质量与安全建设，加强卫生系统实验室资质认定管理工作，提升实验室人员素质，卫生部科教司和卫生行业评审组办公室组织专家编写了《卫生系统认证认可实施指南》和《卫生检测实验室质量管理与安全》教材。卫生部、卫生监督中心、中国疾病预防控制中心、全国20多个省级卫生行政、监督、疾病控制机构100多名专家参加了编写工作。

（二）组织并进行了《卫生领域检测实验室技术能力规范表述》课题研究

卫生部行业评审组承担了中国合格评定国家认可委员会组织的《卫生领域检测实验室技术能力规范表述》课题研究工作。旨在规范卫生检测实验室管理，提高实验室现场评审质量。

（三）《卫生检验机构规范化管理研究》课题研究工作

卫生部卫生行业评审组开展了《卫生检验机构规范化管理研究》的课题。其中作为课题重要内容之一的《卫生检测机构认证认可实施指南》一书已经出版。旨在规范卫生检验实验室的质量管理、提高检测能力和管理水平。

三、疾病防控应急保障服务工作

卫生部和卫生行业评审组办公室与国家认监委和中国合格评定国家认可委员会紧密合作，为“平安奥运”作出贡献，受到北京市生物安全总结会上表彰。卫生行业认证认可工作为奥运保障、防范突发事件提供了技术支撑和保障。

为了配合《生活饮用水卫生标准和检验方法》的办法实施，对承担着北京奥运保障任务的中国疾控中心环境与健康相关产品安全所、北京市疾控中心等单位的实验室资质认定相关生活饮用标准进行了变更备案，为卫生检测机构检测能力的持续性和准确性提供了保障。

配合国家认监委协调卫生系统紧急开展三聚氰胺检测及能力验证，做好设备与检测资源的统计与反馈，完成了卫生部24个部门、单位的卫生检测机构能力验证，以及首批上网公布能够承担政府、社会需要的检测食品、奶粉中含有三聚氰胺等有毒有害物质的检测出证。

2008年6月完成中国“奥运”北京城区及有“奥运”赛事的天津城区的生物安全监督检查与指导工作。

2009年5月为确保甲型H1N1流感的实验活动及时开展，完成了启动浙江省疾控中心生物安全防护三级实验室（P3实验室）的评审启用工作。

2010年完成亚洲第十六届运动会广州赛区及周边省、区的生物安全监督检查与指导工作。

四、关注民生，服务社会

（一）参与《食品检验机构资质认定条件》和《食品检验工作

规范》文件起草释义编写工作

《中华人民共和国食品安全法》(以下简称《食品安全法》) 规定了《食品检验机构资质认定条件》和《食品检验规范》由卫生部负责制定，卫生行业评审组办公室承担并选派来自中国疾控中心食品与营养安全所、北京市疾控中心、天津市疾控中心、河北省疾控中心等机构的专家参加了文件起草工作。按照《食品安全法》及其实施条例的要求，结合我国食品检验机构目前工作现状，专家组起草了《食品检验机构资质认定条件》、《食品检验工作规范》。两个文件于2010年由卫生部正式发布(卫监督发〔2010〕29号文)。专家组参加了国家认监委负责的《食品检验机构机构资质认定工作指南》编写工作。

(二)“十一五”期间卫生部完成卫生行业评审组工作计划和常规工作

按照国家有关法规，每年组织编制上报国家级资质认定评审计划，按照计划依法开展年度评审工作。

按照国务院授权与分工，卫生部协助国家认监委并主管卫生行业认证认可监督管理。近五年国家计量认证卫生行业评审组进行了有效的、科学的管理。

卫生部卫生行业评审组办公室在“十一五”期间对省级以上的疾病控制系统、卫生部直属单位、解放军有关单位、药检部门依法按照计划组织对检测实验室的现场进行认证认可监督评审，认真、严格，确保公正、公平、依法监督管理的权威性与严肃性。严格按照《卫生检测实验室认证认可实施指南》，规范评审程序，科学规范实验室各项活动和评审程序，确保实验室质量与安全监管有效，保证了公共卫生检测检验机构的依法有效运行。实验室的依法执业和科学规范的过程管理，提升了实验室管理人员、技术人员的质量与安全意识理念，加强的实验质量控制与安全的管理，确保了公共卫生体系运转，对我国全面实施医疗体制改革起到了可靠的技术支撑和基础保障作用。截至2010年底，共有61个国家级和省级卫生检测机构获得了国家级资质认定/实验室认可资质。

五、依法执政，加强监管

卫生系统实验室资质认定专项监督检查工作，在“十一五”期间探索并进入常态管理，确保实验室质量与安全监管有效。

卫生部为加强卫生系统实验室资质认定监管工作，与卫生监督中心以及卫生行业评审组办公室组成专家小组，分别于2006年、2007年、2010年对北京市、吉林省、山东省、江苏省、云南省、广西壮族自治区、广东省、四川省、福建省、宁夏回族自治区、陕西省、海南省开展了卫生系统实验室认证认可和资质认定专项监督检查。

来自中国疾控中心、北京市疾控中心、天津市疾控中心、江苏省疾控中心、河北省疾控中心、辽宁省疾控中心等机构的30余名专家对12个省检验机构进行了调研。深入基层，了解基层检测实验室基本状况；锻炼队伍、培养人才(国家级资质认定评审员队伍并获资质)，建立有效运行的审批及规章制度。卫生部加强了对现场监督与评审相结合的监管力度。配合有关部门进行监督检查和专项检查。探索年度评审工作与监督管理相结合的依法行政管理，完善监管程序。“十一五”期间配合国家认监委2006年、2007年以及2009年的“飞行检查”和2010年9月开展的“全国质量安全月”大检查，依法执政深入到监管省区，截至2010年底，卫生部管辖的省及省级以上的疾病预防控制机构、军队药检系统、医学院校、直属单位尚未发生任何重大事故和公共卫生突发事件。

六、积极参加国家认监委和国家认可委开展的有关工作

自2007年起，卫生部和卫生监督中心组成的卫生行业评审组办公室，选派并推荐卫生部的专家参加国家认监委组织的实验室资质认定专项监督检查工作，以及参加国际实验室认可合作组织(“ILAC/IAF”*)对中国合格评定国家认可委员会进行的国际同行评审。“十一五”期间，多次参与国家认监委和中国合格评定国家认可委员会相关准则、文体修改和标准修订、征询工作，工作质量受到好评和表扬。

卫生部卫生行业评审组办公室按照国家认监委相关要求，参加并启动了国家检测资源共享平台建设工作。为建立健全中国检验检测体系，实现检测资源和检测信息的公开共享，避免不必要的重复建设和资源闲置浪费，卫生行业50余个实验室进行了平台信息更新及确认工作。

七、对外交流

2006年、2008年，卫生部组织了赴瑞典、澳大利亚、德国等国家的实验室质量与管理培训团，来自全国卫生检测实验室及相关管理部门50余人参加了考察和培训。开拓了眼界和思路，学习了国外实验室质量管理先进经验，为不断增强实验室质量管理与安全保障的责任意识，提高科学管理水平，规范实验室管理工作打下了坚实的基础。

(宋广霞)

【卫生行业25个机构通过国家级实验室资质认定和实验室认可评审】

国家计量认证卫生行业评审组2010年评审工作

序号	实验室名称	所在地	评审类型	完成情况	备　注
1	中国疾病预防控制中心营养与食品安全所	北京市	监督评审	否	单一资质认定
2	军事医学科学院消毒检测中心	北京市	监督评审	否	单一资质认定
3	中国人民解放军疾病预防控制所	北京市	复查评审	否	单一资质认定
4	陕西省疾病预防控制中心	西安市	监督评审	否	二合一
5	中国疾病预防控制中心环境与健康相关产品安全所	北京市	监督+扩项评审	完成	单一资质认定
6	中国疾病预防控制中心职业卫生与中毒控制所	北京市	监督评审	完成	单一资质认定
7	总后勤部卫生部药品仪器检验所	北京市	监督+扩项评审	完成	单一资质认定
8	新疆维吾尔自治区疾病预防控制中心	乌鲁木齐市	复查评审	完成	单一资质认定
9	甘肃省疾病预防控制中心	兰州市	复查评审	完成	单一资质认定
10	兰州军区联勤部药检验所	兰州市	复查评审	完成	单一资质认定
11	重庆市疾病预防控制中心	重庆市	监督评审	完成	二合一
12	贵州省疾病预防控制中心	贵阳市	监督评审	完成	二合一
13	广东省疾病预防控制中心	广州市	复查评审	完成	二合一
14	山东省疾病预防控制中心	济南市	复查评审	完成	二合一
15	浙江省疾病预防控制中心	杭州市	复查评审	完成	二合一
16	江苏省疾病预防控制中心	南京市	复查评审	完成	二合一
17	广东省职业卫生检测中心	广州市	复查评审	完成	二合一
18	江西省疾病预防控制中心	南昌市	复查评审	完成	二合一
19	辽宁省疾病预防控制中心	沈阳市	监督评审	完成	二合一
20	海南省疾病预防控制中心	海口市	监督+扩项评审	完成	二合一
21	上海市疾病预防控制中心	上海市	监督评审	完成	二合一
22	山西省疾病预防控制中心	太原市	监督评审	完成	二合一
23	河北省疾病预防控制中心	石家庄市	监督评审	完成	二合一
24	宁夏回族自治区疾病预防控制中心	银川市	监督评审	完成	二合一
25	广西壮族自治区疾病预防控制中心	南宁市	监督评审	完成	二合一
26	河南省疾病预防控制中心	郑州市	监督评审	完成	二合一
27	吉林省疾病预防控制中心	长春市	监督评审	完成	二合一
28	四川省疾病预防控制中心	成都市	监督评审	完成	二合一
29	国家食品药品监督管理局北大医疗器械检验中心	北京市	监督评审	完成	二合一

注：＊“复查评审”是指按照国家法定规定程序，完成了一个三年周期的评审；

＊“监督评审”是在复查评审三年周期中间的一次评审；

＊“监督+扩项评审”是指一个三年周期中的监督加扩增项目的评审；

＊“单一资质认定”，是指国家级实验室资质认定（计量认证）；

＊“二合一”是指国家级实验室资质认定+实验室认可。

药物政策与基本药物制度

【**国家基本药物制度配套政策不断完善**】 自2009年8月基本药物制度正式启动实施以来，卫生部等部门制定公布了《关于建立国家基本药物制度的实施意见》、2009版《国家基本药物目录（基层部分）》、《国家基本药物目录管理办法（暂行）》、《国家基本药物临床应用指南》、《国家基本药物处方集》、《关于加强基本药物质量监督管理的规定》等配套文件，国家发展和改革委员会公布国家基本药物零售指导价格，基本药物全部纳入医保（新型农村合作医疗）药品报销目录。2010年11月和12月，国务院办公厅先后印发了《建立和规范政府办基层医疗卫生机构基本药物采购机制的指导意见》、《建立健全基层医疗卫生机构补偿机制的意见》。

（蔡丽萍　韩会学）

【**国家基本药物制度实施范围继续扩大**】 截至2010年12月底，全国超过50%的政府办基层医疗卫生机构实施了基本药物制度。安徽省、天津市、宁夏回族自治区、江西省、陕西省、吉林省、甘肃省、海南省等8个省份政府办基层医疗卫生机构已全部实施，其他省份也确定了第二批实施基本药物制度的地区。共涉及2058个县（市、区），占全国总数（2859个）的72%。非政府举办的基层医疗卫生机构试点实施基本药物制度，扩大惠民、利民的受益面。浙江省、辽宁省、山东省、湖南省、安徽省、陕西省、贵州省等16个省份对非政府举办的基层医疗卫生机构使用的基本药物实行集中采购，统一配送，零差率销售，全部纳入医保（新型农村合作医疗）药品报销范围，并对其承担的基本医疗服务和公共卫生服务采取购买服务的方式进行补偿。涉及非政府举办的社区卫生服务机构416家（占总数的2.4%），乡镇卫生院126家（占总数的9.7%），村卫生室2.38万家（占总数的3.76%）。

（蔡丽萍　韩会学）

【**各地增补非目录药品，满足基层用药需求**】 按照《关于建立国家基本药物制度的实施意见》的文件精神，在建立国家基本药物制度的初期，政府举办的基层医疗卫生机构确需配备使用非目录药品，由省级人民政府统一确定，以满足基层需求，并报国家基本药物工作委员会备案。非目录药品执行基本药物管理相关规定。截至2010年12月31日，共有安徽省、山东省、江苏省等21个省（区、市）增补了非目录药品，内蒙古自治区、西藏自治区等少数民族地区在增补非目录药品中根据需要增加了民族药，更好地适应了基层用药的需求。

（涂继莹）

【**开展国家基本药物制度监测评价工作**】 为了全面了解掌握国家基本药物制度初期进展情况，监测评价实施状况，促进制度完善，卫生部组织制订了国家基本药物制度监测评价指标。2010年1月卫生部召开了基本药物监测评价专家研讨会，邀请有关临床医药和卫生政策专家、基层医疗机构以及省级药政管理人员对制订的监测评价指标进行了讨论修改和完善。同时在江苏省、河南省、陕西省等7省（市）抽取97家城市社区卫生服务机构和乡镇卫生院开展预评估工作。根据预评估中发现的问题，对国家基本药物监测评价指标进行了调整。8月在江苏省南京市召开国家基本药物制度监测评价工作会议，部署了监测评价相关工作。截至2010年底，各地按照要求完成了本省首批30%地区政府办基层医疗卫生机构实施国家基本药物制度监测评价工作。

（刘嘉楠　王雪涛）

【**开展国家基本药物临床应用指南和处方集培训工作**】 2010年卫生部开展国家基本药物处方集和临床应用指南培训工作。在《国家基本药物临床应用指南（基层部分）》（以下简称《指南》）和《国家基本药物处方集（基层部分）》（以下简称《处方集》）的基础上，组织专家编写培训大纲，下发通知，要求各地按照大纲内容开展基本药物《指南》和《处方集》培训工作。

各地通过组织师资培训，建立培训队伍，开展分级培训，利用信息化开展远程等方式，运用集中培训、网络教学等手段，开展了形式多样的基本药物培训活动，取得了良好效果。

截至2010年底，各地累计完成近2.2万家基层医疗卫生机构、35.5万人次的培训，覆盖了绝大多数已经实施基本药物制度的基层医疗卫生机构。培训工作的开展提高了基层医疗机构医务人员合理用药水平，促进了基层医疗卫生机构基本药物的合理使用。

（李波　王雪涛）

【**建立国家基本药物制度监测点**】 2010年卫生部利用国际援助项目，在天津市、辽宁省等13个省（区、市）首批实施基本药物制度的65家城市社区卫生服务中心和乡镇卫生院，建立监测周期为3年的国家基本药物制度监测点。各监测点按国家基本药物制度监测评价工作要求定期上报数据，对制度实施进展情况进行动态监测，及时反映制度实施中存在的问题，为进一步完善制度设计，稳步全面推进制度提供有力的依据。

（刘嘉楠　王雪涛）

【举办国家基本药物制度监测评价专家培训班】 2010年8月，卫生部在江苏省南京市召开国家基本药物制度监测评价专家培训班，31个省（区、市）及新疆生产建设兵团卫生行政部门负责监测评价工作人员、有关专家参加了培训，会议对监测评价方案及指标进行了详细讲解，同时布置了首批30%地区政府办基层医疗卫生机构开展实施基本药物制度监测评价任务。

（刘嘉楠　王雪涛）

【组织录制国家基本药物临床应用专题讲座视频】 2010年7月，卫生部组织有关部门和专家录制了71集"国家基本药物临床应用专题讲座"视频，并于2010年12月3日在健康报网站正式开播。卫生部部长陈竺出席开播仪式并讲话。这是卫生部首次利用网络视频讲座的教学形式，对基本药物的合理使用进行培训，基层医务人员和公众可以免费下载及在线观看。

（李波　王雪涛）

【督导调研国家基本药物制度实施情况】 2010年卫生部按照国务院医改办和卫生部医改办的安排，结合实际工作需要，开展国家基本药物制度实施情况督导调研工作。2010年4月，先后赴辽宁省、江苏省、福建省、重庆市、陕西省等5省市进行基本药物制度调研督导；6月对北京市、河北省、辽宁省等15个省（区、市）和新疆生产建设兵团实施基本药物制度的督导调研；8月参加由全国人大桑国卫副委员长带队对河南省、山东省两省基本药物制度实施情况进行的专题调研工作。为学习贯彻落实《国务院办公厅关于建立和规范政府办基层医疗卫生机构基本药物采购机制的指导意见》（国办发〔2010〕56号）精神，先后在北京市、江苏省、浙江省等地多次召开专题研讨会，听取地方意见和建议，并先后两次派员赴上海市调研药品招标"闵行模式"。

（苏巍巍　韩会学）

【组织开展省级药政管理人员培训】 为了及时提高各省（区、市）药政管理部门政策水平，统一思想认识，卫生部分别在北京市、鞍山市组织了两期全国省级药政处长培训班，讲解基本药物制度政策，交流经验做法，研讨解决困难问题办法措施，落实工作职责，坚定政策信心，确保地方政策执行力。国务院办公厅印发了《关于建立和规范政府办基层医疗卫生机构基本药物采购机制的指导意见》（国办发〔2010〕56号）后，卫生部先后举办了3期各省卫生厅局药政管理和采购工作人员培训班，通过集中学习做好政策辅导，全面理解创新措施，督促落实。

（苏巍巍　韩会学）

【组织开展基本药物制度和药物政策相关课题研究】 围绕基本药物遴选调整机制、招标采购、合理使用等重要环节，卫生部组织开展了系列课题研究。一是组织江西省、江苏省、广东省3省开展基层医疗卫生机构使用基本药物的基本诊疗路径的研究工作；二是组织天津市等8省市卫生厅（局）开展基本药物采购配送模式的课题研究，探索基本药物的"招品种、招数量、招价格、招厂家"一招到底的标采购模式；三是组织中国社区协会和辽宁省等5省市开展非政府举办社区卫生服务机构实施基本药物制度合理补偿措施的政策研究；四是评估分析县级医院临床用药以及省级增补药品情况；五是开展基层医疗卫生机构基本药物标准剂型、规格和包装研究；六是开展药物政策立法研究；七是会同工业和信息化部围绕"如何实现质量优先"开展药品生产企业综合评价指标研究工作；八是会同国家中医药管理局开展中药基本功效分类研究。

（蔡丽萍　韩会学）

【开展药师队伍建设研究】 按照卫生部人才规划领导小组的要求，组织专家全面分析我国医疗卫生机构和药品零售机构药师队伍现状，分析药师数量、素质、结构、分布等方面存在问题，对我国2010—2020年药师队伍实际需求作出了预测，提出药师队伍发展建设规划的建议。

（苏巍巍　韩会学）

【召开重点建议追踪办理暨儿童基本用药座谈会】 2010年会同国家发展和改革委员会、科技部、人力资源和社会保障部、国家食品药品监督管理局和国家中医药管理局等部门追踪办理2008年十一届全国人大一次会议期间代表提出的《关于深化医药卫生体制改革，建立国家基本药物制度》的重点建议。为进一步做好重点建议追踪办理工作，同时回复2010年"两会"期间关彦斌等10位全国人大代表提出的关于我国儿童用药存在问题的建议。2010年8月，卫生部在黑龙江省哈尔滨市召开了重点建议追踪办理暨儿童基本用药座谈会。会议邀请了相关全国人大代表、14个省（区、市）药政处负责人和儿童临床医学、药学专家参加，共同研究分析我国儿童用药现状及问题，提出了相关对策建议。会后部分代表深入基层调研基本药物制度的实施情况。

（蔡丽萍　韩会学）

【探索开展基层医疗卫生机构使用基本药物诊疗路径试点工作】 2010年8月，为加强基层推广使用国家基本药物临床应用指南和处方集，并使之与公立医院正在开展的临床路径工作相衔接，江西省卫生厅制定印发了《关于高血压等11个病种基本诊疗路径的通知》和《关于印发支气管肺炎等13个病种基本诊疗路径的通知》，召开基层医疗卫生机构使用基本药物基本诊疗路径试点工作培训班，在全省177个乡镇卫生院探索开展基层医疗卫生机构使用基本药物诊疗路径试点工作，并得到了卫生部的指导帮助。基本诊疗路径试点工作的开展进一步规范了医师诊疗行为，推进了基层医疗卫生机构基本药物临床应用指南和处方集的使用，提高了医疗质量，保证了医疗安全，促进了合理用药，降低了不合理费用，为加快基层医疗保障支付方式改革、实现单病种付费提供了依据。

（李波　王雪涛）

食品药品监督管理

【2010年食品药品监督管理工作】 2010年全国食品药品监管工作，坚持以科学发展观为指导，全面落实党中央、国务院的重大决策部署，大力加强食品药品监管，扎实开展创先争优活动，切实强化党风廉政建设，各项工作顺利完成。一是认真做好“十二五”规划编制工作。积极争取在国家总体规划中充分体现食品药品监管内容，《国家药品安全规划（2011—2015年）》被列为国务院审批的专项规划。积极参与《完善基本公共服务体系规划》和《国家食品安全监管体系规划》的编制。各地全力争取将食品药品安全纳入当地政府“十二五”规划，取得阶段性重要成果。二是积极稳妥推进监管体制机制改革。贯彻落实国务院领导批示精神，加强跟踪指导，争取政策支持，落实“三定”方案，争取市县机构相对独立，队伍相对稳定，监管工作不被削弱。加快新体制下的执法队伍建设。积极履行餐饮服务、保健食品、化妆品监管新职责。三是集中力量落实基本药物质量监管四项重点任务。制定实施国家基本药物质量标准提高工作计划，完成全品种覆盖抽验任务，启动基本药物电子监管，逐步健全地市级药品不良反应监测、报告和评价体系，强化基本药物生产、配送、使用各环节监管，确保基本药物质量安全。四是着力深化食品药品安全专项整治。巩固多部门联合打假和整治的工作机制，保持高压态势，集中开展打击利用互联网宣传销售假药等专项行动。北京市、广东省、浙江省、江苏省、上海市、黑龙江省、湖北省、辽宁省、广西壮族自治区等地在公安部门的密切配合下，严肃查处多起制售假药大案要案，有力打击了违法犯罪行为，规范了药品市场秩序。深入开展学校食堂、建筑工地食堂等专项整治，净化了餐饮消费环境。五是全力以赴保障重大活动食品药品安全。出色完成上海世博会、广州亚运会等食品药品安全保障任务以及青海玉树地震、甘肃舟曲特大山洪泥石流救灾保障任务。此外，全面启动对口支援西藏和新疆工作。接受了世界卫生组织对我国开展的“疫苗国家监管体系”评估。上述成绩的取得，为全面完成“十一五”规划任务，推进“十二五”新发展奠定了坚实的基础。

（谢兆坚）

【2010年全国食品药品监督管理工作暨党风廉政建设工作会议在京召开】 2010年1月18日，2010年全国食品药品监督管理工作暨党风廉政建设工作会议在京召开。中共中央政治局常委、国务院副总理李克强对会议召开作出重要批示。国家食品药品监管局党组书记、局长邵明立总结了食品药品监管系统2009年工作，并就2010年工作做出总体部署。

会议宣读了中共中央政治局常委、国务院副总理李克强对会议召开作出的重要批示。李克强充分肯定了2009年食品药品监管工作，并对做好2010年工作提出了殷切希望。

邵明立作了题为《振奋精神、坚定信心、努力开创食品药品监管工作新局面》的工作报告。在回顾2009年的食品药品监管工作时，邵明立说，2009年是新世纪以来我国经济发展最为困难的一年，也是食品药品监管工作面临局面最为复杂、改革任务最为艰巨的一年。全系统广大干部职工积极开展深入学习实践科学发展观活动；全力以赴保障甲流防控药品质量安全；扎实推进药品安全专项整治，建立多部门参与的药品安全专项整治部际协调工作机制和打击生产销售假药部际协调联席会议制度；积极探索履行餐饮服务、保健食品和化妆品监管新职责；着力强化法律法规和标准建设；大力加强基本药物质量监管；全面提升食品药品监管能力，国家食品药品安全“十一五”规划顺利推进，更多资金、项目和技术用于夯实基础，强化基层；切实抓好党风廉政建设，各方面工作取得了显著成效。

邵明立指出，食品药品监管改革与发展仍处于重要战略机遇期。当前食品药品产业已经成为国民经济的重要支柱产业之一，工业总产值从2000年的不到1万亿元增长到2008年的5万多亿元，年增长速度将近20%。而深化医药卫生体制改革，实施国家基本药物制度，也为提升食品药品监管水平提供了难得的历史机遇。同时，食品药品安全风险高发和矛盾凸显的特征还没有发生根本改变，务必时刻保持清醒的头脑。食品药品监管体制改革仍处在攻坚破难阶段。全系统要正确认识面临的食品药品监管形势，努力把握监管工作规律，坚定做好食品药品监管工作的信心和决心。

邵明立强调，2010 年是推进医药卫生体制改革的攻坚之年，是省级食品药品监管机构全面履行新职能、市县级机构改革全面推开的重要一年。做好 2010 年的工作，对夯实食品药品监管基础，确保公众饮食用药安全，促进经济社会协调发展，具有十分重要的意义。一是以加强市县监管机构建设为重点，深入推进食品药品监管体制改革。二是以确保基本药物质量安全为重点，认真做好医药卫生体制改革相关工作。要分解细化任务，强化监督检查，严格落实责任。三是以完善长效机制为重点，深入开展药品安全专项整治，整治力度要更大、步子要更快、措施要更实，要在长效机制建设上取得新突破。四是以提高规范化水平为重点，切实加强医疗器械日常监管。2010 年要继续打基础、抓规范。五是以加强基础建设为重点，积极履行餐饮服务、保健食品、化妆品监管等新职责。要夯实基础、强化监管、深化整治、提升能力。六是以提升监管能力为重点，认真抓好“十二五”规划编制工作。

邵明立强调，全系统必须以科学发展观为指导，坚持科学监管理念毫不动摇，切实加强队伍的思想、作风、能力和廉政建设。要强化思想建设，大力践行科学监管理念；要强化能力建设，不断提高队伍的监管水平；要强化作风建设，提高队伍执行力；要强化党风廉政建设，大力塑造风清气正的良好形象。

国家食品药品监督管理局党组成员、中央纪委驻局纪检组组长李东海在会上传达了十七届中央纪委五次全会精神，并部署了 2010 年食品药品监管反腐倡廉建设工作。李东海指出，2009 年全系统各级党组织、行政领导班子和纪检监察机构，认真贯彻落实中央的决策部署，坚持把反腐倡廉建设放在突出位置，加强领导，完善措施，着力推进，党风廉政建设和反腐败工作取得了新的成绩，为保障公众饮食用药安全提供了有力保证。

李东海强调，根据中央纪委五次全会精神和食品药品监管实际，2010 年要着重抓好以下四个方面的工作。一是准确定位，理清思路，全力保证科学监管理念落到实处。二是立足实际，注重实效，扎实推进惩治和预防腐败体系建设。要加强反腐倡廉教育；大力推进制度建设；切实加强制约监督；严肃惩治违纪违法行为。三是突出重点，纠建并举，切实加强食品药品监管纠风工作。一方面要扎实推进食品药品安全专项整治；另一方面要切实加强监管队伍作风建设。四是抓住龙头，明确责任，认真落实党风廉政建设责任制。思想认识要到位；领导责任要到位；反腐倡廉的工作原则和要求要落实到位。要充分发挥纪检监察机构的作用，加强纪检监察的队伍建设。

国家食品药品监督管理局党组成员、副局长张敬礼、吴浈、边振甲出席了会议。中央、国家机关有关部门司局负责人，各省（区、市）食品药品监管部门、计划单列市局、副省级省会城市局、新疆生产建设兵团分局代表，总后卫生部食品药品监督管理局代表，国家食品药品监督管理局机关各司局及直属单位代表参加了会议。出席全国食品药品医疗器械检验工作会议的代表列席了会议。

（谢兆坚）

【2010 年“两会”建议、提案办理工作】 2010 年国家食品药品监督管理局共收到全国人大常委会办公厅和全国政协提案委员会办公室转来的建议、提案 221 件。其中人大建议 118 件，政协提案 102 件，转信 1 件，总量比 2009 年增加了 36 件，221 件建议、提案的办理任务全部如期完成。

总结 2010 年的办理工作，有三个方面的特点：第一，加强了组织领导和责任落实。对每份建议、提案都分解落实到具体的责任单位和个人，确保办理工作按时完成。在工作程序上，坚持“一办二审四把关”，由办公室一名经办同志负责总体协调，承办处室负责人和分管司局长审定办理复文内容，由具体承办人员把文字关、业务司局负责人把政策关、办公室人员把审核汇总关、局领导把审签关，保证了办理工作的有序开展。第二，强调了沟通和调研。防止出现为办理而办理和被动参与、空洞表态的“文来文往”的办理方式，所有答复件都须填写《与代表委员沟通联系表》后方能交办公室审核。承办司局遵守“办理前联系、办理中征求意见、办理后跟踪回访”的办理三原则，始终保持和代表委员及相关部门的交流，实现了办理的“人来人往”。第三，重视了督办和对外宣传。我们充分利用国家食品药品监督管理局网站，将办理文件、办理手册和任务分解等相关资料全部在专栏中公布，办公室还不定期更新办理进度，督促各司局提高工作速度和保证工作成效。上述措施，既增加了办理工作的透明度，又提高了督查督办的工作效率，使办理工作得以顺利推进。特别是在宣传报道方面 2010 年取得了显著的进步，全国人大常委会办公厅联络局《联络动态》第 45、59、62、71 期均专题刊载国家食品药品监督管理局的建议办理工作信息；2010 年 8 月 16 ~ 17 日，《人民政协报》连续两天以《食品药品监督管理局举行重点建议提案办理汇报会 四大举措保障餐饮服务食品安全》和《为了我们共同的健康——国家食品药品监督管理局邀请委员现场办理提案小记》为题，报道提案办理工作情况；2010 年 8 月 17 日，《中国食品质量报》报道了相关提案的办理情况，题为《全力以赴履行餐饮服务食品安全监管新职责——全国餐饮服务食品安全监管重点建议提案办理汇报会在郑州召开》；中国人大网也于2010年7月13日登载《国家食品药品监管局积极落实办理责任》的新闻。总体来说，2010年的建议、提案办理工作，赢得了全国人大和全国政协的赞扬，赢得了全国人大代表和全国政协委员的理解和支持，为食品药品监管工作营造了良好的工作氛围。

（谢兆坚）

【组织编制《国家药品安全规划（2011—2015年）》】 经国务院批准，《国家药品安全规划（2011—2015年）》由国家食品药品监督管理局牵头，农业部、商务部、工业和信息化部、国家工商行政管理总局、国家质量监督管理总局等5个部门会同编制。按照国家发展和改革委员会有关工作要求和国家级专项规划的规定，国家食品药品监督管理局精心组织、扎实推进规划编制工作。一是健全组织体系。国家食品药品监督管理局专门成立“十二五”规划编制领导小组，同时与会同编制部门建立联系人制度。二是认真做好前期重大问题研究。从规划背景、规划指标体系、监管保障体系和技术监督体系等4个方面做了34项课题研究，并开展了“十一五”规划执行情况评估和全系统资源调查，为规划编制奠定了良好基础。三是广泛听取意见。在编制过程中，先后听取并较好地吸纳了各有关部委、地方相关部门以及相关领域专家意见。邀请具有规划编制背景的研究机构参与工作，确保规划编制过程科学合理。四是与国家“十二五”规划纲要紧密衔接。在规划编制初期，认真听取国家发展和改革委员会对起草思路的意见与建议。在编制过程中，紧紧围绕中央关于“十二五”规划建议精神。在完成规划草稿后，书面征求并吸纳国家发展改革委的意见，与规划纲要紧密衔接。五是按程序组织论证。按照国家级专项规划的编制程序和要求，组织药品、医疗器械、法律、财经、宏观政策管理等方面的专家对规划进行了充分论证，并按论证意见对规划进行了完善。在整个规划编制过程中，充分体现了科学民主的要求，确保了规划具有较强的科学性、针对性和可操作性。

（刘妍）

【全面启动基本药物全品种电子监管】 按照国务院2010年度医改工作任务的要求，全面实施基本药物全品种电子监管，国家食品药品监督管理局高度重视，加强组织领导，多次会议强调统一思想、部署各项工作。国家食品药品监督管理局检查督导组分赴各地监督检查实施进展情况，做好面上推动和技术保障工作。确定北京市、云南省、江西省、福建省、吉林省、山东省为基本药物电子监管的示范省份，积极开展面上推动、点上带动工作，取得了很好的效果。各省（区、市）局按照国家食品药品监督管理局的部署，全力以赴推进各地的实施工作。截至2010年底，国家食品药品监督管理局积极向财政部申请药品电子监管工作经费1188万元，全国31个省局已顺利完成培训工作，全国共有2857家基本药物生产企业参加培训，共举办培训班61期，培训生产企业人员5570人。应部分省局的要求，完成了监管部门和经营企业的再培训。（监管部门和经营企业的培训已在2008年全部完成）。药品电子监管系统平台显示，共有1550家基本药物生产企业入网。

为了加快推进物流企业的实施工作，国家食品药品监督管理局组织技术团队分别走访了广东省、上海市、浙江省、北京市、安徽省、福建省等地近10家国内大中型批发（物流）企业，对物流企业提出的药品电子监管系统与企业自身管理系统的有效结合提出初步解决方案。专题研究了药品电子监管网络与各省现有监管网络有效配合、衔接方案。云南省、山东省已经完成数据共享工作，北京市、福建省、河北省、江西省正在进一步研讨技术方案。从2010年10月起，国家食品药品监督管理局实行基本药物生产企业药品电子监管工作实施进度月报制度，全力确保完成国务院的工作任务。截至2010年底，各项实施工作稳步推进，进展顺利。

（胡漾）

【国家药品监管信息系统一期工程初步设计和概算获批复】 2010年5月，国家食品药品监督管理局向国家发展和改革委员会报送《关于报送国家药品监管信息系统一期工程初步设计报告的函》，并多次与国家发展和改革委员会有关领导和专家进行沟通、汇报。初步设计方案于2010年7月获得国家发展和改革委员会正式批复，并核定项目初步设计概算总投资为32,940万元，全部由国家安排资金解决，并于2010年内下拨资金10,238万元。按照国家发展和改革委员会批复的初步设计方案和建设任务，国家食品药品监督管理局开始组织项目实施。

（刘靓）

【研究提出“十二五”食品药品监管立法工作思路】 2009年12月至2010年5月，国家食品药品监督管理局组织开展食品药品监管法律法规体系课题研究。与上海市食品药品监督管理局、上海市食品药品安全研究中心组成课题组，通过文献研究、问卷调查、专家访谈、座谈会、专题汇报等形式，广泛听取意见，完成了课题研究报告。研究报告总结回顾了我国食品药品管理法制建设工作，特别是“十一五”以来食品药品立法进展情况，并针对“十二五”期间食品药品监管工作面临新的任务、新的挑战，提出“十二五”期间食品药品监管立法工作思路：要坚持正确政治方向，以邓小平理论和“三个代表”重要思想为指导，深入贯彻落实科学发展观，大力践行科学监管理念，围绕中心、服务大局，充分发挥立法规范社会利益关系的特点和功能，解决实践中的矛盾和突出问题，提高食品药品监管系统依法行政的水平，从法律制度上促进食品药品监管事业又快又好发展。同时，报告提出了“十二五”期间加强法律法规体系建设的总体目标：“十二五”期间，要认真贯彻执行《食品安全法》、《食品安全法实施条例》，落实餐饮服务食品安全监管各项法律制度。开展《药品管理法》修订，并适时修订《药品管理法实施条例》等配套法规和规章，依法强化药品研究、生产、流通、使用、价格和广告的监管；推动制定《执业药师法》，规范执业药师在药品质量管理和合理用药方面的职责。加快制定《保健食品监督管理条例》；修订《医疗器械监督管理条例》，并考虑推动医疗器械监管立法位阶的提升；制（修）订了《处方药与非处方药管理条例》、《化妆品卫生监督条例》、《放射性药品管理条例》等行政法规。根据贯彻落实相关法律、行政法规的进程，积极开展相应配套规章的制（修）订工作，适应监管工作的需要。

（张皋彤）

【《保健食品监督管理条例》制定工作取得实质性进展】 《食品安全法》公布后，国务院法制办公室委托国家食品药品监督管理局组织起草了《保健食品监督管理条例》(以下简称《条例》)。《条例》草案分别于2009年4月24日、4月28日经国家食品药品监督管理局局务会、卫生部部务会讨论通过后，2009年5月18日报国务院审议。根据《食品安全法》的规定，《条例》送审稿确立了企业是第一责任人的原则，提高了准入门槛，强化了上市后的监督，对保健食品注册、生产经营管理以及抽验、召回等均做了严格规定，明确了药监部门为主、农业、质检和工商等部门配合的监管思路，完善了各部门职责的衔接。2009年6月，国务院法制办公室就《保健食品监督管理条例（送审稿）》上网公开征求意见，随后在广东等地开展了立法调研。2009年8月，在京召开专家论证会，就保健食品定义、产品管理、标准等重点问题进行论证，形成了第二次征求意见稿并征求了相关部门意见。2010年2月22日，就主要问题基本达成了共识。2010年7月9日，国务院法制办公室办务会审议通过了《保健食品监督管理条例（送审稿）》草案。之后国家食品药品监督管理局与国务院法制办公室就有关问题再次进行了沟通，强调了明确食品声称保健功能的监管职责的重要性。2010年9月16日，国务院法制办决定将《保健食品监督管理条例（送审稿）》草案复核稿印送有关部门进行复核，标志着《条例》进入最后审核阶段。

（张琪）

【强化法律知识培训，加强行政复议队伍建设】 针对本系统的特点和目前法制工作人员状况，按照国务院行政复议工作座谈会的要求，近年来，国家食品药品监督管理局不断加强复议机构的建设，大力开展对复议人员的培训，鼓励、支持复议人员参加学习，努力建设一支政治可靠、业务精湛、作风过硬的高素质的行政复议工作人员队伍。2010年7月和8月，连续组织了两期行政复议培训班，就如何做好新形势下的行政复议、行政应诉工作，邀请国务院法制办和最高人民法院具有深厚理论功底和多年实践经验的专家授课，针对新形势下执法监督工作中遇到的新问题和新要求，就如何做好行政复议工作，以及组织行政应诉工作程序和实务操作进行了讲授。各省（区、市）和副省级城市、计划单列市局共计110人次的行政复议工作人员参加了培训，取得了较好的培训效果。

（姜海雯）

【加强基本药物质量监管2010年度主要工作安排】 按照《国务院办公厅关于印发医药卫生体制五项重点改革2010年度主要工作安排的通知》要求，食品药品监管系统2010年度主要工作任务是：“全面提高和完善307种国家基本药物的质量标准，对基本药物进行全品种覆盖抽验和全品种电子监管，完善地市级药品不良反应报告评价体系。”为完成好国务院部署的医改工作任务，确保基本药物质量，国家食品药品监督管理局印发了《关于印发加强基本药物质量监管2010年度主要工作安排的通知》

工作安排将加强基本药物质量监管各项任务细化为11项主要工作和职能分工，明确了33项具体任务和完成时限。要求全系统各单位要按照职责分工和任务要求，认真履职，组织人力，细化工作方案和措施，加强组织协调，及时做出工作部署，不折不扣地落实各项任务。层层落实责任，强化督导检查，定期汇总工作进展，将各项工作任务完成情况和实施效果纳入年终考核。

（张文悦）

【开展加强基本药物质量监管工作监测调查】 为了分析评估各地保障基本药物质量工作落实情况和基本药物质量安全形势，根据《关于印发加强基本药物质量监管2010年度主要工作安排的通知》要求，国家食品药品监督管理局在2010年组织两次全国范围的加强基本药物质量监管工作进展情况监测调查。第一次调查是了解各地组织实施基本药物质量监管工作的情况，推进重点工作的落实；第二次调查是了解各项工作的进展情况。

通过监测调查可以看出，各省（区、市）食品药品监督管理局高度重视医改和国家基本药物制度建设工作，加强基本药物质量监管的各项工作推进有序。国家食品药品监督管理局对于监测调查发现的典型做法和经验予以整理和报送，有针对性地研究加强质量监管的措施，监测调查工作取得良好效果。

（张文悦）

【建立基本药物监管月度分析评估会议制度】 为了搭建基本药物质量监管工作信息交流平台，及时就基本药物质量监管和质量安全形势有关问题进行研究会商，国家食品药品监督管理局建立基本药物质量监管月度工作会议制度。

月例会制度于2010年4月建立，每月最后一周召开，全年共召开9次会议。月例会上，有关单位充分交流基本药物质量监管工作信息，共同研究解决工作中重点难点问题，提高监管措施的针对性。会后局医改领导小组办公室根据会议掌握的各项工作进展情况和议定事项，形成总结材料并及时向国务院医改办和卫生部医改办汇报。

（张文悦）

【开展行政审批项目标准化研究】 根据行政审批实施的实际情况，分析研究省级以下行政审批权力范畴和工作内容，组织省（区、市）食品药品监管部门开展行政许可标准化研究和重点行政许可事项评估，推动省级及省以下食品药品监管行政审批标准化工作。将全国分为5个片区，由北京市、上海市、湖北省、广东省、陕西省等5省（市）食品药品监管局牵头，31个省（区、市）食品药品监管局共同参与。将省级以下局行政许可事项逐项分解细化，对每个细化项目进行研究，起草标准化材料。标准化材料包括每个行政审批事项的名称、许可内容、法定实施主体、设定依据、审批依据、审批流程图、法定办理时限、法律文书等项目以及申请、受理、审核、审查与决定、制证、送达、公开等程序。研究过程中，通过征求意见、座谈会、研讨会等形式，认真分析省级及省以下每项行政审批权力范畴和审批工作内容，探索将复杂审批项目细化、标准化的工作方法。组织各级食品药品监管部门对标准化材料提出修改意见，结合修改意见，对材料进一步完善，初步编写了一套省级及省以下局负责实施的涵盖29个行政许可事项、71个细化项目的近30万字的标准化材料，并印发31个省（区、市）局试用，进一步完善。

（张源）

【做好先进典型的宣传报道工作】 做好重大先进典型人物事迹的报道工作。为了配合全国创先争优活动的开展，树立食品药品监管队伍形象，组织开展了全系统先进集体和先进个人的集中宣传。经过深入采访，推出了全国食品药品监管系统先进典型陕西省延安市食品药品监管局局长史俊琴。在北京市、上海市、湖北省、重庆市等地举行了多场史俊琴先进事迹报告会，在全系统掀起了向史俊琴同志学习的热潮，并通过中宣部组织协调了中央电视台《新闻联播》、新华社、人民日报、中央人民广播电台等30多家权威媒体，对史俊琴同志先进事迹进行了报道，产生了强烈的社会反响。同时，还组织了中央各大主流媒体宣传报道甲型H1N1流感疫苗和诊断试剂检验工作阶段涌现出的先进集体和个人。

（胡昊）

【围绕监管工作加大宣传力度，形成报道声势】 一是围绕全局重点开展新闻宣传。围绕全系统重点工作，开展了对食品药品安全专项整治，2010年版《中国药典》颁布实施，新版药品GMP颁布实施，基本药物安全监管，玉树、舟曲救灾等重大选题的新闻宣传工作。二是及时发布药品质量安全信息，不定期通报了药品不良反应信息通报，首次对外发布年度（2009）国家药品不良反应监测年度报告，为食品药品监管营造了良好的舆论氛围。三是做好突发事件的媒体应对工作。针对延申福尔问题疫苗等突发事件，拟定新闻发布方案和口径，正确引导舆论。

（胡昊）

【开展“安全用药 关注农村”科普知识系列宣传活动】 以“安全用药 关注农村”为主题，在全国开展药品安全知识科普宣传农村数字电影放映活动，覆盖全国15个省（区）、291个县（市）近3万个行政村的3千万农村人口，共放映3万多场次。开展了向“农家书屋”赠书系列活动，向河北省2230家农村书屋赠送常见病合理用药丛书66,900多本，受到农民朋友的欢迎。

（胡昊）

【推进保健食品化妆品法规制修订工作】 一是积极推进法规制修订。多次复核《保健食品监督管理条例》（草案），并修改相关条款，配合国务院法制办，就个别问题如普通食品声称保健功能、监管边界等，组织开展进一步调研论证。2010年，国家食品药品监督管理局将修订《化妆品卫生监督条例》的建议和提案列为国家食品药品监督管理局重点建议提案，并组织有关人大代表、政协委员和全国人大办公厅、国务院法制办等部门相关人员，赴广州市开展专题调研活动，有力推动了《化妆品卫生监督条例》修订的前期调研工作，取得了积极的效果。二是积极推进规章制修订。为加快推进许可管理规范化，进一步修改完善保健食品注册管理办法和生产许可管理办法，拟订化妆品行政许可管理办法和生产企业许可管理办法，并形成送审稿。三是积极推进规范性文件制（修）订。制定发布保健食品再注册技术审评要点、产品技术要求规范和化妆品命名规定、产品技术要求规范、行政许可受理审查要点、化妆品中可能存在的安全性风险物质风险评估指南等规范性文件26件。同时，研究拟订保健食品标签说明书管理规定、化妆品标签管理规定、国产非特殊用途化妆品备案管理办法等规范性文件。

（王树才）

【加强保健食品化妆品审评审批管理】 一是完善审评审批机制。组织开展专题调研，提出了完善保健食品审评审批工作机制的意见，进一步明确工作责任，完善工作规程，严格审评审批，确定建立保健食品审评中心人员审评和审评专家委员会审评相结合的审评模式。二是规范审评审批管理。规范产品申报，对保健食品不予批准产品重新申报等作出具体规定，进一步简化有关进口非特殊用途化妆品申报资料要求。规范受理审查，制定发布化妆品行政许可受理审查要点，统一化妆品形式审查标准。规范技术审评，制定发布保健食品再注册技术审评要点和化妆品技术审评要点、技术审评指南。三是查处虚假申报行为。调查核实12家化妆品企业涉嫌虚假申报行为，并按照相关程序和规定进行处理。

（王树才）

【完善保健食品化妆品标准规范】 一是完善原料标准。针对胆碱类及其酯类物质的使用问题，修改化妆品卫生规范。组织拟订24种保健食品化妆品原料技术要求。研究整理已使用的保健食品原料名单，校核和勘误化妆品卫生规范禁限用物质表，编译整理并发布了《国际化妆品原料标准中文名称目录》（2010年版）。二是完善产品标准。制定发布保健食品、化妆品产品技术要求规范，改变了化妆品没有产品注册标准规范的状况，进一步完善了保健食品产品质量标准的规范和要求，提高了产品技术要求编制水平。三是完善检测方法。组织拟订50种化妆品禁限用物质检测方法，制定发布了化妆品中禁限用物质检测方法验证技术规范，明确了化妆品检测方法验证程序。四是完善保健食品功能范围调整方案。通过大量的调研、论证，进一步修改完善保健食品功能范围调整方案（草案），努力提高保健食品功能声称和评价方法的科学性，有效保障广大消费者的健康水平。五是完善保健食品功能评价方法。为解决保健食品功能评价方法试验设计不合理、部分评价指标不完善以及技术准入门槛偏低等问题，加快推进提高保健食品22项功能评价方法标准的验证工作。

（王树才）

【加大保健食品化妆品生产经营监管力度】 一是深入开展调研。在全国范围内对保健食品化妆品生产经营企业情况、产品安全状况、监管职能交接等开展全面调研。二是加强日常监管。制定印发了《关于加强保健食品化妆品生产经营日常监管的通知》，明确监督检查重点，提出具体监管措施。制定实施保健食品、化妆品生产经营企业日常监督现场检查工作指南，进一步规范日常监管行为。加强对化妆品标识和宣称的日常监管。在浙江义乌召开全国化妆品生产经营监管工作现场会，交流工作经验，部署相关工作。三是强化专项整顿。针对存在的突出问题，大力开展保健食品化妆品专项整顿活动，在全国集中开展为期5个月的打击违法添加等专项检查，并对部分省市开展了督查工作。

（王树才）

【提高保健食品化妆品监管技术支撑能力】 一是着力提高检验检测能力。加强检验检测体系建设，印发指导意见，明确检验检测体系建设的总体目标、主要任务、实施步骤和保障措施。发布了《检验机构装备基本标准（2011—2015年）》，规范保健食品化妆品检验机构建设工作。组织起草国家食品药品监督管理局保健食品、化妆品重点实验室建设指导意见。二是着力规范许可检验机构管理。起草保健食品注册检验机构资格认定管理办法及其规范、保健食品注册检验复核检验管理办法及其规范。制定发布化妆品行政许可检验机构资格认定管理办法、检验管理办法及其配套文件，组织开展化妆品许可检验机构认定工作，完成了72家申请单位资料审核和18家申请单位现场核查，对部分化妆品许可检验机构开展监督检查。三是着力组建专家队伍。组建第一届国家食品药品监督管理局化妆品标准专家委员会和新一届保健食品化妆品审评专家库，开展保健食品化妆品安全专家委员会专家的遴选工作。制定发布了《化妆品标准专家委员会章程》和《标准专家委员会咨询成员管理办法》以及《保健食品、化妆品审评专家管理办法》。

（王树才）

【妥善处理保健食品化妆品安全突发事件】 一是积极应对有关原料安全事件。对有关媒体报道少数企业存在使用假冒阿胶、珍珠粉、蜂胶等原料生产保健食品化妆品的违法违规行为迅速采取措施，在全国范围内对阿胶及其制品开展专项检查，加强含珍珠粉、蜂胶原料保健食品化妆品监管。二是有效处置有关企业违法违规行为。对媒体报道的个别化妆品企业违法违规宣传、产品含禁用组分米诺地尔、违规更换产品包装等行为，立即组织有关省局开展监督检查，并及时将有关情况通过局网站进行了通报。三是妥善处理化妆品含安全风险物质事件。针对有关媒体对洗发水、香水等化妆品中检出二噁烷、邻苯二甲酸酯类物质的报道，及时召开专家论证会，开展了分析论证，对有关情况进行了通报，澄清了事实。

（王树才）

【启动保健食品化妆品安全风险监测工作】 积极申报中央财政转移支付项目，争取专项资金1.3亿元，全面启动保健食品化妆品安全风险监测工作。制定发布2010年保健食品、化妆品安全风险监测工作实施方案，召开了全国视频会议，作出全面部署。制定保健食品化妆品安全风险监测有关检测目录和检测方法。

（王树才）

【保健食品化妆品监管信息化建设和政务公开工作】 一是加强管理信息系统建设。组织研究全国保健食品化妆品信息系统建设总体规划。多次开展专题调研和专家研讨会，在有关省级局、有关单位和专家的大力支持下，保健食品化妆品生产许可、许可检验、国产非特殊用途化妆品备案管理等5个子信息系统功能需求分析报告已顺利完成，局信息化办公室已正式批复立项。二是加强数据库信息系统建设。通过有关单位和专家的共同努力，基本建立了保健食品化妆品的配方数据库和标准数据库。三是推进政务公开。通过国家食品药品监督管理局网站，及时公开行政许可条件、程序和有关要求，定期发布保健食品、化妆品审批公告，及时解答网站公众留言，坚持做到每一个规定、规范等文件都必须上网公开征求意见，确保监管工作公开、透明。坚持实行许可工作咨询日制度，定期组织召开保健食品化妆品生产经营企业座谈会，通报有关监管工作情况，广泛听取监管相对人意见，加强理解和沟通，促进监管工作平稳、有序开展。

（王树才）

【保健食品化妆品宣传培训和对外交流工作】 一是加强宣传。通过电视、广播、报纸、网络等新闻媒体，大力宣传保健食品化妆品监管工作思路和措施，积极邀请新闻媒体参加全国化妆品生产经营监管工作现场会等相关活动，加强舆论宣传，及时播发有关工作信息。通过国家食品药品监督管理局网站，及时发布消费警示，引导公众合理选择、科学使用保健食品化妆品。二是强化培训。制定发布了《2010—2012 年保健食品化妆品监管人员培训工作指导意见》，会同有关部门制定《2011—2015 年保健食品、化妆品监管人员培训指导大纲》，对全系统监管人员培训工作进行部署和指导。2010 年争取中央财政转移支付资金 1.01 亿元，用于省以下食品、保健食品、化妆品监管能力培训。分别举办了全系统保健食品化妆品监管业务培训班、省级局分管局长培训班、处长培训班、保健食品化妆品生产经营企业日常监督现场检查工作指南等 4 次培训班，共培训监管干部 361 人次，同时多次对审评专家、监管相对人开展化妆品行政许可申报受理规定等业务培训。三是对外交流合作逐步深入。加强与日本、韩国等国家保健食品化妆品监管工作交流。组织召开中韩化妆品工作组第一次会议和中欧化妆品工作组第二次会议，研究探讨了原料安全、风险管理和安全风险评估等监管的重要问题，建立了互信合作机制，与欧盟消保总司签署了磋商与合作机制协议。积极派员参加欧盟食品安全法规研讨会、保健食品监督管理法规国际研讨会、美国个人护理产品协会法律和监管年会等国际会议，进一步加强了与国际组织、行业组织的沟通、交流与合作。

（王树才）

【加强保健食品化妆品监管重点问题前瞻性研究】 研究起草保健食品化妆品监督管理“十二五”规划建议，开展了完善审评审批工作机制及加强监管体系、标准体系、风险控制体系和检验检测体系建设等问题研究，加强保健食品功能声称分类研究和特殊用途化妆品分类、非特殊用途化妆品分类研究。同时，注重理论成果在实际工作中的运用，将部分研究成果转化为实际监管措施。

（王树才）

【加强餐饮服务食品安全监管法规制度建设】 加快《食品安全法》及其实施条例配套法规建设步伐，出台了《餐饮服务许可管理办法》和《餐饮服务食品安全监督管理办法》两个部颁规章。《餐饮服务许可管理办法》、《餐饮服务食品安全监督管理办法》主要体现了以下四项原则：一是依法行政、科学监管的原则。按照《食品安全法》及其实施条例确定的制度框架，两个办法从实体和程序两个方面，对餐饮服务食品安全监管相关制度进行了细化，增强了各项制度的操作性。二是科学继承、系统整合的原则。两个办法注重保持了餐饮服务监管工作的连续性，在落实法律新要求的同时，对过去卫生行政部门制定的一些规章制度尽可能吸收和承续。三是结合实际、注重创新的原则。结合当前餐饮服务监管实际情况，两个办法进一步完善了有关要求。四是细化义务、强化责任的原则。两个办法对餐饮服务提供者的各项义务进行了细化，确保落实食品安全第一责任人的责任。

为提升监管工作的科学化、规范化和制度化水平，出台了《餐饮服务许可审查规范》、《餐饮服务食品安全监管执法文书规范》、《餐饮服务食品安全监督抽检工作规范》等。《餐饮服务许可审查规范》一是明确了许可审查的范围、原则等，确定餐饮服务许可审查按照五大类别分别进行。二是明确了餐饮服务许可审查应包括申请材料的书面审查和经营现场核查，并针对五大类别分别提出了许可现场核查要求。《餐饮服务食品安全监管执法文书规范》针对餐饮服务食品安全许可、监督检查、抽检、行政处罚等行政执法活动制定了 51 个文书，并明确各类文书格式由国家食品药品监督管理局统一制定。《餐饮服务食品安全监督抽检工作规范》明确了餐饮服务食品安全监督抽检的范围、原则等，并规定了监督抽检计划和方案的制订，实施过程中抽样、检验的具体程序和要求。

为了推动食品安全责任体系的落实，出台了一系列的制度机制。在推动地方政府负总责上，出台了《餐饮服务食品安全监管绩效考核制度》、《餐饮服务食品安全百千万示范工程建设指导意见》，启动了餐饮服务食品安全监管能力建设标准研究。在推动餐饮企业落实主体责任上，出台了以分类许可为基础的《餐饮服务许可审查规范》、《餐饮服务食品安全责任人约谈制度》等。在推动部门合作上，与教育、住建、旅游等部门，分别印发了《关于进一步加强学校食堂食品安全工作的意见》、《关于进一步加强建筑工地食堂食品安全工作的意见》、《关于进一步加强旅游景区餐饮服务食品安全监管工作的意见》。

（刘一晨）

【开展餐饮服务食品安全整顿】 认真贯彻国务院办公厅 2010 年食品安全整顿工作方案，及时出台了《2010 年餐饮服务食品安全整顿工作实施方案》，针对重点场所，分别与教育、住建等部门联合，印发了《关于深入开展学校食堂食品安全专项整治工作的通知》、《关于开展建筑工地食堂食品安全专项整治工作的通知》，深入开展学校食堂、建筑工地食堂餐饮安全专项整治。针对重点品种，印发了《关于深入开展一次性塑料餐盒专项整治工作的通知》，牵头开展了一次性塑料餐盒专项整治；印发了《关于严防不合格一次性筷子流入餐饮服务环节的紧急通知》、《关于严防“地沟油”流入餐饮服务环节的紧急通知》、《关于进一步加强餐饮服务环节乳品监管工作的通知》、《关于开展葡萄酒和白酒质量安全专项整治的紧急通知》，组织开展了一次性筷子、地沟油、酒类专项整治和问题乳粉清查工作；针对重点行为，严厉查处采购、使用病死或者死因不明的畜禽及其制品、劣质食用油等违法违规行为，严厉打击违法添加非食用物质和滥用食品添加剂违法行为。组织开展了餐饮服务食品安全专项整治督查，推动整治不断深化。此外，还积极应对了“地沟油”、“麦乐鸡”、“一滴香”、“火锅底料”等社会反映强烈的热点问题。据不完全统计，2010 年各级餐饮服务食品安全监管部门共检查各类餐饮单位 166.62 万户次，其中学校食堂 13.02 万户次，建筑工地食堂 1.34 万户次；查处不合格食用油 1.17 万公斤，查处不合格一次性筷子 72.41 万双，销毁不合格餐盒 1084.16 万个；警告和责令整改 10.82 万户，罚款 1.75 万户，没收违法所得 1014.30 万元，停业整顿 3362 户，吊销许可证 3279 户，取缔无证经营 1.64 万户，移送司法机关处理案件 69 起。

（刘一晨）

【指导重大活动餐饮服务食品安全监管】 2010 年全国重大活动保障任务十分繁重。国家食品药品监督管理局针对不同的重大活动餐饮服务食品安全保障工作，分别部署并指导有关地方监管部门开展了一系列工作，确保了中国 2010 年上海世博会、广州亚运会、中国-东盟博览会等重大活动餐饮服务食品安全。国家食品药品监督管理局副局长边振甲多次赴上海市、广州市，对中国 2010 年上海世博会、广州亚运会餐饮服务食品安全保障工作进行专题督导检查。在国家食品药品监督管理局的指导下，上海市、浙江省、江苏省食品药品监督管理局共同签署了《2010 上海世博餐饮服务食品安全保障省际联动协作协议》，建立了省际餐饮服务食品安全联动协防机制，共同加强世博会期间食品安全保障工作。总体看来，全国重大活动餐饮服务食品安全保障能力在不断提升。

（刘一晨）

【组织开展餐饮服务食品安全调查与评价】 为了及时掌握我国餐饮服务环节食品安全状况，把握我国餐饮服务食品安全高风险环节、高风险因子，有针对性地指导餐饮服务食品安全日常监督工作，国家食品药品监督管理局印发了《2010 年餐饮服务食品安全调查与评价方案》。方案针对餐饮服务环节食源性疾病频发的特点，对于全国 18 个省（区、市）餐饮服务环节凉拌菜和 5 个省（区、市）生食水产品及其加工制作过程中可能污染的主要病原微生物开展全程调查与评价，调查范围包括清洗后的食品原料、加工工具、餐饮具及制成品等。通过开展本期餐饮服务食品安全调查与评价，有助于进一步获取我国餐饮服务环节有关食品加工制作过程中病原微生物污染状况的关键基础数据，有利于分析相关关键控制因子和环节，为及时采取更加科学、有效的监管措施提供重要依据。

（刘一晨）

【组织开展餐饮服务食品安全监督抽验】 为了提高餐饮服务食品安全监管效能，发现餐饮服务食品安全隐患，指导餐饮服务提供者进一步提高食品安全管理水平，预防食品安全事故的发生，印发了《关于印发 2010 年餐饮服务食品安全监督抽验计划的通知》。监督抽检品种由三部分组成，第一部分是高风险食品和餐饮具，为各省必须抽检的品种；第二部分是餐饮服务环节食品原料，为限选抽检品种；第三部分为自选限检品种，各省可根据本区域的实际情况选择品种开展抽检。通知要求，抽检场所应付该各种类型的餐饮服务单位，以学校食堂、幼儿园食堂、建筑工地食堂、农家乐旅游点、小型餐饮单位为抽检重点。截至 2010 年底，共收到监督抽检数据 30 余万个，并对数据进行了汇总分析。山东省局结合监督抽检结果，制定了餐饮服务提供者禁用、慎用食品与原料名单，进一步规范餐饮服务单位食品原料的购进使用。湖南省局充分利用监督抽检结果，向餐饮服务单位发出整改意见书，督促餐饮服务单位加强安全管理。

（刘一晨）

【启动餐饮服务食品安全百千万示范工程建设】 与商务部联合出台了《餐饮服务食品安全百千万示范工程建设指导意见》，力争 5 年内在全国建设一批餐饮服务食品安全示范店、示范街、示范县。示范工程建设坚持政府推动与企业争创相结合、分类指导与分级联创相结合、逐步推进与滚动发展相结合、突出重点与全面统筹相结合、政策扶持与资金扶助相结合的原则，由各地结合实际组织开展辖区内示范单位、示范街、示范县建设活动，并组织年度考核。在省级示范县创建基础上，国家食品药品监督管理局和商务部将定期遴选国家级餐饮服务食品安全示范县。按照国家食品药品监督管理局的统一部署，吉林省、山西省、河南省、广东省、广西壮族自治区、安徽省、上海市、江苏省以及沈阳市、武汉市、西安市等地启动了餐饮服务食品安全百千万示范工程。广东省成立了由省食品药品监管局牵头的示范建设工作办公室，组织协调全省示范建设工作。

（刘一晨）

【开展餐饮服务食品安全监管人员培训】 为了加强餐饮服务食品安全监管队伍能力建设，推动全国餐饮服务食品安全监管人员全员轮训，确保培训工作规范有序、取得成效，按照国家食品药品监督管理局2010年培训计划安排，印发了《关于做好2010年餐饮服务食品安全监管培训工作的通知》，强调按照统一规划、分级负责的要求，对餐饮服务食品安全监管人员和部分检验检测人员进行大规模、分阶段、分层次的培训。按照分级培训的原则，国家食品药品监督管理局举办了7期监管培训班，培训监管人员700多人次，完成了各省（区、市）和计划单列市、副省级省会城市餐饮服务食品安全监管人员的轮训，国家食品药品监督管理局还组织地方餐饮服务食品安全监管人员赴国外进行培训。各地从实际出发，加大餐饮服务食品安全监管人员轮训，为依法有效开展监管工作打下了良好的基础。

为了提高系统的研究能力，国家食品药品监督管理局组织黑龙江省、辽宁省、浙江省、河南省、宁夏回族自治区、湖北省等多个省（区、市）局和部分计划单列市、副省级省会城市局开展了20多项餐饮服务食品安全监管课题的研究工作。绝大多数已完成研究工作，部分成果已转化为监管政策或规范。

（刘一晨）

【开展餐饮服务食品安全宣传教育】 为宣传普及餐饮服务食品安全知识和宣传餐饮服务食品安全监管工作，努力营造良好的监管氛围，印发了《全国餐饮服务食品安全宣传教育纲要（2011—2015年）》，提出了今后一个时期宣传教育工作的目标和主要任务。印发了《2010年餐饮服务食品安全宣传工作方案》，明确可2010年餐饮服务食品安全宣传工作的五项主要任务和四大重点宣传活动。组织了声势浩大的以“安全饮食、健康生活”为主题的全国餐饮服务食品安全宣传周活动，编印餐饮服务食品安全宣传画和知识科普读物《安全饮食 健康生活》20万份；开展了面向全社会的首届全国餐饮服务食品安全知识竞赛，进一步普及餐饮服务食品安全知识和法律常识。

（刘一晨）

【防控餐饮服务食品安全事故】 为了大力加强应急管理工作，出台了《关于进一步加强食品药品应急管理工作的意见》，着力提高应急管理工作水平，有效应对餐饮服务食品安全突发事件。针对餐饮服务环节中的突出问题和薄弱环节，强化了重点场所、重点时段、重点环节、重点品种的监管，不断强化餐饮服务食品安全事故防控，及时向公众发布防范餐饮服务食品安全事故预警公告，增强消费者食品安全意识。据卫生部《关于2010年全国食物中毒事件情况的通报》统计，2010年餐饮服务环节食物中毒报告数64起，中毒人数3738人，死亡人数3人，较2009年分别下降了47.06%、42.54%和40.00%。

（刘一晨）

【2010年药品审批工作】 2010年国家食品药品监督管理局共受理药品注册申请4734件（按受理号计），其中境内申请4135件，进口申请599件（不含再注册）。境内申请中，新注册申请1702件，补充申请2433件，分别占41%、59%。

在1702件境内新注册申请中，中药申请105件，化药申请1528件，生物制品申请69件。中药申请中新药（含创新药）72件、占中药申报量的69%；改剂型21件、占中药申报量的20%；仿制12件、占中药申报量的11%；化药申请中新药（含创新药）596件、占化药申报量的39%；改剂型110件、占化药申报量的7%；仿制822件、占化药申报量的54%。

审评时限方面，中药除注射剂外，已实现了在时限内审评；化药超时品种305个，占20.3%，超时中位时间13天；生物制品超时品种25个，占25%，超时中位时间35天。

截至2010年12月31日，共批准药品注册申请1000件。其中批准境内药品注册申请886件，批准进口114件。在886件药品注册申请中，新药有124件，占14%；改剂型111件，占13%；仿制药651件，占73%。

【完善药品注册管理机制体制】 加强法规建设。国家食品药品监督管理局制定和发布了《药物临床试验伦理审查工作指导原则》，修订了《药用原辅材料登记备案管理规定》，起草和修订了《药品标准管理办法》(征求意见稿)，起草了《药物临床试验生物样本分析实验室管理规定》、《药物Ⅰ期临床试验管理指导原则》和《药物临床试验中严重不良事件报告与监测管理规定》，组织国家食品药品监督管理局药品审评中心开展了化学药仿制药申请药学研究资料推行e-CTD的试点，逐步构建完善药品注册管理机制体制。

加快药品研究技术指导原则体系建设。成立了ICH中国研究小组，对国际标准和技术规范进行学习和研究；部署了我国技术指导原则的制定、修订工作，明确任务分工和时间进度，拟初步建立涵盖药品、药用辅料和药包材的技术指导原则体系。

完善加强中药、民族药监管相关规定。国家食品药品监督管理局明确了中药民族药监管工作思路，以“强化中药疗效”为基本原则，以“继承、发扬、创新、与国际接轨”为基本工作思路。制定了《加强医疗机构中药制剂管理的意见》、《全国民族医药近期工作实施方案2010—2012年》、《中药品种保护技术审评要点》，起草了中药配方颗粒质量标准技术要求等相关工作文件，同时起草了《天然药物注册管理补充规定》(征求意见稿）和相关技术要求。

体制、机制完善工作有序开展。一是启动事权划分工作。国家食品药品监督管理局确定，以补充申请事项梳理、对省食品药品监督管理局开展技术审评培训，及建设信息管理平台为重点，启动事权划分工作。2010年已完成补充申请管理平台的开发建设工作，并形成补充申请下放的初步意见。二是研究部署生物制品批签发任务委托工作。确定了分品种、分步骤、由易到难、由点及面的工作方针。2010年已对相关省药品检验所开展了流感疫苗实验室检验能力的培训工作，完成了对上海市、吉林省、广东省等药品检验所的现场调研，并着手制定承担批签发委托药品检验所资格认定的技术要求和标准。三是起草了第三方验证规范，以规范和指导第三方验证工作。初步完成了《药品注册质量管理规范》的制定，起草了《国家药品审评专家管理办法》修订草案，逐步建立专家的动态管理模式，并以此为契机，建立一个更大范围的专家库，涵盖 GCP，GLP 等方面的专家。四是完善鼓励创新具体措施。制定了落实《新药注册特殊审批程序管理规定》的 4 个实施细则。组织国家食品药品监督管理局药品审评中心以重大工艺改进、在国外开展临床试验的国内新药注册申请及新药研制重大专项为试点，抓紧研究制定鼓励创新的措施。五是开展课题研究，支持决策。委托上海药品安全研究中心、中国药学会、北京大学等单位分别就药品注册管理 30 年回顾、药品注册管理模式、药品注册中知识产权纠纷的处理机制、药品注册中的数据保护以及生物医药产业发展现状等课题开展合作研究，为推进药品注册体制、机制改革以及监管科学决策提供支持。六是加强沟通和督导，着力解决疑难问题。①建立与相关部门的联席工作会议机制，为解决复杂及共性问题搭建沟通与交流的平台。迄今为止，国家食品药品监督管理局与相关单位召开了近 50 次不同层次和不同形式的联席工作会议，推动了各项工作。②加强对省级食品药品监督管理局重点工作的督导，及时搜集省食品药品监督管理局意见、解决工作遇到的问题，确保工作有序、按时完成。

【强化药物研究全过程监管】 组织开展了全国药品注册现场核查调研工作。通过问卷调查、召开座谈会及对北京市、天津市、江苏省等地进行实地考察等方式，对药品注册现场核查工作进行了总结和分析，研究探讨了药品注册现场核查中遇到的问题，进一步细化了现场检查的要点及相关格式要求。

开展药物临床试验电子监管试点。委托天津食品药品监督管理局开展了药物临床试验电子监管的试点，建立了临床试验备案管理、临床试验 SAE 报送及临床试验数据的实时采集系统，有效地解决了临床试验过程监管缺失问题。

探索建立药物研究机构分类分级管理制度。分别委托北京市药品监督管理局开展了药品注册申请人管理制度的研究，委托江苏省食品药品监督管理局开展药物研究机构分级分类管理模式的研究，委托浙江省食品药品监督管理局就药品研究监管信息系统的建立开展研究工作。

加强进口药的管理工作。会同中国食品药品检定研究院就加强进口药品工作进行研究，会同海关总署对山东省、江苏省等地进行了实地调研，初步拟定了口岸食品药品监督管理局和口岸药品检验所的设置程序和标准。

积极稳妥推动药品再注册工作。加强与省食品药品监督管理局的沟通和督导，及时收集并解决再注册工作中遇到的问题。对于再注册工作中存在的复杂共性问题，特别是化学药品及多组分生化药注射剂审查标准，召集省食品药品监督管理局、药品审评中心共同讨论，制定工作原则。针对各省食品药品监督管理局审批中存在的不规范现象，及时给予纠正。截至 2011 年 1 月，全国共完成 140,358 个再注册申请的审批，其中在产品种 101,754 个,长期未生产品种 38,604 个，拟不予再注册 145 个，基本完成了预期的工作任务。

GLP/GCP 认证工作有序开展。2010 年，共受理 15 件 GLP 认证申请、48 件 GCP 认证申请，有 10 家和 38 家机构分别通过 GLP 和 GCP 认证。派出 80 个检查组、354 人次对 129 家机构开展了 GLP/GCP 认证检查工作。

【提高药品质量控制水平】 推进《中国药典》2010 年版的实施。一是根据卫生部关于《中国药典》2010 年版执行公告，在充分征求社会各界意见的基础上，发布了《关于实施中国药典 2010 年版有关事宜的公告》，明确药典实施的有关问题；二是召开《中国药典》2010 年版宣传贯彻大会，进一步提高中国药典的影响力；三是建立中国药典执行专栏，解释执行过程中的具体问题，有力保障药典顺利实施。

推进药品标准提高工作。一是会同药典委员会员会对如何落实 1676 个药品标准提高工作进行研究，并就成立药品标准提高专项办公室、召开药品标准提高工作会议进行了研究和部署；二是完成了 2010 年中央转移地方标准提高专项资金的申请工作，共申请 1 亿经费用于 1000 个品种的标准提高；三是组织药典委员会开展了基本药物质量标准评估，梳理了基本药物品种所涉及药品标准，落实了需提高的 285 个基本药物品种标准提高工作；四是加强对民族药标准提高工作的指导，组织药典委员会两次就藏药标准召开工作协调会，解决民族药标准提高中存在问题；五是与药典委员会认真研究药品标准管理存在的问题及药品标准工作思路，召开首次全国药品标准工作会议。

启动“十二五”标准管理工作。一是会同药典委员会就《中国药典》2010 年增补本及 2015 年版编制的工作思路进行研究，为《中国药典》2015 年版的编制早作准备；二是完成第十届药典委员会员会的组建，正式启动 2015 年版药典的编纂工作；三是在认真梳理“十一五”期间标准管理工作成绩、总结的问题基础上，将药品标准提高工作纳入国家食品药品监督管理局“十二五”规划，并作为一个专栏予以立项。

【提高药品审评审批能力和监管水平】 组建临床试验核查员及专家库。印发了《关于对检查员及专家基础库人员名单征求意见的函》，在省食品药品监督管理局推荐的基础上，建立由各省食品药品监督管理局工作人员及专家共同组成的共208名人员的监管部门检查员及药物临床试验专家两个基础库。其中有28人通过评估考核，纳入我国GCP国际检查培训计划。

开展人员培训，提高监管水平。一是组织专家编撰了GCP、GLP培训教材，为开展人员培训提供了理论支持；二是制定了本年度GCP检查员培训计划，并开展了4期培训班，对400人次进行了培训。

继续加强制度建设，不断筑牢反腐倡廉防线。一是针对2010年初腐败案件，在加强了廉政教育和警示教育的基础上，专门赴北京市药品监督管理局学习了廉政风险防范经验，完善制度建设。完成了风险点的梳理，制定了相应的防范措施。二是先后两次组织党员干部到革命老区和社会主义改革开放的示范基地参观学习，使全体党员干部提高党性修养、增强大局意识。

【发布《2009年药品注册年度报告》】 2010年8月，国家食品药品监督管理局正式发布《2009年药品注册审批年度报告》。报告由2009年药品注册管理工作情况、2009年批准药品生产上市情况、2009年批准药品临床研究情况、2009年重要治疗领域的药品批准情况、2009年药品注册申请受理情况和结语6部分组成。报告共7000余字，图文并茂地展示了2009年药品注册工作的进展与成效。

报告从完善药品注册法规体系、加强药品研究过程的监管、加大技术审评科学公开透明、完成应急防控药品审批四个角度，阐述了2009年药品注册工作的重要举措。

报告显示，2009年的药品注册申请受理总量为6428件，其中境内申请5128件，包括2336件新申请和2792件补充申请；境外申请1300件，包括新申请614件和补充申请686件。药品注册申请全年受理总量已连续3年稳定在6000～7000件。

报告显示，2009年国家食品药品监督管理局共批准生产上市药品申请3100件（以受理号计，下同），其中含2008年集中审评后续批准的过渡期品种2308件。按照新的《药品注册管理办法》规定，审评并批准了新药、改剂型、仿制药及进口药品注册申请共计792件。其中化药548件，中药92件，生物制品38件。

2009年化药新药占化药批准品种总数的比例为32%，中药新药占中药批准品种总数的比例为78%。2009年首次出现了批准新药比率升高、重复申请降低的现象。这表明2007年新版《药品注册管理办法》颁布以后，我国采取的一系列规范审评、鼓励创新的政策导向产生了良好效应。

通过开展药品注册现场核查、药品批准文号清查、过渡期品种集中审评、实施新修订的《药品注册管理办法》及其配套法规文件等措施，经过连续几年的努力，药品审评审批改革已经取得显著成效，药品注册管理不断规范，药品研制秩序持续好转，药品注册申请数量趋于理性，质量进一步提高，有效保障了人民群众用药安全有效。

从2010年起，国家食品药品监督管理局将逐步建立和完善药品注册审批年度报告制度，积极推进药品注册审批信息公开和工作透明，为鼓励新药创制，促进医药产业结构调整和产品结构优化提供有效指导。

（夏军平）

【做好医疗器械注册管理工作】 2010年，全国医疗器械注册管理工作进一步加强。制定了《医疗器械注册复审程序（试行）》、《医疗器械检测机构开展拟注册产品标准预评价工作规定（试行）》和《医疗器械应急审批程序》等3项规范性文件，发布了4项审查指导原则，进一步规范了医疗器械审评审批程序，完善了医疗器械注册监管法规体系。全国共审批发放各类医疗器械注册证书（包括首次注册和重新注册）17820个，其中，国产一类和国产二类注册证书13102个，国产三类注册证书1283个，进口注册证书3349个，港澳台注册证书86个。完成注册申报资料真实性核查562项。

（袁鹏）

【制定发布医疗器械标准】 2010年国家食品药品监督管理局组织制（修）订医疗器械国家标准6项，行业标准96项。组织22个全国医疗器械标准化技术委员会积极申报开展2010年中央补助地方医疗器械标准体系建设，共计确定医疗器械制修订项目150项，其中制定标准104项，修订标准46项。截至2010年底，我国医疗器械国家标准已有182项，行业标准已有800项。

（李军）

【宣传贯彻实施《医疗器械生产质量管理规范（试行）》】 2010年国家食品药品监督管理局组织编写了《医疗器械生产质量管理规范培训教材》，并于4月份举办了《医疗器械生产质量管理规范（修订）》（以下简称《规范》）检查员培训示范班，邀请相关单位和各省局器械处的负责人及分管生产监管的人员参加，学习研讨培训内容和方案。在此基础上召开了定稿会，研究审定了培训教材和培训方案，为《规范》的顺利实施奠定了基础。根据全国无菌、植入类企业总数及检查工作需要，全年累计举办培训班5期，培训检查员900余人，初步建立了全国医疗器械生产质量管理规范检查员队伍，

（李一捷）

【宣传贯彻实施《医疗器械不良事件监测和再评价管理办法（试行）》】 国家食品药品监督管理局和各省局积极开展《医疗器械不

良事件监测和再评价管理办法（试行）》（以下简称《办法》）培训活动。加大监管部门、监测机构和报告单位技术人员培训力度，举办多期各级医疗器械不良事件监测培训班。同时，通过媒体、网络、刊物等多种方式，宣传医疗器械不良事件常识，反馈医疗器械风险信息，提醒专业技术人员和公众重视医疗器械不良事件，进一步提高了医疗器械不良事件监测工作的质量和效率。2010 年 12 月，组织开展了《办法》实施情况的专项检查，规范了医疗器械不良事件监测和再评价工作的监督管理，加快了医疗器械不良事件监测和再评价工作的开展，确保了人民群众用械安全。

（吴爱军）

【开展医疗器械检测机构比对试验】 2010 年国家食品药品监督管理局组织 52 家医疗器械检测机构开展了医疗器械检测机构实验室间比对试验，共计开展非吸收性外科缝线抗张强度、检测液的蒸发残渣、紫外吸光度等三个试验项目。国家食品药品监督管理局济南医疗器械质量监督检验中心负责对比对样品进行均匀性和稳定性试验，中国食品药品检定研究院负责对比对试验结果进行汇总统计，比对试验专家组负责进行技术分析和结论判定。根据业务开展情况，25 家医疗器械检测机构参加了非吸收性外科缝线抗张强度比对试验，34 家医疗器械检测机构参加了蒸发残渣和紫外吸光度比对试验。通过比对试验，进一步规范了各监测机构对医疗器械标准的理解实施，提高了医疗器械检测机构技术能力和管理水平。

（张华）

【完成《药品生产质量管理规范》（GMP）修订工作】 新版药品 GMP 修订工作从 2005 年开始，坚持公开透明、从国情出发和管理、人员素质提高优先的原则，主要参考世界卫生组织以及欧盟的药品 GMP 的标准，充分考虑我国医药产业实际，针对我国药品质量现状和以往药品质量事件暴露的问题，结合 5 年来药品专项整治的经验进行论证吸纳。新版药品 GMP 由基本要求和附录组成，其中基本要求篇幅内容由现行药品 GMP 的 14 章 88 条调整至 14 章 313 条。经国家食品药品监督管理局 2010 年 5 月 20 日局务会审议后，于 8 月 29 日上报卫生部审议，卫生部 10 月 19 日部务会审议基本通过。新版药品 GMP 修订的主要内容包括：一是明确要求企业建立和完善质量管理体系，在组织机构、职责、程序、活动和资源等方面提出了更高的要求，可以保证药品 GMP 的有效执行。二是提高了企业从业人员资质要求，明确将企业负责人、生产管理负责人、质量管理负责人、质量受权人列为药品生产企业的关键人员。三是细化操作规程、生产记录等文件管理规定，增加指导性和可操作性。四是提高了无菌制剂生产环境标准，采用了世界卫生组织最新药品 GMP 的空气净化 A、B、C、D 分级标准，并增加了生产环境在线监测要求。同时，按生产区、仓储区、质量控制区和辅助区分别对厂房设施的设计提出要求，对设备的设计、安装、维护及使用等方面也做出具体规定。五是围绕质量风险管理增设一系列新制度。引入质量风险管理的概念，分别从原辅料采购、生产工艺变更、操作中的偏差处理、发现问题的调查和纠正、上市后药品质量的监控方面，增加了如供应商审计、变更控制、纠正和预防措施、产品质量回顾分析等新制度和措施，对各个环节可能出现的风险进行管理和控制，主动防范质量事故的发生。

新版药品 GMP 相比现行药品 GMP，标准要求更高，内容更加全面，制度和措施更加具体可操作，基本达到了世界卫生组织药品 GMP 标准。

（郭清伍）

【强化药品及基本药物生产经营监管】 深化医药卫生体制改革，建立国家基本药物制度，是党中央、国务院为保障公众基本用药、提高全民健康水平做出的重大决策。基本药物用药人群广、使用量大，一旦发生药品质量安全问题，造成的影响及后果将十分严重。为了切实落实《加强基本药物质量监督管理规定》，2009 年 11 月 19 日国家食品药品监督管理局制定印发了《关于加强基本药物生产及质量监管工作的意见》（国食药监安〔2009〕771 号），要求各级食品药品监管部门必须高度重视，充分认识加强基本药物生产经营监管，对保障基本药物制度实施，维护公众合法权益的重要意义；要求各级食品药品监管部门坚持属地监管原则，加强领导，明确分工，任务到人，切实承担起辖区内基本药物生产经营监管的责任。

制定药品生产和经营监管工作计划，切实落实监管责任。2010 年首次组织制定了《2010 年药品生产监管工作计划》和《2010 年药品经营监管工作计划》，从确保基本药物质量安全出发，要求各地定期对重点地区、重点单位、重点品种开展专项检查。要求做到任务落实、时间落实、组织落实、责任落实。各省局根据两个计划也分别制订了实施方案，全国出动药品生产检查人员 47,779 人次，进行日常生产现场检查共计 17,526 次，检查企业 6322 家。检查麻醉药品、第一类精神药品生产企业和药品类易制毒化学品生产企业 1024 家次，第二类精神药品生产企业 685 家次，责成企业对检查发现的问题进行整改的共计 2206 起。全国共出动药品市场检查人员 451,067 人次，对药品经营企业进行了全面日常监督检查，对涉及违法违规的 8614 起案件及时移交稽查部门立案查处。检查麻醉药品、精神药品定点经营企业（包括批发和零售）14,360 家次。全国有 30 个省局已经制定具体的实施药品质量受权人制度工作方案，已培训药品质量受权人 6448 人次，已备案 3370 家 3471 人。

制定以疫苗及基本药物质量监管为重点的 2010 年度药品 GMP、GSP 跟踪检查工作计划。国家食品药品监督管理局认证管理中心共组织派出 295 个检查组、940 人次，对 646 家药品生产企业进行了药品 GMP 现场检查，对 46 家不符合药品 GMP 评定标准的单位采取了行政措施。各省局对辖区内药品生产企业进行药品 GMP 认证检查共计 1443 次；开展药品 GMP 跟踪检查 2987 次，检查药品生产企业共计 2458 家。在药品 GMP 认证检查及跟踪检查过程中，各省局依法查处企业违反药品 GMP 的案件共计 192 件，责成企业整改共计 486 件，共计收回药品 GMP 证书 50 张。在 GSP 认证检查和跟踪检查工作中，共对 89,677 家药品经营企业进行了认证检查，其中合格 84,739 家，不合格 726 家，限期整改 4212 家；共对 82,840 家药品经营企业进行了跟踪检查，其中合格 70,150 家，不合格 1355 家，限期整改 11,335 家。

在日常工作中高度重视强化基本药物生产质量监管工作。一是加强对基本药物生产企业的日常监督检查。截至 2010 年底，全国共有 2822 家企业生产基本药物（不含接受委托生产），各省局共检查基本药物生产企业 6414 次，已经完全覆盖在产药品生产企业。从检查结果分析，完全符合要求的占 70.2%。针对检查过程中发现的问题，对相关企业已分别做出警告、罚款、停产整顿、收回 GMP 证书以及产品召回等处罚措施。二是各省局将基本药物生产工艺及处方核查工作纳入日常监督检查工作内容，督促企业及时完成自查工作。三是完善企业质量保证体系，实施药品质量受权人制度。截至 2010 年底，全国共培训药品质量受权人 7387 人次，已备案 4041 家 4156 人，其中 24 个省局已做到全备案，已备案企业占应备案企业的 94.5%。

主动配合信息办积极做好基本药物全品种电子监管工作。印发了《关于基本药物进行全品种电子监管工作的通知》、《关于做好基本药物全品种电子监管实施工作的通知》和《关于进一步加强基本药物电子监管工作的补充通知》，指导各省局督促基本药物生产经营企业实施电子监管码管理，各省按照国家食品药品监督管理局的要求，督促药品生产经营企业按要求实施电子监管码管理，及时入网、赋码、上传、核注、核销，做到定期上网监督检查，及时处理预警信息。对未按规定开展电子监管工作的企业及时进行通报批评并责令改正。到目前为止，全国已有药品生产企业 1262 家入网（基本药物生产企业入网 1182 家）；全国（除北京市、江西省、重庆市、陕西省、甘肃省、新疆维吾尔自治区外）经营四大类品种的药品经营企业共有 7150 家，已配备电子监管设备企业 7081 家，已对四大类药品进行核注核销的企业 4449 家。

（翁新愚）

【进一步加强疫苗质量安全监管】 疫苗类生物制品（以下简称疫苗）是用于健康人体预防和控制传染性疾病的重要产品，是国家确定的新兴战略性产业之一，其产品质量关系到公众健康和生命安全。为了进一步提高疫苗生产、流通及预防接种等环节质量保证水平，国家食品药品监督管理局将强化疫苗生产监管纳入 2010 年年度工作的重点，采取措施加强疫苗质量监管工作：一是积极应对疫苗质量安全监管工作面临的紧迫形势，全面加强疫苗质量监管工作。国家食品药品监督管理局与卫生部联合印发了《关于做好 2010 年预防接种工作的通知》；国家食品药品监督管理局印发了《关于做好疫苗监督检查工作的通知》，全面部署疫苗质量安全监管工作。据统计，全国各地共出动检查人员 23,670 人次，检查疫苗生产企业 34 家、疫苗经营企业 418 家、卫生疾控机构 487 家和预防接种单位 17,527 家；发现有问题单位 148 家。责令整改 48 家。二是按照年度工作计划，国家食品药品监督管理局、卫生部联合对全国 17 个省（区、市）13 家疫苗生产企业、16 家疫苗经营企业、25 家疾病预防控制中心和 27 家预防接种点进行了现场实地督导检查，同时会同国家食品药品监督管理局药品认证管理中心组织药品 GMP 检查员，对国内 26 家在产疫苗生产企业依据风险管理方法进行整体评估、检查。三是在强化疫苗监督检查工作的基础上，针对当前疫苗生产、流通等环节存在的相关问题及风险隐患，印发了《关于进一步加强疫苗质量安全监管工作的通知》，要求各级食品药品监督管理部门加强属地监管，加强省级药品检验机构基础设施建设，加强疫苗研发及生产环节监管，强化疫苗上市后研究及评价工作，强化疫苗生产企业质量管理体系建设，建立和完善疫苗风险管理机制，切实承担起疫苗质量安全监管的职责。同时，鼓励生产企业新型疫苗产品的研发和产业化发展，推动标准提高及技术发展，引导产业的区域合理布局及结构优化。四是组织召开疫苗生产及质量工作会议，向疫苗生产企业和相关省局通报疫苗生产及质量监管工作中存在的问题及隐患，从提高保证疫苗质量重要性的认识以及切实加强疫苗生产及质量监管工作的角度，对生产企业及药品监管部门在疫苗生产及质量监管的各个环节如何进一步加强质量监管提出了明确的要求。

经过各级食品药品监督管理部门的努力，我国疫苗生产安全监管工作取得一定成效。2010 年底，我国的疫苗监管能力接受了世界卫生组织的全面检查评估并获得高分通过，标志着我国疫苗监管能力达到了与国际水平的接轨。

（刘景起）

【对部分出口药品和医疗器械生产实施目录管理】 2010 年 11 月 4 日，国家食品药品监督管理局发布了《关于对部分出口药品和医疗器械生产实施目录管理有关事项的通告》，宣布依照国家食品药品监督管理局 2008 年 10 月 17 日发布的《关于对部分出口药品和医疗器械生产实施目录管理的通告》，正式开始对部分出口药品和医疗器械生产实施目录管理。达不到

2008年通告关于取得《药品生产许可证》、药品批准文号和《药品GMP证书》等要求的企业不得生产、销售《品种目录》内出口品种。本通告同时公布了硫酸庆大霉素等68种、2285个批准文号药品（涉及850余家企业）和葡萄糖测试条等2种、100个注册证书医疗器械符合上述要求的品种和生产企业名单。

（崔野宋）

【2010年药品安全监管司开展药品经营工作检查】 为了加强对药品流通工作的监督和指导，解决各地在药品经营企业监管工作中存在的问题，做好下一阶段的流通监管工作。根据《关于印发2010年药品生产和经营监管工作计划的通知》和《关于开展药品经营许可证换证和药品分类管理检查工作的通知》的有关要求，2010年8月30日~9月7日，国家食品药品监督管理局组织7个检查组，对全国部分省（区、市）的《药品经营许可证》换证工作、药品分类管理工作、经营环节执业药师配备情况、药品零售连锁企业监管工作、药品电子监管等工作进行了检查。从检查结果看，各省药品监督管理部门能够按照国家食品药品监督管理局的工作安排认真开展各项工作。截至2010年6月底，全国共有药品批发企业14,168家，综合性批发企业12,239家，单一经营批发企业1929家，其中法人批发9769家，非法人批发2470家；零售连锁企业2183家，零售连锁门店126,995家，零售单体药店259,936家，零售药店共计386,931家。全国共有7498家企业开展了药品电子监管码核注核销工作。

（韩冰）

【开展药品安全示范县工作指导意见出台】 为了贯彻《中共中央国务院关于深化医药卫生体制改革的意见》，全面落实药品安全监管责任体系，保障基层人民群众用药安全，国家食品药品监督管理局自2010年起，在全国范围内开展了药品安全示范县（含市、区，下同）创建活动。为了使这项工作能够科学、规范地开展，2010年12月，国家食品药品监督管理局印发了《关于开展药品安全示范县工作指导意见》，对开展药品安全示范县工作指导思想、创建目标、遴选条件、创建程序等作出指导；并从强化组织领导、加强指导协调、加大经费投入、广泛宣传发动、与省部共建工作相结合等方面对开展药品安全示范县工作提出要求。

（韩冰）

【印发《关于进一步加强药品不良反应报告和监测工作的通知》】 2010年国务院办公厅印发了《关于医药卫生体制五项重点改革2010年度主要工作安排的通知》，明确提出了“完善地市级药品不良反应报告评价体系”的工作任务，要求在2011年3月31日之前完成地市级药品不良反应监测机构建设。为了落实医改工作要求，国家食品药品监督管理局2010年4月印发了《关于进一步加强药品不良反应报告和监测工作的通知》，部署了地市级药品不良反应监测体系的完善工作，并要求加强基本药物的不良反应监测和评价。

（叶国庆）

【印发《关于做好2010年中药注射剂安全性再评价工作的通知》】 2010年4月29日，国家食品药品监督管理局印发了《关于做好2010年中药注射剂安全性再评价工作的通知》，要求各级药品监管部门加强对中药注射剂生产企业生产和质量控制环节监督检查，要按照《中药注射剂安全性再评价质量控制要点》检查企业的风险排查情况，对中药注射剂原辅料产地控制情况、工艺执行情况、关键工艺验证情况、热原控制情况、无菌保证水平等继续实施跟踪检查，经检查未达到要求或经评估仍存在安全隐患的，应责令停止生产。要通过检查提高企业的风险意识和危机意识，督促企业做好风险排查、开展工艺验证和相关研究，提高产品质量水平。对在生产工艺和处方核查及中药注射剂风险排查中停止生产的中药注射剂品种，各级药品监管部门要定期对其生产状况组织进行核查，确保在处方和生产工艺核查及风险排查通过之前不得恢复生产。要求各省（区、市）药品监管部门要加强对中药注射剂安全性再评价相关研究工作的指导，指导生产企业按照相关要求开展研究，通过研究提高产品质量和安全水平。

（兰奋）

【发布中药注射剂安全性再评价七个技术指导原则】 为了做好中药注射剂安全性再评价工作，2010年9月29日，国家食品药品监督管理局印发了《中药注射剂安全性再评价生产工艺评价技术原则》、《中药注射剂安全性再评价质量控制评价技术原则》、《中药注射剂安全性再评价非临床研究评价技术原则》、《中药注射剂安全性再评价临床研究评价技术原则》、《企业对中药注射剂风险控制能力评价技术原则》、《中药注射剂安全性再评价风险效益评价技术原则》、《中药注射剂风险管理计划指导原则》7个技术评价指导原则，用于指导并规范中药注射剂安全性再评价工作。

（兰奋）

【特殊药品生产经营及进出口监管】 为了加强特殊药品日常监管，落实监管责任，提高监管效率，国家食品药品监管局印发了《2010年药品生产监管工作计划》和《2010年药品经营监管工作计划》，将特殊药品日常监督检查和第二类精神药品专项检查等纳入工作计划要求，切实加强对特殊药品生产经营的监管。各省级食品药品监管部门加强领导，周密部署，切实履行监管职责。2010年共检查各类特殊药品生产企业1752家次（其中麻醉药品、第一类精神药品生产企业和药品类易制毒化学品生产企业1056家次，第二类精神药品生产企业696家次），麻醉药品、精神药品定点经营企业（包括批发和零售）14360家次。对检查中发现的违法违规行为依法进行处理，切实规范生产经营秩序，确保特殊药品的质量和管理安全。

按照《麻醉药品和精神药品管理条例》、《放射性药品管理办法》和《反兴奋剂条例》的有关要求，国家食品药品监管局切实做好特殊药品的进出口监管工作。2010年共核发特殊药品进出口准许证3337份，其中麻醉药品进口准许证130份、麻醉药品出口准许证17份、精神药品进口准许证241份、精神药品出口准许证1960份、蛋白同化制剂、肽类激素进口准许证963份、放射性药品进出口准许证26份，麻醉药品和精神药品携带证明50份。为防止我国生产的特殊药品在国际上流入非法渠道，国家食品药品监管局对出口至敏感地区的重点品种继续采取控制措施，进一步加大国际核查力度，2010年共发出国际核查函35份，有效杜绝了非法贸易行为。

（高燕）

【《药品类易制毒化学品管理办法》发布】 为了进一步加强药品类易制毒化学品的管理，规范生产经营秩序，防止流入非法渠道，根据《易制毒化学品管理条例》，国家食品药品监管局组织制定了《药品类易制毒化学品管理办法》，于2010年3月18日发布，于2010年5月1日起施行。

《药品类易制毒化学品管理办法》共八章五十条，规定了药品类易制毒化学品生产、经营、购买许可的范围、条件、程序、资料要求和审批时限；明确了药品类易制毒化学品原料药、单方制剂和小包装麻黄碱的购销渠道；明确了生产、经营企业和有关使用单位药品类易制毒化学品安全管理的制度、条件要求，并对食品药品监管部门的监督管理工作予以规范。

《易制毒化学品管理条例》规定由食品药品监管部门负责药品类易制毒化学品生产、经营和购销的监督管理工作。作为《易制毒化学品管理条例》的配套规章，《药品类易制毒化学品管理办法》围绕药品类易制毒化学品的源头控制、能够追溯、保证合法使用和防止流入非法渠道，进一步提高了生产经营准入门槛，落实了企业管理责任，强化了日常监管和信息通报，注重监管部门之间的协同配合，合理安排食品药品监管部门层级、区域之间的分工合作，保证监管不留空白、有效衔接，并加大了对违法违规行为的处罚力度。

（杨霆）

【食品药品监管局要求对部分含特殊药品复方制剂实施电子监管】 针对一些未列入特殊药品管理的处方药和非处方药在部分地区出现从药用渠道流失、被滥用或提取制毒的现象，为了进一步加强药品管理，保证医疗需求，防止从药用渠道流失和滥用，国家食品药品监管局于2010年12月印发通知，决定对含麻黄碱类复方制剂（不包括含麻黄的中成药，下同）、含可待因复方口服溶液、含地芬诺酯复方制剂实施电子监管。

通知指出，凡生产含麻黄碱类复方制剂、含可待因复方口服溶液、含地芬诺酯复方制剂的企业，应在2011年12月31日前加入药品电子监管网，药品出厂前，须按规定在上市产品最小销售包装上加印（贴）统一标识的药品电子监管码，并按国家食品药品监督管理局要求做好入网、赋码和核注核销工作。从2012年1月1日起，对含麻黄碱类复方制剂、含可待因复方口服溶液、含地芬诺酯复方制剂，未入网及未使用药品电子监管码统一标识的，一律不得销售。

通知要求，各省（区、市）食品药品监管部门要认清实施药品电子监管对加强药品监管、提高监管效率的重要性，与基本药物电子监管工作同步，按照全国一盘棋的要求，加强领导，明确分工，密切协作，做好含特殊药品复方制剂的入网工作。督促辖区内有关药品生产企业，按照规定时限完成药品电子监管网入网、赋码和核注核销工作，及时、准确地采集和上报有关数据，确保药品电子监管工作的顺利进行。

（高燕）

【印发关于进一步加强药品安全专项整治信息报送工作的通知】 2010年3月5日，国家食品药品监督管理局向各省（区、市）食品药品监督管理局（药品监督管理局）发出通知，要求进一步加强药品安全专项整治信息报送工作。

通知指出，为了深入贯彻国务院关于深入开展药品安全专项整治的工作部署和六部局《关于印发药品安全专项整治工作方案的通知》(国食药监办〔2009〕342号）精神，落实《关于做好药品安全专项整治宣传工作的通知》(食药监整治办〔2009〕7号）要求，切实加强专项整治情况的工作信息交流，进一步推进药品安全专项整治工作，对2009年9月以来各省（区、市）报送的信息数量和采用情况进行统计，统计结果在《工作动态》上刊登。自《关于做好药品安全专项整治宣传工作的通知》印发以来，各省（区、市）都建立了多层级的宣传信息联络员网络，充分发挥了信息联络员信息灵通、反应快捷的优势，报送的信息稿件逐渐增多。但仍有部分省（区、市）局信息联络员还没有充分发挥作用，报送信息数量较少甚至为零，对此应引起高度重视。各省（区、市）应进一步加强宣传工作的组织领导，发挥信息联络员的作用，保障信息畅通，切实做好药品安全专项整治信息报送工作。请各省（区、市）局信息联络员在报送时，注明作者姓名、单位、职务等，以便进行统计。各省（区、市）局信息联络员还应积极向国家食品药品监督管理局网站和中国医药报《药品安全专项整治》专栏以及全国各大媒体专栏投稿。

（王泽森）

【召开国家食品药品监督管理局药品安全专项整治工作领导小组第二次会议】 2010年3月22日，国家食品药品监督管理局召开药品安全专项整治工作领导小组第二次会议。国家食品药品监督管理局局长、药品安全专项整治工作领导小组组长邵明立，国家食品药品监督管理局副局长、药品安全专项整治工作领导小组副组长张敬礼、李继平、边振甲出席会议，国家食品药品监督管理局药品安全专项整治工作领导小组成员参加会议，国家食品药品监督管理局药品安全专项整治工作领导小组办公室成员列席会议。

此次会议共涵盖6项主要议题：一是关于2009年药品安全专项整治工作进展情况和2010年工作安排的汇报；二是审定2010年局机关各司（室、局）药品安全专项整治工作任务分解；三是安排2010年药品安全专项整治重点工作；四是审定召开六部局第二次部际协调会议有关事宜；五是审定开展药品安全专项整治调研工作的方案；六是邵明立局长作重要讲话。

会议首先对2009年下半年以来开展药品安全专项整治工作的情况进行了回顾与总结。对各级药品安全整治领导小组及办公室所做的工作给予了充分肯定。会议认为，2009年各地各部门认真贯彻落实国务院关于开展药品安全专项整治工作部署，食品药品监管局主动承担了部际协调工作，协同卫生部、公安部、工业和信息化部、国家工商行政管理总局、国家中医药管理局专项整治任务，各项工作取得了明显进展。

虽然药品安全专项整治工作正朝着良好的方向发展，同时也存在一些不容忽视的问题和困难。会议对2009年全国药品安全专项整治工作中存在的问题进行了全面分析，提出2010年是药品安全专项整治工作的攻坚之年、决战之年、出成效之年，要进一步创新思路、强化措施，着手研究制定药品安全专项整治检查评估体系，把局党组关于“药品安全专项整治工作力度要大、步子要快、措施要实，要在长效机制建设上取得突破”总体思路落到实处。

会议要求各部门要提高认识，加强领导，分解落实责任目标，细化措施方案，深入扎实推进药品专项整治工作。研究确定了2010年重点推进药品安全专项整治11项工作。一是继续加大打击生产销售假药违法犯罪行为；二是进一步整治非药品冒充药品违法行为；三是加快药品和医疗器械质量标准提高工作；四是以高风险类药品生产企业为起点，推进药品生产企业建立和完善药品质量受权人制度，提高企业质量管理及保障水平；五是规范含麻黄碱类复方制剂的生产经营秩序，依法严厉打击非法买卖含麻黄碱类复方制剂的行为；六是加强药品和医疗器械审评审批工作，提高审评审批门槛，加强注册现场核查工作，确保药品和医疗器械研制真实、规范；七是完善药品不良反应监测评价制度，完善上市后药品监测、预警和再评价的长效机制；八是研究建立药品安全责任体系，制定相关指导意见；九是加强组织协调，积极开展调研工作，对各省（区、市）药品安全专项整治工作进行监督检查，研究解决整治工作中的主要问题；十是做好有关专项整治新闻宣传工作，营造良好的舆论环境；十一是加强药品安全专项整治各项任务日常督促检查，定期通报各项指标进展情况，2010年年底进行年度考核。

会议明确了药品安全专项整治工作的完成时间，即专项整治总体工作于2011年6月底结束；2010年10月底前由卫生部、国家食品药品监督管理局联合有关部局，对各地药品安全专项整治工作进行检查评估；2011年年底前向国务院报告完成情况。研究通过了2010年国家食品药品监督管理局机关各司（室、局）药品安全专项整治工作任务分解。同意药品安全整治办建议报请卫生部2010年4月上旬召开六部局第二次部际协调会议有关事宜。原则同意药品安全整治办2010年4月中旬组织3个调研组赴9个省份开展药品安全专项整治工作调研。

最后邵明立局长作重要讲话。邵明立指出，要按照国务院部署开展药品安全专项整治工作的安排，进一步统一思想、坚定信心，坚持标本兼治、着力治本，提高药品标准，严格准入条件，强化市场监管，落实安全责任，进一步规范药品市场秩序，健全药品安全工作机制，促进医药产业又好又快发展，确保公众用药安全。

邵明立表示，2010年是药品安全专项整治攻坚破难的关键之年，整治工作力度要大、步子要快、措施要实。要将药品安全专项整治工作的各项任务目标融入全年的整体工作之中，扎扎实实地抓紧抓好。要以科学发展观为指导，大力实践科学监管理念，遵循经济社会发展客观规律，在建立长效机制、落实药品安全责任体系上下工夫、见成效。

邵明立强调，药品安全整治办要充分发挥职责作用。要搞好整治工作任务分解的监督检查，着手制定药品安全专项整治绩效评价体系及评价标准，逐级开展督促检查工作。要进一步加强部际间沟通联系，加强对全国药品安全专项整治工作的指导，共同研究解决整治中的重大问题。要做好宣传报道和信息沟通，营造良好的舆论氛围，扩大整治工作的社会影响力；要积极会同国家食品药品监督管理局各司局，共同推进长效机制建设。

（王泽森）

【关于开展药品安全专项整治工作调研活动的通知】 2010年4月9日，国家食品药品监督管理局向各省（区、市）食品药品监督管理局（药品监督管理局）发出通知，对进一步做好加强药品安全专项整治调研准备工作提出要求。

为了深入贯彻落实六部局《药品安全专项整治工作方案》和国家食品药品监督管理局《关于印发深入开展药品安全专项整治工作指导意见的通知》精神，了解各地开展药品安全专项整治工作情况，研究专项整治工作中存在的突出问题，进一步深入分析药品安全专项整治工作形势，国家食品药品监督管理局定于2010年4月13～30日，对部分省（区、市）开展药品安全专项整治工作情况进行调研，现将有关事宜通知如下。

一、调研内容是：一是落实药品安全专项整治工作方案情况。各地药品安全专项整治工作方案制订情况，组织机构、工作机制建立运行情况，六部局文件精神贯彻落实情况，总体任务分解到位情况，重点工作进展情况，相关工作协调情况。二是落实药品安全责任制情况；“地方政府负总责、监管部门各负其责、企业是第一责任人”责任体系建立情况，责任制和责任追究制推动落实情况；地方食品药品体制改革进展情况，食品药品监管体系职能配置、内设机构和人员编制变化情况。三是开展药品安全专项整治宣传工作情况。围绕热点、难点问题以及药品安全突发事件做好新闻发布情况，对查办典型案件曝光情况，开展“安全用药、家庭健康”大型宣传活动情况，信息员队伍建设及发挥作用情况，药品安全专项整治信息交流、建立专栏专刊及刊登稿件情况。四是落实药品安全专项整治工作任务情况。协调相关部门开展打击利用互联网等媒体发布虚假广告、通过寄递等渠道销售假药的专项行动情况；组织查处生产销售假药的大案要案情况；协调多部门联合开展整治非药品冒充药品违法行为情况，按照“谁审批、谁负责”，“标识谁、谁查处”的原则，向相关部门移送案件数量情况；开展打击非法买卖含麻黄碱类复方制剂行为专项整治，对涉及含麻黄碱类复方制剂流失案件的药品企业展开核实调查的情况；开展整治药品流通环节中“挂靠经营”、“走票”等违法违规行为，规范药品购销中的票据管理情况；强化药品生产监管，推进药品生产企业建立和完善药品质量受权人制度、强化药用原辅材料监管、强化中药饮片质量监管情况；加强药品和医疗器械审评审批，提高审评审批门槛、加强现场核查和监督检查、提高审评审批质量和效率情况。

二、分组调研安排：国家食品药品监督管理局组成三个调研组，分别由业务司（局）司（局）长（药品安全整治办副主任）带队，有关部门参加。每省调研时间2～3天，具体调研省份及行程由各调研组组长或联络员与省局沟通确定。

三、调研方式：一是听取省局汇报；二是查看有关文件资料：三是召开部分行业协会及新闻媒体座谈会：四是深入3～5家重点企、事业单位实地调研。

四、其他事项：一是调研前期，省局要做好相关准备工作，准备好汇报材料及有关数据。二是调研期间，请省局安排好调研组食宿和行程。严格按照廉洁从政有关要求及出差标准执行。

（王泽森）

【药品安全专项整治六部局第二次协调会议】 2010年5月11日，卫生部、公安部、工业和信息化部、国家工商行政管理总局、国家食品药品监督管理局、国家中医药管理局联合在京召开药品安全专项整治六部局第二次协调会议。会上六部局有关负责同志通报了本部门专项整治的进展情况及2010年工作安排。会议就下一步深入推进全国药品安全专项整治工作提出了要求，卫生部部长陈竺出席会议并作重要讲话，卫生部副部长、国家食品药品监督管理局局长邵明立主持会议。

陈竺指出，药品安全专项整治部际协调工作有效展开，并取得了一定成效。各部局都能够结合本部门实际，认真贯彻落实国务院药品安全专项整治工作任务，履行监管职责，突出重点抓好各项工作，药品安全专项整治工作开局良好。他强调，2010年是药品安全专项整治攻坚破难的关键年，也是决定专项整治工作成败与否的决定性的一年，任务十分艰巨，整治工作力度要更大、步子要更快、措施要更实、效果要更明显。各部门都要全力打好攻坚之战，务求年内药品安全专项整治取得突破性进展。

就下一步深入贯彻落实国务院药品安全专项整治工作任务，陈竺指出，希望各部门增强大局意识、增强责任意识，加强协调配合，协同推进专项整治工作扎实推进。他指出，药品安全专项整治是六个部门共同的责任，要充分发挥食品药品监管局作为专项整治召集人的作用，通过综合协调、信息沟通、督促指导和检查落实以及部门共同参与，形成合力，重拳出击，才能使整治工作从药品研制源头到药品使用的各个环节实施有效治理。

陈竺指示，为了把2010年的专项整治工作做实做细，国家食品药品监督管理局反复征求了各部局的意见，提出了2010年专项整治分解任务意见。有些工作很明确是由六部局的有关部门牵头，但也有些工作涉及其他部门，卫生部作为总召集人要积极协调好各部门工作。对于《方案》中明确提出的整治工作牵头部门，一定要承担起牵头作用，协办部门更要协助好牵头部门共同做好相关工作。食品药品监管局在专项整治中承担了大部分的工作，许多工作需要各部门的大力支持，药品安全专项整治是六个部门共同的责任。希望各部门增强大局意识、增强责任意识，加强协调配合，协同推进专项整治工作。

陈竺强调，卫生部要从提高医疗服务质量和医疗服务水平，确保患者用药安全，维护患者健康权益入手，进一步完善临床用药规范和药事管理规定，加强用药安全监管，推动基本药物建设。到2010年底60%的政府办城市社区卫生服务机构和县医疗卫生机构实施基本药物制度。

公安部要严格履行药品打假职责，侦破制售假劣药品刑事案件，震慑制售假药犯罪分子的嚣张气焰，进一步遏制制售假药犯罪蔓延的势头，在2010年再督办一批制售假药的大案要案，摧毁一批犯罪网络，抓获一批犯罪分子。

工业和信息化部要会同有关部门制定完善医药产业政策，推进产业结构调整，保障基本药物供应，制定印发了《关于加快推进医药行业结构调整的指导意见》，编制《医药行业“十二五”发展规划》；继续配合有关部门查处违法药品广告，重点监测和打击利用互联网发布虚假广告和虚假宣传行为，查处违法违规网站。

国家工商行政管理总局要会同有关部门加大违法药品广告整治力度，落实《2010年虚假违法广告专项整治工作实施意见》，重点监测和打击利用互联网等媒体发布虚假违法药品广告的行为。

国家食品药品监督管理局要发挥药品安全监管主要责任部门的作用，在继续做好打击生产制售假药、整治非药品冒充药品、利用互联网和邮政寄递销售假药的同时，进一步加强药品研制、生产、流通、使用等环节的监管，加强国家基本药物品种的全覆盖抽验，确保质量安全，并协调有关部门，将打击假药出口作为专项整治重点之一予以落实。在专项整治期间办两件大案，抓两个典型。

国家中医药管理局要认真做好中药饮片临床应用的安全管理工作，继续规范中成药合理应用，提高医疗机构中药制剂质量。

邵明立指出，建立药品安全长效机制作为完成药品安全专项整治工作任务的重中之重。2010年下半年，要适时组织六部局联合开展药品安全专项整治督查。2010年底，要建立药品安全专项整治检查评估体系及其标准，并将长效机制建设作为专项整治工作检查评估的重要内容。邵明立强调，按照国务院的总体部署，2011年上半年专项整治工作基本结束，因此2010年是完成各项任务的关键之年、决战之年。各部局要进一步加强领导，把专项整治纳入本部门的重要工作议事日程，切实抓紧抓好。希望各部局加强信息沟通，协同推进，全面完成药品安全专项整治工作任务，向国务院交出一份满意的答卷。

会上边振甲副局长介绍了国家食品药品监督管理局开展药品安全专项整治进展情况及2010年工作安排。

公安部、工业和信息化部、国家工商行政管理总局、国家中医药管理局分管药品安全专项整治工作的司局负责同志和联络员同志，以及食品药品监管局药品安全专项整治工作领导小组成员及办公室成员参加了此次会议。

（王泽森）

【召开六部局药品安全专项整治联合督查工作启动会】 2010年11月1日，六部局药品安全专项整治联合督查工作启动会在京召开。根据安排，11月上中旬六部局督查组共分为六组，分赴山西省、浙江省、山东省、江苏省、河南省、甘肃省、四川省、重庆市、河北省、贵州省、辽宁省、黑龙江省等12个省（市）进行药品安全专项整治联合督查。

2009年7月，《药品安全专项整治工作方案》中要求：各地要根据整治任务、整治措施和整治要求，制定督查方案，逐级开展督促检查工作。

为了深入了解和督促检查各地药品安全专项整治工作情况，卫生部、公安部、工业和信息化部、国家工商行政管理总局、国家食品药品监督管理局、国家中医药管理局等六部局组成了联合督查组，将围绕八个方面重点工作开展督查。一是相关部门联合开展打击利用互联网等媒体发布虚假广告、通过寄递等渠道销售假药的专项行动情况；二是联合组织查处生产销售假药的大案要案情况；三是联合开展整治非药品冒充药品违法行为情况；四是开展打击非法买卖含麻黄碱类复方制剂行为专项整治情况；五是贯彻落实国家医药产业政策、规划及实施医药产业结构调整情况；六是建立健全国家基本药物生产供应和质量保障机制情况；七是执行药品质量标准及加强药品研制、生产、流通环节监管情况；八是加强医疗机构临床用药管理情况。

国家食品药品监督管理局副局长、整治办主任边振甲在会上强调，联合督查要加强针对性，不走过场，务求取得督查实效。要深入基层，与企业、地方行业协会、基层监管部门进行座谈，了解、掌握各省（市）药品安全专项整治工作的部署情况、开展情况、任务落实情况及取得的成效。通过督查中掌握的第一手资料，能够发现问题，为明年专项整治的深入开展制定更加切实可行的工作措施，把药品安全专项整治工作抓好、抓实。督查结束后，要综合研究、梳理分析，写出督查报告上报，并以适当方式在全国予以通报。各省（市）药品安全专项整治工作领导小组要以督查工作为契机，结合本区域的实际情况，强化组织领导和责任落实，稳步推进药品安全专项整治工作。

会议由国家食品药品监管局整治办副主任王立丰主持。会上整治办副主任贾建国对联合督查工作的有关事项进行了介绍，并对有关事宜和工作要点作了说明。六个督查组的组长以及成员就可能遇到问题进行研究和讨论。参加此次六部局药品安全专项整治联合督查工作的人员共33人出席了会议。

（王泽森）

【打击非药品冒充药品专项整治工作】 国家食品药品监督管理局与卫生部联合开展了集中整治非药品冒充药品第二阶段专项行动。重点对基层医疗卫生机构和民营医疗机构使用环节以及前一阶段整治中发现的非药品冒充药品违法行为比较严重的区域和药品经营企业进行检查，全面检查基层医疗卫生和民营医疗机构中存在的以食品、保健食品、保健用品、化妆品、消毒产品、未标示文号产品冒充药品的违法行为，净化药品流通和使用环节，保障公众用药安全。

在第二阶段行动中，全国共出动执法人员10万人次，共发现非药品冒充药品信息一万多种次，其中按假药查处两千多种次、罚没款共计100余万元。

（高天兵）

【督办邮购或利用互联网销售假冒知名品牌等药品案】 2010年食品药品监督管理局贯彻落实3部委联合打击利用互联网发布虚假药品信息非法销售药品专项行动，积极参与国务院打击侵犯知识产权和制售假冒伪劣商品专项行动，重点督办了江苏省查获特大邮购假冒知名品牌药品案、江西省查获互联网上销售假冒知名品牌药品案、北京市特大利用互联网宣传，利用邮寄渠道销售假药团伙案。

（万大鹏）

【保健食品安全整顿】 国家食品药品监督管理局组织了2010年保健食品安全整顿工作。开展了保健食品标签、说明书内容专项检查和保健食品违法添加药物专项检查；整治保健食品夸大宣传功能和利用公益讲座等方式变相销售假冒伪劣保健食品的行为；严肃查处制售假劣保健食品行为等。全国保健食品安全整顿工作共出动152,363人次、检查保健食品生产企业826家次、检查保健食品经营企业59,787家次、检出非法添加保健食品141种次、查处假冒伪劣保健食品2240种次、查处违法宣称疗效保健食品1095种次、查处违法广告2703个、收回广告批准证书36个、查处利用公益讲座销售假劣保健食品案件111件、罚没款共计1,064,673元。

（高天兵）

【《关于进一步严厉打击违法药品医疗器械保健食品广告的通知》制定发布】 2010年1月，国家食品药品监督管理局制定印发了《关于进一步严厉打击违法药品医疗器械保健食品广告的通知》，提出了“七个一律”的治理要求，召开全国会议进行部署。“七个一律”的内容是：一律撤销药品、医疗器械广告批准文号或收回保健食品广告批准文号；一律向工商行政部门移送；一律进行公告并在省局网站上曝光；对违法广告涉及的企业及品种一律列入“黑名单”，纳入重点监管对象，进行重点检查；对生产企业经检查存在严重问题，且通过抽样检验发现产品不合格的，一律停产整顿；对经营企业违法经营严重违法广告涉及产品的，一律依法从严从重查处；对严重违法广告涉及的药品或医疗器械一律采取暂停销售行政强制措施。为了更好地贯彻落实《关于进一步严厉打击违法药品医疗器械保健食品广告的通知》精神，2010年3月，在杭州市组织召开了《全国食品药品广告审查监管工作座谈会》，各省局主管领导参加了会议，会议总结了2009年食品药品广告审查监管工作，交流了工作经验，部署了2010年工作，明确任务和责任，确保通知精神落实到位。国家食品药品监督管理局副局长边振甲在会上讲话强调，要提高认识，统一思想，增强广告监管的责任心和紧迫感；要高度重视，主动出击，把进一步严厉打击违法广告工作落到实处；要加强立法，加大培训，不断提高广告监管的能力和水平。

（王松林）

【严格广告复审制度】 各省（区、市）食品药品监督管理部门认真履行广告审查职能，严格执行《药品广告审查办法》和《药品广告审查发布标准》审批广告。国家食品药品监督管理局严格执行已审批广告调回复审制度，发现存在问题的广告及时纠正，从源头上把住广告审查准入关，确保批准发布的广告符合规定，同时加强对新上岗人员广告审查业务培训，不断提高广告审查能力和水平。2010年全国共审批药品广告8552个，医疗器械广告1960个，保健食品广告3037个，总计13,549个。国家食品药品监督管理局共抽查广告783个，抽查比例为6%；发现存在的问题并提出修改意见或调回的广告133个，占抽查总数的17%，占审批总数的0.1%；接受广告咨询238个。

（王松林）

【加强违法药品广告动态监测】 2011年国家食品药品监督管理局制订了广告监测计划，报纸监测全国覆盖，31个省局共监测报纸100份；电视监测覆盖到19个省，共监测频道145个。全年监测共发现违法药品、医疗器械和保健食品广告79,834个，其中违法药品广告50,476个，违法医疗器械广告2385个，保健食品广告16,358个，非药品冒充药品广告10,615个。

依法查处严重违法广告。2010年国家食品药品监督管理局先后121次发函责成省局对群众投诉举报的违法广告涉案企业进行核查；发布违法药品、医疗器械、保健食品广告汇总公告4期，曝光40余个品种；先后3次对监测发现的55家严重违法广告企业和产品进行了曝光。各省（区、市）药监部门移送工商管理部门处理违法药品广告62,456个，违法医疗器械广告4782个，违法保健食品广告16,290个，撤销或收回因严重篡改审批内容进行违法宣传的180个药品广告、8个医疗器械和54个保健食品广告批准文号，采取暂停销售的行政强制措施1152次。

（王松林）

【加强互联网违法信息和交易服务监管】 2010年对908个涉嫌违法发布药品信息互联网站进行了监测，发现违法发布药品信息互联网站643个，先后7次发函责成省局核查的网站227家，先后6次提请工业和信息部查处的网站243家，先后4次提请中央外宣办屏蔽的涉外网站141家，先后发布4期《互联网购药安全警示公告》并曝光97个网站。

联合公安部、工业和信息化部印发了《关于开展集中治理利用互联网发布虚假药品信息非法销售药品专项行动的通知》，要求各相关部门在2010年第四季度集中开展全国性的专项行动。期间全国各食品药品监管部门对已审核批准的2571家互联网药品信息服务网站和57家互联网药品交易服务网站在企业进行自查的基础上开展了全面监督检查，对308家存在问题的网站责令改正；对14家严重违法发布药品信息的网站，依法撤销其《互联网药品信息服务资格证书》并移送通信管理部门依法予以关闭；对36家已关闭的网站或已超出使用有效期且未申请换发新证的网站，已依法注销其《互联网药品信息服务资格证书》。国家食品药品监督管理局还约谈了国内4家知名搜索引擎企业，限期屏蔽161家违法网站。

（王松林）

【加强药品评价抽验工作】 强化对抽验品种的源头监管。为改变目前重流通环节、轻生产环节的抽验工作模式，提高抽验工作针对性和有效性，确定了药品抽样工作要把生产企业作为重点，生产环节的抽样量达到全部抽样批次的60%以上的工作要求，同时要求各省（区、市）食品药品监督管理部门要严格按照国家食品药品监督管理局《关于报送国家药品评价抽验品种生产情况的通知》要求，组织本辖区相关药品生产企业做好2010年全国药品抽验品种生产情况的报送工作，并确保基本药物品种在每个生产企业抽样不少于2批次。

理顺监检关系，完善抽验与监督工作有效衔接机制。要求各地在抽样的同时，组织稽查人员对被抽样单位进行监督检查，重点检查被抽样药品的购进渠道和销售流向，及时处理监督检查中发现的问题，切实做到现场检查和药品抽样相结合。

改进完善国家评价抽验样品确认程序。修订印发了《国家评价抽验样品确认程序》，进一步提高了样品确认工作的可操作性。

（黄勤）

【2010年国际合作及外事管理工作】

一、双边合作

（一）美洲地区

1. 美国

（1）美国食品药品管理局

2010年8月11日，国家食品药品监督管理局局长邵明立会见了来访的美国食品药品管理局局长玛格丽特·汉姆博格。通过这次访问，玛格丽特·汉姆博格局长进一步增加了对中国监管体系的了解和信任，对国家食品药品监督管理局的工作给予了高度评价和赞赏。

2010年9月2日，国家食品药品监督管理局副局长李继平率团访问美国食品药品管理局总部。中方介绍了中国国家食品药品监督管理局在药品和医疗器械法律法规建设方面的最新进展。美方回顾了近年来双方在药品、医疗器械监管领域建立的良好合作关系。双方还就医疗器械监管的有关议题进行了广泛交流。

2010年12月9~10日，国家食品药品监督管理局副局长吴浈会见了美国食品药品管理局副局长冷普京率领的代表团。吴浈副局长和冷普京副局长共同主持了中美食品药品监管年度会议，双方就药品、医疗器械、化妆品和保健食品监管等内容进行了深入交流和讨论。

2010年国家食品药品监督管理局与美国食品药品管理局共同举办了三期GCP检查员的培训。从全国范围内遴选了25名具有一定检查经验，具备英语沟通能力的中青年检查员参加了培训。美国食品药品管理局派遣了3名讲师，为检查员进行了培训。

国家食品药品监督管理局与美国食品药品管理局在药品非临床试验管理规范、医疗器械质量体系和生产质量管理规范检查、生物制品生产质量管理规范、药品快速检验、化学药审评等领域开展了多样的交流与合作。

2010年国家食品药品监督管理局先后协助安排了山东省食品药品管理局代表团、武汉食品药品监督管理局代表团访问美国食品药品管理局总部，并安排美国食品药品管理局驻华办公室官员访问天津市人民政府、上海市食品药品监督管理局、广东省食品药品监督管理局。既帮助地方局进一步了解美国食品管理局的监管体制机制，也使美方增加了对国家食品药品监督管理局监管体系的了解，推动中美合作向着平稳有序的方向发展。

（2）美国商务部

2010年4月12~16日，中美商贸联委会药品和医疗器械小组年度工作会议在四川省成都市召开。国家食品药品监督管理局、卫生部、商务部以及部分行业协会组成中国代表团，美国商务部、食品药品管理局、驻华使馆以及行业协会组成美国代表团，双方就药品数据保护、打击假劣药品、非处方药监管、医疗器械临床试验监管、组合产品管理、体外诊断试剂监管等议题进行了充分的讨论和交流。双方研究讨论了中美商贸联委会药品和医疗器械小组年度工作会议工作规则，并签署了2010—2011年度工作计划。

2010年9月10日，中美商贸联委会药品和医疗器械工作组预备会在国家食品药品监督管理局召开。中国商务部、美国食品药品管理局及美国商务部以及业界代表参加了此次会议。双方就提交中美商贸联委会大会的成果文件等议题进行讨论和交流，并在药品和医疗器械方面初步达成共识。

2010年12月14~15日，第二十一届中美商贸联委会会议在美国召开，国家食品药品监督管理局局长邵明立参加了王岐山副总理率领的中方代表团。会议取得了积极的成果，受到各界好评。

2010年美国商务部副部长助理葛艾如、副部长助理艾伦分别访问了国家食品药品监督管理局，就中美商贸联委会框架下有关监管事项进行深入讨论。

（3）其他

2010年4月21日，国家食品药品监督管理局有关司局负责人会见了美国司法部禁毒署北京办事处代表，就有关在中国境内上市的含麻黄碱类复方制剂药品的注册情况、信息交流等进行了讨论。

2010年11月2日，美国药物研发与制造商协会（PhRMA）代表团一行访问国家食品药品监督管理局，就推动新版GMP的落实、推进药品创新以及建立沟通机制等合作议题与相关司局进行了沟通。

2. 加拿大

2010年9月，国家食品药品监督管理局副局长李继平率团访问加拿大卫生部食品和健康产品管理局。中方代表团全面地了解了加拿大药品医疗器械监管体制和法律法规体系，并重点就医疗器械监督管理的有关议题与加方进行了交流。

2010年11月25日，国家食品药品监督管理局和加拿大卫生部食品和健康产品管理局双边高层会议在北京市举行。双方分别就医疗器械、药品、天然健康产品监管、相关法规的制订、修订以及人员的交流合作等双方共同关注的话题进行了深入的探讨和交流，并在医疗器械监管和药品不良反应监测等方面达成了共识。

3. 古巴

2010年6月7～10日，国家食品药品监督管理局邵明立局长率团访问古巴。中方代表团一行会见了古巴部长会议主席卡布里萨斯、古巴卫生部长巴拉盖尔博士、古巴科技与环境部长巴鲁埃科斯博士，与古巴国家健康保护局（CECMED）进行了会谈并签署了中古合作谅解备忘录。中方代表团还应邀参观了古巴生物技术芬莱研究院、遗传工程生物技术中心和分子免疫学中心。通过访问，双方进一步增进了了解，加深了友谊，为进一步加强双方在药品与生物技术领域的合作、促进交流与发展打下了基础。

2010年8月，国家食品药品监督管理局局长邵明立会见了来访的古巴遗传工程和生物技术研究中心主任路易斯·埃雷拉·马丁内兹，并就双方关注的产品注册有关问题深入地交换了意见，进一步促进了中古监管机构的合作。

4. 巴西

2010年6月4日，国家食品药品监督管理局局长邵明立率团访问了巴西卫生监督局（ANVISA），中方代表团与巴西卫生监督局巴尔巴诺局长和巴西药品、医疗器械注册、上市后监管等部门的负责人进行广泛深入的沟通交流。中巴双方就药品和医疗器械的GMP检查、上市后药品不良反应监测、活性原料药质量控制、药品广告和药典等工作领域进行了会谈，对双方感兴趣的深层次的问题进行了深入探讨。会后双方签署了会议纪要，确认对上述领域开展深入合作。

巴西卫生监督局在2010年多次派检查员赴北京市、江苏省等地的医疗器械生产企业进行检查。根据《中巴科技协定下关于药品和医疗器械安全的补充协议》，国家食品药品监督管理局安排有关省局派遣观察员参加了检查。

（二）亚太地区

1. 澳大利亚

在双边合作协议的框架内，国家食品药品监督管理局与澳大利亚治疗产品局（TGA）保持着密切的工作联系。2010年6月，国家食品药品监督管理局对澳大利亚治疗产品局两名官员进行了中药监管培训。

2. 巴基斯坦

2010年7月6日，国家食品药品监督管理局副局长边振甲会见了来访的巴基斯坦卫生部长沙哈布丁一行，双方就在合作谅解备忘录框架下进一步开展合作进行了交流。

3. 日本

2010年5月5日，国家食品药品监督管理局局长邵明立会见了来访的日本参议院议员自见庄三郎一行，双方就加强中日医药领域的交流合作交换了意见。

2010年7月30日，国家食品药品监督管理局副局长吴浈率团访问日本，与日本厚生省及日本医药品与医疗器械综合机构举行双边合作协议签署之后的首次年度工作会议，明确了双边合作的组织框架，同意在协议框架下建立药品和医疗器械工作组，在药品临床试验管理规范（GCP）和研究型新药（IND）管理方面加强信息交流，以及在中日韩三国临床试验监管领域开展合作与交流。

4. 韩国

2010年7月26日，国家食品药品监督管理局副局长吴浈率团访问韩国，参加中韩第二次高层会晤及药品工作组会议，与韩国KFDA次长李熙成等有关人员进行了交流，相互介绍各自国家的药品管理体系和制度。通过这次高层访问，双方增进了相互了解，在已经签署的合作框架下，共同商讨下一步在药品领域合作（药品工作组）的议题和方向。

5. 中日韩三国药监机构司长级会议

2010年9月13日，国家食品药品监督管理局、日本厚生劳动省、韩国食品医药品安全厅在韩国召开了中日韩三国药监机构司长级会议，进一步商讨有关项目的合作。

6. 新加坡

2010年8月17日，国家食品药品监督管理局局长邵明立会见了来访的新加坡卫生与科学局局长林建伟一行，围绕中国新版GMP修订和药品监管信息化工作进展、新加坡药品监管最新动态等进行了交流讨论，就深入加强双方国际交流与合作交换了意见。随后国家食品药品监督管理局安排了新加坡卫生与科学局7位技术官员为期一周的中药及保健食品监管法规的学习，其间前往国家食品药品监督管理局在京部分直属单位进行了业务实习和交流。

7. 泰国

2010年9月13日，国家食品药品监督管理局副局长边振甲会见了泰国食品药品管理局副局长彭潘一行，双方在医疗器械监管方面进行了交流。随后国家食品药品监督管理局为来访人员安排了为期一周的医疗器械监管方面的学习和交流。

8. 越南

2010年12月，国家食品药品监督管理局接待了越南卫生部代表团的来访，双方交流了在食品安全、药品以及医疗器械监管方面的情况，为今后合作奠定了基础。

（三）欧洲地区

1. 欧盟

2010年3月26日，国家食品药品监督管理局局长邵明立会见了来访的欧盟委员会企业与工业总司总司长海茵茨·佐利克一行，回顾了双方自2007年10月建立磋商与合作机制以来的良好合作，并就中欧药品、医疗器械、化妆品监管合作事宜沟通了情况。

2010年10月12日，国家食品药品监督管理局副局长吴浈率团访问了欧洲药品局，与欧盟健康与消费者保护总司、欧洲药品局进行了会谈，就中欧在药品临床试验管理、GMP检查、药品注册审评等领域的合作进行了讨论，并了解了欧盟近期计划在打击假冒产品方面出台的最新立法的有关情况。

2010年10月26日，国家食品药品监督管理局副局长吴浈在上海世博会比利时-欧盟馆会见了欧盟健康与消费者政策委员约翰·达里先生和欧盟驻华大使赛日·安博先生一行，参加了欧盟"消费者与产品安全日"开幕式并发表致辞，与欧盟健康与消费者保护总司考基总司长共同签署了《中华人民共和国国家食品药品监督管理局与欧洲委员会健康与消费者保护总司磋商与合作机制》文件。随后达里委员与国家食品药品监督管理局进行了双边会谈，回顾了双方以往的合作情况，并就化妆品原料成分、化妆品安全性评估、提高监管体系透明度以及鼓励创新等议题进行了交流。

2010年10月28日，国家食品药品监督管理局与欧盟健康与消费者保护总司在京共同召开了中欧磋商与合作机制框架下第一次化妆品工作组会议，双方就中国化妆品原料注册新法规、化妆品原料安全评估、新的欧盟化妆品规定等内容进行了交流。

2. 法国

2010年2月9日，国家食品药品监督管理局局长邵明立会见了来访的法国健康产品卫生安全局让·玛里姆贝尔特局长一行。双方就中法草药合作、药品检查、人员培训等议题进行了交流，并就双方续签监管合作协议一事达成了共识。

2010年7月21日，国家食品药品监督管理局副局长吴浈率团访问法国健康产品卫生安全局，与法国健康产品卫生安全局局长让·玛里姆贝尔特共同签署了《中华人民共和国国家食品药品监督管理局和法兰西共和国健康产品卫生安全局关于药品、医疗器械、化妆品卫生安全监管的合作议定书》，进一步加强了两国在药品、医疗器械、化妆品卫生安全监管领域的合作。

3. 拉脱维亚

2010年3月3日，国家食品药品监督管理局局长邵明立会见了来访的拉脱维亚卫生部长罗婕塔列女士、拉脱维亚驻华大使乐音女士一行，并就双方在药品监管领域的合作事宜进行了商讨。

2010年6月25日，国家食品药品监督管理局副局长边振甲应邀访问拉脱维亚，与拉脱维亚政府国务秘书李纳兹·穆辛斯先生举行了会谈，并与拉脱维亚国家药品署署长安德维卡女士在拉脱维亚共同签署了《中华人民共和国国家食品药品监督管理局与拉脱维亚共和国国家药品署关于药品监管领域的合作备忘录》，为双方在药品监管领域的进一步合作奠定了良好的基础。

4. 阿尔巴尼亚

2010年4月12日，国家食品药品监督管理局局长邵明立会见了来访的阿尔巴尼亚卫生部长佩特里特·瓦西利一行，就加强两国药品和医疗器械监管合作进行了交流。

5. 马其顿

2010年6月28日，国家食品药品监督管理局副局长吴浈会见了来访的马其顿卫生部长布亚尔奥斯马尼和马其顿驻华大使法特米尔·杰拉迪尼一行，双方在药品监管领域的合作事宜进行了交流。

6. 丹麦

2010年9月9日，国家食品药品监督管理局副局长吴浈会见了来访的丹麦药品管理局局长林薇格女士一行，双方就在药品和医疗器械监管领域共同关注的议题进行了交流。

7. 英国

2010年10月11～16日，国家食品药品监督管理局副局长吴浈率团赴英国参加第五届药监机构局长峰会，并与英国药品与健康产品管理局签署了《药品和医疗器械监管合作谅解备忘录》。

8. 俄罗斯

2010年6月21日，国家食品药品监督管理局副局长边振甲与俄罗斯卫生与社会发展监督局代理局长捷利诺娃在俄罗斯共同主持了中俄药监合作高官会，双方就落实双边合作备忘录框架下的合作内容，以及共同打击假劣药品、加强出口药品质量安全监管、建立信息交流机制等问题进行了交流，并就进一步加强双方合作等事项进行了友好商谈。

2010年11月19日，中俄卫生合作分委会第十次会议在莫斯科召开。分委会中方主席、卫生部副部长黄洁夫和分委会俄方主席俄联邦卫生与社会发展部副部长斯科沃尔佐娃共同主持会议。国家食品药品监督管理局派员出席了会议，双方在医疗产品卫生监管领域达成如下共识：双方愿在已签署的《中国国家食品药品监督管理局和俄罗斯联邦卫生与社会发展监督局合作谅解备忘录》框架下，继续加强人员交流，在医疗产品质量、安全和有效方面开展信息交流与合作。

9. 瑞典

2010年10月13日，国家食品药品监督管理局副局长边振甲出席中国卫生部与瑞典卫生和社会事务部在上海共同举办的"中瑞和谐健康论坛"开幕式并致辞。会议期间，会见了瑞典卫生和社会事务部和瑞典药品署的有关负责人，双方在加强药品监管领域的交流与合作方面达成共识。

（四）非洲地区

1. 尼日利亚

2010年4月9日，国家食品药品监督管理局局长邵明立会见了来访的尼日利亚食品药品管理局局长保罗·沃黑博士一行。双方就信息交流、管制产品出口、活性药物成分监管、能力建设/人员培训等议题进行了交流。

2. 埃及

2010年6月28日，国家食品药品监督管理局副局长边振甲一行访问了埃及科技部，与埃及科技部副部长和埃及卫生、农业、质量监督等部门代表就中国产品出口埃及的技术管理、药品质量技术交流等议题进行了交流。

2010年6月29日，国家食品药品监督管理局副局长边振甲一行访问了埃及药品局，与埃及药品局局长阿什拉夫就建立双边合作机制、打击假劣药品、出口药品质量安全监管等议题进行了交流。

二、多边合作

（一）世界卫生组织（WHO）

1. WHO 2010—2011双年度项目

国家食品药品监督管理局三个项目已经按计划开始执行并进展顺利。“应对新发公共卫生威胁，建设全国应急检验联合框架平台”项目已完成文献综述和分析部分；“西部地区市级药品安全技术支撑体系能力提升”项目已完成初步报告；“原料药、辅料和化学中间体监管及中外法规比较”在进行中美法规的比较研究。

2. 疫苗监管体系评估（NRA）工作

中国国家疫苗监管体系通过世界卫生组织评估是中国疫苗生产企业申请世界卫生组织疫苗产品预认证的前提条件。该项工作得到了中央各级领导的高度重视，外交部部长杨洁篪、卫生部部长陈竺、国家食品药品监督管理局局长邵明立均多次作出重要批示。

2009年10月28日，世界卫生组织总干事长陈冯富珍致信杨洁篪外长，建议中国政府使用一种平行轨道，一方面按照世界卫生组织疫苗监管体系（NRA）评估的要求尽快解决所关注的问题以保证评估的顺利通过，另一方面把最有可能通过世界卫生组织疫苗预认证的公司作为世界卫生组织专家GMP现场观摩检查的目标，并对其实行GMP的最高标准。

2009年11月至2010年3月，国家食品药品监督管理局邀请世界卫生组织总部专家访问了国内五家疫苗生产企业，即成都生物制品研究所（JE疫苗）、北京科兴生物制品有限公司（甲型H1N1流感疫苗）、河南华兰生物工程股份有限公司（甲型H1N1流感疫苗）、上海生物制品研究所（甲型H1N1流感疫苗）、兰州生物制品研究所（轮状病毒疫苗、流脑A+C疫苗）。专家对我国GMP检查员的检查工作进行了现场观摩，并对检查过程和结果进行分析、提出建议。

2010年3～6月，国家食品药品监督管理局联合世界卫生组织总部专家，结合现场观摩检查的情况，在成都市、兰州市、上海市、郑州市、北京市举行了五期GMP检查员培训班，共培训80名GMP检查员。

2010年3月18日，国家食品药品监督管理局正式成立疫苗监管体系评估及质量管理体系领导小组，副局长吴浈担任组长，各相关业务司室主要负责人为组成人员。领导小组下设工作小组，由各相关部门工作人员组成，按照各部门职能，负责承担具体工作。领导小组多次召开会议，探讨工作进展、解决重大问题、协调各项工作。

2010年4月6～9日，来自世界卫生组织总部和法国健康卫生产品安全局（AFSSAPS）专家组一行4人访问国家食品药品监督管理局，介绍了法国健康卫生产品安全局建立和实施质量管理体系的情况，并就如何建立既符合我国疫苗监管现状，又符合WHO要求的质量管理体系进行了深入的讨论。

2010年5月2～7日，应世界卫生组织总部邀请，国家食品药品监督管理局派员参加了世界卫生组织对伊朗国家疫苗监管体系（NRA）的正式评估。

2010年5月24～25日，国家食品药品监督管理局在北京市召开疫苗监管研讨会，副局长吴浈和副局长边振甲主持了会议。会议邀请了世界卫生组织总部专家、中国合格评定国家认可中心（CNAS）专家、葛兰素史克公司质量专家和北京市食品药品监督管理局专家分别就中国疫苗企业现状、质量管理体系简介、国际领先企业内部质量管理体系、药监质量管理体系分别做了专题报告。会议就加强疫苗监管能力、打造疫苗监管队伍、提升疫苗监管水平进行了深入探讨。会议决定，在保持原有管理架构的基础上，借鉴ISO9000标准的原则和理念，在国家食品药品监督管理局机关相关司局、直属单位建立疫苗监管质量管理体系。

2010年9月26日，《国家食品药品监督管理局建立疫苗监管质量管理体系实施计划》颁布，针对国家食品药品监督管理局疫苗审评审批、认证检查、临床试验、产品标准、批签发、市场监管等相关环节建立质量管理体系。

2010年10月10～15日，应世界卫生组织总部邀请，国家食品药品监督管理局派员参加了世界卫生组织对埃及国家疫苗监管体系（NRA）的正式评估。

2010年12月13～17日，世界卫生组织专家组15人来华，依据世界卫生组织颁布的《国家疫苗监管体系评估标准》（2007年版）对我国疫苗的国家监管体系、上市授权和活动许可、上市后监管包括预防接种后不良事件的监测、疫苗批签发、实验室管理、监管检查以及临床试验监管七大板块的183项指标进行了正式评估，并在北京市、上海市、江苏省、河北省进行了现场考察。在卫生部、国家食品药品监督管理局紧密配合和充分准备下，初步取得了优异成绩。

2011年1月，国家食品药品监督管理局正式设立国家食品药品监督管理局疫苗监管质量管理体系办公室，主要承担疫苗监管质量管理体系的建立、运行以及改进工作。

2011年3月1日，国家食品药品监督管理局在北京市召开中国疫苗监管体系通过WHO评估总结电视电话会议。局长邵明立出席会议并讲话。世界卫生组织总部专家贝尔加比博士和世界卫生组织驻华代表蓝睿明博士宣布，中国国家疫苗监管体系通过世界卫生组织评估。

中国疫苗国家监管体系通过世界卫生组织的评估具有里程碑意义。世界卫生组织疫苗监管体系评估，是衡量一个国家药品监管和疫苗质量管理水平的重要标准，得到国际社会广泛认可。能否达到世界卫生组织的标准和要求，通过其正式评估，在一定程度上看，是对一个国家药品监管能力的全面检验。这次评估中，世界卫生组织对我国疫苗监管体系开展了七大板块的评估，其中有两个板块给了满分100，另外5块也都给了高分。这一成绩的取得，展示了我国药品监管体系建设取得的巨大进步，表明我国疫苗产品质量保障工作是较为严格规范的，也为疫苗生产企业早日进入国际市场奠定了基础。

3. 参与WHO生物制品标准制定工作

WHO生物制品标准化专家委员会（ECBS）是审议批准生物制品标准的最高级别的专家会议，主要负责审议通过世界卫生组织技术指导原则等。2010年10月18～22日，国家食品药品监督管理局派出2名专家分别作为专家委员会成员和临时顾问，参加在瑞士召开的第61届WHO生物制品标准化专家委员会会议。共有来自美国、加拿大、英国、德国、俄罗斯、日本、泰国、韩国、印度、巴西、马来西亚等20多个国家的药品管理部门和质量控制机构的ECBS专家委员和36位临时顾问参加会议。其他国家药典会、大学研究机构、医药协会机构的代表33人列席了会议。会议分为疫苗和血液制品两组，讨论了WHO标准指南增加修订的内容，包括“疫苗批签发指导原则”、“血液制品生产GMP指导原则”等，并对各合作中心申报的国际生物标准物质进行了审核。

4. 参与世界卫生组织（WHO）药品预认证相关工作

WHO优先必备药物预批准项目又称WHO药品预认证项目（简称PQ项目）开始于2001年，由WHO药品质量安全评价部负责组织实施。该项目范围主要包含抗艾滋病、抗疟疾、抗结核等三大类药物，2008年增加了生殖用药。

2010年1月19日～11月27日期间，国家食品药品监督管理局药品审评中心派两名专家6次赴丹麦参加WHO预批准项目审评会议，依据WHO颁布的指导原则以及ICH指导原则对申请资料进行审评。

2010年10月18～20日，WHO新预认证疫苗上市后监管全球网络会议在塞内加尔召开，中国疾病预防控制中心和国家食品药品监督管理局药品评价中心各选派1名代表参加会议。来自突尼斯、乌干达、塞内加尔、斯里兰卡、印度、越南、伊朗、阿尔巴尼亚、巴西、墨西哥、中国等11个成员国的代表及来自WHO和乌普萨拉监测中心等相关专家参加了此次会议。会议内容主要为上报疫苗不良事件数据的情况、讨论报告及时性、完整性和报告质量，并提出可能的解决方案。

2010年11月16～19日，国家食品药品监督管理局中国食品药品检定研究院派1名专家赴南非参加WHO药品预认证项目及抽样和检测项目的实验室质量控制区域间研讨会。来自肯尼亚、坦桑尼亚、南非、巴西、乌拉圭、伊朗、埃及、沙特阿拉伯、中国、新加坡、越南、阿曼苏丹国、秘鲁、乌克兰等27个国家的44名代表参加了会议。会议内容主要包括质量控制实验室质量管理体系，设备采购、资质认证和维护，测试方法的验证与确认以及测试结果的评估。

（二）全球基金项目

1. 卫生系统加强项目（在“中国第九轮结核病”项下）

2010年9月25日，中国全球基金项目中央执行机构（卫生部CDC）与全球基金成功签署结核病项目协议。作为中国第九轮结核病项目的组成部分，由国家食品药品监督管理局组织实施的卫生系统加强部分（HSS）也得到批准，项目周期1～3年，总经费为25,472,623美元。

2. 疟疾项目（在“中国疟疾国家策略”项下）

抗疟疾药品质量监测项目执行地区为云南省和贵州省。在云南和贵州开展抗疟药质量监督抽检获得约221,000美元经费支持。国家食品药品监督管理局项目周期1～3年，经费43万美元。2010年已开始实施。

（三）盖茨基金合作项目

2010年盖茨基金合作项目总体进展顺利。国家食品药品监督管理局国家药典委员会、药品认证管理中心和稽查局三方讨论并初步形成固定剂量复合剂（FDC）生产企业参选要求及筛选标准。药品认证管理中心通过抗结核FDC药品座谈会，向部分FDC生产厂家发放了参选要求及筛选标准。2010年1月，稽查局完成“上市后抗结核FDC药品评价抽验工作方案”；同年4月对现场（生产厂家和最终用户）对药品处方中涉及的原料、辅料进行了抽样，12月完成产品质量检验分析报告。

（四）国际科技合作项目

2010年科技部批准中国食品药品检定院“中英药典草药合作”项目和国家药典委员会“中药标准进入欧洲药典”项目，总经费为400万元人民币（每个项目200万）。项目计划于2011年12月完成。

（五）亚太经合组织（APEC）合作

2010年3月1～6日，国家食品药品监督管理局派出2名代表作为成员国代表赴日本参加了APEC法规协调执行委员会（RHSC）会议以及生命科学论坛（LSIF）计划工作组会议。

根据财政部《关于申报2010度中国亚太经合组织合作基金项目的通知》要求，依据APEC第21届部长级会议上提出的2010年度合作重点，国家食品药品监督管理局申请了“保健食品宣传教育和培训”项目。

（六）人用药品注册技术要求全球协调会（ICH）

2010年6月6～10日，国家食品药品监督管理局派出1名专家赴爱沙尼亚参加ICH欧洲会议，包括ICH药品监管当局论坛、ICH全球工作组会议。来自欧盟、欧洲药品局、欧洲制药工业协会、日本厚生省、日本药品和医疗器械综合管理局、日本制药工业协会、美国食品药品管理局、美国制药工业协会、世界卫生组织、加拿大卫生部、国际制药工业协会、欧洲自由贸易联盟、亚太经合组织、海湾合作委员会、南部非洲发展共同体、东盟以及非成员国家中国、巴西、韩国、新加坡等共37名代表参加了会议。

2011年11月6～11日，国家食品药品监督管理局派出两名专家作为ICH全球合作组的成员赴日本参加ICH全球合作组会议。来自欧洲、日本、美国监管机构、行业代表、观察员以及地区性合作组织代表、国家监管机构代表参加此次会议。

（七）世界卫生组织国际植物药监管合作（IRCH）

2010年6月7～11日，国家食品药品监督管理局派出3名代表赴阿联酋参加世界卫生组织第四届国际植物药监管合作会议，并就中国在草药法规方面所取得的最新进展、草药的原料和产品质量（包括参照标准）工作的情况作了专题发言。

（八）草药传统药协调论坛（FHH）

2010年10月27日～11月1日，香港卫生署作为FHH 2009—2010年度执行主席在香港召开第八次常务委员会工作会议暨第四次国际论坛。国家食品药品监督管理局派出4名专家作为常务委员会委员、分委会工作人员参加会议。

（九）亚洲医疗器械法规协调组织（AHWP）工作

2010年5月10～14日，国家食品药品监督管理局派出3人赴新加坡参加了AHWP技术委员会第十次会议。AHWP技术委员会下属的六个工作组和两个特别工作组，分别就医疗器械统一申报文件、上市后监测、质量体系、质量体系考核、临床试验、培训、命名和法定实体进行了讨论，并就五个重点领域（医疗器械上市后监测体系、医疗器械命名体系、统一申报文件、临床试验监管和监管培训）的合作进行了磋商。

2010年11月27日～12月2日，国家食品药品监督管理局选派6名代表赴沙特参加了第15届AHWP年会。年会内容主要包括技术委员会（TC）各工作组近期工作汇报、审议通过了《AHWP章程》和《AHWP法定实体章程》两个决议案。各成员经济体代表进行了各种形式的广泛交流，并就如何推动AHWP顺利发展进行了深入讨论，为促AHWP及全球医疗器械法规的协调奠定了良好基础。

（十）药品检查公约和药品检查合作计划（PIC/S）

2010年11月9～12日，国家食品药品监督管理局药品认证管理中心派1名专家赴马来西亚参加了PIC/S研讨会，并就“中药材和中成药生产过程监管”做大会报告。

本届年度研讨会的主题是“传统药和植物药产品的GMP检查”，旨在了解亚洲国家使用的传统药和植物药产品；沟通对PIC/S附录7（植物药产品的生产）解读的差异，取得对传统药和植物药产品GMP的一致性或相似的解读；协调成员当局为取得传统药和植物药工业的GMP合规而采取的检查行动；找到PIC/S附录7中必须改进的部分，建立传统药和植物药产品检查的附加备忘录，以便对传统药和植物药产品有效地制订计划和实施GMP检查。

三、出国（境）培训管理

国家食品药品监督管理局2010年共“10项出国（境）培训计划得到外专局批准，实际培训总人数为143人。其中，食品药品应急管理培训在美国举行，实际培训18人；餐饮服务食品安全监管能力培训在美国举行，实际培训15人；药品注册管理法规培训在美国举行，实际培训20人；药品GMP检查员国际培训班（第一期）在波多黎各举行，实际培训21人；药品、医疗器械、化妆品稽查执法培训在德国举行，实际培训17人；食品、药品、医疗器械监管能力培训（第四期）在美国举行，实际培训17人；生物制药法规、审评与检验人员培训（第二期）在德国举行，实际培训16人；药品标准管理培训（第三期）在美国举行，实际培训19人。

另外，药品上市后监督管理培训和医疗器械监督管理能力培训分别推迟至2011年第一季度在美国和加拿大举办。

四、引进国外智力工作

2010年餐饮服务食品安全监管能力与技术培训项目列入国家外国专家局引进国外技术、管理人才项目计划，获得资助经费5万元人民币，该项目于12月中旬开始实施。

根据外专局要求，2011年度引进国外智力项目计划已提出申请药品不良反应监测标准化研究和应用及第三届中国药物警戒研讨会两个项目。

五、严格外事管理工作

国家食品药品监督管理局定期分析研究外事管理和出国（境）任务派出工作的情况，认真落实中共中央、国务院的各项规定，严格管理外事工作，针对存在的问题，不断完善管理制度。

2010年2月8日，正式发布实施《国家食品药品监督管理局因公出国（境）管理办法》。进一步加强了因公出国（境）的管理，严格外事纪律，纠正了在出国考察、费用使用等方面存在的一些问题。

根据中办、国办以及中纪委关于加强因公出国（境）管理的要求，严格加强出国（境）任务的计划管理，审定完成2010年度因公出国（境）计划。对出访目的、国家（地区）、人数、天数、费用来源等严格要求，逐一进行审查，严格限制和压缩出国团组和人数，保证了出国（境）团组数和人数总量不超过2009年规模。

2010年4月，国家食品药品监督管理局根据制止公款出国（境）旅游专项工作部际联席会议办公室《关于对党政机关下属中心、学会、协会组织因公出国双跨团组进行检查的通知》，对直属单位三年来出国（境）工作尤其是经费使用情况和参加双跨团组的情况进行了检查。

（张颖　王家威　黄雅莎）

【与港、澳、台地区交流与合作工作】

（一）台湾

2010年1月，国家食品药品监督管理局港澳台办公室主任徐幼军等3人随卫生部副部长黄洁夫率领的大陆医药卫生交流团赴台进行医药卫生交流。通过此次访问，国家食品药品监督管理局与台湾地区药品管理部门进行了初次接触，为两岸药品监管领域的交流与合作奠定了基础。

2010年4月，国家食品药品监督管理局局长邵明立会见了来访的台湾生策会高级代表团。双方表达将加强两岸药品监管领域的合作，共同为两岸人民的健康福祉作出贡献。

2010年5月，国家食品药品监督管理局派员赴台参加2010海峡两岸医药卫生交流与合作会议，就中国大陆药品注册管理和技术审评，医疗器械法规体系，GLP/GCP和GMP管理等内容进行演讲，并与参会代表进行了交流。

2010年11月24～26日，国家食品药品监督管理局派员参加在北京召开的“2010华人健康平台”，就药品注册审评、中药材质量标准及种植标准、药品临床试验管理等内容进行演讲，并与来自香港、澳门、台湾地区药品管理部门、学术界和业界的代表进行了交流。

2010年12月21日，海协会和海基会在台北市正式签署了《海峡两岸医药卫生合作协议》。2010年8～12月，国家食品药品监督管理局派出代表积极配合、全程参与了国务院台湾事务办公室统一组织安排的与台湾地区医药品管理部门进行的多次磋商会议，直至协议最终正式签署。

（二）香港

2010年5月24日，国家食品药品监督管理局局长邵明立率团访问香港特别行政区政府卫生署，并与香港特别行政区政府卫生署署长林秉恩共同签署了《关于药品及医疗器械监管领域的合作协议》。

2010年8月13日，国家食品药品监督管理局协助安排香港特别行政区政府卫生署人员来京接受中药监管方面的培训。

2010年9月20日，国家食品药品监督管理局副局长吴浈会见了来访的香港卫生署助理署长赵佩燕女士，双方就开展香港中药材标准第五期合作计划事宜进行了交流。

（三）澳门

2010年5月26日，国家食品药品监督管理局局长邵明立率团访问澳门，拜会了澳门特别行政区行政长官崔世安，双方在亲切友好气氛中就内地与澳门在食品药品监督管理以及中医药产业方面的合作交换了意见。代表团一行还访问了澳门特区卫生局，就加强药品监管体系交流、药品注册、审评和质量检验方面的交流合作、药品不良反应等安全信息沟通、GMP及GSP等法规交流、澳门药检所筹建、人员培训等议题进行了会谈与交流。

（王家威）

【美国药物信息协会（DIA）第二届中国年会】 2010年5月16～19日，DIA第二届中国年会于在北京举办，主题为“从战略到实践——引领中国药物创新和开发”。来自世界各国主要药物监管机构及国际组织专家参加了会议并做演讲。国家食品药品监督管理局副局长吴浈参加会议并发表讲话。

【WHO儿科用药研讨班】 2010年9月12～14日，根据2007年确定的WHO疫苗监管项目，国家食品药品监督管理局在京举办“生物相似物座谈会”。药品注册司、药品审评中心、中检所、部分省药品监管部门相关人员和专家参加会议。会议讨论了WHO《生物仿制药评价指导原则》，并探讨如何借鉴国际经验，进一步完善中国生物相似物监管体系。

（刘艾）

中医药事业管理

【加快《中医药法》立法进程】 着力转变观念，调整工作思路，完善工作机制，加强沟通协调，立法工作取得积极进展。

（一）加强领导，调整中医药立法工作组织机构人员，完善起草工作的组织领导体系和专家咨询机制。

（二）组织召开《中（传统）医药法（草稿）》珠海论证会，邀请全国人大、卫生部、各省中医药管理局领导及相关专家学者对草稿进行论证、提出意见；组织召开《教育法》、《文物保护法》、《非物质遗产保护法》等立法部门有关人员座谈会，听取相关法律立法经验介绍；多次组织召开座谈会，征求全国人大、国务院法制办公室相关部门，卫生部等相关部委意见。

（三）结合全国人大法律委、法工委、教科文卫委、国务院法制办、卫生部、教育部等相关部委座谈会议的意见，总结地方中医药法规及政策性文件经验，借鉴国内外相关法律法规，在前期立法专题研究和相关课题材料基础上，对《中医药法》的立法思路与基本框架进行调整结合，对立法中涉及问题进行全面梳理，进一步明确关键问题、难点问题、薄弱环节以及需立法解决的问题。

（四）围绕上述问题及环节，按照保护、扶持和促进的立法宗旨，深入开展专题研究，完成了《保护和促进相关法律分析》、《地方中医药法规主要内容分析》、《国外传统中医药立法对我国中医药立法的借鉴分析》、《各省区市发展中医药事业相关文件分析》、《中医药立法主要问题梳理》等一系列方法专题研究。广泛听取意见建议，为立法提供充分的论据。

（五）进一步加强与相关部委的沟通和协调，对涉及相关部门的难点问题，组织开展研讨论证，达成共识。

（张恒有）

【中医基本现状调查工作基本完成】 为确保中医基本现状调查的正确组织实施，国家中医药管理局邀请相关部委及局相关司室多次对调查方案的科学性和可行性进行论证，反复修改完善指标体系，并在湖北中医药大学信息工程学院的技术支持下完成了数据采集网络平台、信息服务网站的建设。

2010年5月21日，印发了《国家中医药管理局办公室关于开展中医基本现状调查工作的通知》，调查工作正式启动。

2010年5月27日，召开全国中医基本现状调查工作视频会议暨启动会。

2010年5月29～30日，局领导小组办公室在湖北中医药大学组织举办省级调查工作人员培训班。同时针对本次调查工作，在局政府网站上设立“中医基本现状调查”专栏。

2010年6月，全国31个省、自治区、直辖市和生产建设兵团全部按照工作部署开展了中医基本现状调查工作，被调查机构近80万个，参与调查的工作人员超过80万人。为加强对全国中医基本现状调查工作完成情况的检查和指导，中医基本现状调查领导小组办公室于2010年6月24～28日组织办公室成员、工作组成员及部分省级中医药管理部门有关负责同志，成立了5个督导组，分别赴北京等十省区市开展了调查督导工作。通过采取听取介绍、召开座谈会、现场考察、指导解决有关技术问题等多种方式，累计考察了50多个各类被调查医疗机构，包括中医医院、综合医院、卫生院、社区服务中心、诊所等，详细了解医疗机构清查、调查表填报、调查数据录入及上报等各项工作进展情况及存在的突出问题，对有关技术问题作现场指导和解答，抽选医疗机构并现场核查调查表数据的填报质量。6月27日卫生部副部长、国家中医药管理局局长王国强赴河北省唐山市调研中医基本现状调查工作，6月30日前所有数据填报工作顺利完成。

2010年8月17～19日，在吉林省长春中医药大学组织开展了调查数据质量核查，从吉林、福建、重庆3省市抽调了21名参与省级数据质量核查工作人员，历时3天，采用计算机辅助判断与专家经验分析相结合的方式，完成了对全国31个省（区、市）和新疆生产兵团调查数据的审查。

2010年9月，各项目组开始撰写中医基本现状调查分析报告。中医基本现状调查领导小组办公室在征求国家中医药管理局相关司和咨询专家意见后，制定了中医基本现状调查报告框架，召开3次项目课题组讨论会、5次局领导小组办公室研讨会及3次专家咨询论证会，保证了分析报告撰写的顺利进行。

（张峘宇）

【继续加强虚假违法中医医疗广告及虚假中医药机构网站监测】 2010年中医药监督工作继续完善工作机制，总结工作经验，进一步加强了中医医疗广告监测工作，切实保护了广大人民群众切身利益。

（一）加强对全国部分报纸、杂志发布中医医疗广告情况的监测。2010年共监测都市类、文摘类、综合经济类和老年、妇女、青年、工人、残疾人类报纸4批，监测到虚假违法中医医疗广告1513条次。监测48家大众医学、医药、保健类和医学、卫生类杂志3批，发现虚假违法中医医疗广告99条次。

在各省（区、市）中医药管理部门和卫生监督机构的共同努力和配合下，警告、批评教育及罚款医疗机构99家，撤销中医《医疗广告审查证明》10家，停业整顿96家，吊销28家医疗机构相关涉案诊疗科目，取缔2家医疗机构。

（二）加强对互联网上中医药机构网站的监测。2010年对互联网虚假中医药机构网站进行了3次监测，监测到虚假中医药机构网站60家，并按照有关工作机制及时向工业和信息化部通报。同时，对虚假中医药网站的特征做了详尽的归纳和总结，并向全社会发布通告，给广大人民群众以警示。

（张峘宇）

【举办第三届“治未病”高峰论坛】 2010年1月16日，以“治未病——维护提升健康状态”为主题的第三届“治未病”高峰论坛在北京举行。卫生部副部长、国家中医药管理局局长王国强出席论坛并发表主旨讲话，国家中医药管理局副局长吴刚、于文明，局党组成员王志勇等与部分院士、专家、各地中医药主管部门领导，以及国家中医药局“治未病”预防保健试点单位代表出席了论坛。

王国强指出，发展中医预防保健服务，就是要充分发挥中医“治未病”的优势，维护和促进人们的健康，最大限度地实现人民的健康权益。在宗旨上，坚持以人为本、服务群众；在理念上，坚持以“治未病”为核心，倡导以系统维护和提升人的健康状态为着眼点，防止整体功能的失调和形态结构的失稳乃至变异，真正体现未病先防、已病防变、愈后防复发的“治未病”核心理念；在方法上，坚持在中医理论指导下的技术创新；在机制上，坚持政府引导、市场主导、多方参与；在措施上，坚持高起点、规范化、试点先行。

王国强要求从六方面做好“治未病”工作。第一方面：一要在提供服务上下工夫。在现有服务提供体系建设基础上，要进一步扩面、下沉和提升。首先，着眼于服务提供体系的构建和整体推进，总结推广试点单位经验，扩大开展“治未病”服务的单位和范围，覆盖面要广，涉及面要宽。其次，按照卫生工作“重心下沉”的要求，加强基层医疗卫生机构开展“治未病”工作的能力建设，特别是社区卫生服务机构，要紧密结合目前已出台的《国家基本公共卫生服务规范（2009 版）》，探索将中医预防保健服务和公共卫生服务相结合的有效途径和模式。第三，要按照相关规范要求，持续提高服务水平，规范服务行为，完善服务功能，提供高水平、规范化的服务，防止“治未病”庸俗化。

第二方面：要在科学研究上下工夫。重点要加强健康状态辨识、评估和干预的技术方法及其产品的开发，加强相关标准规范和服务效果评价方法和指标体系的研究；要加快实施“十一五”国家支撑计划和行业专项等相关课题，加紧做好“973”计划相关项目的准备工作，力争早日拿出一批高质量的科研成果和老百姓欢迎和用得上的技术和服务；要充分发挥“战略联盟”等新型组织模式的作用，创新机制，整合资源，转化成果。

第三方面：要在人才培养上下工夫。要加强管理人员和复合型人才的培养，加强技术骨干和“治未病”服务职业技能人员的培养；要通过岗位培训、院校培养、交流学习等方式，加大培训力度，同时积极开展中医预防保健服务职业技能鉴定试点工作。

第四方面：要在完善机制上下工夫。要探索建立完善有效的运行机制和管理机制。政府引导与发挥市场机制作用相结合，注重市场的开发和培育，发挥市场的调节和激励作用，完善企业和医疗卫生机构的合作机制。进一步完善中医特色预防保健服务模式。

第五方面：要在宣传普及上下工夫。要进一步加大宣传普及力度，继续举办“治未病”高峰论坛系列专题讲坛和服务体验活动，采取各种群众喜闻乐见的方式，面向老百姓，宣传中医药防病治病知识，介绍中医药适宜技术和养生保健方法，传播“治未病”理念，不断扩大社会影响。特别是在各地，要进一步总结如何创新品牌、创新途径，在“治未病”方面开辟更好的宣传方式，使老百姓受益。

第六方面：要在配套政策上下工夫。研究制订鼓励社会资本进入中医预防保健服务领域、开办中医预防保健机构的相关政策标准和要求；在公共卫生服务相关政策中继续纳入中医预防保健服务；及时了解各地“治未病”服务收费情况，研究制订中医预防保健服务的价格政策。

中国科学院院士、中国中西医结合学会会长、上海中医药大学校长陈凯先等6位代表，围绕本次论坛主题作了专题发言。

（王瑾）

【举办第二届全国中医诊疗设备论坛暨展览会】 2010 年 10 月 12 ~ 15 日，国家中医药管理局主办的第二届中医诊疗设备论坛暨展览会在沈阳召开。来自全国各地的中医药管理部门、中医医院、中医药院校、中医药科研院所、生产企业的代表及部分专家学者参加了论坛暨展览会。卫生部副部长、国家中医药管理局局长王国强在论坛开幕式上发表了主旨演讲。12 位专家学者做了专题发言，紧密围绕中医诊疗设备的现状与趋势，结合自己的研究成果与工作实际，进行了广泛而深入的讨论，涉及中医诊疗设备的战略与管理、生产研发、临床应用等方面，并提出了大量有建设性的意见和建议。47 个单位以各种形式展示了自己的产品，集中反映了中医诊疗设备研发与生产的总体水平。

这次会议是继 2008 年国家中医药管理局举办首届全国中医诊疗设备论坛之后，又一次中医诊疗设备工作的全国性会议，通过广泛的交流与充分的展示，总结了经验，发现了问题，探索了方向，对全面提高中医诊疗设备的研发、生产及应用，积极推动中医诊疗特色优势的发挥具有重要意义。

（王瑾）

【召开全国民间医药暨民营中医医疗工作座谈会】 2010 年 11 月 23 ~ 24 日，国家中医药管理局在北京召开了全国民间医药暨民营中医医疗工作座谈会议。这是新中国成立以来首次召开的全国民间医药和民营中医医疗工作会。会议的主要任务是：以科学发展观为指导，认真贯彻落实《中共中央 国务院关于深化医药卫生体制改革的意见》和《国务院关于扶持和促进中医药事业发展的若干意见》，回顾总结民间医药和民营中医医疗工作情况，分析当前面临的形势和存在的问题，交流学习工作经验，部署今后工作任务，努力开创民间医药和民营中医医疗工作新局面。会议由国家中医药管理局副局长马建中主持。卫生部副部长、国家中医药管理局局长王国强同志出席会议并讲话。国家中医药管理局副局长于文明，局党组成员、规财司司长王志勇以及国家中医药管理局各司办负责出席了会议。

会上卫生部副部长、国家中医药管理局局长王国强全面总结民间医药和民营中医医疗工作的成绩和问题，分析当前面临的形势，部署今后一个时期民间医药和民营中医医疗工作任务。王国强指出，民间医药和民营中医医疗工作是我国中医药事业不可或缺的重要组成部分。民间医药是中医药学形成的重要来源，是中医药服务体系的重要补充，是中医药自主创新的重要领域。发展民营中医医疗机构，有利于满足人民群众多层次、多样化的中医药服务需求，有利于突出中医药特色、发挥中医药优势，有利于形成竞争机制、提高服务效率和质量。只有让民间医药和经典传承的中医药协调发展，只有坚持公立中医医疗机构为主导、非公立中医医疗机构共同发展，才能逐步改变目前民间医药和民营中医医疗工作相对滞后的局面，促进中医药事业全面发展。

在分析当前的形势时，王国强认为，中医药事业发展为民间医药和民营中医医疗工作创造了良好的环境，民间医药和民营中医医疗工作日益受到了重视，政策环境更加有利，而深化医改对民间医药和民营中医医疗工作提出了新的更高的要求。对民间医药挖掘整理和总结利用，发挥民间医药人员的作用，鼓励和引导社会资本举办中医医疗机构形成多样办医格局，是解决人民群众多层次多样化中医药服务需求的重要途径，对提高中医药服务的可及性和可得性，扩大中医药覆盖面具有重要意义。

王国强强调，在新的历史起点上，要推动民间医药传承与创新，进一步扶持和引导民营中医医疗机构健康发展。对民间医药，坚持“挖掘、整理、总结、利用”方针，坚持传承保护与开发利用相结合，政府扶持引导与发挥市场机制作用相结合，鼓励社会各方面力量参与，因地制宜，分类指导，稳步推进。对民营中医医疗机构，鼓励多形式、多渠道投资发展，把其与公立中医医疗机构摆在同等重要位置，坚持依法监管和服务并重，从过去单纯管理向管理、帮助、促进相结合的方式转变，坚持突出中医药特色，发挥中医药优势。

国家中医药管理局将逐步搭建全国民间医药信息平台，建立全国民间医药信息数据库，收集整理民间医药。“十二五”期间，将建立国家级和省级中医药特色技术和方药筛选评价中心，对民间医药特色诊疗技术、验方、秘方等进行筛选和评价，并将推广应用。通过开展将农村具有中医药一技之长人员纳入乡村医生管理、研究建立中医预防保健职业技能鉴定制度等措施，加强民间医药人员队伍建设。

对于民营中医医疗机构，王国强要求：一是要鼓励社会资本举办中医医疗机构，将民营中医医疗机构纳入当地卫生服务体系发展规划，放宽准入范围。二是大力改善其执业环境，将符合条件的民营中医医疗机构纳入社会保障定点服务范围，并执行与公立中医医疗机构相同报销项目和标准；在职称评定、人才引进、科研立项、成果鉴定、继续教育、医院等级评审、重点专科专病建设、临床重点学科建设以及医学院校临床教学基地建设等方面，将民营中医医疗机构与公立中医医疗机构同等对待。三是加强监督指导，要将民营中医医疗机构纳入中医医疗质量监控范围，引导和监督其依法办医，加强自律；将其纳入行业培训等日常指导范围，提供更多培养培训机会。四是引导其健康持续发展，要把民营中医医院纳入中医医院管理年活动范围，鼓励有条件的民营中医医疗机构做大做强，引导民营中医医疗机构严格依法执业，规范经营行为，同时鼓励和指导其开展中医药文化建设。国家中医药管理局在“十二五”重点中医专科专病建设项目中，将把民营中医医院纳入遴选范围，各地在确定本地区中医重点专科专病时也要将民营中医医院纳入。

各省、自治区、直辖市和计划单列市以及副省级省会城市卫生厅局、中医药管理局分管厅局长、中医（医政）处处长，各省（区、市）部分开展民间医药工作的医疗、科研、教育机构，民营中医医疗机构和社会团体负责人等200余人参加了会议。国家中医药管理局分别就民间医药人员资格准入和民营中医医疗机构管理的政策措施、加强民营中医医疗机构监管以及民间医药挖掘整理和科研工作进行专题发言。广东省中医药局等11个部门和单位做了大会经验交流。会议讨论修改了《关于加强民间医药工作的意见》。

（王瑾）

【深化医药卫生体制改革中积极发挥中医药作用】 国家中医药管理局高度重视深化医药卫生体制改革各项工作，努力在深化医药卫生体制改革中发挥中医药作用。

在公立医院改革工作中，国家中医药管理局每位局领导联系2～3个公立医院改革国家联系试点城市，并亲自带队进行了督导。认真审核各公立医院改革试点城市工作方案，及时了解掌握公立医院改革试点动态，目前已对12个城市的公立医院改革试点工作方案进行了审核，方案中体现了对中医药的扶持和重视。继续开展中医临床路径制定工作，目前已制定完成114个中医临床路径，陆续印发。积极推进中医电子病历书写，制定印发了《中医病历书写基本规范》和《中医电子病历基本规范（试行）》。

在基本药物制度建立工作中，国家中医药管理局积极与有关部门协调，在《关于建立健全基层医疗卫生机构补偿机制的意见》中明确要鼓励中医药适宜技术的应用，在《关于建立和规范政府办基层医疗卫生机构基本药物采购机制的意见》中规定中药饮片的采购暂按国务院有关部门规定执行。为加强对中医药基本知识和技术方法的培训，指导基层医务人员合理使用基本药物，国家中医药管理局启动了国家基本药物临床应用指南（中成药）视频资料的制作和推广工作。

在基层医疗卫生服务体系建设中，国家中医药管理局会同国家发展和改革委员会、卫生部共同编制《健全农村医疗卫生服务体系建设方案》，在县级医院建设规划中，县级中医医院占17%；经积极协调，在乡镇卫生院、社区卫生服务中心和村卫生室建设中，中医药功能被列入建设内容，中医药诊疗设备被列为乡镇卫生院和村卫生室设备配备清单。

在基本公共卫生服务逐步均等化工作中，《关于促进公共卫生服务逐步均等化的指导意见》明确提出了要积极应用中医药预防保健技术和方法，充分发挥中医药在公共卫生服务中的作用，并首次将中医体质辨识纳入居民健康档案的内容。

（王瑾）

【国家中医药管理局深入开展中医医院管理年活动】 2010年国家中医药管理局继续深入开展“以发挥中医药特色优势”为主题的中医医院管理年活动。各级中医药管理部门进一步加强对中医医院发挥中医药特色优势工作的指导、监督和检查。围绕中医医院管理年活动六项重点工作，国家中医药管理局组建了由300余名专家组成的36个专家评估检查组，完成了对局直属管医院和全国省级以上综合性中医医院及部分地市级和区县级中医医院，共计132家医院的检查评估，对检查评估情况进行了总结和分析，并将有关情况通报全国。在此基础上，部署了整改工作，开展了整改督导工作，进一步指导中医医院针对存在问题做好整改。同时，制定印发了《2010年中医医院管理年活动方案和检查评估细则》，召开了视频会，对2010年管理年活动进行了部署。

（王瑾）

【做好青海玉树地震中医药医疗救治工作】 2010年4月14日，青海省玉树县发生强烈地震，造成重大人员伤亡。国家中医药管理局紧急安排组建中医救援专家组，全面部署中医药系统参与青海玉树地震医疗救治工作。由中国中医科学院望京医院和北京市中医院的骨科、外科专家等组成的专家组紧急赶赴灾区，开展了医疗救治工作。青海省中医院、青海省藏医院、甘肃省中医院、成都省中医院、泸州医学院附属医院、绵阳市中医院、广元市中医院、云南省中医院、广东省中医院、广州中医药大学一附院等中医医疗机构在第一时间组派医疗队奔赴西宁和玉树，根据工作需要有序安排救治任务，开展救治工作。

各医疗队充分发挥中医药特色优势，推广使用中医传统疗法和中药制剂，取得了很好的效果。

（王瑾）

【继续开展综合医院中医药工作示范单位创建活动】 继2007年之后，国家中医药管理局与卫生部、总后勤部卫生部继续联合开展“全国综合医院中医药工作示范单位”创建活动，通过创建单位自评、省级中医药管理部门评估推荐、专家审核、社会公示等程序，确定了91家综合医院成为全国综合医院中医药工作示范单位。

（王瑾）

【民族医药工作】

（一）国家中医药管理局会同国家民族事务委员会、卫生部、国家食品药品监督管理局等4部委共同制定并印发了《全国民族医药近期重点工作实施方案（2010—2012年）》，明确了民族医药工作的目标、重点任务和主要措施，进一步推动了民族医药事业的发展。

（二）继续抓好重点民族医医院建设和民族医重点专科（专病）建设，召开了重点民族医医院建设单位中期评估汇报会，总结交流全国重点民族医医院建设经验。

（三）制定了《中医医院管理年活动民族医医院检查评估细则》，科学客观地评价民族医医院的民族医特色，促进民族医医院进一步加强内涵建设。

（王瑾）

【加强药品零售企业设置中医坐堂医诊所工作】 国家中医药管理局与卫生部联合印发实施了《中医坐堂医诊所管理办法（试行）》和《中医坐堂医诊所基本标准（试行）》。

（王瑾）

【继续开展社区中医药人员培训工作】 按照国务院关于加强全科医师培训，建立全科医师培训制度的最新要求，做好中医类别全科医师培训工作，2010年对10035名中医师进行了岗位培训。组织专家制定了中医类别全科医师规范化培训的大纲、管理办法和基地认可办法及标准。

【开展第四批全国老中医药专家学术经验继承工作】

（一）开展了中期检查督导工作。2010年7～8月，国家中医药管理局在全国组织开展了第四批继承工作分片区中期检查督导工作。各督导组按照中期检查督导方案，通过听取省级中医药管理部门和学位授予单位的工作汇报，组织相关带教单位、指导老师、继承人等代表进行座谈，抽查第四批继承工作和中期检查等相关材料和管理档案，以及实地考察带教单位等形式，深入基层，查阅了大量资料，广泛听取了有关意见和建议，顺利完成了中期检查督导工作，形成了中期督查报告并印发至各省级中医药管理部门。

（二）召开了经验交流会议。2010年12月16～17日，国家中医药管理局在黑龙江省哈尔滨市召开了第四批全国老中医药专家学术经验继承工作经验交流会议，各省（区、市）卫生厅局、中医药管理局，局直属单位分管领导、23个承担临床医学（中医师承）专业学位培养工作的高等中医药院校学位管理部门负责人及带教单位、指导老师和继承人代表120余人参加了会议。会议总结交流了第四批继承工作进展情况，部署了下一阶段重点任务。卫生部副部长、国家中医药管理局局长王国强，黑龙江省人民政府副省长孙尧，国家中医药管理局副局长李大宁等出席会议并讲话。国家人力资源和社会保障部、国务院学位委员会有关部门负责人出席了会议。

【启动了2010年全国名老中医药专家传承工作室建设项目】 为了加强名老中医药专家学术思想传承工作，探索建立中医药学术传承、推广应用和中医药人才培养的有效方法和创新模式，国家中医药管理局启动了2010年全国名老中医药专家传承工作室建设工作，投入中央补助地方专项资金1.13亿元，按每个国医大师传承工作室150万元、每个其他名老中医药专家传承工作室50万元的标准给予了经费资助。确定了各省市22名国医大师和159名被列入“十五”或“十一五”国家科技攻关与科技支撑计划“名老中医临床经验、学术思想传承研究”研究对象的老中医药专家作为2010年全国名老中医药专家传承工作室建设项目专家。确定了32名中央单位2010年全国名老中医药专家传承工作室建设项目专家。根据项目实施方案要求，制定了建设项目任务书，进一步明确了项目建设计划及建设内容。

【启动第三批全国中医药古籍整理出版工作】 为了进一步落实国务院办公厅《关于进一步加强古籍保护工作的意见》(国办发〔2007〕6号）和《国务院关于扶持和促进中医药事业发展的若干意见》中提出“加强古籍整理、出版、研究和利用”的重点任务，国家中医药管理局大力开展中医药古籍保护与研究工作，在2010年公共卫生资金中设立中医药古籍保护与利用能力建设项目。该项目中央财政投入专项资金4000万元，是近几十年来中央财政在该领域支持力度最大的一次，项目目标是形成400种重要中医药古籍文献的规范通行本、传世本，是新中国成立以来第三批重要中医药古籍的整理出版。项目依托全国9个有独立建制的中医文献研究机构开展工作，按照财政部有关公共卫生资金项目的管理要求，国家中医药管理局组织完成了项目申报和实施的一系列工作，召开了项目启动会，成立了项目专家组和办公室，召开工作会议并审定了各省项目实施方案，组织举办了第一期业务培训。2010年7月11～12日，国家中医药管理局在山东省青岛市召开2010年中医药部门公共卫生专项资金中医药古籍保护与利用能力建设项目启动会议。国家中医药管理局副局长李大宁出席会议，来自山东中医药大学、南京中医药大学、上海中医药大学等九个项目建设单位的领导、专家共50余人参加了会议。8月20日国家中医药管理局成立了由21位专家组成的中医药古籍保护与利用能力建设项目专家组。项目专家组主要负责审查项目总体实施方案，审定古籍整理出版的技术标准，审定400本古籍书目和最后出版稿，提供项目执行期间的技术咨询和指导工作，协助进行项目中期评估和总结验收工作。专家组的成立为中医药古籍整理工作的规范性、先进性、科学性、实用性、可靠性和有序性提供了切实的保障。10月18日项目专家组工作会议在北京召开，国家中医药管理局副局长李大宁出席会议。会议审定了《400种中医药古籍整理书目》、《中医药古籍整理工作细则》、专家组工作职责及运行机制、质量控制机制、出版方案等工作文件，并审查讨论了各项目单位的实施方案。11月15～21日，中医药古籍保护与利用能力建设项目第一期业务培训会议在山东举办。培训邀请我国文史界著名专家学者，对150余位项目建设单位技术骨干进行了中医古籍文献目录、版本、校勘、训诂等方面的讲解。

（王思成　陈丽娜　陈榕虎）

【《国医大师传承研究精粹》正式出版】 在“十五”、“十一五”国家科技支撑计划名老中医学术思想和临证经验传承研究的工作基础上，国家中医药管理局组织老中医项目办公室和各相关课题组承担单位，对人力资源和社会保障部、卫生部、国家中医药管理局共同授予“国医大师”荣誉称号的30位名老中医独特的诊疗经验、学术思想与思辨特点、具有代表性的典型医案和各具特色的成才之路等内容进行了重点梳理，并汇集成册，于2010年1月正式出版了《国医大师传承研究精粹》。

名老中医是当今中医药学术与临床发展最高水平的杰出代表，是将古老而又博大精深的中医理论与当今医学实践相结合、解决临床疑难问题的典范，也是中医学术研究和传承发展的源泉。《国医大师传承研究精粹》由卫生部副部长、国家中医管理局局长王国强主编。书中收集了国医大师们大量珍贵照片，图文并茂，融学术性、艺术性为一体，对进一步推广应用“十五”、“十一五”名老中医传承研究的成果有重要意义，对于中医药学术经验继承与创新、探索中医药人才培养机制、加强中医药人才队伍建设、弘扬大医精诚的医德医风也将发挥很大的推动作用。

（王思成　陈丽娜　陈榕虎）

【明确国家中医临床研究基地业务建设机制】 2010年国家中医药管理局按照基地建设总体要求，坚持“打基础、建机制、谋长远”的基本思路，坚持顶层设计、资源整合，开拓性地建立和完善了基地业务建设工作组织机制。

从基地业务建设的战略性和学术性出发，国家中医药管理局高度重视专家资源的组织和引导，并建立有效的工作机制。2010年5月，根据《中医临床研究基地建设指导意见》和《国家中医药管理局落实中医临床研究基地建设项目工作方案》要求，国家中医药管理局决定成立国家中医临床研究基地业务建设专家指导组，主要负责对国家中医临床研究基地项目的业务建设工作提供指导和咨询。同时，成立国家中医临床研究基地业务建设督导组，主要负责对国家中医临床研究基地项目的业务建设工作进行督导、评估和调研并提出建议。2010年12月，督导组在国家中医药管理局的组织下对全国各基地业务建设进展进行了实地督导调研和考查。

为保障各基地统筹规划，全面推进业务建设，2010年5月13日，国家中医药管理局发布了《国家中医药管理局关于做好国家中医临床研究基地业务建设有关工作的通知》。通知要进一步提出完善基地业务建设的组织机制，并对各基地建设单位提出明确要求：建立联席会议制度；健全专家机制；完善督导机制；设立基地科研专项；建立共建机制等。

同时，国家中医药管理局对业务建设中需求紧迫的几个关键环节进行重点组织，如科研方法学、基础理论研究、名老中医传承、临床科研信息建设等，分别召开多次座谈或培训会，提升各基地的认识水平和掌握能力。2010年7月9日，国家中医临床研究基地业务建设文献信息研究座谈会在北京召开，与会人员研究讨论了《国家中医临床研究基地业务建设文献信息研究资料》提纲，并一致通过。7月18～20日，国家中医临床研究基地业务建设科研方法培训会在广东省从化市召开，各基地业务建设主管领导及研究骨干等200余人参加，培训会全面系统地介绍了科研方法相关领域的知识和技术。7月23日，国家中医临床研究基地业务建设中医理论及名老中医经验研究座谈会在北京召开，对基地业务建设要坚持中医理论指导临床，促进创新发展的思路和方法进行了研讨。8月13日，国家中医临床研究基地科研信息一体化平台研讨会在北京召开，会议决定国家中医药管理局将组织制定信息化系统基本标准，指导基地信息化建设，为重点病种研究突破搭建平台和技术支撑体系。

（王思成　陈丽娜　熊智波）

【制定《中医药临床研究伦理审查管理规范》】 2010年9月，国家中医药管理局发布了《中医药临床研究伦理审查管理规范》(以下简称《规范》)。《规范》的发布填补了我国法规缺乏相应配套操作规范这一空白，明确了伦理审查实施阶段的管理工作，对于引导和规范中医药临床研究伦理审查工作，更好地尊重和保护参加中医药临床研究受试者的权益与安全，推动中医药临床研究质量的提升，促进中医药临床疗效得到国际认可具有重要意义。

《规范》以《中华人民共和国科学技术进步法》、《中华人民共和国中医药条例》、《医疗机构管理条例》有关规定为基础并参考国际伦理指南研究制定，总体包括总则、伦理委员会、伦理审查、监督管理和附则五个部分，内容与结构均体现了国际通行原则，符合中医药临床及科研特点和规律，具有较好的可行性。

《规范》的出台，解决了目前中医临床研究伦理审查存在的诸多问题，如：审查过程不规范、活动无定期、只有初始审查、研究开展过程中缺乏跟踪审查，委员专业知识不足等；明确了伦理委员会的职责和义务，加大了中医临床研究伦理审查的力度，保证了伦理审查的质量，并以法律的形式约束其行为，能够有效促进中医临床研究朝着客观、科学的方向发展。《规范》同时强调，研究者应该按照伦理准则开展临床研究，并接受伦理委员会监管，获得伦理审查批准后方可开展研究。中医药临床研究相关人员有义务举报中医药临床研究中违反伦理道德的行为。发生违反伦理准则的行为，中医药管理部门和所在机构均有权给予相应的处罚，包括公开批评、取消申报课题资格、撤销课题立项等；情节严重、触犯国家法律的，移交司法机关处理。

2010年12月9～11日，为推进《规范》的实施，国家中医药管理局组织各国家中医临床研究基地研究人员在江苏省南京市进行了中医药临床研究伦理培训，进一步明确了《规范》在加快中医药临床研究与国际接轨、尊重中医药临床研究特点、推进中医药疗效评价等方面的重要作用。

（王思成　陈丽娜　陈军）

【制定《中医临床诊疗技术研究工作规范指南》】 围绕医改深入推进的重点任务，国家中医药管理局围绕中医临床诊疗技术特别是面向农村和基层适宜技术的整理、研究和推广等方面做了大量工作，2000年设立了中医临床诊疗技术整理与研究专项，分批对中医临床诊疗技术立项进行了系统的整理与科学严谨的规范研究，截至2010年4月，已完成了120项技术的整理研究和公告。

2010年4月，《中医临床诊疗技术研究工作指南》(以下简称《指南》）正式出版。《指南》全文共分为中医临床诊疗技术概述、研究前准备、研究方案的设计、研究的实施、研究工作总结、推广应用、研究的管理等七个章节，并随书附带了中医诊疗技术整理和研究专项立项原则、课题的申请与审评、课题的管理要求、课题的验收与鉴定、课题有关文件的填写要求等附件和《公益性行业科研专项经费管理试行办法》等9个重要的参考文件。《指南》定位于实用性、指导性，重视实践操作和方法学研究，从技术来源和筛选、技术整理和规范、技术评价与研究、技术操作文本的撰写和完善、技术的教学课件制作和技术的推广应用等方面做了详细阐述，对筛选整理的程序、技术的提炼、研究方案设计等都提出了明确的要求和示范文本，同时通过范例进行了诠释。

《指南》的出版进一步规范了诊疗技术整理和研究的技术路线，进一步提高了研究效率和研究质量，方便研究人员科学、规范的开展研究工作，同时便于各级科管人员加强科研课题的监管。《指南》可作为申报诊疗技术整理和研究专项的指导性规范，同时可提供各级各类中医药机构和人员开展中医特色临床诊疗技术（主要指治疗技术）的整理和研究时参考使用。

（王思成　陈丽娜　陈军）

【全面建立全国中医药防治传染病临床科研体系】 在系统总结了2009年中医药防治甲型H1N1流感的科研组织经验基础上，2010年国家中医药管理局进一步深入推进了中医药防治传染病临床科研体系的建设，并出台了一系列文件。印发了《中医药防治传染病临床科研体系建设实施方案》，成立了中医药防治传染病专家委员会和专家工作组，下达41家中医药防治传染病重点研究室建设计划任务，组织协调中国中医科学院和国家疾病预防控制中心（CDC）联合成立了全国中医药防治研究中心。

中医药防治传染病临床科研体系以中医药防治传染病重点研究室

（临床基地）为基础，以中医药防治传染病研究中心为枢纽，以“政府组织、专家指导、临床科研”为机制，坚持临床科研紧密结合、中西医紧密结合，在2010年中医药防治传染病工作中取得了积极作用和实际效益。

在2010年出现的超级细菌、蜱传疾病等新发突发公共卫生事件的应对中，中医药防治传染病专家工作组积极开展临床科研，在第一时间取得科技数据，有效支持政府决策和指导临床防治。在2009年中医药行业科研专项的支持下，中医药防治甲型流感科研方面也取得一定的阶段成果，2010年10月，国家中医药管理局组织召开中医药防治甲型流感总结会，全面总结各地甲型H1N1流感防治经验和研究成果，并面向应用需求，积极促进科研成果向临床、产品、基层转化。根据总结会统计，围绕中医药的基础和临床科研领域，形成文章40余篇，发表近30篇，其中SCI2篇，相关成果形成专利15项，新建甲型H1N1流感信息平台等相关数据库3个，组织人员培训近百次。

（王思成　陈丽娜）

【“中药发明专利审查标准研究”通过验收】 为促进中医药知识创新，国家中医药管理局与知识产权局共同开展了“中药发明专利审查标准研究”项目。本研究旨在进一步完善中药领域发明的专利审查标准，以使其在符合专利法律、法规的基础上更加适应中医药技术的保护，更好地通过专利保护引导中医药技术领域向着创新的方向发展。

项目已于2010年底通过验收。此项研究工作填补了专利审查领域的一项空白。项目对中药炮制品、中药复方、中药提取物和中药制剂四个方面的行业现状、审查标准现状进行了分析，对现行审查标准进行了明确、补充和完善，中药专利审查人员在审查工作中将有较为明确的审查标准。同时，提出了与专利保护和保密技术制度有关的政策建议。

【中医药科研实验室信息交流平台投入使用】 为充分发挥中医药科技支撑条件平台的作用，促进中医药科研实验室之间的学术交流，提高实验室专业技术水平，向社会提供规范、开放的技术服务，国家中医药管理局委托中国中医科学院主持中医药科研实验室信息交流平台（http://tcmlab.cintcm.ac.cn:8012/tcm/index.htm）。信息交流平台依托国家中医药管理局科研管理系统，面向各级中医药科研实验室，展示各实验室基本情况，提供有关中医药科研实验室的管理和业务等信息服务。目前平台已经投入使用，并对公众开放。

中医药科研实验室信息交流平台的主要功能包括新闻中心、通知公告、管理规范、二级实验室、三级实验室、培训教程和论坛等模块。该平台的建立，为国家中医药管理局中医药科研实验室管理工作提供了全新地互动模式。

国家中医药管理局可通过信息交流平台发布实验室建设相关的管理信息、工作动态以及有关通知等；各省级中医药管理部门、可在信息交流平台工作信息专栏交流相关信息。管理部门可以通过实验室技术方向查询到病理、毒理、分析、化学、鉴定、免疫、炮制、药理、针灸、制剂、资源、药代动力学、分子生物学、细胞生物学、骨伤、推拿以及其他等类别的实验室数量，也可以通过地图统计处了解全国各个省市地区的实验室数量。

中医药科研三级实验室可通过平台展示包括实验室基本信息、承担课题、对外服务、人员梯队、相关链接、硬件设备、优势特色技术、主要成果等内容。实验室主任可担任论坛的坛主，与全国各实验室开展业务讨论，进行网上实时交流。

社会公众在交流平台上可以利用平台的检索功能，通过地图、实验室级别和技术方向、检索框以及实验室信息栏等途径对实验室进行检索，检索途径多样且直观。

（邱岳）

【中医药标准化国际研讨会召开】 由国家中医药管理局和国家标准化管理委员会联合主办的中医药标准化国际研讨会于2010年1月25～26日在上海召开，本次会议由上海中医药研究院及上海中医医药大学曙光医院承办，共有来自奥地利、瑞典、荷兰、西班牙、澳大利亚、韩国、日本、中国、越南、新加坡、泰国、突尼斯、加纳等19个国家的60余名中医药专家和标准化官员参加了会议。卫生部副部长、国家中医药管理局局长王国强、国家标准化委员会副主任石保权出席了开幕式并致辞。

研讨会期间，各国代表简要介绍了本国传统医药历史及发展现状。中国、日本、韩国、德国及西班牙专家就中医药国际标准化必要性、规划及需要注意的一些问题进行专题报告。与会专家还就新成立的中医药技术委员会的名称和工作范畴交流了意见。

（朱海东）

【我国两部中医古籍入选《世界记忆亚太地区名录》】 “世界记忆亚太地区委员会会议”第四次会议于2010年3月8～9日在中国澳门特别行政区举行召开，来自联合国教科文组织、澳大利亚、中国等16个国家和地区的58名代表出席了会议。国家档案局副局长李明华率中国代表团一行4人参加了会议。

本次会议，委员会共收到11个国家和地区的12份（组）申报材料。经过“评审委员会”的严格审核，最终以投票的方式批准了8份（组）文献入选《世界记忆亚太地区名录》。中国内地申报的《本草纲目》和《黄帝内经》两部中医药古籍以及中国澳门申报的《天主教澳门教区档案文献》成功入选。

（朱海东）

【“中医文化与养生展”成功举办】 为了宣传中医文化，促进中医文化在海外传播，在国家中医药管理局和文化部的支持下，中国中医科学院和巴黎中国文化中心共同于2010年4月22～30日在法国巴黎举办了“中医文化与养生展”。

活动包括开幕式和小型招待会、贵宾参观专场、专题讲座、专家现场诊疗演示、媒体采访等系列活动。中国驻法国大使馆和中国常驻联合国教科文组织代表团官员、在巴黎的相关文化界及医药界人士、热爱中国传统文化的法国友人和华侨华人等近200人出席了开幕式和招待酒会。

（李亚婵）

【中医药对外交流与合作工作座谈会召开】 2010年7月19日，国家中医药管理局在北京召开了中医药对外交流与合作工作座谈会。卫生部副部长、国家中医药管理局局长王国强、国家中医药管理局副局长于文明出席了会议。会议紧紧围绕2010年国家中医药管理局对外交流与合作工作重点、筹备召开全国中医药对外交流与合作暨对台港澳工作会议、制定新时期对外交流与合作规划等议题进行了座谈，深入分析、研究了当前中医药对外交流与合作所面临的国内外形势、存在的机遇和挑战，充分讨论了国家中医药管理局新形势下对外交流与合作的工作思路、战略和重点任务。

（马宁慧）

【传统中医药技术委员会第一次全体大会召开】 传统中医药技术委员会第一次全体会议于2010年6月7～8日在北京顺利召开，本次会议由中国国家标准化管理委员会承办，中国中医科学院中医临床医学研究所协办，来自16个国家的72名代表参加了此次会议，其中包括健康信息学标准化技术委员会主席以及世界卫生组织（WHO）、世界针灸学会联合会和世界中医药学会联合会3个组织的代表人员。卫生部副部长、国家中医药管理局局长王国强出席了开幕式并致辞，国家标准化管理委员会副主任石保权出席了欢迎晚宴并致辞。

按照2009年南非国际标准化组织技术管理局（TMB）会议决议要求，本次会议全体讨论主要集中在名称、工作范畴、与其他组织的联络关系等议题。TC249名称在此期间仍暂定为中医药名称。技术委员会工作范畴中最先考虑质量和安全控制，就此内容已经成立了以德国为主，澳大利亚、加拿大、中国、日本、韩国、挪威、美国共同参加的工作小组。技术委员会达成今后将和WHO、世界针灸学会联合会、世界中医药学会联合会、建立联络组织关系的共识。

（朱海东）

【第二次世界卫生组织传统医药服务运行与监测研讨会举行】 2010年6月21～25日，第二次世界卫生组织传统医药服务运行与监测研讨会在上海召开。来自世界卫生组织总部、西太区、东南亚区以及13个国家和地区的卫生和传统医学专家、官员共计近60人就进一步落实《传统医学决议》，就在医疗卫生体系中更好地发挥传统医学作用，以及传统医药服务的运行监测等专题进行深入研讨。卫生部副部长、国家中医药管理局局长王国强出席了会议并作重要讲话。世界卫生组织卫生系统管理与服务运行司司长雷博赫（Wim Van Lerberghe）先生作了专题报告。

王国强指出，由于中医药所具有的特色和优势，中医药成为许多国家和地区民众防病治病的重要手段和方式，得到越来越广泛的接受和认可，并表示我国将继续加强与世界组织在传统医学领域的交流与合作，以促进《传统医学决议》各项任务的落实为重点，进一步开展在传统医学国家政策制定、传统医学标准规范、人员培训、循证医学研究等方面的合作，共同促进传统医学的发展。

在为期四天的会议中，各与会国之间就传统医学/补充与替代医学整合进入卫生体系得模型和方法进行交流，并实地访问了中国中医医院医疗质量监测中心及其各监测点，了解了中国在此模型和方法方面的经验和信息。讨论与会国的传统医药经验和建立监测系统的模式，以及将传统医药服务提供纳入卫生系统，提高管理监测传统医药的服务质量等内容。在各国专家介绍的经验基础上，世界卫生组织也对我国更好地探索与会国之间传统医学服务监测信息和报告的共享合作机制等方面提出了建议。

（朱海东）

【中法中医药合作委员会第四次会议召开】 根据中国政府和法国政府于2007年3月1日签订的《中华人民共和国政府和法兰西共和国政府关于在中医药领域合作的协议》，双方于2010年10月14～15日在上海召开了中法中医药合作委员会第四次会议及以代谢综合征为主题的专题研讨会。受委员会中方主席王国强委托，委员会中方副主席于文明及卫生部等委员会成员、中医药界知名院士、专家、国家中医临床研究基地的代表与法方主席基诺、副主席布黑士尼雅克、泰拉克、法国健康产品卫生安全署、驻华大使馆官员等共计60多名代表出席了会议。

会议回顾了中法中医药合作的进展，听取了项目的进展汇报，提出了未来合作的新建议。中方介绍了国家中医临床基地的总体情况，提出了合作意向，推荐介绍了基地。法方介绍了合作项目的资金保障设想、法国草药管理情况及中法卫生合作的范例。

在委员会框架下，上海中医药大学附属曙光医院与法国巴黎Pitie Salpetriere医院于本次会议前签署了合作意向书，双方表示将在委员会框架下开展中医药临床及其他方面的合作。

委员会依据两国政府签署的《关于在中医药领域合作的协议》，由两国卫生、科技等管理、科研和生产机构的代表联合组成，于2007年成立，主要任务是指导和监督两国开展中医药合作。

（肇红）

【“中医针灸”列入《人类非物质文化遗产代表作名录》】 2010年

11月16日，联合国教科文组织保护非物质文化遗产政府间委员会第五次会议在内罗毕审议并通过将中国的申报项目“中医针灸”列入“人类非物质文化遗产代表作名录”。针灸发源于中国，是中医的重要组成部分，也是中国优秀民族文化的代表，这个项目的成功申报是对中国传统医学文化的认可，促进了“中医针灸”这一宝贵遗产的传承、保护和发展，提高国际社会对中华民族优秀传统文化的关注和认识，增进中国传统文化与世界其他文化间的对话与交流，保护文化多样性都具有深远的意义。

【中医药国际发展战略研讨会召开】 2010年12月3日，国家中医药管理局与卫生部在北京联合召开了中医药国际发展战略研讨会。卫生部副部长、国家中医药管理局局长王国强在会上听取了各部委、境内和境外不同领域的专家学者对中医药当前国际形势的分析，总结了目前中医药“走出去”所面临的问题，并对未来中医药国际交流与合作提出“六先六后”的发展战略。

王国强指出，目前中医药面临着十分难得的重要发展机遇期，应把中医药发展纳入国家发展战略框架，充分发挥中医药国际合作与交流的优势与作用，整体推进，系统运行，统筹兼顾，协调发展，实现共赢。对此，他提出“六先六后”发展战略：一要先内后外，以外促内。中医药要走向世界必须练好内功，这是走向世界的前提。二要先文后理，以文带理。中医药理论不同于西方医学，只有文化先行才能为中医药走进他国打下基础，才能让外国人接受中医理论。三要先药后医，医药互动。要推动一批确有疗效的中药产品走向世界，用疗效展示中医的科学有效。四要先易后难，循序渐进。通过推广针灸、推拿等非药物疗法，让其他国家和地区的民众了解中医疗效，接受中医药。五要先点后面，点面结合。要选择满足当地实际需要、能充分发挥中医药优势的合作项目，探索中医药国际合作交流的途径、方法和机制，树立典范，发挥示范作用。六要先民后官，以民促官。促进民间中医药的合作交流，扩大民间中医药的合作范围，增强民间对中医药的信任，促进政府制定有利于中医药在本国、本地区应用、发展的政策和措施。

会议针对国际卫生交流与国际形势、中医药服务贸易国际形势、我国参与国际标准竞争的形式和任务、中医药国际发展现状与思考、国际传统医学发展形势等主题作了专题报告，介绍了当前卫生健康的国际形势和中医药在不同领域的国际发展形势及所遇到的问题与挑战，并提出了中医药是我国服务贸易发展的重点领域、用现代科学方法和手段研究传统医药的科学性、加强国内和国外标准化的建立、树立国际理念、了解国际规则等建议。

（肇红）

【2010海峡两岸中医药发展与合作研讨会召开】 2010年6月20日，“海峡论坛·2010海峡两岸中医药发展与合作研讨会”在福建省厦门市召开，会议主题是“加强两岸中医药交流合作，促进两岸中医药互利共赢”。卫生部副部长、国家中医药管理局局长王国强出席会议并作重要讲话。

王国强对两岸中医药交流与合作形势总结出三点共识：一是发展中医药要始终坚持以中医药理论为指导，按照中医药的特点和规律办事；二是发展中医药要为建立可持续的医药卫生体制作贡献；三是中医药服务要面向基层，面向民众，进家入户。在三点共识的基础上，王国强对两岸中医药合作与交流工作提出了三点建议：一是在提高中医临床疗效上下工夫；二是在提高中医药人才培养质量上下工夫；三是在提高中药产业合作水平上下工夫。研讨会围绕“加强两岸中医药交流合作，促进两岸中医药互利共赢”研讨会主题，与会代表就两岸中医药科研、产业务实合作方面问题进行了深入的实质性探讨。

两岸卫生、中医药界专家、学者及企业界人士400余人参加了会议，围绕中医药科研、产业发展与务实合作等问题进行了深入讨论。

（李亚婵）

【加强中医药新闻舆情监测工作】 对引起社会关注的中医药热点、焦点问题，及时搜集和整理媒体报道，全面掌握新闻资讯，进行深入分析和形势研究判断，为中医药政策的制定和领导决策提供参考。例如，对引起社会广泛关注的“张悟本事件”，及时收集和整理新闻媒体有关报道，组织相关司办及专家召开专题会议研究“张悟本事件”答复口径，及时引导舆论。此后，组织召开的中医养生保健科普工作座谈会，邀请中宣部、新闻出版总署、卫生部等相关单位参加，共同分析形势，研究对策，加强中医养生保健类科普读物的管理。组织对局主管的中国中医药出版社和中医古籍出版社2008年以来出版的养生保健类图书进行检查，对不合格图书进行停售处理，确保将科学、准确、权威的中医药科普读物推荐给大众。

【继续组织开展中医药知识宣传普及项目】 组织各地结合实际开展群众喜闻乐见的中医药科普宣传活动，编印通俗易懂、科学准确的中医药科普读物，极大地提高了中医药知识的推广与普及程度，得到了广大群众的广泛认同与接纳，逐步探索出一条行之有效的中医药科普宣传的传播途径、手段和方式方法，为今后更好地开展中医药文化科普宣传工作积累了宝贵经验，奠定了工作基础。

【深入开展中医中药中国行活动】 一是继续深入开展“中医中药中国行”大型科普宣传活动。2010年在军队系统、新疆维吾尔自治区和新疆生产建设兵团开展活动。“中医中药中国行”利用3年的时间走遍了除台湾省以外的全国所有省份及香港、澳门特别行政区，共举办省、地市、县级活动366场，直接参加现场活动的群众达160多万人，组织文化科普讲座324场，现场受益者5万余人；向各地群众赠送了价值501万元的中医药科普图书和价值1.5亿元的医疗物资；中医大篷车行程10万公里，相当于环绕地球两圈多；举办社区和乡村医生培训487场，培训农村和城市社区中医药人员9.2万人。同时，发放并回收了30万份民众认知度调查表，较为科学准确地了解了民众对中医药的认知程度、接纳程度、使用情况、关注内容和传播渠道。

二是组织开展“中医中药中国行·文化科普宣传周”活动。这是“中医中药中国行”活动承上启下、继往开来的一次重大活动，既是对2007年“中医中药中国行”活动的总结性活动，也是对未来三年（2011—2013年）活动的启动性活动。2010年9月19日，开幕式在北京举行，300多家全国各地中医医疗、保健、科研、教育、文化和产业参展，分设国家中医药管理局展区、各省展区、部队展区、中药产业展区、中医针灸推拿服务区和中医保健特色体验区五大展区，总面积达1万多平方米。同时开展了系列主题日活动，针对不同人群常见病、多发病和养生保健的需要，开展义诊咨询、中医科普讲座、专家健康指导、体验中医特色疗法、现场发放科普宣传资料、赠送中医图书和药品等，约10余万人参观了展览。在中医中药中国行文化科普宣传周活动期间，全国各地中医药管理部门组织开展了专家义诊、现场咨询、科普讲座、文体表演、下乡慰问、发放宣传资料等内容丰富、形式多样的中医药科普宣传活动。

三是举行总结表彰大会暨“把健康献给人民”文艺晚会。2010年9月19日，在北京中国剧院举行了中医中药中国行总结表彰大会，全面总结三年多来活动取得的成功经验和显著成效，表彰活动先进集体和个人，启动为期三年的“中医中药中国行·进乡村、进社区、进家庭”活动。同时举行了由国家中医药管理局、中央电视台、中医中药中国行组委会联合制作的“把健康献给人民”大型文艺晚会。晚会内容以中医药为主题，宣传了党和国家的中医药政策，展示了中医药悠久的历史，弘扬了中医药优秀的文化，树立了中医药良好的社会形象，收到了很好的宣传效果。

【积极推进中医药出版单位文化体制改革】 按照中央各部门各单位出版社体制改革领导小组的要求，稳步推进国家中医药管理局主管的中国中医药出版社和中医古籍出版社转企改制工作，截至2010年底，两家出版社均已完成事业单位法人注销，中国中医药出版社已进行企业法人登记。同时积极申报2010年度文化产业发展专项资金，为改革发展争取有利的资金支持。开展国家中医药管理局主管报刊改革发展基本状况调研，对报刊的编辑队伍、报刊质量、发行情况、运行管理等方面情况进行了解，召开专题会议进行研究，为下一步报刊体制改革做好准备，确保改革工作顺利推进。

【组织开展了“以岭杯”第九届全国中医药好新闻评选活动】 为表彰和奖励在中医药宣传报道中表现突出的新闻工作者，进一步调动广大新闻工作者宣传报道中医药工作的积极性和主动性，组织开展了第九届全国中医药好新闻评选活动。本次参加好新闻评选的作品不仅数量比上一届多一倍，质量也有很大提高，许多媒体对中医药工作进行了大规模的系列报道，如《辽宁日报》开展了为期半年，50多个整版的连续报道。

【开展2010年度中医药十大新闻评选活动】 为集中反映2010年度中医药行业发生的重大新闻事件，充分展示中医药工作的新进展、新成就，为中医药事业健康发展营造良好的舆论氛围，组织开展了2010年度中医药十大新闻评选活动。

1. 中医药积极参与医改、全面落实《若干意见》取得成效 各地普遍提高中医药报销比例、降低报销起付线，推进中药基本药物的增补、配备和使用，县中医院、乡镇卫生院中医药科室得到加强，中医坐堂医进一步规范，将中医药内容作为基本公共卫生服务绩效考核内容，安徽、北京、甘肃等地探索有利于发挥中医医院特色优势的体制机制。中央安排50多亿元，国家重点支持了16个中医临床研究基地、41所地级市以上中医院和147所县中医院建设。吉林、上海等9个省（区、市）出台扶持促进中医药发展的专门文件。卫生部、国家中医药管理局出台意见支持甘肃中医药发展。国家中医药管理局首次召开全国民间医药和民营中医医疗工作座谈会，提出鼓励和引导社会资本举办中医医疗机构，形成多元办医格局。

2. 中医针灸列入人类非物质文化遗产代表作名录 中医药申报人类非物质文化遗产代表作名录取得突破。2010年11月，“中医针灸”正式被联合国教科文组织列入人类非物质文化遗产代表作名录，这是目前213项代表名录中的第一个传统医药类项目。《本草纲目》、《黄帝内经》两部中医古籍成功入选《世界记忆亚太地区名录》。

3. 由南京中医药大学与澳大利亚皇家墨尔本理工大学合办的中医孔子学院成立，为国外民众开启了一扇了解中医和中国文化的新窗口 2010年6月，由南京中医药大学与澳大利亚皇家墨尔本理工大学合办的中医孔子学院在墨尔本成立，中医药学凝聚着深邃的哲学智慧和中华民族几千年的健康养生理念及其实践经验，是中国古代科学的瑰宝，也是打开中华文明宝库的钥匙。该院是继2008年黑龙江中医药大学、哈尔滨师范大学与伦敦南岸大学合办伦敦中医孔子学院之后全球第二家中医孔子学院，为国外民众开启一扇了解中医和中国文化的新窗口。

4. 国际标准化组织（ISO）确定中医药技术委员会秘书处落户中

国上海，并召开第一次会议 国际标准化组织成立中医药技术委员会（暂定名），并将秘书处设在我国，国际疾病分类与代码（ICD-11）首次将中医药等传统医学纳入。中医药技术委员会秘书处由国家标准化管理委员会和国家中医药管理局共同负责指导和管理，对中医药进入国际标准化体系意义重大。

5. 中医药参与玉树、舟曲重大自然灾害防病救治，发挥了独特作用 2010年4月青海玉树强烈地震和8月甘肃舟曲特大泥石流灾害发生后，中医药系统紧急组建救援医疗队参加救灾救治，中医（藏医）传统疗法和制剂在抢救伤员、灾后防疫、康复保健中得到广泛应用，发挥了独特作用。

6. 新中国成立以来首次全国中医基本现状调查完成 全国中医基本现状调查顺利完成。这是新中国成立以来第一次在全国范围内开展的中医现状调查。被调查机构达80万个，此次调查是一项事关中医药事业发展全局的战略性、基础性工作，对做好中医药宏观战略规划、科学管理决策、政策研究制定，确保中医药事业科学发展具有重要意义。

7. 中医中药中国行活动再启程，重点转向“进乡村、进社区、进家庭” 2010年9月，以“进乡村、进社区、进家庭”为主题的中医中药中国行第二阶段活动顺利启动，通过中医药文化科普宣传周、中医药文化科普巡讲、全国万名基层中医师读报等系列活动，普及中医药科学知识，引导民众正确认识中医药、使用中医药。这也是对张悟本等人引发的“养生乱象”所暴露出的群众对中医药服务强烈需求与中医药文化科普宣传薄弱不相适应的有效回应。

8. 四部委印发《全国民族医药近期重点工作实施方案》，加大对民族医药的扶持力度 国家中医药管理局会同中华人民共和国民族事务委员会、卫生部、国家食品药品监督管理局印发《全国民族医药近期重点工作实施方案（2010—2012年）》，对民族医药工作全面部署。首次对民族医药进行大规模整理研究，对150部民族医药特色文献和140个民族医药诊疗技术进行规范整理和研究。确定了16个民族医药重点学科建设点。中国民族医药学会第一次换届改选顺利完成，组织建设得到加强。

9. 发展现代中药被列为国家发展战略性新兴产业生物医药部分重点之一 国务院出台《关于加快培育和发展战略性新兴产业的决定》，提出要“大力发展现代中药”。工业和信息化部等三部门联合印发《关于加快医药行业结构调整的指导意见》，提出优先发展具有中医药优势的治疗领域的药品，培育50个现代中药。卫生部等三部局发布了《关于加强医疗机构中药制剂管理的意见》，简化审批程序，扩大调剂范围，规范制剂管理。中成药复方丹参滴丸完成美国FDA Ⅱ期临床试验品种，并将进入Ⅲ期临床试验。

10. 五个中医药项目获国家科技进步二等奖 “抑郁症中医证候学规律的研究”、“肾阳虚证的神经内分泌学基础与临床应用”、“基于中医药特点的中药样品库的建立与新药研究”、“经方现代应用的临床与基础研究”、“中药质量控制综合评价技术创新及其应用”获国家科技进步二等奖。首届国家中医药发展论坛“珠江论坛”在广东省广州市举行，论坛倡导科学精神、学术民主和平等自由交流，推动学术创新发展。

【中医药事业发展“十二五”规划编制取得新成果】 “十二五”时期是我国全面建设小康社会的关键时期和深化改革开放、加快转变经济发展方式的攻坚时期，也是中医药事业实现全面协调发展的关键时期。国家中医药管理局高度重视中医药事业发展“十二五”规划编制工作，成立了以卫生部副部长、国家中医药管理局局长王国强为组长的领导小组，积极推进“十二五”规划编制取得新成果。一是认真总结“十一五”中医药事业发展的成就、经验与不足，系统分析全面总结中医药事业发展“十一五”规划执行情况，为科学编制“十二五”规划奠定基础；二是加强了事关中医药事业发展的战略性、关键性问题的专题研究，为“十二五”规划的编制提供了依据；三是在充分调研论证的基础上，起草了中医药事业发展“十二五”规划（草案），并反复听取各方面意见，不断修改完善；四是明确了推动和实现中医药事业科学发展的主题和在深化医改中全面贯彻落实《国务院关于扶持和促进中医药事业发展的若干意见》的主线，提出了中医药事业的目标任务，努力争取并落实事关中医药发展全局的重大项目和任务。

【“十一五”政府中医药投入大幅增加】 “十一五”期间，党和政府更加重视和支持中医药事业发展，各级政府不断加大了对中医药财政投入力度。政府中医药投入逐年增加，由2005年的41亿元增加到了2009年的110亿元。“十一五”时期，中央财政投入专项资金共计147亿元，安排16家国家中医临床研究基地建设、313所地市级以上重点中医院和700多所县级中医院基础设施建设，支持开展了中医重点专科（专病）建设、中医重点临床学科建设、中医医院中药制剂能力建设、全国名老中医药专家学术经验继承、全国名老中医药专家传承工作室建设等项目。绝大多数省（区、市）设立了中医药专项资金，投入额度较“十五”时期都有了明显提高，陕西、湖北等省还第一次安排专项资金组织实施了本省中医医院建设专项规划。

【中央支持县级中医医院建设力度进一步加大】 按照深化医药卫生体制改革提出的“保基本，强基层，建机制”的战略部署，2010年中央进一步加大了对县级中医医院（含中西医结合医院、民族医医院）建设的支持力度。国家发展和改革委员会、卫生部、国家中医药管理局编制印发了《健全农村医疗卫生服务体系建设方案》，确定在深化医改中共支持369所县级中医医院进行重点建设，占所有县级医院建设项目数量比例达到17%，中央投资比例超过15%。在具体项目安排上，2010年中央共安排专项资金23.745亿元，支持全国147所县级中医医院基础设施建设。截至2010年底，中央已安排专项资金46.394亿元，支持全国312所县级中医医院重点建设。

【《重点中医医院建设与发展规划》投资计划顺利完成】 国家发展改革委员会、国家中医药管理局认真贯彻落实《重点中医医院建设与发展规划》(以下简称《规划》)(发改社会〔2009〕664号)，从2007年开始，截至2010年底，安排中央预算内专项资金共计45.3亿元，支持全国313所地市级以上中医医院基础设施建设和16所国家中医临床研究基地建设单位建设，顺利完成了《重点中医医院建设与发展规划》全部中央投资计划。《规划》是新中国成立以来，第一个由国家编制并组织实施的中医医院建设与发展专项规划，充分体现了新时期党中央、国务院高度重视和扶持中医药事业发展。《规划》的顺利实施，极大地改善了中医医院一直以来基础差、底子薄的状况，整体提升了中医药的服务能力和水平，为中医药事业持续健康发展提供了良好的物质保障。

【中医药投入补偿机制建设取得成效】 中医药投入补偿探索建立工作持续稳定推进。一是在医疗服务价格项目修订工作中，科学反映中医药技术劳务成本，努力体现中医药技术劳务价值。在卫生部、国家发展和改革委员会、国家中医药管理局联合开展的全国医疗服务价格项目规范修订工作中，中医药技术劳务价格基本得到了全国有关审定专家的认可，反映中医药自身特点的“中医辨证论治、中药特殊调配、药事服务费”等项目得到了较好的体现。二是中医药服务财政补偿试点研究进入实质性阶段。经过基线调查和反复论证，形成了《中医药服务项目财政补偿试点管理办法》、《中医药服务项目财政补偿试点实施细则》、《中医药服务项目财政补偿试点工作协议书》、《中医药服务项目财政补偿试点经费预算》等文件，形成了中医药服务财政补偿试点研究结果。三是基本完成中医药总费用研究。经过反复修订和多次专家论证会议，基本完成了中医药总费用筹资来源法的测算框架和指导手册研究报告，为建立中医药总费用制度奠定了良好基础。四是在基本药物制度和公立医院改革试点中，药事服务费设立和公立医院补偿机制建设方面，充分体现中医药自身特点和技术劳务价值，形成了有利于充分发挥中医药特色与优势的政策。

【中医药国际组织合作领域的对外项目取得历史性新突破】 在财政部、外交部、卫生部等部门的大力支持下，国家中医药管理局申报的世界卫生组织国际疾病分类传统医学标准制定项目（120万美金）资金明确落实，中医药国际组织合作领域的对外项目取得实质性新突破，为了推动中医药进入国际医疗卫生体系、充分发挥中医药学的主导和引领作用、把握我国的主导权和话语权提供了有力保障，在中医药国际组织合作领域的对外项目预算方面取得历史性突破。在此工作成效的基础上，为进一步加大该项目年度经费及执行保障力度，国家中医药管理局还协调财政部经费预算由原来的每年30万美元（四年），协调为每年40万美元（三年），加强了项目预算保障力度。

【召开全国中医药信息化建设经验交流会议】 2010年4月1～2日在江苏省无锡市召开了全国中医药信息化建设经验交流会。会议以中医药信息化建设为主线、以凸显中医药特色的信息化建设成果的推广应用为重点、以谋划新一轮中医药信息化发展战略为中心，组织北京市、吉林省、青岛市中医药管理部门，中国中医科学院广安门医院、上海中医药大学附属岳阳中西医结合医院、广东省江门市五邑中医医院、广东省中西医结合医院、无锡市中医医院8家单位进行了大会交流，分析研讨发展实况现状，切磋交流经验做法，探索展望现代化发展下的信息化战略愿景，现场观摩了无锡市中医医院信息化建设成果。来自全国31个省、市、自治区的中医药管理部门领导、中医药信息技术专家学者、中医院代表约300人出席了会议，全国300多家医院通过网络直播组织了视频收看。会议还对20家“全国中医医院信息化示范单位”进行了表彰和授牌。

（陈伟）

【组织编制国家重大信息化工程建设规划中医药信息化建设项目】 2010年3月，国家中医药管理局作为首批项目建议编制和交流单位，参加了国家发展和改革委员会《国家重大信息化工程建设规划(2011—2015年)》有关中医药信息化建设工程项目建议书编制工作。为做好中医药信息化项目编制工作，组织成立了由国家中医药管理局牵头，湖北中医药大学、中国中医科学院、江苏省无锡市中医医院、广州中医药大学数理工程研究院、北京中医药大学等单位参加的编制组，召开数次专家论证会，邀请局机关各部门和部分省市中医药部门、医疗和科研机构、信息技术和工程部门、统计和中医药标准化研究单位等50余位专家和管理人员，就建议书主要内容、体系架构和重点应用系统进行了研讨。

在深入调研的基础上，结合局政务职能，以国家经济社会发展的重大需求为中医药信息化建设工程的理念，组织专家进行反复论证，在所收集33个基本覆盖中医药“六位一体”功能的信息化待建项目中，重点遴选和确定“十二五”期间基础设施建设（包括国家级信息管理中心建设和综合管理信息平台建设）、基础数据资源建设、支撑体系建设，以及基于基础平台的重点应用系统建设（包括中医药政务信息管理系统、中医药综合统计信息系统、中医医疗信息管理系统、中医药信息服务系统等）的建设思路和方案，力求确保建议书的科学性、前瞻性、可行性。同时还积极与国家发展和改革委员会、工业和信息化部、科学技术部、商务部、卫生部、国家中医药监督管理局等部委进行交流与沟通，通过专题汇报、走访，以及邀请国家发展和改革委员会有关领导赴国家中医药管理局中医药“治未病”示范单位考察和体验等，加深对中医药信息化建设思路和方法的了解。7月29日，国家发展和改革委员会组织召开“完善医疗健康信息机制有关问题”的交流会，国家中医药管理局和国家人口和计划生育委员会、人力资源和社会保障部、卫生部，以及国家重大信息化项目专家组参加，会议对建议书有关中医电子病历/健康档案信息机制进行了研讨，提出了在国家医疗健康信息机制中应将中医电子病历作为重要主体部分的思路，受到与会专家首肯。11月24日，国家发展和改革委员会组织召开构建区域医疗信息化平台若干问题研究研讨会，卫生部、国家中医药管理局，以及山西省、辽宁省、云南省、重庆市、厦门市课题组专家参加。会议对建议书有关中医药参与区域医疗信息化平台问题进行了研讨，提出了在构建区域医疗信息化平台中充分体现中医药特点。在国家发展和改革委员会关于征求《国家“十二五”重大信息化工程建设规划（草案）》修改意见来函中，以及与主管部门沟通情况表明，在规划建设中充分反映、突出和纳入中医药信息化建设申报内容，并予以重点支持。

（陈伟）

【组织全国五省市中医医院信息化调研】 2010年8月，国家中医药管理局组织相关信息化专家对上海市、浙江省、广东省、辽宁省、宁夏回族自治区五省（市、自治区）11家医院进行了实地调研，通过现场交流座谈，填写调查表和实地考察，了解到中医医院基础建设情况、信息化应用状况、人力资源状况、信息安全情况、应用效果等。各地中医医院高度重视信息化建设，积极引进软硬件信息技术，但医院信息化建设发展不平衡，投入不足，医院信息化复合型人才缺乏，规范与标准缺失，严重制约着中医医院信息化发展。调研从多视角分析出发，形成全国五省市中医医院调研报告，为中医药信息化建设“十二五”规划的制定、《中医医院信息化建设基本规范》的修订和中医结构化电子病历（含综合性医院中医科）功能技术规范与中医特色相关模板应用示范的研究提供了科学的依据。

（陈伟）

【开展中医药重点建议和提案调研活动】 2010年4月，国家中医药管理局局长王国强在局党组中心学习组扩大会议上，强调要认真做好人大建议和政协提案的答复工作。确定了国家中医药管理局2010年重点建议和提案——加强基层中医药服务能力建设。9月就国家中医药管理局2010年度重点建议和提案，由国家中医药管理局副局长吴刚亲自率队，局有关部门参与，邀请全国人大常委会办公厅、全国政协提案委员会办公室，以及提出建议和提案的人大代表和政协委员参加，一同赴四川省进行相关调研工作。调研组围绕城乡中医药服务网络建设情况，基层中医药（民族医药）特色优势发挥情况，基层中医药（民族医药）人才培养情况，农村老中医药人员的带徒工作以及乡村医生的执业资格和有关待遇问题，扶持和促进中医药和民族医药事业发展的政策措施情况等5项内容，先后召开座谈会3次，实地考察了该省3所县级中（藏）医院、3所乡镇卫生院、2个社区服务中心、2个村卫生室。认真听取基层中医药工作者反映的情况，人大代表和政协委员就基层如何发展中医药事业从加强基层中医药服务网络建设、加快基层中医药人才队伍建设、加大中医药对口支援力度、加强基层中医药的组织管理等4个方面提出了很好的建议。通过深入了解四川省基层中医药的发展现状和存在的问题，对基层中医药事业的发展，我们要站在统筹全国中医药全面、协调、可持续发展的高度上，抓住重点，整体规划，系统运作，全面推进。

（张印生）

医药行业管理

【2010年医药行业管理工作】 随着医药卫生体制改革的全面推进和不断深化，2010年1～12月国内医药市场持续向好，并呈逐渐扩容态势。全国医药工业生产、销售、效益继续保持平稳增长，但增幅趋缓；国际贸易存在一定不稳定因素，医药出口形势好转，但不容乐观。

总体情况

（一）产销平稳增长

1. 生产 2010年1～12月，医药工业累计完成总产值12522.8

亿元，同比增长26.3%，较2009年同期（21.1%）增幅提高了5.2个百分点，但低于全国工业平均水平（29.5%）3个百分点。预计年度医药工业总产值累计完成12620亿元，同比增长了26%。

从2008—2010年各季度医药工业累计完成工业总产值的增长情况来看，2010年前三季度的走势有所下降，但较2009年的各季度增长率有较大的提升，特别是2010年第四季度有所反弹，后金融危机的影响稍有减轻，行业发展逐渐恢复至2008年第四季度时的水平，并保持平稳增长。

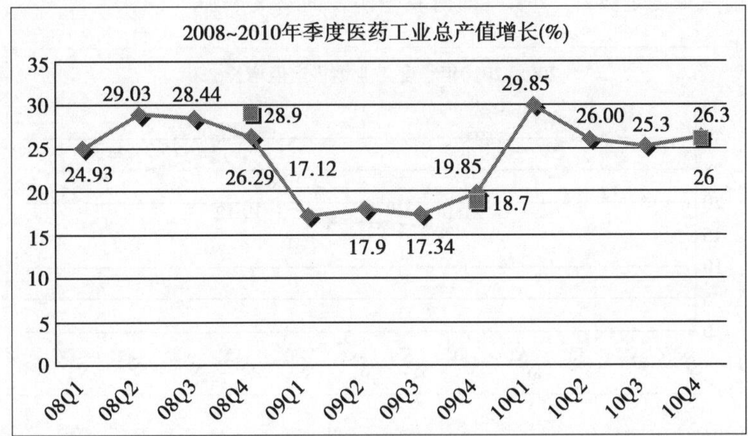

在完成的工业总产值中，中药饮片加工业、生物生化制品制造业和卫生材料及医药用品制造业的增幅超过了全国工业平均增长水平；其他子行业的增幅均低于医药工业平均水平。

在2010年1~12月,工业总产值完成总额中,各子行业所占的比重亦与前三季度稍有差别,化学药品制剂制造业和生物生化制品制造业的占比分额分别减少1.0%和0.2%,而化学药品原药制造业、中药饮片加工业和卫生材料及医药用品制造业和的占比则分别增加了0.4%、0.3%和0.3%。这一微幅的占比变化,与行业结构调整的目标不甚相符,其中一大原因是2010年7~8月以来的药品招标采购对成品药,特别是化学制药行业的影响相当大。而中成药所受的影响较小,这两个季度的占比基本保持不变。

表1　2010年1~12月快报医药工业总产值累积完成情况

行　　业	工业总产值（亿元）	占比（%）	同比增长（%）
化学药品原药制造	2405.8	19.2	24.5
化学药品制剂制造	3546.9	28.3	22.3
中药饮片加工	772.1	6.2	44.3
中成药制造	2587.0	20.7	22.5
生物生化药品制造业	1314.2	10.5	43.0
卫生材料及医药用品制造	714.3	5.7	33.8
医疗仪器设备及器械制造	1181.9	9.4	20.7
医药行业	12,522.8	100.0	26.4

2010年1~12月，医药工业增加值同比增长了14.9%，低于全国工业平均水平（15.7%）；与1~11月的增幅比较，医药工业仅低了0.1个百分点，与全国工业平均增幅下降相当。由此可以看出，医药工业增加值的波动与全国工业平均水平接近同步，处于相对平稳的增长中。

2. 销售　2010年1~12月，医药工业实现销售产值11899.3亿元，同比增长25.6%，增幅比1~9月增长了0.5个百分点。市场容量仍保持一定幅度扩增，但低于全国工业平均水平（增长30.6%）5

个百分点。预计年度医药工业销售产值累计完成12,040亿元，同比增长了25%。

从2008—2010年各季度医药工业累计完成工业销售产值的增长情况来看，2010年前三季度走势有所下降，但较2009年各季度增长率有一定提升，第四季度增幅有一定回升。但整个波动幅度小于工业总产值的完成情况。销售产值的增长回升除了季节性用药因素以外，三部门联合印发的《关于加快医药行业结构调整的指导意见》给行业的方向性引导作用、新《中国药典》的全面贯彻实施所带来的囤积辅料的消耗等均有一定的促进作用。

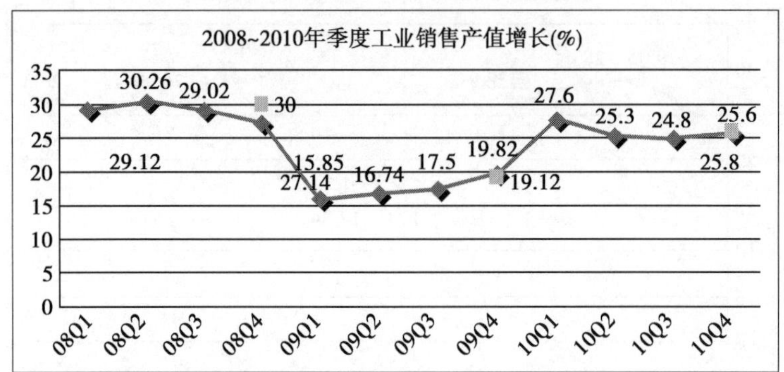

2010年1~12月累计完成医药工业销售产值中，超过全国工业平均水平的只有中药饮片加工业(高出13.3个百分点)；而低于医药行业平均水平的是医疗仪器设备及器械制造业、化学原料药制造业、化学药品制剂制造业和中成药制造业。情况与1~9月基本一致。

表2 2010年1~12月医药行业工业销售产值累积完成情况

行业	工业销售产值（亿元）	占比（%）	同比增长（%）
化学药品原药制造	2275.9	19.1	22.4
化学药品制剂制造	3370.6	28.4	24.7
中药饮片加工	742.3	6.0	44.0
中成药制造	2429.5	20.2	25.1
生物生化药品制造业	1245.0	10.4	27.5
卫生材料及医药用品制造	693.3	5.7	30.2
医疗仪器设备及器械制造	1142.6	9.5	18.7
医药行业	11899.3	100.0	25.6

3. 产销率　2010年1~12月，医药行业整体产销率为95.1%，较2009年同期下降近0.6个百分点，较全国工业平均水平（97.9%）低2.8个百分点。2010年第四季度与第三季度的产销率相比，稍有上升，亦反映了企业尚在消化新版药典所带来的影响，以及新一轮招标采购的调整上。

近年来，医药工业的产销率基本保持在94%~95%。分析其中原因，2008年初雪灾对生产的影响，2008年底至2009年初金融危机折射的紧缩资金、控制生产对行业的影响，2010年7月1日起实行新的《制药工业水污染排放标准》，2010年10月1日起实行2010版《中国药典》，特别是关于新生产的药品必须使用变更后的说明书和标签等要求，使得产销率持续走低。而进入招标采购后保证供应问题，以及季节性用药量上升所带来的影响使得产销率上行。

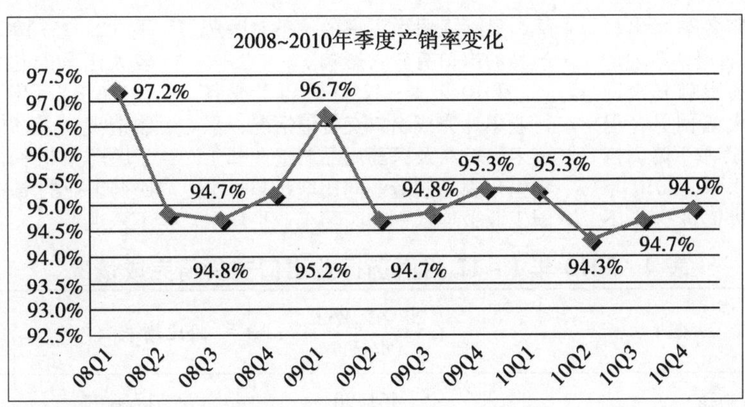

2010 年 1 ~ 12 月医药工业内各行业实现产销率中，除中成药制造业、生物生化药品制造业、化学原料药制造业和化学药品制剂制造业外，其余子行业的产销率均高于医药工业平均水平。其中化学药品制剂制造业在 2010 年 1 ~ 11 月高于医药行业平均水平外，1 ~ 12 月再次滑落于医药行业平均水平之下，折射出化学药品制剂在 2010 年第四季度有一定的销售和生产的调整。

与 2009 年同期相比，除中药饮片加工业外，其他各行业的产销率均有不同程度的下降，其中降幅最大的是生物生化制品制造业，下降了 1.8 个百分点，其次是中成药制造业，下降了 0.7 个百分点。

表 3　2010 年 1 ~ 12 月医药行业产销率实现情况

行　　业	产销率（%）	同比
化学药品原药制造	94.6	-0.5
化学药品制剂制造	95.0	-0.1
中药饮片加工	96.1	0.5
中成药制造	93.9	-0.7
生物生化药品制造业	94.7	-1.8
卫生材料及医药用品制造	97.1	-0.5
医疗仪器设备及器械制造	96.7	-0.4
医药行业	95.1	-0.4

（二）医药外贸有所回升

1. 出口交货值　2010 年 1 ~ 12 月累计实现出口交货值 1235.9 亿元，同比增长 18.1%，低于全国工业平均水平（25.4%）7 个多百分点，与全国工业出口交货值的平均水平有较大差距。同时，增幅亦较 1 ~ 9 月下降了 4 个百分点。

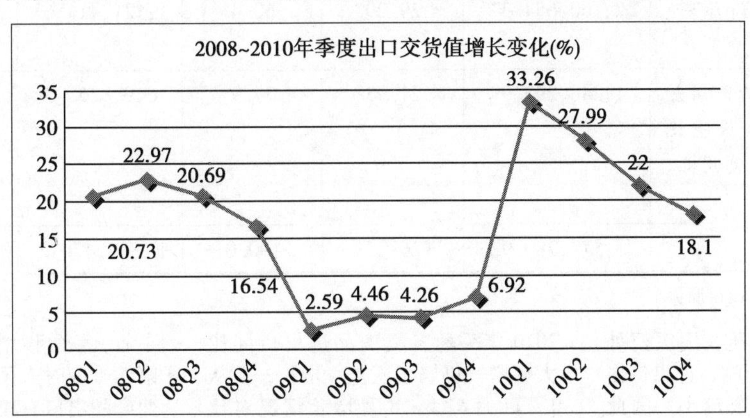

从2008—2010年各季度出口交货值增长变化可以看出，金融危机对医药产品出口的影响非常巨大，2010年虽然有大幅回升，但增幅却在短期突升后逐季下降，恢复到金融危机前的水平。2010年第四季度的出口交货值进一步下降，显示人民币汇率的调整对医药产品的出口有较大影响。

2010年1～12月医药工业各行业累计完成出口交货值情况，只有卫生材料及医药用品制造业和生物生化制品制造业同比增长超过全国工业平均水平和医药工业平均水平（21.2%）。在出口交货值中占较大比重的化学药品原药制造业（37.6%）和医疗仪器设备及器械制造业（27.9%）同比增长均低于医药工业平均水平，拉低了整个医药工业的增长水平，出口行情并不乐观。

表4 2010年1～12月医药行业出口交货值完成情况

行　业	出口交货值（亿元）	同比增长（%）	占比（%）
化学药品原药制造	461.98	17.6	37.4
化学药品制剂制造	112.82	17.6	9.1
中药饮片加工	20.46	4.3	1.7
中成药制造	43.31	-2.2	3.5
生物生化药品制造业	155.03	27.9	12.5
卫生材料及医药用品制造	90.72	30.2	7.3
医疗仪器设备及器械制造	351.61	14.3	28.4
医药行业	1235.9	18.1	100.0

2. 海关进出口　2010年1～11月，累计医药进出口额541.2亿美元，同比增长了25.5%，较1～8月的26.9%有所下降。其中出口额358.0亿美元，同比增长了26.2%（较1～8月减少了3.3个百分点），进口额183.2亿美元，同比增长了24.2%（较1～8月增加了1.5个百分点），贸易顺差174.7亿美元，增长了28.4%，较1～8月减少了11.3个百分点。医药进出口呈平稳态势，出口相对活跃。

表5 2010年1～11月医药进出口完成情况

	出口额（万美元）	同比（%）	占比（%）	进口额	同比（%）	占比（%）
中药类（包括保健品、提取物、中成药、中药材及饮片）	170,832.57	21.15	4.8	61,234.74	22.92	3.3
西药类（包括西药原料、西药制剂、生化药）	2,160,654.37	29.29	60.4	1,121,414.63	20.66	61.2
医疗器械类（包括医用敷料、一次性耗材、医院诊断与治疗、保健康复用品、口腔设备与材料）	1,248,293.99	21.93	34.9	649,826.83	31.1	35.5
合计	3,579,780.92	26.23	100.0	1,832,476.2	24.24	100.0

数据来源：医保进出口商会

由于2009年同期我国医药外贸受国际金融危机影响，进出口出现锐减导致对比基数较小，因此2010年医药各类商品进出口同比大幅增长仍属于恢复性增长，但从1～11月与1～8月增长情况对比来看，恢复性增长已趋减缓，而且第四季度时人民币汇率的调整对医药产品出口有较大的影响，出口增长减少，进口增长却保持不变，导致贸易顺差增幅大幅减少。

（三）经济效益平稳增长

1. 主营业务收入　2010 年 1 ~ 11 月累计实现主营业务收入 10734.8 亿元，同比增长了 26.2%，增幅较 1 ~ 8 月的 25.4% 增长了 0.8 个百分点，亦较全国工业平均水平（31.8%）低了 5 个多百分点。

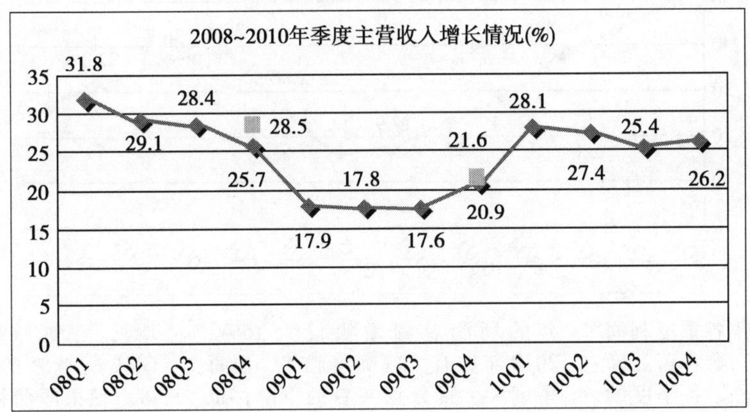

2008—2010 年各季度主营业务收入增长情况，在经历了 2009 年的增幅减缓后，2010 年逐渐恢复了增长速度，但全年仍呈增长平稳减缓的走势，恢复至 2008 年第四季度的水平。

表 6　2010 年 1 ~ 11 月医药行业主营业务收入完成情况

行　　业	主营业务收入（亿元）	同比增长（%）	占比（%）
化学药品原药制造	2151.5	23.4	20.0
化学药品制剂制造	3071.4	24.6	28.6
中药饮片加工	614.6	40.4	5.7
中成药制造	2153.0	25.5	20.1
生物生化药品制造业	1062.4	30.5	9.9
卫生材料及医药用品制造	613.6	27.8	5.7
制药机械制造业	69.9	35.7	0.7
医疗仪器设备及器械制造	998.4	24.5	9.3
医药行业	10734.8	26.2	100

2010 年 1 ~ 11 月各子行业累计完成主营业务收入情况，同比增长高于全国工业平均水平的有中药饮片加工业和制药机械制造业，高于医药行业平均水平的还有生物生化制品制造业和卫生材料及医药用品制造业。与 2010 年 1 ~ 8 月主营业务收入的完成情况相比，对医药行业主营业务收入同比增长作出贡献的主要是化学药品制剂制造业、化学药品原料制造业和医疗仪器设备及器械制造。化学药品制剂主营收入增幅的提升，一方面是向“十一五”目标完成的冲刺，另一方面是受到《关于加快医药行业结构调整的指导意见》的影响，第三方面是各地医保目录的扩容带来了市场增长。

2. 利润总额

2010 年 1 ~ 11 月累计实现利润总额 1114.0 亿元，同比增长了 28.3%，低于全国工业平均水平（49.4%）21 个百分点以上。同时，增幅也较 1 ~ 8 月下降了 4 个百分点。

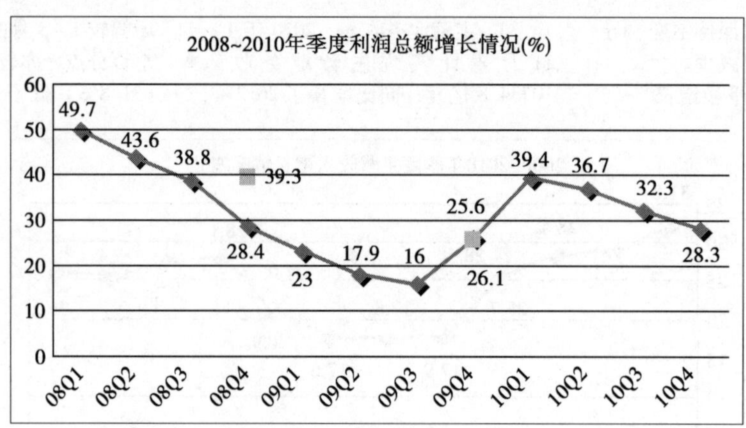

从2008—2010年各季度利润总额增长情况来看，随着药品降价、市场竞争的激烈，各季度的增幅逐季下降，金融危机的影响更是加剧了这一趋势，使得2009年的利润总额增幅仅为16%，2010年虽有大幅高涨趋势，但每季度4个百分点左右的下降，也显示这一年成本费用的增长已经从一定程度上削减了销售收入的增长。节能减排、成本上涨、新GMP所带来的新一轮改造改建等，使得医药行业赢利能力的增长在减缓。

表7　2010年1~11月医药行业利润总额完成情况

行　　业	利润总额（亿元）	同比增长（%）	占比（%）
化学药品原药制造	173.6	16.4	15.6
化学药品制剂制造	353.3	27.8	31.7
中药饮片加工	46.3	56.5	4.2
中成药制造	223.9	29.0	20.1
生物生化药品制造业	153.9	41.5	13.8
卫生材料及医药用品制造	53.2	37.8	4.8
制药机械制造业	4.5	32.0	0.4
医疗仪器设备及器械制造	105.2	18.9	9.4
医药行业	1114.0	28.3	100

从2010年1~11月各子行业累计完成利润总额的情况来看，同比增长高于全国工业平均水平的只有中药饮片加工业，生物生化制品制造业则以41.5%的增幅居第二位（较1~8月下降了6个百分点），而卫生材料及医药用品制造业、制药机械制造业和中成药制造业的增幅略高于医药行业平均水平。而对医药行业利润总额贡献达31.7%和15.6%的化学药品制剂制造业和化学药品原药制造业的利润总额增幅却分别低于行业平均水平0.5和11.9个百分点。其中，化学药品原药制造业利润总额的增幅较1~8月下降了16.5个百分点，人民币汇率的变化使得该子行业的利润锐减，而其后所带来的出口的观望和减量，也对这一子行业产生较大的影响。作为一个原料药出口大国，原料药利润的削减，以及成药利润总额的小额增幅，都意味着整个行业赢利的方式在转变。

3. 销售利润率　2010年1~11月医药行业实现销售利润率10.4%，同比增长了0.2个百分点，高于全国工业平均水平（6.2%）4个多百分点。医药市场的持续向好，助推了医药行业销售利润率的提升。同时，也反映了医药行业是一个销售利润率较高的行业。

表8 2010年1~11月医药行业销售利润率实现情况

行 业	销售利润率（%）	同比
化学药品原药制造	8.1	-0.5
化学药品制剂制造	11.5	0.3
中药饮片加工	7.5	0.8
中成药制造	10.4	0.3
生物生化药品制造业	14.5	1.1
卫生材料及医药用品制造	8.7	0.6
制药机械制造业	6.5	-0.2
医疗仪器设备及器械制造	10.5	-0.5
医药行业	10.4	0.2

从各子行业的情况来看，对医药行业销售利润率提升有贡献的主要是生物生化制品制造业、中药饮片加工业和卫生材料及医药用品制造，除出现销售利润率同比负增长的3个子行业外，化学药品制剂制造业和中成药制造业的销售利润率增长最低，在医药市场持续向好的大环境下，医药价格的限制、招标采购的激烈竞争，成本的增大、GMP改造等几乎抵消了销售收入增长所带来的收益。

（四）资产平稳增长

1. 固定资产投资增长有所波动 2010年1~12月，医药工业累计完成固定资产投资总额2114.2亿元，同比增长31.9%，增幅较1~11月增长了3.5个百分点。各子行业中同比增幅最大的生物生药品制造业（增长14.2个百分点），其次是卫生材料及医药用品制造业（增长11.5个百分点），而降幅最大的是中成药制造业和中药饮片加工业，分别减少了22.6和25.9个百分点。与1~11月增幅相比，同比增长提高最大的是中药饮片加工业，其次是卫生材料及医药用品制造业，而医疗仪器设备及器械制造业、化学药品制剂制造业和化学药品原药制造业同比增长均有回落。

表9 2010年1~12月医药行业固定资产投资完成情况

行 业	固定资产投资（亿元）	同比（%）	占比（%）
化学药品原药制造	320.4	21.1	15.2
化学药品制剂制造	399.5	41.3	18.9
中药饮片加工	191.0	27.8	9.0
中成药制造	364.7	25.4	17.2
生物生化药品制造业	364.6	39.3	17.2
卫生材料及医药用品制造	164.2	36.5	7.8
医疗仪器设备及器械制造	206.7	42.2	9.8
医药行业	2114.2	31.9	100.0

从医药工业内各行业的固定资产投资情况看，对固定资产投资同比增长贡献较大的是医疗仪器设备及器械制造业、化学药品制剂制造业。一方面鼓励医疗器械国产化政策的实施，推动了国家对医疗器械行业的持续投入；另一方面即将推出的新版GMP，促使企业制剂制造的扩建改造等投入较多的资金，成为新一轮固定资产投资的一个助推器。而制药工业水污染物排放新标准的全面实施、重大新药创制专项中产学研联盟专项经费的到位，企业投产新药所需要的扩建改造等，均助推了固定资产投资的上升。

2. 资产总额 2010 年 1～11 月，全行业实现资产总额 11,461.4 亿元，同比增长 20.7%，较 1～8 月的增长率提高 1.2 个百分点。高于全国工业平均水平（19.7%）1 个百分点。

表 10 2010 年 1～11 月医药行业资产总额实现情况

行　　业	资产总额（亿元）	同比（%）	占比（%）
化学药品原药制造	2279.7	21.1	19.9
化学药品制剂制造	3344.9	21.9	29.2
中药饮片加工	480.5	24.6	4.2
中成药制造	2589.1	16.9	22.6
生物生化药品制造业	1288.4	23.4	11.2
卫生材料及医药用品制造	446.9	23.7	3.9
制药机械制造业	58.1	23.9	0.5
医疗仪器设备及器械制造	973.8	19.0	8.5
医药行业	11461.4	20.7	100.0

从各子行业的资产总额实现情况来看，同比增长最大的是中药饮片加工业，但所占比例较低，对行业资产总额的贡献率不大。而占比较大、同比增长较大的是生物生化药品制造业，这与生物医药成为战略性新兴产业，行业内外资本投向生物医药行业有一定关系。

（五）亏损情况

2011 年 1～11 月，全行业亏损企业有 1272 家，同比减少 5.22%。亏损面为 15.3%。亏损额为 41.0 亿元，同比增长 6.3%。与 1～8 月相比，亏损额的增长幅度减少了 6.5 个百分点。

在医药行业中，亏损企业占比最高的是中成药制造业，其亏损面也最大，达 19.9%。与亏损企业同比减少幅度最大的化学药品制剂制造业相比，亏损企业同比有增多的只有生物生化药品制造业。亏损额主要集中在化学药品制剂制造业，占比达 26.7%。亏损额同比增幅较大的子行业是生物生化制品制造业和化学药品制剂制造业。而亏损额同比有大幅减少的是卫生材料及医药用品制造业和中药饮片加工业。

表 11 2010 年 1～11 月医药行业亏损情况

行　　业	亏损企业（家）	同比（%）	亏损额（亿元）	同比（%）	亏损面（%）
化学药品原药制造	191	-3.1	8.87	10.3	15.7
化学药品制剂制造	229	-11.6	10.92	2.7	17.4
中药饮片加工	73	-6.4	1.02	-20.9	9.0
中成药制造	307	-6.7	7.15	-2.2	19.9
生物生化药品制造业	133	8.1	6.46	47.2	15.5
卫生材料及医药用品制造	68	-1.5	0.79	-38.8	9.7
制药机械制造业	23	27.8	0.32	79.2	13.6
医疗仪器设备及器械制造	208	-5.0	4.91	1.5	16.3
医药行业	1272	-5.2	40.96	6.3	15.3

（吴海东　李宏　迟晓巍）

基本医疗保障制度

【2010年城镇基本医疗保险工作】 2010年人力资源和社会保障部门围绕推进全民医保，贯彻落实中央深化医药卫生体制改革精神，进一步扩大医疗保险覆盖面，稳步提高医疗保险待遇，不断提高医疗保险管理服务水平，各项工作进展顺利。

一、城镇基本医疗保险覆盖面不断扩大

一是妥善解决关闭破产企业退休人员和困难企业职工医疗保障问题。按照国务院的部署，指导地方将各类关闭破产国有企业退休人员纳入职工医保，妥善解决其他关闭破产企业退休人员和困难企业职工的医疗保障问题。截至2010年底，全国约600万原未参保的关闭破产国有企业退休人员纳入职工医保。二是不断完善居民医保制度，努力扩大覆盖面。2010年6月，人力资源和社会保障部会同财政部印发了《关于做好2010年城镇居民基本医疗保险工作的通知》(人社部发〔2010〕39号)，要求各地完善参保政策，巩固扩大覆盖面，推进大学生参保，落实符合条件的农民工选择参加居民医保的有关政策。截至2010年底，全国城镇基本医疗保险参保人数达到43,263万人，超额完成国务院下达的4.1亿人的扩面任务，比2009年年底增加了3116万。其中职工基本医疗保险参保23,735万人，城镇居民基本医疗保险参保19,528万人，有4583万农民工参加了医疗保险。全国城镇基本医疗保险基金收入4309亿元，支出3538亿元。

二、筹资和待遇水平稳步提高

2010年各级政府对城镇居民医保补助标准提高到每人每年不低于120元，个人缴费标准也有所提高。在此基础上，医疗保险待遇稳步提高。一是着力提高住院费用基金支付比例。多数地区城镇居民医保政策范围内住院费用支付比例达到60%，职工医保支付比例达到70%以上。职工医保和城镇居民医保的统筹基金最高支付限额逐步达到当地职工年平均工资和城镇居民可支配收入的6倍以上。二是加快推进门诊统筹。人力资源和社会保障部对推进门诊统筹工作进行了专门部署，并组织了专题培训和经验交流，要求在全国60%的统筹地区建立居民医保门诊统筹。为探索解决门诊统筹工作重点难点问题，确定了14个居民医保门诊统筹重点联系城市，印发了《关于印发重点联系城市门诊统筹政策和管理指导要点与重点联系城市门诊统筹基础数据采集表（试用）的通知》(人社厅函〔2010〕257号）以及《关于开展城镇居民基本医疗保险门诊统筹评估工作的通知》(人社医司便函〔2010〕110号)。通过开展专题调研、召开座谈会等方式，指导重点联系城市推进门诊统筹，加强运行分析，进行管理机制的探索创新，力求有所突破。截至2010年底，80%以上的统筹地区开展了居民医保门诊统筹工作，广州市、珠海市、青岛市、泰州市等城市还对城镇职工医保门诊统筹进行了探索。

三、医疗保险服务水平进一步提高

一是加快推进医疗费用即时结算工作。人力资源和社会保障部召开了全国医保即时结算和社保卡应用经验交流会，对全面推动医保即时结算进行了部署。对医保即时结算工作进展情况按月进行调度，加大督导力度。截至2010年底，全国90.9%的统筹地区已实现住院和门诊医疗费用即时结算。二是规范医疗保险关系转移接续经办流程。人力资源和社会保障部制定印发了《流动就业人员基本医疗保险关系转移接续经办流程（试行)》(人社险中心函〔2010〕58号)，明确了社会（医疗）保险经办机构在办理医疗保险关系转移接续业务时的具体经办流程。召开了专题会议进行调度和督导。三是改进异地就医结算服务。福建省、江苏省、湖南省、云南省、广东省、青海省、浙江省、江西省等8省实现或启动省内异地就医联网结算，甘肃省、吉林省也已出台了开展省内异地就医即时结算的文件。13个省的部分地区探索跨省“点对点”联网或委托结算，如上海市与浙江省、江苏省、安徽省、河南省、贵州省和青海省的14个统筹地区开展了异地就医结算服务合作；海南省与广州市经办机构也签订了异地就医合作协议。

四、医疗保险管理进一步完善

一是加强定点医疗机构和定点药店管理。人力资源和社会保障部制定印发了《关于实行基本医疗保险定点医疗机构分级管理的意见》(人社厅发〔2010〕9号)，各地积极推动建立分级管理制度。二是会同卫生部、财政部、民政部、中国残疾人联合会印发了《关于将部分医疗康复项目纳入基本医疗保险保障范围的通知》(卫农卫发〔2010〕80号)，将9项医疗康复项目纳入基本医疗保险支付范围。三是对医疗保险药品目录中部分药品的名称剂型、限定使用范围等进行调整规范，印发了《关于〈国家基本医疗保险、工伤保险和生育保险药品目录〉部分药品名称剂型调整规范的通知》(人社厅发〔2010〕58号)。指导各地采取分步实施的办法执行2009版医疗保险药品目录。医保目录甲类部分在全国已经普遍实施，乙类部分在大部分地方也已开始实施。四是探索支付方式改革，积极进行按病种付费有关工作的研究。部分地方开展了按病种、按人头、总额预付和其他形式的付费方式改革探索，发挥不同付费方式对医疗服务行为的激励约束作用。

五、探索开展医疗保险城乡统筹，成效初步显现

按照医改提出的“有效整合基本医疗保险经办资源，逐步实现城乡基本医疗保障制度和管理统一”的要求，部分地区积极开展统筹城乡医疗保障制度探索。目前，开展统筹城乡医疗保险的有天津市、重庆市、宁夏回族自治区，新疆生产建设兵团4个省级单位，成都市、广州市、长沙市、杭州市、厦门市等35个地级城市和其他地区的142个县（区、市），多数地方从理顺管理体制入手，统一信息标准，整合经办资源，逐步统一城乡医疗保障制度体系。从地方实践看，统筹城乡医疗保险制度，提高了农村居民医疗保障待遇，在一定程度上避免重复参保，减少了重复投入，提高了管理效率和服务水平，方便了参保人员。

（李忠　黄华波　赵欣）

【卫生部召开新农合支付方式改革工作交流会】 为了进一步完善新型农村合作医疗制度，交流各地在新农合支付方式改革中开展的新农合门诊费用总额预付和住院单病种付费、按住院床日付费等方式，总结推广有益经验，推动各地逐步形成规范、合理的新农合混合支付制度，2010年1月21～22日，卫生部在云南省昆明市召开全国新农合支付方式改革工作交流会，卫生部副部长刘谦出席会议并讲话。各省、自治区、直辖市卫生厅局分管领导，有关处室负责人，新农合专家，部分市县政府及卫生局负责人参加了会议。云南省卫生厅、云南省禄丰县、浙江省开化县、安徽省南陵县及陕西省旬邑县分别介绍了当地支付方式改革的主要经验，有关专家对云南省禄丰县新农合支付方式改革的实践作了全面的分析和归纳，与会代表就做好和推进支付方式改革、统筹解决农村卫生发展和改革的关键问题进行了讨论。刘谦要求各地结合推进门诊统筹和提高部分重大疾病补偿水平试点，选择部分县（市、区）开展新农合门诊、住院支付方式改革，试点争取实现2010年在全国10%的统筹地区开展支付方式改革试点的目标。

（聂春雷　刘桂生　温思瑶）

【卫生部通报2009年全国新型农村合作医疗运行情况】 2010年3月，卫生部印发了《关于2009年全国新农合运行情况的通报》（卫办农卫发〔2010〕44号），通报了2009年全国新农合整体运行情况和问题。各地根据医改要求，合理调整新农合补偿方案，积极推进门诊统筹，完善便民利民措施，不断扩大新农合受益范围。2009年新农合参合人数再创新高，达到8.33亿，全国新农合当年筹资总额为944.35亿元，实际人均筹资水平达到113.36元，当年基金支出922.92亿元，基金使用率为97.7%。全国参合农民受益75896.15万人次，比2008年增加了29.69%，受益范围进一步扩大。政策范围内的住院报销比例约为55%，次均住院补偿额为1235.34元，较2008年提高了15.81%。参合农民住院就医流向及住院补偿资金流向均主要集中在县内，门诊就医与门诊补偿支出集中在村、乡两级医疗机构。新农合通过引导农民更多在基层就医，有效减轻了农民的医药费用负担，同时也提高了基层医疗机构的资源利用效率，促进了农村基层医疗机构的健康发展。

（傅卫　温思瑶）

【卫生部印发《关于做好新型农村合作医疗支持手足口病防治工作的通知》】 为了充分发挥新农合在手足口病防控工作中的保障作用，维护人民群众健康，2010年7月，卫生部印发了《关于做好新型农村合作医疗支持手足口病防治工作的通知》（卫办农卫发〔2010〕127号）。通知要求各地新农合管理经办机构根据当地新农合报销药物目录和诊疗项目目录，对符合《手足口病诊疗指南（2010年版）》的药品和诊疗项目及时给予报销，将针对重症病例救治所需的静脉注入免疫球蛋白等药品纳入新农合报销范围，保证重症患者及时得到救治。同时，卫生部还要求各地新农合经办机构要以便民利民为出发点，为参合人群和定点医疗机构提供便捷、高效的服务，及时结算新农合报销补偿资金。

（丁一磊）

【卫生部加强新农合基金监管】 为了做好新农合基金使用管理工作，切实加强基金监管，2010年4月，卫生部印发了《关于规范新型农村合作医疗使用管理的通知》（卫办农卫发〔2010〕53号），要求各地合理调整和完善新农合统筹补偿方案，促进基层医疗卫生机构转变运行机制；不得改变新农合基金用途，直接补助（或变相直接补助）医疗机构。2010年卫生部副部长刘谦多次主持召开部长办公会，听取有关司局的工作汇报，研究部署基金监管相关工作。5月19日卫生部印发了《加强新农合基金监管工作方案》（卫办农卫函〔2010〕397号），明确部内相关司局在新农合基金监管工作方面的工作职责和任务分工，要求各相关司局协调配合，共同做好新农合基金监管工作。

（杨睿　丁一磊　温思瑶）

【卫生部报送《关于新型农村合作医疗制度近期进展情况的报告》】 深化医药卫生体制改革全面实施以来，在党中央、国务院的领导下，各地、各有关部门密切配合，加大力度，进一步推进新农合制度建设，取得了新的进展与成效。2010年12月28日，卫生部向国务院报送《关于新农合近期进展情况的报告》（卫报农卫发〔2010〕218号），汇报了新农合2010年各项医改任务指标的落实情况，提出了下一步工作建议。

（聂春雷　傅卫　黄磊）

【卫生部积极推进新型农村合作医疗立法工作】 根据国务院立法计划安排，卫生部在前两年新农合立法工作的基础上，认真汇总、分析各省（区、市）及新型农村合作医疗部际联席会议成员单位对《新农合条例（征求意见稿）》的建议。2010 年 3 月，卫生部组织召开专家研讨会，进一步修改完善《新农合条例（征求意见稿）》。6 月卫生部部务会讨论通过了《新农合管理条例（送审稿）》，并于7 月报送国务院法制办。送审稿共八章五十八条，明确了新农合制度的基本原则、管理体制、参加人员及其权利义务、基金管理、新农合待遇和定点医疗机构管理、新农合监管及法律责任等方面的内容。

（聂春雷　傅卫　刘桂生）

【卫生部积极推进商业保险机构参与新农合经办试点工作】 根据中共中央、国务院《关于深化医药卫生体制改革的意见》（中发〔2009〕6 号）和国务院《医药卫生体制改革近期重点实施方案（2009—2011 年）》（国发〔2009〕12 号）关于“在确保基金安全和有效监管的前提下，积极提倡以政府购买医疗保障服务的方式，探索委托有资质的商业保险机构经办各类医疗保障管理服务”的要求，卫生部积极推进委托商业保险机构参与新农合经办管理服务工作。2010 年 7 ~ 10 月，卫生部会同中国保监会赴河南省洛阳市、福建省泉州市、广东省广州市等地开展调研，并于 12 月 23 日在广州市联合召开专题会议，交流各地委托商业保险机构经办新农合业务的经验，卫生部副部长刘谦和中国保监会主席助理陈文辉出席会议并讲话。截至 2010 年底，商业保险机构经办新农合业务覆盖 128 个县（市、区），主要集中在东部地区和部分中部地区，覆盖参合人口 3455 万。

（杨青　聂春雷　傅卫　刘桂生）

【卫生部印发通知指导各地做好农村流动就业人员基本医疗保障关系转移接续工作】 为了落实人力资源和社会保障部、卫生部、财政部《关于印发流动就业人员基本医疗保障关系转移接续暂行办法的通知》（人社部发〔2009〕191 号）精神，2010 年 7 月卫生部印发了《关于做好农村流动就业人员基本医疗保障关系转移接续有关工作的通知》。要求各省（区、市）卫生行政部门积极配合省级人力资源和社会保障部门、财政部门按照通知精神，结合本地新农合工作实际制定本省（区、市）流动就业人员基本医疗保障关系转移接续的具体实施办法。要指定窗口或专人办理农村流动就业人员运行年度中退出或参加新农合业务，要与社会（医疗）保险经办机构加强沟通与协作，共同做好农村流动就业人员基本医疗保障关系的转移接续管理服务工作，确保农村流动就业人员持续基本医疗保障关系和享受待遇。

（傅卫　黄磊）

【卫生部向全国人大、全国政协汇报新农合工作情况】 为了做好“十二五”规划编制，全国人大教科文卫委员会和全国政协社会和法制委员会分别于 2010 年 4 月 15 日和 4 月 27 日听取了国家发改委、财政部、民政部、人力资源和社会保障部、卫生部等相关部委关于基本医疗保障制度建设情况的汇报并举行座谈。卫生部负责同志分别向全国人大教科文卫委员会、全国政协社会和法制委员会汇报新农合工作进展情况。汇报内容主要包括新农合工作进展情况、取得的成就和面临的主要问题，希望全国人大和全国政协继续给予新农合制度更多的关注和支持。

（聂春雷　傅卫　刘桂生）

【卫生部组织开展全国新型农村合作医疗专题培训】 2010 年卫生部继续加强各级新农合管理经办能力建设，帮助各地新农合管理人员进一步提高政策水平和管理能力。2010 年 5 月，卫生部在安徽省合肥市举办了全国新农合省级管理人员和师资培训班，结合医改任务就新农合基金监管、完善统筹补偿方案、支付方式改革、信息化建设等重点工作进行了专题培训。7 月结合卫生部援藏工作安排在拉萨市举办了两期培训班，对西藏自治区市、县两级新农合管理人员就新农合统筹补偿方案的设计与调整、基金运行与管理、定点医疗机构监管和统计报表制度与信息化建设等内容进行了培训。8 月和 10 月先后举办了 6 期新农合支付方式改革培训班，重点就基本医疗保障的概念与分类、常用医疗保障支付方式比较、新农合门诊总额预付、单病种付费、住院按床日付费等支付方式的设计、测算与监管，对各省卫生厅相关人员和部分试点县（市、区）管理人员 700 余人进行了培训，指导各地积极稳妥地开展以门诊总额预付和住院单病种付费为主的新农合支付方式改革，有效规范了医疗机构服务行为，控制了医药费用的不合理增长。

（聂春雷　傅卫　黄磊　丁一磊）

【卫生部组织新农合技术指导组加强对新农合工作的研究和指导】 2010 年卫生部新农合技术指导组围绕深化医药卫生体制改革及近期重点实施方案，深入基层调研指导、积极开展理论研究，扎实工作，履行职责，注重实践创新和理论创新，继续为巩固和完善新农合制度提供有力支持和技术保障。由技术指导组专家组成的固定联系组继续对黑龙江、福建、山东、四川、贵州等重点联系省开展定期督导调研，并及时形成督导调研报告。同时，技术指导组专家还结合监测点工作继续关注浙江、湖北、云南、吉林、四川等省的新农合工作。在对各地工作的调研督导中，技术指导组专家发挥各自优势，积极协助各地总结工作经验，发现和分析工作中的问题，因地制宜地指导各地规范和完善补偿方案，强化基金监管，提高基金使用效率，并提出针对性较强、可操作的意见和建议，对确保新农合新增基金切实用于提高参合人口的保障水平，不断提高各地的新农合管理和服务水平起到了积极的推动作用。2010年卫生部召开了两次新农合技术指导组工作会议，会议结合落实医改重点工作任务，讨论新农合的重点工作和主要任务，交流、沟通重点联系省的工作情况和部分研究课题的进展情况，总结各地在实践中积累的有益经验和成功做法，并对工作中存在的问题进行了研究分析，提出了有关政策建议。

（黄磊）

【卫生部继续组织实施2010年新型农村合作医疗管理能力建设项目】 为了提高新农合管理能力，卫生部会同财政部安排专项资金开展了新农合管理能力建设项目。该项目包含对中西部地区管理经办人员开展专项培训和县级信息化建设的补助资金，同时对8个省份的16个监测点给予补助。为配合项目实施，2010年11月，卫生部印发了《2010年新型农村合作医疗管理能力建设项目管理方案》(卫办农卫函〔2010〕966号)，对项目的实施范围、内容、时间、组织形式、资金安排、招标采购和监督检查作了具体规定，规范了项目的实施工作。

（丁一磊）

【卫生部开展2010年新农合医改任务完成情况调查】 为了确保2010年新农合医改任务全面完成，为部署安排下一阶段重点工作提供参考，2010年9月卫生部对各省（区、市）2010年的新农合医改任务完成情况进行了阶段调查。调查结果表明，全国新农合各项医改任务进展顺利，完成情况较好。截至第三季度，全国参合人口8.35亿，参合率稳定在90%以上；各级财政对新农合补助标准提高至每人每年120元，个人缴费标准也适当提高；实行门诊统筹县（市、区）数占比已超过60%；三分之二的省份统筹地区内政策范围住院费用报销比例超过60%，五分之四的省份统筹基金最高支付限额提高至全国农民人均纯收入的6倍以上；全国开展提高白血病和先天性心脏病的农村儿童重大疾病医疗保障水平试点县（市、区）数占比超过20%；统筹区域内定点医疗机构开展即时结报县（市、区）数占比超过95%；超过20%的统筹地区开展了门诊总额预付、按病种付费等新农合支付方式改革；开展新农合地市统筹的地市为43个，由卫生部门统筹管理城乡居民医疗保障的县（市、区）为145个，由商业保险机构经办新农合服务的县（市、区）为78个；国家基本药物纳入新农合报销药物目录县（市、区）数占比超过90%；将符合条件的村卫生室纳入定点医疗机构的县（市、区）占比超过80%。

（聂春雷 傅卫 黄磊）

【卫生部、财政部联合开展2010年新农合督导检查工作】 为了确保新农合平稳运行，保证基金安全，如期完成国务院提出的2010年医改重点工作中涉及新农合的目标，结合审计署审计调查发现的问题，2010年11月卫生部发出通知，要求各地开展以基金管理为重点的多种形式的督导检查工作。12月在各省自查自纠的基础上，卫生部和财政部联合对部分地区进行了抽查。督导检查工作对于规范新农合运行，打击违规行为，确保基金安全起到了积极作用。

（聂春雷 丁一磊）

【卫生部组织开展新型农村合作医疗有关课题研究】 2010年为结合深化医改，在推动新农合制度不断巩固完善和深入持续发展中加强对有关问题的研究，卫生部委托农业部农村经济研究中心、中国医学科学院信息所、首都医科大学、安徽卫生事业管理研究所、卫生部新农合研究中心等高校和科研机构开展了新农合相关专题研究。研究课题包括公共财政支持下“四位一体”的农村卫生体制运行机制及新农合的纽带作用研究、提高农村儿童大病医疗保障水平试点进展及效果跟踪评价、残疾人必需的基本辅助器具界定及纳入新农合补偿可行性研究、吉林省新农合门诊统筹和住院统筹衔接运行模式和效果、基本药物制度的实施对新农合的影响、新农合基金超支原因解析及对策、提高新农合重大疾病保障水平策略研究等研究课题，形成了有关课题研究报告和政策建议报告，一些课题的研究成果为出台新农合相关指导性文件提供了决策参考。

（黄磊）

【卫生部副部长刘谦赴河南、江苏调研新型农村合作医疗和基层卫生工作】 2010年9月28～30日和12月13～15日，卫生部副部长刘谦先后率调研组赴河南省和江苏省调研新农合和基层卫生工作。在河南调研期间，调研组一行实地调研了洛阳市、郑州市的基层医疗卫生机构和中国人寿保险公司洛阳市及伊川县新农合补助服务中心，听取了河南省卫生厅、洛阳市卫生局关于新农合制度的发展与完善、基层卫生服务体系建设、推进公共卫生服务均等化、逐步实施基本药物制度等医改工作进展汇报，并专题听取了洛阳市政府委托中国人寿保险公司经办新农合审核结算业务的工作情况。在江苏调研期间，调研组先后考察了常熟市的新农合管理中心、市乡村三级医疗卫生机构，苏州市社区卫生服务中心等机构，听取了江苏省卫生厅、常熟市人民政府关于新农合、基层卫生、深化医改等工作情况汇报。刘谦对江苏省以及苏州市和常熟市深入贯彻落实中央医改精神，细化具体政策措施，扎实推进各项医改工作所取得的成绩给予充分肯定；对常熟市有效整合资源，创新管理体制，完善信息服务，以新农合制度为基础，统筹城乡基本医疗保障，发挥医疗保障和医疗服务的协同作用，切实提高城乡居民健康水平和满意度，推动医药卫生事业与经济社会协调发展给予高度评价；希望常熟市结合深化医改继续发掘潜力，以新农合为重点，加强精细化管理，在实践中多出成绩，多出经验，探索形成具有中国特色的基本医疗卫生制度。

（杨青　傅卫　黄磊　刘桂生）

规划财务管理

【卫生规划财务管理】 2010年卫生部紧紧围绕深化医药卫生体制改革重点任务，认真贯彻落实十七届四中、五中全会和中央经济工作会议精神，深入学习实践科学发展观，不断强化卫生事业“规划”、“保障”、“监管”和“资源配置”职责，各项工作稳步推进，整体工作水平不断提升。

一、全力推进医药卫生体制改革

（一）开展医院财务与会计制度修订工作，参与《关于建立健全基层医疗卫生机构补偿机制的意见》的制订，制定了《公立医院布局与结构调整的指导意见》、《关于开展医疗机构药事服务收费试点工作的意见》和《关于推进按病种收付费试点工作的指导意见》等，多维度政策保障，推动医改纵深发展。

（二）2010年共落实中央财政卫生事业投入1086.6亿元，比2009年增加了259亿元，增长了31.3%，是中央财政投入卫生事业力度最大的一年。其中中央本级部门预算资金132.5亿元，比2009年增加了34.9亿元，增长了35.8%；医改资金953.5亿元，比2009年增加了238.1亿元，增长了33.3%。

（三）构建资金监管长效机制，创新监管手段和方式，召开专题会议并选取重点省份进行重点检查。开展内部审计人员委派、总会计师制度等试点工作，加速医改推进。

二、突出重点，竭力落实规划财务重点工作

（一）科学编制卫生事业发展“十二五”规划纲要。成立领导小组和专家咨询组，开展专题研究，建立“十二五”时期重大工程项目库，形成《卫生事业发展“十二五”规划纲要建议内容》。指导各地积极制定区域卫生规划和卫生资源配置标准。组织专家开展相关专题研究和实地调研，科学而全面地总结分析了工作进展。

（二）全力做好卫生应急及灾后恢复重建。积极做好卫生应急物资采购，为医院抢救伤员创造条件。竭力做好后勤保障，建立前方物资生活保障机制。紧急拨付卫生应急工作补助经费，协商中央下达补助地方专项资金。极力投入灾后恢复重建工作，参与制定《玉树地震灾后恢复重建总体规划》、《卫生部关于做好汶川地震灾区医疗卫生系统恢复重建和对口支援攻坚工作的通知》、《舟曲灾后恢复重建总体规划》，切实落实医疗卫生机构灾后恢复重建任务。

（三）积极推进卫生援疆、卫生援藏与卫生扶贫工作。一是继续贯彻落实中央新疆工作座谈会精神，加强领导，开展调研，召开全国卫生系统对口支援新疆工作座谈会等专题会议。二是继续贯彻落实中央第五次西藏工作座谈会精神，制定《卫生部关于推进西藏卫生事业跨越式发展和加快四川　云南　甘肃　青海省　藏区卫生事业发展的指导意见》，建立新的对口关系，评选卫生援藏先进集体和个人。三是继续大力实施中国农村扶贫开发纲要，支持贵州毕节试验区，甘肃省、内蒙古自治区及四川省牧区等欠发达地区的卫生事业建设。积极配套相关政策，推动新疆维吾尔自治区、西藏自治区及欠发达地区卫生事业跨越式发展。

（四）全面加强资金财务监管。

1. 加强预算管理，加快预算执行。加强制度建设，印发了《卫生部部门预算执行管理暂行办法》和《卫生部机关司局委托办事经费管理暂行办法》。严格预算执行，签订预算执行责任状，并以月报、约谈、座谈等多种有效形式，进一步保障预算执行。召开电视电话会议，落实资金监管的“四转变”和资金下达的“四时限”。

2. 开展专项治理，落实督导排查。开展“小金库”专项治理，完成对18家卫生部部属（管）单位、33家国有及国有控股企业、11家社会团体和公募基金会的重点检查。指导卫生部部属（管）单位开展建设项目排查工作，共排查政府投资和使用国有资金5000万元以上项目61个，其他投资3000万元以上项目两个。

（五）深入开展卫生专项建设。一是加强基层医疗卫生服务体系建设，协调安排400亿元支持20,678个业务用房建设。二是加强精神卫生防治体系建设，印发了《精神卫生防治体系建设与发展规划》、《精神专科医院建筑设计方案参考图集》。三是加强卫生监督体系建设，编制《卫生监督体系建设规划》。四是加强食品安全风险体系建设，编制《食品安全风险监测体系建设规划》。五是编制《乡镇卫生院职工生活周转宿舍建设方案》。六是推进国家鼠疫菌种保藏中心及演练基地建设。七是编制全科医师培训基地建设方案。八是加强部属管单位基建管理，协调配套预算内基建投资10.42亿元。九是编制医疗机构建设标准，完成对社区卫生服务中心（站）、精神专科医院、医用气体建筑和综合医院、传染病医院、急救中心等机构建设标准的送审稿和报批稿。

三、加强管理，着力提升规划财务工作的整体水平

（一）强化医用装备管理。研究制定了《医疗卫生机构医学装备管理办法》，进一步推进医学装备全生命周期管理。组织开展了《大型医用设备配置与使用管理办法》修订，完善PET-CT配置规划，推进集中采购并开展大型医用设备资源优化整合试点。开展对社会资本举办医疗机构大型医用设备配置和租赁相关政策等的研究。

（二）规范药品集中采购。参加全国药品集中采购工作会议，修订了《医疗机构药品集中采购工作规范》，制定了《药品集中采购监督管理办法》，组织对江西省、宁夏回族自治区、北京市和中国医药集团总公司的实地调研和对河北省、福建省、四川省、陕西省、广西壮族自治区、浙江省等8个省市的督导检查，深层次多角度推进药品集中采购工作。

（三）改革医疗服务价格。修订了《全国医疗服务价格项目规范》，召开了全国医疗服务价格工作会议，开展了全国医疗服务项目成本监测工作，配套医疗机构价格行为管理相关文件，推动各地医疗服务价格调整，理顺医疗服务价格体系。

（四）保障国有资产完整。加强卫生部部属（管）事业单位国有资产的使用管理和土地监管。做好人民卫生出版社转制、泰德公司改制上市等事业单位所办企业资产管理。完成了2009年度企业财务决算、国有资产统计报表编制工作。

四、完善机制，强力保障业务工作科学发展

（一）理顺工作职责，健全工作机制。调整与卫生部办公厅之间的职责，将“负责部机关规划建设及财务资产管理”职能划转。理顺职责，将原财务与资产管理处按宏观管理和微观管理两个层面拆分为财务管理处和预算管理处。理顺与项目资金监管服务中心工作机制，制定工作规范。不断调整、细化，进一步做精、做强“规划”、“保障”和“监管”工作。

（二）建设“四个平台”，创新工作方法。一是建设政府医改投入监测与评价平台，及时掌握政府医改投入情况，并于2010年选取5个省份开展动态监测。二是建设卫生专项资金监管平台，实行专项资金执行情况报告制度，保障资金安全。三是建设“十二五”规划编制交流平台，上传相关文件，供各地交流沟通、互相借鉴、相互学习。四是建设卫生规划财务信息交流平台，有效整合卫生总费用、全国卫生年报、药品招标采购、大型医用设备配置等数据信息，为新一轮医改提供信息保障。

（李斌）

【开展“十二五”规划纲要研究制订工作】 2010年卫生部启动了卫生事业发展“十二五”规划纲要的研究制订工作。一是开展了“十一五”规划执行情况的评估工作。二是在“健康中国2020”战略规划研究和“医疗卫生体制改革和总体发展思路”研究工作基础上，组织开展了一系列“十二五”期间卫生事业发展重大专题研究工作。三是建立了“十二五”规划编制工作平台，供工作布置、资料交流、信息互通和经验共享使用。

2010年8月，卫生部成立了卫生事业发展“十二五”规划编制工作领导小组及专家咨询组，提出了“十二五”规划编制工作计划。2010年9月，提出了拟纳入国家“十二五”规划《纲要》的相关内容，主要包括重要指标，重大战略任务、重大工程项目和重大行动计划，重大改革和政策等内容。同时开展了《“十二五”完善基本公共服务体系规划》、《“十二五”现代服务业发展规划》、《促进城镇化健康发展规划》等国家“十二五”专项规划的研究编制工作。此外，在前期“十二五”规划编制工作基础上，进一步总结了“十一五”规划实施取得的成绩，分析了存在的矛盾和问题，提出了“十二五”期间卫生事业发展思路、发展目标、具体指标、重点工作、保障措施以及卫生系统重大工程项目和重大行动计划等。

（王维夫）

【研究制订公立医院布局与结构调整规划】 按照深化医药卫生体制改革的要求和工作分工，卫生部启动了《开展试点城市公立医院布局与结构调整工作的指导意见》（以下简称《指导意见》）的研究制订工作。经多次实地调研和专题研讨，形成了《指导意见》征求意见稿。提出各地的公立医院布局与结构调整工作要从当地实际出发，与区域内经济社会发展水平相适应；要坚持公平与效率统一，政府主导与发挥市场机制相结合；要发挥公立医院的主导作用，满足人民群众基本医疗服务需求；要坚持存量调整与增量优化相结合，提高资源使用效率；要合理确定公立医院的功能定位，建立完善的分工协作机制；要坚持走以内涵建设为主的发展道路，实现健康、可持续发展；要坚持基础设施等硬件调整和体制机制改革并重，加快推进公立医院的综合改革。

（王维夫）

【召开全国区域卫生规划工作座谈会】 为了优化卫生资源配置，推动各地做好区域卫生规划、卫生资源配置标准制定以及公立医院布局与结构调整工作，卫生部于2010年10月12～14日在上海市召开了全国区域卫生规划工作座谈会。参加会议的有来自31个省（区、市）卫生厅（局）以及16个公立医院改革国家联系试点城市相关负责同志。部分省（区、市）介绍了本地区制订卫生资源配置标准和组织实施区域卫生规划的工作情况，部分试点城市介绍了制订区域卫生规划和开展公立医院布局与结构调整工作的进展。会议邀请了有关专家分别就区域卫生规划、卫生资源配置标准制订以及公立医院布局与结构调整工作做了专题讲座。

（王维夫）

【完成医疗服务价格项目规范修订工作】 聘请全国508位临床专家，历时2年多时间，经过修订、论证、审核、征求意见、再修改五个阶段，先后召开不同形式的会议200多次，完成了医疗服务价格项目规范修订工作。修订后的框架增加了“基本人力消耗及耗时、技术难度、风险程度、低值耗材、价格相对值”等内容，体现了医疗服务项目的成本要素，尤其体现了反映医务人员技术劳务价值的成本因素。实现了《改革药品和医疗服务价格形成机制的意见》中对价格项目外另行收费的医疗器械品种建立目录管理的要求。新修订的医疗服务价格项目规范为各地调整医疗服务价格提供了依据；规范了医疗服务价格行为，客观上避免了乱收费；也为医疗服务收付费方式改革奠定了基础。

2010年12月，卫生部与国家发展和改革委员会分区域联合召开了地方两个部门征求意见座谈会，听取各地对进一步完善项目规范的意见，同时要求各地按照医改精神，做好与2011年调整医疗服务价格工作相衔接的宣传和准备工作。

（朱佩慧）

【开展按病种收费工作】 按照深化医药卫生体制改革要求，卫生部开展了按病种收（付）费试点的前期工作，确定了开展按病种收（付）费试点的工作思路：简单起步、循序渐进、试点先行、逐步推开。

明确了选择病种的基本原则：诊断明确、技术成熟、并发症少、疗效确切。在卫生部印发临床路径的112个病种中，选定了104个收费病种，涉及15个专业，其中普通外科13个、胸外7个、骨科9个、泌尿外科10个、心脏外科7个、神经外科2个、眼科7个、耳鼻喉1个、妇产科22个、肿瘤13个、口腔2个、小儿外科4个、消化2个、血液4个、肾内1个。其中包括在新型农村合作医疗试点的儿童急性白血病和先天性心脏病两类重大疾病的6个病种。依据卫生部印发的临床路径，确定了每个病种的入院标准、出院标准、最短住院日、变异条件、基本服务项目和选择服务项目等，形成了病种规范表作为按病种收费管理的依据。起草了《关于开展按病种收费试点工作的指导意见（征求意见稿）》（以下简称《指导意见》），明确了试点工作目标、主要步骤和组织领导等内容。

2010年7月，卫生部将以上内容正式转交国家发展和改革委员会。国家发展和改革委员会、人力资源和社会保障部、国务院纠风办机关组等多次协商后，在《指导意见》的基础上，起草了《关于推进按病种收费试点工作的指导意见》。

（朱佩慧）

【开展医疗服务价格项目成本监测工作，召开全国医疗服务项目监测定点医疗机构工作会议】 为了做好医疗服务项目成本测算工作，指导各地调整医疗服务价格，理顺医疗服务比价关系，并为医疗机构加强成本核算工作提供依据，在2009年成本测算工作的基础上，继续开展了成本测算相关工作。召开了全国医疗服务项目监测定点医疗机构工作会议，总结分析了2008年测算结果，布置了2009年和2010年成本测算工作。从总体上看，2008年选择的120种监测医疗服务项目中，项目成本大于收费标准的项目数量比例在省、市和县级医院分别为86%、93%和94%。这表明绝大部分服务项目的成本要高于目前的收费标准。从整体上看，反映医务人员技术和劳务价值的医疗服务项目，如床位费、护理费等，项目成本均大于目前的收费标准。成本小于收费标准的医院服务项目多是利用大型设备开展的检查类服务项目和利用高新技术开展的治疗类服务项目。

（朱佩慧）

【召开全国医疗服务价格工作会议】 为了推动各地进一步做好医疗服务价格工作，研讨有关价格问题，召开了全国医疗服务价格工作会议。全国31个省（区、市），5个计划单列市以及16个公立医院改革国家联系试点城市卫生部门负责医疗服务价格工作的有关同志参加了会议。会议围绕医疗服务价格管理存在的问题、设置药事服务费、按病种收付费方式改革等问题进行了交流和讨论。上海市、天津市、福建省在会上介绍了本省（市）医疗服务价格管理工作情况。与会代表表示将继续按照“总量控制、结构调整”的原则，理顺各地医疗服务价格，提高偏低的医疗服务技术劳务价格，降低药品和医用耗材价格，完善医疗机构补偿政策，控制医药费用不合理的增长。按照医改要求，配合“护理示范工程”活动，拟协调相关部门，调整护理收费。

（朱佩慧）

【改革公立医院补偿机制，研究设立药事服务费】 按照深化医改的要求，卫生部提出了设立药事服务费的具体工作思路，提交给国家发展和改革委员会。国家发展和改革委员会在此基础上，形成了《关于设立药事服务费等有关问题的指导意见》(以下简称《指导意见》)，并召集卫生部、人力资源和社会保障部、国务院纠风办机关组等进行了多次协商和征求意见。《指导意见》初步明确了以下内容：按照弥补药事服务合理成本原则设立药事服务费；药事服务费分为门诊和住院两部分，门诊以处方为计价单位，住院以床日为计价单位；设立药事服务费要试点先行，逐步推进；取消药品加成应与增设药事服务费同步实施；药事服务费应纳入医疗保险报销范围等。另外，还开展了药事服务成本的测算工作，为各地制定药事服务费提供依据。

（朱佩慧）

【理顺行政事业性收费工作】 为了保证护士执业资格考试的顺利开展，按照《护士条例》，卫生部向财政部和国家发展和改革委员会提出了设立护士执业资格考试收费的申请。为提高医师资格考试质量，鉴于医师考试实践技能考试内容和组织形式的变化，向财政部和国家发展和改革委员会提出了调整医师资格考试收费的申请。按照收入收缴改革要求，协调卫生部党校进修班收费事宜。针对审计部门对国家疾控中心提出的有关收费存在的问题，协调国家发展和改革委员会调整收费标准。

为了进一步加强涉企相关收费管理，优化企业生产经营环境，按照财政部、国家发展和改革委员会、民政部等部门的要求，对中央本级的行政事业性收费，卫生部部直属单位的经营服务性收费、业务主管社会团体的涉企收费进行了清理规范。

（朱佩慧）

【协调有关部门做好玉树地震等自然灾害灾后紧急救援物资保障工作】 青海省玉树县地震发生后，卫生部第一时间派员赶赴救灾前线，了解救灾需求，并及时与青海省卫生厅等相关部门联系，连夜为青海采购28台血滤机、20台呼吸机、20台移动X光机、50台监护仪和200台输液泵，为医院抢救伤员创造了条件。同时，建立了前方物资生活保障机制，建立了前方组食堂，为中国疾病预防控制中心移动P3实验室解决生活保障问题，为部、省前方组以及国家、省疾控中心等单位前方工作人员提供生活保障。此外，做好灾害发生后的第一手信息收集，落实专人负责调查了解此次地震灾害中医疗卫生系统因灾受损情况，测算恢复建设投资需求，为灾后重建工作提供可靠的数据支持。

（王维夫）

【参加部分地区经济社会发展规划调研工作】 2010年卫生部先后参加了国家发展和改革委员会组织的成都市、重庆市、内蒙古自治区及河北省沿海等多个经济社会发展的专题调研，听取了地方政府与卫生行政部门的工作介绍，对医院、社区卫生服务中心等医疗卫生机构进行了调研，对上述地区卫生事业发展取得的成绩、存在的问题进行了全面地分析，提出了促进上述地区卫生事业发展的政策建议，并形成了相应的调研报告，为国家出台上述地区的区域性经济社会发展规划提供参考。

（王维夫）

【继续加强医疗服务价格行为管理，制定《医疗机构内部价格管理暂行规定》】 为了全面贯彻落实国务院第三次廉政工作会议精神，加强医疗机构内部价格管理，规范医疗服务收费行为，促进医药卫生事业改革和发展，维护患者与医疗机构的合法权益，结合医疗机构医药价格管理工作的特点，根据《中华人民共和国价格法》、《中共中央 国务院关于深化医药卫生体制改革的意见》（中发〔2009〕6号）及《关于印发改革药品和医疗服务价格形成机制的意见的通知》（发改价格〔2009〕2844号）等有关政策法规，研究制定了《医疗机构内部价格管理暂行规定》。本规定适用于各级各类政府举办的医疗机构。共分七章二十七条，包括总则、组织机构、机构职责和岗位职能、管理制度、信息化管理、监督检查和附则等。对于人员配备，明确要求各级医疗机构按照实际开放床位数配备专职价格管理人员：设有床位且500张床位以下设立1～2名，501～1500张床位设立2～3名，1500张床位以上设立3～5名。各业务科室（部门）设置兼职价格管理人员，每个业务科室（部门）至少设1名。

（朱佩慧）

【积极推进政府主导、以省为单位的网上药品集中采购工作】 2010年2月，卫生部和国务院纠风办联合召开了全国药品集中采购工作会议，回顾总结了2009年的工作，对2010年的工作作出了全面安排和部署。为保障药品集中采购工作的规范进行，根据各地的工作实际和要求，针对新时期药品集中采购工作所面临的形势和任务，结合药品集中采购工作中的经验和教训，卫生部对2001年发布的《医疗机构药品集中采购工作规范（试行）》（卫规财发〔2001〕308号）进行了修订和完善，进一步明确了各方职责，规范了工作流程，细化了技术要求，促进各地工作的规范统一。2010年7月，卫生部、国务院纠风办、国家发展和改革委员会等7部委联合印发了《医疗机构药品集中采购工作规范》（以下简称《工作规范》）和《药品集中采购监督管理办法》（以下简称《管理办法》）。为了保证文件得到切实落实，卫生部与国务院纠风办于2010年7月21～23日联合举办药品集中采购工作培训班，邀请各省（区、市）政府纠风办和卫生厅局主管药品集中采购的具体负责同志以及药品集中采购中心的具体负责同志参加，对《工作规范》和《管理办法》进行了专题培训。截至2010年底，已有29个省（区、市）建立了正式列编的工作机构，所有省份均建立了政府主导的网上采购平台，全面实现了以省（区、市）为单位组织药品集中采购，全国各省（区、市）以省为单位新一轮网上非基本药物集中采购都已结束。

（王维夫）

【开展新型农村合作医疗筹资和保障水平预测分析】 2010年3月，卫生部对陕西省神木县全民医疗保障制度建设情况进行了现场调研，全面了解了神木全民医疗保障制度的筹资情况、报销政策及费用控制措施，比较了全民医疗保障制度实施前后神木居民医疗费用报销情况的变化。结合神木全民医疗保障制度的基本情况对全国及农村居民的筹资与保障水平进行了分析预测，为“十二五”期间卫生筹资与保障指标提供参考。

（王维夫）

【2010年中央财政继续加大卫生投入】 2010年中央财政通过卫生部共下达医改资金953.5亿元，比2009年的715.4亿元增加238.1亿元，增长了33.3%。其中，国家基本公共卫生服务项目补助资金108.8亿元，医改重大公共卫生专项资金225.7亿元，新型农村合作医疗基金补助资金399亿元，基层医疗卫生服务体系建设资金200亿元，精神卫生防治体系建设资金20亿元。此外，2010年还安排卫生机构救灾防病和灾后修复资金0.6亿元。

通过积极协调有关部门落实医改资金，有力地保障了医改各项工作顺利实施。一是新型农村合作医疗（以下简称新农合）制度进一步完善，参合率持续稳定在90%以上，参合人数达8.35亿人；筹资和保障水平进一步提高，农村儿童重大疾病医疗保障试点工作有序推进。另外，会同财政部及时调整了2010年新农合资金拨付办法；组织开展新农合基金财务内控制度研究；配合审计署开展专项调查等。二是基层医疗卫生服务体系建设进一步加强。安排200亿元支持891所县级医院、1620所中心乡镇卫生院、1228所城市社区卫生服务中心和11,250所边远地区村卫生室业务用房建设；安排54亿元用于县级医院设备购置；安排20亿元支持116个精神卫生专业机构建设，安排11亿元用于设备购置。三是基本公共卫生服务均等化进一步推进。全国人均基本公共卫生服务经费补助标准达到17.3元，9类国家基本公共卫生服务项目广泛开展，重大公共卫生项目稳步实施，新增艾滋病母婴阻断、食品安全、职业病防治、国家卫生应急队伍建设、国家临床重点专科建设、社会资本举办社区卫生机构和乡镇卫生院设备补助等重大专项。

（郝静）

【开展中央补助地方公共卫生专项资金执行情况督导检查】 2010年4月和6月，卫生部、国家中医药管理局、卫生部项目资金监管服务中心组织有关专家对天津市、内蒙古自治区、吉林省、福建省、河南省、湖北省、甘肃省、新疆维吾尔自治区等8省（区、市）开展了综合督导检查。督查内容包括3个方面：一是卫生系统开展工程建设领域突出问题专项治理工作自查自纠情况。二是2008年第四季度以来中央安排的扩大内需建设项目实施情况。三是2009年度实施的15岁以下人群补种乙肝疫苗、农村妇女孕前和孕早期增补叶酸、贫困白内障患者复明、农村改水改厕、农村妇女两癌检查、农村孕产妇分娩补助以及中西部地区农村卫生人员培训、中西部地区卫生监督人员培训、城市社区卫生人员培训和万名医生支援农村项目等10个重大公共卫生服务项目。督查组采用听取汇报、现场察看、访谈和查验资料等方式，完成了现场督导活动。

（王敏）

【积极参与深化医药卫生体制改革，做好政策制定研究工作】 针对医改工作中的重点和难点问题，研究制定相关指导意见和配套政策，切实推动医改实施。一是在修改完善相关财会制度方面。会同财政部积极开展《医院财务制度》和《医院会计制度》修订工作，研究提出了《基层医疗卫生机构财务制度》和《基层医疗卫生机构会计制度》。二是在推动国家基本药物制度方面。积极参与了《关于建立健全基层医疗卫生机构补偿机制的意见》的研究制定工作；会同财政部、国家发展和改革委员会等部门联合印发了《2009年基层医疗卫生机构实施基本药物制度和综合改革以奖代补专项资金管理办法》。三是在推进公立医院改革试点方面。积极参与了《关于进一步鼓励和引导社会资本发展医疗卫生事业的若干意见》研究制订工作。

（陈小可）

【积极应对重大公共卫生事件，做好经费保障工作】 一是积极开展青海玉树地震抗震救灾工作。青海玉树地震发生后，积极协调财政部，加大经费支持，明确经费保障机制，密切联系青海省卫生厅做好抗震救灾经费、物资保障工作。协调财政部安排7亿元综合财力补助资金，专项用于青海玉树地震灾区受灾群众搜寻、灾民安置、灾区卫生防疫以及受灾伤员医疗救治等工作。协商财政部提前下拨2010年鼠疫防控中央补助地方专项资金，特别是加大对青海省鼠疫防控工作支持力度，安排资金1250万元，用于疫情监测、疫情处置、人员培训、重点地区疫情防控和菌库能力建设等。考虑到玉树地区鼠疫防控工作严峻形势，为维护社会稳定，保障恢复重建工作顺利开展和青藏铁路安全运行，单独安排青海鼠疫防控专用车购置经费360万元。会同财政部、民政部联合印发了《关于妥善解决青海玉树地震灾区伤病人员有关问题的通知》，明确中央财政根据接收伤病人员数量，按照平均每人2.4万元给予医疗费用补助，按照平均每人0.2万元的标准给予救治期间的生活和返程费用补助。中央财政补助经费如有不足，由接收地省级财政安排经费帮助解决。二是认真开展甘肃舟曲救灾保障及灾后恢复重建工作。舟曲特大泥石流灾害发生后，及时与财政部协商落实救灾资金，为甘肃省安排5亿元资金用于灾区抢险救灾、受灾群众转移安置和生活救济、伤员救治和卫生防疫、基础设施修复和堰塞湖处理以及因灾倒塌房屋恢复重建等工作。积极协助有关部门做好灾害损失评估和《舟曲灾后恢复重建总体规划》编制工作。三是为了支持各地做好救灾防疫工作，积极协调财政部落实吉林省、湖南省、四川省等15个地区救灾防疫资金5450万元，其中救灾防疫2400万元，灾后修复

3050万元。

（陈小可）

【修订《医院财务制度》和《医院会计制度》】 现行《医院财务制度》、《医院会计制度》于1998年出台，对加强医院财务管理、规范医院收支行为起到了积极作用。为了适应当前财政体制改革和深化医药卫生体制改革的要求，2008年以来，财政部会同卫生部开始进行制度修订工作。2010年7月将《医院财务制度》、《医院会计制度》的征求意见稿全面征求卫生部有关司局、卫生部部属（管）医院和各省（区、市）卫生厅局意见。根据各地和有关部门的反馈意见，又与财政部进行了集中研究，进一步进行了修改。修订后的《医院财务制度》、《医院会计制度》主要变化表现在以下几个方面：一是进一步强化预算管理，要求每个医院都要编制本单位的部门预算，进一步强化医院各项支出必须先有预算才能支出的观念。二是进一步强化成本核算，专门提出“费用管理”和“成本管理”两部分规定。三是增加了风险基金，专门用于医院购买医疗风险保险或实际发生的医疗事故赔偿。四是增加了固定资产折旧规定。对固定资产采用平均年限法计提折旧，不再区别财政补助资金和医院自有资金，均计提折旧。同时，修订后的制度在对外投资、医院运行经济指标、收入确定、支出管理等方面细化了具体管理要求。

《医院财务制度》、《医院会计制度》已于2010年12月29日由财政部正式印发。

（任璐）

【研究制订《基层医疗卫生机构财务制度》和《基层医疗卫生机构会计制度》】 为了配合基层医疗卫生机构综合改革，适应基层医疗卫生机构财务会计制度改革发展要求，2010年4月研究提出了《基层医疗卫生机构财务制度》和《基层医疗卫生机构会计制度》，并多次召开中央和地方卫生、财政部门座谈会征求意见，形成征求意见稿。将《基层医疗卫生机构财务制度》和《基层医疗卫生机构会计制度》征求意见稿全面征求卫生部有关司局、卫生部部属（管）医院和各省（区、市）卫生厅局意见，根据各地和有关部门的反馈意见，与财政部进行了集中研究，进一步进行了修改。《基层医疗卫生机构财务制度》和《基层医疗卫生机构会计制度》已于2010年12月31日由财政部正式印发。

（任璐）

【加强医改投入资金监管，提高资金使用效率】 随着政府医改投入资金的不断增加，积极探索加强医改资金监管方式，委托卫生部卫生发展研究中心拟建立医改重大专项项目库，委托卫生部项目资金监管服务中心制定了《公共卫生专项资金执行情况监测信息系统及项目监管信息化建设方案》以及《卫生专项转移支付资金监管办法》，通过多种途径大力加强监管力度，创新监管方式，保障医改资金安全规范使用，确保按期保质完成各项医改任务。

（郝静）

【加强新型农村合作医疗基金管理】 一是配合财政部联合印发《关于调整中央财政新型农村合作医疗补助资金拨付办法有关问题的通知》，要求从2010年开始，中央财政采取“当年全额拨付、次年据实结算”的办法，同时明确各级财政补助资金的到位时间，强化地方各级财政、卫生部门以及省级财政专员办对新型农村合作医疗（以下简称新农合）补助资金的管理责任。根据拨付办法，协商财政部，下拨中西部地区22省（区、市）和东部6省2010年新农合中央财政补助资金。二是研究制定规范新农合基金使用管理的通知，对新农合基金性质、合理调整和完善新农合统筹补偿政策、规范新农合基金使用管理，确保基金安全运行提出意见和要求。三是组织开展新农合基金财务内控制度研究，针对新农合基金运行监管中出现的新情况和新问题，结合新农合基金财务制度的执行，明确基金管理的关键环节和关键点，研究起草了《新农合基金内控制度（征求意见稿）》和《新农合基金财务资料管理规范（征求意见稿）》，拟进一步征求各地意见后印发。四是配合审计署对辽宁省、黑龙江省、河南省、安徽省、江苏省、福建省、湖南省、湖北省、四川省等9省45个县（市、区）2009年1月至2010年5月新型农村合作医疗基金使用情况开展专项调查工作，对审计署调查报告及时提出反馈意见，落实审计署建议。针对审计署调查结果报告中提出的问题，在2010年9月召开的加强医改资金监管工作会议上作了专门通报，督促各地进一步加强新农合基金管理工作。

（任璐）

【推动医改投入监测与卫生总费用核算工作】 为了进一步及时了解和掌握各级政府医改投入规模、分配和使用等情况，推动医药卫生体制改革各项任务落实，进行政府医改投入监测平台建设，组织开展政府医改投入监测工作。印发了《卫生部办公厅关于开展政府医改投入监测工作的通知》，要求各地按照要求按时报告本地区政府医改投入的基本信息，及时反映各级政府医改投入情况。截至2010年12月底，全国已经有11个省市相继完成了医改投入监测报送工作，其中吉林省、浙江省、江西省和甘肃省4省还组织了集中培训，形成了工作报告，初步建立了省、地市、县级医改投入统计、测算和报告制度。为了进一步推进医改投入监测工作，印发了《关于进一步做好卫生总费用核算和政府医改投入监测工作的通知》，对各地卫生总费用核算工作和政府医改投入监测工作提出工作要求，进一步推动各地区加大政府医改投入，落实医改各项任务。

改革开放30多年来，我国卫

生总费用稳步增长，卫生总费用从1978年的110.2亿元增长到2009年的17,541.9亿元，占GDP比重从3.02%上升到5.15%；2009年我国卫生总费用中政府、社会和居民个人卫生支出所占比重分别为27.5%、35%和37.5%。经过多年推进，卫生总费用核算工作已经在全国20个省份和青岛市开展了比较规范的理论研究和实践应用，为国家和各地区调整和制定卫生经济政策，调整和配置卫生资源提供了有力的数据支持。2010年开始建立卫生总费用数据管理与查询系统，逐步实现卫生总费用数据信息化，满足政策需求，促进卫生总费用核算工作长远发展。

（任璐）

【改革资金下拨方式，加快资金拨付速度】 为了进一步加强卫生项目资金管理，加快推进医改项目执行进度，召开了全国卫生系统加强资金监管落实医改任务电视电话会议，通报了2010年上半年卫生项目资金督导检查检查和审计署对新农合基金专项调查情况，卫生部党组书记、副部长张茅对进一步加快推进医改项目执行、加强资金监管工作作了重要讲话，要求各地进一步加强卫生项目资金监管，确保资金及时拨付到位，真正管好用好专项资金。会同财政部、国家中医药管理局于2010年12月7日召开加快医改任务和资金执行电视电话会议，范围覆盖到各地地市级以及县级卫生、财政、中医药管理部门。卫生部副部长陈啸宏、财政部副部长王军、国家中医药管理局副局长吴刚到会作重要讲话，对各地进一步加强医改资金监管、加快医改资金执行执行提出明确要求。

针对各级财政拨付医改资金速度较慢而影响工作进度的实际状况，协调财政部采取预通知、后拨款方式，提前告知地方下年度医改资金初步安排情况，促进各地及早谋划相关医改工作。截至2010年11月底，已预通知地方2011年医改重大专项资金部分计划数77亿元，2011年基本公共卫生服务项目部分补助经费87亿元和新农合基金部分补助资金279亿元，共约443亿元。

（任璐）

【积极开展强农惠农资金专项清查工作】 按照中央要求，积极参与强农惠农资金专项清查工作，参加由财政部牵头，监察部、国务院纠风办、审计署、国家发展和改革委员会等18个部门组成的强农惠农资金专项清查工作部级领导小组（以下简称部级领导小组）工作。卫生部专项清查工作，按照职责分工、协调配合的工作机制，明确专项清查任务，突出专项清查重点，严查违规违法行为，建立长效监管机制，共同做好专项清查工作。在自查自纠阶段，督促指导各地卫生系统按照专项清查工作要求，对2007—2009年各级财政预算安排的新农合补助资金使用管理情况进行了严格自查。专项清查工作进入重点检查和督查阶段后，为做好卫生部分管片区督查工作，召开领导小组成员单位工作协商会议，集中研究安排重点检查阶段督查工作，研究制定了《卫生部分管片区强农惠农资金专项清查工作督查方案》，抽调专门人员组成两个督查工作组于2010年9月5日分赴四川省和西藏自治区进行督查。根据督导检查情况，汇总起草了《四川省强农惠农资金专项清查工作督查报告》和《西藏自治区强农惠农资金专项清查工作督查报告》。

（任璐）

【发挥全国财务年报的参与决策作用】 一是完成2009年全国财务年报汇审工作。2010年4月，组织各省（区、市）卫生厅（局），新疆生产建设兵团及计划单列市卫生局召开了全国卫生财务报表汇审会议，审核汇总2009年卫生财务报表，交流卫生财务工作经验。根据全国汇总数据，整理印发了《2009年全国卫生财务年报资料》，并分送各省（区、市）卫生厅（局），新疆生产建设兵团及计划单列市卫生局。二是研究起草了2009年度全国财务年报分析报告。为做好全国卫生财务年报分析工作，委托卫生部卫生发展研究中心的专家对2009年度全国卫生财务年报进行了初步分析，起草了《财政对卫生事业投入加速增长》、《医疗卫生机构财务状况基本稳定》、《医疗费用上涨速度放缓》和《医疗机构负债增长快于资产增长》等4个报告，印送各省（区、市）卫生厅（局），为各级领导决策提供依据。三是做好2010年卫生财务年报布置工作。为做好2010年度全国卫生财务报表编报工作，向各地下发通知，布置2010年卫生财务年报编报工作。对财务年报的报表格式、内容以及报送时间等提出了工作要求，进一步提高2010年卫生财务年报报表质量。

（任璐）

【制定印发《卫生部部门预算执行管理暂行办法》】 为了适应当前医药卫生体制改革与预算管理改革形势和实际需要，进一步加强预算管理、加快预算执行，根据国家有关财经法律法规制度和财政部、卫生部预算管理有关规定，结合工作实际，制定了《卫生部部门预算执行管理暂行办法》。该办法规定，一是预算执行实行责任制，各单位是预算执行的责任主体，预算执行部门负责人是预算执行的直接责任人，年度预算批复后，各单位主要负责人签订预算执行责任书；二是实行预算编报科学决策，要集体讨论、集体研究、集体决策，并严格实行专家论证，为预算执行奠定良好基础；三是科学编制年度预算执行计划，“二上”预算后就要研究编制执行计划，要与业务工作开展和项目实施需要相衔接，保证当年预算当年完成；四是建立预算安排与预算执行挂钩制度，在安排下年度部门预算时，将单位整体预算执行进度作为重要考核依据。将2010年6月和9月作为考核节点，明确相应进度要求；五是建立预算执行进度月报制度、通报制度和约谈制度，及时沟通信息，督促加快执行；六是加强监督检查，建立单位内部和外部监督检查相结合，事前、事中和事后监督检查相结合，日常监督检查和专项监督检查相结合的监督检查机制，保障资金使用合法合规。该办法已于2010年6月3日在卫生部部属（管）单位和卫生部机关司局执行。

（韩冰）

【加强预算管理，加快预算执行】 2010年卫生部采取有效措施，努力实现预算编制的科学、规范和透明，确保预算资金分配、支付和使用过程的规范性、安全性和有效性，不断加快预算执行进度，提高财政资金使用效益。一是完善工作机制，突出科学民主决策。规范预算申报和调整程序，完善重大决策集体研究制度，不断强化卫生部预算管理工作委员会集中研究审议部门预算草案、预算执行管理办法和预算执行重大事项的机制作用。二是加强制度建设，突出规范执行管理。制定印发了《卫生部部门预算执行管理暂行办法》和《卫生部机关司局委托办事经费管理暂行办法》。三是加强预算执行管理，突出工作责任落实。签订预算执行责任状，明确预算执行责任，逐月通报预算执行进度，重点约谈预算执行进度较慢、资金结余较多的单位，加大资金统筹安排力度，适时召开预算执行工作座谈会。四是严格预算审批，突出委托办事审核。明确预算支出审批程序，重点做好委托办事审批管理，严格把握委托办事标准，在重点保证委托办事质量和实施效果基础上，加强无事由委托、超预算委托和超标准预算委托的审核力度。五是加强业务培训，突出建立预算理念。建立预算管理培训制度，举办业务司局、预算单位财务人员、管理人员参加的预算管理培训班，根据预算执行实际情况，适时组织召开业务司局会议，与相关司局座谈分析预算管理工作。六是推进绩效考评，突出资金安全有效。从2008年起，连续3年开展绩效考评试点工作。不断完善相关机制和指标体系，加大绩效考评工作力度，逐步扩大绩效考评项目范围，规范绩效考评工作程序，积极推进预算支出绩效评价工作。七是实行预算公开，加强监督，提高预算透明度。在研究年度预算安排时，组织多方面专家对项目进行公开评审，在年度预算工作会上，及时向预算单位公布预算安排情况，主动向社会公开卫生部2010年部门预算。

（韩冰）

【认真贯彻政府采购法，提高政府采购工作水平】 一是严格政府采购审批管理。进一步做好政府采购进口产品审批报送工作，按照《政府采购法》和《政府采购进口产品管理办法》等规定，加强了对卫生部部属（管）预算单位政府采购进口产品和变更采购方式申请的指导和培训工作，卫生部部属（管）预算单位报送申请材料的规范性和及时性等方面有了明显提高，依法依规采购意识显著增强。2010年共向财政部报送并审批同意进口产品采购申请126批次，采购预算12.57亿元。二是为确保政府采购工作公开、公平和公正，防止政府采购不正当交易行为出现，堵塞管理与操作执行的漏洞，按照《政府采购法》和《卫生部政府采购实施细则》等有关规定，组建政府采购领导小组和工作小组，积极参与政府采购重点环节监督和指导工作，集中决策政府采购过程中的重大事项，确保采购公开透明、合规、合法。2010年政府采购工作小组顺利完成了“无偿献血表彰证书印制”项目、“艾滋病防治”项目、“平板血管机采购”项目和“母婴三证印制”项目的政府采购工作，未发生重大投诉和质疑以及违法违规行为。

（仇月光）

【做好中央级科学事业单位修购专项资金的管理】 一是打好基础，会同中国医学科学院组织相关科研院所认真按照修缮购置专项工作规划，区分轻重缓急，科学合理地编制预算。二是强化审核，组织卫生系统和专业咨询评审机构的业务专家和财务专家，对各单位申报项目进行专业评审，保证预算编制的科学性、合理性。三是加强沟通，积极协调财政部落实资金（2010年中央财政安排卫生部科研单位修购专项资金1.9亿元）。

（韩冰）

【加强国有资产管理】 在依法依规做好卫生部部属（管）单位国有资产处置、使用等基础性管理工作的同时，重点完成以下工作：一是贯彻落实中共中央办公厅、国务院办公厅深化中央各部门各单位出版社体制改革的精神，按照新闻出版总署、财政部有关文化企业转制工作基本规程和政策，积极协调财政部等相关部门，推进部属人民卫生出版社、中国协和医科大学出版社等4家文化单位的转企改制工作。二是完成部属（管）行政事业单位国有资产年度决算工作，截至2010年底，部机关本级资产总额为4.24亿元，卫生部部属（管）事业单位资产总额为917.69亿元。三是完成企业财务会计决算、国有资产统计决算工作，截至2010年12月31日，卫生部部属（管）单位所办国有全资及国有控股企业国有资本权益总额为38.04亿元，相比2009年末净增加4.38亿元，增幅13.02%，实现了国有资产的保值增值目标，保证了国家所有者权益稳定增长。

（杜宜宣）

【完成临床学科重点项目评审立项工作】 一是组织召开重点项目建设座谈会，就2010—2012年度重点项目重点支持的领域和方向以及进一步加强项目管理征求专家意见。二是制定印发通知，明确2010—2012年度重点项目选择的基本条件、重点支持领域和方向，并对申报工作提出要求。三是细化和完善2010—2012年重点项目评审程序与要求，制定严格的评审程序和纪律，制定处罚措施和通报制度，对于重点环节和程序加大监管力度，维护项目评审的严肃性和公平性。四是会同中华医学会组织专家对申报项目进行两轮评审，着重从专家选择、评审程序和评审要求上严格把关，保证评审工作公平、公开、公正。卫生部部长陈竺出席终审会议并发表重要讲话。五是协调财政部，争取加大资金支持力度。六是开展绩效评估和项目总结工作，对以前年度重点项目执行情况和取得成果进行评估，总结经验，完善机制，推进部属（管）医院临床学科重点项目辐射和引领作用。

（韩冰）

【进一步完善科技重大专项资金管理】 按照财政部要求，完善制度，采取措施，切实加强科技重大专项资金管理。一是组织科技、财务和设备等方面专家，对卫生部牵头组织实施的科技重大专项2010年立项课题预算进行专业评审，保证预算申报质量。二是积极协调财政部落实预算资金（2010年重大传染病防治和新药创制两个科技重大专项资金60.1亿元），及时解决预算执行中的问题，加快资金支付进度。三是强化《民口科技重大专项资金管理暂行办法》落实，严格执行特设账户管理制度，配合财政部做好资金动态监管。四是做好科技重大专项进口物资免税申请工作，及时传达国家有关税收政策，组织专家对各单位申报材料进行评审，按时上报财政审核（申报免税进口物资金额1.3亿美元）。五是参加财政部等部门组织的科技经费预算执行座谈会，介绍卫生部加强科技重大专项等科研经费管理的做法和经验。

（韩冰）

【认真做好卫生领域加入WTO政府采购协议研究工作】 按照财政部和商务部关于加入WTO政府采购协议谈判工作部署和工作重点，组成了2010年GPA研究专家组，并完成了以下研究工作：一是在以前年度研究基础上，全面总结了我国医药卫生领域政府采购现状；二是在最大限度保护我国国家利益的基础上，深入研究公立医院、公共卫生服务机构的出价问题；三是对比中外采购政策及现状，做好加入GPA对我国医药卫生领域的影响分析；四是进一步细化了我国医药卫生领域加入GPA的出价清单，提出我国医药卫生领域加入GPA的要价清单；五是深入研究了目前我国药品及医用设备采购制度；六是全面总结和研究采购技术，进一步研究国外利用各项采购规则及技术保护市场方式，深入探讨如何利用有关政策和技术保护我国政府采购市场和医疗卫生企业。在上述研究基础上，按照财政部和商务部要求，完成了《服务部门开放清单》、《我国医疗和牙医服务市场开放对策的说明》和《加入GPA对中国卫生领域的影响与对策研究报告（2010年）》的研究及报送工作。

（仇月光）

【推进健全基层医疗卫生服务体系项目建设】 2010年10月，卫生部会同国家发展和改革委员会、国家中医药管理局印发了《健全农村医疗卫生服务体系建设方案》，再加上2009年10月印发的《社区卫生服务机构建设规划》，健全基层医疗卫生服务体系包括的两个建设方案均正式印发。

在2009年中央安排专项投资200亿元启动体系建设的基础上，2010年6月又下达了专项投资200亿元，支持了14,989个项目业务用房建设，其中县级医院891个，中心卫生院1,620个，社区卫生服务中心1,228个，村卫生室11,250个。至此，对比医改确定的3年时间中央投资461.5亿元完成2,000所县级医院、5,000所中心乡镇卫生院、2,400所社区卫生服务中心和25,000所村卫生室的建设任务，已落实了将近90%的工作任务，进展较快。

截至2010年底，项目开工率为75%，25%的项目竣工交付使用。总体来看，中央投资到位快，项目管理比较规范，工程建设质量较好，项目建设效益明显。

（姬小荣）

【启动精神卫生防治体系建设】 为了做好全国精神卫生防治体系建设，卫生部与国家发展和改革委员会共同编制了《精神卫生防治体系建设与发展规划》，计划支持544所精神卫生专业机构业务用房建设。2010年中央下达专项投资20亿元正式启动了体系建设，共支持116所精神卫生专业机构开展业务用房建设。同时，印发了《精神专科医院建筑设计方案参考图集》。

（姬小荣）

【印发《精神卫生防治体系建设与发展规划》】 2010年1月，国家发展和改革委员会、卫生部联合印发了《精神卫生防治体系建设与发展规划》。规划明确了精神卫生防治机构建设的发展目标和建设原则、精神卫生防治体系框架和功能，还明确了中央专项补助资金将重点支持中西部地区精神卫生卫生专业机构业务用房建设，同时安排少量引导资金兼顾东部地区。未纳入中央专项资金支持范围的机构由地方政府根据实际情况，参照规划提出的标准，确定投资规模，落实建设资金，完成建设任务。

中央重点支持的建设项目总投资154.12亿元，其中中央专项安排91亿元，其余63.12亿元由地方落实。

（姬小荣）

【印发《健全农村医疗卫生服务体系建设方案》】 2010年10月20日，根据《中共中央 国务院关于深化医药卫生体制改革的意见》和《国务院关于印发医药卫生体制改革近期重点实施方案（2009—2010年）的通知》要求，国家发展和改革委员会、卫生部、国家中医药管理局联合印发了《关于印发健全农村医疗卫生服务体系建设方案的通知》（发改社会〔2010〕2507号）。方案提出，中央和地方分别安排420亿元和512.73亿元重点支持全国2100多所县级医院、5,400多所中心乡镇卫生院和25,000所村卫生室的建设任务。

方案要求各地高度重视农村医疗卫生服务体系建设，按照“统一规划、分级负责”的原则，落实资金，严格标准，抓好建设。方案提出通过中央和地方的共同努力，到2011年，在全国范围内建立网络完善、管理规范、机制科学、运转高效的农村医疗卫生服务体系，为广大农村群众提供安全、有效、方便、价廉的基本医疗卫生服务。

（董宁）

【基本完成汶川地震灾区医疗卫生系统灾后恢复重建任务】 2010年卫生部为指导四川省、甘肃省和陕西省3省地震灾区做好卫生系统恢复重建工作，协调各方积极开展督导检查、技术服务和综合协调等工作。2010年5月，卫生部副部长陈啸宏和规划财务司司长李斌分别带队到四川省、陕西省和甘肃省调研医疗卫生系统灾后恢复重建工作进展，协调解决灾后恢复重建基层实际工作中遇到的困难和问题。2010年6月印发了《卫生部关于做好汶川地震灾区医疗卫生系统恢复重建和对口支援攻坚工作的通知》，要求灾区省和对口支援省抓紧对恢复重建、对口支援等各项工作开展情况进行细致梳理，找出存在的困难和问题，研究采取有力措施限时加以解决，力求按时按需、圆满顺利完成建设工作。

截至2010年底，共投资146.88亿元，分别支持四川省1,316个、甘肃省236个和陕西省91个卫生系统灾后重建项目，大部分项目已竣工交付使用（四川省、甘肃省、陕西省分别为90%、60%、92%）。汶川地震灾区灾后重建工作在中央和地方的共同努力下，在对口支援省市和灾区省政府高度重视和积极推动下，各级卫生行政部门扎实工作，全力推进，灾区医疗卫生系统灾后恢复重建任务基本完成，“三年任务两年完成”的重建目标基本实现。目前，灾区医疗服务能力已达到甚至超过灾前水平，灾区公共卫生服务实现全覆盖。

（董宁）

【顺利开展玉树地震灾区医疗卫生系统恢复重建】 2010年4月14日，青海省玉树县地震发生后，卫生部在做好灾区医疗救治和卫生防疫工作的同时，会同青海省和四川省积极开展卫生系统灾后恢复重建工作并取得了积极进展。地震发生后不久，卫生部指导、青海省卫生厅协调有关方面加快推进临时医疗卫生机构建设，配置设备，充实医疗卫生技术人员，共建设临时医疗卫生机构业务用房18,500平方米（包括板房5,500平方米和帐篷13,000平方米），灾区医疗卫生服务秩序基本恢复。

《玉树地震灾后恢复重建总体规划》(以下简称《规划》)确定，玉树地震灾区共需恢复重建医疗卫生机构81个（青海省玉树藏族自治州69个、四川省甘孜州石渠县12个），力争用三年时间基本完成恢复重建主要任务。卫生部指导，青海省和四川省在迅速调查、汇总灾情的基础上分别编制印发了《玉树地震灾区医疗卫生系统恢复重建规划》、《玉树地震四川灾区灾后恢复重建实施规划》，恢复重建规划总投资10.41亿元，其中玉树藏族自治州9.92亿元、石渠县0.49亿元；恢复重建规划总建筑面积16.63万平方米。截至2010年底，医疗卫生系统恢复重建项目已开工10个，累计完成投资4,160万元。玉树地震灾区医疗卫生系统恢复重建工作按期顺利推进。

（姬小荣）

【舟曲特大泥石流灾害医疗卫生系统恢复重建工作启动】 2010年8月7～8日凌晨，甘肃省甘南藏族自治州舟曲县突发特大泥石流，造成重大人员伤亡和财产损失。舟曲特大泥石流灾害发生后，卫生部积极协助有关部门做好灾害损失评估和《舟曲灾后恢复重建总体规划》编制工作。为加快重建进程，尽快改善灾区医疗卫生服务水平，协调有关机构，对灾区恢复重建项目从规划设计、项目实施等方面给予大力支持，积极配合甘肃省卫生厅完成灾后恢复重建工作。

2010年11月4日，国务院正式印发了《舟曲灾后恢复重建总体规划》。根据规划，医疗卫生系统恢复重建任务包括恢复重建县妇幼保健站、卫生监督所、疾病预防控制中心、城关镇社区卫生服务中心、江盘乡卫生院以及7个村卫生室和峰迭新区配套医疗卫生设施。这些重建项目完成后，灾区将形成一张更完善的医疗保障网，大幅度提高灾区群众的医疗保障水平。

（董宁）

【卫生系统扩大内需项目成效明显】 2008年第四季度以来，中央共安排扩大内需新增投资448亿元用于支持32,476个基层医疗卫生机构开展基础设施建设。其中，2010年共安排220亿元，支持精神卫生机构116个、县级医院891个、中心卫生院1,620个、社区卫生服务中心1,228个、村卫生室11,250个开展业务用房建设。据统计，截至2010年底，中央新增投资到位率为89%，地方配套资金（含银行贷款）到位率为57%。项目开工率为77%，竣工率为33%。

卫生系统扩大内需项目成效明显。绝大部分项目按计划开工建设，形成新的实物工作量，发挥了拉动内需、促进经济增长的作用。一批崭新的县级医疗卫生机构、社区卫生服务中心、乡镇卫生院、村卫生室和精神卫生机构落成投入使用，大幅度改善了人民群众的医疗卫生服务条件。

（姬小荣）

【召开汶川地震灾区医疗卫生恢复重建对口支援工作会】 2010年8月，卫生部在四川省成都市组织召开了汶川地震灾区医疗卫生恢复重建对口支援工作会议。卫生部、国家食品药品监督管理局、国家中医药管理局、四川省、甘肃省、陕西省以及对口支援省（市）相关同志150余人参加了会议。会议总结了汶川地震灾区医疗卫生恢复重建和对口支援工作经验，部署了灾后恢复重建项目收尾和竣工验收工作，并对下一阶段工作提出了具体要求。在此次会议上，四川省、甘肃省、陕西省以及对口支援省（市）卫生厅局（包括深圳市）分别介绍了恢复重建对口支援情况。

（曾磊）

【召开加强资金监管落实医改任务电视电话会议】 2010 年 9 月，卫生部召开全国卫生系统加强资金监管落实医改任务电视电话会议。卫生部、国家食品药品监督管理局、国家中医药管理局以及各省（区、市）卫生厅局有关同志参加了会议，审计署有关同志应邀参加了会议。会议通报了 2010 年上半年卫生部组织的卫生项目督导检查情况和审计署对新型农村合作医疗专项基金调查情况，并对进一步加强资金监管、落实医改任务工作提出了具体要求。

（曾磊）

【深入推进卫生系统工程建设领域突出问题专项治理工作】 2010 年为扎实推进卫生系统工程建设领域突出问题专项治理工作，根据专项治理工作方案和年度工作计划，卫生部会同国家中医药管理局和卫生部项目资金监管服务中心紧密配合，共同研究制定了《部属管单位工程建设领域突出问题重点抽查工作方案》，积极指导卫生部部属（管）单位开展建设项目排查工作，并分别于 2010 年 3 月和 11 月，组织两次专项督导检查，重点抽查 30 个建设项目。同时，还积极指导各地开展卫生系统工程建设领域专项治理自查自纠工作，先后两次组织检查组督查地方卫生系统自查自纠工作开展情况。总体来看，各项目单位重视排查工作，组织单位纪检、审计、基建、财务等相关部门协同开展自查自纠和整改落实工作，同时对检查发现的问题及时研究分析，积极采取措施，认真进行整改。

（董宁）

【印发《乡镇卫生院建筑标准设计样图》】 为了指导各地做好乡镇卫生院建设工作，提高乡镇卫生院建筑设计质量，委托中国卫生经济学会组织开展了《乡镇卫生院建筑标准设计样图》（以下简称《设计样图》）编制工作。在广泛征求各省（区、市）卫生厅（局），以及建设管理、建筑设计、绿化、交通、规划、土地等相关领域的专家与实际工作者意见的基础上，由卫生部会同住房和城乡建设部审查定稿后，编制印发了《设计样图》。该样图对乡镇卫生院的功能分区及流线布置、功能用房单元、建筑设计方案、室内固定设施等方面进行了标准化设计，作为要求卫生院在建筑设计和建设中可直接选（采）用的标准图。

（姬小荣）

【举办省级卫生行政部门建设管理人员培训班】 为了加强医疗卫生机构尤其是县医院建设项目管理，进一步提高全国基层医疗卫生机构规划建设管理水平，卫生部于 2010 年 10 月 19 日在陕西省西安市举办了为期两天的省级卫生行政部门建设管理人员培训班。

培训主要从国家相关法律法规规定和政策要求、基本建设管理程序、医院建设前期策划、医院发展建设和总体规划、医院设计等方面对省级建设管理人员给予培训指导，并发挥培训班的示范作用，引导各地开展类似培训，进一步提高全国基层医疗卫生机构建设管理水平。期间还召开了建设管理工作座谈会，全国各省（区、市）卫生厅局、生产建设兵团卫生局和卫生部有关同志就工程管理工作进行了讨论，交流了工作经验，提出了改进管理的思路和办法。

（董宁）

【举办精神卫生专业机构基建院长管理培训班】 为了指导各地加强精神卫生专业机构建设项目管理，提高规划建设管理水平，督促各级卫生行政主管部门按规划确定项目、按程序报批项目、按计划实施项目、按规范管理项目、按机制运行项目，把精神卫生机构建成“布局合理、功能完善、流程科学、规模适宜、节能环保”的现代化医疗机构，2010 年 12 月，卫生部分别在湖北省武汉市和江西省南昌市举办了两期精神卫生专业机构基建院长培训班。培训班邀请精神卫生专业机构建设专家和医院院长进行详细讲解，内容包括精神卫生专业机构规划编制、工程管理要求、医疗工艺流程、单体设计、安全与节能等。

全国卫生系统、民政系统精神卫生专业机构、承担精神卫生专业机构建筑设计任务的设计单位以及湖北省、江西省两省 800 余人参加了培训。民政部、卫生部有关司局的同志也参加了培训班。

（董宁）

【加强医疗卫生机构医学装备管理制度建设】 医学装备是卫生资源的重要组成部分，也是发展医疗卫生事业、保障人民健康的基本物质基础。近年来医疗卫生事业改革发展不断深入，医学装备的重要性日显突出。为了适应医疗卫生机构医学装备管理工作发展需要，卫生部对《医疗卫生机构仪器设备管理办法》（卫计发〔1996〕180 号）进行全面修改，研究制订了《医疗卫生机构医学装备管理办法》，进一步完善制度措施，指导医疗卫生机构规范和加强医学装备管理，适应新的管理要求和发展趋势。

（曾磊）

【开展甲类大型医用设备配置审批工作】 按照甲类大型医用设备配置审批工作制度的规定，2010 年卫生部开展了正电子发射型断层扫描仪、X 线立体定向放射治疗系统、306 道脑磁图和手术机器人等 4 类甲类大型医用设备配置审批工作。全年共审批同意天津市第一中心医院、燕达国际医院等 22 家医疗机构配置正电子发射型断层扫描仪，首都医科大学附属宣武医院和北京三博脑科医院配置 306 道脑磁图，广西壮族自治区射波刀治疗中心临床试用 X 线立体定向放射治疗系统，北京地坛医院和上海交通大学医学院附属瑞金医院等5家医疗机构临床试用手术机器人。

（曾磊）

【推进甲类大型医用设备集中采购工作】 2010年卫生部继续开展TOMO、头部伽玛刀和PET-CT集中采购工作。全年累计采购TOMO1台、头部伽玛刀7台、PET-CT19台和配套医用回旋加速器8台。从实施情况和效果来看，在充分保障装备机型先进、功能配置齐全和售后服务完备的基础上，较大幅度降低了进口设备价格。与医院自行采购相比，卫生部采购TOMO价格下降了150万美元，头部伽玛刀价格降低15%，PET-CT在2009年集中采购价格基础上又降低了10%，大大提高了资金的使用效率。

（曾磊）

【加强扶持国产医学装备发展】 为了贯彻落实党中央关于创新经济发展方式、建设创新型国家的战略方针，进一步推动我国自主创新医学装备发展，2010年8月卫生部组织召开了自主创新医学装备发展研讨会。来自国家发展和改革委员会、科技部、国家食品药品监督管理局、国家中医药管理局等相关部门，以及医疗机构、国内医学装备生产制造企业的负责人参加会议。会议就我国医学装备产业发展取得的成就、自主创新医学装备发展面临的形势、困难和问题等内容进行了充分讨论，初步形成了共识，并提出了切实加强研产学用紧密衔接、加快推进国产自主创新医学装备发展的具体政策措施。

（曾磊）

【完成2008—2010年全国PET-CT配置规划】 截至2010年底，卫生部共下达PET-CT规划110台，2008—2010年全国PET-CT配置规划执行完毕。目前，全国除青海省和西藏自治区外的29个省（区、市）均已配置PET-CT，已安装使用82台，其余19台已完成集中采购，9台待采购。2005—2009年，全国在用PET-CT由26台增至65台，总检查量由1.7万例增至9.8万例，增长470%，年均增长了54%。台年均检查量由666例增至1517例，增长127%，年均增长了23%。肿瘤检查占总检查量的75%，心血管和神经及其他检查占7%，体检约占18%。配置规划的实施，对优化PET-CT区域布局，提高配置效率，保障应用质量，控制卫生费用的不合理增长，满足科学发展需要，发挥了积极作用。

（曾磊）

【卫生部创新审计工作机制，积极推进内部审计人员委派试点】 为了整合审计资源，创新内部审计管理体制，充分发挥卫生内部审计在单位经济活动中的监督管理作用，保障卫生事业健康有序发展，2010年7月，开展北京医院、协和医院和中日友好医院3家卫生部直属单位内部审计人员委派试点工作。同时同步在中国疾病预防控制中心系统内开展试点，探索不同类型单位委派工作模式。

委派试点工作实行“三重领导、上级委派、人事工资关系不变、驻地履职、双重考核、定期交流”的原则。即在委派单位（卫生部）统一协调下，由委派单位、派驻单位（委派人员被派往的单位）、派出单位（委派人员原单位）三方管理，签订委派协议。委派单位向派驻单位派出总审计师，兼任审计处处长，履行监督职能和内部审计职能。

2010年7月9日，卫生部在北京召开内部审计委派工作部署动员大会，中央纪委驻卫生部纪检组组长李熙到会并作动员讲话，正式启动委派试点工作。一是委派试点工作研究管理小组，负责协调、考核、管理、综合服务等具体业务工作。二是健全了委派工作的基本制度。印发了《卫生部直属事业单位内部审计人员委派试点工作暂行办法》、《重大经济事项报告制度》、《委派人员考核实施办法》、《委派人员后续教育暂行办法》等文件，从机制上保证工作顺利开展。三是加强全程指导。召开专门会议组织3家医院委派人员以书面形式交接工作。制定了《审计委派试点期间监督管理工作任务》。采取召开工作例会、座谈会、电话问询、实地调研等形式及时了解和掌握工作情况，指导委派人员按步骤、规范化开展工作。各试点单位高度重视，通过内网、公告栏、印发文件等形式公布了对审计委派人员的任命。积极为委派人员提供良好的办公条件，解决办公经费，保障委派人员开展工作的需要。各位委派人员工作衔接有序、平稳过渡，积极实现角色转换，很好地完成了各项工作任务。

通过委派，增强了内部审计的独立性和权威性，整合了有限的审计资源，初步建立起全方位、多层次的内部监督机制。

（王金玲）

【深入做好卫生部2010年“小金库”专项治理工作】 按照中央的部署，2010年卫生部继续深入做好“小金库”专项治理工作。治理范围：一是卫生部机关及卫生部部属（管）87家单位在2009年治理基础上开展“回头看”；二是卫生部部属（管）单位管理的182家国有及国有控股企业“小金库”治理工作，其中：一级企业145家，二级企业36家，三级企业1家；三是卫生部业务主管的53家社会团体和公募基金会“小金库”治理工作，其中：社会团体41家，公募基金会12家，41家社会团体共有分支机构317个。

在专项治理工作中，一是制订方案，明确分级负责、层层把关的治理机制。2010年3月印发了《关于继续做好2010年“小金库”专项治理和财务检查工作的通知》，6月制定了《2010年卫生部机关及部属（管）单位“小金库”专项治理工作方案》和《2010年卫生部业务主管社会团体和公募基金会“小金库”专项治理工作方案》，按照动员部署、自查自纠、重点检查、整改落实4个阶段开展治理工作。二是动员部署，广泛宣传，营造开展治理工作氛围。2010

年7月28日，召开了动员部署会全面部署工作。采取卫生部网站开辟专栏、工作简报等多种形式宣传专项治理工作。2010年编印简报15期。三是督导自查，组织重点检查，确保治理取得实效。2010年8月下旬开展了卫生部部属（管）单位专项治理“回头看”集中检查工作。9月中旬对一些单位自查自纠工作进行督导和检查。9月至11月，对62家单位（18家卫生部部属管单位、33家国有企业、11家社会团体）自查自纠和重点检查开展情况进行抽查，抽查面20%。11月底对纳入治理范围的单位开展了摸底排查。同时还积极配合中央治理“小金库”重点检查组（卫生药品审计局）工作。四是注重整改落实工作，巩固治理成果。印发了《关于做好2010年“小金库”专项治理整改落实阶段工作的通知》。对部分单位的整改落实情况进行督导检查。截至2010年11月底，卫生部“小金库”治理共发现12家单位存在“小金库”12个，涉及金额414.13万元。其中：自查自纠发现两家社会团体存在两个“小金库”，涉及金额1.79万元。卫生部及卫生部部属（管）单位重点检查发现10家存在“小金库”10个，涉及金额412.34万元。

（王金玲）

【召开全国卫生系统内部审计工作经验交流会】 全国卫生系统内部审计工作经验交流会于2010年11月18～19日在北京市召开，各省（区、市），新疆生产建设兵团、计划单列市卫生厅（局），卫生部部属（管）单位内部审计机构负责人和部分单位的领导160余人参加了会议。会议指出，全国卫生系统内部审计工作对深化医药卫生体制改革，加强经济管理，实现持续、健康、协调发展发挥了十分重要的作用，呈现出良好的发展态势，体现在：内部审计体系进一步完善；内部审计工作领域进一步拓展；内部审计工作组织方式进一步改进；内部审计工作的思想理念和工作方法不断创新；内部审计工作队伍建设不断加强；内部审计的作用日益突出。同时指出，卫生系统内部审计工作总体来说发展还不平衡，部分单位对内审工作还没有给予应有的重视，没有充分发挥出保障单位健康发展的“免疫”作用，需要在今后的工作中切实加以改进。

会议强调，大力加强内审工作是践行以人为本要求、促进民生改善的重要保证，是加强资金监管、推进医改健康顺利发展的必然要求，是规范权力运行、预防腐败的客观需要。今后工作需要把握以下重点：一要加强机制建设；二要准确把握定位，在监督中服务，在服务中监督；三要明确重点，积极向管理审计和效益审计转型；四要将关口从事后监督前移到过程控制；五是有条件的省市和单位要积极探索审计委派制和统一调配审计资源；六是加快内审工作的信息化建设。

会上一汽集团、北京市卫生局等7家单位进行了内部审计工作经验交流。会议还邀请审计署以及卫生部有关司局领导做了专题讲座。

（王金玲）

【印发《卫生部关于进一步加强经济合同管理工作的通知》】 为了进一步加强和规范经济合同管理工作，维护单位合法权益，促进单位健康发展，根据《中华人民共和国合同法》、《中华人民共和国审计法》、《卫生系统内部审计工作规定》等有关法律法规，结合卫生工作实际，2010年10月印发了《卫生部关于进一步加强经济合同管理工作的通知》。通知要求各单位一是要建立健全职责明确、科学规范的经济合同管理制度，明确相关管理部门职责、分工与权限，规范合同签订程序，加强合同签订归口管理工作，严禁不具备法人主体资格的部门直接或假借法人名义对外签订经济合同。二是要建立经济合同事前控制制度。对外签订的经济合同由经办部门拟定后，要经过相关业务部门的审核，重大经济合同要经法律顾问把关。属于单位重大经济事项，应当经单位领导班子集体讨论并形成一致意见后，由法定代表人签订合同或法定代表人书面授权相关人员代为签订合同，形成科学的决策机制。三是明确了经济合同审核的重点内容。包括：经济合同的资金保障、签订依据、经济合同相对人履行合同的资质和能力等。四是要加强经济合同执行过程的监管。各单位对已签订的经济合同，应当开展定期或不定期的检查工作；五是要完善经济合同的归口管理。明确经济合同归口管理部门，由其负责对所有签订的合同统一编号，统一加盖印章，并进行归档管理。合同执行部门对已经签订的合同要及时向归口管理部门备案；六是要建立责任追究制度。对未按单位有关规定执行的、应当报送相关部门审核而未报送审核的、未经单位领导批准私自更改或签订经济合同的相关人员，应当追究责任。

（王金玲）

【开展2010年卫生部部属（管）单位各项审计工作】 2010年是卫生部创新内部审计管理体制的一年，卫生部部属（管）单位内部审计人员围绕深化医药卫生体制改革和本单位中心工作，结合卫生审计工作特点，深入探索审计工作方法，推进审计工作“关口前移”，抓住重点，开展了预算执行与决算、专项资金、基本建设工程、经济责任、财务收支、经济合同、效益等审计工作，查出了单位内部控制和经济活动中的漏洞和问题，规范了单位的内部控制，提高了单位的管理水平，同时提升了内部审计的工作地位。据统计，2010年卫生部部属（管）单位除基建项目审计外开展财务收支、经济责任等项目11,631个，出具审计报告2237份，专项审计调查报告113份。查出有问题资金5199.2万元，其中管理不规范资金5199.2万元，提出审计处理意见653条，建议2504条，发现重大线索10条，单位落实审计意见及建议2404条；

开展基建工程、修缮项目3609项，其中内部审计人员自审项目2290个，委托审计项目1319个，送审资金44.04亿元，审减资金5.06亿元，占送审资金的11.49%。修订内部审计制度127项，开展审计方面课题研究38项。

（王金玲）

【民族卫生工作】 2010年卫生部协调有关部门不断加大对民族地区卫生事业投入力度，积极开展民族卫生工作，促进民族地区卫生事业进一步发展。

一是进一步加大对民族地区卫生投入力度。2010年在5个民族自治区及视同民族地区管理的青海省、云南省和贵州省3省共安排中央财政补助地方卫生事业专项161.31亿元，占总投入的22%，比2009年增加了36.1%。支持民族地区3254所基层医疗卫生机构业务用房建设，安排专项资金62.26亿元，占总投资的28.3%，占项目总数21.54%。其中，县级医院投资49.03亿元，建设项目265个；中心乡镇卫生院投资4.03亿元，建设项目457个；社区卫生服务中心投资4.73亿元，建设项目233个；村卫生室投资0.91亿元，建设项目2280个；精神卫生防治机构投资3.56亿元，建设项目19个。

二是继续加强新型农村合作医疗制度建设。2010年各级财政对参合农民的补助标准提高到每人每年120元，民族地区农民从新型农村合作医疗制度中受益。通过在民族地区举办新型农村合作医疗管理人员培训班，进一步提高民族地区新型农村合作医疗管理人员政策水平和管理服务能力，促进民族地区医疗制度完善。

三是积极开展卫生应急工作。迅速组织开展了青海玉树地震卫生应急工作，确保伤员得到及时有效的救治，卫生防疫措施全面落实，灾区群众得到全面有效的医疗卫生服务。指导民族地区开展鼠疫防控工作，推进青海省、云南省等地鼠疫菌种保藏中心建设。

四是继续推进妇幼卫生项目。2010年继续在民族地区开展农村孕产妇住院分娩补助项目、降低孕产妇死亡率和消除新生儿破伤风项目等，使项目地区妇幼卫生相关指标显著改善，有力保障了妇女儿童的健康权益。与联合国儿童基金会、联合国人口基金、世界卫生组织合作开展西班牙前年发展目标基金文化与发展项目妇幼卫生子项目，选择云南省、青海省、西藏自治区、贵州省等5个民族地区作为项目点，通过人员能力建设、健康教育、示范乡镇卫生院待产室建设等活动，提高民族地区妇幼保健服务质量。

五是实施重大疾病预防控制项目。加大对民族地区传染病防治工作力度，支持开展流感、手足口病、狂犬病、布鲁菌病及登革热的防治工作；进一步实施扩大免疫规划工作；加强艾滋病防治工作力度，安排贫困地区艾滋病防治经费7.6亿元，并赴广西壮族自治区、新疆维吾尔自治区开展艾滋病防治政策宣讲；安排民族地区中央转移支付地方结核病防治项目经费1.01亿元，用于患者诊断、检查、治疗，肺结核病报告及治疗管理补助，疫情追踪，健康教育等工作；加大对民族地区碘缺乏病、地方性氟中毒、饮水型地方性砷中毒、大骨节病、克山病等防治力度；在部分民族地区开展宫颈癌、食管癌等重点癌症早诊早治工作和肿瘤登记工作，以提高早期诊断和治疗率，进一步提高五年生存率，降低死亡率。

六是加强卫生队伍建设。2010年继续实施万名医师支援农村卫生工程，涵盖327个民族地区县份，中央财政安排专项资金3924万元给予补助，城市三级医院派出3000余人次的医务人员对口支援民族地区县级医院。举办新疆维吾尔自治区、西藏自治区及四省藏区卫生经济管理培训班，着力提高民族地区的卫生经济管理水平。

七是深入内蒙古牧区实地调研，提出促进牧区卫生工作又好又快发展的建议；赴宁夏回族自治区、广西壮族自治区等地开展药品集中采购调查研究和督导检查，广泛听取各方面的意见建议，探讨解决药品集中采购工作深层次问题的措施和办法；积极协调相关部门开展支持云南省富宁县瑶族支系山瑶群众和莽人克木人综合扶贫发展的卫生相关工作。

（伊冰宁）

【卫生援疆工作】 中央新疆工作座谈会召开以来，卫生部认真贯彻中央关于新疆工作决策部署，积极开展卫生系统对口支援新疆工作。

一是中央新疆工作座谈会结束后，卫生部立即召开会议，传达会议精神，统一思想认识，研究贯彻意见，成立了卫生部对口支援新疆工作领导小组。

二是深入实地调研，推动工作进展。2010年11月卫生部部长陈竺亲自率卫生部有关司局负责同志赴新疆维吾尔自治区和新疆生产建设兵团，调研卫生援疆工作和艾滋病防治工作开展情况，详细了解新疆及兵团卫生事业发展需求，看望慰问部分艾滋病病毒感染者和病人。2010年6月，会同国家中医药管理局组成调研组赴新疆维吾尔自治区开展实地调研，详细了解新疆维吾尔自治区医疗卫生事业发展现状、制约因素及对口支援工作需求，为有针对性地开展卫生援疆工作奠定基础。

三是认真研究中央文件内容，梳理由卫生部牵头和参加的事项，研究制定了《卫生部关于支持新疆卫生事业跨越式发展的指导意见》，明确了卫生援疆工作的指导思想、基本原则、工作阶段及目标、结对关系、重点领域和保障措施等6个方面的内容，指导支援方和受援方卫生部门科学、有序开展卫生援疆各项工作。与新疆维吾尔自治区人民政府举行座谈会，研究讨论了《2010—2012年新疆卫生事业发展规划及重大项目建议》，明确要将卫生项目作为重要的民生工程，协调对口支援省（市）予以优先安排。

四是与新疆维吾尔自治区人民政府和新疆生产建设兵团分别签署

战略合作协议，明确了新一轮卫生援疆工作中双方责任、任务以及合作目标、合作内容和合作机制。确定两所部管医院，分别对口支援未纳入中央确定对口支援范围的乌鲁木齐市、克拉玛依市的1所综合医院；建立卫生部、国家中医药管理局直属事业单位与新疆维吾尔自治区卫生厅直属事业单位的对口支援关系，实现了卫生援疆工作全覆盖。各支援方重点在人才培养、科研合作、建设项目等方面提供支持。

五是2010年7月，在乌鲁木齐市召开了2010年全国卫生系统对口支援新疆工作座谈会，提出在本轮卫生援疆工作中，要充分调动中央、支援方、受援方三个方面的积极性，多给政策、多给项目、多给人才、多给资金，争取通过今后10年的对口支援工作，使新疆卫生事业实现跨越式发展。会上上海市、深圳市、江西省、江苏省、河北省、河南省、湖南省、山东省、福建省9个支援省（市）还与受援方协商确定支援项目90个，总金额15.41亿元。

六是2010年10月，在上海市举办卫生部2010年新疆卫生经济管理培训班，来自新疆维吾尔自治区和新疆生产建设兵团卫生厅局及受援地（市、师）部分县卫生局约75人参加了培训。培训主要针对新疆卫生事业“十二五”规划、区域卫生规划、卫生资源配置标准和卫生专项建设规划进行讲解，学员实地考察了复旦大学附属儿科医院和闵行区莘庄社区卫生服务中心。为支持新疆维吾尔自治区卫生厅做好《新疆维吾尔自治区提高公共卫生服务能力实施意见（2010—2020年）》的编制工作，卫生部向新疆维吾尔自治区卫生厅下拨了30万元专项费用，用于开展相关论证、督导、研究等工作，为制订新疆维吾尔自治区“十二五”总体规划和中长期卫生事业发展规划提供依据。

七是加大中央财政补助新疆维吾尔自治区及兵团经费支持力度。2010年中央财政共补助新疆维吾尔自治区卫生专项资金23亿元，补助新疆兵团4.5亿元，主要用于基本公共卫生服务补助、艾滋病、包虫病防治等重大疾病防治项目、农村改水改厕、“两癌”检查、卫生人员培训等公共卫生项目，县级医院、中心乡镇卫生院、社区卫生服务中心、村卫生室等医疗卫生服务体系建设项目，开展电子健康档案、电子病历、门诊统筹管理的基层医疗卫生信息系统试点。

八是提高新疆维吾尔自治区新型农村合作医疗筹资水平和政府补助标准。2010年全国新型农村合作医疗人均筹资水平提高到150元，其中各级财政补助提高到每人120元，农民个人缴费也适当提高。中央财政对新疆维吾尔自治区参合农牧民人均补助标准提高到60元，新疆维吾尔自治区级财政对南疆三地州参合农牧民人均补助标准提高到60元，在不增加南疆地区财政负担的情况下使新型农村合作医疗财政补助标准达标。南疆各县级财政可以根据自己的实际情况对参合农民给予补助，进一步提高筹资水平。为了体现扶持南疆政策目标，参合农民个人缴费标准提高到30元后，个人自缴15元，中央财政补助9元，自治区财政补助6元。困难群众个人自缴仍有困难的，由民政医疗救助基金给予支持。

九是强化防灾减灾基础设施建设，指导新疆维吾尔自治区卫生厅协调自治区政府筹措资金，积极开展医疗卫生机构业务用房危房排查处理工作。截至2010年底，自治区累计安排5.57亿元用于全区各地（州）医疗卫生机构业务用房的抗震加固改造工作，抗震加固改造面积136.37万平方米，消除危房面积48.7万平方米，其中必须拆除的D级危房30.79万平方米，极大地改善了新疆维吾尔族自治区医疗卫生机构业务用房条件。

（伊冰宁）

【卫生援藏工作】 卫生部认真贯彻落实中央第五次西藏工作座谈会精神，强化卫生援藏工作组织领导，研究制定今后一个时期的指导意见，全面部署“十二五”时期重点任务，推动卫生援藏工作有序开展。

一是加强组织领导，及时调整卫生援藏工作领导小组。召开了卫生援藏工作领导小组会议，并赴甘肃省、云南省藏区开展专题调研，研究确定加强卫生援藏工作的重要政策和工作举措，提出新时期卫生援藏工作思路和重点领域。

二是研究制定了《卫生部关于推进西藏卫生事业跨越式发展和加快四川云南甘肃青海省藏区卫生事业发展的指导意见》，科学指导新时期卫生援藏工作的开展。

三是根据各地“十一五”时期卫生援藏工作开展情况，评选出29个卫生援藏先进集体和43个先进个人，提高全国卫生系统和广大医务工作者参与卫生援藏工作的积极性和主动性。

四是积极编制卫生援藏“十二五”专项规划，协调签署合作协议。要求各对口支援省（市）和卫生部部属（管）单位在实地调研的基础上，尽快协调有关方面制定本省（市）、单位“十二五”卫生援藏专项规划，并及时就专项规划具体项目与受援地进行对接；同时，要求西藏自治区卫生厅及各受援地区卫生局加快编制本地区卫生事业“十二五”规划及专项建设规划。积极协调支援方和受援方，促进双方充分沟通协商，研究确定“十二五”期间对口支援合作协议书或合作意向书文本。

五是扩大卫生援藏工作支援范围，协调确定中国医学科学院输血研究所和江苏省血液中心及部分中心血站对口支援西藏自治区血液中心等新的对口支援关系，对口支援西藏自治区血液中心在无偿献血、输血专业技术、血液检验、血液制备、临床用血等方面给予支持。进一步扩大了卫生援藏工作领域和范围，及时解决了卫生援藏工作面临的新问题和新需求。

六是2010年9月，在西藏自治区拉萨市召开了第五次全国卫生援藏工作座谈会，24个支援省

(市)、单位与14个受援方代表现场签署了“十二五”期间对口支援合作协议书或合作意向书，并就“十二五”期间卫生对口支援项目进行对接，共落实项目和达成初步意向项目72个。

七是举办2010年西藏自治区及四川省、云南省、甘肃省、青海省等藏区（以下简称四省藏区）卫生经济管理培训班，采取专家授课、实地考察等方式，着力提高西藏自治区和四省藏区卫生工作者的卫生经济管理水平。

（伊冰宁）

【卫生扶贫工作】 2010年卫生部认真贯彻落实《中国农村扶贫开发纲要（2001—2010年）》，协调有关部门不断加大对贫困地区卫生事业投入力度，采取各项有效措施积极开展卫生扶贫工作，努力解决贫困地区人民群众看病就医问题，扶贫地区卫生事业取得了长足发展。

一是加大卫生投入力度，2010年中央财政对贫困地区投入公共卫生专项资金640.7亿元，比2009年增加了38%。加强基础设施建设，积极协调国家发展和改革委员会，在健全基层医疗卫生服务体系建设工作中，优先安排贫困地区建设项目，592个国家扶贫开发工作重点县的农村卫生服务体系建设项目目前均得到安排，建设进展顺利。

二是继续加强新型农村合作医疗制度建设。2010年各级财政对参合农民的补助标准提高到每人每年120元，贫困地区农民从新型农村合作医疗制度中受益。同时，卫生部门鼓励医疗机构主动为贫困农民减免部分医药费用，进一步减轻贫困农民的经济负担。

三是积极开展妇幼卫生项目。2010年继续在贫困地区开展农村孕产妇住院分娩补助项目、降低孕产妇死亡率和消除新生儿破伤风项目等，项目地区妇幼卫生相关指标逐年改善，出现了“一提高三下降”的良好局面，有力保障了妇女儿童的健康权益。

四是实施重大疾病预防控制项目。2010年安排贫困地区重点传染病防治项目4660万元；进一步实施扩大免疫规划工作，积极协调中央财政安排专项资金用于支持贫困地区配备冷链设备，购置疫苗和注射器等；加强艾滋病防治工作力度，安排贫困地区艾滋病防治经费16.8亿元，并赴四川省、广西壮族自治区、新疆维吾尔自治区开展艾滋病防治政策宣讲；安排贫困地区中央转移支付地方结核病防治项目经费5.6亿元，用于开展病人发现、治疗、管理、健康教育等工作；安排贫困地区慢性病防治资金7003万元，用于开展食管癌、乳腺癌等重点癌症早诊早治，肿瘤随访登记，慢性病综合干预以及慢性病和营养监测工作。

五是全面开展农村爱国卫生工作。2010年中央财政共投入4.55亿元，推动贫困地区农村改水改厕步伐。在全国已命名的129个国家卫生县城中，国家级扶贫县25个，占19%，有效促进了贫困地区农村环境卫生改善。

六是加强卫生队伍建设。2010年投入贫困地区所在省份经费1.09亿元，继续实施万名医师支援农村卫生工程；在592个国家贫困县继续实施二级以上医疗卫生机构对口支援乡镇卫生院项目，有效加强了贫困地区卫生人才队伍建设。

七是深入调研，研究提出促进贫困地区卫生事业加快发展的政策和项目建议。赴贵州省毕节试验区调研，研究支持毕节试验区建设的具体工作思路和支持措施，与贵州省人民政府签署《关于支持毕节试验区医疗卫生事业跨越式发展合作协议书》；赴甘肃省开展卫生事业发展专题调研，研究制定了《卫生部关于进一步支持甘肃卫生事业发展的意见》。

（伊冰宁）

【西部开发卫生工作】 2010年卫生部认真贯彻落实《西部大开发“十一五”规划》，积极配合做好西部大开发“十二五”规划编制工作，大力支持西部地区卫生事业发展，使西部地区医疗卫生服务能力和水平得到较大提高，有力地保护了西部地区人民身体健康。

一是加大对西部地区卫生投入力度。2010年中央财政对西部地区12个省市共投入专项经费398亿元，占全国总投入的42%，比2009年（161.23亿元）增长了147%。一方面按照深化医药卫生体制改革的有关要求，用于组织实施《健全基层医疗卫生服务体系建设实施方案》，安排99亿元支持西部地区7000个机构建设，分别占总投资和项目个数的45%和46.3%，其中县级医院392个，中心乡镇卫生院714个，社区卫生服务中心431个，村卫生室5430个，精神卫生防治机构33个。另一方面用于开展重大传染病和地方病的预防控制、新型农村合作医疗补助、农村卫生、卫生执法监督、社区卫生等。在中央的大力支持下，西部地区特别是广大农村地区医疗卫生服务条件得到较大改善，医疗卫生服务能力和水平得到较大提高。

二是新型农村合作医疗制度全面覆盖。西部地区所有有农业人口的县（市、区）均已建立新型农村合作医疗制度，实际参加新型农村合作医疗农业人口2.6亿，参合率达到93%。截至2010年6月底，西部地区新农合筹资265.4亿元，基金共计支出149.6亿元，受益人次已达到1.2亿，比2009年同期增加了0.2亿人次。政策范围内住院补偿比提高到60%，最高支付限额提高到全国农民人均纯收入的6倍左右。门诊统筹进一步推进，提高儿童重大疾病医疗保障水平试点工作开始启动，新型农村合作医疗保障水平进一步提高，保障范围逐步扩大。

三是加大西部地区人才培养力度。继续在中西部地区实施“万名医师支援农村卫生工程”，组派城市三级医院医务人员对口支援县级医院，其中西部地区共计577个项目县，项目资金6924万元，占项目总金额的60%；东部9省市的185所三级医院与西部8省区和新疆生产建设兵团的174所医院建立对口支援和协作关系，支援医务人员接诊病人6.7万人次，开展手术6000台次，参加疑难病例讨论近6570人次，培训医务人员34000人次。支援医院免费接受进修生700多人，并向受援医院捐款捐物价值800余万元。

四是社区卫生工作稳步推进。2010年国家基本公共卫生服务项目经费标准不低于人均15元，为切实减少西部地区政府财政压力，中央财政对西部地区给予倾斜，通过转移支付方式按照最高补助比例即80%给予补助，极大地推动了西部地区服务项目的开展。

五是不断加强妇幼保健工作。支持西部地区降低孕产妇死亡率和消除新生儿破伤风项目经费8171万元，西部地区妇幼卫生主要相关指标显著改善；支持西部地区农村孕产妇住院分娩补助项目经费13.54亿元，占总投入的43.4%，补助西部地区农村孕产妇676万名；中央财政对西部地区投入“两癌”检查经费8948万元，比2009年提高了108%，占总投入的45.7%，为西部地区约309万名农村妇女进行了检查。

六是加强西部地区的疾病预防控制工作。支持和帮助西部地区完善传染病疫情网络直报系统，组织实施中央转移地方流感、手足口病、布病、登革热、狂犬病、出血热等重点传染病防治项目等；继续加大对国务院防治艾滋病工作委员会的技术支持力度，赴四川省、广西壮族自治区、新疆维吾尔自治区开展艾滋病防治政治宣讲，中央转移支付西部地区艾滋病项目10.07亿元，提高西部各省防治艾滋病的能力；西部地区以县（区）为单位的现代结核病控制策略覆盖率为100%，新涂阳肺结核患者发现率达76.5%，治愈率达92.7%；实施“中西部地区儿童口腔疾病综合干预项目”，在西部地区完成对63.5万人的口腔健康教育，培训基层口腔卫生专业人员2228人，为12.5万名适龄儿童提供了免费的口腔检查；安排西部地区农村改水改厕资金58448万元，每座户厕补助标准400元，比东部地区高100元。组织开展卫生镇（县城）创建工作，多次派出专家进行技术指导，带动了农村环境卫生整体治理工作。

七是加强西部地区卫生应急队伍建设，提高西部地区突发事件卫生应急管理和现场处置能力。对西部地区地市级卫生应急管理干部进行轮训，分别在西藏自治区、新疆维吾尔自治区等西部省区举办基层卫生应急管理人员和应急队伍培训班，提高了西部地区卫生应急人员对突发事件的意识和能力；西部地区每省475万元用于卫生应急指挥决策系统建设。每年投入西部地区每个鼠疫监测点10万~12万元（东部地区6万~8万元）。

八是组织开展卫生监督工作。2010年申请公共卫生专项资金3145万元用于中西部地区卫生监督人员培训项目，提升了中西部地区监督员业务水平和执法办案能力，保证了各项专项工作的实施；向西部地区和新疆生产建设兵团投入4482万元，用于食品安全风险监测工作，并通过培训提高食品安全风险监测检验人员工作能力；投入5587万元用于加强西部地区级兵团职业健康检查能力建设、开展职业病防治宣传教育和重点职业病监测，并在西部地区推进基本职业卫生服务试点工作；专门补助88.5万元支持西部地区涉水产品和消毒产品监督抽检工作，将部分西部省份纳入全国饮用水水质监测和水性疾病监测网络建设试点，促进西部省份提高饮用水卫生监测能力。

（伊冰宁）

【中国卫生经济培训与研究网络活动】 2010年中国卫生经济培训与研究网络结合卫生改革与发展热点问题，举办了1期管理干部研讨班。来自29个省（区、市）、计划单列市的65位学员包括卫生行政管理干部和部分部属管医院的管理者参加了研讨班。网络选择近期推进医疗卫生体制改革中的部分热点问题与难点问题作为研讨重点，采用专题讲座、分组讨论、角色扮演等形式，就公立医院改革和基本药物制度的相关政策问题进行深入研讨。研讨班介绍了卫生规划财务工作的进展情况，并对卫生规划财务部门今后的重点工作提出了具体要求。来自卫生经济网络的专家们作了专题讲座，并主持分组讨论和角色扮演等形式的研讨。研讨班进一步提高了学员卫生经济的理论水平和对相关卫生政策问题的分析能力，引导大家对相关卫生政策问题进行深入思考，并为完善相关卫生改革与发展献言献策。

（万燕）

健康教育与新闻出版

【2010年健康教育与健康促进工作】 2010年健康教育与健康促进工作紧密围绕医改中心任务和主要卫生问题，整体上从以下三个方面展开：一是积极参与深化医改工作，参与组织实施基本公共卫生服

务项目中健康教育工作；二是全面贯彻落实《全国健康教育与健康促进工作规划纲要（2005—2010年）》(以下简称《规划纲要》）和世界卫生组织《烟草控制框架公约》(以下简称《公约》)，以创建无烟医疗卫生系统为重点，稳步推进健康教育与健康促进事业发展；三是结合制订卫生事业发展“十二五”规划，组织规划“十二五”时期健康教育工作。主要工作如下：

一、印发《全国健康教育专业机构工作规范》

2010年5月，卫生部印发了《全国健康教育专业机构工作规范》，这是我国第一个针对全国健康教育专业机构的工作规范。明确了健康教育专业机构具有技术咨询与政策建议、业务指导与人员培训、总结与推广适宜技术、信息管理与发布、监测与评估五大职能；要求国家级、省级、地市级和县级都要设立健康教育机构，建立健全工作网络；对机构、人员、基本工作条件和经费保障等保障措施提出了具体要求。

二、卫生部门控烟履约工作取得成效

根据卫生部等四部门《关于2011年起全国医疗卫生系统全面禁烟的决定》和卫生部、全国爱国卫生运动委员会办公室联合印发的《无烟医疗卫生机构标准（试行)》，2010年各省（区、市）全面推进无烟医疗卫生系统创建工作。一是利用中央补助地方烟草控制项目，大力开展无烟医疗卫生机构示范基地建设。截至2010年底，全国140多个城市创建了1000多个无烟医疗卫生机构示范基地。二是邀请世界卫生组织及国内控烟专家，对各省（区、市）无烟医疗卫生机构创建工作进行督导，并开展创建工作培训。三是鼓励和支持媒体开展烟草控制大众传播活动，并对无烟医疗卫生机构创建工作进行监督和追踪报道。四是聘请第三方专业调查机构对无烟医疗卫生机构创建情况进行暗访，并将结果在卫生系统通报。五是发挥卫生行政部门的带动作用。宣布开展创建无烟卫生部机关活动，印发了《无烟卫生部机关管理规定》，将这项工作纳入常态化管理。浙江省、广东省、上海市、江苏省、湖北省、甘肃省等省（市）卫生行政部门带头控烟，有效带动了当地卫生系统的控烟工作。

2010年10月，卫生部和世界卫生组织联合宣布上海市世博会控烟措施稳步改善，已达到世界卫生组织《无烟草烟雾大型活动实施建议》要求，实现了“无烟世博”目标。继续做好中国烟草控制大众传播活动：一是召开2009年度中国烟草控制十大新闻事件媒体沟通会，发布2009年度中国烟草控制十大新闻事件；二是对2009年3月1日至2010年6月30日期间国内媒体烟草控制有关文字、电视、广播三大类新闻作品进行征集、筛选和评奖，共收集作品1.4万余件，覆盖400多家媒体；三是编辑制作了《中国烟草控制大众传播活动2009—2010年度烟草控制大众传播活动获奖作品汇编》，并免费印发全国各地有关控烟机构。在地方控烟立法执法方面，一是继续推进地方公共场所禁烟法律法规出台，广州市出台了公共场所控制吸烟条例；二是杭州市、上海市和广州市公共场所与工作场所禁烟取得了良好的社会效应。

三、组织开展全国健康教育与健康促进工作规划纲要终期督导评估

2010年1月，组织开展了《全国健康教育与健康促进工作规划纲要（2005—2010年)》(以下简称《规划纲要》）终期督导评估工作，并印发了《交叉督导评估手册》，指导评估工作。评估包括各地自评与交叉督导评估两个阶段。2010年1～4月为各省（区、市）自评阶段，5月起由省级卫生行政部门主管健康教育工作的厅局领导带队，赴各地开展交叉督导评估。中国健康教育中心组织分析了各地交叉督导评估报告，结果显示《规划纲要》评估全国平均分为90.10±9.20分，比中期自评提高了9.25分。分析报告总结了各地涌现的一批城乡健康教育工作经验和模式，如积极探索重大事件健康教育成功经验，充分发挥主流媒体和新媒体的作用等；也指出在健康教育工作网络及能力建设、经费投入、管理体制、法制建设上还存在一些问题和不足。

四、围绕医改任务和重大突发事件加强服务工作

各级卫生行政部门重视发挥健康教育专业机构及其工作网络的作用，配合实施基本公共卫生项目和重大公共卫生项目，采取多种形式向城乡群众传播相关健康和卫生知识。国家基本公共卫生服务项目利用人均1元左右的健康教育经费，向全体居民提供健康教育资料、设置宣传栏、举办健康知识讲座、提供健康咨询。宁夏回族自治区、吉林省、江西省、安徽省等省级健康教育机构还具体承担了基本公共卫生项目部分工作的培训指导、宣传材料制作等任务。近年来，各地健康教育机构和广大健康教育工作者积极参与重大突发事件救援和重大疾病防治，发挥专业优势，为灾后无大疫和控制重大传染病的流行蔓延作出了应有的贡献。2010年卫生部/联合国儿童基金会灾后重建项目圆满完成，加强了汶川地震受灾的3个省10个项目县基层健康教育机构和人员能力建设，开展相关人员培训，并针对灾后特点开展多种形式的健康教育活动。

（秦怀金　秦耕　李新华）

【“首次中国居民健康素养调查结果”入选2009年中国卫生十大新闻】 2010年1月12日，卫生部发布了2009年中国卫生十大新闻，“首次中国居民健康素养调查结果”被评为十大新闻之一。

健康素养是指个人获取和理解健康信息，并运用这些信息维护和促进自身健康的能力。世界卫生组织指出，无论是发达国家还是发展中国家，居民健康素养水平普遍偏低，例如在美国，约50%的成人对健康信息的理解存在困难；而提高健康素养是加快实现联合国千年发展目标中卫生相关目标的迫切需要。为了解我国居民的健康素养现状，卫生部委托中国健康教育中心，结合2008年中央补助地方项目，开展了全国范围的调查。本次调查覆盖全国31个省（区、市）及新疆生产建设兵团，调查对象为15～69岁的常住人口，共计调查79,542人。调查结果显示，我国居民具备健康素养的总体水平为6.48%，即每100人中不到7人具备健康素养。调查发现65～69岁年龄组的健康素养最低，为3.81%；55～64岁年龄组的健康素养次之，为4.69%。从健康素养的三个方面内容看，具备基本知识和理念、健康生活方式与行为、基本技能素养的人口比例分别为14.97%、6.93%和20.39%。我国居民在当前5类主要卫生问题方面具备相关健康素养的人口比例由高到低分别是：科学健康观素养29.97%、安全与急救素养18.70%、传染病预防素养15.86%、基本医疗素养7.43%、慢性病预防素养4.66%。本次调查还发现，城市居民健康素养水平（9.94%）明显高于农村居民（3.43%）。在地域分布中，东中西部地区在健康素养水平上也存在明显的差异，分别为7.03%、7.67%和5.23%。

（李新华）

【印发《全国健康教育专业机构工作规范》】 2010年5月5日，卫生部印发了《全国健康教育专业机构工作规范》(以下简称《规范》)，明确了健康教育专业机构具有技术咨询与政策建议、业务指导与人员培训、总结与推广适宜技术、信息管理与发布、监测与评估五大职能、21项工作内容。《规范》第一次明确了健康教育专业机构属于专业公共卫生机构，要求国家级、省级、地市级和县级都要设立健康教育机构，建立健全工作网络；人员要求是：各级健康教育专业机构应保证专业技术岗位占主体，原则不低于单位岗位总量的70%。少数民族地区应配备一定比例的通晓当地少数民族语言的专业人员。人员学历要求本科国家级占75%以上，省级占65%以上，市级占50%以上，县级占35%以上。基本工作条件要求是：各级健康教育机构应配备与其工作职能相适应的办公设备和培训场所、开展健康教育活动所需要的设备和交通工具、材料开发所需要的平面制作设备、影像制作设备以及宣传材料展示平台等。经费要求是：健康教育机构所需基本建设、设备购置等发展建设支出由政府根据健康教育工作发展需要足额安排，所需人员经费、公用经费和业务经费根据人员编制、经费标准、服务任务完成及考核情况由政府预算全额安排。还要求卫生行政部门和其他医疗卫生机构对健康教育工作提供支持。

（徐晓超）

【组织实施《全国健康教育与健康促进工作规划纲要（2005—2010年）》终期督导评估】 2010年1月，组织各地开展了《全国健康教育与健康促进工作规划纲要(2005—2010年)》(以下简称《规划纲要》）终期督导评估工作，评估包括自评与交叉评估两个阶段。评估内容主要包括组织领导、机构建设、工作网络和信息网络、工作经费、重大疾病和突发公共卫生事件、农村社区、城市社区、学校、医院、工矿企业、公共场所、烟草控制12个方面。1～4月为各省（区、市）自评阶段，各地依据《规划纲要》督导评估方案，开展本地执行情况自我评估，并形成自评报告。从5月起由省级卫生行政部门主管健康教育工作的厅局领导带队，赴各地开展交叉督导评估，形成交叉督导评估报告。

经汇总、分析各地自评报告和交叉督导评估报告，得出以下结果：

一、主要工作成绩。一是交叉督导评估全国平均分为90.10±9.20分，比中期自评提高了9.25分。12项分指标得分为组织领导95.61分，机构建设89.20分，工作网络和信息网络91.72分，工作经费71.05分，重大疾病和突发公共卫生事件97.80分，农村社区健康教育92.49分，城市社区健康教育97.00分，学校健康教育93.65分，医院健康教育99.91分，工矿企业健康教育89.37分，公共场所健康教育98.65分，控制烟草86.49分。二是试点先行，各地涌现了一批城乡健康教育工作经验和模式。三是抓住机遇，积极探索重大事件健康教育成功经验。四是充分利用社会资源，开展各种形式控烟工作。五是广泛拓展宣传渠道，充分发挥主流媒体和新媒体的作用。

二、存在的主要问题。一是健康教育工作网络及能力建设滞后。二是健康教育专业机构经费投入严重不足。三是健康教育管理体制不顺。四是健康教育工作法制建设滞后。五是控制烟草和工矿企业健康教育工作相对薄弱。

三、今后工作的建议。一是高度重视健康教育与健康促进工作，使其在提高全民健康水平方面发挥更大的作用。二是增加对健康教育与健康促进工作的经费投入。三是加强健康教育网络建设和能力建设，重视健康教育工作的督导评估工作，建立健康教育效果评价体系。四是加强农村健康教育和工矿企业健康教育工作。五是进一步加大控烟工作的力度。

（徐晓超）

【全面推进全国无烟医疗卫生系统创建工作】 2010年卫生部多措并举，推进实现无烟医疗卫生系统目标。主要开展了以下几方面的工作：

一、创建无烟医疗卫生机构培训指导基地。通过中央补助地方控烟项目，要求各地创建无烟医疗卫生机构培训指导基地，带动各地无烟医疗卫生机构创建工作。2009年和2010年中央补助地方烟草控制项目共投入2000多万，用于全国无烟医疗卫生机构创建工作，共创建无烟医疗卫生机构培训指导基地1076家。

二、开展无烟医疗卫生机构工作督导。组织专家对各省（区、市）开展无烟医疗卫生机构工作督导。2010 年 7～11 月组织国内外有关专家对江苏省、内蒙古自治区、湖北省等 7 省（区、市）开展无烟医疗卫生机构督导。

三、开展中国烟草控制大众传播活动。继续开展中国烟草控制大众传播活动。鼓励更多媒体参与无烟医疗卫生机构监督，报道无烟医疗卫生机构创建情况。举办了 4 期控烟媒体宣传报道研修班，对国内媒体烟草控制有关文字、电视、广播三大类新闻作品进行征集、筛选和评奖，共收集作品 1.4 万余件，覆盖 400 多家媒体。最终评出获奖作品文字类 28 篇、电视类 6 部、广播类 6 部，媒体控烟宣传贡献奖 13 个，个人控烟报道贡献奖 5 个。

四、对全国无烟医疗卫生机构进行暗访。卫生部委托第三方专业调查公司，对全国近 1900 家医疗卫生机构进行暗访，根据暗访结果将对全国创建无烟医疗卫生机构情况进行排名，并在全国医疗卫生系统通报。

五、积极开展创建无烟卫生部机关活动。为带头贯彻落实《关于 2011 年起全国医疗卫生系统全面禁烟的决定》，卫生部于 2010 年 5 月，宣布开展创建无烟卫生部机关活动。此项活动引起了社会各界的广泛关注，许多单位特别是各级卫生行政部门纷纷参照卫生部的做法，制定了本单位的控烟制度，启动创建无烟单位的工作。

（夏晶）

【做好中国烟草控制大众传播】 2009—2010 年度中国烟草控制大众传播活动，在第一轮工作的基础上，围绕医疗卫生系统全面禁烟等重点工作，开展更大范围的媒体宣传，活动形式和覆盖面都较上一年度有了更高层次的发展，产生了更加深远的社会影响。主要开展了以下几方面的工作：

一、召开年度总结表彰和启动会。2009 年 7 月 31 日，2008—2009 年度总结表彰暨 2009—2010 年度启动会在卫生部五楼新闻发布厅举行。全国医疗卫生系统控烟履约领导小组成员单位领导，承办及相关支持单位领导，国际组织和国内控烟专家、获奖机构代表及个人，国内 40 多家媒体记者等 110 余人参加了会议。会议表彰奖励了 2008—2009 年度获奖机构及个人，并启动了本年度的活动。

二、扩大活动宣传覆盖面。编写制作了 2009—2010 年度控烟作品评选媒体手册；向全国约 2000 家报刊、电视、广播媒体机构、省级控烟机构、控烟领域媒体记者寄发了关于邀请参加活动的函件和宣传材料；通过全国新闻网站联盟的 50 家主要网站和活动专题主页发布信息，进一步扩大了活动的影响力和覆盖面。

三、开展控烟媒体培训及业务交流。先后分别在深圳、长沙、哈尔滨举办中国烟草控制媒体宣传报道研修班。中央级及广东省、广西壮族自治区、海南省等 12 个省级媒体单位的记者及有关人员 150 余人参加了会议。结合全国创建无烟医疗卫生机构项目会议等，组织开展控烟交流研讨，向媒体、省级控烟专业机构、医疗卫生机构的专业人员培训控烟知识及媒体沟通技巧，增强控烟机构开展媒体大众传播活动的能力。

四、评选并发布 2009 年度中国烟草控制十大新闻事件。组织专家对 2009 年度国内烟草控制领域的重大新闻事件进行初筛。初筛结果经网民和媒体记者投票，推选产生了“倡议严禁美化烟盒包装”等 2009 年度控烟十大新闻事件。2010 年 3 月 24 日，召开了 2009 年度中国烟草控制十大新闻事件媒体沟通会，国内 70 多家媒体参会，媒体的报道达到 5000 多篇。

五、组织开展医疗卫生系统禁烟网络调查和暗访活动。为了推动《关于 2011 年起全国医疗卫生系统全面禁烟的决定》的落实，2010 年 3 月在搜狐网开展了关于该《决定》知晓率及态度的网络调查，组织媒体暗访报道医疗机构禁烟情况。向记者提供无烟医疗卫生机构评估标准评分表、无烟医疗卫生机构名单和介绍信，选择性支持中央或地方媒体开展暗访报道。

六、编辑出版了《中国烟草控制大众传播活动专家文章汇编》。组织我国控烟领域知名专家撰写并编辑出版了《中国烟草控制大众传播活动专家文章汇编》（以下简称《汇编》）。《汇编》印发至全国各省（区、市）和计划单列市的控烟专业机构、媒体记者等。让控烟专业人员和媒体更多地了解烟草健康的危害、世界卫生组织《烟草控制框架公约》要求和国际国内控烟领域的最新进展，全方位地提高对控烟工作的认识和业务水平。

七、媒体作品征集与评选。征集检索了 2009 年 3 月 1 日至 2010 年 6 月 30 日期间刊播的控烟相关文字、电视、广播三大类作品，组织专家进行评选。收集作品 14000 余件，经过初步筛选剔除重复报道和简短报道，获得深度报道文字类作品 2337 篇，电视类作品 25 部，广播类作品 28 部，覆盖了 400 多家媒体。2010 年 7 月，召开多次控烟媒体作品评选活动专家会，经过初评、终评和复议等过程，最终评选出文字、电视、广播三大类获奖作品 39 部，并评出媒体控烟宣传贡献奖 13 个和个人控烟报道贡献奖 5 个。

（夏晶）

【创建无烟卫生部机关】 2010 年 5 月，卫生部宣布启动创建无烟部机关活动。主要开展了以下工作：

一是印发《无烟卫生部机关管理规定》，为无烟卫生部机关规范化建设和常态管理提供了制度保证。

二是开展卫生部机关大楼内各单位全体职工吸烟情况基线调查。共发放问卷 561 份，回收问卷 522 份，有效问卷 509 份。主要调查结果是：①机关职工吸烟率低。男性吸烟者 63 人，男性吸烟率为 21.3%。无女性吸烟者。②室内吸烟现象比较普遍。约有 83% 的人经常或偶尔看到有人在室内吸烟，吸烟地点主要是洗手间、走廊和楼梯。③烟草危害相关知识不足。如职工对“低焦油卷烟比普通卷烟对身体的危害小”这一错误认识率达57.3%。④多数吸烟职工有戒烟意愿。56%的吸烟职工1年内有戒烟意愿，30%的吸烟职工没有戒烟打算。⑤绝大多数职工支持部机关楼内全面禁烟。96.9%的吸烟职工支持部机关楼内全面禁烟，99.3%的非吸烟职工支持部机关楼内全面禁烟。

三是召开新闻发布会启动创建活动。2010年5月10日，在卫生部例行新闻发布会上宣布创建无烟卫生部机关活动，欢迎广大媒体关注并监督无烟卫生部机关的创建工作。

四是开展PM2.5浓度环境监测。委托中国疾控中心每月对机关大楼所有楼层的走廊和卫生间PM2.5浓度进行监测，并在地下二楼食堂公告栏张贴监测结果，有效监督并推进创建工作。

五是布置无烟环境。在传达室、机关大楼入口处、会议室、食堂、楼梯、洗手间、地下车库等重点区域张贴醒目的禁烟标识。在一楼大厅摆放控烟宣传材料和戒烟指导手册。在食堂外宣传栏制作控烟宣传专刊等。

六是设置室外吸烟区。在机关大楼与人民医院科研大楼连接处设置室外吸烟区，并张贴宣传画介绍吸烟危害与戒烟方法。

七是举办综合处处长培训班。主要培训内容为解读《管理规定》；介绍监督检查方案；通报职工吸烟情况基线调查和PM2.5浓度环境监测结果。

八是开展两次戒烟咨询服务。2010年5月26日和6月28日邀请朝阳医院和中日友好医院戒烟门诊专家来部机关为吸烟职工提供戒烟咨询服务。两次共为106人提供了戒烟咨询，并免费提供了38人份戒烟药物。

九是定期或不定期地组织督导检查。采取4种形式开展督导检查工作。一是各司局每周进行自查；二是领导小组办公室成员每周抽查3~4个楼层；三是每月进行1次联合检查；四是委托机关服务中心物业管理处对机关大楼内公共区域进行日常监管。

十是通报阶段性进展。2010年9月，以办公厅函的形式向部机关各司局和大楼内各单位通报创建无烟卫生部机关活动的进展情况。

十一是外部评估验收。2010年10月，请中国控制吸烟协会组织专家对卫生部创建无烟部机关活动进行评估，并通过了验收。

十二是开展创建活动终末调查。

通过上述多方面扎实的工作，创建无烟卫生部机关活动得到国内外高度关注和好评，世界卫生组织专门致函给予表彰。

（徐晓超）

【上海市世博会实现“无烟世博”目标】 2010年10月20~21日，卫生部和世界卫生组织有关人员赴上海市对“无烟世博”工作开展了联合检查。世界卫生组织官员认为，上海市世博会自5月1日开园以来控烟措施一直稳步得到改善，已达到其发布的《无烟草烟雾大型活动实施建议》要求，实现了“无烟世博”的目标。

2010年上海市世博会是《烟草控制框架公约》生效之后的第一届世博会，“无烟世博”直接关系到我国“做国际社会中负责任的大国”形象。2007年以来，在卫生部和国际组织、专业机构及社会团体的共同支持下，上海市有关部门特别是卫生部门采取多项措施，积极推动“无烟世博”，取得了明显的成效。主要体现在以下几个方面：

一是出台了《上海市公共场所控制吸烟条例》，为“无烟世博”奠定法律基础。2009年12月10日，《上海市公共场所控制吸烟条例》在上海市第十三届人大常委会第十五次会议上通过，并于2010年3月1日起施行。

二是多措并举，世博园区室内公共场所和工作场所全面禁止吸烟。第一，利用公共区域的电子屏幕、广播以及短信平台等渠道宣传控烟规定。第二，通过安检等方式禁止携带打火机和火柴进入园区。第三，在园区内设置了43个室外吸烟点。第四，开展园区工作人员和志愿者控烟培训。第五，组织控烟志愿者入园劝阻违规吸烟者。

三是清除户外烟草广告。世博会开幕前，在有关部门的配合下，撤除了上海市中心城区，特别是世博会核心区域及其周边道路所有户外烟草广告。

（李新华）

【组织开展创建全国无烟医疗卫生系统第一次暗访】 为了贯彻落实卫生部等4部门联合印发的《关于2011年起全国医疗卫生系统全面禁烟的决定》(卫妇社发〔2009〕48号，以下简称《决定》)，推动无烟医疗卫生机构创建，结合2009年和2010年中央补助地方烟草控制项目，2010年9~11月，卫生部委托第三方调查公司对全国无烟医疗卫生系统创建工作进行了抽查暗访，了解和评估无烟医疗卫生系统创建工作进展。中国疾病预防控制中心全程提供技术支持，中国控制吸烟协会和新探健康发展研究中心有关专家参与报告撰写工作。

一、暗访基本情况。本次暗访范围主要包括2009年和2010年中央补助地方烟草控制项目覆盖的无烟医疗卫生机构986个、卫生部机关和直属单位53个（包括二级单位）、随机抽取880个计划2010年年底达标的无烟医疗卫生机构。原计划暗访国家、省、地市、县四级医疗卫生机构1919个，因一些单位共用办公楼、合并及注销等原因，实际暗访了1893个单位。

本次暗访分两阶段完成，第一阶段为2010年10月11日至11月10日，成功暗访了1781个单位。第二阶段为2010年11月11~12日，采用介绍信的方式进行调查，完成调查112个单位。

根据《无烟医疗卫生机构评估标准评分表》(卫办妇社发〔2009〕223号文件附件，以下简称《评分表》）中有关指标确定暗访内容，主要包括无烟环境布置和室内公共场所禁止吸烟情况。本次暗访采取隐秘拍摄、暗访员填写问卷的形式，所有数据均有暗访视频录像支持。

二、暗访结果。根据《决定》和《评分表》要求，暗访结果按照卫生行政部门、公共卫生机构和医疗机构进行分类和排名，以百分制评分。卫生行政部门指省（区、市）卫生厅局、市（地、州）卫生局和县（市、区）卫生局。公共卫生机构包括疾病预防控制机构、卫生监督机构、健康教育机构、采供血机构、医学科研机构等。医疗机构包括各种医院、专科疾病防治院（所、站）、疗养院、急救中心（站）等。妇幼保健机构是公共卫生机构，本次暗访列入医疗机构计算。

按照总体分值排名，上海市、浙江省、天津市、广东省和江苏省排前五位。为了体现省级卫生行政部门的责任和示范作用，单独列出各省（区、市）卫生厅局的评分和排名。省级卫生行政部门排名前五位的分别是山东省、浙江省、河南省、湖北省和甘肃省。部直属单位中，协和医院、北京医院和中日友好医院为2009年中国控制吸烟协会创建无烟医院项目单位，其他均无项目支持。卫生部机关及直属单位综合评分和排名前三位是卫生部机关、协和医院、北京医院。

三、结论及建议。本次暗访在全国31个省（区、市）和新疆建设兵团共调查1893家单位，暗访机构数量有限，覆盖的县市数也不多；暗访机构多为无烟医疗卫生系统创建项目支持单位。暗访过程中，每家单位仅观察一次，时间在半小时左右；受暗访的形式所限，看不到机构的控烟制度和控烟工作记录，也未将办公室、会议室等吸烟的重点场所列入暗访范围，所以此次暗访结果理论上应该好于全国实际水平。根据本次暗访调查的结果，全国无烟医疗卫生系统创建综合评分仅为63.4分，在禁止室内吸烟、禁烟标识张贴、室外吸烟区设置及控烟宣传材料布置等方面还存在许多问题，甚至还有部分机构销售烟草制品。

卫生工作者应该主动遵守控烟规定，不在工作单位室内吸烟；同时也要积极开展控烟宣传，劝阻机构内吸烟行为。各类机构尤其是卫生行政部门和公共卫生机构应在室内区域张贴醒目的禁烟标识，尤其应重点加强吸烟行为发生较多而比较容易被忽视的男厕所和楼梯等处。另外，应在机构建筑的入口处张贴醒目的禁烟标识或无烟机构告示，使来访者在进门前就能了解机构的无烟要求，自觉配合室内禁烟。根据实际条件，在室外远离建筑物及主要通道的合适场所设置室外吸烟区，并设置清晰的引导标志，引导吸烟者到室外吸烟区吸烟。尤其是医疗机构需要在机构内醒目位置，例如宣传栏和入口处，增设控烟宣传标语和宣传材料，宣传吸烟及二手烟危害。各地各单位要充分认识卫生部门控烟工作的重要性、艰巨性和紧迫性，尤其是卫生行政部门要充分发挥带头作用。全国医疗卫生系统应当加大控烟履约工作力度，认真贯彻落实《决定》要求，努力实现2011年全系统室内全面禁烟的目标。

（夏晶）

【完成中央补助地方烟草控制项目】 为了履行《烟草控制框架公约》，贯彻落实卫生部等4部门联合印发的《关于2011年起全国医疗卫生系统全面禁烟的决定》（卫妇社发〔2009〕48号，以下简称《决定》），2010年中央财政安排资金开展烟草控制项目，在省会级城市选择13家重点单位、在部分地市级城市选择6家重点单位作为无烟医疗卫生系统培训指导基地，以点带面推进创建无烟医疗卫生系统工作。主要开展了以下几方面的工作：

一、基础信息调研工作。基础信息调研工作旨在围绕无烟医疗卫生机构创建活动，了解各省（区、市）各级医疗卫生机构的分类及数量，配合干预活动方案，评价活动效果。全国共31个省（区、市）和新疆生产建设兵团参加本次调研活动。经统计，各省（区、市）和新疆建设兵团上报计划2010年底达到无烟医疗卫生机构标准的单位包括：卫生行政部门3011个，县以上医疗机构13112个，公共卫生机构6972个。

二、无烟医疗卫生机构创建工作。2010年通过中央补助地方控烟项目，共创建无烟医疗卫生机构示范基地1076家。为做好各地无烟医疗卫生机构创建，全国举办5期师资培训班，对全国31个省（区、市）及新疆生产建设兵团400余名健康教育系统控烟工作者进行创建无烟医疗卫生系统技能培训。提供了无烟医疗卫生机构创建指南及工具包、医务人员简短戒烟干预培训手册、光盘等培训工具。各省（区、市）健康教育所在国家培训的基础上对下属市县健康教育所及创建无烟医疗卫生机构培训指导基地人员开展二级培训。各项目单位加强控烟制度建设，成立控烟领导小组和工作小组，制订本单位控烟规划，明确职责，将无烟单位创建纳入机构常规管理等。项目单位通过各种方式营造无烟环境氛围，包括使用创建活动标语、禁烟识标、展板、板报、宣传单、宣传海报、健康教育处方、LED屏幕等宣传控烟信息；在楼梯、走廊、卫生间、电梯入口、医院门诊大厅、候诊室、病房等重点区域张贴醒目的“禁止吸烟”标识；大部分机构设置室外吸烟区；大部分项目单位按要求培训控烟监督员与巡查员劝阻吸烟行为。

三、开展戒烟服务。各项目市利用中央级提供的戒烟技术支持，按要求在无烟医疗卫生机构示范基地中的3家三级医院和4家二级医院中建立戒烟门诊，为患者提供戒烟咨询服务。大部分机构能够利用中央级提供的戒烟技术支持为患者提供基本的戒烟咨询和简短戒烟干预，但戒烟服务技能有待提高。

（夏晶）

【印发《关于进一步加强学校控烟工作的意见》】 为了履行《烟草控制框架公约》，落实《中华人民共和国未成年人保护法》的有关要求，使青少年远离烟草危害，2010年6月，教育部、卫生部联合印发了《关于进一步加强学校控烟工作的意见》(以下简称《意见》)。

《意见》提出，各级教育、卫生行政部门和学校要充分认识加强学校控烟的重要性、必要性，增强做好控烟工作的责任感、使命感。要进一步加强对学校控烟工作的组织领导，将控烟工作纳入当地教育、卫生工作规划，作为学校教育的重要内容纳入工作计划，制订具体的实施计划和工作目标，将责任落实到人，把创建无烟校园与建设文明校园、优化育人环境、培养德智体美全面发展人才工作有机地结合起来，常抓不懈。同时提出，学校控烟工作既是教育工作的重要内容，也是公共卫生的重要内容，教育、卫生等部门必须齐抓共管。各地教育行政部门要主动与卫生行政部门进行协调，结合当地实际，研究制定本地学校控烟工作的政策措施和推进方案。

《意见》要求，加强宣传，健全制度，努力创建无烟学校。一是要加强控烟的宣传教育。各级各类学校应将控烟宣传教育纳入学校健康教育计划，通过课堂教学、讲座、班会、同伴教育、知识竞赛、板报等多种形式向师生传授烟草危害防治、不尝试吸烟、劝阻他人吸烟、拒绝吸二手烟等控烟核心知识和技能。二是要发挥教师控烟的表率作用。教师在学校的禁烟活动中应以身作则、带头戒烟，通过自身的戒烟，教育、带动学生自觉抵制烟草的诱惑。三是要建立健全控烟制度。中等职业学校和中小学校及托幼机构室内及校园应全面禁烟，高等学校教学区、办公区、图书馆等场所室内应全面禁烟。各级各类学校校园内主要区域应设置醒目的禁烟标志，校园内不得张贴或设置烟草广告或变相烟草广告并禁止出售烟草制品。《意见》还要求各地教育、卫生行政部门要将控烟工作作为考评学校卫生工作的重要指标之一。各级各类学校应定期开展对本校各部门、各班级控烟工作的检查。积极鼓励和推动各级各类学校按照《无烟学校标准》，开展创建无烟学校活动。

教育部、卫生部随文印发了适用于中等职业学校和中小学校、托幼机构及专门的未成年人校外活动场所，适用于普通高等学校的两个无烟学校参考标准。

（李新华）

【2010年卫生新闻宣传工作】 2010年卫生新闻宣传工作紧紧围绕党组中心任务，按照公开、透明、及时、全面、准确的原则，大力组织典型宣传，有效开展风险沟通和健康传播，积极引导社会舆论，努力营造良好的舆论环境，卫生新闻宣传工作取得了明显成效。

一、完善新闻宣传工作制度

2010年卫生部继续建立和完善新闻宣传各项制度。一是印发了《卫生部关于进一步加强卫生行业典型宣传工作的意见》，对卫生行业典型宣传工作提出了明确要求。二是根据业已制定的工作制度，制定了舆情监测、新闻热线受理、新闻发布、领导活动报道、网站保障、信息公开、报刊管理、部长信箱办理8部工作规程，确保各项工作有章可循、规范开展。三是完善并坚持新闻发布制度。2010年卫生部共召开新闻发布会19次，其中例行发布会9场，专题发布会8场，参加国新办发布会2场。每次发布会均进行网络直播，各大新闻媒体对发布内容进行了报道，收到了良好效果。按照《卫生部法定传染病疫情和突发公共卫生事件信息发布方案》，坚持每月疫情通报并及时做好突发公共卫生事件信息发布。四是将部网站建设成政府信息发布第一平台。2010年卫生部及时主动上载和审核相关信息，积极做好部网站的内容保障工作，同时做好国务院政府网站的内容保障工作。据统计，2010年卫生部部网站更新稿件4168件，起到了及时传播信息的作用。

二、围绕医改重点工作开展新闻宣传

商请中宣部组织集中宣传报道。2010年2月，卫生部和中宣部共同制定了《近期医药卫生工作宣传报道方案》，组织中央主要新闻单位的记者赴安徽、云南等地对医改5项重点工作进行采访，安排部署了近1个月的集中宣传报道，收到了良好效果。经请示中央领导同志同意，卫生部与中宣部制定了《公立医院改革试点宣传报道方案》，要求中央新闻单位于2010年10月下旬至2011年1月下旬在公立医院改革试点城市和其他成效显著的地区开展以公立医院改革为重点的医改宣传报道工作。卫生部与中央电视台经济频道合作，联合制作了《医改进行时》的系列报道，已在《消费主张》栏目播出。

结合国家重大活动和中宣部重要宣传安排开展宣传报道。2010年“两会”期间，卫生部策划组织了一系列大型新闻宣传活动，如邀请卫生部部长陈竺出席3月8日下午人大新闻宣传中心的保障和改善民生专题新闻发布会，以及参加央视《泉灵看两会》和《小丫跑两会》介绍医改进展，邀请卫生部党组书记、副部长张茅参加《小崔会客》首场专访节目《医改不是传奇》谈医改的目标、进展和下一步工作重点。结合中宣部“回顾十一五、展望十二五”宣传报道安排，安排中央主要新闻单位集中采访张茅书记。《人民日报》、中央电视台等刊发了关于卫生工作的长篇报道，收到良好效果。

在中央主要新闻单位刊发署名文章或安排重要专访。就深化医改工作，协调《学习时报》总编辑采访了卫生部党组书记、副部长张茅，长篇专访文章刊发于2010年9月13日《学习时报》。协调《求是》杂志刊发卫生部副部长马晓伟署名文章《坚持公益性方向，探索有中国特色的公立医院制度》。有针对性地做好专题新闻宣传工作。紧密围绕医改工作进展分别针对社区卫生服务工作等，制定宣传报道方案，组织宣传报道，并结合全国卫生工作会议、卫生系统2010年医改工作部署会议等，组织中央新闻单位开展新闻报道。做好食品安全监管、新农合、甲型H1N1防控等重点卫生工作的新闻宣传。

三、围绕全国麻疹疫苗强化免疫活动开展大众宣传及风险沟通工作

为确保2010年9月11～20日在全国范围开展的适龄儿童麻疹疫苗强化免疫活动顺利开展并取得预期效果，卫生部积极做好新闻宣传工作，大力开展健康教育和风险沟通，动员目标人群广泛参与，正确引导社会舆论，维护社会和谐稳定。

做好信息发布和知识普及工作。麻疹疫苗强化免疫前，卫生部充分考虑到大规模免疫接种中可能出现的公众疑问、不良反应和负面舆情，提前尽可能多地准备应对口径，有计划、分层次地进行风险提示和大众宣传。4月8日卫生部网站发布了《关于做好2010年预防接种工作的通知》，随后多次以新闻发布会等形式预先发布信息，并在卫生部网站密集发布相关知识。8月初卫生部和中国疾病预防控制中心网站开设麻疹疫苗强化免疫活动专题。9月2日卫生部网站刊发了《全国麻疹疫苗强化免疫活动问答手册》，并在卫生部网站刊发麻疹疫苗强化免疫热点六问。

做好预防接种风险沟通。卫生部多次召开媒体通气会，与媒体沟通麻疹疫苗强化免疫有关工作。9月1日卫生部召开麻疹疫苗强化免疫媒体通气会，邀请有关领导、专家介绍麻疹疫苗强化免疫工作有关内容，并回答记者提问。9月10日卫生部通过例行发布会再次就麻疹疫苗强化免疫活动启动前群众关心的热点问题进行答疑。同时，组织专家接受采访、参与访谈。9月7日中国疾病预防控制中心组织国内外专家开展在线访谈，卫生部组织中央和北京市主要媒体参加在线访谈后的专家答疑，并请各大网站转载专家访谈内容。9月8日中国疾病预防控制中心专家参加中央电视台《新闻1+1》节目录制，就群众关心的热点问题进行解疑释惑。9月9日中央电视台《焦点访谈》播出麻疹疫苗专题节目。9月19日中国工程院院士、医学病毒学专家赵铠、北京市疾病预防控制中心主任医师孙美平、联合国儿童基金会卫生项目官员朱徐做客“强国论坛”与网友进行在线交流。

做好舆论引导工作。做好舆情监测，针对舆论关注热点及时解疑释惑，澄清谣言传言。卫生部委托清华大学李希光教授的团队从9月1日起就麻疹疫苗强化免疫活动对新闻媒体、论坛、博客进行舆情监测与研判，并做了定量统计与定性分析。拓展12320热线功能，每日汇总形成《舆情监测日报》上报有关部门，并发挥部长信箱作用，将热线问题反映到《麻疹疫苗强化免疫舆情报告》中，综合各类信息，每日撰写《麻疹疫苗强化免疫舆情报告》，为决策提供重要依据。

四、做好玉树抗震救灾卫生救援信息发布和风险沟通

青海玉树4·14地震灾情发生后，卫生部立即展开了信息发布和风险沟通工作。在青海玉树地震发生次日即安排专人带领有关中央媒体随首批卫生部医疗卫生救援队赶赴地震灾区开展新闻宣传。通过新闻发布会和新闻稿介绍防控工作进展等情况，卫生部参加国务院新闻办公室新闻发布会2次，主动发布新闻稿400多篇。设立专栏开展新闻宣传，地震发生次日卫生部网站就开设青海玉树抗震救灾专题，并指导《健康报》等行业媒体设立专栏，发布医疗救治和卫生防疫工作信息和新闻稿件。组织中央主要新闻单位赴前线开展宣传报道，主流媒体共发布有关卫生救援的新闻稿件近300篇。

五、做好典型宣传工作，展示卫生系统良好形象

结合玉树抗震救灾工作，挖掘宣传卫生工作成绩和典型人物。在地震灾区，卫生部重点开展了典型挖掘和宣传工作。有关媒体先后在《抗震救灾英雄谱》中对四川省卫生厅杨勇同志、高原医学专家吴天一同志、西藏防疫队西绕同志和青海省玉树藏族自治州隆宝镇中心卫生院集体的事迹进行了重点报道。

结合科学发展观学习活动和创先争优活动，开展典型宣传。结合科学发展观学习活动，向中宣部推荐典型，并配合做好宣传。卫生部按照中央学习实践活动领导小组办公室要求，主动配合宣传工作。根据各地卫生系统学习实践活动简报，发现典型十余个，并推荐给中央媒体和行业媒体予以大力宣传。制定了《全国医药卫生系统创先争优活动宣传工作的具体方案》，组织中央媒体对全国医药卫生系统创先争优活动一系列会议进行了报道，并在《健康报》上开设全国医药卫生系统创先争优活动专栏。组织编辑《健康卫士风采》一书。在卫生部网站开设专题区，及时更新创先争优活动重要政策、工作进展、地方信息等情况。

开展多种文艺形式宣传卫生工作。支持中央电视台电视剧中心拍摄制作33集电视剧《医者仁心》，该剧已于2010年12月在中央电视台第8套播出。支持著名导演顾长卫拍摄艾滋病题材纪录片《在一起》，并在北京、上海、武汉等地开展进校园演出活动。支持内蒙古自治区卫生厅拍摄制作30集反映新农合的电视连续剧《生死依托》。组织甘肃定西秦剧团于11月30日在北京专场演出艾滋病题材的秦剧《百合花开》。与中央电视台联合制作12·1世界艾滋病日《健康之路》特别节目。

挖掘典型并组织开展媒体体验报道工作。卫生部向中宣部推荐了社区医生王争艳、抗震救灾英雄杨勇等同志的先进典型事迹，并协调中央主要新闻单位开展宣传报道。结合各地报送的典型事迹材料，组织中央主要新闻单位记者到各地与医疗卫生战线的工作人员同工作、同生活，体验医疗卫生人员“救死扶伤、无私奉献”的高尚品德，如体验采访北京朝阳区劲松社区卫生服务中心教授袁申元、全国优秀乡村医生夏卖依、张华等先进人物，并在2011年全国卫生工作会议前刊发相关报道。

开展马海德诞辰100周年纪念活动。与外交部、宋庆龄基金会、马海德基金会等联合组织开展了马海德诞辰100周年纪念活动，以座谈会、展览、图书等形式宣传马海德先生的高尚精神和先进事迹，掀起全国卫生系统争创先进集体和个人的高潮。纪念活动期间，李克强副总理接见了马海德家属一行，对卫生工作作出了重要指示。

六、积极开展健康传播工作

在做好新闻宣传和突发公共卫生事件信息发布和风险沟通的同时，卫生部积极组织开展健康传播工作，取得了良好效果。

完善12320公共卫生公益服务电话。继续完善12320公共卫生公益服务电话在咨询、投诉、举报、解疑释惑及反映舆情等方面的功能。针对卫生部等部门联合下发的《关于进一步规范入学和就业体检项目 维护乙肝表面抗原携带者入学和就业权利的通知》，做好公众乙肝防控政策和知识解答工作。针对疫苗安全、手足口病、甲型H1N1流感、南方洪灾防疫、高温防暑等公众关心的疾病，卫生部协助12320中心制定了回答口径，为公众解疑释惑，指导公众做好自我防护，稳定公众情绪。

继续开展中国健康知识传播激励计划。中国健康知识传播激励计划（吃动平衡·2010）系列活动从2010年5月11日启动，于2011年3月结束。活动的重点突出一个“动”字；在各类活动中，大力推广一个“走”字；目的是动员中国人既“知道”健康知识，又真正能够“动”起来，告别不健康的生活方式。

举办风险沟通和卫生政策媒体培训班。为提高各医疗卫生部门有关人员新闻宣传和风险沟通的意识和能力，做好针对媒体的卫生政策、知识培训及风险沟通演练活动，举办3期卫生领域突发事件风险沟通培训班和3期媒体卫生政策、知识培训班。联合卫生部新闻宣传中心召开了3期媒体沙龙，向媒体介绍卫生政策和“疫苗接种”等卫生知识，取得了健康知识传播的良好效果。

（宋树立　杨金瑞）

【2010年卫生部报刊管理工作综述】 2010年卫生部贯彻落实中央和新闻出版行政部门对报刊出版管理工作的要求，依法推进报刊管理工作，加强监督检查，严格管理，规范出版，有效促进了卫生部报刊的管理工作。

2010年3～5月，顺利完成了主管报刊、出版社2009年年度核验工作。重点结合年检对出版单位主要负责人任职资格进行了审查，要求相关期刊变更不符合任职资格的报刊主要负责人。2009年年检通过率较高，达90%以上，较往年年检完成时间有所提前。同时，对卫生部主管图书出版社、报刊出版单位记者证进行了年度核验。

全国卫生产业企业管理协会主办的《中国保健》杂志因存在一号多刊、管理混乱等问题停刊整顿。《中国食品卫生杂志》因不符合其主办单位中华预防医学会核验条件由主办单位要求缓验；《中国医疗前沿》因其办刊内容不符合办刊宗旨被缓验；《中国保健营养》因与其第二主办单位矛盾处理不妥被缓验；《健康指南》因在版权页加印“协办单位”被缓验。

卫生部对年检过程中发现的问题认真总结，加强沟通，分类处理。针对相关问题，组织召开了在京报刊主办单位工作会议，通报年检相关情况，要求对年检中发现的违规问题进行整改。下半年，结合新闻出版总署发放的《关于加强报刊管理严肃查处违规出版活动的通知》（新出厅字〔2010〕388号）及《报刊出版单位自查报表》，督促出版单位进行自查自纠。

2010年卫生部对主管报刊刊名、主办单位、办刊宗旨等变更事项前期审核；变更主要负责人、变更刊期、申请增刊、参加各省各项评比活动、增值税先征后返、出版基金项目的申报和验收等日常事项的审核、办理上报手续及相关批复等工作，先后受理相关文件200余件；对卫生部主管出版社年度选题、增补选题、重大选题计划进行了审核报批。

完成了卫生部主管报刊、图书出版社、电子音像出版社转企改制等重大事项的前期审核；卫生部主管新办报刊的初审和上报工作；卫生部主管音像出版社创办统一连续型电子出版物、刊期变更等前期审核工作；对发布处方药广告刊物的认定等工作。

协调卫生部出版社体制改革工作领导小组相关工作，具体负责与中央各单位各部门出版社体制改革工作领导小组办公室的联络工作，与卫生部出版社体制改革工作领导小组进行沟通协调。完成了卫生部出版体制改革方案的报送、领导小组会议的组织、会议材料、会议纪要的编发工作。人民卫生出版社、协和医科大学出版社已如期完成转企工作；中国卫生科教音像出版社和中华医学电子音像出版社体制改革实施方案也已得到新闻出版总署的同意批复。

2010年9～10月，筹备与落实新闻出版总署开展的第二届中国出版政府奖评选活动。完成政府奖评选活动通知的下发，上报资料的收集、组织专家评审、公示和材料上报等工作。

组织和筹备卫生部主管报刊工作会暨医药卫生期刊管理培训研讨会议。会议于2010年12月3～5日在广西北海召开，卫生部主管报刊主办单位、出版单位及中国期刊协会医药卫生期刊分会相关人员220余人参加了会议。

（宋树立　王海英）

【2010年卫生部政府信息公开工作】 2010年卫生部贯彻落实《中华人民共和国政府信息公开条例》和国务院办公厅对政府信息公开工作的要求，依法推进政府信息公开工作，健全新闻发布制度，加强突发公共卫生事件信息发布，完善卫生行政许可受理审批，积极推进医疗卫生服务单位信息公开工作，有效促进了卫生部机关和卫生系统的信息公开工作。

为了贯彻落实全国依法行政工

作会议精神和《国务院关于加强法治政府建设的意见》，卫生部印发了《关于贯彻落实〈国务院关于加强法治政府建设的意见〉的实施意见》，对信息公开工作提出了明确要求。此外，卫生部还召开了政务公开工作领导小组会议，对做好新形势下卫生政务公开工作，特别是部机关信息公开和医疗卫生服务单位信息公开工作进行了全面部署。

按照《条例》和国务院办公厅《关于施行中华人民共和国政府信息公开条例若干问题的意见》的要求，2010 年 6 月卫生部印发了《医疗卫生服务单位信息公开管理办法（试行）》(卫生部令 75 号)，对全国各级各类医疗卫生服务单位信息公开的范围、内容、方式、程序、监督管理等作出了明确规定。2010 年 10 月印发了《卫生部关于做好深化医药卫生体制改革形势下院务公开工作的通知》(卫医政发〔2010〕91 号)，对医院院务公开的重点工作、基层医疗卫生机构院务公开、监督与考核等提出了更明确的要求。2010 年继续把院务公开工作纳入"医疗质量万里行活动"，加强对医院院务公开工作的指导和管理，并启动第二批"全国院务公开示范点"推选工作，全国 31 个省、自治区、直辖市和新疆生产建设兵团共推荐了 155 个示范点。

2010 年卫生部继续做好卫生部网站发布工作，及时主动公开卫生信息，并坚持动态编制"卫生部政府信息公开目录"。截至 12 月 31 日，部网站新增主动公开信息 4155 条，其中进入政府信息公开目录的 723 条。2010 年卫生部网站全年点击量累计 10.82 亿次，日点击量最高达 960 万次（日平均 300 万次），有力保障了卫生政务公开工作。

2010 年 6 月，按照《条例》规定和《财政部关于进一步做好预算信息公开工作的指导意见》要求，卫生部主动公开《卫生部 2010 年部门预算》，包括基本情况、收入及支出总体情况、主要支出内容以及《卫生部 2010 年部门预算收支总表》和《卫生部 2010 年财政拨款支出预算表》。

同时还通过了《卫生部公报》(月刊）主动公开卫生部规章、规范性文件、法定传染病疫情信息等重要政府信息，并通过邮寄方式向全国卫生行政机关、医疗卫生机构等单位免费赠送《卫生部公报》，每期发放量 3 万份。《卫生部公报》电子版同期在卫生部网站上刊载，便于公众查询。

此外，卫生部注重利用新闻发布方式对重要的政府信息进行政策解读和答疑解惑，为指导性的规范性文件配发政策解读，为动态性的规范性文件配发卫生要闻，为具有较大新闻价值的重要信息举行新闻发布会，回答媒体问题，方便媒体和公众了解有关政府信息。2010 年卫生部自主召开新闻发布会、通气会 17 次，发布新闻通稿 300 余篇。

2010 年卫生部共收到政府信息公开申请 116 次，全部按规定给予答复。在 116 件答复中，已经主动公开的 20 件，占 17.2%；属于依申请公开范围的，经审查，"同意公开"的 43 件，占 37.1%；"同意部分公开"的 4 件，占 3.4%；未予提供所申请相关政府信息的 49 件，占 42.2%。

卫生部按照《国务院办公厅关于做好政府信息依申请公开工作的意见》的要求，创新依申请公开形式。对于依申请公开中比较集中的问题，政务公开办公室通过在部网站上公开回复的方式使更多的公众了解相关信息，取得了较好的效果。

2010 年卫生部收到有关政府信息公开事务的行政复议申请 5 件次，全部有效处理，未收到公众对卫生部政府信息公开工作的举报和行政诉讼。

（宋树立　沈闰州）

【2010 年全国 12320 卫生公益热线电话建设进展】 2010 年卫生部和中国疾病预防控制中心通过功能创新和典型带动，推动全国 12320 卫生公益热线电话（以下简称"12320"）的建设和发展，创新工作实践，成效显著。

一、首次开展全国 12320 建设专题调查

调查全面了解了开通地区的建设模式和服务能力以及未开通地区的现状和存在的问题，为下一步制定全国 12320 中长期发展规划提供了重要依据。

二、麻疹疫苗强化免疫活动期间首次开展舆情监测

监测覆盖全国所有省份的 12320（或其他公布热线），累计汇总和分类分析了全国 31 个省市自治区人工咨询 148566 件次，投诉举报 54 件次，为卫生部成功应对麻疹强化免疫的风险沟通工作发挥了重要的作用。

在全国麻疹疫苗强化免疫活动的首日，卫生部部长陈竺、副部长尹力到北京 12320 中心视察，慰问一线坐席员。陈竺部长现场接听并解答了公众的相关来电咨询。9 月 13 日陈竺部长在卫生部召开的麻疹疫苗强化免疫活动全国电视电话会议上，特别提出要求各地充分利用 12320 或其他 24 小时热线服务电话回答群众关心的问题。

三、首次开展电话调查工作

2010 年在由清华大学承担的国家应对甲型 H1N1 流感防控策略的评估项目研究中，卫生部 12320 工作领导小组办公室首次组织北京、福建、郑州三地 12320 承担了其中甲型 H1N1 流感患者/密切接触者对国家甲型 H1N1 流感防控策略认知情况的电话调查工作，调查超过 5000 人次。部分地区 12320 受当地卫生行政部门委托，在当地医改政策调研等领域已经能够开展随机号码的电话调查工作。

四、示范推出 12320-5 的心理援助热线服务

2010 年探索 12320 与精神卫生专业机构合作开展心理援助服务取得成功。目前，全国已有 9 个省份 12320 陆续开通了心理援助热线，向群众提供便利的心理健康教育、心理咨询和心理危机干预服务。

五、首次推出北京 12320 中心作为全国 12320 试点建设典型

2010 年以北京 12320 中心为基地，以进修方式培训各地 12320 管理人员和骨干坐席员超过 120 人次，满足了各地 12320 发展建设需求，并进一步规范了各地 12320 系统建设。

六、首次建立了 12320 信息资源库系统建设机制

2010 年在提出将 12320 信息资源库分为基础信息资源库和专题信息咨询指南的基础上，首次建立了包括基础信息资源库定期更新机制和需求跟踪机制、重大事件专题信息咨询指南开发机制和信息上传推送机制在内的一整套 12320 信息资源库系统建设机制，保证了 12320 信息资源库系统建设的科学性和时效性。通过上传“www. 12320. gov. cn”官方网站，更好地满足各地 12320 开展公众咨询的需求并方便公众网上自行点击查询使用。

2010 年卫生部 12320 工作领导小组办公室根据重大卫生活动和公众关心的热点问题，陆续编制了《高原气候特点及反应》、《热线中常见的心理困惑》、《麻疹强化免疫咨询指南》等内容，并对 2009 年编辑的 6 个甲型 H1N1 流感相关咨询指南进行了汇总和修订，形成了完整的甲型 H1N1 流感信息内容并入《季节性流感信息资源库》。

七、开发全新 12320 短信服务平台

2010 年在甲型 H1N1 流感暴发期间，卫生部 12320 工作领导小组办公室在中美新发与再发传染病合作项目的支持下，在上海完成了涉及 2000 人的基于 12320 短信评估研究，结果显示，基于 12320 的短信显著地改变了公众对甲型 H1N1 流感的认知和态度。该研究成果为国际上首次对短信风险沟通作用的有效性评估。

在此应用性研究的基础上，卫生部 12320 工作领导小组办公室于 2010 年 7 月提请卫生部向工业和信息化部提出了 12320 短信息服务接入代码的申请，申请获得批准并取得了《中华人民共和国短消息类服务接入代码使用证书》。卫生部 12320 工作领导小组办公室加紧研发《全国 12320 短信管理系统软件》，尽快配发各地使用。各地卫生行政部门无论是否启动 12320 热线系统建设，只要在当地电信管理部门备案后，即可启动收发 12320 短信息平台，为卫生行政部门增加一种便捷、即时和高效的健康教育和风险沟通手段。

（宋树立　沈闰州）

【2010 年卫生十大新闻】 为了稳步推进卫生新闻宣传工作，卫生部 2010 年继续开展了年度卫生十大新闻评选活动，有关内容如下：

1. 十七届五中全会“十二五”规划建议指出要加快医疗卫生事业改革发展。2010 年 10 月 18 日，中国共产党第十七届中央委员会第五次全体会议通过《中共中央关于制定国民经济和社会发展第十二个五年规划的建议》，指出要加快医疗卫生事业改革发展，按照保基本、强基层、建机制的要求，增加财政投入，深化医药卫生体制改革，调动医务人员积极性，把基本医疗卫生制度作为公共产品向全民提供，优先满足群众基本医疗卫生需求。

2. 胡锦涛在中共中央政治局第二十次集体学习时强调建立健全覆盖城乡居民的基本医疗卫生制度。2010 年 5 月 28 日，中共中央政治局就世界医药卫生发展趋势和我国医药卫生体制改革问题进行第二十次集体学习。中共中央总书记胡锦涛在主持学习时强调，医药卫生事业关系亿万人民健康，关系千家万户幸福，关系经济发展和社会和谐，关系国家前途和民族未来，是一个十分重大的民生问题。建立健全覆盖城乡居民的基本医疗卫生制度，为群众提供安全、有效、方便、价廉的医疗卫生服务，是党和政府义不容辞的责任，是保障和改善民生、促进人的全面发展的必然要求，是全面建设小康社会、加快推进社会主义现代化的重要任务。

3. 深化医药卫生体制改革工作总体进展顺利，公立医院改革试点启动。一年来，全国卫生系统根据国务院 2010 年度医改工作安排，以医改五项重点工作为核心，加大力度，稳步实施，总体进展顺利。新农合参合率保持在 90% 以上，基本药物制度已经在 50% 以上政府办基层医疗卫生机构实施，9 类国家基本公共卫生服务项目和重大公共卫生项目稳步推进。我国先后出台了《关于公立医院改革试点的指导意见》和《关于进一步鼓励和引导社会资本举办医疗机构的意见》，16 个国家级联系试点城市和 31 个省级试点城市开展了公立医院改革试点工作，试点工作开局良好、进展顺利。

4. 国务院研究部署进一步加强艾滋病防治工作。2010 年 11 月 29 日，国务院总理温家宝主持召开国务院常务会议，研究部署进一步加强艾滋病防治工作的政策措施。12 月 1 日温家宝来到四川凉山彝族自治州考察艾滋病防治工作，探望艾滋病病毒感染者、病人和致孤儿童，慰问工作在艾滋病防治一线的医务人员并进行座谈。11 月 22 日国务院副总理李克强考察了中国疾病预防控制中心艾滋病预防控制中心，现场主持召开国务院防治艾滋病工作委员会全体会议，要求提高科学防治艾滋病工作水平，切实维护人民群众身体健康和生命安全。

5. 全国医药卫生系统深入开展创先争优活动。2010 年 5 月以来，按照中央的统一部署和要求，全国医药卫生系统启动深入开展创先争优活动，进一步巩固和拓展科学发展观的学习实践活动成果，推动卫生事业科学发展，加强基层单位党建工作。全国医药卫生系统开展创先争优活动坚持从深化医药卫生体制改革和全国医药卫生系统的实际出发，以“落实医改任务、提高服务水平、改进医德医风、加强基层组织”为总的实践载体，努力创建以“五个好”为基本要求的先进基层党组织，争做以“五带头”为主要内容的优秀共产党员。

6. 我国完成1.02亿人的麻疹疫苗强化免疫。2010年9月，卫生部在全国范围开展适龄儿童麻疹疫苗强化免疫活动，以尽可能给予免疫空白人群接种机会，最大限度阻断麻疹病毒的传播，加快消除麻疹进程，提高全人群健康水平。9月11～29日，全国共接种1.02亿人，没有与疫苗接种相关的死亡病例发生，没有群体性不良反应发生。本次强化免疫活动异常反应发生率低于世界卫生组织公布的参考指南，低于既往水平。

7. 青海玉树地震、甘肃舟曲山洪泥石流灾害紧急医学救援工作取得重大胜利。2010年4月14日，青海玉树发生地震，2010年8月7日夜至8日凌晨，甘肃舟曲突发特大山洪泥石流，两次特大自然灾害发生后，卫生部门迅速启动卫生应急一级响应，创新建立前后方指挥一体化、军警地协同一体化工作机制，协调组织全国卫生力量奔赴灾区开展卫生应急工作，全力指导支持灾区卫生部门开展紧急医学救援、伤员转运、疾病控制、卫生监督、高原病防治、心理援助和鼠疫防控等应急工作，实现了“最大限度地降低死亡率和伤残率”和“大灾之后无大疫”的目标。

8. 我国进一步维护乙肝表面抗原携带者入学和就业权利。2010年2月10日，人力资源和社会保障部、教育部、卫生部联合下发通知，进一步明确取消入学、就业体检中的乙肝病毒检测项目，各级各类教育机构、用人单位在公民入学、就业体检中，不得要求开展乙肝项目检测，不得要求提供乙肝项目检测报告，也不得询问是否为乙肝表面抗原携带者；各级医疗卫生机构不得在入学、就业体检时提供乙肝项目检测服务。

9. 我国检测出携带NDM-1耐药基因细菌。2010年10月26日，中国疾病预防控制中心通报，在对既往收集保存的菌株进行NDM-1耐药基因检测时，检出3株携带NDM-1耐药基因阳性细菌。国际上报道发现携带NDM-1耐药基因细菌后，引起社会广泛关注，卫生部立即组织有关医疗机构和疾病预防控制机构，开展了该耐药菌的调查、检测和监测，并采取相应防控措施，确保广大群众健康。

10. 卫生部调查“圣元乳粉疑致儿童性早熟”情况。2010年8月，针对媒体报道有婴幼儿因食用圣元乳粉导致性早熟的情况，在国务院食品安全委员会办公室的统一组织协调下，卫生部成立专家组，会同有关部门和湖北省立即开展调查处理，对相关产品进行检测和评估，并及时向社会通报。卫生部专家组评估认为，湖北省3例婴幼儿单纯性乳房早发育与食用圣元优博婴幼儿乳粉没有关联，市场上抽检的圣元乳粉和其他婴幼儿乳粉激素含量没有异常。

（宋树立　杨金瑞）

【开展卫生应急健康教育与健康传播活动】 在青海玉树抗震救灾中，中国健康教育中心（卫生部新闻宣传中心）（以下简称“中心”）响应卫生部的号召，与当地健康教育机构建立联系并了解相关需求，制定核心信息并设计制作多种传播材料；组织中心三位同志加入卫生部抗震救灾救援队；起草《中国健康教育中心卫生应急工作方案》并组织成立中心应急小分队。在甘肃舟曲特大泥石流灾害救援工作中，中心根据基层工作需要设计了12000份《洪水、泥石流灾害卫生防病知识要点》海报、折页邮寄至灾区。中心承担卫生部交办的卫生应急传播材料库开发制作任务，制作出500套卫生应急传播材料库DVD光盘发给各省应急办。为配合卫生部开展麻疹强化免疫工作，中心于2010年7月在北京举办了“免疫接种政策知识媒体培训班”，邀请专家对记者进行培训；与中国传媒大学合作撰写《麻疹疫苗强化免疫活动中的舆论引导与危机应对》专题报告。

（田向阳　许黎珊　杜娟）

【开展甲流、艾滋病等重大传染病和慢性病防控健康传播活动】 2010年中国健康教育中心（卫生部新闻宣传中心）（以下简称“中心”）组织举办了“凝聚各界力量消除艾滋病社会歧视座谈会”，“名人与你手牵手，艾滋孤儿世博游”、结核病防治广西现场活动等大型传播活动，邀请彭丽媛、蔡国庆等形象大使出席。中心组织开发了《预防流感健康传播核心信息》、《丙型肝炎防治知识40问》宣传册、《预防丙肝，从现在开始——丙肝防治科普宣传片》、“疾病防治知识窗”——丙型肝炎、艾滋病、性病防治知识广播、光盘、结核病防治公益广告片、结核病科普专题类和嘉宾访谈类节目、《乡村手足口病防治读本》等传播材料并开展相应的发放与播出工作。

（田向阳　许黎珊　杜娟）

【开展烟草控制大众传播活动】 2010年中国健康教育中心（卫生部新闻宣传中心）（以下简称“中心”）承担“2009—2010年度中国烟草控制大众传播活动”，开展了控烟大众传播、网络调查、新闻发布、媒体培训和作品评选等活动。活动期间，中心组织征集检索14000余件新闻作品，评选出十大新闻事件并召开媒体沟通会，协助卫生部组织举办中国烟草控制大众传播活动2009—2010年度总结表彰暨2010—2011年度启动会。

（田向阳　许黎珊　杜娟）

【组织开展健康家居、职业女性健康素养促进等多种健康传播活动】 中国健康教育中心（卫生部新闻宣传中心）（以下简称“中心”）与有关单位合作，发起并推行健康家居宣传促进计划。2010年该项目主题是“关注室内空气健康，警惕空调污染”，在北京、上海等全国13所城市推广“社区科普大型宣传活动”。中心与《健康时报》社等单位于6月8日在北京启动“平衡2010·胆固醇健康传播行动”，并组织专家制定了《胆固醇健康核心信息》，开展“胆固醇健康传播行动专家巡讲”和媒体培训及座谈会。中心与媒体共同开展了中国职业女性健康素养促进行动，召开“职业女性健康素养专题研讨会”，在北京、南京及上海等地举行推广活动。

（田向阳 许黎珊 杜娟）

【组织召开第三届中国健康教育与健康促进大会】 2010年9月，中国健康教育中心（卫生部新闻宣传中心）在河北省唐山市举办“第三届中国健康教育与健康促进大会”。卫生部副部长尹力出席会议，并做重要讲话。大会以“城市化与健康”为主题，设置了传染病防控、城市建设与健康等6个专题论坛以及健康教育进机关、学校等6个健康大讲堂。来自天津等18个城市的主要领导、全国健康教育和健康促进领域的专家学者、医疗机构和企业代表、媒体记者等300多人出席大会。

（田向阳 许黎珊 杜娟）

【组织召开第五届中国健康传播大会】 2010年11月，中国健康教育中心（卫生部新闻宣传中心）在北京成功举办“第五届中国健康传播大会”。卫生部副部长尹力出席会议并发表主旨演讲，来自国内外健康教育、卫生新闻宣传、医学、社会学和传播学科研单位、新闻媒体和企业的500多名代表出席大会。本届大会围绕疫苗接种、健康教育、风险沟通等议题展开讨论，开设“风险沟通与媒体责任”、“儿童健康”、“社会规范、健康教育与风险沟通”等专题论坛。

（田向阳 许黎珊 杜娟）

【加强信息研判，创办《健康知识舆情周刊》】 为了加强对社会上各类健康信息的监测、研判及管理，中国健康教育中心（卫生部新闻宣传中心）自2010年6月起创办《健康知识舆情周刊》，收集、分析养生保健和健康知识信息，作出信息研判，并及时报送卫生部领导和系统内外相关人士。

（田向阳 许黎珊 杜娟）

【组织召开各种媒体沟通会，提高新闻宣传效果】 中国健康教育中心（卫生部新闻宣传中心）（以下简称“中心”）围绕卫生新闻宣传重点组织召开各种媒体沟通会：2010年手足口病发病高峰期间，中心在北京举行“预防手足口病媒体沟通会”，邀请卫生部有关领导和病毒病及临床专家出席并介绍相关政策和知识，为手足口病防治工作创造良好的舆论环境；为宣传我国居民碘营养状况的健康风险知识，中心组织召开了“碘缺乏病宣传媒体沟通会”，与会专家重点介绍了我国碘缺乏病防治情况，并就我国居民碘营养状况和食盐加碘策略等问题回答了记者的提问；与搜狐健康频道合作制作碘缺乏病防治专题页，系统报道了碘缺乏病防治的相关话题。

（田向阳 许黎珊 杜娟）

【开展爱国卫生运动宣传活动】 中国健康教育中心（卫生部新闻宣传中心）（以下简称“中心”）承担全国爱国卫生运动委员会“2010—2012年全国城乡环境卫生整洁行动”宣传工作，组织召开媒体沟通会；建立“整洁行动”网站和各省爱卫办通讯员制度，创建“整洁行动”简讯；聘请著名演员唐国强为“整洁行动”形象大使并制作公益广告传播材料；承办由全国爱国卫生运动委员会办公室、教育部、共青团中央、联合国儿童基金会联合主办的全球洗手日活动。在第二届健康城市市长论坛召开期间，中心组织召开媒体沟通会，组织制作“中国健康城市建设”宣传片，对“健康城市网”网站进行内容更新和维护。

（田向阳 许黎珊 杜娟）

【利用多种文艺形式开展卫生新闻宣传工作】 2010年“5·12”护士节，中国健康教育中心（卫生部新闻宣传中心）（以下简称“中心”）联合甘肃省卫生厅组织大型现代秦剧《黎秀芳》在北京演出；参与拍摄电视连续剧《医者仁心》，并组织召开座谈会；组织举办《健康中国》、《光明行动》“爱眼日”等多种大型主题文艺晚会；支持拍摄艾滋病反歧视纪录片《在一起》，并于“12·1”世界艾滋病日举办大型首映式活动；开展马海德百年诞辰纪念系列活动，组织召开纪念马海德同志百年诞辰座谈会，编印纪念画册，并举办纪念马海德诞辰百年图片展。

（田向阳 许黎珊 杜娟）

【人民卫生出版社2010年图书出版工作】 2010年是人民卫生出版社“十一五”发展规划的最后一年，也是完成转企改革的关键一年。在卫生部的直接领导和部相关司局的具体指导下，在新闻出版总署的支持下，坚持以改革促进发展，顺利地完成了转企工作，稳步推进、实施发展规划所制定的发展战略。全年完成出书品种2653种，其中新书1297种；发货码洋9.93亿元，回款5.04亿元，增长2.44%；利税1.84亿元，增长7.6%。总体经济指标实现了5.49%的经济增长。2010年，人民卫生出版社先后获得2009年度崇文区50强企业、第二届中国出版政府奖先进出版单位、2009年度全国“查处侵权盗版案件有功单位”二等奖、2009中国图书对外推广计划工作“进步奖”、2009年度出版物优质奖，在2010全国出版业网站系列荣誉评选中，人民卫生出版社门户网（www. pmph. com）和卫人网（www. ipmph. com）荣获“出版业网站百强”。17种图书分别获“60周年中国最具有影响力的600本书”入选目录、卫生部“五个一工程”参评奖、2009年度输出版引进版优秀图书奖、2010年度全行业优秀畅销品种、第三届中华优秀出版物奖图书奖和全国优秀出版科研论文奖，第二届中国出版政府奖装帧设计奖。英汉、法汉、日汉等5类医学大词典、电子音像制品、新闻出版署改革开放30年和建国60周年等项目获得国家出版基金资助及专项出版经费340余万元。

2010 年人民卫生出版社获奖图书目录

序号	书　　名	作者	责编	奖　　项
1	黄宛临床心电图学（第6版）	陈　新	兰　南 赵慧楠 张令宇	第三届中华优秀出版物奖图书奖
2	中国本草彩色图鉴-常用中药篇（Ⅰ、Ⅱ、Ⅲ）	钱信忠	李　睿	中国出版政府奖装帧设计奖
3	常见病足部按摩（英文版）	王富春	张乃戈	第九届（2009 年度）输出版优秀图书奖
4	针灸穴位图解（英文版）	郭长青	苏芯羽	第九届（2009 年度）输出版优秀图书奖
5	尤曼斯神经外科学（第4版）1—4卷	王任直	汪仁学	第九届（2009 年度）引进版优秀图书奖
6	Topol 心血管病学（第3版）	胡大一	王　暄	第九届（2009 年度）引进版优秀图书奖
7	中华妇产科学（临床版）	曹泽毅	冯慧敏	2010 年度全行业优秀畅销书品种
8	实用检验医学（上、下）	丛玉隆	兰　南	2010 年度全行业优秀畅销书品种
9	临床静脉用药调配方法与配伍禁忌速查手册	张　峻	郭向辉	2010 年度全行业优秀畅销书品种
10	冠心病介入治疗并发症的防治	陈纪林	李向东	2010 年度全行业优秀畅销书品种
11	临床护士日记	潘夏蓁	皮雪花	2010 年度全行业优秀畅销书品种
12	蔬菜　营养　健康—三天不吃青　两眼冒金星	赵　霖 鲍善芬	孟昭美	2010 年度全行业优秀畅销书品种
13	健康 66 条—中国公民健康素养读本	卫生部妇社司	王凤丽	卫生部“五个一工程”参评奖
14	走进“人体司令部”轻松面对脑肿瘤	赵继宗（总主编） 晋　强　邓正海（主编）	孟昭美	中华医学会优秀医学科普作品
15	新编药物学（1951 年版）	陈新谦		在“60 周年中国最具有影响力的600 本书”大型推介活动中，荣列600 本书入选目录
16	条件反射演讲集——动物高级神经活动（行为）的二十五年客观研究（1954 年版）	【苏】 巴甫洛夫著中国科学院心理研究室译		在“60 周年中国最具有影响力的600 本书”大型推介活动中，荣列600 本书入选目录
17	性的知识（1956 年）	王文彬		在“60 周年中国最具有影响力的600 本书”大型推介活动中，荣列600 本书入选目录

2010年人民卫生出版社重点图书

序	书　　名	作者
1	常见皮肤性病诊断与治疗（第2版）	冉玉平
2	现代皮肤病学基础（上、下）（第2版）	张学军
3	食管反流与呼吸道疾病	汪忠镐
4	骨科专家病例解析丛书——骨肿瘤	牛晓辉
5	骨科专家病例解析丛书——关节镜微创术	冯　华
6	骨科专家病例解析丛书——人工关节置换与翻修	于建华
7	中华骨科学——骨肿瘤卷	郭　卫
8	中华骨科学——手外科卷	洪光祥
9	中华骨科学——运动创伤卷	于长隆
10	中华骨科学——足踝外科卷	王正义
11	胆道病学	邹声泉
12	肝切除与肝移植应用解剖学	刘允怡
13	实用眼科学（第3版）	刘家琦
14	眼底病学（第2版）	张承芬
15	眼眶病学（第2版）	宋国祥
16	儿科急诊医学（第3版）	赵祥文
17	妇科腔内超声诊断图谱	孙　鲲
18	实用妇科内分泌诊疗手册（第2版）	薛　敏
19	中华妇产科学（临床版）	曹泽毅
20	妇产科手术难点与技巧图解	刘新民等
21	妇科腹腔镜手术并发症防治	李光仪
22	实用小儿呼吸病学	江载芳
23	胎儿心脏病理解剖与超声诊断学	接连利
24	儿科治疗学（第2版）	马沛然
25	儿童支气管哮喘的诊断及治疗（第2版）	陈育智
26	卫生监督执法指南	江捍平
27	肺非肿瘤性疾病诊断病理学	刘鸿瑞
28	儿童支气管哮喘基础与临床	李昌崇
29	乳腺病理学	丁华野
30	中国焦虑障碍防治指南　实用简本	吴文源
31	临床护士日记	潘夏蓁

续表

序	书　　名	作者
32	外科护理新进展	宁　宁
33	分子影像学（第2版）	申宝忠
34	腹部创伤学	姜洪池
35	汉英诊断学大辞典	杨志寅
36	国家基本药物处方集（化学药品和生物制品）	卫生部药政司
37	国家基本药物临床应用指南（中成药）2009年版基层部分	国家中医药管理局医政司
38	临床静脉用药调配与使用指南	中国医院协会药事管理专业委员会
39	药理实验方法学（第4版）	魏　伟
40	全国中药材购销指南	龙兴超
41	中国药学大辞典	魏金明
42	中华人民共和国药典中药材及原植物彩色图鉴（上、下）	陈士林
43	骨科康复学	于长隆
44	实用血脂学	迟家敏
45	医学检验项目选择与临床应用	王兰兰
46	攻克CTO—慢性完全闭塞冠状动脉病变介入治疗	韩雅玲
47	心脏病学实践2010——规范化治疗	胡大一等
48	内科治疗学（第3版）	孙　明
49	中华影像医学——儿科影像卷	李　欣
50	中华影像医学——呼吸系统卷（第2版）	李铁一
51	中华影像医学——乳腺卷（第2版）	鲍润贤
52	中华影像医学——影像核医学卷（第2版）	周前等
53	实用重症医学	刘大为
54	心脏病学（第3版）	曹林生
55	简明血液病学	李金梅
56	Abrams介入放射学	徐　克
57	肺部高分辨率CT	赵绍宏
58	费舍尔接触性皮炎	晋红中
59	默克家庭医学手册（第2版）	赵小文
60	睡眠医学理论与实践	张秀华
61	Spinal Orthopedics in Chinese Medicine 中国整脊学（英文版）	韦以宗

续表

序	书　　名	作者
62	The Treatment of PTSD with Chinese Medicine-An Integrative Approach 中西医结合治疗创伤后应激障碍（英文）	Joe C. Chang
63	简明骨科治疗学	张　洪
64	代谢综合征与心血管疾病	张代富
65	Gabbard 精神障碍治疗学	赵靖平
66	精神病学教科书	张明园等
67	中国高血压防治指南（2009 年基层版）	卫生部疾病预防控制局
68	0~3 岁婴幼儿早期发展工作指导手册	李荣萍
69	电子健康档案与区域卫生信息平台（业务篇、技术篇）	饶克勤
70	健康卫士风采——全国医药卫生系统创先争优学习辅导读本	中华人民共和国卫生部
71	现代儿童少年卫生学（第 2 版）	季成叶
72	乡村医生风采录 2009——全国优秀乡村医生事迹汇编	卫生部农村卫生管理司
73	核化生恐怖医学应对处置	邹　飞
74	新农村防病知识丛书——布鲁氏菌病	郑寿贵
75	新农村防病知识丛书——健康体检	郑寿贵
76	新农村防病知识丛书——心理健康	郑寿贵
77	新农村防病知识丛书——行为健康	郑寿贵
78	新农村防病知识丛书——预防接种	郑寿贵
79	实用预防接种手册	夏宪照等
80	行为决定健康	杨志寅
81	江苏省中医院中医临床家	刘沈林
82	中医新视点丛书·经筋学说与新铍针疗法	刘春山
83	古今药方纵横（上）	曲京峰
84	古今药方纵横（下）	曲京峰
85	治未病调理方法	沈庆法
86	治未病膏方进补	沈庆法
87	治未病食疗食养	沈庆法
88	治未病延年益寿	沈庆法
89	治未病养生健身	沈庆法
90	治未病源流概说	沈庆法
91	中药上市后临床再评价关键技术	王永炎

续表

序	书　名	作者
92	WHO Standard Wall Chart of Acupuncture Points（F） 世界卫生组织标准针灸穴位挂图（女）	黄龙祥
93	WHO Standard Wall Chart of Acupuncture Points（Male） 世界卫生组织标准针灸穴位挂图（男性）	黄龙祥
94	WHO Standard Wall Chart of Acupuncture Points（Male） 世界卫生组织标准针灸穴位挂图（男性）（英文版）	黄龙祥
95	海外回归中医善本古籍丛书（续）第二册	曹洪欣
96	海外回归中医善本古籍丛书（续）第三册	曹洪欣
97	海外回归中医善本古籍丛书（续）第四册	曹洪欣
98	海外回归中医善本古籍丛书（续）第五册	曹洪欣
99	海外回归中医善本古籍丛书（续）第六册	曹洪欣
100	海外回归中医善本古籍丛书（续）第七册	曹洪欣
101	海外回归中医善本古籍丛书（续）第八册	曹洪欣
102	海外回归中医善本古籍丛书（续）第九册	曹洪欣
103	海外回归中医善本古籍丛书（续）第十册	曹洪欣
104	内经临床医学	王庆其
105	新中国六十年中医图书总目（1949—2008）	裘　俭
106	中国现代名中医医案精粹（第1集）	王永炎
107	中国现代名中医医案精粹（第2集）	王永炎
108	中国现代名中医医案精粹（第3集）	王永炎
109	中国现代名中医医案精粹（第4集）	王永炎
110	中国现代名中医医案精粹（第5集）	王永炎
111	中国现代名中医医案精粹（第6集）	王永炎

（杨钢　宋秀全　林靖　刘晓然）

【首届国际中医翻译与出版编辑学术会议召开】 由世界中医药学会联合会出版（简称“世中联”）编辑专业委员会和世界中医药学会联合会翻译专业委员会主办、人民卫生出版社承办的“首届国际中医翻译与出版编辑学术会议”于2010年1月15～17日在北京召开。来自中国内地、中国香港、中国台湾、日本、澳大利亚、美国、加拿大、爱尔兰等国家和地区200余名代表参加了会议。世中联出版编辑专业委员会会长、人民卫生出版社社长兼总编辑胡国臣，世中联翻译专业委员会会长、世中联翻译部主任王奎分别总结了2009年两委员会的工作，世中联副主席兼秘书长李振吉就世中联中医翻译和出版编辑发展做了报告。与会代表就中医外语翻译、国际出版及编辑中的相关问题，如何使中医名词术语规范化、标准化，利于中医药文化的国际交流与传播，加强翻译界与出版界的合作与交流，并在国际范围内加强出版社之间在中医国际出版项目中合作出版等方面的问题展开了演讲和讨论。会上还通过了“首届国际中医翻译与出版编辑学术会议倡议书”。

（杨钢　林靖　刘晓然）

【《中国医刊》、《中国临床医生》杂志核心期刊战略研讨会举行】 2010年1月22日人民卫生出版社《中国医刊》、《中国临床医生》杂志核心期刊战略研讨会暨在京编委

2010年新春联谊会在北京举行。人民卫生出版社社长兼总编辑胡国臣、副总编辑杜贤，北京市新闻出版局、《中国医刊》杂志和《中国临床医生》杂志两刊编委及编辑部编辑90余人参加了会议。会上胡国臣指出，2010年人民卫生出版社将继续发挥自身医学出版资源优势，收购、引进国外影响因子高的国际知名医学期刊，最终把人民卫生出版社系列电子期刊做成拥有国际一流作者、读者群，书、报、刊、网络、论坛互动的国际医学交流平台。《中国医刊》和《中国临床医生》分别就两刊的办刊方向，作者、读者群的培养，以及需要改进的问题发表了各自的见解和看法。人民卫生出版社副总编辑杜贤主持会议并就进一步做好两刊2010年的工作做了总结性发言。与会人员一致认为：两刊在成为核心期刊的新起点上，通过大家的共同努力，必将成为全科医生培训、学术交流的优秀综合性医学期刊平台。

（杨钢　林靖　刘晓然）

【新书《医界》首发式举行】 在江苏省无锡市第二人民医院荣获2009年度中华医学科技奖卫生管理奖之际，人民卫生出版社与无锡市第二人民医院于2010年1月25日在无锡市共同举行了《医界》新书首发式。人民卫生出版社派员出席了首发式。健康报、中国医院管理杂志、中国卫生杂志、搜狐网健康频道等媒体和医院管理专家、医院院长对该书给予了高度评价。

（杨钢　林靖　刘晓然）

【人民卫生出版社医学图书翻译中心签约揭牌仪式举行】 2010年5月14日，人民卫生出版社与山东省青岛市市立医院（集团）在青岛市共同成立了“人民卫生出版社医学图书翻译中心”，并举行了该中心的签约揭牌仪式。世界卫生组织驻华代表处、卫生部国际合作司、人民卫生出版社、青岛市人民政府、青岛市卫生局，青岛市市立医院以及山东省各大医学院校长代表等100余人出席仪式活动。人民卫生出版社社长兼总编辑胡国臣、青岛市市立医院院长分别在仪式上讲话，阐释了成立“人民卫生出版社医学图书翻译中心”的重要意义。

（杨钢　林靖　刘晓然）

【全国医学高职高专教学改革及教材建设研讨会召开】 由人民卫生出版社、全国高等医药教材建设研究会联合主办，上海医药高等专科学校承办的“全国医学高职高专教学改革及教材建设研讨会（2010）”于2010年5月20～23日在上海召开。教育部高职高专医学类教学指导委员会、上海市教育委员会有关人员，以及来自华中科技大学同济医学院、重庆医科大学、同济医科大学、首都医科大学、大连医科大学、上海医药高等专科学校、沈阳医学院、济宁医学院、厦门医学高等专科学校、唐山职业技术学院、深圳职业技术学院、山东医学高等专科学校等近90所高等学校的专家代表，人民卫生出版社社长兼总编辑胡国臣、副总编辑夏泽民等250余人参加了会议。会议就卫生职业教育教材建设的整体工作、医学高职高专教学改革和教材建设及规范等进行全面系统的阐释，呼吁全国医学高职高专院校稳步开展高职高专教学改革，规范高职高专教材的建设和使用。会议对“十二五”规划教材的申报、精品课程的建设、精品教材的评审以及各个专业教材的使用、教学的规范管理进行了讨论。各位专家和各教材主编，介绍了全国医学高职高专相关专业的教学经验、临床带教和师资培养的经验等。

（杨钢　林靖　刘晓然）

【全国高等学校药学专业第三届教材评审委员会换届会议暨第四届教材评审委员会第一次会议·全国高等学校药学专业第七轮规划教材主编人会议召开】 全国高等学校药学专业第三届教材评审委员会换届会议暨第四届教材评审委员会第一次会议·全国高等学校药学专业第七轮规划教材主编人会议于2010年5月30日至6月1日在北京举行。人民卫生出版社社长兼总编辑胡国臣、副总编辑杜贤、全国高等学校药学专业第三、四届教材评审委员会委员，全国高等学校药学专业第七轮规划教材主编、副主编90余位代表出席了会议。会议完成了药学专业第三届教材评审委员会换届选举工作，召开了第四届评审委员会第一次会议。与会评委、主编和策划编辑讨论明确了第七轮规划教材修订编写总体思路、要求和相关事项，解决了有关教材的交叉衔接问题，确定了各门教材的编写大纲。

（杨钢　林靖　刘晓然）

【广西地区高等医学院校教学改革与教材建设战略研讨会召开】 由全国高等医药教材建设研究会、人民卫生出版社主办，广西医科大学承办的“广西地区高等医学院校教学改革与教材建设战略研讨会”于2010年6月7～8日在南宁市召开。与会代表围绕着本科教育的教学模式、教材建设以及临床医学五年制第七轮教材存在的问题展开了讨论，共同探讨临床医学五年制第八轮教材的编写及修订方向。

（杨钢　林靖　刘晓然）

【全国高等学校护理学专业教材评审委员会三届二次会议召开】 全国高等学校护理学专业教材评审委员会三届二次会议于2010年6月11～12日在广州市召开。会上7位委员就护理学研究生教材、本科教材的编写问题进行了大会主题发言。会议确定了护理学研究生卫生部规划教材的编写指导思想、编写门类和启动时间；确定了第五轮全国高等学校本科护理学专业卫生部规划教材的修订指导思想、编写门类和启动时间。讨论了依托护理学教材评审委员会编写《中华护理学》的相关事宜，讨论通过了护理学卫生部规划教材主编、编者的遴选标准。

（杨钢　林靖　刘晓然）

【全国高职高专院校中医药类专业教育教学改革与课程建设经验交流会议召开】 由全国高等医药教材建设研究会、人民卫生出版社共同主办的“全国高职高专院校中医药类专业教育教学改革与课程建设经验交流会议”于2010年6月11～13日在北京召开。卫生部、教育部高职高专医学类教学指导委员会、全国中医药高职高专教材建设指导委员会，人民卫生出版社以及来自安徽中医药高等专科学校、南阳医学高等专科学校、湖南中医药高等专科学校、江西中医药高等专科学校、岳阳职业技术学院等近40所院校的领导、专家120余人参加了会议。会议做了“关于医学高职高专教育教材建设的思考”为主题的专题讲座，并对全国中医药高职高专86种规划教材的出版情况做了简要介绍。会议还就教材所涉及的课程设置、课程标准和授课建议等做了专题报告。

（杨钢　林靖　刘晓然）

【全国高职高专药品类专业教学经验交流会议召开】 全国高职高专药品类专业教学经验交流会议于2010年6月18～20日在北京召开。人民卫生出版社副总编辑夏泽民，教育部高职高专药品类专业教育教学指导委员会主任委员、中国药科大学副校长姚文兵，教育部高职高专药品类专业教育教学指导委员会委员、全国高职高专药品类专业教材建设委员会主任委员、广东食品药品职业学院院长严振，医药企业代表以及各高职院校相关部门负责人、骨干教师等参加了会议。会议以“教学心得交流”和“精品课程建设”为主题，从教学改革走在前面的院校中选取骨干教师讲授交流教学方法与经验，并请部分精品课程负责人介绍了精品课程建设的经验与体会。

（杨钢　林靖　刘晓然）

【全国高等中医药院校研究生教育教学改革与课程建设经验交流会召开】 全国高等医药教材建设研究会、人民卫生出版社共同主办的“全国高等中医药院校研究生教育教学改革与课程建设经验交流会”于2010年6月25～27日在北京召开。会议分析了当前研究生教育的现状、趋势和当前中医药研究生教育存在的具体问题，探讨了中医研究生规划教材的课程标准、教材建设特色、教学经验以及中医药院校研究生教育教学改革与课程建设工作。

（杨钢　林靖　刘晓然）

【卫生部部长陈竺出席《威廉姆斯血液病学》（第8版）翻译工作会议】 2010年7月25日，卫生部部长陈竺出席了人民卫生出版社在北京举行的《威廉姆斯血液病学（第8版）》翻译工作会议。中国工程院院士、发展中国家科学院院士陈赛娟和血液病专家刘建湘、赵维莅、周光飚以及人民卫生出版社社长兼总编辑胡国臣等出席会议。会上胡国臣首先汇报了人民卫生出版社通过引进专著打造国际出版平台，实施国际化发展的思路及近5年来的实践情况。陈竺对人民卫生出版社国际化发展的思路和已经取得的成绩给予了充分肯定，并对实施办法提出了建议，对总体目标提出了要求，并应允担任《威廉姆斯血液病学（第8版）》的主译。陈赛娟与参会专家进行了翻译心得的交流。

（杨钢　林靖　刘晓然）

【第一届口腔图书翻译工作会议召开】 2010年8月14日，人民卫生出版社和中华口腔医学会在北京共同举行了第一届口腔图书翻译工作会议。中华口腔医学会会长王兴、人民卫生出版社副总编辑夏泽民，以及20余位口腔医学专家参加了会议。会上夏泽民介绍了人民卫生出版社通过国际合作打造国际出版平台的情况，表达了进一步深化双方合作关系的意愿。双方就第一阶段合作中遇到的翻译问题进行了讨论，统一了翻译工作流程，讨论了2011年的出版选题。与会口腔医学专家还提出了一些图书的翻译意向。

（杨钢　林靖　刘晓然）

【人民卫生出版社卫人网“三网融合”项目签字暨启动仪式举行】 人民卫生出版社卫人网“三网融合”项目签字暨启动仪式于2010年8月31日在北京举行。人民卫生出版社社长兼总编辑胡国臣、副总编辑杜贤、北京托尔思信息技术股份有限公司（TRS公司）总裁施水才出席了会议。卫人网“三网融合”项目签字暨启动仪式是人民卫生出版社历史上的重要一刻，它标志着人民卫生出版社全方位、大规模进军数字出版领域的开始，标志着人民卫生出版社数字化转型的全面启动。通过双方团队的合作，在TRS公司的平台支持和技术保障下，推进人民卫生出版社数字出版暨“三网融合”工程，为我国医药卫生科技数字化出版事业作出贡献。

（杨钢　林靖　刘晓然）

【人民卫生出版社参加2010年第62届法兰克福书展】 2010年10月6～10日，人民卫生出版社参加了德国第62届法兰克福书展。书展期间，人民卫生出版社在独立展台上共展出近400种外文版中西医图书，其中包括美国公司新出版的44种图书，受到业内人士的特别关注，吸引了众多海外分销商和出版商前往展台洽谈合作事宜。期间该社分别与荷兰、俄罗斯、巴西、法国、德国、意大利、奥地利、以色列、波兰、土耳其、印度11个国家达成版权合作意向15个，涉及图书品种186个。新闻出版总署对外交流与合作司副司长陈英明亲临该社展台，对人民卫生出版社“走出去”工作进展给予了高度的评价和肯定，并于10月7日出席了人民卫生出版社与威科集团旗下的Ovid公司签署合作协议的签字仪式。

（杨钢　林靖　刘晓然）

【全国卫生职业院校护理学专业“十二五”教材规划和执业护士考试研讨会召开】 2010年10月11～13日，由全国高等医药教材建设研究会、人民卫生出版社联合举办的“全国卫生职业院校护理学专业‘十二五’教材规划和执业护士考试研讨会”在北京召开。全国200多所职业院校的校领导和护理专家400余人出席了会议。会议特邀卫生部医政司，教育部高教司、职成教司，卫生部人才交流服务中心、中华护理学会、全国高等学校护理学专业教材评审委员会的领导和专家到会，对护理专业的发展趋势、教材建设方向、执业护士考试大纲的新变化、执业护士考试辅导等内容做讲解，并就现阶段护理教育存在的问题和“十二五”期间护理教育的重点内容作详细的探讨。会上在成立全国卫生职业教育护理学专业教材评审委员会的同时召开了第二轮全国五年一贯制护理学教材主编人会议。

（杨钢　林靖　刘晓然）

【第三届北京国际医学院校长学术研讨会暨全国高等医药教材建设研究会·人民卫生出版社专家咨询委员会2010年年会举办】 第三届北京国际医学院校长学术研讨会暨全国高等医药教材建设研究会·人民卫生出版社专家咨询委员会2010年年会于2010年10月22～24日在北京举行。全国人大常委会、卫生部、教育部、新闻出版总署、国家中医药管理局、国家食品药品监督管理局领导，美国、英国等国际知名医学院校长，中央电视台、光明日报、健康报等17家媒体记者400余人出席了会议。全国人大常委会副委员长、人民卫生出版社专家咨询委员会主任委员桑国卫，卫生部副部长尹力，新闻出版总署副署长李东东等出席开幕式并讲话。大会开幕式举行了“北京国际医学院院长学术研讨会”官方网站（FMD. PMPH. COM）开通仪式，桑国卫、李东东与吴孟超共同开启了“北京国际医学院院长学术研讨会”官方网站。国际医学院院长学术研讨会首次在全球视频同步直播，人民卫生出版社美国公司以及哈尔滨医科大学、中山医科大学、华中科技大学同济医学院、青岛大学医学院等院校同时全程收看会议实况。

会议围绕“合格医生的临床能力培养和评估”主题进行了研讨。与会代表现场提问，中外嘉宾就合格医生的临床能力培养和评估的学术价值、现实意义，以及教材出版在这一过程中的作用展开了研讨。

（杨钢　刘晓然　林靖）

【人民卫生出版社全面完成了转制任务】 按照中央统一部署，人民卫生出版社在卫生部转制领导工作小组的直接领导下，在2010年年底前，较快地完成了工作方案制订、清产核资、财务审计、注销事业单位法人、社保衔接、签订全员劳动合同等转企工作。

2009年7月3日，新闻出版总署下发了《关于确认中央各部门各单位出版社体制改革第一批名单的通知》，确定了人民卫生出版社为第一批体制改革单位。要求在主管主办单位领导下，制定体制改革工作方案，经主管主办单位核准后报中央体改办公室。人民卫生出版社根据《中央各部门各单位出版社转制工作基本规程》（新出字［2009］1号）的要求，制订了体制改革工作方案，经过4次专题社长办公会讨论后，确立了在卫生部领导下，坚持正确的出版方向，为行业发展服务和稳步实施保持稳定的原则；确立了人民卫生出版社转制的总体目标，即转制为国有独资公司，建立现代企业管理制度和运行机制，组建出版企业集团，兼并重组，做大做强；深入讨论了转制工作的指导思想、原则、目标，实施步骤和进度安排，管理体制、法人治理结构，清产核资立项方案和资产处置及后续管理方案，以及转制中涉及的社会保障和劳动人事关系的处理原则，转制后的组织结构，有限公司的《章程》和发展规划等转制相关问题，明确了工作思路、原则和目标，及时报请卫生部体制改革工作领导小组审核，由卫生部报送中央体改办。

2009年12月7日，中央体制改革领导小组正式下发了《关于同意人民卫生出版社转制工作方案的批复》，要求人民卫生出版社按规定办理清产核资、养老保险衔接及核销事业单位编制、企业工商注册登记等有关事项。至此人民卫生出版社转制工作正式启动。根据中央体改领导小组批准人民卫生出版社转制工作方案的要求，卫生部委托的审计公司对该社进行了清产核资和财务审计。审计工作完成后，由卫生部委托的中财国政（北京）资产评估有限公司正式进入转制资产评估工作程序，初步完成所属人卫物业管理公司、人卫社美国公司、人卫社印刷厂及北京富华腾飞商务中心、北京人卫国际会展公司、北京保康广告公司、北京瑞康图书综合经营部、《中国学生健康报》社及人卫社东单门市部的资产评估及人民卫生出版社的评估工作。

2010年2月24日，中央各部门各单位出版社体制改革工作调研组专程来该社进行调研，听取了转制工作的汇报。卫生部多次听取了人民卫生出版社的汇报，并对转制工作提出了具体的指导意见。2010年底人民卫生出版社完成了事业单位法人注销和社保衔接，成为单一的全民所有制企业，按期完成了转企任务。从新闻出版总署对中央出版社转制工作的总结来看，人民卫生出版社的转企工作无论是进度、质量，还是取得的阶段性成果，在148家中央出版社当中，都是名列前茅。为此，中央出版社转制工作领导小组办公室以编发的简报和通过中央电视台播发新闻的形式给予了肯定和表扬。

（杨钢　林靖　刘晓然）

【2010年健康报社工作】 《健康报》为中华人民共和国卫生部主管的卫生行业报，1931年创刊于江西省瑞金市，拥有《健康文摘报》、《中国卫生》、《大众健康》杂志和健康报网，现有人员216人。

一、新闻宣传

关注重要会议报道。每年1月起召开的全国卫生工作会议、中医药工作会议、食品药品监督管理局工作会议等，布置全年卫生、中医药和食品药品监督管理等工作，是各级卫生管理部门和广大医务工作者十分关注的大事。为做好全国卫生工作会议的报道，《健康报》、《中国卫生》杂志制订报道计划、研究报道重点，及时、准确报道会议情况。先后刊登了《今年卫生工作重点确定》、《深化医改就是要攻坚克难》、《公立医院改革：有探索有思考》、《分组讨论掀起头脑风暴》等多篇文章，报道了卫生部部长陈竺、党组书记张茅对2010年卫生工作部署的九项重点工作和具体要求，分析公立医院改革中的难点，提出了医院改革的探索与思考。《中国卫生》杂志还对全国卫生工作会议提出的改革目标和难点，采写了《卫生改革要有长远眼光》、《医改中国经验的哲学思考：四大体系建设中的相互关系》等多篇文章，对卫生改革进行深层次的剖析和理论探讨。《健康报》还对全国中医药工作会议、全国食品药品监督管理局工作会议、卫生纪检监察纠风工作会议、应急工作会议和全国人大、政协会议等重要会议，跟进报道，采写了《建立有利于发挥中医药作用的体制机制》、《在深化医改中推进中医药事业发展》、《把握监管规律，提升安全保障水平》等文章，报道了卫生部领导对中医药事业发展和食品药品监督管理的政策方针、发展思路及具体要求。

加强医疗卫生改革和公共卫生热点报道。医疗卫生改革是社会各界十分关注的焦点。《健康报》调整版面，组织系列报道，加大医疗改革报道力度，把卫生改革作为2010年报道的中心和重点。开设公立医院改革进行时专栏，采写了“医改推进一周年间”系列报道，发表了《医改难点在探索中寻求突破》、《新医改成效“看得见摸得着”》等文章。《中国卫生》杂志还发表了《2010年深化医改是卫生系统的中心工作》、《公立医院改革要点》等系列文章，宣传各地卫生改革的思路和成果。《健康报》还对公共卫生和社会关注的热点问题加大报道力度。先后对山西省疫苗事件进行跟踪报道；对张悟本现象做了系列报道；制订“基本药物制度推进中”精品工程“记者行动”和“慧眼在线”报道计划；启动“记者行动·关注农民工职业病患者”系列报道，在社会上引起巨大反响。《健康报》对农民工“老郑”的报道，卫生部部长陈竺做了批示，并派人送来2000元个人捐款。《健康报》还组织重大典型杨勇、王元林事迹的系列报道。为配合全国儿童麻疹疫苗强化免疫工作，刊发评论员文章4篇及相关报道三十余篇。

关注突发事件报道。《健康报》有健全的新闻采访制度，遇到自然灾害等突发事件时启动应急预案。新闻中心短时间内可以迅速深入现场采访，及时发回稿件进行报道。在青海省玉树地区发生地震等自然灾害后，立即委派3名记者组成报道小组，亲临地震一线采访，采写了《卫生部紧急部署玉树震区医疗卫生救援工作》、《我们最先抵达，也要最后一个撤离》、《救灾先锋都有金子般的心》等来自灾区的报道。全力以赴组织稿件和照片，全方位报道灾区救灾和医务人员救死扶伤的人道主义精神。“知识与健康”、“中医周刊”等专版、开辟“关注玉树灾区救援防病系列知识”栏目，传递抗灾前线医生感悟等专题报道，在15天内刊发各类反映各级政府、广大医务人员和社会各界支援灾区、救治灾民的稿件和照片160余篇。

普及医药卫生知识，倡导健康生活的科普报道。《健康报》在立足卫生界的同时，努力做好面向全社会的医药科普宣传，倡导健康文明的生活方式。创办了健康生活版，在健康生活“食”和“动”的报道上开辟关注点，为《健康报》进一步拓展报道领域开启一扇窗。推出“帮您选名医”、“微博微评”、“实验室传真”等创新型栏目。《健康报》为使科普报道更贴近读者，推动读者参与，用部分报纸版面与读者互动。开展社区糖尿病管理培训项目，70多位社区医生参加培训。开设“学得会的高精尖”栏目，撷取一些能为基层医院采用的科技知识，为基层医院服务。还开设基本药物制度启动一年进展追踪专栏，刊发多篇思考性报道，深受读者和社区医生的欢迎。

二、重要社会活动

为了做好卫生宣传与报道工作，扩大社会影响和承担社会责任，2010年《健康报》与卫生部和社会单位组织十余项活动。主要有：

4月，在北京市举办关注临床输血安全高端论坛。

7月，受卫生部委托，在北京市举行拍摄国家基本药物临床应用专题讲座工作启动会暨实施国家基本药物制度实践与探索研讨会。

9月，与中华医学会糖尿病分会共同开展社区医生糖尿病管理培训项目，将在20个城市、三年内培训1000名社区医生，提高他们的血糖检测水平。

11月，与广东省卫生厅举办重大活动与血液安全保障论坛。

12月，举办第六届民营医院论坛，来自中国内地、台湾地区的150多位院长到会并研讨民营医院发展热点话题。

12月，第六届百姓安全用药活动在广东省举行，卫生部相关领导以及企业百余位代表到会，并为36家企业颁发“社会责任贡献奖”。

健康报社还先后举办了精神卫生与媒体社会责任高端论坛；与中国药学会合作，共同完成科技部“十一五”科技支撑项目，加强农村医务人员合理用药培训；在云南省昆明市举办军队医院新闻宣传研讨会等活动。在与北京大学医学人文研究院联合主办的“医学人文走进临床”圆桌论坛在北京复兴医院启动后，《健康报》的“人文视线”专栏还推出有关此次论坛题为《生命终点的伦理困境与出路》的整版报道，起到了较好的宣传效果。在卫生部、各省（区、市）卫生厅（局）的支持下，5万名乡村医生获得免费赠阅的《健康报·村医导刊》。

2010年12月5～11日，健康报社新闻代表团访问台湾，采访了当地医院等医疗卫生机构，刊发《让看牙成为一种享受》等三篇报道。

三、报刊出版

2010年1月21日，卫生部副部长王国强等到报社调研，并就《健康报》新闻宣传等工作做了指示。

《健康报》在全国设有北京市、上海市、广州市、沈阳市等10个代印点，负责《健康报》、《健康文摘报》的印刷工作。2010年《健康报》为周六刊，全年出版298期，周一至周五出版对开8版，周六出版《健康报·村医导刊》。全年报纸印刷量为1.505亿对开张。《健康文摘报》为周二刊，四开8版，套红印刷，全年出版105期。《中国卫生》杂志为月刊，大16开本，96页，全彩印刷。《大众健康》杂志为月刊，宽16开本，128页，全彩印刷。2010年"两报两刊"发行量稳中有升。4月《健康报记者通讯》更名为《健康传播观察》，并出版第一期。8月《健康报手机版》正式入网运营。同月，健康报网具备视频功能，在健康报网推出"国家基本药物临床应用讲座（视频）"专题。

2010年《健康报》等"两报两刊"的广告、发行、出版等经营良好，取得一定成绩。健康报社被中国报业协会评选为全国报业经营管理优秀单位，报刊发行、出版工作受到中国报业协会的表彰，并被授予荣誉称号。

（王硕　赵海泉　宋淮生）

国际交流合作

重要出访

【卫生部部长陈竺率团出席国际科学院组织（IAP）会议】 2010年1月11～16日，卫生部部长陈竺赴英国参加国际科学院组织（IAP）会议，并发表了《中国深化医药卫生体制改革》的主题演讲。

本届国际科学院组织会议由英国皇家学会承办。作为国际科学院组织的联合主席，陈竺主持了该组织的执行委员会会议，以及"生物多样性"主题学术会议开幕式和国际科学院组织大会。英国外交大臣米利班德（David Miliband）应邀出席了生物多样性学术会议开幕式，发表了《科学与外交》的专题演讲。经大会投票选举，中国科学院等11个国家科学院当选为新一届国际科学院组织的执行委员会成员。约150人出席了本次国际科学院组织大会。

会议期间，陈竺应邀在亚洲之家（Asia House）发表了主题演讲，介绍了中国深化医药卫生体制改革的理念、原则、措施和进展，并表示愿意进一步加强与英国卫生界的合作与交流。中国驻英国大使傅莹，以及英国学术机构、企业界和媒体人士，约70人出席了演讲会。

（李娟）

【卫生部副部长尹力率团访问埃塞俄比亚和荷兰】 2010年4月6～15日，应埃塞俄比亚和荷兰卫生部邀请，卫生部副部长尹力一行6人访问了上述两国。在埃塞俄比亚期间，尹力与埃塞俄比亚卫生部部长阿达诺姆（Adhanmom）和国务部长科比德（Kebede）举行会谈，专程到医疗队驻地看望队员，考察了解他们的居住生活条件，与队员座谈并听取意见和建议。在荷兰期间，尹力会见了荷兰卫生部部长科林克（Abraham Klink）等，交流了两国的卫生体制改革情况，并参观了荷兰国家公共卫生和环境研究所（RIVM）和飞利浦公司，就两国卫生合作等事宜进行了专业讨论和交流。

（王倩芸）

【卫生部部长陈竺率团出席第63届世界卫生大会】 2010年5月17～21日，第63届世界卫生大会在瑞士日内瓦举行，中国代表团团长、卫生部部长陈竺率团出席会议，来自卫生部、外交部、国家食品药品监督管理局和中国驻日内瓦代表团以及香港、澳门特区政府的代表共同参加。

本届世卫大会的一般性辩论主题是"实现千年发展目标"。会议主要议题包括：流感大流行的防范、《国际卫生条例（2005）》实施、卫生创新和知识产权、卫生相关千年发展目标监测、婴幼儿营养、出生缺陷、食品安全、减少有害食用酒精、2008—2009年规划预算等。会议共审议50多项卫生技术和行政财务议题，通过监测卫生相关千年发展目标、婴幼儿营养、食品安全等29项决议和1项决定。

中国代表团积极参加全体会议、委员会会议和会外磋商，以及千年发展目标技术介绍会等，全面参与各项议题的发言和讨论以及决议草案的起草和修订，其中中国代表团提出并推动的出生缺陷决议案获得大会通过。大会选举中国等12个国家为世界卫生组织（以下简称世卫组织）执委会的新任执委国。大会还决定成立政府间工作组和相关专家组继续讨论共享流感病毒和分享相关利益、公共卫生和知识产权、假冒医疗产品等议题。

世界卫生大会是世卫组织的年度全会，是世卫组织的最高决策机构。来自193个世卫组织成员国、7个观察员、联合国及相关政府间组织和非政府组织等代表，近2000名代表出席会议。突尼斯卫生部部长兹纳伊迪（Mondher Zenaidi）当选大会主席。大会邀请利比里亚总统瑟利夫（Ellen Johnson Sirleaf）和联合国秘书长疟疾防控特使钱伯斯（Ray Chambers）作为特邀嘉宾发言。

（汝丽霞）

【中国国家主席胡锦涛特使、卫生部部长陈竺访问苏丹】 2010年5月26～28日，卫生部部长陈竺作为中国国家主席胡锦涛特使出席了苏丹总统巴希尔的就职典礼。在苏丹期间，陈竺会见了苏丹卫生部部长塔毕塔·舒卡依，专程赴首都喀土穆恩图曼友谊医院和距首都约140公里的阿布欧舍医疗点看望中国援苏丹医疗队，了解医疗队工作和生活情况。陈竺还发表了重要讲话，表达了卫生部对援外医疗队工作的关心和重视，使医疗队员深受感动和鼓舞。

（王倩芸）

【卫生部副部长、国家食品药品监督管理局局长邵明立率团访问巴西和古巴】 2010年6月3～12日，应巴西卫生监督局局长巴尔巴诺、古巴部长会议副主席卡布里萨斯和古巴卫生部部长巴拉盖尔的邀请，卫生部副部长、国家食品药品监督管理局局长邵明立率团访问了巴西和古巴。

在巴西期间，邵明立与巴西卫生监督局局长巴尔巴诺举行了友好会谈。双方就药品和医疗器械的生产质量管理规范（GMP）检查、上市后药品不良反应监测、活性原料药质量控制、药品广告监管和药典合作等领域进行了沟通和交流。邵明立指出，自巴尔巴诺局长2009年访华以来，中巴双方在药品、医疗器械监管领域合作顺畅。在监督检查方面，中方已多次派观察员参与巴西卫生监督局对中国药品和医疗器械生产企业的现场检查。在药品和医疗器械上市后的监测方面，双方达成共识，认为应当充分发挥药品不良反应监测网络的作用，使得有关的监测数据可以对全世界各国监管机构的工作起到参考作用。中国和巴西都是重要的发展中国家，经济发展和监管水平具有相似性，双方的合作具有重要意义。会后双方签署了《中国国家食品药品监督管理局与巴西卫生监督局高级官员会晤会议纪要》，以书面形式确认了双方对药品和医疗器械的GMP检查、上市后不良反应监测、药品原料药的质量控制、药品广告管理和药典等五个工作领域的关注，并表示将利用各种工作资源促成双边的进一步合作。

在古巴期间，代表团访问了古巴卫生部健康保护局，拜访了古巴部长会议主席卡布里萨斯、古巴卫生部部长巴拉盖尔、古巴科技与环境部部长巴鲁埃科斯，与古巴国家健康保护局局长拉斐尔进行会谈并签署了《中国国家食品药品监督管理局与古巴健康保护局合作谅解备忘录》。邵明立表示，中方愿促进两国在药品管理方面的合作，包括药品注册等；愿提供在中国注册药品和原料药的企业和产品的名单、相关注册证明文件等。在原料药的检验方面，中方可根据古方需要，以委托检验的方式，选择中国16个口岸药检所实施。双方商定，每两年举办一次局长或代表会晤。

此外，代表团还参观了古巴生物技术芬莱研究院、遗传工程生物技术中心和分子免疫学中心，为进一步加强双方在药品与生物技术领域的合作、促进交流与发展打下了基础。

（范重君）

【卫生部部长陈竺访问马来西亚】 2010年7月15～19日，应马来西亚卫生部的邀请，卫生部部长陈竺率团访问了马来西亚。陈竺与马来西亚卫生部部长廖中莱举行会谈，双方分别介绍了各自卫生发展的经验，并就共同感兴趣的合作议题进行了讨论。代表团先后访问参观了布城（Putrajaya）医院、马来西亚卫生部、吉隆坡普林斯考特（Prince Court）医学中心、马来西亚医学研究所、槟城巴彦巴鲁（Bayan Baru）社区综合诊所等，考察了马来西亚卫生体制、医疗机构管理、传统医药尤其是中医药的应用情况。代表团与马来西亚私立医院协会、马来西亚中医协会、中药协会以及中医药工会等组织进行座谈，探讨了双边卫生合作意向。

（贾波）

【卫生部副部长陈啸宏率团访问丹麦和英国】 2010年9月20～29日，应丹麦内政与卫生部和英国卫生部的邀请，卫生部副部长陈啸宏率卫生部代表团访问了丹麦和英国。

在丹麦期间，陈啸宏与丹麦内政与卫生部部长哈德（Bertel Haarder）举行了工作会谈，并签署了中丹两国卫生部关于卫生合作的谅解备忘录。双方就两国未来在卫生合作谅解备忘录框架下加强公共卫生应急机制、传染病和非传染性疾病防治、医院管理和医疗服务质量评价、社区卫生体系等领域合作深入交换了意见。代表团还参加了中丹医改现状与未来研讨会和由丹麦工业协会主办的食品安全研讨会，并参观了丹麦东部地区兽医与食品局、哥本哈根市比斯佩杰医院与欧登塞市医生办公所等机构。

访问英国期间，陈啸宏与英国卫生部国务大臣伯恩斯（Simon Burns）进行了第三次中英卫生对话。双方回顾了中英两国卫生领域的合作进展，并就两国正在进行的医药卫生体制改革进行了交流。会后双方共同出席中英卫生研讨会，并签署了中英2010—2013年关于卫生合作的谅解备忘录，重点强调两国未来3年在卫生体制、传染病和慢性疾病防治、药物评价、全球卫生等领域的合作。

在与英国国际发展部常务次官沙菲克（Minouche Shafik）的会谈中，陈啸宏感谢英方给予中国卫生改革与发展的支持。双方对在华开展的卫生合作项目表示满意，并探讨了将来进一步重点加强的卫生合作领域。此外，代表团还访问了英国国立卫生与临床评价研究所、英国食品标准局和伦敦大学医院信托集团等机构。

（李娟）

【卫生部部长陈竺陪同国务院总理温家宝出席联合国千年发展目标高级别会议并顺访美国】 2010年9月22~23日，卫生部部长陈竺陪同国务院总理温家宝出席了在纽约举行的联合国千年发展目标高级别会议、艾滋病专题讨论会和千年发展目标妇幼健康战略启动仪式等一系列活动。在纽约期间，陈竺会见了全球抗击艾滋病、结核病和疟疾基金执行主任卡察契金（Michel Kazatchkine）等国际组织官员，并接受了《华尔街日报》的采访。

9月24日，陈竺前往华盛顿特区，访问了美国卫生与公众服务部、美国国立卫生研究院和美国食品药品监督管理局。

陈竺与美国卫生与公众服务部部长凯瑟琳·西贝利厄斯（Katherine Sebelius）会谈中表示，卫生合作是中美合作的重要组成部分，近年来呈现多领域、务实、高效的特点。在继续深化医药卫生体制改革的框架下，中国将进一步加强卫生人力资源和卫生信息化建设，提高新型农村合作医疗水平。双方简要介绍了各自卫生改革进展，并一致赞同进一步加强卫生政策与改革、卫生信息化、慢性病和传染病防控等领域合作，保护人民健康。

陈竺会见了美国食品药品监督管理局局长玛格丽特·哈姆博格（Margaret Hamburg）。陈竺强调，中美两国食品药品监管领域的良好合作，推动了两国卫生和经贸交流与发展。中国政府高度重视食品安全工作，近年来相继采取了一系列重要举措，法律法规不断完善，食品安全标准制定取得进展，监管能力不断提高。双方表示，今后将进一步在食品标准、法规、事故处置等领域加强合作。

在美国国立卫生研究院，陈竺与弗朗西斯·克林斯（Francis Collins）院长和研究所有关负责人，就中风、高血压、心脑血管疾病等慢性病、烟草控制，以及艾滋病、耐多药结核病防控科学研究、人员培训等进行了深入交流。陈竺希望两国医学科学家共同努力，发挥各自优势，加强转化医学人员培训等方面的合作，促进中国医学科研机构的能力建设。

（张晓博）

【卫生部原副部长、世界中医药学会联合会主席佘靖率团访问荷兰和法国】 应2010中医药大会基金会、法国全欧洲中医药专家联合会邀请，世界中医药学会联合会主席佘靖（卫生部原副部长）于2010年9月29日至10月8日赴荷兰出席第七届世界中医药大会，并赴法国出席中医药在欧洲注册研讨会和系列学术交流活动。

第七届世界中医药大会由世界中医药学会联合会主办、2010中医药大会基金会承办，主题是“中医药的临床实践和科学研究”，旨在弘扬中医药文化，促进学术交流。会后，还召开了世界中医药学会联合会第二届第七次理事会与第六次监事会。佘靖主持了上述会议，作了大会报告，并参加会后举行的中医药学交流活动，洽谈合作事宜。

中医药在欧洲注册研讨会由法国全欧洲中医药专家联合会主办、法国巴黎达·芬奇医学院承办，主要议题包括欧盟草药法的实施、中成药在欧洲注册的技术要求和中医药在欧洲注册的策略和方法。佘靖作了《关于中医药在欧洲注册策略》的主题演讲，并介绍了中国关于中成药研究和生产的技术要求与管理规定。此外，还参加了系列学术活动，推动了中医药学与世界各国医药学的交流，促进了中医药在国际上的发展。

（范重君）

【卫生部副部长尹力出席全球基金再筹款等会议并顺访美国疾病预防与控制中心】 2010年10月4~8日，卫生部副部长尹力率团出席了在美国纽约举行的全球抗击艾滋病、结核病和疟疾基金（简称全球基金）第三次再筹款会议、全球疫苗免疫联盟（GAVI）高级别会议，并访问美国疾病预防与控制中心（以下简称疾控中心）。

10月4~5日的全球基金再筹款会议由联合国秘书长、第三次再筹款主席潘基文主持。尹力在发言时指出，温家宝总理在联合国千年发展目标高级别会议上宣布，中国政府在未来3年将再次向全球基金捐款1400万美元。他强调，中国仍旧是发展中国家，经济社会发展面临严峻挑战，解决好13亿人口面临的重大公共卫生问题就是对全球的重大贡献。同时，中国政府将继续推动卫生领域的南南合作，防控艾滋病、结核病和疟疾，提高妇女儿童的健康水平。

来自美国、法国、日本、欧盟、盖茨基金会等的主要捐款方代表，马里、南非、尼日利亚、纳米比亚等项目受益方代表和全球基金伙伴组织代表，约200人参加了本次会议。参会代表普遍认为，全球基金秘书处应加快改革进程，优化资金拨付机制，降低协议签署成本，提高资金使用效率和透明度，加强组织内部的质量控制等。各方代表宣布了未来3年的捐款额度，约117亿美元。

10月6日，尹力出席了全球疫苗免疫联盟高级别会议。会议由美国、挪威政府代表共同主持，法国、澳大利亚、刚果（金）、孟加拉国、盖茨基金会等捐款方和项目实施方代表，以及合作伙伴组织等，约70人参会。会议播放了介绍中国成功实施GAVI乙肝疫苗免疫项目的短片，尹力发言感谢GAVI等国际组织对中国卫生事业的支持，中国将继续积极参与和支持GAVI工作，愿意与国际社会分享经验，为发展中国家提供技术支持和疫苗产品，为提高全人类健康作出贡献。

10月7~8日，代表团前往亚特兰大，访问了美国疾控中心。尹力与美国疾控中心主任托马斯·富莱顿（Thomas Frieden）会谈时表示，中美卫生合作是两国关系中的重要内容，两国疾控中心在传染病防控、慢性病预防、公共卫生应急等领域合作卓有成效。双方表示，今后将继续扩展中国现场流行病学培训项目，并进一步拓展两国在传染病和慢性病防控领域的合作。代表团与美国疾控中心各主要部门负责人就美国全球卫生战略、公共卫生与应急准备、疫苗管理、慢性病防控等领域进行了座谈，并参观了美国疾控中心应急指挥中心、全球卫生博物馆和亚特兰大的社区卫生服务中心。

在美国期间，尹力会见了中国驻联合国代表团大使李保东、联合国副秘书长沙祖康。卫生部应急办、疾控局、国际司和中国疾控中心有关负责人陪同参加了上述活动。

（张晓博）

【卫生部副部长尹力率团出席世界卫生组织西太区委员会第61届会议】 2010年10月11~14日，世界卫生组织（WHO）西太平洋地区委员会第61届会议在马来西亚布城举行。卫生部副部长尹力率中国代表团出席会议。

马来西亚总理纳吉布、WHO助理总干事巴哈、WHO西太区办事处主任申英秀等出席会议开幕式并致辞。WHO总干事陈冯富珍发表了视频讲话。马来西亚卫生部部长廖中莱当选为本届会议主席。

会议审议了本地区2008—2009年度规划预算执行情况的最终报告，初步讨论了WHO全组织和西太区2012—2013年度规划预算草案，通过了加强卫生系统和初级卫生保健的地区战略、继续推进建设健康城市和健康岛屿、2011—2015年遏制结核病区域战略、亚太地区新发疾病战略（2010）、消除麻疹、控制乙肝和消灭脊髓灰质炎行动计划、地区主任选举程序等7项决议。会议讨论推进妇女健康、本地区实现千年发展目标进展、登革热防控，以及气候变化给健康带来的影响等技术议题。会议还决定，修改地区会议议事规则，增加地区主任候选人面试环节，并议定第62届委员会会议于2011年9月19~23日在菲律宾马尼拉举行。

会议期间，尹力与澳大利亚卫生部部长举行了双边会谈，交换了各自卫生改革的经验和做法。作为本地区全球抗击艾滋病、结核病和疟疾基金的理事成员，中国代表团举行了非正式磋商会，向各国介绍了全球基金最新进展、未来的战略发展等。与会人员积极评价中国深化医药卫生体制改革的进展，高度赞赏近期麻疹疫苗强化免疫行动，以及有效应对甲型H1N1流感和突发自然灾害卫生应急、推进健康城市建设等工作。

地区委员会是WHO西太平洋地区的决策机构，由37个国家和地区的成员组成。本届会议是WHO西太区委员会的年度行政例会。来自31个国家和地区、6个国际和地区组织、7个观察员组织和21个非政府组织，包括25位卫生部部长、副部长，约200名代表参加了本次会议。

（张晓博）

【卫生部副部长刘谦率团访问德国】 应德国联邦卫生部邀请，2010年10月20~25日，卫生部副部长刘谦率团访问德国。

在德国期间，刘谦出席了中德卫生合作协定签署30周年纪念仪式，并与德国议会国务秘书维德曼·穆梓（Annette Widmann-Mauz）进行了会谈。刘谦在出席纪念仪式的致辞中指出，1980年两国卫生部签署合作协定以来，在医疗卫生方面的合作和交流不断向纵深发展。回顾30年的合作历程，两国医务人员、科学家、卫生管理人员之间和科研机构之间架起了坚实的合作桥梁。中德卫生合作为中国医疗卫生事业的发展拓宽了视野，提供了先进的理念和技术，培养了人才。卫生领域的密切交往增进了两国人民的相互了解、理解和友谊。他希望，值此中德卫生合作协议签署30周年之际，继续利用现有的卫生交流这一良好平台，通过开展更加广泛深入的医疗卫生合作，相互借鉴，取长补短，建议双方未来重点在传染病和慢性非传染性疾病防控、灾害医学、医学科研、人员培训以及卫生改革经验分享等领域加强合作。刘谦还介绍了中国在医疗卫生事业发展中面临的挑战以及目前正在进行的深化医药卫生体制改革的基本理念、总体框架和5项重点工作的主要进展。

代表团还与德国卫生部有关官员和专家就基层卫生服务进行了深入交流与讨论，并参观了博格曼联合诊所。

（韩健丽）

【卫生部副部长黄洁夫率团访问芬兰、俄罗斯】 应芬兰社会事务和卫生部、俄罗斯卫生与社会发展部的邀请，2010年11月14~25日，卫生部副部长黄洁夫率团访问芬兰和俄罗斯。

在芬兰期间，黄洁夫与芬兰社会事务和卫生部常务秘书凯利·瓦利马基（Kari Välimäki）进行了会谈，重点就卫生体制、器官移植和医院管理等领域进行了交流。双方同意进一步加强两国卫生合作，拓展领域，并推进落实中芬卫生合作协议。代表团还参观了芬兰国家健康福利研究所、拉普兰医院和赫尔辛基及乌斯马地区医院等医疗卫生机构。

中俄卫生合作分委会是中俄人文合作委员会下设的分委会之一，每年召开一次会议，轮流在中国、俄罗斯两国举行。11月19日，中俄卫生合作分委会第十次会议在俄罗斯首都莫斯科召开。作为中俄卫生分委会中方主席，卫生部副部长黄洁夫与俄联邦卫生与社会发展部副部长斯科沃尔佐娃共同主持本次会议。

黄洁夫表示，近年来中俄战略协作伙伴关系不断加强。在此基础上，两国卫生领域的合作不断深化，每年召开的中俄卫生合作分委会是人文委员会的重要组成部分，也是历史最久、形式最稳定、最富成效的卫生合作机制。双边合作也为两国多边卫生领域的配合奠定了坚实的基础，在上海合作组织、中俄印三边合作机制以及世界卫生组织等框架下，中俄两国卫生部门相互协作支持。双方就传染病防治、疗养康复、灾害卫生应急、两国科研机构和地方单位之间合作等领域进行了深入磋商，一致同意在互信互利的基础上，大力促进卫生领域合作的进一步发展。双方于会后签署了会议纪要。

此后，黄洁夫副部长陪同国务委员刘延东出席了中俄人文合作委员会第十一次会议等活动。

（韩健丽）

【卫生部部长陈竺率团访问朝鲜】 2010年11月23～25日，应朝鲜民主主义人民共和国保健省邀请，卫生部部长陈竺率中国卫生代表团访问朝鲜，并签署中朝卫生合作协定。访问期间，朝鲜最高人民会议常任委员长金永南接见了陈竺一行，并高度评价中朝卫生合作取得的成绩和未来合作计划。

陈竺与朝鲜保健相崔昌植举行了工作会谈。双方回顾了中朝卫生合作的历史和进展，并就未来合作设想达成共识。陈竺介绍了中国深化医药卫生体制改革的内容和进展，希望在继续保持和发展原有的中朝卫生合作领域外，就朝鲜的家庭医生责任制等卫生政策开展务实交流。崔昌植感谢中朝卫生合作为加深两国人民友谊所作出的贡献。

会见之后，双方签署了《中华人民共和国政府和朝鲜民主主义人民共和国卫生和医学科学合作协定》。陈竺一行还参观了平壤妇产医院、高丽医学科学院。

（贾波）

【驻卫生部纪检组组长李熙率团访问塞浦路斯和埃及】 2010年11月28日至12月7日，应塞浦路斯和埃及卫生部邀请，中央纪委驻卫生部纪检组组长李熙率6人代表团赴上述两国访问，主要考察了公立医院管理体制和运行机制、医务人员管理方式以及药品采购政策。

在塞浦路斯期间，代表团会见了塞浦路斯卫生部长帕斯哈里蒂斯，签署了《中塞两国卫生部2010至2015年度合作计划》，与塞浦路斯卫生部常务秘书、首席行政官、首席医疗官以及药品管理司、公共卫生医疗司的官员进行了会谈，考察了尼科西亚总医院和阿依纳帕基层医院。在埃及期间，代表团与埃及卫生部主管医疗和药品的部长助理进行了工作会谈，考察了埃及最大的公立医院——纳赛尔医院。

（王倩芸）

【卫生部部长陈竺率团访问哈萨克斯坦并出席上海合作组织成员国首届卫生部长会议】 2010年11月18日，上海合作组织成员国首届卫生部长会议在哈萨克斯坦首都阿斯塔纳举行。会议由哈萨克斯坦卫生部部长卡伊尔别科娃主持，上海合作组织秘书处副秘书长宏九印及成员国卫生部门代表等约40人参加了会议。卫生部部长陈竺率团出席了此次会议。

陈竺在会上表示，中国政府一贯坚持与邻为善、以邻为伴的方针，加强同周边国家的睦邻友好，促进区域合作。上海合作组织成员国山水相邻，成员国人口总和占世界人口的四分之一。卫生合作是上海合作组织的重要组成部分。2009年10月14日在北京召开的上海合作组织总理会议，通过了《上海合作组织地区防治传染病联合声明》，强调开展传染病防治合作的重要性，要求成员国采取措施共同应对。各国体制和发展水平虽有差距，卫生和人民健康问题都是优先发展领域。上海合作组织成员国之间应重点开展传染病防治、母婴保健、卫生应急和医疗救援等领域的合作。为实现共同的卫生合作目标，陈竺建议，本组织成员国应加强公共卫生、医疗服务、医疗保障等卫生体系建设，维护区域及全球卫生安全；促进卫生能力建设，为本地区如期实现千年发展目标作出应有的贡献；完善机制，鼓励成员国对口机构和专家进行直接交流，加强与世界卫生组织等国际组织的合作，推进全球卫生相关倡议的实施。陈竺建议，第二届上合组织卫生部长会议于2012年上半年在中国举行。

会议通过了《上海合作组织成员国卫生专家工作组工作条例》，批准了《上海合作组织成员国卫生领域重点合作计划》，旨在开展在传染病防治、药品和医疗设备质量安全、卫生信息化、高技术医疗服务等重点领域的合作。各成员卫生部长签署了会议纪要，并举行了新闻发布会。

会后陈竺分别会见了哈萨克斯坦卫生部部长卡伊尔别科娃和吉尔吉斯斯坦卫生部部长阿比吉卡里莫夫，就深化双边合作事宜交换了意见。

（范重君）

重要来访

【奥地利卫生部部长访华】 2010年1月21日，卫生部部长陈竺会见并宴请了来访的奥地利联邦卫生部部长阿洛伊斯·施托格尔（Alois Stöger）。

陈竺对中奥卫生领域良好的合作态势，及其对促进两国外交战略合作的积极作用表示赞赏，他感谢奥方多年来对中国卫生事业发展的支持，特别是对传统中医药的重视和推广。施托格尔回顾了两国卫生合作的历史，并积极评价中国在医药卫生事业发展取得的成就，特别是中方在预防医学和中医药方面积累的经验。双方就医药卫生体制改革、中医药、医疗保险和医院管理等议题深入交换了意见，并一致同意将进一步加强在以上领域的务实合作。

施托格尔是随奥地利总统海因茨·菲舍尔于2010年1月19～22

日来华访问的。1月20日晚，在国家主席胡锦涛和菲舍尔的见证下，陈竺与施托格尔正式签署了《中华人民共和国卫生部与奥地利共和国联邦卫生部关于公共卫生合作二〇一〇至二〇一四年度执行计划》。该计划将加强中奥在中医药、西医、社区卫生、食品安全、医药产品市场许可法规和药物警戒领域信息的交流与合作。

（范重君）

【拉脱维亚卫生部部长访华】 2010年3月1～7日，拉脱维亚卫生部长罗婕塔列（Rozentale）率团访华。3月2日，卫生部部长陈竺会见了罗婕塔列一行，双方就卫生体制、医疗服务机构管理和双边卫生合作等议题进行了交流。

陈竺高度评价了中拉双边关系和卫生合作情况，并简要介绍了中国深化医药卫生体制改革目标和进展情况。双方就落实2007年签署的《中华人民共和国卫生部和拉脱维亚共和国卫生部关于卫生合作的谅解备忘录》交换了意见，并一致同意商签卫生合作执行计划，在医疗卫生体制、中医药、医学教育、临床研究、卫生信息化研究等领域开展合作。

罗婕塔列一行是应卫生部邀请来华访问，旨在了解中国卫生体制、药品监管、医疗服务提供等方面的情况。代表团还访问了国家食品药品监督管理局、北京协和医院等机构，并赴上海进行访问。

（范重君）

【卫生部部长陈竺会见老挝卫生部长本梅·达拉洛】 2010年4月11～17日，应卫生部邀请，老挝卫生部部长本梅·达拉洛（Ponmek Dalaloy）率团访华。在北京期间，卫生部部长陈竺会见了代表团一行，陈竺高度评价了中老友谊和双边卫生合作成果，介绍了中国医药卫生体制改革进展情况和面临的挑战，并感谢老挝在国际事务中给予中国的宝贵支持。本梅·达拉洛部长简要介绍了老挝近年来医疗卫生事业的发展状况，特别感谢中方长期以来在医疗卫生等领域向老方提供的无私帮助。双方还就加强边境地区卫生合作等进行了交流，并在促使两国边境省份之间建立合作关系方面达成共识。

在北京期间，代表团访问了卫生部卫生经济研究所、北京大学人民医院，与相关专家进行了座谈。此外，代表团还赴广西壮族自治区和云南省参观访问。

（贾波）

【阿尔巴尼亚卫生部部长访华】 2010年4月11～15日，阿尔巴尼亚卫生部部长佩特里特·瓦西利（Petrit Vasili）率团访华。4月12日卫生部部长陈竺会见瓦西利一行，双方就双边卫生合作事宜进行了工作会谈。陈竺高度评价了中阿双边关系和卫生合作情况，并简要介绍了中国深化医药卫生体制改革目标和进展情况。双方就落实2009年签署的《中华人民共和国卫生部和阿尔巴尼亚共和国卫生部关于卫生领域合作协议》交换了意见，并一致同意商签卫生合作执行计划，在医疗卫生体制、药品监管、中医药、康复医疗等领域开展合作和人员交流。

瓦西利一行是应卫生部邀请来华访问的，旨在了解中国卫生体制、药品监管、中医药和医疗服务提供等方面的情况。代表团还访问了国家食品药品监督管理局、国家中医药管理局和北京协和医院等。

（范重君）

【法国卫生部部长巴什洛访华】 2010年5月10日，卫生部部长陈竺会见了来访的法国卫生与体育部长巴什洛（Roselyne Bachelot-Narquin）一行，双方就深化中法卫生合作进行了会谈。

陈竺部长高度评价了中法双边关系和卫生合作情况，并简要介绍了中国医药卫生体制改革进展情况。双方对近期中法新发传染病防治、全科医师培训、人才培训等领域的合作表示满意，并愿进一步落实《中法卫生合作意向声明》，拓展在医院管理、卫生区域规划等领域的合作。双方一致同意，要充分发挥中法卫生混委会等合作机制的作用，调动对口医疗机构和专业人员的积极性。

巴什洛一行是应卫生部邀请访华，参加中法卫生混委会第二次会议和中法新发传染病防治合作项目第五次指导委员会会议，参观了中法卫生人才培训中心，并赴上海参观访问了有关医疗机构。

（李娟）

【卫生部副部长黄洁夫会见加蓬卫生部部长恩纳】 2010年5月21日，卫生部副部长黄洁夫会见了应世界妇女峰会邀请来华访问的加蓬卫生部部长恩纳（Alphonsine MBIE N' NA）一行，双方就加强两国卫生合作事宜进行了友好会谈。黄洁夫副部长高度评价了中加友谊和双方在医疗卫生领域的合作成果，并表示中国将一如既往在力所能及的情况下支持加蓬等非洲国家卫生事业的发展。恩纳感谢中方在卫生领域向加方提供的无私援助，特别是长期坚持向加派遣医疗队，为维护加人民的健康作出了重要贡献。双方一致表示愿加强在医疗队派遣、医务人员培训和医疗物资援助等方面的合作。

（李颖）

【几内亚比绍卫生部部长佩雷拉访华】 应卫生部邀请，几内亚比绍卫生部部长卡米洛·西蒙斯·佩雷拉（Camilo Simoes Pereira）一行于2010年5月22～26日访华。卫生部副部长黄洁夫与佩雷拉举行了会谈。

黄洁夫积极评价了中几友谊和双边卫生合作成果，表示中国将继续支持几内亚比绍卫生事业的发展。佩雷拉感谢中方在卫生等各领域向几方提供的无私援助，特别是派遣医疗队、援建医院和疟疾防治中心，为维护几内亚比绍人民的健康作出了重要贡献。

双方就医疗卫生体制建设、医务人员培训和医疗物资援助等问题进行了深入探讨，表示愿在医疗队和卫生人力资源培训等方面加强合作。

（李颖）

【美国卫生与公众服务部部长西贝利厄斯访华】 应中方邀请，美国卫生与公众服务部部长西贝利厄斯（Kathleen Sebelius）于2010年5月23~25日访华，参加第二轮中美战略与经济对话。2010年5月23日，卫生部部长陈竺会见了西贝利厄斯一行。双方就中美卫生合作交换了意见。

陈竺高度评价中美两国卫生交流与合作，并对2009年甲型H1N1流感暴发期间美方提供中国毒株和试剂盒表示感谢。陈竺指出，中美双方应进一步加强在新发和再发传染病防控、慢性病防控、卫生政策制定、中医药研究和应用领域的合作，保护两国人民健康。同时，中美两国应在全球卫生领域加强协调，推动全球卫生事业的发展。

西贝利厄斯表示，中国在2009年甲型H1N1流感防控期间，开放、透明地与各国分享疫情信息，在全球疫情防控中发挥了积极作用。并愿与中方加强医改经验的交流，相互学习和借鉴。

（邵梦）

【欧盟健康委员达利访华】 2010年6月4日，由欧盟卫生和消费者保护总司主办的健康的城市会议在上海世博园欧盟馆举行。卫生部副部长黄洁夫应邀出席并致辞，会后与欧盟卫生和消费者事务委员约翰·达利（John Dali）举行了双边会谈。

黄洁夫表示，面对21世纪城市化问题给人类健康带来的挑战，世界卫生组织于20世纪80年代倡导开展健康城市活动，中国积极参与和支持此项全球战略行动，建设健康城市对促进中国卫生事业改革与发展，以及构建和谐社会具有重要的现实意义。黄洁夫强调，中国和欧盟虽然社会体制和经济发展水平有所不同，但对于人与城市和谐发展都给予高度重视。希望双方进一步巩固和加强卫生合作，不断探索包括建设健康城市等更宽领域的交流，提高双方公共卫生水平，维护民众健康。

在会后的双边会谈中，黄洁夫赞赏中欧卫生领域的密切合作，并对欧盟在艾滋病防治领域的支持表示感谢。达利积极评价中国在医药卫生事业发展和健康城市建设中取得的成就。双方就中欧卫生合作、疾病防治、控烟和全球卫生等议题交换了意见，并一致同意将充分利用中欧卫生对话机制，尽快落实双方在上述领域的交流与合作，并拟于年内召开首次工作组会议。

（聂建刚）

【世界卫生组织西太区主任申英秀访问上海市和江苏省】 应卫生部邀请，世界卫生组织（WHO）西太区地区主任申英秀于2010年6月13~19日访华。

访华期间，申英秀分别访问了上海市和江苏省。在上海市，他参加了中国疾病预防控制中心寄生虫病所建所60周年暨WHO疟疾、血吸虫病和丝虫病合作中心成立30周年庆典活动、WHO热带病研究和培训特别规划署第33次联合协调理事会会议开幕式、世界献血者日活动和上海合作中心主任会议，并分别致词。分别与卫生部部长陈竺、上海市政协主席冯国勤和上海市卫生局局长徐建光进行会谈，并参观了上海市工艺美术研究所、虹口区精神卫生中心和曲阳路街道社区卫生服务中心，考察了上海市建设健康城市的工作情况。在江苏省，他分别与江苏省副省长何权、江苏省卫生厅厅长郭兴华、张家港市市长徐美健、苏州市副市长谭颖进行了会谈，并参观考察了上述张家港市、苏州市和南京市的健康城市建设情况。

在中国疾病预防控制中心寄生虫病所建所60周年暨WHO疟疾、血吸虫病和丝虫病合作中心成立30周年庆典活动上，申英秀表示，中国在为人民提供公共卫生服务、改善人民生活环境和减轻包括寄生虫病在内的多种疾病负担方面作出了卓越的努力，并取得了良好的进展和成绩。同时，中国拥有许多像寄生虫病所一样的世界一流的研究机构，为中国的公共卫生事业作出了重要贡献。寄生虫病所在寄生虫病防治领域有许多先进经验，他相信寄生虫病所能够通过加强与WHO的合作，为西太区的其他会员国的疟疾、血吸虫病、淋巴丝虫病等寄生虫病防控工作提供帮助和支持。

在WHO热带病研究和培训特别规划署（TDR）第33次联合协调理事会（JCB）会议开幕式上，申英秀强调了科技发展和学术研究对传染病防控的重要作用，并表示，TDR在过去的35年中，一直致力于应对传染病防控所面临的挑战，TDR的JCB年会为各方提供了一个很好的机会，交流与探讨热带病防控领域的进展、挑战和工作重点。申英秀代表WHO西太区对JCB成员国和联合国机构在促进研究和发展方面所作出的努力和贡献表示感谢。西太区目前正在制定防控TDR重点疾病的行动研究计划，该计划旨在使各国在国家层面对研究工作提供更多的政治和资源支持，并促进学术界和国家计划之间建立更为有效的联系，以应对疟疾、结核病和其他热带传染病的挑战。申英秀指出，我们要最大化地发挥合作中心的作用，以加强最不发达国家的技术传播和科学家的能力建设。最后申英秀表示，西太区会继续重点促进最不发达国家学术和项目之间的协同合作，并对中国政府举办此次会议表示感谢。

在2010年第四届上海WHO合作中心主任会议上，申英秀简要介绍了WHO的最新情况和面临的问题，并表示WHO希望与各会员国的政府合作，为提高会员国人民的健康水平而共同努力。他说，当前90%的疾病都与不良的生活方式有关，因此预防慢性非传染病是十分重要的。而这项工作不仅需要医疗部门的努力，还需要当地政府和支持和全社会的参与。合作中心应有前瞻性，可主动提出希望与WHO开展哪些合作，WHO的目标是服务于人民、服务于会员国，他愿意在其任期内推动这项工作。

在访问江苏省相关部门时，申英秀对江苏省在提高人民健康水平方面所做的大量工作表示赞赏，并对其开展的建设健康城市工作印象深刻。慢性病可以通过环境保护和改变人们生活方式等手段进行预防，申英秀对江苏省20年来的变化和取得的成就印象深刻，并希望江苏省能够将其建设健康城市和开展爱国卫生运动方面的成功经验与其他地区和国家分享，WHO也愿意继续提供帮助和支持。

（程莲舟）

【全球基金执行主任卡察契金访华】 2010年6月26日至7月1日，全球艾滋病、结核病和疟疾基金（以下简称全球基金）执行主任米歇尔·卡察契金（Michel Kazatchkine）来华访问，主要目的是希望中国政府在筹款方面给予全球基金更多支持，并实地了解中国三种疾病防治工作的现状。此次访问是卡察契金上任后第一次正式访华。访华期间，卡察契金会见了国务院副总理李克强，卫生部、外交部、财政部部领导及卫生部预防艾滋病宣传员彭丽媛，实地参观了北京市结核病控制研究所、地坛医院、朝阳区美沙酮诊所及顾长卫艾滋病宣传片拍摄基地，并接受了媒体采访。

李克强在会谈中表示，中国从全球基金得到的支持不仅体现在资金方面，更体现在药物、人员培训和防治理念方面，中国一定会全力实施好全球基金项目，使其取得示范性成效。中国解决好13亿人口面临的重大公共卫生问题就是对世界的最大贡献。中国经济发展虽然取得巨大成就，但仍是发展中国家，且发展很不平衡。中国将力所能及地提高对全球基金参与水平，随着经济发展，中国对全球基金的支持将逐步加大，但最重要的是发达国家要履行帮助发展中国家的承诺。

此外，访华活动中卡察契金通过实地考察、与私立部门和公民社会代表会谈等方式，从不同角度了解中国三种疾病防控工作进展情况。其主要关注领域：一是关注公民社会在中国全球基金项目执行过程中的参与情况；二是关注中国针对流动人口的疾病防控政策，包括其卫生资源的可及性、平等性等；三是注重预防和宣传在应对艾滋病过程中的作用。

（张晓博）

【马其顿卫生部长访华】 2010年6月27日至7月1日，马其顿卫生部部长布亚尔·奥斯马尼（Buyar Osmani）率团访华。6月28日卫生部部长陈竺会见并宴请了奥斯马尼一行，双方就卫生体制和双边卫生合作等议题进行了交流。陈竺高度评价了中马双边关系和卫生合作情况，并简要介绍了中国深化医药卫生体制改革进展情况。双方就落实已签署的《中华人民共和国政府和马其顿共和国政府卫生和医学合作协定》交换了意见，并一致同意适时商签卫生合作执行计划，在卫生政策、预防医学、初级卫生保健和中医药等领域开展合作。双方将鼓励医疗机构之间的直接交流，并希望通过专家互访、人员培训和共同举办研讨会等方式开展合作。

奥斯马尼一行是应卫生部邀请来华访问的，旨在加强中马卫生合作，了解中国卫生体制、药品监管、中医药和医疗服务提供等方面的情况。代表团还访问了国家食品药品监督管理局、国家中医药管理局、中国中医科学院广安门医院和北京协和医院等。

（范重君）

【塞内加尔卫生与预防部部长法达访华】 应卫生部邀请，塞内加尔卫生部部长莫杜·迪亚涅·法达（Modou Diagne Fada）一行于2010年7月11～16日访华。卫生部部长陈竺与法达部长举行了工作会谈并宴请了代表团一行。陈竺积极评价了中塞两国关系和双方在医疗卫生领域的合作成果，并简要介绍了中国卫生事业改革与发展情况。法达感谢中方在卫生等各领域向塞方提供的无私支持和援助，包括长期坚持向塞派遣医疗队、援建抗疟中心与儿童医院等，为维护塞内加尔人民的健康作出了重要贡献。代表团还赴福建省和上海市参观访问。

（李颖）

【世界卫生组织总干事陈冯富珍访华】 2010年7月26～31日，世界卫生组织总干事陈冯富珍应邀访华。卫生部部长陈竺、卫生部党组书记、副部长张茅、卫生部副部长兼国家食品药品监督管理局局长邵明立、国家中医药管理局负责同志分别会见，就深化医药卫生体制改革、烟草控制、慢性病防治、消除麻疹和疟疾、生物医药产业发展等议题交换了意见；与外交部副部长王光亚、国家发展和改革委员会副主任朱之鑫、工业和信息化部部长李毅中、农业部部长韩长斌，国家民航总局负责同志，商讨了烟草控制、中国医药产品发展、食品安全、人畜共患病等问题；参观了中国生物制品检定所；出席了中国医改中期评估研讨会并接受中央电视台专访；赴贵州省贵阳市出席了全国消除麻疹和消除疟疾工作会议，与陈竺进行联合新闻发布会；赴上海市参观世博会，考察社区卫生机构等。

（汝丽霞）

【联合国艾滋病规划署执行主任西迪贝访华】 联合国副秘书长、联合国艾滋病规划署（UNAIDS）执行主任米歇尔·西迪贝（Michel Sidibe）于2010年8月8～24日访华。期间，在上海市参加“城市与健康”国际论坛，并会见了国家副主席习近平。

习近平在会谈中表示，中国政府非常重视艾滋病防控。这些年来，重视程度不断加强，法规不断完善，建立了符合中国国情的工作机制，并且加强财政投入。在每年的世界艾滋病日宣传中，国家主席胡锦涛、国务院总理温家宝等党和国家领导人亲力亲为，在全国范围带来了广泛的、很好的影响。让民众接受艾滋病知识的普及教育以及消除歧视非常重要，要动员社会大众消除无知的恐惧并且积极参与到防治艾滋病事业中来。中国在艾滋病防控中也得到国际社会的支持。同时中国也逐步加强对外援助。在国际合作中，中国要加强与非洲、湄公河次区域和东盟等周边国家的合作。中非在艾滋病防治方面的合作符合中非建立新型战略合作伙伴关系的要求，同时也是丰富其内涵的举措，希望联合国艾滋病规划署对此予以支持。习近平感谢联合国各机构对中国各项事业的关心和支持。中国愿意看到联合国在国际多边机制中起主导作用，中国愿意在联合国中发挥应有的作用。

（张晓博）

【加拿大卫生部长阿卢卡克访华】 应卫生部邀请，加拿大卫生部部长阿卢卡克（Leona Aglukkaq）于2010年9月8～11日访华。

9月9日卫生部部长陈竺与阿卢卡克共同出席在上海市举行的第二次中加卫生政策对话会议。陈竺介绍了中国2009—2010年医药卫生体制改革进展情况以及健康城市建设的设想。他指出，卫生改革与发展要以促进人群健康为目标，要通过循证决策制定符合国情的改革方案，要通过创新思维，制定卫生发展战略和政策，要获得社会各方面的参与和支持，共同应对各种健康问题的挑战，循序渐进地推进改革和发展，要与建设健康城市有机结合。

卫生部相关司局、卫生部卫生发展研究中心和上海市卫生局及有关单位，加拿大卫生部、公共卫生署、卫生研究院，以及加驻华使领馆等100余人参加了会议，就慢性病防控、甲型H1N1流感防控措施评估、公立医院改革和筹资，以及卫生研究等议题进行了政策交流。

会前陈竺简短会见了加拿大卫生部长代表团。会后加方在世博会加拿大馆举行了招待酒会。

在华期间，代表团访问了国家质检总局、中国疾病预防控制中心和中国康复研究院等部门和机构。

（邵梦）

【欧盟健康委员达利访华】 2010年10月27日，卫生部部长陈竺在北京会见了应邀访华的欧盟委员会健康和消费者政策委员达利（John Dalli）。

陈竺介绍了中国深化医药卫生体制改革、食品安全、控烟、慢性疾病防控等方面的最新工作进展。陈竺指出，中国政府在科学发展观和以人为本的执政理念指导下，把以人民健康问题为核心的民生问题放在社会发展议程的重要位置。陈竺表示，中方愿与欧盟在卫生的各个领域加强交流与合作，希望双方在决策的基础上，即循证方面加强合作，这样将来的工作会更具有预见性，并且更容易在源头上杜绝一些卫生问题的发生。不仅传染病无国界，与慢性疾病密切相关的生活方式同样没有国界，希望在双边良好合作的基础上，进一步加强多边合作。

达利对陈竺的意见表示赞同，表示愿与中方分享欧方的经验与信息，并对中欧卫生合作的前景充满信心。

达利此行还访问了上海市和北京市，还与国家食品药品监督管理局、国家质检总局等机构进行了交流。

（韩健丽）

【亚美尼亚卫生部长访华】 2010年11月1～4日，亚美尼亚卫生部长库什基扬（Harutyun Kushkyan）一行应卫生部邀请来华访问。11月2日卫生部部长陈竺会见了库什基扬一行。

陈竺简要介绍了我国深化医药卫生体制改革近期五项工作重点及最新进展、医院管理、血液管理和急救医学等领域的有关情况，并表达了中方对加强两国卫生合作的积极愿望。库什基扬表示，双方在运动医学、传统中医药等领域合作潜力巨大。双方一致同意尽快建立工作组，推动长期可持续的卫生合作。

在北京期间，库什基扬一行还访问了国家中医药管理局和北京大学第三医院等医疗机构。

（范重君）

【摩洛哥卫生部秘书长麦卡维访华】 应卫生部邀请，摩洛哥卫生部秘书长拉哈尔·埃尔·麦卡维（Rahhal EL MAKKAOUI）一行于2010年12月19～25日访华。卫生部副部长黄洁夫与麦卡维举行了会谈。黄洁夫积极评价了中摩友谊和双边卫生合作成果，并介绍了中国深化医药卫生事业改革的有关情况。麦卡维感谢中方在卫生等各领域向摩方提供的无私援助，特别是长期向摩派遣医疗队，为维护摩洛哥人民的健康作出了重要贡献。双方一致表示，愿加强医疗队派遣、医务人员培训和医疗卫生体制经验交流等合作。

（李颖）

重要国际会议

【中国组团参加世界卫生组织执委会第126届会议和第127届会议】 2010年1月18～23日，世界卫生组织（WHO）执委会第126届会议在瑞士日内瓦举行。执委会34个成员国、有关观察员国和相关国际组织代表等约700人参会。会议由乌干达卫生部卫生服务总司司长扎瑞纳姆主持。WHO总干事陈冯富珍在开幕发言中对海地地震灾民表示慰问，强调建立强有力的卫生体系是应对突发事件的基础。会议讨论了流感大流行病毒交换和疫苗等利益分享、公共卫生、知识产权和卫生创新、实施《国际卫生条例》等21项卫生和技术事项，WHO会费分摊调整、执委会议事规则等多项行政和管理事项，通过了出生缺陷、食品安全、减少有害使用酒精全球战略等16项决议。卫生部国际合作司司长任明辉率团作为观察员出席了会议，代表团由卫生部、外交部和驻日内瓦代表团有关人员组成。

2010年5月22日，WHO执委会第127届会议在瑞士日内瓦举行。32个执委会成员国、有关观察员国、联合国专门机构和非政府组织代表等约200人参会。会议由本届执委会主席匈牙利国家卫生委员会主任考克尼（M. Kökény）主持，巴西、阿曼、孟加拉和文莱担任副主席，尼日尔担任报告员。会议讨论了出血热、霍乱防治、预防儿童伤害和饮用水安全等卫生技术议题，并决定将霍乱防治、预防儿童伤害的决议案推迟至第128届执委会讨论。中国代表当选为执委会成员和执委会规划预算和行政委员会成员。卫生部国际合作司司长任明辉率团出席会议。代表团由卫生部和驻日内瓦代表团有关人员组成。

（汝丽霞）

【亚太经济合作组织禽流感防控社区管理与社区参与论坛举行】 2010年2月25～26日，由中国卫生部和亚太经济合作组织（APEC）联合主办，上海市疾病预防控制中心承办的APEC禽流感防控社区管理与社区参与论坛在上海市召开。60余名公共卫生的专家、专业人员参与了此次论坛。泰国、韩国、中国香港等APEC经济体，世界卫生组织、美国疾病预防控制中心等国际组织派人参加了会议。国内代表主要来自上海、广东、浙江、广西等省（区、市）疾控中心。在为期2天的论坛中，进行了11个报告交流，并围绕"禽流感防控信息化建设和社区参与"、"禽流感防控各国经验与区域联防"两个专题进行了报告与分组讨论。

（李淑婷）

【中国参加全球基金理事会第21次会议】 全球抗击艾滋病、结核病和疟疾基金（简称"全球基金"）理事会第21次会议于2010年4月28～30日在瑞士日内瓦举行。卫生部、国家食品药品监督管理局、中国疾病预防控制中心、中国驻日内瓦代表团，以及南太平洋社区组织（The South Pacific Community）的代表等，组成西太区理事代表团出席了本次会议。

与会各方普遍赞赏我国政府修改法规，取消对艾滋病感染者入境的限制。会议决定，进一步推广资助国家策略申请项目并于2011年底批准第二批项目；批准全球基金与全球疫苗免疫联盟（GAVI）、世界银行和世界卫生组织共同搭建支持加强卫生体制的平台具体运作方案和路径；同意暂时性调整现有的全球基金药品质量保证政策，以保证部分受援国疟疾项目的药品持续供给。经多次磋商，会议同意在2010年5月中下旬开始征集第10轮项目申请书，并在2010年底的第22次理事会上批准这些项目；在当前资金短缺的情况下，对于第10轮项目将采用新的资助优先顺序，并预留一定额度的资金专门用于对艾滋病高危人群的项目支持。

此外，会议审议通过了全球基金2009年年度报告和财务报告，以及总检察长报告和建议，并专题讨论了全球基金如何进一步支持联合国千年发展目标4（降低儿童死亡率）和目标5（改善孕产妇健康）。

会议由理事会主席、埃塞俄比亚卫生部部长泰德斯（Tedros Ghebreyesus），副主席、加拿大国际发展署司长莱温森（Ernest Loevinsohn）共同主持。20个理事会成员代表团，以及世界卫生组织、联合国艾滋病规划署、世界银行、遏制疟疾伙伴关系等组织的代表，约200余人出席。

（张晓博）

【召开中法卫生合作混合委员会会议】 2010年5月10日，中法卫生合作混合委员会（以下简称混委会）第二次会议在卫生部举行。中法两国卫生部门近40位代表参会。卫生部部长陈竺和法国卫生与体育部部长巴什洛女士（Roselyne Bachelot-Narquin）出席了开幕式并致辞。

陈竺回顾了中法卫生混委会第一次会议以来的合作情况，表示两国的卫生合作不断加强，成果丰硕，落实和深化了已签署的两国卫生部《关于发展卫生领域中法合作的意向声明》。陈竺指出，双方要充分发挥中法卫生混委会这一有效机制，继续加强在传染病防治、全科医师培训、人才培训、医院管理等领域的合作。巴什洛部长表示，中法卫生合作建立于两国相互信任的基础上，希望进一步调动两国医务人员的积极性，拓展两国的合作领域，使合作能够造福于人民。随后，会议主要就医药卫生体制改革、传染病防治、医院管理和区域卫生规划、全科医师合作项目和中法卫生人才培训中心项目等议题进行了交流。双方在总结进展的同时，重点对未来合作提出了具体建议。

（李娟）

【举行中法新发传染病防治合作项目第五次指导委员会会议】 2010年5月11日，中法新发传染病防治合作项目第五次指导委员会会议在北京钓鱼台国宾馆举行。指导委员会中方主席、卫生部部长陈竺，法方主席、法国生物梅里埃基金会主席梅里埃（Alain Merieux）、法国卫生与体育部部长巴什洛（Roselyne Bachelot-Narquin）率中法两国相关部门60余位代表参会并致辞。

会议通过了中法新发传染病防治合作项目指导委员会第四次会议纪要，并就两国在生物安全标准与法律法规建设、高等级生物安全实验室基础设施建设、人员培训、科研合作、移动P3实验室、上海巴斯德研究所等合作进展和问题进行了深入讨论。双方进一步明确了未来合作的行动计划和时间表，强调将紧密沟通和交流，加强协调，加快项目进展。会上陈竺与巴什洛共同签署了致世界卫生组织总干事的信函，强调了中法新发传染病防治合作项目对维护全球公共卫生安全的重要性。

（李娟）

【举行中亚区域经济合作艾滋病防控研讨会】 2010年5月17日，中亚区域经济合作（CAREC）艾滋病防控研讨会在新疆维吾尔自治区乌鲁木齐市举行。此次研讨会由卫生部和亚洲开发银行、欧亚经济共同体中亚艾滋病项目共同举办，新疆维吾尔自治区卫生厅承办。来自中国、哈萨克斯坦、乌兹别克斯坦、吉尔吉斯斯坦、塔吉克斯坦、蒙古，以及亚洲开发银行、欧亚经济共同体中亚艾滋病项目等国际组织的30多位代表出席会议。研讨会的目的是为有关各国提供交流经验、探讨合作的平台。会上与会各国代表介绍了本国艾滋病流行现状，以及采取的预防和控制措施，并就开展区域合作交换了意见。代表们还参观了新疆维吾尔自治区疾病预防控制中心性病艾滋病预防中心、艾滋病病人定点医院，以及乌鲁木齐市水磨沟区艾滋病红雨伞协会的美沙酮门诊、清洁针具交换站、自愿咨询与检测等机构。卫生部、新疆维吾尔自治区卫生厅的领导到会并讲话。与会代表还赴陕西省西安市实地参观。

（贾波）

【卫生部部长陈竺出席第二轮中美战略与经济对话】 2010年5月24～25日，第二轮中美战略与经济对话在北京市举行。卫生部部长陈竺出席会议并发言，并分别在经济对话的“促进强劲的经济复苏和更加持续、平衡的经济增长”专题会议以及战略对话的“卫生合作”议题下发言。

陈竺表示，健康是人类社会永恒的追求目标，发展卫生事业，关系到人民群众的切身利益，关系到经济社会的可持续发展。面对全球金融危机，中国政府将深化改革和保增长、调结构、惠民生相结合，把深化医药卫生体制改革作为拉动内需和保障民生的重要结合点。中美两国的卫生改革有着共同的目标和类似的价值取向，双方应进一步加强在卫生政策、疾病防治、卫生信息化和传统医药等领域的交流与合作，使卫生改革的积极成果尽快惠及两国人民健康，为经济的可持续和平衡增长起到积极的推动作用。

陈竺高度评价了近年来两国医疗卫生领域交流与合作对促进两国关系和全球卫生合作的战略意义。陈竺指出，全球化促使疾病不再有国界。面对各国卫生保健体系和全球公共卫生安全面临的严峻挑战，推动世界各国促进经济复苏及和谐发展，需要各国政府共同努力，密切协作，采取一致行动。中国在不断完善本国卫生政策，加大卫生事业投入的同时，积极参加全球卫生合作，向广大发展中国家和地区派遣援外医疗队，为提高当地医疗水平、维护当地人民健康、推动实现千年发展目标，发挥了积极作用。陈竺建议，继续支持并推动世界卫生组织等多边机构在全球卫生合作领域的领导作用，在《国际卫生条例》等国际框架下加强协作，与有关国际组织形成伙伴体系；加强双方在卫生体系建设、传染病和慢性非传染病、卫生信息化和妇幼卫生保健领域的经验和政策交流；加强技术协作和人员能力建设，特别是针对疾病防控、食品安全和气候变化等全球性问题。

第二轮中美战略与经济对话是由中国国家主席胡锦涛特别代表国务院副总理王岐山和国务委员戴秉国与美国总统奥巴马特别代表国务卿希拉里·克林顿和财政部长蒂莫西·盖特纳共同主持，双方就两国共同关心的全局性、战略性和长期性问题进行了坦诚交流、深入沟通，增信释疑，推进合作。

（邵梦）

【召开欧盟全球卫生会议】 2010年6月10～11日，欧盟委员会在比利时布鲁塞尔举办了欧盟全球卫生会议。应欧盟委员会邀请，卫生部和中国驻欧盟卫生专员参加会议。世界卫生组织等20多个国际组织、40多个国家政府、私营部门（学术界，产业界，民间社会，专业团体和其他非政府组织）的300余名政府官员、学者和代表出席了会议。

本次会议主题为“共同努力实现全球健康”，会议目标是：报告欧盟委员会关于全球卫生的讨论进展情况；讨论全球卫生面临的挑战、最终目标、政策工具，以及有关团体和全球合作伙伴的合作关系，探讨欧盟如何有效地与所有伙伴协作，共同提高全球健康水平。会议分为六个专题：人人享有健康，对于全球化挑战的协调应对，创新和可及性，健康是人权，治理，各国和全球在研究领域面临的挑战。

欧洲委员会健康与消费者保护委员达利（John Dali）和世界卫生组织总干事陈冯富珍致词。达利表示，卫生服务公平可及是全球卫生治理的最终目标，并应与联合国千年发展目标相联系；卫生政策与经济、贸易、外交、发展等领域紧密相关，应形成共同价值；全球应建立多伙伴（国际组织、国家、非政府组织等）广泛参与的合作机制；世界卫生组织应加强其在全球卫生治理中的领导作用。陈冯富珍指出，强化千年发展目标对全球卫生发展战略具有引领和指导作用，希望通过新筹资机制和新伙伴关系尽快予以实现；将健康公平性作为全球卫生发展政策的出发点，努力消除贸易、外交、发展等领域影响公平性的不利因素。

卫生部表示，世界卫生组织应加强全球领导作用：在发展领域中应强化战略指导作用；在组织法框架内应创造性地探索协调非国家行为体参与的机制；积极履行其立法职能，加强卫生法律框架；筹集足够资金，确保独立行使其核心职能。

（韩健丽）

【召开世界卫生组织热带病研究和培训特别规划署联合协调理事会】 世界卫生组织热带病研究和培训特别规划署（TDR）联合协调理事会年会于2010年6月14日在上海市召开，这是热带病研究和培训特别规划署首次在中国召开联合协调理事会会议。卫生部部长陈竺出席开幕式，并做主题演讲。世界卫生组织西太区主任申英秀出席开幕式并致辞。

陈竺介绍了中国在传染病防控领域取得的经验和成就，以及中国医药卫生体制改革的进展情况。他对中国与TDR合作取得的成就表示肯定和赞赏。陈竺说，在与

TDR的合作过程中，中国培养了一批在热带病防治研究领域出类拔萃的人才。在中国政府和广大医疗卫生和科研人员近60年的不懈努力下，中国热带病防治工作取得了举世瞩目的成就。陈竺对TDR将“贫困所致传染病”作为研究重点，并鼓励疫情流行国在研究和防控工作中发挥主导作用表示赞同，并希望中国与TDR能够继续加强合作。同时，中国也愿在力所能及的范围内支持发展中国家实现千年发展目标的努力。

热带病研究和培训特别规划署始建于1975年，其目标是研发抗击贫困所致传染病的新手段和加强受影响国家本身的研究能力。该规划由世界卫生组织发起并由儿童基金会、开发计划署和世界银行共同资助，其执行机构是世界卫生组织。

来自巴拿马国家研究系统国立监测委员会的监察委员Jorge Motta博士作为主席主持会议。理事会32个成员国的80余名代表就如何促进国际公共卫生发展，支持发展中国家的公共卫生事业，确定重点领域，开展卫生研究和加强卫生系统能力等进行了探讨。

（程莲舟）

【召开中美卫生政策研讨会】 2010年6月21日，中美卫生政策论坛在北京市举行。卫生部副部长黄洁夫、美国卫生与公众服务部副部长高京柱（Howard Koh）和代理副部长唐纳德·墨尔兹（Donald Moulds）共同出席了会议并致辞。

黄洁夫指出，随着全球化的深入发展，各国相互依存程度达到了前所未有的程度，仅凭一国之力，已无法应对卫生领域诸多问题和挑战。黄洁夫高度评价了中美两国在卫生领域的合作，并希望通过在卫生政策、公共卫生、疾病控制等领域更为广泛和深入的交流，加强中美两国全球卫生合作。

会议着眼于两国在推进医药卫生发展领域共同面临的挑战，从政策与学术两个角度讨论中美两国医药卫生体制改革及进展，并就卫生筹资和医保制度、疾病控制和公共卫生服务、医疗服务提供和医院管理等议题开展了研讨。

会前黄洁夫会见了美国卫生部代表团，就中美卫生合作进行了磋商。卫生部副部长尹力宴请了美方代表团，并就流感防控交换了意见。

中美卫生政策论坛是2010年5月在北京市举行的第二轮中美战略与经济对话期间，由中美两国卫生部共同决定举办的。来自国务院各有关部委、各省（区、市）卫生厅（局）、卫生部机关和直属单位、美国卫生部、哈佛大学公共卫生学院的有关代表以及两国有关学术界和企业界人士200余人参加了会议。

中国高级卫生行政人员培训项目第五期培训班开幕式与该论坛同期举行。该项目由卫生部、清华大学和哈佛大学公共卫生学院合作组织，在清华大学和哈佛大学开展有关卫生政策管理课程及现场交流。

（邵梦）

【召开中美加强医患管理知情决策研讨会】 2010年6月22日，加强医患合作，完善临床决策研讨会在北京市举行。本次会议由卫生部和美国知情医疗决策基金会共同主办，卫生部人才交流服务中心承办。

全国政协常委、政协教科文卫体委员会副主任张文康、卫生部副部长黄洁夫出席开幕式并讲话。张文康表示，完善的医疗决策需要科学的诊断程序和良好的医患沟通，希望该研讨会为提高临床决策提供新视角、新思路和启发。黄洁夫表示，中美两国正在进行的医改有着共同的目标，即提供优质、价廉、适宜的医疗服务。他强调，医生与患者的有效沟通对于提高医疗质量具有积极作用。

美国知情医疗决策基金会、哈佛医学院和麻省总医院等机构的专家介绍了美国临床决策的先进方法和工具以及患者参与慢性病、重大外科手术治疗方案制订的实例，并就如何提高患者在治疗方案制订中的参与度进行了探讨。

来自卫生部相关部门、北京市卫生行政部门及相关医院、医学院校的代表约100人参加了会议。

（任琛）

【卫生部派员参加中欧人权对话】 2010年6月24～30日，外交部率中国代表团赴西班牙马德里，与欧盟进行第29次人权对话，代表团由最高人民法院、公安部、司法部、国务院新闻办公室和若干名学者组成。卫生部疾控局副局长孔灵芝随团参会。对话议题清单主要包括：中欧人权领域新进展、金融危机下促进和保护人权（促进就业权、保护移民工权利和社会保障等）、刑事惩罚及限制人身自由（主要讨论死刑、精神病人收治、劳教、上访者拘押等）和国际人权领域的合作4个领域。卫生部的议题为：精神卫生立法、强制医疗、精神病人收治、精神病院管理和安康医院。孔灵芝扼要介绍了医改的主要目标和近期重点工作，并回答了欧方提出的关于将公安系统的安康医院收编至卫生部门的问题。此外，代表团还出席了中国-欧盟第20次人权研讨会，现场走访了马德里难民营，与西班牙外交部和欧盟代表交换了关于对话评估的相关意见。

（韩健丽）

【召开20国集团（G20）全球卫生会议】 2010年6月30日，英国皇家国际关系研究院主持召开了题为“二十国集团的未来，卫生与发展投资”的国际研讨会。20国集团多数成员国、世界经济论坛、联合国相关机构、世界卫生组织、国际红十字会、欧盟相关机构、英国等欧洲国家非政府组织、比尔·盖茨基金会和当地媒体等各界代表300余人与会。卫生部推荐外交部国际问题研究所副所长刘友法博士，应邀赴会作“20国集团在全球卫生与发展领域的作用”专题演讲，并回答了与会者提出的一系列涉华问题。

（李娟）

【中国参加第18届世界艾滋病大会并举办中国分会】 2010年7月18日，第18届世界艾滋病大会在奥地利首都维也纳举行。来自世界各地的政府代表、专家、医务工作者、非政府组织和企业界人士等约两万人出席了会议。会议的主题是"行动起来，维护权利"。奥地利总统弗舍尔（Heinz Fischer）、南非副总统蒙特兰特（Kgalema Motlanthe）、联合国艾滋病规划署执行主任西迪贝（Michel Sidibe）、奥地利卫生部部长斯托哥（Alois Stoger），以及国际艾滋病协会主席、大会主席蒙塔纳（Julio Montaner）等出席开幕式并讲话。联合国秘书长潘基文发表了电视致辞。他们呼吁各国继续高度重视艾滋病防治，并尊重和保护艾滋病患者的权益。

7月19日中国国务院防治艾滋病工作委员会办公室与联合国艾滋病中国主题组、盖茨基金会中国代表处等机构联合举办了"认识中国，艾滋病应对与挑战"中国分会。卫生部、中国疾病预防控制中心、感染者代表，以及世界卫生组织、联合国艾滋病规划署、家庭健康国际等国际组织代表和专家，分别从不同视角，介绍了中国艾滋病防控形势、艾滋病国际合作项目在中国的实践，以及中国面临的困难与挑战，探讨今后的工作方向。中国预防艾滋病宣传大使、著名歌唱家彭丽媛和著名演员濮存昕到会发表演讲，受到与会者的热烈欢迎。此外，中国性病艾滋病防治协会，中华预防医学会、中国预防性病艾滋病基金会、香港艾滋病基金会在大会期间，联合举办了中国社会组织参与艾滋病防治的分会。

大会宣布了一项由联合国公布的新计划《2.0治疗方案》。新计划将降低药物成本，简化药物疗程，扩大艾滋病治疗途径，以在2025年前防止1000万人死于艾滋病。在为期一周的会议中，与会者将就艾滋病发展形势、艾滋病预防以及新药研发和治疗等问题进行交流。

（张晓博）

【召开第二届边境卫生合作研讨会暨培训班】 2010年8月4～6日，第二届边境卫生合作研讨会暨培训班在吉林省延吉市召开。研讨会由卫生部主办、吉林省卫生厅承办。卫生部、外交部、亚洲开发银行、北京大学、部分周边国家、边境省份的代表60余人出席了此次会议。卫生部在会上做了主题报告，介绍了边境卫生合作的重要性以及近年来中国边境省份开展多种形式卫生合作的情况。外交部、北京大学、亚洲开发银行的官员和专家分别做了周边国家国际形势、涉外交往礼仪、全球卫生等方面的专题报告。中国周边国家和各边境省份的代表就各自开展跨境卫生合作情况进行了经验介绍与交流。

（李颖）

【召开城市与健康国际论坛】 由卫生部、上海市人民政府、欧洲科学、艺术与人文学院和国际欧亚科学院中国科学中心联合举办的城市与健康国际论坛于2010年8月10日在上海世博园区开幕。

在开幕式上，卫生部副部长陈啸宏，上海市副市长沈晓明，联合国副秘书长、联合国艾滋病规划署执行主任米歇尔·西迪贝（Michel Sidibe），以及2008年诺贝尔生理学和医学奖获得者、联合国教科文组织预防与研究国际基金会主任卢克·蒙塔尼耶（Luc Montagnier）等围绕"城市与健康"主题，分别发表了"深化医药卫生体制改革：来自中国的实践"、"城市公共卫生服务与管理：上海的实践与展望"、"如何应对艾滋病以确保城市健康"、"21世纪公共卫生的挑战——传染病与癌症"等主旨报告。

陈啸宏指出，面对21世纪城市化问题给人类健康带来的挑战，世界卫生组织于20世纪80年代倡导开展建设健康城市活动。建设健康城市，顺应中国经济社会发展的需要，符合中国政府构建社会主义和谐社会的要求，是深化医药卫生体制改革的有效载体，也深化了新时期爱国卫生运动发展的内涵。当前中国经济社会发展正处于关键阶段，建设健康城市对促进中国卫生事业发展和构建和谐社会具有重要的现实意义。

全国人大常委会原副委员长、国际欧亚科学院中国科学中心主席蒋正华、2005年诺贝尔生理学和医学奖获得者罗宾·沃伦（Robin Warren），以及世界卫生组织驻华代表处官员等国内外知名学者和社会各界人士参加本次论坛。本次论坛由上海市卫生局和上海交通大学医学院共同承办，为期1天半，旨在积极宣传全球卫生政策与中国医药卫生体制改革与发展，促进全社会对卫生的重视，以及健康知识的普及与运用，加强政府、学术界和公众的互动与配合。本次论坛采用了网络直播的方式，方便与公众互动交流，促进健康理念和健康知识的普及。

（李娟）

【召开第三次中加卫生合作联委会】 2010年9月8日，中国-加拿大卫生联合委员会第三次会议在上海市召开。

会议回顾了2009—2010年中加两国卫生合作情况，分享了卫生部卫生发展研究中心与加拿大国际发展研究中心的合作项目进展，以及上海市健康促进委员会、加拿大公共卫生署在推进健康生活方式方面的经验和做法，讨论了下一年度两国卫生合作计划和下一次中加卫生政策对话会议的地点、时间等议题。中加双方积极肯定一年来双方卫生合作所取得的成果，并赞同进一步推动两国地方卫生部门、医疗机构之间的直接合作与交流，不断拓展中加卫生合作的领域和范围。

中加卫生联合委员会机制是根据2007年11月中加两国卫生部部长共同签署的《中加卫生联合委员会工作大纲》确定的。联委会每年制订中加卫生合作工作计划，确定主题，组织实施，定期评估，推动和加强两国政府及学术机构等非政府机构在卫生领域的交流与合作。

（邵梦）

【召开中国-东盟自然灾害卫生应急研讨会】 2010年9月14日，由卫生部、东盟秘书处联合主办，四川省卫生厅承办的中国—东盟自然灾害卫生应急研讨会在四川省成都市召开。本次会议旨在增进中国与东盟成员国卫生应急管理人员之间的相互联系，促进相互了解、相互借鉴，进一步完善自身应急机制和体系。四川省人民政府、卫生部、东盟国家和中日韩，以及来自东盟秘书处、世界卫生组织的代表和专家50余人参加了研讨会。会议讨论通过了中国-东盟自然灾害卫生应急工作倡议，为今后进一步合作奠定了基础。与会代表参观考察了四川省疾病预防控制中心应急指挥中心。

（李颖）

【举办第三届大湄公河次区域疟疾防控培训班】 为了深化中国与大湄公河次区域（GMS）国家在疟疾防控领域的合作，由卫生部主办的大湄公河次区域疟疾消除战略与新技术培训班于2010年10月8～15日在江苏省无锡市举行。来自中国、越南、泰国、老挝和柬埔寨5个大湄公河次区域国家疟疾防治机构的官员和专家共15人参加了培训。此次培训班为期7天，包括全球疟疾消除行动计划、指标体系、新型抗疟药物研发、青蒿素耐药性监测、疟疾检测新技术及如何加强区域合作，促进全球疟疾消除目标的实现等内容。学员还赴苏北疟疾流行现场进行了考察。

（李颖）

【召开中瑞和谐健康论坛】 2010年10月13日，卫生部部长陈竺在上海世博会瑞典国家馆与瑞典王储维多利亚公主、瑞典卫生大臣玛利亚·拉尔松共同出席了中瑞和谐健康论坛，并就中国医药卫生事业发展和医改进展做了演讲。

陈竺指出，中国深化医药卫生体制改革的基本理念是把医疗卫生服务作为公共产品向全民提供，实现人人享有基本医疗卫生服务的目标。他还介绍了医改的总体框架和5项重点工作的主要进展。陈竺指出，多年来中国与瑞典在卫生领域建立了良好的合作关系，开展了积极且富有成效的合作。他希望此次论坛的广泛交流能够为未来双方的深入合作搭建良好的平台，为两国人民和世界人民的健康作出贡献。

陈竺与瑞典卫生大臣拉尔松进行了礼节性会谈并共同续签了两国卫生合作执行计划。

此次论坛为期两天，由中瑞两国卫生部主办，上海市卫生局、瑞典驻上海总领馆承办。中瑞双方政府、科研机构、大学等近300人就国际研发合作、抗生素耐药性、医疗产品法规、预防与健康促进、老年及残疾人保健、卫生保健创新等议题进行了讨论。

（韩健丽）

【举行第二届中国-东盟国际口腔医学交流与合作论坛】 2010年10月28～31日，第二届中国-东盟国际口腔医学交流与合作论坛在广西壮族自治区南宁市举行。论坛由卫生部和广西壮族自治区人民政府主办，广西医科大学口腔医学院承办。来自中国大陆和港澳台地区、10个东盟国家，以及美国、日本、韩国等国家和地区的政府官员和口腔医学专家共250人出席了此次论坛。论坛分为口腔公共卫生政策研讨、学术交流和新技术培训等三部分。卫生部疾控局副局长孔灵芝，广西壮族自治区主席马飚、副主席李康，以及老挝、柬埔寨、菲律宾等国卫生部长或副部长出席论坛开幕式并致辞。中国-东盟国际口腔医学交流与合作论坛是中国-东盟卫生部长会议讨论通过的卫生合作倡议之一。论坛于2008年首次举办，每两年举办一次。

（贾波）

【举办中亚国家实验室诊断培训班】 2010年11月2～5日，由卫生部主办、黑龙江省卫生厅承办的中亚国家实验室诊断培训班在黑龙江省哈尔滨市举行。来自哈萨克斯坦、乌兹别克斯坦、吉尔吉斯斯坦、塔吉克斯坦、阿塞拜疆和蒙古等国家的14位学员参加了培训班。培训班为期4天，培训内容包括聚合酶链反应（PCR）实验室分区设计及生物安全，病毒的常用核酸检测技术原理，以及PCR技术在流感、森林脑炎、丙肝、风疹等本地区流行病中的应用。此外，代表团还进行了病毒核酸提取和反应体系配制等实验室操作和实地参观。卫生部、黑龙江省卫生厅的有关负责同志及亚洲开发银行的官员出席了培训班闭幕式，并为学员颁发了结业证书。

（李颖）

【举行第二次中韩食品标准专家会议】 2010年11月9～11日，第二届中韩食品标准交流会在韩国清州举行。会议回顾了第一次会议达成的共识、就中韩两国在食品标准领域未来合作和部分影响两国贸易的食品标准差异进行了讨论。双方沟通了各自制订食品标准的原则，交流了关注的食品标准问题。韩方在会后安排考察了当地鞠醇堂米酒工厂。卫生部和韩国食药厅的有关人员参加了会议。

（贾波）

【召开《世界卫生组织烟草控制框架公约》（FCTC）第四届缔约方会议】 2010年11月15日，在乌拉圭埃斯特角《世界卫生组织烟草控制框架公约》（FCTC，以下简称"公约"）第四届缔约方会议开幕，约170个国家的有关官员以及大量非政府控烟机构成员汇聚于此，共同探讨了未来全球控烟方略。

此次会议的核心议题是争取在公约既定的框架下，进一步讨论并再通过几项重要实施准则。这些准则主要涉及公约内容第9条、10条、12条、14条、17条和18条等。其中第9条和第10条，因其内容分别涉及"烟草制品成分管制"和"烟草制品披露的规定"遭遇最大争议，前者的方向即为禁止或限制对香烟进行添加，使其对消费者更具吸引力；后者的方向则为要求烟草商向政府和公众披露烟草制品成分和释放物信息。

我国代表团由外交部、工业和信息化部、国家质量监督检验检疫总局、卫生部和国家烟草专卖局等部门的官员组成。

（程莲舟）

【召开上海合作组织成员国卫生部长会议专家筹备会】 2010年11月17日，上海合作组织（以下简称上合组织）卫生部长会议专家筹备会议于在哈萨克斯坦阿斯塔纳举行。会议由轮值主席国哈萨克斯坦代表主持。会议讨论协商了首届上合组织卫生部长会议议题草案、首届上合组织卫生部长会议纪要、新闻稿草案，上合组织卫生专家工作组工作条例、上合组织成员国卫生领域重点合作计划等文件，并决定将上述文件提交部长会议审议。

会上中方建议成员国下届卫生部长会议于2012年上半年在中国举行。具体时间和地点将通过上合组织秘书处和上合组织国家协调员理事会协商。

会后签署了《上海合作组织成员国卫生部长会议专家筹备会会议纪要》。

（范重君）

【召开中俄卫生合作分委会第十次会议】 2010年11月19日，中俄卫生合作分委会第十次会议在莫斯科召开。分委会中方主席、卫生部副部长黄洁夫和分委会俄方主席俄联邦卫生与社会发展部副部长斯科沃尔佐娃共同主持会议，来自卫生部、国家食品药品监督管理局、国家中医药管理局，以及广东省和海南省等十余名中方代表出席会议。双方对上一年度卫生合作对促进两国战略互信关系的积极作用表示满意，并高度评价所取得的成效，双方一致同意通过卫生信息交流、专家互访、医疗机构之间的交流，不断加强在传统医学、疾病防控等领域的合作。

会后双方签署了《中俄人文合作委员会卫生合作分委会第十次会议纪要》。

（范重君）

【卫生部部长陈竺率团出席第四届中日韩三国卫生部长会议】 2010年11月21日，卫生部部长陈竺率团出席了在韩国济州岛召开的第四届中日韩卫生部长会议。会议讨论了流感大流行，食品安全，临床研究，自然灾害卫生应急，以及三国为本地区实现卫生相关千年发展目标合作等议题。会议发表了联合声明，重申三国在如上领域开展合作的重要性和必要性。会前陈竺分别与韩国保健福祉部部长陈寿姬、日本厚生劳动大臣细川律夫和世界卫生组织西太平洋区主任申英秀举行了会见，商讨了中国与韩国、日本和世界卫生组织西太平洋区办公室的有关合作议题。陈竺与陈寿姬签署了两部之间关于食品安全标准合作的谅解备忘录。会议决定，下一届中日韩卫生部长会议将由中国举办。

（贾波）

【中国参加全球基金理事会第22次会议】 全球抗击艾滋病、结核和疟疾基金理事会第22次会议于2010年12月13～15日在保加利亚首都索菲亚举行。由卫生部率领，老挝、蒙古、巴布亚新几内亚、萨摩亚、密克罗尼西亚和太平洋共同体秘书处代表参加的西太平洋地区理事代表团出席了本次会议。

会议批准了全球基金第10轮项目，项目两年承诺资金总计为17.3亿美元。其中，中国申请的加强中缅边境地区疟疾控制项目获得批准，两年预算资金约为580万美元，超过70%项目资金将用于降低中缅边境缅方地区的疟疾负担，为当地建设疟疾监测网络，降低缅方的输入病例。会议决定，2011年1月启动第二批国家策略申请，8月15日征集第11轮项目建议书，并于2012年第一次理事会会议上予以讨论批准。

会议决定，在全球基金现有的框架下，最大限度地支持妇幼健康，鼓励发展中国家加强针对妇女儿童的艾滋病、结核和疟疾防控；将三大疾病的防控与加强卫生体系建设紧密结合，并整合相关项目资金和活动，进一步推动实现卫生相关千年发展目标。会议同意启动全球基金未来五年战略的制定工作，并计划2011年批准实施；同意续聘现任全球基金秘书处执行主任卡察契金（Michel Kazatchkine）到2014年，并批准了2011年全球基金秘书处运作预算。此外，会议听取了2010年审计报告。会议要求全球基金秘书处进一步改进工作效率，加快资金拨付速度，提高使用效益，并确保资金安全。

理事会主席、埃塞俄比亚卫生部部长泰德斯（Tedros Ghebreyesus）和副主席、盖茨基金会莱温森（Ernest Loevinsohn）共同主持了本次会议。赞比亚、也门、秘鲁、尼泊尔、圭亚那等国卫生部长，美国、日本、英国、法国、意大利等国政府代表，盖茨基金会等私立部门、非政府组织的20个理事会成员代表团，以及世界卫生组织、联合国艾滋病规划署、世界银行等国际组织的代表，约240人出席了本次会议。

自2002年成立以来，全球基金已批准总计217亿美元、超过800个的项目，覆盖超过140个国家，成为国际社会防控艾滋病、结核和疟疾的主要融资机构。中国一直担任其理事会成员，并累计承诺捐款3000万美元，实际捐出1600万美元。

（张晓博）

国际合作项目情况

【卫生部与世界卫生组织2010—2011年度规划预算合作项目启动】 2010年3月3日，中国/世界卫生组织2010—2011年度规划预算合作项目以视频会议的方式启动。项目总资金为586万，比上一规划年度有所减少。合作的优先领域为中国卫生事业发展过程中特别需要世界卫生组织提供技术支持的领域及符合中国卫生事业发展的重点领域，包括传染病控制、艾滋病、结核病、疟疾控制、慢性非传染病、精神疾病、伤害预防、妇幼卫生、卫生突发事件、信息技术、改进卫生服务等。本次共有74个项目获批，涉及中国18个省（市、区），包括西部10个省份，共有69个技术或学术机构参与、执行双年度项目活动。

（李淑婷）

【中英艾滋病策略支持项目（CHARTS）】 2010年中英艾滋病策略支持项目（CHARTS）进展顺利。活动执行率为74%，项目总体执行情况良好。2010年总预算约为2400万元人民币，截至2010年12月31日实际支出约2100万元人民币，经费使用率为88%。CHARTS项目执行机构在项目办的指导和支持下，围绕项目目标开展了一系列活动，主要包括：推动项目相关部委和项目省制定艾滋病防治政策以及相关技术指南，建立艾滋病防治长效机制；支持相关部委和项目省开展领导干部倡导与培训，加强艾滋病防治领导协调能力；支持项目省开展调研活动，促进艾滋病防治的科学决策；加强多部门及省级的督导和评估能力；开展重要课题的研究，为决策者提供有价值的意见和建议；支持资源预测的能力建设；支持对项目成果的总结和推广工作；组织国内与国际交流。项目办于2010年2月和8月举行了指导委员会会议，并完成了可持续性报告和终期评估的准备工作。2010年CHARTS项目督导2次，内部和财务督导各2次，评估结果显示项目按照项目计划执行，财务管理规范。

（李娟）

【中法新发传染病合作高等级生物安全实验室项目进展】 2010年5月10～11日，项目指导委员会和秘书处第五次会议在北京召开，进一步扩充了新管理机制，并决定成立由国家标准委牵头的生物安全防护四级实验（P4）项目生物安全标准法规工作组。会上卫生部部长陈竺与时任法国卫生部长巴士洛（Narquin-Bachelot）联合签署了致世卫组织总干事陈冯富珍女士的信函，代表两国政府正式申请将建成后的武汉实验室纳入世卫组织实验室网络体系。12月21日标准工作组正式成立。法律法规组由卫生部牵头。国家认证认可监督管理委员会对最终实验室方案的认可即将完成，国家发展和改革委员会也于10月底启动了调整概算的审核，P4实验室开工已具备条件。

中法新发传染病防治合作项目核心工程-武汉国家生物安全实验室项目于2005年由国家发改委批复立项，总投资计划为12,137万元。截至2010年10月，项目资金全部到位，项目实际已经开支11,231.30万元，资金执行率约为95.5%。2010年与法方积极开展了在生物安全法律法规、标准、人员培训和科学研究等方面的工作。

（李娟）

【卫生部-法国梅里埃基金会结核病防治项目】 2010年，项目在卫生部、管理委员会和项目办的指导下，就耐药病人的早期诊断、涂阴病人的准确诊断技术等在两省八县的试验点按进度完成了各研究的病人和样本纳入。目前研究二已经完成了所有样本量的纳入，研究一、三、四完成了总体指标的65%，项目研究总体进度为75%。通过多次培训和督导，促进了实验室管理和技术的提高。

在项目管理培训方面，组织实验室管理人员参加了防痨大会和中国耐多药结核病合作伙伴领导者圆桌会议，和世界卫生组织及各国合作伙伴充分交流了意见；2010年7月20日召开的管理委员会会议对项目后期行动和推广进行了规划。

2010年项目批准预算为约364万元；实际使用约310元，支出占预算的85%，达到预期目标。

（李娟）

【卫生部与法国生物梅里埃公司医院感染控制合作项目进展】 2010年卫生部与法国生物梅里埃公司医院感染控制合作项目进展顺利，完成了ICU多重耐药定植多中心主动筛查的调查总报告和各医院分报告，分析了住院时间、抗菌药物使用、侵入处理等因素与定植的关系，以及微生物检测在感染控制中的作用，为评价医院感染控制水平提供了比较全面的依据和改进方向；举办了国内培训暨中法医院感染控制研讨会，中法专家对24个省级医院感染质量控制中心、项目的医院以及部分综合医院的负责人和感染控制、临床、检验部门的近百位代表就医院感染管理、实验室检测、监测、抗生素使用等课题进行了为期一周的培训和研讨，对项目多中心筛查的结果进行了解读，分享了欧洲对不同类型的医院感染控制经验，强调了全面、高效监测医院感染风险的各种循证医学证据，就长期、系统收集医院感染数据以便评估感染控制项目有效性进行了交流；项目牵头单位北京协和医院对整个项目收集的鲍曼不动杆菌进行了溯源分析，希望对多重耐药菌的分型和流行进行探索，部分医院还在专业期刊发表了文章。

2010年项目年度经费使用约80万元（项目原预算13万元已提前用完，83%为新增预算）。

（李娟）

【中英卫生创新伙伴计划利康项目】 2010年9月和10月，卫生部作为利康项目的实施单位，分别组织两批共45位学员赴英国培训。学员由卫生部、部分省（区）卫生厅（局）、16个公立医院改革国家级试点城市的卫生行政人员以及试点医院院长组成。学员们在英国剑桥大学医学院系统学习了英国国民卫生保健服务体系，领导力理论，医院战略管理、绩效管理、人力资源管理，初级卫生保健等内容。还在英国卫生政策决策方面的著名智囊机构-国王基金会学习了与卫生政策制定相关的绩效管理评估、成本控制、医院资源科学配置、管理人员胜任力等内容。此外，第一批学员还参加了第三次中英卫生高层研讨会。会上卫生部副部长陈啸宏和英国卫生部副部长签署了2010—2013年卫生合作谅解备忘录，强调将在卫生体制、传染病和慢性疾病防治、药物评价、全球卫生等领域加强合作。通过调查反馈，参训学员均表示对英国国民卫生保健服务体系、医院管理和社区卫生服务、卫生筹资等有了更为深刻的认识。将尽全力运用所学的知识做好医药卫生体制改革工作。

2010年项目资金预算为4,069,800元,实际支出费用约为4,550,000元。资金使用率为112%。

【卫生部-英国国际发展部（DFID）建立灾后心理援助服务模式项目】 2010年1~7月，卫生部/DFID建立灾后心理援助服务模式项目进展顺利并完工。项目办进行了一般人群心理健康知识宣传、普及以及患者治疗，并积极筹备并完成了项目效果评估的各项工作。2010年1月中旬，卫生部-英国国际发展部灾后心理援助服务研讨会和专家组总结会召开。2010年7月30日在四川省成都市召开项目结题会。项目支持编写并出版了《成年人灾后心理问题及其应对》和《未成年人灾后心理问题及其应对》，编写完成了《灾区五级心理卫生服务手册》。

项目经费共16万英镑，分三批拨付项目实施单位，实施单位按照项目实施计划书及项目预算书在卫生部疾控局的指导和监督下对经费进行使用和管理，目前经费到位100%，实际支出和预算对应，经费使用率100%，项目工作按计划完成，项目目标基本达到。

【中美艾滋病防治合作项目】 2010年在既定的中美艾滋病防治合作项目管理框架的基础上，中美双方联合成立了项目最高领导管理机构-项目管理委员。2010年10月21日，召开了项目管理委员会第二次会议，审阅并通过了GAP 2009—2010年度工作总结和2010—2011年度工作计划、美国国际发展署（USAID）在华艾滋病项目2009—2010年度工作计划和2010—2011年度工作计划。

中美艾滋病防治合作项目（GAP）通过开展艾滋病监测与关怀相联系，对个体及其小组进行干预，对社区进行干预，开展结构性干预和生物医学干预，支持艾滋病监测哨点531个，其中常规监测哨点354个。2010年GAP已将90%监测哨点转交给省级，GAP重点支持哨点监测的质量和省级对县级的督导；协助编写了《中国国家技术指南》；进一步加强对国家参比实验室和省级实验室的支持；开展了干预降低艾滋病传播危险；推广安徽省利辛农村艾滋病临床培训、瑞丽流动美沙酮诊所和省级项目管理培训等艾滋病防治模式。

USAID在华艾滋病项目2010年着重支持在云南省和广西壮族自治区的“热点”地区继续开展高危人群预防以及感染者及其家人的关怀、支持和治疗的活动，提高“热点”地区各类高危人群中基本干预服务的覆盖面，进一步密切地配合了中国政府以及全球基金艾滋病项目的活动。

（邵梦）

【中美新发再发传染病合作项目】 2010年中美新发和再发传染病合作项目进展顺利。项目2009—2010年度可使用总经费额度为616.2万美元，申请资金496.8万美元，下拨经费496.8万美元，执行经费269.3万美元。

本年度主要开展的工作为：加强监测和快速反应能力以遏制H5N1病毒的传播、支持中国现场流行病学培训项目、健康沟通能力建设、加强省级食源性新发传染病的实验室监测和快速应对能力建设、项目管理和协调平台建设、新分离虫媒病毒与发热性传染病的公共卫生意义研究、加强公共卫生信息能力，特别是在国家级和省级疾控中心加强能力建设、加强季节性流感、流感大流行应对和禽流感预防控制、加强监测系统、风险沟通技术应用和实验室能力建设方面开展了深入的合作。

2010年12月6日，中美新发和再发传染病合作项目合作委员会会议在北京市召开。会议对未来五年的战略规划、2009—2010年度的进展、2010—2011年度计划以及项目管理规定的更新等事宜进行了讨论。

2005年10月31日，中美两国卫生部签署了《关于建立新发和再发传染病合作项目的谅解备忘录》，正式启动了新发和再发传染病合作项，项目为期5年；2010年5月24日，卫生部部长陈竺和美国卫生与公众服务部部长西贝利厄斯（Kathleen Sebelius）共同续签了《中美新发和再发传染病合作项目谅解备忘录》，项目期仍为5年，每年根据申请的子项目预算拨付资金。

（邵梦）

【中澳卫生与艾滋病项目】 2010年中澳卫生与艾滋病项目进展顺利。2010年项目资金预算额为470万澳元，执行率为83.94%。

2010年7月31日，项目管理委员会第四次会议在澳大利亚驻华使馆召开。来自卫生部、商务部、澳大利亚国际发展署以及项目办代表参加了会议。澳大利亚卫生与老年事务部代表在堪培拉通过电话参加了会议。会议回顾了自2009年9月以来中澳卫生与艾滋病综合项目的进展情况，包括中澳卫生与艾滋病项目、艾滋病亚洲区域项目中国子项目、西藏卫生支持项目等；审议并通过了第三轮项目活动重点。

中澳卫生与艾滋病综合项目为澳大利亚国际发展署资助、中国与澳大利亚政府共同开展的双边发展合作项目。项目在2007—2012年期间，紧密配合中国卫生改革和发展的重点，开展艾滋病防控、新发传染病防治和加强卫生体系建设三大领域的合作，预算为2500万澳元。2006年10月中澳双方正式换文批准该项目。

（邵梦）

【（中澳）艾滋病亚洲区域项目】 根据项目年度计划，2010年项目经费预算为171.5万澳元，执行率为81.6%。

在多部门合作方面：在省级、县级开展了一系列多部门合作活动，如多部门协调会、公安与卫生合作开展警官培训、公安与卫生合作开展的社区倡导、最佳实践发布等活动，以提高多部门协调能力。在开展降低艾滋病危害活动方面：为17018名注射吸毒人员提供了197,841人次的针具交换服务。转介美沙酮维持治疗门诊、自愿咨询检测门诊等服务4286人，发放针具2,168,352套。在能力建设方面：为项目管理人员、外展人员提供了系统的培训，包括管理培训、财务培训、创新研究培训、跨境活动、外展服务培训培训等五类，提高人员能力。在提高项目区域影响方面：国家项目办协调并支持两个省先后举办了3次与边境国家HAARP子项目、当地卫生部门的跨境协调会议。云南省在原有的跨境协调机制上继续支持支持边境县开展边境高危人群的调查与干预工作，并与云南省警官学院合作，分别对来自越南、老挝、缅甸以及东南亚国家的高级禁毒警察进行了减低危害方面的培训；广西壮族自治区与越南的跨境合作机制已初步建立。

艾滋病亚洲区域项目是由澳大利亚政府通过澳大利亚国际发展署资助的项目，项目旨在通过支持有效的减低危害措施，从而遏制艾滋病病毒在东南亚和中国的注射吸毒人群及其伴侣中的传播，包括东南亚六个国家的区域级和各个国家级子项目的项目活动。澳大利亚国际发展署和商务部于2008年6月17日正式换文，于2008年7月2日共同签署了《中华人民共和国政府与澳大利亚政府技术合作发展规划关于艾滋病亚洲区域项目中国子项目纳入中澳综合卫生与艾滋病项目框架的换文》，正式批准启动澳大利亚援助艾滋病亚洲区域项目（HAARP）中国子项目，并将项目纳入中国-澳大利亚卫生与艾滋病项目的管理框架。项目资金为740万澳元，项目周期为2007—2012年。

（邵梦）

【卫生部会同国务院防治艾滋病工作委员会办公室与美国比尔及梅琳达·盖茨基金会艾滋病防治合作项目】 2010年3月5日，卫生部会同国务院防治艾滋病工作委员会办公室与美国比尔及梅琳达·盖茨基金会艾滋病防治合作项目（简称中盖艾滋病项目）监督委员会第三次会议在北京召开。卫生部、盖茨基金会北京代表处、中华预防医学会、中国性病艾滋病防治协会、联合国艾滋病规划署驻华办事处、中国疾控中心和感染者个人代表参加了会议。会议汇报了2009年项目工作进展，并通过了2010年工作计划及预算。会议强调，要加强项目管理，深入开展绩效评估；要根据核心指标和实施情况，对项目地区进行调整；要进一步完善管理机制，加强参与项目的政府与非政府机构的沟通协调和培训；加大对男男同性恋等高危人群的干预力度，鼓励新做法的探索；注重经验总结和推广，促进项目可持续发展。

中盖艾滋病合作项目2007年启动，为期5年，项目总经费5000万美元，覆盖北京市、天津市、上海市、重庆市、海南省等15个地区，旨在通过艾滋病高危人群行为干预和防止艾滋病感染者进一步传播为重点的综合防控措施，遏制艾滋病在中国的流行。2010年中盖艾滋病项目进展平稳，项目管理不断改善，各项核心指标均有提高，在促进检测、推进疾病控制、医疗机构和非政府组织“三位一体”合作方面取得了积极进展。

（任琛）

【卫生部与美国比尔及梅琳达·盖茨基金会结核病防治合作项目】 2010年1月26日，中盖结核病项目国家管理委员会2010年度会议在北京召开。卫生部、国家食品药品监督管理局、盖茨基金会北京代表处、中国疾病预防控制中心代表参加了会议。会议肯定了项目2009年工作进展，讨论并原则通过了2010年计划和监测评估方案。会议重申，应针对当前耐药结核病防控的重点和难点问题，加大有关政策、机制问题的探索和试点。会议要求，应加强医疗预防结合和宣传倡导等方面内容，做好现场实施的组织管理，进一步明确项目办和项目实施机构的职责，同时与地方和国家结核病防治规划相结合，充分发挥地方卫生行政部门的作用，加大项目的执行力度。

2009年4月，卫生部与美国盖茨基金会签署了《中华人民共和国卫生部与美国比尔及梅琳达·盖茨基金会关于结核病防治合作的谅解备忘录》及项目书，开展总资金约3300万美元、为期5年的结核病防治合作项目，覆盖中国黑龙江省、江苏省、湖南省、重庆市、内蒙古自治区、河南省6个省（区、市）。项目总目标是在中国开发和验证“应用新工具及创新的卫生服务提供方式加强结核病控制”的新模式，项目内容包括应用新的工具加强结核病诊断，应用新技术加强结核病患者管理，建立专科医院与疾控系统合作治疗管理结核病患者的新模式，建立提供高质量固定剂量复合制剂（FDC）和二线抗结核病药品的系统四个方面。

【中国-默沙东艾滋病合作项目】 2010年各级项目管理和实施机构按照项目活动计划，继续在健康教育、促进高危行为改变与有效干预、开展检测及艾滋病病毒感染者/病人的治疗、关怀与反对歧视、能力建设支持以及监督与评估六大领域开展工作。重点强化感染者的发现、扩大抗病毒治疗覆盖面、能力建设和人力资源支持，以及公共传播计划等方面的工作。

2010年中国-默沙东艾滋病合作项目（以下简称中默项目）召开了两次项目监督委员会会议，落实了监督委员会审批的重要提案；承办了治疗及预防措施研讨会和抗击艾滋病企业社会责任高峰论坛；召开了2008—2009年项目工作总结会；召开默沙东公司高层座谈会；开展中期评估工作；启动并实施了国家级招标与委托项目；开展财务管理培训及财务会审工作；配合性病艾滋病预防中心、继续为凉山州艾滋病防治应对提供技术支持；制订中默项目2011年工作计划及2011年四川省凉山州整体艾滋病防治计划框架和整合方案；落实了2009—2010年计划中的各项活动。

四川省35个县和10个男性性接触人群（MSM）地市项目33项指标，30项完成率达到100%及以上，占91%；凉山州17县市项目90项指标，完成100%及以上的90项，占90%。截至2010年12月底，三级项目活动预算共71,734,606.00元，使用经费59,884,800.88元，经费总体执行率为83%。

（任琛）

【中国高级卫生行政人员培训项目】 第五期中国卫生发展与改革国际高级研修班于2010年6月20日至7月17日举办，本期学员来自卫生部、中央机构编制委员会办公室、财政部、人力资源和社会保障部、国家食品药品监督管理局、国家中医药管理局、中国医学科学院、中央党校、中国残疾人联合会等单位，共25人。

此次研修班是中国高级卫生行政人员培训五年项目的最后一期，清华大学公共管理学院和哈佛大学公共卫生学院对此次研修班高度重视，精心制订教学计划，课程安排内容丰富、题材新颖、重点突出，内容涉及公共政策、宏观经济、战略分析的基本理论框架、方法及其运用、应对卫生领域重大问题的国际经验、卫生体系及全球医药卫生发展趋势、领导人战略思维培养等。哈佛大学公共卫生学院胡里奥·弗兰克博士（Julio Frenk）、巴瑞·布鲁姆教授（Barry Bloom）、萧庆伦教授、清华大学胡鞍钢教授、薛澜教授等近40位中外知名专家学者为研修班授课。在美国哈佛大学学习期间，还组织到马萨诸塞州议会、马萨诸塞州总医院（MGH）、波士顿贝斯以色列医学中心、德国老年护理中心参观调研。

（任琛）

【微笑列车唇腭裂修复项目】 2010年微笑列车唇腭裂修复慈善项目。项目通过其遍布全国的397家项目合作医院共实施微笑列车项目手术27026例，美国微笑列车基金会共捐赠手术款约1亿元人民币（约1500万美元）。2010年12月在福建省厦门市召开了项目学术会议，共有1500人参会。此外，项目本年度还多次召开秘书处会议，就项目管理机制和构架进行了讨论。

（任琛）

【世界健康基金会康复医学项目】 2010年6月，在四川省都江堰市医疗中心举办了第二期教导员培训班，主要内容是康复评定及临床思维。7月组织高级访问团赴美国访问，了解美国在康复服务模式、康复师认证方面的经验。项目还召开了3次专家委员会会议。11月由卫生部与世界健康基金会主办的康复医学继续教育及服务国际研讨会在北京召开。此外，项目标志性成果之一《骨科康复学》于10月正式出版。这一专著较为全面、系统地介绍了康复医学的相关基础及骨科临床工作的康复内容。

2009年5月，卫生部与世界健康基金会签署了《关于康复医学项目合作的谅解备忘录》。本项目为期3年，资金约75万美元，侧重康复继续医学教育，制定培训教程和指南，在四川省地震灾区试点探索建立社区便捷、规范的康复医学服务模式。

（任琛）

【美国亨氏公司基金会及亨氏公司中国西部儿童微量营养素补充项目】 卫生部-亨氏中国西部四省儿童微量营养素补充项目于2009年2月正式在项目地区启动。本项目的主要活动为发放营养素补充剂，并配合开展乡村级医生培训、向家长发放宣传材料、开展喂养营养和生长发育的相关健康教育等活动，促进营养素补充剂发放和服用，改善婴幼儿喂养现状，全面提高项目地区6～36月龄婴幼儿生长发育水平。

2010年分别向广西壮族自治区、青海省、贵州省和内蒙古自治区发放营养包151200盒、132480盒、124800盒和67200盒，总计发放475680盒，13个项目县受益儿童192173人。在营养素发放过程中，各单位指定专人负责发放管理，组织了大量人力、物力进行发放。在发放过程中，严格按照发放流程操作，详细填写发放登记表，并由家长签字确认，保证营养包发放到适龄儿童家长手中。

2010年各省、县项目单位结合当地婴幼儿生长发育面临的主要问题、项目执行过程中发现的主要问题，结合各地降低孕产妇死亡率、消除新生儿破伤风项目（以下简称“降消”项目）和“母子保健包”等项目，开展了适宜当地的多种形式的省、县、乡级复训和强化培训。截至2010年12月，共举办培训班百余期，培训各级项目管理人员和省、县级妇幼保健人员、乡村医生共15503人次。

2010年制作喂养宣传年历卡片10万张发放至适龄儿童家长。各项目县累计共完成板报1037次，开办讲座889次，听课34324人次，咨询183623人次。通过多种形式健康教育活动的开展，有效提高了家长对儿童营养知识知晓度，对预防婴幼儿贫血等营养性疾病的认识，促进科学喂养知识普及和行为的改变，改善了婴幼儿喂养质量，并通过正确使用营养素补充剂，全面提高当地儿童营养和发育水平。

2010年7月，亨氏公司高层、卫生部领导及项目负责人对贵州省黔西县进行督导，听取了各级卫生机构有关项目开展情况的汇报，查阅了相关资料，向乡村医生了解亨氏营养包的发放、储存、宣传、登记等情况，并深入农户家中了解儿童的喂养情况及家长对儿童服用营养包的认识和态度，现场察看了儿童服用营养包的全过程，并对儿童服用中出现的问题进行了讲解和指导。各项目省结合“降消”、“母子系统保健项目”等妇幼卫生项目对各项目县乡至少进行一次督导。各县级每季度对乡级督导一次，乡级每月对村级督导一次。通过家长访谈、乡村医生座谈等形式全面了解微量营养素补充剂的服用方法，家长依从性、健康教育健康宣传力度，营养包发放和儿童服用营养素补充剂后的健康状况等情况。通过各级督导，及时发现和解决项目实施中存在的问题，并及时发现各地营养素发放过程中的经验和体会，保证了项目的顺利实施，同时也为今后开展类似活动提供了宝贵经验。

自2010年开始，国家基本公共卫生服务在我国全面开展，这为西部地区儿童保健事业发展创造了良好的大环境，乡镇卫生院、村卫生室建设将得到进一步加强，这将为今后开展儿童营养项目起到积极的促进作用。今后可以结合基本公共卫生服务，加大对基层儿童保健专业人员的业务培训力度，提高基层业务人员儿科、儿童保健技术水平，为西部地区儿童尤其是生活在农村的儿童提供更好的医疗和保健环境。

（任琛）

【比利时达米恩基金会结核病/麻风病防治项目】 2010年达米恩基金会项目在西藏自治区、内蒙自治区、青海省、宁夏回族自治区和贵州省开展了结核病规划防治工作，在广西壮族自治区开展麻风病防治工作。2010年各省（区）主要活动基本完成。

2010年除西藏自治区外其他4省（区）均开展了耐多药结核病（MDR-TB）防治试点工作，新纳入MDR-TB患者33例；2008年开始治疗的10例MDR-TB患者中，8例患者于2010年已经治愈，2例治疗失败。MDR-TB防治试点工作为各省全面开展MDR-TB防治工作奠定了基础：装备了实验室并锻炼了防治专业人员队伍。

2010年1月和6月，分别对国家结核病参比实验室和广西壮族自治区麻风病防治人员进行了培训师培训；3月组织对广西壮族自治区麻风病畸残康复师资培训，并邀请了国际和国内的专家进行授课；7月组织对内蒙古自治区结防人员进行了领导力培训；9月组织对5省（区）有关人员进行了结核病感染控制培训班。

根据2010年达米恩基金行动计划要求，各省（区）完成了行动计划中的各项活动，包括病人发现、诊断和治疗管理、督导、培训及实验室外部质量评估等。

2010年结核病防治规划各省（区）的经费支出总额为735,916欧元（人民币6,743,977元），预算经费全部支出，同时根据各省（区）的实际需求追加了额外的经费。支持麻风病防治规划预算为106,380欧元，经费全部到位，使用率约为90%。

（韩健丽）

【德国拜耳公司“走进西部”万名县级医院医师培训项目】 “走进西部”万名县级医院医师培训项目自开展以来，已为中西部地区培养了近3000名基层卫生人才。逐步形成政府、企业、医学高校三方共同合作的品牌项目。试点、探索、形成了独特的三位一体的教学模式，即理论知识、临床实践、专题讲座相结合，集合适用性、针对性、强化性的特点，并在不断的实践教学中摸索，受到了县级医院的赞誉和县级医师的好评。项目得到政府部门的高度重视和肯定。2008年度和2009年度在中宣部等14个部委联合印发的《关于认真贯彻党的十七届三中全会精神深入开展文化科技卫生“三下乡”活动的通知》文件中明确提到：“要办好‘走进西部’项目，通过规范化培训，为基层培养一批医疗骨干，提高县医院的诊疗能力和服务水平”。项目开展引起中央级媒体的广泛关注和跟踪报道。2010年10月，《人民日报》、人民网、中央电视台、中央人民广播电台、《光明日报》、《科技日报》、《健康报》等10家国家级媒体联合卫生部新闻宣传中心举办了“西部卫生调研行”活动，以“走进西部”项目为主线，进行中西部地区卫生人才培养课题的采访调研，分别在云南省、陕西省、甘肃省对“走进西部”项目的学员进行深入的采访座谈。

（韩健丽）

【德国拜耳社区卫生促进项目】 2010年5月，项目支持在山西省运城市召开了国家基本公共卫生服务项目管理研讨会共有来自吉林省、湖南省、天津市、陕西省、青海省、广西壮族自治区、四川省、山西省8个省（市、区）的54名代表参加会议。会议提出，推进基本公共卫生服务项目的实施，加大联合督查力度，提高资金使用率。

为了加强社区卫生服务机构科研水平，及时探索、总结社区卫生服务技术规范实施的效果和经验，在项目的支持下协会在会员单位中择优资助一批科研项目，促进技术规范的实施和推广。本次项目资助内容为社区高血压、糖尿病、结核病、精神分裂症患者管理，社区中老年人、社区0~36个月儿童健康管理等效果研究和管理机制探讨研究，包括相应的效果评价、绩效考核、成本测算、经验总结等，研究期限为6个月。本次基金共收到申请书28份，经形式审查后形式审查、专家函评、综合评议几个阶段，批准立项6项。2010年底在山东省青岛市召开了项目终期评审会。

（韩健丽）

【丹麦瑞声达公司畅听未来-耳聋防治项目】 自项目实施以来，共有15000人次专业人员参与了畅听未来项目举办的各类听力学培训、继续教育、大型国内外学术会议等活动，近5000名全国听力学专业人员参加培训。200万人次的国内外观众参观了2010年上海世博会生命阳光馆“畅听未来·天聪公寓”；发表40篇畅听未来听力学学术文章，畅听未来听力学资源中心收录2300篇专业听力康复文章；协助建立476家康复中心；组织600万人次的听力障碍预防、治疗、康复和保健的宣传教育活动。

【瑞士诺华公司社区卫生合作项目】

为了推动社区卫生服务机构规范化建设，项目启动了创建全国示范社区卫生服务中心和创建社区卫生服务培训基地的工作。

建立社区卫生服务专项研究基金项目支持了社区卫生服务的科研工作，2010年度科研基金支持了25个项目的研究工作。其中重点项目8项、次重点项目8项、一般项目9项，并形成了《2010年社区卫生政策研究报告汇编》发送至各项目研究单位及各省（市、区）卫生厅（局）相关部门。

开展国家基本公共卫生服务规范评估，项目支持了国家基本公共卫生服务的评估和修订工作。在项目的支持下成立了社区卫生服务项目专家组。项目办公室组织专业人员对6个城市8个区19个社区卫生服务中心的九类国家基本公共卫生服务项目的应用情况进行了评估。在评估数据的基础上，分别召开各个专项内容的修订研讨，为2011年国家基本公共卫生服务规范的修订做好前期准备工作。项目支持卫生部组织专家研讨基本公共卫生服务项目绩效考核，最终形成并印发了《卫生部 财政部关于加强基本公共卫生服务项目绩效考核的指导意见》(妇社发〔2010〕112号)。

开展社区卫生服务技术人员培训，项目支持了《国家基本公共卫生服务规范（2009年版)》的师资培训，共培养出来自14个省的了90名社区医生成为培训师资。

项目还支持开展健康教育资料的研发，全年共研发了30种健康教育壁报、38种健康教育处方、6册健康教育手册、2套社区健康教育教案。

（韩健丽）

【启动大湄公河次区域中缅越老边境地区艾滋病防控项目】 2010年5月14日，大湄公河次区域中缅越老边境地区艾滋病项目启动会在云南省昆明市召开。大湄公河次区域中缅越老边境地区艾滋病项目于2006年开始执行，目前主要覆盖云南省和广西壮族自治区的部分边境地区。项目旨在探索我国与周边国家在艾滋病防控方面的有效合作机制，构建边境地区艾滋病防控屏障和疾病预防控制体系。2010年项目的重点工作是组织开展边境地区跨境艾滋病防控的需求评估，开展双边能力建设和信息交流，探索建立跨境艾滋病监测机制，构建跨境自愿咨询与检测转介服务机制等。项目将探索有效的跨境疾病防控机制，在中国边境地区推广。卫生部有关司局、云南省卫生厅、云南省政府相关部门负责人，以及项目实施地区的代表、专家等30余人出席了此次会议。

（贾波）

【大湄公河次区域中缅老越边境地区登革热项目】 2010年6月12～13日，大湄公河次区域（GMS）中缅越老边境地区登革热项目启动会在云南省河口县召开。这是继GMS疟疾、艾滋病防控项目后，由中国支持的第三个跨境合作项目，主要覆盖中国云南省5个边境县，以及与之接壤的缅甸、老挝和越南的部分边境地区。项目旨在建立中国与周边国家在登革热防控方面的有效合作机制，在境外建立登革热监测哨点，开展多种跨境宣传活动，构建边境地区登革热防控屏障和预防控制体系。此次启动登革热跨境合作项目，主要是在以往疟疾和艾滋病有效合作的基础上，充分利用已经建立的跨境合作平台，将登革热也纳入中国周边跨境合作机制。卫生部有关司局、云南省卫生厅、云南省政府相关部门负责人，以及项目实施地区的代表、专家等50余人出席了会议。

（贾波）

【全球基金项目】 截至2010年底，中国已获得全球基金批准的19个项目，覆盖31个省（区、市)，已签约经费为9.37亿美元，已累计实际拨付5.48亿美元，全球基金下一步拟继续承诺的经费约为6.1亿美元。从2009年下半年起，中国全球基金艾滋病、疟疾和结核病项目先后开始整合，并分别在2010年1月、7月和9月启动整合项目的实施。随着整合工作的结束，2010年度执行的中国全球基金项目由上半年度的8个变为目前的4个，即整合后的中国全球基金艾滋病、结核病和疟疾项目以及第六轮疟疾项目（仅包括原第六轮疟疾项目中缅甸境内的项目工作)。具体情况如下：

一、项目协议谈判和整合进展

2010年度中国疾病预防控制中心与全球基金顺利完成了中国全球基金结核病和疟疾项目整合协议的谈判和签署，新签约资金约4.55亿美元。

至此，中国已累计成功申请并顺利签约15个全球基金项目以及3个滚动项目，累计签约资金达到9.37亿美元，并率先完成了三个病种项目的整合工作。

二、2010年度项目执行情况

目前各轮项目实施进展良好，绝大部分指标均如期达到或超过了项目既定目标。在2010年度PR提交的19份项目进展报告中(PUDR),其中8份PUDR被全球基金评分为A（优秀)、3份被评为B（良好)，另有8份尚未给予评分。

三、项目资金拨付及使用情况

2010年度中国全球基金项目共接受全球基金拨款约1.02亿美元，其中，艾滋病、结核病和疟疾分别为116万美元、5546万美元、4541万美元。2003—2010年，中国全球基金项目累计接受全球基金拨款约为5.38亿美元，占总签约资金的57%。2010年各项目资金使用进展良好。截至2010年中旬，各项目累计预算执行率均90%以上。

【联合国-西班牙千年发展目标基金儿童营养和食品安全项目正式启动并执行】 联合国-西班牙千年发展

目标基金妇幼营养和食品安全项目在北京举行启动仪式。西班牙驻华大使卡洛斯·比亚先生、联合国驻华机构协调员罗黛琳、世界卫生组织驻华代表蓝睿明等参与项目的8个联合国驻华机构代表，以及卫生部、商务部、农业部等10个部委和11个项目执行单位的人员参加了会议。

本项目旨在通过中国政府各部门与联合国驻华各机构的合作，进一步改善中国妇幼营养与食品安全，促进中国实现联合国千年发展目标。该项目是联合国-西班牙千年发展目标基金支持的四个项目之一。项目选取了地处西部的云南省武定县和会泽县、陕西省洛南县和镇安县，以及贵州省正安县和盘县6个贫困县作为试点，为期3年。项目经费由西班牙政府捐款600万美元，中国政府配套100万美元。卫生部是该联合项目的牵头单位。联合项目将了解并缓解项目地区存在的妇女儿童营养不良的情况，开展宣传教育，提高食品安全。项目取得的成功经验将在全国推广，并为今后的卫生决策提供依据。

（程莲舟）

【举行中国/联合国儿童基金会2006—2010国别方案终期评审会】 2010年12月13日，由商务部主办的中国/联合国儿童基金会2006—2010国别方案终期审评会在北京举行。商务部国际司副司长朱洪和联合国儿童基金会驻华代表魏英瑛女士出席了会议，并在开幕式上致辞。

卫生部在会上对2006—2010周期卫生和营养项目进行了总结。介绍了卫生与营养项目中的妇幼卫生项目、营养项目、儿童免疫项目和儿童伤害干预项目所取得的成果和经验，并对下一周期项目活动提出了建设性的建议。通过实施项目，项目地区的孕产妇和儿童死亡率明显降低、妇幼卫生服务能力不断提高、妇幼卫生服务质量得以改善，儿童健康与营养状况得到改善，并促进了国家卫生政策的制定和研究。新周期项目的整体目标应该是通过采用卫生系统的方法支持中国卫生体制改革，以改善中国贫困弱势的妇幼儿童的卫生与营养状况，使其免受疾病和由疾病导致的贫穷。

外交部、民政部、财政部、卫生部、国务院扶贫办、国家发展与改革委员会、教育部、国务院妇儿工委、全国妇联、国务院防治艾滋病工作委员会办公室、爱卫办、统计局等项目合作单位及联合国儿童基金会的相关代表参加了会议。会议总结了各领域项目情况和工作成绩，并介绍了新周期国别方案行动计划。

（程莲舟）

【中国/联合国人口基金会合作项目】 中国-联合国人口基金生殖健康/计划生育第六周期项目于2006年4月启动，执行期限自2006—2010年，为期5年。项目由卫生部和国家人口和计划生育委员会共同执行，根据各自的特点，分别开展适宜的项目活动。卫生部门项目总资金为412.5万美元。项目地区仍然延续第五周期的30个项目县。

2010年是第六周期项目的最后一年，项目进展顺利并取得良好的效果。通过各级项目实施机构的共同努力和辛勤工作，项目地区各级医疗保健机构的建设和生殖健康服务能力得到明显改善，服务人员把国际先进的生殖健康服务理念逐步贯穿于服务过程中，自身服务技能和服务水平也有较大提升；项目地区服务对象对生殖健康的概念和服务内容有了进一步了解，提高了自我保健意识，主动接受相关服务能力增强。

2010年12月23～24日，中国-联合国人口基金生殖健康/计划生育第六周期项目总结会在广东省惠州市召开。会议全面总结和交流了第六周期项目取得的成果和经验，表彰了先进集体和先进个人，探讨了如何向更高层面和更大范围拓展这些成果和经验以及项目的可持续发展，并对第七周期项目进行了规划和展望，提出了工作建议。

（程莲舟）

其他重要外事活动

【卫生部副部长尹力会见南非宪法法院法官卡梅伦】 2010年1月13日，卫生部副部长尹力会见了来访的南非宪法法院法官埃德温·卡梅伦（Edwin Cameron）一行。

尹力对卡梅伦的来访表示欢迎，对其支持全球艾滋病防控事业，致力于保障艾滋病感染者权利所作的不懈努力表示赞赏，并感谢其对中国艾滋病防控工作的关注。尹力简要介绍了中国艾滋病疫情的最新情况以及中国政府采取的防控措施。尹力表示，中国政府高度重视艾滋病防控工作，建立了政府领导、各部门各负其责、全社会共同参与的艾滋病防治工作机制。中国国家领导人身体力行，看望和救助艾滋病感染者和孤儿，为全社会做出了表率。中国政府还加大了艾滋病防治的经费投入，制定了“四免一关怀”政策，突出重点人群，开展宣传教育，推广行为干预和综合预防措施，减少社会歧视，动员非政府组织、社会团体参与防治工作等。中国愿意在艾滋病防治方面积极参与国际合作，加强与非洲等发展中国家的合作，提供力所能及的援助和技术支持。

卡梅伦赞赏中国政府在防治艾滋病工作中体现出来的领导作用，他表示反对对艾滋病感染者的歧视是防控艾滋病的重要环节，全社会要消除对艾滋病的恐惧，社会成员要相互关心，相互支持，共同应对艾滋病的挑战。

（张晓博）

【卫生部代表团赴蒙古开展甲型H1N1流感防治交流活动】 2010年1月18～23日，为纪念2009年中蒙建交60周年，促进两国卫生交流与合作，卫生部派出甲型H1N1流感防控专家赴蒙古开展交流活动。在蒙古期间，中方专家与蒙古国家传染病研究中心（NCCD）的专业人员进行了为期2天的交流。双方专家召开研讨会，交流了各自甲型 H1N1 流感防控、实验室检测、诊断和治疗方面的经验，并向蒙古国家传染病研究中心赠送了抗流感药物、防护用品和甲型 H1N1 流感检测试剂等物资。中方专家向蒙方技术人员培训了甲型 H1N1 流感检测试剂的使用方法和操作过程。

蒙古卫生部副部长贾丹芭（Tsolmon Jadamba）会见了代表团一行。会见中，她高度赞扬中国卫生部组织此次活动，并感谢中方长期以来对蒙古卫生事业的支持，表示将继续加强两国在卫生各领域的交流与合作。代表团由卫生部中国疾病预防控制中心、北京朝阳医院、内蒙古自治区疾病预防控制中心、内蒙古自治区医院和内蒙古第四医院的专家组成。

（贯波）

【卫生部部长陈竺会见联合国系统驻华代表马和励】 2010 年 1 月 29 日，卫生部部长陈竺会见了由联合国开发计划署（UNDP）驻华代表马和励（Mhalid Malik）率领的联合国有关驻华机构代表一行，双方就 2011—2015 年联合国对华援助框架和中国今后 5 年的医药卫生体制改革计划进行了会谈，并就双方进一步合作等事宜交换了意见。

陈竺首先对联合国驻华机构积极参与对华合作，关注并支持中国卫生事业的发展表示感谢。陈竺指出，目前正值中国的医药卫生体制改革，希望联合国机构制定的联合援助框架能够紧密配合我国医改的进展，关注西部省份和弱势人群，协助中国政府推进医改的相关举措；充分考虑项目的优化和资源整合，并支持中国在 2015 年实现千年发展目标。

（程莲舟）

【卫生部副部长黄洁夫会见辉瑞公司新兴市场部经理】 2010 年 2 月 2 日，卫生部副部长黄洁夫会见了辉瑞全球生物制药集团新兴市场业务部总裁霍芬（Jean-Michel Halfon）一行，就深化在医疗卫生领域的合作进行了交流。

黄洁夫对辉瑞公司积极参与中国医疗卫生事业表示赞赏，并简要介绍了中国医药卫生体制改革等情况，表示希望辉瑞公司对中国癌症防控及控烟等提供更大的支持。

（任琛）

【卫生部副部长陈啸宏会见百盛餐饮集团董事会副主席兼中国事业部总裁】 2010 年 2 月 9 日，卫生部副部长陈啸宏会见了百盛餐饮集团董事会副主席兼中国事业部总裁苏敬轼一行，就食品安全有关问题进行了交流。

陈啸宏听取了百盛餐饮集团关于食品安全和营养健康的研究和具体工作介绍，并应邀介绍了我国食品安全评审等有关情况。他表示欢迎百盛等企业和社会各界积极关注我国食品安全政策开发，并在食品安全方面提出建设性建议，以进一步完善我国食品安全标准与政策。

（任琛）

【援外工作组赴阿尔及利亚和摩洛哥】 2010 年 2 月 25 日至 3 月 6 日，卫生部国际合作司副司长王立基率援外工作组赴摩洛哥和阿尔及利亚，与两国卫生部商谈加强双边卫生合作，商签援外医疗队议定书，同时看望和慰问援外医疗队员，实地调研医疗队工作。工作组取得了预期成果，新签了援阿尔及利亚医疗队议定书，为进一步做好援外医疗队工作打下了良好的基础。

（王倩芸）

【卫生部副部长尹力会见美国百健艾迪公司（Biogen Idec）首席执行官】 2010 年 3 月 2 日，卫生部副部长尹力会见了美国百健艾迪（Biogen Idec）公司首席执行官马仁杰（James C. Mullen）一行，就我国医药卫生体制改革和生物制品监管等有关问题进行了交流。

尹力简要介绍了我国深化医药卫生体制改革主要任务和进展。他表示，中国政府高度重视生物制品的发展，目前正在完善生物制品的监管和相关政策。生物制品行业的发展意义重大，在疾病预防、诊断、治疗等领域发挥着重要作用。希望该公司与我国药品监管部门保持沟通，为中国提供更多安全有效价廉的生物制品。

（任琛）

【援阿尔及利亚和摩洛哥医疗队议定书正式签署】 援阿尔及利亚和摩洛哥医疗队议定书分别于 2010 年 3 月 4 日和 4 月 27 日正式签署，标志着有协议收入的大队已全部明确援助性质，为今后做好援外医疗队派遣工作创造了有利条件。

（王倩芸）

【卫生部部长陈竺会见英国癌症研究院院长】 2010 年 3 月 4 日，卫生部部长陈竺会见了英国癌症研究院院长纽璧坚（David Newbigging）。

陈竺介绍了我国癌症基本情况和防控重点工作，并希望英国癌症研究院引领中英两国癌症研究机构之间合作，形成长效合作机制。同时，他希望我国医学科研工作者进一步加强国际合作研究与学术交流，将科研创新成果和技术尽早转化为临床实践，提高癌症等疾病的临床治愈率和生存率。双方还就抗肿瘤新药临床试验研究、中国癌症科研人员赴英国癌症研究院奖学金计划、科研筹资和控烟等议题进行了交流。

（李娟）

【卫生部副部长马晓伟出席医院管理研究所与美国碧迪公司医疗安全促进项目签字仪式】 2010 年 3 月 10 日，卫生部副部长马晓伟出席了卫生部医院管理研究所与美国碧迪医疗器械（上海）有限公司关于医疗安全促进合作项目的签约仪式，并会见了碧迪公司全球副总裁科恩（Gary M. Cohen）。

马晓伟表示，开放促进改革，发展需要合作。中国医疗卫生事业的发展离不开国际医药企业的技术和管理理念的引进。希望合作项目为促进我国医疗器械临床使用质量安全管理、推动医疗安全工作发挥积极作用。

医疗安全促进合作项目为期两年，主要内容有医疗器械临床使用安全管理规范化发展合作、医务人员职业安全防护合作和医院感染控制合作等。

（任琛）

【中国当选“遏制疟疾伙伴关系”理事】 2010年3月15～17日，亚洲疟疾培训网络（ACT）在老挝召开年会。在会议结束后，应“遏制疟疾伙伴关系”（Roll-Back Malaria Partnership，简称RBM）秘书处要求，ACT召开磋商会，选举RBM理事会中代表亚洲和太平洋地区疟疾流行国家的理事和副理事。来自孟加拉国、柬埔寨、印度尼西亚、老挝、马来西亚、缅甸、菲律宾、泰国、东帝汶、越南和中国等国卫生部代表参加了会议。会议由现任理事国柬埔寨主持。

中国等四个国家的卫生部代表分别陈述了竞选RBM理事的原因和当选承诺。最后会议通过无记名投票形式，选举中国为理事，泰国为副理事。任期2年。

中国代表在竞选发言中指出，中国支持和认可RBM工作目标和愿景，愿意积极参与RBM工作，与国际社会分享控制疟疾的经验，为全球和本地区控制疟疾工作作出贡献。如果当选，中国将认真履行理事职责，积极参与全球疟疾控制战略的实施，协调本地区的各国积极参与RBM理事会的工作，分享信息，反映本地区的关注。

“遏制疟疾伙伴关系”（RBM）由世界卫生组织、联合国儿基会、联合国开发计划署、世界银行等国际组织于1998年召集成立，作为实施应对疟疾战略的全球协调机构。其重要目的是通过实现抗疟药普遍可及和加强卫生体系建设，降低全球疟疾发病率和死亡率。RBM秘书处设在瑞士日内瓦。

（张晓博）

【卫生部部长陈竺会见美国生命科技公司总裁】 2010年3月22日，卫生部部长陈竺会见了美国生命科技公司（Life Technologies）主席兼首席执行官鲁塞尔（Greg Lucier）一行。

陈竺表示，中国政府高度重视生命科学和医学研究的发展，医学研究是中国深化医药卫生体制改革的重要内容。希望生命公司积极与中国有关机构合作，在华设立研发中心，推动中国医学科研以及生物科技的发展和产业化，使医学研究受益于民。

（任琛）

【卫生部部长陈竺会见美国中西部与中国战略经济发展委员会代表团】 2010年3月23日，卫生部部长陈竺会见了美国48家集团俱乐部主席斯蒂芬·佩里和美国密苏里州圣路易斯市市长弗朗西斯·斯雷率领的美国中西部与中国战略经济发展委员会代表团，就医疗卫生体制改革及合作进行了交流。

陈竺向代表团简要介绍了中国医药卫生体制改革进展情况，并表示，医药卫生体制改革是中美两国面临的共同任务，希望密苏里州和圣路易斯市与中方在药物制度、公立医院改革等方面交流经验，探讨可能的合作。

英国48家集团俱乐部长期致力于对华友好合作（前身是成立于1954年的英中贸易48家集团），在该俱乐部的推动下，美国中西部与中国战略经济发展委员会于2009年初成立。代表团是应中国对外友好协会邀请访华的。

（邵梦）

【卫生部党组书记、副部长张茅会见戴尔公司首席执行官】 2010年3月25日上午，卫生部党组书记、副部长张茅会见了戴尔公司董事长兼首席执行官迈克尔·戴尔（Micheal S. Dell）一行，就医疗卫生信息化及合作进行了交流。

张茅简要介绍了我国医药卫生体制改革及医疗卫生信息化发展概况。他表示，医药卫生体制改革需要卫生信息化支持，希望戴尔公司积极参与我国医疗卫生信息化发展，结合我国医疗卫生信息化发展规划，针对医改中急需解决的问题，与中方在医院信息化管理、人员技术培训等方面开展合作，为人民健康事业作出贡献。

（任琛）

【卫生部部长陈竺会见并宴请法国前总理拉法兰】 2010年3月30日，卫生部部长陈竺会见了来访的法国前总理拉法兰，双方主要就加强中法卫生合作交换了意见。

陈竺高度评价了中法卫生合作的进展，并感谢拉法兰积极推动中法关系及中法卫生合作发挥的作用。他介绍了中国医药卫生体制改革进展情况和食品卫生监督体系。拉法兰对中国卫生事业的发展表示赞赏，并希望双方加强在卫生领域的合作。双方一致同意将在人员培训、营养学、疾病预防和中西医结合治疗等方面加强合作。

拉法兰此次是应中国贸促会的邀请来华参加中法经济研讨会。卫生部相关司局和法国驻华使馆有关人员参加了会见。

【卫生部部长陈竺会见美国礼来公司总裁】 2010年3月31日，卫生部部长陈竺会见了礼来公司全球总裁李励达（John Lechleiter），就疾病控制、基本药物制度以及合作事宜进行了交流。

陈竺表示，医药卫生体制改革是中美两国面临的共同任务，希望礼来公司与中国卫生系统的合作随着中国医改的深入不断发展。

（任琛）

【卫生部副部长黄洁夫会见联合国儿童基金会执行局考察团一行】 2010年4月6日，卫生部副部长黄洁夫会见了由孟加拉常驻联合国代表默门（A. K. Abdul Momen）大使率领的联合国儿童基金会执行局考察团一行，就双方在妇幼卫生、儿童营养、儿童疾病控制与免疫领域的合作等事宜交换了意见。

黄洁夫感谢联合国儿童基金会长期以来关注并支持中国卫生事业，尤其是妇幼卫生事业的发展。他指出，中国的发展离不开国际社会的支持。多年来，中国卫生事业的发展得到联合国儿童基金的大力支持和帮助，通过联合开展合作项目，有力地推动了妇幼卫生工作的开展，并对加强基层医疗体系建设和提高卫生队伍能力水平起到了积极的促进作用。现在中国虽然取得了很大进步，发展非常快，但是仍旧是发展中国家，卫生事业还面临着许多困难，还有很长一段路需要走。中国愿意继续与国际社会加强合作，建立负责任、可靠的伙伴关系。他希望联合国儿童基金会等国际组织继续帮助和支持中国的卫生事业。

默门和代表团成员祝贺中国改善妇幼卫生状况以及启动医药卫生体制改革取得的成绩，赞赏中国在提高住院分娩率、降低孕产妇死亡率和婴儿死亡率、改善婴儿营养状况、提倡母乳喂养和儿童艾滋病预防与控制方面取得的成就，赞同进一步加强双方的合作关系。

（张晓博）

【启动 2010 年世界卫生日纪念活动】 2010 年 4 月 7 日，2010 年世界卫生日纪念活动在北京举行。卫生部副部长黄洁夫、世界卫生组织驻华代表兰睿明（Michael O' Leary）等出席了纪念活动。

黄洁夫在发言中指出，当前，全球城市化进程不断加快。2007 年全球城市人口已超过总人口的 50%。中国城市化水平已由 1949 年的 7% 提高到 2008 年的 46%。据专家预测，2010 年中国城市化水平将达到 50%。城市化为人们的工作、学习和生活提供了便利条件，提高了人们的生活质量。但是，伴随着全球城市化的进程，环境和健康问题也愈显突出，威胁着人们的身体健康和生命安全。中国政府充分认识到城市化对健康带来的负面影响，将组织各种形式的宣传、教育活动，动员全社会关注卫生工作。

兰睿明在发言中表示，每个人在建设健康城市的过程中都可以发挥自己的作用，要教育公众改进自己的健康状况，共同努力，使得每一天都成为世界卫生日。

在纪念活动现场，一些社区居民表演了太极扇、太极拳和秧歌等活动。北京市卫生局还组织了有关现场健康咨询等服务。纪念仪式结束后，与会的嘉宾和群众沿着奥林匹克公园北路进行了健步行，并在号召公众关注健康生活方式的横幅上签名表示支持创建健康城市的活动。为了响应世界卫生组织的倡导，全国爱国卫生运动委员会办公室、卫生部发出倡议，要求全国国家卫生城市（区）、卫生镇（县城）积极参与世界卫生日的纪念活动。全国 30 个省（区、市）和新疆生产建设兵团的 449 个城市（区、县、镇）政府主要领导郑重签署了倡议书，承诺参加活动。4 月 11 日将在这些城市中各选择一条街道作为机动车限行区域，开展多种健康、环保等知识的宣传和有益身心健康的活动。参加活动的城区人口总数为 2.68 亿。

（李淑婷）

【卫生部部长陈竺荣获英国约克大学荣誉博士学位】 2010 年 4 月 17 日，卫生部部长陈竺出席了英国约克大学在北京举行的 2010 年学位授予仪式，获得荣誉博士学位。

在仪式上，陈竺对约克大学授予的荣誉表示感谢。他说，这不仅是对他个人过去成绩的肯定，更是对中国卫生事业改革和发展以及医学科技进步的认可。陈竺表示，这份荣誉将激励他更加投入卫生事业的发展，积极为深化医药卫生体制改革贡献力量。同时，他还将继续致力于推动中英两国在卫生和医学教育、科研等方面合作，并希望约克大学与中国加强在卫生经济学、医学教育和科研等方面的合作交流。

（李娟）

【卫生部副部长黄洁夫会见美国埃默里大学全球健康研究所主任柯普】 2010 年 4 月 23 日，卫生部副部长黄洁夫会见了美国埃默里大学全球健康研究所主任柯普兰（Jeffrey Koplan），就控烟合作进行了交流。

黄洁夫简要介绍了我国控烟和《烟草控制框架公约》履约工作进展。他表示，中国是一个发展中国家，控烟履约工作任务艰巨。中国愿与埃默里大学等国际社会紧密合作，动员和整合社会各方面力量，进一步推动中国控烟工作的开展。柯普兰介绍了埃默里大学在华合作开展的控烟项目，表示愿积极配合中国政府推动控烟工作。

（任琛）

【卫生部部长陈竺感谢离任的联合国艾滋病规划署施贺德】 2010 年 4 月 23 日，卫生部部长陈竺会见即将离任的联合国艾滋病规划署（UNAIDS）驻华办事处国家协调员施贺德（Bernhard Schwartlander），衷心感谢其为中国艾滋病防控工作作出的贡献。

陈竺表示，施贺德在华期间，积极协调国际社会支持中国艾滋病防控策略和行动计划，推动国际合作项目的整合协调；倡导取消艾滋病感染者旅行限制，保障艾滋病感染者的权利；动员非政府组织参与艾滋病防治工作，策划组织艾滋病宣传教育活动；向国际社会宣传我国艾滋病防控进展，有力地促进了中国艾滋病防控工作和卫生事业的发展。

施贺德感谢中方对其工作的支持与合作，并为双方共同努力所取得的进步感到自豪。他还表示在回到联合国艾滋病规划署总部以后，将继续关注和支持中国艾滋病防治工作。

施贺德在 2007—2010 年间担任联合国艾滋病规划署驻华国家协调员。此前，曾任全球抗击艾滋病、结核病和疟疾基金绩效评估和政策主任、世界卫生组织艾滋病司司长、联合国艾滋病规划署评估和战略信息部主任、德国国家艾滋病项目主管等职。

（张晓博）

【卫生部部长陈竺出席在法国驻华使馆举行的中法艾滋病防控圆桌会议】 2010 年 5 月 9 日，中法艾滋病预防圆桌会议在法国驻华大使官邸举行。卫生部部长陈竺应邀出席会议并致辞。

陈竺指出，中国政府高度重视自身艾滋病防治工作，积极支持艾滋病防治国际合作，希望中法两国在双方已有的合作机制下加强艾滋病防治领域的合作与交流。与会的法国卫生部长巴什洛表示，中法两国可在艾滋病防治的宣传教育、社会动员、流动人口管理、母婴传播阻断等方面加强合作与交流。

本次会议由法国使馆举办。法国卫生部长巴什洛、法国驻华大使苏和、法国艾滋病大使德布雷以及世界卫生组织、联合国艾滋病规划署、联合国儿基会、部分非政府组织和学术机构的代表参加了会议。卫生部有关司局、中国疾控中心有关人员应邀出席会议。

（李娟）

【卫生部副部长尹力会见全球艾滋病疫苗企业计划执行主任】 2010年5月10日，卫生部副部长尹力会见了全球艾滋病疫苗企业计划（Global HIV Vaccine Enterprise，GH-VE）执行主任伯恩斯坦（Alan Bernstein），双方就在艾滋病疫苗研发领域加强合作等事宜交换了意见。

尹力感谢全球艾滋病疫苗企业计划长期以来对中国艾滋病疫苗研发工作的支持。他简要介绍了中国艾滋病疫情以及中国政府为遏制艾滋病传播所采取的措施。尹力指出，要从根本上攻克艾滋病这一世界难题，高科技是关键，而艾滋病疫苗研发是重中之重。中国已将艾滋病疫苗研发列入国家重大科研专项计划中，鼓励中国科学家团队和机构参与国际合作。中国愿意继续与国际社会加强在相关领域的合作，也愿意为其他发展中国家提供力所能及的帮助。

伯恩斯坦表示，很高兴看到中国在艾滋病疫苗研发领域发挥的领导作用，希望中国成为全球艾滋病疫苗研发事业中一支重要力量。只有全世界的科学家联合起来，艾滋病疫苗研发才能取得成功。他希望看到更多的中国青年科学家参加到疫苗研发活动中，为艾滋病疫苗研发作出贡献。他对中国政府近日取消艾滋病感染者入境限制的做法表示赞赏。

美国国立卫生研究院和世界卫生组织的专家，以及卫生部有关司局相关负责同志参加了会见。

（张晓博）

【卫生部部长陈竺会见瑞士联邦内政部部长迪德·博奥特】 2010年5月17日，卫生部部长陈竺与瑞士内政部长迪德·伯奥特（Didier Burkhalter）共进工作早餐，就卫生合作事宜广泛交换了意见。双方赞同开展公立医院改革和管理、传统医学和全球卫生外交方面的合作。在与洛桑CHUV医院座谈中，瑞士介绍了公立医院筹资方式、治理和监管机制等内容。双方希望推动中国公立医院改革的16个试点城市，与瑞士部分医院建立直接合作关系，促进中国公立医院改革和管理水平的提高。中国驻瑞士大使董津义、卫生部国际合作司有关领导陪同会见。

（聂建刚）

【北京复兴医院月坛社区卫生服务中心主任杜雪平荣获“2010年笹川卫生奖”】 2010年5月20日，世界卫生组织在第63届世界卫生大会上将“2010年笹川卫生奖”授予了北京复兴医院月坛社区卫生服务中心主任杜雪平。杜雪平于1996年创建红苹果社区卫生服务站，是北京第一家社区卫生服务站，致力于预防、治疗、保健、康复、健康教育、计划生育以及社区科研教学等研究和实践。

“笹川卫生奖”由日本船舶振兴会兼笹川和平财团会长笹川良一先生于1984年设立并支持，授予在卫生发展方面取得成就的个人或机构，以推动卫生规划或初级卫生保健事业的发展。

（汝丽霞）

【2010年亚太经济合作组织卫生工作组第一次会议在日本札幌举行】 2010年6月1～2日，亚太经济合作组织（APEC）卫生工作组第一次会议在日本札幌国际会议中心举行。来APEC 21个经济体的近40名代表出席了会议。会议选举日本厚生省的Masato Mugitani博士为卫生工作组主席（为期2年，自2010年6月至2012年6月）并主持会议。

日本作为2010年的主席国，提出将2010年APEC的主题定为“变化和行动”（change and action），并提出将区域经济一体化、新增长策略、人类安全、经济和技术合作作为APEC工作的4个优先领域。涉及卫生的内容主要有传染病防控、医疗保险网的建设等。卫生在维护APEC各经济体社会稳定、经济增长和一体化方面，将发挥越来越重要的作用。

APEC秘书处向会议汇报了2010年项目审批情况。APEC2010年第一轮共审批了24个项目，金额180万美元。随后美国向会议汇报了“APEC新发传染病网络专家圆桌会”项目，韩国汇报了“APEC电子医疗研讨会”。我国向会议汇报了由上海疾病预防控制中心承担的“APEC禽流感社区防控和社区管理”项目的完成情况。新项目的申请中，我国的卫生应急能力建设项目得到了韩国、泰国和新加坡的支持，并成为我国项目的共同提案方。中国同意作为韩国、越南和中华台北（运用RFID提高医院安全研讨会）的共同提案方。

（李淑婷）

【卫生部部长陈竺会见新任英国驻华大使】 2010年6月18日，卫生部部长陈竺会见了英国新任驻华大使吴思田（Sebastian Wood），双方就中英两国卫生合作、中国医药卫生体制改革及联合医学科研等交换了意见。

陈竺积极评价中英两国长期互利共赢的卫生合作关系，并对英国政府对我国卫生事业开展，特别是中西部农村卫生和社区卫生体系建设表示感谢。他简要介绍了我国医药卫生体制改革的整体框架、主要内容和近期的五项基本任务及进展，并希望两国加强联合医学科学研究，包括基础研究、转化医学研究和中医药科研等领域的合作。

（李娟）

【中国疾病预防控制中心脊髓灰质炎实验室和麻疹风疹实验室成为世界卫生组织西太区参比实验室】 2010年6月22日，世界卫生组织西太区正式通告中国疾病预防控制中心脊髓灰质炎实验室和麻疹/风疹实验室通过认证，成为2010年世卫组织西太区参比实验室。自2009年10月，世界卫生组织专家分别对上述两家实验室进行标准测试、常规实验室操作流程监控和现场考察等一系列评审工作。

（汝丽霞）

【卫生部部长陈竺会见全球基金执行主任卡察契金】 2010年6月28日，卫生部部长陈竺会见了到访的全球艾滋病、结核病和疟疾基金（以下简称全球基金）执行主任米歇尔·卡察契金（Michel Kazatchkine）一行。

陈竺感谢全球基金对中国实现卫生相关的联合国千年发展目标的重要支持。他表示，中国政府在2009年4月全面启动深化医药卫生体制改革，以建立健全覆盖城乡居民的基本医疗卫生制度，为居民提供安全、有效、方便、价廉的医疗卫生服务。1年来的医改工作进展顺利，城乡居民正在得到医改带来的实惠。医改也进一步推动中国艾滋病、结核病和疟疾防控工作。针对流动人口多、农民工多的情况，中国政府正在研究流动人口医疗卫生保障和预防职业病等相关政策，加强卫生体系建设，提高人群的健康水平。

卡察契金对中国政府在防控艾滋病等领域，以及为实现千年发展目标所作出的努力和进展表示赞赏，并期待与中国政府继续加强合作。

（张晓博）

【卫生部副部长陈啸宏会见锐珂公司高级官员】 2010年6月29日，卫生部副部长陈啸宏会见了锐珂医疗公司首席财务官伯莫瑞（Mike Pomeroy）、全球副总裁布奇（Marco Bucci）和赫斯兰德（Richard Hirschland）一行。

陈啸宏表示，通过网络技术将中国基层医疗机构与城市大医院连接起来，将大大提高乡镇医院的卫生能力。卫生部积极鼓励和支持优质社会资本参与中国医疗卫生事业。伯莫瑞等表示愿在医学成像、人员培训方面提供技术支持，履行公司的社会责任。

（任琛）

【卫生部副部长尹力会见联合国艾滋病规划署亚太区主任】 2010年7月1日，卫生部副部长尹力会见了到访的联合国艾滋病规划署（UNAIDS）亚太区主任史蒂夫·克劳斯（Steve Klaus）。

尹力感谢联合国艾滋病规划署长期以来对中国艾滋病防治工作的支持和帮助，并简要介绍了中国艾滋病流行情况、防控工作进展以及面临的困难和挑战。他表示，人们对艾滋病的认识经历了一个时间过程。中国政府取消对艾滋病感染者入境限制是基于对这种传染病科学防控的认识，经过深思熟虑后作出的决定。艾滋病不仅是一个医学问题，更牵涉到许多复杂的社会因素，综合性的社会防控措施尤其重要。进一步加强社会动员并强调全社会多部门的参与，是有效应对艾滋病的关键。卫生部积极鼓励社会团体和民间组织参与艾滋病防治工作，支持提高民间组织的防控能力。

克劳斯感谢中国对联合国艾滋病规划署工作的支持，祝贺中国在防控艾滋病方面取得的成绩。他赞赏中国取消艾滋病感染者旅行限制，为其他国家做出了榜样。联合国艾滋病规划署愿意为中国艾滋病防控难点问题继续提供技术支持和帮助。

（张晓博）

【卫生部副部长尹力出席首届中国红丝带北京论坛】 2010年7月5日，首届中国红丝带北京论坛在京召开。卫生部副部长尹力、联合国艾滋病规划署（UNAIDS）亚太区主任史蒂夫·克劳斯（Steve Kraus）、中国性病艾滋病防治协会会长张文康、中华预防医学会会长王陇德等出席论坛开幕式并致辞。

尹力在致辞中指出，中国艾滋病防治工作取得了长足进步。国家领导人对艾滋病防治工作高度重视，在全国范围内落实“四免一关怀”政策，国务院在2006年颁布了《艾滋病防治条例》，2010年通过修改法律取消了艾滋病感染者入境旅行限制。目前正在起草《国务院关于进一步加强艾滋病防治工作的意见》。红丝带论坛将为政府部门、学术机构、社会团体、感染者等各方提供交流平台，进一步推动艾滋病防控工作。

红丝带北京论坛在卫生部和联合国艾滋病规划署的共同支持下由中国性病艾滋病防治协会承办，旨在促进和推动社会各方就艾滋病防治和权益保护进行对话，维护艾滋病病人和感染者的合法权益，减少社会歧视。本届论坛议题涉及公民社会参与艾滋病防治的重要性、平等权益、现行法律、权利权益、减少歧视等。来自国内政府、社会组织、学术界、法律界、感染者组织代表，以及澳大利亚和南非的专家参加了会议。

（张晓博）

【卫生部部长陈竺会见英国健康与生命科学大使】 2010年7月14日，卫生部部长陈竺在上海市会见了前英国卫生部政务次官、现任英国健康与生命科学大使达兹先生（Ara Darzi），双方就中国医药卫生体制改革和加深中英机构之间的卫生合作等交换了意见。

陈竺简要介绍了我国深化医药卫生体制改革的整体框架、主要内容和近期的五项基本任务及进展，特别是在信息化建设、卫生区域规划、住院医师规范化培训等方面的举措。双方一致同意在继续推进两国现有的卫生合作基础上，在卫生政策及技术评估、全球卫生和医学科技领域开展合作。

（李娟）

【卫生部副部长黄洁夫会见强生全球副总裁】 2010年7月15日，卫生部副部长黄洁夫会见了强生公司全球副总裁何立夫（Clifford E. Holland）一行，并就双方合作事宜交换了意见。

黄洁夫赞赏双方良好的合作伙伴关系。他强调，中美两国面临医药卫生体制改革、慢性病防治等许多相似的卫生问题，应进一步加强合作。双方一致同意在卫生部国际交流与合作中心-强生战略合作伙伴项目的基础上，开创更多更新的合作项目。

（任琛）

【卫生部党组书记、副部长张茅会见美国默克公司首席执行官】 2010年7月15日，卫生部党组书记、副部长张茅会见了美国默克公司首席执行官克拉克（Richard T. Clark）一行，就中国医药卫生体制改革和项目合作等进行了交流。

张茅介绍了我国深化医药卫生体制改革的近期目标和重点工作，并感谢默克公司对我国艾滋病、乙肝防治工作的支持。他表示，中国政府高度重视人民健康问题，鼓励企业提供安全、有效、高质、价廉的医药产品，履行企业的社会义务和责任。双方一致赞同将在已有合作项目的基础上，研究在医药卫生体制改革、疾病预防、人才培训等领域的合作。

（任琛）

【举行第二届东南亚和东亚国家环境与健康区域部长级论坛】 2010年7月15日，第二届东南亚和东亚国家环境与健康区域部长级论坛在韩国济州举行。中国、日本、韩国、印度尼西亚、泰国、越南、柬埔寨、老挝、马来西亚、蒙古、缅甸、菲律宾、新加坡、文莱14个国家的卫生部和环境部部长、高级官员，以及世界卫生组织、联合国环境规划署等国际组织代表，约150人参会。

会议批准增设健康影响评价主题工作组，审议了空气质量、供水和环境卫生、固体有害废物、有毒化学品和有害物质、气候变化和臭氧减损及生态变化、环境卫生突发事件应急、健康影响评价等7个主题工作组2010—2013年的工作计划。与会国家代表就2007年首届部长级论坛以来，各国开展环境与健康工作情况，特别是制定和实施国家环境与健康行动计划的进展做了陈述发言，呼吁进一步加强国际合作和能力建设，继续推动相关工作。

会议协商一致通过了《环境与健康济州宣言》，要求成员国继续推进国家环境与健康行动计划的制定和实施，加强国家环境与健康管理能力建设及跨部门、地区和国际合作，要求各主题工作组进一步加强协调；号召政府、私立部门、非政府组织、学术机构、媒体等相关方面积极参与环境与健康工作；敦促成员国考虑建立可持续、有效的筹资机制支持论坛有关工作。会议决定三年后再次举行部长级论坛，审议区域工作进展情况。

韩国保健和福祉部部长全在姬（Jeon Jae-hee）、环境部部长李万仪（Lee Mannee）、世界卫生组织西太区主任申英秀（Shin Young-soo）、联合国环境规划署亚太区主任朴英雨（Young-woo Park）及济州特别自治道知事禹瑾敏（Keunmin Woo）出席了开幕式并致词。卫生部、环境保护部共同组团参加了本次会议。

（程莲舟）

【卫生部副部长黄洁夫会见普华永道全球医疗卫生行业负责人】 2010年7月16日，卫生部副部长黄洁夫会见了普华永道全球医疗卫生行业负责人李维德（David Levy）一行，就中国公立医院改革等问题交换了意见。

黄洁夫介绍了我国公立医院改革的主要内容和试点工作，表示推动公立医院改革是一项艰巨任务和系统工程，需要全社会的支持和参与。双方一致同意将研究在公立医院管理人员培训、财务管理及数据分析等领域合作的可能性。

（任琛）

【卫生部副部长尹力会见乔治中心主任若冰一行】 2010年8月5日，卫生部副部长尹力会见了澳大利亚悉尼大学乔治中心主任若冰（Robyn Norton）一行，就慢性病防控交换了意见。

尹力指出，中国人口基数大，慢性病和与老龄化相关的疾病负担非常重，防控形势严峻。中国政府高度重视慢性病的防控，并欢迎社会力量参与慢性病防控有关工作。希望乔治中心今后为中国慢性病防控发挥更大作用。

（邵梦）

【卫生部副部长尹力会见美敦力公司全球总裁】 2010年8月9日，卫生部副部长尹力会见了美敦力公司全球总裁比尔·霍金斯（Bill Hawkins）一行，就双方合作事宜交换了意见。

尹力赞赏双方良好的合作伙伴关系。他强调，双方在心血管病介入诊疗专科医师考核体系建设、卫生高级行政管理人员和医院管理培训等领域的合作取得了良好效果。双方一致同意将继续加强合作，拓展已有合作项目。

会见后尹力参加了国家医学考试中心与该公司关于中国心血管疾病介入诊疗专科医师考试体系建设项目协议签字仪式。

（任琛）

【卫生部副部长尹力会见联合国艾滋病规划署执行主任西迪贝】 2010年8月11日，卫生部副部长尹力会见了到访的联合国副秘书长、联合国艾滋病规划署（UNAIDS）执行主任米歇尔·西迪贝（Michel Sidibé）。

尹力感谢联合国艾滋病规划署等国际组织对中国艾滋病防治工作的支持和帮助，并全面介绍了中国艾滋病流行情况、防控工作进展以及下一步工作打算。他表示，中国政府高度重视艾滋病防控工作，成立了国务院防治艾滋病工作委员会，形成了部门各负其责，全社会共同参与的防控机制。目前，中国正在制定2011—2015年行动计划，其总体目标是“减少新发艾滋病病毒感染，降低艾滋病病死率，提高艾滋病病毒感染者和病人的生活质量”，并且在“四免一关怀”政策基础上，研究新的防控举措。中央财政对艾滋病防控经费的投入从2001年的1亿元，增加到2010年的20亿元。尹力强调，宣传教育是应对艾滋病最有效的社会“疫苗”。中国国家领导人每年亲自慰问艾滋病病人和感染者，视察艾滋病防治工作，为全社会消除歧视树立了榜样。

西迪贝感谢中国对联合国艾滋病规划署工作的支持，祝贺中国在防控艾滋病方面不断取得的新成绩。他赞赏中国取消艾滋病感染者旅行限制，并在阻断艾滋病病毒母婴传播方面所作的积极努力，为其他国家做出了榜样。他表示，目前全球艾滋病防控面临的主要挑战是抗病毒治疗的费用高，二线药物昂贵。发展中国家没有能力支付这些费用，影响艾滋病治疗的可持续性。西迪贝建议，中国应继续将高危人群的预防工作作为工作重点，发挥非政府组织作用，并进一步加强南南合作，帮助非洲国家开展艾滋病防控，为全球最终实现艾滋病无歧视、无新发感染、无相关死亡作出贡献。

会见后西迪贝向尹力、国务院法制办教科文卫法制司副司长李敬鹉颁发了奖牌，表彰其在中国艾滋病防控工作中的贡献。

（张晓博）

【卫生部副部长尹力会见国际劳工组织副总干事】 2010年9月1日，卫生部副部长尹力会见了国际劳工组织副总干事阿塞恩·迪奥普（Assane Diop）一行，就双方在劳动场所艾滋病防治领域的合作等事宜交换了意见。

尹力感谢国际劳工组织长期以来关注并支持中国卫生事业，尤其是艾滋病防治事业的发展。他指出，中国的发展离不开国际社会的支持。多年来，中国卫生事业的发展得到联合国儿童基金的大力支持和帮助，通过联合开展合作项目，有力地推动了妇幼卫生工作的开展，并对加强基层医疗体系建设和提高卫生队伍能力水平起到了积极的促进作用。现在中国虽然取得了很大进步，发展非常快，但仍旧是发展中国家，卫生事业还面临着许多困难，还有很长一段路需要走。中国愿意继续与国际社会加强合作，建立负责任、可靠的伙伴关系。他希望联合国儿童基金会等国际组织继续帮助和支持中国的卫生事业。

迪奥普和代表团成员祝贺中国改善妇幼卫生状况以及启动医药卫生体制改革取得的成绩，赞赏中国在提高住院分娩率、降低孕产妇死亡率和婴儿死亡率、改善婴儿营养状况、提倡母乳喂养和儿童艾滋病预防与控制方面取得的成就，赞同进一步加强双方的合作关系。

（程莲舟）

【卫生部副部长尹力会见世界卫生组织西太区主任申英秀】 2010年9月6日，卫生部副部长尹力会见了应邀参加“2010中国（大连）国际健康城市市长论坛”的世界卫生组织西太区主任申英秀博士。

尹力代表陈竺部长感谢世界卫生组织西太区对中国卫生改革与发展，以及对中国健康城市建设工作的支持和帮助，并赞赏世界卫生组织西太区与中国卫生部、全国爱国卫生运动委员会即将开展的联合表彰建设健康城市的工作。

申英秀祝贺中国在健康城市建设方面取得的成绩，以及中国政府在建设健康城市的过程中发挥的领导作用。

（程莲舟）

【卫生部副部长黄洁夫会见瑞士罗氏集团首席执行官】 2010年9月7日，卫生部副部长黄洁夫会见了瑞士罗氏集团首席执行官施万（Severin Schwan），就临床合理用药等问题进行了会谈。黄洁夫鼓励罗氏集团继续为中国的医疗卫生事业和人民健康作出贡献。

（韩健丽）

【卫生部部长陈竺会见密克罗尼西亚卫生与社会事务部部长】 2010年9月13日，卫生部部长陈竺会见了密克罗尼西亚卫生与社会事务部部长维塔·富塔琳娜·斯基林（Vita Futalina Skilling），双方就推进两国卫生合作交换了意见。

陈竺简要介绍了我国深化医药卫生体制改革整体框架、主要内容、近期五项主要任务及进展，慢性非传染性疾病防控政策以及麻风病等传染病防控政策。双方一致同意，两国今后应加强在初级卫生保健政策、中医药和疾病防控尤其是慢性病防控方面的合作。

斯基林此次是应全国妇联邀请来华参会的。在北京期间，她还参观了有关社区卫生中心和中医医院。

（邵梦）

【卫生部副部长刘谦会见默克公司全球研发总裁】 2010年9月14日，卫生部副部长刘谦在卫生部会见了美国默克公司全球研发总裁彼得·金（Peter Kim）一行，双方主要就药物研发进行了讨论。

刘谦表示，中国政府高度重视药物研发对疾病预防控制的作用。他感谢默克公司对中国卫生事业的支持，希望默克公司继续加强在华药物和疫苗研发的投入，与中方伙伴积极开展合作，为中国和世界人民的健康作出更大贡献。

卫生部有关司局和国家食品药品监督管理局的有关人员参加了会见。

（任琛）

【2010年亚太经济合作组织卫生工作组第二次会议在日本仙台举行】 2010年9月15～17日，亚太经济合作组织（APEC）卫生工作组会议在日本仙台举行。来自APEC的17个经济体的近40名代表出席了会议（中国香港、墨西哥、巴布

亚新几内亚、秘鲁缺席)。会议由卫生工作组主席日本厚生省的Masato Mugitani博士主持。卫生部国际合作司高级顾问刘培龙等代表卫生部参加了会议。

APEC秘书处通报了卫生工作组自上次会议以来的工作情况，主要是2010年APEC项目申请第二轮中的审批情况。秘书处建议，今后各项目申请单位应认真阅读领导人宣言及卫生部长会议相关文件，努力将项目申请与APEC优先领域相结合，以取得更大的成功率。卫生工作组独立评估人报告了卫生工作组的独立评估结果，肯定了卫生工作组是一个相关性强、经济体出席率高的专题组，依靠区域性网络在疾病大流行的防备方面取得重大进展，开展的工作及项目均达到较高的质量标准。针对评估发现的问题，报告提出了一些建议，其中包括卫生工作组的项目需增强创新性、长期性、战略性及区域的侧重；卫生工作组应加强与APEC其他工作组及论坛，特别是与生命科学创新论坛（LSIF）的对话，避免卫生相关工作的重复；对卫生工作组及生命科学创新论坛是否需要重组或合并开展全面的论证。与会代表对独立评估展开了积极讨论，对有关今后项目的方向、加强各论坛间的对话和对生命科学创新论坛开展独立评估等建议均表示了支持。会议特别对与生命科学创新论坛的关系问题进行了讨论，美国、加拿大及泰国等经济体都积极发言，支持加强对话。中国亦表示支持关于避免两个论坛工作重复的建议。但认为整合的问题比较复杂，涉及不同经济体内部不同部门间的协调，需要深入讨论，慎重考虑。作为第一步，可以加强沟通，增进互相了解。

根据东道主日本提出的卫生工作组新的优先领域，与会代表分别发表了意见和建议。会议最终修改通过的APEC卫生工作组新的优先领域为加强对新发、重发传染病、虫媒病、艾滋病及流行病的应对能力及有效管理；开展非传播性疾病预防包括伤害预防的能力建设；加强各经济体的卫生系统建设，包括卫生筹资、人力资源及卫生信息科技，进而有助于经济的包容性及安全性增长。

（李淑婷）

【卫生部党组书记、副部长张茅会见肖庆伦教授】 2010年9月26和27日，卫生部部长陈竺、党组书记、副部长张茅会见了美国哈佛大学公共卫生学院教授肖庆伦，感谢其长期以来对中国医药卫生体制改革的支持，并就医改有关具体问题和新型农村合作医疗工作交换了意见。双方表示将继续保持沟通，交流信息，加强各方协作，促进卫生服务水平的提高。

为了进一步推动深化医药卫生体制改革的顺利实施，卫生部决定成立中国卫生部深化医药卫生体制改革海外专家咨询委员会，肖庆伦为首批聘任的顾问，张茅为其颁发了聘书。

（任琛）

【中国国家流感中心成为世界卫生组织流感参比和研究合作中心】 2010年10月，世界卫生组织正式通告中国疾病预防控制中心国家流感中心成为世卫组织流感参比和研究合作中心，暨全球第五家，发展中国家首家全球流感参比中心。

成为全球流感参比中心之后，我国将在流感大流行第一时间全面了解全球流感疫情信息，参与全球流感防控策略制定，帮助和参与其他国家疫情处理，并通过该培养更多国际卫生人才，在流感疫苗和药物研发、生产方面，抢得先机，促进我国生物医药产业国际化的进程。

作为全球流感参比中心，我国需定时定期共享本国流感监测信息，向流感监测网络成员提供样品或病毒分离株分析结果，向其他国家提供技术培训与支持。执行收集样本与病毒分离株、利用实验室分离和分析可能引起人感染的流感病毒、测试抗病毒药物与敏感性等工作，制备可能引起人感染的流感病毒抗血清、研发实验室诊断试剂的任务，并参与世界卫生组织每年定期举办的流感疫苗研讨会。

中国于2007年正式向世界卫生组织提交成为全球流感参比中心的申请，世卫组织先后两次对国家流感中心进行评估，最终于2010年10月29日获得批准。

（汝丽霞）

【卫生部副部长刘谦出席中美高血压研讨会】 2010年10月13日，中美高血压和脑卒中研讨会在北京召开。卫生部副部长刘谦出席了开幕式并致辞。

刘谦在讲话中强调，高血压和脑卒中在全世界范围内都是重大的公共卫生挑战。中国政府一直重视预防为主的卫生策略。面对高血压和脑卒中的威胁，今年8月13日卫生部正式成立了国家心血管病中心，协调、组织和促进全国性心血管病防治，组织科学研究，提供最佳的科学和医学证据，作为制订公共卫生政策的基础。

刘谦表示，中美两国近年在医疗卫生领域交流频繁，合作富有成效，特别是医学科研合作不断得到加强。中方将一如既往地支持各级医疗机构和科研院所与美方建立有效的合作伙伴关系，不断推动两国及全球范围内的医学科研协作，促进包括高血压在内的慢性病防治工作的顺利推进，造福两国及全球人民的健康。

本次会议由中国医学科学院、中国国家心血管病中心和美国国立卫生研究院心、肺、血管疾病研究所、神经疾病和中风研究所、福格蒂中心联合主办。卫生部、科技部、中国医学科学院、世界高血压联盟、国家脑血管疾病防控办公室以及中美高血压、中风领域专家和学者约200人出席了研讨会。

（邵梦）

【卫生部部长陈竺会见梅里埃基金会主席】 2010年11月2日，卫生部部长陈竺会见了法国生物梅里埃公司总裁、梅里埃基金会主席、中法新发传染病防治合作项目指导委员会法方主席阿兰·梅里埃

(Alain Merieux)，双方就中法新发传染病防治合作项目进展及今后工作重点交换了意见。

陈竺表示，中国政府高度重视中法新发传染病防治合作项目开展。中方对近期在生物安全标准法规比较与转化、人员培训、科研合作和实验室技术交流等方面取得的积极进展表示满意。他感谢法方对合作项目的大力支持和卓有成效的协调工作，并表示有信心推动项目实质性进展。双方还同意利用项目平台，在超级细菌研究和抗生素合理利用方面开展合作。

（李娟）

【卫生部部长陈竺会见南太平洋共同体总干事罗杰斯】 2010年11月4日，卫生部部长陈竺会见了南太平洋共同体（South Pacific Community, SPC）总干事吉米·罗杰斯（Jimmie Rodgers）先生。

陈竺祝贺南太平洋共同体在推动区域卫生发展，提高健康水平取得的成绩。陈竺表示，中国是南太地区国家值得信赖的合作伙伴，愿意与各国加强卫生领域的南南合作，在培训人才、远程医疗、派遣医疗队等方面提供支持。他感谢罗杰斯担任总干事以来，在卫生领域与中国的密切合作和联系。

罗杰斯简要介绍了南太平洋共同体的组织框架和工作重点等，对中国在公共卫生领域，尤其是在参与全球抗击艾滋病、结核病和疟疾基金工作方面给予的支持表示感谢。他希望今后继续加强双方合作，在公共卫生，尤其是初级卫生保健和卫生能力建设等方面，向南太地区各国提供技术支持。

（张晓博）

【卫生部部长陈竺会见联合国儿童基金会执行主任雷克】 2010年11月5日，卫生部部长陈竺会见了联合国儿童基金会执行主任安东尼·雷克（Anthony Lake）一行，双方就在妇幼卫生、营养、疾病控制和计划免疫等领域的合作交换了意见。

陈竺表示，中国政府将保护妇女儿童健康作为改善民生的大事予以高度重视，加大对妇幼卫生的投入力度，妇女儿童的健康状况取得明显改善，相关千年发展目标指标取得令人鼓舞的进展。多年来，中国卫生事业的发展得到联合国儿童基金的帮助，支持开展了艾滋病母婴阻断、降低和消除新生儿破伤风等富有成效的国际合作项目，引入了国际新理念，建立了政府投入机制，有力地推动了中国妇幼卫生工作的开展。中国的卫生事业依然面临着许多挑战，希望联合国儿童基金会等国际组织继续给予帮助和支持，中国也愿意与联合国儿童基金会一起推动妇幼卫生领域的南南合作。

雷克祝贺中国改善妇幼卫生状况和卫生事业发展取得的成绩，赞赏中国在提高住院分娩率、降低孕产妇死亡率和婴儿死亡率、改善婴儿营养状况，以及儿童计划免疫方面取得的成就，希望进一步加强合作。

（程莲舟）

【卫生部副部长刘谦出席中国医科院与丹麦诺和诺德公司合作协议签字仪式】 2010年11月12日，卫生部副部长刘谦在北京出席了中国医学科学院和丹麦诺和诺德公司关于“诺和诺德-协和糖尿病研究英才基金”合作协议签字仪式。

刘谦指出，随着经济的快速发展，居民膳食结构及生活方式发生了重要变化，以糖尿病为代表的与生活方式相关慢性病的发病率逐年增高，并对疾病负担产生了重要影响。中国已经成为全球糖尿病患病率增长最快的国家之一。卫生部一直非常重视糖尿病的防治工作，我国糖尿病面临着发病率持续增长、公众知晓率和治疗率偏低，预防和控制措施相对单一等问题。为此卫生部加强了对包括糖尿病在内的慢性病的综合防治管理，对糖尿病高危人群开展风险评估、综合干预，加强健康宣传和健康促进，不断提高糖尿病防治和管理水平。刘谦积极评价了诺和诺德公司在糖尿病研发领域与中方进行的合作，并希望其与卫生部所属机构一同为中国以及世界糖尿病防控事业作出贡献。

卫生部有关司局，中国医学科学院，中国疾控中心的负责人出席了上述活动。

（韩健丽）

【召开亚太地区新发疾病战略与传染病合作项目执行交流会】 2010年11月23~24日，卫生部和世界卫生组织驻华代表处在广西壮族自治区桂林市联合举办亚太地区新发疾病战略与传染病合作项目执行交流会。会议介绍了世界卫生组织《亚太地区新发疾病战略》(APSED 2010）制定背景、主要目标和重点领域。卫生部、国家质量监督检验检疫总局、世界卫生组织约40人参加了会议。

（汝丽霞）

【卫生部副部长尹力会见热带病研究和培训特别规划署主任瑞德利】 2010年11月25日，卫生部副部长尹力会见热带病研究和培训特别规划署主任瑞德利（Robert Ridley)，就血吸虫病、疟疾和贫困所致传染病合作等进行了会谈。卫生部有关司局、中国疾病预防控制中心等有关人员参加了会议。

（汝丽霞）

【吉尔吉斯共和国50名儿童来华疗养】 2010年11月28日—12月11日，应中国政府邀请，吉尔吉斯共和国国内骚乱事件中受到心理创伤的50名儿童和8名陪同人员，在海南省三亚市进行了为期14天的康复疗养。

此次来华康复疗养的儿童年龄在7~18岁之间，且多因骚乱事件失去亲人，大多不同程度地存在惊恐和抑郁症状。因此，卫生部会同外交部、海南省等有关方面认真筹划接待康复疗养活动，委托海南省三亚市中医医院具体负责安排。该院组织了高质量的医疗人员队伍，对儿童进行全面体检，根据每位儿童的实际情况，有针对性地制订出科学、细致的康复疗养方案，包括针灸、艾熏、推拿、中药口服、中药药浴、心理专家辅导等中医疗法，并配合武术、绘画、中文学习、观光游览、与三亚市小学生联欢等辅助治疗手段，以逐步恢复受损伤的心理和生理。通过为期两周的康复疗养活动，在医务人员的精心护理和治疗下，孩子们的体质得以加强，精神面貌大为改观，社会能力明显改善。

对此次康复疗养活动，国务院总理温家宝非常关心，代表中方在上海合作组织总理会议上对吉尔吉斯共和国儿童来华康复疗养表示欢迎。卫生部部长陈竺专门与吉尔吉斯共和国卫生部部长阿比卡里莫夫进行了协商。上海合作组织副秘书长科纳罗夫斯基和吉尔吉斯斯坦驻华大使库鲁巴耶夫高度评价和赞赏中方对儿童的热情接待、周到安排。吉尔吉斯共和国总统奥通巴耶娃向中方表示谢意。此次接待吉方儿童来华康复疗养，充分展现我国负责任的大国形象，强化了卫生作为我国“公共外交”和“领域外交”的外溢效应，展示了我国中医药的独特优势，增进了中吉两国政府和人民的传统友谊和互信，在独联体国家中产生了积极影响。

（范重君）

【卫生部部长陈竺会见麦克米伦出版集团首席执行官】 2010 年 11 月 29 日，卫生部部长陈竺在北京会见了来访的麦克米伦（Macmillan）出版集团首席执行官托马斯（Annette Thomas），双方主要就加强医学科学出版合作交换了意见。

陈竺高度评价了麦克米伦出版集团旗下自然（Nature）出版集团的发展战略，特别感谢其对中国和华人科学家的重视。他表示，近年来我国对医学科研加大投资，医学科学领域发表的论文数量增长迅速，论文影响因子亦日益提高。陈竺鼓励自然出版集团增进对我国医学科研机构的了解，加强与我国相关机构的合作，并推动我国医学教育的交流。

卫生部和中国医学科学院有关人员参加了会见。

（李娟）

【举行《2010 年世界卫生报告》发布及卫生筹资研讨会】 2010 年 11 月 29 日，《2010 年世界卫生报告》发布及卫生筹资政策研讨会在北京举行。卫生部副部长陈啸宏、北京大学副校长柯杨、世界卫生组织驻华代表蓝睿明（Michael O' Leary）等出席了会议。

陈啸宏在发言中肯定了世界卫生报告对提高成员国卫生政策研究、促进全球卫生发展的重要作用，并指出，2010 年的卫生报告主题抓住了当前卫生发展所面临的突出矛盾，具有极强的现实意义。报告中所关注的因病致贫、因经济困难有病不医、卫生服务可及性差、医疗保障制度不健全等现象，是中国政府长期以来十分关注并致力于解决的问题。中国当前深化医药卫生体制改革明确提出，把基本医疗卫生服务作为公共产品向全民提供，到 2020 年基本建立覆盖城乡居民的基本医疗卫生制度。目前中国已有 90% 以上的人口享有不同类型的医疗保障。中国还积极开展公立医院改革试点、加强基层医疗卫生服务的能力建设、实现基本公共卫生服务逐渐均等化、探索医药费用支付方式改革等。

蓝睿明表示，当前世界仍有数以万计的人口因看病难、看病贵而得不到基本的医疗卫生服务，每年仍有许多人因病致贫。蓝睿明赞赏中国对医药卫生体制改革作出的努力，并表示，医药卫生体制改革不是一次性的过程。在社会保障系统的改革中，中国可以借鉴国际经验，确保人人享有基本医疗卫生服务。

研讨会上，来自国务院深化医药卫生体制改革领导小组成员单位、有关国际组织及国内专家，共同探讨了我国卫生筹资改革所取得的经验、挑战及发展策略。

自 1995 年起，世界卫生组织每年度发表《世界卫生报告》，研究、总结当时全球卫生发展中出现的重大、紧迫性问题。2010 年报告的主题为《卫生系统筹资：实现全民覆盖的道路》。报告引用了中国医药卫生体制改革及其他国家一些成功案例，阐述了各国如何调整卫生筹资机制，提高卫生服务覆盖率，保护人们不因使用医疗服务而导致经济灾难和贫困，为各国政府提供了卫生筹资的实践指南。

（李淑婷）

【举行中国全球基金项目国家协调委员会监督和社会性别策略培训班】 2010 年 12 月 7 日，中国全球艾滋病、结核病和疟疾基金（以下简称全球基金）项目国家协调委员会（CCM）监督培训班和社会性别策略培训班在北京召开。卫生部、国家食品药品监管局、中国红十字总会、世界卫生组织、英国国际发展署、克林顿基金会、社区组织和感染者代表等 CCM 成员和专项工作组成员单位近 40 位代表参加了培训。

监督培训班由世界卫生组织独立专家格西亚（Roberto Garcia）主持。他介绍了全球基金 CCM 的由来、角色和责任，CCM 监督的定义及其作用，监督与项目督导评估的区别及如何加强 CCM 的监督，包括使用监督工具仪表盘（Dashboard）等。通过分组讨论的形式，与会人员从项目进展、财务及管理三个领域对 CCM 监督最应关注的指标进行了讨论。

社会性别策略培训由联合国妇女发展基金会中国项目经理汤竹丽（Julie Broussard）主持。她通过生动的例证介绍了社会性别主流化的概念、社会性别与艾滋病、结核病和疟疾的关系、全球基金关于社会性别身份策略的主要内容及对 CCM 的相应要求。随后与会人员以案例分析的形式进行了分组讨论，深切感受到根据性别差异有针对性地开展艾滋病防控会给艾滋病防治工作带来新的契机，解决疾病防控中暴露出的性别弱势群体问题需要改善更广泛的社会文化背景。

（张晓博）

【卫生部党组书记、副部长张茅会见西门子（中国）有限公司总裁】 2010 年 12 月 14 日，卫生部党组书记、副部长张茅会见了德国西门子公司（中国）有限公司总裁兼首席执行官程美玮及其一行。张茅简要介绍了中国深化医药卫生体制改革的近期工作重点及进展情况，并希望西门子公司继续关注中国的医疗卫生事业，在医疗机构节能减排、远程医疗技术创新和人才培养等领域提供有益的技术建议和支持。

（任琛）

【卫生部获得卫生发展南南合作奖】 联合国开发计划署南南合作特设局主办、由国际劳工组织承办的2010全球南南发展博览会于2010年11月22～26日在瑞士日内瓦召开。联合国开发计划署南南合作特设局肯定了中国在南南合作框架下发展卫生事业作出的努力和卓越贡献，特授予中国卫生部“卫生发展南南合作荣誉奖牌”。

近50年来，中国作为发展中国家的一员，一直在力所能及的范围内在医疗卫生领域支持和帮助其他发展中国家。1963年中国政府向阿尔及利亚派出第一支援外医疗队。47年来，中国已向亚、非、欧、拉美和大洋洲的65个发展中国家派遣过医疗队员2.1万余人次，诊治患者2.6亿人次，887名医疗队员获得受援国颁发的总统勋章等各种荣誉。卫生部每年邀请并接待多批发展中国家卫生高层团组访华，同时派出团组访问非洲，通过互访增进理解和信任，加强卫生领域的交流。中国在南南合作中作出的努力符合全球卫生事业发展的需要，取得了良好效果，引起国际社会的关注。

自2008年起，联合国开发计划署南南合作特设局每年举办一届全球南南发展博览会。本次博览会展示了中国、巴西、印度等国在为贫困人口提供社会保障方面的100个成功范例。

（李淑婷）

台港澳合作情况

【卫生部副部长黄洁夫赴澳门出席第八届内地、香港、澳门卫生行政高层联席会议】 2010年1月13～16日，卫生部副部长黄洁夫应澳门特别行政区政府卫生局邀请，率团出席第八届内地、香港、澳门卫生行政高层联席会议。香港食物及卫生局局长周一岳、澳门特区政府社会文化司司长张裕分别率团出席了会议。黄洁夫介绍了2009年内地卫生工作进展和2010年卫生工作重点，提出希望三地紧密围绕内地医疗卫生体制改革工作，加强交流和沟通，共同推动三地卫生事业建设。香港食物及卫生局局长周一岳提出三地应进一步提高共同应对突发公共卫生事件能力，加强食品安全信息沟通。澳门特区政府社会文化司司长张裕表示三地在共同应对甲型H1N1流感疫情方面成绩显著，澳门特区政府汲取在防治传染病方面的经验，持续通过医疗改革、优化医疗和行政服务，以逐步完善医疗系统，提升公共卫生应对能力。会议总结了过去一年各地卫生事业进展情况、交流三地在传染病疫情通报、甲型H1N1流感防治、食品安全、中医药等内容。

（周晓鹏）

【卫生部副部长黄洁夫赴台湾出席两岸共同防治H1N1新型流感研讨会并参访台湾医疗机构】 2010年1月16～22日，应台湾生技医疗产业策进会和两岸统合会的邀请，卫生部副部长黄洁夫率团赴台出席了两岸共同防治H1N1新型流感研讨会，并会见了连战、江丙坤、王金平、杨志良等要人，就进一步加强两岸卫生医药交流合作达成5点共识。双方同意纳入两会商签内容。此外，黄洁夫代表卫生部向台湾中国医药大学捐赠了500本由人民卫生出版社出版的中医中药书籍，受到台湾学生的热烈欢迎。

（田甜）

【中央纪委驻卫生部纪检组组长李熙赴香港考察香港公立医院医德医风建设及药品招标采购工作】 2010年1月25～29日，中央纪委驻卫生部纪检组组长李熙应香港特别行政区政府卫生署邀请赴香港，考察香港公立医院医德医风建设、药品招标采购、香港医院管理局的医务人员管理情况。在香港期间，李熙分别会见了香港卫生署署长林秉恩、医院管理局董事局主席胡定旭和廉政公署专员汤显明，并考察了蓝田分科诊所和威尔斯亲王医院等机构。

（周晓鹏）

【卫生部副部长兼国家中医药管理局局长王国强赴香港出席香港注册中医学会慈善基金启动典礼暨中医药保健嘉年华活动，并就两地中医药合作举行工作会议】 2010年4月29日—5月2日，卫生部副部长兼国家中医药管理局局长王国强应香港卫生署和香港注册中医学会邀请赴香港，出席了香港注册中医学会慈善基金启动典礼暨中医药保健嘉年华、香港中药业界捐赠青海玉树灾区善款仪式等活动。王国强在香港注册中医学会慈善基金启动典礼上对香港注册中医学会自成立以来，致力于维护注册中医师的专业地位，争取香港中医药界的权益，给予了充分肯定。在香港期间，王国强一行访问了香港元朗博爱医院、卫生署控烟办公室中医药戒烟先导研究项目和香港赛马会中药研究院。

（周晓鹏）

【卫生部党组书记、副部长张茅赴香港出席第十六届医院管理局大会】 2010年5月9～12日，卫生部党组书记、副部长张茅应香港医院管理局邀请赴香港，出席第十六届香港医院管理局（以下简称医管局）研讨大会，并考察了香港医疗卫生体制情况。本届研讨大会主题是“开心员工、共建民康”。来自世界各地及内地、香港的医疗专业人士4000多人参加了会议。张茅在大会致辞中感谢医管局在两地医院管理模式、卫生社区建设、临床医学人才培养等方面的交流与合作所做的工作，并介绍了2010年内地推进医药卫生体制改革的5项重点工作，希望与香港医务界同仁继续同心协力，积极推动两地医疗卫生事业发展。特区行政长官曾荫权出席开幕式并致辞。医管局主席胡定旭介绍了医管局未来推行的五大措施。在香港期间，张茅参访了香港医学专科学院、医院管理局等医疗机构。

（周晓鹏）

【卫生部副部长兼国家食品药品监督管理局局长邵明立赴港澳参访并签署合作协议】 2010年5月23～27日，卫生部副部长兼国家食品药品监督管理局局长邵明立应香港特别行政区政府卫生署、澳门特别行政区政府卫生局邀请赴港澳，并与港方签署了《国家食品药品监督管理局与香港特别行政区政府卫生署关于药品及医疗器械监管领域的合作协议》，与澳门特区政府卫生局商讨双方框架性合作协议、澳门药品检验机构筹建、人员培训等合作事宜。

（周晓鹏）

【卫生部副部长黄洁夫赴香港和澳门分别出席健康快车音乐送光明慈善演唱会2010活动及澳门镜湖医院成为中山大学教学基地医院的签字仪式】 2010年6月11～15日，卫生部副部长黄洁夫应健康快车香港基金和澳门特别行政区政府社会文化司邀请赴港澳分别出席了健康快车音乐送光明慈善演唱会2010和中山大学澳门镜湖医院教学基地签字仪式。黄洁夫以健康快车管委会主任委员的身份出席活动并现场演唱了歌曲。香港食物及卫生局局长周一岳等香港特区政府官员、律师、企业家代表等纷纷登台献艺。在中山大学澳门镜湖医院教学基地签字仪式上，黄洁夫代表卫生部希望中山大学与澳门镜湖医院继续继承和发扬孙中山先生的精神，在医院管理、人才培养、服务能力、科研教学等方面加强交流与合作，共同促进两地医药卫生的发展。澳门特区行政长官崔世安出席了签字仪式。随后崔世安在官邸会见并宴请了黄洁夫一行。

（周晓鹏）

【卫生部副部长尹力赴香港出席健康快车周年慈善晚宴2010活动】 2010年10月12日，卫生部副部长尹力应健康快车香港基金邀请赴香港，出席健康快车周年慈善晚宴2010活动。尹力代表卫生部感谢长期以来支持健康快车工作的香港人士，呼吁社会各界广泛地投入到推动社会事业发展的行列中，为构建和谐社会共同努力。活动当晚共筹得善款200多万元港币。

（周晓鹏）

【卫生部党组书记、副部长张茅赴台湾出席海峡两岸耐药结核病研讨会并参访台湾医疗机构】 2010年10月20～26日，卫生部党组书记兼副部长张茅应台湾医务管理学会邀请率团赴台，了解台湾公立、民营医疗卫生体制和医院管理模式，出席了海峡两岸耐药结核病防治研讨会和台湾医院管理座谈会，拜会了江丙坤、杨志良等要人，就加强两岸医药卫生深入交流交换了意见，达成共识，进一步促进两岸医药卫生合作协议的签署。在台湾期间，张茅相继会见了台湾医务界和台湾医药产业界人士，宣布了卫生部正在研究的有关鼓励台资办院政策，包括加强行业管理、医院转制、调整台资医院税收政策、放宽大型设备审批条件限制等。

（田甜）

【卫生部副部长黄洁夫赴澳门和香港分别出席第二届世界（第二十届中国）**内镜医师大会暨第二届澳港外科学术交流会、第四届两岸四地烟害防制交流研讨会及香港东华三院戒烟综合服务总办事处开幕典礼】** 2010年10月29日至11月4日，卫生部副部长黄洁夫应澳门特区政府社会文化司、第四届两岸四地烟害防制交流研讨会秘书处及香港东华三院邀请赴港澳，分别出席了第二届世界（第二十届中国）内镜医师大会暨第二届澳港外科学术交流会、第四届两岸四地烟害防制交流研讨会，以及香港东华三院戒烟综合服务总办事处开幕典礼。10月29日，黄洁夫出席了第二届世界（第二十届中国）内镜医师大会暨第二届澳港外科学术交流会开幕式。本届会议在普外科、消化科、心胸外科等专科领域进行了学术交流，并签署了多个长期的医疗教育培训国际合作协议。澳门特区行政长官崔世安出席了开幕式。来自世界各地及两岸四地2300多名医学专家学者出席了会议。11月1日，黄洁夫出席在香港举行的东华三院戒烟综合服务中心落成典礼。他在致辞中希望东华三院加强与内地医疗机构的交流与合作，同时希望两地在控烟领域加强合作。11月4日，黄洁夫出席了第四届两岸四地烟害防制交流研讨会。本届会议主题为“推动无烟文化、共建健康城市”。两岸四地专家学者约250人出席了会议。黄洁夫在开幕式发言中介绍了内地医疗卫生系统全面禁烟的相关政策与实施进展、开展控烟工作取得的成绩、存在的问题、面临的困难和履行国际控烟公约面临的形势等，并希望内地控烟工作者借助两岸四地烟害防制交流研讨会搭建的沟通平台，为保障两岸四地人民的健康及全球控烟事业作出贡献。会议决定第五届会议于2011年9月在台湾召开。

（周晓鹏）

【卫生部副部长兼国家中医药管理局局长王国强赴香港出席香港医院管理局20周年志庆晚宴及相关活动】 2010年11月17～19日，卫生部副部长兼国家中医药管理局局长王国强应香港医院管理局邀请赴香港，出席医院管理局（以下简称医管局）成立20周年志庆晚宴，王国强代表卫生部和国家中医药管理局赞扬了医管局坚持以病人为中心的服务理念，为提高香港公营医疗服务水平和保障市民健康做出的卓越贡献。此外，王国强还介绍了2010年内地推进深化医药卫生体制改革的5项重点工作，希望两地医务界同仁继续同心协力，促进两地在医院管理方面的经验交流共享，推动两地卫生和中医药事业发展，为广大民众健康作出新的贡献。香港特区行政长官曾荫权出席了志庆晚宴并致辞表示祝贺。在香港期间，王国强出席了“内地与香港医疗卫生高层论坛”，并在开幕致辞中感谢医院管理局和医学专科学院为分享内地和香港医疗改革进展，探讨香港专科医生培训及慢性病管理策略等重要议题提供了交流的平台。相关活动结束后，王国强一行还参观了香港中药商铺一条街、浸会大学中医药学院社区诊所，了解了香港中医药收费标准、管理流程、中药材批发零售等情况。

（周晓鹏）

【澳门医务界联合总会访问团赴黑龙江省考察交流】 2010 年 3 月 6～10 日，澳门医务界联合总会一行 40 人赴黑龙江省，考察了解当地医疗卫生情况，为促进两地学术团体间的交流达成了共识。

（周晓鹏）

【台湾医学生大陆交流团来访】 2010 年 3 月 31 日至 4 月 7 日，卫生部港澳台办委托北京大学医学部邀请了台湾阳明大学、台湾大学、台湾中国医药大学、台湾高雄医学大学、台湾中山医学大学 5 所医学院校 100 多名师生组成的台湾医学生大陆交流团来访。期间卫生部副部长黄洁夫以对话谈心的方式与学生们互动交流了关于大陆医疗卫生体制改革进展、中西医结合、两岸文化教育的差异、互派医师短期培训、医学人才资源分配、医院分级转诊制度、医学人文教育、发展农村医疗等内容。学生们还参观了北京大学人民医院、社区医院及历史名胜古迹等，增强了台湾医学生对大陆的了解和认知。增进了两岸医学生之间的友谊。

（田甜）

【卫生部部长陈竺会见前来出席中华医学会第 24 届会员代表大会的香港卫生署署长林秉恩和医院管理局董事局主席胡定旭】 2010 年 4 月 24 日，卫生部部长陈竺会见前来出席中华医学会第 24 届会员代表大会的香港特区政府卫生署署长林秉恩和医院管理局董事局主席胡定旭，双方交流了两地医疗卫生发展情况。

（周晓鹏）

【卫生部副部长黄洁夫会见台湾亲民党副主席张昭雄】 2010 年 5 月 13 日，卫生部副部长黄洁夫会见了由台湾亲民党副主席张昭雄参团的台湾政界参观世博会的代表团。黄洁夫首先对台湾红十字医疗队在玉树地震期间的救援援助及台湾民众慷慨的捐助表示衷心的感谢，并简要阐述了台湾医疗队的救援情况。黄洁夫表示，世博会期间为做好台胞来大陆旅游所需要的就医服务，卫生部国际交流与合作中心与台湾联新医疗集团合作开展了在世博会期间为台湾同胞提供医疗就医指引服务。这是对两岸共同处理台胞在大陆发生突发医疗事件工作的补充，卫生部将给予必要的支持。最后双方针对大陆医疗改革可能遇到的问题交换了意见。

（田甜）

【卫生部副部长黄洁夫会见台湾中亚集团董事长刘宝棋】 2010 年 5 月 25 日，卫生部副部长黄洁夫会见了台湾中亚集团董事主席刘宝棋一行。黄洁夫简要介绍了大陆正在进行的医药卫生体制改革，特别是公立医院、民营医院改革的情况和遇到的困难，以及卫生部关于合资合作医疗机构的政策、大陆医疗服务体系状况、医疗服务市场的发展方向等。黄洁夫表示，卫生部鼓励并欢迎台资企业进入大陆，参与建立完善的医疗服务市场，希望两岸共同推动《海峡两岸经济合作框架协议》(ECFA) 的签署，促进医药卫生交流。台湾中亚集团、信东集团等分别介绍了与大陆开展医院管理、物流、药品和研发等方面的合作设想。

（田甜）

【卫生部党组书记、副部长张茅会见澳门社会文化司司长张裕】 2010 年 5 月 31 日，卫生部党组书记、副部长张茅会见了澳门特区政府社会文化司司长张裕一行。张茅回顾了两地卫生交流与合作情况，相信双方将继续在共同应对突发公共卫生事件、食品安全、医疗救治、人才培养、互派医生等方面加强合作，此外还介绍了内地医药卫生体制改革进展等情况。张裕司长转达了澳门特区政府行政长官崔世安向卫生部各位老朋友的问候，并介绍了澳门即将开始的医疗新举措，以及粤澳合作新想法。

（周晓鹏）

【卫生部副部长尹力会见香港大学牙医学院院长西门雅慨】 2010 年 6 月 9 日，卫生部副部长尹力会见了香港大学牙医学院院长西门雅慨一行。尹力简要介绍了内地口腔医学教育和临床服务发展情况，并表示卫生部支持香港大学牙医学院与内地开展的合作项目，发挥内地和香港各自优势，推动口腔医学的交流与合作，实现双赢。

（周晓鹏）

【香港医院管理局董事局主席胡定旭一行赴内蒙古自治区考察交流】 2010 年 8 月 4～7 日，香港特区政府卫生署署长林秉恩、医院管理局董事局主席胡定旭一行赴内蒙古自治区，考察参观了呼伦贝尔市人民医院、牙克石林业总医院并仔细听取了院方对医院现状、远景规划的介绍以及目前面临的困难。香港方面也就本地区卫生发展情况同内蒙古自治区进行了交流。考察期间，双方均表示愿意加强合作与交流，并达成了在医院管理、医疗技术、公共卫生等领域开展合作的口头合作意向。同时香港也邀请内蒙古自治区卫生界择时考察香港卫生发展情况，参观医疗机构，进一步协商双方合作事宜。11 月 18 日，内蒙古自治区卫生厅应香港医院管理局邀请赴香港，出席了香港医院管理局 20 周年志庆活动。

（周晓鹏）

【卫生部部长陈竺会见台湾国民党中常委廖国栋】 2010 年 8 月 12 日，卫生部部长陈竺会见了台湾国民党中常委、中华海峡两岸医疗暨健康产业发展协会理事长廖国栋一行。陈竺首先回顾了近年来两岸卫生交流与合作情况，并重点从保障体系、服务体系、监管体系等三个方面介绍了大陆正在进行的新农村合作医疗、城镇职工和居民的医疗保障制度、基本医疗服务、医学人才培养、公立医院改革等多领域全方位的医药卫生体制改革进展情况。陈竺指出大陆将把生物医药产业作为中药的发展方向，推动卫生产业发展。在目前两岸法律法规存在差异的情况下，可以在《海峡两岸经济合作框架协议》(ECFA)的框架下建立特别通道，遴选重点领域，对共同关心的问题加强调研，为政府决策提供有理有据的信息支持。台湾医健会代表团介绍了台湾健保制度的新动向，台湾医疗与产业的发展关系和前景。希望两岸加强法律法规的沟通，为发展两岸医疗产业合作共同努力。代表团表达了愿为大陆基层卫生体系建设提供经验并参加试点工作的意愿。双方还就海峡两岸在医药领域加强合作交换了意见。

（田甜）

【2010年台湾医护专业学生夏令营团赴北京、上海市参访交流】 2010年8月22～28日，卫生部港澳台办与台湾厚生基金会联合组织了台湾慈济大学教授、原卫生署署长叶金川率领的2010台湾医护专业学生夏令营团。来自台湾高雄医学大学、中国医药大学、成功大学、中山医学大学、屏东科技大学、慈济大学等台湾南部10所院校的医学及护理专业学生约200人，赴北京市、上海市进行了为期7天的参访活动。此次夏令营活动的主题是"你眼中的大陆"。两岸学生以"医护连线两岸情"为主线开展了互动活动，相互交流两岸的教育、生活、人文、风情等情况。此外，卫生部港澳台办安排了大陆高层卫生行政官员向学生们介绍大陆医药卫生体制改革和医学教育制度情况，与北京市、上海市的医学生开展联谊活动分专题召开交流座谈会，与大陆国际知名医学专家对话，探讨未来医学科学发展趋势。此外，学生们还参观了北京的名胜古迹，上海世博园，了解大陆的人文地理、风土人情及改革开放30年来发生的变化和取得的成就。

（田甜）

【卫生部副部长黄洁夫会见香港东华三院董事局主席梁定宇一行】 2010年9月10日，卫生部副部长黄洁夫会见了来京访问的香港东华三院董事局主席梁定宇一行。黄洁夫表示，东华三院长期致力于医疗慈善事业，为香港民众的健康福祉做出了积极成绩。梁定宇感谢卫生部对该院的支持，并介绍了东华三院最新工作情况和近期发展计划，希望卫生部能继续推荐内地医院与该院扩大合作。此外，双方还交流了有关戒烟情况。

（周晓鹏）

【澳门民政总署访问团一行拜会卫生部】 2010年9月20日，澳门民政总署管理委员会主席谭伟文率领的代表团拜会卫生部。卫生部食品安全综合协调与卫生监督局副局长齐贵新介绍了国家食品安全风险评估中心筹建情况以及《食品安全风险评估管理规定》的相关情况，并表示双方可以在食品安全方面互相学习，加强沟通与交流。

（周晓鹏）

【卫生部港澳台办赴江苏省、福建省调研台胞在大陆就医情况】 2010年9月25～29日，人力资源和社会保障部、国务院台湾事务办公室联合卫生部、教育部组成调研组，赴江苏省、福建省进行调研，了解台胞特别是台湾籍医学生在大陆就业的有关情况。调研组通过同当地卫生、教育、就业指导机构，及学生个人、台资医院、台资企业代表座谈，参观当地招收台籍学生的大学、台资医院以及台资企业等，了解情况，听取了意见和建议。通过调研，考察组提出将继续研究台籍毕业生进入大陆事业单位工作事宜，建议由福建省开始试点，主要在医疗、高等教育等领域的事业单位试行。

（田甜）

【澳门护理人员协进会一行拜会卫生部】 2010年9月28日，澳门护理人员协进会主席施绮华率领的访问团拜会了卫生部，卫生部简要介绍了内地护理专业发展以及下一步工作重点，并表示双方可在护理方面互相学习，加强交流与合作。

（周晓鹏）

【澳门医务界访问团一行访问江苏省和上海市】 2010年10月14～19日，澳门特别行政区政府卫生局局长李展润率领29名澳门医疗卫生相关人员赴江苏省南京市、苏州市和上海市，参观了上海中医药大学附属龙华医院、苏州第一人民医院和中医医院等医疗机构。访问期间，各（省、市）卫生厅（局）讲解了各城市概况和卫生服务特点，以及医改和基层卫生建设情况。双方就中医药继承、创新和发展战略进行了深入交流。澳门方面表示希望与内地加强中医药合作与交流。

（周晓鹏）

【卫生部副部长黄洁夫会见台湾医检师公会一行】 2010年10月27日，卫生部副部长黄洁夫会见了台湾医检师公会会长张来发一行，就台湾医检师来大陆执业的议题进行了商讨。黄洁夫表示随着两岸交流越来越密切，两岸医务界同仁在医药卫生领域的交流与合作不断深化。《海峡两岸经济合作框架协议》(ECFA) 允许台湾服务提供者在上海市、江苏省、福建省、广东省、海南省开办独资医院，更是开启了海峡两岸医药卫生交流的新篇章。2008年以来，大陆出台了一系列的卫生领域惠台政策，台湾居民可通过认定、考试、短期行医等多种方式到大陆医疗机构执业，亦可在大陆开办合资、合作医疗机构，无论在投资金额、规模还是申批程序上都给予了优惠条件。大陆欢迎台湾医检师公会同大陆相关学术团体开展交流与合作。

（田甜）

【香港九龙社团一行拜会卫生部】 2010年11月5日，香港九龙社团联会理事长王惠贞率领的访问团拜会卫生部。卫生部港澳台办主任任明辉表示，卫生部关心香港同胞在内地就医问题，多次到广州等地调研，协调解决问题。各地卫生部门采取了积极措施。今后愿意继续与香港特区政府一起，完善政策和制度。食品安全的管理重在监督执法，内地政府各部门正在按照《食品安全法》的规定，分工负责，加大执法和宣传工作。双方就香港同胞在内地参加医保、看病就医，以及食品安全问题进行了交流。卫生部还介绍了内地医疗保险政策框架，近年出台的有关惠及港人在内地开设医疗机构、执业、就医服务等方面的政策，以及制定标准、宣传教育等加强食品安全管理措施。香港访问团成员就如何加强对食品安全的监督执法力度，建立两地间紧急救治通报机制等提出了建设性意见。

（周晓鹏）

【召开内地、香港、澳门三地专家工作组第一次联席会议】 2010年3月1日，内地、香港、澳门三地传染病防治专家工作组第一次联席会议在海南省三亚市召开。本次会议根据第八届内地、香港、澳门卫生行政高层联席会议达成的共识，内地与港澳特区政府卫生行政部门成立传染病防治专家工作组、临床救治专家工作组和中药材国际标准化专家工作组。会议主要讨论了三地间如何加强新发传染病防治预案的沟通、实验室检测信息共享和及时通报、实验室检测人员定期交流、建立三地之间新发传染病风险评估机制，以及联合制订传染病诊疗和感染控制等相关技术文件，开展传染病重症救治、远程会诊、病人转院和临床诊疗方面科研等。两岸三地的传染病防治专家和临床专家，约40人参加了会议。

（周晓鹏）

【召开第三届海峡两岸食品安全专家工作组会议】 2010年4月15日，第三届海峡两岸食品安全专家工作组会议在陕西省西安市举行。会议主要就两岸食品安全法规、标准、检验技术，大陆实验管理、婴幼儿三聚氰胺风险评估等进行了交流，并就药食两用中药材农药残留标准及检验方法、议题组联络员的确定、台湾销往大陆的22项水果农药残留标准等6个方面达成共识。海峡两岸食品安全专家约30人参加了会议。

（田甜）

【专科医师准入试点工作专家组暨首批专科医师授证仪式举行】 2010年6月25日，专科医师准入试点工作专家组暨首批专科医师授证仪式在北京市举行。卫生部副部长黄洁夫出席颁授仪式，介绍了内地专科医师准入试点工作有关情况，强调要充分发挥香港医学专科学院的指导和协作作用，借鉴香港医学专科学院在专科医师培养、培训体系和准入机制等方面的经验，探索和建立符合国情的专科医师准入制度。卫生部相关司局，北京市、上海市、广东省卫生厅（局）负责人，有关大学医院管理部门负责人，中华医学会等有关学会，试点医院及首批专科医师，以及香港医学专科学院有关负责人出席了授证仪式。

（周晓鹏）

【召开三地甲型H1N1流感暨手足口病研讨会】 2010年7月22日，内地、香港、澳门甲型H1N1流感暨手足口病防控工作会议在辽宁省大连市召开。卫生部应急办主任梁万年在开幕式上介绍了本次会议的由来是今年世界卫生大会期间，卫生部部长陈竺与香港食物及卫生局、澳门社会文化司共同商议，在当前三地防控甲型H1N1流感工作告一段落之际，有必要召开一次工作总结会。会议主要内容包括三地对甲型H1N1流感防控进行阶段性总结，对三地出现的手足口病疫情进行信息沟通，疫苗研发的商讨等。三地一致同意今后将继续拓展联防联控领域，从现有的信息交换，到毒株、病源标本、防控策略、专家资源、实验室资源的共享。会议还就下一步工作达成了共识。卫生部相关司局、中国疾病预防控制中心、北京市朝阳医院、北京市地坛医院、大连市卫生局，以及香港、澳门特区卫生部门相关专家，约40人参加了会议。

（周晓鹏）

【召开第四届海峡两岸食品安全专家工作组会议】 2010年9月7～8日，“第四届海峡两岸食品安全专家工作组会议”在台湾特别行政区台北市召开，会议就食品安全风险监测与评估管理建立工作机制、食品安全事故信息管理、食品安全标准，以及健康食品检测及管理制度等共同关心的问题进行了介绍，并就两岸往来人员重大食品中毒案件调查处理机制、扩大通报范围、微生物标准等问题达成了共识。两岸专家约30人参加了会议。此外，为推进两岸农产品、果品贸易发展，在第四届会议期间，台湾食品工业研究所还主办了“海峡两岸残留农药监测及管理研讨会”，大陆农业部门专家介绍了大陆农药最大残留限量标准制定的作物分类，以及大陆小作物用农药登记管理和限量标准概况。台湾有关人员介绍了台湾食品用中草药农药残留容许量的建立、台湾食品中残留农药的检测方法以及台湾市售及包装农产品残留农药的监测等内容。来自台湾各界的70余人听取了两岸专家的演讲，并进行了现场提问和专家解答。

（田甜）

【召开海峡两岸手足口病研讨会】 2010年9月15日，海峡两岸手足口病研讨会在上海市举行。会议就两岸手足口病疫情、流行病学与预防控制策略、临床诊断与处置、实验室诊断数据和技术方法、疫苗研发进展等进行了交流。与会专家表示，两岸在手足口病的防控方面都作出了积极贡献。两岸在疫苗研发方面更是走在世界前列。有必要进一步加强技术交流，交换信息，建立常态沟通机制，共同提升防控水平，加强对手足口病及其他传染病的合作与交流。卫生部、国家食品药品监督管理局、北京地坛医院、复旦大学附属儿科医院、中国疾病预防控制中心、中国医药集团总公司和台湾疾病管制局的专家约 30 人参加了会议。

（田甜）

【召开海峡两岸耐多药结核病研讨会】 2010 年 10 月 21 日，卫生部党组书记、副部长张茅率团出席了在台北市举行的海峡两岸耐多药结核病研讨会。张茅在开幕式上表示，两岸将在包括结核病防治在内的诸多领域携手前行，共同面对挑战，有效改善公众的健康。会议就耐多药结核病防治中普遍关心的流行病趋势与现况、检验、防治政策和临床医疗处置等 4 个专题进行了交流。本次会议是两岸在结核病防治领域的第一次交流，与会专家对耐药结核病的探讨，将有利于两岸分享经验，共同寻找破解问题的办法，改进防控策略和措施，对两岸结核病防治工作将发挥积极作用。来自两岸卫生行政部门、疾病预防控制机构及医疗机构的卫生管理者和结核病防治专家 60 余人参加了会议。

（田甜）

【召开 2010 华人健康平台会议】 2010 年 11 月 25 日，由中华医学会主办的 2010 华人健康平台研讨会在北京市召开，本届会议由两岸专家分别介绍大陆深化医药卫生体制改革进展、台湾医疗卫生体制概况。会议还研讨了公共卫生、药品管理、医师培训、老年护理等社会发展中出现的新情况、新问题，就两岸建立住院医师培训交换机制，充分利用资源促进老年医疗护理事业发展等共同关注的问题达成了合作与交流共识。来自台湾、香港、澳门地区及大陆的医学专家约 70 人参加了会议。

（田甜）

【召开两岸保健食品及其原料管理研讨会】 2010 年 12 月 1 日，两岸保健食品及其原料管理研讨会在台北市举行。两岸专家分别介绍了有关保健食品产业、保健食品管理制度、食品原料管理、冬虫夏草的资源调查及鉴别研究等方面的内容。研讨会还就保健品申请注册流程、两岸关于保健声称的差异、保健食品的评价方法、保健食品产业发展趋势、保健品原料的定义及新资源食品等议题进行了交流。来自两岸保健食品及营养学家约 80 人参加了会议。

（田甜）

【召开健康快车项目 2009 年度工作总结会】 2010 年 2 月 5 日，2009 年度健康快车总结大会在北京市举行。卫生部对健康快车 2009 年度工作给予肯定的同时，要求全国各省区继续做好健康快车项目的组织落实工作并希望大家对健康快车的工作多提建设性意见。卫生部强调要重视科学管理，提高医疗质量，积极主动配合国家医改重点工作，加强地方基层眼科队伍的建设。会议对 2009 年度健康快车工作进行了认真的总结。各地代表对健康快车 2010 年的工作进行了分组研讨。

（周晓鹏）

【召开香港华夏基金会 2008—2009 年度卫生项目总结会】 2010 年 3 月 10 日，香港华夏基金会 2008—2009 年度卫生项目总结会在河南省平顶山市召开。会上有关学院和学校分别汇报了项目执行情况。香港华夏基金会代表对各项目执行单位的工作给予了肯定。会后全体代表参观了平顶山卫生学校，对捐助的仪器和教学设备以及项目基金发挥的作用进行了实地考察。卫生部、全科医学培训中心、香港华夏基金会、河南省卫生厅，以及华夏基金会遴选的 6 所项目学校代表、项目学校所在省卫生厅的代表等约 40 人参加了会议。

（周晓鹏）

【召开卫生部-香港嘉道理慈善基金会第二周期农村健康促进项目中期评估总结会】 2010 年 4 月 10 日，卫生部-香港嘉道理慈善基金会第二周期农村健康促进项目中期评估总结会在青海省西宁市召开。卫生部回顾了卫生部与嘉道理慈善基金会合作以来开展的工作。会上青海省等 4 个项目单位分别汇报了项目进展情况。会后全体代表参观了西宁市的乡镇卫生院。卫生部、中国疾病预防控制中心、农村社区健康促进项目国家级技术指导组和项目执行地区，以及香港嘉道理慈善基金会的代表 140 人参加了会议。

（周晓鹏）

【召开再创生命-扶轮百万小儿健肝工程项目总结会】 2010 年 5 月 31 日，再创生命-扶轮百万小儿健肝工程项目总结会在北京人民大会堂举行。卫生部副部长黄洁夫在会议致辞中回顾了卫生部与国际扶轮社 3450 区合作以来开展项目的情况，感谢国际扶轮社 3450 区全体社友对该项目的全力资助，以及国际扶轮社总社、香港择善基金会对内地卫生事业的关注与支持。国际扶轮社 3450 区总监郑瑶璋代表国际扶轮总社感谢卫生部、中国肝炎防治基金会对该项目的监督和指导。会上，项目执行地区代表介绍了项目执行情况。全国政协副主席、中国肝炎防治基金会理事会理事长张梅颖、中共中央统战部等有关部门的负责同志、国际扶轮社 3450 区 80 多位社友及河北省等 6 个项目执行地区，约 160 人出席了总结会。

（周晓鹏）

【签署《内地与港澳关于建立更紧密经贸关系的安排》补充协议七】 2010 年 5 月 26～29 日，商务部率内地 14 个相关部委赴港澳与特区政府分别签署了《内地与香港/澳门关于建立更紧密经贸关系的安排》补充协议七（简称“CEPA7”）。与香港签署的 CEPA7 涵盖了 19 个领域、34 项市场开放和投资便利化措施，服务贸易领域已开放至 44 个；与澳门签署的 CEPA7 涵盖了13个领域、24项市场开放和投资便利化措施，服务贸易开放领域增加至41个。港澳特区政府均表示，此次签署的协议值得关注的有医疗、技术检验分析与货物检验等领域。涉及医疗领域的内容包括允许港澳医疗专业人员到内地短期执业，以及独资医院的开放。CEPA补充协议七促进了内地与港澳在医疗领域的全方位合作，为港澳医疗执业者提供了内地更广阔的医疗服务市场，为港澳多元化医疗产业发展起到了积极作用。港澳特区的行政长官均分别出席了签字仪式。

（周晓鹏）

【签署《海峡两岸经济合作框架协议》(ECFA)】 2010年6月29日，《海峡两岸经济合作框架协议》(ECFA) 在重庆签署。医疗卫生是该次协议的重要组成部分之一，主要内容包括同意台湾服务提供者在上海市、江苏省、广东省、福建省、海南省设立独资医院。ECFA的签署将有利于两岸共同提升经济竞争力，有利于两岸共同增进广大民众福祉，有利于两岸共同促进中华民族整体利益，有利于两岸共同应对区域经济一体化的机遇和挑战。

（田甜）

【签署《海峡两岸医药卫生合作协议】 2010年12月21日，海峡两岸关系协会与财团法人海峡交流基金会在台北共同签署了《海峡两岸医药卫生合作协议》。该协议主要内容包括传染病防治合作、医药品和中药材的安全管理、临床试验及医药研发合作、中医药研究与交流、紧急医疗救治5个部分。协议签署后，两岸卫生、药监、质检、中医药等业务主管部门将通过联络人渠道建立对口联系，开展信息交换、工作会晤、技术交流等合作，同时将设立若干工作组具体落实协议内容。这是海峡两岸协会与财团法人海峡交流基金会恢复制度性协商以来签署的第15项协议。《海峡两岸医药卫生合作协议》的签署，将进一步深化两岸医药卫生合作，推动两岸关系和平发展。同时，为两岸医药卫生界搭建起更广阔的交流合作平台，为保障两岸人民的健康作出实质性的推进工作。

（田甜）

【台湾红十字会赴青海省玉树县开展医疗救援工作】 2010年4月14日，青海省玉树县发生地震后，台湾红十字组织当日向中国红十字总会表达慰问，表示将提供一切可能协助，派遣医疗队随时出发参与救援工作。卫生部和中国红十字总会协调安排了台湾20名医疗队员，携带1000余公斤的医药物资，于2010年4月18日晚抵达青海省西宁市，开展医疗救援工作。在青海省工作期间，台湾医疗救援队员协助救治伤患200多人。此外，台湾红十字医疗队与北京市和天津市的医疗队员约30多人就灾害应急救治问题召开了研讨会，交流了灾害应急救治医疗理念、方法和经验。4月26日，全国政协主席贾庆林在西宁第一人民医院看望了正在工作的8名台湾红十字医疗队队员。

（田甜）

【卫生部副部长兼国家中医药管理局局长王国强出席海峡论坛中医药论坛】 2010年6月19～25日，第二届海峡论坛在福建省召开。卫生部副部长兼国家中医药管理局局长王国强率团出席了中医药论坛，两岸中医药界签订了6个科研合作项目，并达成共同筹建海峡两岸中医药博物馆和海沧生物医药科技园区等合作意向，取得了互利双赢的实际成效。

（田甜）

【落实《海峡两岸经济合作框架协议》(ECFA) 出台卫生领域配套措施】 2010年10月22日，卫生部会同商务部联合发布了《台湾服务提供者在大陆设立独资意愿管理暂行办法》。该暂行办法对台湾服务者在大陆设立独资医院条件、设置审批登记流程、台资独资医院的执业及监督管理做了详细的规定，为台湾服务提供者投资大陆独资医院提供了操作细则。

（田甜）

【卫生部直属单位积极开展文化入岛工作】 2010年9月15～24日，人民卫生出版社派人随新闻出版总署组织的500多人代表团赴台湾，参加第六届海峡两岸图书交易会，两岸图书展示，出版高峰论坛，两岸知名作家签售，两岸期刊合作与交流研讨会等多项活动。本届交易会更加注重社会效益，注重台湾中南部大陆图书市场的开发，注重深入交流和产业对接。2010年11月3～9日，健康报社组派8人卫生新闻团组赴台湾，与台湾纬扬文化事业有限公司进行医药卫生新闻交流。在台湾期间卫生新闻考察团从台北市到高雄市，对市级医院、专科医院、疗养院、个体行医诊所进行了新闻采访，在发扬中医传统文化、保健与养老等方面进行了系列新闻报道。上述活动为两岸新闻出版人员，特别是医学新闻出版人员加强合作与交流提供了务实的平台。

（田甜）

国际交流与合作中心工作情况

【中国糖尿病基层培训项目】 为了提高基层糖尿病防治与规范化管理能力，增强居民健康意识，在成功实施中国糖尿病管理项目的基础上，卫生部和国际交流与合作中心及世界糖尿病基金会（WDF）继续合作，设立了为期三年、总金额140万欧元的中国糖尿病基层培训项目。2010年第一阶段项目点6个城市（吉林省长春市、江苏省无锡市、安徽省蚌埠市、福建省三明市、云南省昆明市和宁夏回族自治区银川市）全部完成了当地项目活动，共覆盖150个社区卫生中心和乡镇卫生院，培训1200余名基层医护人员。同时，项目点还开展了糖尿病患者和家属的自我管理教育和糖尿病知识宣传活动，共计3万人直接受益。10月27日，在江苏省无锡市召开了现场会，总结第一阶段活动，分享经验和启动第二阶段活动。目前，第二阶段已确定的15个项目点城市包括：陕西省西安市、海南省海口市、新疆维吾尔自治区乌鲁木齐市、广西壮族自治区南宁市、青海省西宁市、甘肃省兰州市、山西省运城市、河南省洛阳市、江西省南昌市、山东省肥城市、内蒙古自治区包头市、吉林省吉林市、湖北省武汉市、贵州省贵阳市和西藏自治区拉萨市。各地项目活动的筹备工作正在积极有序地进行。

【继续开展碧迪医疗器械（上海）有限公司战略合作伙伴项目】 2010年是卫生部国际交流与合作中心-碧迪医疗器械（上海）有限公司第二期战略合作伙伴项目工作开展的第二年。在卫生部的指导下，“医院感染控制促进项目”、“护理专业技术发展项目”和“结核病控制项目”等子项目顺利进行。

2010年该项目多次组织举办交流研讨会，并于4月、6月和11月分别组织部分医院管理人员、重症医学专家、结核病防治专家、护理部主任及相关专业人士赴台湾、荷兰及德国等地学习访问，参加世界血管通路协会学术年会及第41届肺部健康联盟会议，与来自世界各地的专家、学者分享成果、交流经验。2010年8月，“医院感染控制与护理工作研讨会”在北京举办。截至12月“结核病控制项目”工作已进行过半。

该项目的开展，加强了国内外交流与合作，促进了专业发展，为推动我国医院感染控制、护理专业发展及结核病防治作出了积极的贡献。

【举办第十九届中国国际医用仪器设备展览会暨技术交流会（CHINA-HOSPEQ 2010）】 由卫生部国际交流与合作中心、中国医院协会、中国医学装备协会共同承办的第十九届中国国际医用仪器设备展览会暨技术交流会（CHINA-HOSPEQ 2010）于2010年8月19～21日在北京国家会议中心成功举办。

该展会是卫生部支持的综合性医疗行业展，为促进我国医疗卫生事业的发展，提高医疗机构装备水平，引进、推广先进适用技术，促进国际交流与合作和信息沟通发挥了积极的作用。

CHINA-HOSPEQ 2010展出面积2.2万平方米，有10余个国家和地区的200余家企业参展。展品涵盖了预防、诊断、治疗、康复、护理等多个领域。展会设立大型影像、X线、超声、临床检验及实验室、内镜、重症医学及抢救设备、手术麻醉及手术室建设、高值耗材、护理康复、消毒感染控制、信息化建设、眼科、医用车辆等专业展区，使产品展示更具专业性，专家调研更具便利性，观众参观更具指导性和方向性。

展会秉承“为卫生事业发展服务，以学术交流带动展览，以展览促进学术交流”的理念，对应每个展区都有相应的管理研讨、学术交流和技术推广活动。展会期间共举办了包括2010北京医学影像发展论坛、第二届中国医学装备高峰论，以及装备协会装备采购管理专业委员大会等学术活动48场，涉及261个专题。

为了推动卫生事业改革和发展，扩大社会参与度，加强国际交流与合作，卫生部、国家食品药品监督管理局、国家中医药管理局共同主办的首届《中国卫生论坛》也于展会同期举办。

【举办第十五届中国国际口腔设备材料展览会暨技术交流会（SINO-DENTAL 2010）】 第十五届中国国际口腔设备材料展览会暨技术交流会（SINO-DENTAL 2010）于2010年6月9～12日在北京举办。

SINO-DENTAL是卫生部支持的口腔行业展会，始于1995年，由卫生部国际交流与合作中心、中华口腔医学会和北京大学口腔医学院联合主办。多年来，该展会为引进国外先进技术设备，促进我国口腔医学领域的学术交流与合作，推动我国口腔技术进步和提高服务水平发挥了积极作用，目前已发展成为中国规模最大、业界知名的口腔专业盛会。

该展会一直得到卫生部的高度重视和大力支持，卫生部副部长黄洁夫和陈啸宏等领导多次出席展会活动，对展会在引进推广先进适用技术、推动行业发展、促进国际交流等方面发挥的作用给予了充分的肯定。

SINO-DENTAL 2010展出面积2.8万平方米，展位数1350个，来自中国、德国、日本、韩国、美国、意大利、法国、奥地利、巴西、瑞士、瑞典、列支敦士登、新加坡、以色列、芬兰、阿联酋、英国、墨西哥、中国香港、中国台湾20个国家和地区的610家企业参展，其中德国、日本、韩国、美国以国家展团形式参展。展品涵盖口腔器械、设备、材料、保健品等各个领域。国际先进的技术成果和质优价廉的产品同台展示，满足多方需求。

作为国内最具权威的专业盛会，展会秉承“服务口腔卫生事业发展，以学术交流带动展览，以展览促进学术交流”的办展宗旨。为认真研究影响口腔卫生工作可持续发展的深层次问题，开创口腔卫生工作新局面，卫生部在展会期间召开了口腔卫生工作研讨会。卫生部国际交流与合作中心、中华口腔医学会、北京大学口腔医学院、德国牙科工业协会、日本齿科商工协会及部分参展企业组织管理类、学术技术类讲座51场，涉及专题102个。第十五届北京口腔医学新进展报告会、德国口腔医疗专题讲座、日本口腔日、亚太牙科工业峰会及各企业举办的新产品、新技术交流会等活动，吸引了为数众多的口腔专业人士参会，并得到了广大专家和业内人士的好评。

【集中采购工作】

一、完成高值医用耗材产品增补工作

2010年1月，启动心脏介入类、周围血管介入类、心脏起搏器和电生理类高值医用耗材集中采购产品增补工作。受理并审核80家供应商881份产品资质材料，有61家供应商的739个产品入选《2008年度全国高值医用耗材集中采购产品增补成交候选品种目录》。该结果于2010年4月19日由卫生部发文向全社会公布执行。

二、断层放射治疗系统直接采购工作

卫生部和卫生部国际交流与合作中心多次与商务部机电办交流沟通，此项目获得商务部首次批复以“直接采购”方式采购进口大型医用设备。在国内首次由卫生部国际交流与合作中心制作大型医用设备直接采购的《询价文件》。直接采购结果比供应商768万美元的报价降低了16%，比昆明医学院第一附属医院预算资金6000万元人民币（约882万美元），节省资金27%，圆满地完成了断层放射治疗系统直接采购工作。

三、完成头部伽玛刀集中招标采购工作

卫生部发文配置规划36家医疗机构，实际参加本次集中招标采购的仅有6家。头部伽玛刀集中招标采购工作中心历时18个月，大量扎实的前期准备为招投标工作奠定了基础。工作中，依法依规、严格规范操作，反复沟通、耐心引导，组织召开企业培训会，对招标文件进行重点讲解及答疑，听取企业的反馈意见和建议。最终国产企业、进口企业各中标3台设备，在保证采购先进机型和完善功能配置的条件下，以较满意的价格成交，得到专家和用户的肯定，圆满地完成了任务。

四、完成PET-CT跟标采购工作

组织实施了郑州大学第一附属医院和苏北人民医院按2009年度PET-CT集中招标采购结果跟标采购工作。经充分沟通，尤其是针对其资金到位、免税手续办理、基建准备以及设备运送方式等关键环节进行了反复确认，两家医疗机构确认跟标采购2台PET-CT和1台医用回旋加速器。对标书中选配和标配件的提供进行了再次确认，为医院节省了大量资金，获得好评。

五、继续开展2010年PET-CT集中招标采购工作

2010年PET-CT及配套医用回旋加速器的集中采购工作，卫生部于2010年10月启动。针对本次采购医疗机构需求明确、拟采购设备特点鲜明、选配件要求配置多、采购设备的价格期望值高、采购时间紧任务重等特点，工作全面铺开，重点突破。充分依靠专家，吸取2009年PET-CT及配套医用回旋加速器集中招标采购的经验，把好分包、技术参数标准、商务条款、标底设定、开标、评标等各关键环节。20台PET-CT和8台回旋加速器共分6包，有5包低于标底设定价格，顺利通过评标，中标通知书及相关配套文件已转发各医疗机构。有1包开标报价不满足招标文件要求，导致废标。本着实事求是，依法依规采购，为客户着想和提供服务的工作理念，经与北京市机电办沟通，及时进入了新一轮的招标工作程序。

六、成立中国医学装备协会医学装备采购管理专业委员会

中国医学装备协会医学装备采购管理专业委员会于2010年3月获卫生部、民政部批准成立。2010年8月18日，在北京召开了成立大会暨第一届第一次委员大会，来自全国各省（区、市）的委员代表共计200余人参加了大会。与会委员认真审议并全票通过了采购专业委员会工作规程，选举产生第一届常委委员47人，副主任委员8人，主任委员1人。

【开展2010年健康快车工作】 2010年“健康快车”共在7个省11个地区开展工作，分别是广东省韶关市、广西壮族自治区桂林市、柳州市，河南省三门峡市、洛阳市、焦作市、漯河市，吉林省吉林市，四川省绵竹，新疆维吾尔自治区喀什市、贵州省凯里市，共为10,831名贫困白内障患者免费实施复明手术。13年累计为全国27个省（区、市）的84个贫困地区、105站的111,584人实施了复明手术。

2010年“健康快车”为四川绵竹地震重灾区1147名患者实施了复明手术，体现了党和政府对灾区人民的关心。在吉林省吉林市工作时，遇到洪水灾害，与当地医护人员并肩战斗在抗洪第一线，为灾区人民送医送药，并受到了国务院总理温家宝的接见，中华健康快车基金会还特别向灾区捐赠了10万元的药品。

按照医改强基层的要求，健康快车一方面继续积极开展基层眼科医生的培训工作，对7个省11个地区部分眼科基层医生进行培训，另一方面为符合条件的6个省8个地区捐建了“健康快车基地医院白内障治疗中心”，半年期间，8个治疗中心共为3266名贫困患者实施的减免手术费用的白内障复明手术，为加强基层医疗服务体系建设作出有益的贡献。

【完成农村妇女乳腺癌检查培训项目】 为配合卫生部医改工作重点之一的农村妇女乳腺癌检查项目实施，提高基层乳腺癌检查水平，卫生部和卫生部国际交流与合作中心利用民间渠道设立的农村妇女乳腺癌检查培训项目，2010年提前完成培训任务，培训基层医务人员1019名。项目特别加强对西部地区的支持，开展包括西藏自治区、新疆维吾尔自治区、内蒙自治区、兰州市、西安市、昆明市、成都市、北京市、天津市、沈阳市、济南市、杭州市、南京市、郑州市、广州市基层医生共15期培训班，均由国家级专家直接执行教学任务，理论讲座与动手操作相结合，效果良好，合格率达90%。

【继续开展强生战略合作伙伴项目】 2010年9月7日，卫生部国际交流与合作中心-强生战略合作伙伴计划第四期签字仪式在卫生部举行。卫生部副部长黄洁夫出席并致辞。卫生部相关司局有关负责人参加了签字仪式。

卫生部国际交流与合作中心-强生战略合作伙伴项目于1995年5月29日在北京设立，旨在支持卫生领域的公益事业。美国强生在华子公司与卫生部各有关司局积极参与、大力支持，15年的合作取得了瞩目的成绩。双方均对此合作表示满意并商定继续这项合作。下一个5年（2011年1月1日至2015年12月31日）的战略合作伙伴计划基本目标是围绕中国卫生工作重点，加强公共卫生体系建设，促进相关政策法规研究，提高疾病防治水平和公众健康水平。

【启动“血友病疾病管理系统”项目】 2010年1月12日，卫生部宣布正式启动我国“血友病疾病管理项目系统”的建设。卫生部国际交流与合作中心与百特公司举行了该项目的合作签字仪式。该项目的主要任务是建立全国及省级血友病管理中心，负责血友病患者的登记及信息管理，同时规范血友病的诊断和治疗，以提高我国血友病诊疗水平并提高患者的生活质量。建立这样一个集患者信息管理、诊断、治疗的疾病管理体系在中国尚属首次。

卫生部医政司司长王羽、卫生部国际交流与合作中心主任李洪山、中国医学科学院血液病医院院长王建祥、百特（中国）投资有限公司总经理Paul Vibert等出席了项目启动与合作签字仪式。

血友病是一种因凝血因子缺乏而引起的遗传性出血性疾病，患者需终身补充凝血因子，以避免出血及因出血而导致的症状、残疾甚至死亡。根据血友病发病率测算，中国约有血友病患者10万人，但目前患者的登记、诊治仍相当不完善，目前已登记患者仅5000多人。

【召开2010中国卫生论坛】 为了认真贯彻落实党中央、国务院深化医药卫生体制改革的决策部署，推动我国医药卫生事业发展，扩大社会参与度，加强国际交流与合作，卫生部、国家食品药品监督管理局和国家中医药管理局于2010年8月19~21日在北京主办了2010中国卫生论坛（以下简称论坛）。

一、论坛实现了高规格、高水准、权威性，引起了行业和社会的广泛关注。卫生部部长陈竺、国家发展与改革委员会副主任朱之鑫、财政部副部长王军、人力资源和社会保障部副部长胡晓义出席论坛并做主旨报告，从宏观和政策层面介绍了我国医改进程；世界卫生组织、世界银行高级官员和知名专家等同与会代表共同分享了医改的国际经验和趋势；英国、美国、德国、澳大利亚、瑞典等国家颇具影响力的专业机构代表，通过经验交流和案例分析，介绍了先进的管理理念、方法和实践做法。

本次论坛引起了卫生行业和产业的重视。卫生部、国家食品药品监督管理局、国家中医药管理局以及国家发展与改革委员会、财政部、人力资源和社会保障部、监察部、国务院国有资产监督管理委员会、工业和信息化部等12个部委的领导或代表，16个公立医院改革试点城市的有关领导，地方卫生行政领导和医院院长，企业高层领导及媒体代表共计1081人出席此次论坛。

二、演讲内容丰富，具有实践性、实用性和前瞻性。2010年论坛以医改为主题，围绕宏观、政策、技术三个层面。论坛内容既有宏观政策介绍，又注重医改的技术支撑和可操作性。29个演讲题目，涉及公立医院改革、基本药物制度、医疗保障制度、卫生经济政策和支付制度改革、卫生技术评价、卫生信息化、健康产业发展等内容。演讲内容的设计紧密结合医改的主要任务，与会人员普遍反映具有较强的现实意义和实践性、实用性，部分内容有一定的前瞻性。

三、形式多样，互动性强，具有开放性。论坛突出了开放式和互动性。主论坛以报告为主，增强了大家对医改的信心和决心，专题论坛和圆桌会议强调互动交流。本次论坛安排了市长、院长、企业家圆桌会议，有270名代表参加，卫生部副部长王国强、刘谦、尹力分别出席了圆桌会议，三场圆桌会议从不同层面对当前我国医改，特别是公立医院改革的实践进行了经验交流，对改革中遇到的问题提出了各自的意见和建议。通过互动交流，大家加深了对医改的认识，坚定了信心，增进了理解，达到了政府、医疗行业和产业间沟通交流的良好效果。

四、国际化初露端倪。2010年论坛29位讲者中有11位来自海外，均为权威机构的知名人士，参会者中有来自德国、英国、加拿大、荷兰、瑞士、美国、澳大利亚等国家使馆官员及世界卫生组织、世界银行等国际组织代表，主论坛和专题论坛设有同声传译，论坛的网站为中英文两个版本。本次论坛不仅加强了卫生领域的国际交流，也为今后树立国际化品牌奠定了基础。

论坛的成功举办，让社会看到了政府实施医改的决心和开放的工作心态，了解了医改工作的基本方略和政策导向，起到了宣传医改和正确引导社会预期以及促进国际交流与合作的效果，为推动我国医药卫生事业改革与发展发挥了积极的作用。

（卫生部国际交流与合作中心）

卫生部项目资金监管服务中心工作情况

【召开中国农村卫生发展项目基本公共卫生服务经验交流暨高层研讨会】 “世界银行贷款/英国政府赠款中国农村卫生发展项目”（卫Ⅺ项目）基本公共卫生服务均等化经验交流暨高层研讨会于2010年12月8~9日在河南省郑州市召

开。卫生部副部长陈啸宏，河南省人民政府省长助理何东成，世界银行、世界卫生组织官员，财政部、国家发展与改革委员会相关司局的领导或代表，各级项目官员及专家参加了会议。

陈啸宏充分肯定了卫Ⅺ项目启动两年来取得的阶段性成果和经验，强调指出河南省、重庆市、江苏省等项目省（市）初步形成的“政府主导、部门管理、乡村联动、合同约束、多方监管、绩效支付”的基本公共卫生服务提供新模式，不仅能够为基本公共卫生服务的实施提供有效的组织保证，也将为农村基本医疗卫生制度的建立奠定坚实的体系基础，对实现基本公共卫生服务逐步均等化发挥良好的作用。

与会人员就河南省的合同购买服务、重庆市的服务券卡、江苏省的精细化管理等创新做法进行了讨论，并就基本公共卫生服务实施策略和国际经验进行了交流。截至目前，河南省等项目县基本公共卫生服务均等化试点所覆盖的工作任务和资金使用进度均居全国前列。

（沈燕红　王晓华）

【圆满完成世界银行贷款/英国赠款中国结核病控制项目】 世界银行贷款/英国赠款中国结核病控制项目（简称卫生十项目）于2002年3月24日启动，经过8年的实施，于2010年3月15日结束。卫生十项目采用了我国政府与世界银行和英国国际发展部共同协商设计的，利用英国政府赠款软化世行贷款的全新融资模式，是迄今为止全球最大的结核病控制项目，对我国结核病防治工作起到了巨大的促进作用。项目覆盖河北省、内蒙古自治区、辽宁省、吉林省、福建省、江西省、河南省、湖北省、湖南省、广西壮族自治区、重庆市、贵州省、云南省、陕西省、甘肃省、新疆维吾尔自治区16个省（区、市）中188个地（市）的1450个县（区），受益人口达6.7亿。项目总经费预算达2.42亿美元。

卫生十项目为国家结核病防治规划目标的实现作出了重大贡献。项目的实施和扩展极大地加速了督导短程化疗（DOTS）策略的覆盖进度，提高了肺结核病患者的发现率和治愈率。项目2005年督导短程化疗（DOTS）策略覆盖率已达100%；项目结束时新涂阳患者发现率上升到77.33%，较项目实施初期上升了2倍。项目地区新涂阳患者的治愈率始终保持在90%以上。项目地区7年来共发现治疗了活动性肺结核患者309万例，其中传染性肺结核患者184万，占同期全国发现传染性肺结核患者（351万）的52.5%，项目地区如期实现了2005年全国结核病防治规划的中期目标。

项目的实施改善了西部和贫困省的结核病防治工作，为促进全国结防工作的均衡发展作出了贡献。卫生十项目覆盖了我国半数以上的省份和人口，绝大多数是西部的贫困省，项目秉承“中央政府支持西部欠发达省、省政府支持贫困县”的原则，在配套经费、设备配备以及技术援助等多方面，促进了西部和贫困地区的结核病防治机构的能力建设，7年来发现和治疗的传染性结核病患者184万例，新涂阳患者发现率和治愈率都达到了全国平均水平70%和85%以上，从而实现了不同地区之间的均衡发展，保证了国家规划目标的全面实现。

通过卫生十项目的实施，政府对结核病控制工作的承诺和投入得到了加强。各级政府都成立了结核病防治领导小组，制定和印发了当地的结核病防治规划，出台了一系列的政策性文件。世行资金的引入带动了各级政府对结核病整体防治工作的经费投入。随着结核病控制效果的显现和扩大，各级财政自2002年起逐年增加了经费投入额度。项目期间各级政府为项目地区提供的结核病防治经费总计达14.72亿元，极大地推动了全国结核病控制进程，确保了国家结核病防治规划的顺利实施和各项目标的顺利完成。

各项目省建立健全了省、地、县三级结核病防治体系；工作人员队伍不断充实，素质不断提高。通过项目的技术培训、现场指导和工作实践，提高了基层结核病防治服务能力；通过项目的管理培训和指导，提高了基层人员项目管理水平；通过项目设备采购和土建建设，改善了结防机构的工作条件。此外，项目中实施的各项激励政策调动了基层防治人员的工作积极性，保证了项目的顺利实施。

卫生十项目的实施极大地推动了结核病控制新政策和措施的出台和实施，为项目省结核病防治规划的落实提供了强有力的政策支撑并起到了“一个推动和五个率先”的作用。“一个推动”是：对涂阴肺结核患者开展免费治疗的试点工作，对2004年在全国开展“新涂阴患者免费治疗”工作起到了重要的推动作用。五个“率先”是：率先实施以胸片结合查痰代替胸透进行肺结核患者诊断；率先制定和实施为贫困肺结核患者提供交通费补助的政策；率先制定和实施为参与涂阴患者诊断工作的非结防系统专家提供激励的政策；率先制定了结核病健康促进策略并开发了健康促进资源库；率先开展在国家结核病防治规划中应用抗结核固定剂量复合剂的可行性研究。卫生十项目还在部分项目地区进行系统和深入的社会评价等工作，为国家结核病防治规划的政策开发提供了重要依据。

卫生十项目对贫困人口、少数民族、女性等弱势群体给予了极大的关注。项目实施过程中不断重申“重点关注弱势群体”的理念；在多方面采取了向贫困地区倾斜的政策；对涂阳、涂阴肺结核病人均提供了免费抗结核药物治疗；项目采取了一些针对弱势群体的措施，如制作了少数民族文字的健康教育材料、为贫困病人提供交通费补助等，从而改善了项目地区结核病防治服务提供的公平性，有力地保证了项目目标的实现，并为2009年新的医药卫生体制改革提出的促进基本公共卫生服务逐步均等化作出了贡献。

卫生十项目取得了显著的社会和经济效益。项目实施期间，项目地区共治愈了140万涂阳肺结核患者，减少了77万例结核病死亡，避免了2000万健康人感染结核菌和200万人发病，16个项目省每年挽回经济损失至少40亿元。

卫生十项目的实施，为项目地区乃至全国的结核病防治规划积累了经验：一是项目设计与国家规划目标相结合，最终实现了双赢；二是加强政府承诺和保证经费投入是项目成功的关键；三是实施国际合作项目需要建立良好的协调与合作机制；四是开展项目需要不断开拓新的融资模式，卫生十项目因“创新性的融资模式”获得了世界银行最高奖项—行长奖；五是在项目省设立二级美元账户有利于缩短资金的回补周期；六是建立科学的管理理念和机制将有效推动工作开展；七是项目可持续发展的观念贯穿项目始终，是项目成果得以延续的保证。

卫生十项目率先采用的一些政策已经在项目实施期间逐渐成为国家政策或技术规范，并已在全国范围内实施。只有这些政策和策略得到延续并进一步完善，才能使结核病控制工作持续发展。同时，要利用医改的大好时机，不断开发新的政策和策略，继续利用现有的经验和成果。要继续利用项目实施期间证实有效的政策、策略及所取得的经验和成果，坚持政府领导，做好卫生、财政、教育、宣传等部门之间组织与协调，把结核病防治工作列入为民办实事的重要工作之一；进一步健全以结核病防治专业机构、各类医疗卫生等业务机构组成的结核病控制服务体系，完善结核病防治服务设施和设备，提高结核病基本服务可及性和服务质量，做好结核患者发现、诊断、治疗和管理；继续推行督导短程化疗（DOTS）策略，在此基础上逐步推行新的遏制结核病策略，推动结核病向广度、深度发展；不断开展实施性研究，不断改进结核病控制的方法、措施、政策和技术策略，不断修订和完善结核防治规划和计划；必须坚持国际合作，借鉴和学习国外先进技术和经验，不断提高结核病防治技术水平，为全世界的结核病控制作出贡献。

【积极开展卫生项目监管工作】 卫生部项目资金监管服务中心（以下简称中心）紧密围绕医改工作，积极转变工作思路，认真探索工作方法，建立健全监管机制，加强人才队伍建设。认真开展项目监管工作，为医改工作顺利进行保驾护航。

一、以“一个中心、两个转变”为指导思想，全面推进卫生项目监管工作。为切实做好项目监管工作，中心提出了“以医改为中心，转变工作职能和工作思路”的指导思想，在做好原有工作的同时，全面推进卫生项目监管工作。先后组织和参与了12次项目资金督查活动，覆盖28个省（区、市）、49个地市、90个县（区）的基础设施建设和公共卫生项目，累计投入852人日。通过组织和参与各项督查调研活动，较为全面地了解了督查地区的重点项目执行情况，检查发现了项目执行中存在的一些问题和困难，督促地方及时整改。同时，发现与总结了一些好的管理模式和工作经验。

二、建立健全监管机制，认真探索监管新方法。中心在认真开展项目监管工作的同时，着手研究项目监管制度和程序。为使监管工作有据可依，规范进行，并理顺工作机制，制定了《卫生部项目资金监督管理暂行办法（修改稿）》。此外，中心积极引入监管工作信息化和绩效评价等新方法，为切实提高监管水平，加强监管能力打下了坚实的基础。

三、加大培训力度，加强监管人才队伍建设。中心组织开展了多次培训工作，内容涉及项目管理、绩效评价以及审计知识等方面。同时，中心认真总结每次督导检查经验，并组织专门会议进行讨论，初步形成了“干中学”的学习机制。此外，中心积极引入多名专业人才，充实监管人才队伍。

【圆满完成世界银行禽/人流感信托基金赠款中国高致病性禽流感及人流感大流行防控能力建设一期项目，顺利启动二期项目】 由世界银行禽/人流感信托基金赠款支持的中国高致病性禽流感及人流感大流行防控能力建设项目，由卫生部和农业部在辽宁省和安徽省两个省8个县共同实施，项目包括两期。

一期项目于2010年6月结束，完成了计划内的所有活动，实现了全部项目目标，在改进基层流感大流行准备能力方面开展了大量创新性活动，将世界卫生组织“全社会参与流感大流行准备”的国际理念逐步转化为中国的实践，为项目地区应对2009年甲型H1N1流感作出了贡献。项目编著的《迎接流感大流行的挑战》，为基层应对流感大流行提供了有益的借鉴。

二期项目于2010年3月启动，拓展了一期注重多部门合作和将国际理念转化为中国实践的思路，补充或深化一期的活动，在能力建设方法上不断探索创新。初步实现了培训和演练方面的项目目标。

（王晓华　李雪莲）

精神文明建设

【2010年精神文明建设工作】 2010年卫生部精神文明建设工作坚持以邓小平理论和“三个代表”重要思想为指导，深入贯彻落实科学发展观，认真贯彻落实党的十七届四中、五中全会精神，紧紧围绕推进深化医药卫生体制改革，扎实开展理论武装工作，深入开展创新争优活动，广泛开展“迎世博、讲文明、树新风”活动，不断深化精神文明创建活动，为保证中心任务的顺利完成发挥了重要作用。

一、认真做好理论武装工作，大力推进学习型党组织建设

2010年是医药卫生体制改革承前启后、攻坚克难的关键一年。卫生部紧密结合推进深化医改各项任务，加强中国特色社会主义理论体系学习、宣传和教育，加强社会主义核心价值体系学习教育，积极搭建理论学习工作平台，组织引导直属机关广大党员干部用马克思主义中国化的最新理论成果武装头脑，指导实践，推动工作。

（一）发挥中心组学习的示范带头作用。卫生部党组坚持以党组中心组学习的形式引领党员领导干部加强理论学习，结合工作实际深入思考，把握大局，提高思想理论素养和解决实际问题的能力。一年来，根据深化医改的形势和任务，集中组织开展了12次专题学习活动，充分发挥了示范带头作用。各直属单位党委中心组认真落实理论学习制度，积极推进理论武装工作，增强了工作实效。

（二）广泛开展思想理论学习教育活动。坚持把理想信念教育作为重中之重，组织广大党员干部深入开展马克思主义指导思想、中国特色社会主义共同理想、民族精神和时代精神、社会主义荣辱观的学习与实践。根据形势任务，继续开展“每月一讲”学习教育活动，深入开展形势政策、民主法制、党风廉政等宣传教育，统一党员干部思想认识。围绕年度热点、难点问题，向广大党员干部推荐学习书目。卫生部党组书记、副部长张茅非常重视党员干部的读书学习，亲自向大家推荐了《向最好的医院学管理》、《苦难辉煌》、《心术》等学习书目。卫生部为党员发送了《理论热点面对面》、《六个为什么》、《七个怎么看》等理论书籍。“七一”前夕，卫生部召开了直属机关庆祝建党89周年暨抗震救灾先进事迹报告会，进一步弘扬抗震救灾精神，坚持和弘扬广大党员干部在抗震救灾斗争中表现出来的好思想、好作风、好精神。

（三）积极搭建有利于促进学习的平台。坚持创新理论宣传手段，使思想理论教育更加具有吸引力，提高广大党员干部学习的积极性。2010年初，制定了《中共卫生部党组关于推进学习型党组织建设的实施方案》，对推动学习型党组织建设、提高党员学习能力建设提出了具体措施。发挥青年公务员的积极性，号召青年公务员利用节假日回乡调研，召开了“春节回乡见闻”调研活动汇报会。从2010年5月开始，组织开展了“读书与实践”征文活动，得到广大党员干部的积极响应和广泛参与。充分发挥多维媒体的作用，积极公开党建工作中的重要事务，在卫生部网站开设创先争优活动专栏，宣传活动进展和指导工作情况，交流各地的典型经验。制作宣传板报150多幅，及时宣传部机关的重要工作。

二、切实加强基层党建工作，指导医药卫生系统深入开展创先争优活动

认真贯彻落实《中共中央关于加强和改进新形势下党的建设若干重大问题的决定》（以下简称《决定》），加强对医药卫生系统基层党建工作的指导，推进精神文明建设工作取得新成效。

（一）加强行业指导，完成基层医疗卫生单位学习实践活动指导任务。卫生部从2009年9月开始，对基层医疗卫生单位深入学习实践科学发展观活动开展行业指导。卫生部党组把指导基层医疗卫生单位开展学习实践活动作为推动医改任务落实和加强基层组织建设的内在需要和难得机遇，指导基层医疗卫生单位开展学习实践活动与贯彻落实党的十七届四中全会精神、深化医改、做好防控甲型H1N1流感疫情等医疗卫生工作和加强医德医风建设结合起来，按照“提高思想认识、解决突出问题、加强基层组织、促进科学发展”的具体目标和五个“更加注重”的要求，到2010年2月底，认真完成了学习调研、分析检查和整改落实3个阶段的各项工作，充分发挥了行业指导作用，取得了明显成效。

（二）切实履行职责，指导全国医药卫生系统深入开展创先争优活动。2010年4月6日，全党深入学习实践科学发展观活动总结大会和中央创先争优活动部署工作会议之后，按照中央要求，卫生部牵头与国家食品药品监督管理局、国家中医药管理局联合成立了全国医药卫生系统创先争优活动指导小组和工作机构，认真开展对全国医药卫生系统创先争优活动的指导工作。活动开展以来，把做好指导工作作为进一步深入学习实践科学发展观、推动深化医改的重要政治任务，结合全国医药卫生系统的特点，有针对性地做好指导工作，扎实推进各项任务的落实。各地基层医药卫生单位认真贯彻落实中央的部署和卫生部党组的要求，把开展创先争优活动与落实医改任务紧密结合、与本单位中心工作紧密结合，深入开展争创活动，展现出平稳发展、积极向上的良好势头。

（三）落实党建制度，为卫生事业科学发展提供坚强的政治和组织保障。认真贯彻落实《决定》，进一步加强长效机制建设，促进党建工作科学化、制度化和规范化。坚持党支部书记“一岗双责”制度，落实好党员行政领导干部抓党建工作的责任。严格组织生活，坚持和完善“三会一课”制度，不断提高领导班子民主生活会质量。认真落实全国机关党的建设工作会议精神，深入学习贯彻新修订的《中国共产党党和国家机关基层组织工作条例》。

三、积极推进文明创建工作，不断提高全系统精神文明建设工作的水平

以举办上海世博会和广州亚运会、亚残会为契机，在全系统大力开展群众性爱国主义教育活动，倡导开展“迎、讲、树”活动，组织开展志愿服务活动，加强行业思想政治工作，为深化医改营造良好氛围。

（一）推动行业精神文明创建活动。切实做好对卫生系统全国文明单位、全国精神文明建设工作先进单位的考核工作，提高卫生系统文明单位创建工作制度化、规范化水平，在全系统营造积极创建、争当文明的氛围。组织全系统广大干部职工参加中央文明办举办的“做文明有礼的中国人”网上签名寄语活动，展示卫生系统精神文明建设成果。积极参与团中央发起的“青年文明号与世博同行”主题实践活动，引导全国医药卫生系统青年文明号集体参与世博、服务世博、奉献世博。召开了全国卫生系统“号和手”创建活动表彰暨经验交流会，表彰了2007—2008年度全国卫生系统的全国青年文明号、青年岗位能手和优秀组织奖集体。

（二）加强卫生系统思想政治工作。按照《中共卫生部党组关于卫生系统加强和改进思想政治工作的意见》的要求，不断加强和改进思想政治工作。以开展创先争优活动为契机，组织编写了《健康卫士风采》学习辅导读本，组织卫生系统干部职工向卫生行业的先进典型人物学习。充分发挥社会组织对推动思想政治工作的作用，引导广大医药卫生工作者全心全意为人民健康服务。

（三）推进卫生社会志愿服务活动。贯彻落实中央文明委《关于深入开展志愿服务活动的意见》，深入开展“志愿者医院服务”活动。积极营造“志愿者医院服务”活动氛围，在全国医药卫生系统培育文明风尚，弘扬扶危济困精神，充分发掘和运用社会资源，为公众搭建奉献爱心的平台，为构建和谐社会贡献力量。卫生部向全国卫生系统发出通知，号召窗口单位结合抗震救灾、抗洪救灾等工作，并以上海举办世博会、广州举办亚运会为契机，制定服务承诺和服务标准，广泛开展卫生志愿服务活动。

（四）广泛开展健康宣传教育活动。继续开展儿童、青少年心理健康教育活动，促进净化青少年健康成长社会文化环境。组织全国相约健康社区行巡讲活动。青海玉树地震发生后，许多巡讲专家深入灾区，开展救灾防疫及心理健康指导。继续举办“中央国家机关健康大讲堂”活动。2010年启动了以“健康投资、健康储蓄、健康管理、阳光人生”为主题的“相约健康高校行”活动。同时，注重健康科普教育，为普及健康知识提供权威的精品书籍和材料。

（五）积极开展职工文化体育活动。加强对群众工作的领导力度和统筹协调力度，充分发挥工青妇等群众组织联系广大职工的桥梁纽带作用。举行“喜迎三八100年建功医改促和谐”联谊活动，所有卫生部领导为庆祝“三八妇女节”活动发来寄语。召开妇工委委员座谈会暨“情系灾区 巾帼行动”座谈会，组织开展了先进事迹报告，充分展示了直属机关女同志在应对突发公共事件时发挥的不可替代的重要作用。广泛开展群众性文化体育活动，活跃职工文化生活。2010年9月，卫生部第六届职工运动会在北京举行。运动会由卫生部、国家食品药品监督管理局、国家中医药管理局和中国医学科学院联合举办。运动会突出群众性、参与性和趣味性，设置了比较容易普及的健身项目和适当的竞技项目，得到了广大干部职工的欢迎。

（殷克）

【2010年卫生纠风工作】

一、举办全国卫生系统纠风工作培训班

2010年9月12～17日在湖北省武汉市举办了2010年全国卫生纠风工作培训班。参加此次培训班的学员有全国各省（区、市）卫生厅（局）纠风办主任，新疆生产建设兵团卫生局纠风办主任；各省（区、市）、新疆生产建设兵团卫生厅局部分直属三级甲等医院（包括省属高校附属三甲医院）纪委书记；有关医学院校及卫生部部属（管）医院、国家中医药局局属（管）医院纪委书记（或纠风工作负责人），共205人。中央纪委驻卫生部纪检组组长李熙、卫生部有关业务司局负责人和有关专家、教授进行了授课。授课内容围绕卫生纠风工作业务知识、治理医药购销领域商业贿赂工作有关业务知识和深化医药卫生体制改革形势及有关政策等展开。主要安排了当前卫生纠风工作的形势和任务；规范医院管理、提高服务质量；深化公立医院改革试点工作；治理商业贿赂专项工作；加强行业作风建设、树立良好卫生形象；发现职业幸福——医学的人文理想与医学界的职业幸福等6次专题报告。培训班还围绕当前卫生行业不正之风的主要表现、成因及对策，卫生纠风工作中的有效做法和经验，存在的问题和困难，进一步加强卫生纠风工作的意见、建议；当前治理医药购销领域商业贿赂工作面临的新情况、新问题，进一步巩固和深化治理工作的措施、建议；当前部属（管）医院加强行业作风建设的有效做法和经验，存在的问题和困难，对进一步加强部属（管）医院行风建设、充分发挥表率作用的意见和建议等问题安排了小组讨论。同时，还编发了《卫生纠风工作文件选编》等资料。此这次培训针对性强，授课教师水平高，培训组织严密，编发资料实用。通过培训学习，提高了相关人员思想认识，开阔了工作视野，拓宽了工作思路，搭建了相互交流的平台，对进一步做好卫生纠风工作起到了推动作用。

二、深入开展药品集中采购工作

2010 年 2 月 6 日，卫生部会同国务院纠风办召开了全国药品集中采购工作会议，对推进药品集中采购工作作出部署；6 月协助国务院纠正行业不正之风办公室等 7 部委制定印发了《药品集中采购监督管理办法》；7 月会同国务院纠风办、国家发展和改革委员会等 7 部委制定印发了《医疗机构药品集中采购工作规范》；7 月 20 ~ 22 日在江苏省苏州市举办培训班，加强学习宣传药品集中采购规范；11 ~ 12 月对工作中存在不足的 6 个省（区、市），卫生部和国务院纠风办领导同志亲自带队开展重点督导工作，帮助解决问题、推动工作。针对工作中存在的一些共性问题和难点问题，卫生部深入有关省（区、市）和国药集团开展调查研究，召开关于药品生产企业、经营企业、公立医院、民营医院等一系列座谈会，并邀请香港卫生署和医院管理局专家介绍香港药品采购的做法，共同研究解决问题的办法和措施。各省（区、市）卫生厅（局）认真履行职责，会同纠风办等部门扎实开展工作，进一步完善集中采购平台，加强工作机构建设，强化监督制约。经过一年的不懈努力，药品集中采购工作取得了新进展，集中采购在保证药品质量、控制药品价格方面的作用进一步显现。据统计，2010 年各地非基本药物集中采购总金额为 2100.74 亿元，与 2009 年各地区的药品采购价格相比平均下降 10.09%，降价总金额为 232.03 亿元。

三、加强卫生行风建设，完善卫生纠风工作责任制

一是进一步落实医务人员医德考评制度。印发了《卫生部纠风办关于对医德考评工作开展督导检查的通知》，将督导检查与调查研究相结合，总结推广各地医德考评工作中的好做法、好经验，了解发现工作中出现的新情况、新问题，研究进一步加强工作的办法和措施，不断完善医德考评制度，发挥医德考评工作对医务人员有效地激励和约束作用。据统计，全国有 82.1%（61573 家）的医疗机构开展医务人员医德考评工作，其中 99%（1304 家）的三级医院、96.2%（8707 家）的二级医院实行医德考评制度。

二是为切实抓好各项纠风工作任务的落实。2010 年 6 月制定印发了《关于进一步加强和完善卫生纠风工作责任制的意见》（卫办发〔2010〕63 号），从指导思想、责任内容、责任分解、考核与追究几个方面提出了具体要求，为进一步深化卫生纠风工作提供了保障。文件印发后，指导各地贯彻落实文件精神，并对部分省（区、市）落实纠风责任制的情况进行了督导检查，结合实际推动纠风工作不断深化。

三是注重信息收集整理、宣传通报工作。印发了《进一步加强纠风工作信息报送的通知》，重视发挥各级纠风工作联络员作用，加强沟通，及时了解掌握各地卫生纠风工作制度贯彻落实和纠风工作开展情况，发现、宣传、推广好的做法和经验，对工作不力和工作中反映的主要问题梳理分析，及时向领导汇报。全年编发卫生纠风工作简报 22 期。建立了纠风案件信息库和卫生纠风信访及案件办理情况季报制度，印发卫生纠风信访举报案件办理情况统计表，认真做好信访举报信息收集整理和分析典型纠风案件工作，及时掌握案发动向，督促、指导做好纠风案件查处工作。据统计，2010 年全国查处乱收费问题 602 起，涉及金额 14,047.66 万元；查处挤占、截留、挪用和骗取医药卫生体制改革投入资金问题 70 件；查处不正之风问题 2470 件，1140 人受到党纪政纪处分和其他处理；查处医药购销领域商业贿赂案件 416 起，涉及金额 3543.59 万元，其中受党纪政纪处分和其他处理 529 人，受刑事处分 124 人。

四是 2010 年 10 月印发了《卫生部办公厅关于对卫生系统惩治和预防腐败体系建设有关情况进行检查的通知》，要求各地卫生行政部门和医疗卫生单位以纠风、治理医药购销领域商业贿赂和药品集中采购等工作任务为重点进行自查，并向卫生部报告自查情况。在 2009 年对 10 个省（区、市）检查的基础上，卫生部在 2010 年 11 月组织抽调有关司局和直属单位熟悉纪检监察纠风工作的同志 30 多名，组成 7 个检查组，对全国 20 个省（区、市）和新疆生产建设兵团进行了检查，发现总结各地工作中好的做法和经验，查找分析工作中的薄弱环节和问题，推动卫生系统惩防体系建设和纠风工作的深入开展。

五是对各省行风评议工作进行了书面调研。制作印发了《卫生系统行风评议情况调查表》，对全国卫生系统行风评议工作情况进行调查，总结推广先进做法和经验，并及时汇总统计形成书面报告，呈报国务院纠风办。全国已开展行风评议的省（区、市）有 24 个，其中 6 个省（山西省、江西省、湖北省、辽宁省、吉林省、黑龙江省）在民主评议政风行风活动中排名靠前，山西省在 56 个部门和行业中获得行评先进单位，江西省在 57 个部门中位居前 10 名，湖北省在

35个部门和行业中获评优秀，吉林省在84个部门和行业中获评群众满意单位，黑龙江省在50个部门中位居第3名，辽宁省在115个部门和行业中获评先进单位；通报为较好、较满意的省（区）为内蒙古自治区、安徽省、西藏自治区。

四、加强医德医风教育、编制警示教育片

2010年策划拍摄了警示教育片《警钟长鸣》。该片立足卫生行业特点，选取近年来查处的发生在医药购销领域的商业贿赂典型案例，全方位、多角度、深入浅出地对各种贿赂行为进行解剖分析，为对医疗卫生人员开展警示教育提供了实际生动的教材。8月印发了《卫生部办公厅关于组织观看〈警钟长鸣〉警示教育片的通知》（卫办综函〔2010〕668号，以下简称《通知》），各省（区、市）卫生厅（局）高度重视此项工作，及时转发《通知》，认真督促其所属医疗卫生机构积极征订、组织系统内干部职工，尤其是各级领导干部和关键岗位人员集中观看，结合警示教育对本单位党风廉政建设和纠风工作进行一次回顾和检查，保证了教育的效果，反映良好。

五、深化治理医药购销领域商业贿赂专项工作

一是制定印发了《卫生部关于进一步深化治理医药购销领域商业贿赂工作的通知》（卫办发〔2010〕59号），进一步深化了对治理医药购销领域商业贿赂工作的认识，增强工作的责任感和紧迫感；继续广泛开展宣传教育，牢固树立防止商业贿赂的思想道德和纪律法制防线；加大查办医药购销领域商业贿赂案件力度，坚决惩处商业贿赂行；加强长效机制建设，着力抓好防控商业贿赂长效机制各项制度的落实；加强医院信息系统药品、高值耗材统计功能管理，严禁为商业目的统方；建立医药购销领域商业贿赂不良记录，坚决打击商业贿赂行贿行为；以及切实加强组织领导，完善治理商业贿赂工作领导体制和工作机制等方面做了进一步的强调和要求。文件印发后，各地高度重视，采取多种形式，及时进行了学习传达，认真研究部署，贯彻落实。

二是结合系统惩防体系检查，对20个省（区、市）和新疆生产建设兵团的治理医药购销领域商业贿赂工作进行了在重点督导检查，发现好的做法，总结好的经验，同时及时纠正问题和不足，提出工作要求和建议，进一步推动治贿工作的深入开展。

【召开2010年全国卫生系统纪检监察暨纠风工作会议】 2010年1月21～22日在北京召开了全国卫生系统纪检监察暨纠风工作会议。传达学习了中共中央总书记胡锦涛在中央纪委第五次全会上的重要讲话和中央纪委第五次全会精神，总结交流2009年卫生系统反腐倡廉工作，安排部署了2010年的工作任务。中央纪委委员、卫生部党组成员、驻部纪检组组长李熙代表卫生部党组和驻部组局作了工作报告。卫生部部长陈竺、卫生部党组书记、副部长张茅出席会议并讲话。会议还交流了8个单位的做法和经验，进行了分组讨论。参会人员有：各省（区、市）卫生厅（局），新疆生产建设兵团纪检组长（纪委书记）、监察室（处）主任（处长）；各副省级城市卫生局纪检组长（纪委书记）；卫生部、国家中医药管理局直属单位纪委书记或分管领导；卫生部；国家中医药管理局相关司局纪委负责人；邀请部分大学分管所属单位卫生行风工作领导；中央纪委监察部和国务院纠风办有关领导。

会上李熙指出，2009年全国卫生系统加强对中央扩大内需促进经济增长政策落实情况的监督检查，中央有关重大决策部署得到较好落实，领导干部作风建设和廉洁自律工作不断深化，卫生行风建设取得新进展，药品集中采购工作全面推进，查办案件工作力度继续加大，监督和制度建设进一步加强。

李熙强调，2010年是深入贯彻落实十七届四中全会精神、加强和改进新形势下党的建设的重要一年，也是深化医药卫生体制改革、确保完成五项重点任务的关键一年，做好2010年的反腐倡廉工作意义重大。要严明党的政治纪律，进一步加强对中央重大决策部署执行情况的监督检查。要加强领导机关和领导干部的作风建设，扎实做好反腐倡廉教育和领导干部廉洁自律工作。要严格落实"谁主管、谁负责"和"管行业必须管行风"的纠风工作责任制，与深化医改工作结合起来，着力解决群众反映强烈的突出问题，强化源头治理，重点加大正面宣传力度，认真落实医务人员医德考评制度，大力推进临床路径和单病种收费制度改革，切实加强医院管理，进一步提升院务公开的质量和水平，加强行业监管，着力构建和谐医患关系。要严格监督和规范，确保集中采购工作落到实处。要继续深入治理医药购销领域商业贿赂，防止反弹。要加大查办案件的力度，震慑违纪违法行为，突出查办严重损害群众利益的行风案件。要加强监督和制度建设，不断拓展从源头上防治腐败的工作领域。

李熙要求，纪检监察机构要加强自身建设，为完成2010年各项任务提供坚强保证。要认真执行党风廉政建设和纠风工作责任制，切实形成推进反腐倡廉工作的整体合力。要全面加强能力建设，加强纪检监察组织建设，加强干部作风建设，在加强党性修养、树立和弘扬良好作风方面发挥表率作用，树立纪检监察干部可亲、可信、可敬的良好形象。

陈竺对过去一年卫生系统狠抓医改任务落实，进一步用改革的思路和办法加强卫生系统行风建设取得的工作成效给予了充分肯定，严肃指出当前卫生系统行风建设存在的突出问题，尤其是对去年发生的多起严重医疗安全事件进行了严肃批评，要求全系统正视存在的问题，从贯彻落实科学发展观和构建社会主义和谐社会，从维护人民群众利益，从关系医改成败，从维护行业形象的高度，提高认识，克服盲目乐观情绪，进一步加大力度，改进措施，严明纪律，切实维护群众的健康权益。

陈竺强调，卫生系统要进一步改进加强医德医风教育的方式方法，创新教育载体，增强教育的针对性、有效性和亲和力、感召力。要继续严格规范医疗服务行为，认真落实药品、医疗技术和医疗器械临床应用管理规定，严格执行《处方管理办法》和药品通用名、处方点评、处方公示制度，完善医疗机构药事管理制度和护理质量管理制度，深入开展预约诊疗服务，优化服务流程，方便群众看病就医。要不断规范医疗服务收费行为，加强对收费各个环节的监督管理，严禁自立项目、分解项目收费，防止重复计费、多收乱收等问题的发生。要强化医疗服务监管，按照属地化、全行业管理的原则，认真履行对辖区所属医疗机构的监管职责，健全医疗质量管理控制体系，建立国家和省级医疗质量控制评价中心，完善管理制度、标准和指标体系，提高医疗质量。要切实抓好临床路径、按病种收费管理等医改试点工作，探索医院收费方式改革，积极推进按病种收费管理，稳步推进国家基本药物制度的初步建立和实施，巩固和深化以省为单位、以政府为主导的药品网上集中采购工作成果，继续加强对新型农村合作医疗基金的监管，坚决查处严重损害群众利益的行风案件，推进医疗纠纷人民调解机制，努力构建和谐的医患关系。

陈竺要求，各级卫生行政部门和医疗卫生机构要坚持和完善行政领导主抓，相关职能部门各负其责，纪检监察纠风机构组织协调和督促检查的纠风工作领导体制和工作机制，及时健全机构和人员，适应工作需要。要按照“谁主管、谁负责”和“管行业必须管行风”的原则，实行严格的纠风工作责任制，严格责任追究，对领导不力、监督不严、疏于管理，发生严重不正之风的问题或医疗责任事故的地方和医院，不仅要追究当事人的责任，更要严格追究医院领导的责任，卫生行政部门监管不力的也要追究有关领导的责任。要把督促检查作为促进工作落实的重要手段，及时发现并解决工作中的问题，促进任务落实。

张茅在讲话中深刻分析了当前卫生系统党风廉政建设面临的形势任务，指出医疗卫生关系人民群众的身心健康和生命安全，关系人民群众的切身利益，是重要的民生领域，加强党风廉政建设更具有特殊的重要性和紧迫性。

张茅强调，2010 年卫生系统党风廉政建设要进一步抓好党的十七届四中全会精神的贯彻落实，制订进一步贯彻落实的意见，把贯彻落实全会提出的任务和要求纳入各级党委（党组）的整体工作部署之中，同学习胡锦涛在中央纪委第五次全会上的重要讲话结合起来，同深化医药卫生体制改革工作结合起来，同加强卫生系统党风廉政建设暨纠风工作结合起来，同基层医疗卫生单位学习实践科学发展观活动结合起来，以改革创新的精神推进卫生系统党的建设和反腐倡廉建设。要扎实推进卫生系统惩防体系建设，深刻把握惩治和预防的关系，全面推进和突出重点的关系，推进惩防体系建设和业务工作的关系，对中央在《2008—2012 年工作规划》中明确由卫生部牵头的任务和协办的任务，认真搞好责任分解，明确工作标准，确定完成时限，加强督促检查，推动工作落实。要深刻反思三鹿牌奶粉事件、开胸验肺事件、医学院校学生实习行医事件中履行职责、依法行政的差距，认真汲取教训，充分认识“权力即责任”，必须始终把群众的利益放在第一位，认真履行工作职责，严格依法行政。要切实加强医疗卫生单位财务资金管理工作，各部门各单位的主要领导作为本单位的法人代表，对本单位的经济管理工作负总责，要知法、懂法、守法，严格按照财经律法规和政策纪律办事，财务部门负责人要坚持原则，发挥好监督审核和把关的作用，当好领导管钱用钱的参谋助手。要切实加强卫生系统基层党组织建设，参加第三批学习实践科学发展观活动的基层医疗单位要以学习实践科学发展观活动为契机，加强调查研究，有针对性地加强基层医疗卫生单位党组织建设，不断扩大组织的覆盖面，强化组织功能，创新活动方式，并把民营医疗机构的党组织健全起来，活动开展起来。

张茅指出，卫生部机关和直属单位在党风廉政建设方面要为全系统作表率。要切实加强党性修养，在作风建设上做表率，大兴密切联系群众之风，大兴求真务实之风，大兴艰苦奋斗之风，大兴批评和自我批评之风，维护党的机体健康。要严格教育监督，在廉政建设上作表率，领导干部要带头学习和自觉遵守《中国共产党党员领导干部廉洁从政若干规定》等各项规定，凡廉洁自律规定不能做、不该做、不允许做的坚决不作，切实在思想上筑牢拒腐防变的第一道防线。要认真履职尽责，在勤政建设上作表率，强化责任意识、大局意识、机遇意识，加大治庸治懒的力度，把勤政纳入干部考核内容，对工作不尽职尽责的，要按照有关规定进行问责。要认真贯彻落实“三重一大”事项集体讨论决定制度，在贯彻党的民主集中制上作表率，不断改进和完善“三重一大”事项集体讨论决定制度的实施办法，探索建立“三重一大”事项集体讨论决定前征求群众意见、领导班子成员票决制、单位主要负责人末位发言制和重要决策失误责任追究等制度，逐步使决策建立在民主科学的基础之上，实现决策权力和决策责任的统一，加强对“权、钱、人、项目”等重点领域和关键环节权力行使的监督，深入开展权力清理排查工作，全面掌握权力运行容易发生廉政风险的薄弱环节，有针对性地采取综合措施加强监管，切实防范权力滥用。

张茅要求，卫生系统采取党政分设的部门和单位执行党风廉政建设责任制，党委（党组）书记是“第一责任人”，负主要领导责任，班子其他成员按照分工对职责范围内的党风廉政建设负直接领导责任，并抓好分管部门和单位的党风廉政建设工作。按照“谁主管谁负责”，“管行业必须管行风”的原则，行政领导班子主要负责同志是对行风建设负主要领导责任，行政领导班子其他成员按照分工抓好职责范围内的行风建设工作。纪检监察部门协助党委（党组）和行政领导班子抓好职责范围内的党风廉政建设和纠风工作，对责任制执行情况进行监督检查。要切实关心纪检监察部门的组织建设，医院特别是大型医院都要建立健全纪检监察组织，落实人员编制和经费保障，以适应卫生系统反腐倡廉建设和纠风工作需要。要加大对纪检监察干部的培养、交流和选拔任用力度，为他们健康成长创造条件。

【积极推进惩防体系建设工作 加强反腐倡廉建设】 一是按照中央纪委监察部的要求，进一步健全完善了反腐败工作领导体制和工作机制。成立卫生部惩防体系建设领导小组，卫生部党组书记、副部长张茅任组长，卫生部副部长陈啸宏和李熙任副组长。2010 年初，党组在驻部纪检组协助下制定反腐倡廉任务分解表，将任务细化分解到部领导和各司局，提出明确要求，以党组文件印发执行。各司局和有关直属单位结合业务工作把承担的反腐倡廉任务分解到司局领导和处室，层层落实责任，一级抓一级。

二是针对卫生部机关、直属单位和卫生系统反腐倡廉工作实际，经过不断实践和探索，逐步形成了部机关、直属单位和卫生系统三个层面既突出不同重点、又统筹协调推进的工作格局。在卫生部机关，重点围绕“权、钱、人、项目”等重点部位和关键环节，加强监督管理和制度建设，规范权力运行，促进廉洁从政；在卫生部直属单位，重点落实“三重一大”事项集体讨论决定制度，规范决策程序，健全内部监督制约机制；在卫生系统，重点加强医德医风建设和治理商业贿赂工作，规范执业行为，推动卫生行风持续好转。

三是周密安排部署，认真开展惩防体系建设检查工作。结合卫生工作实际，分别制定印发了《中共卫生部党组关于对惩治和预防腐败体系建设情况进行检查的通知》和《卫生部关于对卫生系统惩治和预防腐败体系建设情况进行检查的通知》，对卫生部机关、直属单位和全国卫生系统惩防体系建设检查工作作出了安排部署。为做好重点抽查工作，专门制定了《关于对卫生系统惩治和预防腐败体系建设有关情况进行重点抽查的方案》和《关于对卫生部机关和直属单位惩治和预防腐败体系建设情况进行抽查的实施方案》，进一步明确了检查工作的重点内容、工作方法和工作纪律。

四是积极发挥牵头作用，扎实推进惩防体系建设牵头工作任务的落实。根据中央纪委《工作规划》分工方案，卫生部牵头负责“医德医风建设”和“食品安全监管”两项工作。按照分工方案要求，认真履行牵头职责，与相关部门密切配合，互相支持，加大综合治理力度，不断推进牵头工作深入有效地开展。

五是扎实开展治理医药购销领域商业贿赂专项工作，规范医药购销秩序。2010 年 6 月制定印发了《卫生部关于进一步深化治理医药购销领域商业贿赂工作的通知》，卫生系统治理商业贿赂工作取得了阶段性的明显成效，医药购销秩序得到有效规范。

六是以增强约束力和执行力为核心，不断健全完善的反腐倡廉制度体系，逐步建立用制度管人、靠制度管权、按制度办事的领导体制和工作机制，不断拓展源头防治腐败工作领域。会同有关部门研究制定医疗卫生领域违纪违法行为的处分规定，目前已形成草案并上报监察部。

【加强对中央重大决策部署执行情况的监督检查】 按照中央纪委监察部的部署和要求，结合卫生系统实际，2010 年卫生部加强监督检查工作，确保中央重大决策部署在全国卫生系统得到有效落实。

一、进一步扩大对中央扩大内需促进经济增长政策落实情况的监督检查。2010 年初召开了 2010 年全国卫生系统纪检监察暨纠风工作会议，通报了《2009 年卫生系统扩大内需项目督导检查工作情况》，驻卫生部纪检组组长李熙对进一步加强该项工作提出了明确要求。2010 年 6 月和 12 月，卫生部、国家中医药管理局和卫生部项目资金监管服务中心等部门，组成 6 个检查组，由司局级领导带队，分两次对天津市等 12 个省（区、市）扩大内需项目进行了督导检查。为提高工作效率，督导检查工作与卫生系统工程建设领域突出问题专项治理和中央补助地方公共卫生项目督导检查相结合，在确保质量和数量的前提下减少地方接受检查的次数，取得了良好的效果。在汇总分析检查工作情况的基础上，召开电视电话会议，对各地开展工作情况、存在的主要问题进行了通报，并针对检查中发现的重点问题向有关省（区、市）卫生厅局发函，督促整改落实。

二、对深入开展工程建设领域突出问题专项治理工作开展检查。2009 年 10 月，卫生部印发了《卫生系统开展工程建设领域突出问题专项治理工作方案》（卫规财发〔2009〕102 号），全面启动了卫生系统工程建设领域突出问题专项治理工作。专项工作开展以来，部局属（管）单位共排查 2008 年以来在建的项目 337 个。卫生部对卫生部和国家中医药管理局所属管理的 35 家单位 47 个项目进行了重点检查。针对政府投资和使用国有资金 5,000 万元以上的 61 个项目和非政府投资和未使用国有资金投资

3,000万元以上的2个项目，经过排查和抽查，共发现问题140个，主要是负债建设、项目安排不合理、超标准超规模建设、项目决策不民主等方面，检查组在现场指出问题的同时，还进行了书面反馈，提出整改建议和时限要求。

三、继续扎实开展“小金库”专项治理工作。配合卫生部规划财务司等部门，在2009年自查覆盖面100%，重点检查面是中央要求2倍的基础上，2010年在卫生部机关和直属单位深入开展“回头看”，扎实推进社会团体和公募基金会等单位自查自纠，共对62家单位开展了重点检查，发现12家单位存在“小金库”问题，涉及金额414万余元，均依法予以纠正。

四、深入开展制止公款出国境旅游专项治理工作。在制定《卫生部办公厅对〈关于加强因公出国境管理的规定〉补充规定的通知》、《〈卫生部关于因公护照管理规定的实施细则〉补充规定》的基础上，2010年又印发了《卫生部2010年制止公款出国旅游专项工作要点》和《因公出国（境）管理责任分工》，并对4家直属单位开展实地检查，同时还将卫生部机关出访人员名单在卫生部内网公布，设立“出访报告”专刊，将出访报告公示，进一步加强对因公出国、出访活动的管理。

【举办2010年全国卫生系统纪检监察干部培训班】 2010年7月12～17日，卫生部在浙江省宁波市党校举办了2010年全国卫生系统纪检监察干部培训班。参加这次培训班的有来自全国31个省（区、市）、15个副省级城市卫生厅（局）及所属单位、卫生部、国家中医药管理局直属单位、北京大学医学部所属单位以及宁波市卫生局的纪检监察干部，共计191人。

此次培训班，主要围绕反腐倡廉建设、深化医药卫生体制改革以及纪检监察业务工作等安排了7次专题报告，涉及当前反腐败斗争的形势与任务，贯彻落实《建立健全惩治和预防腐败体系2008—2010年工作规划》、推进惩治和预防腐败体系建设，深化医药卫生体制改革、治理商业贿赂工作、纪检监察业务知识等方面内容。培训班还安排了小组讨论，主要围绕贯彻落实建立健全惩治和预防腐败体系2008—2012年工作规划、加大治本抓源头遏制腐败现象工作，治理医药购销领域商业贿赂工作和加强纪检监察队伍自身建设等问题展开讨论。

【扎实推进权力运行监控机制建设试点工作】 2010年卫生部扎实推进权力运行监控机制建设试点工作，取得了阶段性成效。

一是启动权力运行监控机制建设试点工作。为深入推进卫生部反腐倡廉建设，在卫生部机关6个司局和6个直属单位开展权力运行监控机制建设试点工作。2010年1月14日，召开了卫生部机关全体干部和直属单位领导班子成员参加的试点工作动员会，由卫生部党组书记张茅作试点工作动员，驻部纪检组组长李熙进行了工作部署；国家预防腐败局副局长崔海荣也应邀参加了会议，并给予试点工作启动以高度评价。

二是扎实开展权力清理和风险排查工作。2010年2月24日，卫生部惩防体系建设领导小组办公室召开试点工作培训会议，对各试点司局和直属单位分管领导和联络员进行了培训，并印发了《权力明晰表》。各试点司局和直属单位根据卫生部统一安排，对本部门、本单位行使的权力进行了深入排查，认真填报了《权力明晰表》。经卫生部惩防体系领导小组办公室先后三次集中人员、集中时间进行审核，累计审核权力1114项，提出修改意见455条。期间驻卫生部纪检组组长李熙两次主持了领导小组办公室组织的审核工作。三次审核后，考虑到试点工作面较小，为防止出现试点单位与未试点单位之间权力交叉的情况，领导小组办公室又就各试点司局和直属单位的《权力明晰表》分别征求了其业务相关司局和单位意见。在此基础上，卫生部党组书记、副部长张茅主持召开了卫生部惩防体系建设领导小组会议，审议通过了各试点单位的《权力明晰表》。10月12日卫生部以党组文件形式印发各试点单位《权力明晰表》，明确了各试点司局和直属单位权力共253项，其中A级权力84项，B级权力115项，C级权力54项。

三是组织进行权力运行流程图绘制工作。《权力明晰表》印发后，按照试点工作进度安排，卫生部惩防体系建设领导小组办公室组织各试点单位开展了A、B级权力运行流程图绘制工作。各试点单位所有A、B级共199项权力的运行流程图已绘制完毕。权力运行流程图明确了权力运行的基本程序，承办岗位、办理时限等，使权力运行步骤更加清晰流畅、程序更加简约明确、监督更加方便有效。

目前，卫生部权力运行监控机制建设试点工作已完成权力清理、风险排查、流程图绘制等基础性工作，为试点工作的深入推进奠定了坚实的基础。

【加强卫生部直属单位纪检监察组织建设】 为了进一步加强卫生部直属单位纪检监察工作，更好地发挥各单位纪检监察机构的职能作用，推动卫生系统反腐倡廉工作的深入开展，卫生部深入调查了解卫生部各直属单位党员人数、党组织设立、纪检监察机构设置、纪检监察人员编制及工作开展等情况。针对卫生部直属单位纪检监察机构组织不够健全、力量薄弱的现状，依据《中国共产党章程》、《行政监察法》和纪检监察工作有关规定等，2010年8月印发了《关于加强卫生部直属单位纪检监察组织建设的意见》。主要内容分为三个部分，一是强调了加强卫生部直属单位纪检监察组织建设的重要性和必要性。二是建立健全卫生部直属单位纪检监察机构并充分发挥其作用。要求各直属单位设立专门机构或配备专（兼）职人员，负责纪检监察工作，设立党委的直属单位都要设立纪委。部直属各单位的纪检监察机构和纪检监察干部要按照党章和有关法律法规要求，切实履行纪检监察职能。三是加强卫生部直属单位纪检监察机构领导班子和干部队伍建设。提出了卫生部直属单位纪检监察机构和人员岗位设置意见，对纪检监察干部岗位级别、开展工作的依据、任职条件、任免程序、人员配备等方面作出了规定，还规定了各直属单位纪委书记和监察机构负责人任免前，应事先征得卫生部直属机关纪委和驻部纪检组监察局同意。这是卫生部直属单位加强党风廉政建设、完善惩治和预防腐败体系建设，加强纪检监察组织机构和干部队伍建设的指导性文件之一，对搞好卫生系统反腐倡廉和纠风工作有着重要意义。

【召开省区市卫生厅局纪检组长座谈会】 2010年9月26～27日，卫生部在新疆维吾尔自治区召开了省（区、市）卫生厅局纪检组长座谈会。中央纪委第四纪检监察室有关同志应邀出席会议。会议请卫生部、卫生发展研究中心的有关同志分别就深化医改和医疗服务支付方式改革问题作了专题讲座。上海市、山西省、吉林省、江西省、山东省、新疆维吾尔自治区6个省（区、市）驻厅（局）的纪检组作了重点发言，分别介绍了他们开展治理商业贿赂、开展医德考评、落实纠风工作责任制、加强行风建设、开展“两好一满意”活动的情况。中央纪委委员、卫生部党组成员、中央纪委驻卫生部纪检组组长李熙作了重要讲话。

李熙指出，2010年以来卫生系统各级纪检监察部门加强了对中央扩大内需及医改投资项目执行情况、工程建设领域突出问题的专项治理、治理“小金库”以及四川汶川、青海玉树灾后重建资金物资管理使用情况的监督检查，保证了中央重大决策部署的贯彻落实；纠风工作同深化医改工作相结合，坚持用发展、改革、管理的思路和办法，采取综合治理措施解决存在的突出问题和深层次问题；认真落实纠风工作责任制，形成齐抓共管工作格局，在行风评议中不少省（区、市）取得了比较靠前的名次，受到省政府表彰；反腐倡廉制度建设取得积极进展，相继印发了《卫生部关于进一步加强和完善卫生纠风工作责任制的意见》、《卫生部关于进一步深化治理医药购销领域商业贿赂工作的通知》、7部委印发了《医疗机构药品集中采购工作规范》和《药品集中采购监督管理办法》等重要制度文件；各级纪检监察部门把实施监督作为第一位的职责，加大了对党政领导班子成员以及“权、钱、人、项目”等重点领域和重点环节的监督力度，不断探索有效监督的措施和办法；各级纪检监察部门保持查办案件的高压态势，重点查处了一批典型案件，对查办的案件坚持“一案两报告”制度，及时发出通报进行警示教育，分析发案原因，查找问题堵塞漏洞，发挥了办案的治本功能。

李熙指出，对照中央的要求和2010年初部署的反腐倡廉和纠风工作任务，各地工作发展还不平衡；有的地方和单位对一些重点工作任务重视不够，措施不力，效果不理想；纠风和治贿工作形势不容乐观，商业贿赂问题有所反弹；一些地方和单位办案力度偏小，查办案件的震慑作用还没有得到充分发挥等，要增强工作的紧迫感、责任感，对存在的问题必须引起高度重视，切实加以研究解决，努力推动工作落实。

李熙强调，要扎实推进中央扩大内需促进经济增长的政策、工程建设领域突出问题的专项治理和“小金库”专项治理三项工作，切实加强监督检查，确保中央政令畅通。要抓好“卫生行政机关、直属单位、卫生系统”三个层面的工作，整体推进卫生系统反腐倡廉建设。卫生行政机关重点加强对“权、钱、人、项目”等重点环节、重点部位的监督，规范权力运行，促进干部依法行政、廉洁从政；直属单位重点是贯彻执行民主集中制，严格落实“三重一大”事项集体讨论决定制度，防止决策失误、权力失控和行为失范；卫生系统重点是加强卫生行风建设，深入治理医药购销领域商业贿赂，全力推进药品集中采购工作，坚决治理和纠正损害群众利益的突出问题。要突出工作重点，扎实推进卫生纠风工作，进一步加强卫生纠风工作责任制，认真落实医务人员医德考评制度，大力推进临床路径管理和单病种收费制度改革，全力推进药品集中采购工作。要进一步加大治理医药购销领域商业贿赂的力度，继续强化宣传教育，严肃查办商业贿赂案件，切实加强长效机制建设。要加强卫生纪检监察组织建设，不断改进工作的方式方法，切实加强组织协调和监督检查，实施精细化管理，坚持突出重点、以点带面的工作思路，力争把卫生纪检监察工作提高到一个新的水平。

【组织学习宣传《中国共产党党员领导干部廉洁从政若干准则》，抓好贯彻落实工作】 2010年初《中国共产党党员领导干部廉洁从政若干准则》印发后，在卫生部召开党组扩大会议上，中央纪委驻卫生部纪检组组长李熙传达了学习全国贯彻实施《廉政准则》电视电话会议精神，研究提出了卫生部贯彻落实《廉政准则》的工作建议与措施。就贯彻落实《廉政准则》，进行了研究部署，印发了《卫生部直属机关党委关于认真学习贯彻〈中国共产党党员领导干部廉洁从政若干准则〉的通知》，结合学习贯彻国务院第三次廉政工作会议精神，举办“每月一讲”学习教育活动，邀请中央纪委法规室副主任侯觉非作学习《廉政准则》专题辅导报告。卫生部机关全体党员、卫生部直属单位党员领导班子成员都参加了报告会。为深入做好宣传教育，引导广大党员干部全面掌握《廉政准则》的基本要求和主要内容，增强贯彻落实的自觉性，印发关于开展学习贯彻《中国共产党党员领导干部廉洁从政若干准则》知识测试活动的通知，组织卫生部机关全体党员和直属单位党员领导干部开展了学习贯彻《廉政准则》知识测试活动，有党员干部500余人参加。通过学习宣传《廉政准则》一系列教育活动，广大党员干部进一步提高了对贯彻实施《廉政准则》重要性的认识，增强了廉洁从政意识，明确了是非界限，自我约束，自我教育，自我纠正的能力有所增强，促进了广大党员领导干部保持清正廉洁，更好地为党和人民执好政、掌好权。

（王大方　薛爱和　叶霖）

军队卫生工作

军队卫生工作

【"十一五"时期军队卫生建设发展成就】 "十一五"以来，军队卫生工作坚持以邓小平理论和"三个代表"重要思想为指导，深入贯彻落实科学发展观，始终着眼有效履行新的历史使命，以《全面建设现代后勤纲要》为统揽，以"十一五"计划为依据，以军事斗争卫勤准备为龙头，着力加强各项建设，积极推进改革创新，不断强化科学管理，高质量高标准落实计划任务，全面建设现代卫勤迈出坚实步伐，呈现出蓬勃发展的良好势头。

一、基层卫生建设

（一）部队卫生机构建设。召开全军部队卫生工作会议，以四总部名义出台了《关于进一步加强部队卫生工作的意见》，并围绕部队卫生干部培养提高和管理使用，完善配套新政策新机制，形成了齐抓共管部队卫生建设的有利环境。为全军一般部队、新组建部队和部分基层分队配备基本卫生装备，为驻高原地区部队增配、更新专用卫生装备和制供氧设备，为机关院校门诊部补充配备急需医疗设备，全军师以下部队卫生装备总值比"十五"增长了106%，全军部队卫生条件有了改善。

（二）疾病预防控制机构建设。协调纳入国家疾病预防控制体系建设，获支持经费9.48亿元。制定军队疾病预防控制机构建设标准、工作标准、检查考评标准和装备配备标准。投入2.27亿元建设公共卫生应急处置大队训练基地、卫生监督监测中心、烈性病原体保藏研究中心和生物安全三级实验室等，投入4.63亿元配备先进技术装备2765台套，疾病预防控制机构硬件条件大力改善，投入5600余万元建设疾病预防控制信息系统，建立疫情直报点2148个，覆盖全军卫勤机关和团以上卫生机构，疾病预防控制能力明显增强，在有效防控甲型H1N1流感等重大保障任务中得到充分体现。

（三）药材保障机构建设。为部分药材保障机构配备、更新所需装备，改善设施条件。全军9个药检所和34个维修站全部通过达标验收，7个药检所通过国家实验室计量认证，8个医学计量测试研究总站和大型医疗设备应用质量检测研究中心通过军用实验室认可评审，32所医院被批准为国家药物临床试验机构。

二、医疗卫生改革

（一）医疗保障制度改革。着力提高医疗保障水平，与"十五"相比，人员基本标准、大病统筹补助标准、特殊岗位人员的补助标准等分别提高了1～1.5倍，离休干部医疗待遇进一步提高。修订了《军队合理医疗基本药品目录》，制定了《军队合理医疗医用耗材基本目录（试行）》，药材保障力度明显加大。扩大就医体系范围，实现军级以上干部就医"一卡通"和离休干部医疗"双体系"。

（二）军民融合式发展。依托社会保障，16万小散远单位军队人员实现门（急）诊社会化保障，进一步方便了小散远单位人员看病就医；在北京、济南、南京和海军等大单位39个干休所开展老干部医疗社会化保障试点，部分远离体系医院干休所试行老干部医疗社会化保障；建立4条军队特需药品应急生产线、战备药材企业代储、应急保障军地协调等机制，与116家企业签订了卫生装备维修服务协议。与科技部、卫生部、教育部等七部门联合出台了《关于进一步深化军民融合，全面推进医学科技创新发展的若干意见》，承担了包括"重大新药创制"和"重大传染病防治"两个重大专项在内的"973"、"863"和省、市各类课题共计5000项，是"十五"的7.5倍。

三、医疗卫生服务

（一）卫生防疫防护。重点加强艾滋病、肝炎、结核等传染病防治，实行乙肝全员免疫，艾滋病患者纳入国家免费治疗，强化军事训练卫生防护，开展牙病防治服务活动和全军口腔健康状况调查，增加征兵、招生、招飞、空中战勤人员等心理、艾滋病、吸食毒品检测等体检项目，开展全军水源水质检测，实现疾病监控疫情直报，积极应对高致病性禽流感、手足口病、甲型H1N1流感等重大疫情。加强心理卫生服务，全面实施"双十双百双千"心理健康维护行动，开展了"文明卫生军营"创建活动，部队卫生机构收治能力不断增强。

（二）医疗保健服务。开展向华益慰等先进典型学习活动，医院疗养院为部队服务思想进一步牢固。以全军医学专科中心（所）为重点，发展临床诊疗技术，加强军队中医药预防保健体系和护理示范基地建设，全军医院疗养院保障能力全面提升；加强医师和护士执业管理，严格医疗技术准入审批和血液质量监控，强化医疗质量管理和医院感染控制，推进整体护理工作模式改革，临床医护质量进一步提高；开展医院为部队服务工作大检查，促进医院为部队服务各项政策措施落实；落实干部年度健康体检工作，体检率达93.8%；开展“健康军营行”、“中医中药军营行”、“医疗服务海疆万里行”等活动，先后组织168支健康服务队、60余支中医药服务队，深入基层特别是为边（海）防部队送医送药送技术。

（三）药材供应保障。制定营连用药管理办法，营连平时药品供应品种由65种增加到94种，基本满足官兵日常用药所需。调整驻高原部队特供药品标准，扩大品种数量，延长供应时间。全面推行药品、医用耗材和医疗设备集中招标采购，扩大全军统筹药材网上集中采购，节支率达8%。建立全军卫生装备维修信息中心和9个零配件供应中心，装备完好率达到90%以上。加强药品安全管理，制剂抽验合格率保持94%以上；建立126个药物不良反应监测点，在60所医院推广应用临床合理用药监测系统，保证了广大官兵就医用药的安全。

（四）服务人民群众。“十一五”期间，军队医院为地方群众提供了医疗服务，共接门诊2.46亿人次，收治1375万人次，体检1980万人次，培训地方专业卫生技术人员45万人次。支援西部地区卫生事业发展，组织军队医院对口支援130所西部贫困地区县医院，实施“十百千万工程”，帮带西部地区医院新建一批急需学科和骨干学科，引进应用一批先进适用技术，系统培训医务人员62,600人次，捐赠核磁共振等医疗设备4057台件，价值1.62亿元，累计组派医疗队2063批，计13,238人次，共诊治危重病人6606人次、专家会诊16,069人次、手术带教14,551例次，促进了西部地区卫生事业建设发展，在维护西部地区人民群众身心健康、密切军政军民关系和维护民族团结等方面发挥了积极作用。

四、医学科技创新

（一）疾病防治关键技术研究。与国家卫生部共同牵头“重大新药创制”和“艾滋病、病毒性肝炎重大传染病防治”两个国家科技重大专项。实施临床高新技术重大项目和中医中药专项计划。烧伤、战创伤、肝胆外科等临床救治技术继续保持国际领先，消化病、肾病、皮肤病、老年病等诊疗技术形成特色优势，器官移植、微创治疗、重症救治、保健康复等一大批新技术广泛普及，中医中药研究与应用取得新的进步。启动心理应激损伤防护、心理危机干预、心理疾病防治等10项重点研究项目，便携式心理检测仪、航空心理生理训练仪等一批成果已在部队推广应用。建成军队特需药品研发体系，获得5个军队特需药品新药证书，成功研发Ⅰ类新药——世界首个口服重组幽门螺杆菌疫苗，以及甲型H1N1流感快速检测试剂盒、Ⅰ类新药帕拉米韦。

（二）科研平台条件建设。新增两院院士5人、“长江学者”13人、国家杰出青年基金获得者25人，4个团队入选国家自然科学基金创新研究群体，18人成为“973”项目首席科学家；59人在国际学术组织担任重要职务，3人首次当选国际军事医学委员会专业学会主席；新增国家重点实验室3个、国家级工程研究中心6个、国家重点学科13个；优化建设83个全军医学专业重点实验室、56个全军专科研究所和179个全军医学专科（专病）中心，重点加强海潜空勤、航空医学鉴定、航天医学工程等特勤技术平台建设；建有国家临床药物试验机构32个、军队临床药理基地27个，全军信息化技术基投产地11个。“国家蛋白质科学基础设施”和“国家肝癌科学中心”等国家重大科技基础设施立项建议获得批准。

（三）对外交往。派出13个军医代表团计2000余人次科技人员到国外访问、学习，邀请包括诺贝尔奖获得者在内的百余名著名外籍专家前来开展学术交流，组织召开国际军事齿科大会、第一届泛亚太军事医学大会等高端国际学术会议20余次，军队医学科技国际知名度和影响力不断提升。

五、卫生信息化建设

（一）卫勤机关管理信息系统基本建成。建立军人评残、医务人员执业认证、新药审批、科研管理等机关业务处理信息系统，初步实现卫勤机关业务办公自动化；建立军队疫情直报信息系统，实现传染病与突发公共卫生事件信息实时传输报告与动态监测，卫勤机关对疫情响应时间由原来的7～10天缩短至1小时。

（二）各类卫生机构信息系统广泛应用。医院信息系统全面运用并升级，部队卫生机构、疾病预防控制机构、疗养院、机关院校门诊部、干休所卫生所、药材仓库等各类基层卫生机构信息系统相继建成应用。推广应用的医院信息系统促进了医疗工作效率提高，全军医院平均住院日减少4.3天，床位利用率提高23.1%，医疗成本平均降低5%。军队医院信息化建设跻身全国卫生系统先进行列，解放军总医院等4所医院被国家卫生部列为数字化医院试点示范单位。

（三）远程医学系统领先发展。“十一五”期间，先后在全军和武警部队医院，以及边远艰苦地区部队卫生机构建成覆盖全军、国内最大的远程医学网络。建立远程医学信息资源库，共汇集全军3800余名各医学专科知名专家专业信息、1800余项特色诊疗技术、近万种中西文全文科技期刊、20余个医学文摘大型数据库，以及各医院的新技术新业务信息，供全军各级卫生机构人员和广大官兵学习、查询。建立远程医学业务应用系统，先后研发推广远程医学会诊、远程医学教育、远程医学文献查询等系统，军队远程医学网络建设与应用居国内领先地位。五年中，共实施远程会诊11,000多例，远程教学620余次，97万余人次远程听课，有效解决了基层医院和边远地区部队疑难伤病会诊不便的问题。在汶川、玉树地震抗震救灾医学救援等重大行动中，远程医学系统不仅为实施远程医学支援提供了信息渠道，而且在卫勤指挥通信方面发挥了重要作用。

（卢健）

【2010 年全军卫生工作概况】

一、卫勤准备工作

（一）深化研究论证。修订完善中长期规划和卫勤保障方案预案，细化各种行动样式卫勤保障措施。系统梳理卫勤准备现状，研究论证卫勤建设需求。进行卫生资源动员潜力调查与需求测算，提出了卫生动员需求。组织军队“三防”医学救援体系论证，制定了各体系建设的初步方案，为加强军队“三防”医学救援能力建设提供了科学依据。

（二）卫勤力量建设。系统梳理“十一五”以来卫勤力量建设情况，研究拟定《“十二五”全军卫勤力量建设规划》。加强血站建设，实现战区、保障区血站的科学布局。落实国家应急医学救援力量装备建设计划，如期形成保障能力，完成非战争军事行动卫生物资储备，平战结合卫勤力量体系进一步完善。

（三）卫生物资储备。优化调整卫生物资储备结构和布局，建立和完善军民结合的储备体系、军地覆盖的配送体系和军地联查的监管体系。组织储备药材维护保养和轮换更新，组织药材仓（分）库达标检查验收，升级药材仓库管理信息系统，提高药材仓库规范化管理水平。

（四）卫生装备建设。统筹加强医院机动卫勤分队装备建设，结合部队卫生装备建设试点，为部分部队配齐二代卫生装备，提升了部队卫勤保障能力。完成首架专用卫生飞机改装，填补了军队专用卫生飞机空白；首列卫生列车出厂下线，实现了大批量伤员后送装备的突破；完成医院船、综合补给舰和搜救直升机等卫生装备改装工作，全地形履带式救护车通过设计定型评审。

（五）卫勤训练工作。组织开展新一代军事训练与考核大纲卫生科目试训，加强部队自救互救训练和机动卫勤分队救治技术训练，开展多种形式的岗位练兵比武竞赛活动。组织跨区机动演习遂行保障，提高了部队远程机动卫勤保障能力。组织“和平使命—2010”上海合作组织联合反恐军事演习卫勤保障，积累跨境演习卫勤保障经验。加强“三防”医学救援能力建设，组织“卫勤尖兵—2010”核化生医学救援演习，实现了不同类型部队的联演联训，探索了军内协同、军地联动的组织指挥程序和方法。组织卫勤机关骨干研训、创伤救治培训和军医任职教育，提高了卫生干部的能力水平。

二、重大任务卫勤保障工作

（一）组织玉树抗震救灾和舟曲特大山洪泥石流灾害医学救援。2010 年 4 月 14 日，青海玉树发生严重地震灾害后，迅速启动应急机制，先后抽派 12 支医疗队、2 所野战方舱医院、3 个专家组、2 支防疫队、3 支心理救援队，共计 1305 名卫生人员，参加一线伤病员救治、高原病防治和卫生防疫工作，累计诊治伤病员 5.3 万人次、手术 1635 例；消毒环境面积近 650 万平方米，心理干预 1.2 万人次，健康教育 2.7 万人次；为灾区筹措供应药材 85 个品种，价值 8300 余万元；军队后方医院累计收治灾区后送伤病员 894 人，为夺取抗震救灾胜利作出了贡献。8 月 8 日甘肃舟曲特大山洪泥石流灾害发生后，兰州军区、军事医学科学院等单位迅速抽组 3 支医疗队、2 支防疫队、2 个皮肤病防治专家组、1 个卫生防疫指导组，共 249 人在灾区开展医疗防疫工作。军队医疗队累计接诊部队伤病员 1171 人次，接诊地方伤病员 5494 人次，消杀环境面积 196 万平方米，有效地维护了灾区群众生命安全和救灾官兵健康。

（二）完成海地地震国际人道主义医学救援任务。2010 年 1 月 24 日至 2 月 10 日，从南京军区南京总医院、军事医学科学院等单位抽调 40 人组成“中国医疗防疫救护队”赴海地地震灾区执行国际人道主义医学救援任务，先后开设两个医疗救护站，救治伤病员 4000 人次，消杀环境面积 5.1 万平方米。此次救援行动，是军队首次以军人身份赴国外执行紧急救援任务，也是首次赴非建交国执行人道主义救援任务。

（三）完成巴基斯坦洪灾国际人道主义医学救援任务。2010 年巴基斯坦特大洪涝灾害发生后，2010 年 9 月 20 日至 10 月 15 日，以济南军区总医院和疾病预防控制中心为主体抽调组成的 68 人医疗救援队远赴巴基斯坦洪水灾区执行医学救援任务，累计接诊患者 8500 多人次、手术 116 例、消杀面积 159 万平方米、捐赠装备物资和药品器材价值 1114 万元。此次救援行动，是军队首次以中国人民解放军医疗救援队名义赴伊斯兰国家执行国际人道主义医学救援任务，首次实现跨国远程医疗会诊。

（四）组织“和平天使—2010”中秘国际人道主义医学救援联合作业。2010 年 11 月 16 ~ 30 日，以第三军医大学为主抽派医疗队，赴秘鲁共和国首都利马与秘鲁军队共同举行“和平天使—2010”人道主义医疗救援联合作业，两军参演人员开展了学术交流，共同举行了地震灾害医学救援演练；向秘方提供了一整套野战医院卫生装备，进行了装备使用技术培训；医疗队进行了为期 5 天的医疗义诊活动，诊治当地患者 4100 多人次。此次联合作业，是军队首次与拉美国家军队进行联演联训，也是首次融对外军事援助与交流培训、联合演练和医疗服务为一体进行的联合行动。

（五）完成上海世博会和广州亚运会卫勤保障任务。制定了《军队参加上海世博安保行动核化生医学救援方案》、《世博安保任务部队卫勤保障方案》，与上海市协同建立军地卫生联动机制。组织地方卫生人员“三防”医学救援知识和任务部队官兵救护员技能培训，印发了《核化生损伤防护手册》3 万册，对两万余名任务部队官兵进行了预防接种、健康体检和心理测评，做好出席开幕式军队嘉宾的医疗保健工作，完成“三防”医学救援备勤任务，保障了世博会圆满、顺利、安全召开。制定了《广州亚运会亚残运会安保军队核化生应急计划》，广州军区和第四军医大学、军事医学科学院等单位抽调组成“三防”医学救援队进行亚运会“三防”医学救援备勤，做好任务部队卫勤保障工作，保证了亚运会卫勤保障有序、有效实施。

三、医疗卫生服务保障

（一）加强基层卫生建设。贯彻全军部队卫生工作会议精神和四总部关于加强师级以下部队卫生干部培养提高和管理使用的意见，推行“集中管理、派出保障”试点。组织驻西藏地区高原部队制供氧建设专题调研，制定了以驻西藏地区为重点的高原部队制供氧设施设备建设方案，利用2～3年时间彻底解决高原官兵吸氧问题。增加军医大学培训员名额，并将医学国防生培养任务调整由军医大学完成，缓解了基层卫生干部补充来源不足问题。实施艰苦边远地区军队医院医疗设备配备计划，为10所艰苦边远地区军队医院配备3000万元的医疗设备，为航空医学鉴定训练中心、海潜空勤科、机关院校门诊部等配备骨干医疗设备和专用卫生装备。启动“双十双百双千”心理服务活动，形成军医大学、科研院所、医院疗养院、部队卫生机构相衔接的心理卫生服务网络，成立首批13个心理卫生专业技术中心，设立全军心理卫生专家咨询和指导委员会，组织编印了《部队心理医生培训教材》，促进了部队心理卫生服务的深入开展。开展创建“文明卫生军营”活动，举办了第22个爱国卫生月，提高了部队文明卫生水平。

（二）提高医疗卫生服务水平。开展“军队医疗机构健康军营行”活动，派出60支医疗服务队，深入边（海）防部队，送医疗、送知识、送技术、送健康。组织“优质护理服务示范工程”，加强全军护理示范基地建设。全面启动新一轮对口支援西部地区县医院工作，新增对口支援新疆、西藏地区县医院共25所。2010年度4名军队医院院长被评为“全国优秀院长”，10名医师获“中国医师奖”，9名女医师获“女医师杰出贡献奖”；全军医院门诊、住院总消耗，军队伤病员医疗补贴费用，同比分别增长11.71%、11.13%和9.94%，提高了军队伤病员医疗保障水平。

（三）做好军队干部保健工作。加强干部健康教育工作，举办各类保健知识讲座80多场，制作印发保健知识光盘、手册5万余套。组织干部健康体检工作，开展疾病综合防治和危险因素干预，提高体检工作质量和服务水平。组织全军干休所卫生所“达标创先”活动，连续20年举办全军老年急救提高班，促进了基层业务技术建设，提高了老干部医疗保健质量水平。做好干部和特勤疗养服务保障，完成了航天员、2.5万名特勤人员、8万多名团以上干部和执行重大任务官兵的疗养任务。扩大军队重点保健对象人员范围，提高部分离休干部的医疗待遇，完成“两会”、上海世博会等重大活动保健对象医疗保障任务。

（四）开展军队计划生育工作。深化“三关爱”活动，开展出生缺陷干预工程，组织专家服务队深入艰苦边远地区基层部队开展计划生育宣传、咨询和服务，为驻高原部队女干部、女职工增加孕产假4个月，维护了高原部队女干部、女职工的身心健康。贯彻落实《军队独生子女家庭特别扶助办法》，加大对独生子女遭受意外风险家庭帮扶救助力度，研究建立军队独生子女父母退休奖励制度，维护官兵实行计划生育的切身利益。加强基层计划生育技术服务机构质量建设与管理，深入全军54个团级以上单位的162个计划生育站（室）进行了建设情况调研，对27个全军计划生育优生优育技术中心（研究所）进行评估考核和资格审定。加强计划生育理论政策和技术服务培训，举办全军第15期军师职领导干部人口理论集训和全军人口计生干部培训班，开展以生育质量、高原生殖和生殖健康为主要内容的3期计划生育新技术培训班。在全国《流动人口计划生育工作条例》知识竞赛中，解放军代表队取得总分第一和特等奖的好成绩。

四、深化拓展卫生改革创新

（一）组织开展军队卫生建设发展“十二五”计划论证拟制。深入沈阳、西藏、新疆、成都和军兵种部队调研，测算上报“十二五”卫生建设发展需求，形成建设发展计划。协调将卫生建设发展重大任务纳入后勤建设发展“十二五”计划。组织协调直属单位拟制“十二五”计划。

（二）组织开展整体推进全面建设现代后勤试点工作。组织学习贯彻有关试点工作电视电话会议和“洛阳会议”精神，先后拟制试点工作实施方案、卫生专业对口指导意见、建设标准和规范管理框架，以及卫生建设发展目标任务体系，明确组织领导、试点任务、试点单位、试点方案和具体要求，组织召开座谈会，加强工作统筹督导，按时间节点推进试点工作。

（三）搞好卫勤体制编制研究论证。协调将军队卫勤编制体制调整改革意见纳入军队中长期改革方案。围绕创建世界一流名校，组织军医大学中长期建设发展研究，制定加强军医大学全面建设的措施办法，研究论证军队医学院校结构体系、专业设置等调整改革意见。协调将医学国防生培养任务部分由军医大学完成，三所军医大学招生数量增加288名，使每所军医大学学生增长干部培训量达600～800名。

（四）推进军队医疗保障制度改革。组织召开全军师级以上医院管理创新研讨会，推动大医院创建研究型医院。协调提高离休干部大病统筹经费、军师职干部人员经费和医院、疗养院床位经费标准。贯彻军队医改新政策新举措，组织“一卡通”、“双体系”和“两个目录”等医改措施落实情况检查。研究建立三级统筹保障机制，解决离休干部和干休所统筹保障和大病医疗问题。建立与卫生部医改工作联席会议机制，协调落实了军队医院参加公立医院改革试点等任务，将军队有关单位纳入各省（区、市）医改领导小组，促进军队与国家医改的紧密衔接和融合发展。

（五）加快医学科技创新。召开全军医学科技大会暨第九届医学科学技术委员会全体会议，围绕"加快战略转型，深化军民融合，大力推进军队医学科技自主创新，科学引领全面建设现代卫勤又好又快发展"的主题，总结了"十一五"全军医学科技工作，研究部署了"十二五"任务，完成了全军医学科学技术委员会组织机构调整换届工作，国家主席胡锦涛与其他军委首长亲切接见了会议代表。实施两个国家重大科技专项课题，已取得5个军队特需药品新药证书。拓展军民融合医学科技协调新领域，会同八部委联合印发了《关于进一步深化军民融合，全面推进医学科技创新发展的若干意见》。组织全军医学专业重点实验室评审和全军生物安全三级实验室认可，首批3个生物安全三级实验室通过认证认可。2010年度全军卫生系统获得国家技术发明二等奖1项，国家科技进步一等奖2项、二等奖10项，军队科技进步一等奖6项和医疗成果一等奖8项。

五、卫生监督管理

（一）加强卫生立法检查。加快卫生法制化建设进程，以四总部名义修订颁布了《军队干部保健工作规定》。启动军队实施国家《职业病防治法》制订工作，规范军人职业健康防护。修订颁布了《军队医院医疗工作规则》、《军队疗养机构疗养工作规则》和《军队疾病预防控制机构业务工作规定》等法规制度，制定了各类技术建设、业务管理和考核评估标准7项，规范了军队医疗卫生机构的建设与发展。

（二）监管医疗药品装备质量。在全军医院开展"医疗质量管理年"活动，推出加强医疗质量安全的19项具体措施，强化临床路径试点建设、手术分级管理，以及活体器官移植和心血管疾病介入诊疗技术准入管理，组织医院感染管理工作专项检查和管理知识网上考试。组织全军医学专科中心"十一五"末评估评审，会同卫生部开展军队医疗机构参加国家临床重点专科评估试点。加强血液安全管理，组织战备血液储备和临床用血安全检查，开展血液检测、质量控制和临床用血培训。建立军地联抽联查机制，开展年度全军药品抽验和药材供应站达标验收。组织大型医疗设备应用质量检测年活动，建立健全卫生装备质量安全监督处罚机制，实施中心医院卫生装备质量控制。

（三）启动数字化卫勤工程。召开全军数字化医院疗养院建设研讨会，确定了军队卫生信息化建设"实施一个工程、确保两个前列、实现四化目标、完成八大任务"的总体路线图。制定医院信息管理系统和数字化远程医学系统升级改造方案，以及军人电子健康档案建设总体方案，建立海军远洋舰队远程医学系统和国际维和医疗队远程医学会诊系统。组织突发公共卫生事件应急指挥信息系统总体设计，建设全军药品集中采购平台。

（四）开展国际军事医学交流与合作。举办第一届泛亚太地区军事医学大会，来自30多个国家和3个国际组织的300多名中外代表参加了会议。海军866医院船赴亚丁湾海域执行"和谐使命—2010"护航卫勤保障任务，对吉布提、肯尼亚、坦桑尼亚、塞舌尔和孟加拉国等5个亚非国家进行访问，为当地民众提供人道主义医疗服务。举办第五届中德军事医学研讨会，德军卫生总监和双方110多名代表参加了研讨会。组织非洲法语国家军队医院院长研讨班，来自20个非洲法语国家的军队医院院长及军队卫勤部门管理人员参加了研讨。举办了第22届国际医疗仪器设备展览会，来自20多个国家和地区的500多家企业集中展示了医学工程领域的最新成果。

（杜坤）

【重大医学救援任务完成情况】

一、实施国内灾害应急医学救援

2010年4月14日，青海玉树发生里氏7.1级大地震。军队卫勤，迅即从兰州、北京、济南、成都军区和总参、总后、二炮、武警等单位组派25支卫勤分队、2025名卫生人员奔赴救灾一线。兰州军区第4医院、二炮第536医院、武警总医院等医疗队当晚抵达灾区，立即展开救援行动。军队医疗队第一时间在玉树机场开设空运医疗后送中转站，震后72小时内成功转运1434名重伤员。北京军区255医院、济南军区153医院派出的两所野战方舱医院驻守灾区4个多月，成为屹立在4000米高原上的"生命方舟"。这是军队在高原高寒地区实施的最大规模医学救援行动，累计诊治伤病员7.3万人次、开展手术2905例，实现了地震伤病员和高原病患者"零死亡"，为夺取抗震救灾胜利作出了重要贡献，12支医疗防疫救援队被党中央、国务院和中央军委授予"全国抗震救灾英雄集体"荣誉称号，15名个人被授予"全国抗震救灾模范"荣誉称号。

2010年8月8日，甘肃省舟曲县发生特大山洪泥石流灾害，军队卫勤临危受命，从兰州军区和军事医学科学院等单位抽调组成的249名卫生人员赶赴灾区开展紧急医学救援，累计接诊伤病员6665人次，处理遇难者遗体321具，消杀环境面积196万平方米。

此外，还组织江西、东北抗洪抢险和南京日遗化武移动式销毁卫勤保障，出色地完成了上海"11·15"和四川道孚"12·5"火灾伤员医疗救治任务。

二、完成国际人道主义医学救援任务

2010年1月13日，海地首都太子港发生了里氏7.3级强烈地震。1月24日以南京军区南京总医院为主体，军事医学科学院、第二军医大学、第302医院等单位参与抽调组成的医疗防疫救护队一行40人赴海地，累计救治伤病员近4000人次、开展手术156例，赢得国际社会和海地人民的高度赞誉，受到四总部通报表彰。这次救援行动，是军队首次以公开身份赴国外执行紧急救援任务，首次派军事人员向非建交国提供人道主义援助，首次赴拉丁美洲执行救援任务，有力地配合了国家的整体外交。

2010年7～10月，巴基斯坦遭遇严重洪涝灾害。9月20日至10月15日，以济南军区总医院、中国（省、市、县等）疾病预防控制中心为主体，军事医学科学院、第302医院等单位参与抽调组成的68人医疗救援队，赴巴基斯坦赛赫万重灾区执行医学救援任务，累计接诊患者8581人次、开展手术116例，成功救治联合国失事直升机伤员，通过全球远程医学系统为1名膀胱结石患儿成功实施开放性膀胱取石手术。在严重缺医少药的赛赫万地区，我军医疗队全心全意治病救人的感人事迹广为传颂，产生了“治好一个人，幸福一家人，影响一片人，传承几代人”的深远意义，有力地促进了中巴传统友谊。

（殷小平）

【上海世博会、广州亚运会安保“三防”医学救援工作情况】 根据中央军委命令，2010年4月30日至10月31日，军队卫生系统抽调组成第二军医大学、军事医学科学院、南京军区疾病预防控制中心和第85医院有关“三防”医学救援力量共355人，负责世博安保反核生化恐怖袭击医学救援工作；2010年4月11日至12月27日军队卫生系统抽调组成第四军医大学、军事医学科学院、广州总医院、广州军区疾病预防控中心有关“三防”医学救援力量共120人，负责广州亚运会、亚残运会反核生化恐怖袭击医学救援工作。

根据世博、亚运组委会的统一部署，军队“三防”医学救援力量主要承担以下任务：一是负责世博园、亚运场馆及相关设施生物机动巡测和定点监测；二是负责生物事件的技术侦检，鉴定生物毒剂类型，评估生物损害后果，提出污染区划定和处理意见；三是负责核生化突发事件现场医学急救，协助地方组织伤员护送与救治；四是负责对参加世博、亚运保障的地方卫生人员进行“三防”医学救援培训；五是协助封控核生化事件危害区域和疏散公众；六是根据地方请求或上级指示，负责突发公共卫生事件应急处置。

任务期间，军队卫生系统坚决贯彻落实党中央、中央军委和胡锦涛主席的决策指示，紧紧围绕“平安世博”、“平安亚运”的总体目标，坚持用一流的标准和求实的作风，精心筹划，周密组织，圆满完成了世博安保“三防”医学救援工作，特别是迅速反应、科学处置了世博会“7·12”未知粉末投放事件和亚运会“11·27”未知粉末投放事件，为世博会、亚运会的圆满成功作出贡献。

（王勇）

【召开全军医学科学技术大会】 2010年9月13～15日，全军医学科学技术大会暨第九届医学科学技术委员会全体会议在北京召开。全军各大单位联（后）勤部领导、卫生部（局）长、军队卫生系统“两院”院士、全军师级以上医院院长以及各学科、各专业的知名专家、教授共316人参加了会议。会议期间，新华社、中央电视台、《人民日报》、《解放军报》等10家新闻媒体进行了全面报道。

会议以邓小平理论和“三个代表”重要思想为指导，深入贯彻落实科学发展观，着眼有效履行多样化军事任务卫勤保障需求，立足加快战略转型、深化军民融合、强化自主创新，着力解决影响核心卫勤保障能力的战略性、关键性、基础性重大科技问题，促进医学科技成果向现实保障力和部队战斗力转化，科学引领全面建设现代卫勤又好又快地发展。

胡锦涛主席与其他军委首长接见了会议代表并与大家合影，充分体现了对广大医学科技工作者的关心、厚爱和殷切期望。全国人大桑国卫副委员长出席开幕式并讲话。中央军委委员、总后勤部部长廖锡龙出席会议并作重要指示。卫生部部长陈竺、科技部副部长王伟中出席会议并致辞。教育部、国家食品药品监督管理局、国家中医药管理局、中国科学院、中国工程院，总参谋部作战部、军务部、军训和兵种部，总政治部组织部、干部部、宣传部，总装备部综合计划部和总后勤部各二级部等有关部门到会。

会议听取了全军医学科学技术委员会主任委员、总后卫生部部长张雁灵作了《加快战略转型，深化军民融合，大力推进军队医学科技自主创新，科学引领全面建设现代卫勤又好又快发展》工作报告。报告提出的军队医学科技工作“大科技观”发展理念和“转型、融合、创新、转化”发展方略，有很强的科学性、操作性，是“十二五”乃至今后一个时期军队医学科技发展的指导文件。

会议总结了全军医学科学技术研究“十一五”工作。“十一五”期间，全军医学科技工作全面贯彻落实科学发展观，以《全面建设现代后勤纲要》为统揽，在部队需求上下工夫，在关键技术上求突破，在交叉学科上促协作，在科学管理上谋创新，圆满完成了各项目标任务，实现了医学科技的全面进步，为卫勤综合保障能力的显著跃升提供了强有力的科技支撑。

会议原则通过了《全军医学科学技术研究“十二五”发展计划》，确定了全军医学科技“十二五”工作的基本思路，即以邓小平理论和“三个代表”重要思想为指导，深入贯彻落实科学发展观，以新时期军事战略方针为统揽，以多样化军事任务卫勤保障需求为牵引，以军事作业能力提升为核心，适应战略转型，坚持自主创新，深化军民融合，注重人才培养，强化卫勤、技术、装备和标准的有机结合，促进医学科技成果向现实保障力和部队战斗力转化，引领全面建设现代卫勤科学发展。

会议倡导全军医学科技界进一步弘扬科学精神、强化自主创新、加强科研诚信建设，要求全军医学科技工作者忠诚军队医学科技事业，淡泊名利、主动奉献，模范践行当代革命军人核心价值观。大力弘扬崇尚科学、献身使命、勇于创新的科学精神，争做勇攀高峰、敢为人先的开拓者；大力发扬实事求是、严格严谨、谦虚谨慎的优良作风，恪守科研道德，尊重科学规律，坚决杜绝急功近利、学术浮躁、学术造假等学术不端行为，争做良好学术风气的维护者，严谨治学的力行者，优良学术道德的传承者。

（王林）

【医学科技训练工作】

一、召开全军医学科学技术大会

2010年9月13～15日，组织召开了全军医学科技大会暨第九届医学科学技术委员会全体会议。会议期间，胡锦涛主席与其他军委首长亲切接见了会议代表，并合影留念。中央军委委员、总后勤部部长廖锡龙和副部长秦银河全程参会并作重要讲话。全国人大常委会副委员长桑国卫，科技部、教育部、卫生部等部委以及四总部相关二级部领导到会祝贺。参加会议的有全军各大单位联（后）勤部领导、卫生部（局）长、军队卫生系统“两院”院士、全军师级以上医院院长以及各学科、各专业的知名专家、教授共316人。大会以“加快战略转型，深化军民融合，大力推进军队医学科技自主创新，科学引领全面建设现代卫勤又好又快发展”为主题，提出了军队医学科技工作“大科技观”的发展理念和“转型、融合、创新、转化”的发展方略，明确了“十二五”科技创新思路。完成全军医学科学技术委员会换届选举工作。新一届全军医学科学技术委员会由237名委员组成，下设6个领域委员会、87个专业委员会。组织了高端论坛，表彰了“十一五”全军医学科技先进单位和个人，举办了“十一五”军队医学科技成就展览。本次会议起到了统一思想、理清思路、凝聚人才和鼓舞士气的作用，对推动军队医学科技事业全面可持续发展，具有重要和深远的意义。新华社、中央电视台、《人民日报》、《解放军报》等10家新闻媒体进行了全面报道。

二、制定《全军医学科学技术研究“十二五”发展计划》

在全军各大单位开展“十一五”医学科技工作总结的基础上，全面总结了“十一五”军队医学科技工作取得的成就、经验和矛盾、问题，为“十二五”发展计划论证提供了借鉴。做好“十一五”科研项目的结题验收、正在研究的标准审查和立项评审，确立2010年度全军后勤科研计划项目93项，部门计划项目32项。开展全军医学科技“十二五”发展计划论证工作，坚持整体规划、突出重点、科学分析、系统论证的原则，成立全军医学科技“十二五”发展论证总体组，下设9个专题论证组，先后形成了《总体论证报告》、《专题论证报告》和《发展计划纲要》。目前，《全军医学科学技术研究“十二五”发展计划》已正式印发并在全军执行。

三、强化卫生训练

印发了《关于组织开展全军卫生系统岗位练兵活动的通知》，在全军卫生系统开展以新大纲施训为主线的岗位练兵。各大单位按照要求开展了多种形式的岗位练兵活动，涌现了一批岗位标兵和技术能手。根据岗位练兵需要，组织制订了卫生专业训练考核与等级评定标准，编写了新大纲配套训练教材和指导法，规范了远程教学多功能教室建设，研发了远程医学考试管理平台和试题库，做到了训练有教材、考核有标准、考试有题库，有效指导了训练活动的开展。加强卫勤培训工作，重点开展卫勤机关训练、现代战伤救治技术、自救互救和特勤卫生保障训练。组织了卫勤机关骨干研训班和战创伤救治等培训班，通过远程医学网举办了面向全军的卫生勤务、战救技术讲座。安排全军继续医学教育一类项目100项，安排1102名卫生专业技术干部到三校两院进修和课程班学习；指导军医大学开办各类任职教育班次20余个，共培训1000余人。

四、推进重大专项实施

组织完成“十一五”第三批和2011年第一批22项课题立项工作。组织召开重大新药创制发展战略和军特药保密专项“十二五”重点任务研讨会，完成《军队特需药品保密专项“十二五”实施计划》编制工作。深入地方重点医药企业开展产学研联盟专题调研。取得军特药新药证书5个，一批药品在抗击甲型H1N1流感、抗震救灾、世博安保等重大任务中发挥了重要作用。会同卫生部共同组织“重大新药创制”和“重大传染病防治”科技专项的督查和调研。针对“超级细菌”和“血荒”召开专题研讨会，部署应急科研任务。

五、完善成果奖励工作

探索科技成果评价转化机制，协调军队医疗成果奖推荐国家奖；完成军队医疗成果奖励和鉴定办法的修订工作。出台了《关于进一步加强军队医学科研诚信建设的意见》。研发成果鉴定和评审网络系统，采取异地答辩，加大成果查新复核和公示。2010年度共评出军队科技进步和医疗成果奖548项；成果扩试项目37项。

六、加强科研支撑条件建设

围绕军队医学科技发展目标，完善实验室、医药科技查新、辅助生殖技术和实验动物管理等科研支撑条件体系建设。编制《军队医学专业重点实验室“十二五”发展规划》和全军医学专业重点实验室建设规划框架，完成对新申报的143个实验室评审，确定83个实验室列入建设计划。编印了《全军医学专业重点实验室概览》和《建设纪实》。拟制《军队病原体实验室认定管理办法》和《军队高等级生物安全实验室体系2010—2020年建设规划》，成立全军生物安全管理委员会和专家委员会。完成首批3个生物安全三级实验室认证认可和3个拟建生物安全三级实验室论证。调整全军医药卫生科技查新工作领导机构及人员组成，组织全军医药卫生科技查新站检查评估和科研管理信息系统应用培训班。

七、深化院校教育改革

提出了军队医学院校结构和专业设置等一系列调整改革的意见。组织编写了军医大学临床实习医院、教学医院评估和准入标准，规范临床实习和教学工作。先后在第三、四军医大学召开创建世界一流名校座谈会。将医学国防生培养任务部分调整为由军医大学完成。指导第四军医大学通过教学迎评检查。

八、拓展军民融合发展

会同科技部、教育部等八部委联合印发了《关于进一步深化军民融合，全面推进医学科技创新发展的若干意见》。向科技部、卫生部推荐一批重大科学研究计划课题，7 项课题获得资助，其中 973 计划 4 项，行业科研专项 2 项，科技支撑计划 1 项。推动国家蛋白质基础设施和"国家肝癌科学中心"项目建设，向国家发展和改革委员会呈报可行性研究报告。与中国科学院合作牵头，联合清华大学、上海交大等多家军地科研院所，向科技部提交"应急医学救援装备研制"科技重大专项建议案。推荐国家重点实验室 3 个、国家奖 16 项、中华医学科技奖 20 项。其中，获国家科技进步一等奖 2 项，中华医学科技一等奖 4 项。

（王宏宇）

【卫生防疫工作】

一、贯彻全军部队卫生工作会议精神，推进部队卫生建设持续健康发展

一是加强工作协调沟通。与总参谋部、总政治部、总后勤部相关部门协调，明确师级以下部队卫生干部培养提高和管理使用的有关问题。协调增加小散远单位人员社会化医疗保障经费，增加部队卫生岗位津贴费标准，新增心理医生和部队兼职心理医生岗位津贴。二是研究加强部队卫勤保障能力建设的举措。研究分析部队卫勤保障能力建设现状，以总后勤部名义印发了《关于进一步加强部队卫生能力建设的指导意见》，围绕加强健康维护、伤病防治、应急处置、远程医疗、心理服务、伴随保障"六个能力"，探索创新部队卫生内容形式、方法手段和制度机制。三是稳妥推进"集中管理、派出保障"试点。研究拟制试点活动计划，组织试点工作调研指导，稳步推进试点探索，确保了试点工作的正确方向。

二、突出重点传染病疫情防控，做好部队卫生防病工作

一是抓好甲型 H1N1 流感防控。坚持疫情日报告和零报告制度，开展疫情监测，及时掌握军队疫情动态；编印甲型 H1N1 流感疫情群体防控指南及指导光盘，规范部队群体疫情处置方法和流程。针对春节放假、学员返校期间可能再次出现疫情局部高发的可能，及时发放甲型 H1N1 流感疫苗，保障了疫情防控工作。二是加强艾滋病防治工作。修订印发《军队艾滋病防治工作规定》，协调国家卫生部建立军队艾滋病病人用药保障机制，规范军队艾滋病防治工作，为维护军队艾滋病患者和病毒感染者正当权益提供了制度保证。三是组织疟疾防治宣传活动。开展疟疾防治知识宣传，进行卫生整治和环境消杀，消除蚊虫孳生条件。与卫生部联合印发了《中国消除疟疾行动计划（2010—2020 年）》的通知，明确军地协同消除疟疾的目标、措施和组织方式，探索了军地同步消除疾病的新模式。四是紧急应对地方人禽流感疫情。针对湖北省鄂州市确诊 1 例高致病性人禽流感病例，指导广州军区启动疫情监测零报告、日报告制度，加强人禽流感防治知识宣传，加大鲜活禽肉食品采购加工等重点环节防控，落实发热患者预检分诊制度，及时筛查有禽类接触史的人员，加强疫情处置应急演练，做好了应对疫情的各项准备。五是严密组织"超级细菌"防控工作。印度、英国等国家发现超级细菌后，及时组织专家分析研讨，开展驻京部队医院多重耐药菌分布情况调查，迅速部署军队防控工作，并向中央军委和卫生部写出专题报告。组织全军 3 万多名医务人员进行防治知识培训，强化官兵防控意识和防护能力。成立军地联合工作组和医疗救治专家组，建立军队耐药菌监测网络，开展超级细菌监测、防控、治疗和特效药物研究，为防控超级细菌奠定了基础。

三、以"纳入"建设为牵引，提升军队疾病预防控制的整体水平

一是稳步推进"纳入"项目建设。组织装备建设专题研讨，解决装备采购、安装、调试及使用中存在的问题。研究制定"纳入"建设专题检查经验方案，对一级、二级疾病预防控制机构进行全面检查，确保了"纳入"建设按时间节点有步骤有计划扎实推进。目前，公共卫生应急处置大队训练基地已建成投入使用，卫生监督监测中心、烈性病原体保藏研究中心相继完工，生物安全三级实验室完成部分改造，基础设施建设项目基本完成；疾病预防控制装备和"三防"装备全部签订合同，绝大部分安装调试到位；通过采取"双通道、多方式"等措施，各大单位疾病预防控制机构、医院、疗养院，建制师旅医院、旅团卫生队等实现疫情直报。二是健全疾病预防控制机构法规制度体系。论证完善各级疾病预防控制机构职责任务和运行机制，制定印发了《军队疾病预防控制机构业务工作规定》，规范了军队一、二、三级疾病预防控制机构建设标准、工作标准和考核标准，全面启动了二级疾病预防控制机构参加国家实验室认证认可工作。三是加强部队疾病预防控制机构业务指导。加强第三级疾病预防控制机构装备建设，研究提出了装备配备计划。组织召开全军疾病预防控制机构领导年会，加强部队卫生防疫骨干培训，提高了基层部队卫生防疫防护能力。

四、统筹新形势下心理卫生工作，增强部队心理卫生服务保障效益

一是依法规范心理卫生工作运

行。以总后勤部的名义印发了《关于加强和改进新形势下部队心理卫生工作的实施意见》，制定医院、疗养院和中国（省、市、县等）疾病预防控制中心等心理科室建设标准、专业人员选拔和准入条件等规章制度。二是全面启动“双十双百双千”活动。制定印发了《组织开展“心理健康维护行动”的通知》，组织论证确定样板单位的标准条件，组织推荐10个不同类型的心理卫生服务样板单位；10类应用性课题研究列入“十二五”医学科研规划。安排30名专职心理医生到新疆、西藏、海军等一线部队代职；组派103支心理卫生专家服务队深入边防、海岛、高原等基层部队，向玉树、舟曲、九江等灾区派出12支心理救援队，派出70余名心理卫生专家深入上海世博会和维稳部队，为基层部队和任务部队官兵开展心理服务。在三所军医大学和第102医院举办部队兼职心理医生培训班10期，培训业务骨干986名。三是督导心理卫生机构实行挂牌服务。依托现有医疗机构和教学科研单位，调整设立78个心理科室、177个心理门诊和1510个心理咨询站室，全部实行挂牌服务，形成了军医大学、科研院所、医院疗养院、部队卫生机构相衔接的心理卫生服务网络。四是建立全军心理卫生专业机构。制定全军心理卫生专业技术中心建设标准，组织专家对申报单位进行综合评估，首批13个心理卫生专业技术中心相继挂牌成立。设立全军心理卫生专家咨询和指导委员会，更加有利于发挥专家的专业咨询和技术指导作用。还组织编印了《部队心理医生培训教材》。

五、突出重大军事行动应急卫勤保障，指导救灾部队卫生防疫防护工作

一是做好抗旱救灾卫生防病工作。针对南方灾区气温升高、病虫媒生物繁殖和官兵作业条件艰苦的实际情况，及时印发通知指导部队做好饮食饮水卫生保障，落实巡诊、免疫等预防措施，防止了甲肝、伤寒、鼠疫、登革热等传染病暴发流行。二是做好舟曲等地区抗洪救灾卫生防病工作。结合洪涝灾区驻地疫情、气候条件，组派卫生防病专家组深入一线指导皮肤病防治，加强肠道传染病、血吸虫病、钩端螺旋体病等防治知识宣传教育，开展饮水、饮食卫生监管和水源洁治，有效防止了传染病疫情和食物中毒发生。三是做好玉树抗震救灾卫生防疫工作。及时印发了《关于做好抗震救灾部队卫生防病工作的紧急通知》，编印了《高原病防治手册》、《鼠疫防治知识》、《地震救灾需知》和《灾后传染病防治》等宣传资料3.8万余册，多次组织专家研究判断灾区卫生防病形势，紧急抽调组成卫生防疫专家组和2支防疫队，科学指导救灾部队做好卫生防病工作。进入灾后重建阶段后，印发《进一步加强抗震救灾任务部队卫生防病工作的通知》，继续指导做好常见病及传染病防治工作，有效防止了包虫病、痢疾和集体食物中毒发生。四是组织应急卫生防疫防护保障专题研究。结合汶川、玉树抗震救灾和“3·14”、“7·5”维稳等非战争军事行动卫勤保障实践，组织召开应急卫生防疫防护专家研讨会，总结交流应急抢险救灾卫生防疫防护工作经验教训，研讨部队应急条件下卫生防疫防护组织指挥、应急机制、人才队伍、装备建设等重难点问题，研究提出了针对性意见和建议，为加强部队应急卫生防疫防护能力建设提供了基本依据。

六、拓展工作内容和时代内涵，推动军队爱国卫生工作创新发展

一是开展创建“文明卫生军营”活动。开展以“整治军营环境，维护官兵健康”为主题的第22个爱国卫生月活动，集中整治军营环境、监督检查饮食卫生、宣传普及防病知识，“文明卫生军营”达标单位不断涌现。二是搞好“十一五”工作总结和“十二五”工作规划。组织协调爱卫会委员部门，开展全军爱国卫生工作检查调研，研究论证“十二五”全军爱国卫生工作规划，提出创建“健康军营”基本框架，建立了“健康军营”指标体系和评价标准，为推动爱国卫生工作创新发展提供依据。三是抓好全军医疗卫生系统全面禁烟工作。印发了《关于2011年起全军医疗卫生系统全面禁烟的通知》，指导各级成立医疗卫生系统禁烟领导小组，制定落实全面禁烟计划，目前50%的医疗机构基本达到禁烟标准。

七、着眼保障官兵健康安全，做好卫生监督和职业防护工作

一是加快军队职业病防治立法工作。协调成立了立法起草工作领导小组，协调相关部门解决福利待遇、安置移交、社会保障等重难点问题。组织专家研讨军队职业病病种范围、军事作业危害因素等问题，研究军队特殊职业病病种，形成了《中国人民解放军实施〈中华人民共和国职业病防治法〉办法》初稿，并列入国务院、中央军委2011年立法计划二类项目。二是开展水源卫生监督检查。结合全军三年后勤综合配套整治，印发了《饮用水卫生监督检查的通知》，制定监督检查技术方案，组织全军卫生监督中心对整治水源重点抽查，保证部队官兵饮用水卫生安全。三是做好重大活动饮食卫生监督。加强“两会”、泛亚太军事医学大会等重大活动卫生监管，组织开展食品卫生专项督导检查，确保饮食卫生安全。

（吴宝利）

【医疗管理工作】 2010年全军医疗管理工作，突出抓好医疗服务保障和医改工作，组织应急医疗救援，推进医院管理创新，加强学科技术建设，完成了各项计划任务。

一、加强医疗质量管理

总后卫生部印发了《关于在全军医院开展“医疗质量管理年”活动的通知》，部署了具体工作。印发了《关于在部分医院开展临床路径试点工作的通知》，召开试点工作部署会议，组织全军23所医院进行试点。印发了《关于建立手术分级管理制度的意见》，推进手术分级管理制度落实。协调成立全军医院感染管理质量控制中心，组织对30所医院进行专项检查。转发了6所医院的经验做法。总后勤部还颁发了《军队医院病历书写与管理规则》。

二、深化为部队医疗服务工作

组织2009年医疗特殊项目经费补助审核，安排补助经费9070万元。组织开展以“情系边（海）防送健康，面向基层解难题”为主题的“军队医疗机构健康军营行·边（海）防行”活动，全军有60支医疗服务队，深入边（海）防部队，送医疗、送知识、送技术、送健康。组派专家执行“和谐使命—2010”医疗服务任务，落实866医院船血液应急保障准备。安排解放军总医院与乌鲁木齐总医院、第四军医大学西京医院与二炮第534医院建立挂钩帮带关系。召开“新形势下医德医风建设研讨会”，宣传兰州军区第4医院、沈阳军区大连疗养院215临床部护士长袁辽荣、兰州军区第4医院妇产科副主任何敏等先进单位和个人的先进事迹。组织成都军区总医院、第307医院分别成功救治抗洪抢险负伤战士曹建华、“全国抗震救灾模范”何敏同志。组织开展了医院海潜空勤医疗保障能力调研。

三、推进军队医改和参与国家医改工作

成立总后卫生部医改工作协调小组，部署推进军队卫生系统参与国家医改的主要任务。建立总后卫生部与卫生部医改工作联席会议机制，协调国家有关部门研究军队医院参加公立医院改革试点、将军队有关单位纳入各省（区、市）医改领导小组、军队系统承担部分国家全科医生培训任务。推荐11名军队专家作为国家医改咨询专家库成员。组织召开医改资深专家咨询会。军队医院对口支援新疆、西藏地区县医院、全军数字化医院建设工作会议有关情况在《国务院深化医药卫生体制改革领导小组简报》刊载。

四、完成应急医疗救援任务

玉树地震发生后，参加四总部前方工作组、总后卫生部抗震救灾指挥协调组和国家卫生部抗震救灾医疗救治组工作，协调指导卫勤力量抽调组成地震伤员救治和医疗后送工作。组派医疗队和方舱医院赴地震灾区救援，成立玉树地震高原病医疗专家组指导高原病防治工作，印发了《关于进一步加强玉树地震后送伤病员医疗救治工作的通知》，组织对病情危重伤员进行远程会诊，对8所收治灾区后送伤病员的医院进行检查督导。参加四总部前方工作组赴甘肃舟曲抗洪抢险救灾一线，指导医疗救援工作。

五、创新医院管理导向

2010年7月29～30日，总后卫生部在解放军总医院召开军队师级以上医院管理创新研讨会，各大单位卫生部（局）长、各军医大学校长、师级以上医院院长等100余人参加了会议。8所医院介绍了本单位管理创新的经验做法。会议要求各级把握研究型医院的基本内涵和精神实质，认清创建研究型医院的历史责任，走出符合中国军队特色的研究型医院创建道路。

六、启动新一轮对口支援工作

在继续推进百所军队医院对口支援西部地区105所县医院的基础上，总后卫生部会同国家卫生部联合印发了《关于进一步加强对新疆、西藏地区县医院对口支援工作的通知》，确定军队医院新增对口支援新疆、西藏地区25所医院。2010年6月30日，总后卫生部与卫生部在新疆乌鲁木齐市联合召开军队医院对口支援新疆、西藏地区县医院任务部署会，标志新一轮对口支援工作全面启动。全军108所承担对口支援任务的医院派出130余支医疗队到对口支援的西部地区医院展开工作。

七、加强临床学科技术建设

组织全军临床高新技术重大项目申报评审，设立临床高新技术重大项目102项，其中重大专项16项、重点项目70项、面上项目16项，计划3年资助经费5000万元。组织全军医学专科中心“十一五”末评估工作，评估236个中心，其中87个优秀、131个达标、18个未达标。颁布了《军队医疗机构医疗技术临床应用管理办法》，加强活体器官移植、心血管疾病介入诊疗技术准入管理，审批通过12项第三类医疗技术进入临床应用或开展临床试验研究。

八、开展优质护理服务活动

组织开展“优质护理服务示范工程”活动，印发了《关于加强军队医院临床护理工作的通知》和《全军医院“优质护理服务示范工程”活动方案》，对驻京部分医院进行现场督导。组织召开纪念国际护士节暨全军优质护理服务研讨会。组织100余所医院护理部主任和护士长到解放军总医院、长海医院观摩学习。遴选新增4个全军护理示范基地，组织培训60名护理部主任、360名专科护士。

九、规范血液管理

组织召开全军献血领导小组第七次会议。会同卫生部等单位在上海联合举办“世界献血者日”活动中国主会场活动，联合组织全国无偿献血表彰，军队22个先进单位、284名先进个人受到表彰。组织专家对全军34个医疗机构、16个区域献血管理委员会的战备血液储备和临床用血安全情况进行抽查。举办全军血液检测与质量控制培训班和临床用血学习班。针对全国部分城市季节性血液供应紧张情况，总后卫生部及时印发了《关于加强血液供应和管理工作的通知》，协调国家卫生部建立军地血液保障协调机制。组织总后卫生部机关和直（附）属单位开展无偿献血活动。

十、扶持和拓展中医药工作

研究制定了《军队基层卫生人员中医药技能培训活动方案》，筹备开展中医药技能培训活动。遴选设立2010年度军队中医药科研专项课题107项，其中重点课题42项、面上课题52项、软科学研究课题13项，计划三年资助经费2055万元。会同卫生部、国家中医药管理局联合组织全国综合医院中医药工作示范单位申报评估，遴选12所军队医院（疗养院）纳入第二批全国综合医院中医药工作示范单位。会同北京市中医药管理局组织开展首都军地共建中医药工作示范单位创建活动，联合召开创建活动启动会和创建活动联席会议，部署落实创建任务，促进了示范（建设）单位中医药工作。

此外，研究拟制整体推进全面建设现代后勤试点相关方案和业务工作“十二五”计划。协调明确军队人员参加全国执业医师资格考试增考军事医学内容，组织6323名军队医师参加2010年度全国执业医师资格考试。组织研发《军队医师联网管理系统》软件，组织有关单位进行伤病残人员残疾等级评定和因病基本丧失工作能力医学鉴定，参加对全军23个团以上单位贯彻落实军人保险和评残政策制度情况督导检查。印发了《关于切实做好“两会”期间卫生信访和应急信访医学救援工作的紧急通知》，向全军通报了总后卫生部重要信访办件情况。举办第二期全军医院管理培训班。总后卫生部医疗管理局与健康报社联合召开2010年军队医院新闻宣传工作研讨会。4名军队医院院长被评为“全国优秀院长”，10名医师获“中国医师奖”，9名女医师获“女医师杰出贡献奖”，10名女医师获“五洲女子科技奖”。

（周登峰）

【中医药工作】 2010年军队中医药工作，以巩固完善军民融合的中医药管理建设机制为重点，以学科人才技术建设为根本，以加大中医药科研工作的扶持力度为抓手，规范管理，扎实推进，完成了各项计划任务。

一、推进军民融合式中医药发展

（一）完善全国综合医院中医药工作示范单位申报评估机制。总后卫生部医疗管理局会同卫生部办公厅、国家中医药管理局办公室印发了《全国综合医院中医药工作示范单位建设标准和评估细则》，卫生部、国家中医药管理局、总后卫生部联合公布第二批全国综合医院中医药工作示范单位119个，其中军队医院（疗养院）12所。

（二）加大与地方中医药工作共建力度。总后卫生部医疗管理局会同北京市中医药管理局，组织开展首都军地共建中医药工作示范单位创建活动，联合召开创建活动启动会和创建活动联席会议，部署落实创建任务，促进了示范（建设）单位中医药工作。

（三）协同组织“中医中药中国行”科普宣传及总结表彰活动。国家中医药管理局、总后卫生部等部门联合组织开展了“中医中药中国行”文化科普宣传周，全面展示了“中医中药中国行”活动的阶段性成效，举行了中医药科普宣教、专题展览、技能演示和义诊等活动。全国组委会召开了“中医中药中国行”活动总结表彰大会，军队系统获得4个优秀组织奖、3个最佳创意奖、5名先进工作者和2个最佳科普作品奖单位。

二、推进军队中医药“十百千万”人才战略工程

（一）推进基层卫生人员中医药技能培训工作。制定了《军队基层卫生人员中医药技能培训活动方案》，筹建军队中医药技能培训基地、培训中心和培训站，组织开展中医药技能培训活动。

（二）完善军队中医药师承研究生培养模式。加强军队中医药师承研究生导师队伍培养，培养模式成熟，培养质量提高，第三批中医药师承博士、硕士研究生毕业。

三、加强军队中医药科研工作

（一）下达军队中医药科研专项课题计划。遴选设立军队中医药科研专项课题重点课题42项、面上课题52项、软科学研究课题13项，计划3年资助经费2055万元。

（二）提高军队中医药科研成果水平。军队中医药工作者获得中华中医药学会一等奖2项、二等奖3项，李时珍医药创新一等奖1项，中国中西医结合二等奖2项，军队医疗成果二等奖6项。

（周登峰）

【药品器材管理工作】

一、深化军事斗争卫勤保障准备，提升核心能力

一是药材保障理论研究。组织论证多样化军事行动药材保障模块，将重大灾害、事故灾难、公共卫生事件、社会安全事件等卫勤保障类型纳入研究范围，开发药材保障辅助决策系统。开展将地方配送企业纳入应急保障体系建设相关方法和制度研究，论证储备布局和保障力量配置优化方案，探索提高整体保障时效的新路子。

二是卫生战储物资管理。组织全军战储仓库会审数据，抽查并通报药材库维护保养和轮换更新情况。结合基层综合配套整治工作，组织轮换战储药材。组织论证战储药材维护保养经费标准，编报维护保养和轮换更新计划，按时回补应急保障动用战储药材，确保战储药材数量和质量安全。组织研制“军队战备药材仓库管理信息系统”，增加条形码扫描、数据远程传输等系统功能，以及维护保养、基数抽组等管理模块，实现战储药材全品种纳入、全过程监控和全寿命管理的目标。

三是卫生装备使用训练。制定印发了《部队卫生装备使用操作与考核标准》，统一内容、方法及标准，制作骨干卫生装备使用操作训练课件，举办全军各级卫勤领导集训活动，为今后兴起岗位练兵比武热潮，提高卫生装备保障能力奠定了基础。

二、完成多样化卫勤保障任务，提升应急能力

一是完成重大自然灾害医学救援保障。按时完成赴海地“中国医疗防疫救护队”和赴巴基斯坦医疗防疫救援的药材、防疫药品和防护器材调拨任务。组织完成了玉树强烈地震救灾、舟曲抢险、西南抗旱、南方抗洪任务部队药材保障工作。

二是圆满完成重大活动卫勤保障。总后卫生部及各大单位密切协作，有效保障了上海世博、广州亚运等重大活动的药材保障工作，及时将“三防”药材储备和野战急救车等预置到上海、广州等有关单位，有力支援了安保工作。积极协调支持了“和平使命—2010”上海合作组织联合反恐和北京军区城市反恐训练演习卫勤保障工作。积极参加“和谐使命—2010”海军医院船出访任务调研，组织药材保障机构靠前服务，检修卫生装备和检验药品，保证出访准备工作的顺利完成。

三是圆满完成对外军援任务。根据国家和军队统一部署，完成对古巴、秘鲁、白俄罗斯军事卫生物资援助，以及海地地震和巴基斯坦特大洪灾人道主义紧急援助。

三、注重基层药材保障工作，提升了服务能力

一是注重贯彻落实“两个目录”。举办全军各大单位卫生部和部分驻京医疗机构领导参加的贯彻落实“两个目录”座谈会，对目录落实工作进行了全面部署。组织驻京部队医疗机构落实医用耗材集中采购情况调研，加大目录内药品监督抽验力度，摸清执行现状，提出强化落实的实施意见，并初步拟订《军队医疗机构执行医用耗材基本目录和使用管理办法检查评估细则》。以学习贯彻落实“两个目录”为主题，举办“全军师级医院药事管理培训班”，对“两个目录”进行了释义和宣传贯彻，进一步推动目录落实工作。

二是注重基层卫生装备建设。按时落实边海防一线营连和驻高原基层分队，以及列入基层后勤综合配套整治范围的旅团部队卫生装备补充更新计划。制定了为沈阳军区一般部队补充配齐卫生装备、为试点单位补充更新新型装备的配发计划。为基层医疗机构和机关院校门诊部补充配备急需卫生装备，为边远地区艰苦医院配备骨干医疗设备。开展了军队疾病预防控制机构纳入国家公共卫生体系技术装备建设总结验收工作。研究制定了《师以下部队卫生装备小修保养零配件供应标准》，完成配件箱选型、采购和试装，配发到沈阳、济南军区师以下部队卫生机构。组织修订了《军队医院医疗设备管理规定》。组织全军医疗设备国际招标采购。成功举办了第22届国际医疗仪器设备展览会。

三是注重高原药材保障工作。组织开展高原药材保障勤务研究，认真落实年度高原部队特供药品生产和供应，全力做好空军、二炮、兰州和成都军区等单位高原官兵和哨所高原特供药品供应。组织开展成都军区高原部队制供氧设施设备建设试点和方案制订，拟订了《高原部队制供氧设施设备建设标准》、《维持性经费标准》和《维护保养及维修标准》。兰州军区借助“三点一线”卫勤保障体系建设，完成了高原部队制供氧设施建设。

四、积极开展检查达标验收工作，提升了监管能力

一是积极开展药材安全整顿检查。组织制订军队药品注册管理办法和工作程序，起草《高风险制剂现场核查标准》。抽验外购药品和制剂，定期向全军通报抽验结果，并与地方建立抽验不合格药品联合检查机制。通报全军师级以上医院卫生装备质量安全专项检查情况，组织编写出版了军队卫生装备质量控制系列丛书，在全军中心医院及疗养院开展卫生装备质量控制工作。

二是积极开展业务技能培训。举办全军特殊管理药品电子监管培训班，提高特殊管理药品电子监管水平。举办全军仓库药材保管员培训班，初步建立保管人员持证上岗制度。举办全军战备药材储备管理培训班，对储备仓库主要领导进行管理和勤务知识培训。举办全军药检所贯彻落实新版《中国药典》培训班，确保军队与地方药检机构同时间施行、同水平执行和同要求实行。举办全军药品不良反应培训班，对各级机关和医疗机构药品不良反应监测人员进行系统培训。组织总后药检所完成的技术车辆维修骨干培训和全军机动卫勤分队维修技术骨干培训，强化基层卫生装备维修队伍建设。

三是积极开展保障机构达标验收。复核检查药物临床试验机构和药物非临床试验机构，指导医院通过卫生部“全国临床药师培训机构”的考核认定。在济南军区和南京军区开展供应保障调研，召开全军药材供应站业务建设研讨会。组织制定药检所、仓库和药材供应站达标验收细则和方案，对全军药检所、仓库和药材供应站进行检查验收，有力促进了保障机构正规化建设。

【干部保健工作】

一、预防保健工作

印发了《关于加强军队干部健康教育工作的通知》，编发了“中老年常见病综合防治”保健知识光盘和《自我保健随身行》，全军军级以上干部和离休老同志人手一套。举办保健知识讲座80余场次，数万名干部受教育。组织年度干部健康体检工作，印发了《关于进一步做好干部健康体检工作的通知》，新增了肿瘤筛查项目，对全军师级以上干部进行体检，体检率为93%，其中重点保健对象体检率为99%，新检出各类恶性肿瘤和慢性非传染性疾病，及时进行了健康评估和疾病矫治。加大保健科研经费投入，组织立项22个保健专项课题。

二、重点保健工作

经中央军委批准，将解放战争时期和建国后参加革命的副大军区职和正兵团职干部列为军队重点保健对象；将抗战时期参加革命的正师职（含待遇）离休干部提高享受副军职干部医疗待遇；大幅度提高在职和退休军职干部卫生事业费人员标准以及医院干部床位、疗养机构床位费等标准。组织协调军地知名专家，做好首长医疗救治工作，确保了医疗安全、优质，做到了上级首长、家属、单位和医疗保健机构“四满意”。完成了“两会”、中央全会、军委扩大会、上海世博会、广州亚运会、北戴河夏休等重要会议活动以及遂行中央领导出访、视察等医疗保健任务。

三、老干部医疗改革

以“看病不绕远、诊疗零自费、住院零待床”为目标，印发了《关于做好老干部医疗收治工作有关问题的通知》，对部分医院

“一卡通”、“双体系”和“两个目录”等改革措施落实情况进行检查。严格医疗保健经费使用管理，建立了实报实销经费半年核拨制度，对违规使用卫生事业费的干休所进行了清理整顿，清退个别医院违规收取老干部费用。完善服务措施，新增358个干休所网络医疗服务试点单位，开设老干部家庭病床1133张，在54个边远干休所探索试行社会化保障。开展争创全军先进干休所卫生所活动，涌现出105个先进和287个达标干休所卫生所。全军干休所基本实现了合理医疗范围内按需保障，老干部单纯到医院开药现象明显减少，自费用药和部分往年遗留的药费报销问题得到较好解决。

四、疗养保障和业务培训

印发了《军队疗养机构疗养工作规则》。完成航天员、特勤人员、团级以上干部、常驻高海拔地区官兵和执行亚丁湾护航、抗震救灾等重大任务部队官兵集体疗养任务。明确空军航空医学鉴定训练中心职责任务、建设方向和医疗设备标准，加快建设步伐，确保了特勤疗养工作顺利进行。组织疗养康复技术中心评估评审，加强两所试点数字化疗养院硬件建设。组织基层医务人员岗位练兵，举办特勤疗养等8个培训班，培训业务技术骨干800余名。

（王洪林）

【数字化卫勤工程建设】

一、数字化医院、疗养院建设

组织制定数字化医院、疗养院升级改造方案，组织召开全军数字化医院疗养院建设研讨会，以总后勤部的名义印发了《关于全面推进军队数字化医院疗养院建设的意见》，研究确定总部抓的基础骨干软件，拟制军队数字化医疗卫生建设战略合作协议书，组织专家研究论证新版电子病历系统总体技术方案，组织各大单位推荐首批数字化医院、疗养院试点单位，新版电子病历系统正在部分医院安装试运行。

二、数字化远程医学系统建设

完成升级改造方案，升级后视频效果将原来的VCD升级成高清，应用功能拓展，实现“全时通”、“全球通”、“动中通”。一是整合神通、鑫诺卫星和军事综合信息网，建立海军远洋舰队（亚丁湾护航编队）远程医学支援系统，实现音视频连接，优化链接程序，建立稳定清晰的医学应急会诊通道。二是利用海事卫星，建立军队国际维和医疗队、国家医疗防疫救援队和国际联合卫勤分队演习远程医学支援系统，首次实现对国外伤员救治实施远程会诊。探索为维和医疗队建立境外高清固定远程医学会诊系统。三是联合开发远程网络考试和业务知识培训系统，为实施全军远程医学考试和业务知识培训提供技术支撑。四是筛选市场成熟产品，建立全军远程医学影像、病理等会诊中心。五是根据总后勤部《关于抓好基层部队后勤综合配套整治装备计划落实工作的通知》要求，依托24所中心医院，分别与营连卫生所建立网络医疗服务系统，实现连队卫生人员和伤病员与体系医院医生进行面对面会诊、交流，进行病历资料查询、远程教学、业务工作指导和心理干预。

三、数字化组织指挥建设

拟制《突发公共卫生事件应急指挥信息系统总体设计方案》，建立起基于地理信息系统的指挥与操作平台，在电子地图上实现卫生力量部署、地理空间查询、医学地理信息展现、态势标绘、远程视频会议等功能；依托远程医学会诊车，建立无线远程医学执勤现场音视频传输系统，实现现场时实可知。建立与国家、军队应急指挥部门音视频传输系统，实时进行网络音视频交互、信息共享和指挥协同。完善机关综合信息管理系统，建立卫生信息动态报告、分析与发布制度，实现信息资源利用效益的最大化。

四、数字化疾病预防控制建设

建立突发公共卫生事件和传染病疫情报告信息系统网络服务平台，实现信息快速获取、疫情监测预警、疾病预防控制处置协同功能。

五、数字化军人健康档案建设

适应国家医改发展和官兵医疗保健需求，建立融预防、医疗、保健于一体的军人电子健康档案，全过程、全方位记录官兵健康信息。完成军人电子健康档案总体设计，成立军人电子健康档案建设工作协调组，以体检表、门诊登记、病历首页为主，建立初级版军人电子健康档案系统。

六、卫生统计工作

完成了《军队医院统计数据上报系统（2010版）》和《机关卫生信息汇总分析系统》升级、推广应用工作。配套修改机关卫生信息汇总分析系统，实现正常接收各医院上报的数据。完成了《2010年全军卫生统计数据汇审》工作。继续做好统计信息利用服务工作，完成年度要报、简报10余篇，为机关日常管理活动、大型会议素材、下部队调研等活动提供信息服务20多次。组织修订了《军队卫生统计工作规定》。

（周立宇）

【军队卫生对外交往工作】

一、军事医学交往

先后派遣军医代表团赴俄罗斯参加第一届国际军事医学委员会泛欧洲军事医学大会，赴沙特阿拉伯参加第二届国际军事医学委员会泛阿拉伯军事医学大会；组派工作组赴新加坡参加国际军事医学委员会亚太地区工作组特别委员会会议；派遣卫勤指挥管理干部赴法国参加第一届维和国际培训班，专家组赴俄罗斯参加传染病网络会议，赴突尼斯参加撒哈拉环境卫勤保障培训班，护理专家组赴菲律宾参加第四届亚太军事护理年会，卫勤骨干人员赴瑞士、沙特阿拉伯参加武装冲突法国际培训班；协调组织军队团组赴葡萄牙参加第七十届世界药学大会等多边双边专业交流活动。接待了来自荷兰、朝鲜、越南、意大利等4个国家的外国军队军医团组来访。以国际军事医学委员会泛亚太地区工作组主席国身份，在北京成功举办第一届泛亚太军事医学大会。会同德军卫生部门，在上海组织召开第五届中德双边军事医学研讨会，并接待来访的德国军医代表团。此外，还圆满完成了卫生军援、生物履约和涉外医疗等任务。我军卫生援外专家分别荣获国家“中国援外奉献奖”金、银、铜奖。

二、重大涉外行动

配合国家与军队整体外交，分别派遣防疫救护队、医疗救援队赴海地地震灾区和巴基斯坦洪水灾区执行国际人道主义医学救援任务；派遣卫生部队赴秘鲁与秘鲁军队卫生部队举行“和平天使—2010”中国与秘鲁人道主义医疗救援联合作业；派遣我军医院船赴亚非五国开展医疗服务等。

三、维和行动卫勤保障

组织协调北京军区、兰州军区、济南军区和成都军区完成了赴刚果（金）、利比里亚、苏丹和黎巴嫩维和任务区的医疗分队派遣和轮换工作。派遣军队卫勤人员赴联合国总部及苏丹、利比里亚和黎巴嫩维和任务区任总部级卫勤计划官和任务区医务官及医务参谋军官。配合完成了国防部维和中心野战救护专业教室教学保障任务。

四、对外学术交流及人员培训

先后派遣了2000余人次的卫生专业技术人员赴国外讲学、访问、考察、进修、参加学术会议或进行合作研究。邀请近百人次外籍学者来军队医疗、科研、教学机构参加学术交流。军队卫生系统有9人获得第33期笹川医学奖学金赴日本学习深造。做好总后卫生部机关和直属单位因公短期出国任务的计划管理和审核工作，为46批共51人次办理了因公短期出国手续。

（宋雨）

省、自治区、直辖市卫生工作

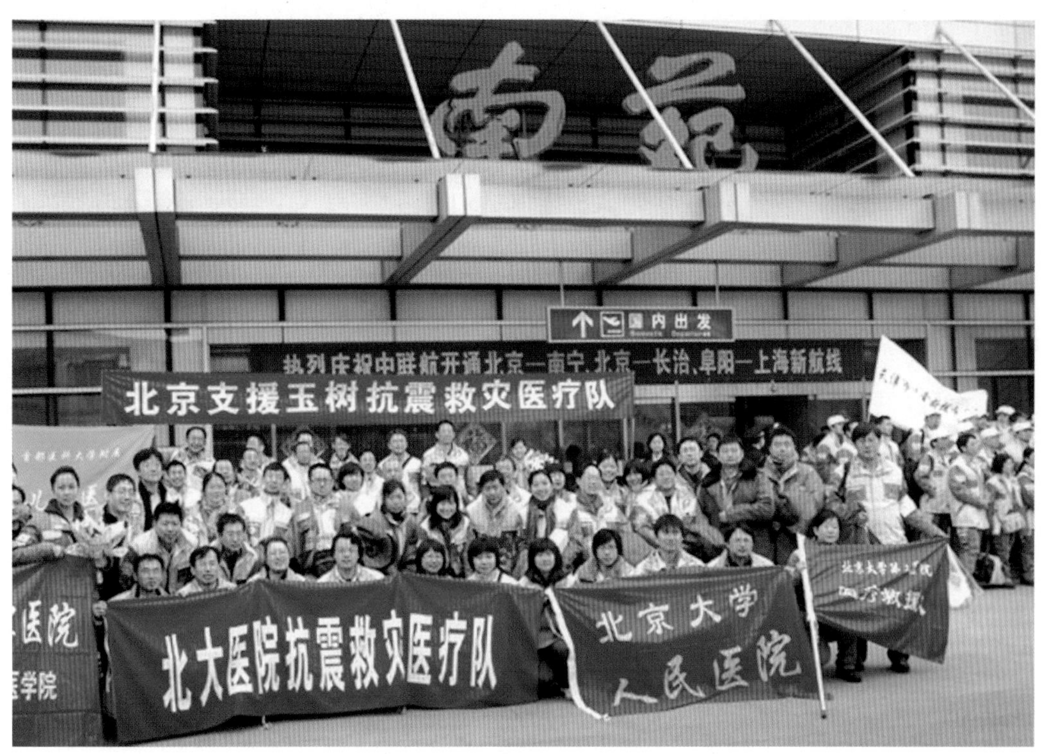

2010 年 4 月 15 日，北京支援青海省玉树县地震救灾医疗队出发。

（北京市卫生局　供稿）

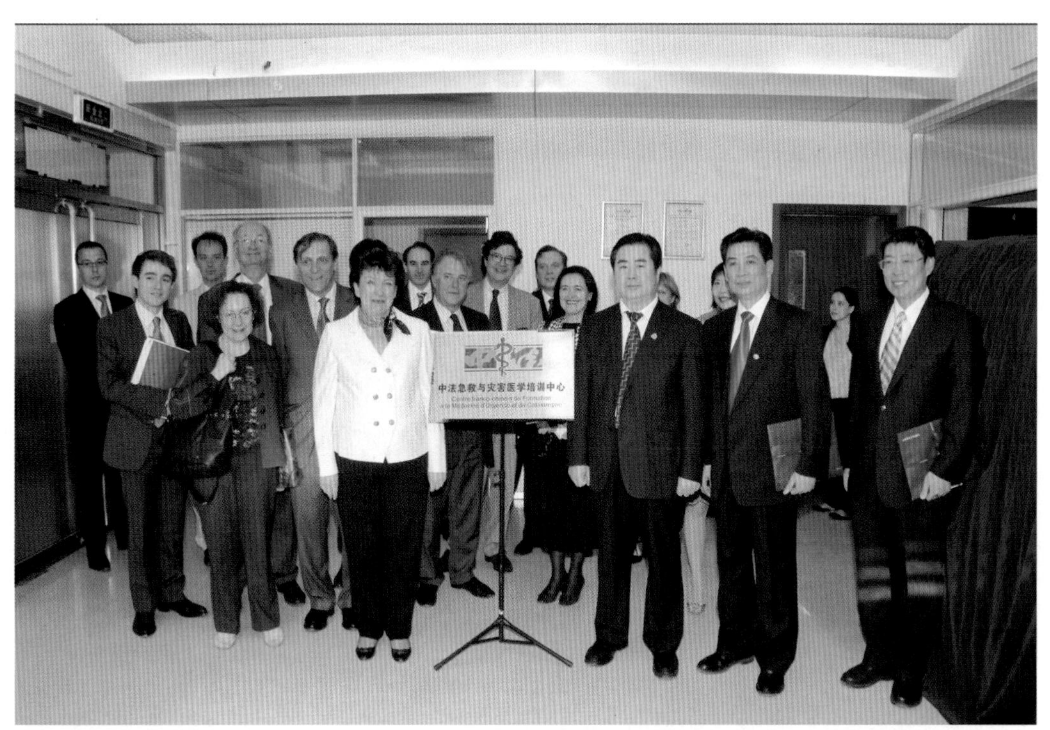

2010 年 5 月 9 日，北京中法急救与灾害医学培训中心揭牌仪式在北京举行。法国卫生青年体育和社团生活部部长巴切罗（Roselyne Bachelot Narquin）女士和北京市卫生局副局长于鲁明为合作中心揭牌。

（北京市卫生局　供稿）

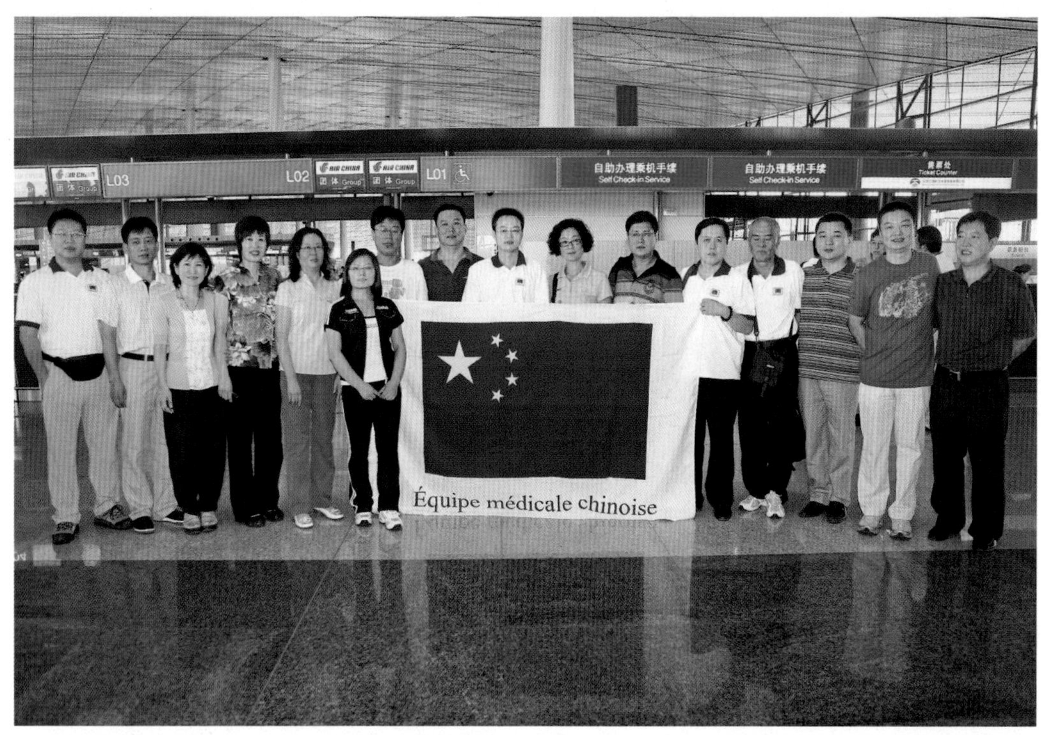

2010 年 8 月 19 日，由北京市卫生局组建、北京天坛医院主派的第 22 批援几内亚医疗队从北京启程，开始执行为期两年的援外医疗任务。

（北京市卫生局　供稿）

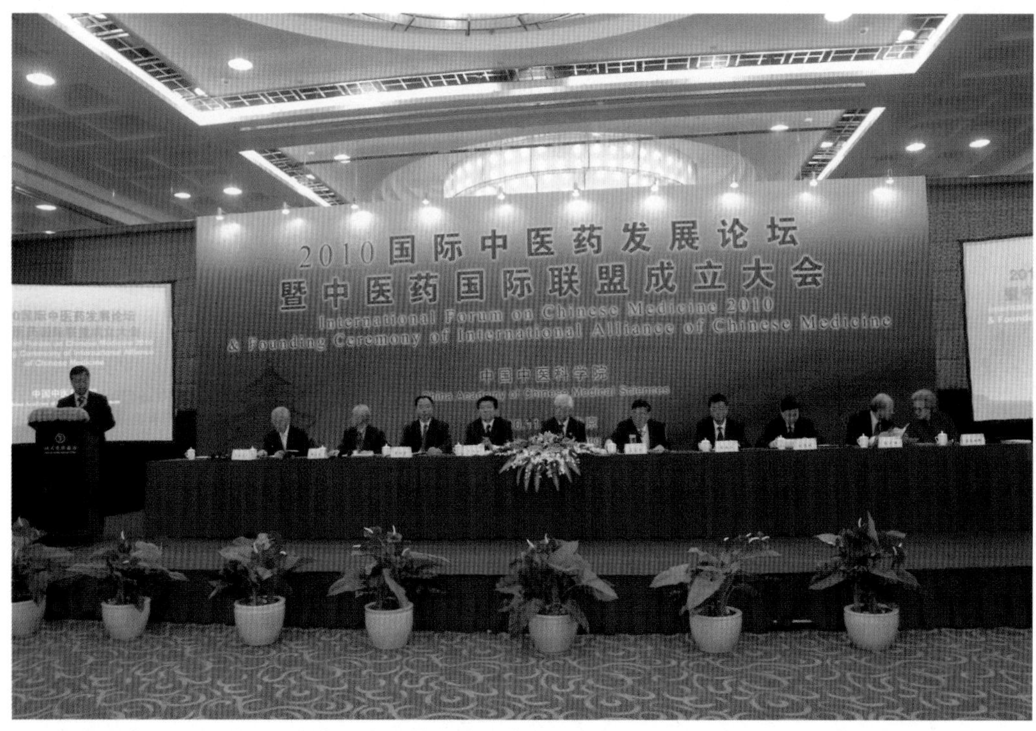

2010 年 11 月 19 日，由中国中医科学院主办的“2010 国际中医药发展论坛暨中医药国际联盟成立大会”在北京召开。

（北京市卫生局　供稿）

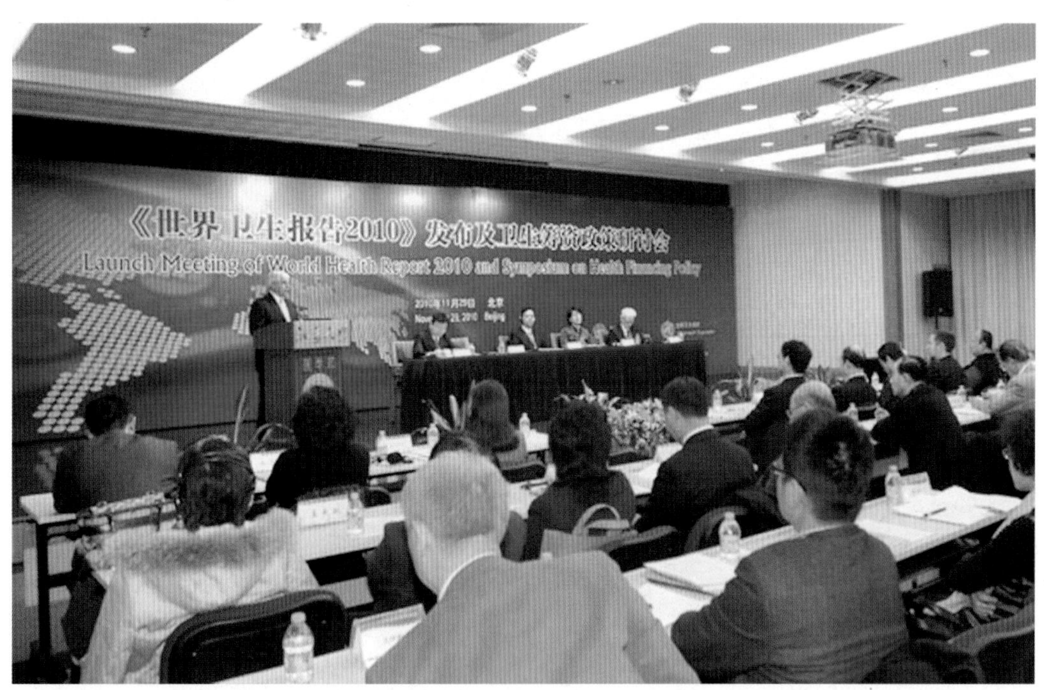

2010 年 11 月 29 日，《世界卫生报告 2010》发布及卫生筹资政策研讨会在北京大学举办。

（北京市卫生局　供稿）

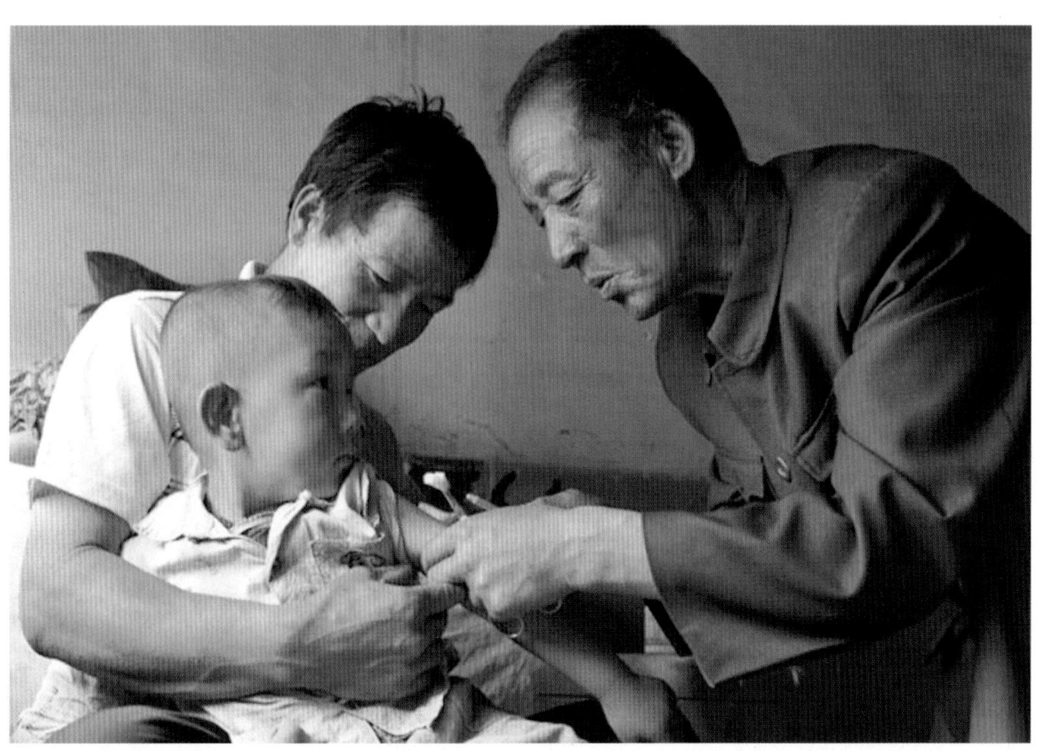

山西省忻州市静乐县双路乡卫生院防疫员王元林，37 年如一日，扎根基层、走村串户、风雨无阻从事免疫预防接种。图为王元林为适龄儿童接种疫苗。

（山西省卫生厅　供稿）

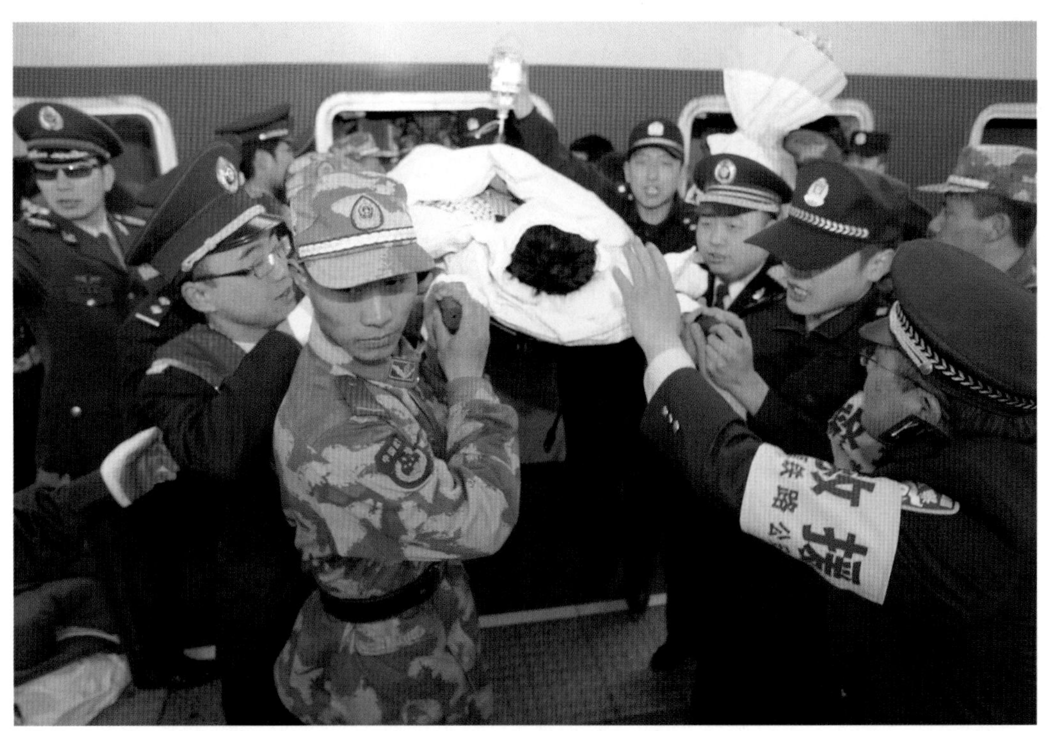

2010 年 3 月 28 日，华晋公司王家岭矿发生透水事故，经全力抢救，115 人获救，38 名矿工遇难。图为事故伤员转运现场。

（山西省卫生厅　供稿）

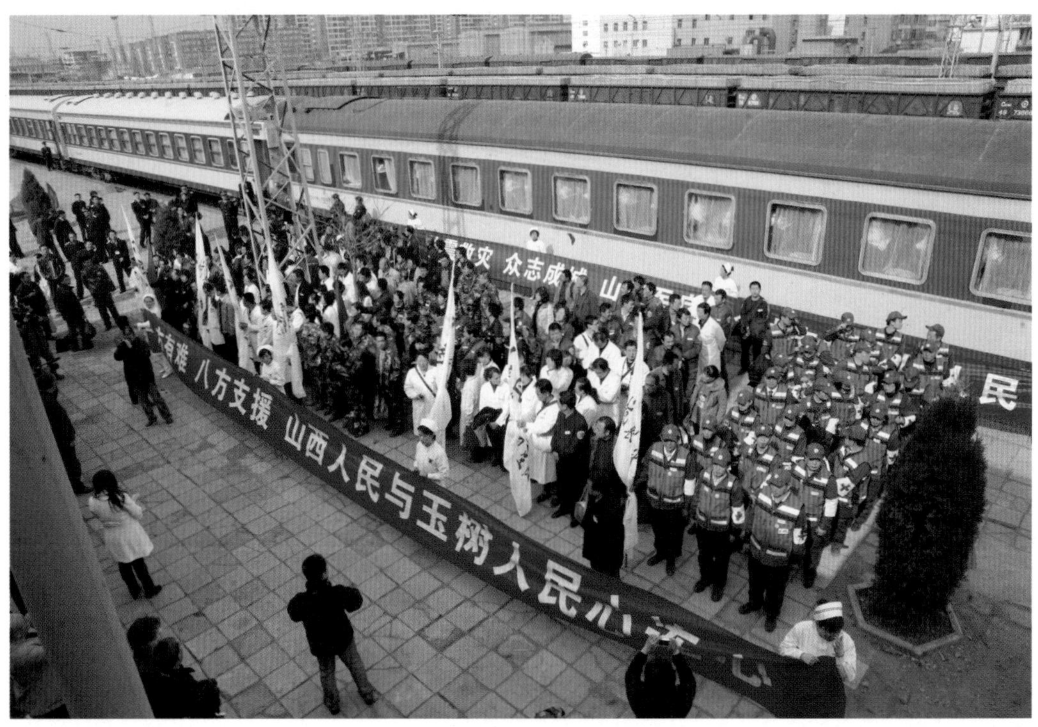

2010 年 4 月 15 日，青海省玉树县发生强烈地震后，山西省卫生厅派出抗震救灾医疗卫生救援队赶赴灾区。图为山西省抗震救灾医疗卫生救援队出发仪式现场。

（山西省卫生厅　供稿）

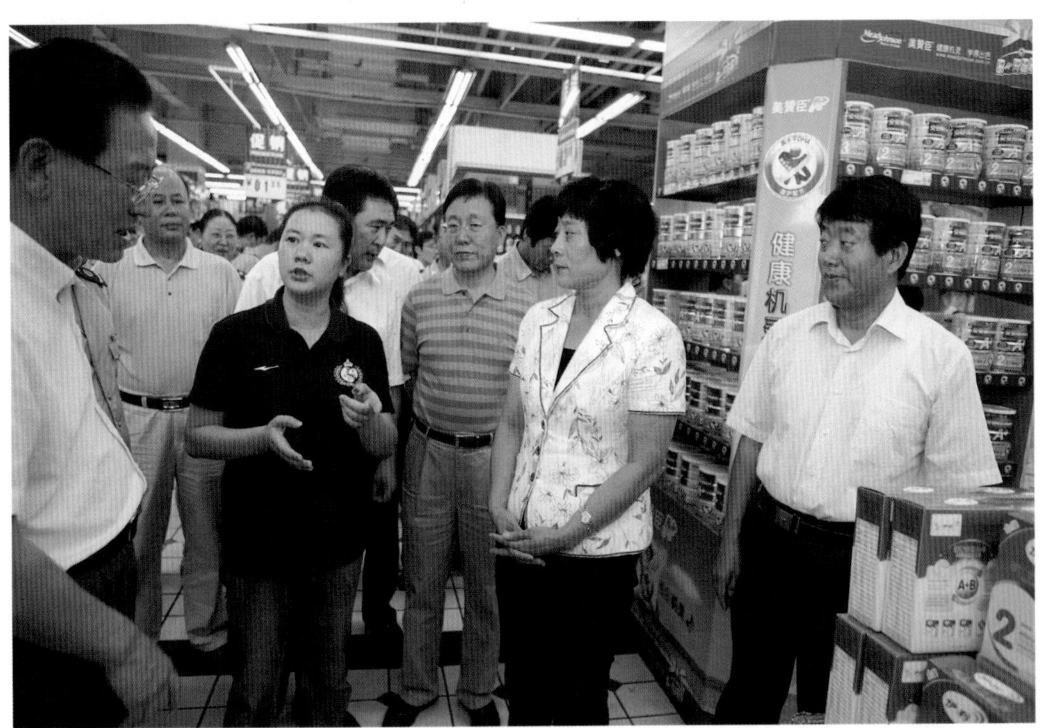

2010 年 7 月 21 日，山西省副省长张建欣带队抽察山西省乳品及含乳食品安全情况。

（山西省卫生厅　供稿）

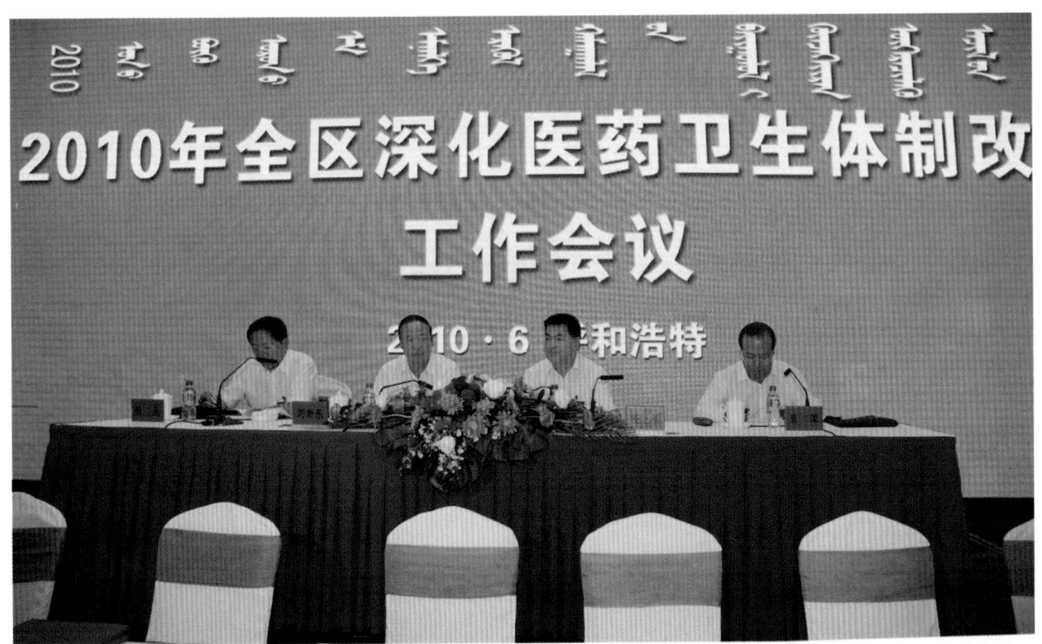

2010 年 6 月 11 日，内蒙古自治区深化医药卫生体制改革工作会议在呼和浩特市召开。

（内蒙古自治区卫生厅　供稿）

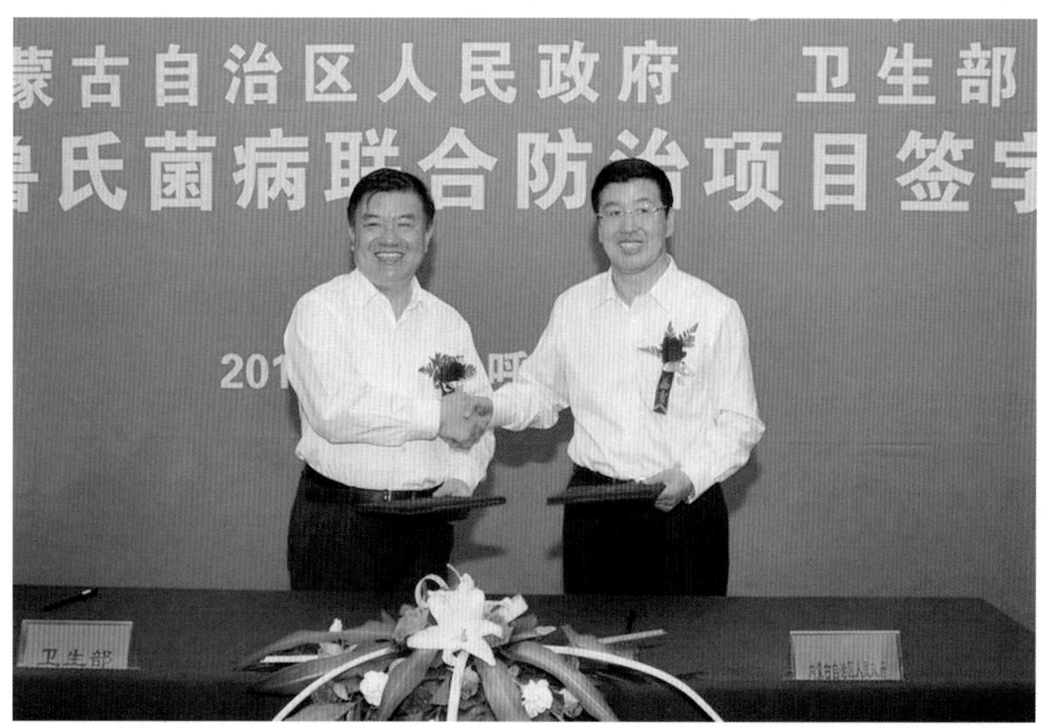

2009 年 9 月 3 日，内蒙古自治区主席巴特尔与卫生部部长陈竺签署布鲁氏菌病联合防治协议。

（内蒙古自治区卫生厅　供稿）

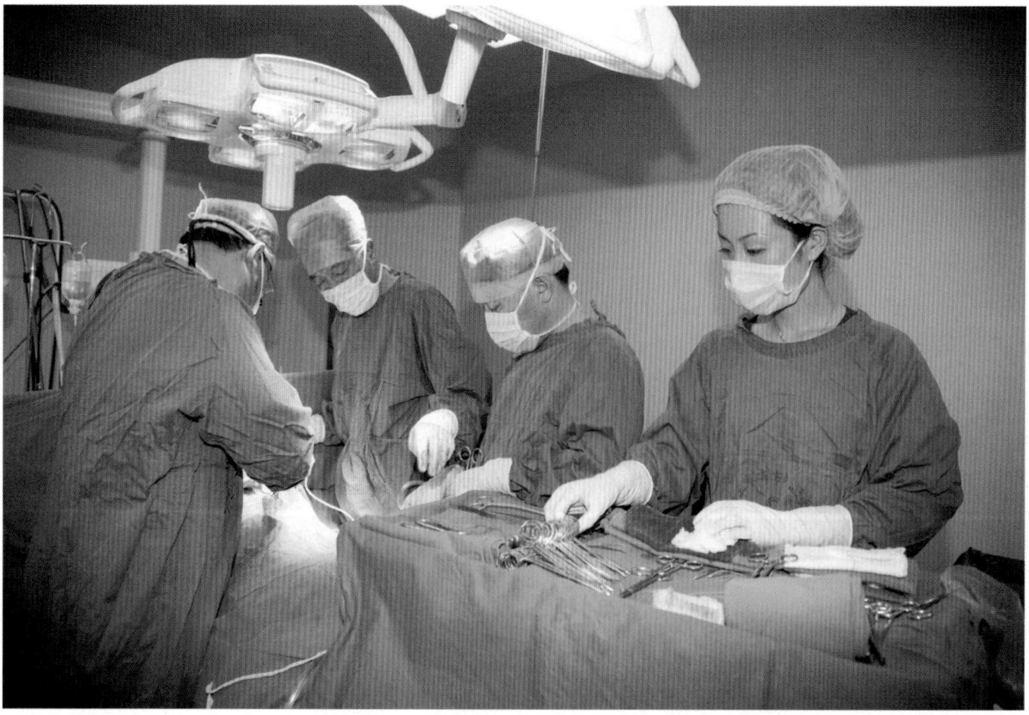

2010 年 6 月 28 日，内蒙古自治区首例享受农牧区先天性心脏病医保患儿接受手术。

（内蒙古自治区卫生厅　供稿）

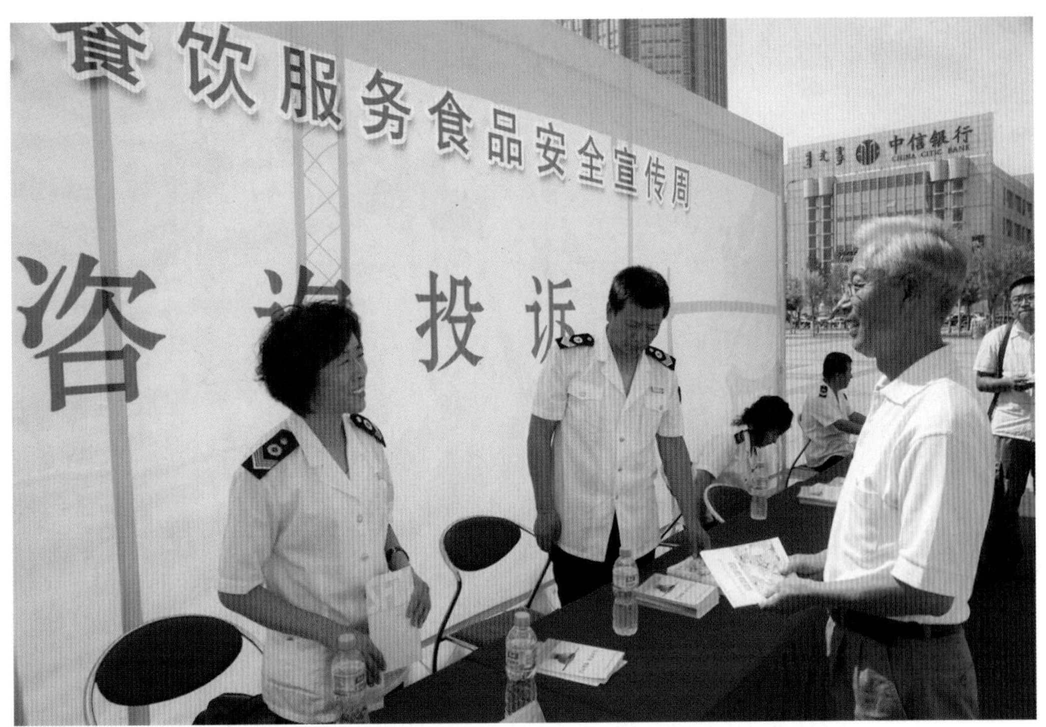

2010 年 9 月 6 日，内蒙古自治区卫生厅开展餐饮服务食品安全宣传周活动。

（内蒙古自治区卫生厅　供稿）

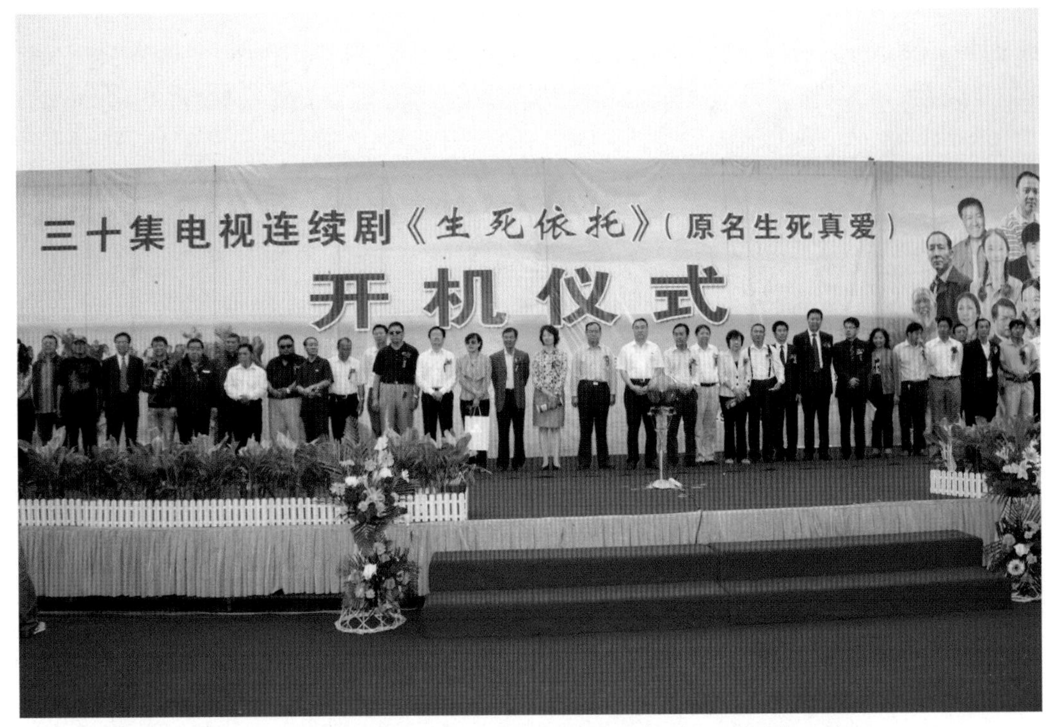

2010 年 9 月 15 日，全国首部农牧区卫生题材电视连续剧《生死依托》开机。

（内蒙古自治区卫生厅　供稿）

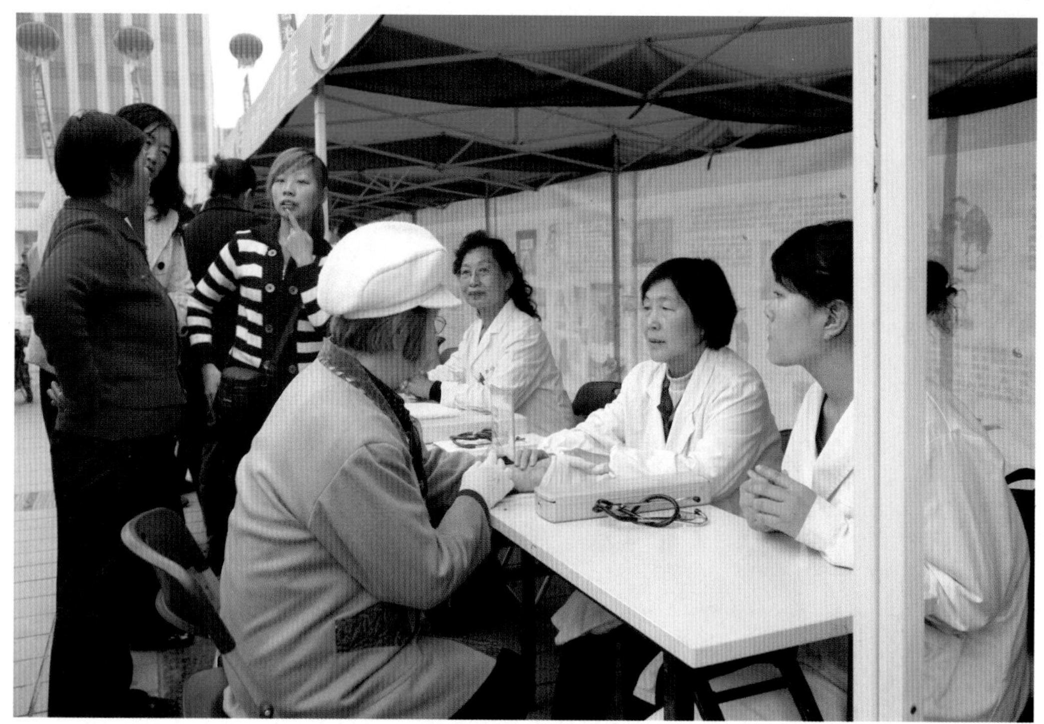

2010 年 10 月 22 日，内蒙古自治区蒙中医药文化科普宣传活动。图为医务人员为农牧民义诊。

（内蒙古自治区卫生厅　供稿）

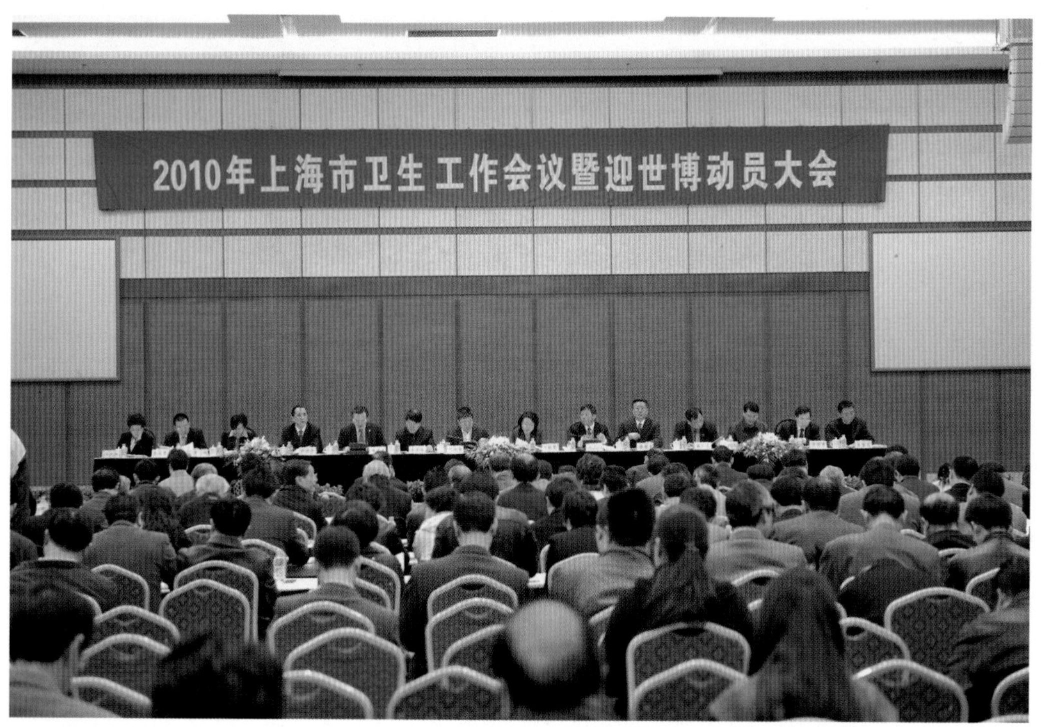

2010 年 3 月 16 日，上海市卫生局召开 2010 年上海市卫生工作会议暨迎世博动员大会。

（上海市卫生局　供稿）

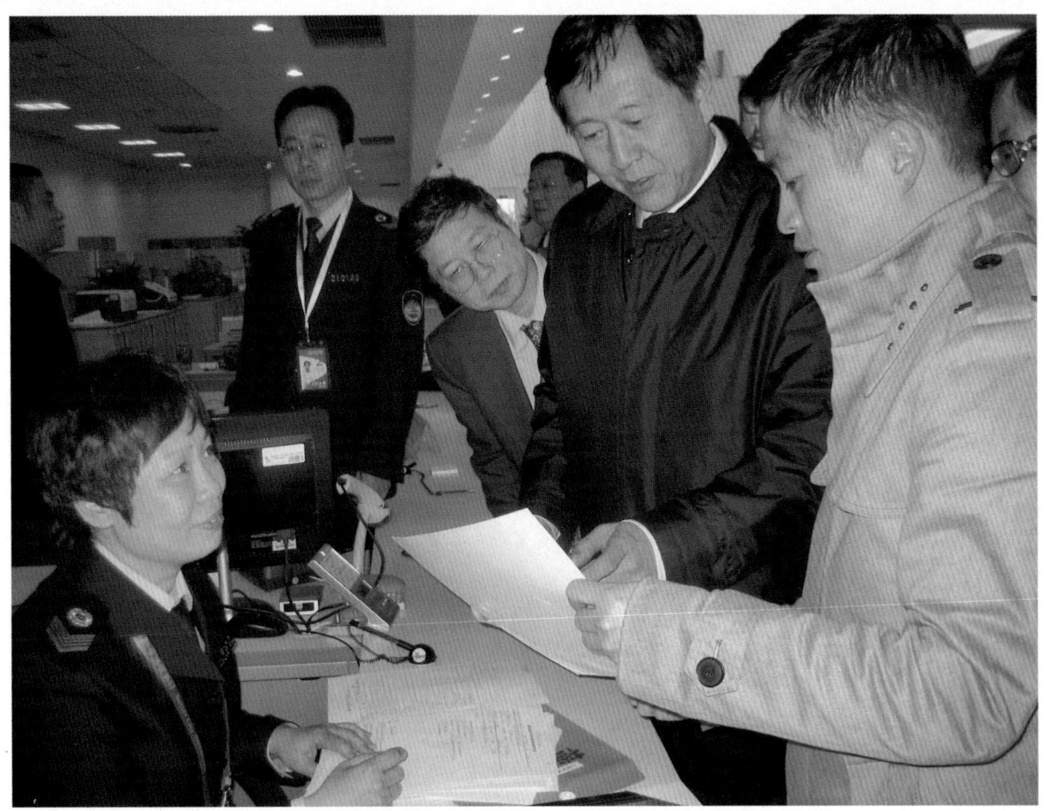

2010 年 4 月 14 ~15 日，卫生部副部长陈啸宏赴上海检查世博会食品安全和饮用水、公共场所及放射防护等公共卫生保障工作。

（上海市卫生局　供稿）

2010 年 8 月 10 日，由卫生部，上海市人民政府，欧洲科学、艺术与人文学院和国际欧亚科学院中国科学中心联合举办的城市与健康国际论坛在上海世博园区开幕。

（上海市卫生局　供稿）

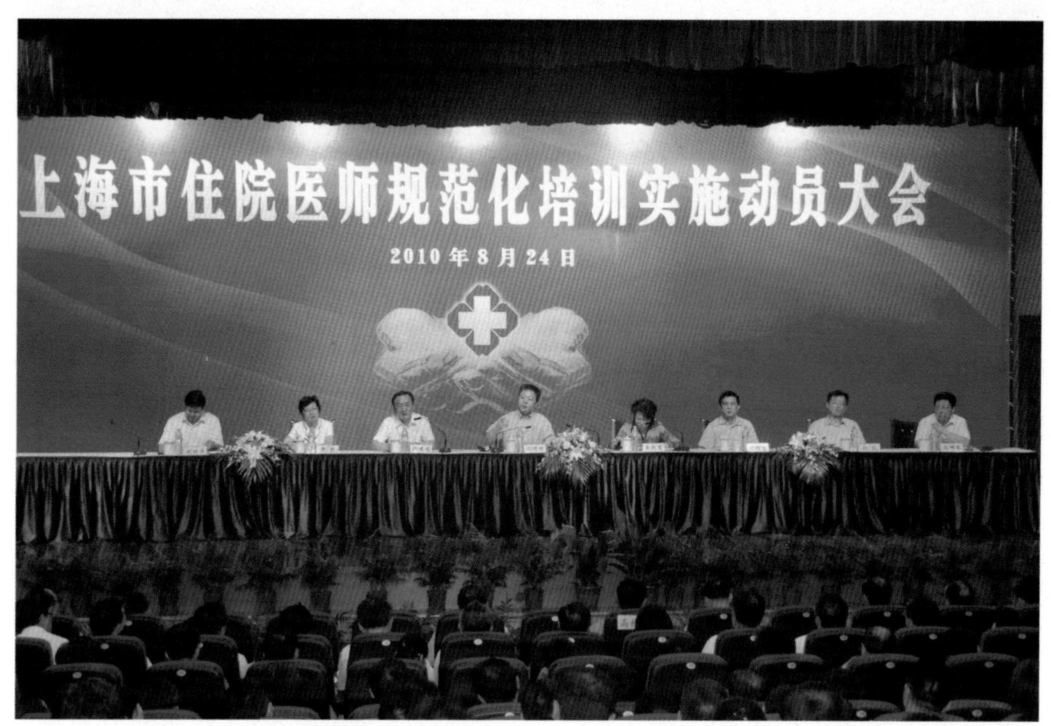

2010 年 8 月 24 日，上海市召开住院医师规范化培训实施动员大会。

（上海市卫生局　供稿）

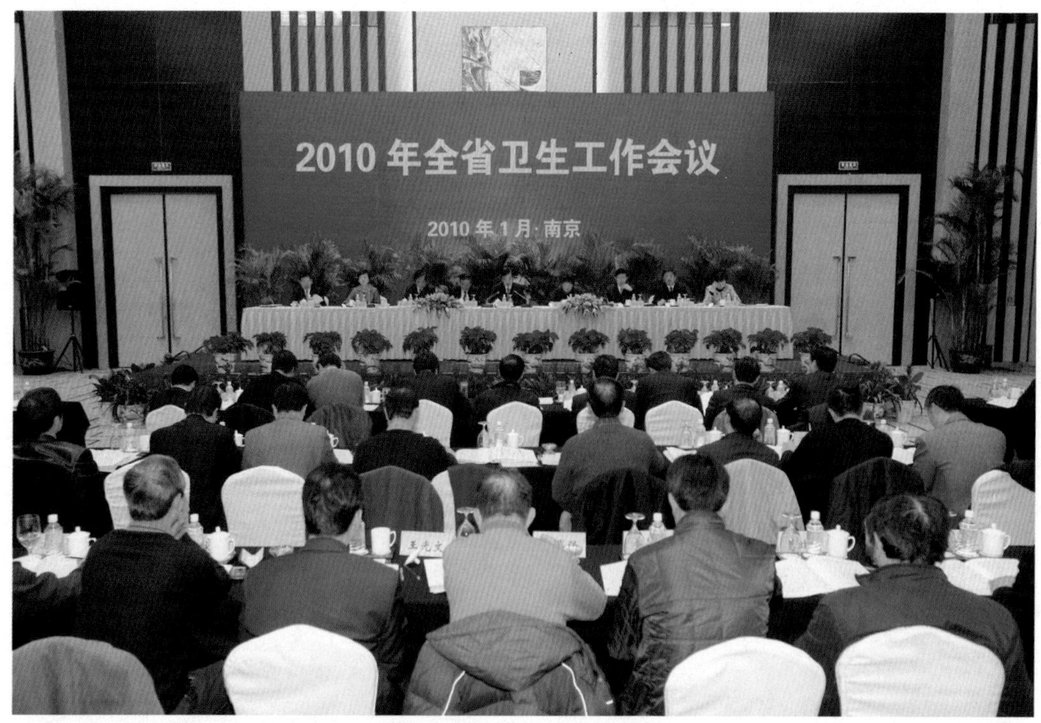

2010 年 1 月 14 日，江苏省卫生厅在南京市召开全省卫生工作会议。

（江苏省卫生厅　供稿）

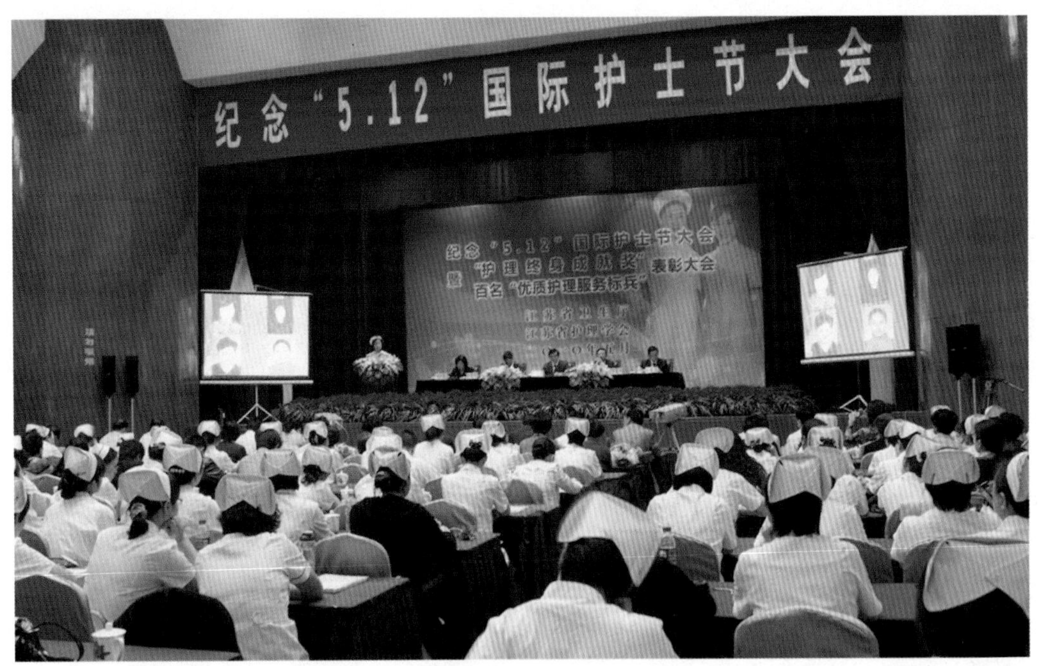

2010 年 5 月 11 日，江苏省卫生厅举行纪念"5·12"国际护士节大会暨"护理终身成就奖"、百名"优质护理服务标兵"表彰大会。

（江苏省卫生厅　供稿）

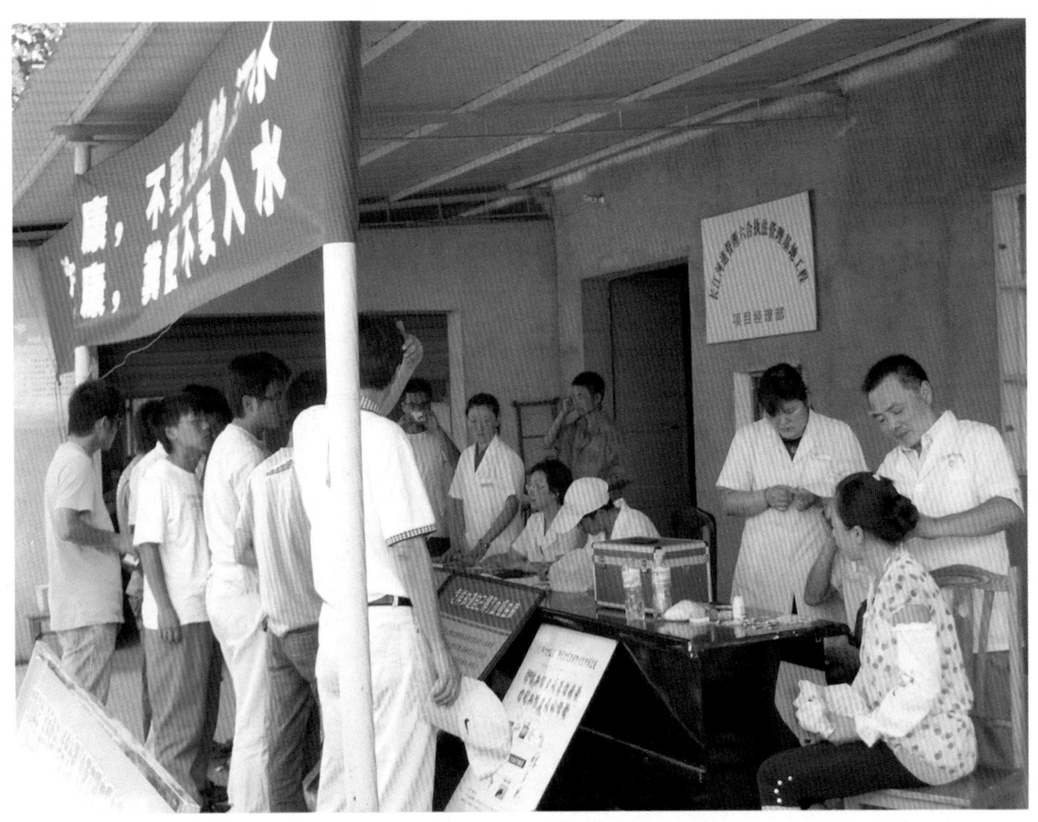

2010 年 8 月 1 日，江苏省开展船民渔民血吸虫病防治宣传周活动。

（江苏省卫生厅　供稿）

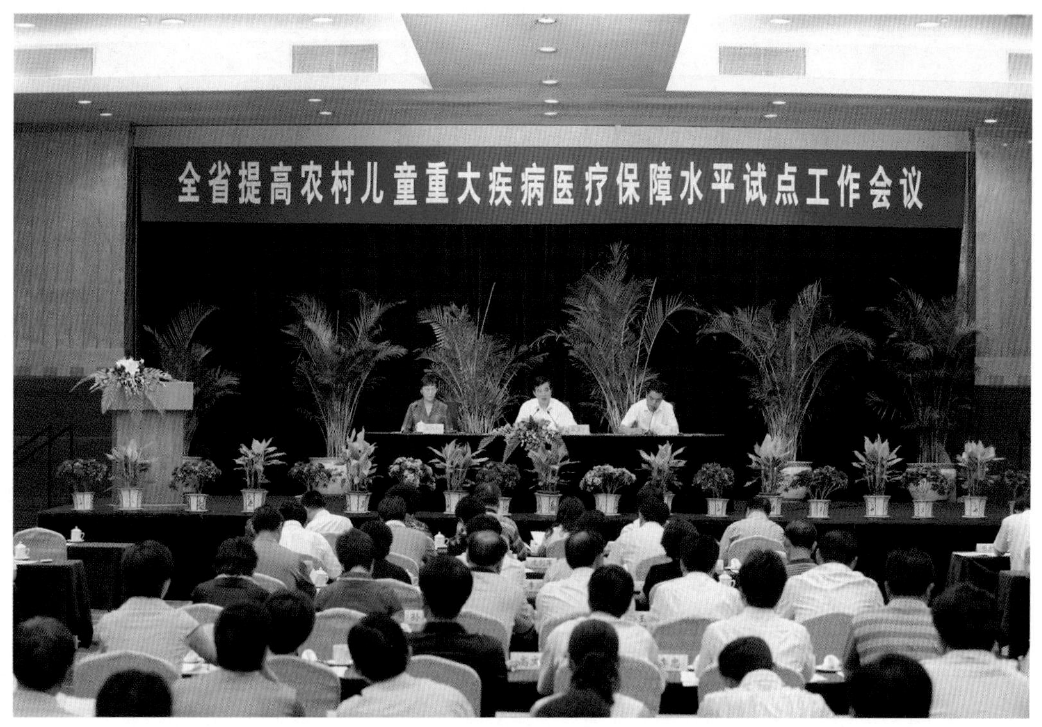

2010 年 8 月 2 日，江苏省卫生厅、江苏省民政厅联合召开全省提高农村儿童重大疾病医疗保障水平试点工作会议。

（江苏省卫生厅　供稿）

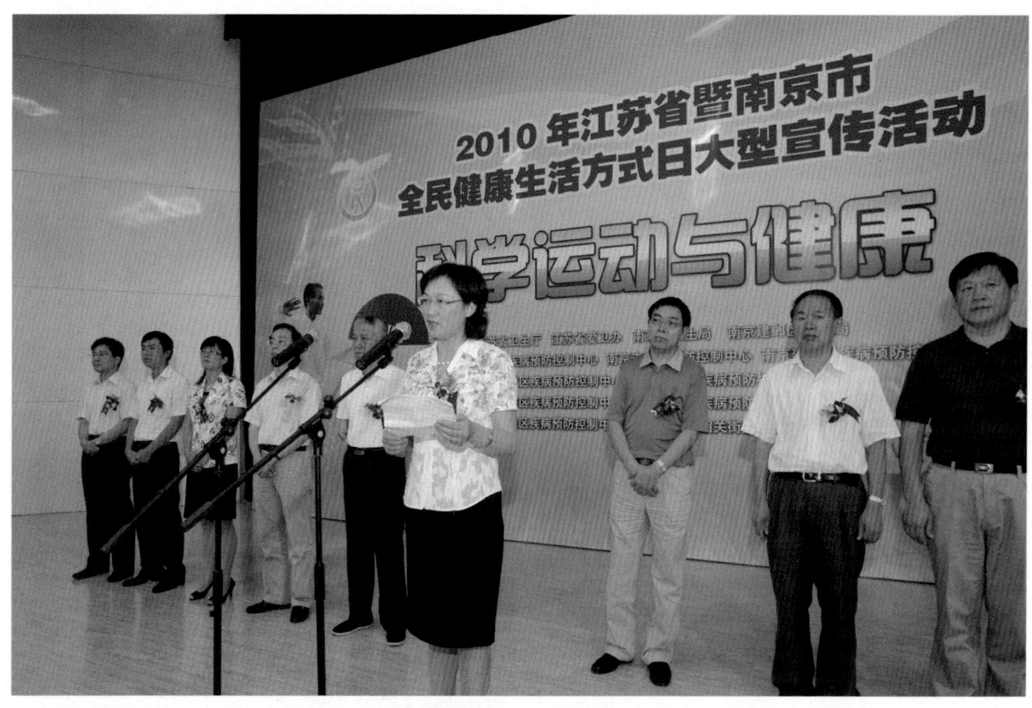

2010 年 9 月 1 日，江苏省举行全民健康生活方式日宣传活动。

（江苏省卫生厅　供稿）

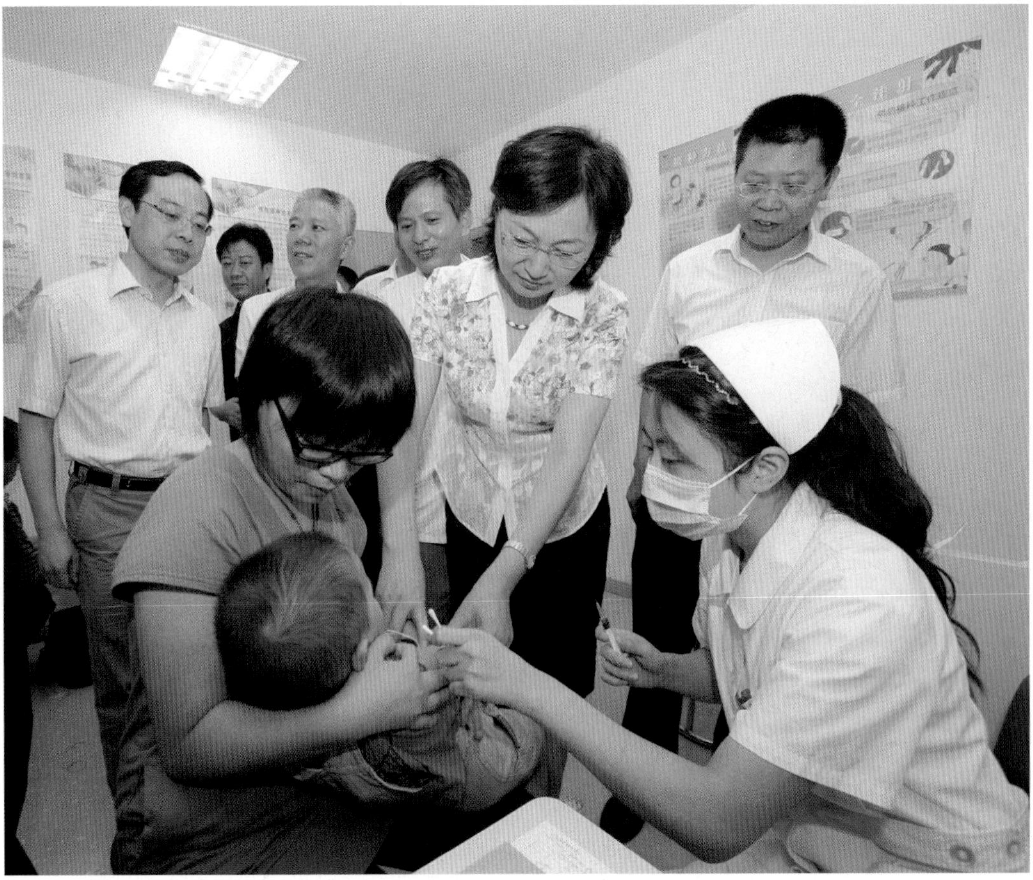

2010 年 9 月 11 日，江苏省开展麻疹疫苗强化免疫工作。

（江苏省卫生厅　供稿）

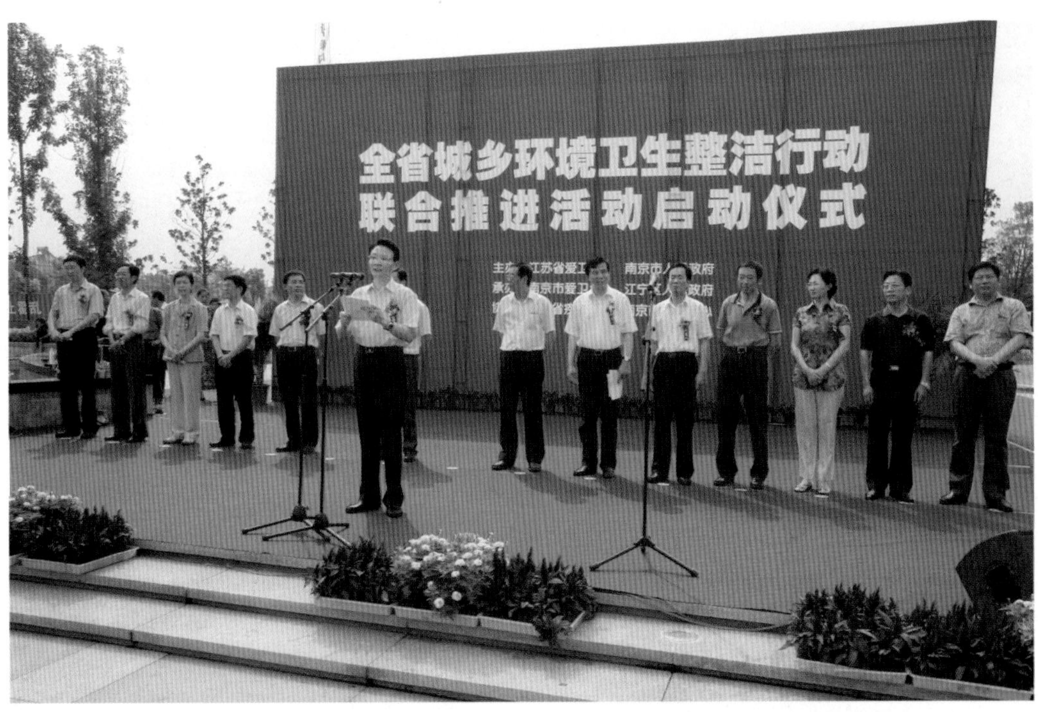

2010 年 9 月 15 日，江苏省举行全省城乡环境卫生整洁行动联合推进活动启动仪式。

（江苏省卫生厅　供稿）

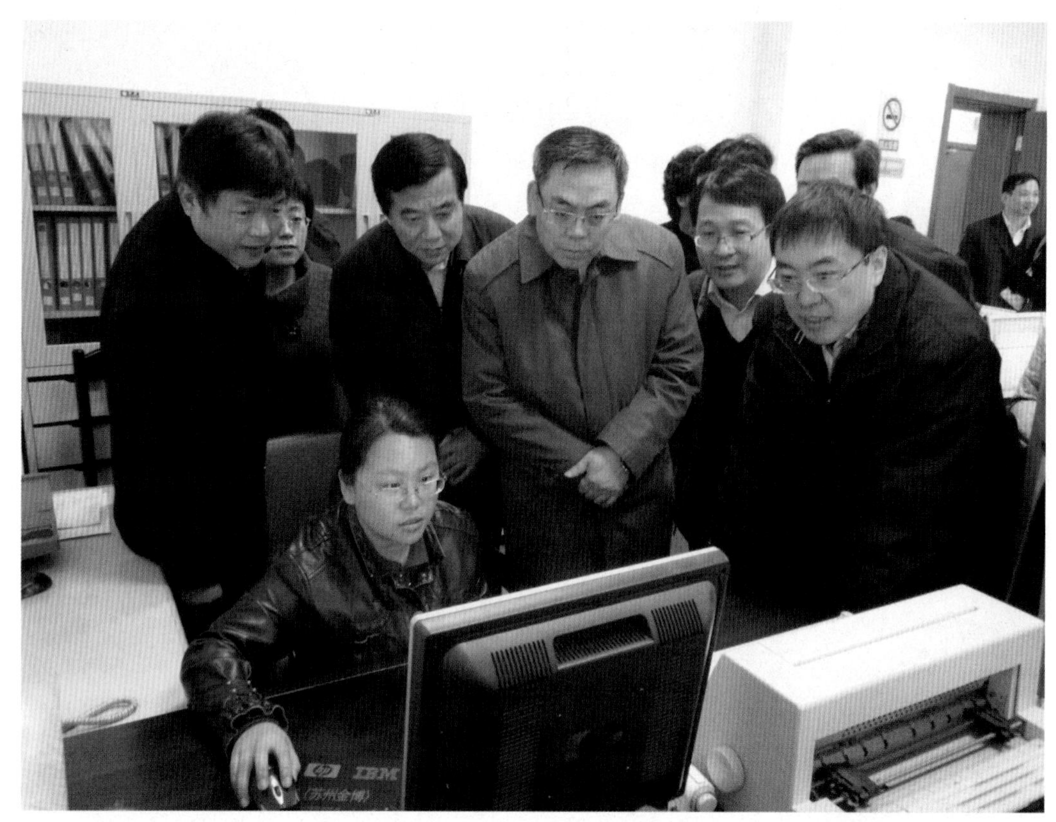

2010 年 12 月 13 日，卫生部副部长刘谦在江苏省调研新型农村合作医疗和基层卫生工作。

（江苏省卫生厅　供稿）

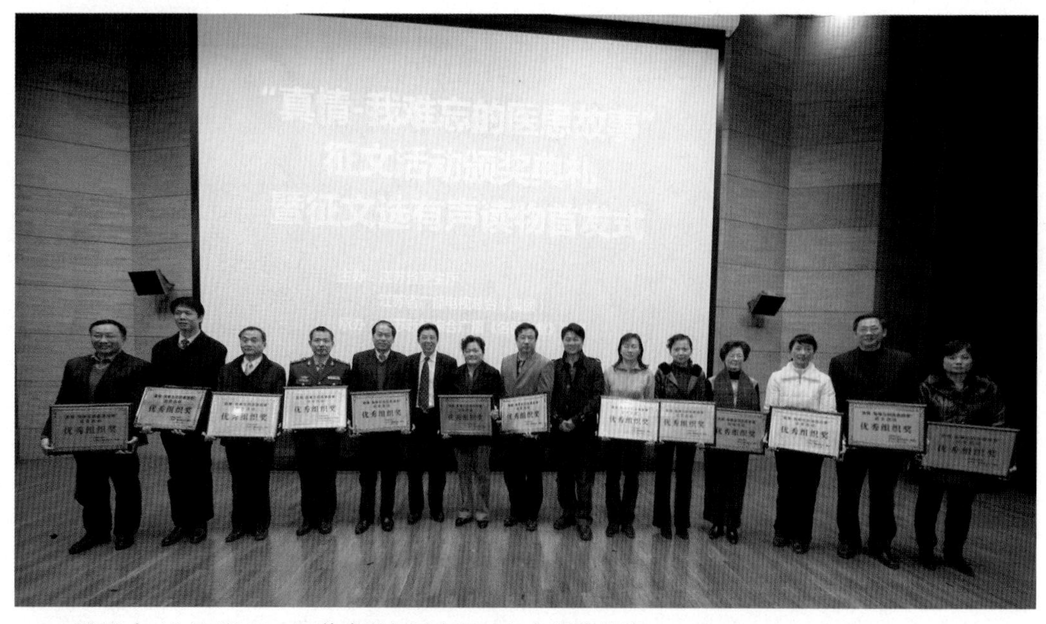

2010 年 12 月 28 日，江苏省举行医患互动征文颁奖典礼。

（江苏省卫生厅　供稿）

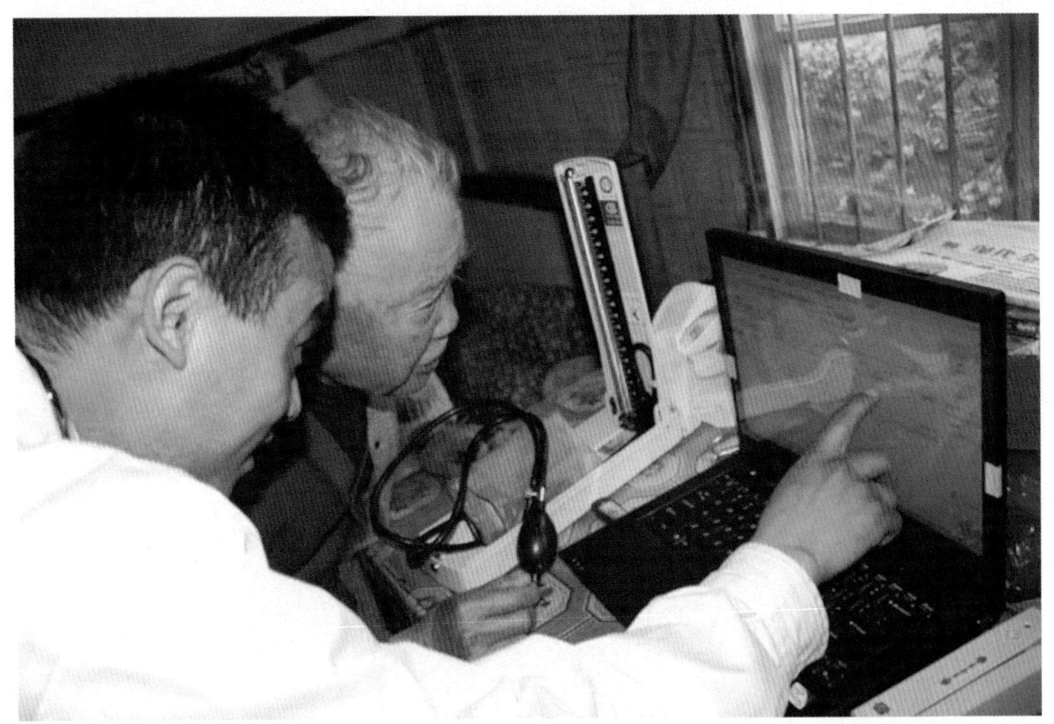

社区医生携带笔记本电脑上门干预居民健康。图为浙江省宁波市北仑区石湫社区卫生服务站医生张宏元在陈明章老人家里调出老人的电子健康档案。

（浙江省卫生厅　供稿）

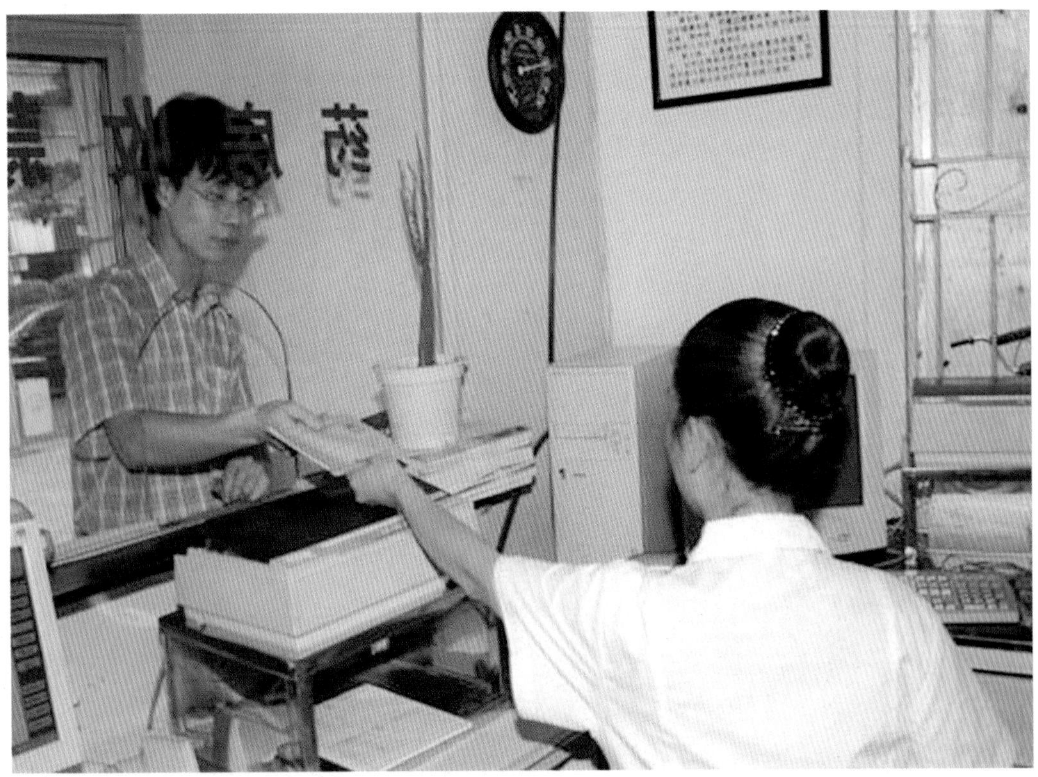

2010 年，浙江省试行新型农村合作医疗异地就医即时结报制度，方便广大农民就医。

（浙江省卫生厅　供稿）

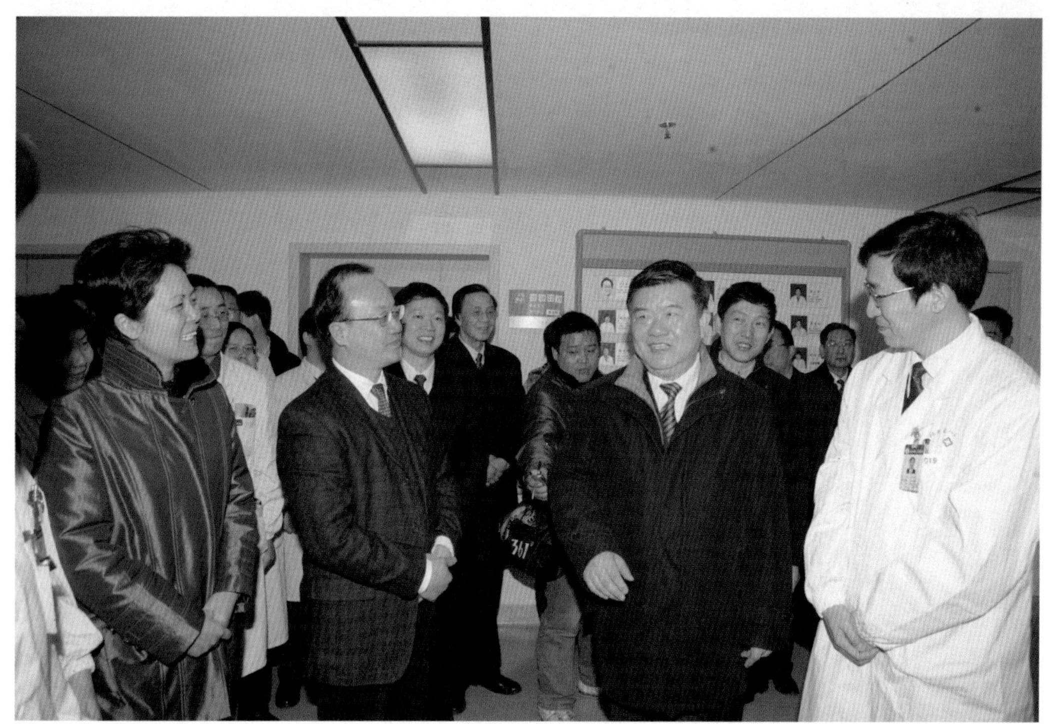

2010 年 2 月 12 日，卫生部部长陈竺在江西省人民医院调研食品安全工作。

（江西省卫生厅　供稿）

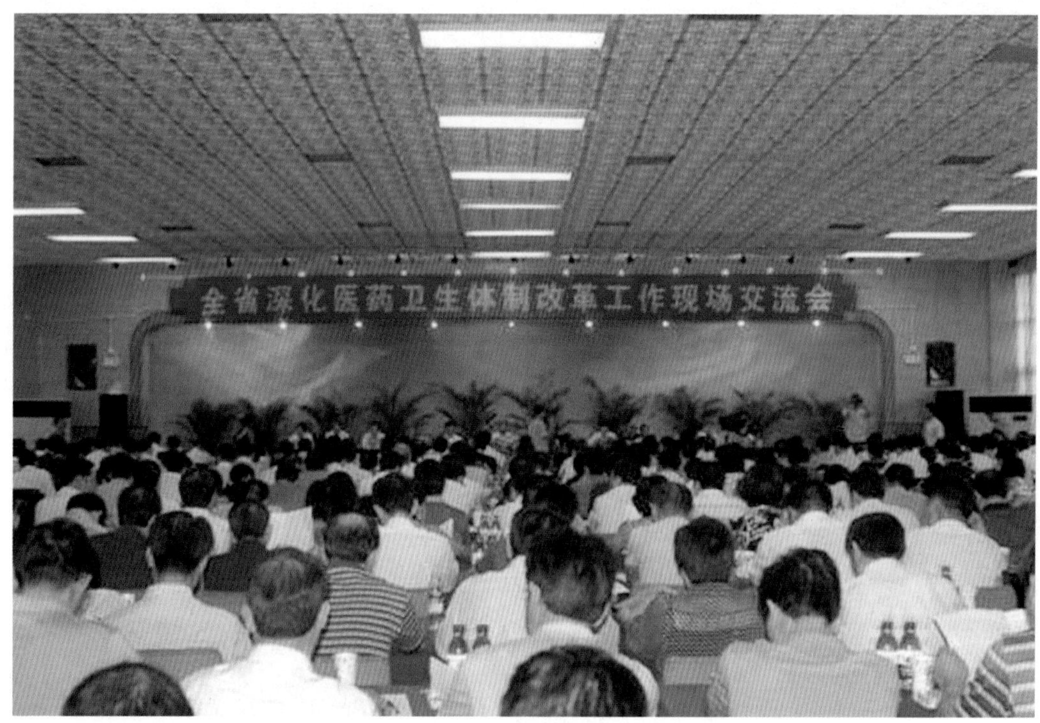

2010 年 6 月 18 日，江西省召开全省深化医药卫生体制改革工作现场交流会。

（江西省卫生厅　供稿）

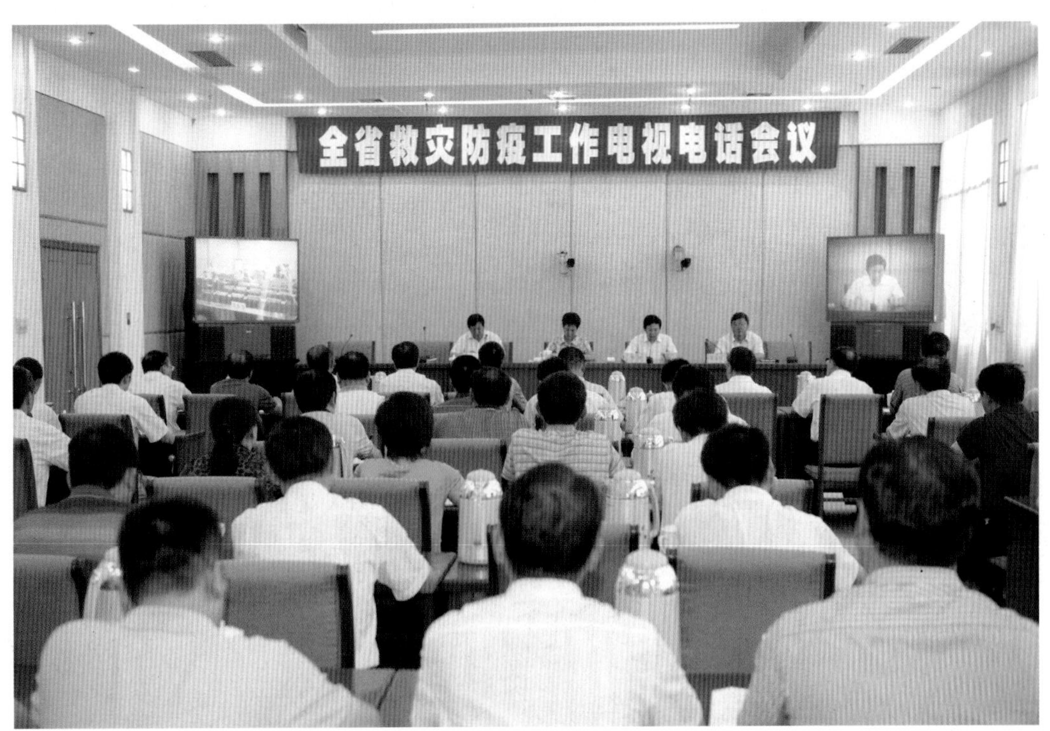

2010 年 6 月 28 日，江西省召开全省救灾防疫工作电视电话会议，部署抗洪救灾防疫工作。
（江西省卫生厅　供稿）

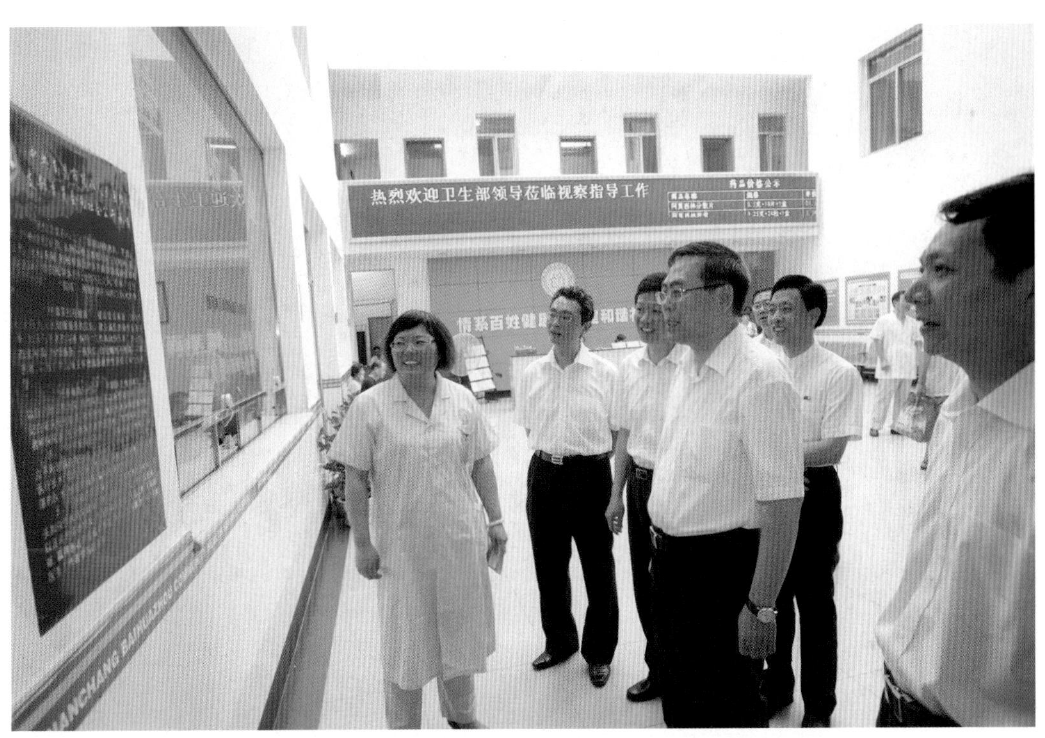

2010 年 9 月 17 日，卫生部副部长刘谦视察江西省南昌市百花洲社区卫生服务中心。
（江西省卫生厅　供稿）

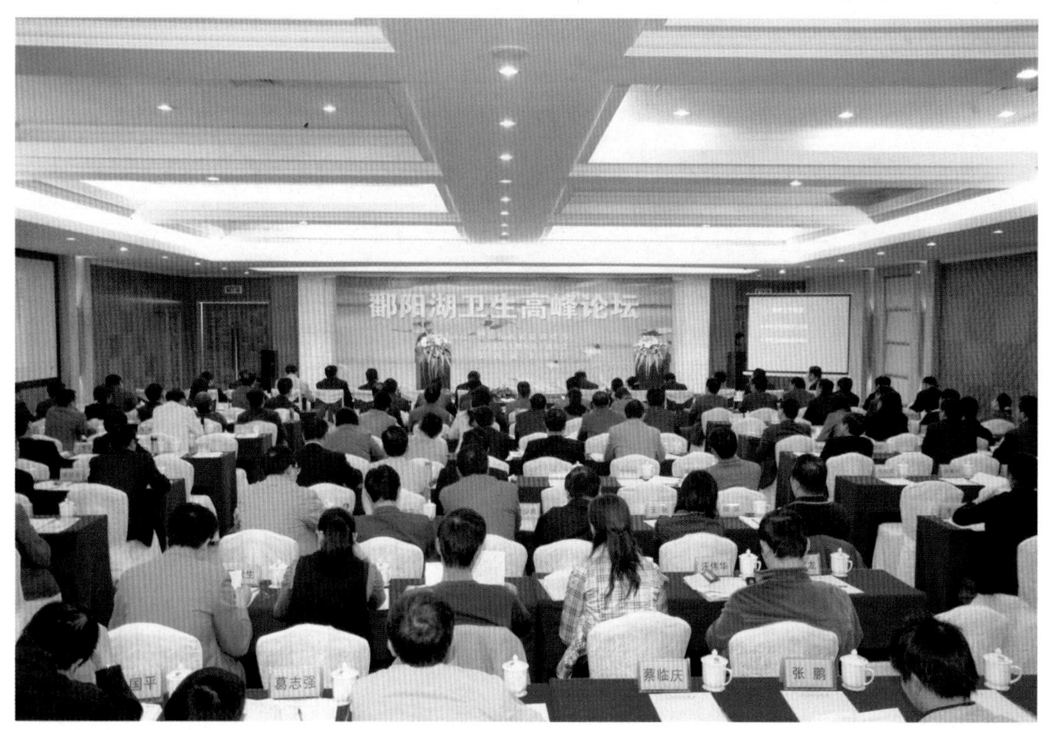

2010 年 11 月 5 日，鄱阳湖卫生高峰论坛在江西省南昌市隆重举行。

（江西省卫生厅　供稿）

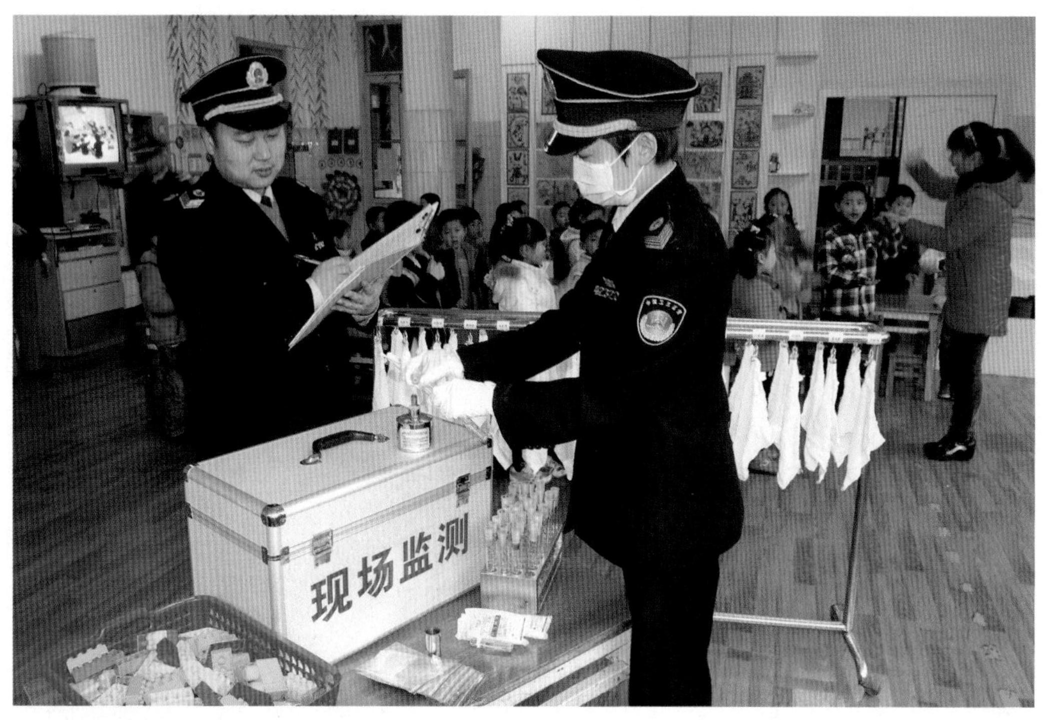

湖北省卫生监督员在幼儿园检查学校卫生管理情况。

（湖北省卫生厅　供稿）

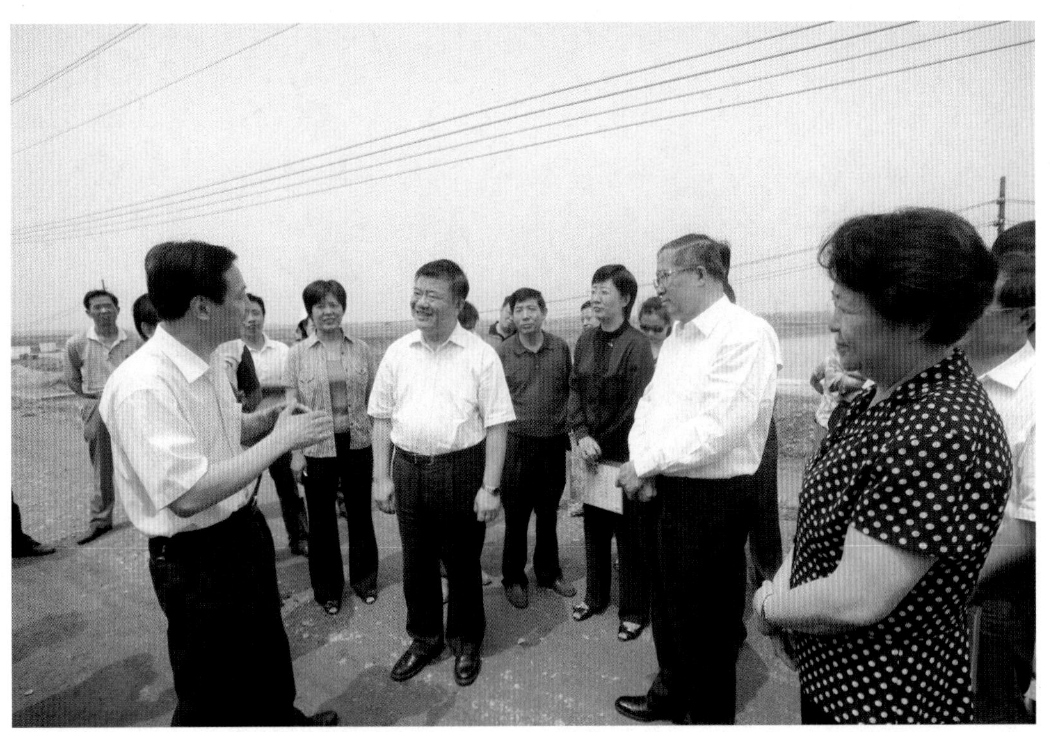

2010 年 6 月 11 日，卫生部部长陈竺考察湖北省血防工作。

（湖北省卫生厅　供稿）

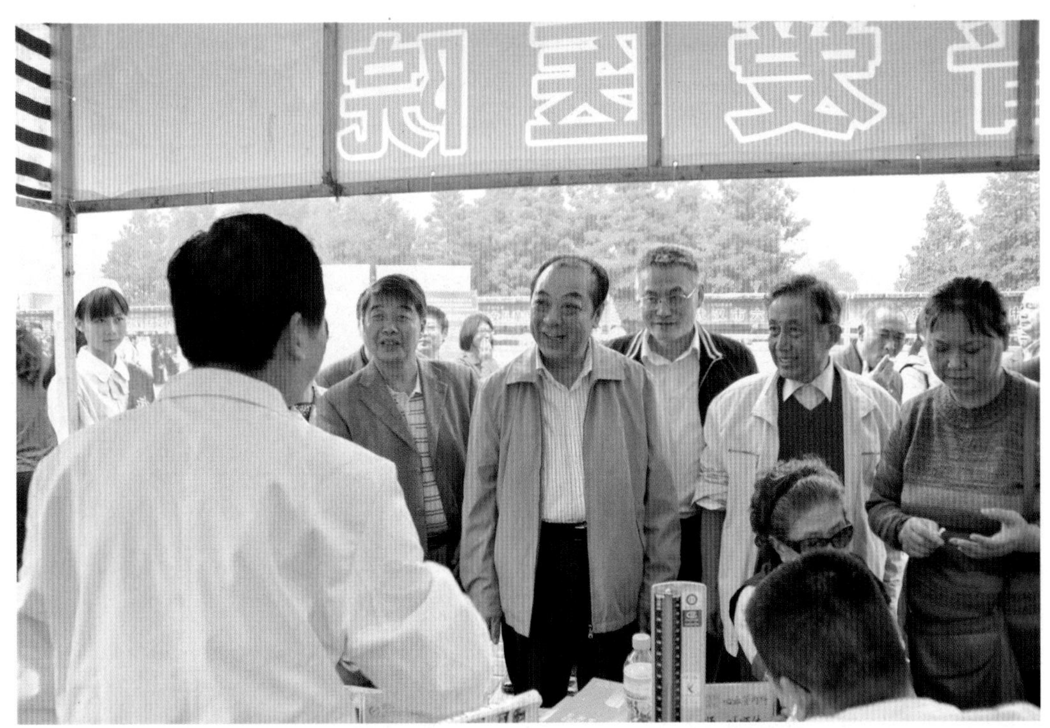

2010 年 10 月 20 日，湖北省卫生厅党组书记杨有旺看望“万名医生进社区大型义诊活动”的医务人员。

（湖北省卫生厅　供稿）

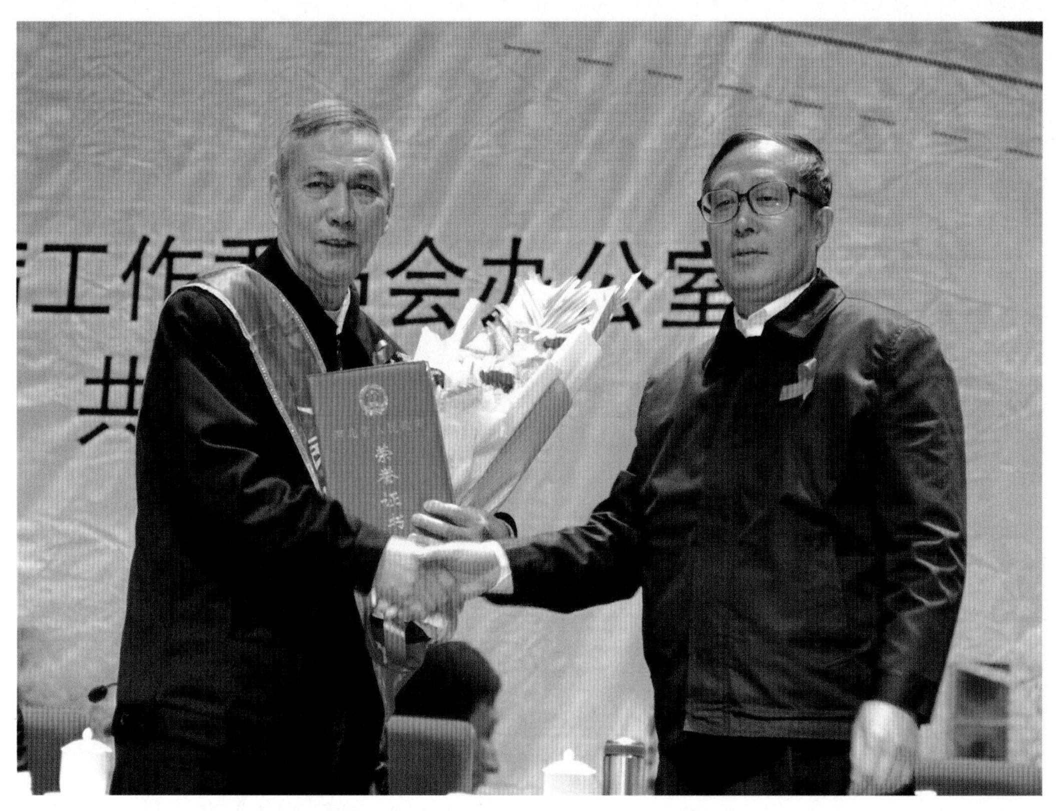

2010 年 11 月 27 日，湖北省人民政府授予桂希恩教授“人民医学家”荣誉称号。图为湖北省省长李鸿忠为桂希恩颁发荣誉证书。

（湖北省卫生厅　供稿）

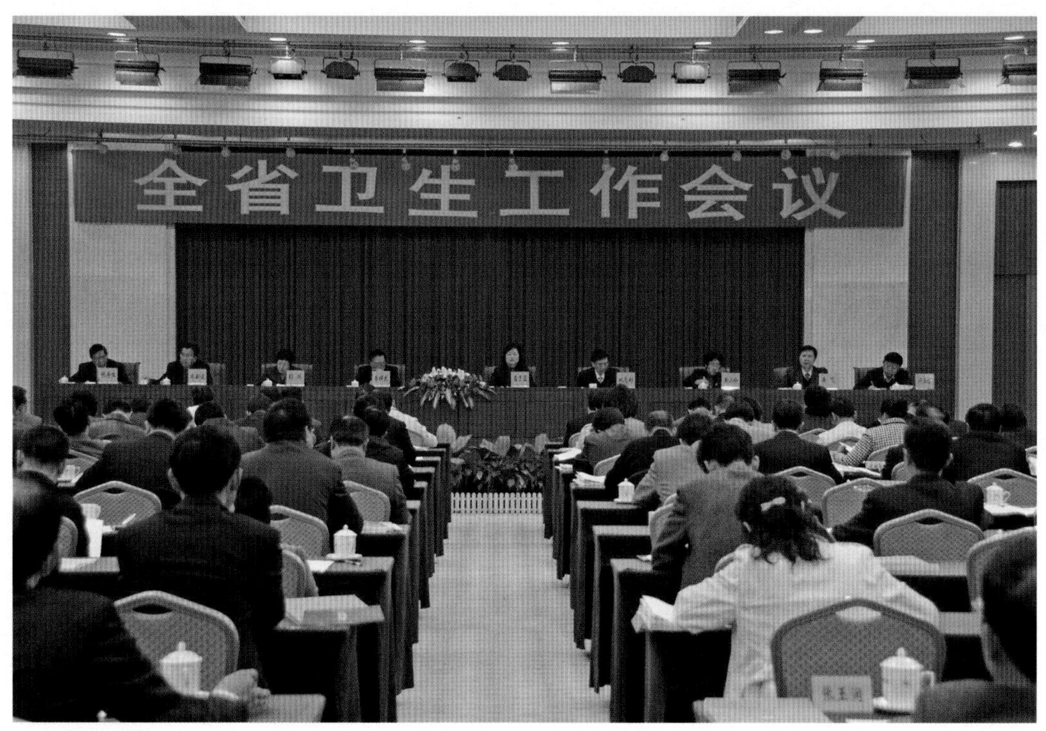

2010 年 1 月 19 日，广东省卫生厅在广州市召开全省卫生工作会议。

（广东省卫生厅　供稿）

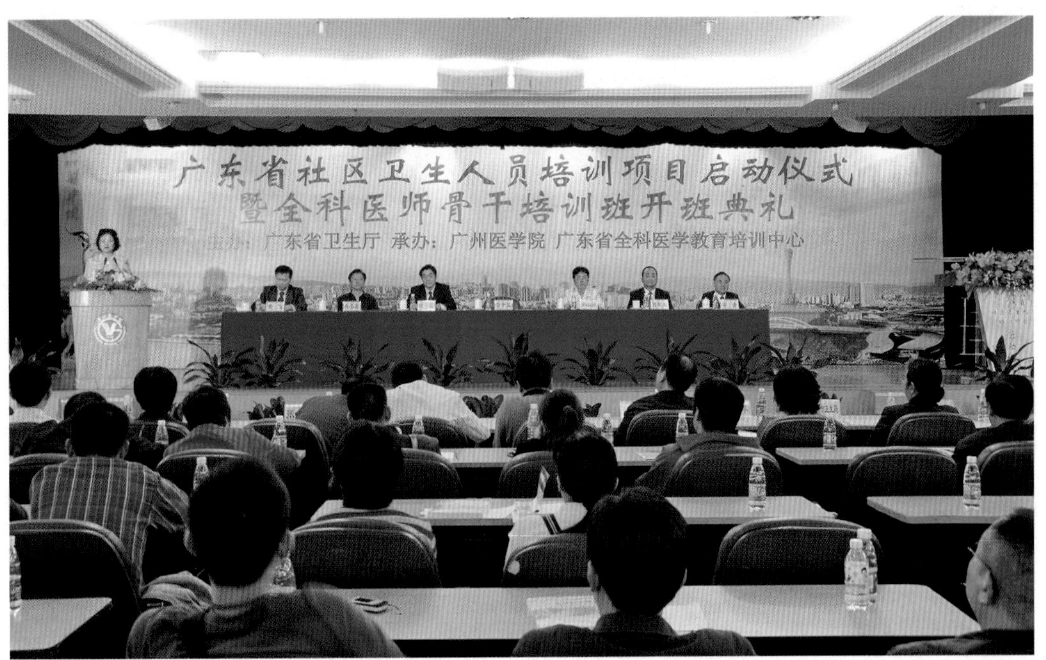

2010 年 3 月 29 日，广东省社区卫生人员培训项目启动仪式暨全科医师骨干培训班开班典礼在广州市举行。

（广东省卫生厅　供稿）

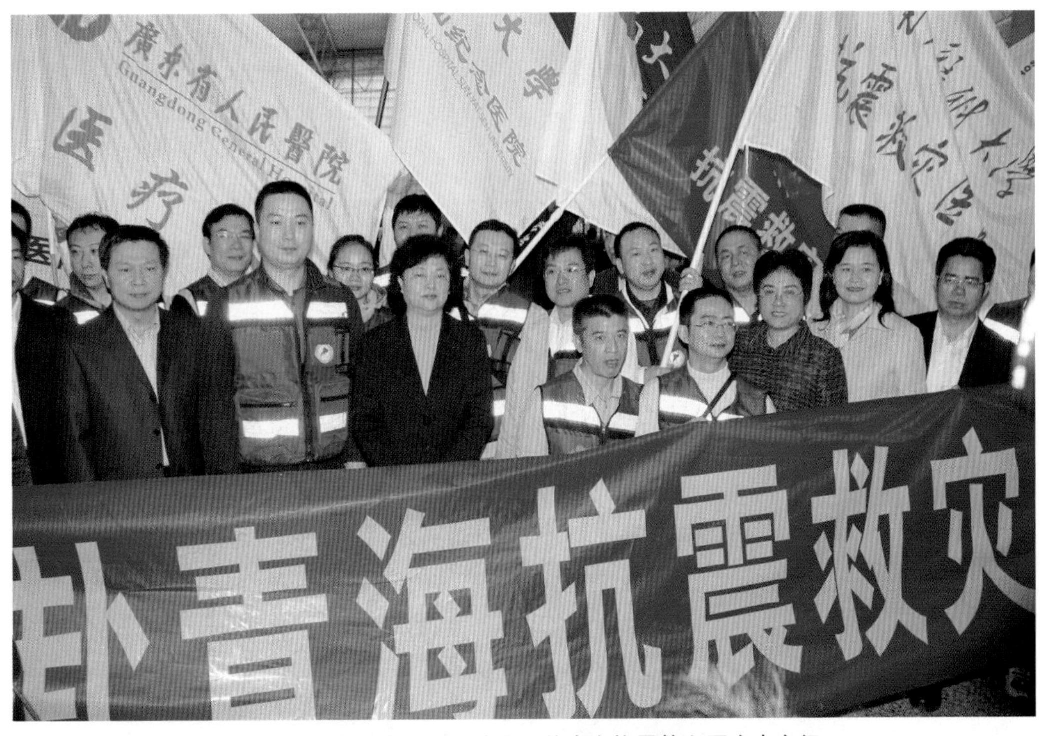

2010 年 4 月 15 日，广东省副省长雷于蓝欢送赴青海抗震救灾医疗专家组。

（广东省卫生厅　供稿）

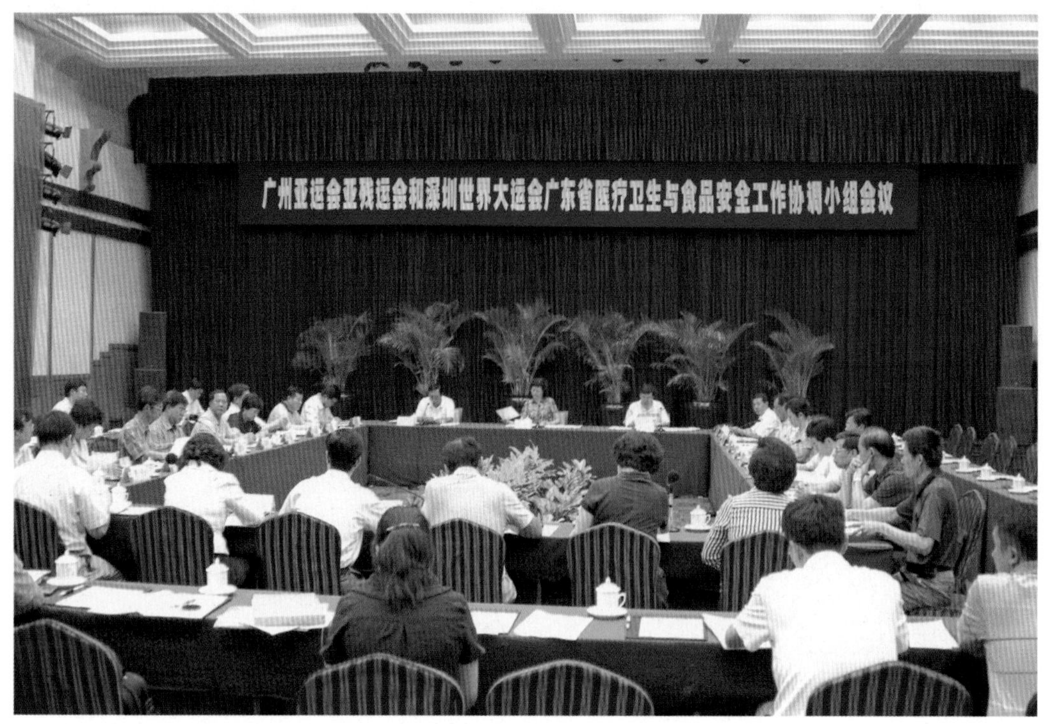

2010 年 5 月 27 日，广州亚运会亚残运会和深圳世界大运会广东省医疗卫生与食品安全工作协调小组会议在广州市召开。

（广东省卫生厅　供稿）

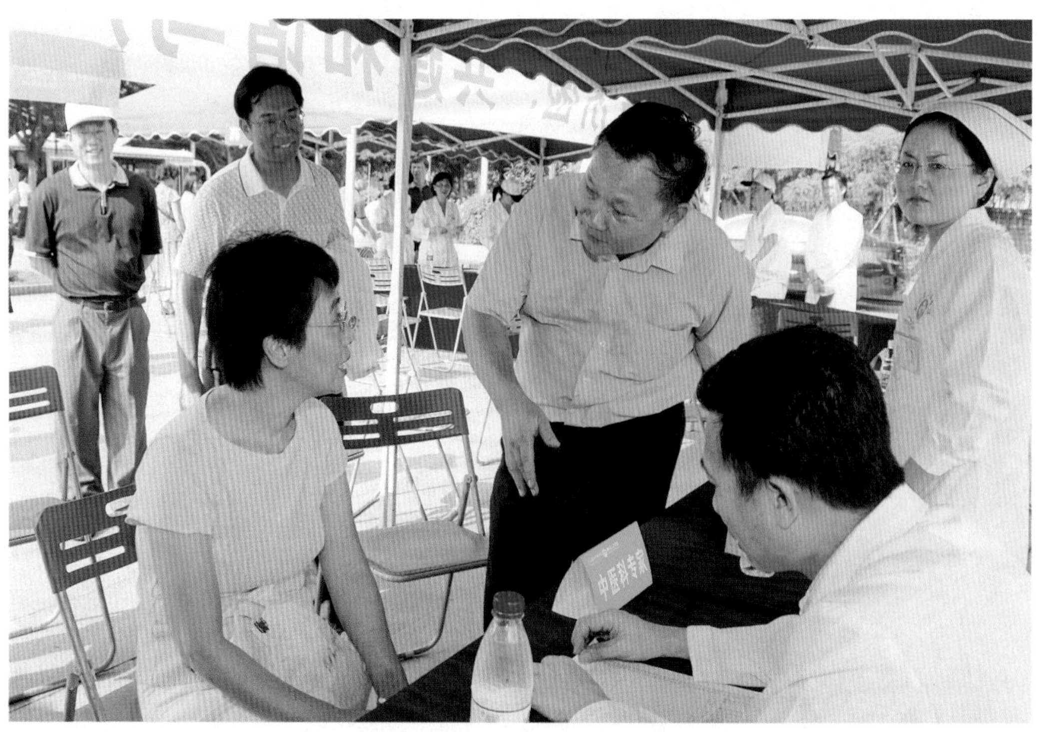

2010 年 6 月 30 日是“广东扶贫济困日”，广东省卫生厅组织医疗队街头义诊。

（广东省卫生厅　供稿）

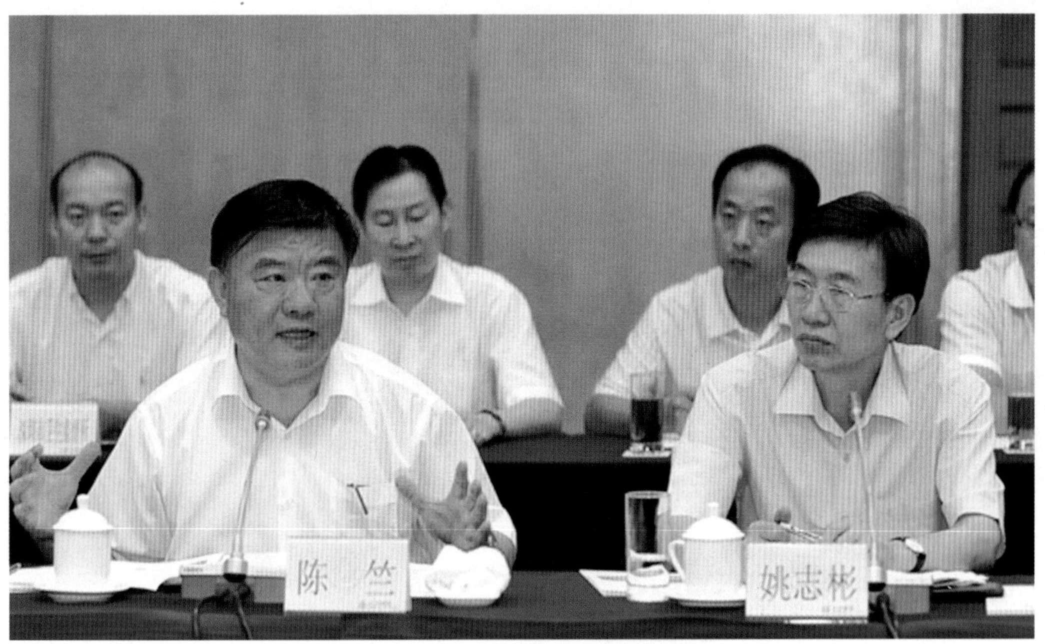

2010 年 8 月 18 日，卫生部部长陈竺到深圳市调研深化医药卫生体制改革工作。

（广东省卫生厅　供稿）

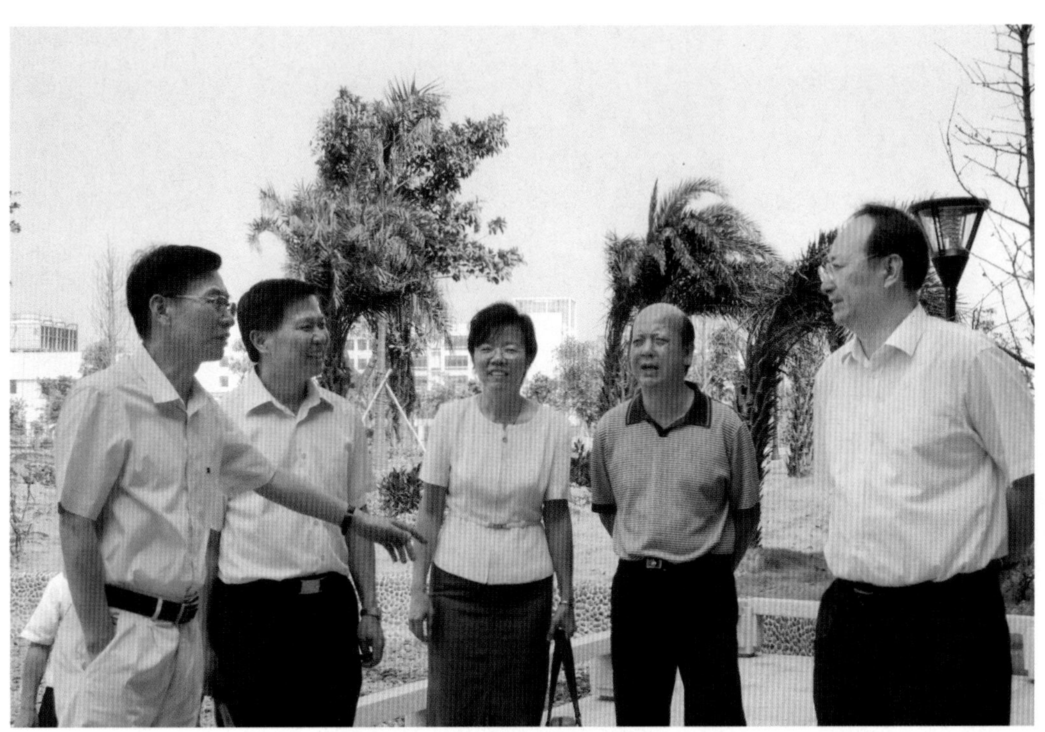

2010 年 10 月 17 日，卫生部副部长尹力考察广州市疾病预防控制中心。

（广东省卫生厅　供稿）

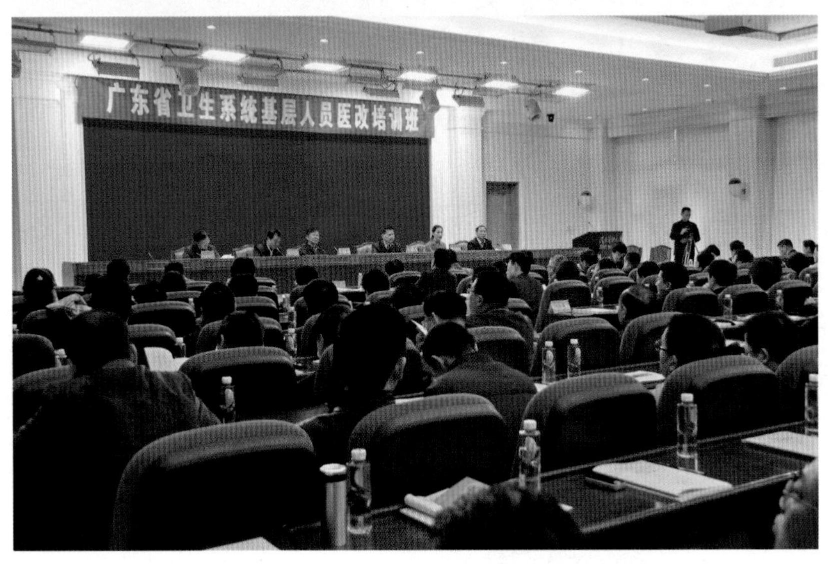

2010 年 12 月 28 日，广东省卫生系统基层卫生人员医改培训班在广州市举行。

（广东省卫生厅　供稿）

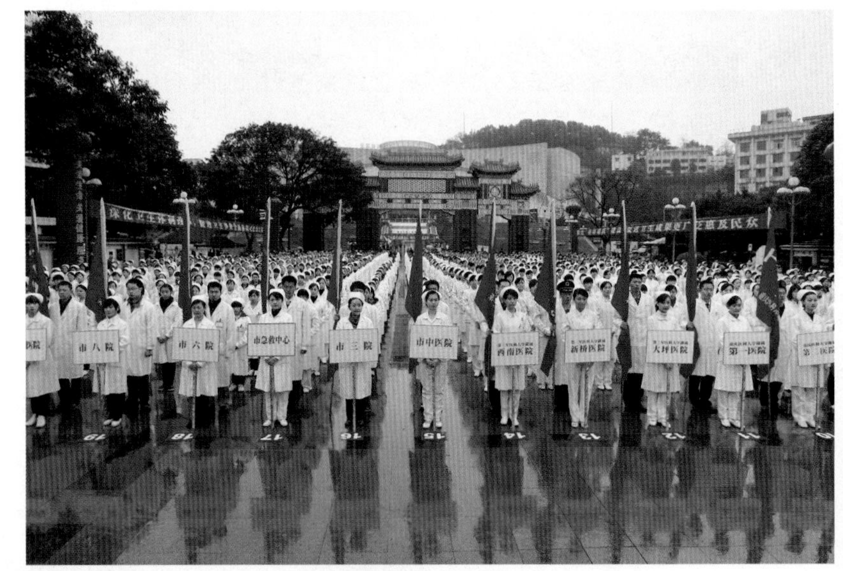

2010 年 3 月 3 日，重庆市卫生系统“树良好医德医风 做人民健康卫士”千名医务人员誓师大会在重庆市人民广场举行。

（重庆市卫生局　供稿）

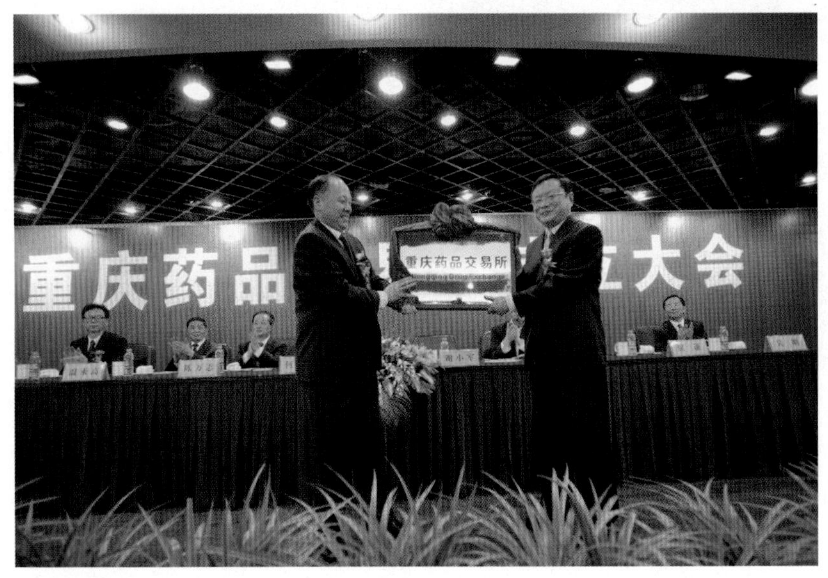

2010 年 3 月 31 日，重庆药品交易所正式成立。

（重庆市卫生局　供稿）

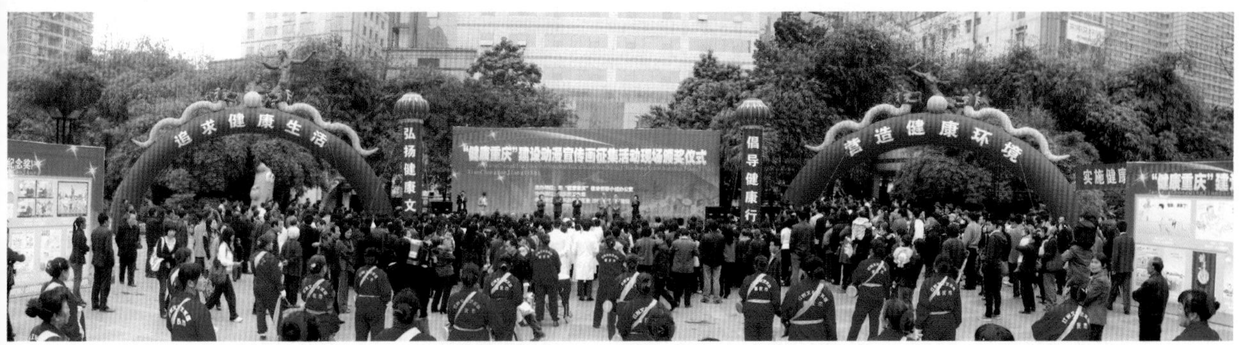

2010 年 4 月 10 日，“健康重庆”建设动漫宣传画征集活动现场颁奖仪式在重庆市沙坪坝区绿色艺术广场举行。

（重庆市卫生局　供稿）

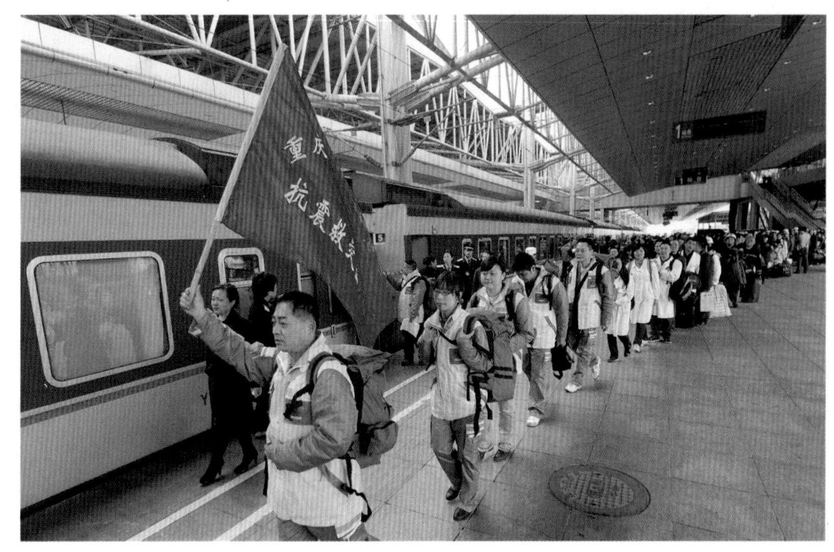

2010 年 4 月 15 日，重庆市卫生局集结 20 家医疗机构 179 人组成首批医疗应急救援队，赶赴青海省玉树县实施医疗救援。

（重庆市卫生局　供稿）

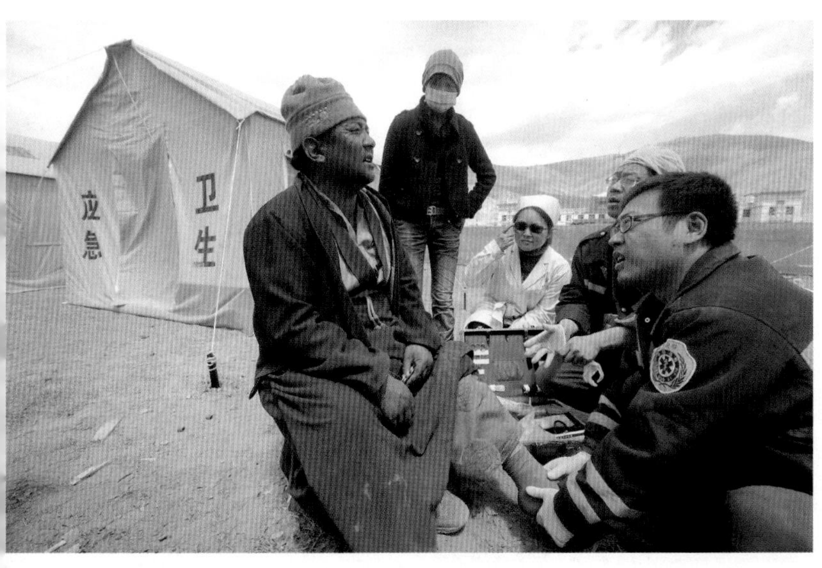

重庆市医疗队在青海省玉树县救治藏族灾民。

（重庆市卫生局　供稿）

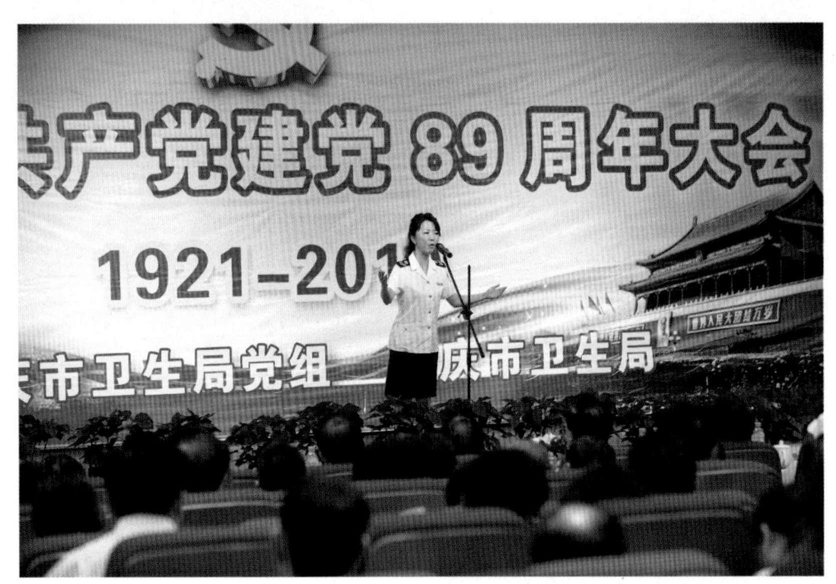

2010 年 6 月 30 日，重庆市卫生局举行 2010 年卫生系统七一庆祝暨表彰大会，表彰卫生系统先进集体和个人，并开展讲故事活动。

（重庆市卫生局　供稿）

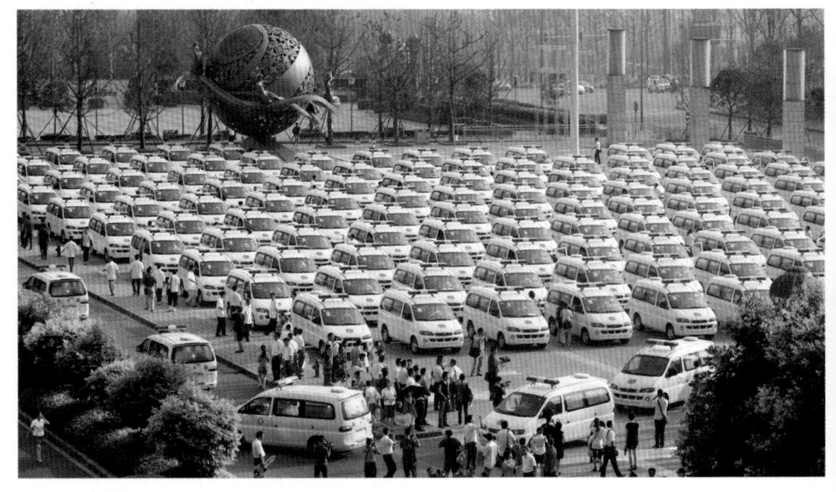

2010 年，重庆市卫生局利用中央专项资金为全市乡镇卫生院采购 600 辆救护车，提高农村急诊急救水平。图为交车仪式现场。

（重庆市卫生局　供稿）

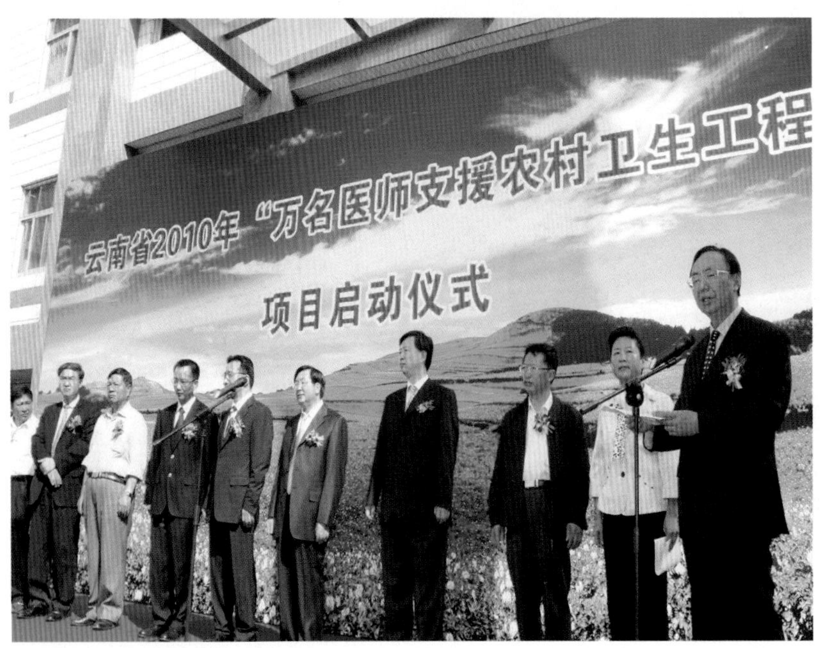

2010 年"万名医师支援农村卫生工程"项目启动仪式在云南省昆明市举行。

（云南省卫生厅　供稿）

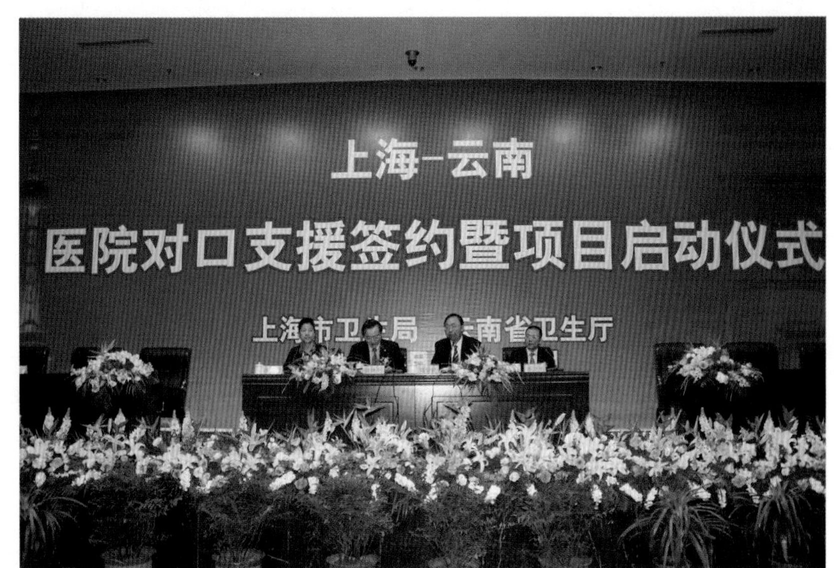

2010 年 3 月 8 日，上海市 19 家大医院与云南省 19 家县级医院对口支援项目在昆明市正式启动。
（云南省卫生厅　供稿）

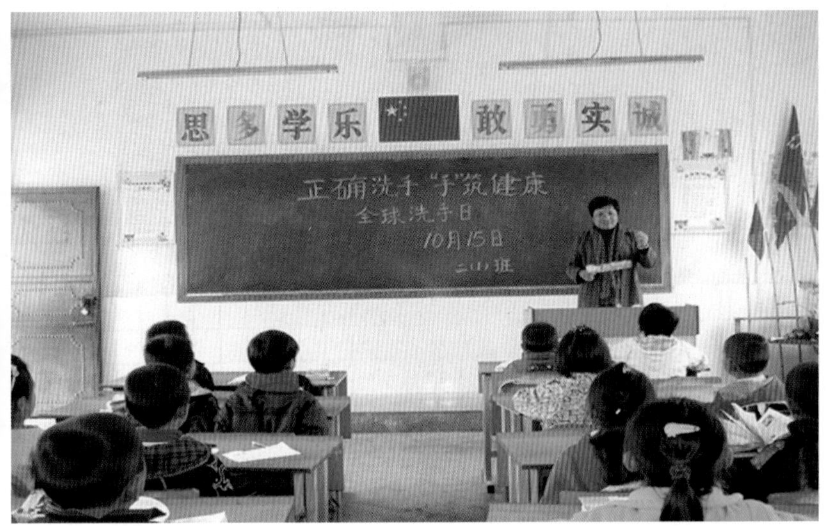

2010 年 10 月 15 日是“全球洗手日”，云南省曲靖市罗平县罗雄镇西关小学二年级 1 班学生正在听老师讲解正确洗手的重要意义及方法。
（云南省卫生厅　供稿）

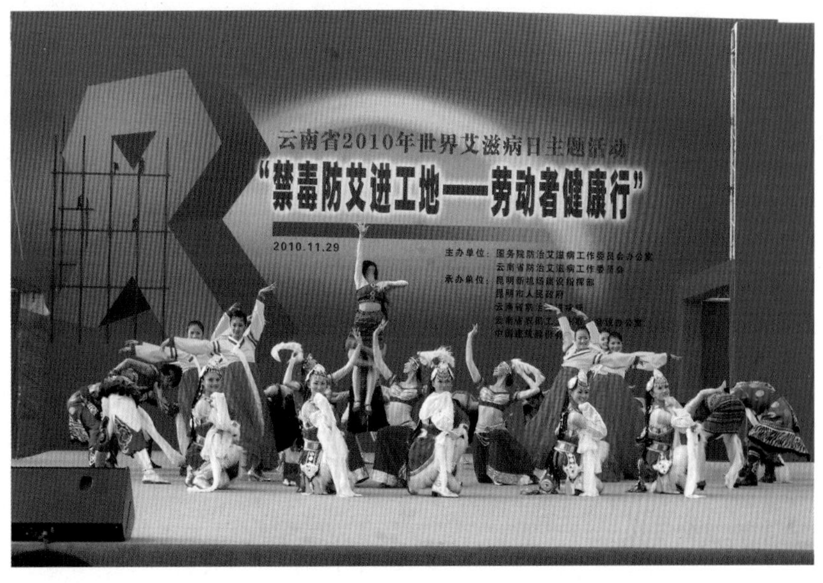

2010 年 11 月 29 日，国务院防治艾滋病工作委员会办公室、云南省防治艾滋病工作委员会在昆明市举行“禁毒防艾进工地——劳动者健康行”世界艾滋病日主题宣传活动。
（云南省卫生厅　供稿）

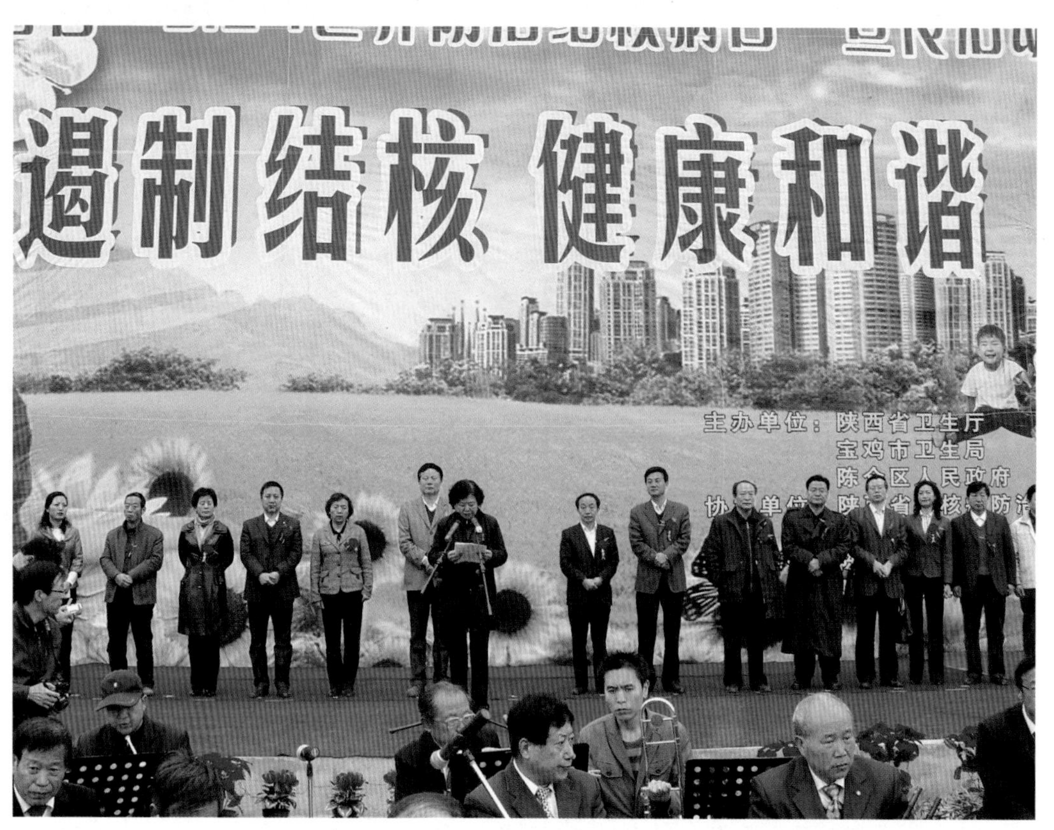

2010 年 3 月 24 日，陕西省卫生厅在西安市长安区开展结核病防治大型宣传活动。

（陕西省卫生厅　供稿）

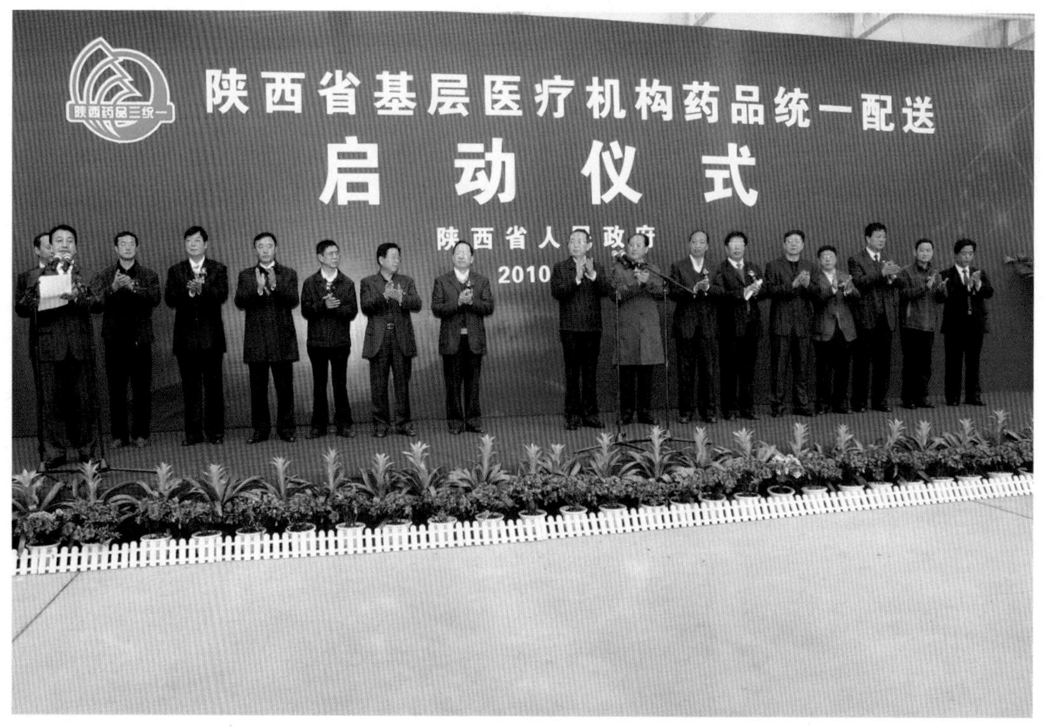

2010 年 3 月 30 日，陕西省基层医疗机构药品统一配送启动仪式在西安陕药集团举行。

（陕西省卫生厅　供稿）

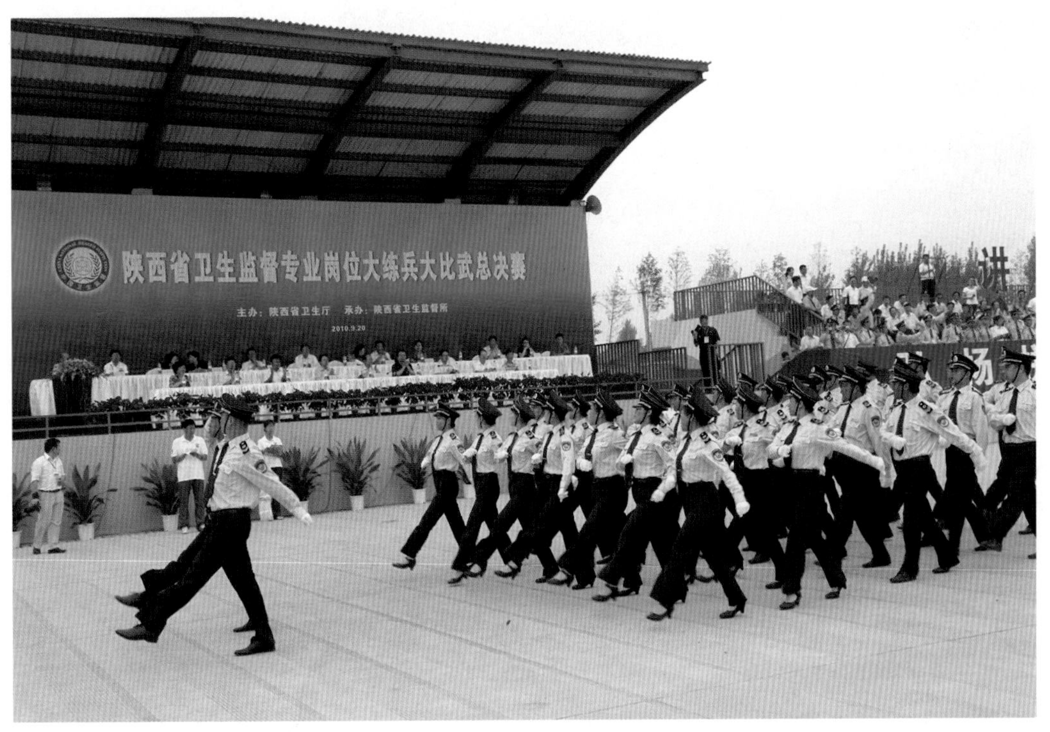

2010 年 9 月 20 日，陕西省举办全省卫生监督专业岗位大练兵大比武活动。

（陕西省卫生厅　供稿）

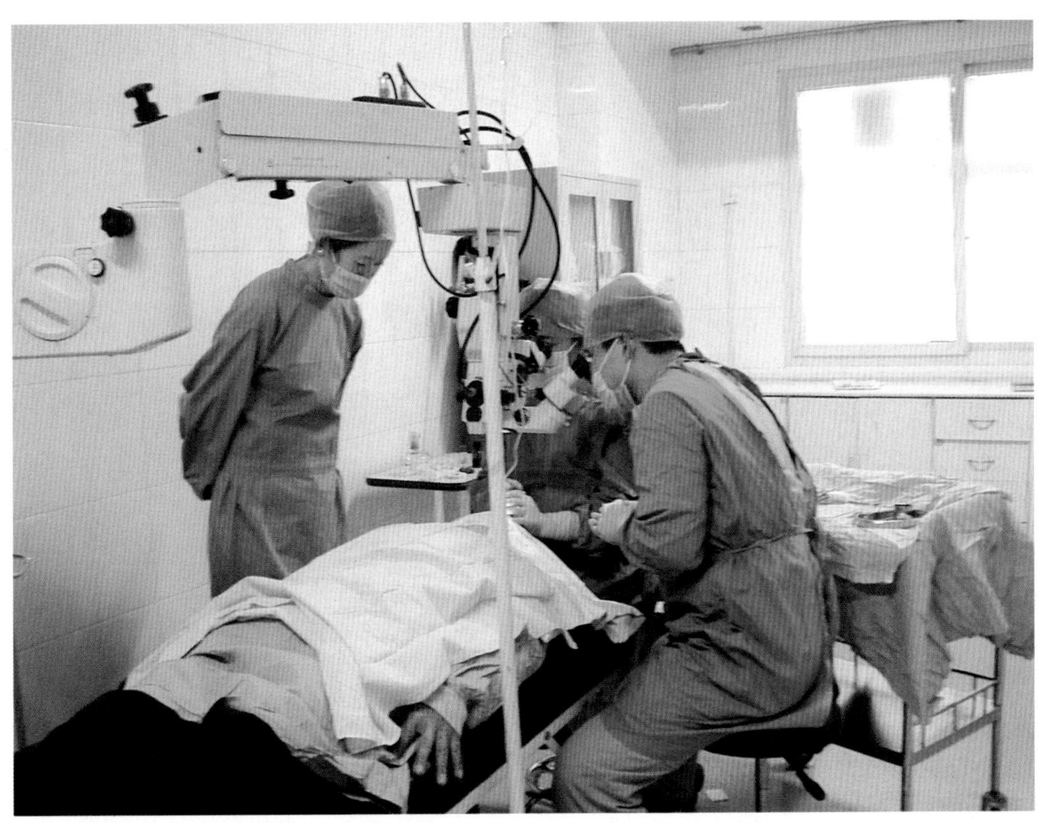

医务人员为白内障患者免费施行手术。

（陕西省卫生厅　供稿）

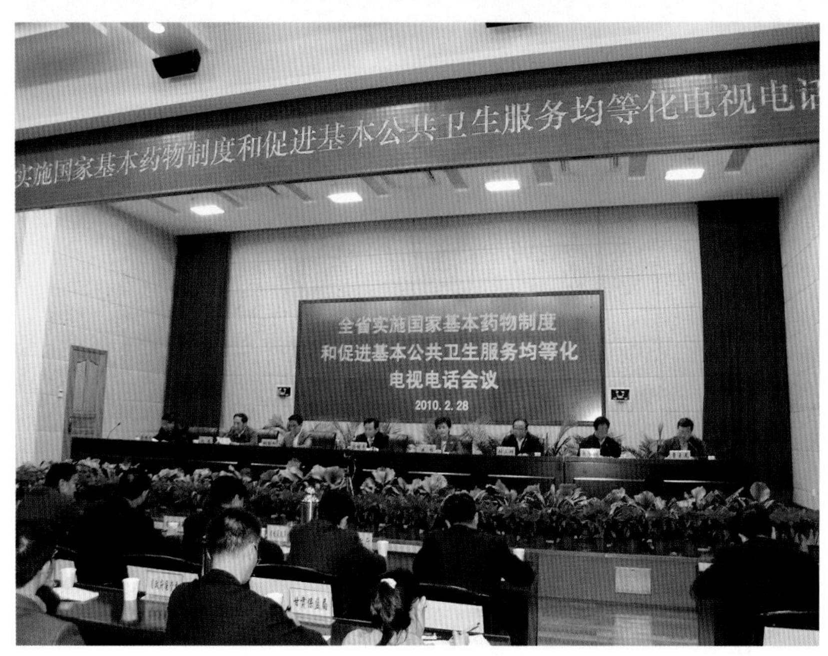

2010 年 2 月 28 日，甘肃省政府召开全省实施国家基本药物制度和促进基本公共卫生服务均等化电视电话会议。

（甘肃省卫生厅　供稿）

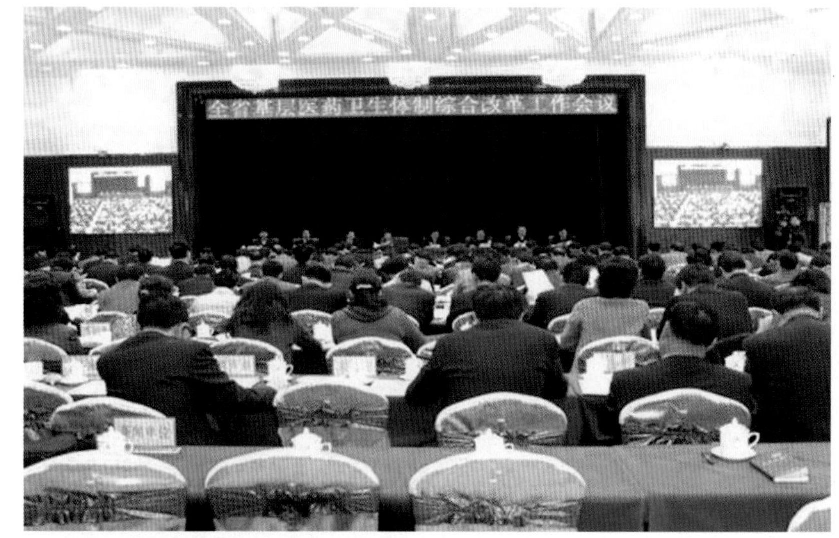

2010 年 3 月 20 日，甘肃省基层医药卫生体制综合改革会议在兰州市召开。

（甘肃省卫生厅　供稿）

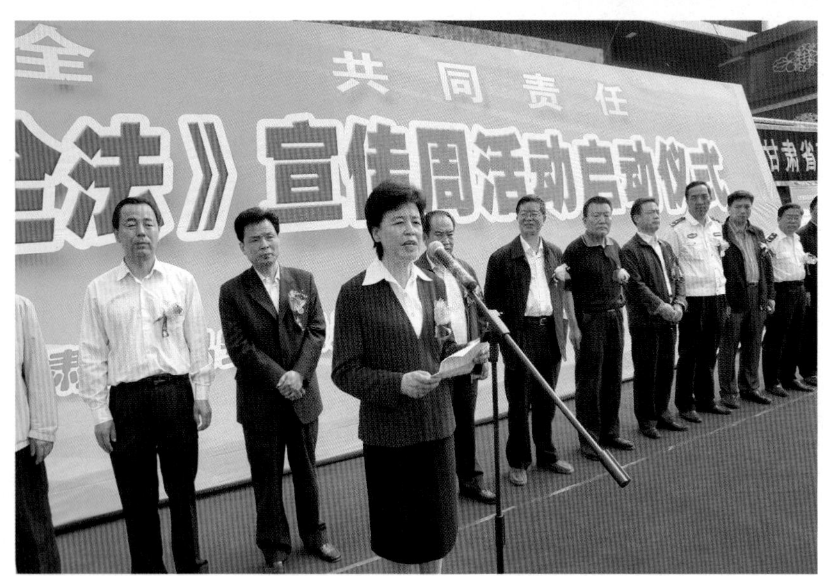

2010 年 5 月 29 日，甘肃省食品安全委员会全体成员共 17 家单位在兰州市广场举行了《食品安全法》宣传周活动启动仪式暨大型广场宣传活动。

（甘肃省卫生厅　供稿）

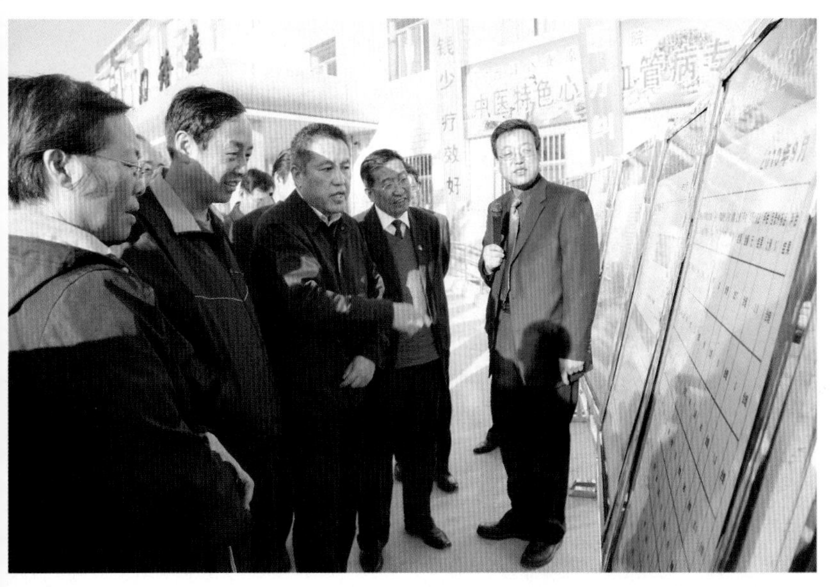

2010 年 11 月 3 ~4 日，卫生部党组书记、副部长张茅带领卫生部调研组来到甘肃省庆阳市调研医药卫生体制改革工作及医疗卫生系统创先争优活动开展情况。

（甘肃省卫生厅　供稿）

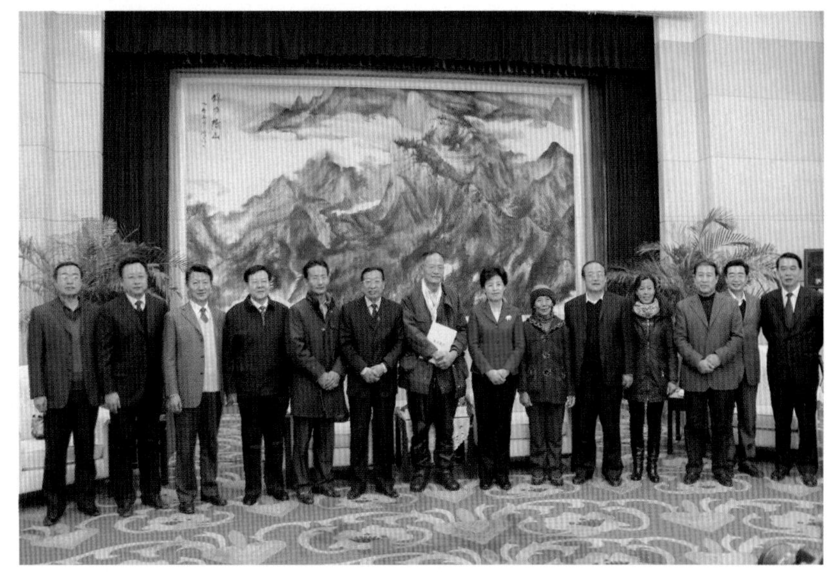

2010 年 12 月 13 日，甘肃省副省长咸辉会见了甘肃省玛曲县人民医院外科主任医师、“感动中国”2010 年度十大人物王万青。

（甘肃省卫生厅　供稿）

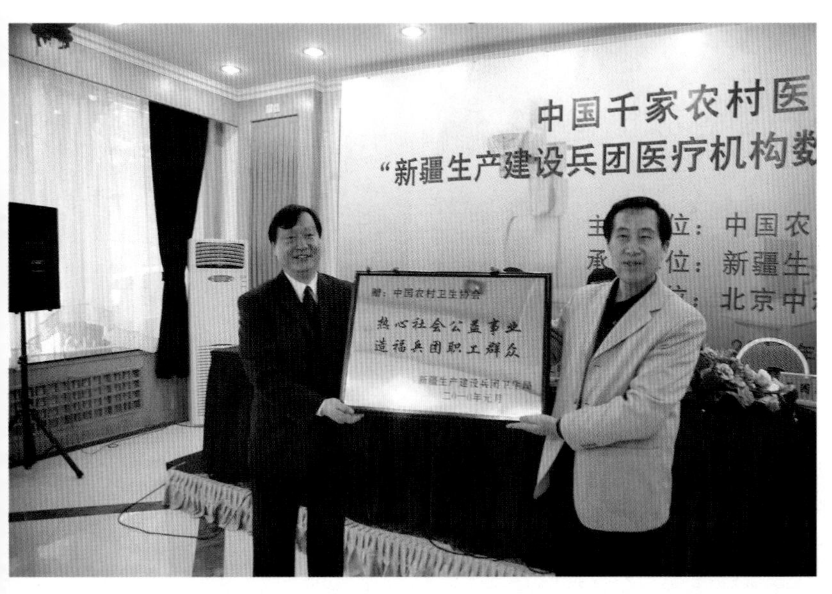

2010 年 1 月 29 日，中国农村卫生协会与新疆生产建设兵团卫生局签订兵团医疗机构数字化合作项目协议。

（新疆生产建设兵团卫生局　供稿）

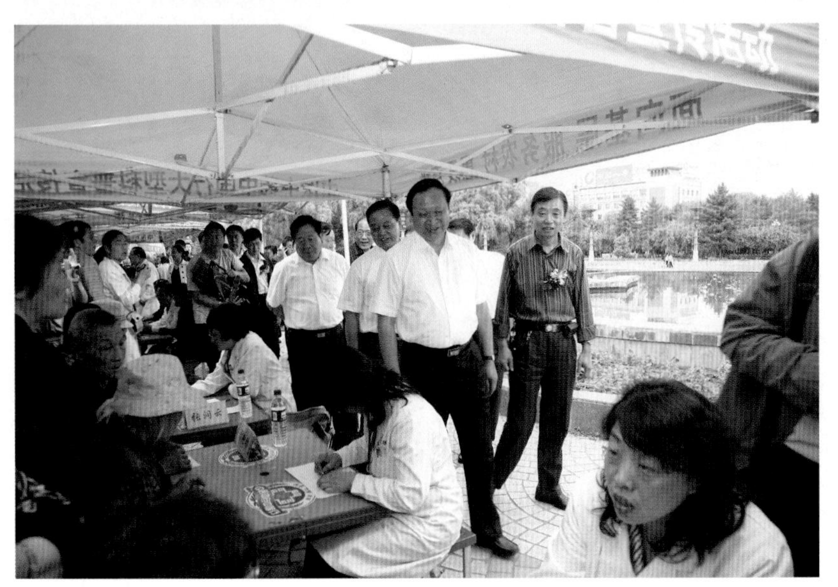

2010 年 6 月 3 日，中国中医兵团行在石河子市举行，卫生部副部长、国家中医药管理局局长王国强看望参加义诊的中医药专家。
（新疆生产建设兵团卫生局　供稿）

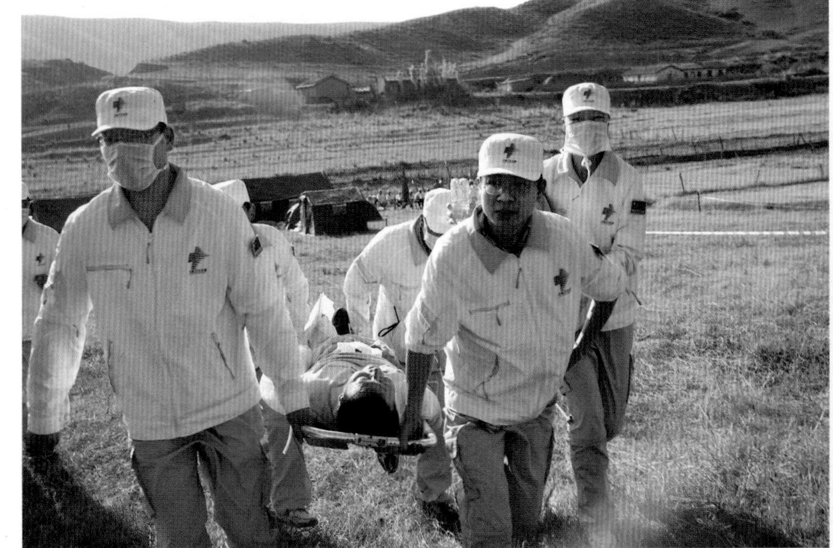

2010 年 8 月 22 日，新疆生产建设兵团卫生局举行了 2010 年兵团卫生系统应急卫生模拟演练。
（新疆生产建设兵团卫生局　供稿）

山东省　新疆生产建设兵团
省际卫生对口支援启动仪式
2010.08.23　乌鲁木齐
受援单位
签约席

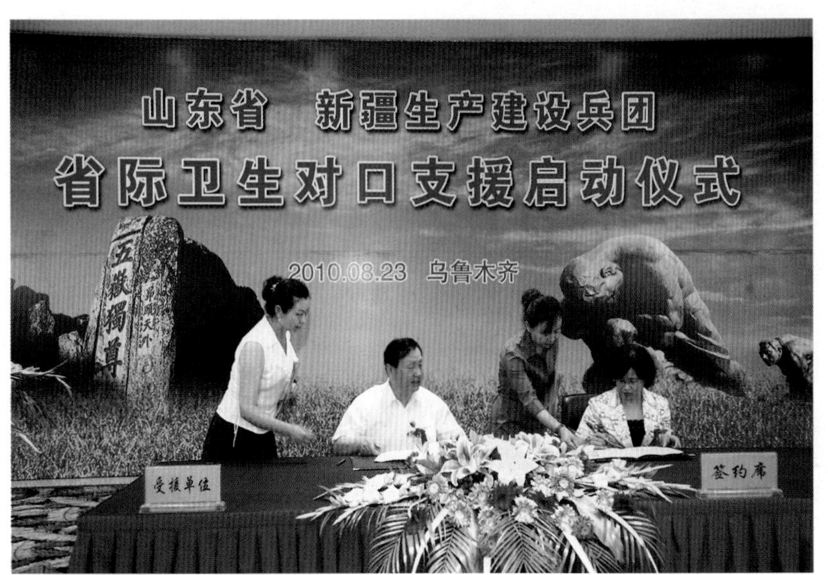

2010 年 8 月 23 日，山东省与新疆生产建设兵团签订省际卫生对口支援协议。
（新疆生产建设兵团卫生局　供稿）

省、自治区、直辖市卫生工作

北京市

卫生工作基本情况 2010年北京市有各级各类卫生机构6539个（不含部队卫生机构和村卫生室），比2009年减少了64个；其中医疗机构6377个，包括医院550个，医院比2009年增加28个；各医疗机构编制床位总数94,581张，比2009年增加619张，其中医院85,396张床位，比2009年增加1925张。各卫生机构卫生人员总数219,762人，比2009年增加11,606人；其中卫生技术人员171,093人，比2009年增加10,658人；卫生技术人员占卫生人员总数的77.85%。乡村医生和卫生员3697人，比2009年增加27人。执业（助理）医师总数65,954人，注册护士总数67,308人。全市每千常住人口拥有医疗机构编制床位4.82张，执业（助理）医师3.36人，注册护士3.43人。

2010年北京市人均期望寿命为80.81岁，比2009年（80.47岁）增加了0.34岁。孕产妇死亡率为12.14/10万，较2009年（14.55/10万）下降16.6%；婴儿死亡率为3.29‰，较2009年（3.49‰）下降了5.7%。

2010年北京市卫生系统安排基本建设投资13.26亿元，涉及28个建设项目，建设面积约74万平方米。其中，市属（管）单位建设项目11个（其中，医疗项目10个），安排投资6.01亿元，建设面积约23万平方米；区县卫生项目17个（其中，区域医疗中心项目8个，中医项目1个），安排政府投资7.25亿元，建设面积约51万平方米。完善基本建设项目管理制度，制定并实施了卫生系统基本建设项目管理指南。卫生系统房屋建筑抗震节能综合改造工作开始实施。按照上级要求和部署，认真开展了工程建设领域突出问题专项治理。启动了北京区域卫生规划编制工作。

医药卫生体制改革与管理 2010年10月27日，正式建立了首都医药卫生协调委员会（以下简称首医委）。首医委为北京市政府议事协调机构，成员包括首都地区所有医疗卫生机构的区县局级以上的主管部门及与卫生管理有关的部门和单位。其主要职责是统筹协调首都医药卫生事业发展中的相关重大议题和重要工作，推动首都医药卫生事业全面持续健康快速地发展。首医委的成立为从首都层面更好地推进对区域内所有医疗卫生机构的全行业和属地化管理奠定了有效的组织基础，使市医院管理机构的工作稳步推进。为了从市级层面上加强和完善对市属公立医院的管理，本市医改实施方案明确规定，按照政事分开、管办分开的要求，设立由市卫生局管理的市医院管理机构，负责市属公立医院国有资产管理和监督、医院主要负责人的聘任，指导所属医院管理体制和运行机制改革，建立协调、统一、高效的公立医院管理制度。截至2010年底，已完成了组建市医院管理机构的工作方案，待市委、市政府审议通过后正式实施。

强化医疗机构和医疗技术准入管理。印发并实施了《北京市医疗机构审批管理办法》和《北京市首批第二类医疗技术目录》。制定了《手术分级标准目录》和《北京市医疗机构手术分级管理办法》。医疗质量管理进一步加强，在已有16个相关医学领域质控中心的基础上，又成立了北京市急诊抢救质量控制和改进中心、重症医学质量控制和改进中心。广泛深入开展了“医疗质量万里行”活动督查、对部分三甲医院进行巡查等医院医疗质量督导检查活动，以及医院医疗质量绩效评价工作。加强对人体器官移植的管理，对有关医院和项目进行了专项监督检查，进一步规范了人体器官移植诊疗活动。启动了《北京市区域医疗机构设置规划》编制工作。

启动了探索公立医院分类改革和建立医院法人治理结构的调研和方案制订工作。完善公立医院投入机制工作有了新进展，从2010年起，北京市财政已对符合国家政策规定的市卫生局直属医疗卫生单位退休人员费用实行财政全额保障。在公立医院试行总会计师制度的工作稳步推进，已初步完成市卫生局直属医疗单位实施总会计师制度的工作方案。公立医院项目成本核算工作继续推进，在北京朝阳医院前两年进行试点并取得重要成果的基础上，又在8家综合医院及3家专科医院开展项目成本核算工作。多方参与的公立医院监管机制不断完善，已在公立医院推行实施了信息公开制度，进一步加强了对市属公立医院建设规模、人员配备标准、贷款投资行为和大型医用设备配置管理。进一步加强了对公立医院的审计监督，制定实施了《北京市卫生局财务收支审计管理办法》和《北京市卫生局直属单位财务收支审计操作指南（试行）》。正式启动了医师定期考核工作。探索医师多点执业工作取得重要进展，对相关工作进行了动员部署。在朝阳医院、同仁医院、天坛医院和胸科医院等4家医院开展了以公益性为核心的公立医院绩效考核试点工作。

推动医疗卫生单位进一步实施和完善能进能出的人员聘用制。加强公立医院人员配备，研究测算了医院的人员编制需求，为解决医疗卫生单位人员编制不足问题奠定了基础。为基层医疗卫生机构引进人员工作取得新成效，2010年共接收998名大学毕业生到基层医疗卫生单位工作。积极推进公共卫生和基层医疗卫生机构实施绩效工资工作，初步拟定了北京市公共卫生与基层医疗卫生事业单位实施绩效工资的意见和实施办法，并将在年内组织直属公共卫生事业单位开始实施。

积极推进药品集中采购。建立了北京市医疗机构药品和医用耗材集中采购领导小组及办公室，以及政府全额拨款的药品集中采购工作机构，搭建了非营利性的政府药品集中采购平台，全面实行政府主导、以市为单位的网上药品集中采购工作。按照统一管理、药品同城同价，坚持质量优先、降低药品价格，严格监督检查、确保公平公正，采取有力措施、严格后期监管等四大原则，确保了全市所有非营利性医疗机构、医疗保险定点医疗机构所用药品集中采购的顺利实施。通过集中招标，共有26292个药品中标成交，药品中标价格大幅下降，相同药品较现行市场平均价格下降16%，2010年可减轻百姓用药负担36亿元，超出了集中采购初期制定的26亿元的目标。

积极实施国家基本药物制度。对于零差率药品未能覆盖到的191种国家基本药物目录中的药物，通过集中招标采购进行了补充。2010年2月底，北京市率先在全国完成了基本药物的集中采购工作，顺利实现了从“社区零差率药品”到实施国家基本药物制度的转变。目前，北京市基层社区卫生服务机构使用的国家基本药物及本市补充药品共计519个品种1500余个规格，中标价格在国家基本药物最高限价的基础上降低了30%以上，并全部实行统一配送、零差率销售，预计每年可减轻百姓用药负担4.56亿元。同时，对社区卫生服务机构相关医务人员进行了《基本药物临床应用指南》和《基本药物处方集》的培训工作，引导临床首先和合理使用基本药物。

加强医疗机构药事和医疗器械管理。成立了北京市医疗机构药事管理专家委员会和医疗器械专家委员会，积极开展合理用药的宣传、监督和管理，规范大型医疗器械合理配置和安全使用。加强药品监督管理，贯彻“严格准入、科学监管、依法查处、辖区责任”的监管方针，“消费放心、用药安全”的良好环境得到进一步巩固和发展。启动实施了对本市生产的基本药物进行全品种电子监管的工作。建立了华北五省（区、市）药品监督稽查执法联防协作区。实施了“百万家庭安全用药行动计划”。开展了对非法买卖含麻黄碱类复方制剂行为的专项整治。加强对“黑诊所、黑药店”的治理，全市治理覆盖率达到100%。探索药品、医疗器械、保健食品广告监测综合监管模式。开展了非药品冒充药品和“网络售药”专项整治行动。侦破了“北京普益堂中医药研究院制售假药案”等一批大案要案。全力落实药品再注册工作，启动了医疗机构制剂再注册和标准整顿工作。开展了急救、冷僻药品储备工作。

公共卫生 组织开展对来京务工人员甲型H1N1流感疫苗预防接种工作，在全市421家一级以上医院开展流感样病例监测。继续对60周岁及以上老年人和在校中小学生免费提供流感疫苗接种工作，累计接种162万人，无严重异常反应。在全市范围内为8月龄至14周岁的适龄儿童全面开展了麻疹疫苗强化免疫接种，共接种强化免疫麻疹疫苗160万人，报告接种率96.0%。开展15岁以下儿童乙肝疫苗补种工作。开展北京市外来务工人员流脑、麻疹疫苗接种工作，已在4275家集中用工单位，共接种外来务工人员14万多人。重点传染病防控工作进一步加强，相关传染性疾病和疫情都得到有效控制。地方病防治继续稳步推进。《健康北京人——全民健康促进十年行动规划》得到有效贯彻落实，首次编制出版了《北京市年度（2009年）卫生与人群健康状况报告（白皮书）》。慢病防治管理得到新的加强，为1526名贫困白内障患者免费开展了复明手术。实施“镶上牙齿，摘下眼镜，稳定血压，减轻体重”四项健康促进措施，对全市适龄儿童开展窝沟封闭，共有159,425名儿童接受了免费服务；246,232颗牙齿得到了封闭，比2009年增加了7.39%。全市传染病疫情平稳，甲乙类传染病发病率为268.99/10万，比2009年（339.89/10万）下降了20.86%；丙类传染病发病率为559.46/10万，比2009年（473.81/10万）上升了18.10%。

以贯彻落实《食品安全法》等有关法律法规为重点，全面加强餐饮服务、公共场所、生活饮用水、职业（放射）卫生、医疗服务等方面的监督管理，深入开展餐饮服务食品安全整治、黑诊所专项整治和打击违法发布医疗广告专项整治工作，公共卫生相关领域和医疗安全得到进一步保障。2010年全市对公共卫生、医疗卫生共监督177484户次，合格率为99.22%。全市共立案3153件，进行行政处罚2787件，罚款金额381.1万元。加强集中空调通风系统卫生管理，市政府常务会议审议通过了由市卫生局组织起草的《北京市集中空调通风系统卫生管理办法》并予以公布，已于2011年4月1日起开始施行。该《办法》为本市加强集中空调通风系统卫生管理，预防和控制通过集中空调通风系统传播空气传播性疾病，保障公众身体健康提供法律依据。

强化专业卫生应急处置能力建设，北京市突发公共卫生事件应急指挥部相继成立了由传染病防控、预测预警、中毒处置、灾害事故与医疗救治、核与辐射损伤处置、健康教育与心理危机干预共6个专业组62人组成的市级突发公共卫生及卫生应急专家咨询委员会。加强医疗卫生应急救援队伍标准化、规范化、制度化建设，组建了医疗救援、传染病控制、核与辐射处置、心理干预处置、中毒与化学污染处置、水及食源性污染处置共六大类242人的市级医疗卫生应急救援队伍。进一步加强卫生应急装备、储备建设，建立健全了卫生应急预案体系，改进了应急指挥系统，完善了应急指挥平台。加强卫生应急法律法规培训和应急演习演练工作，加强国际国内交流合作，稳步提高了应对重大突发公共卫生事件的实战能力。圆满完成了全国“两会”、市“两会”以及世界武博会期间的卫生应急保障工作，以及对青海玉树地震灾区、甘肃舟曲泥石流灾区和黑龙江伊春飞机失事事故的医疗卫生应急救援任务。

启动了2010—2012年全市城乡环境卫生整洁行动。控烟工作得到进一步加强并取得积极成效。落实病媒生物各项防控，开展了春季灭鼠、病媒生物防制工作检查、夏季灭蚊蝇等专项活动。继续深入开展全市家庭集中灭蟑三年（2008—2010年）活动并取得显著成效，经抽样监测显示，全市居民家庭蟑螂侵害率2010年比2008年下降了64.3%，蟑螂密度比2008年下降了85.7%，有效缓解了居民家庭蟑螂困扰的问题。以此为基础，建立了全市居民家庭有害生物监测体系和适用于城市大规模病媒生物控制的工作体系。创建国家卫生区和北京市卫生镇、卫生村取得新进展，年内有3个镇成为市卫生镇、135个村成为市卫生村。群众健康促进活动和健康细胞工程建设继续稳步推进。继续推进农村改水改厕工作，2010年完成无害化户厕改造17.4万户，改水项目171个，水质消毒工程项目34个。

医疗服务 2010年北京市医疗机构诊疗总量1.46亿人次，比2009年（1.35亿人次）增加0.11亿人次，增幅为8.15%。全市出院总人次182.8万，较2009年增长6.96%。全市编制床位使用率77.53%，较2009年提高3.1个百分点；平均住院日13.7天，较2009年缩短了0.2天。

创新和完善医疗服务模式。深入推进预约挂号诊疗工作。截至2010年底，北京市49家三级医院就诊患者的预约就诊比例总体达到20.13%（预约总量中，初诊预约占18.69%，复诊预约占81.15%，社区转诊预约占0.17%）；复诊预约比例整体达到40.57%，出院病人复诊预约比例整体达到60%，产科复诊预约比例整体达到90.34%，口腔科复诊预约比例整体达到93.56%。预约诊疗工作已逐步被社会接受。在26家三级医院试点实施了双休日全天开设门诊，法定节假日根据患者就诊需求，动态调整门诊时间的措施。区域内远程会诊试点稳步推进。护理工作得到进一步加强，开展了“规范护理服务，争创优质护理服务示范标兵”工作，全市已有47家三级医院、60家二级医院启动了优质护理服务。对3025名护理员进行了免费培训。开展康复医院、护理院试点工作，试点项目已完成相关出入院、转诊、服务及评价等标准制定，并在4家试点单位运行实施。进一步完善了学科建设，儿科、精神科、康复科等学科得到进一步加强。积极推进临床路径试点工作，9家三级医院、两家二级医院参加了试点工作。截至2010年底，11家试点医院共有20个专业、99个病种进入临床路径管理。累计有15,163例病例进入临床路径，其中完成路径管理13,727例。院前急救与血液管理工作进一步加强。对口支援远郊区县11家区域医疗中心工作和卫生支农工作继续稳步推进。圆满完成了对新疆维吾尔自治区和田地区、西藏自治区拉萨市、内蒙古自治区、四川省什邡市的医疗卫生对口支援年度任务。

基层卫生 推进基层医疗卫生机构工作机制和服务模式创新。进一步完善社区卫生服务绩效考核机制，组织编写了《社区卫生服务岗位绩效考核手册》并印发实施。强化社区卫生服务功能，转变社区卫生服务模式，在东城区、西城区、丰台区开展了家庭医生式服务试点。拓展社区卫生服务领域，在东城区、西城区、海淀区、丰台区试点开展了功能社区卫生服务，在东城区、西城区、顺义区、朝阳区开展了社区卫生诊断试点。开展了延长社区卫生服务时间试点，将城六区社区卫生服务中心门诊服务时间延至晚8时；社区卫生服务团队通过“健康通”手机24小时提供健康指导与咨询，24个社区卫生服务中心提供24小时医疗应急处置服务。探索建立分级诊疗和双向转诊制度，启动了社区转诊预约工作。从2010年7月开始试点到2010年底，已在全市13个区县搭建了基层医疗机构与二、三级医院之间的转诊预约服务工作平台，转诊预约累计1220人次，成功转诊1217人次。加强社区慢性病综合管理，修订了《北京市慢性病管理规范》，为慢性病家庭培养了家庭保健员2.5万人。截至2010年底，全市社区管理的高血压、糖尿病、脑卒中、冠心病等慢性病人达到165万。加强社区卫生服务基础工作，截至2010年底，已为全市城乡常住居民建立健康档案1404万份，其中电子健康档案485万份；居民健康档案建档率达到80%，电子健康档案占健康档案总数的比例为34.5%。加强社区卫生服务宣传，在全市10个区县组织开展了“社区卫生工作一日体验”活动，共邀请近200名居民代表分别进入41个社区卫生服务中心的71个岗位进行一天工作体验，进一步增进了社区卫生服务机构与居民进行了双向沟通，有效促进了社区卫生服务的发展。开展了《北京市社区卫生服务条例》立法调研，经市政府审议及市人大常委会主任会议讨论后，该条例已正式立项并列入2011年起草计划。

完善新型农村合作医疗制度。2010年北京市参合人员为278.53万人，参合率为96.7%；人均筹资520元，全市筹资标准内总额14.86亿元，其中市、区县、乡镇三级政府筹资比例达到87%。新农合政策范围内住院费用报销比例达到60.02%，门诊报销达到41.05%。拟定了提高农村儿童重大疾病医疗保障水平的具体工作方案。指导各区县进一步规范了新农合基金监管措施。

妇幼和精神卫生　孕产妇死亡率和婴儿死亡率得到有效控制。出生缺陷三级预防、计划生育技术管理和托幼园所卫生保健等基础性工作得到进一步加强。妇幼重大和基本公共卫生项目得到有效实施。2010年为适龄妇女免费开展乳腺癌检查1.2万例、宫颈癌检查3.1万例，为城乡生育妇女免费增补叶酸3.4万人。实施住院分娩补助，农村孕产妇住院分娩率达到99%。为9.3万名新生儿免费开展了先天性疾病筛查、为45.9万名0～6岁学前儿童免费开展了健康检查。积极开展预防艾滋病母婴传播工作和母婴健康行动项目并取得较好成效。精神卫生工作得到新的加强。研究制定了本市精神卫生服务体系建设规划。圆满完成了重性精神病人排查工作。加强对重性精神疾病患者免费服药管理，重性精神疾病管理治疗工作进一步完善。精神卫生健康教育工作继续稳步推进，在北京回龙观医院开设了“北京市心理援助热线”。加强精神卫生科研工作，开展了精神卫生流行病学调查。

中医药工作　深入开展公立中医医院特色回归年建设。进一步加强了大型医院的中医药服务，在全市68家二级及以上公立综合医院设置了中医临床科室和中药房。基层医疗卫生服务机构提供中医服务的工作得到进一步完善。在二级以上中医医院恢复中医儿科的工作得到有效落实。启动了中医药“十病十药”研发工作。以北京中医医院为试点，积极推广中医适宜技术的应用，启动了“小膏药”等中药传统制剂重现中医院工作。开展了首都军地共建综合医院中医药工作示范单位创建活动。中医人才队伍建设得到进一步加强。积极开展了一系列中医药文化宣传推广活动。经国家中医药管理局批准，东城区正式成为“国家中医药发展综合改革试验区”。

卫生科技和人才培养　实验室生物安全管理工作得到进一步加强，组织了实验室生物安全市级师资培训班，对全市各相关单位的实验室生物安全管理骨干近200人进行了强化培训。卫生科技管理不断完善，首发基金资助各类项目447项，资助总金额6114.86万元。制定了市属医疗卫生科研院所公益性科技发展规划。加强重点学科建设，启动实施了“北京市朝阳区艾滋病和病毒性肝炎等重大传染病综合防治示范区建设研究”国家重大专项研究项目。

积极培养基层卫生人员。2010年共有128名在基层卫生机构全科医生岗位上工作的人员参加了全科医生的转岗培训，完成基层卫生人员在岗培训9412人，社区卫生人员岗位培训4550人，乡村医生培训4862名，124名区县级医院的专业骨干在三级医院接受培训。

住院医师规范化培训制度进一步完善。建立了属地化管理和统一培训模式。成立了北京市毕业后医学教育委员会，整合了以北京大学、协和医科大学和首都医科大学等为代表的多种培训体系（军队系统也在积极参与培训工作）。基本实现了“应培尽培”的阶段目标。2010年所有新分配的1300名医学本科及以上毕业生均参加了住院医师规范化培训。目前全市住院医师规范化培训基地235个，在培住院医师3300人。加强全科医师规范化培训，对在培的全科住院医师进行了两期集中理论知识培训，共培训学员210名，新招收全科规范化培训住院医师65人。

创新型学历教育和继续教育模式，提高基层卫生人员水平。自2009年起采取定向招生、定向培养、定向就业的方式，依托首都医科大学为房山、平谷、密云等7个远郊区县培养卫生人才，2010年共招生69人。全面开展社区卫生人员康复等7个专业骨干培训，开展国家及继续医学教育项目874项，市级继续医学教育项目595项，全市二级以上机构和乡镇卫生院开展继续医学教育覆盖率达100%，继续医学教育项目学科覆盖率达100%，卫生技术人员继续医学达标率超过97%。针对手足口病、麻疹、鼠疫和禽流感防控等开展了全员培训。

实施市卫生系统“215”高层次人才工程取得积极进展。北京市卫生局与第一批入选高层次人才培养计划的99名专家（其中：13名领军人才、18名学科带头人、68名学科骨干）及所在单位签订了《北京市卫生系统高层次卫生技术人才培养计划任务书》，开始了为期3年的培养资助。积极落实培养资助经费保障，第一批培养专项经费1926万元已经下拨到培养对象所在单位。完善配套政策，已初步建立了北京卫生系统高层次人才遴选工作机制和评价指标体系。同时，已启动了第二批高层次人才的遴选工作。

国际交流与合作　继续深化政府之间的医疗卫生交流，打造国际合作项目品牌。中英、中法医疗卫生合作项目成为北京市国际合作项目品牌。2010年举办了中英社区卫生人才培训班，邀请英国社区卫生领域专家介绍英国社区卫生服务的运行机制、服务模式和绩效考核等经验；北京市卫生局组团赴英国伯明翰大学参加为期21天的培训，了解了英国社区卫生服务的运行机制、双向转诊服务模式等，提升全科医生临床诊治技能。法国急救医学专家到北京市红十字会999急救中心考察，并就紧急救护组织以及两国急救医疗体系建设等方面进行交流；法国国家卫生监测研究所公共卫生专家到北京市疾病预防控制中心就慢性病防控、健康教育等工作进行交流；继续深化北京回龙观医院与法国巴黎百瑞-弗律克思医院在精神卫生管理、精神疾病的治疗与康复模式等领域的合作；北京妇产医院与法国亚眠医院继续深化在妇科肿瘤、妇科微创等领域的合作。同时，加强与其他国家的交流，包括组团赴埃及、希腊、土耳其、俄罗斯、波兰、日本、韩国等进行考察和交流；继续加强与世界卫生组织的合作，市卫生局系统共有9个合作项目入选“中国/世界卫生组织（WHO）2010—2011年度合作项目”，获得近百万美元的支持。

卫生信息化建设　扎实推进信息化建设，继续做好卫生信息化项目的前置审核评审等工作，通过统一评审和归口管理，做到统筹管理，减少资源浪费。推进重点应用系统建设，新社区卫生信息系统在全市全面推广应用。启动了卫生人力资源信息系统建设和北京市实名就诊卡完善（医联码系统）项目。依托首发基金课题，探索远程影像和远程病历会诊的有关技术标准规范，并试点开展远程会诊。以固化奥运和国庆信息安全保障成果为卫生行业信息安全重点工作，开展卫生行业信息安全检查，出台了《医疗卫生信息安全等级保护实施指南》，并开展了信息安全员信息安全保障知识的培训。启动了北京市公共卫生综合服务平台的建设。

行风建设　在北京卫生系统深入开展了创先争优活动，基层党组织的凝聚力和战斗力进一步增强，有力地推动了医改任务及其他各项卫生工作的落实。在全系统和全社会对全国劳模张俊廷、王克荣和市劳模吴玉梅、贾立群，第二届“首都十大健康卫士”、北京大学第三医院马庆军教授，以及援外、援边疆和援灾区医疗队等的先进事迹进行了广泛宣传；组织开展了第三届“首都十大健康卫士”、第七届首都卫生系统文明单位评选和“善行天下，温暖患儿——首都医务工作者慈善捐款月”活动，为构建和谐的医患关系，营造卫生改革和发展的良好环境发挥了积极作用。党风廉政建设和反腐败工作及行风建设深入开展。与市检察院合作，建立了北京市医药卫生系统与市检察院预防职务犯罪联席会议制度。以落实“三重一大”制度和廉政风险防范管理制度，开展“小金库”专项治理，狠抓厉行节约，以开展专题立项效能监察等为重点，进一步强化了对领导班子和领导干部的监督管理。

（北京市卫生局）

天　津　市

卫生工作概况　2010年天津市卫生局坚持以科学发展观为指导，认真学习党的十七届五中全会精神，在全面总结“十一五”规划完成情况、总结经验、找准差距的基础上，认真听取天津市有关部门、市人大代表、市政协委员和专家的意见，反复论证，制定了天津市卫生改革与发展的“十二五”规划。2010年成为天津市卫生改革与发展两个五年规划承前启后的一年。

2010年以科学发展观为指导，以深化医药卫生体制改革为主线，以满足人民群众不断增长的医疗卫生服务需求为目标，坚持预防为主，统筹城乡发展，强化内涵建设，提升发展水平，做强卫生事业，增强辐射能力，为人民群众提供高水平的医疗卫生服务，实现“十二五”开好局，起好步。

一是医药卫生改革在落实国家基本药物制度、加强公立医院改革机制建设、健全基层医疗卫生服务体系方面得到推进。全市确定基本药物目录，实行了全市药品集中采购，自2010年4月10日起，基本药物零差率销售实现全市地域全覆盖，提前一年完成了国家确定的目标任务，减少居民基本药品费用支出2.13亿元。对公立医院加大了考核力度，加强医疗行为的监督管理，进一步健全了医疗纠纷第三方调处机制，宣传推动天津泰达国际心血管病医院的公立医院改革试点。全市初步形成了“街有社区卫生服务中心、居委会有社区卫生服务站、户有家庭医生”的就医格局。

二是促进基本公共卫生服务均等化。基本公共卫生服务补助标准提高到人均20元，建立了基本公共卫生“打包”制度，免费为居民提供18项基本卫生服务，提前一年实现国家医改方案确定的目标。落实了国家重大公共卫生项目，加强食品安全管理，扎实推动妇女儿童健康行动。与医疗服务格局相结合，在天津市实现了居民一生中保健、防病、医疗全过程的健康保障。

三是卫生资源配置进一步优化。完成了一批新建、改扩建项目，特别是对社区卫生服务机构，涉农区县综合医院、中医医院的提升改造。在区域卫生规划中，初步建立了医学中心构架。通过培养、引进人才，科技进步，使人力资源、技术资源既体现全市总体水平提高，又形成了不同特色的服务能力。截至2010年底，全市共有市级公共卫生机构5个、公共医疗救治机构8个、区（县）公共卫生机构88个；共有各级各类医院557个、社区卫生服务站441个、农村卫生室2889个；每千人口拥有床位4.89张、卫生技术人员7.11人、医生2.89人、护士2.46人。

四是提高基本技能和医德医风水平。在天津市卫生行业开展了“岗位领兵、技术比武”暨评选人民满意的“好医生、好护士、好医院”活动。全行业6万余名职工进行了岗位练兵，11个专业、

1719名医务工作者进行技能比赛。天津市社会群众60万人次投票参与评选好医生、好护士、好医院和"十佳"医务工作者。共产生出60名好医生、60名好护士、10家好医院和10名十佳医务工作者。

卫生改革 2010年天津市进一步推进医药卫生体制改革，完成了国家下达的医改任务。

一是基本药物制度覆盖全市基层医疗卫生机构。国家基本药物和天津市增补的230种药物全部纳入医保报销。公立医疗机构使用的所有药品（国家规定的特殊管理药品和疫苗、中药饮片除外）实行全市统一目录、统一招标采购、统一配送、统一价格。对42种社区常用基本药物试行"带量采购"，药品降幅12.59%。2010年537种基本用药采购价格比2009年平均下降了10.32%。确定了46家企业为本年度药品集中采购配送商。全市城乡政府办的社区卫生服务中心和站、乡镇卫生院全部实行基本药物零差率销售，达到了地域全覆盖，提前一年实现国家确定的目标。建立基层医疗卫生机构长效补偿机制，保障了基本药物制度的有效实施。

二是基层医疗卫生服务体系进一步健全。制定了天津市"十二五"卫生资源配置规划，提出在调整大型医疗机构布局的同时，重点加强区县疾病预防控制机构能力建设和卫生监督、妇幼保健机构、乡镇卫生院、村卫生室标准化建设，升级改造区县综合医院和中医院。2010年投入3.16亿，改扩建了一批区医院和乡镇卫生院。126名基层医疗机构医生进入全科医师规范化培训基地，接受为期两年的规范化培训。对120名基层医疗机构在岗人员进行全科医师转岗培训。派遣186名主任、副主任医师到62个城市社区卫生服务中心、392名副主任医师到10个涉农区县医院开展技术支援。在职培训乡镇卫生人员6202人次、社区卫生人员5247人次、乡村医生7133人次。

三是全面促进基本公共卫生服务均等化。继续向全市城乡居民免费提供18项基本公共卫生服务，人均服务经费22元，提前一年实现国家医改方案确定的目标。城区居民健康档案建档率为52.37%，农村地区居民健康档案建档率为36.14%。对8万名15岁以下的儿童补种乙肝疫苗，提前完成医改三年的工作任务。完成适龄妇女宫颈癌检查2.49万人、乳腺癌检查1.2万人。为1.66万名农村孕产妇进行住院分娩补助。生育妇女免费补服叶酸受益人群由农村户籍妇女扩大到除市内六区以外的其他区县，4.25万人补服了叶酸。

四是积极推进公立医院改革试点。天津泰达国际心血管病医院、天津市第五中心医院进行了不同形式的改革。武警医学院附属医院与天津市河东区社区卫生机构建立了集团式双向转诊绿色通道。天津市和平区社区卫生服务机构与16所三级医院试行预约诊疗服务。

卫生资源调整 2010年天津市卫生资源调整项目9个，其中天津市人民医院二期肿瘤楼、天津胸科医院迁址新建、天津医院改扩建、天津环湖医院迁址新建4个项目列入天津市政府20件实事；天津市人民医院二期肿瘤楼、天津南开医院扩建、天津医院改扩建、天津医大总医院医学中心改扩建二期工程、天津医大附属肿瘤医院扩建项目5个项目列入市重点建设项目。总建筑面积92.04万平方米，建设床位8148张病床，计划总投资61.54亿元，其中国家补助8650万元，天津市发改委投资24,350万元，天津市财政专项资金32,000万元，天津市科委投资4000万元，银行贷款317,998万元，单位自筹资金228,356万元（含房屋置换65,000万元）。2010年底累计完成投资225,477亿元，完成计划总投资的37%。

天津市中心妇产科医院迁址新建项目、天津市人民医院二期肿瘤楼项目、市医科大学总医院二期工程分别于2010年6月、11月和12月底竣工。

2010年中央扩大内需投资支持天津市卫生建设项目22个，其中中医医院4所，区县医院5所，区安定医院1所，社区卫生服务中心5个，农村中心乡镇卫生院7个。总建筑面积42.25万平方米，计划总投资23.24亿元，其中中央投资17,010万元，地方政府投入92,396万元，银行贷款16,416万元，单位自筹资金106,619万元。

天津市宁河县医院扩建、天津市南开区学府街社区卫生服务中心、新建天津市河东区新建鲁山道社区服务中心、新建天津市河北区光复道社区卫生服务中心、天津市宝坻区史各庄中心卫生院扩建、天津市静海县王口镇中心卫生院、天津市武清区王庆坨镇中心卫生院和天津市武清区河西务镇中心卫生院扩建8个项目竣工投入使用。

2010年加强基层卫生服务体系建设：天津市的东丽区、西青区、塘沽区、武清区、宝坻区、北辰区、静海县等区县综合医院正在建设中。大港区中医院已竣工，武清区、宝坻区中医医院已开工。

在基层公共卫生体系建设中，天津市东丽区、武清区疾病预防控制中心竣工投入使用。天津市东丽区、北辰区已完成公共卫生监督所达标建设。

医疗服务管理 2010年天津市采取多种措施，强化医疗质量管理，取得较好效果。

天津市卫生局成立了医疗服务监管处，负责对医疗机构的医疗技术服务监督管理。加大对血液透析室监管和活体器官移植监管，关闭了两所有重大隐患医院血透室，对准许移植医疗机构的33例次活体器官移植申请进行严格审核，通过28例。成立了肿瘤性疾病质量控制中心，并对全市二级以上医院的相关学科开展了质量监管工作。

进行了二级医院评审工作。确定22所医院为二级甲等医院，19所医院为二级乙等医院，11所医院为二级丙等医院，并按卫生部统一部署，对56所二级以上和部分民营医院开展医疗质量万里行督导活动和大型医院巡查工作。

天津市有67所二级以上医院

对58个病种开展临床路径管理工作，完成临床路径病例9597例。推荐天津市第三中心医院、天津泰达国际心血管病医院、天津医大附属肿瘤医院、中国医学科学院血液病医院4所医院作为卫生部临床路径管理试点医院。

从2010年2～12月，按照卫生部要求开展“优质护理服务示范工程”活动，评选出全市优质护理服务示范工程重点联系医院12所，示范病房31个，先进个人61人，对这些医院、病房和个人进行了表彰。

从2010年2月1日起，将二级医院加入医疗责任保险范围，其医疗纠纷也纳入天津市医疗纠纷调解委员会调解范畴。

疾病预防控制 2010年天津市甲乙类传染病报告发病率为178.86/10万，较2009年下降了6.57%，圆满完成“十一五”传染病防控指标。艾滋病、结核病、病毒性肝炎三大重点传染病发病均居全国最低行列。

全市开展艾滋病病毒免费筛查近80万人次。在全市性病门诊实施艾滋病病毒抗体免费筛查，各区县自愿咨询检测门诊达到2～3家。进一步修订结核病双向转诊工作流程及细则。新增天津中医药大学第二附属医院和天津南开医院两所市级结核病疫情监测医院。完成了全国第五次结核病流行病学抽样调查天津工作。与天津市教委联合印发了《天津市学校结核病防治工作规范》。启动了全市结核病网络直报工作。

成立了天津市卫生局主要负责同志为组长的手足口病防治工作领导小组，实施手足口病日报告和周报告，印发了《关于进一步加强手足口病等春夏季传染病防控深入推进爱国卫生工作的通知》和《关于进一步加强托幼机构和学校手足口病防控工作的通知》。印发了1.5万册《乡村卫生人员手足口病防治手册》。

按照“知情同意，免费接种”的原则，有序开展了对各重点接种人群甲流疫苗接种，累计接种甲流感疫苗44.8万人份。调整甲流防控策略，将甲流相关信息管理纳入常规传染病疫情和突发公共卫生事件信息管理。加强季节性流感防控。开展系列预防流感科普知识宣传活动。

2010年完成了麻疹疫苗强化免疫工作。召开两次全市消除麻疹工作会议，制定了《2010—2012年天津市消除麻疹行动方案实施细则》，天津市政府与各区县政府签订了《天津市区县消除麻疹目标责任书（2010—2012年）》。从2010年9月11日起，实施8月龄至4岁所有人群麻疹疫苗强化免疫预防接种活动。截至2010年10月底，天津市共接种430,635人，接种率达到97.25%，完成麻疹疫苗强化免疫工作。同时，针对8月龄以下儿童麻疹病例高发，开展了育龄妇女自愿接种疫苗试点工作。对高发地区和流动人口聚集地的8月龄至24月龄儿童麻疹疫苗查漏补种。

为了加强天津市控烟履约工作，2010年制定印发了《天津市2010年烟草控制项目实施方案》，开展全市“无烟环境促进项目”工作，组织完成健康促进医院、健康教育示范社区、创建无烟单位考核验收工作和第23个世界无烟日宣传活动。

卫生监督执法 2010年天津卫生监督工作着重创新体制、强化管理、加强稽查，完善卫生监督执法长效机制。

卫生监督体系建设不断完善。天津市卫生局增设食品安全综合协调处，市和区县卫生监督所加挂餐饮食品监督所牌子，开展全员练兵比武活动，强化法律法规，开展了专业基础知识、现场调查及执法文书制作、突发事件卫生监督应急、现场快速检测、监督队伍军容风纪5个方面的培训、练兵和比武。组织不同专业不同层次培训240次，培训管理相对人89,074人次、卫生监督员16,513人次。利用监督网站、采取执法形象问卷调查、建立三级巡查制度、搭建卫生监督数据信息共享交换平台，开展执法考评。2010年在天津市召开了全国卫生监督所（局）长联席交流会暨卫生监督十年论坛，卫生部副部长陈啸宏、天津市人民政府副市长张俊芳出席，全国近500名监督机构负责人参加了会议。

落实卫生监督综合监管职责。一是启动食品安全风险监测。建立食品安全风险评估专家库，5个区县、18个医院开展食品中化学污染物与有害因素、食源性致病菌监测，完成13类食品2364份样品的检验监测。建立食品安全标准专家库，受理各类食品企业标准备案396个；承担“食品生产经营过程中微生物控制指导原则”及“肉与肉制品”等三类10项国家食品安全标准的修订。2010年出动监督员62,391人次、监督车17,351辆次，检查餐饮单位127,302户次、现场快速检测样品7458份，下达监督意见书37,072份、行政处罚530户，取缔无证经营182户；组织开展了5次彻查“问题奶粉”和严查地沟油、不合格一次性筷子的“地毯式”专项监督行动；探索监督网格与企业自律网格对接，积极推动打造水上北路等餐饮食品安全管理示范街；加强量化分级管理和监督公示制度落实，审核A级293户、B级5942户、C级7750户，完成监管计划任务。二是完成《天津市职业病防治规划（2010—2015年）》起草和呈报，推进在东丽、西青、宝坻3个区开展基本职业卫生服务试点；24家体检机构建立职业健康体检计算机管理平台。三是在住宿、游泳、洗浴、美容美发等场所推行卫生监督量化分级管理，管理率提前一年达到100%。四是对全市926家医疗机构的传染病疫情报告，93家二级以上医疗机构、19家疾病预防控制机构和4家采供血机构医疗废物处置及菌毒种管理情况进行检查，合格率较2009年度明显提高。五是深化基层非法行医监测哨点工作，办理举报投诉366件，查处无证行医105件。六是按照统一指挥，市区联动、全员参与、全程现场快速检测的工作机制，出动监督员6740人次、监督车辆2129车次、快速检测22,185份，完成了在天津市召开的“夏季达沃斯论坛”、“联合国气候大会”等56个重要大型活动的卫生监督保障工作，未发生公共卫生和食品安全问题。

中医药事业发展 成立了天津市中医药文化建设与科学普及专家委员会，推进中医药文化建设与科普工作。在《中老年时报》健康特刊开辟了“名医谈养生”专栏共19期，传播健康知识。圆满完成了历时三年的“中医中药中国行·文化科普宣传”活动。天津市卫生局、天津市北辰区卫生局获全国中医药行业优秀组织奖；天津市中医药研究院的中医药文化津门医粹文物展获得最佳创意奖；天津市南开区卫生局的中医养生保健知识手册、天津中医药大学的《中医药调治亚健康》获最佳科普作品奖。天津市宝坻区、武清区和蓟县中医医院分别被国家中医药管理局确定为第二批、第三批全国中医药文化建设试点单位，并给予资金奖励。

2010年制定了《天津市卫生局2010年中医医院管理年活动实施方案》，推动中医医院管理年工作。天津市南开区被国家中医药管理局命名为“全国中医药特色社区卫生服务示范区”。天津市卫生局确定了34个天津市重点中医专科（专病）建设项目。同时出台了《天津市重点中医专科（专病）项目建设管理办法》、《天津市重点中医专科（专病）项目建设目标与要求》和《天津市重点中医专科（专病）建设项目资金管理意见》。天津市第一中心医院、天津市大港医院被确定为天津市综合医院中医药工作示范单位。公布了16家单位的27名专家为天津市首批名中医工作室和公布了20个达到中医药科研实验室（二级）标准的实验室。在中医药研究院成立了“天津市煎药人员培训中心”。天津市卫生局确定天津市和平区新兴街社区卫生服务中心等12家单位为2010年度天津市中医药特色社区卫生服务达标中心。确定了33家社区卫生服务中心为国医堂建设达标单位。

人才培养和科技发展 2010年对天津市卫生局所属单位公开招聘毕业生政策进行调整，硕士毕业生以及管理类毕业生全部纳入统一考试范围，完善了卫生专业技术人员补充渠道的管理制度，提高了选拔录用毕业生的整体素质。2010年卫生系统公开招聘毕业生1114名，其中博士32名，硕士315名。2010年引进高层次人才29名（博士、高级职称），其中5名有长期国外留学经历。

2010年天津市卫生局还开展了卫生人才队伍现状调研，为制定卫生人才队伍建设“十二五”规划提供了依据。

2009年9月，全面启动了天津市住院医师、全科医师规范化培训工作。截至2010年底，已招收两届学员，分布在全市173个各学科规范化培训基地接受培训。2010年全市招生规范化培训学员821名，其中全科医师127名，住院医师694名，天津市政府投入专项经费2500万元。2010年5月，组织召开了全市医师规范化培训细则修订工作会议，对培训的病种病例、培训顺序和学术讲座进行调整，完善了培训细则和考核评估体系。

2010年启动基地考核评估工作，对全市开放招生的143个西医基地和29个中医基地进行了考核评估，优秀基地62个、良好基地43个、限期整改3个。

（天津市卫生局）

河 北 省

开展“创先争优”活动 按照中央和河北省委、卫生部关于开展“创先争优”活动的部署要求，省卫生厅党组把创先争优活动作为学习实践活动的拓展和延伸，加强领导，深入谋划，认真组织，紧紧把握“立足岗位、争创一流”的活动内涵，结合卫生工作实际，突出卫生行业特点，制定了《创先争优活动实施意见》，会同省文明办、省白求恩精神研究会制定《开展加强医德建设，争创“白求恩杯竞赛优胜单位”和争当“白求恩式医药卫生工作者”活动实施方案》，确立了活动载体，丰富了活动内容。省卫生厅成立了以党组书记、厅长杨新建任组长，其他党组成员任副组长，卫生厅直机关党委、人事处、办公室、纪检监察室主要负责同志为成员的创先争优活动领导小组，领导小组办公室设在厅直机关党委，推动“创先争优”活动的顺利开展。在活动中，突出“推进河北医药卫生事业科学发展”主题，贯穿“筑坚强堡垒、树先锋形象、促医改工作”的主线，以在基层党组织与广大党员中开展的“‘学决定夯基础、创先争优促发展’主题党建活动”和在全系统广大医药卫生工作者中开展的“加强医德建设，争创‘白求恩杯竞赛优胜单位’、争当‘白求恩式医药卫生工作者’活动”为载体，制定了“广泛发动、安排部署”，“全面争创、扎实推进”，“对标定位、晋档提升”和“系统总结、完善机制”4个阶段、22个具体环节的《活动流程图》，在厅直机关基层党组织和广大党员中还组织开展了“五个一”党性教育、“亮牌示范”等活动。建立了华北军区烈士陵园等4个“白求恩精神教育基地”，组织广大医药卫生工作者参观教育基地、举办演讲会、报告会和开展“新形势下学习弘扬白求恩精神”群众性大讨论，在全系统掀起学习传承白求恩精神的热潮。选树了邯郸市妇幼保健院主任医师谭秀玲、河北省人民医院主任医师黄希正、冀州市职工医院院长吴殿华等先进人物和河北医科大学第四医院、河北省人民医院、河北省胸科医院等先进集体，树立了学习标杆和榜样。7月

3日在李源潮同志主持召开的全国医药卫生系统创先争优活动座谈会上，省卫生厅党组书记、厅长杨新建同志作了重点发言，得到了李源潮同志的充分肯定和高度评价。7月15日省卫生厅在全国医药卫生系统召开的创先争优活动指导工作第一次汇报交流会上作了大会典型发言。9月28日省委常委、组织部长梁滨同志参加了全省卫生系统“迎国庆、做奉献”大型义诊（健康教育）活动启动仪式并讲话，对全省卫生系统创先争优活动给予高度评价。10月22日省卫生厅开展了“创先争优”活动的做法和成效荣获全国医药卫生系统创先争优活动“金点子”二等奖。《人民日报》、《光明日报》、《健康报》、《河北日报》、河北电视台以及长城网、省政府网站等多家媒体进行了宣传报道。

深化医药卫生体制改革 坚持把深化医改作为当前的核心工作，先后8次召开全省卫生系统专题会议进行统筹调度。将2010年全省医药卫生体制五项重点改革工作任务分解为14个方面39项具体工作，与各市卫生局签订了责任书，建立深化医改任务“问责制”。印发了《河北省卫生厅关于加强医药卫生体制改革五项重点任务进度监测工作的通知》，抓住关键问题，突破改革难点，以实施基本药物零差率销售为突破口，在省医改领导小组的领导下，与有关部门共同制定了《河北省人民政府关于基层医药卫生体制综合改革试点的实施意见》及9个配套文件，在全省开展了基层医药卫生体制综合改革试点工作。同时，按照“保基本、强基层、建机制”的总体要求，结合实际不断完善政策体系，创新工作方法，积极突破瓶颈和难点问题，切实抓好五项重点工作的落实。

（一）新型农村合作医疗制度不断巩固完善。一是覆盖面进一步扩大。参合农民人均补助标准从80元提高到120元，有4997.89万农民参加了新型农村合作医疗（以下简称新农合），参合率为94.46%，较2009年提高了4个百分点。二是保障水平进一步提高。科学合理调整新农合统筹补偿方案，人均住院最高报销标准由3万元提高到4万元，达到全国农村居民年人均纯收入的6倍以上；推进新农合和基本药物制度对接，增补171种药品进入乡级新农合作报销药物目录，进一步满足了参合农民在乡级新农合定点医疗机构就医的用药需求。新增门诊统筹县（市、区）34个，总数达到了89个，占到全省实施新农合县（市、区）总数的54%。三是管理制度进一步完善。6个市实现了市级定点医疗机构出院即报，164个新农合县（市、区）全部实现参合农民就医医疗费用即时结报。会同省民政厅联合制定印发了《河北省关于开展提高农村儿童重大疾病医疗保障水平试点工作的实施方案》，在辛集市、元氏县开展儿童重大疾病医疗保障试点工作。在16个县（市）开展支付方式改革试点，推行按人头付费、按病种付费、总额预付等支付方式改革。加强新农合基金监管，会同省监察厅、预防腐败局印发了《河北省推进新型农村合作医疗基金运行监控机制建设的意见》，制定了《推进新型农村合作医疗基金运行监控机制建设工作方案》，在全省开展了新农合基金运行监控机制建设活动，确保新农合基金安全。全年全省共有6568万人次得到合作医疗补偿，补偿总费用为64亿元。参合农民次均住院补偿费用1466元，比2009年同期增加了195元。

（二）国家基本药物制度稳步实施。一是完善药品集中采购政策。会同省有关部门制定了《河北省医疗机构药品集中采购实施办法（试行）》、《河北省药品集中采购专家库管理办法（暂行）》、《〈河北省医疗机构药品集中采购实施办法（试行）〉的补充规定》等文件，进一步健全了药品集中采购政策体系。二是加快推进药品集中采购进度。经过广泛调研，审慎评标，完成了全省首次以政府主导、以省为单位的网上基本药物和非基本药物集中采购工作，共入围基本药物1864个品规、6476个药品，入围企业1009家，中标价格比全省乡镇卫生院实际平均零售价格平均降低19%，比国家零售指导价格平均降低46%；入围非基本药品18,078条，8887个品规，中标生产企业2629家。2010年11月30日，《2010年度河北省非基本药物中标结果》正式上网公布。三是推进基层基本药物制度实施。按照防治必需、安全有效、价格合理的原则，经过专家论证、部门沟通，报省政府同意，制定了全省《纳入基本药物管理的非基本药物目录》，新增药品174种，基本满足了基层医疗卫生机构用药需求。结合推进基层医药卫生体制综合改革，在首批59个县（市、区）政府办基层医疗卫生机构全部实行基本药物零差率销售。四是健全实施基本药物制度保证措施。在全省561个乡镇卫生院进行核编定岗，明确基层医疗卫生机构多渠道补偿办法；积极推进乡村卫生服务一体化管理，对实施药品零差率销售的村卫生室，按户籍人口数给予补助；将基本药物全部列入新农合药品报销目录，报销比例高于非基本药物10个百分点。

（三）基层医疗卫生服务体系建设得到加强。一是基层医疗卫生服务体系建设得到加强。争取各级政府投入资金30.6亿元，安排新建卫生项目1247个（其中，县级医院62个、中心乡镇卫生院87个、村卫生室1030个、社区卫生服务中心64个、精神卫生服务机构2个、重点中医医院2个），开工1071个、竣工372个。继续组织开展“创建标准化、规范化乡（镇）卫生院示范县（市）”活动，对41个申报示范县（市）进行考核评估，全省累计122个县（市）达到了示范县标准，占全省县（市）总数的90%，超额完成创建任务。制定了《关于推进乡村卫生服务一体化管理的实施意见》，积极推进乡村卫生服务一体化管理，目前全省已有102个县（市、区）以及1209个乡镇的卫生院和村卫生室实行了行政事务、业务技术、人员聘用、药品器械、财务管理、绩效考核等“六统一”管理。进一步加快了城市社区卫生服务体系建设，累计有社区卫生服务机构949个，社区卫生服务街道覆盖率达到98%。二是城乡医院对口支援工作取得新的进展。组织以44所城市三级综合医院为主的城市医疗机构和398所二级以上城市医院，分别对口支援117所县级医院和543所乡镇卫生院。召开了全省卫生支农工作调度会，针对工作中发现和暴露出来的问题，研究提出整改措施，开展了卫生支农工作调研。卫生支农工作深入开展。据不完全统计，全省共派驻下乡医务人员3218人次，诊治病人24.43万人次，抢救危重病人2851人次，开展手术3326例，培训基层卫生技术人员24082人次，免费接收进修人员1731人次，开展新技术249项，赠送药品、器械价值934.31万元。三是稳步开展基层卫生人才培养工作。启动了全省首批农村订单定向医学生免费培养项目，招收农村定向免费医学生313名，毕业后到乡镇卫生院工作6年；为社区卫生机构培训全科医师骨干198名、社区医师1782名、社区护士1381名；为全省2039所乡镇卫生院进行全科医学知识培训3924名，进行卫生适用技术推广培训24719名。

（四）基本公共卫生和重大公共卫生服务项目有效落实。加强调度，细化方案，确保公共卫生服务项目的有效落实。先后两次召开促进公共卫生服务均等化专题会议，制定印发了《慢性病管理实施方案》和《重性精神疾病管理方案》，推动基本和重大公共卫生服务项目的落实。会同省财政厅印发了《河北省基本公共卫生服务项目考核评价办法》和《河北省基本公共卫生服务项目考核评价标准》，建立基本公共卫生服务项目绩效评价制度，确保全省基本公共卫生服务和重大公共卫生服务项目有序实施。农村居民和城市居民健康档案建档率分别达到35%和50%；排查重性精神疾病患者6.8万人；完成301.36万人份15岁以下人群乙肝疫苗补种，实施农村孕产妇住院分娩补助59.7万人，开展农村育龄妇女叶酸补服67.9万人，为农村妇女进行宫颈癌检查11.6万人、乳腺癌检查1.56万人，开展贫困白内障患者复明手术15,152例，建设农村卫生厕所169,650座。

（五）公立医院改革试点稳妥推进。一是试点改革工作开始启动。按照“先启动后规范、先易后难、先内后外”的原则，指导邯郸市开展了公立医院改革基线调查、制定公立医院改革试点方案，新确定唐山市为全省公立医院改革试点城市。二是制定了《河北省卫生资源配置标准（2011—2015年）》，指导各地对医疗卫生机构、床位、人员、设备等卫生资源进行统筹规划，合理配置卫生资源，提高卫生综合服务能力和卫生资源利用效率。三是建立公立医院监管长效机制。以制度创新为抓手，建立了医院评审评价制度和大型医院巡查制度，启动了医院等级评审工作，完成了22所三级综合医院评审评价。制定了医疗机构不良执业行为记分制度，规范医务人员服务行为。开展了“医疗质量万里行”活动，组织了多项医疗安全专项检查活动，正确引导医院走以内涵建设为主、内涵和外延相结合的发展道路。四是积极推行临床检验检查结果互认和临床路径管理工作。确定省级临床路径管理试点医院6个，11个市选择部分医院按要求开展临床路径管理试点工作。293所医疗机构实行了临床检查检验结果互认制度，83所医院开展临床路径管理试点工作，涉及病种106个。五是加快医院信息化建设。制定了《河北省三级医院预约诊疗服务平台建设方案》，在全省三级综合医院和部分中医院、专科医院实施预约诊疗，构建了网络预约和电话预约诊疗服务平台；制定了《河北省电子病历基本规范实施细则（试行）》，在河北北方学院附属第一医院、河北医科大学第一医院组织开展电子病历试点工作。六是进一步加强护理管理工作。在全省启动了以“夯实基础护理，提供满意服务”为主题，以患者满意、社会满意、政府满意为目标的“优质护理服务示范工程”，全省319所医院相继开展了“示范工程”活动。

疾病预防控制　继续强化抓公共卫生就是抓经济、抓发展、抓稳定、抓项目的理念，不断提高卫生应急处置能力，全力做好重大疾病防控工作，努力维护经济发展和社会稳定。一是扎实做好甲型H1N1流感防控工作。加强了疫情监测和分析研判，印发通知并专门召开会议安排部署甲型H1N1流感防控工作。组织各地积极落实疫苗接种等重点疫情防控措施，强化了医疗救治和对学校、社区、农村等重点区域、重点人群的技术支持和督导力度。全省累计接种甲型H1N1流感疫苗618万人，无重大疫情和疫苗接种事故发生。二是加强手足口病防控工作。坚持“积极应对、冷静应对、科学应对”和“密切关注重点区域、密切关注重症病例”的策略和原则，先后三次召开会议就手足口病防控工作进行安排部署，进一步规范手足口病疫情报告管理，切实提升重症救治早期发现和有效救治能力，全面落实以环境卫生整治和健康教育为重点的综合防治措施，严防在托幼机构发生暴发流行。三是重大传染病疫情平稳。组织张家口市、承德市和坝上六县等重点地区积极开展春季灭鼠行动，强化人员培训、科普宣教、联防联控等防控措施，全力做好鼠疫防控工作；认真贯彻《河北省遏制与防治艾滋病行动计划(2006—2010年)》，全面落实“四免一关怀”政策，截至2010年11月底，全省新报告艾滋病病毒感染者和病人327例，共接受自愿咨询检测9.6万人次，全省共干预各类高危人群累计203万人次，累计实施免费抗病毒治疗701人，正在治疗568人。继续落实国家肺结核患者免费诊断、治疗管理等各项政策措施，以县为单位DOTS策略覆盖率继续保持100%，截至11月底，发现活动性肺结核病人35,332例，其中涂阳肺结核患者22,430例，涂阳肺结核患者治愈率达90%以上。加强了不明原因肺炎病例和不明原因死亡病例监测，落实霍乱、流脑、乙脑、流行性出血热、病毒性肝炎等综合防治措施，2010年全省无暴发疫情发生。

公共卫生和卫生应急 继续实施扩大国家免疫规划，以乡镇为单位“五苗”(卡介苗、脊灰疫苗、百白破疫苗、麻疹疫苗、乙肝疫苗）接种率继续保持90%以上。以落实扩大国家免疫规划、巩固和保持无脊髓灰质炎状态、消除麻疹为重点，先后组织开展了脊髓灰质炎疫苗和麻疹疫苗强化免疫活动。全省累计为363.2万名满2月龄至3岁儿童接种脊灰疫苗，接种率为98.80%；累计对1168万名8月龄至14岁儿童接种麻疹疫苗，接种率达到98.71%，达到了预期接种率目标。积极开展爱国卫生运动。按照《全民健康生活方式行动示范创建工作指导方案（试行)》要求，组织开展了“示范单位”、“示范社区”、“示范食堂/餐厅”创建活动；加大控烟履约工作力度，深入开展无烟医院、无烟学校、无烟单位创建活动；认真落实农村饮用水安全工程水质卫生监测、全国城市饮用水卫生监测网络试点和水性疾病监测工作，9个设区市的43个县（区）的900个监测工程，实际检测工程总体任务完成率达99%。全省新命名冀州市、清河县、东光县为河北省卫生城市、卫生县城称号。加强卫生应急能力建设。调整充实10支省级医疗卫生应急救援队，建立健全由47个专业402人组成的省级卫生应急专家库，启动传染病与突发公共卫生事件信息报告自动预警系统，加大突发事件信息的收集和分析力度，建立实物储备和生产能力储备相结合的应急物资储备机制，突出公共卫生事件预警预测与应急处置能力明显增强。

卫生政策法规 一是积极开展政策法规和规范性文件清理工作。对涉及省卫生厅的8个地方性法规提出清理意见，提出废止《河北省城乡集市食品卫生监督管理条例》，修订了《河北省儿童计划免疫条例》、《河北省实施〈中华人民共和国献血法〉办法》、《河北省爱国卫生条例》，保留《河北省食盐加碘消除碘缺乏病危害监督管理条例》、《河北省发展中医条例》等4部法规的建议。对省卫生厅现行实施有效的省政府规范性文件进行了清理，共保留8件，废止1件，梳理出行政执法主体依据88条、行政执法依据156条、行政执法职权法律依据352条，经评估，提出拟废止《河北省儿童计划免疫条例实施细则》，拟保留《河北省医疗机构管理实施办法》、《河北省传染病防治实施细则》，对《河北省突发公共卫生事件应急实施办法》和《河北省性病防治管理暂行规定》进行修改的意见。二是大力推行依法行政。在省卫生厅目前行使的120项职权重新梳理、上网公开的基础上，重新梳理出省卫生厅负责实施的23项（10月份省政府减并为21项）行政许可、14项非行政许可审批事项和18项行政监管事项。认真落实限时办结制度，按照“程序规范、时间缩短”的原则，进一步明确了三类事项的办理机构、办理流程等。编制了《办理事项流程时限表》，并向社会公布，统一了《河北省卫生厅行政许可、非行政许可审批、行政监管事项办理情况登记册》。印发了《河北省卫生厅关于建立卫生行政许可中检验检测检疫和评估评审信用档案的通知》，积极实施“服务窗口亮起来”工程，健全管理制度，优化运行机制，创新工作模式，服务效率和水平有了新的提高。在2010年11月23日召开的河北省省直部门行政服务窗口建设观摩暨经验交流会上介绍了经验，省委常委、常务副省长赵勇、省人大副主任王增力分别率观摩组到省卫生厅行政审批大厅进行观摩，给予了充分肯定。三是加强卫生法制建设。提请省法制办完成了对《河北省〈出生医学证明〉管理使用办法（试行)》、《河北省省级注册医疗机构校验现场审查办法(试行)》、《河北省医疗机构不良执业行为记分管理办法（试行)》的合法性审查，并按要求予以公布。起草了《河北省卫生厅行政调解工作制度（征求意见稿)》。进一步规范互联网保健信息服务审批。四是做好卫生宣传工作。制定年度卫生法制宣传教育计划，结合推进“五五”普法工作，深入开展卫生普法宣传活动。按照省委外宣局、省网络文化建设和管理办公室的要求，审慎遴选出网络舆情检测关键词468个并予以上报。加强卫生宣传机构和队伍建设，积极在媒体开展卫生新闻宣传工作。五是认真做好行政复议与行政应诉工作。认真贯彻落实《卫生部关于进一步加强卫生行政复议和行政应诉工作的意见》，处理了“取消李永新医师资格行政复议案”，省政府维持了省卫生厅的行政决定。充分发挥行政调解作用，解决了“晋保光关于责令保定市卫生局为其复印病历的行政复议申请”，申请人主动撤回行政复议申请。同时审查行政处罚复议案件两起。

卫生执法监督 一是加强卫生监督能力建设。在3个设区市和6个县开展了卫生监督体系建设现场调研，撰写了卫生监督体系建设的调研报告。与清华大学公共管理学院联合举办两期全省卫生监督管理干部培训班，对全省各市、县级的98名卫生监督管理人员进行了培训。先后组织举办了涉水产品、学校卫生、消毒产品、执法规范等专题培训班5期，培训卫生监督执法人员1000余名，提高了一线执法卫生监督执法人员的业务水平和执法能力。组织专家完成了“河北省卫生行政处罚网上管理系统”的论证验收，试运行6个月来，录入案件1123个，实现了省、市、县三级卫生行政部门从立案到结案全过程网上操作，为各级卫生行政部门规范案件办理工作提供了有力技术支持。二是加强职业病防治工作。在全国率先公布省级职业病防治规划，经省政府批准，建立了省职业病防治工作厅际联席会议制度，建立健全了县级职业病防治专业机构和乡镇卫生院咨询哨点相结合的技术服务体系。组织制定了《河北省职业病诊断机构和职业健康检查管理办法》，对市级职业病诊断和健康检查机构实行捆绑申报，认证职业健康检查机构87家，诊断机构已覆盖11个设区市。依托石家庄市职业病防治院，建立了“河北省职业健康检查医师培训基地”，制定了培训大纲，组织培训班两期，培训职业病诊断技术人员300余人，邀请国家疾控中心对260名尘肺病诊断医师进行了资格考试。委托省疾控中心，对全省职业卫生技术服务机构、职业健康检查机构、职业病诊断机构进行了实验室盲样考核、高千伏X线胸片质量考核、放射卫生防护检测与评价能力考核。制定了《关于进一步加强建设项目职业卫生审查工作的通知》，建设项目职业卫生审查全部实现网上审批、网上查询、网上监控，将建设项目职业卫生审查纳入政府项目统一审批环节，与固定资产投资项目并联审批，提高了项目职业卫生审查率，加强了职业病危害的源头控制。三是加强公共卫生重点监督检查。根据《2010年国家公共卫生重点监督检查计划》要求，结合实际，制定了《2010年全省卫生监督重点检查工作方案》，开展了职业卫生、放射卫生、饮用水和涉水产品卫生、消毒产品卫生、学校卫生和传染病防治监督检查，查处无证行医和非法采供血案例18起，取缔黑诊所28家，罚款2.2万元，移送公安机关1家。

食品药品安全　一是全面彻底干净清缴问题乳粉，开展乳制品安全专项治理活动。按照全国食品安全整顿办彻查2008年问题乳粉专项行动统一部署，组织召开了全省问题奶粉彻查紧急视频会议，设立了彻查问题乳粉专项行动指挥部办公室，实行24小时值班，建立了紧急报告制度，协调组织5个督查组进行督查，组织省疾控中心、省食品质量检验院对乳粉及含乳食品进行了紧急抽检，共抽检398份样品，全部合格。多次赴唐山乐亭县、廊坊三河市、石家庄行唐县等地对违法案件进行深入调查，查处了承德御泉乳业、唐山乐亭凯达冷冻食品厂等系列案件，上报各类彻查乳粉行动信息和专题报告20份，编写简报16期。2010年7月，张北县、围场县、赵县等地发现问题乳粉案件后，组织协调公安、监察、质监等部门成立了案件调查组赴案发地展开调查，先后组织召开了3次全省集中清查问题乳粉专题会议，及时调整了食品安全风险监测内容，迅速启动了食品中三聚氰胺项目风险监测，发现白塔牌全脂甜乳粉三聚氰胺超标后，立即开展了白塔牌问题乳粉全面清缴工作。截至8月底，全省共出动执法人员10万余人次，车辆2万余车次，检查各类食品生产经营单位和可能藏匿问题乳粉的场所46万余个次，3起重点案件基本犯罪事实全部查明，涉案的10名犯罪嫌疑人全部抓捕归案，移送司法机关处理。按照省政府开展了乳制品安全专项治理活动统一部署，抽调精干人员集中办公，抽调业务骨干参加省政府乳制品专项治理活动督导组，对11个设区市乳制品专项治理活动进行了全程督导，设置了乳制品安全专项治理投诉举报电话，实行24小时值班。全省共出动执法人员158万人次，清查各类乳制品生产销售使用单位135余万户次、库房和民房136余万个次，省卫生厅及时转交办理群众投诉举报36起，全省共查获问题乳粉156吨。查办了张北鹿源、承德御泉、赵县裕康、徐水永兴、沧州华兴等涉及问题乳粉和含乳食品案件，及时组织查办了5起全国食品安全办公室和外省通报协查的食品安全案件，涉案的15名犯罪嫌疑人已全部缉捕归案，监察部门正在对相关责任人员进行责任追究。

二是扎实组织开展食品安全整顿工作。根据国务院办公厅《2010年食品安全整顿工作安排》和省政府的要求，起草了《2010年食品安全整顿工作方案》，成立了河北省食品安全整顿工作办公室。协调组织各级政府和有关部门开展了打击违法添加非食用物质和滥用食品添加剂、农产品质量安全、食品生产加工、食品流通销售、畜禽屠宰和酒类监管、食品进出口、“地沟油”整治和餐厨废弃物管理等各项整顿工作，共检查餐饮单位26090家，销毁劣质餐盒3200个、来源不明油脂483.5公斤、不合格一次性筷子80万双。为保障整治工作扎实推进，5月份协调省直各食品安全监管部门抽调近50名工作人员组成7个督导组，对各设区市和部分县（市、区）食品安全整顿工作开展情况进行了督导检查；9月中旬将食品安全整顿督查与乳制品安全专项治理活动督导合并进行，由11个驻各设区市的省政府乳制品安全专项治理活动督导组，对各地食品安全整顿工作开展情况进行了深入督导检查。

三是认真履行食品安全综合协调工作职责。按照省政府开展“食品安全监管长效机制建设年”活动部署，组织协调全省11个设区市重点建立了食品安全全程监管、风险预警、企业自律、社会监督、应急处置、责任追究等六个方面的长效机制，初步形成了统一、协调、高效的食品安全长效机制体系。起草了《关于加强食品药品安全长效机制建设的意见》，进一步理顺全省食品药品安全监管长效机制，组织起草了政府综合协调机制、行政责任追究机制、高效执法工作机制、安全生产保障机制、社会公众监督机制等五大长效机制，征求了各设区市政府和有关部门的意见，已上报省政府。按照卫生部等六部局印发的《2010年国家食品安全风险监测计划》，结合河北实际，制定了《河北省2010年食品安全风险监测方案》，对注销面粉处理剂问题进行了调查研究，2010年10月，卫生部部长陈竺对保定徐水今麦郎面粉有限公司和金汇工贸有限责任公司面粉分公司两家面粉企业进行了考察，对全省面粉生产企业进行了摸底调查，对注销面粉处理剂问题进行了研究，为国家修改面粉安全标准，提供了有价值的参考。起草了《河北省食品安全企业标准备案办法》和《河北省食品安全企业标准备案审核要点》，共备案食品安全企业标准520余份。同时，积极推动食品安全配套法规建设，起草了《河北省食品安全条例（草案）》、《关于部分领域食品安全监管工作分工的意见》，进一步明确了食品生产加工小作坊、食品摊贩、现场制售食品行为、食品仓储和运输、婚丧嫁娶家庭聚餐活动、食品添加剂和食品相关产品、保健食品等区域的监管部门，有效地消除了职责交叉，弥补了监管空白。聘请了56名专家，组建了河北省食品安全专家委员会。全国政协副主席罗富和带领全国政协视察团到河北省视察食品安全工作，对河北省食品安全综合协调工作给予了高度评价。

四是加强药品安全专项整治。不断完善多部门参与的药品打假工作机制。进一步完善了全省打击生产销售假药厅际协调联席会议制度平台，打击生产销售假药厅际协调联席会议成员单位增加到17个，为进一步开展打击生产销售假药工作奠定了良好的基础。进一步加大对大案要案的查处力度。根据省政府和国家局的安排部署，重点查处了河北福尔生物制药股份有限公司违规生产人用狂犬病疫苗案、石家庄格瑞制药公司非法生产出口药品案等多个案件，全省共出动执法车辆1800台次、执法人员4500人次，查处案件68起。加强药品和医疗器械日常监管。积极做好药品再注册工作，把好药品准入关口。截至2010年11月底，共接受药品再注册申请7891件，审核合格7380个。积极创新监管方式，在药品生产企业开展了集工艺核查、风险排查、非现场监控、电子监管码为一体的综合监管试点工作，强化对高风险企业、高风险产品的监管。完善网络信息平台，大力加强医药诚信体系建设。加强境外委托药品生产监管专项检查。开展了为期3个月的接受境外委托加工药品专项检查工作，对6家出口和接受境外委托加工企业进行了调研，起草了《河北省药品生产企业接受境外委托加工出口管理办法》。建立了华药-凯威定点委托加工试点，探讨新的境外委托加工管理模式，不断规范全省出口药品委托加工秩序。组织开展药品安全专项整治活动。重点开展了打击利用互联网等媒体发布虚假广告和通过寄递等渠道销售假药专项整治、非药品冒充药品专项整治、打击非法买卖含麻黄碱类复方制剂行为专项整治等整治行动。全省共清理出冒充药品的非药品2323个品种；先后查处了4起涉案金额超过30万元的外地制假分子到河北邮寄假药的大案，总货值超过100万元。加强基本药物全程监管。对全省生产的基本药物品种实行全覆盖抽验，同时适当加大了对配备和使用基本药物的基层医疗卫生机构的抽验覆盖率。截至2010年11月底，对全省125家基本药物生产企业进行了全覆盖抽验，抽取基本药物品种331个批次，合格率为99.7%；对全省具备基本药物配送资质的421家药品经营企业进行了全覆盖抽验，抽取基本药物品种435个批次，合格率为97.7%；同时从零售药店及配备和使用基本药物的基层医疗卫生机构中抽取基本药物品种754批次，合格率为98.5%。

中医药管理 加强中医服务体系建设，争取中央补助资金2.28亿元，支持12个县级中医医院和2个重点中医医院建设项目，县级中医医院增加至144所，基层中医药服务网络不断健全。继续开展农村中医工作先进县和中医药特色社区卫生服务示范区创建工作，晋州市、赵县、馆陶县被命名省级农村中医工作先进县。继续组织开展“以病人为中心，以发挥中医药特色优势为主题”的医院管理年活动，加强中医院内部管理，突出中医药特色，全省建成国家和省级重点中医专科96个，有力地促进和带动了中医医院的发展。加强城乡基层中医药实用型人才培养，组织1300名乡村医生进行中专学历教育；开展中医类别全科医师岗位培训工作，选拔150名中医类别执业医师参加培训；实施了国家和省第二批优秀中医临床人才培养项目，与北京市建立了对口支援关系，确定北京中医药大学东直门医院等6所三级甲等中医医院为全省项目学员进修培训基地。大力推广农村中医药适宜技术，为158个项目县（市、区）培训基层常见病多发病中医药适宜技术推广项目县级师资1264名，全省中医药适宜技术推广覆盖率达到100%。加大中医药科技创新平台建设力度，启动了重点中医药研究室建设项目，支持4个省级重点研究室建设。对200余项科研成果进行了评审，评选出河北省中医药学会科学技术奖149项，推荐河北省科技进步奖19项。

卫生科教 坚持“科教兴医”战略，推动卫生科技进步。进一步加强医学科技成果的组织和评审工作，授予389项河北医学科技奖荣誉，其中一等奖87项。组织医学科学研究重点课题计划申报、评审工作，评审确定了指令课题161项，指导课题390项。继续实施《医学适用技术跟踪计划》，评审确定第十批河北省医学适用技术跟踪项目41个，通过项目带动战略，提高临床医疗技术水平。进一步做好中青年学科骨干培训工作，选拔62名中青年学科骨干赴北京大学附属医疗机构进修学习。加强继续医学教育，确定全省首批12个省级继续医学教育基地，选定省级继续医学教育项目1370项，远程继续医学教育项目113项。招收60名学员参加第三期全科医师规范化培训工作。根据援疆工作总体部署，安排50名新疆巴州卫生技术人员赴全省6所医院，进行为期6个月的全脱产临床实践培训。

卫生行风建设 以落实《医院文明礼貌服务十项规定（试行）》、《严禁医疗服务不良行为十项规定（暂行）》“双十”规定和开展“医疗窗口亮起来”等活动为抓手，以组织开展患者满意度评价工作为手段，推进行风建设的不断深入和群众对卫生工作满意度的不断提高。一是深入开展“医疗惠民工程”。指导全省医疗单位认真落实对城乡“低保”居民、农村“五保户”等贫困患者医疗费用“一免三减”的优惠政策，进一步方便患者就医，减轻医疗负担，努力使卫生改革发展成果惠及更多患者。截至2010年11月底，全省卫生系统共设立惠民病床10,466张，收治城乡“低保人员”、农村“五保户”等贫困患者25.99万人次，减免医疗费用3517万元。二是完善了患者满意度评价机制。会同省政府纠风办制定了《关于在全省医院开展患者满意度评价机制建设的意见》，在厅直属单位开展试点的基础上，在全省100家二级以上医院开展以患者满意度评价为重点的监控机制建设工作，强化了行风建设成效的评价手段。三是构建了下基层、办实事工作机制。厅领导及分管处室积极建立基层联系点，30多次深入基层，开展蹲点调研，指导工作开展。建立了领导接访、下访工作机制，厅领导每月、正处级干部每周固定群众接待日，解决突出信访问题。2010年以来，厅领导接访、下访接待群众78人次。四是进一步深化行政审批改革，共清理规范行政自由裁量权105项，减少行政许可事项2项；实现所有许可事项实行一个窗口对外和网上审批，在办理的19110项行政审批事项中，没有发生超时办理情况。五是在全省卫生系统组织开展“医疗窗口亮起来”、“医疗质量万里行”、“公共卫生项目服务”、“健康服务进万家”、“患者评医院”、“燕赵天使情”宣传等六项活动，卫生政风行风建设取得明显成效。在全省经济和社会管理部门民主评议中，卫生系统总成绩在20个经济和社会管理部门中排名第7位，较2009年提高了12位。10个市卫生局、190个县（市、区）卫生局和市直医疗系统民主评议成绩与2009年相比有大幅度提高。

（周志山　孙国安）

山 西 省

医药卫生体制改革　全面落实《中共中央　国务院关于深化医药卫生体制改革的意见》，五项重点改革得到有力推进。在67%的政府办基层医疗卫生机构实施国家基本药物制度，超过全国平均水平。与国家零售指导价相比，基本药物平均降价幅度达40.72%。稳步推进公立医院改革，高平市和平鲁区公立医院改革试点取得积极进展，在补偿机制和运行机制改革等方面探索了有益经验。大力加强医院内涵建设，在105所二级以上医院开展了常见病临床路径管理试点，104所医院开展了“优质护理服务示范工程”，加大公立医院监管力度，医疗服务安全质量进一步提升。积极推进基本公共卫生服务逐步均等化，9类国家基本公共卫生服务项目在城乡基层广泛开展，全省城市社区居民和农村居民健康档案规范建档率分别达到55.1%和41.1%，超过全国平均水平。国家重大公共卫生项目得到全面实施，贫困白内障复明、农村孕产妇住院分娩补助、农村妇女增补叶酸、农村妇女乳腺癌、宫颈癌检查项目均超额完成了2010年度目标任务。

公共卫生和疾病防控工作　在全国首次以省政府名义出台了《关于进一步加强疾病预防控制工作的意见》，得到卫生部的肯定。疾病预防控制工作成效明显，全省基本建立起以疾控机构为主体，横向到各类医疗机构，纵向到乡、村医疗卫生机构的疫情报告网络。常规免疫报告接种率保持在90%以上，相关疾病得到有效控制，连续17年保持无脊髓灰质炎状态，全省无甲类传染病发生，艾滋病、结核病等重点传染病得到有效控制。取得了防控人禽流感、甲型H1N1流感的重大胜利。慢性病、地方病、职业病防控工作得到进一步加强。山西省被卫生部、中国红十字总会、总后勤部表彰为无偿献血先进省，11个地级市全部被表彰为无偿献血先进市。妇幼保健和爱国卫生工作全面加强，全省住院分娩率2010年达到98.89%；山西省出生缺陷防治工作得到卫生部的肯定，先后两次在全国会议上进行交流，并在山西省召开了现场会。积极实施健康教育与促进工程，在全省开展了规模空前的城乡环境卫生清洁工程，长治市荣获国家卫生城市称号，8个县、1个镇荣获国家卫生县城（镇）称号。孕产妇死亡率、婴儿死亡率分别由2005年的43.54/10万、16.78‰降至2010年的14.8/10万、10.2‰。

新型农村合作医疗制度　新型农村合作医疗实现了全覆盖，2010年参合人数达到2164.57万；人均筹资标准达到150元；最高支付限额达到4万元，达到全国农民人均纯收入的7.76倍；2010年又开展了提高儿童重大疾病医疗保障水平试点；在86.96%的涉农县（市、区）开展了新型农村合作医疗门诊统筹，实现了既保大病，也保小病。

医疗卫生服务体系建设　山西省84.8%的县级综合医院达到二级乙等以上水平。提前1年实现了省政府提出的“村卫生室全覆盖”的目标，是全国第一个实现村卫生室全覆盖的省，并在2010年全国卫生工作会议上作了交流。平遥县道虎壁“王氏妇科”成功申报国家非物质文化遗产，太原市杏花岭区、尖草坪区和大同市广灵县分别成为“全国中医药特色社区卫生服务示范区”和“全国农村中医工作先进县”。

卫生应急处置　卫生应急协调管理体系、预案体系、监测预警体系、队伍体系基本建立，政府统一领导、部门合力联动、上下协同一体的卫生应急机制初步形成。全省11个市卫生局全部成立了卫生应急办公室，成为全国第四个地级以上市全部成立应急协调管理机构的省份。完成了玉树抗震救灾任务。成功应对“3·28”王家岭煤矿特大透水事故、“6·2”文水特大交通事故的医疗卫生救援工作，分别受到国务院委员马凯、国务院副总理张德江的充分肯定和马来西亚外交部的称赞。

卫生行政执法　认真贯彻《食品安全法》，积极推进食品药品监管体制改革，基本完成了省市县三级机构改革任务。卫生监督体制改革取得重大突破，全省 11 个市、119 个县卫生监督机构达到全覆盖，在全国率先设立乡镇卫生监督站，建站率达到 92.6%，初步形成了覆盖城乡的四级卫生监督网络。2010 年卫生监督队伍建设、职业卫生示范企业创建等工作得到卫生部充分的肯定，多次在全国会议上交流经验。食品、药品监管力度不断加大，启动开展了食品安全风险监测工作，建立了全省食源性疾病监测网络，食源性疾病监测报告已覆盖全省所有市、县（市、区）；基本药物质量监督抽验达到了全覆盖；积极开展食品卫生、打击非法行医、非法采供血、非法医疗广告等专项整治行动，有效保障了群众饮食和医药安全。

精神文明建设　严格落实党风廉政建设责任制，积极推进惩防体系建设，有效预防了各种违纪问题的发生。相继开展了治理医药购销领域商业贿赂、清理“小金库”、治理建设工程领域突出问题等专项治理工作，及时查处和纠正了存在的问题。实施医德医风建设工程，制定出台了医德考评、医德查房、出院患者回访、医疗卫生行业有奖举报办法等制度。深入开展学习实践科学发展观和创先争优活动，涌现出了卫生防疫楷模王元林等一大批先进典型。2010 年 4 月，山西省卫生系统在省政府组织的民主评议政风行风考核测评中，名列社会管理部门第 3 名，山西省卫生厅被授予“政风行风评议先进部门”，11 个地级市卫生局有 5 个排名前 3 名。

（郭跃铭）

内蒙古自治区

2010 年卫生工作综述　2010 年内蒙古自治区卫生系统按照“保基本、强基层、建机制”的要求，将医改重点任务纳入各级政府重要的年度工作内容，强化组织领导，突出工作重点，完善工作机制，充分发挥医改主力军作用，唱响深化医改工作的主旋律，全力推进深化医改的各项工作。

全力推进深化医改工作　2010 年内蒙古自治区政府将基本药物制度建设和公立医院改革作为自治区各级政府“八项重点改革”之一。将提高新型农村合作医疗补助标准、补种乙肝疫苗、白内障患者手术补助、农村牧区孕产妇住院分娩补助、农村牧区改厕等公共卫生项目纳入为民办“十件实事”的重要内容。将健全基层医疗卫生服务体系列为自治区“十项民生工程”之一。同时，按照国家的要求，2010 年 6 月 11 日，内蒙古自治区副主席任亚平主持召开了 2010 年内蒙古自治区深化医药卫生体制改革工作会议，自治区与 12 个盟市政府签订医改工作责任状，明确了年度工作任务。

参与制定了《深化医药卫生体制改革实施意见》、《深化医药卫生体制改革近期重点实施方案(2009—2011 年)》、《医药卫生体制五项重点改革 2010 年工作安排》等政策。按照国家出台的医改配套政策，及时出台了相应的贯彻意见。自治区 12 个盟市、95 个旗县区按要求都成立了组织机构，并陆续出台了相应的配套政策。

印发了《关于进一步完善医改工作领导组织机制的通知》，在进一步明确职责与分工的基础上，内蒙古自治区卫生厅成立了 5 个专项工作组并实行例会制度，进一步加大落实的力度。具体包括新型农村牧区合作医疗制度建设工作领导小组、基层医疗卫生服务体系人才队伍建设工作领导小组、基本药物制度工作委员会、促进基本公共卫生服务逐步均等化领导小组和公立医院改革试点工作协调小组。在细化、实化国务院医改领导小组和卫生部《2010 年度深化医药卫生体制改革任务责任状》的基础上，印发了《卫生系统 2010 年度深化医药卫生体制改革主要工作安排意见》，将自治区自主开展的 10 个专项试点内容纳入卫生厅与盟市卫生局签订的责任状，建立起横向问责工作部署、纵向问责贯彻落实的“双向”问责制。

编发 13000 多册《医改政策问答读本》，并采取制作专题医改政策光盘、召开医改工作新闻发布会等多种方式，深入宣传医改政策措施，努力营造良好的舆论环境，发动广大医务工作者投身医改。为抓好年度工作的启动和落实，内蒙古自治区卫生厅制定了《2010 年自治区卫生重点事项督查工作意见》，由厅级领导分片赴盟市调研指导医改工作。目前，五位厅党组成员已完成督导检查工作，并形成了督导分析报告。同时，在政务办公外网建立督查督办系统，已督办涉及深化医改工作事项 105 件，完成 74 件。印发了《关于进一步加强卫生统计网络直报和医改监测工作的通知》，建立医改监测数据报送、审核和分析使用机制，组织专家分析研究并形成了第二、第三季度医改工作进展监测分析报告。针对第二、第三季度监测结果分析出的问题，卫生厅采取发通报和给工作落后盟市的分管盟市长写信的方式进行督促，对个别盟市财政补助经费落实滞后的情况，采取致函财政部门协助督促方式加快工作进度，确保医改补助资金及时到位，为基层单位完成医改任务提供基本保障。

新型农村合作医疗制度建设　作为内蒙古自治区“十件实事”之一，自治区卫生系统积极推进新农合制度建设。一是提高参合率。2010 年自治区 98 个有农牧业人口的旗县市区全部建立新农合制度，参合农牧民 1214.2 万人，较 2009

年增加12.4万人，参合率达92.87%。二是提高保障水平。已筹集资金18.8亿元，人均筹资155.68元，其中各级政府人均补助标准为127.5元。自治区财政对人口总数在6万以下的21个农牧业旗县每人继续多补助20元。第三季度末，共支出新农合基金12.45亿元，人均补偿住院医药费用1657.31元，较2009年同期增加350元。87个旗县封顶线高于农民人均纯收入6倍以上，86个旗县住院报销比例达到60%。三是大力开展门诊统筹和地级统筹试点工作。自治区有75个旗县区开展门诊统筹工作，占旗县市区总数的76.53%。包头市、乌海市开展新型农村合作医疗盟市级统筹工作。四是开展特殊病种医疗保障试点。与自治区民政厅联合印发了《提高农村牧区儿童先天性心脏病医疗保障水平试点实施方案》，6月28日召开启动会，确定了7家定点医疗机构开展试点工作，截至2010年9月底，已完成192例。同时，将布病、儿童白血病、耐多药结核病纳入新农合特殊重大疾病管理范围。五是开展省级医疗机构即时报销工作。制定出台了《新农合自治区级定点医疗机构即时结算办法》，确定自治区直属8家医疗机构为省级新农合定点单位，为呼和浩特市周边的6个盟市参合农牧民提供即时结报服务。

基本药物制度建设 内蒙古自治区政府成立基本药物制度工作委员会，制定出台了《建立国家基本药物制度实施方案》和基层医疗卫生机构《基本药物增补目录管理暂行办法》、《基本药物增补工作方案》等政策。结合自治区实际，基本药物增补工作已经完成，确定了增补化学药品42种，蒙成药122种，中成药47种。2009年在呼和浩特市、包头市、通辽市、鄂尔多斯市、乌海市、阿拉善盟6个盟市开展试点，有96个社区卫生服务中心和479个苏木乡镇卫生院实施基本药物制度，全部配备使用基本药物并实行零差率销售。2010年自治区又在其他6个盟市选定了89个社区卫生服务中心、461个苏木乡镇卫生院推行基本药物制度，截至2010年底，自治区有71.4%的政府办基层医疗卫生机构全部配备使用了基本药物并实行零差率销售。成立了内蒙古自治区药械集中采购服务中心，启动了以政府为主导、以省级为单位的药品集中采购工作。

基层医疗卫生服务体系建设 内蒙古自治区政府将健全基层医疗卫生服务体系列入自治区“十项民生工程”。一是加强基层医疗卫生基础建设。2010年各级政府投资12.4亿元，支持建设项目506个。其中县级医院32个，苏木中心卫生院49个，城市社区卫生服务中心62个，嘎查村卫生室360所，精神卫生机构3所。在与中国医药卫生发展基金会共建20辆流动医院车的基础上，2010年在鄂尔多斯市启动了合作共建9所流动医院车工作。二是加强基层医疗卫生队伍建设。启动高等医学院校农村牧区订单定向免费培养项目，制定了农村牧区订单定向免费培养项目实施办法，已完成250人的招生任务。三是开展城乡卫生对口支援工作。实施万名医师支援农村牧区项目，北京市有23所三级综合医院和3所三级专科医院对口支援自治区的36家旗县医院，北京市有12所中医医院与内蒙古自治区56所蒙中医医院建立对口支援协作关系。自治区已有区内外67家三级医院与114家县级医院（含蒙中医机构）建立了长期对口支援协作关系。实施二级以上医疗机构对口支援苏木乡镇卫生院项目，162所二级以上医疗机构派出186支医疗队支援186所苏木乡镇卫生院。

促进基本公共卫生服务逐步均等化 落实基本公共卫生服务经费2.6亿元，由自治区城乡基层医疗卫生机构免费向全民提供9类基本公共卫生服务项目。截至2010年9月底，自治区城镇居民规范化健康档案累计建档率为49.09%。慢性病规范管理74.58万人。8个盟市实现了免费婚检。

在实施国家重大公共卫生服务项目方面，内蒙古自治区将补种乙肝疫苗、白内障患者手术补助、农村牧区孕产妇住院分娩补助、农村牧区改厕等公共卫生项目纳入为民办“十件实事”的重要内容。2010年4～9月，自治区乙肝疫苗补种人数达32.78万人。贫困白内障手术人数3261人，完成年度任务的108.7%。农村牧区孕产妇住院分娩补助82,764人。农村牧区妇女免费增补叶酸73,359人。农村牧区妇女宫颈癌和乳腺癌实际分别检查99,746人和18,248人。建设无害化卫生厕所10.76万座。

在实施自治区重大公共卫生服务项目方面，内蒙古自治区政府将鼠疫、布病防控和人畜安全饮水列为自治区的重大公共卫生服务项目，逐步解决自治区内重大公共卫生问题。自治区政府印发了《鼠疫防控工作预案》，制定了《人间鼠疫应急处理程序规范》等4个专项技术方案，不断完善自治区、盟市、旗县三级鼠防机构，设流动监测点300个，严防人间鼠疫的发生。自治区政府印发了《人间布鲁氏菌病防治项目5年实施方案》，与各盟市政府签订了人间布病防治项目责任状。从2010年开始，自治区政府每年列支布病专项防控经费500万元，用于布病专项防治工作。按照全国消除麻疹会议要求，卫生厅制定了《2010—2012年内蒙古自治区消除麻疹行动方案》、《2010年自治区麻疹疫苗强化免疫活动实施方案》、《自治区麻疹疫苗强化免疫疑似预防接种异常反应监测处置方案》，并召开自治区麻疹疫苗强化免疫实施工作会议部署有关工作。截至目前，110万8个月至4岁儿童接种工作已经完成。

公立医院改革试点 确定并启动了通辽市、鄂尔多斯市开展以公立医院改革为重点的整体医改试点工作。制定了内蒙古自治区《区域卫生资源配置标准》、《医疗机构设置规划》和《公立医院改革试点实施意见》。确定在乌兰察布市开展"计卫联手"试点工作，探索基层医疗卫生资源优化整合的多种实现形式。通辽市和鄂尔多斯市分别围绕组建医疗集团模式、调整医疗资源布局进行试点，探索体制和机制方面的改革；乌兰察布市基层卫生与计生资源整合已见成效。依托中国移动搭建了12580预约诊疗服务平台，自治区三级医院和部分二级医院在此平台的基础上开展了预约挂号服务。结合患者就诊的实际需求，弹性安排门诊时间，全面推进急诊病人"先诊疗，后结算"的服务模式。选择21家医院开展临床路径管理试点，落实112个病种的临床路径管理试点任务，开展了多种形式的为民、便民服务。为从根本上解决农牧民就地获得基本医疗服务难的问题，早日实现"大病不出县"的目标，自治区卫生厅提出了鼓励旗县综合医院发展壮大的意见，认定3所符合条件的旗县级医院为三级医院，鼓励有条件的三级医院以托管等方式帮扶旗县医院发展，先后有7家旗县综合医院进行了积极并富有成效的探索。

完善卫生管理体制和机制 在推进医改五项重点工作任务的同时，按照医改意见提出的八项支撑要求，以基层医药卫生体制改革为突破口，逐步建立健全包括监管、运行、人才、信息、法制等内容的体制机制。

一是开展基层医药卫生体制综合改革试点工作。内蒙古自治区政府制定出台了《关于基层医药卫生体制综合改革试点的实施意见》，明确了以定机构、定功能、定编制为核心，推进基层医疗卫生机构管理体制、人事制度、分配制度、基本药物制度、政府补偿机制改革。2009年在6个盟市共40个旗县市区政府办基层医疗卫生机构实施综合改革试点，2010年又扩大到其余盟市的36旗县区。力争在建立基本药物制度的同时，推进财政补偿机制、功能定位、一体化管理和绩效考核工作的落实。

二是建立健全医疗卫生服务监管体制。制定出台了《执业医师、执业护士管理暂行规定》、《手术分级管理办法》、《内蒙古自治区三级医院合理用药公示指导意见》等规章制度，建立30个医疗质量控制中心，积极探索和完善医疗服务管理体制。重新修订了二、三级等级医院评审标准，将医院管理年活动6项目标和42项重点内容列入等级医院评审标准中。深入开展"志愿服务在医院"、"优质护理服务示范工程"活动，确定16所重点联系医院，全面落实16项工作任务，树立"以病人为中心"的服务理念。全面加强食品卫生、职业卫生、公共场所卫生、放射卫生、传染病防治、医疗服务和采供血等领域的监管。在自治区范围内，积极推进卫生监督执法深入苏木乡镇卫生院、城市社区卫生服务中心等工作，推进公共场所监督量化分级管理和食品安全风险监测预测工作，开展以打击无证行医为主要内容的夏季风暴专项行动，强化卫生监督机构的文化建设，提高了自治区卫生监督执法的工作水平。

三是探索完善医疗卫生机构运行机制。在自治区疾病预防控制机构实行绩效考核工作，按考核结果核拨财政补助经费。组织开展基层医疗卫生机构定编定岗工作，推行全员聘用制度和岗位责任管理制度。苏木乡镇卫生院编制按农牧业人口的1.3‰实行总量控制。农牧业人口在1000人以下的，按7名核定编制；1000～7700人的，按8～10名核定编制；超过两万人的，按1.3‰的标准核定编制，每增加1万名人口增加5名编制；牧区卫生院编制上浮15%～20%核定。服务居民为1万～5万人的社区卫生服务中心编制，按照每万名居民配备3～4人的标准配置执业医师。制定实施了《基层医疗卫生机构绩效考核办法（试行）》，重点考核基本公共卫生服务和基本医疗服务情况，并将考核结果与财政补助、工作人员收入待遇相结合，促进了基层医疗卫生机构全面履行职责。

卫生信息化建设 重点建设了卫生应急指挥系统、药品集中招标采购、新农合信息管理、卫生政务信息管理、医疗机构管理、互联网医疗保健信息服务管理等平台。其中，卫生应急指挥系统覆盖自治区14个盟市，在应急指挥、远程教育、视频会议中发挥了重要作用。2009年自治区又投资840万元，建设旗县视频会议系统，将其延伸到自治区所有旗县区，已有部分旗县完成建设任务。截至目前，98个旗县级新农合管理平台已运行多年，自治区级新农合管理平台正在建设中。阿拉善等盟市开发了基于居民电子健康档案为基础的区域卫生信息管理平台，已投入使用。内蒙古医学院附属医院与110家旗县级医院（包括部分旗县蒙中医院）建立了远程医疗会诊及医学教育系统。

地方性卫生法制建设 结合医改精神，2010年8月，自治区人大重新修订颁布了《内蒙古自治区蒙医药中医药条例》，在原来的22条基础上增加到60条。新条例完善了蒙医中医管理体系建设、蒙医药高层次人才培养等事项，重点强调了各级政府在推动蒙中医药事业发展方面的职责，突出了蒙中医药在提供基本医疗和公共卫生服务的作用，并将蒙中医药有关知识纳入自治区中小学生卫生教育课程。

蒙中医药事业发展 按照《国务院关于扶持和促进中医药事业发展的若干意见》，自治区政府制定出台了《进一步扶持蒙医中医事业发展的决定》，将蒙中医药服务纳入到公共卫生、重大疾病防治、农村牧区卫生和城市社区卫生服务中，启动了公立蒙中医院改革试点。认真组织开展名老蒙中医药专家学术经验继承工作，推进蒙医药标准化建设，积极开展蒙中医院评价工作，不断强化内涵建设，提高蒙中医药服务能力。建立了以自治区蒙中医院为龙头、盟市蒙中医院为骨干、旗县级蒙中医院为基础、各级各类医院蒙中医科为补充、城市社区卫生服务中心（站）和农村牧区卫生院、卫生室为网底的蒙中医药服务体系。截至目前，自治区旗县级以上蒙医中医机构已发展到111所，蒙中医病床9074张，蒙中医药从业人员达15,296人。

（毕力夫　生焰明　王瑞芳）

辽宁省

新型农村合作医疗制度　2010年辽宁省参合农民1953万人，参合率为91.2%，占常住农业人口的99%。人均年筹资水平达到150元以上，其中政府补助120元以上；统筹地区已全部实行门诊统筹和住院统筹相结合的补偿模式，新型农村合作医疗（以下简称新农合）政策范围内住院费用报销比例达到63.4%，比2009年提高4.6个百分点，最高支付限额达到全省农民人均收入6倍以上。累计受益866.43万人次，受益人口比例为44%；住院补偿93.29万人次。开展村卫生室定点，方便了参合农民就诊。确定了90家省级定点医疗机构，进一步规范了域外转诊管理。重新修订了《辽宁省新型农村合作医疗药品目录》，确保用药安全有效。积极开展新农合支付方式改革，有效控制了医疗费用不合理增长。14个市均开展了儿童白血病、先心病等重大疾病医疗保障试点工作。

国家基本药物制度　按照国家和省政府的要求，辽宁省于2010年2月在沈阳市、大连市、鞍山市、盘锦市基层医疗卫生机构启动实施国家基本药物制度试点；于2010年12月在本溪市、锦州市、营口市、辽阳市、铁岭市启动第二批实施国家基本药物制度。实现全省政府办基层医疗卫生机构实施国家基本药物制度全覆盖。制定并不断完善了实施基本药物制度的政策措施，确保了基层机构规范实施国家基本药物制度。实行以省为单位的基本药物集中采购，中标价与国家发改委和省物价局制定的零售指导价相比，平均降幅34.3%。圆满完成了以省为单位的药品集中采购工作，取得了稳妥操作与降低药品价格的效果。中标价与国家发展和改革委员会和辽宁省物价局制定的零售指导价相比，下降了35.34%，仅省直医疗机构即可实现让利百姓5亿元。省（市、县）三级监控网络已经建立，有效实施网上采购基本药物实时监管。各地普遍加大宣传力度，积极开展了《国家基本药物临床应用指南》和《国家基本药物处方集》培训，逐步提高了基层对基本药物和基本药物制度的认识，确保临床合理使用。全省试点地区基本药物的配备、使用、销售等环节运行顺畅，试点机构网上采购药品，零差率销售，采购额已达1.8亿元。基层医疗机构药价总体降低，门诊量上升，制度实施效果初步显现。

基层医疗卫生服务体系　利用中央专项资金4.1亿元，支持6个精神卫生中心、12个县医院、12个乡镇卫生院、240个村卫生室和69个社区卫生服务中心用房建设。着力加强基层医疗卫生队伍建设。2010年再次招收1380名基层卫生人员进行在职成人医学本、专科免费学历教育；为乡镇卫生院免费定向培养150名医学本科生；启动社区全科医生住院医师规范化培训工作，招录各级医疗机构送配的住院医师1230人。462名社区卫生服务机构人员开始了全科医生转岗培训；继续巩固和完善三级医院与县级医院长期对口协作关系，选拔132名县级中心医院的骨干医师到省直三级医院进行为期1年的免费进修学习；培训农村卫生技术人员和社区卫生服务人员分别达到1万人次和1.5万人次。

基本和重大公共卫生服务项目　辽宁省确定了基本公共卫生服务项目及财政补助标准，预拨了财政补助资金。14个市均制定了《基本公共卫生服务项目实施方案》和《基本公共卫生服务项目考核标准》，明确了基本公共卫生服务项目实施细则、管理制度、工作流程、评估标准。目前，全省城市居民健康档案建档率达到70%以上，规范化建档率已达到52.8%。以健康档案为主的信息化建设正在逐步推广中。农村居民健康档案建档率达到25%。重大公共卫生服务项目方面，对15岁以下人群补种乙肝疫苗61.97万人，提前完成了年度任务；完成农村适龄妇女宫颈癌检查6.2万人，乳腺癌检查1.4万人；农村孕产妇住院分娩补助发放16.3万人，补服叶酸12.7万人，提供免费孕中期超声筛查7.9万人；为5000名贫困白内障患者免费开展复明手术。建设无害化厕所14.849万座，超额完成年度任务。预防艾滋病母婴传播工作纳入到妇幼保健的常规工作，阻断率达100%。

公立医院改革试点　一是重点做好鞍山市公立医院改革试点工作。鞍山市有针对性地选择了区域卫生规划、医疗卫生资源整合，调整政府补贴政策、完善政府补偿机制，加强医院管理、提高公共服务能力等三方面内容，作为全市公立医院改革的重点，采取了重新规划、推进整合、实施基本药物制度、完善补偿机制、加大政府投入、加强资产与人事管理、强化医疗服务质量管理、医疗保险并网运行等措施，取得初步成效。

二是推进医疗资源整合与重组。锦州市、辽阳市两个试点市已形成了市级医疗集团。本溪市积极探索医院托管乡镇卫生院的管理方式，开展了医院之间实质性的合并。省直大医院积极承担社会责任，与基层医院特别是县医院开展多种形式的资源整合：中国医大附属一院医疗集团与鞍山铁西医院兼并重组开始启动；中国医大附属一院与11家县医院建立“协作医院”关系；中国医科大学附属盛京医院组建了医疗联盟，成员单位已达53家；以省人民医院为龙头的省医院医疗集团，成员单位已发展到50余家，遍布全省14个市和36个县区，并建立了若干个子集团，覆盖到乡镇。

三是加强队伍建设，为公立医院的长远发展奠定基础。以城市医院万名医师支援农村卫生工程活动为载体，城市所有大医院均与县级以下医院结成对子，2010 年共派出 209 名医师支援县医院和县中医院，派出 500 名医生支援乡镇卫生院。

四是积极改进医疗服务，改善群众就医体验。辽宁省 90.2% 的三级医院和 57.6% 的二级医院开展了优质护理服务示范工程。广泛开展临床路径管理试点，辽宁省共有部、省和市级试点单位 89 家，科室 323 个，2.2 万余例病人进入路径，诊疗行为不断规范。此外，各地还采取了预约诊疗、检查结果互认、医院志愿者服务等措施，使医疗服务进一步贴近群众。

五是强化医疗质量控制和监管，保证医疗安全。将“医疗安全 2010 年”与“医疗质量万里行”、大型医院巡查活动、平安医院创建和优质医院创建等活动紧密整合，全面推进，取得了较好的效果。2010 年成立了全省临床麻醉、急诊两个医疗质量控制中心，充分发挥了 16 个医疗质量控制中心的监管作用。先后开展了全省急救中心急救技能、三级医院病历质量评比和优质护理技能竞赛，促进岗位练兵活动的开展。大力加强献血员队伍和献血志愿者队伍建设，保证临床用血质量和安全。

六是以电子病历和远程会诊系统为重点，积极提升医院信息化水平。中国医科大学附属第一医院、附属盛京医院、大连医科大学附属第二医院、大连市中心医院、辽宁医学院附属三院、阜新矿务局总医院等，将信息化管理延伸到医院管理的各个环节，使管理水平有了质的飞跃。同时，为了适应公立医院改革的需要，积极引导以“远程会诊系统”建设为载体，实现大医院与基层医院的信息对接、技术对接、管理对接和资源共享。目前中国医大科大学附属第一医院和盛京医院已经成为全省各市级和县级中心医院的两个远程会诊中心。

卫生应急 在全国第一批开展了卫生应急移动指挥平台、卫生应急应用软件、卫生应急视频三个国家级建设项目，是辽宁省卫生应急指挥体系建设的重大突破。依托中国医科大学附属第一医院组建了以移动医院为载体的国家级紧急医学救援队伍。稳步推进全省各地争创卫生应急示范县活动，及早部署、认真组织甲流、禽流感等重大传染病防控演练和培训工作。完成鼠疫防治“十一五”规划终期评估。认真做好洪涝大灾之后无大疫、应对冬季极端天气等相关卫生应急工作。

在青海省玉树县抗震救灾工作中，辽宁省先后派出沈阳市、大连市、鞍山市和省疾病预防控制中心共五批卫生防疫队员 70 人次，在玉树县工作了 82 天，为灾区人民筑起了一道牢固的防疫屏障，被党中央、国务院、中央军委授予“全国抗震救灾英雄集体”的光荣称号。

疾病预防控制 切实加强了艾滋病、结核病等重点传染病的防控工作，成立了辽宁省结核病防治质量控制中心。扩大免疫规划工作进展顺利，补充冷链设备和设施，加强预防接种异常反应的监测和报告。制定预防接种异常反应补偿办法，完成了由卫生部统一组织开展的麻疹疫苗强化免疫活动，共接种目标人群 131.8 万人。地方病监测水平有了新的提高。慢性病防治工作有序开展。全面完成了《全国健康教育与健康促进工作规划纲要（2005—2010 年）》规定的目标和任务。

爱国卫生 在全省城乡启动以“迎全运、创卫生辽宁”为主题为期三年的环境卫生综合整治活动。本溪市桓仁县、朝阳市喀左县被批准为“国家卫生县城”，16 个镇、114 个村、121 个单位分别获得“辽宁省卫生镇、村、单位”荣誉称号，57 个街道被评为“建设健康街道先进单位”。完成了农村饮水安全工程水质卫生监测任务。

妇幼卫生 妇幼卫生保健管理得到强化。各地加大工作力度，全面落实重大公共卫生服务妇幼卫生项目，强化妇幼保健服务管理，促进妇女儿童健康水平的提高。实施出生缺陷干预工程取得明显成效。产前诊断服务网络更加完善，技术服务普遍开展，严重胎儿出生缺陷得到早期诊断。新生儿疾病筛查率达到 94.2%。出生缺陷发生率降至 9.68‰。

食品安全综合协调与卫生监督 完善食品安全标准体系建设。成立了食品安全地方标准审评委员会，规范了食品安全地方标准制定、审批及发布程序，受理、备案食品安全企业标准 650 件。制订方案、明确职责，组织督导，认真做好食品安全风险监测工作。继续组织协调相关部门开展食品安全整顿工作。

组织编制了《辽宁省职业病防治规划（2010—2015 年）》，强化职业病防治体系建设。10 家县（区）级疾控中心或综合性医院申报并获得职业健康检查资质，20 家单位通过职业卫生技术服务机构资质审定。组织实施职业卫生重点监督检查工作。对全省矿山开采、石材加工、冶炼、箱包加工等存在粉尘与高毒物品危害的中小企业共 6349 个用人单位进行了监督检查。积极开展贯彻落实《职业病防治法》宣传周活动。深入开展全省公共场所卫生监督量化分级管理，组织实施重点公共场所卫生监督检查。对消毒产品、饮用水安全、学校卫生等进行专项抽检。组织实施放射卫生重点监督检查。进一步完善打击非法行医和非法采供血与公安等部门的协调配合机制，形成整治合力。

中医药发展 继续深入开展“以病人为中心，以提高医疗服务质量为主题”的中医医院管理年活动，对 58 所二级以上中医医院进行了检查评估。批准中国医科大学附属盛京医院为“辽宁省综合医院中医药工作示范单位”。中医药科研水平大幅提升。辽宁中医药大学及各附属医院共获得资助经费 1667.7 万元。重点学科建设平稳推进，辽宁省 8 个国家中医药管理局中医药临床重点学科获得资金

2459万元，17个国家中医重点专科（专病）获国家资助850万元，20余个针灸理疗康复项目获资助720万元。进一步完善人才培养机制。抓好中医药文化建设，组织开展“中医中药中国行·文化科普宣传周”活动，不断提高广大群众对中医药的认知度。

卫生系统行业作风建设 开展多种形式职业道德教育活动，全系统学习和受教育面超过95%以上。继续开展诚信服务评价、卫生服务质量万里行、卫生行风社会调查以及聘请社会监督员等活动。强化监控手段，针对医药购销领域商业贿赂、不合理用药、收受和索要红包等加大了专项治理力度。继续实行医疗服务项目和价格公示制度、住院患者医疗费用公开查询制度等。

其他卫生工作 以“落实医改任务、提高服务水平、改进医德医风、加强基层组织”为总体要求，积极开展创先争优活动。紧密围绕医改、“十二五”规划等重点工作，加大新闻宣传力度，正确引导舆论。不断探索医疗纠纷第三方调解新机制和卫生信访长效工作机制，积极化解矛盾，维护稳定。卫生科技支撑作用进一步加强。确定2010年的医学高峰建设工程项目共计85项。加强实验室生物安全应急和日常管理、人类辅助生殖技术和人类精子库的质量控制以及国际科研合作项目的医用特殊物品出入境管理等工作。认真做好对口支援工作。组织省直有关单位继续做好对四川省安县的卫生对口支援工作。制定实施方案，17所三级甲等医院与青海省相关医院分别签署了对口支援协议，为青海省17所受援县医院60名骨干医师进行了为期一年的培训。完成了援藏干部和新一轮援疆干部的选派工作。

（姜潮 刘明浩）

吉 林 省

卫生医疗事业概况 截至2010年底，吉林省人均期望寿命从2005年的73岁提高到73.9岁，婴儿死亡率从2005年末的8.62‰下降到6.78‰，孕产妇死亡率从2005年末的34.62/10万下降到28.5/10万。“十一五”期末，吉林省医疗卫生机构达到9526个，拥有床位115037张，卫生行业从业人员达到17万人；平均每千人拥有卫生技术人员4.89人、拥有医生2.21人、拥有护士1.62人、拥有床位4.06张。

医政管理 临床路径试点 全省共计47家医院启动临床路径管理试点工作。截至2010年底，全省试点医院开展的临床路径管理试点专业有18个，病种有85种，农村儿童两病（先天性白血病、先天性心脏病）的临床路径管理，已在部分试点医院开始实行按病种付费。

电子病历规范工作 作为全国电子病历的试点省份，3家医疗机构为卫生部的电子病历试点医院，10家医院为省级试点医院，近30所二级以上医疗机构为市级和州级试点医院。

百万贫困白内障患者复明工程 顺利完成了3000例手术任务，任务完成率达100%。

优质护理服务 截至2010年11月底，80%县级以上医院建立了优质护理服务试点病房。在35家省级重点联系医院中，65%以上的病房开展了优质护理服务。

执业医师资格考试 2010年医师资格考试现场报名21,065人，考点审核合格20,867人，考区复核合格20741人。参加实践技能考试考生为19,836人，通过15,890人，实践技能考试通过率为80.11%。

医疗机构科室建设和规范管理 印发了《关于开展推荐国家临床重点专科省内初评工作的通知》及《吉林省关于推荐国家临床重点专科省内初评方案》，要求各参评医疗机构按照方案提交申报书。同时印发了《关于成立吉林省临床重点专科评审专家库的通知》，遴选出部分专家作为临床重点专科评审专家库候选人。成立国家临床重点专科吉林省初评专家库。共有11家医院申报眼科和麻醉科等23个临床重点专科，其中部管医院4家，省属省管医院5家，市州医院2家。

医疗质量万里行活动 2010年11月，组织26名专家分成两个组对全省35家医疗机构进行了督导检查。受检单位包括三级综合医院8个，二级综合医院16个，专科医院6个，民营医院5个。检查中发现问题，及时予以纠正指导，达到了提高医疗质量和医院管理水平，改进医疗服务，保障医疗安全的目的。

血液管理 利用“6·4无偿献血日”开展形式多样的宣传活动。积极采取应对措施，缓解血荒局面。对临床用血采取保证急诊急救用血，对慢性病诊疗实行预约供血制。建立血液调配机制，科学管理避免血液浪费。

残疾人康复工作 召开2010年残疾人事业专项彩票公益金吉林省贫困肢体残疾儿童矫治手术项目协调会，对2010年度贫困肢体残疾儿童肢体矫治手术工作进行了部署和研讨。举办了贫困肢体残疾儿童矫治手术项目医务人员和康复技术人员培训班。批准长春中医药大学附属医院等10家医院为省及市、州右下肢、双下肢残疾人驾驶机动车体检定点医院。

援藏和援川工作 对口支援西藏日喀则地区定结县医院和萨嘎县医院。2010年5月20日医疗队顺利进藏，开始执行援藏任务。2010年9月，对“十一五”期间卫生援藏工作进行了认真总结，制定了卫生援藏“十二五”规划。组建完成第十批援助四川省黑水县医疗队，赴四川省黑水县执行对口支援任务。

抗洪抢险医疗救治工作 2010年7月底至8月初，吉林省遭遇特大洪涝灾害，省卫生厅迅速组织卫生防疫和医疗救治督导组、医疗队、巡诊队、消杀队分别进驻永吉县等重灾区开展医疗救治工作，为确保大灾之后无大疫、确保灾区群众饮水食品安全、确保灾区正常医疗秩序做了大量工作。

应急医疗救治工作　处置农安县“5·23”重大交通事故、梅河口境内重大交通事故、“8·22”韩国旅游团车祸、“9·3”特大交通事故等医疗救治11起，靖宇县境内某林业局5名工人在林区作业时感染流行性出血热、图们市石岘镇“5·8”有害气体泄漏事件、公主岭市炭疽疫情、“7·30”长春燃气爆炸、“9·9”长春东方广场旁施工工地火灾、“9·15”吉林市学生感染性腹泻等中毒、传染病、火灾事故医疗救治9起。

农村医疗卫生　乡村一体化管理工作　截至2010年底，全省12,314个村卫生室，已有10,439个村卫生室实行了乡村卫生服务一体化管理，一体化管理率达84.77%。

农村卫生项目建设　制定了《2010年吉林省农村卫生人员培训项目实施方案》。2010年共培训乡镇卫生院公共卫生人员1008人，乡镇卫生院卫生技术人员3568人，乡镇卫生院管理人员776人，村卫生室人员12,953人，县（市、区及开发区）卫生局局长66人。

对口支援乡镇卫生院项目　制定了《吉林省2010年二级以上医疗卫生机构对口支援乡镇卫生院项目执行方案》。共支援48家乡镇卫生院。

建立农村居民健康档案工作　截至2010年底，全省已建立农村居民健康档案588.56万份，建档率达42.08%。超额完成了全省建档率30%的目标。

新农村建设阶段性目标任务　争取国家公共卫生资金508.74万元，其中改厕经费60.05万元，支持水质监测资金5.6万元；扩大内需县级医院建设资金2625万元，扩大内需村卫生室建设资金90万元。

新型农村合作医疗　2010年吉林省新农合筹资标准提高到人均达到150元，全省66个统筹县（市、区、开发区）共有1252.54万农村居民参合，在乡农业人口的参合率已达到了96.75%，共筹集新农合基金18.79亿元。

新农合管理制度建设。在全省范围内广泛开展了新农合基金安全大检查，组织召开了新农合基金安全管理专题会议，落实了新农合基金安全监管责任，确保了基金的安全有效运行。

强化新农合管理机构建设。制定了《吉林省新农合档案管理办法（试行）》，在榆树市组织召开了新农合档案管理工作会议。

推进新农合付费方式改革试点工作。选择50个单病种分别在9个市（州）的9个县（市、区）开展单病种定额付费的试点工作。将儿童白血病、先心病等六种疾病纳入新农合大病救助范围，在榆树市、前郭县、辉南县3个县（市）开展儿童大病救助试点。

新农合工作取得的成效。2010年共支出补偿资金17.72万元，占年度筹资总额的94.27%。其中，住院补偿887,838人次，支付补偿资金15.19万元，次均补偿费用1710.71元；大病二次补助18,683人，支付补助资金3691.77万元。总补偿比为41.99%，其中乡镇卫生院住院补偿比达58.21%，县级医疗机构住院补偿比达48.43%。普通门诊补偿510.84万人次，支付补偿资金16,014.97万元，次均补偿费用为31.35元，慢性病门诊补偿21.15万人次，支付补偿资金5524.75万元，次均补偿费用为261.2元。

疾病预防控制　绩效考核工作　组织对四平市、白城市、辽源市、松原市、白山市等地区开展了第二批考核工作，至此吉林省利用两年时间完成了第一轮覆盖省、市、县三级的疾病预防控制工作绩效考核。

人员技术培训　举办传染病预防控制、重性精神病人管理治疗、慢性病健康管理等多期省级培训班，累计为各地区培训业务骨干750余人。

公共卫生服务均等化工作　截至2010年底，累计为16,077名农村妇女提供了乳腺癌检查，筛查出恶性肿瘤病例11例；为539,451人实施了乙肝疫苗补种，其中26.9万人完成了全程补种；各种免疫规划疫苗基础接种报告率均达到95%以上；管理高血压病人732,499人次，糖尿病病人179,737人次，为8093名精神疾病病例进行登记建卡，随访精神疾病病例2294例；社区卫生服务中心、乡镇卫生院传染病疫情网络直报率达到95.97%。

灾后防病工作　累计出动卫生防疫人员55,527人次,灾区累计消杀面积23,333.02万平方米,水质监测7121次,发放宣传单341.15万份。

有效控制全省传染病发病　全年各市（州）、县（市、区）报告的法定管理的传染病24种，报告发病数为104,171例，报告发病率为380.25/10万，与2009年相比下降了1.48%。其中，手足口病疫情平稳，流行性出血热报告发病率较2009年下降了16.11%。

艾滋病防治工作　各县（市、区）均建立了3个覆盖疾控、妇幼、综合医疗机构的自愿咨询检测点，全省184个自愿咨询检测点。截至2010年底，全省累计报告艾滋病病毒感染者和艾滋病病人1477例，其中艾滋病病人687例，死亡387例，疫情上升趋势有所减缓。

结核病防治工作　以县为单位现代结核病控制策略覆盖率继续维持在100%，圆满完成了《全国结核病防治规划（2001—2010年）》提出的工作目标。顺利通过国家流行病学调查工作考核验收。2010年全省发现活动性肺结核患者21,290例，其中新涂阳患者9793例、复治涂阳患者为2100例、涂阴9397例，2010年的新涂阳肺结核病人发现任务完成率103.51%，复治涂阳病人发现任务完成率为101.99%。

免疫规划工作　全省833个乡

镇使用儿童预防接种信息管理系统客户端软件管理适龄儿童预防接种情况，1070 个接种单位在国家信息管理平台填报了用户档案表，占接种单位的 99.72%。在 8 月龄至 6 岁儿童中开展了麻疹疫苗强化免疫，分阶段开展麻疹疫苗强化免疫接种前培训、接种实施督导、快速评估、接种率系统评价反馈等工作，全省麻疹疫苗强化免疫报告接种率达到 98.32%，省级系统评估接种率达到 98.6%。

慢性病防治工作　加强全省儿童口腔疾病综合干预试点项目，全年完成 5.5 万颗适龄儿童牙齿窝沟封闭任务。以长春市为项目城市，培训社区医护人员 232 人,开展糖尿病防治宣传活动 115 场次,受益居民 5488 人，其中糖尿病病人 1973 人。加强癫痫病例筛查和治疗等工作，新增筛查患者 348 例，诊断复核 241 例，入组管理癫痫病例数和接受苯巴比妥治疗人数 79 例。全省累计筛查癫痫患者 2838 例，入组管理 1708 例。

地方病防治工作　2010 年疫情较 2009 年同期下降了 16.51%。组织开展了《重点地方病防治规划（2004—2010 年）》省级抽查考核评估工作。组织省地方病第一研究所选派 7 名专家赴青海玉树，圆满完成了抗震救灾防病任务。

丙肝防治工作　2010 年 5 月，中国肝炎防治基金会和卫生部在延吉市举办了“5·19 世界肝炎日”宣传活动大会，并在延边朝鲜族自治州启动实施了“肝基会”丙肝防控项目。6 月卫生部在吉林省组织召开了丙肝防治研讨会，对丙肝高发县——扶余县进行了调研。12 月中国疾病预防控制中心在扶余县和乾安县启动实施了农村地区丙肝防治调查项目。

肝吸虫病防治工作　以加强松花江、嫩江流域肝吸虫病防治工作为重点，普及肝吸虫病防治知识，实施规范药物驱虫，降低人群感染率，加大肝吸虫病防治工作力度，减少农民治疗负担。

艾滋病防治宣传活动　2010 年 12 月 1 日，国务院艾滋病防治工作委员会办公室和吉林省艾滋病防治工作委员会办公室共同主办了“在一起携手共建美好校园”的世界艾滋病日主题宣传暨大学生预防艾滋病宣传教育活动。省防治艾滋病办公室与省委组织部联合开展了艾滋病防治政策宣讲，全省培训市县领导干部和公务员 3 万余人。

妇幼保健　基本公共卫生服务项目　2010 年为全省城市居民建立健康档案 586 万份，建档率达 47.28%；共开展健康教育讲座 6135 次，健康教育咨询 130 万人次；为 60 岁以上老年人登记管理 1,566,248 人，免费体检 923,503 人；管理高血压病患者 291,430 人，管理糖尿病患者 114,149 人，管理率为 47%；重症精神病上报登记 14,964 人，登记建档 15,122 人，随访管理 16,325 人。

重大公共卫生服务项目　完成了全省农村孕产妇住院分娩补助 112,550 人，农村适龄妇女免费宫颈癌检查 118,791 人，孕产期接受艾滋病咨询产妇人数 169,912 人，孕产妇艾滋病咨询率为 85.03%，为 164,902 名孕产妇在孕产期提供了艾滋病抗体检测服务，检测率为 82.52%。

社区卫生体系建设　新建完成并验收合格 10 家标准化社区卫生服务中心，共建成 254 家标准化社区卫生服务中心。

降低孕产妇、婴儿死亡率　全省孕产妇死亡 57 例（其中，确诊甲流 8 例，临床诊断重症性肺炎 9 例），死亡率为 28.50/10 万，全省婴儿死亡 1352 例，死亡率 6.78‰，5 岁以下儿童死亡 1674 例，死亡率 8.39‰。

助产技术服务监管　重新修订印发了《吉林省助产技术服务标准》，指导各地对助产机构开展专项清理整顿，经过清理整顿共取缔了 61 家，全省助产机构由 489 家变为 428 家。

免费婚检项目实施　印发了《吉林省免费婚检项目实施方案》和《吉林省免费婚前医学检查评价标准》。2010 年全省结婚登记人数 430,462，接受免费婚检人数 31,906，婚检率达到 7.41%。

新生儿疾病筛查　组织全省 298 名新生儿疾病筛查人员进行了相关法律及业务知识的培训。据统计，全省共开展新生儿疾病筛查 132,217 例，筛查率达到 66.31%，比 2009 年同期增长了 23.14%。

烟草控制工作　印制了《烟草控制系列宣传画》500 套，带有烟草控制内容的宣传用纸杯50,000 个、手提袋 50,000 个，烟草控制宣传画 3000 张，向单位和市民免费发放。同时，选择吉林省肿瘤医院、吉林省中医药科学院等 13 家医疗机构作为无烟医疗卫生系统培训指导基地，在吉林省人民医院、吉林省肿瘤医院等 13 家医疗卫生机构设立了戒烟门诊，提供戒烟服务。

健康教育巡讲　2010 年 5 月至 10 月，选派 79 名省级健康教育巡讲专家分赴全省各地开展巡讲活动。重点围绕《中国公民健康素养 66 条》的宣传解读，使全省的社区卫生服务机构健康知识讲座率达到 100%。据统计，2010 年省级健康教育巡讲专家共开展讲座 350 余次，受益人群近 3 万人。

爱国卫生　改厕项目　截至 2010 年 11 月底，完成了 15.25 万座无害化卫生厕所的建设任务，并完成 14 万座中的 7.98 万座无害化卫生厕所地下部分建造任务。

农村水质检测与检测　对 1927 眼饮水安全工程新建水井水源水进行水质监测，确保广大农民喝上放心水。完成了国家下达对 2009 年建设的 900 处农村饮水安全工程进行丰水和枯水期 3600 个水样的水质卫生监测与评价任务，全省 47 个县（市、区）共通过网络直报系统报告了水质监测数据 72,000 个，任务完成率达到 100%。

春季爱国卫生月活动　以“清洁城乡、保护健康”为主题，深入开展第 22 个爱国卫生月活动。全省共出动军民 223 万余人，清理背街小巷 5820 条，清除小广告 115,600 条，清理绿地（含清理杂草）120,500 平方米，清理垃圾、堆积物1580吨，绿（美）化街道122,450平方米，治理集贸市场150个，治理城中村及城乡结合部272处。

城乡环境卫生清洁行动　实施以“爱吉林，清环境，保健康”为主题的2010—2012年吉林省城乡环境卫生整洁行动，集中整治城乡环境卫生“脏、乱、差”问题。截至2010年底，城市生活垃圾和城市生活污水处理率分别达到60%以上，新增城市达标农贸市场334个，农村生活垃圾和生活污水处理率分别达到15%和10%，农村卫生厕所普及率达到73.22%。

灾后爱国卫生工作　开展各类环境卫生集中清理7000余次，出动人员1000万人次，调动各类车辆、机械220余万台次，清理垃圾、淤泥45000多吨，疏通道路边沟900万延长米。

医疗服务监管　医院等级评审工作　2010年，组织修订、印发了《吉林省2010年医院等级评审（价）标准》，对评审专家按专业进行排序，实行了A、B、C角色多人负责制，动态管理，综合考评。全年完成了对20家医院的评审工作。

城乡对口支援工作　实施万名医师支援农村卫生工程项目，使全省40个县医院的医疗水平进一步提高，医疗环境得到改善，综合服务能力得到有效提升。

公立医院改革　分别于2010年6月30日和12月17日，在辽源市、延边朝鲜族自治州举办了两届全省公立医院改革论坛，全省300余家医院院长及市州卫生局长参加了论坛，81家单位对工作中采取的做法和取得的成效进行了大会交流。

平安医院创建　成立了“平安医院”创建工作领导小组，召开平安医院创建活动电视电话会议。召开两次联席会议，与司法厅、保监局共同研究全省医患纠纷第三方调处机制建立，共同印发了《关于加强全省医疗纠纷人民调解工作的意见》。

医改工作　国家基本药物制度试点有序推进　2010年2月，吉林省政府印发了《关于基层医药卫生体制综合改革试点的实施意见》，确定256个乡镇卫生院开展综合改革试点，占全省政府办基层医疗卫生机构的33.7%。印发了《吉林省基层医疗卫生机构经费补偿机制改革试点暂行办法》，安排下达了基本药物试点改革专项启动经费1715万元。

基本医疗保障制度建设　截至2010年11月30日，全省城镇基本医疗保险参保人数为1332万人。全省在校55万大学生一次性全部纳入城镇居民医保覆盖范围。全省新农合统筹县（市、区）共有参合人口1252.54万人，占实际在乡农业人口的96.75%。政府对城镇居民医保和新农合补助标准从人均每年80元提高到120元。新农合支付限额统一提高到3万元，已超过全省农民人均纯收入的6倍。

基层医疗卫生服务体系　32个县级医院、83个中心乡镇卫生院、51个村卫生室、65个社区卫生服务中心开工建设。同时，为乡镇卫生院招聘执业医师55人，在岗培训乡镇卫生人员和村级卫生人员人数3258次和12953人次

食品安全　清查清缴问题乳粉各单位共出动执法人员55,294人次，车辆10,024台次，排查重点区域4109个，检查各类涉乳单位86,620户，抽检各类含乳产品1640样份。严厉查处了3起典型案件，查封问题乳粉及含乳产品4009.19公斤。

食品安全集中专项行动　开展为期3个月的食品安全大检查、大排查、大整改集中专项行动。累计排查重点区域6700个，重点对象17,000个，整治无证无照食品生产经营单位860户，捣毁制假售假黑窝点310个。

食品安全风险监测　组织全省10家疾病预防控制中心、10家哨点医院，在6个监测地区开展食品安全风险监测，获得监测数据27,498个。经过汇总分析，初步判定油条、麻花、金针菇、面条、小麦面、婴幼儿食品、熟肉制品、冷冻饮品、餐饮食品等为高风险食品，专门形成风险监测数据分析报告。

食品安全地方标准　对64项食品卫生地方标准的适用范围、技术水平、指标参数等内容进行查新、复查、审议，以确认其继续有效、废止或予以修订。共复审食品安全（卫生）地方标准64项，废止44项，继续有效20项，其中建议修订两项。

食品安全宣传教育　省食品安全委员会办公室统一编发了《食品安全法律法规汇编》、食品安全知识手册、宣传折页等共计30万册（本），帮助每个农村、每所学校、每个社区建有一个食品安全知识宣传栏。

食品安全专家委员会成立　遴选75名专家，组建吉林省食品安全专家委员会。制定了《吉林省食品安全专家委员会工作章程》，委员会将分别在食品安全标准、食品安全风险监测评估、食品安全事故查处等3个专业领域负责咨询与技术指导。

卫生法制　办理卫生监督处罚案卷27件，立法征求意见25件，印发了相关文件32件，处理处罚案卷疑难问题1件、处理行政复议、行政诉讼案件1件。对涉及卫生方面的141项地方卫生标准逐项进行梳理，组织地方标准起草单位通过到省标准研究院查新、多次组织专家论证等方式提出继续有效的有61项、建议修订的有6项、废止的有74项。“十二五”规划重点研制公共卫生等领域地方标准10项。

纠风工作　纠风工作责任制与各市（州）卫生局和厅直属各单位签订了《纠风工作目标责任书》，建立全省卫生系统行风建设考核评价体系，坚持“一级抓一级、层层抓落实”的原则，将纠风工作的各项任务分解到部门、量化到岗位、细化到人头。

纠风工作联系制度　确定省内33家重点医院作为省卫生厅纠风工作的直接联系单位。2010年9月，省卫生厅、省政府纠风办联合

在四平市中心医院召开33家重点医院行风建设现场会，总结推广了四平市中心医院等4家重点医院行风建设的做法和经验。

医德考评　在全省863家公立医疗机构包括乡镇卫生院及社区卫生服务中心，全面推开医务人员医德考评制度，全省建立医德医风考评档案8.5万余份，有的单位还建立了医德考评电子档案。

重点医院行风满意度调查　对33家重点医院开展了出院患者满意度调查。计划调查样本6600个，实际成功完成6600个，并对患者提出的意见和建议的原始记录进行了整理。通过访问调查和总体评价，33家重点医院出院患者总体满意度为86.29%。

药品集中采购　吉林省医药采购服务中心制定了专家审核工作方案。省工商局、省药监局、省物价局等相关部门，均制定了完善的审核方案和严格的审核标准，完成了资质审核工作。共审核招标企业药品申请资料共40,118个品规，审核生产企业资质证明2758家，生产企业资质证明291多家，审核专利2890个，发现并立案查处案件两件，取消招标资格企业两家16个品种。

巡视督查　截至10月底，共对全省9个市（州）及所辖28个县（市、区）的124家医疗卫生单位开展明察暗访、巡视督导工作。此次检查累计发现问题383个，提出意见建议175条，被检单位共提出整改措施571条；处理处罚相关科室95个，责任科室受到了质控扣分、年终绩效目标管理扣分的处理；处理处罚相关责任人475人。

人事工作　印发了《关于做好村级医疗卫生专业技术人才培养项目管理工作的通知》和《关于2010年吉林省村级医疗卫生专业技术人才培养项目招生报名工作的通知》，截至2010年，吉林省共招学员4550名，已毕业学员2816名。完成全省所有乡镇卫生院执业医师情况调研，印发了《吉林省乡镇卫生院招聘执业医师试点项目实施方案》，组建了省项目领导小组和项目办公室。协调完成全省乡镇卫生院"人员编制数据库"实名核对工作，核对人员数据5.3万多个，确认全省乡镇卫生院人员编制24,210个，实有人员25,391人。

党建工作　创先争优　2010年3月，吉林省卫生厅党组根据省委的部署，成立了活动指导小组，印发了《吉林省卫生系统深入开展创先争优活动实施指导意见》，成立了4个调研督导组，全面负责系统内各级各类卫生单位的创先争优活动。截至2010年12月10日，全系统共有1573个基层党组织、3万多名党员干部参加了创先争优活动。各级卫生行政部门指导组下基层指导活动累计472人次；各级卫生行政部门确定活动载体和主题实践活动11项；制定和完善各类制度措施累计529项；全系统各级各类卫生单位确定创先争优活动重点部门、科室105个；设立党员先锋岗123个、党员示范窗口332个；累计开展各类助农、便民活动500余次、免费义诊万人次、发放药品价值百万元；先后完成抗洪救灾、防疫救治等重大卫生保障任务。

国际交流　第八批援科威特医疗队圆满完成了为期两年的援外工作任务，第九批医疗队赴科威特，两队顺利完成了交接任务。至2010年11月底，援外医疗队共完成诊治病例近5万余人次，并为科威特副首相成功地治愈了疾病，受到科威特政府的表扬。2010年5月和6月，分别向汤加、瓦努阿图派遣了医疗队。从全省医疗机构中择优选拔出10名医生，赴日研修完成为期90天的研修学习任务。

（吉林省卫生厅）

黑龙江省

卫生应急　编制了《"十二五"期间黑龙江省突发公共卫生事件应急体系建设和发展规划》，印发了《黑龙江省地震灾害医疗卫生救援应急预案》、《黑龙江省低温暴雪灾害卫生应急预案》等26个重大传染病疫情、自然灾害等方面卫生应急预案和指导意见。全省基本构建了"覆盖全面、相互衔接、横向到边、纵向到底"的卫生应急预案体系。加强卫生应急管理机构建设，全省13个地市卫生局全部成立了卫生应急管理机构，二级以上公立医院都成立了医疗救治应急处置领导小组。

省、市、县三级全部建立了卫生应急队伍，共有各类卫生应急队伍977支，10,328人。其中：省级卫生应急队伍70支，1316人；市级卫生应急队伍244支，2957人；县（市、区）级卫生应急队伍663支，6055人。制定印发了《关于加强黑龙江省基层卫生应急队伍建设的意见》。省卫生厅对黑龙江省卫生应急管理人员、卫生专业技术人员进行了三期卫生应急管理知识培训。举办各类应急培训班96次，培训人员5232人次，举办各类卫生应急演练606次。其中：省级举办应急演练3次，地市卫生局举办应急演练109次，县（市、区）卫生局举办应急演练497次。

卫生应急处置能力不断提高。县级以上医疗机构突发公共卫生事件和法定传染病网络直报率达到100%，乡镇卫生院达到90%以上。印发了《黑龙江省低温暴雪灾害卫生应急预案》、《黑龙江省地震灾害医疗卫生救援应急预案（试行）》等20余个应急预案，提高卫生系统应对各种灾害的能力。制定黑龙江省卫生应急储备药械目录，印发了《2010年药品储备计划》，指定黑龙江省两家医药公司承担储备药械22类、储备金达2088万元。

爱国卫生　2010年创建省级卫生城市（县城、镇、区）9个，省级卫生先进单位500个，省级健康促进社区20个；农村自来水普及率达到63.51%；农村卫生厕所普及率达到66.44%。

深入开展爱国卫生创建活动。2010年9月，全国爱卫办组织专家组对伊春市创建国家卫生城市进行考核验收，伊春市达到了国家卫生城市标准要求，通过了国家考核验收。从2010年9月开始，黑龙江省爱卫会对黑龙江省各地申报创建省级卫生城市、卫生区、卫生县城（镇）进行了考核验收。黑龙江省1个市、3个县（镇）、5个区、500个单位、200个村、20个社区分别达到了标准。截至2010年11月，创建省级卫生村200余个。2010年全省50%的卫生单位成为无烟单位。继续开展创建健康促进社区活动，创建20个健康促进社区。

实施中央补助地方公共卫生专项资金项目工作。一是启动中央补助地方农村改水改厕项目，完成农村安全饮水工程水质卫生监测项目枯水期水质监测任务，在86个市、县、区建监测点1150个，完成枯水期、丰水期的布点、采样、检测、网络直报工作，完成监测水样4600份。全面实施控烟和健康素养项目，编印了《黑龙江省烟草控制与健康素与项目》培训教材。

妇幼保健与社区卫生 草拟完成“十二五”规划妇幼卫生和社区卫生部分和《黑龙江省妇女发展规划（2011—2015年）》及《黑龙江省儿童发展规划（2011—2015年）》健康指标和保证措施的论证工作。以妇幼保健机构等级评审工作为手段，促进了妇幼保健体系建设。制定了《黑龙江省妇幼保健机构等级评审管理办法》、《黑龙江省妇幼保健机构三级评审实施细则》和《黑龙江省妇幼保健机构二级评审实施细则》。

继续实施农村孕产妇住院分娩补助工作、农村35～59岁妇女“两癌”检查项目、为孕前期和孕早期的农村妇女增补叶酸项目。截至11月底，农村孕产妇住院分娩补助工作受益人群累计118,775人；农村妇女增补叶酸项目受益人群累计119,221人；农村妇女“两癌”筛查受益人群累计926,366人，农村妇女“两癌”检查试点项目基本完成。开展了黑龙江省预防艾滋病母婴传播工作的技术培训。开展预防艾滋病母婴传播相关技术服务。截至2010年10月底，共为116,255名孕产妇提供自愿咨询检测服务；为152,449人次提供了HIV抗体检测服务。首次开展了新生儿死亡评审工作。

制定了《黑龙江省基本公共卫生服务项目管理办法》，进一步明确了实施基本公共卫生项目基本原则、项目内容、主要措施、补助经费管理、服务程序和考核标准以及考核结果应用等内容。截至2010年11月30日，黑龙江省9类基本公共卫生服务项目任务目标完成如下：建立城市居民健康档案。现已完成建档率达到86.7%，比2009年增长了6.7个百分点。达到了年初制定的85%的目标。其中重点人群建立健康档案率已达到90%以上，并促进重点人群健康档案的使用；65岁以上老年人体检已完成了179万人的体检工作，完成率达到77.2%。

对黑龙江省社区卫生服务机构现状等基本情况进行了摸底调查。全省社区卫生服务机构发展到1167所，其中政府举办社区卫生服务机构808个。城市社区（区、市、县城）户籍服务人口达到1856.1万人，其中市（地）辖区户籍服务人口为1223.1万人，县级市户籍服务人口为1409.9万人。省城市社区卫生服务覆盖率达到94.7%，比2009年增加8.7个百分点。建设“数字化居民健康档案管理（一卡通）系统”项目，启动了以城市社区居民电子健康档案为基础的区域社区公共卫生服务和基本医疗服务管理信息网络平台建设。

疾病预防控制 加强了疾病监测、疫情报告和预警工作，开展了综合和专项的传染病防治监督检查，2010年1～11月黑龙江省共报告法定管理传染病病例99,698例，死亡243人，报告病例数较2009年同期下降23.11%、死亡病例数较2009年同期下降了20.07%。

艾滋病防治工作不断加强。截至2010年10月，累计有298名符合治疗条件的艾滋病病人接受了免费抗病毒治疗。启动第二轮全国艾滋病防治9个县（区）示范区工作。启动了全球基金艾滋病滚动项目（RCC）和德国赠款艾滋病防治项目。

结核病防治工作再结新成果。以县（区）为单位DOTS覆盖率继续保持100%。2010年共发现新涂阳肺结核病人15,367例，发现率达到70%以上，治愈率达到85%以上。开展“构建无结核病的健康和谐校园”活动，加强了学校结核病防控。开展了结核病防治十年规划的终期评估，取得显著的社会效益和经济效益。根据科学推算，规划实施10年来，保护了120万健康人免受结核菌的感染，减少发生结核病人12万例，减少因结核病死亡7.1万例，由此节约医疗费用8500万元，为社会挽回经济损失达181亿元。

免疫规划工作。15岁以下人群乙肝疫苗应补种72.76万人，实际完成补种71.37万人，补种率为98.3%。开展消除麻疹工作并大力组织麻疹、脊灰疫苗强化免疫活动。调查摸底确定目标人群为400.4万人，实际接种389.2万人，接种率达97.2%。开展122.7万5岁以下儿童的脊灰疫苗强化免疫活动。

慢性病防治工作全面推进。其中慢性病综合干预项目共管理一般人群2016人、高危人群460人、慢性病患者633人。开展居民营养与健康状况调查，完成了900户，2127人的膳食调查和体检工作。三个肿瘤登记报告点共登记肿瘤发病2271人，死亡2359人；2010年，有1896名农村癫痫患者接受了苯巴比妥药物治疗，约三分之二的患者获得了良好的疗效；有2450名贫困重性精神病人接受了免费抗精神病药物治疗，478名贫困病人接受了免费住院治疗；有19,486名8岁儿童接受了免费口腔健康检查，对其中8524名儿童的30,246颗牙齿进行了窝沟封闭。重性精神病人排查工作完成线索调查35712人，其中已诊断复核31,608人。

地方病防治工作扎实开展。居民合格碘盐食用率达到98.56%，实现了以县为单位消除碘缺乏病目标。克山防治重点监测共调查3800人，检出各型克山病患者19人。大骨节病临床检查3328名7～16岁儿童少年临床患病情况，检出Ⅰ度及以上病人34例。巩固布病防控成果，加强鼠疫联防联控，分别于2010年8月和10月在鸡西市和牡丹江市承办了东北四省（区）鼠疫联防工作会议、北方八省（区、市）鼠疫防治培训班。

医政工作　加强医疗服务管理，规范医疗服务行为，促进医疗质量不断提高。对所有三级综合医院进行检查。对心血管介入诊疗技术和妇科内镜诊疗技术进行了评审和准入。制定《黑龙江省第二类医疗技术临床应用审核工作方案（试行）》和首批19项第二类医疗技术管理规范，开展第二类医疗技术临床应用能力技术审核与诊疗科目项下医疗技术登记。制定了《黑龙江省重点专科评估试点工作方案》，对5家医院29个专业的国家临床重点专科评估试点工作。在三级医院全部启动实施优质护理服务。开展电子病历试点工作。做好血液安全工作，加强单采血浆站管理，印发了《黑龙江省卫生厅关于进一步加强单采血浆站管理工作的通知》。

严格准入管理，保障医疗服务安全。完成了2010年度医师执业考试报名和实践技能考务工作。其中，技能考试通过人数16,715人，技能考试通过率为73.57%。完成了2010年度护士资格考试报名和审核工作。开展血液透析室的登记工作，现场验收申请血液透析执业登记的医疗机构111家。

做好突发公共卫生事件的医疗救援工作。2010年7月28日，松花江市发大水导致吉林化工厂七千余只化工原料桶落入江中。为应对可能发生的污染导致的中毒事件，省卫生厅立即编制了《黑龙江省松花江污染事件医疗救治应急预案》，确定了领导机构和专家组，预留了床位和抢救药品并制定了救治方案。8月16日，伊春市发生鞭炮厂爆炸事件，省卫生厅调集省内各大医院专家40余人赶赴伊春参与救治，实现了救治158名伤员零死亡的目标。8月24日，伊春市发生空难，幸存乘客54名，省卫生厅组织大批医务人员参加救治，全部伤员转危为安。

卫生科学教育　对2006—2008年度省级科技计划项目239项执行情况进行审查，并组织2010年度省卫生厅科研课题申报585项，根据同行专家评审结果，择优选出441项列入省卫生厅科技计划。组织召开2009年度省医药卫生科技进步奖评审会，和2010年度省医疗卫生新技术应用奖评审会。

人才培养工作。利用中央转移支付项目和省级财政专项资金，组织实施培训城市社区卫生人员全科医师骨干两期计176人，全科医师1970人，社区护士1900人。印发了《黑龙江省卫生厅关于启动黑龙江省基层医疗卫生机构全科医生转岗培训项目的通知》文件，370名全科医生转岗培训工作已全面开展。组织2010年度省级继续医学教育项目评审工作，批准375项。组织继续医学教育学分年度审验工作，对15个卫生厅直属事业单位卫生技术人员进行了2009年度继续教育学分审验工作，共审验3475人，其中合格3369人，合格率为97%。进一步加强农村卫生人才队伍建设，对《黑龙江省开展“三结合　五注重”新型乡村医生培养工作方案》进行了补充和完善。

农村卫生　农村卫生服务体系不断健全。印发了《黑龙江省卫生厅关于推进乡村一体化管理的实施方案》，加强乡村卫生服务一体化管理，合理配置乡村卫生资源，规范服务行为。不断推进农村卫生技术人才培养工作，完成县卫生局长培训64名；培训乡镇卫生院人员数3676人次，占应完成的100%；完成培训村卫生室人员数15,043人，占应完成的117.55%。印发了《黑龙江省乡镇卫生院改革试点方案》和《黑龙江省行政村卫生所（室）改革试点方案》。

新型农村合作医疗保障工作不断提高。2010年参合人数达到1400.8万人，参合率达到98.8%。同时，将新农合补偿封顶线（最高支付限额）提高到当地农民人均纯收入的6倍以上，政策性补偿比达到了60%以上。

基本公共卫生服务工作不断推进。9类10项基本公共服务项目全部启动，确定了农村居民建档率为30%，农村65岁以上老年人应检尽检等工作目标。截至2010年11月底，完成农村居民健康档案917万人份，建档率达到了53.56%。

食品安全综合协调　深入推进食品安全整顿工作。组织开展地沟油专项整治和餐饮具集中消毒单位专项整治工作。深入开展了问题乳粉专项彻查、清查、清缴工作和黑龙江省乳品和含乳食品集中检查行动。印发了《2010年国家食品安全风险监测黑龙江省实施方案》，选择哈尔滨市等7个县、市为试点地区。为了推进乳制品生产企业GMP、HACCP认证试点工作，在国家监测计划基础上增加了20家乳制品企业化学性污染物及有害因素监测。截至2010年12月初，各监测点共购买蔬菜、水产品等13大类食品1790份。开展食源性疾病监测工作，在黑龙江省设立了10个试点医院，正式启动食源性疾病监测系统。

食品安全标准管理工作。组织开展乳品新国家标准宣传贯彻工作，对黑龙江省规模以上乳制品生产企业的技术负责人和实验室负责人进行了培训。督促乳制品生产企业对照新公布的乳品安全国家标准，对企业执行的产品标准情况进行全面清理。截至12月20日，共备案食品安全企业标准568个。筹建黑龙江省食品安全标准委员会，组织制定了省食品安全标准委员会组建工作方案。

卫生执法监督　强化卫生监督队伍培训与管理，全面实施中西部地区卫生监督人员培训项目，完成867名师资的培训任务。推进职业病防治，开展放射卫生监管，加快推进职业卫生技术服务网络建设，规范职业卫生服务机构的管理。加强建设项目职业卫生审查与指导，审核建设项目职业病危害预评价报告138个，建设项目职业病防护设施设计35个，建设项目职业病防护设施竣工验收122个。成立黑龙江省职业病防治培训中心，对黑龙江省职业病诊断鉴定和职业健康检查机构的近1000人开展职业病防治规范化培训和技术指导。加强医疗机构放射诊疗监督管理力度，《放射诊疗许可证》持证率达52.1%，放射工作人员个人剂量监测率为81%，放射工作人员在岗期间体检率为87.2%。进一步加强生活饮用水监管，加强学校卫生监督工作。推进公共场所卫生监督量化分级管理，实现了国家提出的游泳场所100%、省会住宿业场所100%、其他地市不少于80%的住宿业场所实施卫生监督量化分级管理的目标。

药政管理　扩大基本药物制度实施范围，全省实施国家基本药物制度试点地区已达65.8%。健全基本药物供应保障体系，于2010年2月底顺利完成了全省基本药物的首次招标采购工作，有267个品种、3940种品规中标入围，中标药品的平均价格降幅达38.4%。制定了《黑龙江省基本药物配送管理办法（试行）》，全省医疗机构基本药物网上统一采购。推行基本药物临床应用指南和基本药物处方集，制定了《黑龙江省基本药物配备使用管理规定（草案）》。进行基本药物临床应用指南和处方集培训，组织4次5104人的培训。完成了全省医疗机构2008年和2009年药品使用情况汇总。

医院管理　制定了《黑龙江省公立医院改革试点指导意见》，在七台河市被列为国家公立医院改革16个试点城市的基础上，把双鸭山市和黑河市定为省级公立医院改革试点城市，把哈尔滨市道里区和黑龙江省医院定为省级公立医院改革试点城区和机构，并于2010年5月6日全面启动试点工作。

组织实施城乡医院对口支援工作。实施“万名医师支援农村卫生工程”工作，组织24家城市三级医院180名技术骨干，对口支援县医院。推进“万名医师下基层”活动，组织30所城市大型医院到66个受援县医院实施对口支援。

努力推进预约诊疗服务工作。省公立医院中所有三级医院都开展了预约诊疗服务，基本能够提供工作日8小时电话预约及现场预约，部分地区医院已经实现24小时电话预约，开展了网络预约的医院可以24小时预约。

认真做好医疗服务监管工作。加强人体器官移植监管，加大对违反相关规定行为的查处力度。加强血液透析规范监管，2010年6月1~3日，举办了《血液净化标准操作规范（2010版）》培训班。8月5~13日，抽调专家对6个地市的23家二级以上开展血液透析的医疗机构进行了血液透析质量安全监管专项督导检查，强化血液净化科室的规范化建设与质量控制。加强医疗广告监管，做到发布医疗广告监管覆盖率100%，违法医疗广告处罚和公示率为100%。

中医工作　积极参与医药卫生体制改革，充分发挥中医药在医改中的作用。积极协调有关部门，根据国务院《关于扶持和促进中医药事业发展的若干意见》，在《黑龙江省2010年公立医院改革试点实施意见》中，以扶持促进中医药事业发展为题，将中医医院性质、编制要求、鼓励应用中医诊疗技术和中药制剂等方面以及政府投入都提出了明确的、操作性较强的意见和建议。

以开展中医医院管理年活动为契机，加强中医医院内涵建设，发挥中医药特色优势。召开2009年中医医院管理年活动检查评估工作培训班。制定印发了《关于开展2009年中医医院管理年活动督导检查评比验收工作的通知》，组织4个督导评估小组对黑龙江省13个地市卫生局33家中医医疗机构（省级3家、市级12家、县级18家）进行了实地检查。制定了《黑龙江省2010年中医优质护理服务示范工程活动实施方案》，并对三级以上中医院进行了检查评比。开展中医重点专科申报及评估工作，共有42个医疗单位申报中医重点专科（专病）建设项目130个。发挥中医药在甲型H1N1流感防控中的作用，印发了《2010年中医药防治甲型H1N1流感的工作方案》。

深入调研，进一步完善中医医政监督体系建设。完成了黑龙江省中医医院等级评审工作系列文字资料。对26家民族医院、民营中医医疗机构现状的调研工作，完成了民间医药暨民营中医医疗机构工作总结。2010年6月1日，启动了黑龙江省中医基本情况调查工作，完成了17,003家各级、各类医疗机构、社区卫生服务机构中医药服务现状的调查工作。对所属5个社团组织的基本情况进行了摸底和调查，形成了2010年对专业学会的监管思路。

依法行政，规范开展中医准入监管工作。完成了13个地市及森工、农垦各级各类医疗机构中共计378名师承和确有专长的中医人员的医师资格认定工作。组织了2010年中医类执业医师5000余名考生的报名资格的审查工作和14个中医类实践技能考试考点的考官培训工作；4821人参加了全国综合笔试考试，其中75%的考生通过了考试。完成了中医医政12项行政审批（许可）事项的规范权力运行制度的修改和制定工作。规范开展了省级“治未病”试点单位的评估工作。完成了2010年中医机构2100余名护士注册工作。

全面推进中医科教工作。加强城市社区中医类别全科医师培训，培训中医类别全科医师400名。发扬中医药特色优势，开展“读经典、做临床”活动。对全省第四批全国老中医药专家学术经验继承指导老师和继承人进行检查。印发了《黑龙江省县级中医药专家学术经验继承工作实施方案》，在县级单位开展中医药专家学术经验继承工作。组织2010—2011年中医药科研项目立项工作，印发了《黑龙江省中医药管理局中医药科研项目申报指南》，重新制订了《黑龙江省中医药科研项目申报书（合同书）》。做好国家十一五科技支撑项目“农村中医药适宜技术推广”课题工作。印发了《关于“十一五”国家科技支撑计划“名老中医临床经验、学术思想传承研究”项目课题验收工作的方案》，按照国家中医药管理局的“十一五”国家科技支撑计划“名老中医临床经验、学术思想传承研究”项目课题验收标准做好验收工作。

（黑龙江省卫生厅）

上海市

截至2010年底，上海市各级各类卫生机构共有3270所（各级各类医疗机构3182所），其中医院306所（综合性医院185所、中医医院17所、中西医结合医院5所、专科医院85所、老年护理院14所）、社区卫生服务中心（站）931所、妇幼保健院（所）21所、专科防治院（所）19所。共有床位10.51万张，每千人口医疗机构床位7.44张。共有卫生技术人员13.54万人，其中执业（助理）医师5.13万人，每千人口执业（助理）医师3.63人；注册护士5.59万人，每千人口注册护士3.96人。上海市医疗机构诊疗总次数为19,138.92万人次，比2009年上升了10.26%，其中门急诊18,858.50万人次，同比增长了10.21%；出院251.62万人次，同比增长了8.18%；住院手术89.79万人次。上海市院前急救车次49.87万车次，急救人次45.58万人次，急救公里1026.61万公里。

2010年上海市户籍人口平均期望寿命为82.13岁，其中男性79.82岁、女性84.44岁。上海市婴儿死亡率为5.97‰，孕产妇死亡率为9.61/10万。上海市报告甲乙类传染病发病率为161.17/10万，继续保持历史低水平。

上海世博会医疗卫生保障 建立了世博园区内、园区周边区和上海市范围“三个同心圆”的医疗救治体系，其中在世博园区建立了5个红十字医疗站和11个医疗点，开展园区日常医疗救治服务。健全上海市传染病监测网络，规范各类传染病、突发公共卫生事件报告和应急处置流程，加强对呼吸道传染病、肠道传染病、手足口病等重点传染病和艾滋病、结核病等重大传染病的联防联控。完成了近310万重点人群的流感疫苗接种工作。有效开展病媒生物监测和消杀工作。开展了重性精神病人治疗管理工作，上海市肇祸数比2009年同期下降了50%，肇事滋事数比2009年同期下降12%。实行世博园区饮用水卫生在线监测。实施了《上海市公共场所控制吸烟条例》，基本实现了“无烟世博会”的目标。顺利完成世博会开闭幕式、中国国家馆日、高峰论坛等重大活动和重要场所医疗保障任务。通过网站、新闻媒体及资料发放等形式，及时向公众发布旅行者健康指南和健康游园注意事项提示。

世博会期间，世博园医疗站、点共接诊125,605人次，急救转送8533人至园区红十字医疗站、3530人至定点医院。保障党和国家领导人、外国元首、政府首脑229批次，省部级领导6150批次，VIP保障对象总数达到3万余人次。开展了227馆次4404项次的世博场馆室内空气质量现场快速检测。世博会期间，世博园区内无传染病疫情传播，无饮用水安全事件，食物中毒事故，重大公共卫生事件发生，实现了上海市委、市政府提出的园区卫生保障“四个确保”的要求。

医药卫生体制改革 完善郊区三级医院布局，全面推进郊区“5+3+1”医院建设。稳步推进医疗资源纵向整合试点，制定印发了《关于本市区域医疗联合体试点工作的指导意见》，卢湾-瑞金等联合体启动试点。落实国家基本药物制度，制定下发了《上海市实施国家基本药物制度工作方案（试行）》，完成了上海市基层医疗机构增补药物遴选工作。开展住院医师规范化培训工作，制定印发了《上海市住院医师规范化培训实施办法》和系列配套文件，推进住院医师规范化培训与临床医学硕士专业学位有机衔接。推进基于居民电子健康档案的卫生信息化工程建设，完成了《项目可行性研究报告》。组织开展医改任务落实情况监测和评估。研究编制了《上海市卫生改革与发展“十二五”规划》。

公共卫生服务和保障 完成第二轮公共卫生三年行动计划建设成果验收和评估。调研编制第三轮公共卫生三年行动计划，基本确定重点建设项目。拟定上海市基本和重大公共卫生服务项目，启动制定了上海市基本公共卫生项目服务规范，完成农村妇女住院分娩补助、“两癌”筛查、增补叶酸和乙肝疫苗补种等国家重大公共卫生服务项目。落实卫生部“消除麻疹”和“消除疟疾”工作要求，完成了179万目标儿童麻疹疫苗强化免疫接种任务，实现了接种率98%以上的预期目标。

继续加强对非典型性肺炎、人禽流行性感冒、霍乱、手足口病等重点传染病的防控工作。完善“三位一体”疾病综合防治模式，落实艾滋病高危人群社区干预，强化结核病人全程管理，加强心脑血管和糖尿病等重点慢性病的综合防控。积极开展了“公民健康教育素养66条”的宣传教育。

加快推进上海市妇幼保健中心建设，完成项目基建工程前期准备工作。全面开展全覆盖孕情监测和妊娠风险评估，组织产科质量督导评估。继续做好妇女妇科病、乳腺病、儿童保健和计划生育技术服务等工作。开展了上海市妇幼卫生管理信息系统（婚前保健管理子系统）试运行。

社区和郊区卫生 顺利完成了“实现郊区540所村卫生室和145家社区卫生服务中心新型农村合作医疗实时报销”市政府实事项目。规范社区卫生服务中心运行与补偿机制，完善社区卫生服务中心收支两条线管理，会同市财政局对上海市社区卫生服务中心收支两条线管理落实情况开展专项督查；完善社区卫生服务中心医保总额预付办法。深化社区卫生服务综合改革，起草了《本市深化社区卫生服务改革与发展的指导意见》。实施乡村医生公共卫生服务补助，对完成基本公共卫生服务任务的乡村医生给予每常住人口不低于8元的补助。制定了上海市新农合高血压基本药物全额报销政策。2010年本市新农合人均筹资达到750元，比2009年增加了36.4%。

医疗服务与监管 研究编制了《上海市医疗机构设置规划》，确定未来5年上海市市级和区县医疗机构设置调整的重点项目。制定了《上海市公立医院改革试点实施方案（初稿）》，启动上海市公立医院改革试点。制定印发了《上海市医院综合评审管理办法（试行）》、《上海市三级综合医院评审标准（2010版）》，建立医院综合评审专家库，启动上海新一轮医院评审工作，开展6家“二升三”医院等级评审，其中上海市浦东新区东方医院、上海市普陀区中心医院、上海市杨浦区中心医院及上海市第五人民医院等4家二级甲等医院通过评审提升医院等级。制定了《关于2010年加强本市医疗机构医药费用控制的若干意见》，控制公立医疗机构医疗费用不合理增长。继续推进“平安医院”建设。

开展2010年“医疗质量万里行”活动和大型医院医疗安全管理巡查工作。新建健康体检质控中心。开展临床路径和单病种试点工作。加强医疗机构、医护人员、大型医用设备、医疗技术临床准入管理。大力发展现代医疗服务业，推进上海国际医学园区、新虹桥国际医学中心项目建设。全面完成上海市28家离休干部就医定点医院的“一门式”门诊和专用病房建设项目。加强干部保健医疗服务标准化建设，制定了《干部保健医疗服务规范》，并经上海市质量技术监督局审核批准成为上海市地方标准。完成了“呼叫120手机定位”的市政府实事项目。

中医药事业 召开上海市促进中医药发展大会，出台了《上海市人民政府关于进一步加快上海中医药事业发展的意见》和《上海市进一步加快中医药事业发展三年行动计划（2010—2012年）》。推进龙华医院国家中医临床研究基地和浦东新区国家中医药发展综合改革试验区建设。完成上海市中医基本情况调查。组织对23家中医、中西医结合医疗机构开展管理年督查。开展中医科研项目招标工作。推进社区中医药服务达标建设。继续加强ISO/TC秘书处工作，开展中医药标准化和中医“治未病”研究。组建上海市中医药发展研究室和中医标准化研究室。

学科人才建设 上海市11家医疗卫生机构通过医学实验室专家评审并获国家认可委认可，25人取得实验室认可外审员资格证书。上海市卫生系统新增16位优秀中青年专家入选2010年上海市领军人才培养计划。2010年上海市卫生系统共获得国家级科技奖项13项，约占全国卫生系统获奖总数的35.1%，其中王振义院士荣获国家最高科学技术奖；获上海市科学技术奖52项，占上海市获奖总数的16.9%；组织开展卫生局局级科研课题计划。

健康城市建设 组织开展“健康世博、健康上海——市民健康行动”，在上海市发放“健康世博礼包”1000万套。开展“四控一动”（控盐、控油、控烟、控体重、适量运动）活动，持续推广全民健康生活方式，上海市新增市民健康自我管理小组3380个、职工健康自我管理小组609个，新增健康步道273条共146.86公里。实施了《上海市公共场所控制吸烟条例》，上海市分批、分级开展控烟普法培训近2000次约8.8万人，制作张贴禁烟标识152万张，发放控烟宣传资料90多万份，开展控烟展板巡展1300多次，在电视媒体投播控烟电视广告累计超过5000次。

卫生立法和监督执法 起草了《上海市公共建筑集中空调通风管理办法》草案。开展《上海市卫生“十二五”立法规划》和《上海市公共场所控制吸烟条例》等项目立法后的评估研究。推进卫生行政审批制度改革，做好卫生审批事项清理工作。

制定了《上海市职业病防治规划（2010—2015年）》。组建上海市职业健康检查质量控制中心、上海市职业病诊断质量控制中心和上海市职业卫生技术服务机构质量控制中心。加强上海市公共场所卫生、饮用水卫生、学校卫生、放射卫生和传染病防控监督工作。市卫生局、市公安局等五部门联合制定了《2010年上海市整治“医托”、打击无证行医专项行动工作方案》，深入开展打击无证行医和整治“医托”专项行动，2010年上海市共出动执法人员21,996人次，其中卫生部门出动执法人员11,941人次，取缔无证行医点2803户次，立案970件，罚款约498.5万元，没收药品4920箱、医疗器械42,968件，移送公安部门处理70件，其中追究刑事责任43人。

国内外交流与合作 围绕世博会卫生保障，上海市在烟草控制、疾病预防与控制、食品安全和健康促进等领域与世界卫生组织开展交流合作，组织世博园区各类外事活动11次，承办涉外会议、论坛、研讨会13次，接待来访团组54批次375人，安排外宾会见会谈30批次180人。继续做好援助摩洛哥医疗队的各项工作任务。

继续做好上海市卫生系统对口支援西藏自治区、新疆维吾尔自治区、云南省、重庆市万州区和湖北省宜昌市夷陵区，制定了《上海市卫生系统对口支援新疆工作建设项目规划（2011—2015 年）》，完成了7000余万元的援疆试点项目医疗设备采购工作。组织 19 家三级综合医院和云南省 19 家县级医院全面建立长期对口支援机制。开展白玉兰远程医学教育，培训云南省四州市和三峡地区乡镇医疗卫生机构1000余人。组织受援地区48位医疗卫生人员到上海市进修和挂职，在上海市举办5期培训班、协办两期培训班，来自受援地区的医疗骨干331人参加了培训。组织5批上海专家团共31人赴西藏自治区日喀则地区、新疆维吾尔自治区阿克苏地区、新疆维吾尔自治区喀什地区、重庆市万州区、湖北省宜昌市夷陵区进行讲学和现场指导。

精神文明和行风建设 拍摄国内第一部宣传医学大师的系列电视纪录片《名医大家》，弘扬名医大家精神。与上海市委宣传部、第二军医大学联合举行孔宪涛教授先进事迹报告会。以迎世博会为契机，开展迎世博会的“微笑服务天使”评选活动。继续深入开展治理医药购销领域商业贿赂专项工作，纠正各类不正之风，落实防控长效机制。据对458家医疗卫生机构统计结果显示，2010 年医疗卫生机构拒收“红包”4658 人次，上交“红包”3449 人次，上交金额 532.99 万元（其中退还 2362 人次，退还金额467.44万元），收到各类表扬43,892次。对上海市116家二级以上医院门急诊、住院病人开展了万人问卷调查，综合满意度达91.7%。

（徐伟）

江 苏 省

2010 年江苏省医疗卫生机构总数 30,961 个，其中医疗机构 30,455个；医疗机构床位 269,670 张，其中医院床位 195,460 张；卫生人员总数459,290人，其中卫生技术人员 328,387 人，执业（助理）医师 128,998 人，注册护士 122,561 人。2010 年，江苏省孕产妇和婴儿死亡率分别为 6.00/10 万和4.04‰。

新型农村合作医疗 江苏省参合人口 4384 万人，参合率继续保持在95%以上，人均筹资标准 190 元，支付限额全部达到当地农民 2009 年度人均纯收入的8倍以上。有21个统筹地区开展综合支付方式改革试点、33 个统筹地区实施按病种付费，控制医药费用不合理增长。江苏省县乡两级政策范围内住院补偿比达到 61.55%，住院费用实际补偿比达到 45.34%。在 26 个统筹地区开展提高农村儿童重大疾病医疗保障水平试点工作，收治先心病和白血病两类疾病患儿 252 名，人均补偿2.1万元。省级新型农村合作医疗（以下简称新农合）信息平台投入使用，66 个统筹地区和15家三级医院实现与省级平台连接。6个县（市、区）获得江苏省新型农村合作医疗管理先进单位称号。新农合条例通过江苏省十一届人大常委会初审。

基层卫生工作 新一轮农民健康工程进展顺利，各项指标任务全面落实，8个县（市、区）达到农民健康工程先进县（市、区）标准。争取中央投资2.545亿元，扶持16个县医院、24个社区卫生服务中心和82个中心乡镇卫生院建设；江苏省完成经济薄弱地区 3000 个村卫生室基本设备配备，帮助苏中、苏北地区完成88个社区卫生服务中心业务用房改造任务，对162个达到省定建设标准的社区卫生服务站给予专项补助。建成50个省级示范乡镇卫生院、28个省级示范社区卫生服务中心。加强农村卫生队伍建设，2010 年培训农村卫生人员 1.04 万人，在岗乡村医生中专学历补偿教育实施顺利，为农村定向免费培养大专生 1083 人。超过 80% 的乡村卫生机构实现业务服务管理一体化，56 个县（市、区）实现乡村医生养老保障全覆盖。继续推行责任医生制度和团队服务，强化基层医务人员“三基”知识训练，制订社区常见病诊疗路径，95%以上的城市社区卫生服务中心能够提供“六位一体”综合卫生服务。

公共卫生服务 争取中央投资 9500万元，扶持8所市级以上精神卫生机构基础设施改造。完善管理公示制度，加强项目实施管理，9类22项基本公共卫生服务运行质量进一步提高。江苏省累计建立居民健康档案5133万份，全人群建档率达到 63.5%，计算机管理率达到79.5%。免费为207.1万3岁以下儿童提供健康体检等保健服务，为72.4万孕妇提供孕产期保健服务，为765万65岁以上老年人进行体格检查和健康指导。儿童免疫规划疫苗免费接种 2090 万人次。排查重性精神病患者 18.9 万人。管理高血压患者 482.7 万人、糖尿病患者 108.1 万人，规范管理率均达到 80% 以上。全面实施重大公共卫生服务项目，完成425万名儿童麻疹疫苗强化免疫、87.7万名儿童乙肝疫苗补种的任务；所有血吸虫病流行县（区）达到传播控制标准，提前实现国家血防中长期规划目标；结核病防治规划确定的各类工作指标位居全国前列，艾滋病防治工作取得新成效。免费为白内障患者实施复明手术1万多例，完成59.8万孕妇艾滋病筛查和65万农村妇女“两癌”免费检查任务，对60.1万农村妇女实施住院分娩补助，对61.4万农村妇女免费增补叶酸，新增农村无害化卫生户厕107.9万座，卫生户厕普及率达 83%，农村饮水水质卫生监测覆盖面达100%。深入开展爱国卫生运动，推进城乡环境卫生整洁行动，新建成国家卫生镇13个、省卫生镇22个、亿万农民健康促进行动江苏省示范县（区）两个、省卫生村380个，60%的医疗卫生单位建成为无烟单位。江苏省甲乙类法定报告传染病发病率为 150.6/

10万。进一步加强卫生应急队伍装备建设，强化疫情监测，建成6个省卫生应急工作示范县（市、区）。完成对口支援绵竹工作，对口支援绵竹医疗卫生总队被江苏省委、省政府评为先进集体、3名队员被评为先进个人。

基本药物制度 江苏省首批37个县（市、区）正式实施基本药物制度，第二批45个县（市、区）从10月1日起开始启动。各地认真执行基本药物集中采购、统一配送、零差率销售、提高报销比例等政策，广泛开展人员培训，规范推进建立基本药物制度工作。与此同时，统筹推进基层医疗卫生机构综合改革，采取“一次核编、逐步配齐”的办法，完成制度实施地区基层医疗卫生机构核编工作；按照“核定任务、核定收支、绩效考核补助”原则，省财政对经济薄弱地区下达补助资金2.69亿元，其中对经济薄弱地区的村卫生室，按每个行政村1万元标准给予补助；全面推行岗位设置、竞争上岗和分配制度改革，加强绩效考核，基层医疗卫生机构“以药养医”机制开始得到扭转，群众看病就医负担显著减轻。2010年制度实施地区政府办基层医疗卫生机构共完成门急诊3120万人次，同比增长了8.9%；门诊均次费用62元，同比降低了23%；住院均次费用2681元，同比降低了6%；群众在基层医疗卫生机构就医费用平均下降了20%～25%；累计采购基本药物12.8亿元，减轻群众药品费用负担10亿元。

公立医院改革试点与服务管理 出台了《江苏省公立医院改革试点实施指导意见》，稳步推进公立医院改革。镇江市公立医院改革试点进展顺利，一些做法得到卫生部的肯定。大力促进民办医疗机构发展，江苏省共有民营医疗机构9072家，民营医疗机构床位占医疗机构总床位达24.9%。扎实推进大型医院巡查，着力提升医院精细化管理水平。统一规范和标准，积极开展电子病历试点，江苏省超过三分之一的三级医院使用比较规范的电子病历系统。深入开展“医疗质量万里行”活动，保障医疗质量安全。积极推行临床路径管理，江苏省试行临床路径管理的二、三级医院达到131家，2010年三级医院出院者平均住院日比2009年缩短0.32天。与此同时，继续深入开展“全面改善医疗服务，推进医德医风建设”专项行动，围绕创建“满意窗口”、优化服务流程、分流就诊高峰、加强医患沟通、优化就医环境等方面，落实医疗服务核心制度，大力推进医德医风建设，全面改善医疗服务。积极开展“优质护理服务示范工程”、“志愿者医院服务”等活动，推进医学检验检查结果互认，大力开展“平安医院”创建，预约挂号服务在全省县以上公立医院全面开展。

中医药事业 加强中医药服务体系建设，重点扶持30所县以上中医医院。开展基层中医药工作先进单位创建活动，建成全国农村中医药工作先进县（市）两个、全国社区中医药工作先进区两个；6家医院获得全国综合医院中医药工作示范单位称号，顺利完成了第四批20家省级中医药特色社区卫生服务中心创建工作。加强中医重点专科建设与管理，新增1个国家中医药防治传染病重点研究室和1个国家二级中医药实验室，江苏省中医院被确定为中医药标准研究推广基地（试点）建设单位。获得973项目两项、国家自然基金项目34项、发明专利78项。认真实施中医药人才建设项目，强化培训和继续教育工作，开展中医类别全科医师岗位培训，组建名老中医工作室，加强中医药文化建设与宣传，中医药人才队伍梯队更加合理，中医药内涵建设更加丰富，服务能力显著增强。

卫生科教 “科教兴卫”工程进展顺利，成效显著。2010年累计投入建设经费4504万元，获得国家科技进步奖一等奖1项、国家科技进步奖二等奖1项、省部级科技进步奖一等奖13项。国家“十一五”科技支撑计划“江苏省农村适宜技术示范研究”项目全面结题，筛选16项农村适宜技术在江苏省推广，覆盖70%以上的乡镇卫生院和50%以上的村卫生室。科教兴卫工程实施五年来，建设12个临床医学中心、31个医学重点学科，培养29名医学领军人才、120名医学重点人才，建成4个国家级重点学科、6个卫生部重点实验室，部分高新技术达到国内、国际领先水平。2010年获得国家重点临床专科建设项目12个。出台了《江苏省住院医师规范化培训实施办法（试行）》，全面启动全科医师规范化培训工作，在培全科医师856人。学校教育、毕业后教育和继续教育规范开展。

卫生监督执法 大力推进卫生监督体系标准化建设，截至2010年底，江苏省共有49个市、县（市、区）通过省级评估验收。卫生监督综合管理信息系统建设进展顺利，并进入试点阶段。全面履行食品安全综合协调职能，制定完善食品安全规章制度，建立规范长效的管理机制。加强公共卫生监管和医疗行业监督，开展消毒产品、生活饮用水及涉水产品、传染病防治、职业卫生等专项卫生监督检查，加快推进公共场所卫生监督量化分级管理，深入开展城市饮用水监测网络试点，落实学校卫生监督职责，依法开展卫生行政许可，加大对非法行医打击力度。

食品药品监管 组织开展餐饮服务食品安全专项整治，认真做好上海世博会期间江苏省餐饮服务食品安全保障工作，有效保持餐饮服务食品安全监管工作的连续性和稳定性。做好保健食品许可、化妆品生产企业卫生许可及非特殊用途化妆品备案管理等工作，集中开展保健食品、化妆品生产企业违法添加专项检查。药品安全专项整治取得重要阶段性成效，累计查处药品、医疗器械违法案件4450件，取缔无证经营户234个，捣毁制假窝点35个，移送公安机关立案查处涉嫌犯罪案件55件，追究刑事责任85人。层层签订责任书，建立中标情况报备制度，组织开展工艺处方核查，加强生产、配送现场监管，进行评价性抽验和监督抽验，基本药物质量监管工作实现良好开局。紧扣质量安全主线，加强研制、生产、流通、使用全过程监管，药品科学监管水平有进一步提高。推进城乡药品监督网和供应网建设，24 个市辖区顺利通过城市社区药品“两网”建设示范区检查验收。

行业作风建设 创先争优活动在江苏省卫生系统积极推进，促进服务改善和质量提高。组织开展“学习《廉政准则》，争做勤廉表率”主题教育活动，推进廉政文化建设。开展人文精神、医学伦理、窗口规范服务示范等活动，促进广大医务工作者牢固树立以病人为中心的理念。全面实施江苏省药品网上集中采购；搭建江苏省药品网上采购与监管平台，组织实施药品网上采购与实时监管。大力推进行政权力网上公开透明运行和电子监察系统建设，基本实现行政权力运行全上网和电子监察全覆盖。推进院务公开、医务公开，加强内控机制建设，完善治理医药购销领域商业贿赂长效机制。对部分医疗机构开展卫生行风巡查。2010 年对江苏省 60 家医疗单位出院病人问卷函调结果显示，群众综合满意度为 89.47%，保持在较高水平。

（戚兴锋 何新羊）

浙 江 省

2010 年是深化医药卫生体制改革的关键一年，也是“十一五”卫生事业发展规划的收官之年。浙江省卫生系统在浙江省委、省政府的领导下，深入贯彻“八八战略”和“创业富民、创新强省”总战略，卫生工作在深化改革、克难攻坚中取得了一定成效，全面实现了“十一五”卫生事业发展规划所确定的各项目标任务，为经济社会协调发展，为保增长、保民生、保稳定作出了重要贡献。

主要指标 城乡居民健康状况有所增强。2010 年浙江省居民的健康指标与“十一五”初期相比，有了显著的提高。孕产妇死亡率从 2005 年 13.40/10 万，下降到 7.44/10 万；5 岁以下儿童死亡率从 9.88‰下降到 8.20‰；婴儿死亡率从 7.3‰下降到 6.06‰。浙江省人均期望寿命从 2005 年的 75.84 岁提高到 2009 年的 76.94 岁。卫生资源总量持续增长，服务能力不断提高。2010 年浙江省卫生机构数已有 16,298 个，卫生院 1550 个，疾控中心（防疫站）101 个，卫生监督所 100 个，妇幼保健院 87 个，社区中心（站）6105 个，诊所、卫生所、医务室 6634 个，其他机构 1721 个。

基本医疗 新型农村合作医疗制度全面建立，参合率持续保持在 90% 以上，保障水平逐年提高，农民医药负担明显减轻。五年累计筹集资金 211.4 亿元，为农民报销医药费用 200 亿元，共有 1.82 亿人次受益；全面开展城乡居民健康体检，其中农民健康体检达 4250 万人次，健康档案建档率达 79.5%。三大类 12 项公共卫生服务项目全面推进，人均基本公共卫生服务经费达到 23.2 元，以县为单位达标率历年保持在 90% 以上。

卫生服务能力 卫生资源总量持续增长，2010 年每千人口执业（助理）医师数达到 2.41 人、注册护士数 2.09 人、床位数 3.88 张，分别比“十五”期末增加了 26.18%、59.54% 和 26.38%。浙江省诊疗人次增加了 81.04%，出院人次增加了 53.44%，床位使用率增加了 9.85%。基层卫生资源配置得到加强，浙江省共有城乡社区卫生服务中心（乡镇卫生院）1860 家、村卫生室 1.36 万家，每千居民拥有社区责任医生 0.79 人，初步构建了“20 分钟医疗卫生服务圈”。

公共卫生 公共卫生服务体系进一步完善，浙江省疾病预防和控制及传染病防治网络不断健全，省、市、县三级卫生应急和医疗救治体系基本建立，卫生监督派出机构设置全面完成，新的食品安全综合协调与管理机制初步形成。公共卫生服务保障水平不断提升，艾滋病、乙肝等重大传染病快速增长势头得到遏制，人禽流行性感冒、麻疹、手足口病、甲型 H1N1 流感疫情和“问题奶粉”等重大突发公共卫生事件得到有效处置，甲乙类传染病发病率处于历史低水平；出色完成了援助四川抗震救灾、抗击台风，以及奥运会、世博会安保等重大事件卫生保障任务。

医药卫生体制改革 按照中央的决策部署，在浙江省委、省政府的领导下，有关部门各负其责，成立了医改组织机构，建立统筹协调机制；加强制度研究，完善政策体系，先后制定出台了《关于深化医药卫生体制改革的意见》和 35 个配套政策；加大筹资力度，建立财政投入保障机制，浙江省已安排医改投入 200 亿元，其中省财政安排 42 亿元；落实目标责任制，签订医改责任书，全面推进近期五项重点改革任务。

2010 年浙江省强化领导，落实责任，加大工作推进力度，较好地完成了年度卫生工作目标，提前三个月基本完成了医改责任书所确定的五项重点改革的阶段性任务：

新型农村合作医疗（以下简称新农合）制度不断完善。2010 年浙江省参合农民 2965.5 万人，参合率为 92%，人均筹资水平达 237 元，其中各级财政补助标准达 162 元。浙江省所有县（市、区）最高支付限额达到了农民人均纯收入的 6 倍以上，政策范围内住院费用补偿比例达 41.6%，较 2009 年提高了 5 个百分点。浙江省各县（市、区）均实施了门诊统筹制度，基层医疗机构门诊费用补偿比例达 20% ~30%。同时，新农合制度得到不断完善，统筹地区 30 个县（市、区）着手开展了提高儿童先天性心脏病、白血病等重大疾病保障水平试点；53 个县（市、区）实施了跨统筹区域医疗费用即时结算报销；17个县（市、区）推行了新农合支付方式改革；浙江省7.8%的村卫生室纳入了新农合定点医疗机构。

国家基本药物制度和以省为单位的药品集中采购制度顺利实施。2010年372个县（市、区）分两批启动实施了基本药物制度，占浙江省县（市、区）总数的80%。基本药物制度实施一段时间后，取得了积极成效，一方面群众医药负担明显减轻，取得了“两下降一提高”的效果，截至2010年11月底，实施制度的基层医疗机构药品价格比实施前平均下降了34%；门急诊均次药费47.8元，比2009年同期下降了32%，为群众减少药费支出10.64亿元；门急诊量4316万人次，同比增长了18%。另一方面通过制度实施，有效促进了基层医疗机构综合改革，政府补偿机制和绩效工资制度逐步建立。省财政已安排乡镇卫生院补助资金2.75亿元，村卫生室运行补助资金0.67亿元，市县级财政累计补助资金7.47亿元，基本保证了新制度下基层医疗卫生机构的正常运转。同时，政府主导，以省为单位的药品集中采购平台和机制初步建立，顺利完成了国家基本药物、省增补药物和全品种药品的集中采购，采购价格明显下降，相对国家零售指导价分别下降45.3%、49.1%和40.6%。

基层卫生服务体系建设全面加强。基层卫生基础建设加快推进，2010年新增中央投资基层卫生项目55个，其中县级医院12个，乡镇卫生院（社区卫生服务中心）43个，争取中央资金2.11亿元。省级财政安排8000万元，支持120家欠发达地区乡镇卫生院建设；安排1500万元，兑现了第一批乡镇卫生院基本达标的8个县（市、区）“以奖代补”政策；安排9170万元，支持各地推进村卫生室（社区卫生服务站）建设。编制了以全科医师为重点的基层医疗卫生队伍建设规划，浙江省培养全科医生1000名、社区护士1000名，培训全科医生1.2万人次。继续定向培养农村社区医生，浙江省5所承办医学院校共招录829人，积极探索县乡村医疗卫生资源统筹配置改革，在24个县（市、区）开展了以“2+X”为主要内容的农村卫生改革试点。

基本公共卫生服务均等化水平逐步提升。重点抓好基本公共卫生服务项目实施，出台新的绩效考核办法和项目规范，项目服务质量和效益有较大提升。开展了第三轮（2010—2011年）参合农民健康体检，体检率达38.9%；重大公共卫生项目全面实施，15岁以下人群乙肝疫苗查漏补种累计达26.9万人次，宫颈癌检查60万人，乳腺癌检查33万人，实施贫困白内障患者免费复明手术9079例，农村孕产妇住院分娩补助12万人，婚前医学检查56万人、农村生育妇女免费增补叶酸23万人、无害化卫生户厕建成9.04座，贫困白内障患者免费复明项目完成9070例，农村孕产妇住院分娩补助12万人，艾滋病母婴阻断工作积极推进。

破解改革难点，公立医院改革稳妥推进。认真开展公立医院改革调研，制定出台了公立医院改革试点指导意见，改革思路逐步明晰，尤其是涉及医院内部管理和服务的单项改革推进较快。对浙江省各级各类公立医疗机构要求在2010医改年度实施住院和门诊均次医疗费用零增长，从目前16家省级医疗单位的统计数据看，2010年7~11月，两项均次费用增长势头得到一定控制，比2010年1~6月分别下降了4.17%和0.89%；医疗纠纷调解与处置新机制加快建立，浙江省已有11个市、90个县（市、区）建立了医疗纠纷第三方调解机制；积极探索医疗资源整合优化利用，浙江省卫生厅直属医疗单位合作建立了PET-CT中心，一些地区探索成立了放射、病理、临检等区域性医学共享中心；深入推进城乡卫生对口支援，2010年共有214家城市医院参加对口支援，463家基层医疗卫生机构受援，约1400余名医师长驻基层工作。浙江省统一的预约诊疗服务平台在7家省级医院正式启动运行；临床路径管理在139家医院开展试点；优质护理服务示范工程在80家医院实施；政事分开的医疗质量监管新机制初步形成；电子病历、远程诊疗等医院信息化工作积极推进。同时，嘉兴市作为该省公立医院改革试点市，建立了公立医院改革组织机构，拟定了公立医院综合改革实施意见，在重大体制机制改革方面正在积极探索，努力寻求突破。

爱国卫生 浙江省人大出台了《浙江省爱国卫生促进条例》，推进了爱国卫生工作的法制化建设。加强卫生创建管理，新增国家卫生镇（县城）4个，浙江省卫生区1个、浙江省卫生镇（乡）13个、浙江省卫生街道16个。浙江省制定了《浙江省全民健康促进行动方案（2010—2015年）》，统一协调开展浙江省健康促进行动，卫生系统全面签订控烟协议。

科技教育 坚持以科技为先导，以人才为支撑，以信息化为手段，大力推进卫生科技创新能力、卫生高层次创新人才培养工程、基层卫生技术人才素质提升工程和卫生信息化建设，五年累计获得国家科技进步二等奖7项，省科技进步奖270项，建设重点学科111个和学科群11个，选拔并培养高层次创新人才68名，全科医师规范化培训3559名，全科医师岗位培训2万余名，社区护士岗位培训9000余名，实现县级以上公立医院管理信息化、新型农村合作医疗管理信息化和疫情网络直报率100%，大大增强了卫生事业的可持续发展能力。

中医中药 中医药“三名”、“三进”工作扎实开展，浙江省新增国家重点学科建设单位12个；建成第三批省级中医药重点学科57个；有国家中医药重点专科（专病）32个和省级重点专科106个；推广应用成熟的58个中医药优势单病种诊疗规范，启动100个病种诊疗规范修订及临床路径研究。遴选了15个中医药适宜技术培育和推广项目，确定19个省中医药适宜技术示范建设基地。同时加快中医药创新和人才培养步伐，已建国家中医药重点研究室5个和中医药三级实验室20个，新增中医药科技创新平台两项。中医类别住院医师和全科医师全年培训人次分别达到5562人和541人，西学中近1000人。

行风建设 深入开展创先争优活动，积极推进“六型”机关（单位）创建，全面实行医德考评制度，深入治理医药购销领域商业贿赂，严肃查处了几起社会影响恶劣的行风违纪违法案件。此外，切实做好对口支援新疆维吾尔自治区阿克苏地区和农一师（阿拉尔市）、贵州省县级医院，以及援助非洲医疗队派遣等工作，卫生合作交流、卫生信息和卫生信访等工作也全面加强，为深化医改和推动卫生事业发展提供了有力保障。

（葛忠良）

安徽省

基层医药卫生体制综合改革 综合改革试点顺利完成，为全面推开积累成功经验。全省32个试点县（市、区）综合改革试点启动以来，各项改革任务基本落实，取得初步成效。一是“零差率”全面实施，药品价格明显下降，人民群众得到实惠。从2010年1月1日起，试点县（市、区）基层医疗卫生机构的基本药物和补充药品全部实行零差率销售，药品价格平均降幅达50%左右，惠及2000多万城乡居民。二是基层医疗卫生机构体制转型基本完成，功能定位进一步明确，公益性管理体制初步确立，新机制开始运转。试点地区将政府举办的乡镇卫生院、社区卫生服务机构明确为公益性事业单位，纳入政府编制管理和财政保障；试点县（市、区）核定编制18,138人，基层医疗卫生机构由过去单纯基本医疗卫生服务变为基本公共卫生服务和基本医疗服务并重，超范围执业、超服务能力接诊和大处方、乱检查等现象得到遏制。2010年1~6月，试点县（市、区）次均门诊药品费、次均住院药品费、次均门诊费、次均住院费分别比2009年同期下降了30%、27%、26%和12%；抗生素使用比例同比下降了27.2%；门诊输液率降低了2.23%；乡镇卫生院门诊人次上升了21.3%。三是“因事设岗、全员聘用、合同管理、能进能出”的用人机制初步建立，人员结构得到优化，专业技术岗位人员达14,499人，占总数的87.2%，比改革前提高11.1%；具有初级以上职称的占90.8%，比改革前提高近10个百分点。试点地区全面完成了核编设岗、竞争上岗、全员聘用等工作，实际竞争上岗16,619人。改革后，基层医疗卫生机构人员结构明显优化。四是分配制度改革加快推进，全面实施绩效工资政策，建立了“两级考核、两个挂钩”的绩效考核制度，陆续兑现了绩效工资，医务人员平均工资水平与当地事业单位工资水平相当。五是财政补偿机制初步建立，基层医疗卫生机构收支全部纳入县级国库支付中心和财政预算管理，实现收入缴财政，支出有保证。改革后，试点地区基层医疗卫生机构政府补助补偿收入占总收入比重明显提高，平均上升25.7个百分点。

综合改革在全省全面推开，实现基本药物制度基层“全覆盖”。在全面总结试点经验、开展政策评估的基础上，安徽省委、省政府研究决定，在中央要求2011年基层医疗卫生机构实行“零差率”扩大到60%地区的基础上，两步并作一步走，于2010年在全省全面推开，在全国率先实现基本药物制度基层“全覆盖”。从2010年9月1日起，安徽省17个市、108个县（市、区）政府举办的1263个建制乡镇卫生院、605个社区卫生服务机构、10,750个一体化管理的村卫生室全部配备和使用基本药物并实行零差率销售。各地稳步推进人事制度改革。新推开的76个县（市、区）的基层医疗卫生机构共核定编制41,336人，选聘院长（主任）1126名，人员竞争上岗工作全部完成，体制机制顺利转轨，人员分流安置任务基本完成。同时积极推进分配制度改革。据统计，全面实施后，2010年10月与2009年10月同期相比，门诊人数上升了8.4%，次均门诊费、药品费及住院费、药品费下降明显。

创新基本药物统一招标采购办法，启动国家基本药物省集中招标采购工作。一是实行“双信封”投标方式，做到公开公平公正；二是实行招品种、招剂型、招规格，大幅度减少中标品规过多过滥现象，促进了合理用药；三是实行“量价挂钩”和单一货源供货，保证中标企业的实际市场份额；四是由省药采中心与中标生产企业签订总合同，利用采购量大的特点，进一步降低价格；五是创新药款支付方式，由县（市、区）国库支付中心根据相关证明一个月内支付购药款，大大减轻了企业的资金压力。全省完成了288种基本药物、857个品规的省级招标工作。据测算，安徽省基本药物采购价相对于国家零售指导价总体下降了52.8%。集中招标采购后药品质量水平总体提高，中标的基本药物中，34.8%的药品是2009年医药企业综合排名前100强的企业，57.6%的药品是排名前400名企业的产品。初步实现了降低基本药物价格，保证药品质量，保障药品供应的改革目标，群众真正得到了实惠。《人民日报》、中央电视台“新闻联播”、焦点访谈等都对安徽省的药品招标采购工作进行了报道。

突发公共卫生事件处置工作 继续加强卫生应急体系和能力建设。加强对全省卫生应急建设指导，会同安徽省发展和改革委员会印发了《关于加快推进突发公共事件卫生应急体系建设和发展的实施意见》。提升队伍装备水平，配备了150人省级卫生应急队伍装备。进一步完善应急指挥系统功能，加快推进市级指挥系统项目建设，更新了全省348个医疗机构、1513个乡镇卫生院、128个疾控机构，246个社区卫生服务中心共2235个医疗卫生机构应急指挥数据库，并将数据与GIS进行了关联。投资1513万元用于进一步提高流感监测水平，25个哨点医院、18个网络实验室2010年开展流感监测工作，流感监测进一步规范化、常态化，2010年共检测样品2564份。开展了马鞍山市、合肥市、芜湖市三市实战型应急演练和一系列培训，提升了应急管理能力。

继续抓好突发公共卫生事件应对处置。一是科学有效地处置各类突发卫生事件108起。二是切实做好甲型H1N1流感大流行后期工作，为重点人群接种疫苗400万份，处置了4起甲型H1N1流感疫情，实现了减少疫情危害、减少死亡的防控目标。三是全力防治手足口病，2010年安徽省手足口病和全国一样呈现大幅度上升势头，但没有发生大的暴发疫情，有效地维护了社会稳定。四是全力投入救灾防病，面对长江、淮河洪涝灾害，全省救灾防病期间投入药品和器械809.8万元，派出省级工作组和小分队7支23人次；全省派出医疗防疫小分队1521支6219人次，设置临时医疗点197个，诊治灾民16,540人，消杀外环境面积3660.62万平方米，发放健康教育宣传材料128.48万份，实现了灾后无大疫的目标。五是迅速有效防控霍乱疫情，针对皖北地区8个市12个县区出现的霍乱疫情，迅速实施以切断传播途径为主要手段的综合性防控措施，突出做好国庆节前后等重点时段防控工作，实现了确保不出现暴发疫情，确保不出现死亡病例，确保不出现二代病例的“三个确保”防控目标。六是开展了蜱传疾病健康宣传教育工作，做好高温中暑卫生应急工作。七是完成了上海世博会安徽地区和第四届全国体育大会等各项大型活动卫生保障任务。

重大传染病防控工作 卫生民生工程重大传染病医疗救治工作实施顺利，实际免费救治2420名艾滋病病人、7500名结核病病人和6020名晚期血吸虫病病人，超额完成了年度目标任务。

在重点地区继续实施“四个一、三条线”工程，启动艾滋病全球基金整合项目工作，建成了覆盖全省县级以上的筛查实验室，最大限度、最为便捷地发现艾滋病患者，通过筛查基本掌握既往献血员感染者底数，并纳入规范管理。截至2010年11月底，安徽省93%的符合治疗标准的艾滋病病人接受了抗病毒治疗，所有有治疗需求的艾滋病病人得到相应的机会性感染治疗服务，连续多年获得国家抗病毒治疗和感染者管理先进省份奖。统计数据显示，阻断艾滋病母婴传播成功率达100%。全省艾滋病疫情上升势头得到有效遏制，发病保持在低水平。

结核病防治以实现“三大目标”为核心，在加强结核病人发现、规范治疗基础上，通过加大与教育等部门合作，重点加强农村地区和学校学生等重点人群防控，连续5年完成了现代结核病防治策略覆盖率100%、新涂阳结核病人发现率70%以上和治愈率保持在85%以上的目标任务，完成了全国第五次结核病流行病学调查安徽省现场工作和“十一五”结核病防治规划终期评估工作，大大减少了人群传播感染。

大力推进以传染源控制为主的血吸虫病综合防控工作和地方病综合防控工作。截至2010年11月底，安徽省已完成钉螺调查4.8亿平方米，灭螺面积6736万平方米，血清学查病162.3万人次，粪检查病23.6万人次，化疗25万人次，健康教育覆盖683万人次。完成碘盐监测30,012份，无碘盐监测816份，全省非高碘地区碘盐覆盖率碘盐合格率和合格碘盐食用率分别为99.66%、98.86%和98.53%，高碘地区无碘盐食用率为98.28%；完成了省级以县为单位实现消除碘缺乏病目标的考核评估工作。

继续采取以控制传染源为主的疟疾综合防治策略，通过科学划分休根人群、较大范围预防服药、流行期及时治疗病例和改善生活生产环境等重点措施，防治取得显著成效，2010年继续实行春季休止期预防服药，服药人数达68.9万人，服药率为98.9%，全程服药率为94.8%。2010年发病数量较2009年下降69%以上，较2006年下降了94%以上，连续4年大幅度下降，超额完成年度防治任务，为实现2015年全省消除疟疾奠定了基础。

妇幼卫生工作 继续推进“提高妇女儿童健康水平”民生工程，完成了25个县级妇幼保健机构，努力做好孕产妇、0～3岁儿童免费基本保健服务，继续实施“降低孕产妇死亡率和消除新生儿破伤风”项目、农村生育妇女补服叶酸、农村妇女“两癌”检查、农村孕产妇住院分娩补助、预防艾滋病母婴传播、免费婚检等重大公共卫生项目。加强产前诊断、新生儿筛查、妇幼保健队伍建设、适宜技术推广等重点工作。完成了《安徽省妇女发展纲要（2011—2020年）》和《安徽省儿童发展纲要（2011—2020年）》制定调研和卫生章节初稿，指导全省卫生系统做好计划生育、未成年人保护等工作。截至2010年11月底，为77.2万人提供了免费婚前保健服务，全省婚检率由2009年的39%上升到69.6%；补助农村孕产妇43.9万人，补助资金1.32亿元，补助覆盖率达100%，农村孕产妇住院分娩率达98%以上。新生儿疾病筛查率达65%以上，孕妇产前诊断率显著提高。

大力开展健康教育和健康促进工作，在合肥市、铜陵市、蚌埠市三市实施了城市社区健康教育与健康促进干预试点项目，召开了创建全省无烟医疗卫生系统动员大会，全省17个市卫生局、27家省属三级甲等医院签订了禁烟工作责任书，50%医疗机构和所有卫生行政单位控烟任务基本完成。

爱国卫生运动 安徽省政府印发了《关于进一步加强爱国卫生工作的意见》和《安徽省防控病媒生物管理办法》，召开了省爱国卫生运动委员会成员（扩大）会议。提前完成了2009年度重大公共卫生农村改厕项目任务，全省54个项目县（市、区）建厕17.5万座，位于中部省份第一、全国第四，多次受到全国爱国卫生运动委员会的表扬；积极实施2010年度农村改厕项目，截至2010年11月底，完成建厕104,884座，占16万座建厕任务的65.55%；48个改水项目县（市、区）按计划已完成1325处农村饮水安全工程的水质卫生监测任务，枯水期和丰水期共监测水样5300份。全省农村卫生厕所普及率为57.55%，无害化卫生厕所普及率为25.64%，分别比2009年提高了3.41百分点和3.54个百分点；安徽省农村自来水普及率为47.83%，比2009年提高4.16个百分点。重新修订省级卫生镇（县城）、卫生村（社区）、卫生先进单位标准及其考核命名监督管理办法，全省新创建1个国家卫生城，6个省级卫生镇（县城），20个省级卫生村及136个省级卫生先进单位，卫生创建工作先进镇8个、先进村22个。铜陵市创建国家卫生城市工作已通过国家暗访，滁州市、芜湖等市正积极创建省级卫生城市。在全省开展“城乡环境卫生整洁行动”、爱国卫生月、世界卫生日、爱国卫生法制宣传周等活动。积极组织开展病媒生物防控宣传、培训和密度监测。全省爱国卫生综合试点县工作开局良好。

基本公共卫生服务均等化 九项基本公共卫生服务项目工作实施顺利。据统计，自2009年9月至2010年11月，安徽省累计居民健康档案建档人数，城市为588.3989万人，建档率为42.96%，农村为1047.1万人，建档率为21%；为245万名0～36月儿童提供基本儿童保健服务390万人次；为97万名孕产妇提供基本孕产期保健服务580万人次；安徽省65岁以上老人登记管理人数，城市为1,190,087人，管理率为102.23%，农村为2,516,618人，管理率为62.13%；城市高血压患者登记管理人数961,902人，管理率为51.41%，农村为1,846,501人，管理率为28.36%；城市糖尿病患者登记管理人数285,472人，管理率为91.55%，农村为463,714万人，管理率为42.73%；重性精神病患者登记管理人数117,256人，管理率为23.885。均完成或超额完成年度目标任务。扩大国家免疫接种规划工作得到全面推进，在加强常规免疫接种基础上，组织全省开展脊髓灰质炎强化工作，同时按计划分批更新补充安徽省各级疾病预防控制机构和预防接种单位冷链设备，实现了儿童接种信息化管理，原“五苗”接种率保持在90%以上，新扩大的疫苗，按照指定范围和人群接种率达到80%以上的2009年度目标。

重大公共卫生服务项目稳步推进。自2009年9月至2010年11月底，累计完成210余万人的乙肝查漏补种，超额完成计划任务；全省完成8月龄至4岁儿童306.8万人麻疹强化免疫，为实现2012年全省消除麻疹目标打下了坚实基础；检出27例产妇艾滋病毒感染者，对20例进行了母婴阻断；全省已经累计为农村生育妇女免费提供65余万人份叶酸药品，有效地减少了神经管缺陷的发生；免费为27万农村妇女提供宫颈癌检查服务，检出宫颈癌患者22例；为3万名农村妇女提供乳腺癌检查服务，检出乳腺癌患者11例。

新型农村合作医疗制度 一是全省各县（市、区）全部实行新型农村合作医疗制度，覆盖农业人口4946.76万，参合率达96.02%，2010年受益人次达到4000万。二是保障水平逐步提高，各级政府对新农合的补助标准提高到120元，政策范围内补偿比达60%以上，住院费用实际补偿比全省达到46%，位于同等筹资水平省份的前列。从2010年8月起，对全省范围内患白血病和先天性心脏病的14周岁以下儿童，大幅度提高补偿比例的同时实行单病种定额付费，医疗费用最高可报销90%。三是受益面不断扩大，87个新型农村合作医疗（以下简称新农合）统筹县（市、区）中，有86个开展了门诊统筹，80个县（市、区）在定点村卫生室开展门诊结报，以户为单位受益率达100%。四是全面推进即时结报（住院异地结算）。市级新农合定点医疗机构全面实现了与周边县的即时结报，省级新农合定点医疗机构已与90%以上的统筹地区开展即时结报，极大地方便了参合病人及时获得报销款。五是新农合信息系统建设全面建成。全省承担住院医疗服务的医疗机构99%实现了与新农合信息系统联网对接，80%的门诊统筹村卫生室实现了与新农合信息系统联网对接，全省已有70多个县（市、区）启用了IC就诊卡，参合农民就诊实现了“一卡通”，对提高新农合服务效率和监管效果发挥了巨大作用。六是积极探索新农合与城镇居民医保并轨运行。长丰县、宁国市、石台县、繁昌县、青阳县、肥西县、肥东县、颍上县等8县（市、区）已经将城镇居民医保并入新农合运行，有效地避免了重复参加、重复报销、增加农民交费、增加财政负担现象的发生。

基层卫生服务体系建设 社区卫生服务体系建设。城市社区卫生服务体系民生工程和中央支持社区卫生服务中心建设项目稳步推进，2010年度目标任务全面完成。扎实推进社区卫生服务机构综合改革，全省政府办的社区卫生服务机构全面实施了以药品零差率销售为核心的基层医药卫生体制综合改革，在此基础上，合肥市、淮北市、铜陵市、淮南市、马鞍山市等已在非政府办社区卫生服务机构中实行了基本药物和安徽省补充药品的零差率销售。在社区稳步推进九项基本公共卫生服务工作，城市居民健康档案规范化建档率提前完成了40%的年度目标任务。全省已建成社区卫生服务机构1814个，覆盖90.7%的城市居民。

农村卫生服务体系建设。乡镇卫生院、村卫生室年度建设目标任务全面完成。组织开展乡镇卫生院、村卫生室达标创建活动，推进了乡村卫生机构的标准化建设。为皖北三市和沿淮六县等地160所卫生院配备了高频X光机、全自动生化分析仪等8种设备，提高了当地卫生院装备水平。积极推进乡村卫生服务一体化管理工作，全省已有1.3万所村卫生室实行一体管理，占全省行政村卫生室总数的81.7%。一体化管理在扩大覆盖面的基础上，紧密联系基本药物零差率销售、新农合门诊统筹及信息化建设，提高了管理质量、充实了内涵建设。完成了53,125名乡村医生再注册工作，评选表彰了100名全省优秀乡镇卫生院院长、10名全国优秀乡村医生和100名全省优秀医生。

公立医院改革试点 积极推进公立医院改革。安徽省委、省政府高度重视公立医院改革试点工作，分别出台了《关于印发公立医院改革试点指导意见的通知》和《关于印发公立中医院改革试点实施意见的通知》，明确了全省公立医院、中医院改革试点范围、目标任务、改革的主要内容和时间步骤等。芜湖市和马鞍山市是国家试点城市，两市分别探索了以“医药分开”和“管办分开、资源整合”为特色的公立医院改革。省卫生厅帮助两市审定改革方案，多次组织调研指导改革，省物价局和卫生厅将医疗服务价格管理权限下放到市，全力支持两市开展试点。芜湖市、马鞍山市均成立了医疗集团，公立医院管理体制改革的基础工作已经完成，正在稳步开展公立医院服务体系、补偿机制、监管机制以及法人治理结构、内部运行机制等方面的改革工作。

加强医疗机构管理。着手探索医疗保障支付制度改革，实行按病种付费、按人头付费、总额预付等方式，及时足额支付符合医疗保障政策和协议规定的费用。建立健全医疗纠纷预防与处理工作机制，推行医患纠纷人民调解和医疗责任保险，逐步建立独立于医方和患方的第三方调解机制，各地加强了医疗纠纷人民调解组织机构建设、人员队伍建设和制度机制建设，充分发挥人民调解在妥善化解医疗纠纷中的重要作用。积极探索医院监管的长效机制，推进医师、护士定期考核管理办法和医疗机构定期校验管理办法实施，确保各项制度落到实处。全面推进医院信息公开制度，建立规范的医疗服务信息发布制度，全方位接收社会和群众监督。推动临床路径管理试点工作，制定印发了《安徽省临床路径管理试点工作方案》，组织全省62家医疗机构积极开展省临床路径管理试点工作。公立医院管理水平不断提升。

规范医疗服务行为。组织全省医疗机构开展“医务人员医德医风及法律法规教育培训”活动，全省公立医疗卫生机构医务人员参训率达90%以上。继续稳步推进治理医药购销领域商业贿赂工作，认真实施医师定期考核、护士定期考核，落实医务人员医德考评制度，强化宗旨意识和服务意识，促进行业风气持续好转。开展医疗质量万里行活动，继续推进医院管理年活动，加强医疗质量和安全管理，规范医疗行为，制定了《安徽省第二类医疗技术目录》、《安徽省血液透析管理规范》，修订了等级医院评审标准，开展病历质量评比活动和三级综合医院优质服务先进单位考核。执行基本药物制度，规范医疗用药行为，坚持合理检查、合理用药、因病施治，推广应用适宜技术，继续实行医疗机构检查结果互认。推广公立医院预约诊疗服务工作，规范预约诊疗服务流程和内容，方便群众就医。以使用电子病历为抓手，推动医院信息化建设，提高管理和服务水平。积极开展护理管理干部培训，加大专科护士培训力度，在全省二级以上综合医院开展“优质护理服务示范工程”试点，全省临床护理服务质量不断提升。严格执行《处方管理办法》，加强全省处方的规范化管理。执行《抗菌药物临床应用指导原则》，提高抗菌药物临床合理应用水平。积极推行网上招标采购，据统计，2010年药品集中采购总金额为37.65亿元，其中县级平台为33.15亿元，配送率为65.66%，基层平台为4.5亿元，配送率为90.79%。

中医药事业 巩固完善中医药服务体系。中医院重点项目建设进展顺利，2010年3所市级以上中医院、10所县级中医院列入国家中医院基础设施建设项目单位，总投资规模2.63亿元；9所市级中医院纳入省政府2010年度“861”项目投资计划，投资规模1.95亿元，目前均按已开工建设。2010年国家补助安徽省中医药部门公共卫生专项资金3038万元，加强中药制剂能力、中药房建设、急诊急救能力建设，项目进展顺利。加大基层中医药服务体系建设的力度，采取招募、下派等多途径充实基层人才队伍，大力开展中医药适宜技术推广工作，全省105个县（区）共培训了25000多人次；开展中医类别全科医师培训，2010年又有177人取得上岗资格。开展综合医院中医药示范单位创建工作，蚌埠医学院附属医院、芜湖市第五人民医院、泾县人民医院等三所医院中医科被国家中医药管理局确定为示范单位。

大力提升中医药科技创新能力。完善以国家中医临床研究基地为龙头的科技支撑体系，基地建设方案通过国家中医药管理局审查，中央财政6310万元专项资金和首批2000万元省级配套经费已经下达，基地大楼于2010年7月份顺利开工。省级中医药临床研究基地建设项目正在加紧筹备中。合肥市传染病医院被列为国家中医药管理局中医药防治传染病基地和重点研究室建设单位；省中医院、安徽中医学院附属针灸医院被确认为第一批中医药标准研究推广基地建设单位。完成了全省14个国家中医药三级实验室信息平台建设。“十一五”国家科技支撑计划“名老中医临床经验、学术思想传承研究”

课题通过省级验收，3 项课题均按照规定的时间和进度完成任务。连续 6 年完成中医药治疗艾滋病治疗任务，2010 年治疗人数增加至 600 人。中医药防治手足口病临床研究荣获国家中医药行业重大科研专项立项并及时启动研究工作。重视名老中医学术经验传承，完成了第四批老中医药专家学术经验继承工作中期评估，目前全省名老中医工作室已达 37 个。启动了“十二五”中医临床学术和技术带头人才培养对象的申报工作。

探索中医药运行机制改革。以探索建立分类补偿机制为重点，在全国率先推进公立中医医院改革试点。制定印发了《关于公立中医医院改革试点的实施意见》，各试点城市结合实际大力推进取得了实质性进展，改革尝试受到卫生部和国家中医药管理局的高度关注和肯定。同时，启动农村中医药工作县乡村一体化管理试点工作，出台了《关于农村中医药工作县乡村一体化管理试点的指导意见》，确定怀远县、泾县、南陵县等 3 个县开展试点工作。继续深入开展中医医院管理年活动，举办了首届全省中医药护理岗位练兵技能竞赛。加强重点专科专病建设项目的管理，组织对省“十一五”重点专科专病建设项目的督促检查，启动“十二五”省级中医重点中医专科专病项目建设申报工作。制定安徽省示范中医医院评审管理办法和评审标准，组织开展了全省示范中医医院评审工作。强化中医药行业管理，在推动中医医疗机构上规模、上特色、上水平的同时，加大行业管理的力度，规范中医医疗市场秩序，保障群众就医安全。

食品安全综合协调和依法行政 认真履行食品安全综合协调职责。落实省政府和省食品安全委员会的决定和交办事项，提请召开了省食品安全委员会第二次会议，先后组织召开了 4 次省食品安全委员会办公室联席会议，推动部门之间协调配合，进一步形成监管合力。继续做好食品安全整顿工作，制定了《安徽省 2010 年食品安全整顿工作实施方案》和《2010 年安徽省食品安全工作要点》，组织开展了“问题乳粉清查”、“地沟油整治”和“水产品食品安全整治”等专项整顿行动，牵头完成了 2009 年食品安全整顿考核和 2010 年食品安全整顿督查工作。及时成立由多方面专家组成的省食品安全风险评估专家委员会和省食品安全标准委员会，为安徽省食品安全工作提供技术支撑。认真开展食品安全风险监测，确定阜阳市、合肥市等 6 个市为安徽省一级监测点，设立 10 个异常病例监测哨点医院，已完成 1232 份化学污染物和 1010 份食源性致病菌的样品检测任务。扎实做好食品安全标准工作，批准 3 项食品安全地方标准立项申请，完成了 644 份企业标准备案。

持续强化卫生法制与监督执法。召开全省卫生系统依法行政工作会议，扎实推进“五五”普法和卫生依法行政工作，开展“法律六进”活动，不断提升依法管理和服务社会能力。继续深化卫生审批制度改革，强化政务中心窗口建设，2010 年受理各类卫生行政审批项目 68,163 件，卫生行政审批项目审批办结率为 100%。继续开展卫生专项执法检查和卫监专项行动：一是公共场所卫生监督。全面开展了公共场所卫生信誉度量化分级工作，检查 8059 家住宿业，已实施量化分级管理 6010 家，检查 144 家游泳场所，已完成量化分级管理 136 家，共计立案查处 3347 家。二是生活饮用水卫生监督。检查供水单位 1155 户，立案处罚 186 户。三是学校卫生监督。省卫生厅会同教育行政部门执法检查各级各类学校 15,136 家。四是传染病防治卫生监督。开展了医疗机构血液透析等医院感染工作专项检查，督办查处霍山人民医院、安庆宜城医院血透丙肝事件。完成 2010 年消毒产品卫生监督抽检工作，并规范了消毒产品的许可监管，对全省 125 家消毒产品生产企业均建立了监管档案。开展了全省餐饮具集中消毒单位检查，并对其进行了卫生学评价。五是职业卫生与放射卫生监管。认真贯彻落实《国家职业病防治规划（2009—2015 年）》，印发了《安徽省卫生厅贯彻〈安徽省职业病防治规划(2010—2015 年)〉实施意见》，加强职业病卫生技术服务体系建设，截至目前，全省职业卫生技术机构服务网络基本现成，职业健康检查机构基本实现了全覆盖。积极开展 2010 年职业卫生重点监督检查，全省共检查用人单位 7264 家、建设项目 541 个，职业健康检查 17 万人次，查处违法单位 789 家；共抽查从事放射各级各类单位 2321 家，查处放射诊疗机构违法行为 343 起。六是开展全省卫生监督重点工作督导和卫生监督专项稽查，规范卫生行政许可和卫生监督执法行为。

依法加强医疗市场监管。经过多年持续努力，初步建立了打击非法行医活动长效机制。一是强化举报案件的处理。受理处理医疗服务举报投诉 121 件,案件办结率达到 100%。二是强化日常监管，开展了医疗机构血透专项执法检查，安徽省共监督检查医疗卫生机构 9588 家、疾病预防控制中心 104 家、采供血机构 40 家；查处违法医疗机构 4292 户次，取缔无证行医 2944 户次。行政警告 263 户，行政罚款 2491 户，罚款 717 余万元，没收非法所得 4249 户，没收 130 余万元。三是严肃查处大案要案。2010 年全省共移送非法行医刑事案件 31 件，追究行政责任 30 人。有力地维护了医疗市场秩序。四是严格人员准入。完成了 2009 年全省 8218 位医师资格考试合格人员的医师资格证书的制证、发放工作；对在 2009 年医师资格考试中有违规行为的 483 名考生进行相关处罚；完成了 2010 年度全省医师资格考试报名资格审核工作护士注册工作。

血液安全管理常态化，规范化。采供血服务能力进一步提升，全省共有 1200 名医院输血科业务技术人员、180 名血站实验室专业技术人员分别在指定的专业培训基地完成了系统培训；169 所二级以上医院输血科（血库）实现了与全省血液管理系统联网；开展了医院输血科（血库）规范化建设。2010年无偿献血41万人次，献血量145吨，比2009年增加了10%，固定献血者比例达47%，单采原料血浆约165吨。组织开展了全省临床用血专项督查，下达416条整改意见；组织开展了单采血浆站执业行为暗访检查，对发现的77项问题责令限期整改；组织开展了全省血液安全和质量体系建设督导检查，提出了486条整改意见。

人才培养 着力做好高层次人才选拔推荐和境外培训工作。组织开展卫生部有突出贡献的中青年专家推荐选拔工作，共推荐8名人选。完成对已达设立期限的第一批省115产业创新团队的考核验收工作和第二、三批团队的跟踪考核管理工作，新选拔推荐5支卫生类团队申报参加第四批团队评审。11人入选省学术技术带头人，18人入选为省学术技术带头人培养对象。选派13名专家赴澳大利亚进行为期21天的专业培训。推荐3人列为国家特殊津贴候选人、9人列为省政府特殊津贴候选人。

加大基层卫生人才队伍建设力度。继续开展“万名医师支援农村卫生工程”、卫生下乡、卫生支农、卫生扶贫等活动和实施县医院救治能力建设，提高贫困地区和受援医院医疗技术和管理水平。继续实施农村卫生人才“双千工程”，在省直医疗单位选派40名医务人员，市县二级以上医疗单位选派960名医务人员支援乡镇卫生院，相应选派乡镇卫生院1000名医务人员到上级医疗机构培训进修。举办全省县（市、区）卫生局长培训班、中心卫生院管理人员省级培训班。招募170名医药卫生类专业毕业生、90名执业医师到农村基层服务，首次开展农村订单定向医学生免费培养工作，招收120名全科医师方向本科生。组织开展农村在岗卫生人员大中专学历教育，2007年全省通过中专入学考试近2万人现已完成全部课程学科并通过毕业考试；540人通过成人大专入学考试被录取参加临床医学专业学习。全科医学培训工作稳步推进，2010年培训全科医师骨干181人、全科医师1627人、社区护士及其他卫技人员1809人。制定印发了《2010年中央补助安徽省城市社区卫生人员培训项目实施方案》，组织开展社区示范基地评审工作；下达全科医学转岗培训计划，组织开展全科医学省、市级师资重新申报和认定工作。启动实施住院医师规范化培训工作，下达培训计划300人，其中专科方向220人、全科方向80人。布置开展加强村卫生室及村卫生室人员技术支持工作，为各市配发培训教材。评审公布省级继续医学教育项目355项（含备案项目64项）。组织开展全省“十一五”继续医学教育工作总结、检查与评估。

学科建设 继续加强重点学科建设。组织开展了第二周期预防医学和公共卫生重点学科申报评审工作，公布立项学科24个，其中重点实验室7个、重点专科17个。布置开展第三周期省临床医学重点学科期末验收考评工作。规范科技计划管理，下达科研计划项目131项，资助研究经费170万元；首次在部分学科领域针对重大疾病防治开展了重点项目招标工作，经专家评审，下达中标项目16项，每个项目资助5万～20万；完成对厅直单位承担的29项省科技计划项目研究任务执行情况检查，其中科技攻关项目15项、年度重点项目12项、国际科技合作项目2项：受理审核厅直单位承担的15项计划到期的省科技计划项目的验收材料，已主持验收8项；组织对省直单位医学科技成果评价17项；推荐申报并中标2010年省国际科技合作计划项目2项；组织推荐申报2010年度省科学技术奖科技进步类项目11项，获得科技进步奖励项目8项。

加强实验室生物安全管理。针对甲型H1N1流感防控及上海世博会安全保障，举办全省实验室生物安全培训班，开展了全省病原微生物实验室生物安全管理督查，加强了实验室在高致病性菌毒种运输、保藏、使用和管理以及生物安全重点部门、单位及敏感部位的安保工作。规范开展卫生技术，组织评审、校验批准开展人类辅助生殖技术机构3家。举办卫生部“十年百项计划”适宜技术推广项目“细菌药敏试验规范化检测技术及其药敏试验指导软件的应用”培训班一期。

对外合作交流 完成报批及办理出国和赴港澳台考察、访问、培训、进修学习、参加国际学术会议的卫生技术、管理人员41批152人次；接待外宾24批58人次。继续做好援外医疗队工作，召开援助也门医疗队40周年纪念大会，完成援助也门（南）医疗队第19队工作总结暨表彰工作，完成第20队第一批7名、第二批45名队员派出工作，加强援外医疗队管理，积极开展“和谐进取、创先争优”活动。争取卫生国际合作项目，安徽中古友谊眼科医院批准设立。积极开展国际合作，5个国际合作项目进展顺利，其中，安徽中古友谊眼科医院装修基本完成，古巴提供的价值人民币3100多万元的眼科医疗设备已到达医院；安徽省申报的JICA中国农村基层公共卫生能力和传染病对策能力建设项目已获批准。

卫生扶贫 继续实施“万名医师支援农村卫生工程”，组织开展卫生下乡、卫生支农、卫生扶贫等活动和实施县医院救治能力建设，努力提高贫困地区和农村基层医疗卫生机构诊疗、救治水平和服务能力。继续从20所三级医院选派内科、外科、妇产科、儿科、放射科医师支援20个国家扶贫开发工作重点县县医院医疗工作，另新增对口支援9个省级扶贫开发工作重点县。组织实施“百万贫困白内障患者复明工程”，超额完成年度9000例手术任务。组织实施“微笑列车唇腭裂修复慈善”项目。配合安徽省残疾人联合会、安徽省民政厅做好残疾人康复和防盲工作，继续实施国家彩票公积金贫困残疾儿童肢体矫治手术项目200例。

卫生援藏工作、对口支援三峡库区工作和对口支援松潘工作　继续做好卫生援藏工作。第七批医疗队出色完成援助工作任务，7名队员全部被山南地区卫生局授予"卫生援藏先进个人"称号，安徽省援藏医疗卫生队被授予"卫生援藏先进集体"称号。完成卫生系统对口支援三峡库区工作。援助重庆市渝北区龙兴中心卫生院医疗设备购置经费20万元。2010年先后组派两批医疗卫生防疫队共50人赴松潘开展工作，接收松潘医疗卫生防疫人员2批34人来皖进修，圆满完成三年对口支援任务。积极开展援疆工作，完成援疆干部选派和首批援疆医疗队组建工作。

（高开焰　马勇　张绪水）

福　建　省

新型农村合作医疗　2010年1月8日，福建省人民政府办公厅转发福建省卫生厅等部门《关于巩固和发展新型农村合作医疗制度的指导意见》（闽政办〔2010〕2号），进一步明确新型农村合作医疗（以下简称新农合）工作的目标任务和基本要求，对建立稳定长效的筹资机制、调整完善统筹补偿方式、健全新农合监督管理体制、简化就医结报方式、加强管理经办能力建设、加强新农合与相关制度的衔接提出了具体要求。从2010年开始，福建省新农合筹资水平提高到每人每年150元，其中政府补助120元。2010年8月2日，福建省卫生厅印发《福建省新型农村合作医疗普通门诊统筹试点指导方案》（闽卫农社〔2010〕63号），指导各地开展新型农村合作医疗普通门诊统筹试点。

2010年福建省参合居民2404万人，参合率达98.13%，比2009年提高近3个百分点。人均筹资达到152元，其中政府补助不低于120元；乡镇、县级医疗机构住院补偿比例分别达80%、60%左右；封顶线提高到6万元，达到农民人均纯收入的8倍。门诊特殊病种由2009年的10个病种扩大到15种以上；开展普通门诊统筹试点的县（市、区）由2009年的7个增加到25个。80个村卫生所被确定为新农合门诊特殊病种和普通门诊定点医疗机构。以设区市或县级为统筹单位开展重大疾病住院大额费用补充补偿工作，最高补偿额达20万元。在福清县等3个县（市）开展了提高农村儿童白血病和先天性心脏病保障水平试点工作。在福建省范围内定点医疗机构实现医疗费用即时结报。加强基金风险预警和安全监管，2010年基金使用率为88%。晋江市、石狮市等地探索商业保险机构参与新农合经办管理取得积极成效。

基本药物制度　2010年1月18日，福建省人民政府《关于基层医疗卫生机构实施基本药物制度改革的若干意见》（闽政文〔2010〕14号）出台，要求基层医疗卫生机构全面配备使用基本药物，开展药品零差率改革，建立经费保障机制，推进人事分配制度改革。1月22日，福建省人民政府召开基本药物制度实施工作电视电话会议，对福建省基本药物制度实施工作进行全面部署。2010年11月17日，福建省人民政府办公厅《关于做好扩大基本药物零差率销售改革实施范围工作的通知》（闽政办〔2010〕286号）印发，要求加快实施国家基本药物制度，在2010年1月福建省确定的30%政府办基层医疗卫生机构启动实施基本药物零差率销售改革试点的基础上，将试点范围扩大到70%的县（市、区）。

从2010年2月起，福建省所有公立基层医疗卫生机构全部配备和使用基本药物，实行基本药物零差率销售改革范围从年初30%扩大到71%的县（市、区），厦门市、南平市率先在全市实现政府办基层医疗卫生机构全部实行药品零差率改革。据统计，2010年2～12月，福建省实施基本药物零差率销售的基层医疗卫生机构每门诊人次药品费用26.03元，比2009年同期下降了24.3%；出院者每住院床日药品费用88.52元，同比下降了14.6%；药品收入占医药收入比重由61.13%降至58.76%，下降了2.37个百分点，减轻了群众医药费用负担。

2010年5月，福建省第七批药品（基本药物）集中采购工作完成，中标（挂网）药品品规价格与国家零售指导价相比平均降幅达45.78%。

基层医疗卫生　加强基层医疗卫生机构建设。2010年中央和省级共投资15.64亿元，安排医疗服务体系建设项目515个，其中县级医院32个，乡镇卫生院、社区卫生服务中心281个，示范性村卫生所建设200个，精神卫生项目2个。为100个乡镇卫生院配置救护车，为1.3万个村卫生所统一配备基本急救用品。2010年12月1日，福建省人民政府批转福建省卫生厅、发展改革委员会、财政厅《关于进一步加强社区卫生服务中心和乡镇卫生院建设的实施意见》（闽政〔2010〕30号），12月26日又出台了《福建省人民政府关于进一步加强农村卫生所建设的意见》，明确提出2011—2012年福建省社区卫生服务中心、乡镇卫生院和村卫生所的建设目标、具体任务和保障措施，为加快推进福建省基层医疗卫生服务体系建设提供了政策保障。

加强基层卫生人才队伍建设。2010年1月18日，福建省卫生厅与福建省财政厅联合下发了《关于扩大医学类专业大学毕业生学费代偿制实施范围的通知》（闽卫人〔2010〕4号），将实施学费代偿制范围进一步扩大到福建省47个县（市、区）城区所在地以外的乙类和丙类乡镇卫生院。2010年审核确定33名资助对象，由省级财政下拨资助经费 24.5 万元。招聘 246 名临床专业毕业生经规范培训后将充实到乡镇卫生院工作。继续实施“千名医师帮扶基层医疗卫生机构”为民办实事项目，从城市三级医院选派 280 名医师帮扶 50 所县级医院，从县级医院选派 720 名医师帮扶 360 所乡镇卫生院。培训乡村医生 3 万余人。乡村医生承担公共卫生服务补助标准进一步提高，年人均补助总额达 4000 元。

加强基层医疗卫生机构规范管理和内涵建设。2010 年 10 月 11 日，福建省卫生厅出台了《关于推进乡村卫生服务一体化管理的实施意见》(闽卫农社〔2010〕80 号)，要求各地采取试点先行、因地制宜、分类指导、稳步推进的办法，由乡镇卫生院对村卫生所实行“统一机构规范建设、统一人员准入与执业管理、统一业务管理、统一药品与器械管理、统一绩效考核”和“独立经营、独立核算、自负盈亏”(简称“五统一两独立”）为基本内容的规范管理，至 2012 年底，在福建省实现乡村卫生服务一体化管理。2010 年 11 月 11 日，福建省卫生厅印发了《关于开展基层医疗机构管理年活动的通知》(闽卫农社〔2010〕88 号)，从 2010 年起，按照“打基础、促规范、重内涵、上水平”的总体要求，以建立健全管理制度、规范服务行为、提高医疗质量、改善医疗环境为主要内容，连续三年在福建省开展基层医疗机构管理年活动，不断提高基层医疗机构管理水平和服务能力。

公共卫生 积极落实基本公共卫生服务。2010 年中央和省级财政共下拨基本公共卫生服务经费 3.25 亿元，市、县两级财政补足人均 15 元的基本公共卫生服务经费，组织基层医疗卫生机构免费为城乡居民提供居民健康档案、健康教育、预防接种等 9 类基本公共卫生服务。福建省累计建立居民健康档案 1645 万份，城市和农村建档率分别达 62.69%、38.34%；分别为 178.97 万名高血压患者、32.42 万名糖尿病患者、10.17 万名重性精神疾病患者建立专案并提供病例管理服务；计划免疫、传染病管理及老年人、孕产妇、儿童保健等工作有效落实。

认真组织实施重大公共卫生项目。提前两年完成国家下达的 8 ~ 15 岁人群乙肝疫苗补种任务，接种 471.7 万人次。在福建省范围开展 8 月龄至 4 岁儿童麻疹疫苗强化免疫，福建省累计接种 185.6 万人，接种率 98.3%，2010 年麻疹发病率降至 0.69/100 万，为历史最低水平。农村孕产妇住院分娩补助 29.06 万人，育龄妇女补服叶酸 31.4 万人，宫颈癌、乳腺癌筛查 10.82 万例和 1.22 万例；城乡低保妇女常见妇女病免费检查 26 万人；在 9 个县（市、区）实施农村孕妇和城市低保孕妇免费产前筛查诊断；免费实施贫困白内障患者复明手术 1.2 万例；完成农村改厕 27.18 万户，超额完成计划任务。加强精神卫生防治工作，福建省人民政府办公厅转发福建省卫生厅、公安厅、民政厅、财政厅、残联等部门《关于加强肇事肇祸重性精神病人强制治疗管理的意见》(闽政办〔2010〕156 号)，从排查和强制送诊、规范社区管理、完善经费保障机制等方面出台具体举措。泉州市、莆田市、龙岩市及福鼎市 4 个市、县级精神卫生项目建设启动实施。福建省儿童医疗救治体系进一步完善，产前筛查诊断网络建设得到加强。积极开展爱国卫生和卫生创建活动，城乡环境卫生综合整治取得新成效。

卫生应急保障 卫生应急管理体系建设持续推进，卫生应急基础建设继续加强。福建省 9 个设区市、29 个县（市、区）卫生行政部门设立了卫生应急办公室。卫生应急预案体系逐步完善，2010 年制订出台了《福建省卫生厅核事故和辐射事故卫生应急预案（试行)》、《福建省自然灾害卫生应急预案（试行)》2 个部门单项应急预案。漳州市、三明市等地积极开展防范生物恐怖袭击和应急风险沟通等演练。建立实施突发公共卫生事件月报告制度。省级卫生应急物资储备目录和调用机制进一步完善，修订省级医药储备目录 20 类 239 种，为甲型 H1N1 流感和手足口病疫情防控顺利开展提供了物资保障。建立紧急医学救援、应急现场流行病学、化学中毒与核辐射卫生应急等 3 个省级卫生应急培训基地，组织卫生应急培训 6 期，参训 680 人次。为省级卫生应急队伍配备 250 套 18 种 7072 件个人携行装备，为福建省疾病预防控制中心配置 1 辆卫生应急专用车。加快推进福建省突发公共卫生事件应急指挥与决策系统和医疗救治信息系统建设，建成省级突发公共卫生事件应急指挥视频会商系统，实现对接卫生部和覆盖省、设区市、县三级卫生行政部门的目标。医疗救治车载移动音视频系统项目顺利实施。精心组织制定重大会议活动医疗卫生保障方案，认真协调做好卫生监督、疾病控制、医疗救护和医疗保健等各项工作。做好洪涝、台风等灾害卫生应急工作，加强灾后防病物资保障和人力支援。2010 年 6 月，福建省西北部遭受特大暴雨洪水灾害期间，福建省卫生系统累计派出医疗队 1455 支 7491 人次，防疫队 2611 支 11501 人次，深入灾区开展驻点巡回医疗和卫生防疫工作，保证了大灾之后无大疫。医疗卫生对口支援彭州任务全面完成，实现了中央提出的“三年目标任务，两年基本完成”的工作要求。

公立医院改革 深入开展医院管理年活动和“医疗质量万里行”活动，启动第三周期三级综合医院评审，促进医院管理和内涵建设。福建省 29 家医院开展临床路径管理试点，13 家三级医院和 18 家县级综合医院开展单病种付费试点，11 家省属医院实现部分医学检验检查项目互认，26 家医院开展优质护理示范服务试点。持续开展控制医药费用工作，2010 年福建省县及县以上医疗机构人均门诊、住院费用指标总体控制在核定幅度内。2010 年 9 月 26 日，福建省卫生厅出台了《福建省医疗机构不良执业行为记分管理暂行办法》

(闽卫医〔2010〕76号)，对福建省医疗机构不良执业行为实行记分管理。加快推进卫生信息化建设，居民健康信息系统省级平台基本建成，福州市、厦门市、泉州市、莆田市实现与省级平台互联互通。省属医院实现社保卡就诊“一卡通”，其他县及县以上医疗机构完成“一卡通”接口改造。

深入开展创建“平安医院”活动。2010年9月11日，福建省人民政府转发福建省综治办、卫生厅等部门《关于加快建立预防和处置医患纠纷“五位一体”长效机制的意见》(闽政办〔2010〕244号)，推动各地建立以“医院内部沟通调解、应急处置联动、医患纠纷第三方调解、医疗责任保险、医疗救助”为主要内容的预防和处置医患纠纷“五位一体”长效机制，构建创建“平安医院”工作新格局。2010年各设区市、平潭综合实验区和所有县(市)都设立了医患纠纷调解中心，实现医患纠纷调解全覆盖。

2010年9月27日，福建省人民政府转发了福建省卫生厅等部门《关于建立公立医院与基层医疗卫生机构分工协作机制的实施意见》(闽政办〔2010〕252号)，对建立健全各级医疗卫生机构分工协作机制，实施基层首诊、分级诊疗、双向转诊的医疗服务模式作出规定。公立医院与基层医疗机构的合作在福州市地区率先开展。福州市区6所省属综合医院和福州市属二级以上医院按照区域划分，与福州市区23个社区卫生服务中心初步建立分工协作机制。

2010年12月31日，福建省人民政府批转福建省卫生厅、发展和改革委员会、福州市人民政府《关于加强省会中心城市医院资源配置和建设的意见》(闽政〔2010〕36号)，对整合发展省会中心城市医院资源，优化医院布局结构，提高医院资源利用率等提出了明确目标、措施和要求。

中医药工作 2010年5月4日，福建省人民政府出台了《福建省人民政府关于扶持和促进中医药事业发展的实施意见》(闽政〔2010〕13号)，提出省级财政每年安排中医专项经费促进中医药事业发展，设区市、县(市、区)也应设立中医药发展专项经费；到2012年，福建省县及县以上中医医院业务用房基本达到国家标准，配置与其功能相适应的适宜设备和实用人才；到2020年，健全和完善全省中医药医疗卫生服务体系。

福建省各地认真贯彻落实中央和省政府扶持促进中医药事业发展的意见精神，充分发挥中医药在深化医药卫生改革中的积极作用。2010年确定全国综合医院中医药工作示范单位3个、国家级农村医疗机构针灸理疗康复特色专科建设项目10个；确认省级中医重点专科(专病)13个、农村医疗机构中医特色专科(专病)14个；支持87个乡镇卫生院加强中医科、中药房建设；遴选中医专科(专病)主要病种临床诊疗优化方案12类57项。中医药继承与人才培养、科研应用持续开展，中医药科普宣传活动深入开展，一批适宜技术得到推广普及。

卫生监督执法 卫生监督体制改革全面完成，卫生监督体系日臻完善，福建省9个设区市和84个县(市、区)均设立了卫生监督机构，为基层卫生监督机构配备执法车辆35部。组织开展卫生监督专项稽查和案卷评查，组织培训市县级卫生监督员580多人，规范卫生监督执法行为。组织开展乡镇卫生院农村监督工作调查，推动农村卫生监督工作。组织“五五”普法验收，推进普法依法治理工作。落实政府职能调整政策，做好食品、化妆品卫生监督许可等职能移送和衔接工作。制定印发《福建省餐饮服务许可管理实施办法(试行)》(闽卫法监〔2010〕50号)，自2010年8月1日起施行，原《福建省食品卫生许可证管理办法》同时废止。开展食品安全专项整治行动，严厉查处餐饮服务环节使用劣质奶粉、“地沟油”、不合格餐饮具等违法违规行为，保障食品卫生安全。2010年福建省卫生执法部门共出动卫生监督员276,848人次，责令整改47,034户次，警告26,759户次，罚款278户次，共处罚金70.93万元，取缔无证及吊销卫生许可证7246户次。突出抓好职业卫生、放射卫生许可审批工作。福建省有11家职业病诊断机构、66家职业健康检查机构、8家职业病危害评价机构通过资质论证。检查涉及粉尘与高毒物品危害企业3106家、存在职业病危害企业4757家，查处严重违法企业981家，其中警告548家，责令停业整顿3家，提请关闭9家。开展消毒产品和传染病防治重点监督检查工作。打击无证行医和非法采供血专项工作持续开展，牵头落实福建省人民政府办公厅转发省卫生厅等部门《关于进一步加强出生人口性别比综合治理工作的意见》(闽政办〔2010〕58号)，福建省开展医疗机构执法检查18,699次，查处3926户次，取缔或吊销执业许可证1264户，吊销执业证书10人；查处“两非”违法行为82例，追究刑事责任20人。

医学科技教育和人才培养 实施住院医师规范化培训。2010年7月16日，福建省人民政府办公厅转发福建省卫生厅等五部门制定的《福建省住院医师规范化培训实施意见(试行)》(闽政办〔2010〕204号)，明确从2010年起，进入福建省二级及以上医疗机构(含民营)的临床医学、口腔医学、麻醉学、医学影像学专业本科及以上学历毕业生均须进入经认可的培训基地接受普通专科培训；取得合格证书与报考中级专业技术职务任职资格挂钩。福建省卫生厅、财政厅联合印发了《福建省住院医师规范化培训实施细则(试行)》，省卫生厅印发了《福建省住院医师规范化培训基地认定管理办法》、《福建省住院医师规范化培训标准(试行)》等文件，进一步完善住院医师规范化培训的政策规定。2010年，福建省认定住院医师规范化培训基地201个(以科室为单位)，招收规范培训对象1290人。

实施全科医师能力提升计划。2010年6月23日，福建省卫生厅会同福建省发展和改革委员会、财政厅、教育厅、公务员局（人力资源开发办公室）、人力资源和社会保障厅联合制定了《福建省2010—2012年全科医师能力提升计划》(闽卫科教〔2010〕42号)，提出计划用3年时间，实施全科医师骨干培训800名、全科医师规范化培训1500名、全科医师岗位培训4000名，达到为城市社区每万服务人口培训3名全科医师、每个乡镇卫生院培养4名全科医师，同时每个乡镇卫生院、社区卫生服务中心至少配备1名经培训合格的全科医师骨干或经规范化培养的全科医师的目标。截至2010年底，完成全科医师岗位培训1315人，规范化培训269人，骨干培训204人，转岗培训332人，社区护士岗位培训402人。

开展农村订单定向医学生免费培养试点工作。2010年由福建省教育厅单列招生计划，宁德市、三明市委托福建医科大学为当地乡镇卫生院培养临床医学专业本科定向生各30名；莆田市委托莆田学院为当地乡镇卫生院培养临床医学专业本科定向生50名。

对外交流与合作 积极开展援外医疗卫生工作。加强对正在执行援外医疗任务的第12批援助博茨瓦纳医疗队和第13批援助塞内加尔医疗队的日常管理和指导。做好新一批援博、援塞两支医疗队的组建培训工作。

2010年1月12日，福建-新加坡社区卫生合作项目在福州举行签字仪式。福建省卫生厅厅长杨平、新加坡保健服务集团总裁陈思杰代表合作双方在合作备忘录上签字。该项目由新加坡淡马锡基金会提供约320万元人民币的经费支持，计划两年内分五批为福建省培训社区卫生管理及技术骨干师资110名。

2010年7月15日，福建省卫生厅与泰国卫生部精神卫生交流合作协议签字仪式在福建省福州市举行。福建省卫生厅厅长杨平与泰国卫生部精神卫生司司长查差·邦崔恩代表协议双方签署合作协议。该合作协议旨在加强双方在精神卫生领域的技术交流，有效期至2015年7月。在此期间，福建省卫生厅与泰国卫生部精神卫生司将在精神学、精神发育迟滞、自闭症、艾滋病咨询和社区精神卫生服务及其他方面展开合作。

福建省卫生厅与泰国卫生部精神卫生交流与合作项目起源于2001年。10年来，福建省共派出访问团组7批56人，培训人员3批13人；接待泰方来访团组6批49人，培训人员3批12人。此合作项目在推动双方精神卫生事业的交流和发展方面发挥了积极作用。

卫生党建和行风建设 积极开展“创先争优”活动。根据中央、卫生部和福建省委关于在党的基层组织和党员中深入开展创建先进基层党组织、争当优秀共产党员活动的部署要求，2010年5月14日，福建省卫生厅召开推进学习型党组织建设暨开展“创先争优”动员大会，部署在厅机关及直属单位开展“创先争优”活动。6月27日，福建省卫生系统创先争优活动指导小组印发了《关于在全省卫生系统基层党组织和党员中深入开展创先争优活动的指导意见》(闽卫创先指组发〔2010〕1号)，提出以“提高服务能力、服务效率、服务水平，争当人民满意的白衣天使”为主题，以“落实医改任务，提高服务水平，改进医德医风，增进人民健康，加强基层组织，服务海西建设”为载体，指导和推动福建省卫生系统深入开展创先争优活动。积极深化精神文明创建活动，福建省卫生系统体育代表团获得第十四届省运会金牌数银奖、总分二等奖的优异成绩。

加强卫生行风建设和反腐纠风工作。坚持把党风廉政建设贯穿到各项卫生工作中，落实党风廉政建设责任制，进一步健全规范权力运行机制，扎实推进卫生系统惩防体系建设。深入开展医德医风教育，全面落实医德考评制度。在福建省医疗机构组织开展以“方便、周到、安全、满意”为主题的优质服务活动，通过改进门急诊和护理工作，简化入、出院手续，改善服务态度，规范医疗收费，改进服务流程，促进医患关系更加和谐。2010年8～9月，福建省卫生厅组织开展医疗机构满意度调查，对98所医院（其中三级医院36所、二级医院53所、基层医院4所、民营医院5所）13149名出院病人和4558名社会各界人士进行问卷调查。调查结果显示，社会公众对医疗机构总体评价满意率为79.95%，出院病人对医院满意率为80.21%，社会各界人士对医院满意率为79.48%。

（陈涌）

江　西　省

截至2010年底，江西省有医疗卫生机构7172个（不含村卫生室），病床总数12.79万张，比2009年增加了0.49万张，每千人口医院床位数2.87张。全省卫生人员总数18.41万人，各类卫生技术人员15.47万人，每千人口执业（助理）医师1.32人、注册护士1.29人。

实现国家基本药物制度基层全覆盖 2009年12月，江西在全省491所乡镇中心卫生院和萍乡市、新余市、鹰潭市等3个设区市政府举办的社区卫生服务机构实施基本药物制度试点。2010年试点机构门急诊均次费用同比下降33.87%，住院均次费用同比下降18.7%；门急诊总人次同比增长23.36%，住院总人次同比增长了11.83%。通过药品集中招标采购，药品价格下降40.6%，同时取消了药品加成，群众医药费用负担明显减轻。截至2010年12月底，全省所有乡镇卫生院和政府举办的社区卫生服务机构全部规范实施国家基本药物制度，提前一年完成基本药物制度基层医疗卫生机构全覆盖目标，被评为“2010 年度全国十大最具影响力的医改新举措”。

公共卫生服务惠及广大人民群众　一是全面完成“光明·微笑”工程目标任务。从 2009 年 5 月起，在全国率先全省实施“光明·微笑”工程，两年累计完成白内障患者免费手术 165,997 例，唇腭裂患者免费手术 6675 例，提前一年完成“光明·微笑”工程目标任务，是全国免费治疗数量最多的省份，并建立了白内障和唇腭裂患者免费治疗长效机制。二是大力开展儿童两病免费救治试点工作。对全省范围内的儿童白血病和南昌市、萍乡市、新余市、鹰潭市、景德镇市 5 个市的儿童先天性心脏病患者进行免费救治。试点自 2010 年 8 月启动至 12 月 31 日，累计收治白血病患儿 184 例、先心病患儿 568 例。呈现四大特点：试点范围广、救治对象宽、救治病种多、补偿比例高。三是大力推进其他各项公共卫生服务。为全省 445 万名 8～15 岁儿童接种乙肝疫苗，用一年时间完成了国家下达的三年任务。实行全省农村孕产妇在县、乡两级医院平产分娩基本免费，补助孕产妇 48.16 万人，全省孕产妇住院分娩率达到 98% 以上。免费为农村妇女进行宫颈癌检查 31.2 万人、乳腺癌检查 1.44 万人，免费为农村育龄妇女发放叶酸 57.2 万人。免费为城区六类人群提供价值 1.14 亿元的城市基本公共卫生服务，为城乡居民建立规范化电子健康档案，城市居民建档率达 63.5%，农村居民建档率达到 23.63%。完成农村无害化厕所建设任务 31.78 万座，完成血吸虫查病 123.6 万人次、晚期血吸虫病人救治 5357 例，完成降氟改灶具 13,000 户。在 20 个县开展免费婚检试点工作，婚检率达到 66.8%。

基层医疗卫生服务体系不断健全　一是卫生服务能力建设工程全面完成。通过三年的卫生服务能力建设，全省县级医院达标率由 45.56% 提高到 100%，乡镇卫生院由 36.66% 提高到 94.35%，村卫生室由 37.51% 提高到 98.7%，社区卫生服务机构由 23.62% 提高到 92.9%，达标后基层医疗卫生机构业务量、服务能力明显提高。二是启动定向培养乡镇卫生院医师计划。从 2010 年开始，在全国率先为乡镇卫生院免费定向培养医学本、专科生 2600 名，2010 年完成录取医学生 860 名。实施招聘执业医师到乡镇卫生院项目，招聘 90 名执业医师到 74 个乡镇卫生院工作。三是实施基层医疗卫生机构综合改革。完成了全省乡镇卫生院人员编制核定工作，共核编 40765 个，新增编制 5800 个。启动公共卫生与基层医疗卫生事业单位绩效工资制度，省财政筹措 3.48 亿元给予补助。完善基层医疗机构经费保障机制，通过乡镇卫生院人员工资财政全额保障、基本药物制度财政补助、绩效工资财政补助，全省中心卫生院在职人员财政人均补助达 2.39 万元。四是加大城市支援农村卫生工作。从 30 所城市三级医院派出医务人员 730 人次，与 55 所县级医院建立对口支援关系。从二级以上医疗机构下派医务人员 354 名，对口支援 128 所乡镇卫生院。实施“卫生人才服务团”帮扶工作，其中省级服务团共 84 人派遣到各县开展帮扶。

新型农村合作医疗制度进一步完善　2010 年江西省新型农村合作医疗参合农民 3144.95 万人，参合率达 96.62%，人均筹资标准由 100 元增加到 150 元，最高支付限额由 3 万元提高到 5 万元。截至 2010 年 12 月 31 日,全省有 68 个县（市、区）开展门诊统筹试点工作，22 个县（市、区）实施按人头付费、病种付费、总额预付等支付方式改革试点。全省共实施各类补偿 1963.38 万人次，年内累计补偿万元以上 26,965 人，统筹基金使用率为 89.70%，实际住院补偿比为 42.67%。大力推行参合农民在省市定点医疗机构就医“直补”工作，在全国影响广泛。积极探索和完善参合农民在相邻县、乡医疗机构住院医药费用按县内同级别定点医疗机构住院补偿的做法，做到“当地参合，异地住院，同等直报”，让参合农民最大限度地受益，报账更加方便。

公立医院改革试点工作稳步推进　在省、市、县三级 4 家公立医院开展取消药品加成试点，由省、市、县财政安排资金对药品零差率进行补助，累计药品让利群众 2300 万元。选定萍乡市为公立医院改革省级联系试点城市，积极稳妥推进公立医院改革试点。加强公立医院内部管理，在 145 家医院 500 个病区开展“优质护理服务示范工程”试点，患者对护理服务的满意率达 95% 以上。在 72 家医院对 84 个病种开展临床路径管理试点工作，进入路径管理病人 8965 例。完善第三方医患纠纷调处机制，成功调处医患纠纷 604 起，有效地化解了医患矛盾。

重大突发公共卫生事件应对有效　2010 年 5 月 23 日，K859 次旅客列车在江西省境内沪昆铁路余江至东乡段发生脱轨事故，全省各级卫生部门迅速全力开展伤员医疗救治工作，共救治伤病员 221 人次，其中住院治疗 133 人、门诊伤员 88 人，没有发生一例伤员死亡。2010 年 6 月以来，江西省出现有纪录以来最强暴雨，抚河干流唱凯堤决口，部分地区发生严重洪涝灾害。江西省卫生系统及时派出医疗、防疫队 1848 支 8445 人次，大力开展抗洪卫生防疫和医疗救治工作，共救治伤病人数 64066 人，环境消杀面积 3214 万平方米，确保不发生大的疫情、不因疫病而发生灾民死亡、灾民有病能得到及时治疗，实现了大灾之后无大疫的目标。江西省食品药品监督管理局完成了抗洪救灾食品药品安全保障任务，抗洪救灾期间全省未发生一起重大食品药品安全事故。

重大疾病防治取得新成绩　2010 年江西省甲乙类传染病法定报告发病率为 223.64/10 万，比 2009 年下降了 10.09%，未发生甲类传染病和重大传染病大规模流行。艾滋病、结核病、乙肝等重大传染病和霍乱、手足口病等急性传染病得到有效防控。儿童国家免疫规划疫苗免费接种覆盖面达100%。全省39个血吸虫病流行县（市、区）达到传播阻断标准20个，达到传播控制标准8个，达到疫情控制标准11个，血吸虫病急感病人2例，为历史最低水平。城乡爱国卫生运动广泛开展，全省共创建3个国家卫生城市、5个国家卫生县城（镇），12个省级卫生城市、30个省级卫生县城。农村卫生厕所普及率达75%，无害化卫生厕所普及率达50%。

医疗服务质量监管进一步加强 一是加大医疗机构监管力度。深入开展了“医疗质量万里行”活动，全面启动医疗机构临床实验室达标验收工作，完成了43家三级综合、专科医院和独立检验所临床实验室的达标验收工作。二是强化“三基三严”训练。在全省广泛开展医务人员临床基本技能、临床检验技能、病历书写和急诊、大比武活动，提高医疗队伍的业务素质。三是严格医疗技术临床应用管理。重点加强对心血管疾病介入治疗、妇科内镜诊疗等技术的临床应用管理，建立医疗技术风险预警制度，实行医疗机构手术分级管理。四是药品招标采购工作成效明显。开展以政府主导、以省为单位的网上药品集中采购工作，全省有894家医疗机构执行了网上药品采购，采购总金额62.58亿元，让利金额27.33亿元。

中医药和卫生科技事业稳步发展 一是中医服务能力不断加强。江西省建成国家级中医重点专科专病17个，省级特色中医院37所、重点专科专病180个，全省中医重点病种临床基地7个。积极开展农村中医工作先进县创建活动，江西省有全国农村中医工作先进县市19个、省级农村中医工作先进县9个。景德镇市珠山区、九江市浔阳区等国家级中医药特色社区卫生服务示范区创建成果得到巩固。二是科技工作进展明显。实施领先学科与江西省市共建计划，确定江西省医学领先学科建设项目4个、省医学学科省市共建计划项目4个。承担了卫生部重点课题“适宜卫生技术推广方案研究”，江西省共16个项目获省科技奖励项目。国家“973”科技计划“灸疗热敏规律及其机制研究”通过国家中期检查，获得科学技术部中医药科技研发平台建设等项目两个。深入开展医学教育培训，建成覆盖江西省的远程医学教育网络，13万余人注册参加学习。进一步推广中医药适宜技术，为89个县800余人培训基层常见病多发病中医药适宜技术。

卫生监督和食品药品监管力度加大 一是进一步加强食品监管。开展了非食用物质和滥用食品添加剂专项监督、复查问题奶粉的清查清缴、葡萄酒和白酒专项整治。不断加强餐饮服务食品安全监管，开展了无证餐饮专项整治，完成无证餐饮单位控制在10%以内的任务。开展地沟油专项整治，被检查的餐饮单位食用油采购台账建立率达96%以上。二是药品安全取得新成效。认真督促各地各部门深入开展药品安全专项整治工作。加强药品生产流通环节和医疗器械监管，在全国率先启动了基本药物全覆盖监督抽验，基本药物总体合格率保持在98%以上。加大药品稽查力度，全省共查处违法违规药品和医疗器械案件5572件。

卫生行风建设不断推进 一是扎实开展创业服务年活动。启动“创业比奉献、创新比作为”主题实践活动，开展了“金点子”评选活动，完善了行政许可审批“绿色通道”，对重点投资项目审批提供“三主动服务”，实施“阳光审批”。开展“牵手百家骨干企业”和“结对千名企业家”活动，与全省299家骨干企业和1832名企业家建立了牵手或结对服务关系，主动为企业发展排忧解难。2010年江西省卫生厅被江西省委、省政府授予“全省创业服务年活动先进单位”称号。二是深入推进商业贿赂专项治理。着重在长效机制建设和落实上下工夫，研究制定治理办法和措施，强化对医疗卫生从业人员的引导、约束和监督，切实加大从源头上预防和治理医药购销领域商业贿赂的力度。三是进一步加强卫生纠风工作。坚持把群众满意作为卫生行风建设的出发点和落脚点，狠抓思想教育、完善行风制度、强化监督检查，促进卫生纠风工作。坚持把制度建设贯穿于纠风工作的始终，进一步健全了行风建设管理制度。

（朱烈滨　马晓平）

山东省

2010年全省卫生系统坚持以科学发展观为统领，以深化医改为中心，以人民群众满意为标准，解放思想，锐意进取，真抓实干，各项重点卫生工作取得新的成绩。

深化医药卫生体制改革五项重点工作 新型农村合作医疗（以下简称新农合）制度进一步巩固完善。参合率达99.6%，超出国家医改目标9.6个百分点。各级政府补助标准提高到120元，人均筹资水平达135.42元，住院补偿封顶线达到5万元以上，所有县（市、区）统筹区域内新农合政策范围内住院费用报销比例都达到60%以上。所有县（市、区）实现统筹地区内参合农民医疗费用即时结报，39个县（市、区）开展了新农合支付方式改革试点，51个县（市、区）开展了提高农村儿童重大疾病医疗保障水平试点工作。加强新农合基金监管，查处1196起违规套取基金案件。

基本药物制度工作稳步推进。115个县（市、区）政府办基层医疗机构实施基本药物制度，总体覆盖率达82.14%，11个市覆盖率达100%。基本药物制度在降低费用、利民便民等方面成效明显，基层医疗机构基本药物价格降低42.66%，门诊量增加23.3%。遴选确定216种增补药物，国家基本药物和省增补药物全部纳入新农合报销药物目录，报销比例比其他药物提高10%。积极协调完善配套政策，牵头或配合有关部门制定了《基层医疗卫生机构基本药物集中采购实施办法》等22个配套文件，初步建立起较完备的政策体系。针对基层反映药品配备不够问题，印发了《关于实施基本药物制度的基层医疗卫生机构在过渡期内配备使用非基本药物有关问题的通知》，规定过渡期内乡镇卫生院和社区卫生服务机构可分别配备使用不超过60种和30种非基本药物，一律实行零差率销售，收到较好效果；针对规模较大基层医疗卫生机构业务开展受限问题，印发了《关于较大规模乡镇卫生院转型为县（市、区）医院分院的指导意见（试行）》；针对村卫生室收入下降问题，协调印发了《关于规范基本公共卫生服务项目实施有关问题的意见》、《关于将村卫生室开展基本医疗服务收取的诊疗费用纳入新农合报销范围的通知》和《关于实施基本药物制度村卫生室有关问题的通知》，通过基本公共卫生服务、基本医疗服务、财政补助三个渠道进行补偿，稳定了乡村医生队伍。

基层医疗卫生服务体系日益完善。基层医疗卫生机构建设任务全面完成，开工建设县级医院38所，建成乡镇卫生院478所、村卫生室1.3万个。2009年中央投资卫生建设项目完成212个，完工率83.8%；2010年项目开工238个，开工率85.6%。城市社区卫生服务覆盖率达98.93%，超额完成了省政府确定的97%的任务目标。深入推进卫生强基工程，实施培训提高行动、规范服务行动和东西部地区卫生对口支援。全省共有474所医疗机构和1684个乡镇卫生院，分别派出7015名和5443名专业技术人员，帮扶8305所基层医疗卫生机构；县医院在岗培训乡镇卫生院和城市社区卫生服务人员10.22万人次、乡村医生13.3万人次。招聘416名临床医学本科毕业生，经过3年全科医师规范化培训后安排到乡镇卫生院工作。

基本公共卫生服务逐步均等化工作进展顺利。全省城市社区和农村健康档案建档率分别达91.3%和67.13%，超出国家医改目标41.3和47.13个百分点；补助农村住院分娩产妇116.6万人，完成年度任务的157.14%；为68.92万农村妇女免费增补叶酸，项目完成率达92.88%（国家任务为80%）；乙肝疫苗补种项目自2010年10月启动实施以来，第1针接种完成171.22万人，完成率为97.07%；实施37,130例贫困白内障患者复明手术，完成年度任务148.52%；开展农村妇女宫颈癌检查18.8万人、乳腺癌检查1.25万人，分别完成年度任务168%和104%，各地在计划外主动开展宫颈癌检查93.02万人、乳腺癌检查99.52万人；对74,130例孕妇进行了艾滋病母婴传播阻断项目监测，完成年度任务的115.5%；农村改厕项目累计完成17.64万户，完成年度任务的99.18%。

公立医院改革试点积极稳妥推进。潍坊市公立医院改革试点正式启动，东营市公立医院改革试点实施方案已经市政府常务会议通过。印发了《山东省公立医院内部运行机制改革试点指导纲要》，公立医院综合和单项试点工作全面展开，共确定85个综合试点县（市、区）、273家预约诊疗试点医院、229家临床路径试点医院、72家电子病历试点医院、199家绩效考核试点医院、321家院务公开试点医院、146家志愿者服务试点医院、358家优质护理服务示范工程试点医院。全省已创建医疗质量示范科室82个，优质护理示范病房157个。

重点疾病防控工作　坚持抓早抓主动，落实医疗救治对口帮扶措施，扎实做好手足口病等重点传染病防控工作。全省手足口病报告发病数为141,403例，其中重症病例2671例、死亡8例，分别较2009年降低53.99%、82.2%。组织开展全省麻疹和脊灰疫苗强化免疫活动，接种率分别达98.8%和97.83%。艾滋病、结核病等其他重点传染病疫情保持平稳。甲乙类法定传染病报告发病率92.65/10万，较2009年下降了9.28%。慢性病防治覆盖面进一步扩大，以重性精神疾病防治为重点的精神卫生工作不断加强，地方病、寄生虫病、麻风病防治成果得到巩固。启动妇幼保健机构分级管理，强化产科质量检查和孕产妇、儿童死亡评审，加强三级预防，降低出生缺陷发病率，有效降低了孕产妇和婴幼儿死亡率。

启动为期三年的“健康山东”行动，各级各有关部门加强组织领导，加大推进力度，取得了积极成效。卫生创建工作取得新成绩，临沂市、德州市顺利通过国家卫生城暗访，垦利县等5个县城（镇）被命名为国家卫生县城（镇），日照市、寿光市、东营大王镇、青岛棘洪滩镇顺利通过复审并被重新确认为国家卫生城市（镇）。

食品安全综合协调工作　全面贯彻落实《食品安全法》，承担了食品安全综合协调职责。认真开展食品安全整顿工作，牵头成立了19个部门参加的省食品安全整顿工作办公室，组织3次全省食品安全整顿工作督查。开展了问题乳粉清查、“地沟油”整治及违法添加非食用物质和滥用食品添加剂整顿活动，对17类食品的64项化学污染物检测指标和八大类食品的8种食源性疾病致病菌进行监测。

卫生法制监督工作　全省卫生系统“五五”普法工作圆满完成。职业卫生技术服务网络进一步健全，职业卫生“四个一”工程第二批33个试点县通过验收，职业病例溯源调查实现全覆盖，规模以上企业职工健康监护覆盖率达83%。开展了社区卫生服务机构、农村地区非法行医、非法医疗广告和医疗美容四项专项整治行动，落实大型医疗机构综合监督检查制度，医疗服务市场进一步规范。对公共场所和生活饮用水集中式供水单位实施量化分级管理，开展重点传染病防控监督和消毒产品专项整治，有效防范了传染病人为因素传播。全省卫生监督执法立案6882件，罚款金额1155万元。

人才学科建设 召开了全省卫生人才学科建设工作会议，对人才学科建设工作作出全面部署。实施山东省临床医学中心建设和医学领军人才培养工程，确定10个中心作为省临床医学中心建设单位、20人作为省医学领军人才培养对象。山东省立医院和山东大学联合争取到科技部国家辅助生殖与优生工程技术研究中心和教育部生殖内分泌重点实验室，齐鲁医院、山东省立医院、山东大学第二医院、省职业病防治院及潍坊市人民医院的9个学科被批准为卫生部临床重点专科。获国家863项目、973项目、国家自然基金等国家级项目175项，资助金额7982.9万元。山东省立医院获得2010年国家科技进步二等奖。

中医药事业 深入开展"解放思想，发展中医药"大讨论活动，取得积极成效。国家中医临床研究基地综合门诊楼开工建设。中医药人才培养工作全面推进，第三批省级优秀中医临床人才申报、全省中医院"西医学习中医"培训、第一批中医临床技术骨干培养项目顺利启动。加强中医专科专病建设，认真做好99个中医药优势、特色专科（专病）和27个国家中医药管理局"十一五"重点专科、30个国家级农村中医特色专科（专病）建设工作。开展中医特色品牌系列创建活动，评选出29个中医药预防保健服务中心、20个综合医院中医药工作示范单位。

卫生应急工作 应急预案体系、队伍建设和物资储备等工作得到完善和加强，卫生应急能力进一步提升。妥善处置突发公共卫生事件32起，排查突发公共卫生事件相关信息1101起。对口支援北川医疗卫生灾后恢复重建工作全面完成，实现了省政府提出的"三年任务两年完成"的目标。

行风建设 "两好一满意"活动深入推进。认真开展"四查四落实"，切实解决群众反映突出的问题，巩固活动成果，探索建立长效机制。评选表彰了2009—2010年度全省卫生系统"两好一满意"十大服务品牌、十大质量品牌和200名服务、质量明星。把创先争优活动与"两好一满意"活动紧密结合，强化质量管理，提高服务水平，争创一流业绩。

医疗质量安全管理不断加强。深入开展"医疗质量万里行"和"控制医院感染，保障医疗安全"专项治理行动，对全省30家医疗机构进行集中检查，推动医院管理逐步规范化、科学化。积极推进医疗机构科室建设，强化临床专业质量控制，22个专业、112个病种开展了临床路径工作。认真贯彻国家处方集，加强临床用药管理，促进了用药合理规范。全省以市为单位实现了"120"急救指挥系统全覆盖。连续两届获得全国无偿献血先进省称号。

医疗服务持续改进。实施预约诊疗、改善门急诊医疗服务等十项措施，进一步优化服务流程，改善就医环境。继续推行临床检验结果互认和影像检查结果"一单通"，促进规范诊疗、合理检查。加强医药费用控制和收费监管，推广济宁医学院附属医院单病种收费试点经验，选择36家不同级别医疗机构开展医疗成本核算试点。大力开展惠民医疗服务，为1336万人次患者减免费用5.11亿元。加强与综合治理办公室、公安、司法等部门的沟通协调，探索建立医患纠纷预防调处长效机制。印发了《关于进一步加强医患纠纷预防和调处工作的意见》，积极开展医患纠纷第三方调解、医疗责任保险等工作。

（王萱　高晖）

河　南　省

卫生概况 截至"十一五"末，全省卫生部门资产总量达668亿元，共有卫生人员56万人，乡镇以上卫生技术人员34.6万人，乡村医生11.6万人；执业（助理）医师14万人，注册护士11万人；全省有医疗卫生机构12,157个，病床30.2万张。其中：医院1193所、疾病预防控制中心180个、卫生监督所133个、妇幼保健院167个、采供血机构18个，卫生院2089所、村卫生室61,899个。孕产妇死亡率下降到15.19/10万，婴儿死亡率下降至7.12‰，5岁以下儿童死亡率下降至8.69‰，人均期望寿命达到73岁。

医改五项重点任务 持续推进新型农村合作医疗（以下简称新农合）制度进一步巩固。2010年全省157个县（市、区）参合农民达7651.48万，参合率达96.51%。2010年累计获得补偿的参合农民达到1.158亿人次。在全国率先全面实现新农合省级医院直接报销，提前两年完成卫生部规定的工作目标；筹资水平由试点初期的人均30元提高到2010年的150元，最高补偿限额6万元；在71个县（市、区）开展了新农合门诊统筹试点；在"一证通"的基础上，从2009年下半年开始，在省级医院开展了新农合直接报销试点。2010年底省级医院全部开展新农合即时结报；全省农村儿童急性白血病和先心病两类6种重大疾病实行按病种付费，医疗费用报销比例达90%，保障水平显著提高。

城乡卫生服务体系更加完善。建立了覆盖城乡的省、市、县、乡疾病预防控制体系、医疗救治体系和急救指挥体系，形成了"15分钟急救圈"。实施农村卫生服务体系建设"五年百亿工程"，建设和改造了109个县级医院、2089所乡镇卫生院、3.1万个村卫生室。基本实现农民"小伤小病不出村、一般疾病不出乡、大病基本不出县"的目标。全省18个省辖市的50个市辖区、20个县级市全部开展了社区卫生服务工作，已建成社区卫生服务机构数1480个，社区卫生服务人员33,740人，服务人口1701万人，初步形成“小病在社区、大病进医院、康复回社区”的就医格局，如期实现了省政府确定的“到2010年，各省辖市和县级市要建立比较完善的城市社区卫生服务体系”的目标。强化医疗服务、职业卫生、公共场所、环境卫生、学校卫生、健康相关产品监督执法，建立了基本符合省情的食品安全管理制度，食品安全综合监管机制不断完善，食品安全风险监测体系初步建立。

国家基本药物制度稳步实施。根据医改工作整体部署，从2010年3月1日起，在郑州市、焦作市、平顶山市、安阳市、鹤壁市、济源市等6个省辖市的47个县（市、区）478所政府举办的基层医疗卫生机构实施国家基本药物制度。基本药物中标平均价格比国家公布的零售指导价降低了48%，比乡镇卫生院药品原销售价格降低了16%，次均门诊药品费用同比下降了16.46%，次均住院药品费用同比下降了14.77%，门诊人次增长了3.89%，住院病人增长了3.49%，群众就医负担明显减轻。

公共卫生服务均等化扎实推进。启动实施6项重大公共卫生服务和9项国家基本公共卫生服务项目，2010年人均公共卫生服务经费达到15元。为全省15岁以下人群补种乙肝疫苗1243.7万剂次，3年任务1年完成；完成乳腺癌筛查6.04万人，免费实施贫困白内障患者复明手术37,555例，超额完成国家下达任务；为农村妇女免费增补叶酸86.3万人，宫颈癌检查20.1万人，农村孕产妇住院分娩补助93.9万人；完成了25万户农村无害化卫生厕所建设任务；全省城市居民健康档案标准化建档率达45.5%，农村居民达28.68%；健康教育、重点人群保健、慢性病管理、重性精神疾病管理服务质量逐步提升。

公立医院改革积极推进。在公立医院规划布局、管理体制、内部管理、改善服务等方面积极探索，推出了预约诊疗、优质护理服务、临床路径试点、电子病历试点等新举措，医疗服务质量明显提升。与省委组织部、省监察厅、人力资源和社会保障厅联合下发文件，有效控制三级医院药品收入占业务收入比例，让利群众15亿元。鼓励和引导社会资本举办多种形式的医疗机构，目前河南省民办医院有345所，一批有特色的民办医院正在发展壮大。洛阳市、濮阳市、漯河市作为国家、省级试点，各项工作有序推进。

五大工程建设成效显著 按照医改的总体要求，河南省卫生厅党组结合全省卫生实际，审时度势，着眼于打基础、管长远、惠民生，提出了“五大工程”建设的工作思路，得到了省委、省政府的充分肯定和全省上下的大力支持。各级卫生部门以项目建设为抓手，持续推进五大工程建设，取得显著成效。

农村卫生体系建设“五年百亿”工程取得实效。实施县医院规模倍增计划，改善乡镇卫生院基础设施，建设标准化村卫生室，两年来先后安排建设项目28,988个，累计完成投资80亿元，新增床位近7万张。

农村卫生人才培养“51111”工程进展顺利。2010年共有6515名高等医学院校毕业生参加到基层工作选拔考试，目前各地正在办理聘用手续；资助在职人员学历教育2227名；为县疾病预防控制中心、卫生监督所和乡镇卫生院订单定向培养543名本、专科生；完成培训乡村医生30,051人。

卫生科技人才创新工程呈现亮点。着力培养医学领军人才，建立科技创新人才团队，拓宽人才引进渠道，加大人才培养力度，遴选推荐院士3人、院士级专家5人、特聘学科带头人9人、卫生科技领军人才56人、中青年科技创新人才273人。获河南省科技进步奖81项，选送中青年专家出国培训96人。

城市医师支农工程有效推进。全省共选派305所二级以上医院2040名医务人员，对口支援108所县级医院和300所乡镇卫生院，诊治病人264.4万人次，开展手术39,921例，培训基层医务人员7.8万人次，600多名基层医务人员到二、三级医院进修学习，有效提高了基层医疗卫生服务能力。

卫生文化建设工程日益繁荣。强力推进卫生文化建设工程，不断提高卫生文化的软实力。举办了河南省卫生系统首届“文化艺术节”，开展了首批优秀院（所）歌、院（所）训评选表彰活动，建设66个卫生文化示范单位（窗口），参加了全省第十一届运动会，并取得优异成绩，形成了浓厚的文化氛围。

重大疾病防控有力有序 手足口病、甲型H1N1流感防治取得阶段性胜利。手足口病发病率、病死率均低于全国平均水平，实现了省委、省政府提出的“两高两低”的目标，卫生部在河南省召开了全国手足口病防治工作现场会。建立健全联防联控机制和防控救治体系，建立了长效联系督导机制，重点加强学校和社区的防控工作，有效地防止了甲流疫情群体性暴发、区域性流行。

艾滋病防治工作力度不断加大。2010年河南省卫生厅共争取艾滋病防治资金29,430万元，其中中央财政共安排艾滋病防治项目资金16,278万元，省级艾滋病防治经费1000万元，艾滋病机会性感染治疗经费12,152万元。河南省艾滋病疫情得到了有效控制，艾滋病报告病例有所下降，累计感染人数由全国第二位降至第三位。

结核病、乙肝等重大疾病得到有效控制。继续落实肺结核病人减免费政策，病人发现率、治愈率均达到国家要求；全省5岁以下儿童、15岁以下人群、15岁以上人群乙肝表面抗原携带率分别降至0.73%、1.27%和4.54%。

扩大国家规划免疫有效实施。常规免疫接种率达98%以上；强化接种脊灰疫苗1029万人次；适龄儿童麻疹疫苗强化免疫接种率98.1%，连续13年无白喉病例报告，连续8年维持无脊灰状态。

三级医院监管效果明显 实施三级医院“十大指标”宏观监管，严格标准，严格考核，严格问责，取得明显成效。一是药品收入比例明显下降。从三级医院“十大指标”目标考核情况来看，药品监管更加科学，临床用药更加规范，药品收入比例下降了10个百分点，让利群众15亿元。二是服务效率明显提高。48所三级综合医院平均住院日为12.86天；术前平均住院日为2.82天。三是服务水平明显提升。门诊患者、住院患者满意度均在96%以上。四是发展速度明显加快。全省62所三级医院开放总床位增加9257张，增长了15%。五是公益性质明显增强。在应对重大疾病医疗救治和抢险救灾中，三级医院认真履行公共卫生职责，充分发挥了三级医院的技术支撑作用，为提高救治成功率作出了积极贡献。

食品卫生安全保障、卫生监督执法有力有序 集中开展食品安全专项整治，彻查问题乳粉，2010年共查处食品安全重大案件9起，40余名责任人员受到党纪政纪处分。认真开展食品安全风险监测，食品安全保障水平持续提升。卫生监督体系不断完善，实现职业病诊断机构、职业健康检查机构的省、市、县全覆盖；严厉打击非法行医，共查处无证行医14,178户（次），处罚4250户，取缔3835户。

中医工作取得新进展 河南省2010年中央投资建设中医项目14个，其中国家中医临床研究基地建设项目1个，重点中医院建设项目3个，县级中医院建设项目10个，项目规划建设41.3万平方米，共投资13.21亿元。河南省洛阳正骨医院通过国际医疗卫生机构联合委员会（JCI）认证。中医医院管理年活动受到国家中医药管理局的肯定。中医人才培养成效显著，优秀临床人才研修及师承工作进展顺利。组织申报省部级以上科研项目38项，8项成果申报河南省科技进步奖。

（刘学周　王福伟　杨蕊）

湖　北　省

概况 2010年湖北省卫生机构总数10305个（不含村卫生室），其中医院603个，疗养院1个，社区卫生服务机构1294个（社区卫生服务中心333个，社区卫生服务站961个），卫生院1196个，门诊部202个，诊所、卫生所、医务室6499个，急救中心（站）7个，采供血机构25个，妇幼保健机构100个，专科疾病防治院（站、所）85个，疾病预防控制中心（含防疫站）115个，卫生监督机构98个，医学科研机构1个，医学在职培训机构23个，健康教育站1个，其他卫生机构55个。医院中，有综合医院395个，中医医院87个，中西医结合医院12个，民族医院2个，专科医院107个。全省卫生人员总数30.39万人（不含乡村医生），其中执业医师8.18万人，执业助理医师1.42万人，注册护士9.33万人。医院开放床位20.07万张。

2010年中央、省级和地方各级财政对全省政府举办医疗卫生机构卫生投入112.52亿元，较2009年增长36.3%，全省人均卫生投入183.2元。其中，中央财政投入41.5亿元，省级财政投入24.2亿元。全省实施建设项目1740个，完工1170个；规划建设面积335万平方米，完成建设面积156万平方米；规划总投资95.6亿元，年底完成投资36.9亿元；其中争取中央投资9.23亿元，安排卫生建设项目729个（省中医院1个，市、州中医院2个，县级医院23个，中心乡镇卫生院66个，社区卫生服务中心81个，村卫生室550个，精神卫生机构6个）；争取省级卫生建设投资1.3亿元，安排卫生建设项目4个（省中医院国家中医临床研究基地，华中科技大学同济医学院附属同济医院，华中科技大学同济医学院附属协和医院，省人民医院）。集中精力推进卫生“十二五”规划编制工作，推动各地区域卫生规划与医疗机构设置编制工作。

医药卫生体制改革 印发了《2010年度深化医药卫生体制改革任务明细表》、《关于分解医改重点工作的通知》、《湖北省深化医药卫生体制改革2010年度“自选动作”工作任务及责任分工》工作。

巩固和发展新农合制度 2010年新农合制度继续覆盖所有有农业人口的县（市、区），参合人数3833万人，平均参合率达97.4%，较2009年提高了3个百分点。筹资水平统一提高到150元/人，全年实际筹集新农合基金57.6亿元，8651.9万人次参合农村居民获得新农合补偿，政策范围内住院费用补偿率达61.4%。开展医药费用支付方式改革、提高农村儿童白血病和先天性心脏病医疗保障水平等试点，同步推进信息化建设，率先实现武汉“1+8”城市圈“农村居民健康（新农合）一卡通”。

实施国家基本药物制度 启动30个新增县（市、区）实施国家基本药物制度试点工作，全省实施基本药物制度试点县（市、区）达到67个，占全省103个县（市、区）的63.21%。全省实施基本药物制度基层医疗卫生机构1064家，其中乡镇卫生院778家，占73%，社区卫生服务机构286家，占27%。基本药物制度覆盖人口达到4109万，占全省总人口的67%。2010年省级财政对第一批实施基本药物制度的8个贫困县补助2000万元。全省37个实施基本药物制度试点县本级财政预算安排2.24亿元，实际到位1.98亿元。中央拨付2009年“以奖代补”资金2900万元和预拨2010年“以奖代补”资金18900万元。两次调整增补省非目录药品，确定484种省增补非目录药品，试点地区基层医疗卫生机构全部配备使用国家基本药物和省增补的非目录药品。

基层医疗卫生服务体系建设 制定了《湖北省基层医疗卫生机构经费补偿暂行办法》和《关于基层医疗卫生机构实行收支两条线管理试点的实施意见》，在全省范围内启动基层医疗卫生机构"收支两条线"改革试点工作。落实乡村医生每人每月100元的公共卫生服务补助。对37个基本药物试点县（市、区）绩效工资实施方案进行审批，印发了《湖北省乡镇卫生院人员竞聘上岗指导意见（试行）》，37个试点县（市、区）人事制度改革基本完成。印发了《湖北省基层医疗卫生服务体系建设与发展规划（2009—2011年）》。

实施基本公共卫生服务均等化 9类国家基本公共卫生服务项目全面完成。城镇、农村居民健康档案累计建档率达到49.5%，农村居民健康档案建档率达到30.98%；全省人均基本公共卫生服务经费补助标准达到15.9元。在全国率先制定《湖北省基本公共卫生服务项目考核办法》，实施绩效考核。实施百万贫困白内障复明工程手术3.72万例。对39.1万农村孕产妇实施住院分娩补助，为15.8万农村妇女实施宫颈癌检查，为1.86万农村妇女开展乳腺癌检查，为37.2万农村生育妇女补服叶酸。"妇女健康行动"累计开展750余万人次的妇女病普查。全面开展预防艾滋病母婴传播工作，检测孕产妇60.9万人，"四免一关怀"政策落实率100%。完成了2.3万户的改炉降氟任务。

公立医院改革试点工作 在23家省、市级试点医院开展30个专业、70个病种的临床路径和单病种管理试点工作。全省12家医院进行转制、重组、整合，公立医院布局逐步优化。实现武汉城市圈内同级医疗机构检验和影像结果互认。15家试点医院实施电子病历。印发了《湖北省卫生资源配置标准（2010—2015年）》和《湖北省医疗机构设置规划指导意见》等配套文件。

武汉城市圈卫生一体化建设 印发了《关于推进武汉城市圈卫生一体化建设指导意见》，提出在城市圈内着力创建"四项新机制"（医疗服务共享机制、人才与技术双向交流机制、疾病预防控制联动机制和血液集中检测管理机制），完善"四个一体化"（医疗急救一体化、妇幼保健一体化、社区卫生服务一体化和新型农村合作医疗一体化）。

卫生应急 高致病性禽流感疫情 2010年6月3日，鄂州市发生人感染高致病性禽流感重大突发公共卫生事件，立即启动Ⅱ级卫生应急响应。没有发生继发病例。

自然灾害卫生应急 "4·14"青海玉树发生地震后，共派出救护车40余台次，队员100余人次，携带价值100余万元药品，驰援玉树灾区。湖北省发生大面积的暴雨洪涝灾害后，派出卫生防疫队伍8445批次，设置医疗救护站477个，环境消毒消杀面积15412.2万平方米，发放宣传材料783.2万份，电视、报纸刊播灾后防病知识2967次，确保大灾之后无大疫。

重大活动医疗卫生保障 制定各类安保预案方案20多个，组织各种检查30余次，实行安全保卫工作日报告和零报告制度，保证了世博会和亚运会期间的安全。圆满完成了南水北调丹江口库区移民搬迁中的医疗卫生保障任务。

应急管理能力建设 成立了卫生厅应急工作领导小组。完成湖北省突发公共卫生事件应急指挥决策信息系统一期建设，开通市州视频系统。制定了《湖北省卫生部门卫生应急管理工作规范（2010版）》，先后举办新发传染病防控技术和登革热监测、急性传染病重点防控暨疫情信息管理、病原微生物实验室生物安全、手足口病防控、甲流防控等培训和演练活动。

疾病预防控制 省报告甲类传染病疫情1例，甲乙类传染病报告发病率为261.44/10万，报告死亡率0.74/10万，报告病死率0.28%。与2009年同期比，报告发病率下降了10.42%，死亡率下降了4.08%。成功处置1起散发型霍乱疫情、1起人感染高致病性禽流感疫情和2起麻疹疫苗强化免疫过程中发生的偶合事件。

艾滋病防治 全省累计新发现艾滋病病毒感染者1145例，其中发病337例，死亡279例。全省哨点监测34,983人，主动监测15.9万人，羁押场所重点人群筛查4.9万人，孕产妇筛查60.9万人，自愿咨询检测5.9万人。年内查出63名阳性孕产妇，对63名阳性孕妇提供医学咨询和阻断措施。全省艾滋病"四免一关怀"政策落实率100%。

结核病防治 全省免费检查疑似肺结核患者20.53万人，完成年度任务的113.2%。发现活动性肺结核46,685例，占年度任务的104.7%，其中新涂阳23,025例，占年度任务的103.3%。

疟疾防治 全省61个县（市）开展疟疾休治工作，应休治对象9411人，实休治9186人，休治率97.60%。全省报告疟疾发病429例，发病率0.07/10000，比2009年下降了40.87%；输入疟疾39例，比2009年上升了14.71%，其中输入恶性疟疾28例。

麻风病防治 发现新、复发麻风病人23例，其中新发21人，复发2人；儿童发病2人。新发病人中多菌型10人，少菌型11人；早期发现病人12例，早期发现率为57.14%；Ⅱ级畸残患者3人，Ⅱ级畸残率为14.29%。所有现症病人均落实联合化疗。

慢性非传染性疾病和地方病防治 在宜昌市、随州市、武穴市、荆门市、神农架林区重点开展慢性病综合防治应用性项目试点工作。5个综防项目点通过人群筛查，共筛查出高血压病人2304例，糖尿病病人576例，高危人群5092例。其中管理高血压病人2154人，随访16,522人次，高血压规范管理率81.29%，血压控制率为74.33%；管理糖尿病患者578例，随访2568人次，规范管理率86.43%，血糖控制率79.40%；针对肥胖等高危人群开展系统管理，管理高危人群2121

例，规范管理率82.65%，危险因素控制率为40.73%。

精神卫生　制定了《湖北省精神卫生服务机构设置规划》，投入5160万元，为37个精神卫生中心装备医疗设备；投入1.36亿元，实施6个精神卫生中心改扩建项目。排查出重性精神病人188651例。待核实/诊断/复核诊断和评估的重性精神病47017例。

计划免疫　甲肝疫苗免费接种扩大到17个地市，无细胞百白破疫苗替代百白破疫苗由二针次增加到四针次，扩大国家免疫规划11种常规免疫疫苗报告接种率均达到95%以上。麻疹疫苗强化免疫累计报告接种儿童2330511人，接种率98.3%。15岁以下儿童乙肝疫苗查漏补种，完成1994—1995年出生儿童第三轮1730140剂次全部任务，并为1996—2001年出生儿童进行补种，累计接种1773189剂次，补种率为98.32%。

爱国卫生　创建湖北省卫生先进单位444个、卫生村218个、卫生社区77个、卫生街道9个。举办世界无烟日大型宣传活动，启动第六批健康教育与健康促进能力建设试点项目。全省农村生活饮用水水质卫生合格率达到46.15%。完成了2009年度、2010年度的中央农村卫生改厕项目任务24.3万户，全省农村卫生厕所普及率达到73.57%。

疾控体系及精神文明建设　印发了《关于实施疾病预防控制强基工程的指导意见》。创建强基工程先进市、州12个，先进县市18个。创建群众满意接种门诊200家，市级甲等实验室5家，县级甲等实验室9家。565个乡镇卫生院或社区卫生服务中心开展疾病控制工作规范化建设。全面推进省级文明疾控中心创建活动。

血吸虫病防治　2010年省以行政村为单位人畜血吸虫病感染率巩固在3%以下。血吸虫病人由2009年的13.6万人降至2010年的11.3万人，下降了16.9%；病牛由2009年的3461头降至2010年的2320头，下降33%；省人和耕牛血吸虫病感染率分别较上年下降了19.6%和23.1%。

传染源控制　省政府从省长预备费中安排5655万元，在四湖源头的荆州区、江陵县、监利县开展试点，淘汰耕牛47126头。截至2010年底试点任务全面完成，实现荆州区、江陵县无耕牛区（县），监利县所有流行村无耕牛的目标。

急感防控　落实汛期急感防控技术方案，全省登记接触疫水人群33万人，组织血防医疗队344个、1588人次，重点地点设立防护岗1126个，接受预防服药19万人，投入防护剂1.22万瓶、治疗药物178万片、灭螺杀蚴药物77000千克。无急感病例发生。

整县推进综合治理　完成或超额完成查灭螺、人畜查治病、晚血病人救治、以机代牛、疫区改厕和建沼气池、土地整理、水利血防工程、兴林抑螺等年度工作任务。认真抓好血防联系点工作，加大帮扶力度，积极争取支持，落实综合治理项目。

血防省部联动工作　在重疫区开展淘汰耕牛、以机代牛、洲滩禁牧和家畜查治病、血防改厕、推广省部联动联系点工作经验、加强血防综合治理等五项重点工作。

晚期血吸虫病人救治　免费救治晚期血吸虫病人4727人。

血防改厕　全年改厕19.3万户。

食品安全与卫生法制监督　编印了《常用卫生法律法规汇编》和《卫生行政执法解释汇编》，广泛开展宣传活动，省卫生系统"五五"普法依法治理工作通过验收。组织开展2010年度全省卫生行政处罚案卷评查活动。对行政法规、规章、规范性文件进行全面清理，废止政府规章及规范性文件180余件。印发了《湖北省卫生行政处罚自由裁量权指导规则》和《湖北省卫生行政处罚自由裁量指导标准》，建立和规范卫生行政处罚自由裁量权制度体系。

食品安全专项整治　学习宣传和贯彻落实《食品安全法》，开展违法添加非食用物质和滥用食品添加剂、保健食品、问题乳粉及含乳食品、地沟油、一次性筷子、一次性塑料餐盒、餐具清洗消毒等专项整顿行动。全面开展以食品化学污染物和有害因素、食源性致病菌及食源性疾病为主要内容的食品安全风险监测工作，初步形成省、市、县三级疾控机构和部分医疗机构组成的食品安全风险监测技术网络体系。

职业病防治监督与检查　拟定了《湖北省贯彻国家职业病防治规划（2009—2015年）实施意见》。实现市（州）有诊断机构、县（市）有体检机构的目标。成立湖北省职业病防治技术专家委员会，在13个市州卫生局设立职业病诊断鉴定办公室。建立国家职业病监测哨点3个，省级哨点10个。对全省16家职业病诊断机构、113家职业健康体检机构、14个职业病诊断鉴定办公室和11个地市准备承担职业病诊断工作的综合医院相关管理和技术人员2100余人进行法律和专业知识培训。

学校卫生、生活饮用水和消毒产品、涉水产品等公共卫生监督执法工作　集中对涉嫌冒充药品的"消字号"产品进行专项整治。组织开展对省内进口水质处理器、涉水企业生产的塑料管材、市政水厂使用的化学处理剂（混凝剂）、戊二醛消毒剂生产企业、药店经销抗抑菌剂单位进行监督检查和抽检，促进企业规范化生产。

医用辐射防护规范化管理　建立起全省统一的放射工作人员职业健康管理系统。开展放射治疗设备专项检查，制定放射诊疗许可管理办法，实行放射人员档案"三合一"制度。

民营医院医疗服务专项执法检查　监督检查民营医疗机构600余户次，立案查处84件。

违法虚假医疗广告监测监管　监测医疗广告530余条，发现违法医疗广告238条，涉及医疗机构36家。对违规严重的单位，省卫生厅下发通报，责成有关市卫生行政部门对相关单位进行约谈或处罚。

采供血机构检查　对17个市、州的20家采供血机构进行全覆盖式检查，抽查从事体检工作的执业医师120人，从事采血工作的执业护士260人，献血者的健康体检表850份，抽查献血者的血液200袋，核查600名献血者身份。对全省17个市、州41家医疗机构临床用血的情况进行监督检查。

农村卫生　省97个开展新农合工作的县（市、区）参合人数3833万人，平均参合率97.4%，较2009年提高了3个百分点。新农合筹资水平统一提高到150元/人，其中中央和地方各级财政对新农合的补助标准提高到120元/人，参合农村居民缴费标准统一提高到30元/人。截至2010年底，全省实际筹集新农合基金57.6亿元，其中中央财政补助资金实际到位22.4亿元，省级财政补助资金17.6亿元，市、县级财政补助资金5.9亿元，农民个人缴费11.7亿元。2010年1～12月，全省支出新农合基金53.3亿元，占实际到位新农合基金总额的92.5%。全省有8651.9万人次参合农村居民从新农合制度中受益，参合农村居民受益率为226%，为2009年同期的2.5倍。参合农村居民例均住院费用补偿1439元，政策范围内住院费用补偿率达61.4%，达到60%以上的县（市、区）有95个。全省94个地区以县为单位整体开展门诊统筹，占所有县（市、区）总数的96.9%。

完善新农合补偿实施方案　及时调整补偿方案，对提高政策范围内住院费用补偿比例、住院费用补偿封顶线以及全面实施门诊统筹补偿模式提出明确要求。其中住院费用补偿封顶线统一提高到当地上年度农村居民人均纯收入的8倍以上。对错过缴费时限出生的新生儿，规定当年无需缴费，自动随已参合母亲参合，享受新农合报销。统一省、市（州）级定点医疗机构补偿方案，参合农村居民经转诊后可持卡至县级以上定点医疗机构就诊，实现同等筹资标准下的同等比例补偿和即时结报。

新农合医药费用监管　确定首批26个试点地区开展门诊及住院医药费用支付方式改革试点，控制医药费用不合理增长。

新农合信息化建设　按照湖北省政府“在武汉‘1+8城市圈’率先实行新农合一卡通”的要求，基本完成一卡通暨虚拟专用网建设。

农村儿童“两病”保障水平试点工作　在湖北省范围内开展提高农村儿童先心病保障水平试点，在宜都市和蔡甸区开展提高农村儿童白血病医疗保障水平试点，截至2010年12月底，各定点救治医院收治先心病患儿490名，出院421名。新农合及医疗救助为入院参合患儿补偿医药费用900余万元，医药费用实际补偿率达91%。

农村卫生管理　组织开展“湖北省农村居民健康工程先进县”和“百镇千村”示范卫生机构两项创建活动。乡镇卫生院定编定岗、公共卫生服务、医疗卫生安全、国家基本药物制度等工作进展顺利。农村居民健康档案建档人数达到1341.4万人，建档率达30.98%，建立电子档案301.33万份。培训乡镇卫生院公共卫生人员4155人，宫颈癌及乳腺癌检查技术人员2376人，管理人员1701人，乡村医生30125人。组织197家二级以上医疗卫生机构对口支援255个乡镇卫生院（国家项目要求支援150家乡镇卫生院），支援队员777人（其中高级职称225人，中级职称535人），赠送医疗设备和其他物品价值1117.3万元。支援队员诊治门诊患者164.0万人次，收治住院患者95551人次，组织巡诊11041次，开展临床教学查房9113次，手术示教3049次。24057个村卫生室中20103个在行政、人员、业务、药械、财务、绩效等方面由卫生院实行统一管理，全省一体化管理率达到83.56%。督促各地按每人每年1200元的标准落实村医公共卫生服务补助，截至2010年底，补助全部落实到位。

妇幼保健与社区卫生　2010年省孕产妇死亡率为18.16/10万，婴儿和5岁以下儿童死亡率分别为9.99‰、13.04‰，住院分娩率99.76%。农村孕产妇补助39.1万人，农村妇女宫颈癌检查15.8万人，乳腺癌检查1.86万人，农村妇女增补叶酸37.2万人。新生儿疾病筛查率73.5%，筛查出的患儿全部得到及时治疗。孕产妇艾滋病抗体筛查率达到95%以上，对筛查出的阳性孕产妇和婴儿实施干预措施。印发了《武汉“1+8”城市圈妇幼卫生一体化实施方案》，召开武汉城市圈妇幼保健一体化工作推进会，举办城市圈母婴保健技术培训班。召开了2010年湖北省妇幼卫生信息工作会，举办妇幼保健信息管理人员培训班。打造城镇社区卫生“15分钟服务圈”，省103个县（市、区）初步建立以政府主导、社会力量参与的社区卫生服务格局，全省有社区卫生服务机构1294家，其中社区卫生服务中心333家，社区卫生服务站961家。印发了《武汉“1+8”城市圈社区卫生一体化实施方案》。验收并表彰首批18家省级示范社区卫生服务中心。制定了《湖北省基本公共卫生服务项目督导手册》，组织对湖北省17个市（州）基本公共卫生项目与社区卫生服务管理进行督导检查，共检查39个县78个基层医疗卫生机构。

医政管理　突发公共事件医疗救治　完成了支援四川地震灾区和玉树地震应急医疗救治工作。累计对口支援汉源医护人员539名，救护车100余台，救治伤员3000余人。青海玉树地震发生后，湖北省卫生厅组建由20辆救护车、110名医务人员组成的医疗救援队，完成大型手术22台次，转运伤员46人次。湖北省医疗救援队被中共中央、国务院、中央军委命名为“全国抗震救灾英雄集体”，2人被授予“全国抗震救灾模范”，1人获“全国五一劳动奖章”荣誉称号。

医院管理　启动全省第二周期临床重大专科评审，完成呼吸内科等10个专科评审，确定武汉市中心医院呼吸内科等14家医院的20个临床专业为“2010年度省级重点建设专科”。印发了《湖北省关于进一步促进民营医疗机构发展的意见》，召开湖北省促进民营医院发展工作座谈会，成立省医院协会民营医院管理专业委员会。省17个市、州建立医疗纠纷第三方调解机制，建立人民调解组织242个。印发了《实施医疗责任保险的意见》，在5000家医疗机构实施医疗责任保险。

医疗技术管理　确定省医学会作为省第三类及第二类临床医疗技术第三方评价机构，开展第三类及第二类技术申报评审。加强医疗质量控制体系建设，建立护理、院感、病历、麻醉、核医学、临床检验、心血管介入、肾病、放射、急诊、药学11个省级质量控制中心。开展了“医疗质量荆楚行”活动，开展了非医用产品专项整治活动。

医疗机构准入管理　实行医疗机构执业登记现场审查制度。审批医疗机构变更法人、诊疗科目36家，批准设置医疗机构13家，未同意设置4家。

医务人员准入管理　建立湖北省执业医师、执业护士信息库，实行医师执业信息和护士执业信息网络化管理。完成医师资格考试工作，规范护士执业注册工作，为全省执业护士换发执业证书。

武汉城市圈医疗急救一体化建设　印发了《武汉城市圈医疗急救一体化建设实施方案》、《“1+8”城市圈血液管理联动机制指导意见》和《“1+8”城市圈医疗服务共享机制指导意见》。制定《武汉城市圈内同级医疗机构间医学检验结果放射检查资料互认暂行规定》，确认城市圈内同级医疗机构16项检验项目和66项放射医学项目资料互认。

对口支援　制定了《2010年湖北省万名医师支援农村卫生工程项目执行方案》，完成58家三级医院对口支援87家县级医院（含中医医院）工作。48家三级医院派出医务人员350余人次，接受县级医院骨干进修学习192名。选派4名专家支援新疆维吾尔自治区博州地区，14名专家支援西藏自治区山南地区。

血液管理　全省有16个市（州）血站、2个中心血库和7个单采血浆站，80%三级综合医院建立输血科。率先开展血液集中化检测试点。16个市州全部实现临床用血和机采成分血来自自愿无偿捐献。率先在全国开展医疗机构临床输血重点专科评审。2010年全省有150万人参加无偿献血，采集血液160800千克，无偿献血率100%，自愿无偿献血率99.96%。

中医药管理　湖北省国家中医临床研究基地基础设施建设方案获省发展和改革委批准，2010年12月9日举行奠基仪式。安排12个地市级国家重点中医医院建设项目，总投资6.7亿元，其中国家投资1.3亿元。截至2010年底有2家医院投入使用，5家医院竣工，5家医院开始施工。全省农村卫生服务体系建设项目安排县中医医院22家，18家开始施工。开展中医医院城乡对口支援工作，全省13所三级中医医院和19所受援县级中医医院确定对口支援关系。制定了《湖北省中医药适宜技术推广方案》，遴选103项中医药适宜技术在全省推广。选派人员参加了3期国家中医药管理局举办的中医药适宜技术推广省级师资培训班，举办中医药适宜技术省级师资培训班，培训500余人。有11个学科被国家中医药管理局确定为国家中医药重点学科。30个国家中医重点专科完成3年建设任务，达到国家中医药管理局重点专科建设标准。批准设置3所民营医疗机构，完成11所医疗机构的校验和变更事项，办理70余项执业医师的注册和变更。培养中医类别的全科医师500名，完成了第二批全国优秀中医临床人才研修项目学员的教学任务，对第四批全国老中医药专家学术经验继承工作进行督导检查。组织实施湖北省乡村医生中医专业中专学历教育项目，培训200名乡村医生。组织2010年度中医药、中西医结合科研课题申报评审工作，全省批准50项科研课题，资助经费80万元。组织鉴定中医药、中西医结合科研成果4项，组织整理完成民族医药文献2部，筛选民族医药适宜技术推广项目8项，国家投入310万元专项资金资助湖北省民族医药研究工作。

（姚云　舒方平　陈园园）

湖南省

创先争优活动　湖南省卫生系统共有3801个基层党组织和77,097名党员参加创先争优活动。自活动开展以来，广大干部职工认真按照中央和省委的部署，切实履行职责，确保活动见实效。

加强组织领导，深入扎实推进。一是成立领导机构。2010年4月，湖南省卫生厅印发了《关于成立全省卫生系统创先争优活动领导小组的通知》，成立由党组书记任组长的创先争优活动领导小组，并成立专门办公室，设立综合协调组、文件简报组、新闻宣传组、巡回指导组。二是认真制订方案。在深入调研的基础上，省卫生厅认真制定了开展创先争优活动的实施意见，市、县卫生行政部门和医疗卫生单位都先后制定印发了《开展创先争优活动的实施方案》。三是及时动员部署。2010年5月13日，召开了湖南省卫生系统创先争优活动动员大会，各地各单位也先后召开会议进行动员部署。四是积极办点示范。省市县卫生行政部门党员领导干部每人与基层医疗卫生机构建议1～2个联系点，抓点带面，推动工作。湖南省卫生系统共建立联系点917个，开展指导活动1319次，总结推广了一批基层医疗卫生单位开展创先争优的好经验、好典型。

紧扣活动主题，突出行业特

色。紧密结合卫生中心工作，精心设计活动主题，以“落实医改任务，提高服务水平，促进医患和谐，加强基层党建”为总要求，引导基层党组织和党员围绕中心工作创先争优。一是推动深化医改。围绕促进医改抓争创，激励广大党员争当医改标兵，争做医改先锋。通过着力破解群众看病难看病贵、人才队伍建设难、基本药物制度实施难、公立医院改革难等四大难题，有力促进了国家2010年下达的40项医改任务的落实。二是打造惠民平台。以办实事惠民生作为创先争优的重要实践，组织开展党员志愿服务。郴州市、永州市、湘西自治州、娄底市、邵阳市等卫生系统面对严重的洪涝灾害，把创先争优与抗洪救灾结合起来，组织党团员志愿服务队，开展送医、送药、送健康服务；开展医疗卫生进社区、进村寨、进家庭服务；开展关爱弱势群体、关爱特困病人、献爱心送温暖活动。湖南省卫生系统向灾区派出2172批次14,729人次党团员医疗卫生志愿服务队，救治伤病员6万多人次，预防服药和接种33万多人次，捐款1000多万元，确保了全省灾后无大疫。三是促进医患和谐。围绕保持稳定开展创先争优，推动平安医院创建，建立医患纠纷行政调解、司法调解、人民调解机制，构建了医院与当地综治办、司法所、派出所的合作机制，有效预防和化解医患纠纷，促进了医患和谐。湖南省医患纠纷比2009年同期下降了10%以上，岳阳市、怀化市同比分别下降了50%和37%。四是加强基层组织。以创先争优活动为契机，全面推进基层组织建设。注重扩大组织覆盖，重点加强了民营医疗机构、乡镇卫生院、社区卫生机构党组织建设，新建立党组织221个，其中岳阳市在4家民营医院建立8个党支部。注重提高党员素质，在基层医疗卫生单位实施“把党员培养成业务骨干，把业务骨干培养成党员”的双培工程，壮大党员队伍，提高了党员的整体素质。湖南省卫生系统发展新党员2700多名，培养党员骨干4100多名。注重激发内在活力，在全省卫生系统组织开展创建“党员示范窗口”和“党员示范岗”活动，实行统一命名授牌，统一考核表彰，做到“一个窗口，一面镜子；一个岗位，一个榜样；一个党员，一面旗帜”，成为利于党员参与、便于群众监督、激发党员争创佳绩的“形象工程”。据不完全统计，湖南省卫生系统创建党员示范窗口1587个，示范岗5839个。

注重行业指导，推动平衡发展。按照党委领导、系统指导的要求，切实履行对市、州、县（市、区）卫生系统创先争优活动行业指导的职责。一是加强政策指导。活动开展以来，湖南省卫生厅制定的创先争优活动文件均印发到市、县卫生局。召开创先争优活动有关会议，把中央和省委创先争优活动的精神传达贯彻到基层。二是建立巡回指导组。借鉴开展学习实践活动的成功做法，省卫生厅成立了5个巡回指导组，从卫生厅机关和厅直单位挑选5名正处级干部担任组长，加强对省部直医疗卫生单位和市县卫生系统创先争优活动的指导。三是加强督促指导。2010年6月，派出5个巡回指导组，深入14个厅直医疗卫生单位进行全面督导；9月组织7个督查组，深入14个市州28个县市区107个基层医疗卫生单位，在督查医改工作的同时，指导创先争优活动。

推进公开承诺，激发内在动力。2010年6月11日，湖南省卫生厅印发了开展公开承诺的实施意见，探索建立了公开承诺“四化”模式，做到“四有四对接”，即有公开承诺台账、有公示承诺专栏、有落实承诺督查、有考核评价办法，实现立诺与中心工作对接、履诺与岗位目标对接、评诺与群众期盼对接、考诺与奖励处罚对接。一是设定承诺科学化。各地各单位通过召开不同类型的座谈会、发放调查问卷、设置意见箱、个别走访交流等多种形式，深入了解群众最希望解决的问题，结合工作实际和岗位特点，科学确定承诺事项。湘西自治州卫生局党委把“实事承诺”与“岗位承诺”结合、“共性承诺”与“个性承诺”结合，推动承诺的科学化。二是审查承诺规范化。建立了上级党组织对下级党组织、党组织对党员的承诺事项审查把关制度。重点审查承诺事项是否体现党员群众的意愿，是否切实可行。三是公开亮诺多样化。采取召开党员和群众代表大会讲承诺，开办橱窗专栏张贴承诺、制作承诺牌悬挂承诺、开辟内部网站发布承诺等多种形式公开亮诺。衡阳市组织800多名共产党员集体面对党旗庄严宣誓。郴州市卫生局机关4个党支部32名党员的公开承诺书全部“上墙”，局领导的公开承诺书全部上网。四是评诺考诺制度化。建立“季度检查、半年评议、年终考核”的评诺督诺制度。长沙市卫生监督所向社会作出“五项服务承诺”，并加大稽查力度，提升了卫生行政执法工作水平和卫生监督员形象。

开展领导点评，注重取得实效。省卫生厅把领导点评作为督促基层党组织和党员深入开展创先争优活动的重要措施，印发了做好领导点评的指导意见，明确了领导点评主体、主要内容、基本方法和相关要求，突出三个环节。一是抓好点评示范。各级卫生行政部门党组（党委）建立分工负责制，深入联系点进行点评示范。2010年9月，省卫生厅党员深入14个厅直单位点评，结合医改督查，深入市县基层联系点进行点评。二是丰富点评方式。各地各单位结合实际，采取专题点评、集中点评、会议点评、现场点评、结合工作点评、网络通讯点评等方式，组织开展多种形式的点评活动。省劳卫所党委采取集中点评、现场点评和谈话点评等形式，对在岗的145名党员进行了点评。省结防所党委把对党支部的点评延伸到对党支部所管辖的每个科室工作的点评。三是注重点评实效。在点评成绩的同时点问题、明方向，着力帮助解决问题，把领导点评作为解决突出问题的抓手。张家界市卫生局党委把领导点评与解决基层实际困难相结合，主要负责人深入联系点桑植县廖家村镇卫生院点评，并向该院赠送了急需的价值10万元的医疗设备。

加强活动宣传，营造良好氛围。一是抓宣传队伍建设。建立健全了省部直医疗卫生单位、市县卫生系统创先争优活动简报信息员和宣传联络员队伍。二是抓宣传阵地建设。推动建立媒体宣传、简报宣传、网络宣传、黑板报宣传、文艺宣传等多种宣传平台。三是抓宣传简报交流。据不完全统计，湖南省卫生系统在媒体宣传报道1218条，编发简报5147期，设置宣传栏3721个，印发宣传资料101,930份。四是抓宣传推优活动。2010年9月，在卫生厅直系统内全面启动“我身边的优秀共产党员”群众推荐活动。通过张贴宣传单和宣传横幅，充分利用网络动员和宣传，设立群众推荐联系电话、推荐邮箱和推荐工作联系人等；将群众推荐的优秀共产党员以通讯、群众来信、采访手记等形式进行记录。据统计，卫生厅直单位有2000多人参加推优活动，推出6名身边的优秀共产党员。

新型农村合作医疗制度建设 2010年湖南省参合农民人数达4911.47万人，参合率达95.37%，较2009年度提高了4.15个百分点。统筹地区新型农村合作医疗（以下简称新农合）政策范围内住院费用平均补偿率达65.13%，居全国第二。新农合门诊统筹实施范围达112个县市区，统筹基金补助受益面为45.20%，较2009年度上升了12.35个百分点。在80%的省市级定点医院开展了即时结报。完善新农合与医疗救助制度的有效衔接，实施了湖南省农村五保对象在县乡级医疗机构住院基本医疗费用全免的政策。开展了提高农村儿童先天性心脏病、白血病等重大疾病医疗保障水平试点，完成先心病免费手术1509例，补助农村白血病患儿211名。炎陵县、新宁县、慈利县、醴陵县等33个县市开展了新农合住院费用总额预付或单病种定额付费方式改革，有效遏制了医疗费用不合理的增长。

国家基本药物制度实施 2010年在74个县（市、区）开展了基本药物制度试点，覆盖面为湖南省60%的县（市、区）。建立了“政府主导、部门联动、管采分设、统一平台、免费服务”的采购模式，开展了以省为单位的国家基本药物集中招标采购，确定了291个品种、2602个品规，基本药物中标价格比基层医疗机构原零售价平均下降了47.12%，36个试点县基本药物网上集中采购金额达1.76亿元。以市、州为单位增补了70～90种的药品品种，缓解了试点地区国家基本药物数量不够、不能满足临床用药需求的问题。积极开展了国家基本药物临床应用指南和处方集的推广培训。基本药物制度推行后，试点地区基层医疗卫生机构出现门诊和住院费用下降、门诊人次和住院人次上升的可喜现象。宁乡县、岳阳楼区、武陵源区、北湖区在实施基本药物制度的同时，加快推进绩效工资等基层医疗卫生机构综合配套改革试点，已取得初步成效。

基层医疗卫生服务体系建设 加强基础设施建设，各级累计筹资27.33亿元，启动了43所县级医院、65所乡镇卫生院、64所社区卫生服务中心和920所村卫生室的建设，为150所乡镇卫生院建设公转房1500套，为每所乡镇卫生院配置了价值10万元的超声诊断仪等医疗设备，为每所村卫生室配备健康档案柜等基本医疗设备。加强基层卫生人才队伍建设，招收农村订单免费培养医学本科生400名、“专升本”免费培养医学生100名，为乡镇卫生院招聘执业医师70名，安排基层全科医生转岗培训1000名，在岗培训乡镇卫生院和村卫生室卫生人员76,105人次，社区卫生服务人员32,962人次。湘乡市积极开展医学本科生和执业医生“县管乡用”试点工作并取得积极成效。加强城乡对口帮扶工作，40所三级医院与114所县级医院、209所县级医院与521所乡镇卫生院建立了对口支援机制。乡镇卫生院管理年活动深入推进，服务能力和管理水平不断提升。乡村医生公共卫生服务补助标准提高至人均3元。临澧县在乡村一体化管理方面积极探索，强化了乡镇卫生院对村卫生室的监管和指导。

基本公共卫生服务均等化 2010年基本公共卫生服务经费补助标准从2009年的人均15元提高到17.5元。在城乡基层医疗卫生机构普遍落实健康教育、儿童预防接种、孕产妇管理等9类国家基本公共卫生服务项目，城市居民健康档案规范化建档率达52.57%，农村居民达27.61%。积极落实重大公共卫生服务项目，为15岁以下人群补种乙肝疫苗375.65万人，开展白内障患者复明手术5.24万人，完成宫颈癌检查38.67万人、乳腺癌检查2.1万人，为孕前和孕早期妇女免费增补叶酸56.68万人，补助住院分娩农村孕产妇59.52万人，开展孕产妇免费艾滋病检测62.92万人次，完成地氟病区改灶10万户、农村改厕23.8万座。各地积极开展基本公共卫生服务项目管理考核，较好地促进了目标任务完成。

公立医院改革试点 株洲市作为国家公立医院改革试点城市，已制定了公立医院改革试点方案，在国企医院改革、组建医疗集团、建立三级医院带动专科医院和社区卫生服务机构的纵向分工协作机制等方面进行了积极探索。各地以强化服务为抓手，按照公益性要求，在方便患者就诊、减轻患者费用负担等方面推行了一系列改革和管理措施。如湘雅二医院以门诊信息化建设为突破口，开展预约诊疗，在湖南省率先采用自助系统实行诊疗“一卡通”服务，已累计发放诊疗“一卡通”55.4万张。同级医疗机构影像学资料和检验结果相互认可范围扩大到湖南省42所三级医院。开展了县及县以上公立医院以省为单位的药品集中采购招标工作，中标药品价格与一类价格医院现行采购价格相比平均下降了30.3%。在29所医院试点了100种常见疾病临床路径。启动了住院医师规范化培训和医疗电子病历管理试点工作。积极探索公立医院与基层医疗机构的分工协作机制，初步建立了首诊在社区、合理分流、双向转诊的社区诊疗管理制度。

疾病防控和爱国卫生 加强重大疫情防控和卫生应急工作，突发公共卫生事件得到及时、有效处置。鼠疫、霍乱、钩体、手足口病等11种重点传染病的监测工作不断加强。落实免疫规划和重大传染病防控措施，为330万适龄儿童接种麻疹疫苗，麻疹发病率较2009年下降94.3%；登记活动性肺结核病人55,051例，其中新涂阳肺结核病人25,636例；报告新发现艾滋病病毒感染者和病人2639例（其中死亡724例）；血吸虫病人群化疗48.7万人次，治疗救助晚期血吸虫病人5932人次，省部联合防治血吸虫病行动项目工作顺利启动实施。加强爱国卫生工作，启动了城乡环境卫生整洁行动，创建国家卫生县城4个，创建省级县城6个、卫生村18个，创建无烟医疗卫生机构培训及示范基地13个。

医疗服务质量和安全监管 深入开展了“医疗质量万里行”、医院等级评审、重点专科建设、病历质量评比、“优质护理服务示范工程”等活动，进一步规范了公立医院临床检查、诊断、治疗和植入类医疗器械行为，医疗服务质量和护理水平进一步提升，6所省部直医院成功申报了10个国家级重点专科，省人民医院、湘雅医院被评为全国优质护理服务先进单位。建立了省级临床用药和细菌耐药监测系统，开展特殊药品管理和临床合理应用培训14场次，规范临床合理用药。进一步提升采供血机构的能力建设，加强血液质量管理，加大无偿献血招募力度，确保了临床用血需求与质量安全。开展“平安医院”创建，切实加强医疗安全管理，加大医疗纠纷处置力度，召开湖南省预防和处置医疗纠纷工作经验交流会议，大力推广医疗纠纷第三方调解模式，各地共建立人民调解机构143个，经人民调解医疗纠纷1006件，调解成功率达62%。

食品安全综合协调与卫生监督 认真贯彻落实《食品安全法》，省政府成立了省食品安全委员会，逐步建立了食品安全综合协调运行机制。各地认真履行食品安全综合协调职责，积极开展食品安全专项整治，组织协调开展了查处违法添加非食用物质和滥用食品添加剂行为、彻查销毁问题乳粉、严厉打击私屠滥宰和生产加工病死猪肉违法行为、“地沟油”专项整治等行动，查处了一批典型违法案件。圆满完成了省运动会、“汉语桥”世界大学生中文比赛等重大活动的卫生保障工作。加强医疗执业监督管理，共监督检查医疗机构和采供血机构27,144家次，取缔（吊证）1795家，有效维护了医疗市场正常秩序。建立职业病防治联席会议制度，职业病防治力度不断加大。传染病防治监督、公共场所量化分级管理、饮用水卫生监督等工作不断加强。

中医药事业 认真贯彻国务院《关于扶持和促进中医药事业发展的若干意见》，进一步明确了中医药事业发展的主要指标和重点任务。深入开展“以病人为中心，以发挥中医药特色优势为主题”的管理年活动，各级中医医院内涵建设进一步加强，管理进一步规范。加强中医重点专科和特色专科建设，启动了23个省级中医医院中药饮片加工炮制及制剂能力示范建设项目。加强中医药人才队伍建设，开展选聘大专院校中医专业毕业生到乡镇卫生院工作试点，培训中医类全科医生504名，招收903名乡村医生参加中医药专业中专学历教育，中医药继续教育覆盖率达90%以上，中医药适宜技术已覆盖所有乡村和社区。各地积极推进中医药文化建设，开展了“中医养生保健知识进万家”等丰富多彩的中医药文化宣传活动，编辑出版了《湖湘中医药》文化系列丛书，扩大了中医药的社会影响。

卫生行风建设 不断深化医药购销领域商业贿赂专项治理，切实加大了对违纪违规行为的查究问责力度。制定了《湖南省医务人员医德考评实施办法》，将医务人员的医德考评结果与个人晋职晋级、奖金分配、评先评优、执业再注册等挂钩。严格执行民主集中制和“三重一大”事项集体决策制度，深入开展反腐倡廉活动。2010年湖南省卫生系统共集中开展廉政宣传教育活动2671次，有40万人次集中接受了反腐倡廉教育。

其他各项卫生工作 在湖南省积极推行了提高新农合住院补偿水平、农村孕产妇在县乡医疗机构免费平产住院分娩、农村妇女“两癌”免费普查、降氟改灶、改厕等十大惠民措施，取得了良好的社会效益。坚持依法行政，清理和规范了卫生行政审批项目，制定了《行政处罚裁量权基准（试行）》。加强卫生新闻宣传，为卫生改革与发展积极营造了良好的舆论氛围。卫生科技支撑作用进一步加强，申报国家级科研项目5项、省级课题88项，科技平台建设成效明显。加强国际交流与合作，在积极争取各类国外资金和项目、开展援外医疗等方面取得了新的成绩。逐步推进以电子病历为核心的医院信息化建设和居民电子健康档案管理，卫生信息化建设取得积极进展。卫生援疆援藏援川、卫生信访和政务公开、干部保健、离退休干部工作等也取得了新的进展。

（张健 刘德平）

广 东 省

概况 2010年广东省共有各类卫生机构16541个，其中医院1088个，卫生院1356个，门诊部所（含诊所、卫生所、医务室、护理站）11056个。与2009年相比，机构总数增加了303个。全省医疗机构床位总数30万张，比2009年实际增加了2.8万张，增长10.3%。全省卫生机构（不含村卫生室）卫生人员总数55.0万人，其中卫生技术人员44.6万人，占人员总数的81.1%；与2009年相比，卫生人员总数增加3.6万人，卫生技术人员增加了3.3万人。在各类卫生技术人员中，执业（助理）医师16.8万人，注册护士16.6万人。医疗机构诊疗人次达6.0亿人次，其中医院2.6亿人次，卫生院1.0亿人次，村卫生室0.8亿人次；医疗机构住院人数1026.3万人，其中医院住院人数710.7万人，卫生院217.8万人。2010年广东省婴儿死亡率4.83‰，5岁以下儿童死亡率6.05‰，孕产妇死亡率13.14/10万。2010年广东省共报告甲乙类传染病217002例，报告发病率为225.15/10万。

医药卫生体制改革 2010年新型农村合作医疗制度（以下简称新农合）覆盖广东省所有乡（镇）和行政村，覆盖率达100%，参合人口3883万人，参合率为99.2%。广东省新农合筹资标准提高到每人每年150元以上。参合人员在乡镇卫生院、县级医院、县外医院的住院费用补偿比例分别达到70%、60%和45%以上，住院补偿封顶线提高到6万元以上。参合人员在乡镇卫生院和村卫生站门诊费用补偿比例30%以上。特殊病种门诊补偿年封顶线达到1万元以上。2010年新农合共筹资44.6亿元，参合农民受益2436.0人次，比2009年增长68.7%。总体受益面为89.3%，比2009年提高了35.9%。广东省住院补偿150.6万人次，补偿金额34.5亿元；实际住院补偿比为41.8%；统筹区域内政策补偿比达到63.5%；次均住院补偿额2291元。门诊、体检、正常分娩、特殊病种及其他补偿2285.4万人次，补偿金额约5.6亿元。

2010年中央支持广东省25个县级医院（含县中医医院）、61个中心乡镇卫生院、7个社区卫生服务中心项目建设，共投资7.41亿元，其中中央投资3.34亿元，地方投资4.07亿元。

2010年中央和省财政安排基本公共卫生服务经费5.2亿元、重大公共卫生服务项目经费1.5亿元。完成贫困地区白内障患者复明手术19000例，为15岁以下人群乙肝疫苗补种564万人。农村妇女住院分娩补助74.8万人，农村妇女增补叶酸74.6万人，农村妇女宫颈癌检查51.9万人,农村妇女乳腺癌检查28.4万人，建成无害化卫生厕所18.7万座。广东省城市居民建档率达到43.9%，农村居民达到30%，对65岁以上老年人实施健康管理312万人；对孕产妇实施产前检查112万人，产后访视111万人；3岁以下儿童系统管理305万人，3岁以下儿童系统管理率达91.9%。

完善基本药物制度配套政策，完成广东省增补品种遴选工作，制定省增补品种目录遴选办法及遴选实施细则、评审专家管理办法等系列文件，召开专家会议16次,形成244个品种的基本药物增补目录。2010年广东省实施基本药物制度县(市、区)达到了68.73%,社区卫生服务机构达到了85.82%,乡镇卫生院达到了61.17%。零差率销售补偿和报销政策逐步实施,下拨中央以奖代补资金1.74亿元、省级财政补偿资金912万元,市县级共筹集核拨财政补偿资金774.5万元,城镇医保基金149.75万元,新农合基金555.65万元。基本药物全部纳入新农合报销范围。

公共卫生 2010年中央和省共投入3474万元，对泗安医院和14个经济欠发达地区的麻风病院（村）进行整合改造，重点建设8所麻风病院（村）。省财政分别投入1.2亿和1100多万元，加强省皮防所和省结防所的建设。中央财政投入了5500万元，加强广东精神专科医院和综合医院精神科的建设。逐步建立市、县慢性病中心，积极探索适合省情的、有利于慢性病机构发展和队伍稳定的慢病防治体系。完成了省与广州、深圳、珠海、东莞、中山、清远等市预防接种信息化建设，实现了“一地建卡、异地接种”个案信息管理。省财政安排了2600多万元，继续加强免疫规划信息化建设。甲型H1N1流感、手足口病等疫情监测网络不断扩大。广东省疾病预防控制中心基本信息报告率达100%。

实施重点行业职业卫生和放射卫生监督抽查计划，联合安监、经贸等部门先后开展有毒有害化学品专项治理行动以及粉尘和高毒物品专项整治行动，启动开展重点职业病监测哨点试点、医用辐射防护监测网试点。完成广州亚运会、旅游文化节等重大活动和节假日卫生监督保障工作。积极投入第11号台风“凡亚比”造成的严重暴雨山洪灾害的抗灾救援工作。举办了“平安亚运，健康广东”应急演练，支援青海省玉树抗震救灾和海南省救灾防病工作。

启动了全球基金艾滋病项目，继续推进美沙酮维持治疗门诊建设，广东省共设立了59个美沙酮维持治疗门诊，累计收治21966名吸毒人员。累计为近4510名艾滋病病人提供了免费抗病毒及常见机会性感染治疗，为42991人提供了免费咨询检测。共发现活动性肺结核患者56656例，其中新涂阳肺结核患者27501例。开展了广东省第五次结核病流行病学调查，在全省设立了35个调查点，抽样人口达5.25万人。全省以县为单位的现代结核病控制策略覆盖率维持在100%，涂阳肺结核病人治愈率达88.9%。

对广东省1994—2001年出生的未接种乙肝疫苗的人群进行补种，共接种了564万人，1383万剂次。对全省8月龄至4周岁儿童进行了麻疹疫苗强化免疫活动，累计完成5603504人麻疹疫苗免疫接种，接种率为97.15%。加强重点地区脊灰强化免疫活动，顺利完成全省21个市消除碘缺乏病目标县级考核评估工作。开展6个省级肝吸虫病综合防治示范区工作。2010年100%的区（县）建立了重性精神疾病管理治疗网络、近40%重性精神疾病患者获得有效的管理和治疗。

以全民健康促进行动为重点，大力普及基本卫生知识，倡导科学、文明、健康的生活方式，改变不良生活习惯，提高农民的自我保健意识和能力。截至2010年底，广东省已建成“全国‘行动’示范区（镇）”8个，占全国15.1%，“省级‘行动’示范区（镇）”49个。大力开展烟草控制活动，2010年全省已创建“全国无吸烟医院”及“全国无吸烟单位”25个。

妇幼保健 广东省共有各级各类妇幼保健机构135个，妇幼保健机构技术人员26715人，乡镇级妇幼保健人员2.2万人，社区妇幼保健兼职人员2607名，村级兼职妇幼人员1.2万名。2010年新增预防艾滋病、梅毒和乙肝母婴传播项目。全省孕产妇系统管理率达88.60%、住院分娩率97.72%。开展妇幼安康工程，启动女性盆底功能障碍防治、子宫内膜癌防治、妇女感染性疾病防治三大妇女病防治新项目，实施妇女儿童发展规划，部署启动广东婴幼儿喂养与营养改善项目，开展广东省母婴保健专项技术服务产前诊断、新生儿疾病筛查项目的现状调查，加强对广东省妇幼安康工程产前诊断专项技术指导中心的管理，举办广东省新生儿听力筛查技术培训班，对妇幼卫生领域的行政审批项目进行整理。

爱国卫生 响应世界卫生组织（WHO）和全国爱卫会关于世界卫生日的“城市化与健康”主题要求，组织广州市、深圳市等13个城市和仁化县城参加“千个城市、千人故事”的全球主题活动。开展卫生创建工作，广州市钟村镇等11个镇被全国爱卫会命名为“国家卫生镇”，东莞市寮步镇等7个镇被全国爱卫会重新确认为“国家卫生镇”，揭阳市成功创建成“广东省卫生城市”，广东省新增5个“广东省卫生县城”，8个“广东省卫生镇”，951个“广东省卫生村”，在珠海市、江门市开展健康城市，东莞市石碣镇开展健康镇，佛山市南海区开展健康村全国试点工作。完成了2009年和2010年两个财政年度共23.635万户改厕任务。广东省93个监测县（市、区）丰、枯水期共检测水样8280份，18项指标合格率为57.13%。

食品安全 2010年1月1日，省卫生厅与省食品药品监管局完成职能交接，正式承接食品安全综合协调等新职能。截至2010年12月30日，全省共有15个市完成食品安全监管体制改革和职能移交。组建了新一届广东省食品安全专家委员会。2010年共备案食品安全企业标准3401个，为1.7万多个企业标准建立了档案和数据库。参与10多个食品安全国家标准的制修订工作，承担了四类食品标准的清理整合工作。从2010年起，正式启动食品安全风险监测。制定并实施了《2010年广东省食品安全风险监测方案》，确定广州等7个地区为省级食品安全风险监测点，初步形成了由省、地（市）两级疾病预防控制机构和部分试点医院组成的食品安全风险监测技术体系。2010年省食品安全整顿办共组织调查处理各类食品安全案件32起；全省共发生较大食物中毒事件11起，中毒人数361人，死亡1人。

基层医疗卫生 建成社区卫生服务机构2267所，其中社区卫生服务中心908所，社区卫生服务站1359所。制定实施了《广东省城市社区卫生服务中心规范化建设方案》。面向辖区全体人群免费提供建立居民健康档案，健康教育，预防接种，传染病防治，高血压、糖尿病等慢性病和重性精神疾病管理，儿童保健，孕产妇保健，老年人保健等9项基本公共卫生服务项目。2010年全省社区卫生中心诊疗人次为7000万人次，占全省总门诊人次的12%，比2005年增加诊疗人次6000万人次。制定实施了《广东省城市社区卫生服务机构绩效考核评估办法》。全省共有乡镇卫生院1272家，农村卫生站28339个（其中乡村医生30808人、执业（助理）医师6614人）。制定了《关于进一步加强乡镇卫生院及村卫生站管理的意见》、《关于推进镇村卫生服务一体化管理的实施意见》。全省施行镇村卫生服务一体化管理的乡镇卫生院346家，占乡镇卫生院总数的27.2%，村卫生站5983家，占村卫生站总数的21%。

医药管理 制定了《广东省卫生厅关于医疗机构不良执业行为记分的试行管理办法》，严格人员准入制度，周密组织医师资格考试。重新启动三级医院等级评审工作，推广多种形式的预约诊疗，推行优质护理服务示范工程和常见病临床路径。加大力度推行门急诊“病历一本通”，逐步实现区域检验结果互认。研究制定广东省临床重点专科建设规划，指导各地积极开展临床重点专科建设工作，创建国家级临床重点专科。继续开展医师多点执业试点，全省注册多点执业医师共844人。积极推进以电子病历为核心，以信息资源共享为基础的“数字化医院”建设。继续开展平安医院创建活动，推动医疗纠纷第三方调解机制，推进医疗责任险。

大力开展创建优质护理服务示范工程活动，399所医院实施“示范工程”活动。制定印发了《广东省医院临床护理质量评价指南》。进一步加强血液管理，保障血液安全。2010年全省临床用血288.28吨，共有1114842人次参加无偿献血，全省无偿献血比例达100%。组织全省医疗器械使用和安全管理专项检查，消除医疗隐患。举办广东省抗菌药物临床应用培训班，强化抗菌药物分级管理，延缓并控制细菌耐药率上升的趋势。制订并印发《广东省医疗机构阳光用药制度实施意见（试行）》。积极推进医疗服务价格改革，新增医疗服务价格项目159项。2010年参加药品集中采购的生产企业2925个，经营企业1694个。报名药品品规41599个，共25765个品规入围，入围率为61.87%。2010年广东省共有1598个医疗机构参加了药品集中采购，采购总金额347.9亿元，估算让利

12 亿元。

中医事业 广东省共有中医医院156家，床位数29657张，中医卫生人员46211人，其中技术人员37779人。中医诊疗量5071.1万人次，住院服务量84.09万人次。国家和省重点专科134个，中医名科53个，特色专科30个，在建的国家特色专科93个。认真部署“以病人为中心，以发挥中医药特色优势”为主题的中医医院管理年活动，有效增强中医医院内涵建设。抓紧实施广东省中医院国家中医临床研究基地建设项目。6个地市以上国家重点中医医院建设项目进展顺利。22所县级中医医院列入国家县级医院建设项目。制定并实施了《广东省农村中医药工作近期重点实施方案（2010—2011年）》。全省社区卫生服务中心绝大多数设置中医科、中药房，80%的社区卫生服务站、村卫生室和88%的乡镇卫生院能提供中医药服务。启动镇村统一配送中药百子柜示范工程。建成全国农村中医工作先进单位8个，省农村中医工作先进单位16个，全国中医药特色社区卫生服务示范区4个。

培训200名乡镇卫生院中医临床技术骨干，开展891名在岗无学历的乡村医生中医专业中专学历教育和147名中医类别全科医师岗位培训。对627名基层中医药人员平均普及了4项以上中医药适宜技术。206项国家级和省级中医药继续教育项目通过审批，完成中医药继续教育项目学习1.4万余人次，515人完成了中医住院医师规范化培训。国家中医临床研究基地和8个国家中医药管理局重点研究室建设项目进展顺利。加快推进973项中医基础理论研究项目、“十一五”国家科技重点支撑项目和中医药行业专项等科研项目的实施。中医药强省课题立项463项。建成国家级中医医院中医药文化建设试点单位6个。积极参与中医中药中国行大型文化科普展览活动。成功举办第四届香港中医药服务贸易洽谈会和台湾·广东周的中医药活动。

卫生科技与教育 开展对“十一五”医学重点专科、特色专科的终期评估和验收工作，总结三年建设取得的成绩和经验，为“十二五”专科建设提供科学管理依据。完成了2010年度广东省医学科研基金课题申报和评审工作，共受理课题申报1120项，经专家评审共立项569项（占总申报数50.80%），其中立项资助课题329项（占总申报数29.37%），立项非资助管理课题240项（占总申报数21.43%），资助总额为300万元。2010年9月21日，与卫生部在广州市召开了2010年广州第十六届亚洲运动会实验室生物安全管理工作研讨会。完成了对25个开展人类辅助生殖技术机构的评审和校验工作，组织推广适宜卫生技术15项。

加强基层卫生人才培养工作，启动了“广东省万名社区卫生人员培训项目”，举办了启动仪式和全科医师骨干培训班开班典礼，对广东省14个经济欠发达地市和江门恩平市的246名全科医师骨干进行培训，对4924名全科医师和4924名社区护士进行岗位培训。依托省内中等卫生职业学校，对广东省6800多名在职在岗乡村医生开展中等医学学历教育。完成了广东省第一批专科医师培训基地的实地评审工作，目前广东省有普通专科培训基地280个，亚专科培训基地66个。组织申报继续医学教育项目，2010年共立项国家级项目439项，省级项目641项。联合中国医师协会《医师报》、中国社区卫生协会《中国社区医师》杂志社共同主办“基层医疗技术服务促进工程中国行——走进广东”大型公益活动，共举办23场免费继续医学教育活动，免费培训医生3140名。

卫生人才队伍建设 截至2010年底，广东省31.2%的卫生技术人员拥有大专学历，23.1%拥有大学本科以上学历，其中51.8%的执业（助理）医师拥有本科以上学历，与“十五”末相比，全省大专以上学历的卫生技术人员比例提高了17.5%。卫生技术人员中高级职称者占8.4%，中级职称者占16.7%，初级职称者占63.5%。2010年卫生专业技术资格考试中，47271人取得初、中级专业技术资格，通过率为51.8%，4306人通过高级专业技术资格评审，总通过率为67.6%。

卫生对外交流与合作 深化与香港、澳门特别行政区共同防治传染病交流合作。完善粤港澳传染病疫情信息通报机制，及时快速通报急性病毒性肠胃炎、甲型H1N1流感、登革热、基孔肯雅热、手足口病（EV-71病毒）、不明原因肺炎、食物中毒个案等疫情信息，加强联防联控工作。加强与香港医院管理局的合作，派出143名专科护士赴香港进行10个月的培训学习。继续加强与世界卫生组织的合作，开展2010年世界卫生组织合作项目：“广东省基本公共卫生服务均等化研究”、“泛珠三角新发传染病应急和监测实验室网络建设及其应用”和“粤港澳卫生部门公共卫生事件信息沟通策略研究与网络平台的建立”。继续做好双边和多边国际交流与合作。做好广东首批援助加纳医疗队（11名队员）派遣工作，顺利完成了第24、第25批援助赤道几内亚医疗队交接工作。

精神文明和行业作风建设 2010年2月，完成基层医疗卫生单位深入学习实践科学发展观活动的行业指导工作，启动开展了“万名号手齐承诺，廉洁行医树新风”活动、“服务亚运当先锋”、“扶贫济困党旗红、共建和谐当先锋”等主题实践活动，“抓落实促发展”主题实践活动，全省卫生系统创先争优活动和创先争优活动“金点子”征集活动，办成好事实事5727件，4个金点子受到卫生部奖励。充分发挥“青年文明号”载体，已创建国家级青年文明号21个，省级青年文明号101个，市级（或相当于市级）青年文明号达2500多个。

卫生应急 2010年1月和7月，先后组织开展了两次问题乳粉清查清缴专项工作。2010 年 9 月 21 日，第 11 号台风“凡亚比”在广东省茂名市、阳江市、云浮市等地造成了严重的暴雨山洪灾害。灾情发生后，广东省卫生系统 119 个医疗机构共派出 1850 名医务人员，283 台救护车，组成 198 支医疗队，救治 9111 人次伤病员，其中收住院 101 人；消杀面积 702.9 万平方米，饮用水消毒 19.7 万人；省卫生厅先后下拨救援药品和防疫消杀物资共计 100 多万元，救灾经费 100 万元，加强救灾工作指导，确保了灾后没有出现疫情。9 月广州市、东莞市等亚运会举办城市先后发生了本地感染登革热聚集性病例。10 月东莞市发生基孔肯雅热聚集性病例疫情，累计发现病例 282 例（含回顾性病例），其中确诊病例 94 例、疑似病例 188 例，所有病例均为轻症病例，无危重症及死亡病例，疫情得到了全面控制，为亚（残）运会的召开创造了良好的环境。第 16 届亚运会和第 10 届残运会赛会期间，制定了《广东省卫生厅广州亚运会卫生保障工作方案》和《食品安全保障协调工作方案》，组建了传染病疫情防控小组、医疗救助技术队伍、“超级细菌”防控专家组、核化生医疗救援队伍，有条不紊地开展医疗救治、疾病控制、食品安全、卫生监督、爱国卫生、卫生应急、干部保健等保障工作。全省涉及亚运会医疗站点累计就诊人数 16320 人（境外人员 4670 人），共出动卫生监督员 15882 人次，车辆 3841 次，监督检查各类餐饮单位 8541 间，公共场所 4878 间，生活饮用水单位 1005 间。为亚（残）运会注册人群提供食品原料和饮料 1.5 万吨，保障各类人群食品安全 310 万人次，医疗保健和食品安全保障实现零事故、零断供、零投诉。

（广东省卫生厅）

广西壮族自治区

概况 2010 年广西壮族自治区有卫生机构 10,341 所（不含村卫生室），其中医院 450 所，疾病预防控制机构 105 所，卫生监督机构 109 所，妇幼保健院（所、站）103 所，卫生院 1278 所，社区卫生服务中心（站）285 所，诊所（室）和其他卫生机构 8011 所。此外，还有村卫生室 22,405 所。全自治区医疗机构病床总数 143,695张，其中医院床位 88,913 张，卫生院床位 44,974 张，其他医疗机构床位 9808 张。卫生人员 225,914人，其中卫生技术人员 185,715人。全自治区医疗机构诊疗人次达 140,874,376 人次，其中医院诊疗人次为 60,541,721 人次。医疗机构住院人数 5,901,975 人，其中医院住院人数为 2,923,244 人。医院住院病人治愈率为 55.80%，好转率为 41.03%，死亡率为 0.84%，病床周转次数 33.7 次，病床使用率为 82.09%，出院者平均住院 9.6 日。政府办非营利性医院平均每诊疗人次医疗费 120.84 元，平均每出院者住院医疗费 5136.26 元。

医药卫生体制改革 根据卫生部等五部委印发的《关于公立医院改革试点的指导意见》，结合广西壮族自治区实际情况，确定柳州市、玉林市为自治区公立医院改革试点城市。加强公立医院内部管理，落实院务公开，完善投诉管理，优化服务流程，推行预约诊疗，实行同级医疗机构检查结果互认，方便群众就医。在 36 所公立医院开展临床路径管理试点工作。积极探索基层医疗卫生机构综合改革，制定印发了《广西壮族自治区实施基层医药卫生体制综合改革试点的意见》等近 80 个文件，从编制使用、岗位设置、人员聘用、绩效考核与绩效工资等方面指导基层医疗卫生机构综合改革工作。在 2 个社区卫生服务中心和 7 个乡镇卫生院先行试点，取得经验后，推广到第一批 30% 试点的所有单位。乡镇卫生院按服务人口 1.2‰的比例配备人员，比改革前增加了 2 万多名编制。建立财政专项资金、城镇医保基金、新型农村合作医疗基金“三位一体”的国家基本药物零差率销售补偿机制；对试点地区乡镇卫生院人员基本工资进行财政保障，自治区财政直管县年人均补助 6000 元，非直管县年人均补助 5000 元。在 71 个县 845 个乡镇卫生院和 25 个城区 133 个社区卫生机构实施国家基本药物零差率销售工作。实施国家基本药物制度的政府办城乡基层医疗卫生机构扩大至 67.22%，完成国家要求的 60% 的目标任务。2010 年 3 ~ 11 月与 2009 年同期相比，人均（次）门诊费用下降 15.87%，人均门诊药品费用下降了 14.51%，人均住院费用下降了 4.64%，人均住院药品费用下降了 17.46%，广大群众得到了实惠，医疗费用负担逐步减轻。

农村卫生 2010 年中央投资广西壮族自治区基层卫生服务体系建设卫生项目 11.66 亿元，自治区配套 2.47 亿元，市、县和单位自筹 3.25 亿元。投入资金近 6 亿元，对广西壮族自治区 64 个中心乡镇卫生院进行建设。将村卫生室建设工作纳入自治区政府与卫生部共建兴边固疆卫生惠民工程内容，年内建设 6633 个行政村卫生室。采购诊疗设备 5.92 万台（件），配备乡镇卫生院和村卫生室。实施中央补助广西农村卫生人员培训项目，开展乡镇卫生院管理人员、卫生技术人员、公共卫生人员和乡村医生培训工作。落实乡村医生待遇，从原来每人每月 30 元提高到每人每月不低于 300 元。建立对口支援长效机制，组织 40 所三级医院对口支援 103 所县级医院（含 20 所中医医院）。启动第五周期城市卫生对口支援乡镇卫生院工作，组织 369 个二级以上医疗卫生机构对口支援 245 个乡镇卫生院，利用城市卫生的优势帮扶贫困受援卫生院。扎实有效推进新型农村合作医疗工作，参合率、筹资水平和农民受益程度不断提升。2010 年广西壮族自治区参合农民达3811.34万人，参合率为93.11%，筹资水平由人均100元提升到150元。全年共有2487万人次受益，支出医药补偿金47.79亿元。人均实际住院补偿比为43.39%，人均住院补偿金额达1026.44元，人均门诊补偿金额达32.56元。在53.2%的地区开展门诊统筹工作，最高补偿额度由3万元提高到3.5万元，新农合政策范围内住院费用报销比例达到61.88%，新农合最高支付限额达到全国农民人均纯收入的6倍以上。加快新农合信息化建设步伐，已有72个县（市、区）基本完成新农合信息系统开发，20多个县级新农合信息系统实行与省级平台的对接，有84个县（市、区）实现医疗费用出院即时结算（结报）工作。

社区卫生 以国债建设项目为契机，加快社区卫生服务中心建设，优化重组或重新布局社区卫生服务机构设置点，强化社区卫生服务中心在网络建设中的主体地位。2009年和2010年国家共下达广西城市社区卫生服务中心国债建设项目69个，总投资2.082亿元，其中中央投资1.38亿元。印发了《关于进一步加强广西壮族自治区城市社区卫生全科服务团队建设工作的通知》等文件，整合有限卫生资源，加强社区卫生服务机构科学管理，夯实城市基本公共卫生服务网底。先后举办13期社区卫生人员技术与管理培训班，有效提高社区卫生服务机构服务能力和服务水平。将原来由地段医院承担的孕产妇保健、0～36个月儿童保健服务和免疫接种职能交由社区卫生服务机构承担，进一步健全社区卫生服务功能。通过开展社区卫生服务机构等级评定工作，社区卫生服务机构的标识日益规范，业务用房功能分区日趋合理，社区卫生队伍逐步充实和稳定，社区卫生机构主要科室设置日益健全，服务能力不断提高。2010年共撤销25所两次考核不合格的社区卫生服务站，新增7所社区卫生服务中心，撤并1所社区卫生服务机构，逐步形成社区卫生服务中心为主体的服务网络格局，使社区卫生服务机构布局更合理，确保城市居民享受到公平、可及的公共卫生服务。

妇幼保健 贯彻落实2010年母婴健康“一免二补”幸福工程和地中海贫血防治计划，启动免费婚前医学检查。婚检率由2009年的14.34%提高至2010年的68.49%，提高了54.15个百分点，共有65.79万人获得免费婚检，筛查出地中海贫血8.86万多人，HIV阳性871人，梅毒阳性4010人，结核、乙肝、霉菌、滴虫感染、淋病等其他影响生育的疾病共1.37万人，使新婚人员潜在的疾病及时得到医学指导和治疗。

在23个县启动农村产前筛查和新生儿疾病筛查补助试点，对农村孕妇进行21-三体综合征和神经管缺陷筛查给予补助115元，对农村新生儿进行苯丙酮尿症和先天甲低筛查给予补助52元，促进试点县产前筛查率和新生儿疾病筛查率分别提高了39.36和52.49个百分点。广西壮族自治区65.86万名农村孕产妇享受住院分娩补助，补助率99.04%，50.04万名农村育龄妇女获得免费补服叶酸，18.19万人获得免费宫颈癌检查，1.76万人获得免费乳腺癌检查。实施了《广西壮族自治区地中海贫血防治计划》，自治区投入3460万元专项资金，建立中国医学科学院、广西医科大学“地中海贫血联合实验室”和3所自治区地中海贫血产前诊断中心，培训了1.5万名地中海贫血防治管理和技术人员。开展地中海贫血基因诊断3.5万多例，胎儿地中海贫血基因产前诊断2712例，查出重型地中海贫血胎儿768例。2010年广西壮族自治区住院分娩率提高到98.99%，孕产妇产后访视率为95.73%，新生儿访视率为95.75%，婴儿死亡率下降到7.65‰，5岁以下儿童死亡率下降到10.88‰，孕产妇死亡率下降到18.88/10万。广西壮族自治区的出生缺陷从2009年的20.64‰下降至2010年的16.43‰，减少出生缺陷儿3000多名，有47个县（市、区）孕产妇实现零死亡，主要妇幼保健指标优于全国平均水平。

疾病防控 制定了《关于切实加强艾滋病防治工作的决定》和《防治艾滋病攻坚工程实施方案（2010—2014年）》，实施防治艾滋病宣传教育、治理性与毒品传播艾滋病等10项专项工程，并将自治区防治艾滋病办公室实体化，增加人员编制20名。初步建立覆盖所有市、县的艾滋病监测检测网络，各级各类医疗卫生机构的艾滋病咨询检测能力得到很大提高，乡镇卫生院均能开展艾滋病抗体快速检测。2010年艾滋病抗体检测数达488.63万人次，比2009年同期增长35.8%。67个美沙酮社区维持治疗门诊累计治疗2.35万人，143个针具交换工作点干预吸毒人员1万人。各市、县开展娱乐场所妇女干预工作，月均覆盖率为74.6%，14个市均开展男男性行为人群干预工作，月均覆盖率为56.7%。加强预防艾滋病母婴传播工作，46个网络直报县为49.03万名孕产妇提供艾滋病检测，检测率达92.77%。有45所医疗机构开展国家免费抗病毒治疗，累计有17,117例成年艾滋病病毒感染者、病人和308例儿童艾滋病病毒感染者、病人接受免费抗病毒治疗。

加强冷链系统建设，完成从自治区—市—县—乡—村冷链系统的更新。在持续保持无脊髓灰质炎状态的同时，全面启动消除麻疹行动计划，14种国家免疫规划疫苗接种工作进展顺利，报告接种率维持在95%以上。完成了8月龄至14岁儿童麻疹疫苗强化免疫接种工作，累计接种909万人，累计完成了15岁以下儿童补种乙肝疫苗320万针次。免疫规划针对性疾病均控制在较低水平，麻疹发病率为0.06/10万，提前达到国家基本消除麻疹目标。结核病防治连续6年实现国家三大目标，以县镇为单位督导短程化疗（DOTS策略）覆盖率达100%；2010年发现新涂阳肺结核病人14,195例，完成国家年度任务指标的110.71%，发现率达77.5%；治愈2009年登记的新涂阳肺结核病人13,377例，治愈率达91.98%。

卫生法制与监督 宣传贯彻《广西壮族自治区乡镇卫生院管理办法》，完成了《广西壮族自治区城市社区卫生服务管理办法》的修订工作，配合自治区人大开展了《中华人民共和国传染病防治法》的执法检查工作，完成了“五五”普法检查验收。开展彻查销毁问题乳粉专项行动和问题乳粉集中清查专项行动，共出动执法人员3.75万人次，检查食品生产经营单位9.29万户次，核查乳品和含乳食品19.9吨，抽检乳品和含乳食品782份，三聚氰胺项目检测结果全部合格。开展学校卫生、放射卫生、消毒产品、打击非法行医和非法采供血等重点监督工作，实施以住宿业为重点的公共场所卫生监督量化分级管理，完成所有游泳场所、南宁市所有住宿场所和其他市不少于80%的住宿场所实施量化分级管理的工作目标。启动实施食品安全风险监测工作，制定印发了《2010年广西食品安全风险监测实施方案》，对14个市、18个县开展食源性致病菌、食源性疾病、化学污染物及有害因素监测，对14个市先后开展2次食品安全整顿督查和问题乳粉清缴工作督查，确保广大群众和泛北部湾论坛、中越青年大联欢、第七届中国—东盟博览会等重大活动的食品安全。

爱国卫生运动 自治区人民政府召开全区爱国卫生工作暨城乡环境卫生整洁行动推进会，印发了《2010—2012年广西城乡环境卫生整洁行动方案》，协调各委员单位落实《全国城乡环境卫生整洁行动目标任务进度表》，把“城乡环境卫生整洁行动”落到实处。开展4次群众性爱国卫生运动，发动群众407万人次，清运垃圾1.7万吨，清理卫生死角3.4万处，举办健康教育知识讲座1720次，制作宣传板报3928块，发放宣传资料197万份，举行公众健康咨询活动58,099次，接受宣传教育人数281万人次，出动卫监人员14,807人次，监督供水单位549家，对水源进行检验2149处，清洗消毒供水设施、水井1.1万处，使用消杀和灭鼠药物232吨。继续开展卫生创建活动，百色市灭蝇、岑溪市、阳朔县、柳江县灭鼠灭蟑通过自治区爱卫会的达标考核验收，重新确认桂平市、宜州市为自治区卫生城市，兴安县为自治区卫生县城，新命名阳朔县为自治区卫生县城。推进农村无害化卫生厕所建设及农村饮用水卫生监测工作。2010年是农村改厕项目实施的攻坚年，根据国务院医改办的部署，广西年内同时完成中央两个年度（2009年和2010年）的改厕项目共计27.7万座农村无害化卫生厕所建设任务（任务量是上一年度的4.6倍），并通过国家级考核验收。在全国排名第5位，是按时完成两个年度任务12个省（区、市）之一。截至2010年底，全区农村有583.05万户使用卫生厕所，农村卫生厕所普及率为60.01%。其中无害化卫生厕所普及率为58.01%，高于全国平均水平（44.58%），在全国排名第9位，在西部12个省（区、市）中排名第2位，成为自治区的亮点工作。组织开展农村各种供水类型（含集中式和分散式供水）饮用水水质卫生监测工作。在全区88个县（市、区）共设立了1810个农村各种供水类型饮用水水质卫生监测点进行动态监测，其中：集中式供水监测点1130个，占62.43%；分散式供水监测点680个，占37.57%。在集中式供水监测点中，有国债项目工程监测点413个，占36.55%，非国债项目监测点717个，占63.45%。如期完成了2009年中央补助农村饮水卫生监测项目的各项工作任务，对107个县（市、区）的1360处农村饮水安全集中式供水工程的水质进行监测，共采集和分析水样5432份；完成国家下达工程监测任务数量的100.74%（1360/1350）；完成了水样检测任务数量的100.59%（5432/5400）。加强控烟与健康教育工作，制定公共卫生服务均等化健康教育项目的绩效考核指标，完成了广西壮族自治区2009年中央补助地方烟草控制项目的实施任务，13家单位被评为广西壮族自治区创建无烟单位示范单位。

医政管理 开展优质护理服务示范工程、医疗质量万里行和平安医院建设等活动。完善专科质量管理与控制体系，制定印发了《广西壮族自治区重症医学科评价标准与评分细则》、《广西壮族自治区医疗机构肿瘤化学药物治疗质量控制管理规范与评价标准》、《广西壮族自治区肿瘤放射治疗质量控制评价标准（试行）》等医疗质量控制标准。实行医疗技术及临床专科准入管理，对开展心血管介入诊疗技术、血液透析技术、重症医学科进行准入评审和执业注册登记。完善血液质量评价体系，加强采供血机构执业管理和血液质量监督监测。

公共卫生服务制定了《广西壮族自治区基本公共卫生服务项目考核补助标准》等监督考核办法，加强培训和督导，规范管理。在全区范围内应用统一的城乡居民健康档案系统，提高健康档案的信息化管理水平。全年为农村居民建立健康档案1101.03万人，建档率为26.08%；城市居民建立健康档案308.43万人，建档率为45.05%。开展百万贫困白内障患者复明工程，提前4个月完成全年5000例任务量。加强全区血站采供血能力建设，投入3000万元为14个市中心血站购置采、送血车、自动酶免检测系统等设备，提高血站采供血能力和血液检测技术水平，保障全区临床用血的供应与输血安全。

卫生应急 组建广西壮族自治区卫生应急救援队。依托广西壮族自治区人民医院、广西壮族自治区医科大学第一附属医院、桂林医学院附属医院和解放军303医院，组建了4支统一装备、统一标识的自治区级卫生应急救援队，队伍实行半军事化管理，一旦接到突发公共事件医学救援任务，能在1小时内集结出发，确保能迅速、高效、规范开展各项医疗卫生救援工作。

积极应对全区大范围的持续旱灾和2010年5月底以来的严重洪涝灾害，有效做好第2号台风“康森”和第3号台风“灿都”防御工作，印发了《自治区卫生厅关于做好抗洪救灾防病卫生应急工作的通知》等5个文件和两个技术方案。先后派出自治区7支防疫工作队34人、两支医疗救援队7人分赴各重灾区指导救灾防病工作，实现了大灾之后无大疫的目标。

针对2010年初，全区手足口病疫情快速增长，迅速成立手足口病防治领导小组，指定并及时向社会公布144家手足口病收治定点医院，紧急协调有关部门采购166台儿童呼吸机配备各定点医院，制定各项防控工作方案，加强重症病人救治、聚集性疫情处置和宣传教育等各项工作，手足口病疫情得到了有效、有序的控制。

及时、有序地开展河池市“2·8”特大交通事故、河池市“5·24”特大交通事故、平果县“5·26”特大交通事故、宾阳县“7·11”隧道塌方事件和柳江县洛满中心小学“10·21”坍塌事故的紧急医学救援工作，有效处置罗城县甲型副伤寒疫情、凤山县心因性群体不良反应事件、武鸣县双桥镇伏林小学气体中毒事件、合浦县职业性一氧化碳中毒事件等突发公共卫生事件。

全力做好第五届泛北部湾经济合作论坛、情系八桂—两岸文化联谊行、2010年中越青年大联欢活动以及第七届中国—东盟博览会等重大活动的卫生应急医疗保障工作，认真开展医疗保健、食品安全监管、公共卫生监管、疾病监测与控制等工作。同时成功承办了2010年全国卫生应急工作会议。

医学科技与教育　2010年广西壮族自治区医疗卫生重点（建设）学科的15个重点学科和26个重点建设学科进入第三周期的第二年建设工作。通过周期建设，重点学科在队伍建设、科学研究、人才培养以及为广西经济社会发展服务等方面，均取得一定的成效。2010年广西医疗卫生重点科研课题立项117项，其中属于重点学科和重点建设学科申报的课题有53项，其他学科64项。自筹经费课题立项510项。确定2010—2011年度面向基层试点推广“心电图识图基本技能”、“心脏听诊基本技能”、“心肺复苏基本技能和常用心血管药物”4项心血管适宜技术项目。受理申报广西医药卫生适宜技术推广奖的项目共178项。经专家评审，最终确定2010年广西医药卫生适宜技术推广奖一等奖11项，二等奖32项，三等奖63项。做好社区卫生人员岗位培训工作，共培训全科医师骨干132名、全科医师1315名、社区护士1606名。开展全科医师转岗培训项目，2010年其招收培养全科医师转岗培训人员495人。开展农村订单定向医学生免费培养工作，自2010年起，在三年内为每个乡镇卫生院免费培养一名全科医学方向的本科医学生。2010年完成了200名学生的招生工作。做好医学教育资源重组工作，广西壮族自治区卫生管理干部学院与广西壮族自治区药科学校、广西壮族自治区妇幼保健院附属卫校合并成立广西卫生职业技术学院；筹备将柳州市卫生学校并入柳州医学高等专科学校，不断提高自治区医学教育的办学层次。

中医药民族医工作　进一步完善中医药民族医药医疗与保健服务体系，提升服务可及性。做好8家市级重点中医医院、县级中（壮）医医院标准化建设，实施壮瑶医等80个基层专科平台建设，72个国家、自治区级重点学科、专科建设，16个治未病试点单位建设；扎实开展基层常见病多发病中医药民族医药适宜技术推广工作，共培训师资685人、基层骨干和乡村医生20412人。加强中医药民族医药人才队伍建设，启动120名中（北）医优秀临床人才研修、151名壮瑶医骨干等培养项目，对国医大师班秀文进行表彰，开展了中医（壮医）专业医师资格考试工作。做好中医药民族医药文化宣传工作，实施桂派名老中医宣传工程，以国医大师班秀文班为原型拍摄的电影《国医》已经进入后期制作阶段，全区14个地市开展了中医中药中国行文化科普宣传周系列活动。

国际合作　严格按照因公出国（境）有关管理规范以及来访管理规定等执行外事审批，审批出访37批次，141人次。自治区卫生厅领导先后随同自治区政府和党委主要领导出访英国、塞浦路斯、台湾等国家和地区。宣传自治区和自治区卫生事业取得的成果，签署20多个合作协议，促进自治区卫生事业的发展，提高自治区卫生对外交流合作的层次和水平。接待外事来访25批次，240余人次，包括老挝卫生部、美国卫生部、美国国立研究院、世界卫生组织驻华代表等来访，还包括参加国际会议和论坛的专家、学者等。内容包括卫生外资项目合作实施、意向合作项目洽谈、国际会议、学术交流等。

医疗卫生国际合作与交流项目及活动有：中国—东盟药用植物交流与栽培研究项目；湄公河流域疾病监测项目（简称MBDS项目）；健康快车项目；中越边境地区艾滋病防治项目；无国界医生组织（MSF）艾滋病综合关怀和治疗项目；中美艾滋病防控项目；中英艾滋病策略支持项目；中澳艾滋病亚洲区域项目；全球基金艾滋病、结核病项目；中国评价赛宝松治疗阿片依赖性静脉吸毒人群中预防HIV感染项目；与国际地中海贫血协会达成合作协议；与英国爱丁堡皇家药用植物园签订合作协议；与台湾签署14份涉及医药制造及开发等产业合作、临床医疗等领域的合作协议书及6项医学教育和医学科研以及培训交流等领域的合作协议；中国—东盟国际口腔医学交流与合作论坛；形成广西与东盟医疗卫生合作计划。

引进国外资金，推进地方医疗发展。柳州医学高等专科学校第一附属医院利用以色列政府贷款300万美元购买医疗设备项目、广西中医药研究院利用北欧投资银行贷款498万欧元建设广西中药新药研发产业化基地项目进展顺利。

向非洲派出第8批援助科摩罗医疗队和第16批援助尼日尔医疗队执行2年援外任务。

创先争优活动 按照卫生部、自治区的部署和要求，自治区卫生系统各级党组织坚持把创先争优与落实医改任务相结合、与本单位中心工作相结合，争创活动全面深入开展。自治区卫生厅成立卫生系统创先争优活动指导小组及办公室，印发创先争优活动实施意见和加强宣传、领导联系点、检查指导等工作方案，健全工作机制，落实工作责任，创新活动主题和载体，加强分类指导，确保全区卫生系统创先争优活动的有序推进。开展全区卫生系统“我身边的共产党员”征文活动、演讲比赛，各地、各单位通过网站、报纸、橱窗等方式加强宣传，营造良好的活动氛围。开展亮牌示范、公开承诺、领导点评、群众评议等活动，激发调动广大党员、干部和职工积极性，履职尽责，全面完成各项工作任务。各级领导率先垂范，带头调查研究，带头结对共建，充分发挥示范引领作用。全区卫生系统各单位建立领导联系点1180个，为基层和群众办实事好事2240多件。

（李国坚　黎甲文　陈志平）

海 南 省

概况 海南省卫生机构数2265个（含1491个诊所、卫生所、医务室）。其中：医院188个，疗养院2个，卫生院307个，社区卫生服务中心（站）178个，妇幼保健（所、站）24个，专科疾病防治院（所、站）24个，疾病预防控制机构26个，卫生监督所20个，急救中心（站）3个，健康教育所1个，采供血机构1个，医学科研机构1个，门诊部63个（含私人办），其他卫生事业机构9个。海南省医疗机构床位25,981张。其中：医院18,807张，疗养院350张，社区卫生服务机构180张，卫生院5529张，妇幼保健机构965张，专科疾病防治机构77张，门诊部73张。平均每千人口拥有医院、卫生院床位2.77张。海南省卫生人员数达48,614人（含诊所、卫生所、医务室3942人）。其中：卫生技术人员38,812人，其他技术人员1457人，管理人员2941人，工勤技能人员5404人。全省拥有执业（助理）医师13,968人，注册护士16,100人（均含诊所、卫生所、医务室）。每千人口拥有执业（助理）医师数为1.59人，低于全国的1.62人；每千人口拥有注册护士数为1.83人，高于全国的1.30人。全省有行政村2656个，设有2418个村卫生室，平均每村设置医疗点0.91个。乡村医生数2858人，乡村卫生员286人，平均每千农业人口拥有乡村医生和卫生员为0.59人。

2010年海南省卫生事业费达233,161.58万元，比2009年增长了42.84%。全省卫生事业费占财政总支出4.01%；卫生系统当年基建投资65,111.39万元，年末固定资产604,741.67万元。

2010年海南省医疗机构总诊疗人次2026万，其中医院、卫生院总诊疗人次为1829万。全省医疗机构提供的平均每一居民2010年总诊疗人次数约为2.30次，其中门急诊次数约为2.28次。全省医疗机构分科门急诊人次数主要构成：内科占25.7%，外科占5.5%，妇产科占10.1%，儿科占14.4%，中医科占8.3%。全省医疗机构入院人数达63.2万人。每百门、急诊人次的入院人数为3.2人。全省医疗机构提供的平均每千人入院人次为71.87。全省医疗机构病床使用率为74.8%。住院病人平均住院日9.1天。

2010年海南省卫生部门综合医院门诊病人人均费用177.57元，出院者人均费用6709.7元。医疗费用中，药费占46.6%，比2009年高0.4个百分点。其中门诊人次医疗费中，药费占52.7%，比2009年高1.9个百分点；检查治疗费占32.3%，比2009年低1.4个百分点。出院者医疗费用中，药费占44.2%，比2009年低0.5个百分点，检查治疗费35.2%，比2009年低了1.1个百分点。

法定传染病概况 2010年海南省报告法定传染病25种69093例，死亡病种7种，死亡151例，年发病率为799.62/10万，比2009年上升了59.56%。

2010年全省无甲类传染病报告，共报告乙类传染病16种，病例总数为22,596例，死亡病种6种，死亡146例，甲乙类传染病报告发病数占总报告发病数的32.70%。与2009年相比，发病数减少了350例，死亡数增加了37例。

2010年共报告丙类传染病8种，报告病例46,497例，占总报告病例数的67.30%。与2009年相比，发病数增加了26,646例，死亡数减少了6例。

鼠疫监测　监测结果表明，2010年主要宿主褐家鼠的密度和构成比较高，鼠体蚤印鼠客蚤为绝对优势蚤种（蚤指数0.50）。积极开展以灭鼠灭蚤为重点的爱国卫生运动，整治外环境，消除媒介滋生地，阻断传播途径。同时，加强对医疗卫生人员的业务培训工作，提高报病意识和诊疗水平，加强鼠疫疫情监测，扩大疫源检索，提高监测水平，做到早发现、早报告、早隔离、早治疗和早控制。

霍乱监测与防治　2010年海南省两个国家级监测点和10个省级监测点按要求3~11月份开展常规监测，共监测霍乱标本10,903份，其中腹泻病人标本4776份，外环境标本6127份（其中水体2487份，海水产品及其他食品3640份）。监测的腹泻病人标本中均未检出霍乱弧菌，而外环境标本中，文昌市从70份牛蛙和10份牛蛙养殖水共80份外环境标本中检出霍乱弧菌，均为小川型非流行株；三亚市从10份牛蛙和14份牛蛙养殖水共24份外环境标本中检出霍乱弧菌，其中11份为稻叶型非流行株，13份为彦岛型非流行株。

登革热防治 海南省已建立国家级登革热监测哨点6个，省级登革热监测哨点10个，登革热媒介控制点15个。海南省2010年共监测到207个发热可疑病人，对患者进行DV-IgM抗体检测，有11例发热病人结果为阳性，经现场调查核实和实验室进一步检测，11例DV-IgM抗体阳性病人均排除登革热。在文昌市、临高县和儋州市三个国家级监测点进行正常人群血清抗体水平监测，共采集血标本602份，DV-IgG抗体检测结果均为阴性。2010年6～10月，三个国家级监测点共采集伊蚊标本1147只，病毒核酸检测均为阴性；其中文昌市捕获白纹伊蚊506只，儋州捕获埃及伊蚊104只、白纹伊蚊8只，临高县捕获埃及伊蚊3只、白纹伊蚊526只。大部分监测哨点都按时按量按质完成了登革热媒介伊蚊幼虫密度监测和成蚊种群密度监测任务。

流感、甲型H1N1流感、人禽流感、SARS和不明原因肺炎监测 2010年第1～52周，海南省流感监测哨点医院门诊病例总数616660例，监测到流感样病例数19,661例，流感样病例就诊百分比（ILI%）为3.19%。除2010年第6～9周、第32～35周高于2009年、2008年外，其余周次ILI%基本与前两年相近。流感网络实验室2010年共对哨点医院采集的3472份咽拭子标本进行流感病毒核酸检测，检测出流感阳性610份，其中甲型H1N1流感阳性109份（占17.9%），季节性流感阳性标本501份（占82.1%，甲型275份，乙型226份）；病毒分离751份，分离出流感病毒36株（新甲型H1N1亚型19株，Bv型13株，By型4株），分离率为4.8%。2010年全省共报告暴发疫情2起，均为甲型H1N1流感病毒引起。

海南省自2009年6月11日报告首例甲型H1N1流感确诊病例后，截至2010年12月31日24时，全省共报告确诊病例1008例，其中重症病例8例，危重病例5例；1008例病例均治愈。其中2010年1月1日至12月31日共报告确诊病例164例，其中重症3例，危重症1例，均全部治愈出院。2010年1～3月，海口市进行了4次甲型H1N1流感感染状况快速血清学调查。4次采集标本量分别为403人份，401人份，403人份和400人份，甲型H1N1流感抗体阳性率分别为18.4%，33.7%，24.3%和40.3%。

2010年1～12月，监测到的流感样病例经病原学监测未发现流感变异株和高致病性人禽流感病毒以及SARS病毒。通过不明原因肺炎病例监测，也未发现SARS预警病例以及人禽流感预警病例。2010年澄迈县、昌江县、万宁市、五指山市4个市县开展了职业暴露人群高致病性禽流感监测。共采集职业高暴露人群血清标本400人份，采集外环境标本151份。经检测，151份外环境标本均为阴性。

狂犬病防治 2010年海南省累计报告狂犬病病例70例，死亡70例，年发病率居全国首位。报告病例数较2009年（46例）上升52.2%。地区报告病例数居前三位的市县依次是保亭县（16例）、三亚市（16例）、陵水县（14例），占总报告病例数的65.7%，其余市县报告病例均在5例及以下。每月均有发病，6月份和11月份为发病高峰。发病人群中，农民所占比例最大52%（36例），工人占12%（8例），民工占10%（7例），学生占9%（6例）。

省卫生厅于2010年6月12日印发了《海南省狂犬病暴露预防处置门诊设置规范（试行）》，要求各市（县）开展狂犬病暴露预防处置规范门诊建设和管理。2010年全省共监测到狂犬病暴露人群53,643人次，每月均有动物伤人狂犬病暴露报告，暴露级别以Ⅱ、Ⅲ级为主。

手足口病防治 2010年手足口病发病水平较高，流行强度较往年大，手足口病重症病例多。2010年海南省累计报告手足口病例25142例，其中重症病例277例（包括5例死亡病例）。与2009年相比，发病总例数增长112.3%，重症发病数上升14.0%，死亡病例数下降了54.5%。2010年手足口病海南省发病率为290.97/10万，较2009年的138.70/10万有所上升。发病率居全省前五位的市县为琼海市、澄迈县、文昌市、海口市和定安县。发病年龄组以3岁及以下儿童为主，占病例总数的87.86%。

O157：H7大肠杆菌感染性腹泻监测 5个省级监测点均开展了辖区内腹泻病人的监测工作，共检测腹泻病例标本971份，均未检出O157：H7大肠杆菌。按要求开展了家禽、家畜粪便和食品监测，共检测动物粪便611份，食品603份，检验结果均为阴性。各点均按计划完成或超额完成了监测任务。

布鲁氏菌病防控 2010年儋州市发现1例布鲁氏菌病（简称布病）病例，女，16岁，职业为学生。这是继2009年我省发现首例布病病例之后发现的第二例病例。

为了解海南省人群布病的感染状况，2010年11月，海南省在发生首例病例的陵水县开展了重点职业人群的血清学监测，共采集静脉血100份（其中养殖56份、销售16份，肉品加工17份，牲畜屠宰10份，兽医1份），通过虎红平板凝集试验检测均为阴性；另用试管凝集试验抽检49份标本，均为阴性。

立克次体监测 2010年海南省共报告斑疹伤寒病例50例，恙虫病14例，报告发病率分别为0.58/10万和0.16/10万，无斑点热、Q热等其他立克次体报告，病例主要集中在五指山市、儋州市等地区，其中五指山市报告斑疹伤寒20例，占全省病例数的40%，报告发病率为17.48/10万。两病发病高峰均为3月、7月和10月，发病年龄主要集中在0～14岁组以及30～44岁组人群，职业以农民和散居儿童为主。各市（县）疾控机构对辖区内医疗机构开展了病例主动搜索，共送检疑似病例标本86份，阳性标本5份，阳性率为5.8%，2份为斑疹伤寒，3份为恙虫病东方体。

寄生虫病防治 2010年海南省报告疟疾病例79例，皆为间日疟。疟疾发病比2009年同期减少606例，降幅为88.5%，疟疾占传染病总数的0.18%。主要分布于保亭县等中南部山区，全省各市（县）未出现暴发点。

主要由寄生虫病防治科组织完成的热带地区消除丝虫病策略和措施的研究项目通过科研成果鉴定，达到了国际同类领域的领先水平，该项目被评为2010年海南省科技进步二等奖。医学寄生虫学重点学科为省医学重点学科。

结核病防治 继续保持DOTS策略覆盖率100%，采取有效措施，加大病人发现力度，保持高治愈率。2010年海南省结防机构共登记活动性肺结核患者8825例，与2009年同期比较，登记患者数增加了0.4%。其中涂阳患者4886例，新涂阳患者4299例，初治涂阴患者3936例。新涂阳患者发现率为68%（4299/6327）。

制定了《海南省学校肺结核疫情处置方案》及《海南省结核病耐药性基线调查实施方案》，进一步规范和完善了结核病防治工作。

完成了国家级结核病流调工作以及全省结核病流调工作。初步结果显示：海南省活动性肺结核患病率为505/10万；涂阳肺结核患病率为155/10万。与2009年相比，分别下降了4.5%和6.6%。流调工作的开展，锻炼了结核病防治队伍，获得了全省结核病疫情本底资料，为下一步制定结核病防治政策和措施奠定了基础。

基层结核病防治能力有所提高，全省非结防机构网络直报工作、密切接触者检查顺利开展，均完成了预期目标。

艾滋病防治 2010年海南省艾滋病疫情网络新报告艾滋病病毒阳性者共220例，较2009年增加了82例，增长幅度为59.42%；新增艾滋病病人35例，较2009年增长75.00%。其中35例艾滋病病人已死亡25例。按现住址统计，2010年新报告病例数居前三位的市（县）为海口市（60例）、三亚市（51例）、儋州市（20例），其次为东方市（15例）和乐东县（12例）。与2009年同期比较，增长幅度较明显的有海口市、三亚市、文昌市、澄迈县、陵水县。全省累计报告HIV感染者717例，艾滋病病人（AIDS）251例，合计968例，已死亡315例。

新报告的220例阳性者中男女性别比为4.12∶1。传播途径前三位为以经异性性接触传播（占36.36%）、经注射吸毒（占30%）、男男同性接触传播（占17.27%）。

2010年全省经性接触途径感染的有118例，占53.63%，其中经异性性接触感染有80例，与2009年的36.26%相比持平；经男男同性性接触感染有38例，较2009年的构成比11.11%上升了6.17%。经注射吸毒感染有66例，占30%，较2009年的构成比40.94%下降了10.94%。从2010年HIV/AIDS报告病例构成比看，经男男同性性接触感染比2009年的11.11%上升了6.17%。从HIV感染率看，男男同性性接触人群（MSM人群）的感染率为3.42%，高于吸毒人群（IDU）的感染率（0.58%）。

对吸毒者、暗娼、外来务工人员、男男性行为者（MSM）、性病就诊者等五类人群进行全省艾滋病高危行为干预工作。截至2010年12月31日，海南省在13个市县共29家美沙酮社区药物维持治疗门诊正常运转，累计治疗人数为10006人，比2009年同期增长了18.1%。2010年在7个市县开展14个清洁针具交换点工作，14个交换点月均覆盖静脉吸毒人数为1265人，同比增长17.3%，发放注射器431127支，比2009年同期增长了12.2%。此外，2010年哨点新增12个，同比增长133.3%，19个国家级监测哨点按2010年国家级哨点监测方案要求开展监测，基本完成了年度的监测任务。

碘缺乏病防治 户碘盐监测随机抽样监测表明，海南省碘盐覆盖率94.5%，合格碘盐食用率91.6%，分别较2009年提高了近3个百分点。2010年共有22个市（县、区）疾病控制机构参加全国碘缺乏病实验室盐碘外质控考核，合格率达到100%。对儋州、东方、临高、澄迈、文昌等5个市县开展发放碘盐的应急补碘工作，共计完成应急补碘人群48700人，发放碘盐98.4吨。

伤害监测与死因监测工作 2010年1~12月，共收集到3个哨点医院4166张报告卡。伤害主要以挫伤、擦伤为主，占总数的52.34%，其次为锐器伤、咬伤、开放伤，占28.12%，再次为骨折，占8.23%。伤害的部位主要是三个部位，头部（31.97%）、下肢（23.71%）、上肢（18.97%）。海南省二个死因监测点海口美兰区和定安县2010年共收集死亡证明书3399张，粗死亡率为398.38/10万，死亡原因排前五位的是：心脏病（84.15/10万）、脑血管病（80.17/10万）、恶性肿瘤（72.67/10万）、慢性下呼吸道疾病（50.08/10万）和损伤中毒（35.87/10万）。全省29个参加死因网络报告的县级以上有住院病床医疗单位41家，共上报2073例死亡病例，海南户籍人口死亡2046例，其中海口占42.88%、三亚市占4.19%、其他市（县）占52.93%。死因顺位（前五位）为：心脏病、恶性肿瘤、脑血管病、意外伤害及肺部疾病。

儿童口腔疾病综合干预项目工作 为了做好儿童口腔疾病综合干预试点工作，确定儋州市、临高县、定安县为项目试点单位，截至2010年12月20日，海南省共完成摸底造册7~8岁适龄儿童43,942人，进行口腔检查795人，完成窝沟封闭人数673人。

慢性病管理工作 根据海南省卫生厅《海南省基本公共卫生服务项目慢病管理实施方案》的要求，海南省18个市县开展了慢性病管理工作，截至2011年1月20日，已建立高血压患者健康管理档案106,361人，管理72196人，已建立糖尿病患者健康管理档案24,478人，管理16,617人。

病媒生物监测　2010年1～12月，三亚市、琼中县两个国家级监测点监测显示鼠密度为3.69%；苍蝇密度为105.21只/笼；蟑螂密度为1.55只/张、侵害率为67.81%。成蚊密度为2.73只/小时，伊蚊监测：7～9月布放容器总数970个，阳性数53个，阳性率为5.46%。2010年对重要传疟媒介大劣按蚊与微小按蚊进行纵向监测工作结果表明，琼中县和平与五指山市毛阳监测点大劣按蚊月平均密度分别为0.54只/夜与0.86只/夜，昌江县牙营与东方江边微小按蚊监测点月平均密度分别为1.11只/夜·帐和5.20只/夜·帐。

三亚市等5市县为省级监测项目县（市），2010年监测结果：鼠密度为3.14%；苍蝇密度为58.77只/笼；蟑螂密度为1.66只/张、侵害率为61.00%。蚊密度为9.56只/小时。

免疫规划　2010年海南省常规免疫共免疫儿童2988372针次。免疫规划疫苗基础免疫报告接种率分别为：卡介苗接种率为99.6%；脊灰糖丸（含液体疫苗）接种率为99.6%；百白破接种率为99.5%；乙肝接种率为99.7%；麻风（含麻疹成分）接种率为98.1%；乙脑接种接种率为99.4%；A群流脑接种率为99.3%；甲肝接种率为98.9%；乙肝首针及时接种率达92.2%。

加强免疫接种率：糖丸（含液体疫苗）接种率为99.1%；麻腮（含麻疹成分）接种率为98.1%；无细胞百白破接种率为99.3%；乙脑疫苗接种率为99.4%；白破二联接种率为98.6%；A+C群流脑接种率为98.9%。

脊灰、麻疹、乙脑等免疫规划针对疾病得到有效控制，海南省已连续17年无脊灰野病毒感染病例发生。麻疹发病率连续两年控制1/100万以下，提前达到WHO消除麻疹的目标。全国所有省份麻疹发病率排名，海南省已连续第四年控制在全国最低水平。15岁以下儿童乙肝疫苗接种国家重大公共卫生项目已完成1996—1997年出生儿童的乙肝补种工作。

公共卫生监测　在海口市等5市（县）监测点开展食品安全风险监测工作，食品化学性污染物与有害因素监测食品共14类176种735份，检测7646项次；食源性致病菌监测食品共11类150种1335份，检测5277项次。监测结果显示，化学性污染物中铅等环境污染元素检出率较高，粮食与粮食加工制品类中的铅超标较严重；食源性致病菌中副溶血性弧菌检出率较高，为16.34%。

2010年农村饮用水水质监测工作顺利完成，主要包括农村安全工程水质监测、省级水质卫生监测和国家级水质卫生监测。监测结果显示，农村饮用水水质监测分别覆盖146、196和100个乡镇，2010年监测水样总数分别为1539份、670份和239份，合格率分别达31.20%、30.75%和15.48%。

实验室能力建设　顺利通过国家实验室认证认可监督评审：经过扩项计划、模拟检测等准备，省疾病预防控制中心于8月21～24日顺利通过国家认监委、国家实验室认可委员会的监督评审。评审组安排现场试验86项，对原获证项目和集中式空调通风系统等扩项项目进行了评审。确认扩项23项，扩方法13项，至此省疾控中心获国家资实验室认可的项目达到460项，评审组还现场考核确认了17名授权签字人。

为了规范基层疾控机构实验室管理，提升实验室能力，省疾控中心加大了对市、县的疾控机构建立质量管理体系和计量认证的督导力度，2010年乐东、陵水、东方、五指山、澄迈、临高等6个市县疾控中心通过了计量认证。

卫生监督检查　医疗服务秩序监督　海南省共有医疗机构3050家，监督检查2895家，监督覆盖率94.9%，对医疗机构日常监督3890频次，发出监督意见书4090份，责令整改165家，暂停执业16家，暂停执业人员8人，取缔黑诊所98家。受理案件223宗，立案查处案件164宗，结案158宗。省监督总队移交下级监督所查办的案件8宗。涉及违法行医处以罚款的医疗机构145家，警告150家，罚款金额共43.5万元。没收违法所得721家，没收药物150箱、器械502件，没收违法所得2.4万元。吊销诊疗科目10家，移送公安案件18件，移送工商行政管理局的违法医疗广告案件12件，移送其他省（市）卫生监督部门查处的案件3件。

公共场所卫生监督管理　进一步推行公共场所卫生监督量化分级管理制度工作。已完成公共场所卫生量化分级工作3147家，量化率80%。其中，住宿业量化率93%，游泳场所量化率92%。对取得C级以上的公共场所经营单位在醒目位置悬挂《海南省公共场所卫生监督量化分级管理公示牌》。

开展饮用水及涉水产品抽检工作。对全省各市县县城所在地的集中式供水的出厂水、末梢水进行了两次抽检，共有抽检报告206份；抽检国产集中式供水单位使用的化学型二氧化氯发生器5件，生产企业或经营单位生产销售的管材产品5件。

职业病与放射卫生监督　2010年共开展14个建设项目的职业病危害和放射危害评价工作，其中华能海南东方电厂、海南省农垦总医院等10个项目的评价工作已完成。完成两个用人单位职业病危害控制现状评价的现场采样工作。对华能海南东方电厂等28家企业工作场所的粉尘、物理因素、化学有害因素等职业病危害因素进行检测与评价。

对海南省人民医院等68家单位的放射诊疗设备进行性能及工作场所防护检测。通过对放射诊疗设备、放射工作场所进行技术性能及防护检测，保证了放射诊疗设备处于最佳的工作状态，放射诊疗设备的应用质量和放射诊疗的质量，保障了放射工作人员和周围公众的健康与安全。完成了28台CT机的应用质量技术检测与等级评审工作。完成了1135例放射工作人员的健康监护工作。2668人次的放射工作人员个人剂量监测工作也顺利完成。

完成了国家职业病防治项目，共举办了4期职业病防治项目培训班，培训380余名医师，对接触粉尘的1520名劳动者进行了职业健康检查，对存在粉尘危害的工作场所进行了检测，建立了哨点健康监护档案，同时组织实施职业病防治宣传教育工作。

开展职业卫生监督执法检查工作。为进一步加强职业病防治工作，维护劳动者健康权益，组织对22家用人单位进行职业卫生监督检查，重点检查了用人单位职业卫生各项管理制度和职业卫生档案的建立、落实情况；职业健康监护工作的开展情况，即用人单位对接触职业病危害因素的劳动者组织职业健康检查情况、体检结果异常人员的复查情况、职业禁忌人员的调离情况、职业疑似病人的诊断、职业病人的诊疗情况以及职业健康监护档案的建立和完善情况。对违法单位给予警告并罚款人民币14万元。联合海南省安全生产监督管理局、海南省人力资源和社会保障局和海南省总工会开展粉尘与高毒物品危害治理专项整顿工作。

放射卫生监督检查工作。监督检查172家放射诊疗机构，重点检查新建、改建、扩建的放射防护设施建设项目放射防护预评价和控制效果及卫生审查情况；放射工作人员个人防护用品配备、个人剂量监测和职业健康检查及其档案建立情况；放射诊疗设备是否按规定进行质量控制和放射防护检测；辐射警示标志设置、事故应急准备情况。检查结果，多数放射诊疗机构基本符合有关规定，对存在问题的单位已限期整改。

传染病防治与消毒产品监督　一是开展传染病防治监督。总队组织海南省卫生监督机构，部署发热门诊、肠道门诊运转监督检查，在10月份发生重大水灾期间，加大发热门诊和肠道门诊的监督检查力度和频次，与海口市卫生监督局联合检查海口水灾地区医疗机构发热门诊、肠道门诊的监督检查。配合卫生厅应急办对全省手足口病防控工作监督检查，并对2家医疗机构进行调查取证。二是开展医疗废物处置监督检查。对全省医疗机构医疗废物处置情况进行监督检查，全省共检查各级各类医疗机构72家，罚款1万元。三是开展消毒产品监督检查。开展非药品冒充药品、消毒产品夸大宣传疗效的专项整治活动，全省共检查药店168间，处罚12家，查出违规产品4个品种，处罚金额4.1万元。对省内42家消毒产品生产企业进行年检和现场审核及日常监督。四是开展餐饮具集中消毒监管工作。对全省32家餐饮具集中消毒单位进行培训和调查摸底，并进行培训、建档，开展专项整治工作。

学校卫生监督　监督检查1667所学校，监督覆盖率71%，实监督户次数3582所次，合格率83.47%。与省教育厅联合随机检查了中小学幼儿园7家。

卫生行政许可　2010年圆满完成各项生产企业卫生许可现场审批工作81项，完成了省直管医疗机构申请《医疗机构执业许可证》校验、变更、购置麻醉药品等560家次。

卫生监测与评价　完成卫生部卫生监督国家抽检任务。完成消毒产品抽检：对海南省9家抗抑菌洗剂生产企业产品安全性评价工作进行抽检；对全省11所卫生监督机构，11所疾控机构，16所医疗机构进行卫生相关标准调研。完成2010年生活饮用水及涉水产品重点监督检查工作任务，采集样品194份，抽检涉水产品5件。

加强对医疗广告监督管理，严厉打击发布违法医疗广告行为。2010年共监测到108个医疗机构在以《南国都市报》、《海南特区报》为主的报刊发布医疗广告共473条次，涉及违法的医疗广告370条次，与省工商等相关部门联合监督到22家医疗机构在各类报刊/杂志发布违法医疗广告290件/319条次，监测到13家医疗机构在电视上发布违法医疗广告3059件/6098条次，监测到17家医疗机利用广播发布违法医疗广告987件/3952条次。对违法发布医疗广告的机构给予立案查处，移送省工商行政管理局的违法医疗广告案件169宗，移送其他省市卫生监督部门查处的案件7宗。

案件查处　公共场所卫生查处案件113宗，警告39家，罚款35家，罚款金额3.9万元。生活饮用水查处案件38宗，罚款12家，罚款金额1.5万元。职业和放射卫生查处案件30宗，警告26家，罚款5家，罚款金额9.15万元。传染病防治查处案件196宗，警告89家，罚款91家，罚款金额7.85万元。医疗服务查处案件471宗，警告70家，罚款341家，罚款金额84.19万元，没收金额5.1万元，吊销执业许可1家，取缔184家。

投诉举报处理　2010年受理上级转发或群众来信的举报8宗，直接查处3宗，转有关市县查处5宗。

重大活动卫生保障　2010年完成博鳌亚洲论坛年会、省党代会、省人大、政协会议、环海南岛国际公路自行车赛等12个重大活动的公共卫生安全保障工作。全体参与重大活动公共卫生保障的工作人员尽心尽职尽责，圆满地完成了工作任务。

执法督察与稽查　开展卫生监督质量稽查。对三亚、陵水、万宁和琼海所进行卫生执法监督的情况进行稽查。内容包括卫生行政执法文书管理；卫生行政许可；日常监督检查；卫生行政处罚执行情况。加强着装稽查，树卫生监督形象。以总队牵头开展全省卫生执法监督过程中执法监督行为、遵纪守法、监督员风纪等情况进行全面稽查。关注社会焦点，督办举报投诉案件的查办。省总队通过公布举报电话、设立举报信箱等方式建立举报渠道，主动接受群众监督。及时、公正地调查1宗举报投诉基层卫生监督员案件，维护了当事人的合法权益。完成了2010年卫生监督执法考核评议。

卫生监督信息管理　海南省卫生监督信息网2010年共发布信息233条。其中省卫生监督总队各科室共发布74条，各市县共发布135条，发布通知10条，转载14条。共发布违法医疗广告警示9期，共35条；发布卫生行政处罚公告202条。

监督员队伍培训　省总队举办了6期海南省卫生监督员培训班：一期市医疗服务和传染病防治专业培训班；二期是血液安全专业培训班；三期是食品卫生专业培训班；四期是学校卫生专业培训班；五期是公共场所和饮用水专业培训班；六期是职业病和放射专业培训班；共培训学员296人次。

专项整治卫生监督工作　一是开展打击非法行专项整治。为继续保持打击非法行医的高压态势，构建良好的医疗服务秩序，切实保障人民群众的健康权益，省卫生监督总队组织全省卫生监督所开展集中整顿医疗服务秩序、打击非法行医及虚假违法医疗广告的专项整治行动。共出动卫生执法车辆529车次，出动卫生监督员1354人次，检查医疗机构502家次，查处无证行医131家次，取缔黑诊所99家，罚款42家，没收药械846件，罚款13.6万元。移送公安案件18件，移送工商行政管理局的违法医疗广告案件12件，移送其他省市卫生监督部门查处的案件3件。二是开展社区医疗服务专项整治。共检查社区医疗服务机构216家，责令整改20家，暂停执业1家，没收药械5件。立案查处5家，处罚金额2.2万元。三是开展乡村医疗卫生机构专项整治。共检查乡村医疗卫生机构1510家，责令整改25家，暂停执业3家，没收药械76件。立案查处20家，处罚金额4.2万元。四是清理医疗机构违法设立各类“中心”专项整治。共查处8家违法私设“中心”的医疗机构。五是开展医疗、保健机构专项整治。检查医疗保健机构1506家，查处未经许可擅自开展B超诊疗活动并利用B超进行非医学需要的胎儿性别鉴定2家，查处开展非医学选择性别人工终止妊娠1家。六是组织开展公共场所卫生专项整治工作。共检查酒店、宾馆和美容美发店1558家，检查从业人员49877人，检查一次性卫生用品和消毒产品1839件，一次性卫生用品1407件，消毒剂1069件，消毒柜796件，监测用品用具2566件。对违法经营的261家公共场所经营单位进行行政处罚。其中，警告261家，罚款62家，罚款金额102100元，停业整顿17家。七是开展卫生标准宣贯和调查。省卫生监督总队受卫生部卫生监督中心委托，开展卫生标准宣传贯彻工作，组建了卫生标准宣贯模式与追踪评价项目组织机构。在各专业培训班上对卫生监督员进行《医疗服务标准》和《环境卫生标准》宣传，并印发了《公共场所卫生标准》手册给公共场所经营者。

卫生法制宣传教育　加强职业卫生法规宣传，省卫生监督总队联合儋州市卫生监督所等开展了一系列以“防治职业病，造福劳动者—劳动者享有基本职业卫生服务”为主题的宣传活动。发放了各类宣传资料1625份，入企业宣传41次，现场接受咨询人数1618人，出动宣传人员81人次，出动宣传车56车次，宣传画张贴168张，在主要街道、工厂厂区悬挂宣传横幅48条。开展医疗机构卫生法律法规宣传，为进一步强化医疗机构法律法规意识，规范医疗机构及医务人员依法执业，举办了一期全省医疗机构培训班，对医疗机构管理人员进行相关医疗法律法规知识培训及医疗机构不良执业行为记分培训，培训人数350人。开展公共场所卫生法律法规宣传，举办了五期“海南省公共场所负责人卫生法规知识培训班”，培训近200人。举办消毒产品生产企业法律法规宣传3期，培训企业卫生管理人员85名。

广泛宣传疾病预防知识，2010年开展大型宣传活动共10次。加大与新闻媒体的合作力度，与海南电视台新闻频道联合，开辟滚动字幕宣传栏目，播放疾病预防控制知识和《健康66条》相关知识、技能126天，378次，播出核心信息12条。2010年在各新闻媒体发表及播放科普稿件、专题80多篇。

启动全省卫生系统禁烟工作，对203家创建无烟医疗卫生单位进行考核验收，70%以上的医疗卫生机构达到无烟医疗机构标准。

开展灾后防病知识宣传，印制宣传画5万张、宣传单61万张、FLASH动画光盘1000张。为了扩大宣传的覆盖面，在主流媒体滚动播放温馨提示30天，210次。采用多种宣传形式，及时提供新闻和灾后防病科普稿件，指导城乡居民学习灾后防病知识，掌握灾后防病技能，为确保大灾之后无大疫作出了积极的贡献。

突发公共卫生事件应急处理　加强卫生应急机构、预案体系、能力建设，建立跨部门应急合作机制，进一步提高应急处置水平。2010年10月，面对60年不遇的洪涝灾害，沉着应战、科学应对、靠前指挥，及时启动海南省防洪防台风卫生应急预案Ⅱ级和Ⅲ级响应，并作出工作部署，海南省医疗防疫工作者积极投身于抗洪救灾第一线，有效防止了重大传染病疫情的发生，确保大灾之后无大疫。海南省共派出省级医疗队596支3787人，救治35,980人，发放药品价值79.8万元；共派出防疫人员43097人次，各洪涝灾区累计消毒水井49,023个，消毒面积约4349万平方米，开展预防性服药21,644人，发放防病宣传材料204万张。全省卫生监督机构出动人员4083人次，监督集中式供水单位221家，处理受灾村庄生活饮用水井12021口，监督灾民临时安置点201个、餐饮服务单位2558家，保护了灾区人民群众的健康权益。

海南省卫生厅委托海南省公共卫生紧急救援指挥中心，组织全省网络医院急救中心（站）技术和管理专家对全省33家医疗机构急救中心（站）进行准入评审工作。通过评审活动，逐步实现区域急救中心和网络医院有效的衔接，达到“就近、救急、就能力”的要求，极大地促进了海南省紧急救援的能力建设。

2010年全省共收到通过网络直报系统报告3类突发公共卫生事件共9起，病例451人，死亡1人。与2009年相比，报告起数减少了28起，病例数减少了276例，死亡病例与2009年持平。9起突发事件中，传染病事件4起，占报告事件总起数的44.44%，病例315人，占总报告病例数的69.84%，无死亡；食物中毒4起，占报告事件总起数的44.44%，病例135人，占总报告病例数的29.93%，无死亡；其他突发公共事件1起，占报告事件总起数的11.11%，病例1人，占总报告病例数的0.22%，死亡1人。

区域卫生规划 根据国际旅游岛建设对卫生工作提出的新要求，组织人员着手制订了具有科学性、前瞻性和海南地方特色的《海南省区域卫生规划》(以下简称《规划》)。按照国际旅游岛建设战略定位和发展目标，将《规划》和海南省医疗保健旅游发展规划纳入《海南国际旅游岛建设发展规划纲要》，将卫生基础设施和重点医疗保健旅游项目建设纳入国民经济和社会发展规划。制定印发了《规划》编制工作方案，明确《规划》编制工作的任务、时间节点等。组织开展《规划》调研工作，完成了海南省经济社会和卫生事业发展、卫生服务需求三方面60多份基础资料的收集、整理和研究以及8个市县32家医疗卫生机构现场调研工作，开展中医基本现状调查工作，撰写了《海南省经济和社会发展趋势研究报告》、《海南省卫生改革与发展的现状研究报告》等5个《规划》背景研究报告和《海南省中医现状调查报告》，为《规划》的编制奠定了坚实的基础。在完成研究报告的基础上，及时完成了《规划》纲要和《卫生资源配置标准》的编制工作，并多次组织对规划进行修改、完善和补充。2010年11月底，《规划》通过国家级专家论证，计划于2011年印发执行。

农村卫生工作 一是新型农村合作医疗（以下简称新农合），工作再上新台阶。100%的统筹地区实行了住院统筹和门诊统筹，门诊统筹受益面及受益水平明显提高。2010年，海南省农村居民参合474.85万人（不含三亚），参合率达97.08%。新农合人均筹资水平由2009年人均123元提高到人均143元。海南省受益农民633.33万人次，补偿金额达6.91亿元，其中住院23.10万人次，补偿金额5.54亿元，596.50万参合农民得到门诊补偿，补偿金额达10672.23万元。新农合报销比例维持在较高水平。新农合政策范围内住院费用报销比例达到67%以上，高于国家60%的要求，统筹区域（县域）内新农合政策范围内报销比达74%。所有统筹市县区新农合的统筹基金最高支付限额提高到5万元，个别市县提高到6万～10万元。100%的统筹地区在3月份开展了提高0～14岁儿童白血病、先天性心脏病等6种儿童重大疾病新农合补偿标准试点工作，6种儿童重大疾病提高报销比例达70%，其中儿童急性淋巴细胞白血病和儿童急性早幼粒细胞白血病年补偿封顶线提高到10万元，有效地减轻了农民家庭重大疾病经济负担，2010年0～14岁儿童六种重大疾病共有177人获得新农合补偿，补偿金额达229.31万元。积极与省民政部门协调，海南省实现了新农合医药费用报销与民政医疗救助同步结算，减轻了贫困参合农民的医药费用负担。

二是圆满完成“亮睛工程”项目和“百万贫困白内障患者复明工程”项目年度任务，3万多患者重见光明，基本实现了“无白内障盲省”目标。李嘉诚基金会捐助海南农村卫生建设扶贫项目“七个一”工程全部完成。三是惠民医疗救助服务范围进一步扩大。省慈善惠民医院成立一年多来，为五指山、保亭、琼中、白沙、乐东、昌江和陵水等七个少数民族市县的特困人群开展惠民医疗服务工作。截至2010年底，该院已收治惠民病人3826人，惠民总金额2052万元，其中报销1249万元，救助8031万元，医院减免75万元。四是村卫生室建设得到进一步加强。海口市、三亚市、五指山市、万宁市、文昌市、东方市、临高县、琼中县、陵水县、屯昌县、澄迈县、乐东县、昌江县、保亭县、洋浦市等15个市县（区）提前实现村村有卫生室的目标。省财政安排资金1013万元用于村卫生室建设，为文昌市、琼海市、儋州市、临高县和琼中县5个市（县）建设村卫生室211家。海南省村卫生室覆盖率达96.0%。五是乡镇卫生院职工住房条件得到逐步改善。积极协调有关部门落实省财政资金5050万元，启动了乡镇卫生院职工住房建设。海南省16个市县（不含三亚和海口）的乡镇卫生院职工住房实施方案已编制完成，并落实资金2937万元。建设职工住房518套，已竣工122套；建设周转房339套，已竣工39套。六是扎实抓好卫生帮扶工作。组织省内三级医院对市县人民医院进行帮扶。安排省人民医院等6家三级医院分别对白沙县、陵水县、琼中县、保亭县、乐东县、临高县、定安县人民医院和琼中县中医院实施对口支援，共派驻18支医疗队、40名医务人员。

社区卫生服务 一是加快海南省社区卫生服务体系建设。2009年和2010年社区卫生服务能力建设中央专项投入1700万元，海南省政府重点民生项目2010年投入565万元支持社区卫生服务机构工作用房建设。截至2010年，海南省所有市（县）都开展了城市社区卫生服务工作，已建成社区卫生服务机构178家，其中社区卫生服务中心31家，社区卫生服务站147家。覆盖城区人口约85%。二是加强社区卫生服务机构内涵建设。制定社区卫生服务机构绩效考核评估办法（试行），开展创建国家师范社区卫生服务中心活动，组织三亚市、文昌市、琼海市等9个市（县）卫生局负责人前往湖北省、安徽省学习考察社区卫生服务工作和基本公共卫生服务工作，制定社区卫生服务机构标识系统。社区机构积极承担基本公共卫生服务。确定海口市、三亚市、琼海市、文昌市和昌江县为首批试点市（县），探索实施城市社区家庭医生制度试点工作。三是加大社区卫生人才培养力度。针对社区主要疾病开展了适宜技术培训，2010年共培训全科医师骨干25人，全科医师220人，社区护士145人，有效地提高了社区卫生服务人员的业务技术和水平。

妇幼保健工作　积极协助省妇儿工委开展实施妇女儿童纲要规划工作，大力推进各级妇幼保健机构建设，落实解决妇幼保健机构规模和人员编制问题，提高妇幼保健机构和内涵建设。重点做好省妇幼保健院妇幼保健业务指导，技术服务、人才培训、科学研究、信息统计、健康教育等作用，将省妇幼保健院建设成为海南省的危重新生儿救治中心、产前筛查与诊断中心、新生儿听力筛查与诊断中心、新生儿疾病筛查与诊断中心；大力加强海口市、三亚市、琼海市、儋州市和五指山市五个区域性妇幼保健机构建设，发挥区域辐射功能，带动各市（县、区）妇幼保健机构和工作的协调发展；逐步完善乡镇卫生院和社区卫生服务中心的妇幼保健服务功能，提高基层妇幼保健服务能力。大力开展儿童保健规范化门诊的建设工作，海口市、三亚市、陵水县、文昌县、澄迈县、琼海市、五指山市等市（县）已全面开展儿童保健门诊规范化建设试点工作，其中陵水县建成23家儿童保健门诊并正式投入使用，率先实现儿童保健门诊100%覆盖。

加大对妇女儿童两纲两规关键性健康指标实施工作的监督和指导力度。一是利用基本公共卫生服务项目之0~36个月儿童健康管理项目在2010年5~6月份对0~6岁海南户籍儿童和0~36个月流动儿童开展免费健康体检活动，促进婴幼儿健康成长，确保儿童保健覆盖率达标，并取得5岁以下儿童中重度营养不良患病率的相关数据。二是各市（县）与妇联、民政部门等密切配合，推行政府买单、免费婚检，加大婚前医学检查的宣传力度，努力促进婚前医学检查率达标。三是积极协调省妇儿工委争取省政府将苯丙酮尿症（PKU）和先天性甲状腺功能低下（CH）的新生儿疾病筛查纳入政府预算，同时规范新生儿疾病筛查服务，落实新生儿疾病筛查工作的人员培训、设备采购、质量控制、患儿救助及随访等工作，控制出生缺陷率，提高出生人口素质。四是制定海南省孕产妇中重度贫血调查方案，积极部署各市县开展调查，摸清孕产妇中重度贫血本底资料，为制定下一个妇女儿童十年发展规划提供依据。五是加大督导力度，加强相关资料收集。深入市县开展“两纲、两规”督导，修改了儿童保健与孕产妇保健的表、卡、册样式，在海南省统一推广使用。2010年海南省5岁以下儿童死亡率已下降到17.28‰，孕产妇死亡率已下降到24.74/10万，分别低于“两个纲要”要求的29.69‰和33.21/10万；基本消除了新生儿破伤风，海南省住院分娩率达到99.4%，高于“两个纲要”要求的95%，全省妇女儿童健康水平进一步提高。

爱国卫生　2010年海南省爱国卫生工作紧紧围绕建设国际旅游岛的战略目标，以“博鳌亚洲论坛2010年年会”、“首届博鳌国际旅游论坛”和国庆节为契机，特别是10月发生的洪涝灾害期间，开展了海南省城乡环境卫生整洁行动，进一步改善城乡环境卫生面貌；卫生创建活动正在蓬勃开展。三亚市、保亭县国家卫生城市（县城）在巩固中又有新的提高，保亭县顺利通过全国爱卫办复查，被重新确认为“国家卫生县城”。截至2010年底，海南省有琼海市、文昌县、东方市、澄迈县、陵水县、乐东县、昌江县等7个市县先后启动了卫生城市（县城）创建工作。海南省共命名了省级卫生先进单位15个，省级卫生村46个；加快无害化卫生厕所建设的步伐，全省共完成农村改厕任务8.3万座，超额完成省政府重要工作事项6万座的改厕任务，累计全省农村卫生户厕普及率达到67.32%，较2009年度提高了8.17个百分点；完成农村集中式饮水安全工程水质卫生监测工作，共检测水样1539份，枯水期出厂水合格率为31.1%，末梢水合格率为29.1%；丰水期出厂水合格率为44.0%，末梢水合格率为44.3%，较2009年度丰水期出厂水和末梢水分别提高了17.85%和18.15%，超过国家三部委提出的海南省水质合格率达到37%的年度目标；结合卫生创建及四害的季节消长规律，开展了病媒生物预防控制工作，四害的密度得到有效控制。澄迈县城区灭鼠达标通过了省级的复查考核，被重新确认为灭鼠先进城区称号；全省无烟医疗卫生机构创建工作取得实质性进展。海南省经两批考核验收206个单位，有144个单位通过考核验收，通过率为70%，其中临高县、农垦卫生系统的创建工作走在全省的前列。

医政管理　加强医院内部管理，强化医院内涵建设，以开展公立医院改革“优质护理示范工程”、临床路径试点工作、城乡对口支援、医院评审与督导、业务培训为主要抓手，进一步提升医院管理、诊疗工作、医院服务能力和水平。一是开展一系列的医院评鉴、督导和巡查工作。委托海南医院评鉴暨医疗质量监管中心邀请江苏省医院协会和海南省专家团队组织对海南省6所三级医院和21所二级综合医院、专科医院和民营医院开展评价督导。开展医疗质量万里行工作，对全省三级综合医院、二级综合医院、专科医院和民营医院在内的31家医院开展了质量万里行督导工作，原先不达标的两个三甲医院和5个二甲医院全部达标。启动对省人民医院和海南医学院附属医院两家大型医院的巡查工作。二是加强单病种管理，推进临床路径试点工作。全省二级以上医疗机构均开展了临床路径试点工作，共开展临床路径病种68个。制定并量化全省“阳光工程”10项医疗服务公示指标，各医院根据公示指标继续推进单病种管理工作。三是积极开展优质护理示范工程试点工作，全省二级以上医疗机构的98个病房实行了优质护理示范工程，患者满意度、社会满意度得到了明显提升。四是院务公开工作有序开展。积极推进县级以上医院建立自助式电子巡查系统，向患者提供预约挂号、药品价格查询、招标药品目录查询、医疗服务收费查询等自助式查询服务。五是印发了《海南省医师多点执业管理办法（试行）》。启动临床医师多点执业工作，使海南省成为全国5个率先开展医师多点执业试点工作的省份之一。六是多层次帮扶与合作工作稳步推进。一方面开展跨省上下联动帮扶。海南省多家医院与中国人民解放军第301医院、第四军医大学西京医院、哈尔滨医科大学第一附属院、北京协和医院等8家国内外著名医院进行跨区域合作，促进了海南省医疗科研、教学、保健等多个方面的发展；另一方面组织省内三级医院对市（县）人民医院进行帮扶。组织海南省人民医院等六家三级医院分别对白沙县、陵水县、琼中县、保亭县、乐东县、临高县、定安县人民医院和琼中县中医院实施对口支援，共派驻18支医疗队、40名医务人员。七是与卫生部六个方面的工作相结合，创新开展“提升医疗服务品质，创建人民满意医院”为主题的“六结合”活动。

卫生行政审批工作有序规范开展，2010年办结审批事项1949件，办结率达100%，单件实际办件时间为4.32个工作日，比法定办结时限平均节省15.7天。

卫生人才建设 2010年我们坚持以改革促动力释放，以创新促活力增强，完善人才激励约束机制。一是以中层干部以“竞争上岗+任期制”为重点，深化干部人事制度改革。目前除省人民医院外，14家厅直属单位进行中层干部“竞争上岗+任期制”改革工作已全面完成。此次改革共设竞聘岗位500个，497人参加报名，478人符合报考条件，383人竞聘上岗，聘期三年，一年一评。竞岗后，厅直属单位中层干部队伍的性别、年龄、学历和职称等结构得到了优化，群众满意度在82%以上。省委组织部楼阳生部长专程到省卫生厅实地调研，对改革工作给予了充分肯定，认为此次改革工作范围广、力度大，在全省直属事业单位中走在了前列。二是以科学发展观为指导，围绕“选准干部、配强班子”，加强卫生管理人才队伍建设。强化厅直属单位领导班子建设。对厅直属单位主要领导干部全部进行了轮岗交流，提拔13名年轻且业务能力强的干部配备到领导班子。厅直属单位领导班子中，获得高级职称的占76.67%，硕士以上学位的占20%，领导卫生事业科学发展的能力不断提升；加大管理干部外派培训力度。选派97名全省卫生系统中层以上干部参加卫生部、第四军医大学卫生管理干部培训班，选派20多名卫生管理干部赴境外学习医疗技术和管理经验；加强实践锻炼学习。先后选派45名管理干部到中西部市县医疗卫生机构挂职服务一年，从中西部市县医疗卫生机构选派23名管理干部到省属及海口市、三亚市属医疗卫生机构挂职学习一年，组织23名卫生管理干部到浙江省三甲医院进行为期6个月的挂职锻炼，选派22名公共卫生管理干部到天津对口单位挂职学习。

注重卫生人才培养，保障卫生事业发展。一是全面启动住院医师规范化培训工作。完善医学教育体系，制定印发了《海南省住院医师/全科医师规范化培训项目实施方案》等9个文件，组织了培训基地的评审确认工作。二是大力培养中青年技术骨干人才。新加坡淡马锡基金会中国海南护理培训项目极大地促进了护理水平的提高。选派的156名赴新加坡南洋理工学院（NYP）培训的学员在参与学习后，开展了辐射培训，持续改进护理管理与教学工作，全省共改进项目255项。选送28名医疗骨干赴德国、意大利、英国学习；选送315名学科带头人及医疗护理技术骨干到国内知名院校进行培养。选送6个医疗专业团队41人先后赴天坛医院、积水潭医院等大型医院进行专业学习。三是扎实做好农村卫生人员培训工作，通过多种方式培训各类农村卫生技术人员10372人次。委托海南医学院为乡镇卫生院培养本科大学生80名；完成乡镇卫生院全科医生转岗培训与学历提高教育和乡村医生学历教育共364名；组织培训社区卫生服务人员491人次、基层卫生技术人员828人次。四是继续医学教育稳步推进。2010年举办继续医学教育项目132个，培训继续医学教育对象2.7万人次。五是加大中医药人才培养力度。全省实施中医药继续教育项目26个，培训人数2000人次，对77名中医类别全科医师进行岗位培训，完成了200名乡村医生中医专业中专学历教育项目。

加强卫生科技工作，提高科技创新能力。一是海南省医学重点学科的综合实力得到增强，省疾控中心疾病预防与控制等11个学科批准为海南省第一批医学重点学科。新一轮重点学科建设启动。二是在三级医院和区域医疗中心开展医学重点扶持和特色专科建设，评审确定25个专科作为海南省第一批建设的特色专科。三是首次在海南省开展了医学重点课题招标工作，有48项重点课题批准科研立项，普通课题立项92项。四是2010年医疗卫生系统获得国家自然科学基金19项，荣获海南省科技进步奖21项，占全省科技进步奖的30%，其中一等奖4项。

精神文明及行风建设 2010年以倡导卫生职业文明为核心，以医疗行业管理规范为标准，以科学管理为手段，以岗位建设、岗位创先争优为重点，扎实抓好职业道德建设工作。一是将职业道德，医德医风建设，纠正行业不正之风，廉洁行医当作精神文明建设工作中的重点工作来抓。海南省二级以上医疗机构均建立了医德考评领导小组，形成了一把手亲自抓，分管领导各负其责，重点抓好行业作风教育，提高医疗服务质量，规范医疗收费行为、控制医药费用过快增长，落实便民利民措施等项工作。二是积极推进政府主导的药品集中采购工作，于2010年12月完成了网上药品招标，与2009年度中标价相比，平均降幅11%。全面实现了医疗机构和药品生产、配送企业通过政府平台进行免费交易，在保证药品质量、遏制虚高药价、规范购销秩序、促进行风建设、减轻企业负担等方面起到积极的作用。三是加快公共卫生服务均等化项目实施，努力建设和谐医疗卫生环境。大力推进区域医疗中心和市（县）医院建设，5个区域医疗中心建成80%，完成中央扩大内需安排的文昌市、五指山市、陵水县、白沙县、琼中县、临高县6个县（市）医院建设项目。四是大力推进惠民医疗服务。2010年海南省慈善惠民医院已收治惠民病人1997人，惠民总金额1194.6万元，其中报销746万元，救助448.6万元，医院减免33万元。

中医工作　一是省政府印发了《海南省人民政府关于扶持和促进中医药事业发展的意见》，是建省以来由省政府颁发的首个发展中医药事业的规范性文件，为中医药全面参与医改提供政策保障，对今后海南市中医药事业发展起到很好地促进作用。二是开展中医医院管理年活动见实效，突出中医药特色开展诊疗服务，组织全省中医医院管理年的督导检查，围绕体现中医药特色优势的中医药人员比例、中药饮片使用等6个方面，进行量化评分。对存在问题提出建设性意见和建议。全省各中医医院积极行动，自查自纠，认真整改。加强和促进了医院管理及内涵建设。海南省中医医院、三亚市中医医院、文昌市中医医院门诊处方中的中药处方比例达60%以上，中药饮片处方占门诊处方总数的比例达30%以上，此项工作得到国家中医药管理局的充分肯定。三是开展中医基本现状调查工作。主要调查海南省中医医疗服务资源现状、医疗机构中药服务质量、中医各临床科室服务情况、中医医疗机构运营情况、中医药特色优势发挥情况、中医科研以及中医药发展有关政策的有关情况等。四是加强农村中医药服务建设工作。制定农村基层医疗机构绩效考核的中医药服务考核标准，印发了《海南省贯彻实施〈全国农村中医药工作近期实施方案（2010—2011年）〉意见》。

医疗卫生体制改革　印发了《海南省关于深化医药卫生体制改革近期重点工作实施方案（2009—2011年）》，启动建立居民健康档案等9类国家基本公共卫生服务项目。社区卫生信息化管理系统已完成海南省装机使用，在全国率先实现了海南省统一安装运用社区卫生信息系统管理软件，2010年在海南省17个市县共建立居民个人健康电子档案近95万份，建档率达42%，超额完成了国家30%的工作目标。印发了《海南省建立农村居民健康档案实施方案》，在海南省新农合信息系统的基础上，开发了海南省农民健康档案信息系统，并以此系统为核心，做到多个原有系统的互联互通、信息共享，初步实现了参合农民门诊、住院、接种等医疗服务信息自动入档，为今后档案应用创造了良好的基础条件。选择万宁市和儋州市作为建档试点市（县），并在全省逐步推广，建立农村居民健康档案33万份，建档率6.24%，超额完成了国家5%的工作指标。印发并实施《海南省2008年中央补助地方农村孕产妇住院分娩补助项目实施方案》、《海南省15岁以下儿童乙肝疫苗免疫实施方案》、《海南省农村妇女“两癌”检查项目管理方案》、《海南省增补叶酸预防神经管缺陷项目管理方案》等。2009年海南省共补助农村孕产妇住院分娩30,204人，人均补助300元，共计883.9万元，各市（县）基本实现了农村孕产妇在乡镇卫生院住院分娩平产全免费；完成乙肝疫苗接种24.26万人，检查宫颈癌2万例、乳腺癌1.21万例，组织进行叶酸的招标采购工作。为配合0～36个月儿童保健服务项目的实施，印发了《海南省儿童保健工作规范（试行）》，文昌市、海口市、陵水县等市县积极开展儿童保健门诊规范化建设试点工作。海口市、澄迈县、保亭县等市县政府为群众提供免费婚检服务，其中澄迈县婚检率达到了79.45%，“两纲”“两规”婚检指标提前达标。基本药物制度按计划启动，制定了《海南省2009年实施国家基本药物制度工作方案》等配套文件，海口市龙华区、三亚市、文昌市、昌江县、澄迈县、陵水县、五指山市11家政府办基层医疗卫生机构实施基本药物制度试点工作稳步推进。三亚市率先在政府举办的基层医疗机构实施了基本药物制度。2010年9月1日和12月1日，海南省先后启动了第二批、第三批市（县）实行国家基本药物制度，国家基本药物制度提前一年实现全省覆盖，与安徽省、北京市等省（市）并列第一。实施国家基本药物制度后，基本药物平均降价幅度为23%。

国际合作与对外交流　外事工作扎实有效，完成了承担吉尔吉斯斯坦50名来华儿童在三亚市中医院进行为期两周的中医康复疗养任务，取得良好的政治效果和社会效果，并受到外交部的致信感谢；对日派出研修生数量不断增多。

（海南省卫生厅）

重 庆 市

概况 截至2010年底，重庆市有卫生机构（不含诊所）2693个，其中医院417家，卫生院1032所，采供血机构11个，妇幼保健院41家，疾病预防控制机构43个，卫生监督机构42个；重庆市有病床床位10.36万张，平均每千人有病床3.14张；卫生人员13.22万人，其中平均每千人口拥有卫生技术人员3.26人、有执业医师（包括执业助理医师）1.36人、有注册护士1.13人。重庆市人均期望寿命监测数据为76.5岁，孕产妇死亡率从2009年的30.13/10万下降到22.95/10万，婴儿死亡率从2009年的7.09‰下降到7.55‰，5岁以下儿童死亡率从2009年的10.42‰上升到10.83‰。

“十一五”主要成就 “十一五”期间，重庆市建立覆盖各类人群的基本医疗保障制度，实现了“应保尽保”。农村居民与城镇居民均免费平等享有9项基本公共卫生服务，基本公共卫生服务实现城乡均等化。卫生服务体系建设突飞猛进，重庆市医疗卫生业务用房突破1000万平方米，新增床位2.8万张，新增卫生技术人员近两万人。重庆市医学科技创新取得新进展，获得国家973项目、科技支撑计划项目、“传染病重大专项”、卫生部行业专项等重大科技项目52项，国家科技奖励4项，医学科技水平位居西部前列。重庆市总诊疗人次、住院人次从“十五”期间的4992万人次、144万人次分别提高到8184万人次和315万人次，人均期望寿命高于全国平均水平，婴儿死亡率处于西部地区最低水平，孕产妇死亡率低于全国平均水平。成功处置了手足口病、三鹿奶粉事件、甲型H1N1流感等系列突发公共卫生事件，有效开展了开县井漏事故、百年不遇的特大旱灾和洪涝灾、汶川大地震、青海玉树地震等特别重大自然灾害的救灾防病和医疗保障工作，重庆市无重大传染病暴发流行和重大食物中毒事件发生。

医药卫生体制改革 公共卫生服务均等化。重庆市基本公共卫生服务补助标准达到年人均15.5元，渝中区、江北区、九龙坡区、南岸区等部分区县达到每年人均20元以上。免费向重庆市城乡居民提供了9项基本公共卫生服务，城镇和农村居民健康档案建档率分别达到57.01%、34.61%，为670万孕产妇、儿童、老年人、慢性病患者等重点人群提供了免费基本健康服务。重庆市免费向特殊群体提供11项重大公共卫生服务项目，其中贫困白内障患者实施复明手术、农村妇女宫颈癌和乳腺癌检查、城乡待孕妇女补服叶酸等7项超额完成国家下达的任务。农村适龄妇女“两癌”检查扩大到重庆市所有区县，待孕妇女补服叶酸扩大到城乡所有生育妇女。

国家基本药物制度。2010年2月25日，重庆市在主城11个区政府举办的社区卫生服务机构和乡镇卫生院启动国家基本药物制度。截至2010年底，基本药物试点扩大到26个区县、732个政府办基层医疗机构，药品价格平均降幅达到27.62%，为患者节约药品费用支出约2.56亿元，基层医疗机构门诊人次增长6.06%，住院人次增长9.23%，次均门诊药品费用下降2.99%，次均住院药品费用下降14.05%，呈现出“两升两降”的良好态势。黔江区、南岸区、大足区、璧山区已在村卫生室全面启动实施基本药物制度。重庆市增加基本药物205种，使基本药物达到512种。完成了基本药物第一次市级集中采购工作，首批集中招标采购基本药物292个品种3267个品规，中标价格平均比国家最高零售指导价下降了41.5%。

重庆药品交易所。2010年3月31日，重庆药品交易所正式挂牌成立，为副厅（局）级事业法人单位，成为全国第一个药品交易所。9月29日，交易所开业试运行，形成了包括“一个办法、四项规则、五个配套文件”的“阳光交易”制度，基本建成电子挂牌交易信息平台，完成会员注册2605家。12月29日，重庆药品交易所正式上线交易，成功启动了首批循环系统1000余个品规药品挂牌交易，已有60多家公立医疗机构上线采购药品，成交价与以前医院实际采购价相比平均下降24.93%。

公立医院改革。启动区县三甲医院建设规划，出台了《重庆市人民政府关于规划建设三级甲等医院的指导意见》，遴选出23所区县级医院创建三甲医院，现已开工建设13家，完成征地10家，促进优质卫生资源向基层下沉。扎实推进江北区公立医院综合改革试点，将重庆市红十字会医院与江北区第一人民医院合并组建成新的重庆市红十字会医院，成立江北区公立医院管理中心，建立以医院理事会、职业院长为核心的法人治理结构，初步形成了政府主导、体现公益性质的投入补偿机制和运行机制。推进临床路径管理，重庆市17所公立医院开展了临床路径管理试点，病种达89个，试点医院收费限价标准均低于本院该病种近三年平均费用的5%～10%。

基层医疗机构综合改革。按每千常住人口1.1～1.4人的标准确定乡镇卫生院编制，新增乡镇卫生院编制8000多名。印发了基层医疗卫生机构运行补助暂行办法、公共卫生与基层医疗卫生事业单位绩效工资政策。2010年8月，全面兑现了5.5万名公共卫生和基层医疗机构人员绩效工资。各区县乡村医生承担公共卫生服务每人每月300元的政府专项补助得到落实。

突发事件处置 2010年重庆市报告突发公共卫生事件150起，其中一般事件133起，较大事件17起，导致6587人发病，12人死亡。重庆市突发公共卫生事件以传染病为主，占事件数的91.33%，无死亡；其中甲类传染病事件1起，丙类传染病事件124起，以流行性出血性结膜炎暴发疫情最多。

卫生应急处置能力不断增强。重庆市已建成61支2860人的卫生应急专业队伍，完善了卫生应急工作协调、经费保障和物资储备机制，形成较为完善的市和区县两级卫生应急处置体系。"十一五"期间，先后制定和实施了25个市级卫生应急预案，下发287个专项卫生应急预案，为各级各类医疗机构80%以上的医疗卫生人员进行医疗救援和重点传染病知识培训，重庆市举行各类卫生应急演练245次，卫生应急处置能力显著提升。2010年，在"4·14"青海玉树地震灾区医疗救治和卫生防疫工作中，共派出由182人和34台救援车辆组成的卫生医疗救援队，救治伤病员2128人次，卫生消杀面积2.5万平方米。

援建四川省崇州市 2010年9月，提前完成对口支援四川地震灾区医疗卫生工作。援建的两年时间里，重庆市投资2.75亿元，为四川省崇州市新建了市人民医院和市妇幼保健院，并为两所医院配备了价值近4000万元的核磁共振、CT等大型医疗设备和急救车辆。重庆市分9批派出来自95个医疗卫生单位的258名卫生医疗队员，赴崇州市地震灾区开展医疗服务和卫生防病工作。接收250名崇州市医务人员来渝进修学习，在崇州市当地培训医疗卫生技术人员522名。

三峡库区清理 "十一五"期间，圆满完成长江三峡工程三、四期蓄水库底卫生清理任务，共清理污染源59.7万余处，灭鼠面积达3.52亿平方米，涉及区县17个。

疾病预防与控制 法定传染病疫情概况 2010年，重庆市报告甲、乙、丙类传染病29种136,685例，死亡443例。其中：重庆市报告甲类传染病1种3例（霍乱），无死亡；报告乙类传染病19种68,847例，死亡413例。甲乙类传染病报告发病率240.82/10万，死亡率1.44/10万，病死率0.60%；与2009年相比，发病率下降了12.52%，死亡率下降了2.35%，病死率上升了11.63%。报告发病率居前10位的传染病依次为：肺结核（89.90/10万）、肝炎（76.27/10万）、痢疾（31.22/10万）、梅毒（29.58/10万）、淋病（9.60/10万）、艾滋病（1.49/10万）、猩红热（0.72/10万）、乙脑（0.58/10万）、伤寒/副伤寒（0.3323/10万）、狂犬病（0.3288/10万）。与2009年相比，新增甲类传染病1种（霍乱），新增乙类传染病1种（血吸虫病2例，为输入性病例），减少乙类传染病2种（登革热、布鲁氏病）。发病率上升的病种有4种（猩红热、艾滋病、梅毒、百日咳），发病率下降的病种有16种（依次为：登革热、布鲁氏病、甲型H1N1流感、麻疹、流脑、伤寒/副伤寒、钩体病、出血热、疟疾、狂犬病、乙脑、新破、肝炎、痢疾、淋病、肺结核）。

报告的甲乙类传染病分布于重庆市40个区县（自治县），发病率在125.82/10万～493.15/10万之间。发病率居前五位的区县依次为：双桥区（493.15/10万）、九龙坡区（439.06/10万）、沙坪坝区（426.59/10万）、南岸区（424.37/10万）、渝北区（411.66/10万）。高于重庆市发病率的区县有17个，低于重庆市发病率的区县有23个。2010年各月均有发病病例报告，发病数居前3位的月份依次为5月、3月和8月，3个月的发病数占甲乙类传染病发病总数的27.90%。发病病例分布在20种职业，发病数居前3位的职业依次为：农民、家务及待业、工人，3种职业发病数占发病总数的60.01%。

甲乙类传染病中，主要的5类传染病报告发病情况分别是：①肠道传染病报告发病6种11,517例，无死亡；报告发病率40.28/10万，发病数占发病总数的16.73%，下降了10.54个百分点。其中报告霍乱病例3例，甲肝下降27.88%，肝炎（未分型）下降了1.10%，痢疾下降了9.89%；伤寒/副伤寒下降了65.06%，戊肝上升了138.19%。②呼吸道传染病报告发病6种26,065例，死亡102例；报告发病率91.17/10万，死亡率0.36/10万，病死率0.39%；发病数占发病总数的37.86%，死亡数占死亡总数的24.70%。发病率下降了18.40个百分点，死亡率下降了16.28个百分点，病死率上升了2.57个百分点。其中麻疹下降了90.07%，百日咳上升了14.63%，猩红热上升了41.36%，流脑下降了69.43%，肺结核下降了7.22%，甲型H1N1流感下降了98.35%。③自然疫源及虫媒传染病报告发病6种316例，死亡98例；报告发病率1.11/10万，死亡率0.34/10万，病死率31.01%；发病数占发病总数的0.45%，死亡数占死亡总数的23.73%。发病率下降了27.36个百分点，死亡率下降了21.52个百分点，病死率上升了8.04个百分点。其中狂犬病下降了25.32%，乙脑下降了23.08%，出血热下降了44.15%，钩体病下降了50.32%，疟疾下降了26.09%，无登革热、布病病例报告，新增血吸虫病2例。④血源及性传播传染病报告发病5种30939例，死亡212例；报告发病率108.22/10万，死亡率0.74/10万，病死率0.69%；发病数占发病总数的44.94%，死亡数占死亡总数的51.33%。发病率下降了7.47个百分点，死亡率上升了23.83个百分点，病死率上升了33.83个百分点。其中乙肝下降了18.26%，淋病下降了9.53%，梅毒上升了16.54%；艾滋病上升了40.21%，丙肝上升了20.36%。⑤新生儿破伤风报告发病病例13例，死亡1例；报告发病率0.04‰，死亡率0.0032‰，病死率7.69%；发病数占发病总数的0.02%，死亡数占死亡总数的0.24%。发病率下降了22.01个百分点，死亡率下降了68.00个百分点，病死率下降了58.97个百分点。

免疫规划 2010年重庆市免疫规划实施力度进一步加大。重庆市已建成接种门诊1283个，门诊规范化率达100%，其中示范门诊158个，82.5%的区县都建有示范门诊。实施国家扩大免疫规划

"十四苗防十五病"，"四苗"接种率达到98.87%，其他疫苗接种率达到90%以上，疫苗针对性疾病明显降低。9月11～18日，在重庆市范围内集中开展8月龄～4岁儿童麻疹疫苗后续强化免疫活动。重庆市应种儿童134.18万人，实种儿童132.22万人，接种率达到98.54%。麻疹疫苗强化免疫接种后，重庆市麻疹发病率为2.88/100万，比2009年下降了90个百分点。"十一五"期间，还对特定人群开展了633万人次的麻疹疫苗强化免疫、241万余人次的甲流感疫苗紧急接种、242万人次的乙肝疫苗补种等大规模接种。

艾滋病防治　2010年建成覆盖重庆市的艾滋病检测、监测网络，建成艾滋病确证中心实验室1个，确证实验室9个，筛查实验室84个，艾滋病自愿咨询检测网络覆盖重庆市，90%的区县建立了两个以上自愿咨询检测点，累计咨询检测5.9万余人次。加强吸毒人群、暗娼、男男性接触者等高危人群的行为干预工作，建成美沙酮社区药物维持治疗固定门诊32个、流动服药车3个，累计治疗病人1.73万人。对艾滋病感染者进行随访，累计免费治疗艾滋病人1500余例。在青年学生、农民工、流动人口等重点人群和普通大众中加强艾滋病防治宣传教育，依托12月1日世界艾滋病日开展"遏制艾滋、履行承诺"宣传活动。截至2010年底，累计报告HIV感染者/病人9390人，年度新增艾滋病病毒感染者1850人，较2009年减少了19.1%。

结核病防治　"十一五"期间，重庆市结核病防治投入资金1.32亿元，共免费治疗13.5万例肺结核病人。肺结核治愈率达到93%，高于世界卫生组织和我国政府要求的85%。结核病患者总耐药率为14.9%，耐多药率为4.6%，均明显低于全国37.8%和8.32%的相应指标。

地方病和慢病防治　2010年重庆市实现了消除碘缺乏病目标，制定出台了《重庆市消除疟疾行动计划（2010—2020年）》，正式启动了消除疟疾工作。"十一五"期间，完成地氟病区改炉改灶28万余户，受益人口超过100万人，病区范围明显缩小，病人数明显减少，儿童氟斑牙检出率从2005年的50.05%下降到29.97%。

病媒生物防制　重庆市财政首次安排30万元专项经费，在重庆市开展了"百万农户灭蟑螂"活动，39个区县实际完成130万户农村灭蟑螂任务，蟑螂侵害率从灭前的80%下降到0.8%。全面推进城区、城镇公共环境病媒生物市场化、专业化防制，各级政府投入近1000万元，重庆市专业化防制面积达300余平方公里，专业化防制首次实现全覆盖。完善重庆市"四害"密度监测网络，加强队伍建设，共开展"四害"执法工作50余次。2010年共投放灭鼠毒饵300余吨，鼠密度控制在1.78%，蟑螂密度控制在4.2%，蚊、蝇密度分别控制在3.75%和5.41%，无出血热、钩端螺旋体等鼠传疾病流行。

农村卫生　农村医疗保障　2010年重庆市农村居民参合率为93.65%，筹资水平达到每人每年140元，统筹区域新农合政策范围内住院费用报销比例达60%以上，住院实际补偿率达45%以上。重大疾病医疗保障试点逐步展开，在重庆市所有区县开展了儿童白血病医疗保障试点，在10个区县开展儿童先天性心脏病医疗保障试点，患儿家庭最高补偿达90%。

农村初级卫生保健　认真贯彻实施《重庆市初级卫生保健条例》和《中国农村初级卫生保健2001—2010年发展纲要》，在重庆市深入开展第二轮农村初级卫生保健达标创建工作，至2009年提前两年在全国率先实现初保纲要规划目标。农村居民健康水平显著改善，农村群众人人享有与经济发展水平相适应的初级卫生保健，2010年农村人口平均期望寿命达到76.2岁。

农村改水改厕　2010年，重庆市国家改厕项目总投资23,316万元，全面完成了38.86万户的国家农村改厕任务，比2009年完成改厕数量增加了836%，无害化卫生厕所普及率提升到了53.9%，提前两年实现"健康重庆"阶段性工作目标。饮水安全工程监测覆盖重庆市34个区县，国家级农村水质监测点由13区县增加至16个，重庆市农村水质网络覆盖率达到40%。2010年共完成875个日供水20吨以上集中饮用水工程枯水期、丰水期的水质卫生监测任务，顺利实施了5个日产3000吨以上农村饮水安全工程卫生学评价工作，并建立长效工作机制。

医疗管理　医疗服务体系建设　优化医疗资源配置，"十一五"期间，重庆市多方筹资16.51亿元，改扩建33所县医院、13所妇幼保健院、630所乡镇卫生院，消化乡镇卫生院建设债务2.3亿元，初步调查重庆市社区卫生服务中心、乡镇卫生院标准化率分别达到41.8%和42.5%。两年来投资21.26亿元实施市级十大公共医疗卫生建设工程，目前已完工2个、在建4个、完成前期准备3个，正在确定地点1个，一批其他市级重大项目建成并投入使用。2010年投入6000万元为600个乡镇卫生院装备救护车，使80%的乡镇卫生院配备了基本转运工具。实施三甲医院规划建设，遴选23所区县级医院进行改造升级，大力增强了城乡医疗卫生资源供给能力。

医院管理　2010年扎实开展医院分级管理工作，充实评审专家库并开展集中培训，先后对13家医院开展了等级医院创建试评指导和正式评审，对两家医院进行复评，推动受评医院管理水平和服务能力大幅提升。开展医疗质量万里行和大型医院巡查活动，组织88名专家对30家医院进行现场督导检查。开展重庆市三级综合医院病历质量评比，并参加全国病历质量评比活动。推进"优质护理服务示范工程"，先后在重庆市87家医院、218个病房开展了活动。强化医疗技术准入管理，制定了《重庆市第二类医疗技术目录》，将35

项技术纳入了第二类医疗技术管理，指定重医附一院为第二类医疗技术审核机构开展技术审核。

医疗费用　2010年重庆市个人医疗费用支出比重降低，平均每诊疗人次医疗费97.22元，平均每出院者住院医疗费3716.77元，出院者平均每日住院医疗费430元。“十一五”期间，政府卫生支出占卫生总费用比重从18.93%增加到28.25%，社会卫生支出比重从22.02%增加到30.56%，个人卫生支出比重从59.05%下降到41.49%，群众就医负担逐步减轻。

妇幼保健　实施“两纲”加强妇幼保健服务体系建设，开展孕产妇系统管理、儿童系统管理、孕产妇住院分娩补助等工作，全面完成“两纲”工作任务。2010年孕产妇死亡率、婴儿死亡率、5岁以下儿童死亡率比2000年分别下降了70.1%、52.5%和52.8%，分别超额完成了“两纲”指标45.1、27.5、27.8个百分点。住院分娩率94.44%，比2000年上升了40.6%，超额完成了14.4个百分点。

出生缺陷预防　推动婚前医学检查，在重庆市范围内开展免费婚前医学咨询服务，健全新生儿疾病筛查网络，参与筛查服务定点机构从2009年的524个扩大到662个，覆盖区县从27个扩大到32个。2010年共筛查新生儿16万多例，较2009年上升了21.4%。对新生儿疾病筛查患者给予部分治疗补助，2010年确诊甲低患儿77例、苯丙酮尿症患儿1名，累计补助327例甲低患儿和17例苯丙酮尿症患儿，补助经费30余万元。

母婴保险　开展城乡住院分娩孕产妇和婴儿保险工作，将出生缺陷保险赔付时限从出生后6个月提高到3岁，出生缺陷赔付方式由原来的直接赔付给患者家属转变为赔付给患者治疗的医疗机构，直接减免患者治疗费用，提高患者治疗率。2010年共赔付326人，赔付金额达247万元。

妇幼卫生项目　实施“降消”项目、“生殖健康”项目、“母子保健”项目、预防艾滋病母婴阻断项目和妇幼卫生监测项目等。认真开展计划生育工作，严把计划生育技术服务机构和人员准入关，开展非法胎儿性别鉴定和终止妊娠专项整治行动，严厉打击非法胎儿性别鉴定和终止妊娠行为。

社区卫生　2010年进一步优化社区卫生服务体系建设，目前重庆市有社区卫生服务中心（站）450个，其中社区卫生服务中心146个，社区卫生服务站304个，2010年安排了66个社区卫生服务中心标准化建设项目，建设完成了49个，同时开展创建示范化社区卫生服务中心活动，初步调查社区卫生服务中心标准化率达到41.8%。培训社区卫生人员5300人次，在重庆市社区卫生机构全面实施基本药物制度和绩效工资制度。2010年，社区卫生服务机构完成门急诊850万人次，上门服务11万人次，收治病人31万人次，门诊次均费用45.5元，住院人均费用1365元。

卫生法制与监督　卫生法制建设　2010年有序推进卫生法制建设工作，参与市法制办组织的90余部法律法规规章草案的修订，进一步清理和规范了卫生行政许可审批事项。积极开展《职业病防治法》的宣传，发放宣传资料47万份，接受咨询7866人，培训相关人员1.1万余人次。开展食品安全法宣传月活动，重庆市有2335家部门单位、6090家食品企业及多家新闻媒体参与，印发宣传资料160余万份，举办食品安全知识讲座507次，街头宣传、下乡宣传6398次，各类宣传活动服务群众234余万人次。“十一五”期间，完成了地方性法规规章修订380余部。

食品安全综合协调　2010年初步建立起食品安全综合协调机制。共出动执法人员40余万人次，检查食品生产经营户58.8万户次，查处食品违法案件1593件，捣毁制假售假窝点6个，查获假冒伪劣食品价值974.28万元。建立食品安全风险监测网络，制定了《重庆市食品安全风险监测方案》，涵盖食品生产加工、流通和餐饮消费各个环节，完成3723件样品检测，收集汇总监测数据近2.4万个，其中化学污染物及有害因素监测17,000个，食源性致病菌检测7743个。制订了《重庆市食品安全地方标准制定管理办法》，组建了重庆市食品安全地方标准审查专家库，召开了第一届食品安全地方标准审评委员会成立大会。

食品卫生监管　“十一五”期间，对重庆市49,867户餐饮经营单位进行了拉网式监督检查，对29,305户食堂和县城以上餐饮经营单位实施量化分级管理，量化分级管理实施率达97.8%。开展餐饮消费环节非食用物质和滥用食品添加剂专项整治，清理整治餐饮单位46,965户，专项整治覆盖率达100%，食物中毒事件由2005年的50多起下降到2010年的13起，餐饮食品安全总体水平有较大提升。

职业卫生监管　2010年市政府出台了《重庆市职业病防治规划（2010—2015年）》，璧山县、南岸区基本职业卫生服务工作通过卫生部终期评估。组织开展职业放射卫生国家重点监督检查和专项行动，“十一五”期间，监督检查2.9万户次，罚款96户、罚款182万元。加强职业健康监护，监督用人单位职业健康检查38万人，受检率达42.6%。组织开展职业病诊断7420人，开展职业病鉴定234人。

医疗卫生监管　2010年开展打击非法行医和非法采供血重点监督检查，查处无证行医1792户次，开展打击非法采供血监督检查59次。“十一五”期间，年均开展各级各类医疗机构卫生监督检查13,630户次，年均检查采供血机构56次，监督覆盖率达100%；查处取缔各类非法行医9558户次，立案查处非法行医和非法采供血违法案件10,425件，行政罚款997万元，移送公安部门追究刑事责任案件110件。

其他卫生监督工作　扎实开展

学校卫生监督工作，有效控制了学校重大食品安全事故、生活饮用水污染事故和重大传染病暴发流行。大力开展公共场所卫生监督，“十一五”期间，年平均监督公共场所46,710户次，合格率为92%；对5564家住宿业、374家游泳场所开展了卫生信誉度等级评定，量化分级管理实施率住宿业达99%、游泳场所达100%。着力开展生活饮用水卫生监督，“十一五”期间，年平均监督供水单位4948户次，合格率为84%，年均监测末梢水5059件，合格率为89%；年均监测二次供水1762件，合格率为93.42%。

中医事业　“十一五”期间，重庆市中医药资源总量大幅增长，目前有中医、中西医结合医院49所，中医药科研教育机构4所，民办中医诊所1371所。中医药专业人员1.43万人，中医院床位7699张，分别较“十五”期末增长了10%和21.07%，固定资产增长了2.18倍。中医药服务体系基本健全，已基本形成了以市中医院为龙头，区县中医医院为主体，综合医院、乡镇卫生院、社区卫生服务中心中医科室为基础，民办中医机构为补充的中医药服务体系。重庆市有“三甲”中医医院1所，“二甲”中医医院21所，“二乙”中医医院20所，有6所综合医院建成全国和市级综合医院中医工作示范单位，有全国和市级农村中医药工作先进单位13个，社区中医药工作先进单位8个。重庆市100%的社区卫生服务中心、90%的乡镇卫生院建立了中医科和中药房，73%的村卫生室能开展中医药服务。

医学教育科研与合作交流　医学教育　“十一五”期间，资助4415名无学历的农村卫生人员进行中专学历教育，专题培训1.2万余人，实施“农村卫生人才远程培训工程”培训3.7万人次，为乡镇卫生院定向培养和选派医学专业大学生1047名，为贫困区县乡镇卫生院招聘执业医师156名。派驻近1000名专家对下级医疗机构开展对口帮扶，基层卫生服务能力不断增强。

医学科研　2010年医学科技创新能力进一步提高。获得国家科技进步二等奖4项，中华医学科技一等奖1项、二等奖1项，重庆市自然科学奖一等奖两项、三等奖1项，重庆市科技进步奖6项、二等奖12项、三等奖5项。新增重点学科建设项目5个、特色专科建设项目27个，目前重庆市已有国家级重点学科17个、临床重点专科5个，国家医学类重点实验室4个，国家医学类工程研究中心1个，省部共建实验室3个，有市级医学重点学科项目61个、特色专科建设项目52个，基本形成了一批有特色优势的重点学科群和特色专科群。组织专家对重庆市1999—2007年建设的三批35个医学重点学科进行考核验收。

供血、用血工作情况　2010年加大无偿献血宣传招募力度。制作无偿献血公益广告和固定宣传牌，先后组织开展了重庆市高校无偿献血知识竞赛、高校无偿献血演讲比赛、世界献血者日宣传庆祝活动等无偿献血大型集中宣传活动20余场次，固定无偿献血者队伍进一步扩大，群众无偿献血知晓率不断提高。2010年接受自愿无偿献血25.5万人次、采血量83.16吨、供血量146吨，分别比2009年增长14.9%、14.2%和13.3%，平均每天献血700人次，每天献血量1140人份，每天用血量2000人份。

加强血液质量管理。利用中央专项资金，为4个基层偏远血站配备了采血车，2010年有9个血站通过重庆市疾控中心艾滋病初筛实验室考核验收。对重庆市19个血站和3个单采血浆站开展现场督导，督促和指导采供血机构完善质量管理体系，确保血液质量和安全。开展采供血机构从业人员针对性集中培训5次，培训800余人次。先后2次对二级以上医疗机构相关医务人员开展临床合理用血培训。

“健康重庆”建设卫生行动计划　2010年重庆市实际投入114.57亿元，推进“健康重庆”建设纵深发展，各项工作扎实推进，圆满完成了年度目标任务。

（潘建波　肖莉丽）

四　川　省

基本医疗保障　2010年四川省175个涉农县（市、区）开展新型农村合作医疗（以下简称“新农合”）制度，覆盖农业人口6614.35万人，参合人口6285.09万人，参合率为95.02%。四川省新农合财政补助标准提高到120元，参合农民年人均实际筹资标准达到148.37元，新农合政策范围内住院费用报销比例平均为60.63%。共筹集新农合资金93.41亿元，有3383万人次享受到新农合补偿，受益面为60%，较2009年提高了22个百分点；参合农民住院次均补偿费用达到1014.48元，较2009年增加了178.48元，提高了21.35%；实施支付方式改革的县（市、区）占175个县（市、区）总数的20%；114个统筹地区开展了新农合门诊统筹，统筹基金最高支付限额均达到全国农民人均纯收入6倍以上，统筹区域内新农合医疗费用即时结算率达100%。广安市在探索支付方式改革中采用对定点医疗机构推行“三限”管理模式，使得新农合次均住院费用得到有效控制、实际补偿比例得到提高，得到卫生部新农合专家充分肯定。在德阳市中江县和自贡市富顺县开展提高农村儿童白血病、先天性心脏病医疗保障水平试点基础上，印发了《四川省开展提高农村儿童白血病医疗保障水平试点工作实施方案》，在全国率先实现四川省推进农村儿童白血病医疗保障水平试点工作。

基本药物制度 出台了《四川省人民政府关于实施基本药物制度推进基层医药卫生体制综合改革的意见》和相关配套文件，主要明确了政府在医疗卫生机构管理体制、人事制度、分配制度、财政保障制度等方面的职责。四川省实施基本药物制度的县达115个，占四川省的63.53%，超过国家规定的60%的要求，实施基本药物制度的县（市、区）全部零差率销售基本药物。2010年共计安排基本药物资金4.4亿元（其中：中央资金2.3亿元，省财政0.4亿元，市、县1.7亿元），确保基层医疗卫生机构实施基本药物制度后正常运转。数据显示，实施基本药物制度以来，115个实施基本药物制度的县（市、区）中，基层医疗机构门急诊费用和每床住院日均费用普遍下降，门急诊费用下降幅度均超过10%的达53个县（市、区），占统计的93个县的57%；每床住院日均费用下降幅度超过10%的有37个县（市、区），占统计的93个县的40%；门急诊就诊人次增长的超过10%有26个县（市、区），占统计的93个县的28%。群众看病贵的问题得到一定程度的缓解。基本药物质量标准调整、省补充药物增补和基本药物电子监管等工作也有序开展。

基层医疗卫生服务 中央下拨资金14.1亿元，支持建设县级医院、中心乡镇卫生院、社区卫生服务中心和村卫生室项目共1763个。不断加强人才队伍建设，与五部门联合出台了《关于加强卫生人才队伍建设的实施意见》，出台了《四川省乡镇卫生院机构编制管理暂行办法》，拟订了四川省医药卫生人才队伍建设“十二五”规划；住院医师规范化培训试点深入推进，2010年招收培训学员811人，较2009年增加25.9%，使四川省在训总人数居全国第二位。全面启动1933名基层医疗卫生机构全科医生转岗培训，完成城市社区全科医生岗位培训2318人、社区护士1350人，“十一五”期间培训规模居全国第二。全面完成农村定向临床医学本科生免费培养500人，居全国第一。进一步完善对口支援工作机制，对口支援范围从综合医院拓展至中医院、专科医院、妇幼保健院，安排四川省58个三级医院与184个县级医院建立长期对口协作关系，实现了对三州地区少数民族地区县和国家扶贫开发工作重点县医疗支援全覆盖。截至2010年12月底，各级各类公立医院2010年向基层共计下派医务人员9100余人次，诊疗基层病人133万余人次，协助开展新技术近300项，培训基层医务人员7万余人次，捐赠基层设施、设备、药品等价值约1170万元，对基层医疗机构提高医疗服务能力起到了积极促进作用。2010年安排省疾控中心和43个市、县疾控中心分别派出专业技术骨干共82人，对民族地区3州、48县实施对口支援，安排31个县（市、区）妇幼保健院与民族地区31个县开展区域协作工作。探索开展全科医生县乡联动试点，泸州市合江县进行了乡村一体化管理试点。2010年四川省卫生人员总数达44.76万人，较2009年增加2.3%；每千人口执业（助理）医师1.6人，较2009年提高3.9%；每千人口注册护士1.12人，较2009年提高11%；每千人口医院和卫生院病床3.28张，较2009年提高了6.8%。

基本公共卫生服务 2010年11月底，城市居民健康档案建档率达到42.7%、农村居民健康档案建档率达到35.55%。完成15岁以下人群乙肝疫苗补种项目工作，2010年共补种619.7万人，完成目标任务的100.01%。开展白内障患者复明手术7000例，完成目标任务的140%；四川省已建成卫生厕所21.9万座，完成目标任务的104.36%。四川省农村孕产妇住院分娩率提高到87.32%，孕产妇死亡率下降至39.66/10万，婴儿死亡率下降至12.02‰。针对四川省民族地区尚有31个县孕产妇住院分娩率低于50%的现状，四川省卫生厅与四川省财政厅出台了《四川省提高民族地区31个县孕产妇住院分娩率项目实施方案》，在省级配套资金1000万元中专门安排了600万元，重点用于提高孕产妇住院分娩率和妇幼卫生服务能力建设。组织11个市妇幼卫生工作基础较好的31个县（市、区）与民族地区31个县开展区域协作工作，并分别签订协作协议书，平均派两名中级以上职称的医师到受援县指导，支援经费近200万元，医疗设备300余件（套），开展业务技术培训390余人次，共培训人员为160余人，受援县住院分娩率较2009年提高了7.1个百分点，其中有11个县住院分娩率达到50%以上，住院分娩率最高提高了50%，孕产妇死亡率降低了26.79%，婴儿死亡率降低了7.36%。以甘孜藏族自治州、阿坝藏族羌族自治州、凉山彝族自治州的州级和县级医疗单位为主组建的“流动医院”医疗卫生服务，2010年共派出医务人员近5千人次，车辆3100余台次。诊治疾病60万余人次，体检15.6万余人次，健康咨询20.1万余人次。

公立医院改革试点 指导南充市完成了《南充市公立医院改革试点工作实施方案》并经省医改领导小组审议通过。完成《四川省公立医院改革实施意见》（征求意见稿）。印发《四川省“十二五”医疗机构设置规划》。强化县域医疗服务体系建设，以西部大开发、拉动内需及灾后恢复重建等项目为载体，优先建设发展县级医院，提出百万人口大县可以设置三级医院，为县级医院发展预留空间。建立公立医院与城乡基本医疗机构之间的分工协作机制，以四川大学华西医院、四川省人民医院等三级甲等医院为核心，分别与170余家、100家合作医院联网实现远程医疗信息共享，开展协同医疗服务，实现远程会诊、双向转诊、医学影像检查信息共享、居民就诊“一卡通”协同医疗服务等。明确了各级政府举办公立医院的职责，制订并落实公立医院发展建设、人员编制、政府投入、医药价格、收入分配等政策措施，为公立医院履行公共服务职能提供保障条件。制定卫生人才队伍建设规划和各级各类医疗卫生单位编制标准，科学合理核定公立医院人员编制，深化以人员聘用制度和岗位管理制度为核心的事业单位人事管理制度，完善分配制度，实行与事业发展相适应的岗位绩效工资制度。规范医院内部管理。四川省已有包括4所试点医院在内的49所医院开展了临床路径试点工作，共计5937位患者进入临床路径。着力推进医院信息化和远程医疗系统建设，建立以电子病历建设和医院管理为重点的医院信息化网络，四川省人民医院已经作为被卫生部授予的全国首批、省内首家“数字化试点示范医院”。进一步开放医疗服务市场。积极推进社会资本进入医疗服务领域，努力形成多元化的办医格局。各地结合自身实际积极进行探索。成都市成立医院管理局，围绕“改革、服务、监管、发展”四大主题，不断强化医疗卫生资源配置、区域卫生规划、全行业监管等工作，使公立医院以改革求发展，在发展中消化改革成本，目前已初显成效，缓解了群众“看病难、看病贵”的问题。出台了《成都市执业医生多点执业试点工作意见》，鼓励和引导优质医疗资源合理流动，并开展第三方满意度调查，更加公正客观地了解患者对医疗服务的满意度；南充市《公立医院改革试点方案》设计了36项具体改革任务，19个配套政策文件；德阳市出台了《德阳市公立医院改革试点方案》，主动推进公立医院改革；遂宁市、资阳市等地全面建立了医疗纠纷第三方人民调解机制；德阳市、乐山市等地开展医疗责任保险工作，有效地防范和处置了医疗纠纷。

灾后恢复重建 截至2010年12月31日，国定39个重灾县完工项目1229个，投入使用项目1136个，分别占规划的90.23%和83.41%；18个人员培训项目全部启动，培训各类医疗卫生人员21,031人次。

重建后，灾区医疗卫生服务能力和服务量有了四大突出变化。一是医疗设施设备明显改善。建成一大批规模较高的医疗卫生机构。二是医院规划建设呈现新理念。选址布局和建筑设计呈现出异地新建、科学规划增量、合理调整存量、预留长远发展空间的理念。三是四川省医疗卫生机构设置更加全面。新设立一些医疗卫生机构，如川港康复中心和24个残疾人康复中心，对四川省医疗卫生机构设置起到了补充和完善作用。四是医疗卫生服务能力大幅提升。18个极重灾县（市、区）新招聘医疗卫生人员1100多名，加上省内外的技术和管理援助，灾区医疗卫生人员数量和能力较震前有了较大幅度的提升。2010年1～10月，18个极重灾县累计总诊疗人次、门急诊人次、出院人数分别达到2221.6万、1738.46万、90.52万，较2009年同期增长0.3%、0.3%、6.9%，较震前分别上升20.2%、24.5%、50.69%。2010年1～11月，甲乙类传染病报告16种11,191例，较2009年同期下降了5.35%，较震前三年同期平均相比下降了26.03%。

在推进卫生恢复重建方面，2010年重点强化四项工作：一是强化后进项目管理。年初即对后进项目实行“点对点、一对一”专项管理。分管厅长负责协调由省级部门组织实施的项目，全力缩短项目执行周期；指定专人负责跟踪由市（州）组织实施的项目，加大现场督促力度。二是强化项目质量和安全。督促各地严格执行工作程序，严格落实工程质量责任制。开展项目质量安全大检查，县（市、区）对辖区内项目开展全覆盖检查，市（州）对不少于60%的项目开展复查，厅领导带队进行抽查。三是强化项目使用管理。对极重和重灾县（市、区）医疗卫生机构负责人进行培训，促其转变观念、强化认识，充分发挥对口援建及灾后重建创造的有利条件和优质资源，提高为灾区广大群众提供优质、安全医疗服务的能力。组织四川省市州卫生局、部分医疗卫生机构负责人，现场参观重建项目，交流探索重建后如何加强医疗卫生机构管理问题，提高使用效率。对口援建省份还与受援县结成人才帮扶对子，建立长期教学协作和人才培养计划，都江堰市与上海市“白玉兰”远程教学中心建立了远程教学系统，实现远程临床检验质控管理。四是强化能力提升。先后举办两期灾区恢复重建公共卫生机构管理与能力提升培训班，对灾区新建医疗机构负责人进行培训，进一步提高管理和技术能力。四川省卫生系统有5位同志被四川省省委、省政府表彰为“四川省汶川地震灾后恢复重建先进个人”。

艾滋病防治 2010年11月，国务院总理温家宝到凉山彝族自治州视察艾滋病防治工作；6月卫生部部长陈竺到四川省对1.5万余名领导干部和防治人员进行艾滋病防治政策宣讲。健全完善政府组织领导、上下联动、对口帮扶、社会力量参与、重点地区考核督导艾滋病防治工作机制，加大投入，完善监测检测网络，强化人员培训，宣传教育、监测检测、干预、关怀救治等各项综合防治措施指标有较大幅度提升。城市居民、农村居民、青少年、农民工艾滋病防治核心知识知晓率分别为86%、75%、88%、78%。四川省2010年检测量达227万余人份，较2009年同期增加了53万人。流调率、随访率同比增长均超过15个百分点，达到国家考核指标要求。抗病毒治疗在治人数3403例，同比增长了1.8倍。社区美沙酮维持治疗门诊在治人数9617人，较2009年同期9048人相比增加了569人，干预措施覆盖暗娼比例达到85.7%。按照国家艾滋病防治措施质量考核指标要求，目前可统计的10项指标中，2010年凉山彝族自治州两项指标达到并超额完成，其中流调率为83.16%，超8.16个百分点；抗病毒治疗12个月病人依然存活并坚持治疗的比例为88.89%，超了8.89个百分点。7项指标虽未达到，但与2009年相比有明显进步。

重点传染病防控 在四川省100余个监测点开展流感、狂犬病、乙脑、手足口病等重点传染病的监测工作，累计培训专业技术人员710人。免疫规划疫苗接种率继续维持较高水平,2010年四川省免疫规划“五苗”单项接种率达到93%(卡介苗最高,达99.36%),扩大免疫规划疫苗接种率达87%。完成结核病现代防治策略覆盖率100%,新涂阳病人发现率为77.97%、治愈率为90.68%,超额完成国家下达的“三大任务”。进一步巩固国家血吸虫病传播控制达标成果。

截至2010年11月，四川省184个县通过国家疾病监测信息网络直报系统报告甲乙类法定管理传染病22种，报告病例166,976例，发病率为204.06/10万，比2009年同期下降了9.27%，四川省报告甲乙类法定管理传染病实现连续五年下降。丙类传染病报告病种10类，报告病例112,598例，发病率为137.61/10万。四川省报告甲乙丙类法定管理传染病32种，报告病例279,574例，发病率为341.67/10万。国家扩大免疫规划工作稳步推进，提前完成15岁以下人群乙肝疫苗任务，规范、有序、安全地开展麻疹疫苗强化免疫活动，四川省麻疹发病0.51/10万，降至历史最低水平。

地方病、慢性病防治 下达包虫病防治资金2580万元。共完成人群包虫病病情调查23.7万人，完成目标任务的118.5%；免费药物治疗包虫病患者14,832人，完成目标任务的106%；手术治疗252人，超额完成目标任务。举办省级包虫病防治培训班2期，培训基层防治技术人员210名，举办县级培训班538期，培训7389人次。从2009年情况看，犬只包虫病感染率、人群检出比例均明显下降，群众包虫病防治知识知晓率达68.44%。2010年共检验6~13岁儿童6552人，未查出包虫病人，成人患者病痛得到缓解。

下达资金2219万元用于阿坝藏族羌族自治州大骨节病防治。制定印发了《项目管理实施方案》和《技术方案》，举办技术培训班，培训市县级专业人员40名。继续在阿坝藏族羌族自治州12个大骨节病并曲线供应硒碘盐，多渠道、多形式开展健康教育。

碘缺乏病、燃煤型地氟病、克山病等地方病防治工作全面推进。四川省顺利通过消除碘缺乏病国家考核验收。

2010年卫生部在四川省召开全国全民健康生活方式现场会和全国重症精神病人管理现场会，四川省慢性病防治工作得到卫生部领导和全国各地代表的充分肯定。

卫生应急 通过加强应急储备物资、健全卫生应急体系，完善应急预案，充实卫生应急队伍等措施，不断提高卫生应急能力。在支援玉树地震和舟曲突发特大泥石流工作中，四川省累计派出卫生应急人员600余人次，并在第一时间赶到现场。四川省的卫生应急工作受到党中央、国务院、青海省和甘肃省省委、省政府的高度肯定。

医疗服务 为了进一步加快缓解群众“看病难、住院难”的力度，在四川省卫生系统倡导加快发展的理念，狠抓医院规划和建设。全面加强公立医院的监管。建立并实施医院等级评审、目标考核、不良执业行为计分、院务公开和医德医风考评“五位一体”的监管体系。

2010年通过医院等级评审，新增三甲医院3所，三乙医院13所，二甲医院21所。

继续开展了“医疗质量万里行”活动，重点抓法律法规培训和职业道德教育、质量管理和检查考核、抓护理质量及卫生技术人员培训等，努力提高队伍素质。新成立医院感染、急诊急救和临床输血等三个省级临床质量控制中心，各市、州成立了分中心，进一步健全医疗质量控制网络，强化质量控制工作。

规范四川省医疗机构预约挂号管理，四川省公立医院中的所有三级医院（包括专科医院）、设区城市的二甲医院都开展预约诊疗服务。优化门诊布局流程与结构，逐步实现划价、收费、取药一站式服务。

开展“优质护理示范工程”，促进护理工作贴近患者、贴近临床、贴近社会。

加强血液管理，确保用血安全。2010年卫生部、中国红十字总会、总后勤部卫生部表彰四川省为全国无偿献血先进省，四川省21个市、州评为无偿献血先进市、州。

以打击城郊结合部、农村集贸市场的无证行医、非法开展母婴保健技术服务、非法坐堂行医、非法医疗广告为重点，共检查无证行医23600次，采供血机构384家次，查处无证行医4206家，罚款257.2万元，对涉案205户没收违法所得31.5万元，取缔或吊证2611户。

据统计，2010年四川省医院总诊疗人次达到0.98亿人次，入院人数达507.73万人次，均比2009年增加2%；2010年综合医院门诊病人次均医药费用129.77元、出院病人人均医药费用5198.15元，较2009年上升了2.95元、236元，均低于物价指数涨幅。2010年，四川省社区卫生服务机构服务总量达到1259.28万人次，较2009年同期增长10.56%；农村三级卫生服务网络服务总量达到14,611.2万人次，较2009年同期增长31.46%。基层卫生服务总量达到15,684万人次，比2009年同期增长30.38%。据抽样调查,患者就医综合满意度达98.58%,较2009年有一定的提高。

中医药事业 草拟《四川省中医药事业“十二五”发展规划》，科学谋划中医药事业发展。进行公立中医院改革工作。开展四川省中医基本现状调查，完成61,061个调查点的数据采集录入工作。

建成川北医学院附属医院、雅安市人民医院、双流县第一人民医院和双流县第二人民医院等省级综合医院中医药工作示范单位。

继续开展医院管理年活动，对四川省部分市、州中医行政管理部门和10所三级、二级中医医院开展管理年活动的情况进行督查，进一步强化中医管理。

注重中医药科技创新，提高中医药防治重大传染病能力，成立四川省中医药艾滋病防治和培训中心，加强四川省中医药防治艾滋病项目的治疗和培训工作。

创新中医药人才培养机制。完成第五期乡镇卫生院中医临床骨干培训，培训中医临床骨干150名；对60名社区中医类别全科医师师资进行了培训；完成四期（中医呼吸疾病、糖尿病专科、心脑血管疾病、中医急性胰腺炎防治培训班）专科专病培训班，培训专科（专病）业务骨干200余名。确定国家中医药优势学科继续教育基地8个，城市社区中医药知识与技能培训示范基地和农村中医药知识与技能培训示范基地9个。

食品药品监管　2010年四川省各级食品药品监督管理部门共出动药品、医疗器械监督检查人员5.98万余人次，车辆2.3万余台次，检查单位7.93万家次，取缔药械无证经营53户，捣毁制假售假窝点1个，依法没收一次性使用无菌医疗器械1710支（套）。

四川省获得国家食品药品监督管理局批准生产注册品种32个，其中新药7个，化药一类两个，二类2个，四类1个，生物制品2个。获得新药证书4个，批准药品临床14个。

县级监督机构全面落实派驻制度和协管员制度，持续推进卫生监督体系建设。

加强餐饮消费环节食品安全监管，开展餐饮服务环节“地沟油”和不合格一次性塑料餐盒专项整治、乳品及含乳食品专项检查等活动，共检查餐饮单位35719家。

推进职业病防治监督工作，下拨专项经费800余万元用于职业病防治监督工作的人员培训、宣传以及监测哨点建设。

加强饮用水卫生、学校卫生及传染病防治监管力度，全面深入推行公共场所卫生监督量化分级监督管理。

卫生服务　在灾区继续推进医疗康复和心理服务工作，为加快灾区恢复重建和实施灾区振兴计划创造有利条件。

信访工作服务质量和效率进一步提升，2010年累计处置信访事项1715件（批、次），重访件较2009年大幅度下降。

高度重视安全生产工作，四川省无大的安全生产事件发生。狠抓效能建设，机关办事效率不断提高。争取援助项目90多个，承办各种涉外会议（活动）10多次，累计接待外宾180余人次。2010年共完成各类保障任务96次，其中一级卫生保障任务6次，二级保障任务39次。

党的建设和行业作风建设　四川省医药卫生系统创先争优活动深入开展，在全国医药卫生系统创先争优活动在第二次座谈会上，四川省开展的“学、做、比”竞赛活动被评为创先争优活动“金点子”获一等奖。

开展“领导挂点、部门包村、干部帮户”活动，壤塘县蒲西乡大伊里村、尤日村帮扶工作取得实效。举办杨勇同志典型事迹报告会和话剧，大力宣传杨勇同志典型事迹。

围绕“一个核心、两个关键、三个重点、四个环节”，着力构建具有卫生特色规律的惩防体系基本框架。

开展职业道德、纪律法制教育，加强与公安、检察机关的协作沟通，利用典型案件等深入治理医药购销领域商业贿赂和卫生行业医风，进一步增强广大从业人员依法执业、廉洁从业的理念。

人才培养　出台了《关于加强卫生人才队伍建设实施意见》和《四川省以全科医生为重点的基层医疗卫生队伍建设规划》，累计招聘461名执业（助理）医师、441名“三支一扶”天使计划大学生、160名规范化培训专科医师结业人员到基层医疗卫生单位工作，卫生人才队伍协调发展。出台了《四川省乡镇卫生院机构编制管理暂行办法》，成立省卫生学校附属医院，组织开展公立医院机构编制调研，机构编制工作取得较大突破。完成四川省卫生事业单位岗位设置，启动实施了四川省基层和公共卫生机构绩效工资制度，卫生人事制度改革深入推进。选派5名干部参加“千名干部人才援助藏区行动”，1140名专家到344个基层医疗卫生机构支援服务，城乡卫生人才对口支援进一步强化。先后评选出50名农村卫生拔尖人才、130名四川省卫生厅学科技术带头人，两名专家被评为卫生部有突出贡献中青年专家、44名专家入选四川省学科技术带头人，四川省医学科学院·四川省人民医院杨正林博士获得国家杰出青年科学基金项目资助。

卫生科教　医学终身教育体系进一步完善。新增住院医师规范化培训基地53个，新培训带教师资664人。四川省参加国家级、省级医学教育47,471人次、继续远程医学教育117,696人次。“健康中国工程”项目共培训四川省地震重灾区基层卫生骨干526人。

2010年新立项21个重点学科建设项目，四川省卫生厅科研课题604项，四川省卫生系统获四川省科技进步一等奖3项、二等奖4项、三等奖14项。

新闻宣传　巩固完善新闻宣传阵地建设，引导舆论正面宣传。以四川省医药卫生体制改革成效、卫生灾后恢复重建崭新面貌、卫生系统支援玉树抗震救灾、杨勇先进事迹以及“十一五”卫生成果等为重点主题，加大在主流媒体的宣传报道，努力为卫生改革发展创造良好的舆论环境。中央电视台“新闻联播”和“朝闻天下”以四川省卫生发展为题材播出了“向人人享有基本医疗服务迈进”和“完善基层医疗体系，方便群众就医”、“保障水平提高，群众看病不再难”。中央电视台1套和新闻频道播出了“抗震救灾英雄谱四川卫生人杨勇”、“党的好干部杨勇”。截至2010年12月底，主流媒体报道四川省卫生工作消息千余条，其中中央电视台20余条，《健康报》120多条，《四川日报》200余条。

（四川省卫生厅办公室）

贵州省

医药卫生体制改革 2010年贵州省医改任务59项，其中由省卫生厅牵头的有48项。经过扎实推进，五项重点改革任务顺利实施。新型农村合作医疗制度进一步巩固完善，国家基本药物制度顺利推进，医疗卫生服务体系更加健全，基本公共卫生服务均等化工作顺利实施，公立医院改革试点工作稳步推进。认真实施基本和重大公共卫生服务项目，促进公共卫生服务均等化。2010年贵州省城市居民健康档案规范化建档率达50.59%，农村居民健康档案规范化建档率达23.14%，为323万名15岁以下儿童补种乙肝疫苗，为1.2万名农村妇女免费检查乳腺癌，为19万名农村妇女免费检查宫颈癌，为38万名农村育龄妇女免费补服叶酸，为1.47万例贫困白内障患者免费实施复明手术，为21.7万名孕产妇开展艾滋病母婴阻断检测，并为77例实施艾滋病母婴传播阻断。加强了县级综合医院建设，开展了县医院院长培训，实施对口支援，着力提升县级医院服务能力。制定印发了《贵州省卫生厅关于促进民营医疗机构发展的实施意见》，积极鼓励、支持和引导社会资本举办非公立医院，促进多元化办医格局。开展临床路径管理试点工作，将19种疾病纳入临床路径管理。开展了大型医院巡查、评价和评审工作，制定印发了《贵州省医院评审管理办法（试行）》、《贵州省三级综合医院评审标准（试行）》，完成4所医院的三级甲等医院评审复核和3所医院的三级医院评审工作。同时，认真指导遵义市开展公立医院改革试点，指导制定并实施了《遵义市公立医院改革试点实施方案》，试点工作取得初步成效。

新型农村合作医疗制度 2010年新型农村合作医疗（以下简称新农合）制度继续巩固完善。筹资标准进一步提高，达到140元/人（财政补助120元、农民自筹20元）。参合率进一步提高，参合农民3029万，参合率达96.28%，高于全国平均水平。受益面进一步提高，有87.5%的县（区）实行门诊统筹，有81%的县（市、区）政策范围内住院费用报销比例达到60%，最高支付限额达到4.8万元，超过农民人均纯收入6倍以上。年度筹资总额为44.35亿元，资金支出（报销）总额37.12亿元，资金使用率83.71%，农民受益达3949.88万人次。管理水平进一步提高，大力推进新农合信息平台建设，有70个县启动省、地、县、乡、村五级联网的新农合信息化建设，60个县实现上线运行，1200万参合农民享受到实时报补，基金监管手段更加完善。

国家基本药物制度 根据《贵州省建立国家基本药物制度实施方案》，认真推进我省国家基本药物制度实施。贵州省共991所政府办基层医疗卫生服务机构实施国家基本药物制度，占全省政府办基层医疗卫生服务机构的66.11%。将国家基本药物全部纳入新农合报销范围，报销比例高于非基本药物5%~10%。组织实施国家基本药物省级集中招标采购，药品中标价比国家发展和改革委员会指导价平均下降41.25%。通过集中培训和各地组织的方式，对基层医务人员进行基本药物知识培训，引导合理用药，规范用药行为。选取已实施基本药物制度的46所乡镇卫生院和23所村卫生室进行定期监测评价，及时掌握基本药物制度实施情况。

基础设施建设 2010年共争取国家安排贵州省医疗卫生服务机构基础设施项目719项，总投资179,472万元。其中，中央预算内投资110,160万元，地方配套投资69,312万元。实施34个县级医院、58个中心乡镇卫生院、34个社区卫生服务中心、590个村卫生室、1个精神卫生机构、2个地市级以上重点中医医院的改扩建，项目全部按计划实施。继续利用省级财政安排的2亿元专项资金，新建4000所村卫生室，进一步改善农村医疗服务条件，提升服务能力。同时，安排5亿元地方政府债券资金支持4个省级龙头和9个市（州、地）骨干医院基础设施建设。

人才队伍建设 通过多渠道、多层次的人才培养，努力建设一支留得住、用得上的基层医疗卫生人才队伍。一是引人才。为没有执业医师的乡镇卫生院招聘执业医师50名。二是重培养。为7627名无学历在岗乡村医生实施三年全日制普通中专学历教育，招收符合成人高考条件的1500名农村乡镇卫生院在职卫生技术人员参加高升专、专升本学历教育，在省内高等医学院校免费为乡镇卫生院订单定向培养300名拟从事全科医疗的医学本科学生。继续开展社区卫生服务人员岗位培训及全科医师规范化培训，共培训全科医师骨干70名、全科医师632名、社区护士702名。开展住院医师规范化培训，共有768名学员在批准的68个培训基地接受培训，涉及内科、外科、妇科、儿科等18个普通专科。三是抓提高。推广卫生适宜技术11项，共培训2万余人。积极鼓励、引导各级医疗机构申报继续医学教育项目，国家级22项、省级268项，共培训卫生人员14.81万余人次。通过远程继续医学教育平台，开展手足口病防控知识全员培训，共培训卫生人员1.5万人次。四是强支援。继续实施“万名医师支援农村卫生工程”，制定了《贵州省城乡医院对口支援工作绩效考核指标（试行）》，组织省内17所三级医院对口支援51所县级医院、

900名二级医疗机构医生对口帮扶50个贫困县的300个乡镇卫生院。同时，经积极争取，浙江省43所三级医院对口支援贵州省43所县级医院，不断提高基层卫生服务水平。五是落实补助。各地按标准落实免疫规划工作经费，并纳入财政预算。乡村医生的公共卫生服务补助进一步提高，最低标准达每人每月200元。

疾病预防控制 2010年贵州省无甲类法定传染病病例报告，甲乙类传染病报告发病率为272.42/10万，在全国排名从2009年的第8位下降至第11位；继续实施国家免疫规划，免费为适龄儿童接种卡介苗、百白破等11种疫苗，全省常规免疫报告接种率以乡镇为单位达90%以上，有效降低疫苗可预防性疾病发生；麻疹、艾滋病、结核病等重点传染病防控效果明显。麻疹发病率下降到0.22/10万，达到全国先进水平。全省共开展艾滋病病毒抗体筛查110余万人次，发现艾滋病感染者和病人2,427例，对1,104例艾滋病病人进行免费抗病毒治疗。社区美沙酮维持治疗累计入组人数为28,759人，在治人数为13,240人，居全国第一。2010年12月，在贵州省召开的全国滥用阿片类物质成瘾者社区药物维持治疗工作总结暨现场经验交流会上，国务院防治艾滋病工作委员会授予贵州省“全国滥用阿片类物质成瘾者社区药物维持治疗工作2009—2010年度先进省级工作组”称号；授予贵阳市白云区疾控中心、遵义市红花岗区疾控中心、安顺市西秀区人民医院美沙酮门诊“优秀门诊”称号。现代结核病防治策略（DOTS）覆盖率以县为单位继续保持100%，免费治疗肺结核病人41,245例，新涂阳肺结核发现率为72.45%，新涂阳肺结核患者治愈率为91.26%；继续实施地氟病炉灶改炉，2010年完成了炉灶改良115.81万户。截至2010年底，贵州省累计完成炉灶改良398.65万户，占病区炉灶应改良数（401.3万户）的99.34%，提前1年完成了《全国重点地方病防治规划（2004—2010年）》提出的75%的目标；完成覆盖83个县的20.37万座农村无害化卫生厕所建设任务，卫生厕所普及率37.3%；完成覆盖84个县的5600份农村饮水安全工程水质卫生监测任务。

妇幼卫生保健 继续实施农村住院分娩补助项目和“降低孕产妇死亡率和消除新生儿破伤风”项目，农村孕产妇住院分娩补助标准提高到400元/人。2010年贵州省孕产妇住院分娩率为88.07%，孕产妇死亡率为35.4/10万，婴儿死亡率为11.86‰，5岁以下儿童死亡率为14.99‰。贵州省婴儿死亡率和五岁以下儿童死亡率已低于全国平均水平，孕产妇死亡率接近全国平均水平。

卫生应急 编制完成了《贵州省群体性不明原因疾病事件应急预案》和《贵州省重大活动医疗卫生保障应急预案》，进一步完善贵州省卫生应急预案体系。

2010年贵州省共报告突发公共卫生事件206起，伤病3,799例，死亡43例。成功处置“关岭6·28山体滑坡事件”、“凯里市网吧爆炸事件”等突发事件的卫生应急救援、卫生监督服务等工作。

爱国卫生运动 组织对《贵州省爱国卫生工作条例》进行修订，向省人大提交具体修订意见和建议28条，修订工作已进入立法调研阶段。制定印发《贵州省卫生乡镇标准》、《贵州省卫生村标准》、《贵州省卫生城市、县城、乡镇申报评审命名和监督管理办法》，修订《贵州省卫生城市标准》、《贵州省卫生县城标准》，进一步明确创建卫生城市（以下简称创卫）的申报、评审、命名程序，强化监督管理，推进卫生创建活动规范实施。制定《贵州省爱国卫生运动委员会关于调整贵州省爱国卫生运动委员会创建卫生城市（县、镇、村）技术专家组的通知》，对技术专家组作调整和补充，并明确工作职责。调整后的专家组，由78人组成，其中，正高职称11人、副高职称7人、中级职称（职务）39人。同时，认真指导贵阳市开展创卫工作，贵阳市创卫工作通过全国爱卫办组织的暗访，取得阶段性成果。

卫生监督执法 贵州省共监督检查饮用水单位4497户，末梢水样监测各项指标合格率88.7%以上。指导、督促学校建立健全学校卫生工作机制，对学校卫生工作进行专项检查，会同教育部门指导完成学校的饮用水卫生、传染病防控、教学环境及生活设施的卫生监督工作。制定并组织实施了《贵州省职业病防治规划（2010—2015年）》。督促和指导开展职业病诊断机构、职业健康检查机构资质评审认定工作，培训职业病诊断医师、职业健康监护师资和管理人员575人；截至2010年底，全省职业病诊断机构已达13家，职业健康检查机构达118家，基本实现“职业病诊断不出市（州、地）、职业健康检查不出县”的目标。全省共检查重点职业病危害企业4687家，监督覆盖率达100%，查处违法单位1076家。审查、审核建设项目职业病危害评价申请39项，组织专家认真进行技术评审38项、审核1项。全省共检查开展放射诊疗活动的医疗卫生机构1514家，对重点医疗卫生机构的放射卫生监督覆盖率达100%，查处违法违规单位242家。认真开展医疗机构监督检查，重点打击无证行医（包括黑诊所），共立案查处1061户次，取缔（吊证）894户/次，警告518户/次。全省有采供血机构42家，对血站监督107户次，对单采血浆站监督140户次，共计出动监督人员741人次，监督覆盖率100%。加强对医疗机构临床用血的监督检查，规范临床用血管理，确保血液安全。严格医疗广告审批监管，开展医疗广告监测和网络医疗广告巡查，对发现的问题依法进行处理。

食品安全综合协调 认真开展食品安全整顿工作，针对广大农村、城乡结合部各类食品批发市场、集贸市场、食品小作坊、小食品店、小餐馆、学校食堂和建筑工地食堂等食品专项整治重点区域，组织开展食品源头农资打假专项治理、食品生产加工企业专项整治和问题乳粉查处等系列整治行动，共清查农资市场37,663场次，检查经营户103万余户次，检查批发、集贸市场等8万个次，检查餐饮服务单位81,639户次，对贵州省6030家食品加工单位企业（含小作坊）开展食品添加剂专项检查，贵州省10家乳品生产企业签订了承诺书，监管部门与食品生产企业签订责任书共计6335份，与乳粉经营户签订承诺书46636份；依法开展食品安全风险监测工作，省卫生厅等部门联合制定印发《贵州省食品安全风险监测方案》，积极开展食源性致病菌、化学污染物及有害因素的检测工作，设立监测点10个，采样点30个。2010年完成食源性致病菌监测涉及食品8大类13小类，进行1586份样品的采集检验，完成监测项目共计5225项；完成化学污染物及有害因素监测涉及食品20大类，进行1001份样品的采集检验，共获得数据14709个，涉及从农田到餐桌全过程。同时，还在全省9个地区建立了10个食源性疾病监测点。其监测结果为当地开展食品安全风险评估、食品卫生安全标准制定及卫生监督管理，保障公众健康提供了技术依据。在完成国家食品安全风险监测计划工作任务基础上，将食品种植养殖、生产加工、流通、消费环节的化学污染物、高风险食品（如凉拌、生食水产品等）和有害因素纳入贵州省食品安全风险监测计划，检测品种由国家监测计划的37种增加到45种。严格清查问题乳粉，组织对辖区内的餐饮单位、学校和托幼机构食堂2008年残留问题乳粉进行彻底清查。全省共出动卫生监督人员1576人次，车辆436台次，检查餐饮业、单位、学校和托幼机构食堂5851户次，未发现有2008年残留问题乳粉。开展打击违法添加非食用物质和滥用食品添加剂专项整顿及餐饮服务环节食品安全整顿。全省共出动卫生监督人员12,799人次，检查各类餐饮单位22,063户次，并依法进行处置，警告1436户次、责令改正2606户次、罚款7户。同时，举办食品安全风险监测工作暨食品安全风险监测培训班，就食品安全风险监测检验、化学污染物、食源性致病菌、食源性疾病等相关专项进行培训，共培训170多人。

中医药事业 认真实施中医“三名”（名院、名科、名医）、“三进”（进社区、进农村、进家庭）活动，深入开展“以病人为中心，以发挥中医特色优势”为主题的中医医院管理年活动，推动中医药更好地服务基层，服务群众。2010年新增清镇市中医院等30所中医医院为中药房项目建设单位、开阳县中医院等20所中医医院为中医民族医特色专科（专病）建设项目单位、花溪区中医院等11所中医医院为急诊急救能力建设项目单位，不断增强县级中医药特色，提高综合服务能力。制定印发了《关于开展贵州省综合医院中医药示范单位创建工作的通知》及《评估细则》，组织全省综合医院开展中医药示范单位创建工作，经评审，有4家综合医院被国家中医药管理局确定为全国综合医院中医药工作示范单位。组织开展第二批中医类别全科医师岗位培训，共培训146人，其中94人获得《中医类别全科医师岗位培训合格证》，在一定程度上缓解了社区卫生服务机构中医类别全科医师严重不足的问题。组织中医药、民族医药科学技术专项申报工作，共申报课题206项，立项93项，并立项资助78项。组织参加贵州省世居少数民族医药省长资金课题申报工作，共评选课题28项，并立项资助23项。大力实施中医药适宜技术推广，在80个县开展基层常见病多发病中医药适宜技术推广培训，共推广中医药适宜技术12项，培训县级师资712人，覆盖中医药及卫生技术人员19,671名。

政策法规 继续实施卫生系统“五五”普法工作，共3万余人参加培训并取得合格证。省卫生厅会同省政府法制办对贵州省卫生系统256名新进执法人员和厅机关80名行政执法人员进行资格培训，并颁发行政执法证。认真开展政策立法调研工作，开展起草《贵州省食品生产加工小作坊和食品摊贩管理办法》调研，为起草工作奠定基础。按照部署，对省卫生厅2000年以来起草的地方性法规进行认真清理，对省卫生厅实施的行政许可、行政处罚、行政强制等执法事项及规范性文件进行集中清理并上报，共清理出行政许可30项、行政处罚350项、行政强制2项、非行政许可15项、规范性文件140件。同时，对省卫生厅制定的13件规范性文件进行严格的审查、登记、备案和公布。

卫生科技教育 组织申报省科学技术基金项目98项、省社会发展科技攻关计划项目36项、省国际科技合作重点计划项目6项、省优秀科技教育人才省长资金项目36项，向省科技厅推荐科技创新人才团队项目3项。贵州省各级各类医疗卫生单位申报省卫生厅科学技术基金项目177项、优秀医学青年人才科技基金项目27项。经评审，评出省卫生厅科学技术基金立项项目74项、优秀医学青年人才科技基金项目11项。组织实施2010年度贵州省科学进步奖（医药卫生组）初评工作，共评出二等奖5项、三等奖11项、成果转化奖二等奖2项。参与组织贵州省医学科技奖评审，评选出一等奖5项、二等奖6项、三等奖6项。

（田蒙松）

云南省

医药卫生体制改革　新型农村合作医疗（以下简称新农合）。2010年云南省新农合参合率达到95.29%，参合人数3412.15万人。参合农民政策范围内住院报销比例达到60%以上。

国家基本药物制度。在巩固昆明市、曲靖市、玉溪市试点工作的基础上，扩大实施国家基本药物试点范围。目前，云南省实施国家基本药物制度的地区涉及云南省16个州（市）的97个县（市、区），占全省的75.19%；覆盖人口3642万人，占全省的84.05%；覆盖基层医疗卫生机构（含村卫生室）11839个，占全省的78.60%。

逐步健全基层医疗卫生服务体系。2010年争取到国家安排基础设施建设项目558个，安排国债资金14.312亿元。13所省、州（市）中医医院、16所县级中医医院纳入国家农村卫生服务体系标准化建设规划。

基本公共卫生服务逐步均等化。一是继续实施国家基本公共卫生服务项目。云南省农村居民健康档案建档率为28.78%，城市居民健康档案建档率为33%；新生儿访视率达93.95%；3岁以下儿童系统管理率为80.69%；孕产妇系统管理率为87.28%。二是全力抓好重大公共卫生服务项目。云南省各地对1994—1995年出生的910927人进行了乙肝疫苗补种；完成白内障复明手术47021例；完成农村改厕158500座、农村饮水安全集中供水工程点水样检测1650处；完成农村妇女宫颈癌检查152044人、乳腺癌检查12074人、农村孕产妇住院分娩补助373974人；完成农村生育妇女补服叶酸33.36万人份。三是切实抓好突发公共卫生事件，最大限度地减少人员伤亡，保证大灾之后无大疫。

公立医院改革。云南省政府印发了《云南省公立医院改革实施意见》，昆明市被确定为国家联系的公立医院改革试点城市。在全国率先印发了《云南省人民政府关于鼓励社会资本进入医疗服务市场加快民营医院发展的意见》。巩固发展“四管齐下”及“六制并举”措施，明确提出：三级医院住院天数减少为11天，省、州（市）、县医院使用基本药物的比例分别为10%、20%和35%，有效降低了人民群众看病费用的负担；优化诊疗流程，提高医疗服务质量和安全。云南省三级医院实行预约诊疗服务。目前，专家号源占全部专家号源的20%左右。电子病历和临床路径试点工作加快推进，优质护理服务示范工程有序开展；促进城市优质医疗资源不断向基层延伸。在昆明市实施“医疗专家进社区”活动；开展医师多点执业试点工作。

疾病预防控制　传染病发病稳中有降。取得了通海霍乱和芒市输入性霍乱疫情无扩散、未发生二代病例、无死亡病例和连续5年未发生人间鼠疫疫情的成绩。2010年云南省法定报告甲乙类传染病发病数81735例，发病率为178.8121/10万；免疫规划成效显著。目前，云南省免疫规划疫苗增加到14种，疫苗针对疾病增加至15种。2010年疫苗针对疾病报告发病数40125例，报告发病率88/10万；如期实现结核病控制阶段性目标，血吸虫病防治成果巩固，疟疾和虫媒疾病疫情平稳，麻风防治工作取得成效；实现了“云南省95%的县消除碘缺乏病”的目标。艾滋病防治工作扎实有效。截至2010年12月，云南省共开展监测检测276.6万人份。1989—2010年，云南省累计报告艾滋病病毒感染者和病人83925例，其中累计报告死亡12231例。2010年12月，云南省社区药物维持治疗累计治疗28028人；累计抗病毒治疗19512人；母婴传播阻断措施覆盖率达99.08%。

爱国卫生工作取得新突破。截至2010年底，云南省有国家卫生城市1个，国家卫生县城（镇）9个。云南省城市和县城中小学健康教育开课率达99%，中小学生健康知识知晓率达98%。

卫生监督执法　加强食品安全综合协调，组织开展食品安全整顿。云南省未发现问题乳粉和制售问题乳粉案件。组织开展了“地沟油”、“不合格一次性筷子”、建筑工地、学校食堂专项整治。积极开展食品安全风险监测，在5所州（市）和10所县级以上医院建立了食品安全风险监测点，获得监测数据9163条；开展36个品种、1377件样品食源性致病菌监测，获得监测数据4831条。完成企业标准备案1145起。2010年云南省报告食物中毒事件63起，比2009年下降了15.9%，全年未发生重大食品安全事故。

加强职业卫生和环境卫生监管。拟定印发了《云南省职业病防治规划（2010—2015年）》。加强职业卫生技术服务机构建设，规范服务行为。加强职业卫生监督检查。检查职业卫生单位3294户，监督覆盖率67.56%；进行经常性卫生监督4859户次，合格率61.21%。依法查处职业卫生案件161件。积极稳妥处置职业卫生突发事件，有效处置了昆明台正公司6名职工申请“开胸验肺”等事件。切实加强饮用水监测工作，云南省对县城以上集中式供水单位共抽检出厂水水样1359件。组织编写了《云南省学校卫生监督工作指南》，对云南省6560所学校传染病防控、6384所学校饮用水安全进行了监督检查，对存在问题提出整改意见。

积极推行行政审批集中办理，建立行政处罚自由裁量基准制度。云南省公共场所、饮用水、涉水产品、消毒产品、学校、职业等卫生行政许可新发证18844家，变更1595家，延续28102家，注销1367家。严厉打击，依法查处违法行为。2010年完成卫生行政处罚案件5569件，警告1830件，罚款3310起，吊销执业许可证2家，吊销诊疗科目2家。

农村卫生　农村卫生服务体系建设。2010年1～6月全部完成了云南省436个中心卫生院救护车配置项目。在农村基础设施建设方面，云南省继续推进实施基层医疗卫生机构建设项目，其中建设中心乡镇卫生院81个，建设村卫生室380个。在设备配置方面，2010年按照每个中心乡镇卫生院25万元的标准，对157个中心乡镇卫生院进行了设备配备。2010年云南省继续组织实施了农村卫生人才培养工程，共培训乡镇卫生院人员5576人，乡村医生12893人，乡村医生培训师资300名。完成乡镇卫生院执业医师招聘工作。

妇幼保健与社区卫生 开展儿童保健服务工作。为辖区内0~36个月龄儿童建立《婴幼儿保健手册》，按照服务规范进行随访。为辖区内孕产妇建立《孕产妇保健手册》，积极争取妇幼卫生项目。

积极推进云南省社区卫生服务体系建设。开展云南省基层医疗卫生体系建设规划工作，积极推进社区卫生服务中心国债建设项目工作。开展社区卫生人员培训工作，全年累计培训2510人次。从2010年2月25日起，在昆明市、曲靖市、玉溪市3个州（市）所有政府举办的社区卫生服务机构全面实施改革试点和基本药品零差率销售。

医政管理 加强审核监督，规范机构管理。加强医院科室建设，规范医学检验所、体检机构管理，加强医疗机构、妇幼保健院级别管理。依法执考，严格人员准入。依法组织医师资格考试。依法办理执业注册。核发执业医师资格证书4555本，云南省注册、变更15833人。组织开展美容主诊医师校验及考核工作。严格技术标准。制定印发了《新生儿换血疗法技术管理规范（试行）》等云南省6项二类技术规范。完成了心血管疾病介入技术准入评估，开展四级妇科内镜准入评估，开展医疗机构血液透析技术准入验收、审核工作，完成了临床血铅检测项目评估工作。加强血液管理，保障血液安全。2010年云南省采集血液总量433798.54u，无偿献血比例及自愿无偿献血均达到100%。

中医药事业管理 《云南省人民政府关于扶持和促进中医药事业发展的实施意见》正式公布实施，《云南省发展中医条例》已提请省人大审议；开展了云南省中医基本现状调查；深入开展中医药科普宣传，加大中医药、民族医药文化建设；逐步完善中医医疗服务体系建设，云南省共有政府举办的县级以上中医医院102所；45%的乡镇卫生院设有中医科（门诊），35%的村卫生室能够提供中医药服务，65%的社区卫生服务中心和27%的社区卫生服务站配备有中医药人员；中医药服务能力和人才培养得到进一步加强。做强特色，民族医药工作进一步发展，傣、彝医骨伤科成为国家重点专科。

新农合工作 2010年云南省在16个州（市）的34个县（市、区）推广开展了禄丰县试点模式，即门诊总额预付、按住院病床日付费的工作，在提高新农合管理效能，遏制医药费用不合理增长，减轻农民就医经济负担，合理利用卫生资源，促进医疗质量提高等方面具有明显成效，受到广大农民群众的欢迎。

2010年云南省楚雄州通过政府组织引导、商业保险参与的形式开展了新农合大病补充保险工作。全州共有105.8万人参加了新农合大病补充保险，参保率达50.11%。新农合补偿后个人自付部分累计超过3000元的即可获得40%的理赔服务，每人每年理赔医疗费用最高限额可达5万元。2010年9月，红河州政府制定了《红河州新农合大病补充保险实施方案（试行）》，在现有新农合基本保障制度的基础上，实行以州统筹，确定在个旧、开远、蒙自、弥勒4个县（市）先行试点，建立新农合大病补充保险制度，统筹解决患大病农民的高额医疗费用，解决了农民群众"因病致贫、因病返贫"问题。

2010年玉溪市提出了推进城乡基本医疗保障均等化实施方案，将于2011年率先建立农民大病救助制度，探索实行65岁以上农民慢性病门诊定额补偿和提高参合农民住院报销比例，实施农民到基层医疗机构看病基本免费。市级财政对每个农民增加补助100元，参合农民筹资水平将达到250元，参合农民在乡镇卫生院住院报销比例将提高到95%，县级医院报销比例将提高到65%，省、市级医院比例提高到40%，住院报销年封顶线将提高到6万元。逐步实现城乡居民筹资水平均等化和"基本医疗全免费、大病救助全覆盖、城乡保障均等化"的目标。

医疗服务质量 2009年经卫生部批准，云南省昆明市列为医师多点执业试点地区。在云南省卫生厅的指导下，昆明市于2009年4月10日印发了《昆明市医师多点执业管理实施办法（试行）》，开展了试点工作。截至2010年底，昆明市已办理医师多点执业1127人，其中主任医师299人（26.5%）；副主任医师467人（41.4%）；主治医师361人（32.1%）。申办多点执业医师中退休人员249人（22.1%）。试点工作在促进资源流动，方便患者就医，推广医疗技术，规范执业行为和调动医师积极性等方面取得了初步成效。

云南省"远程可视医疗县县通"工程，是应用国家级重大科技专项——"远程可视医疗及PACS示范工程"的成果建设的一项为民工程。截至2010年6月底，云南省"远程可视医疗县县通"工程覆盖了云南省16个州（市）的213家医院，成为目前国内技术先进、覆盖面最广的远程可视医疗服务网络。提供远程医疗服务42万例次，远程医学继续教育服务100余万人次，远程行政会议、远程疫病防控培训20余万人次。经测算：为患者节省医疗费用约6亿元，为医疗卫生机构节省培训经费9亿元，充分体现了信息化为医疗机构和人民群众带来的好处。

2010年印发了《云南省优质护理服务示范工程实施方案》和《"优质护理服务示范工程"活动考评标准》。云南省第三人民医院、云南省老年病医院、玉溪市人民医院被确定为卫生部重点联系医院；云南省第一人民医院、昆医附一院和大理学院附属医院被确定为云南省第一批省级重点联系医院。截至2010年底，云南省16个州（市）169家医院开展了"优质护理服务示范工程"，成立了示范病房。三级综合（专科）医院开展率达到100%，二级综合医院开展率达到90%以上。开展试点工作的三级医院试点病房为219个，病房开展率达25.14%，部分医院病房开展率达60%以上。

（陈觉民　李克林　蒋仕丽）

西藏自治区

医药卫生体制改革　西藏自治区各级卫生部门按照《中共西藏自治区委员会、自治区人民政府关于深化医药卫生体制改革的意见》确定的重点改革任务，把积极推进医改工作与大力实施《西藏自治区农牧民健康促进行动方案（2009—2015年）》紧密结合起来，立足当前，着眼长远，取得了可喜的成绩。

农牧区医疗制度健康运行。全区继续保持农牧区医疗制度100%的覆盖面。西藏自治区卫生厅会同财政厅等七部门联合印发了《关于巩固和发展农牧区医疗制度的意见》。农牧民免费医疗补助标准进一步提高，基本医疗保障水平不断提高。积极探索建立农牧区医疗即时结报办法，日喀则地区在11个县开展了与地直医疗保健机构即时结报试点，为在全区推广积累了有益经验。进一步加强农牧区医疗管理，特别是基金监管，做到了专项管理、专户储存、专款专用，基金利息纳入医疗基金，确保了基金安全。加大了农牧区医疗相关政策的培训力度，举办了全区7个地市和74个县农牧区医疗相关政策培训班。

推进实施国家基本药物制度。成立以自治区分管领导为组长，相关部门为成员的自治区实施国家基本药物制度工作领导小组，强化了对推行国家基本药物制度工作的组织领导。在日喀则、拉萨、山南、林芝、阿里5地（市）432个基层医疗机构分两批实施国家基本药物制度，并实现了药品“零差率”销售，占全区基层医疗机构总数的63%。在《国家基本药物目录（2009年版基层部分）》的基础上，制定发布了《西藏自治区基本用药目录（2010年版基层部分）》，增补502个品种。出台了《西藏自治区实施国家基本药物制度财政补贴办法》，明确规定药品零差率销售财政补助实行自治区与地（市）、县按8∶1∶1的比例承担补助经费。积极争取自治区药品集中招标采购机构建设，为建立全区基本药物招标采购平台和配送机制做前期准备。

进一步健全医疗卫生服务体系。2010年争取国家安排建设项目涉及农牧区基础医疗设施、昌都地区人民医院、西藏自治区藏医院临床研究基地、社区卫生服务中心等四大项目136个子项目，总投资66,990万元。自治区藏医院、自治区第二人民医院、自治区疾控中心改扩建和自治区卫生监督所建设等重点卫生项目建设工程进展顺利。完成了95个中心乡镇卫生院标准化建设项目和34个县卫生服务中心标准化建设项目前期工作。继续采取面向医学院校毕业生公开招考方式，为厅系统和县、乡（镇）卫生机构补充了907人，其中县、乡卫生技术人员854名。组织实施订单定向免费培养农牧区全科医生计划，首批招收80名医学生。完成了6918名农牧区卫生技术人员培训计划。对120名基层卫生人员及70名藏医技术人员进行全科医生转岗培训。招收186名基层藏医无学历人员接受大、中专函授学历教育。继续实施万名医师支援农村卫生工程，厅直和地市二级以上医疗单位选派100名医师支援20家县级医疗单位开展工作。584人通过了国家和自治区卫生专业技术资格初中级考试。积极协调落实公益性技术性岗位工作，解决了1360名乡（镇）卫生院长期聘用人员的待遇。制定了《关于完善村医补贴制度，规范村医服务范围的意见》，并从2010年1月1日起实施。编制完成了《民族医（藏医）临床研究基地建设项目和自治区藏医院改扩建工程总体方案》和《卫生监督体系建设规划》等。

大力促进基本公共卫生服务逐步均等化。草拟了《关于城乡基层医疗卫生机构基本公共卫生服务考核与经费补助的指导意见》、《城乡基层医疗卫生机构基本公共卫生服务考核指导标准（试行）》和《西藏自治区卫生厅关于提高公共卫生服务能力的意见（征求意见稿）》，提出了提高自治区公共卫生服务能力的总体思路和涉及疾病预防控制、健康教育、妇幼保健、卫生监督、卫生应急、采供血、精神卫生和计划生育等公共卫生工作的51个重大支撑项目，提出经费需求计划46.3亿多元。积极探索在7地（市）18个县开展建立农牧区居民健康档案试点工作，建立健康档案65,780个，18个试点县建档率达28.81%，全区建档率达到22.92%。实施重点公共卫生项目，对42余万15岁以下目标儿童开展乙肝疫苗查漏补种。整合中央转移支付和自治区财政农牧区安居工程建设农村改厕资金，建设农牧区安居工程卫生厕所23,393户，完成改厕任务为100%。

疾病预防控制工作　加强重点传染病、地方病和学校传染病的防控工作。严格执行疫情报告制度，加强对学校传染病疫情的监测，并对全区15岁以下的学生和儿童实施了风疹疫苗的接种工作。采取综合措施，加大对鼠疫、人禽流感、艾滋病、不明原因肺炎、结核病、乙肝、手足口病等重点传染病的监测和防治。青藏铁路沿线及重点地区鼠疫防控工作成效显著，及时有效地处置朗县人间鼠疫疫情，得到了自治区党委、政府和卫生部的高度评价。启动全球基金艾滋病项目。全区碘盐覆盖率达91.2%，全区实现了基本消除碘缺乏病的目标，65个县实现了消除碘缺乏病的目标。大骨节病、布病、麻风病等地方病防治工作进一步加强。大力实施计划免疫和国家扩大免疫规划项目，投资800万元为全区地（市）、县、乡卫生机构配备了冷链设备。对0～3岁17万目标儿童开展两轮脊灰强化免疫，对8个月～6岁15万目标儿童进行麻疹疫苗强化免疫，并进行了查漏补种。爱国卫生运动工作取得实质性进展，自治区实现了“卫生城市”零的突破。传染病发病率从2005年的395.46/10万，下降到2010年的325.07/10万。

卫生应急工作 及时有效处置全区突发公共卫生事件68起。积极应对并圆满完成山南、林芝、阿里等地发生的自然灾害和突发事件的医疗救援和卫生防疫工作。紧急抽调7批141名卫生救援骨干，组建西藏抗震救灾医疗卫生救援队赶赴玉树灾区开展医疗救援、卫生防疫、鼠疫防控等工作，动用车辆36台次，诊治伤病员6724人次，手术186台次，巡回医疗119人次，转诊伤病员30人次。完成45,475人次卫生监测，消毒面积10,800平方米；开展健康宣传教育6700多人次，发放宣传品3000余份。灭獭面积7930公顷，封堵旱獭洞18,432个。出色地完成了各项医疗卫生救援任务，特别是西藏自治区赴玉树抗震救灾医疗卫生救援队被中共中央、国务院、中央军委授予“全国抗震救灾英雄集体”荣誉称号，受到了卫生部、当地政府和灾区人民的赞誉。

妇幼卫生工作 继续坚持以降低孕产妇死亡率和婴儿死亡率、促进住院分娩率为目标，在全区实施“降消”项目，“母子系统保健项目”和“孕期微营养素补充项目”等项目，努力提高妇幼卫生服务能力和水平。特别是“降消”项目从2009年起由原来的24个县扩大推广到全区74个县以来，2010年全区孕产妇和婴儿死亡率分别为174.78/10万和20.69‰，比2009年下降了50个百分点和1个百分点，成为两个死亡率下降最为明显的一年。继续在8个县启动实施了农牧区妇女乳腺癌、宫颈癌检查等一批重大公共卫生服务项目，完成农牧区妇女乳腺癌检查10,416例、宫颈癌检查8000多例。积极开展妇女常见病普查诊治工作。在继续实施农牧民孕产妇住院分娩特殊报销补偿政策和生活救助政策的基础上，实施了城镇居民孕产妇住院分娩全额报销政策。开展了烟草控制与健康素养监测，加强了健康教育工作。

藏医药事业 2010年9月，自治区政府印发了《西藏自治区人民政府关于进一步扶持和促进藏医药事业发展的意见》，为今后一个时期藏医药事业的可持续发展提供了政策保障。围绕深化医药卫生体制改革中心工作，组织制定了《西藏自治区基本用药藏药目录》。启动全区藏（中）医基本现状调查工作。5个藏医药重点学科建设项目被列入国家项目；自治区藏医院被列入中医药标准化研究推广试点单位；昌都、阿里地区藏医院列入第三批文化建设试点单位，8个学科列入中医药优势学科继续教育基地。承办“五省区藏医医院管理年检查评估工作培训班”，开展了自治区级检查评估。接受了国家中医药管理局医院管理年检查评估。《自治区藏医院藏医临床研究基地业务建设方案》顺利通过了国家中医药管理局的审查论证，并已组织实施。启动了国家中医药管理局重点民族医文献整理、适宜技术推广能力建设项目和名老专家传承工作室建设项目。组织编写《常见病藏医诊疗指南》等5部藏医药知识丛书。组织参加在北京举办的中医药科普知识宣传周活动及展览会。举办藏医全科医师、医院医疗质量检测和藏医师传承高级研修班，以及全区藏医护理专业技术骨干培训暨藏医护理技术大比武活动。加快了自治区藏药厂改制工作的步伐，促成西藏宇妥藏药产业集团挂牌成立。

卫生监督执法 根据国家、自治区关于深入开展食品安全整顿工作的总体部署，扎实地开展了以食品安全、餐饮经营单位地沟油、一次性卫生筷子和塑料餐盒、食品添加剂等为内容的专项整治工作，查处使用过期和过量食品添加剂事件12起，销毁过期变质食品1350余公斤，取缔无证加工香肠、腊肉等肉制品小作坊5个、无证经营餐饮个体户3家。加强对学校食堂及周边餐馆的食品安全检查，牵头起草了《自治区食品加工小作坊和食品摊贩管理办法》。

推行公共场所卫生监督量化分级管理制度。自治区卫生厅联合公安部门开展打击非法行医专项整治工作，查处非法行医者34人，取缔非法医疗服务点8家。清理整顿保健用品市场，发现假冒保健用品216种，对13家33种非药品冒充药品的保健用品进行清理整顿。加强对水泥厂、药厂等10家企业的职业卫生监督。强化食品安全知识培训。按照国家的要求在卫生系统认真组织开展了2010年普法依法治理工作和“五五”普法检查验收工作。充分利用“3·15”、“12·4”等各种普法宣传日开展卫生宣传教育工作。

医疗管理和干部保健 按照卫生部的统一安排，在继续开展医院管理年活动的基础上，积极开展“医疗质量万里行”和“平安医院”建设活动，狠抓医疗文件书写质量、医院感染控制、临床用药安全、急救能力建设、依法执业和单位内部安全管理等工作，提高了医院规范化管理能力和医务人员的质量安全意识，促进了医疗安全和社会治安综合治理责任制的落实。组织专家对地（市）及以上综合医院开展了医院巡查工作，进一步加强了医疗监管。在自治区人民医院开展“以夯实基础护理、提供满意服务”为主题的“优质护理服务示范工程”活动，提升了服务质量和水平，赢得了患者的好评，患者满意度达98.8%。医疗服务资源利用率明显增加，2010年全区各级医疗机构门急诊人次和住院人次达到359.93万人和12.3万人，分别比2005年增加了46.31%和82.26%。疑难重症诊疗与救治能力大大提高，自治区第一人民医院与美国东南亚祈福基金会合作的《西藏先天性心脏病调查与治疗项目》，免费救治先心病患儿19名；自治区第二人民医院外二科为一名患者成功首例实施脊柱结核病灶清除术、椎体前方减压术、钛网植入加侧路钢板固定术。

认真组织“三下乡”，“科普宣传义诊”、“军警民双拥共建共保”、“万名医师支援农村卫生工程”等社会服务活动，为各族人民群众提供免费送医送药，赢得了人民群众和社会各界的好评。

召开了干部保健工作会议，加强了对干部保健工作的领导，创新了干部保健工作的工作机制，完善了相关政策，优化了服务流程，加强了保健队伍建设，保健工作的能力和水平明显提高。圆满完成了中央领导和省（市）领导在西藏期间，以及自治区重大会议和活动的医疗保健和食品安全工作。协调财政厅和区组织部建立了援藏干部体检制度。

其他各项工作 一是认真抓好中央第五次西藏工作座谈会精神和医改任务的落实，细化分解工作任务、明确工作要求、落实工作责任、强化督导检查，确保了各项任务的落实。二是科学谋划“十二五”卫生事业发展，进一步完善了《西藏自治区“十二五”卫生事业发展规划（草案)》。三是积极开展创先争优和效能建设年活动，坚持“提高效率、提升能力、服务群众、查找不足、解决问题、促进发展”的原则，紧密结合卫生工作实际，加强领导、精心组织，通过加强学习、深入调研、周密部署、强化措施，激发了广大党员和干部职工认真履职、爱岗敬业、争创一流的主动性和自觉性，增强了为各族群众提供优质医疗卫生服务的责任感和使命感，促进了各项工作的圆满完成。四是深入开展社会治安综合治理工作，加强党风廉政建设和反腐败教育，进一步增强了卫生系统干部职工反对分裂、维护祖国统一、社会稳定和民族团结的自觉性和主动性，提高了廉洁自律的自觉性，落实了社会治安综合治理责任制。四是高度重视卫生信息化建设，结合自治区的实际，组织编写了自治区卫生信息化建设总体规划，协调组织开展达孜县卫生信息化建设试点工作。五是成功举办第五次全国卫生援藏工作会，签订卫生援藏意向性项目72个，折合资金1.2亿元。六是卫生厅机关办公楼建设圆满完成，工程质量得到财政厅、发改委等部门的高度评价。七是《卫生志》通过终审并印刷出版。

（益西央宗）

陕 西 省

概况 2010年陕西省共有卫生机构9008个(不含村卫生室)，卫生机构与2009年相比增加了433个。其中:医院829个,增加了17个;卫生院1729个,增加2个;社区卫生服务中心(站)466个,增加了133个;妇幼保健机构117个,增加1个;疾病预防控制中心(防疫站)122个,减少1个;卫生监督所110个,增加2个。在上述机构中，国有3184个,占35.35%,集体980个，占10.88%，联营14个，占0.16%,私营4635个,占51.45%，其他195个,占2.16%。陕西省共有卫生人员217461人,较2009年增加16990人。其中:卫生技术人员177684人,增加14823人,其中:执业(助理)医师62774人,增加了1492人;执业医师52176人,增加了1721人;注册护士61319人,增加了6945人。病床142371张,增加了7907张。其中:医院病床104856张,增加了5652张;疗养院床位1748张,增加了73张;卫生院病床27064张,增加了979张;妇幼保健机构4944张,增加了268张，其他机构床位变化不大。陕西省共有村卫生室26724个,增加了1390个,乡村医生35976人,增加了2262人。陕西省平均每千人口床位数3.68张、卫生院病床数3.41张、卫生技术人员数4.59人、执业(助理)医师1.62人、注册护士1.58人。

2010年陕西省医疗机构总诊疗人次9674.28万人次，较2009年增加了445.71万人次，增长了4.83%（未包括村卫生室的4650.57万诊疗人次)。其中：医院的诊疗人次占总诊次的50.91%，卫生院占20.16%，妇幼保健院和其他医疗机构占28.94%。2010年总入、出院病人分别为369.97万人次、366.18万人次，分别较2009年增加了28.51万和27.28万人次；住院病人的手术人次为78.01万，较2009年增加了7.89万，住院病人手术率为11.26%；住院危重病人抢救成功率达92.61%；年平均病床使用率为72.6%，其中：医院82.23%、乡镇卫生院43.16%、妇幼保健院68.86%、专科防治院114.43%；年平均病床周转次数为26.5次；出院者平均住院日为9.7天。

2010年部属、省属、地级市属、县级市属和县属五级医院，平均每一诊疗人次医疗费用依次为227.7元、200元、181元、145元和116.5元。其中，药费所占比例依次为59.7%、44%、45.5%、42.6%和45.7%；与2009年比较，平均每一诊疗人次的医疗费五级医院均有增加，分别增加了36元、16.3元、31.3元、20.9元和11.6元，药费所占比例除了省属医院减少了1.8个百分点外，部属、地级市属、县级市属和县属医院分别增加了2.6、2.8、1.2和0.6个百分点。五级医院平均每一出院者住院医疗费用依次为13422.9元、8750.7元、7361.4元、4396.5元和2894.2元。其中,药费所占比例依次为44.9%、40.8%、38.1%、43.3%和46%;与2009年相比,平均每一出院者住院医疗费用五级医院均有增加，分别增加了747.3元，409.6元、950元、939.9元和232.6元；药费所占比例除省属和县级市属医院均有所增加（分别增加了0.5和1.2个百分点外)，部属、地级市属和县属医院分别下降了1.1、0.7和0.5个百分点。

深化医药卫生体制改革 2010年陕西省落实新型农村合作医疗(以下简称新农合）资金33亿元，参合农民2586.7万人，参合率97.3%；104个县区实行了门诊统筹，96个县区实行住院单病种定额付费模式，104个县区实现即结即报；统筹区域内平均住院费用报销比例达60%，最高支付限额超过当地农民人均纯收入的6倍，最高报销金额均在2万元以上，个别县达30万元。28个县开展新农合信息化建设试点，10个县启运。在3个县开展了儿童白血病、先天性心脏病等重大疾病农村医疗保障试点。陕西省106个县区政府办的194个社区服务中心(站)、1670个乡镇卫生院和19060个村卫生室实行了基本药物制度,并实行零差率销售，分别占92.38%、97.75%和70.2%。基本药物目录品种由307个增补到498个。推行基本药物“三统一”（统一招标、统一价格、统一配送）管理，确保了基本药物足额保质供应。通过药品集中采购情况看，中标品规零售价格与国家零售指导价或限价相比，平均降幅达46.14%和50.84%。新增基层医疗卫生服务体系建设项目977个，落实中央财政补贴和省级财政补贴资金11.16亿元。738个卫生系统地震灾后恢复重建项目竣工627个，竣工率84.96%；完成村卫生室标准化建设1.1万个，累计建成标准化村卫生室2.6万个，提前一年完成建设任务并实现全省覆盖。乡镇卫生院“安心工程”建设试点启动，安排社区卫生服务中心业务用房建设75所，为42个社区卫生服务中心和256个服务站高标准配置基本医疗设备。培养培训各类基层卫生人员2.62万人、乡村医生4.7万人次。落实专项经费1个亿，启动了基层医疗卫生机构万名医师培训项目。71个县（区）的1257个乡镇卫生院实行了绩效工资。2.54万名乡村医生落实了政府补助，年人均补助达2100元。落实基本公共卫生服务补助标准人均21.5元。陕西省城镇和农村居民健康档案建档率分别达64.9%和55.4%；为270万城乡65岁以上老人进行免费体检，体检率达86.2%；27.2万农村孕产妇免费住院分娩，25.49万名农村待孕妇女补服叶酸；15岁以下儿童乙肝疫苗补种任务提前一年完成，208.4万儿童受益；农村妇女“乳腺癌、宫颈癌”免费检查32.4万例，农村改厕22.6万户，开展贫困白内障患者免费复明手术1.94万例，管理高血压、糖尿病等慢性病患者119.8万人，重性精神性疾病4.5万例。宝鸡市国家公立医院改革试点工作有序推进。子长、神木、阎良、镇安、洛川等县不同改革模式在全国引起较大反响。陕西省政府和卫生部分别在子长召开深化医药卫生体制改革现场会、全国县级医院改革发展现场会，学习推广子长县的做法和经验。陕西省35个县区启动公立医院改革和县镇一体化试点。

农村卫生 2010年陕西省乡镇卫生院全面推行人事分配制度改革，院长实行聘任制和任期目标责任制，职工实行全员聘用制，人员工资实行岗位绩效工资制度，截至2010年底改革任务基本完成。在陕西省范围内开展以“提素质、比技能、讲奉献、树形象”为主题的陕西省乡村医生行业岗位大练兵、大比武竞赛活动，2010年11月26日举办“当代村医风采——陕西省乡村医生大练兵大比武总决赛”，陕西省副省长郑小明、卫生部农卫司司长杨青、陕西省卫生厅厅长刘少明出席并为获奖集体颁奖。举办乡镇卫生院院长培训班8期，培训院长1567名。在21个县试点乡村一体化管理。为曾正式受聘在乡镇卫生院和村卫生室工作过人员发放养老补助，符合条件并正在办理手续5.40万人，部分人已开始领取补助。

社区卫生 2010年陕西省批准建成社区卫生服务机构552所，其中社区卫生服务中心184所，社区卫生服务站368所，城市社区卫生服务覆盖率达98%。举办陕西省社区卫生服务机构绩效管理、业务骨干和管理人员培训班3期，培训近500人。会同陕西省财政厅印发了《陕西省2009年城市社区基本公共卫生服务项目绩效考核标准和办法》，组织开展了陕西省2009年社区公共卫生服务和2010年社区卫生工作进展情况督导考核。在陕西省范围内开展创建省级示范社区卫生服务中心活动，计划用2年时间陕西省创建30所示范社区卫生服务中心，截至2010年底已成功创建2所示范社区卫生服务中心。开展了陕西省社区卫生岗位大练兵大比武竞赛活动。印发了《关于认真做好国家基本公共卫生健康教育服务项目的通知》，对11个地市项目实施工作进行督导检查。印发了《陕西省烟草控制项目实施方案（2010）》，在陕西省范围开展无烟医疗卫生机构创建活动；制定《创建无烟卫生厅机关管理规定》，开展无烟卫生厅创建活动；举办2010年陕西省烟草控制项目启动培训会，对11个地市控烟工作进行督导检查。围绕2010年度世界无烟日主题“性别、女性与烟草”，开展多种形式控烟宣传活动。

妇幼卫生 2010年陕西省在104个县全面实施国家降低孕产妇死亡率、消除新生儿破伤风项目（以下简称降消项目），制定印发项目实施方案，编印了《陕西省降消项目执行文本》(2010版），加强县级产儿科专业人员培训，强化产科规范化建设，有效降低孕产妇死亡率、新生儿破伤风发生率。全面实施孕产妇和0~36个月儿童免费健康管理服务项目，陕西省23.55万孕产妇和72.27万0~36个月儿童享受到免费保健服务。开展孕产妇死亡省级评审活动，加强对新生儿疾病筛查机构的规范管理，新生儿疾病筛查率由2009年31%上升至56%。举办了陕西省妇幼保健院院长、妇幼保健机构医院感染管理、产科适宜技术推广、危重孕产妇急救技术和母乳喂养指导师资等培训班。汇编了《妇幼保健基本知识500题》。开展了陕西省妇幼卫生专业人员婴儿沐浴抚触大比武和妇幼保健专业岗位技术大比武，强化全员“三基、三严”训练。为妇幼保健机构配置86辆“母婴健康快车”。实施艾滋病母婴阻断等新的重大公共卫生项目，1.19万名孕期妇女和1.53万名住院产妇接受了艾滋病感染检测。进一步规范打击非法实施胎儿性别鉴定和选择性别人工终止妊娠行为，逐步建立常态化管理制度。启动妇幼保健机构等级评审工作，制订了《陕西省三级妇幼保健院评审标准》、《陕西省二级妇幼保健院评审标准》和《陕西省妇幼保健机构评审办法（试行)》，咸阳市、铜川市、商洛市级妇幼保健机构，旬阳县、靖边县等15家县级妇幼保健机构通过了市级初评，省级评审正式启动。

疾病控制 2010年陕西省重大疾病预防控制工作进一步加强。省级投资2200多万元，开展陕西省各级疾病预防控制机构生物安全实验室建设和专业技术人员培训工作。实施“疾控卫士”长期培训和县级疾控中心主任、现场流行病学及实验室骨干等4类短期培训项目，省级累计培训400余人次。组织开展疾病预防控制专业岗位大练兵大比武活动。完成陕西省疾病预防控制绩效考核并被卫生部评为良好等级。继续做好国家免疫规划疫苗预防接种工作，疫苗接种率保持在95%以上。在陕西省开展创建预防接种规范（示范）门诊工作，各地评审工作正有序开展。继续实施消除麻疹、控制乙肝、保持无脊灰状态等工作，开展疫苗强化免疫，麻疹疫苗累计接种174余万人，报告接种率98.09%。累计接种甲流疫苗634.68万人，接种率95.2%，疫苗接种量和接种率均居全国前列。2010年无甲类传染病报告，报告乙类传染病8214例，发病率245.04/10万，比2009年同期下降了5.13%。健全完善艾滋病监测检测网络，2010年监测21902人，发现艾滋病病毒感染者66例，322个免费自愿咨询检测点检测53070人次；36家美沙酮门诊累计治疗1.7万名吸毒人员，被国务院防治艾滋病工作委员会办公室评为社区药物维持治疗全国先进省级工作组。累计对442例艾滋病病人进行了免费抗病毒治疗，目前有348人仍在接受治疗，其中儿童14名。实施结核病防治“两免一加强”项目，陕西省共发现活动性肺结核病人19812例，其中新涂阳病人8213例，新涂阳病人发现率75.4%，新涂阳患者治愈率94.3%。陕西省以县为单位现代结核病控制策略覆盖率保持在100%。开展消除疟疾工作，加强流行性出血热、狂犬病、布病、霍乱、麻风病、手足口病、流感等其他重点传染病的防治。继续执行《陕西省重点地方病防治规划（2006—2010年）》，陕西省碘盐覆盖率99.79%，碘盐合格率99.19%，合格碘盐食用率98.98%，95%以上的县（区）实现消除碘缺乏病目标。推广地方病示范县经验，地方病示范建设任务实现了陕西省覆盖。以中央公共卫生慢性非传染性疾病防治项目、健康教育、宣传活动为抓手，积极推进慢性非传染性疾病综合干预。

卫生应急　2010年举办了甲型H1N1流感病毒感染状况抽样调查及快速血清学调查培训班和陕西省鼠疫监测技术培训班。陕西省卫生应急指挥系统建设工作加快推进，省级卫生应急指挥中心会议系统投入使用，软件开发正加紧进行。印发了《陕西省卫生厅关于做好市级突发公共卫生事件应急指挥与决策系统项目建设工作的通知》，市级卫生应急指挥中心建设积极开展。陕西省政府成立陕西省应急救援总队，陕西省卫生厅组建陕西省医疗救护应急救援队，下设9支分队，其中紧急医学救援类5支、突发急性传染病防控类1支、突发事件卫生监督类1支、突发中毒事件处置类1支、核和辐射突发事件医学应急类1支。陕西省“7·18”和“7·23”洪灾发生后，分批向灾区下拨救灾资金305万元，下拨救灾防病物资调拨消杀药品151.45吨、消杀喷雾器1260台，总价值75万元，确保大灾之后无大疫。妥善处置突发公共卫生事件15起，均为一般级别。青海省玉树县地震后，先后分三批派出11支医疗队、294名医务人员和51辆救护车赶赴灾区，开展抗震救灾医疗救治工作。共接诊伤员315名（重症31名），查房1721人次，疑难病例会诊讨论79人次，参与手术54台，验伤检查493人次，护理417人次；急救转运队累计出动救护车607辆次、医护人员1830人次，共转运伤员899人，其中重症及危重伤员372人，转运伤员数占西宁收治伤员总数的65%以上。紧急接收转运的179名玉树伤员在陕西省6所医院得到精心救治，实现了赴陕伤员零死亡的目标。甘肃省舟曲县发生特大泥石流灾害后，陕西省卫生厅组建一支24名卫生防疫人员组成的救灾防疫队，第一时间赶赴舟曲开展卫生防疫工作。完成消杀任务8.6万平方米、处置遗体61具、动物尸体7具，并向舟曲卫生部门捐赠消杀药品和器械。

民生八大工程　2010年陕西省共安排卫生项目14个，总投资67.28亿元，其中中央财政补贴32.55亿元，省财政补助18.29亿元，省级基建投资2.17亿元，市县及其他基建投资14.26亿元。已下达资金22.85亿元，其中中央12.11亿元，省财政10.74亿元。基层医疗卫生服务体系建设项目972个（县级医院36个，中心乡镇卫生院57个，村卫生室830个，社区卫生服务中心49个），中央投资8.57亿元已全部到位，地方配套资金6.36亿元到位4966万元；精神卫生服务体系建设项目5个，总投资1.28亿元，中央投资7500万元已全部到位，地方配套5335万元尚未到位；农村三级中医药服务体系建设项目74个，投入1.36亿元，已到位资金1.19亿元，74所县中医院开工41所，其中竣工19所；城乡人均21.5元基本公共卫生服务补助项目安排64939万元，省财政已按80%拨付51969万元，剩余12970万元将在项目考核结算后予以拨付；农村孕产妇免费住院分娩补助项目落实资金1.46亿元，实施补助27.2万人；村卫生室规范化建设项目，已建成规范化村卫生室2.6万个；村医基本医疗服务补助项目预算1.68亿元，其中省级8400万元，市县和其他8400万元，省级已下达3300万元，市县尚未下达；结核病患者免费治疗项目，中央财政补贴和省级财政补贴资金共安排2669万元，其中中央财政补贴1177万元，省级财政补贴1492万元，省级财政补贴已下拨1363万元；农村改水改厕项目共安排2.14亿元，其中中央财政补贴1.4亿元，省级财政补贴2150万元，市县及其他补贴5250万元，省级财政补贴已落实1250万元；基层医疗卫生机构经费补偿安排预算12625万元，其中中央财政补贴3426万元，省级财政补贴4996万元，市县及其他补贴4203万元，省级财政补贴已下达2348万元，其余尚未落实；提高新型农村合作医疗地方补助标准项目31.46亿元已下达14.93亿元；曾经受聘在乡村两级医疗卫生机构工作过的人员发放养老补助项目，省财政已下达1738万元；城市社区卫生服务体系建设项目资金3.31亿元，省财政已下达5746万元，完成了42个社区卫生服务中心、256个站的设备配置和人员培训。

卫生监督执法 2010年陕西省开展了以“防治职业病、造福劳动者”为主题的《职业病防治法》宣传周活动。陕西省利用新闻媒体通报84次，广播电视媒体报道225次，公益广告展出101天，发放各类宣传材料24.85万份，深入企业宣传650次，接受咨询20.58万人，举办培训班75次，接受培训1.90万人，张贴宣传画2423张，出动宣传人员3504次。在陕西省范围开展卫生监督专业岗位大练兵大比武竞赛活动，2010年9月20日举行大比武总决赛，陕西省副省长郑小明、副秘书长孟建国、卫生部卫生监督局副局长王雪凝、卫生部卫生监督中心主任南俊华、陕西省纪律委员会副书记纪相忠、陕西省卫生厅厅长刘少明等出席总决赛现场并为获奖单位颁奖。制定了《2010年陕西省生活饮用水及涉及生活饮用水安全产品重点监督检查计划》，共检查集中式供水单位79家，抽检出厂水161个，合格率达89.4%；检查末梢水456个，合格率达64.0%。制定了《2010年陕西省公共场所卫生重点监督检查计划》，共监督抽检110家人工游泳场所，合格率为78.2%。规范消毒产品、涉水产品卫生许可，受理申请换证、现场监督检查和审核换发卫生许可证的消毒产品生产企业93家，新办消毒产品企业卫生许可证15家，受理涉水产品12个，健康相关产品换证及变更72家。2010年备案食品安全企业标准410个。开展陕西省问题乳粉彻查专项行动，排查餐饮服务企业1.23万家，发现问题餐饮服务企业2家，查处问题乳制品11.84公斤。开展餐饮服务环节问题乳粉清查整顿工作，检查餐饮单位19973家，出动卫生监督员18280人次，未发现餐饮服务环节使用“问题乳粉”情况。开展整治“地沟油”和不合格一次性筷子专项行动，陕西省共检查餐饮服务单位18599家，出动卫生监督员15685人次，查处采购和使用“地沟油”案件3起，销毁“地沟油”667升；检查一次性筷子17467家，出动卫生监督员15955人次，查处案件51起，收缴不合格筷子99.57万双。开展加强地沟油整治和餐厨废弃物管理专项行动，共派出食品安全执法员2.08万人次，监督检查餐饮服务单位2.01万户次，下达整改意见书814份，陕西省未发现问题奶粉和地沟油流入餐饮服务环节；学校食品安全检查共出动食品安全执法员1675人次，监督检查学校食堂4085户次，下达整改意见书238份，对18家不符合要求的学校进行了立案查处。开展一次性塑料餐盒专项整治行动，出动监督员1.04万人次，监督检查1.83万户次，销毁不合格一次性塑料餐盒4万余只。完成省“两会”、第14届中国东西部合作与投资贸易洽谈会及党和国家领导人来陕西省视察等重大食品安全保障任务51项，未发生任何食品安全事故。开展食品安全风险监测，制定了《陕西省2010年食品中化学污染物及有危害因素监测技术方案》和《陕西省2010年食源性致病菌监测计划及技术方案》。开展打击非法行医及非法采供血专项整治工作，共查处无证行医及非法采供血6983户，取缔、吊销许可证照1664户。强化职业卫生、放射卫生监督管理，制定《2010年陕西省职业卫生重点监督检查计划》和《2010年陕西省放射卫生重点监督检查计划》，共检查用人单位1073家，职工44.04万人，查处违法单位338家。加强学校卫生监督管理，制定了《2010年陕西省学校卫生重点监督检查计划》和《2010年陕西省传染病防治重点监督检查计划》，会同省教育厅印发了《关于进一步加强学校卫生管理与监督工作的通知》、《关于进一步加强学校和幼托机构传染病防治食品安全监督工作的通知》，转发了省食品安全委员会办公室《关于开展秋季开学学校食堂食品安全大检查的通知》和《关于报送学校食堂食品安全大检查工作有关情况补充通知的紧急通知》。加强传染病防治监督，检查三级医疗机构40家、二级医疗机构284家、市级疾病预防控制机构10家、县（区）疾病预防控制机构107家、采供血机构14家。

医政管理 召开了2010年陕西省医政与医疗服务监管工作会议。加强医疗质量和医疗安全管理，对92家医院开展“医疗质量万里行”活动进行督查，对29家厅直属医疗机构开展了年度校验，对8所戒毒医疗机构开展审核评估，受理、出具《医疗广告审查证明》57份。加强医疗技术准入和监管，启动第二类医疗技术规范管理，进一步规范血液透析室、活体器官移植专项整治和心血管疾病介入诊疗技术资格审查。第二轮36家三级医院、99家二级医院通过等级评审。投入3200万元，完成了17家医院重症医学科建设项目，67个专科申报国家临床重点专科建设项目。18家医院、60个专科推行临床路径试点管理工作。加强临床药事管理，启动陕西省医疗机构特殊管理药品管理和临床合理应用培训项目，举办第二期基层医疗机构临床合理应用培训班。积极开展“优质护理服务示范工程”活动，印发了《陕西省优质护理服务示范工程实施方案》、《关于进一步加强临床护理工作的通知》等文件，确定14家三级医院为省级优质护理服务示范工程重点联系医院。截至2010年底，陕西省36家三级医院和22家二级医院开展了优质护理服务，创建示范病区178个。举行陕西省医疗护理岗位技能大比武总决赛，10个地市和部队、高校系统13支医师代表队、16支护士代表队170余名优秀医护人员参加，陕西省副省长郑小明出席了开幕式。加强医疗安全管理工作，抓好重点部门和重点科室医疗安全，推动“平安医院”创建，配合司法部门开展医疗纠纷人民调解工作。加强血液管理，推动无偿献血工作，临床用血得到有效保障。对省血液中心等14家采供血（浆）单位血液安全和质量管理进行督查。开展了采供血机构技术大练兵大比武活动。参加陕西省文化、科技、卫生“三下乡”示范活动，累计义诊965人次，查体510人次，免费手术30人次，健康咨询4150人次，现场发放宣传资料2万余份，捐赠价值10多万元的设备、药品等。

医学科技与教育 2010年陕

西省依托西安交通大学医学院等5所高校，实施基层医疗机构万名医师培训项目，完成首批785名乡镇卫生院医生培训。加强全科医学教育工作，制定了《2010年陕西省城市社区卫生人员培训项目实施方案》，举办社区卫生人员岗位培训班16期，培训1974人。862名全科医生和609名社区护士通过陕西省社区卫生人员岗位培训实践技能考核,取得岗位培训合格证书。开展了社区康复、药学、检验、B超、X线和心电图专业培训工作，对社区卫生人员岗位培训理论教学师资和实践带教师资进行培训，举办了3期全科医学知识培训班。审查公布了两批省级继续医学教育项目745项。加强高级卫生技术人才队伍培养，与第四军医大学联合举办医学临床研究生课程班，32名学员进入该校学习深造。获陕西省社发攻关、软科学和国际合作项目立项226项，经费1168万元，承担省“13115”科技创新项目12项，经费1160万元。下达卫生科研基金招标项目102项，核定经费项目44项。获2009年度省科学技术奖（2010年公布）16项，其中一等奖6项，二等奖7项，三等奖3项，获奖率达80%。加强病原微生物实验室生物安全监管和医用特殊物品出入境管理，审核批准高致病性病原微生物运输4起、医用特殊物品出入境9项。

中医工作　2010年陕西省投资2.1亿元，建设市级重点中医医院3个、县级中医医院30个。完成国家中医药管理局中医药服务能力建设项目73个。确定安康市、宝鸡市2家中医医院为国家中医药文化建设示范基地、4家中医医院为国家级治未病中心。完成了1所三级中医院、14所二级中医院等级评审，审核批准陕西中医学院第二附属医院为陕西省首家三级甲等中西医结合医院，创建省级示范中医医院6所。西安市未央区成功创建“全国中医药特色社区卫生服务示范区”，成为陕西省第二个国家级示范社区。举办了陕西省中医药技术大比武活动。开展中医药基本现状调查，建立了110家中医医院医疗质量监测网络。召开陕西省中医护理工作培训班，培训护理部主任或护士长180余名，部署在陕西省范围开展“优质护理服务示范工程”活动。加强中医药防治艾滋病管理工作，制定中医药防治艾滋病实施方案，举办了中医药防治艾滋病、医院院感和中医护理知识培训班，200多名院感管理人员和护理人员参加培训。开展陕西省老中医药专家学术经验继承和优秀中医临床人才研修项目。制定了《2010年中医临床重点学科建设项目实施方案》，加强对10个国家中医药管理局中医药重点学科建设项目的管理。开展2010年中医类别全科医师岗位培训，培训中医类别全科医师105名。完成国家级中医药继续教育项目5项，培训人员479人；完成省级中医药继续教育项目19项，培训人员1675人。启动省级名老中医工作室建设项目，为陕西省29位名老中医建立工作室。1017名乡村医生获得中医专业中专学历。

爱国卫生　2010年陕西省高陵县、户县、岐山县、扶风县、陇县、太白县、城固县、勉县、周原镇8县1镇建成国家卫生县城（镇），榆林市建成省级卫生城市，周至县、子长县、华县、大荔县、平利县、白河县、镇巴县、武功县8县建成省级卫生县城。咸阳市创建国家卫生城市，安康市、商洛市创建省级卫生城市，商南县、长武县、彬县、潼关县、白水县、澄城县、富平县、延长县、府谷县、靖边县10县创建省级卫生县城正在接受社会公示。旬邑县通过了国家卫生县城复审，重新予以命名确认。建成省级卫生示范单位64个、省级卫生先进单位269个。修订了《陕西省卫生城市（县城）标准》和《陕西省卫生城市（卫生县城）检查标准》，举办陕西省卫生城市、卫生县城标准培训班，800人参加培训。建成杨凌区、吴起县、志丹县、耀州区4个无害化农村户厕全覆盖的县（区）。建成无害化卫生户厕30.05万座。

干部保健　2010年编印了《三秦保健》杂志4期、《保健知识讲座》10期，开展了《健康大讲堂》健康宣讲4次。充实完善陕西省保健委员会专家组，召开了省保健委员会专家迎新春座谈会暨聘书颁发仪式。举办陕西省干部保健管理培训班，70余人参加培训。组织开展省级和厅级保健对象健康体检工作，省级干部和两院院士查体170人，厅级干部查体2138人。积极开展省级保健对象巡诊工作，建立了联系医生制度，落实病情报告制度，向省保健委员会等发送周报表48次。举办了两院院士义诊活动。完成了65批次大型活动、重要接待的医疗保障任务。

卫生信息化建设　2010年制定了《陕西省卫生厅基于居民健康档案的卫生信息资源整合平台建设方案》和《陕西省居民健康档案信息系统建设方案》，在卫生统计网络直报平台基础上建立陕西省居民电子健康档案1200万人、65岁以上老人体检信息240余万条、出院病人住院病例首页400余万例。在卫生部的支持协调下，国内12家信息技术（IT）厂商/公司为子长县、安塞县捐赠了价值3000万元的卫生信息化软硬件设备。开展区域卫生信息化建设试点工作，分别在西安市和子长县召开了子长县、安塞县区域卫生信息化建设启动会和捐赠仪式。截至2010年底，子长县区域卫生信息化建设正在稳步推进中，计划2011年6月份全部建成并投入使用。规范统计指标，完善陕西卫生统计调查制度。印发了《陕西省卫生厅办公室关于印发医院统计工作规范的通知》，进一步规范一、二、三级医院各类统计信息报表，培训各类医院统计人员234名。建设陕西省信息综合平台，扩展服务项目，扩充服务内容。改版完善“陕西卫生网”和各县区卫生局网站，增强服务功能。完成了门诊手机网上预约挂号服务应用程序开发、挂号流程设计和先期试点医院选择。举办了门户网站建设管理培训班4期，对陕西省800余家没有网站的疾控中心、卫生监督所、新农合经办机构和有条件的乡镇卫生院、社区卫生服务中心、部分县级医疗卫生机构人员进行了培训。60%参加培训的单位已对外提供服务。建设陕西省第二批18个试点县的新农合省级平台，已完成整体系统集成和软件部署，初步实现与临潼区和旬邑县新农合平台的连接。

对外交流与合作 2010年陕西省继续开展与泰国卫生部精神卫生司和日本群马县的医学交流与合作。选派2名研修生赴日本群马县进行为期3个月的研修。泰国精神卫生代表团一行6人访问陕西，陕西省卫生厅组织精神卫生访问团一行8人出访泰国，双方就进一步加强医学交流进行了协商。组织陕西省卫生系统中医药专家和管理人员145名，赴台湾参加"第三届海峡两岸孙思邈中医药学论坛"。选拔第30批援助苏丹医疗队、第2批援助马拉维医疗队、第6批援助瓦努阿图医疗队员，完成第5批援助瓦努阿图医疗队换队工作。落实卫生部部长陈竺对陕西省援外医疗工作重要指示，制定印发了《陕西省卫生厅关于加强援外医疗队员推荐选拔工作的意见》、《陕西省援外医疗队员晋升卫生高级专业技术资格有关问题的意见》，协调省财政设立援外医疗专项经费，弥补援外医疗经费不足等问题。建立完善援外医疗队管理规章制度，印发了《陕西省援外医疗队员考核暂行规定》、《陕西省援外医疗队员津贴发放暂行办法》和《援外医疗队车辆安全管理规定》等。

精神文明建设 2010年陕西省卫生系统开展"读好书、强素质、促工作"读书活动，印发了《建设学习型党组织的实施意见》。开展2010年度"白求恩精神奖"先进集体和个人评选活动。表彰2009年度精神文明建设先进单位39个、先进个人51名、505医德奖先进个人20名。深入开展向朱翠芳、刘易、杨瑞辉、鲁有强等先进典型和模范人物学习活动，陕北歌舞剧《乡医刘易》先后在卫生部、甘肃省演出并获得好评。举办了第28期厅直系统新进人员上岗前医德教育培训班，76名新上岗人员参加培训。在医院、卫生监督、疾控中心等单位深入开展"医德医风示范科室（岗位）"、"文明示范窗口"创建活动。深入开展创先争优活动，分类制定了厅直系统实施意见和基层医疗卫生单位指导意见，召开动员会和座谈会，围绕推动医改任务落实，加强了针对性巡回指导。在陕西省卫生系统开展了以全员培训为主要内容的"提素质、比技能、讲奉献、树形象"岗位大练兵、大比武和职业道德竞赛活动。广泛开展了创建"人民群众满意基层医疗卫生单位"活动。印发了《关于落实厅直属单位党风廉政建设责任制工作报告制度的意见》，对党风廉政建设和纠风工作实行"一票否决"。扎实推进卫生系统惩治和预防腐败体系建设，印发了《关于贯彻落实中共中央〈建立健全惩治和预防腐败体系2008—2012年工作规划〉实施方案》，认真纠正医药购销领域和医疗服务中的不正之风。开展廉政文化创建活动，省卫生厅被省直机关工委命名为省直机关廉政文化建设示范点单位。深入开展医药购销领域商业贿赂、工程建设领域突出问题和"小金库"等专项治理。落实纠风工作责任制和医务人员医德考评制度，认真纠正损害群众利益的突出问题。发起"向陕南洪涝灾害地区群众募捐活动"，陕西省卫生厅直属系统共向灾区捐款34.29万元；发起"向玉树灾区献爱心捐款活动"，陕西省卫生厅机关向灾区捐款2.38万元，厅直属单位捐款31.9151万元。

（黄鹏翔）

甘 肃 省

卫生资源 2010年全省卫生机构总数（不含村卫生室）10,267个，比2009年增加了256个。

医院387个，社区卫生服务中心（站）429个，乡镇卫生院1350个，诊所（卫生所、医务室）7523个。与2009年比较，医院增加了5个；社区卫生服务中心（站）增加了89个，诊所（卫生所、医务室）增加了163个。

医院按等级分：三级医院35个（其中：三甲医院14个），二级医院160个，一级医院（卫生院）16个，未评定等级医院8个（不含中医院），其他167个。

2010年100张床位以下医院178个，100～199张医院92个，200～499张医院80个，500～799张医院22个，800张及以上医院6个。

2010年全省医疗机构床位94,883张，其中：医院床位60,961张（占64.24%），卫生院床位21,461张（占22.62%），社区卫生服务中心（站）床位2117张（占2.23%），妇幼保健院（所、站）2246张（占2.37%）。

与2009年相比较，医疗机构床位增加7464张，其中：医院床位增加4194张，卫生院床位增加1201张。

截至2010年底，甘肃省卫生人员达115,368人，与2009年比较，卫生人员增加8056人，增长7.5%。

2010年卫生人员中：卫生技术人员97,387人，其他技术人员3694人，管理人员4632人，工勤技能人员9655人。与2009年比较，卫生技术人员增加7424人（增长8.3%），其他技术人员减少88人（减少2.3%），管理人员增加308人（增长7.1%），工勤技术人员增加412人（增长4.5%）。

2010年卫生技术人员中：执业（助理）医师38,249人（其中：执业医师31,309人），注册护士29,646人。每千人口卫生技术人员3.69人（全国4.38人），每千人口执业（助理）医师1.45人（全国1.80人），每千人口注册护士1.12人（全国1.52人）。

与2009年相比，每千人口卫生技术人员增加0.28人，每千人口执业（助理）医师增加0.06人，每千人口注册护士增加0.12人。

与全国相比，甘肃省以上三项指标均低于全国平均水平。

医疗服务 2010年甘肃省医疗机构（不含村卫生室，下同）总诊疗人次达6675.53万次，其中：医院 2522.90 万次（占 37.79%），卫生院 1551.4 万次（占 23.24%），其他医疗机构 2601.23 万次（占 38.96%）。2010 年，全省居民到医疗机构（不含村卫生室）平均就诊 2.53 次。

与 2009 年比较，总诊疗人次增加了 294.57 万次，其中医院增加 27.56 万次，卫生院增加 106.8 万次，卫生院就诊人次增长明显。

2010 年，甘肃省医院门诊就诊率低于全国 2.77 个百分点（2010 年全国平均医院门诊就诊率为 40.56%），卫生院门诊就诊率高于全国 8.24 个百分点（全国卫生院平均就诊率为 15%），居民到医疗机构（不含村卫生室）平均就诊次数低于全国平均水平 1.82 次（全国为 4.35 次）。

2010 年甘肃省医疗机构入院人数 208.75 万人，其中医院 143.45 万人，占 68.72%；卫生院 54.6 万人，占 26.16%；其他医疗机构 10.7 万人，占 5.13%。

2010 年甘肃省每百居民住院 7.92 人。与 2009 年比较，医疗机构入院人数增加 6.28 万人，增长 3.1%，其中医院增加了 10.42 万人，增长 7.8%，卫生院减少了 5.05 万人，减少 8.5%；

与 2010 年全国平均医院住院率相比，甘肃省医院住院率低于全国平均医院住院率 6.48 个百分点（全国平均医院住院率为 75.24%，甘肃省为 68.72%），卫生院住院率与全国平均水平持平（全国卫生院平均住院率为 25.72%，甘肃省为 26.16%）。

2010 年甘肃省每百居民住院人次比全国平均水平低 2.62 人（全国每百居民住院人次为 10.54 人）。

2010 年甘肃省医疗机构病床使用率为 71.12%，其中二级以上医院床位使用率为 80.86%，三级医院床位使用率为 88.84%，卫生院床位使用率为 54.45%。

2010 年医院出院者平均住院日为 8.9 日，卫生院出院者平均住院日为 6 日。

2010 年全省各市州医院平均病床使用率为 78.67%，比 2009 年增长了 2.3 个百分点，全省各市州医院出院者平均住院日为 10.3，与 2009 年持平。

2010 年医院床位使用率较高的三个市州是定西市（89.64%）、武威市（89.29%）、庆阳市（85.29%），床位使用率较低的三个市州是金昌市（70.58%）、甘南藏族自治州（63.74%）、酒泉市（60.45%）；医院出院者平均住院日较高的三个市州是嘉峪关市（12.4 日）、兰州市（12.2 日）和武威市（11.4 日）。

2010 年全省各级医疗机构（不含村卫生室）平均药品收入占总收入的 33.18%，其中医院药品收入占总收入的 34.74%，卫生院药品收入占总收入的 29.49%，诊所（卫生所、医务室）药品收入占总收入的 71.07%，妇幼保健院（所、站）药品收入占总收入的 15.04%。

2010 年甘肃省各市（州）医疗机构药品收入占总收入排在前三位的市州是陇南市（43.26%）、酒泉市（39.77%）、临夏州（39.19%），与 2009 年相比，三市州药品收入占总收入的比例均有所下降，分别下降了 7.22 个百分点、0.30 个百分点和 9.16 个百分点。

农村卫生 截至 2010 年底，甘肃省参合农民达到 1910.32 万人，参合率为 95.92%。与 2009 年比较，参合农民增加 3.4 万人，参合率上升 0.38 个百分点。2010 年新型农村合作医疗基金累计支出总额为 27.94 亿元，比 2009 年增加 48.7%，累计受益人数达 1945.3 万人次，比 2009 年增长 60.68%。农村医疗救助 123.7 万人次，比 2009 年增加 39.93%，民政部门资助农村合作医疗 83.5 万人次，比 2009 年增加 32.75%。

2010 年甘肃省 86 个县（市、区）共设有县级医院 165 所、县级妇幼保健机构 65 所、县级疾病预防控制中心 88 所（包括会宁县 601 站和夏河县 301 站）、县级卫生监督所 86 所，上述四类县级卫生机构共有卫生人员 24931 人。

截至 2010 年底，甘肃省共设 1350 个乡镇卫生院，共有床位数 21,461 张，卫生人员 23,328 人（其中：卫生技术人员 20,937 人）。与 2009 年比较，乡镇卫生院增加 8 个，床位增加 1201 张，卫生人员增加 3967 人。每千农业人口乡镇卫生院床位由 2009 年 1.0 张增加到 2010 年 1.06 张（2010 年全国为 1.13 张），每千农业人口乡镇卫生院人员由 2009 年 0.96 人增加到 2010 年 1.1 人（2010 年全国为 1.30 人），卫生院病床使用率为 54.45%，比 2009 年下降 4.19 个百分点（2010 年全国卫生院病床使用率平均下降 1.3 个百分点），患者平均住院日为 6 日，与 2009 年持平。

2010 年甘肃省 16,253 个行政村共设 16,416 个村卫生室。村卫生室中，执业（助理）医师 1036 人、乡村医生和卫生员 20414 人。每千农业人口乡村医生和卫生员 1.01 人（2010 全国为 1.19 人）。与 2009 年比较，村卫生室增加了 1321 个，乡村医生和卫生员增加了 2617 人。

2010 年乡镇卫生院总诊疗人次为 1551.44 万人，入院人数为 54.61 万人，病床使用率为 54.45%。

社区卫生 2010 年全省已设立社区卫生服务中心（站）429 个，其中社区卫生服务中心 111 个，社区卫生服务站 318 个。与 2009 年相比，社区卫生服务中心增加 48 个，社区卫生服务站增加 41 个。社区卫生服务中心（站）人员为 4777 人，平均每个中心（站）11.1 人。

2010 年全省社区卫生服务中心（站）提供诊疗人次为 357.77 万次，入院人数 2.53 万人；平均每个中心（站）年诊疗人次 8339.6 人次，年入院人数 155 人，病床使用率为 52.04%。

与 2009 年相比，社区卫生服务中心（站）诊疗人次增加了 47 万人次，住院人数减少了 0.13 万人次。

与 2009 年全国平均每个社区服务中心年诊疗人次 4.2 万人次，年入院人数 256 人相比，甘肃省社区服务中心年诊疗人次减少了 2.84 万人，年入院人数减少了 81 人。

基本药物供应保障情况 2010 年实施零差率销售的卫生院共有

1223个，占政府办乡镇卫生院的93.57%，其中兰州市、嘉峪关市、金昌市、张掖市、酒泉市政府办乡镇卫生院100%实施零差率销售，实施零差率销售的政府办乡镇卫生院所占比例最低的三个市州是平凉市(90.29%)、天水市(71.43%)、甘南藏族自治州(69.51%)，乡村联动实施基本药物制度的乡镇卫生院共有856个，占政府办乡镇卫生院的64.7%。

据医改监测数据反映，2010年共有村卫生室16,938个，实施零差率销售的村卫生室有8851个，占52.26%。实施零差率销售的村卫生室分市州所占比例较高的是酒泉市(97.59%)、白银市(97.49%)、庆阳市(82.47%)，嘉峪关市和甘南藏族自治州村卫生室没有实施零差率销售。

门诊和住院病人人均医药费用 二级以上医院。甘肃省二级以上医院2010年门诊病人次均医药费用90.18元，比2009年增加了12.5元（按当年价格计算，下同），增长16%，其中药费为41.64元，比2009年增加了4.27元，增长11.43%；住院病人人均医药费用2961.29元，比2009年增加了164.3元，增长5.9%。

但与全国二级以上医院平均门诊病人次均费用和住院病人人均医药费用相比，甘肃省二级以上医院门诊病人次均费用和住院病人人均医药费用分别低49.82元和1386.01元，且与全国平均医院门诊病人次均费用和住院病人人均医药费用年度涨幅相比，甘肃省涨幅比全国平均水平分别低3.7个百分点和3.2个百分点。

分市州二级以上医院。2010年分市州二级以上医院门诊病人次均医药费用最高的三个市州是嘉峪关市(155.93元)、兰州市(127.30元)和天水市(102.99元)，住院病人人均医药费用最高的三个市州是嘉峪关市(4526.19元)、兰州市(3919.95元)和酒泉市(2961.75元)。

乡镇卫生院。2010年乡镇卫生院门诊病人次均医药费用为27.17元，比2009年增加4.22元，增长18.39%，其中药费为19.68，比2009年增加3.26元；住院病人人均医药费用为799.87元，比2009年增加76.38元，其中药费为525.77元，比2009年增加40.12元。

与全国平均乡镇卫生院门诊病人次均费用和住院病人人均医药费用相比，甘肃省乡镇卫生院门诊病人次均费用和住院病人人均医药费用分别低20.33元和204.63元。

分市州乡镇卫生院。2010年分市州乡镇卫生院门诊病人次均医药费用最高的三个市州是酒泉市(38.00元)、金昌市（36.35元）和张掖市（31.10元），住院病人人均医药费用最高的三个市州是金昌市（1317.52元）、嘉峪关市（1230.66元）和酒泉市（1052.54元）。

省属9家医院门诊费用情况。省属9家医院2010年平均门诊病人次均医药费用为218.87元，比2009年增加了30.44元，增长16.16%，其中药费为92.15元，比2009年增加6.26元，增长7.29%。

2010年门诊病人次均医药费用最高的三家医院是兰大一院(351.93元)、甘肃省第三人民医院(300.61元)和兰大二院(291.39元)；门诊病人次均医药费用增长幅度最高的三家医院是甘肃省第二人民医院(38.58%)、甘肃中医学院附属医院(32.18%)和兰大一院(29.05%)。

与全国三级医院平均门诊病人次均医药费用相比，甘肃省省属9家医院门诊病人次均费用低了14.97元，与全国平均医院门诊病人次均费用年度涨幅相比，甘肃省省属9家医院涨幅比全国三级医院平均水平高出0.69个百分点。

省属9家医院住院病人人均医药费用情况。省属9家医院2010年平均住院病人人均医药费用为8960.19元，比2009年降低了20.73元，下降达0.23%，其中药费为3420.20元，比2009年降低了319.23元，下降达8.54%。

2010年省属9家医院住院病人人均医药费用最高的三家医院是兰大二院（12040.11元）、兰大一院（12023.97元）和省肿瘤医院（10784.33）；住院病人人均医药费用增长幅度最高的三家医院是甘肃中医学院附属医院（11.44%）、甘肃省人民医院（9.01%）和甘肃省妇幼保健院（6.30%）。

与全国三级医院住院病人人均医药费用相比，省属9家医院住院病人人均医药费用低了756.28元，且与全国住院病人人均医药费用年度涨幅7.0%相比，甘肃省涨幅比全国平均水平低了7.23个百分点。

分市州卫生部门综合医院门诊和住院病人人均医疗费用情况。2010年全省市州卫生部门综合医院平均每诊疗人次医疗费为100.85元，其中药费为44.87元，平均每出院者住院医疗费为3731.68元，其中药费为1571.65元。

平均每诊疗人次医疗费最高的三个市州为兰州市(137.07元)、嘉峪关市(123.64元)和天水市(116.11元)，平均每出院者住院医疗费最高的三个市是兰州市(6169.32元)、嘉峪关市(5410.10元)和酒泉市(4587.98元)。

妇幼卫生 孕产妇保健。2010年住院分娩率为93.56%，其中市住院分娩率为97.06%，县住院分娩率为92.04%。与2009年比较，住院分娩率增加了4.46个百分点，其中市住院分娩率增加了1.7个百分点，县住院分娩率增加了5.68个百分点。

儿童死亡率。据妇幼卫生监测统计，2010年，5岁以下儿童死亡率为11.35‰，其中，城市为8.86‰，农村为12.43‰；婴儿死亡率为10‰，其中城市为7.66‰，农村为11.02‰；新生儿死亡率为7.81‰，其中城市为5.9‰，农村为8.64‰。5岁以下儿童死亡率及婴儿死亡率较2009年度都有明显下降。分市州5岁以下儿童死亡率较低的三个市是嘉峪关市（1.73‰）、兰州市（7.37‰）、天水市（9.83‰），5岁以下儿童死亡率较高的三个市州是张掖市（12.74‰）、临夏州（16.14‰）、甘南藏族自治州（24.66‰）。

孕产妇死亡率。据妇幼卫生监测统计，2010年孕产妇死亡率为33.23/10万，其中城市为23.38/10万，农村为37.50/10万。

卫生监督 公共场所卫生监督。2010年全省公共场所卫生被监督单位12,338个，从业人员31,365人，持健康证人数占96.5%。对公共场所进行经常性卫生监督34,516户次，合格率为91.71%。依法作出卫生行政处罚并结案303件。

生活饮用水卫生监督。2010年甘肃省生活饮用水卫生（供水）被监督单位583个，从业人员2311人，持健康证人数占82.2%。生活饮用水经常性卫生监督1661户次，合格率为89.16%。依法涉水产品进行抽样监测29件，合格率为93.1%。

消毒产品卫生监督。2010年全省消毒产品被监督单位82个，从业人员1543人，有效卫生许可证82份。消毒产品经常性卫生监督1354户次，合格率为93.94%。对1849件消毒产品进行监测，合格率为93.46%。

学校卫生监督。2010年全省被监督学校10,043所，61.5%的学校已经建立学生健康档案，83.7%的学校开设健康教育课，92%的学校建立突发公共卫生事件应急预案。依法作出卫生行政处罚并结案73件。

职业卫生监督。2010年全省职业卫生被监督单位2385个，职工总数377,145人，职业病危害因素接触人数占43.2%。依法作出卫生行政处罚并结案189件。

放射卫生监督。2010年全省放射卫生被监督单位152个，职工总数23,309人，放射人员占14.2%，放射工作人员持证上岗率71.4%。依法作出卫生行政处罚并结案70件。

医疗服务、采供血和传染病防治监督。2010年依法对医疗服务作出卫生行政处罚并结案445件，其中未取得执业许可证擅自执业168件，诊疗活动超出登记范围39件，使用非卫生技术人员57件。依法对传染病防治作出卫生行政处罚并结案153件。

疾病控制与公共卫生 传染病报告发病和死亡。2010年甘肃省报告甲、乙、丙类传染病报告30种，共计135,680例，死亡106例。其中报告甲类传染病鼠疫1例，死亡1例；报告乙类传染病19种106,204例，死亡99例，发病率为402.98/10万，死亡率为0.38/10万，病死率为0.09%，发病率降低16.05%；报告丙类传染病10种29,475例，死亡6例，发病率为111.84/10万，死亡率为0.02/10万，病死率为0.02%，发病率下降24.14%。

与2009年相比，甲乙类传染病发病率上升的病种有4种，按上升幅度高低依次为艾滋病、梅毒、百日咳、淋病；报告发病率下降的有14种，按下降幅度高低依次为狂犬病、甲型H1N1流感、疟疾、出血热、炭疽、猩红热、布病、新生儿破伤风、乙脑、伤寒+副伤寒、肺结核、痢疾、麻疹、病毒性肝炎。2010年新报告的病种有鼠疫1例和血吸虫1例（由外省报告）；流脑报告发病与2009年持平。

与2009年相比，丙类传染病报告发病率上升的病种有4种，按上升幅度依次为急性出血性结膜炎、麻风病、其他感染性腹泻病、流行性腮腺炎。报告发病率下降的病种有6种，按下降幅度依次为斑疹伤寒、风疹、流行性感冒、手足口病、黑热病、包虫病。

全省报告发病数居前五位的乙类传染病是病毒性肝炎、肺结核、痢疾、梅毒、淋病，占乙类传染病发病总数的98.67%。

全省报告发病数居前五位的丙类传染病是手足口病、其他感染性腹泻病、流行性腮腺炎、流行性感冒、风疹占丙类传染病总数的97.54%。

城乡居民主要死亡原因。据甘肃省榆中县死因监测点统计，2010年甘肃省居民前十位死因顺位是：循环系统疾病小计（心脏病、高血压等）、呼吸系统疾病小计（主要是慢性下呼吸道疾病）、肿瘤、损伤和中毒外部原因、消化系统疾病、其他疾病、内分泌，营养和代谢疾病、泌尿生殖系统疾病小计（肾小球和肾小管间质疾病及泌尿生殖系统的其他疾病）、起源于围生期的某些情况小计（新生儿产伤和窒息、早产儿和未成熟儿等）、传染病和寄生虫病小计（呼吸道结核、病毒性肝炎等），前10位死因合计占死亡总数的99%。

地方病防治。截至2010年底，全省克山病病区县数28个，现症病人0.27万人；大骨节病病区县37个，现症病人14.1万人；碘缺乏病防治工作县（市）87个，甲肿病人11.13万人，Ⅱ度甲肿人数0.27万人，克汀病人数1.16万人。地方性氟中毒（饮水型）病区县数57个，氟斑牙病人84.56万人，氟骨症病人1.88万人；地方性砷中毒（饮水型）高砷区县8个，高砷区村54个，病区县数7个，现症病人0.027万人。布鲁氏菌病病区数为7个市（州）11个县（区、市），全年新发病例40例，慢性患者49例。

2010年甘肃省包虫病病区数为13个市（州）71个县（区、市），威胁人口达2246万，平均患病率为0.29%，12岁以下儿童包虫病血清阳性率为2.21%，犬棘球绦虫感染率为7.96%，羊患病率为2.53%，牛患病率为3.29%。疟疾原发病区县（市、区）5个，2010年原发疟疾病1人，输入性恶性疟疾3例，无死亡病例。黑热病病区县（市、区）16个，共确诊黑热病155例。全省存活麻风病患者1097人，Ⅱ度以上畸残率达50%以上，其中现症病人25例，正在接受规范化疗，其余均治愈；2010年新发现麻风病病人8例，复发病人1例。肠道寄生虫病以土源性线虫病为主，包括蛔虫病和蛲虫病，2010年凉州区、武山县和西固区三个监测点的数据显示，土源性线虫病的平均感染率为1.27%，3～12岁儿童蛲虫平均感染率为4.12%，人群蛔虫平均感染率为0.63%，土壤中人蛔虫卵平均检出率为9.17%。

农村改水改厕。2010年改水收益率为97.09%，比2009年增长了2.2个百分点，自来水普及率为59.24%，比2009年增长了3.54个百分点，卫生厕所普及率为61.26%，比2009年增长了3.44个百分点，无害化卫生厕所普及率为22.27%，比2009年增长了5.05个百分点。

（刘维忠　胡原生　杨丽萍）

青海省

卫生资源 卫生总费用。2010年青海省各级财政卫生事业费支出达38.8亿元,较2005年增长了3.4倍,卫生总费用达到82.09亿元,同比增长了2.04倍,占青海省同年GDP的6.89%,人均卫生费用达1463元,同比增长了1.9倍,卫生总费用构成中,政府、社会和个人卫生支出比例分别为39.82%、30.14%和30.04%,其中政府卫生支出比重上升4.2个百分点,社会卫生支出比重上升0.6个百分点,个人卫生支出比重下降了5.02个百分点。

医疗卫生机构。截至2010年底,青海省医疗卫生机构(不含村卫生室)总数为1598所,较2005年增加149所。其中:医院129所(内:公立医院118所)、乡镇卫生院405所、社区卫生服务机构173个、疾病预防控制中心56所、卫生监督所(中心)54所、采供血机构(站)9个、妇幼保健院(站)22所,诊所及医务室736个,其他卫生机构14个。

卫生人力资源。2010年青海省卫生人力总量为33,825人,较2005年增加了6568人。其中:卫生人员27,771人,同比增加6080人,乡村医生和卫生员数6053人,同比增加了488人。卫生技术人员达24,051人,同比增加了4007人,其中执业(助理)医师10,223人、注册护士7836人。每千人口执业(助理)医师数和注册护士数分别为1.73人和1.40人,分别同比增加了0.35人和0.32人。

医疗机构床位。2010年底,青海省医疗机构床位数达19119张,较2005年增加3978张。病床数分布为:医院15136张,卫生院2837张,社区卫生服务中心893张。每千人口医疗机构床位数4.04张,同比增加了1.26张。

人民健康指数 “十一五”时期,青海省人民健康主要指标明显提高,与全国平均水平的差距逐步缩小。城乡居民人均期望寿命由2005年的71.34岁提高到2010年的72岁,增长了1.66岁,增幅高于同期全国平均水平0.66岁,婴儿、孕产妇死亡率分别由29‰和110/10万下降到16.07‰和45.14%,分别同比下降了46.67%和58.05%,降幅分别大于同期全国平均水平17.2和25.8个百分点。

玉树抗震救灾医疗卫生救援工作 2010年4月14日,青海省玉树县强烈地震发生后,在青海省委、省政府的领导和卫生部的统一指挥调度下,青海省卫生系统迅速行动,第一时间奔赴灾区,奋力展开生命大营救。累计救治伤员1.1万多人次,转移重症伤员3332名,取得了转运零死亡、伤员死亡率低、致残率低、治愈率和康复率较高的成绩。卫生防疫和卫生监督及时跟进,深入灾区近400人次,以鼠疫防控为重点,全方位地开展了大面积灭獭、传染病疫情监测、消杀灭、饮用水卫生监测、心理干预、疫苗应急接种、健康教育、心理干预等工作,做到了卫生防疫和卫生监督全覆盖,实现了大灾之后无大疫。扎实开展灾后重建医疗卫生保障工作,通过组派省级医疗卫生对口帮扶队和援建大军医疗保障队、组织搭建州县两所过渡医疗机构,有力保障了灾后重建。规划设计重建项目,首批州、县医疗卫生机构重建项目如期开建。

扎实推进医改重点任务 2010年青海省按照“保基本、强基层、建机制”的原则,扎实推进医改五项重点任务,较好地完成了年度重点工作任务。新型农村合作医疗保障水平进一步提高,人均筹资标准提高到154.3元,住院费用报销比例、受益面分别达60%和80%,农牧民参合率达96.3%,最高支付限额达到全国农民人均纯收入的5.83倍。农村牧区儿童白血病、先天性心脏病提高保障水平试点有序开展。国家基本药物制度初步建立,政府办基层医疗卫生机构基本药物制度覆盖率达73%,以省为单位基本药物集中采购、统一配送工作进展顺利,基本药物价格平均降幅达23.92%。遴选增补100种药品列入青海省基本药物目录。基层医疗卫生服务体系进一步完善,改扩建乡村医疗机构160所、城市社区卫生服务中心10个,培训乡镇卫生院技术人员1651名、村医7210名。91%的乡镇卫生院和69%的村卫生室通过等级评审,348所乡镇卫生院实行收支两条线管理,98%的村卫生室实行一体化管理,实行首诊、双向转诊的社区卫生服务机构比例达55.81%。省内外对口帮扶工作覆盖7所省级医院、49所州县级医院和90所乡镇卫生院。国家基本和重大公共卫生服务项目扎实推进,15岁以下人群补种乙肝疫苗接种率达95%,完成妇女乳腺癌筛查1.2万例、宫颈癌检查4万例,5.78万名农牧区孕产妇获得每例500元的住院分娩补助,农牧区育龄妇女补服叶酸完成率达100%,分别完成贫困人群白内障、先天性心脏病、唇腭裂免费手术治疗2045例、101例和105例。农牧区改厕任务完成率达98.64%。医疗机构10项便民措施深受好评。国家公立医院改革试点城市——西宁市在调整公立医院布局结构、完善补偿机制、开展绩效考核、推行便民服务等方面进行了有效探索。

重大疾病防控 全力推进“一案三制”为核心的卫生应急体系建设,通过强化源头管理和预警预测、加强应急培训演练等措施,卫生应急处置能力明显增强,及时有效地处置突发公共卫生事件12起。强化联防联控机制,切实落实鼠疫综合防控措施,青海省未发生人间鼠疫疫情。深入开展了《食品安全法》系列宣传活动,组织开展食品安全风险监测和专项整治行动,保证了重大节庆、文体和经贸活动的食品安全。西宁市湟源县、格尔木市大格勒乡分别被命名为省级卫生县城和卫生乡镇。

坚持落实“专病专防”策略,加强免疫规划“七统一”管理,免疫规划疫苗报告接种率均在97%以上,以县为单位结核病控制覆盖率达到100%,新发现并免费规范化治疗肺结核病人2509例,治愈率达89.7%。落实碘缺乏病综合干预措施，青海省实现基本消除碘缺乏病目标。包虫病防治项目使1000名患者获益。完成HIV抗体监测15万人份。以社区为基础的慢性病干预策略有效推进。

医疗服务质量管理　2010年青海省继续深入开展“医院管理年”、“医疗质量万里行”和“两优一满意”活动，二级以上医院十项医疗基础质量管理评价、单病种质量和费用控制管理、病例分型质量管理等核心制度有效落实。邀请省外医院管理专家和医学专家巡查指导医疗质量，全面推行医务人员执业行为不良记分管理，医疗服务行为不断规范。加强血液管理，临床用血需求和血液质量安全得到保障。

中藏医药事业　2010年青海省大力加强中藏医药工作，中藏医学术水平和综合质量不断提高，电子病历管理和临床使用进展有序，中藏医服务资源、机构运营、特色发挥等基本现状调查工作圆满完成。中藏医名院、名科、名医建设和进农牧区、进社区、进家庭活动、藏医药古籍文献整理、适宜技术推广应用工作有序推进。中医坐堂医诊所试点工作、中藏医“治未病”健康工程和中藏医、民族医文化建设成效初显，中藏医药公共卫生项目实施顺利。

卫生执法监督　2010年青海省卫生部门坚持依法打击非法行医、非法采供血和非法医疗广告行为不松懈，专项检查行动卓有成效，医疗市场秩序进一步规范。制定印发《青海省职业病防治规划(2009—2015年)》，开展大通、湟中两县基本职业卫生服务试点工作，对8000名劳动者或农民工进行了职业健康体检。学校、饮用水和公共场所卫生监督工作得到强化，西宁市、海东市、海南市等地城市饮用水卫生监测网络试点工作通过卫生部评估。青海省公共场所卫生监督量化分级管理制度有力推行，各类卫生执法监督覆盖率均达90%以上。

食品药品安全监管　2010年青海省以健全责任制为抓手，食品安全监管纳入各级政府年度目标责任考核范围，省到乡、乡到村食品安全目标责任书签订率分别达到100%和97%以上。认真实施食品安全风险监测计划，建立食品安全监测哨点10个。扎实开展食品药品安全以及滥用食品添加剂等专项整治行动，依法打击生产经营假冒伪劣和有毒有害食品药品违法犯罪活动，青海省未发生食品药品安全事件。综合协调有关部门严肃查处“东垣问题乳粉”案件，有力维护了人民群众的健康权益。

人才培养和医学科技　2010年青海省卫生系统组织实施“西部之光”、“高层次人才培养”、“111工程”、西部卫生人才培养和公共卫生专项资金培训项目，39名高层次卫生专业技术人员赴省外研修，培训乡镇卫生院技术骨干143名、社区卫生技术人员151名，完成全科医生转岗理论培训259名。培训卫生行政管理干部100名，组织实施人才“小高地”建设项目1项。7所省级医院与卫生部部属或部管7所医院建立了紧密型对口帮扶协作关系。医学科研成果获国家科技进步二等奖1项，省级二等奖1项、三等奖2项。

精神文明和行业作风建设　2010年青海省卫生系统认真组织开展创先争优、“学习型行业”、“两优一满意”、“抓作风建设、促工作落实”等一系列精神文明创建活动，广大卫生工作者积极向上、创先争优的热情得到激发，凝聚和形成了“冲锋在前、团结协作、珍爱生命、恪守天职”的青海卫生职业精神，青海省人民医院被中共中央、国务院、中央军委授予“全国抗震救灾英雄集体”称号，苏宁同志被授予“全国抗震救灾模范个人”称号，涌现出了韩慧瑛等一大批先进模范人物。深入开展工程建设领域突出问题的整治和“小金库”专项治理工作，治理医药购销领域商业贿赂惩防体系长效机制不断健全。

（李增浩　桑文俊）

宁夏回族自治区

农村卫生　加强县、乡、村医疗卫生机构一体化管理，以广覆盖、保基本、可持续为原则，以基本、基层、基础工作为重点，通过定期指导培训，加强内涵建设，完善服务功能，强化服务监管，实现乡村医疗机构规范化管理。在乡镇卫生院和村卫生室推行绩效考核工作，各市、县绩效考核配套经费基本落实到位。免费为农村居民提供计划免疫、高血压、糖尿病管理等11项公共卫生服务。目前，建立农民家庭健康档案88.6万份。建立高血压专病档案8.8万份，建档率为92.9%，高血压管理率为95.4%。建立糖尿病专病档案0.82万份，建档率为92.5%，糖尿病管理率为86.5%。结核病、肝炎、包虫病档案1.7万份。开展妇女病普查25.3万人，建立妇女病专病档案13.7万份。45岁以上农民健康体检率达85.8%。

根据《国务院关于进一步促进宁夏经济社会发展的若干意见》，结合中央扩大内需政策和自治区民生计划，申请国家支持16个县级医院、55个中心乡镇卫生院、24个社区卫生服务中心和6个精神卫生防治机构等项目。2010年共实施卫生建设项目96个，总投资4.215亿元，项目主要包括扩建自治区中医院、新建、扩建11个县级综合医院、中医院，改扩建74个乡镇卫生院、7个社区卫生服务中心、迁、扩建2个市级中医院和建设宁东急救中心，为16个县级医疗机构配备医疗设备。自治区儿童医院、自治区精神卫生中心和自治区血液中心等建设项目已经国家发展和改革委员会批复立项。圆满完成了国家下达的医疗卫生体制改革2009年基本建设任务。完成了中华海外联谊会援建自治区60所村卫生室的任务。

完成了全区新型农村合作医疗（以下简称新农合）筹资每人每年150元的任务。将70%左右的合作医疗基金用于大病统筹，对农村特困户实行“零起付线救助”政策，最高报销限额5万元。适当提高了报销比例、封顶线，降低住院补偿起付线。严格定点医疗机构用药制度，超范围用药控制在总药费的15%之内。规范定点医疗机构的服务行为，做到合理用药、合理检查、合理收费。新建了县级新农合信息网络，全面实行统筹地区所有定点医疗机构即时结报。为农民提供住院费用一日清单和费用查询服务，方便农民就医和报销。目前自治区共有364.58万人参加新农合，参合率为94.5%。共筹集资金3亿多元，有204.56万人次受益。提前两年完成国家2011年的医改任务。

妇幼保健与社区卫生 制定出台了《宁夏推进城市社区卫生改革的实施方案》和《宁夏加强妇幼卫生工作的实施方案》，全面开展社区卫生机构业务用房、设备、信息平台建设和孕产妇保健管理、新生儿疾病筛查、婚前医学检查、孕早期补服叶酸、艾滋病母婴阻断、3岁以下儿童体检等工作。免费为城市社区居民提供计划免疫、高血压、糖尿病管理等11项公共卫生服务，截至2010年底，全区城市社区卫生服务机构规范管理高血压6.26万人、糖尿病2.31万人、结核病722人、精神病577人。“一对一”孕产妇系统管理1.58万人，使孕产妇住院分娩率和产科质量有了新的提高，全区儿童系统管理7.48万人。孕产妇死亡率为31/10万，低于全国平均水平。

疾病预防控制 按照《宁夏扩大国家免疫规划实施方案》，制定了《宁夏免疫规划疫苗管理办法》等4个规范性文件。对全区适龄儿童全部实行了免费接种规划疫苗，疫苗由原来的5种增加到12种，预防14种病。自治区常规基础免疫报告接种率乙肝为99.73%、卡介苗为99.73%、脊灰为99.25%、麻疹类疫苗为98.62%、百白破为99.06%。新增免疫规划甲肝、乙脑等7种疫苗报告接种率达到93%以上，超过目标任务3个百分点。2010年完成预防接种450万剂次，未出现严重不良反应。全部取消了预防接种证工本费、注射费等收费项目，减轻了群众的负担。

按照《宁夏回族自治区遏制与防治艾滋病行动计划》，对各市县艾滋病防治情况进行了督导检查。五市举办防艾知识讲座和社区宣传483次，受教育群众达20万人次。对吸毒、暗娼、性病门诊就诊者等20万高危人群开展了艾滋病筛查。2010年新开设了固原、同心、中卫3家美沙酮治疗门诊。在美沙酮维持治疗门诊为近4000名海洛因成瘾者提供安全有效的药物维持治疗，医治了36名艾滋病病人。

加强对肺结核病的防控工作，通过检查评估，新增涂阳肺结核病人2229例，发现率为70.74%，规划任务完成率达100%；初治涂阳肺结核病人治愈率为92.23%，超出国家85%的要求。综合医疗机构转诊率均接近100%。对检查出来的耐多药肺结核病患者进行免费治疗。

加强疫情监测、分析、督查和应急救治工作。及时处置了手足口病、风疹、水痘、流腮等群体性疫情。地方病得到有效防控。及时处置4起鼠间鼠疫疫情，对疫区进行灭鼠灭蚤、重点人群预防性服药，未发生人间疫情。检测盐样6432份，居民户合格碘盐食用率达到了96.6%。完成检查儿童氟斑牙3233人，临床氟骨症检查6021人。筛查砷中毒2217人，确定14个砷中毒轻病区。筛查重性精神疾病4909人，461例患者接受药物治疗。筛查农村癫痫病4523人，对2711人惊厥型癫痫患者给予免费治疗。

卫生监督执法 根据政府机构改革方案，将自治区食品药品监督管理局划归自治区卫生厅管理。制定了《宁夏食品安全信息报送和发布制度》等8项制度，落实食品安全监管工作。起草了《宁夏回族自治区食品生产加工小作坊和食品摊贩管理条例》，提交自治区人大常委会审议通过。

依据《食品安全法》、《行政许可法》等法律、法规的规定，加强监督执法工作的力度，确保各项监管工作顺利进行。一是加强食品安全工作。组织开展了“卫监1号”专项整治行动，共派出卫生监督人员3666人次，出动车辆744辆次。累积检查餐饮单位31452户次，各类食堂2224户次，重点区域69个，重点单位1058家，重点品种125种。二是加强职业病防治工作。组织开展了“卫监Ⅱ号”专项整治行动，对2316家企业进行了执法检查，要求215家单位限期整改。举办了全区职业病防治知识竞赛，发放宣传材料，开展了现场咨询活动。三是做好重大活动卫生安全保障工作。在节日和大型活动期间进行安全检查，确保不发生食物中毒等突发公共卫生事件。四是加强公共场所卫生监督。川区70%以上、山区60%以上的宾馆、饭店完成了卫生监督量化分级管理工作。五是开展了打击非法义诊、无证行医、非法采供血等违法活动。对2658家医疗机构实施了不良积分管理监督检查。

中医药事业管理 《关于扶持和促进中医药事业发展的若干意见》印发以后，自治区卫生厅认真筹划，积极准备。一是全区各地大力推进中医“三名三进”工程。确定了10个省级中医和中西医结合重点专科建设项目，集中体现了专科优势明显、诊疗技术规范、临床疗效显著、文化氛围浓厚的中医特色。二是建立了名中医评选机制。培养了一批中医学科带头人和专科业务骨干；评选表彰了15名自治区名中医和14名基层名中医。三是全区中医院基础设施建设进一步得到完善。一批县级中医院建成投入使用，增加了专科诊疗设备。四是大力培养基层中医业务骨干。开展了乡村医生中医中专学历教育和全科医师岗位培训工作；在自治区中医医院等3所中医院开展了中医住院医师规范化培训试点工作。五是推广中医适宜新技术。在全区各市、县（区）推广11项农村中医药适宜技术，发挥中医药服务特色优势，提高了服务能力。六是积极争取国家项目。国家中医重点学科、重点研究室、临床三级实验室和中医药防治传染病重点研究室立项并开始建设，搭建了中医药科技创新平台。

医政管理 以提高医疗质量，保障医疗安全为主线，深入推进医院管理年活动，积极开展重大活动医疗保障、公共卫生事件医疗救治等工作。一是开展“医院管理年”、“医疗质量万里行”活动和“平安医院”创建工作。顺利通过了卫生部对10家综合医院的复查。进一步巩固和提高了医疗安全、患者安全、治安安全水平，优化了执业就医环境。二是组织专家对各类医院运行和管理情况进行了专项检查和整顿活动，对民营医疗机构不良执业行为实行积分管理，对2008—2009年医疗投诉情况进行妥善处理。对县级以上综合医院诊疗信息指标情况进行了通报，使医药费用不合理增长得到有效控制。三是对“三鹿奶粉”事件4000余名泌尿系统结石患儿实行免费治疗。对各类传染病重症患者、突发事件受伤人员进行了精心治疗。四是组织城市三级医院与县医院建立长期对口协作关系，全区34所二级以上医疗机构187名医务人员组成54支医疗队，支援10所县（区）级医院和47所乡镇卫生院。五是加强准入管理，完成了全区78家医疗机构校验工作和3家医疗机构申请开展心血管介入诊疗技术准入审核，完成了一批大型医用设备许可证核发工作。组织完成了2009年全区医师资格审查、考试及发证、换证工作。开通了护士资格和注册信息网上验证系统，完成了全区护士执业注册11,675余人。六是举办了“天使杯”护理技能大赛。评选了2名“巾帼文明岗”和4名“巾帼建功标兵”。七是血液安全管理工作稳步推进。表彰奖励了银川市红十字会等9个献血组织先进单位和743名先进个人。开展了“全区病毒灭活血浆新技术推广”工作，合理配置血液检测设备，推进血液集中化检测工作。组织开展了血液应急招募、采集工作，2010年采供血液17吨。

药品招标采购“三统一” 认真做好国家基本药物制度和宁夏药品“三统一”政策的科学衔接工作。制定了《宁夏贯彻国家基本药物制度的实施方案》。按照实用性、可及性、公平性和科学性的原则，先后召开了9次座谈会和征求意见会，广泛听取相关部门、各级医疗卫生机构的意见和建议，进行了6次修改完善。研究制定了《宁夏基本药物目录（基层部分）》，《药物目录》共有化学药230个品名、510个品规，中成药共139个品名、266个品规，合计369个品名、776个品规。比《国家目录》所列307种药品新增品名64个，增加了20.8%。

2010年着重落实药品“三统一”中标药品申购率、使用率、配送到位率、回款率等各项指标。针对个别企业重组改制导致中标药品仓储率和配送到位率不高，配送不到位等问题，先后组织召开药招办扩大会议13次、专题会议7次，研究解决办法。将17种三级目录中标药品、29种二级目录中标药品分别下调至二级和一级目录，新增暂不招标药品12种，解决基层医疗机构临床用药需求。全区规定目录药品申购率为100%，使用率为99.91%，回款率为99.97%。中标药品综合配送到位率平均为94.44%。医用耗材配送到位率平均为95.65%。五家配送企业主配送区域配送到位率平均为81.35%。严肃处理违规行为，免职6人，警告10人，通报批评16人。

医药卫生体制改革 开展了全区8～15岁人群乙肝疫苗补种工作。自治区共有34万左右8～15岁人群需要补种乙肝疫苗，2010年完成乙肝疫苗第一针和第二针注射。全面执行“两癌”筛查和补服叶酸项目。在兴庆区等6个县（市、区）启动了农村妇女乳腺癌检查工作，在平罗县等6个县（市、区）启动了农村妇女宫颈癌的检查工作。2010年完成1.2万人乳腺癌、3.8万人宫颈癌检查任务。启动孕前和孕早期农村妇女补服叶酸项目，采购了药品，免费为自治区6.3万名孕前和孕早期农村妇女补服叶酸，降低新生儿神经管缺陷发生率。推进农村改厕工作。制定印发了改厕管理办法和技术方案，落实资金。完成近2万座卫生厕所的建设任务。实施“贫困白内障患者复明工程”。宁夏医科大学附属医院等20多家医疗机构等定点医院完成了2000余例白内障患者复明手术。

普及健康教育知识。为城市和农村居民建立家庭健康档案。城市和农村家庭建档率分别达到50%和30%；城市和农村65岁以上老年人体检率分别达到50%和20%，3岁以下儿童体检率达到50%。开展了孕产妇、儿童、和老年人的保健工作，孕产妇产前检查率和产后访视率均达到60%。推进扩大国家免疫规划工作，原有疫苗和新增疫苗报告接种率分别持续保持在95%和92%以上；传染病监测网络直报率持续保持在90%以上。完善高血压和糖尿病等慢性病管理，城市和农村高血压和糖尿病管理率分别达到15%和5%，城乡重性精神疾病管理率达到15%。农民健康教育覆盖率以家庭为单位达到100%。

继续按照“健康知识有人教、四病防治有人包、农民身体有人检、环境卫生有人管”的工作目标，开展健康知识一对一传播等“八个一”活动。向农村居民发放《健康知识进农家》、《中国居民膳食指南》和宣传挂历，演出话剧《乡村医生》，制作、悬挂各种宣传牌，开设农村中小学健康教育课，开展了健康知识巡展巡讲、农民健康知识有奖竞答、中小学生健康知识有奖征文等活动。各市、县电视台开设了“卫生与健康”栏目。截至2010年底，自治区农民健康教育覆盖率为98.1%，18岁以上人群基本健康知识普及率为98.1%、知晓率为91.6%、健康行为形成率为79.3%，农村中小学生基本健康知识知晓率为94.1%、健康行为形成率为85.4%，农村居民文明健康的生活行为逐渐形成。

通过统筹中央补助农村孕产妇住院分娩资金与新农合住院分娩资金，在全国率先创新性地提出了实施妇幼卫生“四免一救助”惠民政策。组织召开了全区实施妇幼卫生“四免一救助”启动暨社区卫生工作现场会。从2010年10月起在全区16个县（区）推行免费住院分娩、免费筛查新生儿3种疾病，免费治疗检查出的疾病，免费婚前医学检查。对住院分娩发生急救的妇女儿童给予适当救助。

在银川市和固原市所有乡镇卫生院、村卫生室、社区卫生服务机构开展人人享有基本医疗卫生服务试点工作。自治区各级财政增加投资600多万元,卫生部拨付341万元同新农合经费结合在一起支持试点工作,免费为居民提供10类40项基本公共卫生服务,按成本提供30种一般疾病诊疗和74种基本医疗用药物。试点地区村民就诊累计达136.2万人次,免费使用1071.68万元的药品。次均费用为7.87元,基本实现"防病不花钱、小病不出村、治病一元钱"的工作目标。

按照自治区人民政府印发的《自治区级医学优势专科建设规划》，确定了第一批7个医学优势专科项目。自治区卫生厅成立了医学优势专科项目技术指导组，与项目单位签订了责任书，制定了《优势专科实施方案》、人才引进和培养规划。目前，投入资金6341.61万元。各院优势专科引进了专家教授；培训了专业人员；购置了临床、科研设备；开展了临床、教学、科研活动。自治区党委、政府组织专家开展了督查活动，有力地促进了专科建设。

针对自治区包虫病防治现状，围绕防治工作中存在的技术难题与关键，组织多学科开展研究攻关，总结了自治区包虫病流行现况，分析了包虫病流行范围、程度、病区类型、人群分布等。制定了《宁夏包虫病基本消除防治十年规划》，建立了抗原筛选技术平台和综合干预防治模式，推广了肝包虫外囊外膜内完整剥除术，在9个包虫病项目县对1300名包虫病人实施免费药物治疗，对110名患者实施免费手术治疗。防治水平已达到国内同类研究的先进水平，取得了显著的社会效益。

卫生应急 认真落实国家、自治区各项法律、法规和各种应急预案，进一步健全应急预警、响应、协调、保障、联防联控等工作机制。一是整合了五市医疗急救资源，以市紧急救援中心或市级人民医院120为主体，将辖区内市、县级医疗机构纳入紧急救援网络。自治区疾控中心通过了国家实验室计量认证。15所县级疾控中心实验室通过了自治区级计量认证。二是加强信息报告，做好突发事件处置。编报了《专报》80期、《通报》67期，起草了甲型流感防控专题汇报40余份，及时向自治区党委、政府和卫生部报告疫情和防控工作进展，18期《专报》被卫生部采用。三是加强宣传工作。通过媒体向公众介绍疫情发展情况，普及甲型流感防治知识，引导公众正确了解甲型流感等传染病可防、可控、可治，消除社会恐慌情绪，确保社会秩序稳定。四是加强人员培训和队伍演练。自2010年5月开始，先后举办了6期700余人参加的"全区甲型H1N1流感防治技术培训班"。在银川地区举行了联防联控应急演练，卫生等13支应急队伍共125人，21辆应急车辆参加了演练。

甲型H1N1流感疫情暴发以后，全区各有关部门和各级各类医疗卫生单位在自治区甲型H1N1防控领导小组的指挥下，采取积极、有效、科学、可行的防控救治措施，把疫情危害控制在最小的范围之内。一是根据自治区人民政府的要求，制定了《甲型H1N1流感应急预案》，成立领导机构，建立联防联控工作机制，明确了各成员单位的职责和任务。根据甲型H1N1流感疫情发展及时调整防控策略，先后制定印发了十几个政策文件，督导全区开展疫情防控工作。二是及时处置可疑发热病例和确诊甲型H1N1流感病例。甲型H1N1流感疫情在北方民族大学等学校暴发之后，自治区卫生厅调动一切力量和资源，严密监控、精心防治、连续奋战，极大地延缓了疫情传播的速度。三是在疫情出现快速增长趋势之时，及时启用五市流感监测网络实验室进行监测，确定30家县级以上综合医院收治流感重症病人。四是针对疫情扩散之势已经形成，重症病人持续增加，特别是发生1起死亡病例以后，按照"四个集中"的原则，在三甲医院收治重症病人，在县级定点医院收治较重病人，在社区医院和乡镇卫生院收治轻症病人，一般患者居家隔离治疗。自治区卫生厅组织专家分3次赴五市对医疗救治工作进行督导和现场技术指导。在区外、区、市、县医疗机构间建立了对口支援协作机制。目前已成功治愈1539例患者，其中重症、危重症病例72例。五是开展应急接种，保护重点易感人群。按照疫情特点和人群分布等因素，将调入自治区的三批42万支甲型H1N1流感疫苗紧急调拨五市，对重点人群开展了接种工作，形成了免疫屏障，有效扼制了疫情蔓延。六是紧急采购储备应急物资，保障疫情处置需要。利用中央补助资金277.5万元和自治区财政配套资金150万元，为区、市两级疾控中心流感网络实验室配置设备17类176台件。先后分三批紧急采购了1300余万元的应急药品、救治设备和个人防护物资，及时印发五市和卫生厅直属有关单位，保障了疫情处置需要。

同心县病毒性脑膜炎疫情发生后，自治区卫生厅先后5次组织自治区级临床、流行病学、检验学专家赶赴同心县指导疫情防治工作，落实各项防控措施，协助卫生部专家共同判定病因。临床诊断病例92例，全部治愈出院。

妥善处置了中卫常乐镇煤矿、石嘴山大峰煤矿、惠农区沙巴台煤矿爆炸事故，宝塔石化爆炸事故。海原县海城镇儿童中毒、宁夏大学北校区乙型流感疫情、海原县关桥乡皮肤炭疽疫情、重大交通事故等多起突发事件。自治区卫生厅组织各级医院全力救治受伤病员，有效保护了人民群众的生命健康安全。截至2010年12月底，全区累计报告一般级以上突发公共卫生事件188起；报告病例3140人，病死9人。与2009年同期相比，事件发生起数、报告病人数分别上升了121.2%、85.7%，病死人数持平。

（刘天锡　吴敬祝　王诚）

新疆维吾尔自治区

卫生资源现状 截至2010年底，自治区有各级各类医疗卫生机构7650个（以下均含兵团，不含村卫生室），其中注册医疗机构7269个，采供血机构21个，疾病预防控制中心（防疫站）221个，卫生监督所133个，卫生监督检验机构1个，其他机构5个；自治区卫生机构床位116,230张，其中医院床位89，871张，卫生院床位19,980张，疗养院床位463张，门诊部床位500张，妇幼保健院（站）床位1733张，专科疾病防治院床位40张，其他医疗卫生机构床位3643张；自治区卫生人员149,069人，其中卫生技术人员122,860人，其他技术人员6979人，管理人员7089人，工勤人员12,141人。平均每千人口拥有床位5.33张、医生2.21人、注册护士2.03人。覆盖城乡的医疗、预防、卫生监督体系基本建成。

医改五项重点工作取得初步成效 新型农牧区合作医疗（以下简称“新农合”）制度稳步推进。进一步扩大了住院统筹加门诊统筹补偿模式范围，将11种慢性病、2种地方病和重大特殊疾病纳入门诊、住院补偿范围，门诊统筹覆盖达到88%。开展了农牧区儿童重大疾病医疗保障试点、总额预付、定额付费、按病种付费、按人头付费等相结合的新农合综合付费方式改革试点、以地（市）级为统筹层次的新农合试点、自治区级定点医疗机构即时结报试点以及贫困农牧民新农合报销和医疗救助一站式服务试点等工作。探索开展了以新农合制度为基础、商业医疗保险为补充的新型医保模式。农牧民参合积极性不断提高，实现了以县（市、区）为单位的全面普及，覆盖农牧业人口1033.69万人，参合人数1019万人，参合率达98.58%，提前完成自治区和国家提出的97%和90%的医改目标；新农合最高支付限额提高到自治区农牧民人均纯收入的6倍；新农合住院费用平均补偿比较2008年提高了5个百分点，住院费用平均补偿比提高到48%，累计补偿受益3619.25万人次，成为自治区建立农牧民基本医疗保障制度的重要突破和改善民生工程的一大亮点。

国家基本药物制度有序推进。组建了自治区基本药物工作委员会及办公室，印发了《自治区实施国家基本药物制度工作方案》等一系列配套文件，药品零差率销售专项补助经费得到落实。自治区11个地（州、市）、60个县（市、区）政府办基层医疗卫生机构启动了国家基本药物制度实施工作，将自治区实施范围扩大到60%。

基层医疗卫生服务体系建设进一步加强。争取国家发展和改革委员会落实基层医疗卫生服务体系建设项目391个，争取项目经费12.05亿元。利用自治区财政下达的6000万元专项资金和5700万元地方债券资金，继续加强了村卫生室基础设施建设，实施了自治区医疗卫生机构业务用房的抗震加固改造工程，进一步改善了基层医疗卫生机构基础设施条件。在争取项目和资金的同时，各地卫生行政部门高度重视项目和资金管理，制定出台了一系列规章制度，提出了明确要求，加大督导检查力度，有效发挥了项目资金的使用效益。

卫生人才队伍建设得到加强。面向农牧区高中起点专科层次医学教育、面向村卫生室定向培养中等医学学历人才培养工程、农村订单定向医学生免费培养工作、乡镇卫生院卫生技术人员在职培训等各类卫生人才培养项目顺利实施。利用5%人才储备编制为基层招聘卫生技术人员2416人。进一步提高了乡村医生待遇，自治区乡村医生每月补助标准由200元和500元分别提高到500元和800元。“万名医师支援农村卫生工程”项目进展顺利，对口支援的城市医疗队由33支增加到47支，对口援助工作更加贴近实际需要。县级医院骨干医师培训和“走进西部”项目顺利实施，县医院的医疗服务水平得到提高。二级以上医疗卫生机构对口支援乡镇卫生院项目初见成效，受援乡镇卫生院综合服务能力显著提高。农村卫生综合配套改革进一步深化，自治区乡镇卫生院已实现编制内人员经费100%由财政负担。

基本公共卫生服务和重大公共卫生服务项目全面启动。城市和农村居民健康档案建档率分别达到20%、35.56%，均完成了国家下达的目标任务；农村孕产妇住院分娩补助项目和增补叶酸预防神经管缺陷项目覆盖至全区，农村妇女乳腺癌检查项目完成105%；为自治区105万15岁以下人群查漏补种了乙肝疫苗；连续两年超额完成“百万贫困白内障患者复明工程”任务；卫生改厕项目顺利开展，卫生厕所普及率提高到47.4%。

公立医院改革试点有序开展，医疗服务质量安全进一步提升。乌鲁木齐市和克拉玛依市作为自治区公立医院改革试点城市，结合实际在统筹规划医疗卫生机构资源、完善医疗服务体系建设、提高服务能力等方面积极探索取得进展。临床路径管理试点工作在14所医院的22个专业、100余个病种中展开，配合农牧区儿童先天性心脏病保障试点，结合自治区实际出台了4种先心病的12个临床路径，单病种费用均低于卫生部公布的标准。积极推行“优质护理示范”工程活动，自治区示范病房达到160余个，形成了“示范引导、以点带面、逐步推广”的局面。继续开展了“医疗质量万里行”活动，加强医疗服务质量安全监管。积极推进自治区医疗质量控制体系建设，部分地市的质控网络已延伸到县级医疗机构。广泛开展预约诊疗服务、开设节假日门诊、优化门急诊服务流程等内容的十项便民服务，改善群众看病就医体验。开展医疗志愿者服务活动，建立健全管理制度。积极协调司法、保监等部门，初步建立医疗风险转移与医疗纠纷调解相结合的医疗责任保险制度，成立了自治区医疗纠纷人民调解委员会，接受调解医疗纠纷48起，调解成功41起，为自治区完善医疗纠纷第三方调解机制奠定了基础。

重大传染病、地方病防控取得

新进展 2010年自治区未发生重大传染病流行，法定报告传染病发病较2009年减少2.4万例，总发病率为682.2/10万，较2009年下降了14%。碘缺乏病防治工作取得历史性突破，实现了以自治区为单位基本消除碘缺乏病的阶段目标。按期高质量地完成了麻疹疫苗强化免疫工作，接种率达到99.4%。顺利完成了两轮脊髓灰质炎疫苗强化免疫活动，累计接种儿童275万人次，服苗率达99.16%，保持了在周边国家大面积发生脊髓灰质炎野毒株暴发流行的严峻形势下，连续17年无脊髓灰质炎状态。国家免疫规划疫苗报告接种率保持在较高水平，以乡镇为单位均达到95%以上，疫苗针对传染病发病率大幅下降。颁布了《新疆维吾尔自治区艾滋病防治条例》，艾滋病防治工作步入法制化轨道，艾滋病疫情快速增长势头得到初步控制。结核病防治工作持续深入开展，以县为单位现代结核病控制策略覆盖率持续实现100%，基本完成了国家下达的年度结核病发现和管理治疗任务。包虫病防治项目超额完成卫生部下达的工作任务，2010年免费手术治疗包虫病患者442例。进一步加强鼠疫防治监测工作，连续17年未发生人间鼠疫疫情。全面推行疾病预防控制工作绩效考核，提高了各级疾控机构履行基本公共职能的能力。

卫生应急处置能力不断提升 针对2010年初新疆北部特大雪灾，及时启动应急预案和开展医疗救助工作，最大限度地降低了各族群众的生命和健康损失。妥善应对和处置了乌鲁木齐市新盛社区重大火灾、阿勒泰喀纳斯景区特大交通事故、阿克苏市小学踩踏事件等多起突发事件，最大限度地降低了各族群众的生命和健康损失。积极组织抗震救灾医疗防疫队，出色完成了青海玉树地震灾区医疗救助任务。

食品安全综合协调与卫生监督工作成效显著 根据国家和自治区对食品安全监管职能的调整，自治区各级卫生部门认真履行职责，以食品安全整顿为"抓手"，充分发挥食品安全综合协调作用，促进食品生产、流通、消费等各个环节的衔接。进一步完善政府统一领导、综合协调部门加强协调、各相关部门各司其职的工作机制，保障了人民群众的食品安全。加强了食品安全风险监测和重大食品安全事故处理工作，初步构建了自治区食品安全风险监测网络框架。坚持日常监管与专项整顿相结合，加大卫生执法监督检查力度。统一方法、统一标准开展了大规模执法监督互查工作，进一步规范卫生执法监督行为，有效促进了各项卫生监督工作特别是重点任务的落实。职业卫生监督、饮用水卫生监测、学校卫生监督管理、打击非法行医及非法采供血等各项工作有序开展。

妇幼卫生与社区卫生工作稳步推进 认真落实"逢孕必检"机制，开展孕妇产前保健服务工作。深入开展预防艾滋病母婴传播工作并覆盖自治区。进一步加强了"爱婴医院"管理，促进母乳喂养。圆满完成了卫生部—联合国儿基会母子系统保健、中国—联合国人口基金生殖健康/计划生育第六周期等项目工作。开展了社区卫生服务机构运行机制改革试点，规划并实施了社区卫生服务中心基础设施建设。2010年，自治区孕产妇死亡率为43.41/10万，婴儿死亡率为26.58‰，5岁以下儿童死亡率为31.95‰。

爱国卫生运动成效显著 全面启动城乡环境卫生整洁行动，城乡卫生面貌得到明显改善。新增呼图壁县、和静县2个"国家卫生县城"，新增尉犁县、伊宁县、昭苏县、乌恰县4个"自治区最佳卫生县城"。农村改厕工作取得新进展，卫生厕所普及率由2009年的42.36%提高到47.4%。健康教育工作取得新突破，《自治区健康教育与健康促进规划纲要(2005—2010年)》实施情况顺利通过卫生部督导评审。

科教兴医成果喜人 积极申报执行了总经费为3654万元的国家"十一五"科技重大专项"艾滋病和病毒性肝炎等重大传染病防治"课题——新疆防治艾滋病规模化现场流行病学和干预研究。高新技术引进和适宜卫生技术在基层的推广工作取得明显效果。医学教育在规模和层次上有了扩大和提高，自治区形成了在校医学教育、毕业后医学教育和继续医学教育为一体的终身医学教育体系。

中医民族医药工作进一步发展 编制完成了《2010—2012年新疆中医民族医药事业发展规划及重大项目的建议》。积极争取国家项目支持，进一步改善了中医、民族医医疗机构基础设施条件。出台了《自治区中医民族医医疗机构煎药室基本标准（试行）》，进一步加强了县级中医民族医医疗机构煎药室建设。积极落实配套资金，稳步推进国家中医临床研究基地建设项目。开展了11个国家中医药管理局重点专科（专病）和66个特色专科（专病）的建设工作。启动了综合医院中医科建设和乡镇卫生院、社区卫生服务中心中医科、民族医科建设试点工作。积极推动"中医药服务进社区、进家庭"活动，乌鲁木齐市米东区等5个区（市）被确定为"全国中医药特色社区卫生服务示范区"。圆满完成了"中医中药中国行"新疆区活动，荣获全国优秀组织奖、最佳科普宣传作品奖、最佳创意奖。中医民族医药人才队伍建设和中医民族医药科研工作进一步加强。"十一五"国家科技支撑计划《银屑病等5种优势病种维吾尔医诊疗技术规范研究》等课题进展顺利。维吾尔医药、哈萨克医药古籍文献的收集、整理和研究工作稳步推进。中药民族药产业发展得到重视，新药研发能力和创新水平不断提高。

网上药品集中采购工作全面开展 自治区261家县及县以上医疗机构100%通过"新疆医疗机构药品采购管理网"实现药品采购全过程网上操作，采购金额达50.95亿元，减轻患者用药负担约12.74亿元。启动了医用耗材和检验试剂网上集中采购工作，通过竞价议价、价格公示、复核等工作程序，确定了自治区第一批医用耗材和检验试剂网上集中采购目录，采购品规共计4592个，与各地原采购的同厂家、同规格品种价格相比，医用耗材降价幅度13.7%，检验试剂降价幅度5.6%。

卫生信息化建设稳步推进 围

绕深化医药卫生体制改革提出的“打好三个基础、建设三级平台、提升业务应用系统”的要求，积极组织开发了“新疆医疗机构药品采购管理系统”、“新疆突发公共卫生事件应急指挥与决策系统”、“新疆新型农牧区合作医疗信息管理系统”等应用系统，同时加强了对基层卫生服务机构信息化建设的指导力度，重点推动居民健康档案、电子病历为基础的区域卫生信息平台建设。

卫生对口援疆工作开局良好 2011年7月29~30日，卫生部在乌鲁木齐市召开了全国卫生系统对口支援新疆工作座谈会，卫生部党组书记、副部长张茅、副部长陈啸宏，自治区党委副书记、自治区常务副主席杨刚等出席了会议。卫生部印发了《关于支持新疆卫生事业跨越式发展的指导意见》，与自治区人民政府、新疆生产建设兵团分别签订了支持新疆卫生事业跨越式发展战略合作协议，全方位加大对自治区项目、资金、人才、技术、管理等支持力度。安排6家部属（管）单位与乌鲁木齐市、克拉玛依市的6家医疗卫生单位签订了合作协议，实现了卫生系统对口援疆工作在新疆维吾尔自治区14个地州市的全面覆盖。截至2010年底，各对口支援省市达成意向项目123个，涉及资金15.88亿元，落实项目26个，投入资金5.21亿元，为深化医药卫生体制改革和推动新疆卫生事业跨越式发展奠定了良好的基础。

创先争优和行风整顿月活动成效显著 坚持把创先争优活动作为深入学习实践科学发展观活动的拓展和延伸，认真谋划、精心组织、周密部署、扎实推进，不断创新活动载体，丰富活动内涵，营造活动氛围，基层党组织建设和自治区卫生厅机关党建工作进一步加强，创先争优活动取得扎实的成效。结合卫生工作实际，组织开展了“热爱伟大祖国、建设美好家园”主题教育活动。以“学习准则、严守纪律、廉洁从政”为主题，结合自治区第十二个党风廉政教育月活动，开展了第十一个行风整顿月活动。通过集中整治，自治区卫生系统纠正医药购销和医疗服务中的不正之风问题11个，查处乱收费问题3起，138人次上交回扣77.54万元，10人受到组织处理，卫生系统广大医疗卫生工作者廉洁从政、廉洁行医意识进一步增强。

（温志琪）

新疆生产建设兵团

医药卫生体制改革 加快推进基本医疗保障制度建设 解决困难群体参加居民医保问题，医疗保险结算一卡通问题，与民政局配合落实医疗救助问题。开展儿童白血病、先天性心脏病等儿童重大疾病医疗保障试点。

初步建立国家基本药物制度 国家基本药物医保报销政策已落实，基本药物全部纳入医保报销范围。规范基本药物招标配送，确定15家配送企业。

健全基层医疗卫生服务体系 医疗卫生机构基础设施建设项目进展顺利，多数项目已完工并投入使用。会同有关部门共同制定兵团基层医疗卫生队伍建设规划，发挥连队卫生室在三级卫生服务网络中的网底功能。规范连队卫生室工作，印发了《连队卫生室管理办法》。巩固和完善三级医院与师、团医院长期对口协作关系，落实团场医院骨干到三级医院进修学习计划。启动实施以全科医生为重点的基层医疗卫生队伍建设规划，落实分配兵团的2010年为团场医院招收49名定向免费医学生计划。

促进基本公共卫生服务逐步均等化 9类国家基本公共卫生服务项目广泛开展。2010年完成居民健康档案247.56万人，建档率达到95.77%；接受普及健康知识宣传教育20万人次；免疫规划接种率达到99%；甲乙类传染病发病率为338.07/10万；3岁以下儿童系统管理率为83.58%；孕产妇系统管理率为80.47%；兵团慢性病试点工作在农七师开展，五种慢性病管理分别为：高血压管理率为92.87%，糖尿病管理率为93.24%，肿瘤管理率为91.7%，心血管疾病管理率为80.48%，精神疾病管理率为88.48%；全兵团重性精神疾病患者管理3469人，管理率达到49.55%。继续实施重大公共卫生服务项目。15岁以下人群补种乙肝疫苗9.51万人，已于2010年5月完成；2010年孕产妇住院分娩率达到98.32%；2010年完成500例贫困白内障患者免费复明手术；完成2009年2.55万户无害化卫生厕所建设任务，完成9.3万户无害化卫生厕所建设工作；实施艾滋病母婴传播阻断项目，检测孕产妇10,421人。

推进公立医院改革试点 公立医院改革基础性工作已逐步展开，兵团区域卫生规划和兵、师两级医疗卫生机构布局、规模、人员编制、功能定位已基本明确，仍将结合兵团城镇化建设进程做合理调整。卫生专业技术人员实行全员聘用，岗位绩效考核工作于2009年全面启动。常见病临床路径已试行，16家兵、师医院选择收治病例数排前五位的病种开展临床路径管理试点工作。单病种质量控制在部分医院已开展多年，正加大推广。印发了医院电子病历标准和规范，部分医院已着手电子病历规范工作。医院综合运行管理、全成本核算，部分医院已启动运行。2010年在农六师医院先行启动兵团公立医院改革试点工作，同时在102团、芳草湖农场、奇台农场进行卫生事业单位独立法人试点。

卫生应急 2010年兵团报告突发公共卫生事件共7起，共报告发病93例，死亡3人。其中传染病突发公共卫生事件3起，报告发病65例，无死亡病例；2起食物中毒，报告发病9例，死亡2人；职业中毒2起，发病19例，死亡1人。非职业性一氧化碳中毒事件6起，发病11例，死亡2人。

卫生应急预案体系建设 进一步完善突发公共卫生事件应急处置预案，在原有预案的基础上，2010年与农业局联合印发了《新疆生产建设兵团高温中暑应急预案》，建立了应急预案动态修订机制，完善对预案的动态管理。

卫生应急培训演练　2010年4月，举办鼠疫防控培训，对50余人进行了现场能力培训。10月举办应急管理培训，首次将兵团武警纳入兵团卫生应急培训体系中，对110人进行培训。根据预案要求，制定了《2010年突发公共事件医疗卫生应急救援拉动模拟演练方案》，认真组织指导各参演练单位35人有序开展演练科目，演练卫生应急物资调用规范及时，保障演练顺利进行。

应急物资储备　依据《卫生应急队伍装备目录》，制定了《兵团卫生应急队伍装备目录》，建立必要的应急物资储备基数。完成救治装备、个人装备、后勤保障装备、通讯办公装备的采购，积极协调应急物资储备库，组织人员验收应急装备并顺利入库，同时落实管理人员岗位责任制，加强了应急物资的规范管理。

兵团鼠疫防治　制定了《新疆生产建设兵团鼠疫防治工作考核办法（试行）》，2010年开展监测，调查疫源地面积1218公顷，捕获宿主动物1658只，检测血清760份，阳性34份。2010年9月，在农六师103团鼠疫监测站召开鼠疫防治工作座谈会，有力地促进了兵团鼠疫防控工作的开展。

应急队伍建设　初步成立了传染病应急疫情处理队伍、重大事故和自然灾害应急医疗急救队伍、食物中毒、职业中毒应急处理专业队伍、不明原因疾病应急处理专业队伍和反恐怖医学救援专业队伍。

应急值班制度　认真履行值守应急、信息报送、协调指导等职责职能，切实加强和改进了应急日常值班工作。认真落实第一时间上报要求，特别是认真抓好“7·5”、世博会敏感期间的值班应急工作，应急值班电话24小时值守的工作制度，积极把卫生应急值班室建设成为紧急重大事件和重要情况的信息汇集中心，不断提高妥善处置突发公共事件的能力和水平。基本建立由医院、疾控、监督应急人员组成的卫生应急队伍体系，应急值班电话24小时值守。

应急指挥平台建设　积极推进兵团突发公共卫生事件应急指挥决策系统建设，应急指挥决策系统建设项目已落实好项目建设配套经费，相关方案制订、论证等前期工作全部完成，正在进行基础建设改造和设备采购工作，尽快实现与国家卫生应急指挥系统的全面互通和对接。

卫生应急宣传　采取多种形式向职工群众宣传不明原因肺炎、人禽流感、鼠疫等重点传染病防治知识的宣传和健康教育，共发放宣传品2万余份，指导职工群众以科学的态度对待突发公共卫生事件，提高群众防范、规避、应对各种突发事件的能力和遵守有关法律法规的意识，有效应对突发公共卫生事件。

卫生监督　共查处无证行医案件47起，罚款35户次，罚款3.9万元，没收非法所得6户、1130元，取缔非法行医30户。

认真组织开展问题乳粉清查整治工作　兵、师、团三级食品安全整顿工作协调领导小组逐级签订责任状，并专门成立了问题乳粉清查联合工作组。组织开展了乳品和含乳食品集中清查专项行动，对全部20家乳品生产环节单位、4730家乳品流通环节单位和4037家使用乳品和含乳食品的餐饮环节单位进行了监督检查。

开展暑期学校和托幼机构食品安全专项监督检查　检查学校食堂386家、托幼机构食堂112家，对存在隐患的150家学校和托幼机构食堂下达了监督意见书，责令限期整改，销毁不合格食品72千克，对2家存在严重违法行为的托幼机构食堂依法进行了行政处罚。

加强食品添加剂整顿长效机制建设工作　一是制订工作方案，将加强食品添加剂整顿长效机制建设工作纳入食品安全年度监督检查计划并抓好落实。二是将食品添加剂监督管理作为食品安全日常监管的重要内容之一。三是餐饮经营单位严格落实采购食品添加剂索证索票制度，规范台账记录。四是建立非法食品添加物和不合格添加剂快速追查溯源机制，争取做到早发现、早预防、早处理。五是建立食品添加剂日常监督抽检制度。六是加强食品行业诚信和自律机制建设。七是建立食品生产企业食品添加剂使用申报制度。

加强基层卫生监督员业务培训　2010年共举办卫生监督人员专业知识培训班、公共场所卫生监督量化分级管理培训班等5类业务培训班7期，培训卫生监督人员700余人次。

建立2个国家食品安全监测网县级监测点　在农一师阿拉尔市、农八师石河子市设立2个国家食品安全监测网县级监测点，每季度对食品中化学污染物及有害因素或食源性致病菌进行抽检，初步开展异常病例/异常健康事件的监测、报告、预警工作。

完成国家食品安全整顿抽检工作　在农一师阿拉尔市、农六师五家渠市、农八师石河子市对管辖范围内乳产品、卤制品、瓶装饮料和油炸食品等进行了食品安全监督抽检。经抽样检测，5个批次乳产品检验合格率为80%；30个批次的卤制品检验合格率为56.7%；20个批次的糕点检测合格率为90%；69个批次的瓶装饮料检验合格率为100%；22份油条（油饼）检验合格率为18.2%。

组织开展食品安全整顿督查　10月组织督查组赴一师、八师对工作开展情况进行了实地督查，并通过召开座谈会，听取了部门、企业对专项整治工作的意见和建议。国家食品安全整顿工作第七督查组对兵团食品安全整顿工作进行了实地督查，充分肯定了兵团在食品安全整顿工作中取得的成效。

建立两个国家职业病监测哨点　在二师、八师建立了两个职业病监测哨点，开展对石棉肺、煤工尘肺职业病的监测。二师监测哨点完成了350余人的石棉肺监测和初步建档工作，八师监测哨点完成了4700余人的煤工尘肺监测和建档工作。

认真组织开展《职业病防治法》宣传周活动　组织以“防治职业病　造福劳动者——劳动者享有基本职业卫生服务”为主题的职业病宣传周活动。共发放宣传单36,021张、深入企业宣传119次、张贴宣传画1257余张；接受咨询人数 6196 人次；接受培训人数 6069 人次；出动宣传人员数约 319 人；电视、广播等新闻媒体报道 172 次、新闻通报次数 25 次。

认真组织开展涉嫌宣称药品功能的消毒产品查处工作　组织开展了消毒产品市场专项检查工作，共查处不合格产品 123 种、1106 盒，价值 3.7 万元，并依法将不合格消毒产品全部销毁。

妇幼与社区卫生　认真贯彻落实《母婴保健法》和《母婴保健法实施办法》，孕产妇保健覆盖率为 94.19%；7 岁以下儿童保健覆盖率 92.3%。举办团场助产士培训班 6 期，培训 175 人；妇幼保健人员培训班 7 期，培训 280 人；组织 92 名团场（含部分师）妇产科医师到师级、兵团级医院进行为期 4 个月的进修。开展高危妊娠筛查管理，降低孕产妇、围产儿死亡率，高危产妇住院分娩率为 99.7%。落实孕产妇死亡、围产儿、5 岁以下儿童死亡及出生缺陷报告制度，开展孕产妇死亡评审工作。继续深入做好降低孕产妇死亡率和消除新生儿破伤风项目，新增降低孕产妇死亡率和消除新生儿破伤风项目团场 80 个，累计达 146 个。

实施城市社区和团场基本公共卫生服务项目，加大对社区卫生、妇幼卫生、团场公共卫生人员基本公共卫生服务培训，共培训 880 人次；探索建立社区公共卫生考核评价体系，逐步完善社区公共卫生服务补偿机制，推进基本公共卫生服务均等化。以八师石河子作为全国社区卫生服务体系建设重点联系城市工作为抓手，积极探索兵团社区卫生服务运行机制改革。加强社区卫生能力建设，开展社区卫生人员培训项目，共培训社区护士 178 人、全科医师 140 人，医师骨干 5 人。组织实施居民健康档案建档和管理工作，截至 2010 年 11 月底，全兵团累计建立健康档案 247.56 万人份，建档率为 95.77%。成立了新疆生产建设兵团社区卫生协会。

疾病预防控制　继续开展兵师两级疾病预防控制中心绩效考核评审工作，完成了师级疾病预防控制机构绩效评估。继续加强兵师团三级疾病预防控制中心实验室建设，部分实验室检测设备已下发项目单位。开展流感哨点监测和实验室检测，检测流感样本 56 份，其中甲型 H1N1 阳性样本 2 份。加强疾病预防控制队伍建设，开展系统、规范的培训，组织举办各类公共卫生培训班 29 期，培训各级疾病预防控制、医院、社区卫生服务机构的专业人员 2081 人次。

艾滋病防治工作　加大防治艾滋病知识宣传教育工作的力度，组织对新入监（所）羁押人员进行艾滋病病毒抗体检测，检测率达到 100%；建立自愿咨询门诊 184 个，对 18,383 人进行了艾滋病自愿咨询检测，完成艾滋病自愿咨询检测任务的 192%。促进开展安全套推广使用等高危人群干预工作，在高危人群中开展行为干预 8745 人，发放安全套 10 万余个。在一、四、六、七、八师实施预防艾滋病母婴传播，完成孕产妇咨询 12,485 人，艾滋病病毒抗体检测 12,989 人。开展第二轮艾滋病防治示范区督导检查。组织开展艾滋病数据质量评估工作，数据合格率为 99%，网络直报率为 100%。

爱国卫生运动　创建 13 家无烟医疗卫生系统培训指导基地，广泛宣传，加大培训，建立戒烟门诊，推进创建无烟医疗卫生系统工作。组织做好《全国健康教育与健康促进工作规划纲要（2005—2010 年）》终期评估。规范实施团场改厕项目，组织建设了 9.3 万户卫生户厕，兵团团场卫生厕所普及率达 52%。开展团场饮水监测质量控制和能力评估活动，完成已建 550 处团场饮水安全集中供水工程水质卫生监测工作。

地方病防治　开展碘盐监测和碘缺乏病防治工作，在一师、三师、十三师、六师和十四师贫困人口中开展免费发放碘盐活动，发放碘盐 94.45 吨，惠及职工群众 6 万余人。组织参加全国碘缺乏病实验室网络外部质量控制考核工作，兵团及各师盐碘和尿碘质控样品检测合格率达 100%。组织开展居民碘盐监测工作，共监测食盐 4067 份，碘盐覆盖率为 99.16%，居民合格碘盐食用率为 98.81%。组织开展了饮水型地方性氟中毒和饮水型地方性砷中毒监测工作，为制定兵团防病改水规划提供科学依据。在四师、六师、八师、九师、十师和十三师实施包虫病防治项目，开展重点人群查病、儿童血清学监测、犬的登记与检测和健康教育工作，检查重点人群 37,083 人，发现包虫病患者 105 人，患病率为 2.8%；检测儿童血清 3943 人份，阳性 527 人，阳性率为 13.4%；摸底犬数 21,180 只，登记管理 11,916 只，检测 4420 只，阳性 488 只，阳性率为 11%。在二师、九师、十师实施布病防治项目，开展高危人群血清学检测、流行病学调查以及健康教育工作，检测血清 2506 人份，完成检测任务的 125%，阳性 131 人。

结核病控制　规范实施中央转移支付结核病防治项目和中国全球基金第一轮、第四轮和第八轮兵团结核病项目，认真做好结核病防治项目资金、药品和设备的分配和发放，加大对结核病防治工作业务骨干、财务人员和检验人员的培训，提高兵团结核病防治工作水平。组织开展《兵团结核病防治规划（2001—2010 年）》终期评估工作。继续加强结核病防治工作力度，保持现代结核病控制策略（DOTS）覆盖率 100%，新涂阳肺结核病人发现率保持在 70% 以上，新涂阳肺结核病人治愈率保持在 85% 以上。2010 年兵团共发现可疑肺结核病人 4906 例，初治涂阳病人 641 例，复治涂阳病人 106 例，涂阴病人 530 例。

精神卫生　开展了《重性精神疾病管理治疗工作规范》培训，举办家属培训班两期，培训 803 人；质控培训 63 人，社区医生培训 358 人。共为 3223 例患者建立档案卡，并录入到全国精神疾病信息管理系统，对 803 例有肇事肇祸倾向的患者进行随访，为 280 例具有肇事、肇祸倾向且家庭贫困的重性精神病患者提供免费用药，为 70 例具有肇事、肇祸倾向且家庭贫困的重性精神病患者提供免费住院治疗，解锁救治关锁病人 3 名，免费应急处置重性精神病患者 100

例。建立精神疾病康复疗养基地，完善心理援助热线。开展全国肇事肇祸精神病病人排查行动，共排查六种重性精神病病人7480例。

口腔卫生　在第二师、第六师、第七师、第八师19个团场实施中西部地区儿童口腔疾病综合干预试点项目，成立项目技术指导组,举办项目启动会暨培训班,开展健康教育,发放窝沟封闭宣传资料10,000张、家长知情同意书5000份、《儿童口腔卫生保健》DVD120套;2010年口腔健康检查适龄儿童7288人,窝沟封闭6776人,封闭牙数22,143颗,复查3017人,复查率为44.52%,复查治疗2763人,封闭完好率为90.98%。组织开展爱牙日牙病防治宣传,发放宣传画1500张、宣传折页1000册、口腔卫生保健光碟70张。

慢性病综合干预　在七师建立慢性病综合干预示范区,开展全民健康生活方式行动,建立电子化慢性病管理信息档案,推广“健康体重”和“血压管理”适宜技术,开展社区专业人员和负责人培训,规范管理高血压病人15,410万人,管理率为92.87%;规范管理糖尿病病人8625人,管理率为93.24%。开展全国高血压日和糖尿病日宣传活动。在二师建立慢性病监测点,完成慢性病监测数据600人份。

免疫规划工作　对9万余名2月龄至4岁（包括流动儿童）儿童进行了两轮脊髓灰质炎疫苗强化免疫活动，接种率为98.89%；对兵团1994年1月1日至2001年12月31日出生的未接种第三针次乙肝疫苗的所有儿童进行补种，共接种93168人，接种率为98.07%；组织开展麻疹疫苗强化免疫接种工作，共对88,828名8月龄至4岁目标儿童进行接种，接种率为97.87%。继续落实扩大国家免疫规划政策，2010年兵团适龄儿童的卡介苗接种率为99.71%，脊灰减毒活疫苗接种率为99.38%，百白破三联疫苗接种率99.47%，乙肝疫苗接种率为99.6%，麻疹疫苗接种率为99.74%。

医政管理　对兵团各驻乌单位设置的医疗机构及222团各类医疗机构的基本条件和执业状况进行全面检查和审核，开展了换证校验工作，并对所辖医疗机构的执业不良行为进行了登记管理。制定了《兵团医疗技术临床应用管理办法》，建立兵团医疗技术准入和管理制度。制定包括冠心病介入诊疗技术在内的27个兵团首批第二类医疗技术目录，指定兵团医学会为兵团医疗技术临床应用能力技术审核机构。

加强医疗质量管理与控制体系建设　成立了兵团心血管介入诊疗医疗质量控制中心、兵团护理质量管理控制中心、兵团医院感染质量控制中心3个专业医疗质量控制中心；在三级医院积极开展单病种质量管理控制工作；积极推行同级医疗机构间以及下级医疗机构认可上级医疗机构医学检验、医学影像等检查结果在不影响疾病诊疗的前提下对检查检验结果进行互认工作。积极推进临床路径试点工作，成立了兵团临床路径管理工作领导小组和兵团临床路径管理工作专家组，开展了专项检查；积极开展电子病历试点工作。石河子大学医学院和兵团医院被卫生部确定为国家电子病历试点医院。加强医院重点学科建设。相继向国家推荐了兵团医院和石河子医学院一附院郑勇等82人为国家临床重点专科评估试点专家候选人；兵团医院临床检验科和石河子大学医学院一附院儿科重症为国家临床重点专科项目单位。继续在二级以上医疗机构深入开展以“医疗质量持续改进”为核心、以提高医疗质量、促进医疗安全、改善医疗服务、优化医疗环境、和谐医患关系为目标的“医疗质量万里行”活动。10月兵团卫生局对开展情况进行了督导检查。对已设置的10个紧急救援中心和未设置紧急救援中心的兵团所辖二级以上（包括二级）医疗机构的急诊科的急救资源进行了现状调查。

认真实施各项对口支援工作　认真实施卫生部部署（管）医院支援西部地区农村卫生工作项目：山东大学从齐鲁医院和山东大学第二医院抽调8名专家组建医疗队支援农三师医院，同时齐鲁医院接收农三师医院两名卫生技术人员进修学习1年。兵团派两名师级医院医师参加了华中科技大学同济医学院医药卫生管理学院举办的急诊急救培训班；选派两名师级医院院长参加卫生部举办的中西部地区医院管理培训班。启动兵团县级医院骨干医师培训项目，选派42名兵团二级医疗机构和按县级医院能力建设的团场医院骨干医师到山东省对口支援医疗机构和兵团三级医疗机构培训1年。继续做好万名医师支援农村卫生工程项目，组织两所三级甲等医院和12所师医院的医师对口支援14所团场医院，共下派医师88人。

规范护士执业注册工作　2010年兵团注册护士99,826人。按照《中国护理事业发展规划纲要（2005—2010年）》，全年培训ICU、手术室、供应室等专业护士共计225人次；积极开展“优质护理服务示范工程”。兵团2所三级医院为国家级“优质护理服务示范工程”重点联系医院，兵团15所二级医疗机构为兵团级重点联系医院。兵团开展“优质护理服务示范工程”医院17所，重点联系医院试点病房总数达76个；完善医院感染管理体系，加强重点部门、重点环节的医院感染控制工作，落实医院感染管理各项措施，以血透室、消毒供应中心、ICU、新生儿科室基本标准和手卫生规范为重点，开展了培训，共培训人员200余人。

加强医疗纠纷排查调解工作　规范医院投诉管理，创建平安医院。各医疗机构根据《医院投诉管理办法（试行）》要求，建立了患者投诉管理机制，设立或指定专门部门接受、处理患者和医务人员投诉，及时有效化解矛盾纠纷，持续改进医疗质量。加强与信访办的联系和沟通，积极协调解决医疗纠纷和信访接待工作，接待信（走）访60余人次。推动建立医疗纠纷人民调解制度。卫生局与司法局等六部门联合印发了《兵团医疗纠纷预防与处理办法（试行）》。

医疗康复、防盲工作　完成了500例贫困白内障复明手术。积极开展唇腭裂救治及“微笑列车”

等公益性项目，2010年完成唇腭裂手术54例。

中医药工作 “中医中药中国行”活动取得了显著成效 2010年6月3日，“中医中药中国行”兵团活动的启动仪式及现场活动在石河子市举行；6月4日，兵团活动七师启动仪式及现场活动在奎屯举行；6月3～9日为各师启动仪式及现场活动时间。活动期间，各地开展了大型中医药义诊咨询、举办市民健康讲座、发放中医药知识宣传品等形式的中医药科普宣传；此次活动还深入基层，组织社区和乡村医生培训，讲授基层实用的中医药知识和适宜技术，深入团场、社区、连队开展中医药科普宣传、组织义诊咨询等活动。

积极开展中医药“治未病” 积极开展中医药“治未病”工作，加强中医药预防保健能力建设。一是组织和开展中医药科普宣传活动，促进中医药进社区、进家庭，共享健康和谐生活。二是在医务工作者特别是管理人员牢固树立“中西医并重”和“中医药治未病”的观念，来推动中医药事业发展，使中医药防病产生了积极影响。三是通过兵团电视台“茶余饭后”栏目及兵团日报“卫生健康版”进行中医药知识的科普宣传。四是通过开展中医药义诊活动和开展与健康相关的体操、舞蹈、太极拳等贴近生活、贴近群众的宣传活动，使广大人民群众更加了解中医药、认识中医药、感受中医药。

医学教育 举办继续教育干部培训班。召开了兵团级继续医学教育项目网上申报、公布系统启动会。坚持公平公正原则，规范开展2010年卫生系列专业技术人员继续医学教育学分学分审核工作。完成9个国家级继续医学教育项目，共有3788人次参加了学习。申报2011年国家级项目31个，经审上报国家17个。2010年共申报兵团级继续医学教育项目143个，经审核公布了106个项目，执行情况完好，约15,000余人次参加了学习。2010年国家首次实施了农村订单定向免费培养医学生项目，兵团卫生系统按照国家的总体部署，完成了工作任务。

精神文明建设与创先争优活动 自2010年6月起，在兵团卫生系统扎实地开展了以“发挥党员先锋模范作用，做人民满意健康卫士”为主题，以“落实医改任务，提高服务水平，改进医德医风，加强基层组织”为载体，以“五个好”、“五带头”为基本要求的创先争优活动。6月在哈密市召开了2010年兵团卫生思想政治工作促进会年会暨经验交流会。9～10月，兵团卫生局、食品药品监督管理局联合组织了三个综合督查组分赴全兵团卫生系统，深入到各师、团、连卫生单位对医改任务、卫生建设项目、纠风目标责任书落实情况及创先争优活动等五项工作进行了督导调研，为有效解决兵团基层卫生行业存在的问题，提供了参考依据。

（新疆生产建设兵团卫生局）

学术团体和群众团体

学术团体和群众团体

中华医学会

【2010年中华医学会工作】

一、加强中华医学会建设，发挥学术交流功能

（一）召开中华医学会第二十四次全国会员代表大会。2010年4月24～25日大会在北京召开。中共中央政治局常委、国务院副总理李克强出席了大会开幕式并发表重要讲话。此次大会选举产生了中华医学会第24届理事会，共选出理事251名，常务理事55名，卫生部部长陈竺当选为中华医学会第24届会长，500余名专家学者参加了大会。

（二）全面落实民主办会。本届中华医学会新任领导班子到任后，办事机构建立了凡涉及日常工作中的重要事项，特别是涉及“三重一大”的议题，全部遵循集体研究、民主决策的议事原则，建立定期召开党政联席会议的议事制度；在专科分会换届选举中贯彻民主原则，完善工作程序，从制度上确保中华医学会的各项事项更加民主、公正和透明。

（三）积极促进组织建设健康发展。2010年全年任期届满的31个分会顺利完成换届工作。3个专科分会成立了青年委员会，使成立青年委员会的专科分会超过60个。

（四）不断增进对外交往。全年先后组团出访18次，参加了在法国举办的世界医学会第185次理事会和美国医学会、英国医学会年会等重要会议；组织主办了“京港医学交流”、“华人健康平台2010会议”等重要活动。接待国际医学专业组织及港澳台医学专业组织代表来访10余次，如国际抗癌联盟、英国医学杂志出版集团、美国医学会候任会长、加拿大皇家内科外科学院代表等。

（五）学术会议管理得到加强。2010年通过压缩、整合，所属83个专科分会中，会议数量由2009年的304个减少到256个，会议的学术水平、规模和效益显著提高。目前由中华医学会专科分会主办的全国性学术大会或学术年会等综合性学术会议56个，国际、地区或双边学术会议21个。2010年“第25届亚太眼科学会年会暨第十五次全国眼科学术会议”参会代表达11000人，吸引了来自108个国家和地区3000余名境外代表参会，是2010年度我国乃至全亚洲眼科学界最盛大的学术会议。

（六）出版发行工作

1. 系列期刊出版发行情况。2010年中华医学会系列杂志总数为123种。全年共出版1326期杂志，对办刊地点在机关内21种期刊（除《中华医学信息导报》外）的统计结果，全年总印数约172万册，较2009年上升了1.7%；总发行量约170万册，较2009年上升了2.18%。

2. 电子音像制品出版发行情况。2010年电子音像出版社从健全制度和加强管理入手，确保了全部8项“十一五”国家重点音像、电子出版物出版规划项目的按时完成，经济收入和利润都比2009年有所增长。

（七）积极开展科普工作。中华医学会以《全民科学素质行动计划纲要》为重点，结合科普宣传的热点和公众需求，积极开展形式多样的科普宣传活动。2010年8～10月，在中国科学技术协会的指导下，与卫生部临床检验中心共同启动了“中国糖化血红蛋白教育计划”，分别在北京、太原、天津、沈阳及广州等地开展了10场内分泌医师及检验医师培训，共培训医务人员2000多人。

（八）积极开展继续教育工作

1. 中华医学会根据承接的全国继续医学教育委员会办公室工作职能，对5455项2011年国家级继续医学教育申报项目进行集中评审，有4649项获得通过。

2. 2010年11月中旬，中华医学会开始承担关于组织开展2010年医用设备使用人员业务能力考评工作，共派出23人分赴21个省份进行巡考，使这项涉及全国31118名医用设备使用人员的考试任务提前圆满完成。

二、做好政府转移职能，当好参谋助手

（一）继续开展科技奖评审工作。经过形式审查、初审、公示、终审等程序，从全国240项推荐项目中评选出2010年度“中华医学科技奖”一等奖8项，二等奖26项，三等奖45项，卫生管理项目2项，共计81个获奖项目。作为国家科学技术进步奖的直接推荐单位，中华医学会从2009年“中华医学科技奖”一、二等奖中择优推荐7个项目，其中有3项被列为国家科技奖励办公室的建议授奖项目，建议授予国家科学技术进步奖二等奖。

（二）努力做好医疗事故技术鉴定工作。中华医学会全年共收到委托并组织案例论证220例，受理鉴定38例，鉴定结论属医疗事故率的占87%；在预防接种异常反应鉴定工作方面，除承担卫生部委托派遣专家赴山西进行技术指导外，还对各地医学会、卫生行政部门咨询进行鉴定指导20余次。

（三）较好地完成了政府委托的各项任务。2010年中华医学会利用专家资源优势，积极承担上级部门的各项委托任务，全年共完成涉及项目评审、技术论证与咨询、诊疗方案制（修）订等委托任务30余项。2010年12月8～11日，中华医学会召开国家临床重点专科建设项目评估工作会，319位评估专家参加了评估工作，会议分为17个专业组，完成了522份材料审核，对243个项目进行了现场答辩。

（四）发挥自身优势，积极推动医改。中华医学会要求办事机构各业务部门结合自身业务特点支持医改，从学术会议策划、系列杂志组稿方面结合我国医药卫生事业改革发展设立专题、展开研讨；利用科普园地为适宜技术推广和促进基本药物应用多做工作。此外，为发挥智囊团、思想库作用，为医改建言献策，中华医学会在本届理事会专门增设“卫生发展研究工作委员会”；为推动转化医学在我国医药卫生体制改革中发挥更大的作用，中华医学会与中国科学院院士工作局共同承办了“香山转化医学会议”。

【召开中华医学会第二十四次全国会员代表大会】 2010年4月24～25日，中华医学会第二十四次全国会员代表大会在北京召开，中共中央政治局常委、国务院副总理李克强出席大会并发表重要讲话，全国人大常委会副委员长、中国科协主席、中华医学会名誉会长韩启德，全国政协副主席王志珍，国务院副秘书长尤权，卫生部部长陈竺，中国科学技术协会副主席、书记处第一书记邓楠，卫生部党组书记、副部长张茅，卫生部原部长、中华医学会第22届会长张文康等有关领导出席大会开幕式。李克强在讲话中指出，长期以来，中华医学会为维护人民群众健康、繁荣发展卫生事业，做出了突出贡献。中华医学会要认真落实党中央、国务院的决策部署，在医药卫生事业改革中充分发挥医疗卫生工作者的主力军作用。中华医学会会长钟南山在大会上作第23届理事会工作报告。大会选举产生了中华医学会第24届理事会，卫生部部长陈竺当选为中华医学会第24届会长，选出理事251名，常务理事55名。会议通过了第23届理事会工作报告和关于修改《中华医学会章程》等各项决议。大会还通过决议，号召全体会员和全国医疗卫生工作者向参与玉树抗震救灾的医疗卫生工作者、中华医学会会员学习。会议还对中华医学会先进集体和优秀学术期刊进行了表彰。来自全国各省、自治区、直辖市、新疆生产建设兵团的500余名专家学者参会。

【召开中华医学会第十二次全国骨科学术会议及第五届COA国际学术会议】 2010年11月11～14日，中华医学会第十二次全国骨科学术会议及第五届COA国际学术会议在成都召开。该次会议是中华医学会规模最大的一次学术会议，境内参会医生9921人，境外参会医生223人，合计参会医生10144人。参展企业167家，参会企业人员约4000人。会议共收到稿件11464篇，按脊柱、关节、骨肿瘤、创伤、足踝、骨质疏松、微创、关节镜、康复与护理等专业分为17个分会场进行了广泛的学术交流和讨论。单独设立的国际会场吸引了国内外500余名专家学者，10余个国家或国际组织的代表出席了会议。该次会议在会议前一天举办骨科基础研究大会，专门介绍骨科基础研究新进展，为从事骨科基础研究和临床研究的医生搭建交流和合作的平台；举办骨科继续医学教育讲座，邀请国内外著名专家系统介绍骨科新技术、新理论，受到广大基层医生的欢迎。

【召开世界心脏病学大会2010】 2010年6月16～19日，世界心脏病学大会2010在北京国家会议中心成功举行。本次会议由世界心脏病联盟（WHF）主办，中华医学会承办，并得到了美国心脏病学会（ACC），美国心脏学会（AHA），美国核心脏病学会（ASNC），美国心血管病预防学会（ASPC），亚太心脏病学会（APSC），香港心脏病学会（HKCC），泛非洲心脏病学会（PASCAR），美洲心脏病学会（ISC），美洲心脏基金会（IHF），拉美心血管病学会（SOLACI），澳门心脏病学会（MCA），心血管防治护士协会（PCNA）等世界各国心脏病相关学术组织参与和支持。

大会学术内容涵盖了当前心脏病学领域所有相关的内容，展示当前国际领域最前沿研究成果。大会共邀请了来自五大洲共计478名心脏病学及相关领域专家作报告和讲座。会议将重点内容放在心血管疾病的防治工作上，有28%的专题讲座涉及这方面内容。在26个会场同时举行共计154场专题讲座，收到2741篇论文，接受了2107篇，其中502篇被录用为口头发言，1605篇被录用为壁报交流。接受的摘要已发表在美国心脏协会的官方杂志《循环》（Circulation）的网络版上。会议还获得了18学时的欧洲心脏病学继续教育学分（EBAC）。会上进行了10场最新临床试验结果公布，举行了7场新闻发布会，内容包括心脏病的最新治疗方法进展，控烟以降低心血管病风险，妇女健康，高血压、心血管疾病与种族的关系，根治风湿性心脏病，在发展中国家治疗心血管病的最新数据等。大会共有注册参会代表10245人，其中境内参会代表4141人，占参会总人数的40.40%，境外参会代表6104人，来自119个国家和地区。

【中国糖化血红蛋白教育计划】 2010年中华医学会在中国科学技术协会的指导下执行国家科技支撑计划项目。为了提高我国糖尿病的诊断、治疗和管理水平，中华医学会与卫生部临床检验中心共同启动了“中国糖化血红蛋白教育计划”。针对糖化血红蛋白作为评价长期血糖控制金标准的重要性，开展常见多发病防治技术要点筛选和普及研究。2010年在北京、山西太原、天津、辽宁沈阳、广东广州等地开展了10场内分泌医师及检验医师培训，共培训医务人员2000多人。

【承办国家临床重点专科建设项目评估工作会议】 受卫生部委托，中华医学会于2010年3月23日组织召开了制订部分国家临床重点专科评分标准专家讨论会，会议邀请了44名专家，按照卫生部发布的通用标准，分学科制定了消化内科、骨科、儿科、妇科、产科五个重点专科评分标准。根据《关于做好2010年国家临床重点专科建设项目申报工作的通知》(特急卫发明电〔2010〕102号文件)，中华医学会按照卫生部的要求，组织评估工作会议。2010年12月8～11日在北京召开国家临床重点专科建设项目评估工作会，319位评估专家参加了评估工作，会议分为17个专业组，完成了522份材料审核，对243个项目进行了现场答辩。

【国家领导人出席2009年中华医学科技奖颁奖大会为获奖者颁奖】 2010年1月24日，2009年中华医学科技奖颁奖大会在上海举行。中共中央政治局委员、中共上海市委书记俞正声，全国人大常委会副委员长桑国卫，卫生部部长陈竺，以及上海市市委、市政府、卫生部、科技部、中国科协、解放军总后卫生部、国家科学技术奖励工作办公室等领导出席大会，并向获奖代表颁发了奖杯、获奖证书及奖金。来自全国各地的七百多名医学科技工作者参加了会议。卫生部部长陈竺、中华医学会会长钟南山在会上做了重要讲话，中华医学会副会长、中华医学科技奖评审委员会执行副主任委员祁国明向大会介绍了获得2008年中华医学科技奖一等奖项目的科技贡献等情况。

【中华医学会新设临床医学科研专项资金6项】 为鼓励临床医学创新性研究，2010年中华医学会与中国医药卫生事业发展基金会、上海柯莱逊生物技术有限公司、葛兰素史克公司、辉瑞制药有限公司就设立中华医学会临床医学科研专项资金事宜分别签署了合作协议。设立了6个专项资金，分别是疑似艾滋病恐惧症探索性干预研究专项资金、柯莱逊肿瘤生物治疗临床研究专项资金、哮喘患病情况及危险因素流行病学调查专项资金、糖尿病流行病学调查Ⅱ期专项资金、内分泌疾病临床研究专项资金、2010年麻醉临床研究专项资金，共募集资金2073万元。

【中华医学会2010年国内一类学术会议一览表】

会议名称	月份	地　点	主要内容及目的
2010年中国介入心脏病学大会	3月	北京市	学术交流与知识更新
妇科肿瘤青年医师热点论坛	3月5月12月	北京市	探讨妇科肿瘤相关的热点问题，促进青年医生在妇科肿瘤学方面的交流和提高
肾脏病学中青年学术会议	3月	北京市	围绕国际肾脏病发展的前沿问题，进行专题讲座和讨论，促进中青年骨干的提高和发展，培养肾脏病中青年专业人才
第十三次全国急诊医学学术年会	4月	云南省昆明市	专题和学术论文交流
肠外肠内营养2010年学术会议	5月	山东省青岛市	开展全国性的营养学术年会，加强营养学术交流，扩大中国临床营养学的国际国内影响力，规范中国临床营养的应用
全国中青年学术会议	5月	上海市	促进本学科的发展，加强全国耳鼻咽喉头颈外科中青年医生的学术交流，检阅我国本专业中青年医生的学术成就

续表

会议名称	月份	地 点	主要内容及目的
第十五次全国风湿病年会	5月	陕西省西安市	推广普及风湿病学知识，全面提高诊疗水平；加强学术交流及合作，推动全国风湿病学研究的迅速提高；邀请国外风湿病学专家、学者参会及演讲，了解国外最新进展
第九次全国航空航天医学学术会议	5月	云南省昆明市	学术交流与知识更新
第一次烟草与健康学术会议	5月	北京市	多学科交流国际及国内烟草控制最新进展及控烟经验，提高控烟学术水平，扩大医生控烟网络
健康管理学2010年中青年论坛	5月	浙江省杭州市	健康管理方式在健康保险中应用现状研究；健康保险在健康管理中可应用范围、路径、方式和效果分析
糖尿病第二次中青年论坛	5月	江苏省苏州市	交流全国中青年医师在糖尿病科研方面的最新进展
影像技术2010年青年学术大会	5月	北京市	通过学术讲座的形式，介绍最新影像技术的进展，开拓技术人员的视野，了解世界影像技术的最新进展
第四次重症医学会议	5月	湖北省武汉市	学术交流与知识更新
第七次全国肝脏疾病临床学术大会暨欧洲肝病学会日	6月	福建省厦门市	邀请国内外著名学者到会发表演讲并围绕目前肝病学研究的进展及热点问题进行专题讨论，全方位展现肝病学领域的最新成就和发展趋势
中华医学会教育技术分会成立20周年纪念暨西部行学术交流会	6月	宁夏回族自治区银川市	学术交流与知识更新
2010年全国中青年麻醉学科医师学术论坛	6月	海南省海口市	通过会议，使国内的青年医师能够很好地交流，从科研层面上加强麻醉学科建设
第十六次全国皮肤性病学术年会	6月	广东省广州市	邀请海外知名专家，与我国领域内顶尖专家和研究人员一起，平等交流、双赢共享，促进我国该领域的学术促进
第七次全国小儿外科学术会议	6月	贵州省贵阳市	小儿外科基础与临床；各亚专业疾病的诊断和治疗改进；展望、探讨小儿外科、胎儿外科的发展方向
2010年全国胸心血管外科青年医生论坛	6月	浙江省临海市	为全国胸心血管外科医生提供交流平台，针对不同地区水平差异，提供正规强大的教学课程，培养中青年医生的合作交流

续表

会议名称	月份	地 点	主要内容及目的
第七次全国医学美学与美容学术年会暨第三届两岸四地美容医学学术论坛	6月	湖南省长沙市	总结学科建设经验，展示学科发展战略蓝图，为中国医学美学与美容医学整体学科的进一步发展打下良好基础
第十一次全国临床流行病学学术交流会	7月	山东省烟台市	总结交流两年来临床流行病学学科建设的最新进展，高质量临床研究成果，临床研究方法学进展，以及临床流行病学如何更好地推动临床研究的发展等
泌尿外科青年医师论坛	7月	北京市	学术交流与知识更新
2010全国临床微生物与感染免疫学术研讨会	7月	上海市	重点研讨和交流相关新旧传染性疾病病原体学、传播规律、临床特征及其实验诊断与治疗等最新研究进展与成果
第二次骨质疏松和骨矿盐疾病青年学术会议	8月	宁夏回族自治区银川市	骨代谢的基础研究：骨转换的调控骨质疏松危险因素评价手段及其临床应用防治骨质疏松新型药物研究进展
第九次全国内分泌学学术会议	8月	辽宁省大连市	邀请国内外知名专家做专题报告，介绍国内外本专业和相关领域的主要研究进展，并对热点的问题进行讨论
手外科学第十一次全国学术年会	8月	辽宁省沈阳市	三年一度全国性手外科学术大会，给全国手外科同道提供学术交流，知识更新的平台
第十二次全国物理医学与康复学学术会议	8月	安徽省歙县	学习和交流物理医学与康复学专业的新理论、新知识、新技术，邀请国内外著名专家就康复医学领域的热点问题作专题讲座
显微外科学2010年学术年会	8月	辽宁省大连市	总结显微外科发展现状，探讨新时期显微外科发展新视角、新方法，寻找多学科、多领域与显微外科技术相结合的新途径，提升显微外科影响，促进显微外科的进一步发展
心身医学第十六次全国学术年会	8月	湖北省武汉市	就心身医学领域最新研究进展和热点问题进行广泛的探讨和交流
第12次医学科学研究管理学术年会	8月	四川省成都市	专题学术报告、论文交流，研讨医学科研管理学的新思想、新观念、新进展
中华医学会第十六次全国医学信息学术会议	8月	新疆维吾尔自治区乌鲁木齐市	学术交流和知识更新
超声医学新进展研讨会	9月	福建省厦门市	在全国推广超声医学最新进展，如超声造影剂的使用方法、介入超声诊断和治疗规范、三维及四维超声诊断等

续表

会议名称	月份	地　点	主要内容及目的
第六次全国放射医学与防护青年学术会议	9月	陕西省西安市	了解我国放射医学与防护领域当前在研究和实际工作中存在的问题，探讨解决问题的技术路线和方法；介绍国内外有关学术新进展，达到相互学习、相互促进、相互协作、共同提高的目的
第二次肝纤维化、肝硬化学术会议	9月	山西省太原市	对目前国内外有关肝纤维化、肝硬化发病机理、诊断、治疗方面的进展进行研讨，促进我国肝纤维化、肝硬化诊断治疗水平的提高
第十一次全国感染病学术会议	9月	重庆市	为增进我国感染性疾病的基础和临床研究者的学术交流，介绍国内外感染病学的最新进展，探讨新发传染病防治对策，提高应对突发公共卫生事件的水平
第十一次全国呼吸病学术会议	9月	吉林省长春市	交流我国近年呼吸病领域的学术成果，推广普及相关的诊治指南，使广大呼吸科医生了解掌握新理论、新技术，从整体上提高医务人员的诊疗水平
结核病学2010年学术大会	9月	上海市	就“结核病相关疾病”、“结核病治疗新进展”、“结核病诊断新技术”、“结核病防治领域新方法”、“耐药结核病防治新思维”等领域进行专题讨论与交流
首次中国医学科普作品研讨会暨优秀医学科普精品评选	9月	北京市	学术交流与知识更新
第十次全国男科学术会议	9月	辽宁省沈阳市	总结近一年来全国男科学术界所取得的成就，进一步增进和扩大学术交流，提高对男科疾病的诊疗水平
全科医学第一次青年论坛	9月	江西省上饶市	交流我国全科医学最新进展；交流全科医疗服务、管理经验；规范全科医疗基本技能操作；探讨社区教学基地建设与人才培养的模式等
第十三次全国神经病学学术会议	9月	四川省成都市	肌电图诊断标准检测规范、脑电图与癫痫研究进展、中国脑血管病诊疗指南、神经系统遗传病的研究展望、神经心理与行为神经病学研究进展
第一次全国临床与预防结合学术交流会	9月	上海市	从临床与预防结合的角度，介绍针对重大公共卫生突发事件、慢性病等方面的最新研究进展及研究方法，探讨我国临床与预防相结合的信息沟通及研究合作最佳模式，研究适合我国国情的公共卫生发展策略

续表

会议名称	月份	地　点	主要内容及目的
心电生理和起搏分会第九次全国学术双年会	9月	山东省青岛市	介绍心电生理与起搏技术最前沿知识。交流相关的基础研究与临床工作的最新进展
第十一次全国血液学术会议	9月	陕西省西安市	按红细胞疾病（包括骨髓增生异常综合征）；白细胞疾病：白血病、淋巴瘤、多发性骨髓瘤；出血性疾病与易栓症；造血干细胞移植；血液基础研究
第十五次眼科学术会议	9月	北京市	展示眼科学临床研究成果和基础研究进展；交流最新诊断治疗经验；促进眼科学新技术、新疗法的推广、普及；研讨眼科学诊断治疗中的新问题
第十八次影像技术全国学术大会	9月	重庆市	在数字化成像时代，通过学术年会的形式，引导并加强医学影像技术及其相关专业技术同行对数字化成像特点的认识以及对辐射剂量的关注
变态反应2010年学术会议	10月	云南省昆明市	对变态反应专业疾病的发病机制及诊疗进展进行专题讲座，结合我国实际情况，对国内变态反应专业一些有中国特色的过敏原和过敏性疾病进行学习和讨论
病理学2010年全国年会	10月	湖南省长沙市	全国综合性病理学术交流。邀请国内外知名病理学家举办专题讲座，以及国内同行学术论文交流
第十五届全国儿科学术大会	10月	四川省成都市	组织参会的全体儿科医师进行经验交流与学术研讨；举办儿科新进展学习班，使儿科医师对当前儿科学科发展有更多的了解和提高
第17次全国放射学学术会议	10月	山东省济南市	向参会人员介绍学术界的最新进展，以分子影像学及功能影像学为重要的学科生长点，结合先进的计算机软件相关技术，以及二者结合后产生的推动学科发展的动力
第十次全国妇产科学术大会	10月	北京市	交流近年来在妇产科疾病防治和基础研究方面取得的成就，共同探讨面临的具体问题
第十二次妇科肿瘤学术大会	10月	北京市	在规范性妇科肿瘤的诊治基础上，了解国内、国际妇科肿瘤发展的新动向，学习妇科肿瘤新的手术方式、放化疗方案和综合治疗方法，探讨妇科肿瘤的研究方向和未来发展，开拓妇科医生的视野

续表

会议名称	月份	地　点	主要内容及目的
高压氧医学2010年学术年会	10月	湖南省长沙市	促进我国高压氧医学蓬勃发展，加强国际交流
全国首次青年航海医学学术会议	10月	上海市	学术交流及研讨
泌尿外科2010年学术年会	10月	陕西省西安市	学术交流与知识更新
第十三次全国内科学术会议	10月	北京市	提高二级以上医院大内科医师的临床学术水平，使一些目前已经在大型教学医院、综合医院成熟开展的先进技术，可以逐步在基层医院得以开展和普及
第十次全国消化疾病学术会议	10月	四川省成都市	学术交流与知识更新
第十二次全国行为医学学术会议	10月	河北省石家庄市	围绕行为与健康方面的基础、临床研究展开论坛，从个体疾病治疗、群体卫生保健等层面对人类行为进行干预，以促进人类健康
第九次全国医学遗传学学术会议	10月	山东省济南市	邀请日本和韩国的著名学者，与国内有关专家和研究人员一道，共同围绕医学遗传学各领域的研究进展和发展趋势进行学术交流
第四次中青年感染病和肝病学术会议	11月	北京市	组织感染病和肝病学术领域中青年学者学术交流，培养后备力量，交流感染病和肝病最新研究进展
第十一次全国激光医学学术会议及第八次全军激光医学学术会议	11月	福建省福州市	就两年来我国激光医学研究的进展及热点问题进行专题讨论，全方位展现激光医学领域的最新成就和发展趋势
健康管理学第四次学术年会	11月	四川省成都市	2009中国健康体检数据报告；健康管理创新平台构建与普适技术产品应用研究；健康管理医学服务模式探讨与示范等
全科医学2010年学术年会	11月	上海市	全科医学临床、教学、科研等方面的学术交流，邀请国内外医学专家举办专题讲座，以及国内同行的学术交流
烧伤外科学2010年学术年会	11月	上海市	总结、交流并推广本年度烧伤学科在临床救治与基础研究方面取得的新成果
肾脏病2010年学术年会	11月	浙江省杭州市	普及、更新肾脏病专业人员的慢性肾脏病防治知识，介绍国内外肾脏病领域基础、临床以及诊治规范化的最新进展。提高我国肾脏病临床、科研水平，推动肾脏病诊治水平的进一步发展

续表

会议名称	月份	地　点	主要内容及目的
糖尿病学第 14 次全国学术会议	11 月	江苏省苏州市	交流和讨论我国糖尿病医教研领域的最新进展
第四次全国小儿肿瘤外科暨两岸三地儿童肿瘤学术研讨会	11 月	香港特别行政区	了解国际先进的科研成果，开阔眼界、增进思维，同时也更方便的展示我国丰富多彩的病例资源，实践经验及符合我国国情的科研成果
第 12 届 3 次医史学学术年会	12 月	山东省济南市	学术交流、知识更新

【中华医学会 2010 年国际、双边及地区学术会议一览表】

会议名称	月份	地　点	主要内容及目的
第四次生殖医学学术年会暨首次中国东盟生殖医学论坛	2 月	广西壮族自治区南宁市	辅助生殖技术全球进展及对辅助生殖的安全性认识
第 26 届国际放射学大会	4 月	上海市	发布放射学领域最新的研究成果，提供放射学医师继续教育的机会
第一次中德整形美容外科学术交流会暨第九届（2010）上海国际整形美容学术研讨会	4 月	上海市	贯彻卫生部颁发的“医疗诊疗常规”，规范面部器官整形美容及修复重建手术操作，普及推广应用显微外科技术、颅颌面外科技术、整形外科技术及激光等治疗技术，提高面部器官重建及整形美容的手术水平
2010 年中英麻醉学论坛	5 月	北京市	中国和英国皇家麻醉学院的专家交流，展示东西方不同文化下麻醉技术的不同发展途径
2010 年运动医学与关节镜外科国际论坛	5 月	上海市	当前国际运动医学与关节镜外科热点问题研讨；关节镜手术与技术演示（video）及研讨；ISAKOS（国际关节镜、膝关节外科、骨科运动医学协会）高级关节镜技术手把手新鲜尸体标本操作与示教
第十九届世界儿童及青少年精神卫生与相关学科学术会议	6 月	北京市	讨论和交流世界范围内儿童与青少年精神卫生状况以及在教研方面的最新进展。从人群角度和政策角度倡导如何有效应对儿童精神卫生问题
第十次国际治疗内镜及消化病学术大会暨全国消化内镜青年医师论坛	6 月	江苏省苏州市	介绍国际治疗内镜的最新进展，演示最新内镜治疗技术，同时召开中华医学会消化内镜学分会的青年医师论坛，促进我国消化内镜技术的发展

续表

会议名称	月份	地 点	主要内容及目的
第20届中日整形外科学术交流会暨第十七次修复重建外科学术交流会	8月	上海市	邀请日本整形外科同行与国内整形外科、修复重建外科同行共同举办学术会议，交流整形外科、修复重建外科新技术和新方法，普及整形美容新技术
第五次骨创伤国际论坛	9月	上海市	集中研讨骨与关节损伤中的几个热点问题，如神经血管损伤的修复再生，微创手术在脊柱与关节损伤治疗中的应用，老年人群的骨质疏松骨折的治疗，脊柱的非融合技术等
首次全球华人辐射研究大会	9月	陕西省西安市	促进我国核事业和辐射研究领域相关学科的迅速发展，并鼓励国内外辐射研究、放射医学等相关领域的专家学者之间开展学术交流和国际合作
首次中美核医学大会	9月	北京市	继续教育、主题报告、论文交流
2010年全国麻醉学术年会暨第十二届国际心胸麻醉会议	9月	北京市	交流一年来麻醉学领域的新成果和新进展；与国际心胸麻醉学者共同交流国际心胸麻醉的最新学术成果
第五次国际骨质疏松和骨矿盐研究学术会议	10月	广东省深圳市	骨矿盐疾病的基础研究进展、骨质疏松症概述和流行病学、骨量测定及骨质疏松症的诊断标准等
第七届东西方国际疼痛会议暨中华医学会疼痛学第八次全国年会	10月	北京市	探讨疼痛学前沿理论和治疗进展，及多方合作、交流、提高，推动疼痛学科的发展
第20届亚洲胸心血管外科医师协会年会暨中华医学会第十次全国胸心血管外科学术会议	10月	北京市	当前国内外胸心外科新进展学术研讨
第6次亚太儿童内分泌中华医学会（APPES）学术会议暨儿科内分泌专科医师培训班	11月	陕西省西安市	加强亚太地区各国同道的交流及培训
第十二次骨科学术会议暨第五次COA国际学术大会	11月	北京市	组织国内外专家就基础临床各骨科相关领域的新技术、新进展进行讲座授课
2010年中日糖尿病学术交流会议	11月	江苏省苏州市	交流和探讨中日两国在糖尿病治疗和研究领域的最新进展
第十七届国际EUS学术大会	11月	上海市	介绍国际内镜超声术（EUS）的最新研究进展和技术，促进我国消化内镜界和国际消化内镜界的交流

续表

会议名称	月份	地　点	主要内容及目的
第16次国际制药医学大会暨第三次中国制药医学大会	11月	上海市	学习制药医学的最新进展；交流制药医学的理论和实践；提高我国制药医学的专业水准
第六次华夏内分泌大会	12月	上海市	邀请国内外优秀的从事内分泌代谢病基础与临床研究的学者，针对内分泌代谢包括下丘脑-垂体、甲状腺、甲状旁腺及骨代谢、肾上腺、内分泌高血压、糖尿病、性腺疾病、生长发育调节、代谢综合征等方面的基础与临床研究进行学术交流和讨论

中华预防医学会

【2010年中华预防医学会工作】 2010年中华预防医学会组织学术会议110个，其中国际及港澳台会议4个，参会学者16,856人次，交流论文2850篇。共办理13批出国（境）赴台团组的任务，总计人数为49人次，分别赴瑞士、加拿大、奥地利、法国、德国、日本、南非、泰国、香港、台湾考察及参加国际会议。接待了德国国际继续教育与发展协会、日本JICA、盖茨基金会，亚太艾滋病协会、美国艾滋病防治基金会、台湾欧巴尼纪念基金会等代表团来访。

2010年中华预防医学会新成立了两个分会。分别是循证预防医学专业委员会和卒中预防与控制专业委员会。另外，学会接受了关于成立肿瘤预防等3个专业委员会的申请书，并提交常务理事会审批。

2010年继续医学教育项目161项，其中国家级40项、学会级121项，截至11月，已执行项目72项，参加培训的学员达5.3万余人次。举办科普讲座2次，科普展览6次，科普展览受众人数6万人次，发放科普宣传资料3.5万份，完成技术咨询合同5项，技术合同实现金额达150万元。举办培训班20个，设立专项奖励基金1个，基金总额500万元。表彰奖励科技工作者105人次。

中华预防医学会主办的67种科技期刊总印数达237万册。2010年7月，召开了《中国病毒病杂志》编委会换届会议，成立了《中国病毒病杂志》编委会。

2010年中华预防医学会加强了信息网站的建设。组织完善信息联络员机制，总结经验，对信息报道的质量、效率提出了新的要求。学会的最新信息及时上传卫生部和中国科协网站，以及卫生政务信息平台，进行信息交流。2010年中华预防医学会投稿的数量和质量在全国学会中名列前茅，一些稿件列为“头条”和“要闻”。网站改版后，浏览人数达到39万人次。

2010年10月，世界公共卫生联盟西太区联络办公室在北京成立，秘书处设在中华预防医学会。这是公共卫生领域，国际非政府组织在中国设立的第一个联络办公室，为今后在国际舞台开展工作奠定了良好基础。

【召开第五次中国科协论坛——中国艾滋病疫苗高层论坛】 2010年5月10日，第五次中国科协论坛—中国艾滋病疫苗高层论坛在上海市召开。本次论坛设置了国际国内传染病及艾滋病疫苗研究进展、未来艾滋病疫苗研发策略以及中外艾滋病疫苗合作研究模式及重点领域三个专题。会上邀请了12位国内外知名专家进行了大会报告。会议认为，艾滋病疫苗作为医学界当今所面临的重大科学难题，只有加强国内和国际合作，整合优势资源，避免重复性工作，开展创新性研究，才能共同应对艾滋病疫苗的科学挑战。

【举办首届全国网络成瘾学术研讨会】 2010年7月31日，由中华预防医学会主办，中国青少年网络协会和北京军区总医院网络成瘾治疗中心协办的首届全国网络成瘾学术研讨会在北京市召开。来自全国各地从事青少年网络成瘾的医务工作者、教育工作者和关心下一代社会工作者共计110多人参加了会议。

会上北京军区总医院网络成瘾治疗中心、中国科学院心理研究所等全国知名从事网络成瘾研究和矫治的专家做了大会报告，与会代表进行了热烈讨论。会议还通过网络视频与美国心理学会副主席、美国西雅图网络成瘾矫治中心主任Cash博士就网络成瘾的矫治经验进行了交流。经过交流和研讨，与会专家在网络成瘾的性质、病因、流行病学、诊断、脑影像学、治疗和预防等方面达成了一致共识。

【举办2010年全国狂犬病防控高层论坛】 2010年9月16～17日，中华预防医学会、中国畜牧兽医学会等单位合作共同举办“2010年全国狂犬病防控高层论坛”。全国人大常委、中华预防医学会会长、中国工程院院士王陇德，世界卫生组织总部热带传染病研究部主任François-Xavier Meslin，美国疾病预防控制中心狂犬病部主任Charles E. Rupprecht，卫生部、农业部、中国疾病预防控制中心等单位相关领导，以及来自全国狂犬病防控领域的专家和学者共180余人参加了会议。

【举办第三届媒介生物可持续控制国际论坛】 2010年10月，由中华预防医学会和中国疾病预防控制中心共同主办的第三届媒介生物可持续控制国际论坛在浙江省杭州市召开。会议就媒介生物可持续控制各方面的研究和管理的成果进行了交流。来自世界卫生组织（WHO）、美国、英国、以色列等国家的30位专家，以及国内27个省（区、市）和香港、台湾地区的300余位代表出席了本次论坛。

【举办2010卫生工作者控烟“双十”行动高层论坛】 2010年6月13日，2010年卫生工作者控烟‘双十’行动高层论坛在北京举行。全国人大副委员长韩启德、卫生部刘谦副部长、美国中华医学基金会Lincoln Chen和中华预防医学会会长王陇德出席会议并作重要讲话。

美国中华医学基金会主席Lincoln Chen介绍了“中华医学控烟行动”。世界卫生组织《烟草控制框架公约》秘书处秘书长Haik Nikogosian博士对中国履约很多领域取得的成功给予了肯定。

本次会议倡议，全国医学社团和医学院校应于2010年底全面禁烟，实现室内公共场所和工作场所100%无烟。

【开展社会、科技服务工作】 2010年中华预防医学会完成五项技术咨询合同，技术合同实现金额达150万元。

承担卫生部委托的“医疗机构传染病管理工作规范与考核评价标准”项目，2010年已完成该项目的三个部分初稿。项目分别在北京市、上海市等地开展试点、广泛征求意见。在此基础上不断修改完善。

按卫生部的要求，制订了“调整国家突发公共卫生事件专家咨询委员会”方案，同时，对《“十二五”期间国家突发公共事件卫生应急体系建设和发展规划》提出了修改意见。

【设立“公共卫生应用研究与疫苗可预防疾病科研资金支持项目”】 2010年中华预防医学会设立了“公共卫生应用研究与疫苗可预防疾病科研资金支持项目”。该项目重点是支持基层科技工作者开展公共卫生应用研究和疫苗可预防疾病的科学研究工作。

2010年中华预防医学会共收到25个省（区、市）和5个分会，其中包括专业委员会推荐的59项科研项目。经专家评审确定支持公共卫生应用研究项目17项，其中重点项目2项，普通项目15项；支持疫苗可预防疾病科研项目4项。支持经费总额达到421万元。

【举行第五届“预防疾病·科学生活”健康博览会】 2010年11月，中华预防医学会承办了第五届（福州）“预防疾病·科学生活”健康博览会，围绕“拒绝烟草，引领健康”、“家居，饮食与低碳”、“消除肝炎歧视，共建和谐家园”、“遏制艾滋，信守诺言”4个方面内容开展科普宣传活动。活动现场设4个区：专家咨询区、健康检测区、科普展示区、互动活动区。活动使广大群众现场接受健康知识教育，取得了较好的效果。

【参加中国科协吕梁市科普活动】 在中国科协扶贫办等单位共同举办的“全国科普日暨中国科协·吕梁市科普月”活动中，中华预防医学会组织了北京市部分大医院的内科和保健科医师赴山西省吕梁地区进行了为期一周的义诊咨询活动。每天义诊、咨询100余人次；开展专业知识讲座两场。

【完成国家科技支撑项目—常见多发传染病防治技术要点筛选和普及研究课题】 中华预防医学会承担了国家“公众健康普及技术筛选与评价研究”项目的分课题，即“常见、多发传染病防治技术要点筛选和普及研究”。通过研究将建立基层医疗卫生人员、公众常见多发传染病防治知识库，建立和完善常见、多发传染病防治技术要点筛选评价体系，筛选出适合不同地域、不同病种、不同人群的健康传播模式，为各地开展传染病知识普及和健康教育工作提供技术支撑。

【全面实施土源性线虫病综合防治与健康促进项目】 2010年1月19日，土源性线虫病综合防治与健康促进项目工作会议在北京市召开，2010年土源性线虫病综合防治与健康促进项目覆盖了全国6个省、1个自治区、1个直辖市的32个地级市100个区县，面授培训乡镇卫生院医生8520人。

【启动“共筑健康之路”全国基层糖尿病预防控制健康促进项目】 “共筑健康之路”全国基层糖尿病预防控制健康促进项目于2010年10月启动，是我国目前规模最大、覆盖面最广的基层糖尿病防治项目，自2010年至2012年在全国29个省市的1000个县（社区）开展糖尿病专业培训，预计培训近10万名基层卫生医疗人员。

【全面实施“中国女性盆底功能障碍防治项目”】 中国女性盆底功能障碍防治项目是在卫生部的倡导下,以关注妇女生殖健康,尤其是女性盆底功能障碍性疾病的一项综合防治项目。项目为期五年(2009—2013年)。此项目旨在通过引进国外先进的理念和诊疗技术,创立一套适合我国国情的诊疗技术标准和技术规范,并在全国进行推广,对广大妇女开展健康知识普及。

截至2010年底，“六省两市”（广东省、江西省、山西省、河南省、辽宁省、山东省）全部启动，218家单位参与项目实施。

【举办“规范接种-安全升级”知识竞赛活动】 2010年6月19日至10月31日，中华预防医学会和中国疾病预防控制中心免疫规划中心在北京市、上海市、深圳市等21个城市同时开展了“规范接种-安全升级”知识竞赛活动。这次竞赛活动形式新颖、组织完善，对深入普及基层广大预防接种医务人员安全接种知识，强化安全接种意识，提高安全接种技能起到了推进作用，有力地促进了安全接种工作的全面开展。

【中国科协联合国咨商工作委员会参加第十八届世界艾滋病大会及第63届联合国公共信息部/非政府组织年会】 2010年7月，第十八届世界艾滋病大会在奥地利首都维也纳召开。中国科协联合国咨商工作生命与健康专业委员会（CCLH）代表团出席本次大会，并参与主持了中国非政府论坛和盖茨基金会资助论坛，在两个分会上作了重要报告。咨商代表团在分会场论坛对中国近期的艾滋病防治情况向与会代表作了报告，介绍了近年来中国在艾滋防治方面所取得的成绩，面临的挑战以及未来研究发展的方向。

2010年8月，CCLH第63届联合国公共信息部/非政府组织年会在澳大利亚墨尔本召开。本次年会的主题是“推进全球卫生，实现千年发展目标”。CCLH主席李世绰应邀出席会议。在第三次全体大会“加强综合性和系统性途径实现全球卫生发展目标”上，李世绰作了大会专题报告并现场回答了代表的提问。

【中盖艾滋病项目进展】 2010年中盖项目执行经费额度近1700万元人民币，比2008年和2009年有大幅度上升，为了适应中盖艾滋病项目的战略需要，2010年8月成立了“中国公共卫生领域社会组织技术支持中心”。该中心的成立，有利于发挥中华预防医学会学术团体的优势，整合卫生资源，为社会组织提供技术支持的职能作用，促进我国公共卫生领域的社会组织更好的发挥作用。

【中德防治艾滋病在线教育项目进展】 中德艾滋病防治在线教育项目，根据年度项目计划，安排项目活动、协调德方及中方专家、依托地方分会及有关卫生部门，顺利完成了2010年中德合作项目的各项工作。

人事与干部

人事与干部

卫生界人物

卫生部系统

【卫生部部长、副部长】

部　长　　陈　竺
副部长　　张　茅
　　　　　黄洁夫
　　　　　王国强
　　　　　马晓伟
　　　　　陈啸宏
　　　　　邵明立
　　　　　刘　谦
　　　　　尹　力

【卫生部正、副司(局)长、主任】

机构改革后的司(局、办)正、副司(局)长、主任

办公厅
主　任　　侯　岩(女)
副主任　　薛晓林
　　　　　杨建立
　　　　　邓海华
　　　　　吴　琦(2010年4月任,挂职8个月)

人事司
司　长　　秦小明(女,2010年3月免)
　　　　　徐　科(女,2010年3月任)
副司长　　王苏阳(2010年11月免)
　　　　　张闽元

规划财务司
司　长　　李　斌
副司长　　何锦国
　　　　　刘殿奎

政策法规司
司　长　　刘新明
国家卫生监察
　专员　　汪建荣(正司局级,2010年3月任)
副司长　　汪建荣(2010年3月免)
　　　　　高卫中
　　　　　赵　宁(女,2010年3月任)

卫生应急办公室(突发公共卫生事件应急指挥中心)
主　任　　梁万年
国家卫生监察
　专员　　于竞进(正司局级,2010年6月任)
副主任　　张国新
　　　　　王文杰(2010年3月任)

疾病预防控制局(全国爱国卫生运动委员会办公室)
局　长　　陈贤义
国家卫生监察
　专员　　肖东楼(正司局级,2010年3月任)
副局长　　肖东楼(2010年3月免)
　　　　　于竞进(2010年6月免)
　　　　　郝　阳
　　　　　白呼群
　　　　　孔灵芝(女)
　　　　　王　斌(女,2010年12月任)
　　　　　雷正龙(2010年12月任)

农村卫生管理司
司　长　　徐　科(女,2010年3月免)
　　　　　杨　青(2010年6月任)
副司长　　张朝阳
　　　　　聂春雷

妇幼保健与社区卫生司
司　长　　杨　青(2010年6月免)
副司长　　秦怀金(2010年6月任)
　　　　　秦　耕

医政司
司　长　　王　羽

副司长 赵明钢
郭燕红(女,2010 年 12 月任)
医疗服务监管司
司　长 张宗久
副司长 周　军
孙　阳(2010 年 12 月任)
食品安全综合协调与卫生监督局
局　长 苏　志
副局长 于　军
王雪凝
陈　锐(2010 年 3 月任)
齐贵新(2010 年 3 月任)
药物政策与基本药物制度司
司　长 郑　宏
副司长 姚建红(2010 年 12 月任)
科技教育司
司　长 何　维
副司长 孟　群(2010 年 6 月免)
刘登峰
金生国(2010 年 8 月任)
国际合作司(港澳台办公室)
司　长 任明辉
副司长 王立基
李明柱(2010 年 12 月任)
保健局
局　长 黄洁夫(兼)
常务副局长 杜治琴(女)
副局长 吴　军
离退休干部局
局　长 张　斌
副局长 李林康(2010 年 12 月免)
驻卫生部监察局
局　长 王大方
副局长 申红中
关跃进
李林康(2010 年 11 月任)

【卫生部直属单位行政正、副职领导】

中国医学科学院
院　长 刘德培
副院长 李立明(兼,正司局级)
徐德成
詹启敏
赵玉沛(兼)
北京协和医学院
院　长 刘德培
副院长 李立明(兼,正司局级)
徐德成
詹启敏
赵玉沛(兼)
中国疾病预防控制中心
主　任 王　宇
副主任 梁东明(兼)
侯培森
杨功焕(女)
杨维中
刘剑君
卫生部卫生监督中心
主　任 南俊华(2010 年 11 月免)
王苏阳(2010 年 11 月任)
副主任 陈永祥(2010 年 11 月免)
中国健康教育中心(卫生部新闻宣传中心)
主　任 毛群安
副主任 陶茂萱
卫生部统计信息中心
主　任 饶克勤(2010 年 5 月免)
孟　群(2010 年 6 月任)
副主任 王才有
卫生部党校
校　长 张　茅(兼)
常务副校长 王宇东
副校长 吴庆义
唐剑安
卫生部干部培训中心
主　任 王宇东
副主任 吴庆义
唐剑安
卫生部卫生经济研究所
所　长 张振忠
卫生部项目资金监管服务中心
主　任 于德志
副主任 刘　方
卫生部北京医院
院　长 林嘉滨
副院长 张爱莉(女,兼,2010 年 8 月免)
王建业(兼)
韩绥生
汪　耀
田家政
王　辰(2010 年 8 月任)
中日友好医院
院　长 许树强
副院长 李　宁(兼)
姚树坤
王云亭
高海鹏
彭明强
卫生部机关服务中心

主　任　　薛晓林(2010 年 4 月免)
　　　　　胡　光(2010 年 4 月任)
副主任　　胡　光(2010 年 4 月免)
　　　　　马爱宁

国家医学考试中心
主　任　　李建国
副主任　　王县成
　　　　　郭京萍(女)

健康报社
社　长　　王　硕(女)
副社长　　赵书贵(兼)
　　　　　蔡顺利
总编辑　　王　硕(女,兼)
常务副总编辑　　黄泽民(正司局级)
副总编辑　　邢远翔(女)
　　　　　周　冰

人民卫生出版社
社　长　　胡国臣
副社长　　施妈麟(兼)
　　　　　程舜乾(女,2010 年 6 月免)
　　　　　韩立华(女)
总编辑　　胡国臣(兼)
副总编辑　　夏泽民
　　　　　杜　贤

卫生部医院管理研究所
所　长　　梁铭会

卫生部国际交流与合作中心
主　任　　李洪山
副主任　　田　民
　　　　　马　杰(女)
　　　　　原晋林
　　　　　邢高岩(女)

卫生部人才交流服务中心
主　任　　刘金峰
副主任　　张学高

卫生部医药科技发展研究中心
主　任　　李　青

【各省、自治区、直辖市正、副卫生厅(局)长】

北京市卫生局
局　长　　方来英
副局长　　郭积勇
　　　　　赵春惠(女)
　　　　　邓小虹(女)
　　　　　于鲁明
　　　　　毛　羽(2010 年 2 月任)
　　　　　雷海潮(2010 年 7 月任)

天津市卫生局
局　长　　程津新(2010 年 5 月免)
　　　　　王贺胜(2010 年 5 月任)
副局长　　张桂祥
　　　　　田惠光(女)
　　　　　王生田
　　　　　林立军
　　　　　申长虹
　　　　　王建国

河北省卫生厅
厅　长　　杨新建
副厅长　　刘岩山
　　　　　李建国
　　　　　丁素伟(女)
　　　　　高春秋
　　　　　赵　瑜
　　　　　刘骁悍
　　　　　梁占凯
　　　　　许彦增

山西省卫生厅
厅　长　　高国顺
副厅长　　李书凯
　　　　　王　峻
　　　　　赵光国
　　　　　刘　星

内蒙古自治区卫生厅
厅　长　　杨成旺
副厅长　　郝　富(2010 年 4 月任)
　　　　　欧元晓晖(2010 年 9 月任)
　　　　　贺丰奇
　　　　　白宝玉
　　　　　乌　兰(女)
　　　　　许宏智
　　　　　张文挺(2010 年 9 月任)

辽宁省卫生厅
厅　长　　姜　潮
副厅长　　韩明惠
　　　　　董德刚
　　　　　曾晓非(女)

吉林省卫生厅
厅　长　　隋殿军
副厅长　　张　义
　　　　　侯明山
　　　　　秦海涛

黑龙江省卫生厅
厅　长　　李　斌(2010 年 4 月免)
　　　　　赵忠厚(2010 年 4 月任)
副厅长　　索天仁
　　　　　张建平
　　　　　王国才
　　　　　赵忠厚(2010 年 4 月免)

魏新刚

上海市卫生局

局　长　徐建光

副局长　王龙兴

韩慰军

沈远东

瞿介明(2010年11月任)

肖泽萍(女,2010年12月任)

夏　毅(2010年6月免)

李卫平(2010年11月免)

江苏省卫生厅

厅　长　郭兴华

副厅长　黄祖瑚

姜锡梅(女)

胡晓抒

陈　华(女)

陈亦江(2010年9月任)

陈少军(2010年10月任)

浙江省卫生厅

厅　长　杨　敬

副厅长　叶　真

张　平

王国敬

马伟杭

徐润龙(2010年10月任)

安徽省卫生厅

厅　长　高开焰

副厅长　刘自林

徐恒秋

杜昌智

李劲风

武琼宇

福建省卫生厅

厅　长　杨　平

副厅长　张守臣(2010年4月免)

林才经(2010年4月免)

陈秋立

陈文加

阮诗玮

林圣魁

江西省卫生厅

厅　长　李　利

副厅长　刘富林(2010年8月免)

曹　麒

刘　理

关晏民

程关华(2010年11月任)

山东省卫生厅

厅　长　包文辉

副厅长　刘　奇

康永军

王同君(2010年8月任)

仇冰玉

李仲军

裘　燕(女)

河南省卫生厅

厅　长　刘学周

副厅长　李广胜(2010年11月任)

夏祖昌

秦　省(女)

周学山

黄　玮

黄红霞(女)

曲　杰(2010年1月任)

湖北省卫生厅

厅　长　焦　红(女)

副厅长　杨有旺

姚　云

张　瑜

张俊超

孙　兵

湖南省卫生厅

厅　长　张　健

副厅长　肖策群

陈小春

林安弟

黄顺玲(女)

方亦兵(2010年8月任)

广东省卫生厅

厅　长　姚志彬

副厅长　陈元胜(2010年4月任)

黄小玲(女,2010年4月免)

彭　炜(女)

黄　飞

廖新波

耿庆山

陈祝生

广西壮族自治区卫生厅

厅　长　李国坚

副厅长　谭明杰

甘　霖

王　勇

尤剑鹏

梁　远(2010年11月任)

海南省卫生厅

厅　长　白志勤

副厅长　隋枝叶(女,2010年5月免)

韩英伟

杨　俊(2010 年 8 月任)

重庆市卫生局

局　长　屈　谦

副局长　夏永鹏

周英杰(2010 年 9 月免)

何爱华

方明金

刘克佳

尹祖海(2010 年 6 月任)

张　玲(女,挂职)

四川省卫生厅

厅　长　沈　骥

副厅长　刘伟德

颜丙约

赵晓光

王正荣

赵万华(女)

王　雪(女)

贵州省卫生厅

厅　长　王建富

副厅长　周惠明(女)

杨克勤

朱征明

花继明

董穗生

云南省卫生厅

厅　长　陈觉民

副厅长　段　鸿(2010 年 5 月免)

张笑春(正厅级)

杜克琳(正厅级,2010 年 5 月任)

付新安

杨鸿生

徐和平(女)

西藏自治区卫生厅

厅　长　普布卓玛(女)

副厅长　卢彦朝

喜　乐

米　玛

李路平

贺青华(2010 年 8 月任)

陕西省卫生厅

厅　长　刘少明

副厅长　李荣杰

黄立勋

梁宝林

范　兵

刁　红(女)

甘肃省卫生厅

厅　长　刘维忠

副厅长　高建邦

李存文

王晓明

常继乐

郭玉芬(女)

青海省卫生厅

厅　长　苏　宁

副厅长　张海明

王　炼

颉学辉

亢泽峰(2010 年 7 月免)

王晓勤(2010 年 4 月任)

李晓东(2010 年 4 月任)

刘　魁(2010 年 7 月任)

宁夏回族自治区卫生厅

厅　长　刘天锡

副厅长　薛塞峰(女)

叶　旭

马秀珍(女)

李春虹(女)

王　炜

崔学光

新疆维吾尔自治区卫生厅

厅　长　买买提·牙森

副厅长　殷宇霖

于胜德

张咏中(2010 年 1 月免)

马　龙

王小燕(女)

帕尔哈提·克力木

朱洪彪

新疆生产建设兵团卫生局

局　长　王国建

【各计划单列市卫生局长】

大连市　徐立新

宁波市　张乐鸣

青岛市　曹　勇

深圳市　江悍平

厦门市　黄如欣

全国爱国卫生运动委员会系统

【全国爱国卫生运动委员会主任、副主任、办公室主任】

主　任　李克强

副主任　陈　竺

姜伟新

韩长赋

周生贤
翟卫华
毕井泉
秦银河
办公室主任 尹 力

【各省、自治区、直辖市爱国卫生运动委员会主任】

北京市 丁向阳
天津市 陈质枫
河北省 孙士彬(女)
山西省 张建欣
内蒙古自治区 刘新乐
辽宁省 滕卫平
吉林省 马俊清
黑龙江省 程幼东
上海市 沈晓明
江苏省 何 权
浙江省 郑继伟
安徽省 赵树丛
福建省 陈 桦
江西省 谢 茹(女)
山东省 王随莲(女)
河南省 宋璇涛
湖北省 罗清泉(2010年7月免)
李鸿忠(2010年7月任)
湖南省 郭开朗
广东省 雷于蓝(女)
广西壮族自治区 李 康(女)
海南省 林方略
重庆市 谢小军
四川省 陈文华
贵州省 刘晓凯
云南省 高 峰
西藏自治区 德 吉(女)
陕西省 郑小明
甘肃省 咸 辉(女)
青海省 马顺清
宁夏回族自治区 姚爱兴
新疆维吾尔自治区 努尔·白克力
新疆生产建设兵团 宋建业

【各计划单列市爱委会主任】

大连市 李万才
宁波市 成岳冲
青岛市 胡绍军
深圳市 王 荣(2010年9月免)
吕锐锋(2010年9月任)
厦门市 潘世建

(任恒钦)

国家食品药品监督管理局系统

【国家食品药品监督管理局局长、副局长、驻局纪检组组长】

局 长、党组书记 邵明立
副局长、党组成员 张敬礼(2010.06免)
副局长、党组成员 吴 浈
中央纪委驻局纪检组组长、党组成员 李东海
副局长、党组成员 李继平
副局长、党组成员 边振甲

【国家食品药品监督管理局机关正、副司(局)长、主任、稽查专员、巡视员】

办公室
主 任 秦怀金(2010.08免)
颜江瑛(女,2010.08任)
副主任 陈杤为
孔繁圃
王桂忠
王三虎(2010.09任)
巡视员 朱国富
副巡视员 薛光华(2010.03任)
政策法规司
司 长 刘 沛(女)
副司长 许嘉齐(2010.01免)
颜江瑛(女,2010.08免)
巡视员 许嘉齐(2010.01任)
郁正兵(2010.12任)
副巡视员 申敬旺(2010.09任)
食品许可司
司 长 童 敏
副司长 张晋京
高 峰(2010.03任)
巡视员 李 勤(女,2010.12任)
副巡视员 李 勤(女,2010.12免)
黄 敏(女,2010.09任)
食品安全监管司
司 长 徐景和
国家食品药品稽查专员兼副司长 钟秀明
巡视员 赵黎力(女,2010.01任;2010.06免)
副巡视员 赵黎力(女,2010.01免)
陈 谞(2010.09任)
药品注册司
司 长 张 伟
国家食品药品稽查专员 冯树生(2010.01免)
杨 威(2010.01任)

副司长　杨　威(2010.01 免)
　董润生(2010.03 任)
巡视员　冯树生(2010.01 任)
医疗器械监管司
司　长　王宝亭
国家食品药品稽查专员　王兰明
副司长　王云鹤(2010.01 免)
　高国彪(2010.03 任)
副巡视员　高国彪(2010.03 免)
药品安全监管司
司　长　孙咸泽
国家食品药品稽查专员兼副司长　毛振宾
稽查专员　王者雄(2010.01 任)
副司长　王者雄(2010.01 免)
　颜　敏(女,2010.09 任)
副巡视员　高　峰(2010.03 免)
　吴利雅(女,2010.03 任)
稽查局
局　长　王立丰
国家食品药品稽查专员　贾建国
　韦建华
副局长　崔恩学
　邢　勇
巡视员　卜长生(2010.01 任;2010.02 免)
副巡视员　卜长生(2010.01 免)
人事司
司　长　张耀华
副司长　郁正兵(2010.12 免)
　段慧萍(女,2010.09 任)
副巡视员　廖沈涵(女)
国际合作司
司　长　徐幼军(女)
副司长　丁建华(2010.03 任)
副巡视员　陈星宇(女,2010.12 免)
直属机关党委
常务副书记　张耀华
副书记　李海锋(2010.01 任)
副巡视员　冯文强(2010.04 任)
直属机关纪委书记　冯俊钢
中央纪委监察部驻国家食品药品监督管理局纪检组监察局
副组长、监察局局长　罗丽娜(女)
副司级纪律检查员、监察专员　姚雪良(2010.02 任)
离退休干部局
局　长　陶新时(女)
副局长　王耀宗
　宁广荣(女)
　刘桂芬(女)

国家中医药管理局系统

【国家中医药管理局局领导】

党组书记、局长　王国强
党组成员、副局长　吴　刚
副局长　于文明
党组成员、副局长　李大宁
党组成员、副局长　马建中
党组成员　王志勇

【国家中医药管理局司长、副司长、主任、副主任】

办公室
主　任　闫树江(2010 年 11 月赴青海省任职)
主　任　王　炼(2010 年 12 月任职)
副主任　徐皖生
副主任　赵　明
人事教育司
司　长　姜在旸
巡视员兼副司长　洪　净
副司长　张为佳
副巡视员兼离退休干部办公室主任　马继红(2010 年 5 月任职)
副巡视员　徐金香(2010 年 5 月任职)
规划财务司
司　长　王志勇(2010 年 12 月任中国中医科学院党委书记)
副司长　武　东
副巡视员　王建中(2010 年 2 月退休)
政策法规与监督司
司　长　查德忠
巡视员兼副司长　桑滨生
副巡视员　张恒有(2010 年 12 月任职)
医政司(中西医结合与民族医药司)
司　长　许志仁
副司长　蒋　健
副司长　杨龙会
科技司
司　长　苏钢强
副司长　李　昱
国际合作司(港澳台办公室)
司　长　张　奇(2010 年 11 月赴世界卫生组织任职)
司　长　王笑频(2010 年 11 月任职)
直属机关党委
常务副书记　杨　锐
副巡视员　王先锋(2010 年 8 月退休)

军队卫生系统人物

【总后勤部卫生部领导】

部　长　张雁灵
副部长　陈新年
　　　　王玉民

【总后勤部卫生部机关业务局室领导】

综合局局长　李瑞兴
　副局长　徐勤耕
　　　　　宋益平
　　　　　付炳才
科技训练局局长　周先志
　　副局长　黄殿龙
　　　　　　李云波
　　　　　　程旭东
卫生防疫局局长　主　皓
　　副局长　马纯钢
　　　　　　李　锋
医疗管理局局长　李清杰
　　副局长　刘名华
　　　　　　石青龙
药品器材局局长　彭东平
　　副局长　纪春雷
　　　　　　夏晓东
保健和计划生育局
　　局　长　刘殿荣
　　副局长　王大龙
　　　　　　席立锁
　　　　　　张　晖

（郭进）

【追授杨勇"人民健康好卫士"荣誉称号】　青海省玉树县地震发生后，在党中央、国务院的坚强领导下，全国卫生系统广大医疗卫生工作者争分夺秒，奔赴灾区，救死扶伤，临危不惧，全力投入抗震救灾医疗救援和卫生防疫工作，为保护灾区人民生命安全作出重大贡献，涌现出一大批先进模范人物。杨勇就是其中杰出的代表。

杨勇，男，汉族，1964年1月出生，中共党员，1985年7月参加工作，生前任四川省卫生厅应急办副主任。2010年4月14日，青海玉树发生7.1级地震，杨勇主动请缨，第一时间率领四川省医疗卫生救援队赶赴灾区开展救援工作。5月14日，杨勇再次深入玉树灾区指挥调度四川支援玉树卫生防疫工作，离开玉树后又兼程赶往四川省地震重灾区，察看乡镇卫生院受损情况，慰问医疗卫生人员，指导灾后防疫工作，途中不幸遇难，因公殉职，终年46岁。

杨勇生前时刻以一名共产党员的标准严格要求自己。他兢兢业业，勤勤恳恳，始终战斗在卫生应急工作一线，直接参与协调处置突发公共卫生事件和突发事件200多起，全力以赴保护人民群众生命健康，受到广大干部群众的称赞；他胸怀大局，心系民族团结事业，24岁时主动申请赴藏工作，在西藏自治区工作两年间深入7个地市区开展卫生防疫工作，在藏区维稳和青海玉树抗震救灾中给予无数藏区同胞生命和健康的关怀，表现出对藏区人民的深厚感情，被藏族同胞亲切地称为"好门巴"；他迎难而上，勇于担当，在青海玉树抗震救灾中，克服严重高原反应，废寝忘食，连续作战，带领四川省医疗卫生救援队在受灾严重的5个乡镇开展医疗巡诊，设立医疗救治点11个，灾后7天救治伤病员4000多人，后期救治各类伤病员4600多人次，同时积极开展卫生防疫工作；他无私忘我，甘于奉献，在工作中数次遇险，但在紧要关头，总是把危险留给自己，把希望让给别人。多年来，杨勇先后获得四川省直机关优秀共产党员、四川省维护藏区稳定模范、全国卫生应急先进个人等荣誉称号。

作为一名优秀的共产党员，杨勇用自己的英勇行动践行了入党誓言；作为医疗卫生战线的英雄楷模，杨勇为保护人民群众的生命安全献出了自己的宝贵生命。为表彰他的事迹，卫生部决定追授杨勇"人民健康好卫士"荣誉称号。

【追授马庆军"人民健康好卫士"荣誉称号】　近年来，全国卫生系统各单位和广大干部职工以邓小平理论和"三个代表"重要思想为指导，深入贯彻落实科学发展观，认真履行救死扶伤、治病救人的光荣使命，着力推进医药卫生体制改革，促进和谐医患关系的建立，涌现出一大批先进模范人物。马庆军就是其中杰出的代表。

马庆军，男，汉族，1954年12月出生，中共党员，1973年参加工作，生前任北京大学第三医院骨科副主任、主任医师、教授、博士生导师。2010年7月17日因病去世，享年56岁。马庆军从医30多年，始终牢记党的宗旨，立足本职，扎实工作，用实际行动践行了医务工作者全心全意为人民服务的神圣职责。他医德高尚，医术精湛，淡泊名利，始终坚持以病人为本，以仁爱之心关怀医治每位患者；他精益求精，刻苦钻研，学术态度严谨，致力于推动骨科学的交流和发展；他甘为人梯，爱才育才，热心为青年医生成长进步铺路搭桥，培养出一大批优秀人才；他生命不息，战斗不止，具有高度的政治责任感和使命感，虽身患癌症，仍顽强地与病魔抗争，以坚韧的毅力坚守工作岗位，抱病赴边疆完成培训少数民族医务工作者的任务。

马庆军鞠躬尽瘁，恪尽职守，将毕生精力奉献给挚爱的医疗卫生事业，事迹突出，感人至深，表现出卫生系统共产党员的良好形象和白衣战士的崇高风范。为了表彰他的先进事迹，卫生部决定追授马庆军"人民健康好卫士"的荣誉称号，并在全国卫生系统深入开展向马庆军学习的活动。

（刘阿娜）

【实施卫生管理干部培训和西部卫生人才培养项目】 2010年卫生部继续开展西部卫生人才培养项目。2010年委托北京大学人民医院、北京大学第三医院、四川大学华西医院、西安交通大学第一附属医院、中南大学湘雅医院和华中科技大学同济医院等单位(以下简称培养单位)承担学员培养工作。为西部地区培养270名卫生专业技术人员,学习时间为6个月。通过实施项目,达到培养一批人才、学会一批技术、带动一批学科、造福一方百姓的目标。

2010年卫生部继续在全国开展地市级、县级卫生局局长培训工作。举办了全国地市级卫生局长培训班,将全国地市卫生局长轮训一遍;举办了5期县级卫生局长培训班,培训区县级卫生局长500余名。

【实施乡镇卫生院招聘执业医师项目】 2010年卫生部继续开展乡镇卫生院招聘执业医师项目,在河北省、山西省、内蒙古自治区、吉林省、安徽省、江西省、河南省、湖北省、湖南省、海南省、重庆市、四川省、贵州省、云南省、甘肃省、宁夏回族自治区、新疆维吾尔自治区17个中西部省(区、市)继续招聘1000名执业医师。中央财政设立专项资金,对试点地区按每名受聘医师每年两万元的标准给予补助。

【2010年卫生专业技术资格考试实施】 2010年全国卫生专业技术资格考试于2010年5月22~23日,5月29~30日分两阶段顺利实施。考生人数达137.1万人,纸笔考试和机考人数分别为120.6万和16.5万,创历史新高。开考专业116个,其中65个专业采用人机对话的考试方式,51个专业采用纸笔作答的考试方式。全国共设33个考区,411个考点。

【2009—2010年度卫生部有突出贡献中青年专家名单】 经过单位推荐、省级卫生行政部门初选和卫生部评审,授予马辛等人员2009—2010年度"卫生部有突出贡献中青年专家"称号。

2009—2010年度卫生部有突出贡献中青年专家名单

马　辛　首都医科大学附属北京安定医院
马　骏　中山大学肿瘤防治中心
马　融　天津中医药大学第一附属医院
马晟利　黑龙江省医院
卫小春　山西医科大学第二医院
王　欣　山东省立医院
王　虹　江苏省人民医院
王小虎　甘肃省肿瘤医院
王东文　山西医科大学第一医院
王军志　中国药品生物制品检定所
王建安　浙江大学医学院附属第二医院
王拥军　首都医科大学附属北京天坛医院
王峥涛　上海中医药大学
王祖郧　青海省地方病预防控制所
计国平　安徽省疾病预防控制中心
付　丽　天津医科大学附属肿瘤医院
仝小林　中国中医科学院广安门医院
冯　继　河北省秦皇岛市第一医院
叶冬青　安徽医科大学研究生学院
宁　光　上海交通大学医学院附属瑞金医院
刘芝华　中国医学科学院肿瘤研究所
刘忠军　北京大学第三医院
刘奕志　中山大学中山眼科中心
吕　刚　辽宁医学院
吕　毅　西安交通大学医学院第一附属医院
朱大海　中国医学科学院基础医学研究所
朱晓新　中国中医科学院中药研究所
何建行　广州医学院附属第一医院
余学清　中山大学附属第一医院
张　锦　宁夏医科大学附属医院
张忠涛　首都医科大学附属北京友谊医院
张新中　新乡医学院第一附属医院
李　旭　西安交通大学医学院第一附属医院
李　涛　中国疾病预防控制中心职业卫生与中毒控制所
李太生　中国医学科学院北京协和医院
李延青　山东大学齐鲁医院
李金明　卫生部北京医院
李南方　新疆维吾尔自治区人民医院
李盛华　甘肃省中医院
李琦涵　中国医学科学院医学生物学研究所
杜军保　北京大学第一医院
杨关林　辽宁中医药大学附属医院
杨连粤　中南大学湘雅医院
杨恒林　云南省寄生虫病防治所
杨晓光　中国疾病预防控制中心营养与食品安全所
杨跃进　中国医学科学院阜外心血管病医院
陆前进　中南大学湘雅二医院
陈士林　中国医学科学院药用植物研究所
陈立典　福建中医药大学
陈晓春　福建医科大学附属协和医院
周胜华　中南大学湘雅二医院
庞星火　北京市疾病预防控制中心
昂青才旦　青海省藏医院
罗娅红　辽宁省肿瘤医院
郑宏志　陕西省妇幼保健院
侯金林　南方医科大学附属南方医院
姚尚龙　华中科技大学同济医学院附属协和医院
姜　泊　南方医科大学附属南方医院
姜玉新　中国医学科学院北京协和医院
段燕文　组合生物合成与天然产物药物湖南省工程研究中心
胡　静　四川大学华西口腔医院
赵建农　海南省人民医院
唐旭东　中国中医科学院西苑医院

夏术阶 上海市第一人民医院
徐开林 徐州医学院附属医院
敖英芳 北京大学第三医院
翁国星 福建省立医院
贯文宵 新疆医科大学第二附属医院
梁米芳 中国疾病预防控制中心病毒病预防控制所
黄国英 复旦大学附属儿科医院
黄荷凤 浙江大学医学院附属妇产科医院
彭 彬 武汉大学口腔医学院
游 潮 四川大学华西医院
程 涛 中国医学科学院血液病医院(血液学研究所)
程 颖 吉林省肿瘤医院
谢 鹏 重庆医科大学附属第一医院
蒲 智 西藏自治区人民医院
蔡秀军 浙江大学医学院附属邵逸夫医院
潘 伟 中华医学会《中华妇产科杂志》编辑部
瞿 佳 温州医学院附属眼视光医院

【卫生系统2010年逝世的专家】

刘耕陶(1932—2010年) 我国著名药理学家、中国工程院院士,中国医学科学院药物研究所研究员,因病医治无效,于2010年2月27日逝世,享年77岁。

刘耕陶出生于湖南省双峰县,一生致力于生化药理和药物创新的研究。20世纪80~90年代先后赴法国、日本、美国等国家开展合作研究。曾任卫生部药物咨询委员会委员、中国药理学会理事等职务。20世纪70年代初期,刘耕陶院士以肝脏药理学结合中医"扶正培本"理论作为研究方向,在我国开辟了肝脏生化药理研究领域,是我国从中药中寻找抗肝炎新药的开拓者,曾主持研制了抗肝炎新药联苯双酯(DDB)和双环醇(商品名:百赛诺),其中联苯双酯被中国药典收录,双环醇是我国第一个拥有自主知识产权的治疗肝炎新药。刘耕陶院士曾先后荣获第35届世界发明博览会"尤里卡"金质奖、国家科技进步二等奖、国家发明奖三等奖等国家科技奖励10余项。

嵇汝运(1918—2010年) 我国著名药物化学家、中国科学院院士,中国科学院上海药物研究所研究员,因病医治无效,于2010年5月15日逝世,享年92岁。

嵇汝运是著名的药物化学家。主要致力于新药的创新和研究,成功研制抗血吸虫病、抗疟疾及治疗心血管系统疾病的多种临床药物。在神经系统药物的研究中造诣深厚。他一生倡导药物化学与药理学相结合,为我国"化学药理学"的创立作出了开拓性的贡献。他注重药物的构效关系研究,把传统的、经验的寻找新药的方法转变为药物构效理论指导下的药物设计新方法,是我国在这一领域中公认的学术带头人之一。

于维汉(1922—2010年) 我国著名地方病学专家、中国工程院院士,原哈尔滨医科大学校长,因病医治无效,于2010年11月17日逝世,享年88岁。

于维汉出生于辽宁省大连市,长期从事地方病防治工作,为克山病的预防与治疗工作作出了杰出的贡献。曾任中共中央北方地方病领导小组科学委员会主任委员、中国疾病预防控制中心地方病控制中心名誉主任、卫生部地方病专家咨询委员会主任委员等职务,曾任日本医科大学、日本久留米大学等4所大学的客座教授。曾先后被评为全国劳动模范、全国地方病先进工作者,第十一届中国共产党全国代表大会代表、第四届和第八届全国人民代表大会代表。

在半个世纪的科研工作中,于维汉在克山病病因、发病机理研究上取得重大突破,从细胞分子水平进一步揭示克山病发生发展规律,提出了克山病的营养性生物地球化学病因学说,被国内外科学界广泛接受,并以此学说开展了克山病的防治,使全国克山病病情得到了控制。为此,于维汉院士获得多项国家科技奖励。

(李林)

【"卫生部卫生经济研究所"更名为"卫生部卫生发展研究中心"】 2010年3月12日,经中央编办批准同意,"卫生部卫生经济研究所"更名为"卫生部卫生发展研究中心",主要职责是:开展与国民健康相关的公共政策研究,为国家制定卫生政策提供咨询和建议;开展卫生改革与发展战略研究,参与卫生改革发展实践工作;开展卫生政策与经济技术评估、卫生经济与卫生管理基础理论研究等。

【"中山大学附属第二医院"更名为"中山大学孙逸仙纪念医院"】 2010年1月29日,经中央编办批准同意,"中山大学附属第二医院"更名为"中山大学孙逸仙纪念医院"。

(高芳)

【印发《关于卫生事业单位实施绩效考核的指导意见》】 2010年11月26日,卫生部印发了《关于卫生事业单位实施绩效考核的指导意见》(卫人发〔2010〕98号),从绩效考核内容、方法及程序、等次及结果的应用、组织实施等方面,对卫生事业单位和工作人员绩效考核给予宏观指导。明确绩效考核的目的是建立以服务质量、服务数量和服务对象满意度为核心,以岗位职责和绩效为基础的考核和激励机制,通过考核结果引导多劳多得、优绩优酬,调动卫生事业单位工作人员和广大医务卫生人员的积极性。

(高芳)

卫生工作纪事

卫生工作纪事

【2010年卫生工作纪事】

1月5日　卫生部、公安部、司法部联合印发《戒毒医疗服务管理暂行办法》。

1月5~6日　卫生部召开2010年全国卫生工作会议。中共中央政治局常委、国务院副总理李克强到会为全国卫生系统先进集体、先进个人和优秀乡村医生代表颁奖，卫生部部长陈竺作题为《以深化医药卫生体制改革为中心全面做好卫生工作　努力提高全民健康水平》的工作报告，卫生部党组书记、副部长张茅作了总结讲话。

1月10日　卫生部印发《关于加强乡村医生队伍建设的意见》。

1月12日　卫生部印发《关于切实落实监管职责进一步加强食品安全与卫生监督工作的意见》。

1月14日　卫生部印发《卫生部关于增补甲型流感病毒抗原检测临床检验项目的通知》和《医疗器械临床使用安全管理规范（试行）》。

1月19日　根据《食品安全法》及实施条例规定，卫生部组建第一届食品安全国家标准审评委员会。

同日，卫生部印发《关于加强医院临床护理工作的通知》。

1月21日　卫生部召开2010年全国卫生系统纪检监察暨纠风工作会议，传达学习胡锦涛总书记在第十七届中央纪委第五次全会上的重要讲话和全会精神，交流2009年卫生系统反腐倡廉工作，安排和部署2010年的工作任务。卫生部部长陈竺、党组书记张茅、中央纪委驻卫生部纪检组组长李熙出席会议并讲话。

同日，卫生部印发《中国国家处方集（化学药品与生物制品卷）(2010年版)》。卫生部、工业和信息化部、农业部、商务部、国家工商总局、国家质检总局、国家食品药品监管局联合印发《食品安全风险评估管理规定（试行）》。

1月22日　卫生部印发《住院患者基础护理服务项目（试行）》、《基础护理服务工作规范》、《常用临床护理技术服务规范》、《病历书写基本规范》和《关于进一步改善医疗机构医疗服务管理工作的通知》。

1月25日　卫生部、工业和信息化部、国家工商总局、国家质检总局、国家食品药品监管局联合印发《食品安全风险监测管理规定（试行）》。

1月28日　卫生部党组书记、副部长张茅到济南市麻风病院和山东省皮肤病性病防治研究所看望麻风病治愈者和医务人员，并代表卫生部问候全国麻风病患者和工作在一线的麻风病防治者。

1月31日　第57个世界防治麻风病日，主题是“消除麻风歧视，共享和谐文明”。

2月1日　卫生部印发《关于改进公立医院服务管理方便群众看病就医的若干意见》和《血液净化标准操作规程（2010版）》。

2月4日　世界癌症日，主题是“癌症同样可以预防”。

2月10日　卫生部印发《医院处方点评管理规范（试行）》。

同日，人力资源和社会保障部、教育部、卫生部联合下发通知，进一步明确取消入学、就业体检中的乙肝病毒检测项目，维护乙肝表面抗原携带者入学和就业权利。

2月11日　卫生部、中央编办、国家发改委、财政部、人力资源和社会保障部联合印发《公立医院改革试点指导意见》。

同日，卫生部印发《全国卫生监督调查制度》、《全国疾病控制调查制度》、《全国妇幼卫生调查制度》和《全国新型农村合作医疗调查制度》4项制度。

2月12日　卫生部、国家深化医药卫生体制改革领导小组办公室联合印发《关于落实内地与香港澳门更紧密经贸关系安排补充协议七有关事项的通知》。

2月20日　卫生部印发《关于开展国家临床重点专科评估试点工作的通知》。

2月21日　卫生部、国家工商总局、国家食品药品监管局联合印发《关于加强餐饮具集中消毒单位监督管理的通知》。

2月22日　卫生部印发《电子病历基本规范（试行）》。

3月3日　第11个全国爱耳日，主题是“人工耳蜗——重建听的希望”。

3月4日　卫生部部长陈竺签发卫生部第70号部长令《餐饮服务许可管理办法》、第71号部长令《餐饮服务食品安全监督管理办法》，并自2010年5月1日起施行。

同日，卫生部印发《食品检验机构资质认定条件》和《食品检验工作规范》。

3月10日　卫生部印发《关于做好全国卫生系统2010年普法依法治理工作和“五五”普法检查验收工作的通知》。

3月11日　第5个世界肾脏日，主题是“降低糖尿病肾病，减少尿毒症，规范血液净化治疗”，口号是“控制糖尿病，保护肾脏”。

同日，卫生部部长陈竺与广西壮族自治区人民政府主席马飚共同签署《卫生部与广西壮族自治区人民政府共建兴边固疆卫生惠民工程协议》。卫生部党组书记、副部长张茅，卫生部副部长陈啸宏，广西壮族自治区党委书记郭声琨，自治区党委常委、常务副主席李金早出席签署仪式。

3月12日　卫生部部长陈竺与陕西省人民政府省长袁纯清共同签署了《促进陕西省医疗卫生事业发展合作协议书》。卫生部副部长尹力、陕西省人民政府副省长郑小明出席签字仪式。

同日，根据医疗机构管理条例，卫生部决定对医疗机构血液透析室实行执业登记管理。

3月18日　卫生部部长陈竺签发卫生部第72号部长令《药品类易制毒化学品管理办法》，并自2010年5月1日起施行。

3月21日　第9个世界睡眠日，主题是“良好睡眠，健康人生”。

3月23日　卫生部印发《血液净化标准操作规程（2010版）》。

3月24日　第15个世界防治结核病日，主题是“遏制结核　健康和谐”。

3月28日　卫生部、公安部、中国残联联合印发《右下肢、双下肢残疾人驾驶机动车身体条件规定》。

3月30日　卫生部部长陈竺签发卫生部第73号部长令《食品添加剂新品种管理办法》，并自2010年3月30日起施行。

同日，卫生部、国家发改委、财政部、国土资源部、水利部、农业部、林业部联合印发《血吸虫病综合治理重点项目规划纲要（2009—2015年）》。

4月7日　第61个世界卫生日，主题是“城市化与健康”。

4月11-17日　第16届全国肿瘤防治宣传周，主题是“关爱生命，让生活更美好”。

4月12日　卫生部印发《卫生部上海世博会卫生保障工作方案》。

4月13日　卫生部印发《关于加强少数民族地区癌症综合防治工作的意见》。

4月14日　青海玉树发生地震，卫生部迅速启动卫生应急一级响应，建立前后方指挥一体化、军警地协同一体化工作机制，实现了“最大限度降低死亡率和伤残率”和“大灾之后无大疫”的目标。

4月24日~5月1日　职业病防治法宣传周活动，主题是“防治职业病　造福劳动者——劳动者享有基本职业卫生服务”。

4月25日　第24个全国预防接种日，主题是“消除麻疹，控制乙肝，你我共参与”。

4月30日　卫生部印发《甲型H1N1流感诊疗方案（2010年版）》。

5月5日　卫生部印发《全国健康教育专业机构工作规范》。

5月10日　卫生部部长陈竺、人力资源和社会保障部部长尹蔚民联合签发卫生部第74号部长令《护士执业资格考试办法》，并自2010年7月1日起施行。

5月12日　国际护士节，主题为“优质护理，服务社区：护士引领长期护理”。

同日，卫生部印发《2010年“医疗质量万里行”活动方案》和《关于做好自然灾害卫生应急工作的通知》。

5月15日　第17届防治碘缺乏病日，主题是“科学补碘，持续消除碘缺乏病”。

5月17日　卫生部部长陈竺参加第63届世界卫生大会。会议对防范大流行性流感、实施世界卫生大会《国际卫生条例（2005）》、监测与卫生相关的千年发展目标落实情况、食品安全和打击假冒医疗产品等一系列全球性公共卫生问题进行了讨论。

5月19日　卫生部、国家发改委、教育部、科技部、工业和信息化部、公安部、财政部、商务部、国家质检总局、国家广电总局、国家旅游局、总后勤部卫生部、武警部队后勤部联合制定《中国消除疟疾行动计划（2010—2020年）》，力争在2020年实现消除疟疾目标。

5月20日　中国学生营养日，主题是“全面、均衡、适量—远离肥胖及慢性病”。

5月25日　卫生部印发《食品添加剂新品种申报与受理规定》。

5月27日　卫生部、住房和城乡建设部、国家质检总局联合印发《关于加强饮用水水表监督管理的通知》。

5月28日　中共中央总书记胡锦涛在中共中央政治局第二十次集体学习时强调建立健全覆盖城乡居民的基本医疗卫生制度。

5月31日　世界无烟日，主题是“性别与烟草——抵制针对女性的市场营销”。

6月3日　卫生部部长陈竺签发卫生部第75号部长令《医疗卫生服务单位信息公开管理办法（试行）》，并自2010年8月1日起施行。

同日，卫生部印发《卫生部部门预算执行管理暂行办法》和《中国预防与控制梅毒规划（2010—2020年）》。

6月6日　第15个全国爱眼日，主题为“关注贫困人口眼健康，百万工程送光明”。

6月7日　卫生部印发《关于开展提高农村儿童重大疾病医疗保障水平试点工作的意见》。

6月11日　卫生部印发《关于加快突发公共事件卫生应急体系建设和发展的指导意见》。

同日，联合国-西班牙千年发展目标基金妇幼营养和食品安全项目在京举行启动仪式，改善妇女儿童健康是联合国千年发展目标的重要内容。

6月13日　卫生部追授杨勇同志“人民健康好卫士”荣誉称号，并决定在全国卫生系统深入开展向杨勇同志学习的活动。

6月14日　第7个世界献血日，主题是“向世界提供新鲜血液”。

6月21日　卫生部印发《关于进一步深化治理医药购销领域商业贿赂工作的通知》。

6月24日　卫生部召开提高农村儿童白血病和儿童先天性心脏病医疗服务能力现场工作会议，部署农村儿童白血病、儿童先天性心脏病医疗保障试点工作。

6月28日　卫生部部长陈竺会见马其顿卫生部长布亚尔·奥斯马尼（Buyar Osmani）一行，双方就深化中马卫生合作进行了会谈。

同日，卫生部印发《关于做好〈侵权责任法〉贯彻实施工作的通知》。

7月2日　中共中央政治局常委、国务院副总理李克强主持召开医改工作专家座谈会，强调要充分发挥广大医务人员的主力军作用，落实好五项重点改革任务，努力使医改成果惠及广大人民群众。

同日，卫生部印发《2010年农村妇女“两癌”检查项目管理方案》，加强农村妇女宫颈癌、乳腺癌检查工作。

7月3日　中共中央政治局委员、中央组织部部长李源潮主持召开了医药卫生系统创先争优活动座谈会。

同日，赤道几内亚总统奥比昂在马拉博总统府向中国援助赤道几内亚第24批医疗队全体队员授予赤道几内亚最高荣誉——“国家独立勋章”。

7月6日　卫生部印发《卫生部关于进一步加强和完善卫生纠风工作责任制的意见》。

7月7日　卫生部、国务院纠风办、国家发改委、监察部、财政部、国家工商总局、国家食品药品监管局联合印发《医疗机构药品集中采购工作规范》。

卫生部、国家发改委、教育部、财政部、国家食品药品监管局联合印发《2010—2012年全国消除麻疹行动方案》。

同日，卫生部部长陈竺与巴基斯坦卫生部部长马卡德穆·沙哈布丁在人民大会堂签署了《中华人民共和国卫生部和巴基斯坦伊斯兰共和国卫生部卫生领域谅解备忘录》。

7月19日　国务院防治艾滋病工作委员会办公室与联合国艾滋病中国主题组、盖茨基金会中国代表处等机构联合举办了“认识中国，艾滋病应对与挑战”中国分会。

7月22日　卫生部、科技部、工业和信息化部、公安部、农业部、商务部、国家工商总局、国家质检总局、国家粮食局、国家食品药品监管局联合印发《2010年加强整顿违法添加非食用物质和滥用食品添加剂工作实施方案》。

7月27日　卫生部印发《卫生部关于支持新疆卫生事业跨越式发展的指导意见》。

7月28日　世界卫生大会决议通过的第一个世界肝炎日。我国在首个世界肝炎日着重关注丙肝。

7月29日　卫生部在贵州省贵阳市召开全国消除麻疹和消除疟疾工作会议。卫生部部长陈竺、副部长尹力，世界卫生组织总干事陈冯富珍，贵州省省长林树森、副省长刘晓凯出席会议。会议主要任务是总结全国免疫规划、消除麻疹和疟疾工作进展，交流各地工作做法和经验，部署下一阶段工作。

同日，2010年全国卫生系统对口支援新疆工作座谈会在乌鲁木齐召开，会议明确了今后卫生系统对口支援新疆工作任务。卫生部党组书记、副部长张茅出席座谈会并讲话，副部长陈啸宏主持会议。座谈会上，卫生部与自治区人民政府、新疆生产建设兵团分别签署了战略合作协议，卫生部部属（管）单位与自治区卫生厅直属单位、乌鲁木齐市友谊医院、克拉玛依市中心医院签订了合作协议。

8月1～7日　世界母乳喂养周，主题为“成功促进母乳喂养十项措施”。

8月2日　卫生部印发《诊所基本标准》。

8月3日　卫生部印发《营养改善工作管理办法》。

8月7～8日　甘肃省舟曲县发生特大泥石流灾情，卫生部紧急部署舟曲泥石流灾害医疗卫生救援工作。

8月9日　卫生部印发《进口无食品安全国家标准食品许可管理规定》。

8月16日　卫生部印发《核电站周围居民健康与卫生监测工作指南》。

8月20日　中非共和国卫生部举行仪式，为中国援助中非第十三批医疗队队员授勋。

同日，卫生部、环保部、住房和城乡建设部、国家工商总局联合印发通知，废止《食品生产经营单位废弃食用油脂管理的规定》。

8月30日　卫生部成立营养标准专业委员会。

9月3日　卫生部、铁道部、国家工商总局、国家质检总局、国家食品药品监管局联合印发《铁路运营食品安全管理办法》。

9月6日　卫生部部长陈竺、教育部部长袁贵仁联合签发卫生部第76号部长令《托儿所幼儿园卫生保健管理办法》，并自2010年11月1日起施行。

同日，卫生部、人力资源和社会保障部、民政部、财政部、中国残联联合印发《关于将部分医疗康复项目纳入基本医疗保障范围的通知》。

9月6～8日　海峡两岸食品安全主管部门在台北召开第四届海峡两岸食品安全业务主管部门专家会议，就两岸食品安全信息通报、食品安全风险监测与评估管理体系、食品标准制定、保健食品管理、食品中农药残留的检验等议题进行了交流。

9月11～29日　卫生部在全国范围开展适龄儿童麻疹疫苗强化免疫活动，并顺利完成1.02亿人的麻疹疫苗强化免疫工作。

9月15日　卫生部印发《食品安全国家标准制（修）订项目管理规定》。

9月16日　国务院办公厅下发《关于进一步加强乳品质量安全工作的通知》。

9月17日　卫生部印发《传染病防治日常卫生监督工作规范》。

9月20日　第22个全国爱牙日，主题是“窝沟封闭，保护牙齿”。

9月20~29日　卫生部副部长陈啸宏率团访问丹麦和英国，签署《中丹两国卫生部关于卫生合作的谅解备忘录》和《中英2010—2013年关于卫生合作的谅解备忘录》。

9月21日　卫生部印发《卫生部关于推进西藏卫生事业跨越式发展和加快四川云南甘肃青海省藏区卫生事业发展的指导意见》。

9月22~23日　卫生部部长陈竺陪同中共中央政治局常委、国务院总理温家宝出席在纽约举行的联合国千年发展目标高级别会议、艾滋病专题讨论会和千年发展目标妇幼健康战略启动仪式。

9月25日　卫生部决定授予北京市第五批援藏医疗队等29个单位全国卫生援藏工作先进集体荣誉称号，授予高勇等43人全国卫生援藏工作先进个人荣誉称号。

9月26日　卫生部、外交部、新华社、国家外国专家局、总后卫生部、中国人民对外友好协会、中国宋庆龄基金会在人民大会堂举行座谈会，隆重纪念杰出的国际主义战士、新中国卫生事业的先驱马海德同志诞辰100周年。当天上午，中共中央政治局常委、国务院副总理李克强在中南海紫光阁会见了马海德同志的夫人苏菲和其他亲属。

9月28日　卫生部印发《关于开展电子病历试点工作的通知》。

同日，卫生部成立疾病预防控制专家委员会，并制定《卫生部疾病预防控制专家委员会管理办法》。

9月29日　卫生部组织专家编制了《发热伴血小板减少综合征防治指南（2010版）》。

同日，卫生部部长陈竺在京主持召开“艾滋病和病毒性肝炎等重大传染病防治”科技重大专项研究工作进展汇报会。

10月4~8日　卫生部部长陈竺率团访问瑞典并出席第四届中瑞医学研讨会。期间会见了瑞典卫生大臣玛丽亚·拉尔松（Maria Larsson），并访问了瑞典卫生技术评估委员会（SBU）。

10月9日　教育部、卫生部联合印发《教育部卫生部关于共建部署高校医学院（部、中心）的意见》，决定启动实施共建高校医学院工作。首批共建高校医学院包括北京大学医学部、北京协和医学院（清华大学医学部）、吉林大学白求恩医学部、复旦大学上海医学院、上海交通大学医学院、浙江大学医学部、华中科技大学同济医学院、中南大学湘雅医学院、中山大学医学部、四川大学华西医学中心10所部属高校医学院（部、中心）。

10月10日　第18个世界精神卫生日，主题为“沟通理解关爱，心理和谐健康”。

10月13日　卫生部部长陈竺在上海世博会瑞典国家馆与瑞典王储维多利亚公主、瑞典卫生大臣玛利亚·拉尔松共同出席了“中瑞和谐健康论坛”。

10月14日　卫生部印发《结直肠癌诊疗规范（2010年版）》。

同日，卫生部部长陈竺会见美国国立卫生研究院（NIH）院长弗朗西斯·柯林斯（Francis Collins）一行。

10月18日　中共十七届五中全会通过《中共中央关于制定国民经济和社会发展第十二个五年规划的建议》，指出要加快医疗卫生事业改革发展，按照保基本、强基层、建机制的要求，增加财政投入，深化医药卫生体制改革，调动医务人员积极性，把基本医疗卫生制度作为公共产品向全民提供，优先满足群众基本医疗卫生需求。

10月19日　卫生部印发《关于做好深化医药卫生体制改革形势下院务公开工作的通知》。

10月19日　卫生部印发《骨科医院基本标准（试行）》。

10月20日　卫生部追授马庆军同志“人民健康好卫士”荣誉称号，并决定在全国卫生系统深入开展向马庆军同志学习的活动。

同日，卫生部部长陈竺会见美国医院有限公司首席执行总裁瑞奇·布莱肯（Richard Bracken）一行。

10月20~21日　卫生部和世界卫生组织（WHO）赴上海对“无烟世博”工作开展了联合检查，认定上海世博会实现了“无烟世博”的目标。

10月27日　卫生部部长陈竺在北京会见了应邀访华的欧盟委员会健康和消费者政策委员达利（John Dalli）。

10月28~31日　第二届中国—东盟国际口腔医学交流与合作论坛在广西南宁举行。

10月29日　卫生部、总后卫生部机关联合开展无偿献血活动。卫生部部长陈竺、党组书记张茅、副部长尹力率先垂范参加无偿献血。

11月3日　卫生部、农业部、商务部、国家工商总局、国家质检总局、国家食品药品监管局联合印发《食品安全信息公布管理办法》。

11月5日　卫生部部长陈竺会见了联合国儿童基金会执行主任安东尼·雷克（Anthony Lake）一行。

同日，卫生部印发《综合医院眼科、耳鼻喉科和皮肤科基本标准（试行）》。

11月10日　卫生部印发《新生儿疾病筛查技术规范（2010年版）》。

11月14日　第4届联合国糖尿病日，主题是“糖尿病教育与预防”，口号是“控制糖尿病，刻不容缓”。

11月15~16日　卫生部在上海召开全国卫生信息化工作交流会议，卫生部副部长尹力出席会议并讲话。

11月16日　中国申报项目“中医针灸”正式通过联合国教科文组织保护非物质文化遗产政府间委员会第五次会议审议，被列入“人类非物质文化遗产代表作名录”。

11月17~19日　卫生部副部长兼国家中医药管理局局长王国强赴香港出席医院管理局成立20周年志庆及相关活动。

11月18日　卫生部、国家食品药品监督管理局和国家中医药管理局作出决定，授予马辛等80位同志2009—2010年度“卫生部有突出贡献中青年专家”称号。

同日，卫生部部长陈竺率团出席在哈萨克斯坦首都阿斯塔纳举行的上海合作组织成员国首届卫生部长会议。会议通过了《上海合作组织成员国卫生专家工作组工作条例》，批准了《上海合作组织成员国卫生领域重点合作计划》。

11月19日　国务院办公厅印发《建立和规范政府办基层医疗卫生机构基本药物采购机制指导意见》。

同日，中俄卫生合作分委会第十次会议在俄罗斯首都莫斯科召开。卫生部副部长黄洁夫作为中俄卫生分委会中方主席与俄联邦卫生与社会发展部副部长斯科沃尔佐娃共同主持本次会议，会后双方签署了会议纪要。

11月20日　卫生部部长陈竺签发第77号部长令《食品安全国家标准管理办法》，并自2010年12月1日起施行。

11月21日　卫生部部长陈竺出席在韩国济州举行的第四届中日韩卫生部长会议。

同日，卫生部印发《国家卫生应急队伍管理办法（试行）》。

11月22日　中共中央政治局委员、国务院副总理李克强考察了中国疾病预防控制中心艾滋病预防控制中心，现场主持召开国务院防治艾滋病工作委员会全体会议，要求提高科学防治艾滋病工作水平，切实维护人民群众身体健康和生命安全。

11月24日　卫生部、国家发改委、教育部、科技部、国家民委、公安部、民政部、财政部、水利部、农业部、商务部、国家广电总局、国家林业局、全国妇联联合印发《防治包虫病行动计划(2010—2015年)》。

11月26日　在瑞士日内瓦召开的2010全球南南发展博览会上，联合国开发计划署南南合作特设局特授予中国卫生部“卫生发展南南合作荣誉奖牌”，以表彰我国在南南合作框架下为发展卫生事业作出的努力和卓越贡献。

同日，卫生部印发《关于卫生事业单位实施绩效考核的指导意见》。

11月29日　中共中央政治局常委、国务院总理温家宝主持召开国务院常务会议，研究部署进一步加强艾滋病防治工作的政策措施。

同日，卫生部印发《环境重金属污染健康监测技术指南（试行)》。

11月30日~12月1日　中共中央政治局常委、国务院总理温家宝到四川凉山彝族自治州考察艾滋病防治工作，探望艾滋病病毒感染者、病人和致孤儿童，慰问工作在艾滋病防治一线的医务人员并进行座谈。

12月1日　第23个世界艾滋病日，主题是“遏制艾滋，履行承诺”。

12月3日　卫生部印发《二、三级综合医院药学部门基本标准(试行)》。

12月10日　卫生部、中国红十字会总部、总后勤部卫生部作出表彰2008—2009年度无偿献血奉献奖金奖等奖项获奖者的决定。

12月13日　卫生部印发《关于进一步加强全国单采血浆站监管工作的通知》。

12月15日　卫生部、国家食品药品监管局、工业和信息化部、农业部联合印发《全国抗菌药物联合整治工作方案》和《关于进一步做好整顿违法添加非食用物质和滥用食品添加剂工作的通知》。

12月16日　卫生部印发《香港和澳门特别行政区医疗专业技术人员在内地短期执业管理暂行规定》。

12月20日　中央宣传部、中央文明办、教育部、科技部、司法部、农业部、文化部、卫生部、国家人口计生委、国家广电总局、新闻出版总署、共青团中央、全国妇联、中国科协联合下发通知，在2011年深入开展文化科技卫生“三下乡”活动。

同日，卫生部印发《医院实施优质护理服务工作标准（试行)》。

12月21日　海峡两岸海协会、海基会领导人共同签署《海峡两岸医药卫生合作协议》。该协议主要内容包括传染病防治合作、医药品和中药材的安全管理、临床试验及医药研发合作、中医药研究与交流、紧急医疗救治5部分。

12月22日　为加强和增进两岸间的经济合作，卫生部印发《台湾服务提供者在大陆设立独资医院管理暂行办法》和《香港和澳门服务提供者在内地设立独资医院管理暂行办法》。

同日，卫生部决定授予王少明等200名乡村医生2010年全国优秀乡村医生荣誉称号。

12月28日　卫生部部长陈竺签发卫生部第78号部长令，决定废止《改水防治地方性氟中毒管理办法》等48件部门规章，并自2010年12月28日起施行。

12月30日　卫生部印发《电子病历系统功能规范（试行)》。

12月31日　卫生部印发《关于加强基本公共卫生服务项目绩效考核的指导意见》。

（许培海　金玉军　王伟）

卫生统计信息工作

卫生统计信息工作

【2010 年卫生统计信息工作】 2010 年是深化医改承前启后、攻坚克难的关键之年，卫生统计与信息工作不断面临新任务、新挑战，在做好常规统计信息工作的同时，紧密围绕医改要求，加强医改监测与评估工作，大力推进卫生信息化建设，各项工作进展顺利，成效显著。

一、医改进展监测和评估工作不断加强

（一）医改进展季度监测工作得到加强。为贯彻落实国务院医改领导小组要求，全国医改监测系统由年度监测改为季度监测，进行了指标调整，并采取综合措施提高监测数据质量：一是卫生部成立医改监测工作协调小组，各地成立主管厅局长负责的协调小组，并在县区一级指定专人负责；二是建立数据审核及会审制度，2010 年 10 月在北京市召开了第三季度医改监测数据会审暨培训会，以会代训，上下联动；三是编印并印发了《2010 年卫生部门医改监测工作手册》，加强卫生部与各地的联系，在线指导具体操作；四是建立通报制度，卫生部医改办以监测数据为基础对各省（区、市）医改进展情况进行排序并予以通报，通报了医改监测工作情况，监测系统数据报送情况不断完善。从前四季度医改监测情况看，每季度汇总近 2800 个县区 166 项指标。到 2010 年第四季度，除青海省玉树县等 5 个县受地震影响未报数据外，其余各县区市全部上报了数据，上报率达 100%。数据质量与利用率也有了很大的提高，以监测数据为基础撰写的医改进展分析报告已成为各级卫生决策者动态掌握五项重点改革进展和具体任务落实情况的主要工具和制定决策的科学依据。

（二） 医改监测评估研究工作有序开展。医改监测是客观分析和掌握医改实施进展和初步效果的主要工作。卫生部统计信息中心与世界卫生组织合作开展医改监测专题性研究，及时了解和掌握医改的进展，总结医药卫生体制改革取得的有益经验，分析和研究改革实施过程中出现的新情况及原因，为卫生部及有关决策部门及时调整和完善政策措施提供循证依据和信息支持。

2010 年先后两次与世界卫生组织合作召开医改监测评价方法国际研讨会，卫生部部长陈竺和世界卫生组织总干事陈冯富珍女士出席会议并发表了重要讲话。在各地的积极配合下，卫生部统计信息中心组织国内外有关专家设计并完善了评估指标体系以及所有的研究设计工作，并在上海市和湖北省开展了医药卫生体制改革监测评价的试点工作，2010 年底，两个试点省份已形成了各自的医药卫生体系绩效评价框架，完成了初步分析。

此外，卫生部统计信息中心积极配合国务院医改办开展医改中期评估工作，开展预调查，协助完成中期评估的方案设计，编写调查评估指南，制定中期评估培训计划。2010 年 12 月，卫生部统计信息中心与北京大学中国社会科学调查中心共同开展了居民对医疗卫生服务的满意度调查，调查结果显示，69.1% 的城乡居民对医疗卫生服务表示满意，78.6% 的城乡居民对过去两年来医疗卫生服务的发展变化给予肯定。60.4% 的城乡居民对就医体验表示满意，80.4% 的城乡居民体验过去两年来就医过程的变化给予肯定，2/3 以上的城乡居民对针对老年人、青少年、慢性病患者和孕产妇提供的公共卫生服务表示满意。

二、常规卫生统计工作不断改进

（一）卫生统计制度建设稳步推进。为了适应卫生统计发展的实际需要，2010 年卫生部统计信息中心对《全国卫生统计工作管理办法》进行了修订，从制度层面上进一步明确了卫生统计体系的职能和作用，资源配置的政策支持。2010 年开始实施国家统计局备案批准的卫生统计调查制度及配套调查制度，编辑出版并向省市县卫生统计机构免费印发了卫生统计调查制度指导手册，并通过逐级培训，确保新旧制度衔接工作良好。

建立规范的统计信息发布与交流制度，编印了《卫生统计提要》、《卫生统计年鉴》和卫生统计月报资料等。实施二级及以上医院医疗服务月报和信息发布制度，强化对医疗机构的质量管理和价格监控。

（二）统计执法检查工作取得成效。根据国家统计局、司法部和监察部统计执法大检查的工作部署，起草并印发了《卫生系统开展统计执法检查工作实施方案》，卫生部成立以副部长尹力为组长，相关司局领导参加的执法检查领导小组，组织开展全国卫生统计执法大检查，半数以上的省份上报了自查及抽查报告。通过本次执法检查，提高了各级卫生行政部门对卫生统计工作重要性的认识，落实层级责任，强化依法统计的意识，受到国家统计局的充分肯定。

（三）卫生统计网络直报系统报送效率不断提高。通过完善国家、省、市、县和医疗卫生机构五级网络体系，实现数据的网络实时报送，并建立起功能较为完备、数据更新及时、提取分析便捷的基本卫生信息数据库。近几年，调查频次从年报缩短到季报、月报，遇到突发公共卫生事件时实行周报、日报，数据的及时性和有效性有了进一步提高，为政府决策提供了重要的数据支持。

（四）卫生统计人员培训不断强化。在不断强化改善系统硬件的同时，卫生部统计信息中心重视加强卫生统计队伍的能力建设。2010年9月，在广东省珠海市和山东省泰安市举办了两期培训班，来自省、地市卫生厅局共460余人参加了培训。并通过中央财政转移支付支持中西部地区县区级卫生局人员的培训工作，进一步提高了统计人员的工作能力。

（五）数据分析和利用不断加强。采取多种措施提高卫生统计数据收集质量，认真落实部领导的指示，积极开展统计调查与分析研究，充分发挥参谋作用。各地都结合医改的重点和难点问题，认真做好调查研究工作，撰写分析报告，编印《卫生统计报告》等信息，为科学决策提供了支撑，促进了医改各项任务的落实。

三、卫生信息化建设全面推进

（一）“十二五”卫生信息化建设总体框架初步确定。通过调研和召开专家论证会，初步确定了“十二五”期间国卫生信息化建设的总体框架和路线图，简称“3521工程”，即建设国家级、省级和地市级三级卫生信息平台，加强公共卫生、医疗服务、新型农村合作医疗、基本药物制度和综合管理5项业务应用，建设健康档案和电子病历两个基础数据库和1个专用网络建设，加强信息标准体系建设和信息安全体系建设。起草了《关于加强卫生信息化建设的意见》和《“十二五”卫生信息化发展规划》（草稿）。

（二）卫生信息标准化建设工作大大加强。一是启动健康档案数据标准的修订工作，包括数据元及代码标准，业务数据集标准，将以卫生部行业标准方式正式颁发；二是开展卫生信息共享文档研制工作，先期完成文档编制总则和转诊记录、实验室检验、用药记录和传染病报告等文档编制工作；三是启动电子健康档案标准符合性测试规范与系统工作；四是配合公立医院试点需要，进一步对《基于电子病历和临床路径的医院信息平台建设方案》进行修改完善。

（三）2010年医改卫生信息化专项建设抓紧实施。组织全国专家完成了《2010年中西部地区村卫生室信息化建设项目》、《2010年基于电子健康档案、电子病历、门诊统筹管理的基层医疗卫生信息系统试点项目》、《2010年远程会诊系统建设项目》、《2010年公立医院改革国家联系试点城市医院管理信息系统建设项目》、《2010年中西部地区县级医院信息化建设项目》5个项目的管理方案和技术方案的编制工作，并正式实施。

（四）卫生部综合管理信息平台建设工作有序推进。统筹安排和实施卫生部综合管理信息平台（Ⅰ期）项目的建设工作，在项目设计中注重与省级平台的互联互通和系统优化。做好卫生部电子政务内外网应用系统、卫生部办公楼6879支局电话通讯系统的运营和维护工作，确保信息畅通和数据存储安全，保障部机关的正常工作。

（五）其他卫生信息化工作扎实开展。协助完成国务院办公厅电子政务内网需求分析调研工作；开展内网运维及涉密系统分级保护建设工作，“三合一”保密防护专用设备的正在测试阶段；对政务信息报送系统的操作、VPN、数字证书的使用等进行了培训；做好网络安全工作，加强了网络安全保密培训工作；做好中办传输专网升级工作；实现国务院应急平台与卫生部应急平台的互联互通工作。建立完善卫生部统计信息中心网站，做好上网文件的发布和更新工作。组织召开了2010中国卫生信息技术交流大会。

（孟　群）

【开展新的国家卫生统计调查制度工作】 为了贯彻落实深化医药卫生体制改革精神，做好医改进展监测与评估工作，卫生部统计信息中心于2009年组织修订了《国家卫生统计调查制度》（以下简称《调查制度》），将医改监测与评估所需主要指标纳入常规卫生统计报表予以保证。新的《调查制度》由全国卫生资源与医疗服务、疾病控制、妇幼保健、卫生监督和新型农村合作医疗调查制度5部分组成。卫生资源与医疗服务调查制度主要收集卫生服务供方信息，包括人财物、医疗服务量、服务质量、服务效率、病人费用等，其他4套调查制度主要收集需方信息，如重大疾病控制与改水改厕、妇幼保健及妇幼卫生监测、卫生执法监督、新农合参合及筹资与资金使用情况等。新的《调查制度》报国家统计局批准，2010年起在全国范围内正式实施。为此，卫生部印发了《关于执行〈全国卫生资源与医疗服务调查制度〉的通知》和《关于执行〈全国卫生监督调查制度〉等4项制度的通知》。卫生部统计信息中心完成了全国卫生统计直报系统升级、组织统计人员层级培训，印发了《国家卫生统计调查制度》等。2010年新的《统计制度》实施进展顺利，基层医疗卫生机构按照《调查制度》的要求，及时完成年报、季报、月报及实时报告等统计调查任务，为深化医改提供了重要的数据支撑。

（伍晓玲）

【组织实施2010年度医改进展季度监测工作】 根据国务院医改办关于建立定期考核和信息通报制度的要求，卫生部统计信息中心将医改监测工作由年度监测改为季度监测，从而动态了解各地贯彻五项重点改革进展和年度任务落实情况，也为制定下一年度医改工作目标提供科学依据。组织修订了医改监测方案，调整医改监测指标。按照监测方案，全国2800个县区市卫生局按季上报本地166个监测指标数据。卫生部统计信息中心组织实施各季度监测工作，按季度撰写卫生部门医改进展监测结果分析报告。卫生部医改领导小组办公室据此向国务院医改领导小组办公室及其成员单位通报监测结果数据。通过医改季度监测工作，促进了各省医改任务的落实。为提高监测数据质量，卫生部要求各级卫生行政部门建立有效的医改监测工作机制和数据质量监控体系。卫生部和省级卫生行政部门成立了医改监测工作协调小组，并明确分工，责任到人，县区固定专人负责此项工作。建立逐级数据审核、会审和信息通报制度，2010年10月下旬在北京市召开全国第三季度数据会审暨培训会，卫生部医改办通报了第三季度医改进展主要指标省级排名，通报了医改监测工作情况。从第四季度监测结果看，除青海省玉树县等5个县受地震影响未报数据外，其余各县区市全部上报了数据，各地监测数据质量也在稳步提高。

（伍晓玲）

【建立全国医疗服务月报制度】 为了及时了解医疗服务变动情况，加强医疗服务信息监管力度，为深化医改和突发公共卫生事件应急指挥决策提供动态信息，卫生部建立了医疗服务月报和信息发布制度。印发了《关于认真做好医疗服务信息月（季）报与发布工作的通知》，明确要求从2010年1月起，按月收集、汇总全国医疗机构月度数据。全国约9万个医疗卫生机构（除诊所、医务室和村卫生室外）通过国家卫生统计直报系统报送月度数据。卫生部统计信息中心及时收集并汇总全国医疗服务月度数据，每月底在卫生部网站发布医疗服务月度信息。医疗服务月度信息，为推进公立医院改革、加强医疗服务监管和引导患者就诊提供参考依据。

（伍晓玲）

【开展医改监测评价方法研究】 为了探讨与国际接轨并适用于我国国情的医改监测评价方法，总结医改取得的有益经验，卫生部与世界卫生组织（WHO）合作开展了医改监测评价方法研究，多次召开医改监测评价方法国际研讨会，探讨国际经验在中国医改监测评价中的应用，建立适合中国医改同时又与国际接轨的监测评价方法。WHO及其他国际组织著名的专家、国内相关领域的学者、医改领导小组成员单位的代表、各省（区、市）卫生厅局医改工作负责人参会并进行了讨论。卫生部部长陈竺和WHO总干事陈冯富珍女士到会并作了重要讲话。按照“投入、活动、产出、结果、长期目标”的监测与评价理论框架，对照我国医药卫生体制改革实施的逻辑框架，研究确定了中国医改监测评价框架。包括医改实施各阶段评价的重点内容以及医改评价的指标体系。评价的内容依据医改实施时间可分为早期评价、中期评价和终期评价，早期评价重点关注投入和过程，如资金是否到位，政策是否落实等；中期评价重点关注产出和近期结果，如医疗卫生服务的可及性是否改善、机构的服务质量和服务效率是否提高等；终期评价重点关注结果和影响。医改评价核心指标体系由服务可及性、可负担性/成本、服务利用、质量、卫生服务干预的覆盖面、疾病风险保护、健康改善以及居民满意度等有关维度组成。医改监测评研究结果为中国医药卫生体制改革监测评价工作的顺利实施奠定了基础。

（蔡　敏）

【开展健康老龄化与老年健康支持体系研究】 卫生部统计信息中心完成了全国老龄工作委员会委托的战略研究任务：健康老龄化与老年健康支持体系的研究。研究揭示了我国老年人口的健康状况（患病与失能）、医疗服务利用、疾病经济负担及其变化趋势，在深入分析健康老龄化的理论基础上，借鉴发达国家构建健康老龄化支持体系的成功经验，提出我国老年人健康支持体系和对策，为相关政策的制订提供依据，项目研究对我国实现健康老龄化、成功应对转型时期老年人口迅速增加带来的挑战具有重要的现实意义。本研究提出了老年健康支持体系的框架、老年健康的卫生管理体系和老年健康的卫生服务体系建设设想，提出了老年健康的基本卫生服务模式，建议制订5个方面的重大行动计划。为应对具有中国特点的老龄化形势，提出总体应对策略：实现一个目标，就是倡导老年人科学健康的生活方式，提高老年人生命质量，促进健康老龄化的实现；贯彻一个方针，老年卫生工作要坚持贯彻预防为主（预防疾病和失能），防治结合的方针；构建两个保障制度，完善推进老年医疗保障制度，积极建立老年人护理保障制度；做好三个结合，要把老年卫生工作与医疗卫生体制改革相结合，与发展社区卫生服务相结合，与重点慢性病防治相结合；建立一个连续的无缝的卫生服务体系，要逐步建立以社区老年卫生服务为核心、以家庭配合与关怀照顾为基础、以老年专业性医疗卫生机构（如老年专科医院、综合医院老年科、预防保健机构等）为支持依托的老年健康的预防保健、医疗服务、失能康复、长期护理照顾、临终关怀的完整体系。

（钱军程）

【完成2010年财政医改卫生信息化建设专项管理和技术方案编制工作】 2010年11月，中央下拨了2010年财政医改卫生信息化建设专项经费27个亿，支持卫生信息化建设项目覆盖全国29个省（区、市）及新疆生产建设兵团。项目目标是加强卫生领域信息化建设，提高卫生领域信息化水平，推进医药卫生体制改革，提高医疗服务水平，方便群众看病就医，以信息化带动实现居民人人享有初级卫生保健服务目标。为了加强卫生信息化建设项目管理与实施工作，加快推进卫生信息化建设，卫生部成立了卫生信息化建设项目办公室。项目办公室下设组织协调组、技术指导组、资金保障组和培训督导组。技术指导组主要承担卫生信息化建设需求调研，项目管理方案和技术方案的制定以及技术指导等工作，卫生部统计信息中心主任孟群任技术指导组组长。按照“集中力量、集中智慧、集中时间、集中办公，统筹推进项目实施工作”的要求，组织专家和项目地区技术骨干，本着“统筹规划、统一标；兼顾现状、考虑长远；有限目标、重点突出；技术兼容、保持中立”的编制原则先后完成了2010年中西部地区村卫生室信息化建设、2010年公立医院改革国家联系试点城市医院管理信息系统建设，2010年基于电子健康档案、电子病历、门诊统筹管理的基层医疗卫生信息系统试点、2010年远程会诊系统建设、2010年县医院能力建设5个试点项目的管理方案、技术方案的编写工作，并通过专家论证。方案以卫生部文件印发各地，指导项目的实施工作。2010年财政医改卫生信息化建设专项项目建设主要内容：一是2010年中西部地区村卫生室信息化建设项目。目的是由国家统筹规划、分步逐年实施，在中西部地区进行村卫生室管理信息系统的建设，逐步提高农村卫生服务水平和能力。二是2010年公立医院改革国家联系试点城市医院管理信息系统建设项目。目的是以试点城市为单元，以公立医院为重点，以点带面，充分利用现有资源，在各试点城市公立医院建立和完善基于医院信息平台的、以电子病历为核心的医院信息系统，并初步实现试点医院之间信息系统通过试点城市区域卫生信息平台互联互通、信息共享和区域协作，以及医院医疗行为的全过程、动态监管。三是2010年基于电子健康档案、电子病历、门诊统筹管理的基层医疗卫生信息系统试点项目。目的是初步建成省（区、市）、地市（区）二级卫生信息平台和部分县级卫生信息数据中心；建设电子健康档案和电子病历二个医药卫生基础数据资源库；探索实现五大核心业务领域的相关工作，提升社区公共卫生服务能力，建立和完善预约诊疗和远程医疗，实现新农合异地网络出院即时结报和基金监管，建设基本药物监测管理信息系统，逐步实现基本药物制度全程监测管理，分步实现基于省（区、市）、地市（区）二级卫生信息平台和县级卫生信息数据中心的卫生综合信息管理；初步建成覆盖试点区域互联互通的卫生信息专网。四是2010年远程会诊系统建设项目。项目拟构建以三级甲等综合医院为核心的基层远程会诊系统和以部属（管）综合医院为核心的高端远程会诊系统，未来在此基础上逐步构建省级远程会诊平台和部级远程会诊平台，形成统一标准、互联互通、资源共享、安全实用的远程会诊平台；逐步实现远程会诊、远程专科诊断、远程监护、远程手术指导、远程教育、远程数字资源共享、视频会议及双向转诊、远程预约等功能，有效提高中西部地区医院的医疗服务能力，缓解群众看病难的问题。五是2010年县医院能力建设项目信息化建设项目。目的是推进县医院信息化建设，建立基于医院信息平台的、以电子病历为核心的医院信息系统，提高县医院的管理水平和医疗服务水平。

（周红　胡建平）

【召开2010中国卫生信息技术交流大会】 2010年12月8～9日，中国卫生信息学会在福建省厦门市隆重召开了主题为“加强卫生信息化建设、促进深化医药卫生体制改革”的2010中国卫生信息技术交流大会。会议主要内容包括：介绍2010年医改专项信息化建设项目技术及实施策略初步方案；研讨“十二五”国家卫生信息化发展的重点任务和思路；交流国内外卫生信息化建设和卫生信息标准的重点与发展趋势等。来自全国各省（区、市）卫生主管部门、信息中心，各类医疗卫生机构以及有关高等院校、学术机构、国内外知名IT厂商的1500余名代表参会。卫生部部长陈竺为大会发来贺信，他强调，当前我国卫生信息化发展正面临难得的历史机遇和挑战，中国卫生信息学会要抓住契机，主动承担重任。中国卫生信息学会会长、中国工程院院士王陇德在开幕式上作了《抓住机遇，迎接挑战，推进卫生信息化健康发展》的主题报告。卫生部统计信息中心主任、中国卫生信息学会秘书长孟群报告了《全国卫生信息化建设指导意见和发展规划（2011—2015年）》主要内容，并简要介绍了卫生部下阶段推进卫生信息化建设的有关部署情况。本次大会还设置了公立医院改革与电子病历、综合卫生信息管理与信息共享、居民健康档案与区域卫生信息化、远程医疗与远程教育四大专题论坛。参会专家与各界代表就我国卫生领域信息化建设的现状与焦点、难点问题，行业发展趋势，关键技术成果，电子健康档案、电子病历和区域卫生信息化实践经验以及部分试点示范项目进展等进行了探讨。

（童心　胡建平）

【参与编制完成国家发展改革委员会“十二五”国家卫生信息化重大工程项目建议书】 按照国家发改委关于开展“十二五”国家重大信息化工程建设规划编制工作的要求，2010年4～6月，卫生部统计信息中心具体承担了“十二五”国家卫生信息化工程项目建议书编写工作。在充分借鉴国内外卫生信息化建设经验和研究成果的基础上，起草了卫生部信息化工程项目建议书，于2010年6月底完成卫生部信息化工程项目建议书的编制工作。卫生部信息化工程项目建议书中明确了卫生信息化的发展思路，研究提出了“十二五”期间卫生信息化建设“3521工程”的总体框架，即建设国家、省和地市3级卫生信息平台，加强公共卫生、医疗服务、新型农村合作医疗、基本药物制度和综合管理5项业务应用，建设居民电子健康档案、电子病历2个基础数据库和1个专用网络。“3521工程”是今后卫生信息化发展的顶层设计，体现了标准规范统一、资源合理利用、信息互通共享的理念。其设计思路突显了三个转变：一是要从单纯的卫生管理向综合管理与为公众提供服务相结合转变；二是要从垂直业务和单一应用向扁平化信息平台与应用系统建设相结合转变；三是要从追求各单个系统规模向促进各系统资源整合转变。

（周红　胡建平）

【推进三级信息平台建设】 为解决卫生信息化发展过程中信息化基础设施薄弱、信息资源难以有效共享利用等突出问题，按照卫生部“3521”要求，提出建设卫生系统三级信息平台，即卫生部综合管理信息平台、省级卫生综合管理信息平台、基于健康档案的区域卫生信息平台，以信息实时采集为突破，形成动态、实时、交互、智能的综合管理信息服务模式，提高综合管理能力，为决策提供科学依据。同时，支撑跨区域业务协同。逐步实现统一高效、资源整合、互联互通、信息共享的卫生信息化发展思路。卫生部制定了《卫生部综合管理信息平台建设方案》，并整合部分项目建设经费，基于卫生部应急指挥信息系统平台资源，开展了卫生部综合管理信息平台的数据采集、数据处理和数据分析等软件开发工作。为指导和规范省级卫生综合管理信息平台建设工作，组织编制了《卫生综合管理信息平台建设指南（试行）》。

（矫涌本）

【落实信息安全等级保护制度工作】 卫生部按照国家信息安全等级保护制度和标准要求，编制了《卫生部机关外网信息安全等级保护方案》，并落实专项建设经费，启动卫生部机关外网信息安全等级保护加固改造工作，拟从物理环境、网络链路、数据存储、应用系统及终端管理等各层面实施信息安全三级防护，保障部机关外网的信息安全。制定了《卫生系统电子认证服务管理办法》和《卫生系统电子认证服务规范》等制度性文件，开展了全行业的电子认证服务体系建设，规范了卫生系统电子认证服务，满足了各类卫生信息系统在身份认证、授权管理、责任认定等方面的信息安全需求。

（矫涌本）

【完成卫生部机关内网安全保密分级保护建设工作】 根据国家对涉密信息系统实施分级保护的要求，2009 年卫生部对卫生部机关涉密内网进行了安全改造与加固建设的整改工程，2010 年该项工程通过了工程验收，卫生部机关内网进入试运行阶段。通过本项目的实施，使得卫生部机关涉密内网达到机密级涉密网络标准，满足国家对涉密网络的相关要求和标准，并从信息网络安全角度，对卫生部机关涉密内网进行整体规划，提高内部服务能力和内部办公效率，辅助构建功能完善、安全可靠的电子政务基础平台，整合内网现有应用系统，实现政务信息资源共享。

（郝惠英）

卫　生　统　计

说明

一、2010 年部分数据为初步统计数，调整数据见《中国卫生统计年鉴 · 2011》。

二、全国性统计指标均未包括香港、澳门特别行政区和台湾省数据。

三、本资料数据主要来源于统计年报和抽样调查。香港、澳门特别行政区和台湾省数据及附录摘自《中国统计年鉴》和《世界卫生统计》。

四、“–”表示无数字；“…”表示数字不详；“#”表示其中项。

五、东部地区包括北京、天津、河北、辽宁、上海、江苏、浙江、福建、山东、广东、海南 11 个省（市），中部地区包括黑龙江、吉林、山西、安徽、江西、河南、湖北、湖南 8 个省，西部地区包括内蒙古、广西、重庆、四川、贵州、云南、西藏、陕西、甘肃、青海、宁夏、新疆 12 个省（区、市）。

一、医疗服务
Medical Service

医疗卫生机构诊疗人次及入院人数
Number of Visits and Inpatients in Health Institution

年份 Year	诊疗人次（亿次） Visits（100 Million）			入院人数（万人） Inpatients（10000）		
		医院 Hospital	乡镇卫生院 Township Health Center		医院 Hospital	乡镇卫生院 Township Health Center
2000	21.23	12.86	8.24	5297	3584	1708
2001	20.87	12.50	8.24	5464	3759	1700
2002	21.45	12.43	7.10	5991	3997	1625
2003	20.96	12.13	6.91	6092	4159	1608
2004	39.91	13.05	6.81	6676	4673	1599
2005	40.97	13.87	6.79	7184	5108	1622
2006	44.63	14.71	7.01	7906	5562	1836
2007	47.19	16.38	7.59	9827	6487	2662
2008	49.01	17.82	8.27	11483	7392	3313
2009	54.88	19.22	8.77	13256	8488	3808
2010	58.38	20.40	8.74	14174	9524	3630

注：2003年及以前总诊疗人次不包括诊所、医务室和村卫生室数字。

2010年各类医疗卫生机构诊疗人次及入院人数
Number of Visits & Inpatients in Health Institution in 2010

机构名称 Institution	诊疗人次数 Visits		入院人数 Inpatients	
	亿人次（100Million）	构成（%）	万人（10000）	构成（%）
总计 Total	**58.38**	**100.0**	**14174**	**100.0**
医院 Hospital	20.40	34.9	9524	67.2
基层医疗卫生机构 Grass-roots Health Care Institution	36.12	61.9	3950	27.9
其他机构 Others	1.86	3.2	700	4.9

2010 年各类医院诊疗人次及入院人数
Number of Visits and Inpatients in Hospital in 2010

医院名称 Hospital	诊疗人次数 Visits		入院人数 Inpatients	
	亿人次 (100Million)	构成 (%)	万人 (10000)	构成 (%)
总计 Total	**20.40**	**100.0**	**9524**	**100.0**
按经济类型分 By Economic Classification				
公立医院 Public Hospital	18.74	91.9	8724	91.6
#政府办 Government-run	17.04	83.5	8065	84.7
民营医院 Non-public Hospital	1.66	8.1	800	8.4
按医院等级分 By Hospital Level				
#三级医院 Third-level Hospital	7.60	37.3	3097	32.5
二级医院 Second-level Hospital	9.31	45.6	5116	53.7
一级医院 First-level Hospital	1.46	7.2	464	4.9
按类别分 By Hospital Category				
#综合医院 Genaral Hospital	15.11	74.1	7505	78.8
中医医院 TCM Hospital	3.28	16.1	1168	12.3
专科医院 Specialized Hospital	1.68	8.2	733	7.7

注：公立医院指经济性质为国有和集体办的医院。

医院分科门急诊人次及构成
Number & % of Outpatients & Emergencies by Department in Hospital

科别 Department	门急诊人次（万次） Outpatients（10000）		构成（%）	
	2009	2010	2009	2010
总计 Total	**187542**	**199178**	**100.0**	**100.0**
#预防保健科 Preventive Care Department	1692	1650	0.9	0.9
全科医疗科 General Practice Department	4891	4644	2.6	2.3
内科 Internal Department	39646	41444	21.1	20.8
外科 Surgical Department	16481	17314	8.8	8.7
儿科 Pediatric Department	16591	17761	8.8	8.9
妇产科 Gyn. & Obs. Department	16114	17462	8.6	8.8
眼科 Ophthalmology Department	5499	5958	2.9	3.0
耳鼻咽喉科 Otorhinolaryngology Department	5371	5622	2.9	2.8
口腔科 Stomatological Departmen	5646	5976	3.0	3.0
皮肤科 Dermatological Department	5585	6076	3.0	3.1
精神科 Psychiatry Department	2235	2419	1.2	1.2
传染科 Infectious Disease Department	2230	2245	1.2	1.1
肿瘤科 Tumor Department	1209	1353	0.6	0.7
急诊医学科 Emergency Medicine Department	7418	7900	4.0	4.0
康复医学科 Rehabilitation Medicine	1374	1456	0.7	0.7
中医科 TCM Department	35326	38060	18.8	19.1

医院分科出院人数及构成
Number & % of Inpatients by Department in Hospital

科别 Department	出院人数（万人） Inpatients（10000）		构成（%）	
	2009	2010	2009	2010
总计 Total	**8454**	**9478**	**100.0**	**100.0**
#预防保健科 Preventive Care Department	10	12	0.1	0.1
全科医疗科 General Practice Department	80	87	0.9	0.9
内科 Internal Department	2106	2392	24.9	25.2
外科 Surgical Department	1670	1827	19.8	19.3
儿科 Pediatric Department	858	957	10.1	10.1
妇产科 Gyn. & Obs. Department	1126	1230	13.3	13.0
眼科 Ophthalmology Department	192	214	2.3	2.3
耳鼻咽喉科 Otorhinolaryngology Department	156	171	1.8	1.8
口腔科 Stomatological Departmen	34	36	0.4	0.4
皮肤科 Dermatological Department	19	21	0.2	0.2
精神科 Psychiatry Department	101	112	1.2	1.2
传染科 Infectious Disease Department	171	191	2.0	2.0
肿瘤科 Tumor Department	270	315	3.2	3.3
急诊医学科 Emergency Medicine Department	56	65	0.7	0.7
康复医学科 Rehabilitation Medicine Department	46	53	0.6	0.6
中医科 TCM Department	1074	1217	12.7	12.8

医院病床使用率（%）
Utilization Rate（%） in Hospital

机构名称 Institution	2007	2008	2009	2010
总计 Total	**78.2**	**81.5**	**84.8**	**86.7**
按经济类型分 By Economic Classification				
公立医院 Public Hospital	80.3	84.0	87.7	90.0
#政府办 Government-run	83.8	87.5	90.9	92.8
民营医院 Non-public Hospital	54.6	55.3	58.2	59.0
按医院等级分 By Hospital Level				
#三级医院 Third-level Hospital	97.6	100.5	102.5	102.9
二级医院 Second-level Hospital	75.6	80.1	84.8	87.3
一级医院 First-level Hospital	52.6	53.6	54.5	56.6
按类别分 By Hospital Category				
#综合医院 Genaral Hospital	78.6	82.1	85.6	87.5
中医医院 TCM Hospital	73.0	77.3	81.8	84.1
专科医院 Specialized Hospital	81.7	82.2	83.5	85.7

医院平均住院日
Average Stay Days in Hospital

医院名称 Hospital	2007	2008	2009	2010
总计 Total	**10.8**	**10.7**	**10.5**	**10.5**
按经济类型分 By Economic Classification				
公立医院 Public Hospital	10.9	10.9	10.7	10.7
#政府办 Government-run	10.6	10.7	10.5	10.5
民营医院 Non-public Hospital	9.5	8.7	8.7	8.4
按医院等级分 By Hospital Level				
#三级医院 Third-level Hospital	13.2	13.2	12.7	12.5
二级医院 Second-level Hospital	9.5	9.5	9.4	9.4
一级医院 First-level Hospital	9.8	9.4	9.3	9.1
按类别分 By Hospital Category				
#综合医院 Genaral Hospital	10.1	10.1	9.9	9.8
中医医院 TCM Hospital	10.6	10.5	10.4	10.6
专科医院 Specialized Hospital	18.0	17.6	17.0	17.3

2010 年医院医师日均担负诊疗人次和住院床日
Daily Visits & Inpatients Per Doctor in Hospital in 2010

医院名称 Hospital	医师日均担负诊疗人次 Daily Visits Per Doctor	医师日均担负住院床日 Daily Inpatients Per Doctor
总计 Total	**6.5**	**2.3**
按经济类型分 By Economic Classification		
公立医院 Public Hospital	6.6	2.3
#政府办 Government-run	6.8	2.4
民营医院 Non-public Hospital	5.1	1.6
按医院等级分 By Hospital Level		
#三级医院 Third-level Hospital	7.5	2.6
二级医院 Second-level Hospital	6.1	2.2
一级医院 First-level Hospital	6.3	1.5
按类别分 By Hospital Category		
#综合医院 Genaral Hospital	6.4	2.2
中医医院 TCM Hospital	7.1	1.9
专科医院 Specialized Hospital	5.7	3.2

政府办医院医师日均担负诊疗人次和住院床日
Daily Visits & Inpatients Per Doctor in Government-run Hospital

指标 Indicator	2000	2005	2009	2010
医师日均担负诊疗人次 Daily Visits Per Doctor				
合计 Total	4. 8	5. 3	6. 7	6. 8
部属 Ministry Hospital	8. 5	7. 8	9. 1	9. 8
省属 Province Hospital	6. 2	6. 6	7. 3	7. 4
地级市属 Hospital of City at Prefecture	5. 0	5. 7	6. 8	7. 0
县级市属 Hospital of City at County-level	4. 7	5. 0	7. 1	6. 9
县属 County-level Hospital	3. 9	4. 3	5. 6	5. 6
医师日均担负住院床日 Daily Inpatients Per Doctor				
合计 Total	1. 4	1. 6	2. 3	2. 4
部属 Ministry Hospital	1. 8	2. 3	2. 4	2. 5
省属 Province Hospital	1. 8	2. 1	2. 5	2. 5
地级市属 Hospital of City at Prefecture	1. 5	1. 9	2. 4	2. 5
县级市属 Hospital of City at County-level	1. 2	1. 4	2. 0	2. 1
县属 County-level Hospital	1. 2	1. 4	2. 2	2. 4

注：本表系政府办综合医院数字。

2010 年公立医院收入与支出
Income & Expenditure of Public Hospital in 2010

指标 Indicator	医院 Hospital	三级医院 Third level	二级医院 Second level	一级医院 First level
院均总收入（万元） Income per Hospital（10000 yuan）	7179	42249	6311	727
#业务收入 Business Income	6552	39314	5677	617
医疗收入 Medical Income	3439	20805	2959	296
药品收入 Drug Income	3001	17903	2620	296
其他收入 Others	111	606	98	25
院均总支出（万元） Expenditure per Hospital（10000 yuan）	6872	40465	6033	702
#业务支出 Business Expenditure	6660	39288	5842	676
医疗支出 Medical Expenditure	3738	22166	3277	347
药品支出 Drug Expenditure	2798	16646	2450	275
其他支出 Others	123	476	115	55
门诊病人次均医药费（元） Average Medical Expense per Outpatient（yuan）	167. 3	220. 2	139. 3	93. 1
#药费 for Drugs	87. 4	117. 6	70. 5	51. 6
出院病人人均医药费（元） Average Medical Expense per Inpatient（yuan）	6415. 9	10442. 4	4338. 6	2844. 3
#药费 for Drugs	2784. 3	4441. 0	1944. 8	1243. 7

统计范围：13510 个公立医院。

公立医院门诊病人次均医药费用
Average Medical Expense Per Outpatient in Public Hospital

年份 Year	次均医药费用（元）			占医药费用% % of Medical Expense	
	Medical Expense per Capita（yuan）	药费 Drug	检查治疗费 Examination & Treatment	药费 Drug	检查治疗费 Examination & Treatment
合计 Total					
2007	125.0	64.2	37.5	51.4	30.0
2008	138.8	72.3	41.1	52.1	29.6
2009	152.5	80.0	44.5	52.5	29.2
2010	167.3	87.4	49.3	52.2	29.5
三级医院 Third-level Hospital					
2007	170.4	89.2	49.2	52.3	28.9
2008	187.9	100.3	53.0	53.4	28.2
2009	203.7	109.3	56.9	53.7	27.9
2010	220.2	117.6	62.1	53.4	28.2
二级医院 Second-level Hospital					
2007	106.1	53.0	33.7	50.0	31.8
2008	116.7	58.9	37.0	50.5	31.7
2009	128.0	65.1	39.8	50.9	31.1
2010	139.3	70.5	43.9	50.6	31.5
一级医院 First-level Hospital					
2007	69.3	38.3	18.6	55.3	26.8
2008	77.3	41.8	21.0	54.1	27.2
2009	83.9	46.3	21.8	55.2	26.0
2010	93.1	51.6	24.3	55.4	26.1

公立医院出院病人人均医药费用
Average Medical Expense Per Inpatient in Public Hospitals

年份 Year	人均医药费用（元）			占医药费用% % of Medical Expense	
	Medical Expense per Capita（yuan）	药费 Drug	检查治疗费 Examination & Treatment	药费 Drug	检查治疗费 Examination & Treatment
合计 Total					
2007	4834.5	2069.4	1208.0	42.8	25.0
2008	5363.3	2349.1	1342.9	43.8	25.0
2009	5856.2	2573.0	1482.9	43.9	25.3
2010	6415.9	2784.3	1664.5	43.4	25.9
三级医院 Third-level Hospital					
2007	8087.0	3456.3	2077.8	42.7	25.7
2008	8969.1	3906.8	2326.0	43.6	25.9
2009	9753.0	4231.9	2567.2	43.4	26.3
2010	10442.4	4441.0	2835.9	42.5	27.2
二级医院 Second-level Hospital					
2007	3294.8	1426.3	796.8	43.3	24.2
2008	3647.2	1618.4	873.4	44.4	23.9
2009	3973.8	1784.0	952.5	44.9	24.0
2010	4338.6	1944.8	1052.8	44.8	24.3
一级医院 First-level Hospital					
2007	2331.4	987.7	549.5	42.4	23.6
2008	2550.4	1111.7	573.6	43.6	22.5
2009	2609.6	1128.2	603.8	43.2	23.1
2010	2844.3	1243.7	662.8	43.7	23.3

2010 年政府办医院收入与支出
Income & Expenditure of Government-rin Hospitals in 2010

指标 Indicator	合计 Total	部属 Ministry Hospital	省属 Province Hospital	地级市属 Hospital of City at Prefecture	县级市属 Hospital of City at County-level	县属 County-level Hospital
院均总收入（万元）	13906	180839	65782	23627	8077	5561
Income per Hospital（10000 yuan）						
#业务收入 Business Income	12883	167955	61870	21992	7476	4992
医疗收入 Medical Income	6868	88545	32758	11826	3964	2668
药品收入 Drug Income	5825	76072	28210	9893	3382	2251
其他收入 Others	190	3338	902	274	130	73
院均总支出（万元）	13317	181321	63172	22654	7682	5231
Expenditure per Hospital（10000 yuan）						
#业务支出 Business Expenditure	12948	173542	61424	22118	7501	5048
医疗支出 Medical Expenditure	7404	101232	34691	12727	4293	2871
药品支出 Drug Expenditure	5428	71117	26065	9242	3144	2115
其他支出 Others	116	1193	668	149	63	63
门诊次均医药费用（元）	173.8	324.0	254.4	179.6	139.8	121.4
Average Medical Expense per Outpatient（yuan）						
#药费 Drugs	88.1	181.9	135.6	93.1	67.4	54.5
住院人均医药费用（元）	6525.6	16383.6	12938.7	8100.0	4891.5	3261.8
Average Medical Expense per Inpatient（yuan）						
#药费 Drugs	2834.4	6620.1	5549.5	3433.0	2190.6	1506.0

统计范围：4748 个政府办综合医院。

政府办医院门诊病人次均医药费用
Average Medical Expense Per Outptient in Government-run Hospital

年份 Year	次均医药费用（元）			占医药费用% % of Medical Expense	
	Medical Expense per Capita（yuan）	药费 Drug	检查治疗费 Examination & Treatment	药费 Drug	检查治疗费 Examination & Treatment
合计 Total					
2008	146. 5	74. 0	45. 3	50. 5	30. 9
2009	159. 5	81. 2	48. 6	50. 9	30. 5
2010	173. 8	88. 1	53. 7	50. 7	30. 9
部属 Ministry Hospital					
2008	281. 5	157. 6	68. 5	56. 0	24. 3
2009	305. 2	172. 5	72. 6	56. 5	23. 8
2010	324. 0	181. 9	80. 0	56. 1	24. 7
省属 Province Hospital					
2008	219. 8	116. 9	62. 1	53. 2	28. 3
2009	238. 4	127. 5	65. 8	53. 5	27. 6
2010	254. 4	135. 6	71. 1	53. 3	27. 9
地级市属 Hospital of City at Prefecture					
2008	152. 6	78. 2	46. 7	51. 2	30. 6
2009	164. 5	85. 0	50. 0	51. 7	30. 4
2010	179. 6	93. 1	55. 0	51. 8	30. 6
县级市属 Hospital of City at County-level					
2008	117. 8	57. 4	38. 4	48. 7	32. 6
2009	126. 8	62. 3	40. 3	49. 2	31. 8
2010	139. 8	67. 4	45. 8	48. 2	32. 8
县属 County-level Hospital					
2008	98. 9	44. 3	36. 0	44. 8	36. 4
2009	109. 8	49. 3	39. 9	44. 8	36. 3
2010	121. 4	54. 5	44. 2	44. 9	36. 4

注：本表系政府办综合医院数字。

政府办医院出院病人人均医药费用
Average Medical Expense Per Inpatient in Government-run Hospital

年份 Year	人均医药费用（元）			占医药费用% % of Medical Expense	
	Medical Expense per Capita（yuan）	药费 Drug	检查治疗费 Examination & Treatment	药费 Drug	检查治疗费 Examination & Treatment
合计 Total					
2008	5463.8	2400.4	1361.1	43.9	24.9
2009	5951.8	2619.8	1502.1	44.0	25.2
2010	6525.6	2834.4	1691.5	43.4	25.9
部属 Ministry Hospital					
2008	13980.7	5677.5	3761.0	40.6	26.9
2009	15197.3	6226.8	4215.0	41.0	27.7
2010	16383.6	6620.1	4632.8	40.4	28.3
省属 Province Hospital					
2008	11084.1	4849.0	2712.1	43.7	24.5
2009	12121.6	5303.3	2979.3	43.8	24.6
2010	12938.7	5549.5	3316.1	42.9	25.6
地级市属 Hospital of City at Prefecture					
2008	6557.1	2844.6	1739.3	43.4	26.5
2009	7214.9	3108.3	1951.6	43.1	27.0
2010	8100.0	3433.0	2266.0	42.4	28.0
县级市属 Hospital of City at County-level					
2008	4115.3	1852.0	945.9	45.0	23.0
2009	4381.1	1996.1	1014.9	45.6	23.2
2010	4891.5	2190.6	1159.1	44.8	23.7
县属 County-level Hospital					
2008	2712.0	1236.5	631.9	45.6	23.3
2009	2978.6	1373.5	692.5	46.1	23.2
2010	3261.8	1506.0	766.7	46.2	23.5

注：本表系政府办综合医院数字。

居民两周患病率
Two-week Morbidity Rate

指标 Indicator	合计 Total		城市 Urban		农村 Rural	
	2008	2003	2008	2003	2008	2003
两周患病率（‰） Two-week Morbidity Rate（‰）	188.6	143.0	222.0	153.2	176.7	139.5
男性 Male	170.4	130.4	202.6	135.5	159.4	128.7
女性 Female	206.8	155.8	240.4	170.2	194.3	150.6
年龄别两周患病率（‰） Two-week Morbidity Rate（‰） by Age						
0～4	174.2	133.0	146.7	104.2	179.8	139.5
5～14	76.9	72.2	63.9	60.9	79.8	74.5
15～24	49.7	49.8	50.6	40.4	49.5	52.4
25～34	74.9	82.5	63.2	59.5	79.6	90.4
35～44	136.0	126.2	101.6	100.0	147.6	135.9
45～54	227.2	191.5	213.8	163.1	232.8	202.6
55～64	322.7	251.8	355.1	258.1	310.0	249.0
65+	465.9	338.3	580.9	396.9	398.2	302.1

资料来源：2003、2008 年国家卫生服务调查，以下 5 表同。
Source: National Survey on Health Service in 2003 & 2008. The following 5 tables are also from this Survey.

2003 年疾病别两周患病率
Two-week Morbidity Rate by Disease in 2003

顺序 Rank	合计 Total		城市 Urban		农村 Rural	
	疾病名称 Disease	患病率 MR（‰）	疾病名称 Disease	患病率 MR（‰）	疾病名称 Disease	患病率 MR（‰）
1	急性上感 Acute Upper Respiratory Infections	20.4	高血压 Hypertension	21.9	急性上感 Acute Upper Respiratory Infections	21.3
2	急性鼻咽炎 Acute Nasopharyngitis	17.8	急性上感 Acute Upper Respiratory Infections	18.0	急性鼻咽炎 Acute Nasopharyngitis	19.8
3	高血压 Hypertension	11.9	急性鼻咽炎 Acute Nasopharyngitis	12.0	胃肠炎 Gastroenteritis	11.3
4	胃肠炎 Gastroenteritis	10.5	胃肠炎 Gastroenteritis	8.3	高血压 Hypertension	8.4
5	流行性感冒 Flu	5.8	脑血管病 Cerebrovascular Disease	6.4	流行性感冒 Flu	6.4
6	类风湿关节炎 Rheumatoid Arthritis	5.1	糖尿病 Diabetes Mellitus	6.3	类风湿关节炎 Rheumatoid Arthritis	5.4

续表

顺序 Rank	合计 Total		城市 Urban		农村 Rural	
	疾病名称 Disease	患病率 MR (‰)	疾病名称 Disease	患病率 MR (‰)	疾病名称 Disease	患病率 MR (‰)
7	慢性阻塞肺病 COPD	3.8	缺血性心脏病 Ischaemic Heart Disease	4.9	慢性阻塞性肺病 COPD	3.8
8	脑血管病 Cerebrovascular Disease	3.7	类风湿关节炎 Rheumatoid Arthritis	4.2	脑血管病 Cerebrovascular Disease	2.7
9	椎间盘疾病 Intervertebral Disc Disorders	2.8	椎间盘疾病 Intervertebral Disc Disorder	4.2	脱位扭伤劳损 Dislocation/Sprain/Injury	2.7
10	胆结石胆囊炎 Cholelith & Cholecystitis	2.5	流行性感冒 Flu	4.1	椎间盘疾病 Intervertebral Disc Disorders	2.4

2008 年疾病别两周患病率
Two-week Morbidity Rate by Disease in 2008

顺序 Rank	合计 Total		城市 Urban		农村 Rural	
	疾病名称 Disease	患病率 MR (‰)	疾病名称 Disease	患病率 MR (‰)	疾病名称 Disease	患病率 MR (‰)
1	高血压 Hypertension	31.4	高血压 Hypertension	60.8	高血压 Hypertension	20.9
2	急性上感 Acute Upper Respiratory Infections	18.2	糖尿病 Diabetes Mellitus	15.5	急性上感 Acute Upper Respiratory Infections	20.3
3	急性鼻咽炎 Acute Nasopharyngitis	15.4	急性鼻咽炎 Acute Nasopharyngitis	13.8	急性鼻咽炎 Acute Nasopharyngitis	16.0
4	胃肠炎 Gastroenteritis	13.6	急性上感 Acute Upper Respiratory	12.4	胃肠炎 Gastroenteritis	15.4
5	类风湿关节炎 Rheumatoid Arthritis	7.6	胃肠炎 Gastroenteritis	8.6	类风湿关节炎 Rheumatoid Arthritis	8.6
6	椎间盘疾病 Intervertebral Disc Disorders	6.8	缺血性心脏病 Ischaemic Heart Disease	7.9	椎间盘疾病 Intervertebral Disc Disorders	6.9
7	糖尿病 Diabetes Mellitus	6.0	脑血管病 Cerebrovascular Disease	7.7	脑血管病 Cerebrovascular Disease	5.2
8	脑血管病 Cerebrovascular Disease	5.8	椎间盘疾病 Intervertebral Disc Disorders	6.5	慢性阻塞肺病 COPD	4.4
9	流行性感冒 Flu	4.4	类风湿关节炎 Rheumatoid Arthritis	4.8	流行性感冒 Flu	4.3
10	慢性阻塞肺病 COPD	4.1	流行性感冒 Flu	4.7	胆结石胆囊炎 Cholelith & Cholecystitis	3.0

居民慢性病患病率
Morbidity Rate to Chronic Diseases

指标 Indicator	合计 Total		城市 Urban		农村 Rural	
	2008	2003	2008	2003	2008	2003
慢性病患病率（‰）Morbidity Rate of Chronic Diseases（‰）						
按人数计算 Computed by Patients	157.4	123.3	205.3	177.3	140.4	104.7
按例数计算 Computed by Cases	199.9	151.1	282.8	239.6	170.5	120.5
居民前十种慢性疾病患病率（‰）Morbidity Rate of 10 Main Chronic Diseases（‰）						
高血压 Hypertension	54.9	26.2	100.8	54.7	38.5	16.4
胃肠炎 Gastroenteritis	10.7	10.3	7.9	9.8	11.7	10.5
糖尿病 Diabetes Mellitus	10.7	5.6	27.5	16.3	4.8	1.9
类风湿关节炎 Rheumatoid Arthritis	10.2	8.6	7.2	8.4	11.3	8.7
脑血管病 Cerebrovascular Disease	9.7	6.6	13.6	13.0	8.3	4.4
椎间盘疾病 Intervertebral Disc Disorders	9.5	5.0	10.2	8.1	9.3	4.0
慢性阻塞肺病 COPD	6.9	7.5	6.6	8.2	7.1	7.3
缺血性心脏病 Ischaemic Heart Disease	6.0	4.6	12.7	12.4	3.7	2.0
胆结石胆囊炎 Cholelith & Cholecystitis	5.1	5.7	5.0	8.5	5.2	4.7
消化性溃疡 Pepeic Ulcer	3.3	3.7	2.8	3.4	3.5	3.8

居民两周就诊情况
Two-week Visits

指标 Indicator	合计 Total		城市 Urban		农村 Rural	
	2008	2003	2008	2003	2008	2003
两周就诊率（‰）Two-week Visit Rate（‰）	145.4	133.8	127.2	118.1	151.9	139.2
男性 Male	131.3	121.5	113.0	102.6	137.6	127.8
女性 Female	159.5	146.2	140.4	132.9	166.6	151.0
两周新发未就诊比例（%）Non-visit % of Occur in Two-weeks	38.2	44.0	47.9	52.3	35.6	41.9
男性 Male	38.1	43.3	47.8	52.8	35.7	41.2
女性 Female	38.2	44.6	48.0	51.8	35.4	42.7

居民住院情况

Status of Hospitalization

指标 Indicator	合计 Total		城市 Urban		农村 Rural	
	2008	2003	2008	2003	2008	2003
住院率（‰）Hospitalization Rate（‰）	68. 4	36. 0	70. 8	42. 4	67. 5	33. 8
男性 Male	60. 4	31. 7	65. 8	41. 1	58. 5	28. 6
女性 Female	76. 4	40. 4	75. 6	43. 6	76. 7	39. 3
平均住院天数（天）Average Stay Days in Hospital	11. 8	12. 6	16. 6	18. 1	10. 1	10. 2

城市医院住院病人前十位疾病构成

% of 10 Main Diseases of Inpatients in City Hospital

顺序 Rank	2009		2010	
	疾病种类 Disease (ICD-10)	构成 %	疾病种类 Disease (ICD-10)	构成 %
1	呼吸系病 Diseases of the Respiratory System	12. 23	呼吸系病 Diseases of the Respiratory System	12. 41
2	消化系病 Diseases of the Digestive System	10. 79	消化系病 Diseases of the Digestive System	10. 43
3	损伤、中毒和外因 Injury, Poisoning & External Causes	9. 11	损伤、中毒和外因 Injury, Poisoning & External Causes	9. 13
4	妊娠、分娩和产褥期病 Pregnancy, childbirth & the Puerperium	8. 64	妊娠、分娩和产褥期病 Pregnancy, childbirth & the Puerperium	9. 05
5	泌尿生殖系病 Disease of the Genitourinary System	6. 40	泌尿生殖系病 Disease of the Genitourinary System	6. 19
6	恶性肿瘤 Malignant Neoplasms	6. 20	恶性肿瘤 Malignant Neoplasms	6. 01
7	脑血管病 Cerebrovascular Disease	5. 41	脑血管病 Cerebrovascular Disease	5. 41
8	缺血性心脏病 Ischaemic Heart Disease	4. 09	缺血性心脏病 Ischaemic Heart Disease	4. 28
9	内分泌，营养和代谢疾病 Endocrine, Nutritional & Metabolic Diseases	3. 63	内分泌，营养和代谢疾病 Endocrine, Nutritional & Metabolic Diseases	3. 59
10	肌肉骨骼系统和结缔组织病 Diseases of the Muscle & Skeleton System & Connective tissue Disease	2. 91	传染病和寄生虫病 Certain Infestious & Parasitic Diseases	3. 05
	十种疾病合计 Total	69. 41	十种疾病合计 Total	69. 55

注：本表系政府办综合医院数字。

县级医院住院病人前十位疾病构成

% of 10 Main Diseases of Inpatients in county-level Hospital

顺序 Rank	2009		2010	
	疾病种类 Disease (ICD-10)	%	疾病种类 Disease (ICD-10)	%
1	呼吸系病 Diseases of the Respiratory System	16.46	呼吸系病 Diseases of the Respiratory System	16.43
2	损伤、中毒和外因 Injury, Poisoning & External Causes	14.15	损伤、中毒和外因 Injury, Poisoning & External Causes	14.07
3	妊娠、分娩和产褥期病 Pregnancy, childbirth & the Puerperium	13.54	妊娠、分娩和产褥期病 Pregnancy, childbirth & the Puerperium	13.54
4	消化系病 Diseases of the Digestive System	11.81	消化系病 Diseases of the Digestive System	11.82
5	脑血管病 Cerebrovascular Disease	5.81	脑血管病 Cerebrovascular Disease	6.01
6	泌尿生殖系病 Disease of the Genitourinary System	4.85	泌尿生殖系病 Disease of the Genitourinary System	4.78
7	传染病和寄生虫病 Certain Infestious & Parasitic Diseases	3.96	传染病和寄生虫病 Certain Infestious & Parasitic Diseases	4.34
8	缺血性心脏病 Ischaemic Heart Disease	3.44	缺血性心脏病 Ischaemic Heart Disease	3.66
9	恶性肿瘤 Malignant Neoplasms	3.07	恶性肿瘤 Malignant Neoplasms	3.04
10	围生期病 Disease Originating in the Perinatal Period	2.32	围生期病 Disease Originating in the Perinatal Period	2.15
	十种疾病合计 Total	79.41	十种疾病合计 Total	79.84

注：①本表系政府办综合医院数字；②县级医院包括县和县级市医院。

2010 年各地区医院诊疗人次（万人次）

Number of Visits（10000）in Hospital by Region in 2010

地区 Region	合计 Total	公立医院 Public Hospital	民营医院 Non-public Hospital
总　计 Total	**203963.3**	**187381.1**	**16582.2**
东　部 East	114831.6	105446.9	9384.7
中　部 middle	45504.9	42244.1	3260.8
西　部 west	43626.8	39690.2	3936.6

续表

地区 Region	合计 Total	公立医院 Public Hospital	民营医院 Non-public Hospital
北　京 Beijing	9337.6	8656.0	681.6
天　津 Tianjin	4333.4	3874.0	459.4
河　北 Hebei	7474.9	6749.6	725.3
山　西 shanxi	3644.4	3307.6	336.7
内蒙古 Inn Mongolia	2827.4	2665.6	161.8
辽　宁 Liaoning	6652.3	6232.4	419.8
吉　林 Jilin	3553.4	3265.1	288.3
黑龙江 Heilongjiang	4508.4	4269.8	238.6
上　海 Shanghai	10489.9	10107.9	382.0
江　苏 Jiangsu	15042.1	12789.6	2252.5
浙　江 Zhejiang	15668.1	14704.6	963.5
安　徽 Anhui	5609.1	4858.0	751.0
福　建 Fujian	6563.3	6060.9	502.4
江　西 Jiangxi	4263.0	4029.9	233.1
山　东 Shandong	12357.1	11276.4	1080.7
河　南 Henan	10347.1	9615.9	731.2
湖　北 Hubei	7710.1	7354.1	356.0
湖　南 Hunan	5869.5	5543.6	325.8
广　东 Guangdong	25748.0	23887.6	1860.4
广　西 Guangxi	6057.1	5773.6	283.5
海　南 Hainan	1165.0	1108.0	57.0
重　庆 Chongqing	3403.7	3087.1	316.6
四　川 Sichuan	9820.7	8792.2	1028.6
贵　州 Guizhou	2536.8	2200.4	336.4
云　南 Yunnan	5710.3	5089.0	621.2
西　藏 Tibet	339.0	298.7	40.3
陕　西 Shaanxi	4924.5	4418.6	505.9
甘　肃 Gansu	2646.2	2514.0	132.2
青　海 Qinghai	813.6	786.0	27.6
宁　夏 Ningxia	1131.5	1011.6	119.9
新　疆 xinjiang	3416.0	3053.4	362.7

2010 年各地区医院入院人数（万人）
Number of Inpatients（10000）in Hospital by Region in 2010

地区 Region	合计 Total	公立医院 Public Hospital	民营医院 Non-public Hospital
总　计 Total	**9523.8**	**8724.2**	**799.5**
东　部 East	4142.6	3787.2	355.3
中　部 middle	2834.4	2642.8	191.5
西　部 west	2546.8	2294.2	252.7
北　京 Beijing	171.3	158.7	12.6
天　津 Tianjin	93.4	89.0	4.4
河　北 Hebei	516.5	473.1	43.5
山　西 shanxi	214.2	193.6	20.6
内蒙古 Inn Mongolia	158.1	151.6	6.5
辽　宁 Liaoning	366.9	341.2	25.8
吉　林 Jilin	201.5	187.8	13.7
黑龙江 Heilongjiang	273.4	263.1	10.3
上　海 Shanghai	211.6	205.5	6.1
江　苏 Jiangsu	558.8	466.9	91.9
浙　江 Zhejiang	435.5	401.1	34.4
安　徽 Anhui	372.7	326.5	46.2
福　建 Fujian	268.9	247.3	21.6
江　西 Jiangxi	253.6	235.9	17.7
山　东 Shandong	755.8	701.2	54.7
河　南 Henan	624.1	589.6	34.4
湖　北 Hubei	424.3	406.3	18.0
湖　南 Hunan	470.7	440.1	30.6
广　东 Guangdong	710.7	651.6	59.1
广　西 Guangxi	292.3	283.0	9.3
海　南 Hainan	53.1	51.8	1.3
重　庆 Chongqing	179.6	159.1	20.5
四　川 Sichuan	557.5	487.5	70.0
贵　州 Guizhou	211.9	178.4	33.5
云　南 Yunnan	333.8	284.4	49.4
西　藏 Tibet	12.2	11.7	0.5
陕　西 Shaanxi	288.0	263.4	24.7
甘　肃 Gansu	149.0	142.0	7.1
青　海 Qinghai	41.1	39.1	2.0
宁　夏 Ningxia	56.0	52.0	4.0
新　疆 xinjiang	267.2	242.0	25.2

2010 年各地区医院病床使用率（%）
Utilization（%）of Beds in Hospital by Region in 2010

地区 Region	医院 Hospital	其中：公立医院 Public Hospital
总　计 Total	**86.70**	**89.96**
东　部 East	87.60	91.20
中　部 middle	84.80	87.19
西　部 west	87.50	91.20
北　京 Beijing	84.52	88.48
天　津 Tianjin	86.28	89.55
河　北 Hebei	82.85	86.38
山　西 shanxi	73.11	75.85
内蒙古 Inn Mongolia	77.97	79.48
辽　宁 Liaoning	83.18	85.13
吉　林 Jilin	70.84	74.98
黑龙江 Heilongjiang	76.70	78.91
上　海 Shanghai	98.01	100.27
江　苏 Jiangsu	94.34	101.20
浙　江 Zhejiang	94.44	97.85
安　徽 Anhui	87.34	90.54
福　建 Fujian	89.64	93.85
江　西 Jiangxi	87.62	89.90
山　东 Shandong	81.64	85.57
河　南 Henan	85.4	86.7
湖　北 Hubei	96.1	98.5
湖　南 Hunan	93.3	95.2
广　东 Guangdong	87.2	90.3
广　西 Guangxi	89.9	91.6
海　南 Hainan	88.0	89.9
重　庆 Chongqing	90.1	94.8
四　川 Sichuan	95.1	99.5
贵　州 Guizhou	86.4	92.1
云　南 Yunnan	88.1	94.2
西　藏 Tibet	65.3	66.3
陕　西 Shaanxi	82.2	85.6
甘　肃 Gansu	78.6	79.2
青　海 Qinghai	79.6	81.5
宁　夏 Ningxia	89.8	95.1
新　疆 xinjiang	89.2	94.6

二、基层医疗卫生服务
Grass-roots Health Care Service

2010 年基层医疗卫生机构诊疗人次及入院人数
Number of Visits & Inpatients in Grass-roots Health Care Institution in 2010

机构名称 Institutions	诊疗人次数 Visits		入院人数 Inpatients	
	亿人次 (100 Million)	构成 (%)	万人 (10000)	构成 (%)
总计 Total	**36.12**	**100.0**	**3950**	**100.0**
社区卫生服务中心 Community Health Center	3.47	9.6	218	5.5
#政府办 Governmental-run	3.22	8.9	183	4.6
社区卫生服务站 Community Health Station	1.37	3.8	44	1.1
#政府办 Government-run	0.43	1.2	12	0.3
街道卫生院 Sub-district Health Center	0.27	0.7	47	1.2
乡镇卫生院 Township Health Center	8.74	24.2	3630	91.9
#政府办 Government-run	8.62	23.9	3595	91.0
村卫生室 Village Clinic	16.57	45.9	–	–
门诊部 Outpatient Department	0.66	1.8	11	0.3
诊所（医务室） Clinic	5.03	13.9	–	–

社区卫生服务中心（站）工作量
Medical Services in Community Health Centr（Station）

年份 Year	社区卫生服务中心 Community Health Centers				社区卫生服务站诊疗人次（万人） Visits in Community Health Station
	诊疗人次（万次） Visits（10000）	入院人数（万人） Inpatients（10000）	病床使用率（%） Utilization Rate（%）	平均住院日（日） Average Stay Days	
2002	3588.0	10.6	68.1	19.1	—
2003	3804.4	10.3	67.1	23.8	3611.9
2004	4615.6	15.2	61.2	21.0	5095.5
2005	5938.5	26.6	60.7	17.2	6281.5
2006	8285.5	43.6	57.9	15.5	9378.9
2007	12712.4	74.3	59.6	13.1	9875.0
2008	17247.3	103.3	58.7	13.4	8425.1
2009	26080.2	164.2	59.8	10.6	11617.3
2010	34740.4	218.1	56.1	10.4	13711.1

社区卫生服务中心门诊病人次均医药费用
Average Medical Expense Per Outpatient in Community Health Center

年份 Year	次均医药费用（元）		药费占医药费用% Drug%
	Medical Expense per Capita（yuan）	药费 Drug	
2007	86.9	61.3	70.5
2008	87.2	63.0	72.2
2009	84.0	60.0	71.4
2010	82.8	58.7	70.9

注：本表按当年价格计算。下表同。

社区卫生服务中心出院病人人均医药费用
Average Medical Expense Per Inpatient in Community Health Center

年份 Year	人均医药费用（元）		药费占医药费用% Drug%
	Medical Expense per Capita（yuan）	药费 Drug	
2007	2454.7	1160.0	47.3
2008	2514.2	1204.5	47.9
2009	2317.4	1136.2	49.0
2010	2357.6	1162.4	49.3

乡镇卫生院工作量
Medical Services in Township Health Center

年份 Year	诊疗人次（亿次）Visits（100 Million）	入院人数（万人）Inpatients（10000）	病床周转次数（次）Turnover of Beds（times）	病床使用率 Utilization Rate（%）	平均住院日（日）Average Stay Days
2000	8.24	1708	24.8	33.2	4.6
2001	8.24	1700	23.7	31.3	4.5
2002	7.10	1625	28.0	34.7	4.0
2003	6.91	1608	28.1	36.2	4.2
2004	6.81	1599	27.0	37.1	4.4
2005	6.79	1622	25.8	37.7	4.6
2006	7.01	1836	28.8	39.4	4.6
2007	7.59	2662	36.7	48.4	4.8
2008	8.27	3313	42.0	55.8	4.4
2009	8.77	3808	42.9	60.7	4.8
2010	8.74	3630	38.4	59.0	5.2

乡镇卫生院门诊病人次均医药费用
Average Medical Expense Per Outpatient in Township Health Center

年份 Year	次均医药费用（元）Medical Expense per capita（yuan）	药费 Drug	药费占医药费用% Drug%
2007	39.5	23.7	60.0
2008	42.5	25.8	60.7
2009	46.2	28.8	62.3
2010	47.5	28.7	60.4

注：本表按当年价格计算。下表同。

乡镇卫生院出院病人人均医药费用
Average Medical Expense Per Inpatient in Township Health Center

年份 Year	人均医药费用（元）Medical Expense per capita（yuan）	药费 Drug	药费占医药费用% Drug%
2007	691.6	328.9	47.6
2008	790.8	403.9	51.1
2009	897.2	479.6	53.5
2010	1004.6	531.1	52.9

2010 年各地区基层医疗卫生机构诊疗人次（万人次）
Visits（10000）of Grass-roots Health Care Institution by Region in 2010

地　区 Region	合计 Total	社区卫生服务中心 Community Health Center	社区卫生服务站 Community Health Station	乡镇卫生院 Township Health Center	村卫生室 Village Clinic
总　计 Total	**361155. 6**	**34740. 4**	**13711. 1**	**87420. 1**	**165702. 3**
东　部 East	166340. 0	27959. 5	7603. 3	36986. 3	67106. 0
中　部 middle	102086. 2	3748. 9	3741. 4	24123. 5	57533. 3
西　部 west	92729. 4	3032. 0	2366. 4	26310. 3	41063. 0
北　京 Beijing	4883. 7	2709. 3	335. 1	—	431. 5
天　津 Tianjin	2972. 2	1152. 9	73. 1	512. 6	782. 4
河　北 Hebei	23128. 7	381. 4	890. 2	3789. 4	15333. 4
山　西 shanxi	7026. 6	325. 7	383. 8	1277. 2	3455. 6
内蒙古 Inn Mongolia	5315. 9	278. 8	393. 0	1246. 2	2257. 6
辽　宁 Liaoning	7774. 4	444. 2	485. 1	1369. 4	3421. 8
吉　林 Jilin	4867. 5	167. 3	434. 7	1072. 8	2052. 5
黑龙江 Heilongjiang	5741. 4	442. 5	346. 5	1049. 7	3089. 1
上　海 Shanghai	9134. 4	7342. 2	0. 0	—	876. 7
江　苏 Jiangsu	22645. 8	4366. 8	1036. 0	6457. 9	7884. 1
浙　江 Zhejiang	19125. 6	4514. 6	732. 6	7305. 9	3442. 8
安　徽 Anhui	13752. 9	625. 8	835. 0	4057. 3	7104. 6
福　建 Fujian	9092. 9	690. 4	292. 7	1857. 6	4454. 0
江　西 Jiangxi	10705. 7	306. 2	397. 8	2328. 3	6624. 0
山　东 Shandong	34285. 9	753. 2	1136. 2	6868. 5	21600. 9
河　南 Henan	30521. 8	467. 4	548. 3	6473. 0	20648. 4
湖　北 Hubei	15351. 5	1005. 4	623. 2	4191. 9	7100. 9
湖　南 Hunan	14118. 9	408. 7	172. 1	3673. 2	7458. 2
广　东 Guangdong	31281. 7	5588. 0	2513. 6	7974. 3	8355. 6
广　西 Guangxi	12309. 4	311. 2	146. 8	3689. 1	5501. 4
海　南 Hainan	2014. 8	16. 4	108. 6	850. 8	522. 9
重　庆 Chongqing	7875. 0	354. 2	111. 0	2700. 6	3190. 5
四　川 Sichuan	25374. 8	984. 8	318. 6	7769. 1	11018. 7
贵　州 Guizhou	7533. 7	128. 1	193. 7	1894. 0	4016. 4
云　南 Yunnan	11325. 1	247. 8	185. 1	3306. 6	5456. 4
西　藏 Tibet	601. 4	—	1. 7	313. 1	123. 9
陕　西 Shaanxi	9043. 9	259. 5	231. 8	1911. 1	4650. 3
甘　肃 Gansu	7180. 0	117. 5	265. 5	1662. 2	3108. 5
青　海 Qinghai	1036. 8	44. 8	102. 6	278. 7	463. 4
宁　夏 Ningxia	1349. 7	6. 9	60. 8	451. 1	480. 2
新　疆 xinjiang	3784. 0	298. 5	355. 8	1088. 6	795. 6

各地区社区卫生服务中心（站）和乡镇卫生院门诊量占医疗卫生机构门诊总量的比重
Community & Township Health Center Visits % of Total Visits by Region

地　区 Region	2009	2010
总　计 Total	**22.8**	**23.3**
东　部 East	23.8	25.0
中　部 middle	21.1	20.8
西　部 west	22.8	22.5
北　京 Beijing	21.0	20.8
天　津 Tianjin	23.8	23.2
河　北 Hebei	17.1	16.2
山　西 shanxi	18.6	18.2
内蒙古 Inn Mongolia	22.6	22.8
辽　宁 Liaoning	15.4	15.6
吉　林 Jilin	19.8	19.4
黑龙江 Heilongjiang	15.2	17.5
上　海 Shanghai	35.7	36.6
江　苏 Jiangsu	30.3	30.8
浙　江 Zhejiang	32.3	34.8
安　徽 Anhui	27.4	27.8
福　建 Fujian	18.5	17.3
江　西 Jiangxi	20.6	19.4
山　东 Shandong	16.7	18.2
河　南 Henan	18.1	17.9
湖　北 Hubei	24.8	24.3
湖　南 Hunan	21.9	20.5
广　东 Guangdong	23.9	26.7
广　西 Guangxi	19.9	21.2
海　南 Hainan	27.8	29.1
重　庆 Chongqing	28.0	27.2
四　川 Sichuan	26.1	25.1
贵　州 Guizhou	22.2	21.6
云　南 Yunnan	21.9	21.2
西　藏 Tibet	30.7	32.8
陕　西 Shaanxi	17.1	16.8
甘　肃 Gansu	21.2	20.4
青　海 Qinghai	23.5	22.7
宁　夏 Ningxia	19.9	20.0
新　疆 xinjiang	21.6	23.4

注：门诊量即诊疗人次。

2010年各地区基层医疗卫生机构入院人数（万人）
Inpatients（10000）of Grass-roots Health Care Institution by Region in 2010

地　区 Region	合计 Total	社区卫生服务中心 Community Health Center	乡镇卫生院 Township Health Center
总　计 Total	**3949.9**	**218.1**	**3630.4**
东　部 East	1135.4	102.3	989.0
中　部 middle	1360.0	58.9	1274.0
西　部 west	1454.5	56.9	1367.4
北　京 Beijing	3.7	3.7	—
天　津 Tianjin	13.1	1.2	11.7
河　北 Hebei	180.8	7.4	167.6
山　西 shanxi	65.2	4.1	52.8
内蒙古 Inn Mongolia	49.1	3.5	41.7
辽　宁 Liaoning	70.2	4.5	62.8
吉　林 Jilin	36.6	1.9	34.5
黑龙江 Heilongjiang	82.5	6.3	73.6
上　海 Shanghai	13.1	13.1	—
江　苏 Jiangsu	169.2	28.4	139.5
浙　江 Zhejiang	33.1	7.2	24.9
安　徽 Anhui	164.0	9.2	151.6
福　建 Fujian	116.6	9.0	106.9
河　南 Henan	335.7	8.4	324.9
湖　北 Hubei	188.0	16.1	164.5
湖　南 Hunan	277.0	8.9	266.5
广　东 Guangdong	232.6	14.5	200.4
广　西 Guangxi	249.8	1.2	248.6
海　南 Hainan	12.4	0.2	12.1
重　庆 Chongqing	145.2	10.3	132.9
四　川 Sichuan	463.1	18.4	437.8
贵　州 Guizhou	194.0	9.2	175.7
云　南 Yunnan	130.2	5.8	122.8
西　藏 Tibet	3.9	—	3.9
陕　西 Shaanxi	62.0	2.1	57.8
甘　肃 Gansu	58.3	1.6	55.7
青　海 Qinghai	13.3	0.5	11.6
宁　夏 Ningxia	6.6	0.0	6.5
新　疆 xinjiang	79.1	4.2	72.4

2010 年各地区基层医疗卫生机构病床使用率（%）
Utilization of Beds（%）of Grass-roots Health Care Institution by Region in 2010

地　区 Region	社区卫生服务中心 Community Health Center	乡镇卫生院 Township Health Centers
总　计 Total	**56.1**	**59.0**
东　部 East	58.7	53.8
中　部 middle	48.9	61.2
西　部 west	59.3	61.9
北　京 Beijing	35.6	—
天　津 Tianjin	20.5	46.4
河　北 Hebei	57.0	56.3
山　西 shanxi	47.2	46.0
内蒙古 Inn Mongolia	39.1	42.0
辽　宁 Liaoning	50.9	44.7
吉　林 Jilin	30.0	34.0
黑龙江 Heilongjiang	43.8	57.4
上　海 Shanghai	86.9	—
江　苏 Jiangsu	48.6	57.3
浙　江 Zhejiang	49.4	35.2
安　徽 Anhui	41.7	53.9
福　建 Fujian	52.0	59.2
江　西 Jiangxi	34.6	71.2
山　东 Shandong	48.5	53.2
河　南 Henan	47.6	64.1
湖　北 Hubei	69.6	69.1
湖　南 Hunan	48.9	66.8
广　东 Guangdong	58.8	60.1
广　西 Guangxi	54.4	67.3
海　南 Hainan	69.9	34.1
重　庆 Chongqing	66.3	72.1
四　川 Sichuan	70.1	66.5
贵　州 Guizhou	59.1	66.7
云　南 Yunnan	62.3	57.3
西　藏 Tibet	—	23.5
陕　西 Shaanxi	37.5	43.2
甘　肃 Gansu	45.8	54.4
青　海 Qinghai	57.7	53.2
宁　夏 Ningxia	30.3	51.4
新　疆 xinjiang	61.1	67.9

县级医院医疗服务情况
Medical Services in Hospital at County-level

	2005	2006	2007	2008	2009	2010
县医院						
County Hospital						
机构数（个）	5536	5673	5879	5868	6111	6400
Institutions						
床位数（张）	572746	599181	631291	691781	765510	845737
Beds						
人员数（人）	760617	783018	817009	856861	912765	976030
Personnel						
诊疗人次（万次）	28354.3	29928.4	33161.5	36459.7	39858.2	42137.1
Visits（10000）						
入院人数（万人）	1427.3	1578.5	1890.4	2222.5	2622.9	2945.0
Inpatients（10000）						
县级市医院						
Hospital of City at County Level						
机构数（个）	2961	3074	3082	3006	3127	3221
Institutions						
床位数（张）	371682	388647	384455	413477	447101	483284
Beds						
人员数（人）	479095	497377	499043	521488	555053	590804
Personnel						
诊疗人次（万次）	18737.1	19743.8	21145.1	22540.7	24705.9	26398.3
Visits（10000）						
入院人数（万人）	855.6	915.6	1010.9	1130.5	1296.3	1451.4
Inpatients（10000）						

县级妇幼保健机构医疗服务情况
Medical Services in MCH Center at County-level

	2005	2006	2007	2008	2009	2010
县妇幼保健机构						
County MCH Center						
机构数（个）	1584	1584	1612	1590	1590	1586
Institutions						
床位数（张）	35377	38211	40694	46018	50652	53826
Beds						
人员数（人）	68400	70690	73862	77686	82351	86307
Personnel						
诊疗人次（万次）	2632. 3	3019. 4	3363. 9	3779. 6	4173. 7	4475. 7
Visits（10000）						
入院人数（万人）	120. 6	140. 0	163. 1	191. 7	213. 8	231. 9
Inpatients（10000）						
县级市妇幼保健机构						
MCH Center of City at County Level						
机构数（个）	430	424	410	395	397	397
Institutions						
床位数（张）	16116	17175	17041	18832	20016	22506
Beds						
人员数（人）	32131	33177	33341	35732	37815	40406
Personnel						
诊疗人次（万次）	1579. 8	1725. 1	1825. 8	2025. 4	2252. 7	2510. 1
Visits（10000）						
入院人数（万人）	63. 7	71. 5	80. 8	87. 4	96. 9	103. 8
Inpatients（10000）						

三、公共卫生服务
Public Health Services

2010年28种传染病报告发病及死亡数
Number of Reported Incidence & Death of 28 Infectious Diseases in 2010

疾病名称 Diseases	发病数 Incidence	死亡数 Death
总计 Total	**3185932**	**14289**
鼠疫 The Plague	7	2
霍乱 Cholera	157	0
传染性非典型肺炎 SARS	0	0
艾滋病 AIDS	15982	7743
病毒性肝炎 Viral Hepatitis	1317982	884
脊髓灰质炎 Poliomyelitis	0	0
人感染高致病性禽流感 HpAI	1	1
甲型H1N1流感 H1N1influenza A	7123	147
麻疹 Measles	38159	27
流行性出血热 Hemorrhage Fever	9526	118
狂犬病 Hydrophobia	2048	2014
流行性乙型脑炎 Encephalitis B	2541	92
登革热 Dengue Fever	223	0
炭疽 Anthrax	289	6
细菌性和阿米巴性痢疾 Dysentery	252248	36
肺结核 Pulmonary Tuberculosis	991350	3000
伤寒和副伤寒 Typhoid & Paratyphoid Fever	14041	3
流行性脑脊髓膜炎 Epidemic Encephalitis	325	33
百日咳 Pertussis	1764	1
白喉 Diphtheria	0	0
新生儿破伤风 Newborn Tetanus	1057	86
猩红热 Scarlet Fever	20876	0
布鲁菌病 Brucellosis	33772	1
淋病 Gonorrhea	105544	1
梅毒 Syphilis	358534	69
钩端螺旋体病 Leptospirosis	677	11
血吸虫病 Schistosomiasis	4317	0
疟疾 Malaria	7389	14

2010年28种传染病报告发病及死亡数
Reported Incidence & Death Rate of 28 Infectious Diseases in 2010

疾病名称 Diseases	发病数 Incidence Rate (1/100000)	死亡数 Death Rate (1/100000)
总计 Total	**238.69**	**1.071**
鼠疫 The Plague	0.00	0.000
霍乱 Cholera	0.01	*
传染性非典型肺炎 SARS	*	*
艾滋病 AIDS	1.20	0.580
病毒性肝炎 Viral Hepatitis	98.74	0.066
脊髓灰质炎 Poliomyelitis	*	*
人感染高致病性禽流感 HpAI	0.00	0.000
甲型H1N1流感 H1N1 influenza A	0.53	0.011
麻疹 Measles	2.86	0.002
流行性出血热 Hemorrhage Fever	0.71	0.009
狂犬病 Hydrophobia	0.15	0.151
流行性乙型脑炎 Encephalitis B	0.19	0.007
登革热 Dengue Fever	0.02	*
炭疽 Anthrax	0.02	0.000
细菌性和阿米巴性痢疾 Dysentery	18.90	0.003
肺结核 Pulmonary Tuberculosis	74.27	0.225
伤寒和副伤寒 Typhoid & Paratyphoid Fever	1.05	0.000
流行性脑脊髓膜炎 Epidemic Encephalitis	0.02	0.003
百日咳 Pertussis	0.13	0.000
白喉 Diphtheria	*	*
新生儿破伤风 Newborn Tetanus	5.78	0.470
猩红热 Scarlet Fever	1.56	*
布鲁菌病 Brucellosis	2.53	0.000
淋病 Gonorrhea	7.91	0.000
梅毒 Syphilis	26.86	0.005
钩端螺旋体病 Leptospirosis	0.05	0.001
血吸虫病 Schistosomiasis	0.32	*
疟疾 Malaria	0.55	0.001

注：①新生儿破伤风发病率和死亡率单位为‰；②*无发病及死亡病例。

2009 年部分市县前十位疾病死亡专率及死亡原因构成（合计）
Death Rate of 10 Main Diseases in Certain Region in 2009（Total）

顺位 Rank	市 City			县 County		
	死亡原因 Cause	死亡专率 Death Rate 1/100000	构成（%）	死亡原因 Cause	死亡专率 Death Rate 1/100000	构成（%）
1	恶性肿瘤 Malignant Neoplasms	167.57	27.01	恶性肿瘤 Malignant Neoplasms	159.15	24.26
2	脑血管病 Cerebrovascular Disease	126.27	20.36	脑血管病 Cerebrovascular Disease	152.09	23.19
3	心脏病 Heart Disease	128.82	20.77	心脏病 Heart Disease	112.89	17.21
4	呼吸系病 Diseases of the Respiratory System	65.40	10.54	呼吸系病 Diseases of the Respiratory System	98.16	14.96
5	损伤及中毒 Injury & Poisoning	34.66	5.59	损伤及中毒 Injury & Poisoning	54.11	8.25
6	内分泌营养和代谢病 Endocrine, Nutritional & Metabolic Diseases	20.33	3.28	消化系病 Diseases of the Digestive System	14.55	2.22
7	消化系病 Diseases of the Digestive System	16.58	2.67	内分泌营养和代谢病 Endocrine, Nutritional & Metabolic Diseases	11.25	1.72
8	泌尿生殖系病 Disease of the Genitourinary System	7.34	1.18	传染病 Infectious Disease	7.25	1.11
9	神经系病 Disease of the Nervous System	6.89	1.11	泌尿生殖系病 Disease of the Genitourinary System	7.22	1.10
10	传染病 Infectious Disease	6.29	1.01	神经系病 Disease of the Nervous System	5.08	0.77
	十种死因合计 Total		93.52	十种死因合计 Total		94.78

2009年部分市县前十位疾病死亡专率及死亡原因构成（男）
Death Rate of 10 Main Diseases in Certain Region in 2009 (Male)

顺位 Rank	市 City			县 County		
	死亡原因 Cause	死亡专率 Death Rate 1/100000	构成 (%)	死亡原因 Cause	死亡专率 Death Rate 1/100000	构成 (%)
1	恶性肿瘤 Malignant Neoplasms	204.92	29.60	恶性肿瘤 Malignant Neoplasms	207.59	27.49
2	脑血管病 Cerebrovascular Disease	135.41	19.56	脑血管病 Cerebrovascular Disease	164.41	21.77
3	心脏病 Heart Disease	133.18	19.24	心脏病 Heart Disease	118.27	15.66
4	呼吸系病 Diseases of the Respiratory System	74.72	10.79	呼吸系病 Diseases of the Respiratory System	105.41	13.96
5	损伤及中毒 Injury & Poisoning	43.61	6.30	损伤及中毒 Injury & Poisoning	72.16	9.56
6	消化系病 Diseases of the Digestive System	19.31	2.79	消化系病 Diseases of the Digestive System	18.52	2.45
7	内分泌营养和代谢病 Endocrine, Nutritional & Metabolic Diseases	18.24	2.64	传染病 Infectious disease	10.19	1.35
8	传染病 Infectious disease	8.70	1.26	内分泌营养和代谢病 Endocrine, Nutritional & Metabolic Diseases	9.80	1.30
9	泌尿生殖系病 Disease of the Genitourinary System	7.86	1.14	泌尿生殖系病 Disease of the Genitourinary System	8.40	1.11
10	神经系病 Disease of the Nervous System	7.57	1.09	神经系病 Disease of the Nervous System	5.47	0.72
	十种死因合计 Total		94.40	十种死因合计 Total		95.38

2009年部分市县前十位疾病死亡专率及死亡原因构成（女）
Death Rate of 10 Main Diseases in Certain Region in 2009 (Female)

顺位 Rank	市 City			县 County		
	死亡原因 Cause	死亡专率 Death Rate 1/100000	构成 (%)	死亡原因 Cause	死亡专率 Death Rate 1/100000	构成 (%)
1	恶性肿瘤 Malignant Neoplasms	129.36	23.66	脑血管病 Cerebrovascular Disease	139.40	25.17
2	心脏病 Heart Disease	124.37	22.75	恶性肿瘤 Malignant Neoplasms	109.21	19.72
3	脑血管病 Cerebrovascular Disease	116.93	21.39	心脏病 Heart Disease	107.35	19.38
4	呼吸系病 Diseases of the Respiratory System	55.86	10.22	呼吸系病 Diseases of the Respiratory System	90.69	16.38
5	损伤及中毒 Injury & Poisoning	25.50	4.66	损伤及中毒 Injury & Poisoning	35.50	6.41
6	内分泌营养和代谢病 Endocrine, Nutritional & Metabolic Diseases	22.47	4.11	内分泌营养和代谢病 Endocrine, Nutritional & Metabolic Diseases	12.76	2.30
7	消化系病 Diseases of the Digestive System	13.78	2.52	消化系病 Diseases of the Digestive System	10.47	1.89
8	泌尿生殖系病 Disease of the Genitourinary System	6.80	1.24	泌尿生殖系病 Disease of the Genitourinary System	5.99	1.08
9	神经系病 Disease of the Nervous System	6.20	1.13	神经系病 Disease of the Nervous System	4.68	0.85
10	精神障碍 Mental Disorders	3.85	0.70	传染病 Infectious disease	4.23	0.76
	十种死因合计 Total		92.40	十种死因合计 Total		93.94

2004—2005 年前十位恶性肿瘤死亡率（1/10 万）
Mortality Rate of 10 Main Malignant Neoplasms From 2004 to 2005（1/100 000）

顺位 Rank	合计 Total		男 Male		女 Female	
	疾病名称 Disease	死亡率 Death Rate	疾病名称 Disease	死亡率 Death Rate	疾病名称 Disease	死亡率 Death Rate
1	肺癌 Lung Cancer	30.61	肺癌 Lung Cancer	41.14	肺癌 Lung Cancer	19.63
2	肝癌 Liver Cancer	26.06	肝癌 Liver Cancer	37.36	胃癌 Stomach Cancer	16.43
3	胃癌 Stomach Cancer	24.52	胃癌 Stomach Cancer	32.29	肝癌 Liver Cancer	14.30
4	食管癌 Oesophagus Cancer	15.04	食管癌 Oesophagus Cancer	20.46	食管癌 Oesophagus Cancer	9.38
5	结直肠癌 Colon & Rectum Cancer	7.35	结直肠癌 Colon & Rectum Cancer	8.32	结直肠癌 Colon & Rectum Cancer	6.34
6	白血病 Leukemia	3.82	白血病 Leukemia	4.24	女性乳腺癌 Female Breast Cancer	5.86
7	脑瘤 Brain Cancer	3.11	脑瘤 Brain Cancer	3.50	子宫癌 Uterus Cancer	4.32
8	女性乳腺癌 Female Breast Cancer	2.88	胰腺癌 Pancreatic Cancer	2.91	白血病 Leukemia	3.39
9	胰腺癌 Pancreatic Cancer	2.59	膀胱癌 Blandder Cancer	2.12	脑瘤 Brain Cancer	2.72
10	骨癌 bone Cancer	1.69	鼻咽癌 Nasopharunx Cancer	2.04	宫颈癌 Cervix Uteri Cancer	2.84
	总计 Total	134.80	总计 Total	169.19	总计 Total	98.97

资料来源：2004—2005 年中国恶性肿瘤死因回顾调查。
Source: Retrospective Survey on Malignant Tumor in China from 2004 to 2005.

续表

顺位 Rank	城市 Urban		农村 Rural	
	疾病名称 Disease	死亡率 Death Rate	疾病名称 Disease	死亡率 Death Rate
1	肺癌 Lung Cancer	39.94	肝癌 Liver Cancer	26.93
2	肝癌 Liver Cancer	24.41	肺癌 Lung Cancer	25.71
3	胃癌 Stomach Cancer	22.5	胃癌 Stomach Cancer	25.59
4	食管癌 Oesophagus Cancer	10.63	食管癌 Oesophagus Cancer	17.34
5	结直肠癌 Colon & Rectum Cancer	9.72	结直肠癌 Colon & Rectum Cancer	6.11
6	胰腺癌 Pancreatic Cancer	4.29	白血病 Leukemia	3.68
7	白血病 Leukemia	3.90	脑瘤 Brain Cancer	2.80
8	女性乳腺癌 Female Breast Cancer	3.71	女性乳腺癌 Female Breast Cancer	2.35
9	脑瘤 Brain Cancer	2.06	子宫癌 Uterus Cancer	2.32
10	胆囊癌 Gallbladder Cancer	1.28	胰腺癌 Pancreatic Cancer	1.70
	总计 Total	146.57	总计 Total	128.63

2010 年血吸虫病防治情况
Schistosomiasis Control Status in 2010

地区 Region	流行县（市、区）个数 Number of Endemic Areas	流行村人口数（万人） Population in Epidemic Villages (10000)	年底实有病人数（万人） Number of Patients (10000)	年内治疗病人数 Number of Treated Patients	累计达到传播阻断标准县（市、区） Cumulative Areas Reaching Criteria of Elimination
总计 Total	**453**	**6853.6**	**32.6**	**463812**	**269**
上海 Shanghai	8	307.2	—	3	8
江苏 Jiangsu	71	1321.9	0.2	686	53
浙江 Zhejiang	55	966.1	0.1	979	55
安徽 Anhui	50	693.3	3.3	118880	17
福建 Fujian	16	85.1	—	—	16
江西 Jiangxi	39	489.0	8.4	85063	20
湖北 Hubei	63	985.9	11.3	186865	22
湖南 Hunan	38	646.3	8.8	68965	4
广东 Guangdong	13	31.2	—	—	13
广西 Guangxi	19	106.5	—	—	19
四川 Sichuan	63	1053.4	0.3	1844	31
云南 Yunnan	18	167.7	0.1	527	11

2010年地方性氟中毒防治情况
Endemic Fluorosis Control Status in 2010

项目 Item	病区县数 Number of Epedemic Counties	病区县人口数（万人） Population in Epedemic Counties (10000)	氟斑牙人数（万人） Cases of Dental Flurosis (10000)	氟骨症人数（万人） Cases of Skeletal Flurosis (10000)	控制县数 Number of Counties in Control	累计防治受益人口（万人） Cumulative Population Benefited (10000)
饮水型 Drinking Water	1138	59228.3	2247.7	137.7	196	4762.8
煤烟污染型 Burning Coal Pollution	188	10336.4	1476.9	195.1	27	2310.3

2010年克山病、大骨节病、碘缺乏病防治情况
Keshan Disease, Kashin-Beck Disease, Iodine Deficiency Disorders Control Status in 2010

疾病名称 Diseases	病区县数 Number of Epedemic Counties	病区县人口数（万人） Population in Epedemic Regions (10000)	现症病人（万人） Current Patients (10000)	累计控制（消除）县数 Cumulative Counties under Control
克山病 Keshan Disease	327	13298.4	3.8	257
大骨节病 Kashin-Beck Disease	366	10508.3	66.1	217
碘缺乏病 Iodine Deficiency Disorders	2798	128490.3	34.0	

注：①克山病现症病人数为潜在型、慢型、亚急型及急型克山病现患病人之和；②碘缺乏病病区县数和人口数系指开展碘缺乏病防治工作的县数及人口数，并非碘缺乏病历史病区县数及人口数；③碘缺乏病现症病人数为Ⅱ度甲状腺肿患者和克汀病人之和。

农村改水工作情况
Improvement of Rural Drinking Water Supply

Indicator	2000	2005	2008	2009	2010
已改水受益人口数（万人） Number of Total Beneficiaries (10000)	88112	88893	89447	90251	90833
占农村人口% % of Rural Population	92.4	94.1	93.6	94.3	94.9
自来水厂（站）数（个） Number of Water Supply Stations	674758	651512	617177	681688	62158
受益人口（万人） Number of Beneficiaries (10000)	52670	57944	62613	65405	68159
占受益总人口% % of Total Beneficiaries	59.8	65.2	70.0	72.5	75.0
手压机井数（万台）	4891	4845	6852	6075	6007

续表

Indicator	2000	2005	2008	2009	2010
Number of Wells with Hand-pump（10000）受益人口（万人）Number of Beneficiaries（10000）	22265	19647	17647	16470	15173
占受益总人口% % of Total Beneficiaries	25.3	22.1	19.7	18.2	16.7
其他改水受益人口（万人）Number of Other Beneficiaries（10000）	13177	11302	9188	8376	7501
占受益总人口% % of Total Beneficiaries	15.0	12.7	10.3	9.3	8.3

注：表中数字系累计数。
Note: The data in this table are cumulative.

各地区农村改水情况
Improvement of Rural Drinking Water Supply by Region

地区 Region	改水受益人口占农村人口% Number of Beneficiaries Per 100 Rural Population			饮用自来水人口占农村人口% Number of Beneficiaries By Tapwater Service Per 100 Rural Population		
	2005	2009	2010	2005	2009	2010
总　计 Total	**94.1**	**94.3**	**94.9**	**61.3**	**68.4**	**71.2**
北　京 Beijing	100.0	100.0	100.0	97.7	99.4	99.5
天　津 Tianjin	100.0	100.0	100.0	88.1	93.4	97.3
河　北 Hebei	98.7	97.4	97.5	81.2	83.6	83.9
山　西 Shanxi	94.5	91.4	87.2	77.5	78.7	75.7
内蒙古 Inner Mongolia	88.5	83.5	88.4	34.6	44.0	50.5
辽　宁 Liaoning	97.8	96.6	96.7	54.3	62.0	66.1
吉　林 Jilin	98.4	98.1	99.1	48.8	65.8	73.1
黑龙江 Heilongjiang	98.2	98.4	98.6	58.5	62.9	64.5
上　海 Shanghai	100.0	100.0	100.0	100.0	100.0	100.0
江　苏 Jiangsu	99.0	98.4	98.8	95.7	98.4	98.8
浙　江 Zhejiang	97.0	96.8	97.2	88.1	92.3	93.3
安　徽 Anhui	98.4	98.4	99.6	37.7	43.7	47.8
福　建 Fujian	97.6	98.4	98.8	74.5	84.1	87.2
江　西 Jiangxi	96.5	97.5	99.6	48.4	55.0	59.1
山　东 Shandong	99.5	99.6	99.6	67.6	88.1	90.6
河　南 Henan	97.3	95.4	91.2	50.2	55.0	55.1
湖　北 Hubei	92.4	97.2	99.2	52.4	67.3	72.0
湖　南 Hunan	96.9	93.0	94.3	58.4	62.3	65.8
广　东 Guangdong	90.4	98.6	99.0	53.1	80.8	83.9
广　西 Guangxi	98.6	87.9	92.0	75.0	60.3	65.7
海　南 Hainan	91.0	95.1	96.4	59.1	67.8	72.4
重　庆 Chongqing	95.2	98.1	98.6	68.3	80.9	87.5
四　川 Sichuan	94.1	91.0	92.6	45.9	49.1	53.3
贵　州 Guizhou	73.4	77.1	81.0	53.4	58.7	61.8
云　南 Yunnan	87.9	81.8	85.1	63.0	61.6	64.1
陕　西 Shaanxi	70.1	96.9	89.3	31.4	55.0	55.1
甘　肃 Gansu	88.4	95.0	97.1	43.9	56.1	59.2
青　海 Qinghai	90.9	85.0	85.0	77.2	77.0	76.9
宁　夏 Ningxia	95.1	96.7	94.6	40.3	64.5	68.0
新　疆 Xinjiang	63.4	71.0	78.5	61.9	69.5	78.4

注：缺西藏数字。

2010 年各地区农村改厕工作情况
Improvement of Rural Hygienic Toilets by Region in 2010

地区 Region	累计卫生厕所户数（万户）Cumulative Number of Hygienic Toilets (10000)	当年新增（万户）Number of New Toilets (10000)	卫生厕所普及率（%）% of Hygienic Toilets
总　计 Total	**17138.3**	**1060.4**	**67.4**
北　京 Beijing	108.6	17.2	91.4
天　津 Tianjin	112.9	6.7	96.0
河　北 Hebei	758.8	21.3	53.2
山　西 Shanxi	342.4	23.0	53.5
内蒙古 Inner Mongolia	153.6	20.3	37.0
辽　宁 Liaoning	432.8	29.2	64.1
吉　林 Jilin	299.7	29.3	73.2
黑龙江 Heilongjiang	431.8	25.9	66.8
上　海 Shanghai	117.6	0.0	97.6
江　苏 Jiangsu	1300.7	130.8	83.0
浙　江 Zhejiang	1034.7	43.8	88.9
安　徽 Anhui	774.9	37.1	57.6
福　建 Fujian	552.7	45.8	79.7
江　西 Jiangxi	654.0	48.9	77.7
山　东 Shandong	1713.3	67.9	84.1
河　南 Henan	1400.2	36.9	69.8
湖　北 Hubei	795.3	43.1	73.6
湖　南 Hunan	911.3	36.1	63.1
广　东 Guangdong	1260.9	60.8	85.8
广　西 Guangxi	583.1	61.6	60.0
海　南 Hainan	96.1	11.7	67.3
重　庆 Chongqing	392.9	39.0	54.1
四　川 Sichuan	1224.9	84.1	62.2
贵　州 Guizhou	315.2	29.5	38.5
云　南 Yunnan	507.0	24.8	56.4
陕　西 Shaanxi	322.7	31.7	45.3
甘　肃 Gansu	295.8	21.3	61.3
青　海 Qinghai	51.5	2.6	58.3
宁　夏 Ningxia	52.2	9.4	54.3
新　疆 Xinjiang	140.8	20.7	48.3

注：缺西藏数字。

妇幼保健情况
Conditions of Maternal and Children Health Care

年份 Year	住院分娩率（%） % of Hospitalized Delivery			产前 检查率（%） % of Antenatal Examination	产后 访视率（%） % of Postnatal Interview
	总计 Total	市 Urban	县 Rural		
2000	72.9	84.9	65.2	89.4	86.2
2005	85.9	93.2	81.0	89.8	86.0
2006	88.4	94.1	84.6	89.7	85.7
2007	91.7	95.8	88.8	90.9	86.7
2008	94.5	97.5	92.3	91.0	87.0
2009	96.3	98.5	94.7	92.2	88.7
2010	97.8	99.2	96.7	94.1	90.8

3岁以下儿童和孕产妇系统管理率
% of Systematic Management Children Under 3-year & Maternal

年份 Year	3岁以下儿童系统管理率（%） % of Systematic Management Children Under 3-year	孕产妇系统管理率（%） % of Systematic Management Maternal
2000	73.8	77.2
2005	73.9	76.7
2006	73.9	76.5
2007	74.4	77.3
2008	75.0	78.1
2009	77.2	80.9
2010	81.5	84.0

2010年被监督单位基本情况
The Basic Situation of Inspected Field in 2010

项目 Item	单位数（个） Number of Case	有效卫生许可（资质）证（份） Valid Health License	从业人员（人） Number of Staff	其中：持健康证（资质）人数 Staff with Health Certification
公共场所卫生 Public Place Hygiene	1158205	1164242	6472850	6279189
饮用水卫生 Drinking Water Hygiene	68516	52493	236963	215062
学校卫生 School Health	275396	—	71209	—
职业卫生 Occupational Health	239970	—	37396000	—
职业卫生技术服务机构 Technical Service Institution	5345	6234	153882	—
放射卫生 Radiation Health	50609	47680	243460	201379
涉水产品 Water Related Products	4888	—	80725	—
消毒产品 Disinfection Products	9113	9147	138748	131926

2010 年卫生监督和监测情况
Health Supervision & Surveillance in 2010

项目 Item	监督户次数 Units of Supervision	合格率 Qualification Rate（%）	监测件数 Cases of Surveillance	合格率 Qualification Rate（%）
公共场所卫生 Public Place Hygiene	2589864	91.7	3890811	92.9
饮用水卫生 Drinking Water Hygiene	172587	90.9	261859	88.2
消毒产品 Disinfection Products	73349	90.7	142451	92.0
涉水产品 Water Related Products	3317	96.0	2562	95.4

2010 年建设项目卫生审查情况
Hygiene Examination of Construction Project in 2010

项目 Item	建设项目数（个） Number of Constrcution Project	选址卫生审查（个） Hygiene Examination of Project Location Selection		设计卫生审查（个） Hygiene Examiniation of Project Design		竣工验收卫生审查（个） Hygiene Examination of Constrcution Qualification	
		通过 Pass	未通过 Fail	通过 Pass	未通过 Fail	通过 Pass	未通过 Fail
总计 Total	**67545**	**51908**	**1129**	**52080**	**2019**	**54790**	**1855**
公共场所卫生 Public Place Hygiene	55426	46709	611	47846	1713	49498	1291
饮用水卫生 Drinking Water Hygiene	2264	1015	28	1509	24	1346	79
职业卫生 Occupational Health	7158	2730	374	2131	201	2401	338
放射卫生 Radiation Health	2697	1454	116	594	81	1545	147

2010 年卫生行政处罚情况
Administrative Punishment Cases in 2010

项目 Item	案件数（件） Number of Case	处罚决定 Punishment				
		警告（件） Warning	罚款（件） Fine	没收违法所得金额（万元） Confiscating illegal gains (10000 yuan)	责令停产停业（件） Ordering to Stop Producing & Marketing	吊销卫生许可证（件） Revoking Hygiene Licenses
公共场所卫生 Public Place Hygiene	42996	15483	27111	—	466	31
饮用水卫生 Drinking Water Hygiene	2580	—	1493	—	—	—
学校卫生 School Health	2873	1270	—	—	—	—
职业卫生 Occupational Health	6859	5459	1253	2.3	120	—
放射卫生 Radiation Health	2694	1728	1120	—	—	4
传染病防治 Prevention & Control of Infectious Diseases	28442	9205	23723	8.4	1460	8
医疗卫生 Medical Service	62956	17592	52867	341.7	6810	137
采供血卫生 Blood Collection & Supply	90	35	35	—	—	—

项目 Item	行政措施（起） Administrative Measure		行政复议（件） Cases of Administrative Reconsideration	行政诉讼（件） Cases of Administrative Lawsuit
	责令改正 Rectification	取缔 Ban		
公共场所卫生 Public Place Hygiene	18720	—	56	41
饮用水卫生 Drinking Water Hygiene	1770	—	2	1
学校卫生 School Health	2282	—	1	2
职业卫生 Occupational Health	4682	—	12	3
放射卫生 Radiation Health	1778	—	2	—
传染病防治 Prevention & Control of Infectious Diseases	17399	115	2	1
医疗卫生 Medical Service	—	5425	14	17
采供血卫生 Blood Collection & Supply	68	2	1	—

四、基本医疗保障制度
Basic Medical Security System

新型农村合作医疗情况
Conditions of New Rural Cooperative Medical System

指标 Indicator	2004	2005	2006	2007	2008	2009	2010
新农合县（区市）数 Number of Counties of NRCMS	333	678	1451	2451	2729	2716	2678
参合人口数（亿人） Number of Enrollees（100 Million）	0. 80	1. 79	4. 10	7. 26	8. 15	8. 33	8. 36
参合率（%）Enrollment Rate（%）	75. 2	75. 7	80. 7	86. 2	91. 5	94. 0	96. 0
当年筹资总额（亿元） Total Fund Raised at Current Year（100 million yuan）	40. 3	75. 4	213. 6	428. 0	785. 0	944. 4	1308. 3
人均筹资（元） Per Capita Fund-raising Standard（yuan）	50. 4	42. 1	52. 1	58. 9	96. 3	113. 4	156. 6
当年基金支出（亿元） Payout at Current Year（100 million yuan）	26. 4	61. 8	155. 8	346. 6	662. 0	922. 9	1187. 8
补偿受益人次（亿人次） Number of Beneficiaries from Reimbursement（100 million）	0. 76	1. 22	2. 72	4. 53	5. 85	7. 59	10. 87

2010 年各地区新型农村合作医疗情况
Conditions of New Rural Cooperative Medical System by Region in 2010

地区 Region	新农合县（区市）（个）Counties of NRCMS	参合人口数（万人）Number of Enrollees（10000）	人均筹资（元）Per Capita Fund-raising Standard（yuan）	补偿受益人次（万人次）Beneficiaries from Reimbursement（10000）
总计 Total	**2678**	**83560. 0**	**156. 6**	**108666. 0**
北　京 Beijing	13	278. 5	555. 4	694. 5
河　北 Hebei	164	4998. 1	140. 0	6592. 9
山　西 Shanxi	115	2164. 6	150. 6	2570. 6
内蒙古 Inner Mongolia	98	1214. 6	157. 6	894. 3
辽　宁 Liaoning	90	1953. 6	158. 4	1399. 9
吉　林 Jilin	60	1252. 5	150. 4	627. 9
黑龙江 Heilongjiang	121	1400. 8	151. 2	1181. 6
上　海 Shanghai	10	149. 0	757. 7	2035. 2
江　苏 Jiangsu	86	4370. 6	192. 0	8956. 7
浙　江 Zhejiang	85	2972. 1	251. 8	7758. 4
安　徽 Anhui	94	4750. 2	151. 8	4260. 2
福　建 Fujian	74	2404. 2	152. 0	278. 5
江　西 Jiangxi	96	3145. 0	150. 8	1968. 4

续表

地区 Region	新农合县（区市）（个）Counties of NRCMS	参合人口数（万人）Number of Enrollees（10000）	人均筹资（元）Per Capita Fund-raising Standard（yuan）	补偿受益人次（万人次）Beneficiaries from Reimbursement（10000）
山　东 Shandong	135	6548.7	135.2	14605.7
河　南 Henan	157	7651.5	150.6	11544.6
湖　北 Hubei	97	3833.0	150.3	8659.9
湖　南 Hunan	122	4911.5	141.2	2685.5
广　东 Guangdong	87	3891.5	160.7	2909.0
广　西 Guangxi	109	3811.3	150.4	2448.3
海　南 Hainan	20	474.9	144.2	633.3
重　庆 Chongqing	39	2200.4	141.5	2461.0
四　川 Sichuan	175	6285.1	149.0	4905.8
贵　州 Guizhou	88	3029.2	146.4	3949.9
云　南 Yunnan	127	3412.2	140.9	8043.5
西　藏 Tibet	73	233.6	192.6	393.4
陕　西 Shaanxi	104	2581.4	154.4	2433.0
甘　肃 Gansu	86	1910.3	146.3	2132.4
青　海 Qinghai	43	340.8	165.5	275.1
宁　夏 Ningxia	21	372.0	145.7	535.8
新　疆 Xinjiang	89	1019.0	158.3	830.9

注：天津城乡居民统一实行居民基本医疗保险制度。

城镇居民基本医疗保险情况
Conditions of Basic Medical Insurance of Urban Population

指标 Indicator	2004	2005	2007	2008	2009	2010
城镇职工基本医保 Urban Employees Basic Medical Insurance						
参保人数（万人）Number of Enrollees（100 million）	12404	13783	18020	19996	21937	23734
在职职工 Employees	9045	10022	13420	14988	16411	
退休人员 Retirees	3359	3761	4600	5008	5527	
基金收入（亿元）Revenue（100 million yuan）	1140.5	1405.3	2214.2	3040.0	3672.0	
基金支出（亿元）Payout（100 million yuan）	862.2	1078.7	1551.7	2084.0	2797.0	
累计结存（亿元）Balance at Years-end（100 million yuan）	957.9	1278.1	2440.8	3432.0	4276.0	
城镇居民基本医保参保人数（万人）Urban Residents Basic Medical Insurance（100 Million）	—	—	4291	11826	18210	19472

资料来源：《中国统计年鉴》。*Source*：*China Statistical Yearbook.*

居民社会医疗保险构成（%）
% of Social Medical Insurance

项目 Item	合计 Total		城市 Urban		农村 Rural	
	2008	2003	2008	2003	2008	2003
城镇职工基本医保 UEBMI	12.7	8.9	44.2	30.4	1.5	1.5
公费医疗 Government	1.0	1.2	3.0	4.0	0.3	0.2
城镇居民基本医保 URBMI	3.8	–	12.5	–	0.7	–
新农合 NRCMS	68.7	–	9.5	–	89.7	–
其他社会医保 Others	1.0	12.0	2.8	15.2	0.4	10.9
无医保 No Medical Insurance	12.9	77.9	28.1	50.4	7.5	87.3

资料来源：2003 和 2008 年国家卫生服务调查。
Source: National Survey on Health Service in 2003 & 2008.

城市医疗救助情况
Conditions of Urban & Rural Medical Aid

指标 Indicator	2004	2005	2007	2008	2009	2010
医疗救助人次（万人次） Number of Medical Aid（10000）	641	970	3338	5278	6295	6649
城镇居民 Urban		115	442	1086	1506	1611
农村居民 Rural	641	855	2896	4192	4789	5038
医疗救助支出（亿元） Expenses of Medical Aid（100 million yuan）	4.4	11.0	42.5	68.0	97.2	131.5
城镇居民 Urban		3.2	14.4	29.7	37.3	45.1
农村居民 Rural	4.4	7.8	28.1	38.3	59.9	86.4

注：本表系政府医疗救助数（不含社会医疗救助）。

五、人民健康水平
Health Status of Population

人口出生率、死亡率和自然增长率
Birth, Death and Natural Growth Rate

年份 Year	出生率 Birth Rate (‰)	死亡率 Death Rate (‰)	自然增长率 Natural Growth Rate (‰)
2000	14. 03	6. 45	7. 58
2001	13. 38	6. 43	6. 95
2002	12. 86	6. 41	6. 45
2003	12. 41	6. 40	6. 01
2004	12. 29	6. 42	5. 87
2005	12. 40	6. 51	5. 89
2006	12. 09	6. 81	5. 28
2007	12. 10	6. 93	5. 17
2008	12. 14	7. 06	5. 08
2009	12. 13	7. 08	5. 05

资料来源：《中国统计年鉴》。*Source*：*China Statistical Yearbook.*

各地区人口出生率和死亡率
Birth & Death Rate by Region

地区 Region	出生率 Birth Rate (‰)		死亡率 Death Rate (‰)	
	2000	2009	2000	2009
总计 Total	**14. 03**	**12. 13**	**6. 45**	**7. 08**
北　京 Beijing	8. 39	8. 06	6. 99	4. 56
天　津 Tianjin	7. 50	8. 30	6. 67	5. 70
河　北 Hebei	13. 86	12. 93	6. 65	6. 43
山　西 Shanxi	21. 36	10. 87	7. 32	5. 98
内蒙古 Inner Mongolia	12. 65	9. 57	6. 84	5. 61
辽　宁 Liaoning	10. 67	6. 06	6. 74	5. 09
吉　林 Jilin	10. 31	6. 69	5. 85	4. 74
黑龙江 Heilongjiang	10. 54	7. 48	5. 48	5. 42
上　海 Shanghai	6. 02	8. 64	7. 17	5. 94
江　苏 Jiangsu	11. 83	9. 55	6. 68	6. 99
浙　江 Zhejiang	13. 90	10. 22	6. 61	5. 59
安　徽 Anhui	13. 06	13. 07	5. 53	6. 60
福　建 Fujian	16. 96	12. 20	6. 08	6. 00
江　西 Jiangxi	16. 85	13. 87	5. 29	5. 98
山　东 Shandong	11. 38	11. 70	6. 70	6. 08
河　南 Henan	11. 60	11. 45	5. 58	6. 46
湖　北 Hubei	8. 55	9. 48	5. 75	6. 00
湖　南 Hunan	10. 40	13. 05	5. 94	6. 94

续表

地区 Region	出生率 Birth Rate (‰)		死亡率 Death Rate (‰)	
	2000	2009	2000	2009
广　东 Guangdong	18.20	11.78	5.43	4.52
广　西 Guangxi	16.47	14.17	5.06	5.64
海　南 Hainan	26.12	14.66	4.74	5.70
重　庆 Chongqing	11.43	9.90	7.98	6.20
四　川 Sichuan	10.16	9.15	6.73	6.43
贵　州 Guizhou	20.30	13.65	6.29	6.69
云　南 Yunnan	17.06	12.53	6.60	6.45
西　藏 Tibet	17.70	15.31	6.60	5.07
陕　西 Shaanxi	11.00	10.24	5.92	6.24
甘　肃 Gansu	13.23	13.32	5.92	6.71
青　海 Qinghai	19.85	14.51	7.35	6.19
宁　夏 Ningxia	15.42	14.38	4.92	4.70
新　疆 Xinjiang	14.50	15.99	5.17	5.43

资料来源：《中国统计年鉴》。*Source*: *China Statistical Yearbook*.

期望寿命（岁）
Life Expectancy (Year)

年份 Year	资料来源 Data Source	合计 Total	男 Male	女 Female
1981	全国第三次人口普查 The 3rd National Population Census	67.9	66.4	69.3
1990	全国第四次人口普查 The 4th National Population Census	68.6	66.8	70.5
2000	全国第五次人口普查 The 5th National Population Census	71.4	69.6	73.3
2005	人口变动情况抽样调查	73.0	71.0	74.0

年龄别期望寿命（岁）
Life Expectancy (Year) by Age

年龄 Age	1981		1990	
	男 Male	女 Female	男 Male	女 Female
0	66.4	69.4	66.9	70.5
1～4	67.9	70.8	68.1	71.9
5～9	64.9	68.0	64.9	68.7
10～14	60.4	63.4	60.2	64.0
15～19	55.6	58.6	55.4	59.1
20～29	50.9	53.8	50.6	54.4
30～39	41.5	44.5	41.3	45.0
40～49	32.3	35.3	32.1	35.6
50～59	23.5	26.4	23.3	26.6
60～69	15.7	18.2	15.5	18.3
70+	9.6	11.3	9.3	11.4

各地区人口期望寿命（岁）
Life Expectancy (Year) by Region

地区 Region	1990			2000		
	合计 Total	男 Male	女 Female	合计 Total	男 Male	女 Female
总计 Total	**68.6**	**66.8**	**70.5**	**71.4**	**69.6**	**73.3**
北京 Beijing	72.9	71.1	74.9	76.1	74.3	78.0
天津 Tianjin	72.3	71.0	73.7	74.9	73.3	76.6
河北 Hebei	70.4	68.5	72.5	72.5	70.7	74.6
山西 Shanxi	69.0	67.3	70.9	71.7	70.0	73.6
内蒙古 Inner Mongolia	65.7	64.5	67.2	69.9	68.3	71.8
辽宁 Liaoning	70.2	68.7	71.9	73.3	71.5	75.4
吉林 Jilin	68.0	66.7	69.5	73.1	71.4	75.0
黑龙江 Heilongjiang	67.0	65.5	68.7	72.4	70.4	74.7
上海 Shanghai	74.9	72.8	77.0	78.1	76.2	80.0
江苏 Jiangsu	71.4	69.3	73.6	73.9	71.7	76.2
浙江 Zhejiang	71.8	69.7	74.2	74.7	72.5	77.2
安徽 Anhui	69.5	67.8	71.4	71.9	70.2	73.6
福建 Fujian	68.6	66.5	70.9	72.6	70.3	75.1
江西 Jiangxi	66.1	64.9	67.5	69.0	68.4	69.3
山东 Shandong	70.6	68.6	72.7	73.9	71.7	76.3
河南 Henan	70.2	68.0	72.6	71.5	69.7	73.4
湖北 Hubei	67.3	65.5	69.2	71.1	69.3	73.0
湖南 Hunan	66.9	65.4	68.7	70.7	69.1	72.5
广东 Guangdong	72.5	69.7	75.4	73.3	70.8	75.9
广西 Guangxi	68.7	67.2	70.3	71.3	69.1	73.8
海南 Hainan	70.0	66.9	73.3	72.9	70.7	75.3
重庆 Chongqing	66.33	65.06	67.7	71.7	69.8	73.9
四川 Sichuan				71.2	69.3	73.4
贵州 Guizhou	64.3	63.0	65.6	66.0	64.5	67.6
云南 Yunnan	63.5	62.1	65.0	65.5	64.2	66.9
西藏 Tibet	59.6	57.6	61.6	64.4	62.5	66.2
陕西 Shaanxi	67.4	66.2	68.8	70.1	68.9	71.3
甘肃 Gansu	67.2	66.4	68.3	67.5	66.8	68.3
青海 Qinghai	60.6	59.3	62.0	66.0	64.6	67.7
宁夏 Ningxia	66.9	66.0	68.1	70.2	68.7	71.8
新疆 Xinjiang	62.6	62.0	63.3	67.4	66.0	69.1

监测地区孕产妇死亡率（1/10 万）
Maternal Mortality Rate in Surveillance Region
（per 100000 Live Births）

年份 Year	总计 Total	城市 Urban	农村 Rural
1990	88.9	45.9	112.5
1995	61.9	39.2	76.0
2000	53.0	29.3	69.6
2005	47.7	25.0	53.8
2006	41.1	24.8	45.5
2007	36.6	25.2	41.3
2008	34.2	29.2	36.1
2009	31.9	26.6	34.0
2010	30.0	29.7	30.1

补充资料：解放前孕产妇死亡率为 150/万。
Note：The Maternal Mortality Rate before 1949 was 150 per 10000 live births.

2010 年监测地区孕产妇死亡原因
Cause of Maternal Death in Surveillance Region in 2010

疾病名称 Diseases	合计 Total			城市 Urban			农村 Rural		
	位次 Rank	孕产妇死亡率 Maternal Mortality Rate 1/100000	构成 %	位次 Rank	孕产妇死亡率 Maternal Mortality Rate 1/100000	构成 %	位次 Rank	孕产妇死亡率 Maternal Mortality Rate 1/100000	构成 %
总计 Total		**30.0**	**100.0**		**29.7**	**100.0**		**30.1**	**100.0**
产科出血 Obstetrics Hemorrhage	1	8.3	27.8	1	8	27.1	1	8.4	28
羊水栓塞 Amniotic Fluid Embolism	4	2.8	9.2	4	2.5	8.3	4	2.8	9.4
心脏病 Heart Disease	3	3.3	10.9	3	2.8	9.4	3	3.4	11.3
肺炎 Pneumonia	5	2.5	8.5	2	3.4	11.5	5	2.3	7.5
妊高征 Pregnancy Induced Hy-pertention	2	3.7	12.3	5	1.9	6.3	2	4.3	14.2
静脉血栓形成及肺栓塞症 Plumonary Embolism in Pregnancy	6	0.9	3.1	6	0.9	3.1	6	0.9	3.1
肝病 Liver Disease	6	0.9	3.1	6	0.9	3.1	6	0.9	3.1

监测地区5岁以下儿童死亡率（‰）
Mortality Rate（Per 1000 Live Births）of Children Under 5-year in Surveillance Region

指标 Indicator	2000	2005	2008	2009	2010
总计 Total					
新生儿死亡率 Newborn Mortality Rate	22.8	13.2	10.2	9.0	8.3
婴儿死亡率 Infant Mortality Rate	32.2	19.0	14.9	13.8	13.1
5岁以下儿童死亡率 Mortality Rate of Children Under 5-year	39.7	22.5	18.5	17.2	16.4
城市 Urban					
新生儿死亡率 Newborn Mortality Rate	9.5	7.5	5.0	4.5	4.1
婴儿死亡率 Infant Mortality Rate	11.8	9.1	6.5	6.2	5.8
5岁以下儿童死亡率 Mortality Rate of Children Under 5-year	13.8	10.7	7.9	7.6	7.3
农村 Rural					
新生儿死亡率 Newborn Mortality Rate	25.8	14.7	12.3	10.8	10.0
婴儿死亡率 Infant Mortality Rate	37.0	21.6	18.4	17.0	16.1
5岁以下儿童死亡率 Mortality Rate of Children Under 5-year	45.7	25.7	22.7	21.1	20.1

城市七岁以下儿童身体发育情况
Body Development of Urban Children Under 7-year

年龄 Age	男 Male				女 Female			
	体重（公斤） Weight（kg）		身高（厘米） Height（cm）		体重（公斤） Weight（kg）		身高（厘米） Height（cm）	
	平均值 Mean	标准差 SD	平均值 Mean	标准差 SD	平均值 Mean	标准差 SD	平均值 Mean	标准差 SD
0~3天 <3 Days	3.33	0.39	50.4	1.7	3.24	0.39	49.7	1.7
1月（M）	5.11	0.65	56.8	2.4	4.73	0.58	55.6	2.2
2月（M）	6.27	0.73	60.5	2.3	5.75	0.68	59.1	2.3
3月（M）	7.17	0.78	63.3	2.2	6.56	0.73	62.0	2.1
4月（M）	7.76	0.86	65.7	2.3	7.16	0.78	64.2	2.2
5月（M）	8.32	0.95	67.8	2.4	7.65	0.84	66.1	2.3
6月（M）	8.75	1.03	69.8	2.6	8.13	0.93	68.1	2.4
8月（M）	9.35	1.04	72.6	2.6	8.74	0.99	71.1	2.6
10月（M）	9.92	1.09	75.5	2.6	9.28	1.01	73.8	2.7
12月（M）	10.49	1.15	78.3	2.9	9.80	1.05	76.8	2.8
15月（M）	11.04	1.23	81.4	3.1	10.43	1.14	80.2	3.0
18月（M）	11.65	1.31	84.0	3.2	11.01	1.18	82.9	3.1
21月（M）	12.39	1.39	87.3	3.4	11.77	1.30	86.0	3.3
2岁（Y）	13.19	1.48	91.2	3.8	12.60	1.48	89.9	3.8
2.5岁（Y）	14.28	1.64	95.4	3.9	13.73	1.63	94.3	3.8
3岁（Y）	15.31	1.75	98.9	3.8	14.80	1.69	97.6	3.8
3.5岁（Y）	16.33	1.97	102.4	4.0	15.83	1.86	101.3	3.8
4岁（Y）	17.37	2.03	106.0	4.1	16.84	2.02	104.9	4.1
4.5岁（Y）	18.55	2.27	109.5	4.4	18.01	2.22	108.7	4.3
5岁（Y）	19.90	2.61	113.1	4.4	18.93	2.45	111.7	4.4
5.5岁（Y）	21.16	2.82	116.4	4.5	20.27	2.73	115.4	4.5
6~7岁（Y）	22.51	3.21	120.0	4.8	21.55	2.94	118.9	4.6

资料来源：《2005年中国九市七岁以下儿童体格发育调查研究资料》。
Source: Survey on Children Under 7-year Body Development in 9 Cities in 2005.

农村七岁以下儿童身体发育情况
Body Development of Rural Children Under 7-year

年龄 Age	男 Male				女 Female			
	体重（公斤）Weight（kg）		身高（厘米）Height（cm）		体重（公斤）Weight（kg）		身高（厘米）Height（cm）	
	平均值 Mean	标准差 SD	平均值 Mean	标准差 SD	平均值 Mean	标准差 SD	平均值 Mean	标准差 SD
0～3天 <3 Days	3.32	0.40	50.4	1.7	3.19	0.39	49.8	1.7
1月（M）	5.12	0.73	56.6	2.5	4.79	0.61	55.6	2.2
2月（M）	6.29	0.75	60.5	2.4	5.75	0.72	59.0	2.4
3月（M）	7.08	0.82	63.0	2.3	6.51	0.76	61.7	2.2
4月（M）	7.63	0.89	65.0	2.2	7.08	0.83	63.6	2.3
5月（M）	8.15	0.93	67.0	2.2	7.54	0.91	65.5	2.4
6月（M）	8.57	1.01	69.2	2.5	7.98	0.94	67.6	2.5
8月（M）	9.18	1.07	72.1	2.6	8.54	1.05	70.5	2.7
10月（M）	9.65	1.10	74.7	2.8	9.00	1.04	73.2	2.7
12月（M）	10.11	1.15	77.5	2.8	9.44	1.12	75.8	2.8
15月（M）	10.59	1.20	80.2	3.1	9.97	1.13	78.9	3.1
18月（M）	11.21	1.25	82.8	3.2	10.63	1.20	81.7	3.3
21月（M）	11.82	1.36	85.8	3.4	11.21	1.27	84.4	3.3
2岁（Y）	12.65	1.43	89.5	3.8	12.04	1.38	88.2	3.7
2.5岁（Y）	13.81	1.60	93.7	3.8	13.18	1.52	92.4	3.7
3岁（Y）	14.65	1.65	97.2	3.9	14.22	1.66	96.2	3.9
3.5岁（Y）	15.51	1.77	100.5	4.0	15.09	1.82	99.5	4.2
4岁（Y）	16.49	1.95	103.9	4.4	15.99	1.89	103.1	4.1
4.5岁（Y）	17.47	2.18	107.4	4.3	16.84	2.07	106.2	4.5
5岁（Y）	18.46	2.32	110.7	4.5	17.85	2.35	109.7	4.6
5.5岁（Y）	19.58	2.72	113.6	4.7	18.83	2.49	112.7	4.7
6～7岁（Y）	20.79	2.89	117.4	5.0	20.11	2.87	116.5	5.0

资料来源：《2005年中国九市七岁以下儿童体格发育调查研究资料》。
Source：*Survey on Children Under 7-year Body Development in 9 Cities in 2005.*

青少年、儿童身体发育情况（城市）
Body Development of Children and Adolescents (Urban)

年龄（岁）Age (Year)	男性 Male 平均体重（千克）Mean of Weight (kg) 1992	2002	男性 Male 平均身高（厘米）Mean of Height (cm) 1992	2002	女性 Female 平均体重（千克）Mean of Weight (kg) 1992	2002	女性 Female 平均身高（厘米）Mean of Height (cm) 1992	2002
7	23.1	24.8	120.8	124.0	22.0	23.2	118.7	122.6
8	26.0	27.2	125.7	129.0	24.9	26.0	124.9	128.3
9	29.3	30.4	130.7	134.4	28.3	28.6	130.7	133.5
10	31.5	33.8	136.5	139.6	31.0	32.8	135.7	139.9
11	34.8	37.4	141.3	144.9	34.2	36.7	141.9	145.8
12	38.0	40.5	146.1	149.5	40.5	40.5	147.9	150.5
13	44.1	44.9	154.3	156.6	43.2	44.5	152.0	154.5
14	49.3	49.4	158.7	162.0	46.4	47.2	154.9	157.2
15	52.8	55.2	164.1	167.6	48.3	50.8	156.5	158.3
16	54.8	57.2	166.6	168.4	49.8	52.2	156.7	158.8
17	56.1	58.7	167.6	170.2	50.1	51.9	157.2	158.6
18	57.1	60.9	168.2	170.8	50.0	51.9	157.6	158.8
19	57.7	61.2	168.7	170.4	51.3	51.8	157.6	159.6

资料来源：1992、2002 年全国营养抽样调查。
Source: *National Nutrition Sampling Survey in 1992 & 2002.*

青少年、儿童身体发育情况（农村）
Body Development of Children and Adolescents (Rural)

年龄（岁）Age (Year)	男性 Male 平均体重（千克）Mean of Weight (kg) 1992	2002	男性 Male 平均身高（厘米）Mean of Height (cm) 1992	2002	女性 Female 平均体重（千克）Mean of Weight (kg) 1992	2002	女性 Female 平均身高（厘米）Mean of Height (cm) 1992	2002
7	21.1	21.7	116.1	119.6	20.2	20.6	114.7	118.2
8	23.1	23.9	121.3	124.6	22.3	22.9	120.1	123.8
9	25.3	26.1	126.0	129.1	24.6	25.4	125.5	128.8
10	27.6	28.6	130.9	134.2	27.1	28.2	130.3	134.3
11	30.1	31.9	135.1	139.2	30.0	31.8	135.5	140.0
12	33.2	35.4	140.4	144.5	34.1	35.8	141.3	145.4
13	38.7	39.3	147.6	149.9	39.1	40.5	146.7	150.1
14	42.4	45.1	152.9	157.2	43.2	44.1	150.6	153.2
15	47.5	48.6	158.1	161.4	45.2	46.7	151.9	154.8
16	51.3	53.0	161.4	165.2	48.6	49.2	154.4	156.0
17	52.9	54.9	163.4	166.3	49.3	51.2	154.5	157.0
18	54.7	56.8	163.8	167.2	50.8	51.7	154.9	157.5
19	56.2	58.8	165.0	168.3	51.4	52.3	155.1	157.0

资料来源：1992、2002 年全国营养抽样调查。
Source: *National Nutrition Sampling Survey in 1992 & 2002.*

居民人均每日营养摄取量
Daily Per Capita Nutrient Intake

指标 Indicator	1982	1992	2002
热量（千卡）Carolie（1000）	2485	2328	2250
蛋白质（克）Protein（gram）	67	68	66

资料来源：1982、1992、2002 年全国营养抽样调查。
Source: *National Nutrition Sampling Survey in 1982, 1992 & 2002.*

2002 年居民人均每日营养摄入量
Daily Per Capita Nutrient Intake in 2002

项目 Item	全国 Total	城市 Urban	农村 Rural
蛋白质（克）Protein（g）	65.9	69.0	64.6
脂肪（克）Fat（g）	76.2	85.5	72.7
热量（千卡）Carolie（1000）	2250.0	2134.0	2295.5
粗纤维（克）Crude Fiber（g）	12.0	11.1	12.4
钙（毫克）Ca（mg）	388.8	438.6	369.6
磷（毫克）P（mg）	978.8	973.2	981.0
铁（毫克）Fe（mg）	23.2	23.7	23.1
视黄醇当量（微克）Retinol EQ（μg）	469.2	547.2	439.1
维生素 C（毫克）Vitamine C（mg）	88.4	82.2	90.8

资料来源：2002 年中国居民营养与健康状况调查。
Source: *National Nutrition Sampling Survey in 2002.*

六、卫生资源
Health Resource

医疗卫生机构数
Number of Health Institutions

机构名称 Institution	2005	2007	2008	2009	2010
总计 Total	**882206**	**912263**	**891480**	**916571**	**936927**
医院 Hospital	18703	19852	19712	20291	20918
基层医疗卫生机构 Grass-roots Health Care Institution	849488	868918	858015	882153	901709
专业公共卫生机构 Specialized Public Health Institution	11177	11528	11485	11665	11835
其他机构 Other Institution	2838	11965	2268	2462	2465

医院数 Number of Hospitals

机构名称 Institution	2005	2007	2008	2009	2010
总计 Total	**18703**	**19852**	**19712**	**20291**	**20918**
按经济类型分 by Economic Classification					
公立医院 Public Hospital	15483	14900	14309	14051	13850
#政府办 Government-run	9880	9691	9660	9529	9629
民营医院 Non-public Hospital	3220	4952	5403	6240	7068
按医院等级分 by Hospital-level					
#三级医院 Third-level Hospital	946	1182	1192	1233	1284
二级医院 Secondary-level Hospital	5156	6608	6780	6523	6472
一级医院 First-level Hospital	2714	4685	4989	5110	5271
按类别分 by Hospital Category					
#综合医院 Genaral Hospital	12982	13372	13119	13364	13681
中医医院 TCM Hospital	2620	2720	2688	2728	2778
专科医院 Specialized Hospital	2682	3282	3437	3716	3956

2010 年医院等级 Number of Hospitals by Grade in 2010

级别 Level	医院 Hospital	综合医院 General Hospital	中医院 TCM Hospital	专科医院 Specialized Hospital
总计 Total	**20918**	**13681**	**2778**	**3956**
三级医院 Third Level	1284	796	203	256
#甲等 1st Class	813	497	145	149
乙等 2nd Class	308	216	50	36
丙等 3rd Class	16	12	—	4
二级医院 Second Level	6472	4214	1585	546
#甲等 1st Class	3602	2370	948	229
乙等 2nd Class	2039	1394	474	128
丙等 3rd Class	86	60	11	10
一级医院 First Level	5271	4151	267	754
未定级医院 Others	7891	4520	723	2400

按床位数分组医院数
Number of Hospitals by Beds

分组 Group	2005	2007	2008	2009	2010
医院合计 Total Hospital	18703	19852	19712	20291	20918
<100 张（Beds）	11156	12075	11725	12083	12394
100～199 张（Beds）	3746	3700	3572	3479	3496
200～499 张（Beds）	2777	2869	3020	3133	3279
500～799 张（Beds）	740	814	907	1008	1069
≥800 张（Beds）	284	394	488	588	718
#综合医院 General Hospital	12982	13372	13119	13364	13681
<100 张（Beds）	7524	7951	7609	7792	7981
100～199 张（Beds）	2526	2346	2223	2126	2086
200～499 张（Beds）	2060	2072	2153	2165	2203
500～799 张（Beds）	620	658	716	783	802
≥800 张（Beds）	252	345	418	498	609
中医医院 TCM Hospital	2620	2720	2688	2728	2778
<100 张（Beds）	1483	1455	1343	1295	1246
100～199 张（Beds）	773	834	832	822	841
200～499 张（Beds）	317	367	428	499	557
500～799 张（Beds）	37	46	58	80	97
≥800 张（Beds）	10	18	27	32	37

基层医疗卫生机构数
Number of Grass-roots Health Care Institute

机构名称 Institution	2005	2007	2008	2009	2010
总计 Total	**849488**	**868918**	**858015**	**882153**	**901709**
社区卫生服务中心 Community Health Center	1382	3160	4036	5216	6903
#政府办 Government-run	691	1793	2386	3126	5900
社区卫生服务站 Community Health Station	15746	23909	20224	22092	25836
#政府办 Government-run	—	7857	6212	6903	12490
街道卫生院 Sub-district Health Center	787	803	780	1152	929
乡镇卫生院 Township Health Center	40907	39876	39080	38475	37836
#政府办 Government-run	40003	38532	37887	37333	37217
村卫生室 Village Clinic	583209	604087	613143	632770	648424
门诊部 Outpatient Department	5895	7124	6975	7639	8291
诊所（医务室） Clinic	201562	189959	173777	174809	173490

专业公共卫生机构数
Number of Specialized Public Health Institution

机构名称 Institution	2005	2007	2008	2009	2010
总计 Total	**11177**	**11528**	**11485**	**11665**	**11835**
疾病预防控制中心 Center for Disease Control & Prevention	3585	3294	3534	3536	3513
专科疾病防治机构 Specialized Disease Prevention & Treatment Institution	1502	1254	1310	1291	1274
健康教育机构 Health Education Center	134	121	129	137	139
妇幼保健机构 MCH Center	3021	2952	3011	3020	3025
急救中心（站）Emergency Center	141	172	217	245	245
采供血机构 Center for Blood Collection & Supply	577	482	520	526	530
卫生监督机构 Center for Health Supervision	1702	2527	2675	2809	2992
计划生育技术服务机构 Center for Family Planning Service	515	102	89	101	117

医疗卫生机构床位数
Number of Beds in Health Institutions

机构名称 Institution	2005	2007	2008	2009	2010
总计 Total	**3350810**	**3701076**	**4038707**	**4416612**	**4786831**
医院 Hospital	2445012	2675070	2882862	3120773	3387437
基层医疗卫生机构 Grass-roots Health Care Institution	725732	850311	971002	1099791	1192242
专业公共卫生机构 Specialized Public Health Institution	128419	132857	146625	153964	164515
其他机构 Other	51647	42838	38218	42084	42637

医院床位数
Number of Beds in Hospitals

机构名称 Institution	2005	2007	2008	2009	2010
总计 Total	**2445012**	**2675070**	**2882862**	**3120773**	**3387437**
按经济类型分 by Economic Classification					
公立医院 Public Hospital	2300910	2444714	2609636	2792544	3013768
#政府办 Government-run	1863843	2039201	2220522	2398239	2635912
民营医院 Non-public Hospital	144102	230356	273226	328229	373669
按医院等级分 by Hospital-level					
#三级医院 Third-level Hospital	593691	782032	857304	946336	1065047
二级医院 Second-level Hospital	963907	1289971	1425406	1507918	1601407
一级医院 First-level Hospital	129481	212325	233018	243233	256573
按类别分 by Hospital Category					
#综合医院 Genaral Hospital	1834747	1971551	2112792	2271102	2449509
中医医院 TCM Hospital	287732	321597	350257	385612	424244
专科医院 Specialized Hospital	292079	343743	377694	416707	459461

医院分科床位数及构成
Number and Percentage of Beds by Departments in Hospitals

分科 Department	实有数（张） Number of Beds			构成（%）		
	2005	2009	2010	2005	2009	2010
总计 Total	**2440512**	**3120773**	**3387437**	**100. 0**	**100. 0**	**100. 0**
内科 Internal Department	602268	753699	822981	24. 7	24. 2	24. 3
外科 Surgical Department	585685	659999	698934	24. 0	21. 1	20. 6
儿科 Pediatric Department	135903	168271	186880	5. 6	5. 4	5. 5
妇产科 Gyn. & Obs. Department	202166	265459	286583	8. 3	8. 5	8. 5
眼科 Ophthalmology Department	47149	56205	61776	1. 9	1. 8	1. 8
耳鼻咽喉科 Otorhinolaryngology Department	36369	46181	48836	1. 5	1. 5	1. 4
口腔科 Stomatological Department	16078	17129	17904	0. 7	0. 5	0. 5
精神科 Psychiatry Department	130789	181752	197319	5. 4	5. 8	5. 8
传染科 Infectious Disease Department	80643	94076	96283	3. 3	3. 0	2. 8
结核病科 Tuberculosis Department	18103	18343	19670	0. 7	0. 6	0. 6
肿瘤科 Tumor Department	69764	111057	122215	2. 9	3. 6	3. 6
中医科 TCM Department	314536	410442	451859	12. 9	13. 2	13. 3
其他 Others	205559	338160	376197	8. 4	10. 8	11. 1

基层医疗卫生机构床位数
Number of Beds in Grass-roots Health Care Institution

机构名称 Institution	2005	2007	2008	2009	2010
总计 Total	**725732**	**850311**	**971002**	**1099791**	**1192242**
社区卫生服务中心 Community Health Center	25018	56298	76317	101448	137628
#政府办 Government-run	20882	46450	58956	75881	116569
社区卫生服务站 Community Health Station	—	20290	21719	29811	31186
#政府办 Government-run	—	6465	7172	9368	9663
街道卫生院 Sub-district Health Center	11678	16034	18527	26465	19746
乡镇卫生院 Township Health Center	678240	747156	846856	933424	994329
#政府办 Government-run	661441	724081	824683	909065	978983
门诊部 Outpatient Department	10796	10446	7490	8514	9233

卫生人员数
Number of Health Personnel

指标 Indictor	2005	2007	2008	2009	2010
总计 Total Personnel	**6447246**	**6964389**	**7251803**	**7781448**	**8207502**
卫生技术人员 Health Professional	4564050	4913186	5174478	5535124	5876158
执业（助理）医师 Registered Doctor & Assistant Doctor	2042135	2122925	2201904	2329206	2413259
#执业医师 Registered Doctor	1622684	1715460	1791881	1905436	1972840
注册护士 Registered Nurse	1349589	1558822	1678091	1854818	2048071
药剂师（士）Pharmacist	310530	325212	330525	341910	353916
技师（士）Laboratory Technician	268860	289404	305292	322904	338755
其他 Others	592936	616823	658666	686286	722157
乡村医生和卫生员 Village Doctors & Assistants	916532	931761	938313	1050991	1091863
其他技术人员 Other Technical Personnel	225697	243460	255149	275006	290161
管理人员 Manager	312826	356569	356854	362665	370548
工勤技能人员 Support Service Worker	428141	519413	527009	557662	578772

注：2007 年起，卫生人员包括返聘本单位半年以上人员，以下各表同。

卫生技术人员数
Number of Health Professionals

指标 Indictor	2005	2007	2008	2009	2010
卫生技术人员数 Number of Health Professional	4564050	4913186	5174478	5535124	5876158
城市 Urban	2096409	2401415	2532876	2740048	2954913
农村 Rural	2467641	2511771	2641602	2795076	2911245
执业（助理）医师 Registered Doctor & Assistant Doctor	2042135	2122925	2201904	2329206	2413259
城市 Urban	887684	975019	1014993	1085583	1152103
农村 Rural	1154451	1147906	1186911	1243623	1261156
#执业医师 Registered Doctor	1555658	1715460	1791881	1905436	1972840
城市 Urban	804728	887392	929603	997508	1061587
农村 Rural	750930	828068	862278	907928	911253
注册护士 Registered Nurse	1349589	1558822	1678091	1854818	2048071
城市 Urban	756659	901301	964828	1082441	1200343
农村 Rural	592930	657521	713263	772377	847728

注：城市包括直辖市和地级市所辖区，农村包括县及县级市。

每千人口卫生技术人员数
Health Professionals per 1000 Population

指标 Indictor	2005	2007	2008	2009	2010
卫生技术人员 Health Professional	3.57	3.76	3.92	4.15	4.37
城市 Urban	5.82	6.44	6.68	7.15	7.62
农村 Rural	2.69	2.69	2.80	2.94	3.04
执业（助理）医师 Registered Doctor & Assistant Doctor	1.60	1.62	1.67	1.75	1.79
城市 Urban	2.46	2.61	2.68	2.83	2.97
农村 Rural	1.26	1.23	1.26	1.31	1.32
#执业医师 Registered Doctor	1.22	1.31	1.36	1.43	1.47
城市 Urban	2.23	2.38	2.45	2.60	2.74
农村 Rural	0.82	0.89	0.92	0.96	0.95
注册护士 Registered Nurse	1.06	1.19	1.27	1.39	1.52
城市 Urban	2.10	2.42	2.54	2.82	3.09
农村 Rural	0.65	0.70	0.76	0.81	0.89

注：城市包括直辖市和地级市所辖区，农村包括县及县级市。

2010年卫生技术人员年龄学历及技术职务构成(%)
% of Health Professionals By Age, Educational-Level & Technical Position in 2010

分组 Group	合计 Total	医院 Hospital	社区卫生服务中心 Community Health Center	乡镇卫生院 Township Health Center	疾病预防控制中心 CDC
总计 Total	**100.0**	**100.0**	**100.0**	**100.0**	**100.0**
按年龄分 By Age					
25 ~	8.1	9.3	7.8	7.4	1.8
25 ~ 34	34.9	36.5	33.8	36.9	25.5
35 ~ 44	29.7	28.9	28.8	33.5	33.6
45 ~ 54	18.9	19.1	19.5	15.3	29.4
55 ~ 59	5.2	4.3	6.9	5.0	8.4
60+	3.2	1.9	3.1	1.9	1.3
按学历分 By Educational Level					
研究生 Postgraduate	3.2	4.8	0.6	0.0	3.0
大学 University	21.7	27.8	18.4	5.6	23.6
大专 Junior College	36.3	36.6	39.9	33.9	38.1
中专 Secondary Technical School	34.5	28.0	35.9	52.2	30.6
高中及以下 High School & Below	4.2	2.8	5.2	8.3	4.6
按技术职务分 By Technical Position					
高级 Senior	7.7	10.3	4.2	0.8	9.1
中级 Middle	25.5	28.2	25.7	14.5	34.9
初级 Junior	60.4	55.5	64.3	76.5	51.0
未聘 Others	6.5	6.1	5.7	8.1	5.1

2010 年执业（助理）医师年龄学历及技术职务构成（%）
% of Registered Doctor & Assistant Doctor By Age, Educational-Level & Technical Position in 2010

分组 Group	合计 Total	医院 Hospital	社区卫生服务中心 Community Health Center	乡镇卫生院 Township Health Center	疾病预防控制中心 CDC
总计 Total	**100.0**	**100.0**	**100.0**	**100.0**	**100.0**
按年龄分 By Age					
25 ~	0.2	0.2	0.4	0.4	0.1
25 ~ 34	31.7	35.0	31.6	33.5	20.5
35 ~ 44	34.2	34.0	32.3	39.6	34.3
45 ~ 54	20.1	20.3	19.9	16.8	31.9
55 ~ 59	7.5	6.4	10.1	7.1	11.4
60+	6.2	4.0	5.6	2.6	1.8
按学历分 By Educational Level					
研究生 Postgraduate	6.9	11.4	1.3	0.1	3.3
大学 University	36.1	50.2	30.1	9.1	27.4
大专 Junior College	32.3	26.4	41.3	41.4	37.0
中专 Secondary Technical School	22.0	11.0	23.1	43.9	28.9
高中及以下 High School & Below	2.7	1.1	3.5	5.5	3.3
按技术职务分 By Technical Position					
高级 Senior	15.8	23.0	8.7	1.9	12.2
中级 Middle	31.0	33.2	34.0	21.3	40.5
初级 Junior	49.6	40.2	54.6	73.8	45.0
未聘 Others	3.5	3.6	2.8	3.1	2.4

分科医师构成（%）
Percentage of Doctor by Departments

科别 Department	2000	2005	2010
总计 Total	**100.0**	**100.0**	**100.0**
内科 Internal Department	24.1	18.7	21.2
外科 Surgical Department	14.7	11.8	12.1
儿科 Pediatric Department	4.7	4.0	4.8
妇产科 Gynecology and Obstetric Department	9.1	10.2	10.1
眼科 Ophthalmology Department	1.7	1.1	1.2
耳鼻咽喉科 Otorhinolaryngology Department	1.4	1.4	1.4
口腔科 Stomatological Department	2.6	3.2	4.3
精神科 Psychiatry Department	1.1	1.2	1.3
传染科 Infectious Disease Department	1.7	2.3	1.1
结核病科 Tuberculosis Department	0.8	0.5	0.4
皮肤病科 Dermatology Disease Department	1.1	0.9	0.9
肿瘤科 Tumor Department	0.9	0.9	1.1
影像科 Radiation Department	3.3	4.1	5.6
中医科 TCM Department	16.2	14.3	15.4
其他 Others	16.6	25.5	19.3

注：本表系执业（助理）医师数科室构成。

2010 年医疗卫生机构人员数
Number of Personnel in Health Institution in 2010

机构名称 Institution	卫生人员 Total Personnel	卫生技术人员 Health Professional	执业（助理）医师 Registered Doctor & Assistant Doctor	注册护士 Registered Nurses
总计 Total	**8207502**	**5876158**	**2413259**	**2048071**
医院 Hospital	4227374	3438394	1260892	1468754
基层医疗卫生机构 Grass-roots Health Care Institution	3282091	1913948	949054	466503
专业公共卫生机构 Specialized Public Health Institution	624515	486801	188590	104247
其他机构 Other Institution	73522	37015	14723	8567

2010 年医院卫生人员数
Number of Personnel in Hospital in 2010

机构名称 Institution	卫生人员 Total Personnel	卫生技术人员 Health Professional	执业（助理）医师 Registered Doctor & Assistant Doctor	注册护士 Registered Nurses
总计 Total	**4227374**	**3438394**	**1260892**	**1468754**
按经济类型分 by Economic Classification				
公立医院 Public Hospital	3769585	3090156	1131273	1335948
#政府办 Government-run	3327736	2733824	996480	1187538
民营医院 Non-public Hospital	457789	348238	129619	132806
按医院等级分 by Hospital-level				
#三级医院 Third-level Hospital	1426470	1165082	406743	553642
二级医院 Second-level Hospital	1997354	1646283	608969	686755
一级医院 First-level Hospital	290633	231913	92887	82124
按类别分 by Hospital Category				
#综合医院 Genaral Hospital	3143335	2576405	937411	1126378
中医医院 TCM Hospital	558110	462285	184798	166755
专科医院 Specialized Hospital	463042	349032	118685	156645

2010 年基层医疗卫生机构人员数
Number of Personnel in Grass-roots Health Care Institution in 2010

机构名称 Institution	卫生人员 Total Personnel	卫生技术人员 Health Professional	执业（助理）医师 Registered Doctor & Assistant Doctor	注册护士 Registered Nurses
总计 Total	**3282091**	**1913948**	**949054**	**466503**
社区卫生服务中心 Community Health Center	282825	236966	103046	75187
#政府办 Government-run	248165	207978	91188	64554
社区卫生服务站 Community Health Station	106691	94356	41179	31341
#政府办 Government-run	30587	27150	11327	8567
街道卫生院 Sub-district Health Center	26203	22098	9613	6139
乡镇卫生院 Township Health Center	1151349	973059	103046	75187
#政府办 Government-run	1134925	959782	91188	64554
村卫生室 Village Clinic	1213230	121367	107224	14143
门诊部 Outpatient Department	99793	80033	39203	23550
诊所（医务室）Clinic	402000	386069	226141	98450

注：本表村卫生室执业（助理）医师数不含乡镇卫生院设点数字。

社区卫生服务中心（站）床位及人员数
Number of Community Health Center, Beds & Personnel

指标 Indictor	2005	2007	2008	2009	2010
街道数（个）Number of Sub-district	6152	6434	6524	6686	6923
社区卫生服务中心（个）Community Health Center	1382	3160	4036	5216	6903
床位数（张）Number of Beds	25018	56298	76317	101448	137628
人员数（人）Number of Personnel	44426	106098	149515	205996	282825
#卫生技术人员 Health Professional	36730	86934	123568	171497	236966
#执业（助理）医师 Registered Doctor & Assistant Doctor	17220	39142	54216	74861	103046
社区卫生服务站（个）Community Health Station	15746	23909	20224	22092	25836
#卫生技术人员（人）Health Professional	59138	62813	61512	78938	94356
#执业（助理）医师 Registered Doctor & Assistant Doctor	22744	27694	28208	34873	41179

农村乡镇卫生院及床位、人员数
Number of Township Health Centers, Beds and Personnel

指标 Indictor	2005	2007	2008	2009	2010
乡镇数 Number of Town & Township	35509	34369	34301	34170	33981
机构数（个） Number of Center	40907	39876	39080	38475	37836
床位数（张） Number of Bed	678240	747156	846856	933424	994329
人员数（人） Number of Personnel	1012006	1032921	1074900	1131052	1151349
#卫生技术人员 Number of Personnel	870500	863662	903725	949955	973059
#执业（助理）医师 Registered Doctor & Assistant Doctor	398848	396181	405023	418943	432261
注册护士 Registered Nurse	164412	175713	187544	202663	223832
平均每院床位数 Beds Per Center	16. 6	18. 7	21. 7	24. 3	26. 3
平均每院人员数 Personnel Per Center	24. 7	25. 9	27. 5	29. 4	30. 4
#卫生技术人员 Number of Personnel	21. 3	21. 7	23. 1	24. 7	25. 7
#执业（助理）医师 Registered Doctor & Assistant Doctor	9. 8	9. 9	10. 4	10. 9	11. 4
注册护士 Registered Nurses	4. 0	4. 4	4. 8	5. 3	5. 9
每千农业人口乡镇卫生院床位 Beds Per 1000 Rural Population	0. 78	0. 85	0. 96	1. 05	1. 12
每千农业人口乡镇卫生院人员 Personnel Per 1000 Rural Population	1. 16	1. 18	1. 22	1. 28	1. 30

村卫生室及人员数
Number of Village Clinics and Personnel

指标 Indictor	2005	2007	2008	2009	2010
行政村数（个） Number of Villages	629079	612712	600914	599127	594658
#设卫生室的村数 Village with Clinic	583209	543476	535822	541484	548757
占行政村% % of Village	85.8	88.7	89.2	90.4	92.3
村卫生室数（个） Village Clinics	583209	613855	613143	632770	648424
村办 Set-up by Village	313633	340082	342692	350515	365153
乡卫生院设点 Branch of THC	32396	33633	40248	45434	49678
联营 Joint	38561	33649	31698	31035	32650
私人办 Private	180403	186841	180157	183699	177080
其他 Others	18216	19650	18348	22087	23863
人员总数 Number of Personnel	1020395	1057337	1082753	1233505	1292410
执业（助理）医师 Registered Doctor & Assistant Doctor	103863	110011	119646	158355	173275
注册护士 Registered Nurses		15565	24794	24159	27272
乡村医生和卫生员 Village Doctor & Assistants	916532	931761	938313	1050991	1091863
#乡村医生 Village Doctor	864168	882218	893535	995449	1031818
平均每村卫生室人员 Personnel Per Village	1.62	1.73	1.80	2.09	2.17
每千农业人口村卫生室人员数 Personnel Per 1000 Rural Population	1.17	1.20	1.23	1.42	1.46

注：本表执业（助理）医师数包括乡镇卫生院设点数字。

2010 年专业公共卫生机构人员数
Number of Personnel in Specialized Public Health Institution in 2010

机构名称 Institution	卫生人员 Total Personnel	卫生技术人员 Health Professional	执业（助理）医师 Registered Doctor & Assistant Doctor	注册护士 Registered Nurse
总计 Total	**624515**	**486801**	**188590**	**104247**
疾病预防控制中心 Center for Disease Control & Prevention	195467	147347	78608	11616
专科疾病防治机构 Specialized Disease Preventio & Treatment Institution	47680	36015	16144	9328
健康教育机构 Health Education Center	1442	642	297	53
妇幼保健机构 MCH Center	245102	202365	85932	73195
急救中心（站） Emergency Center	11540	6233	3036	2172
采供血机构 Center for Blood Collection & Supply	27200	18671	3458	7462
卫生监督机构 Center for Health Supervision	93612	73559	—	—
计划生育技术服务机构 Center for Family Planning Service	2472	1969	1115	421

疾病预防控制中心及人员数
Center for Disease Control & Prevention & Personnel

年份 Year	机构数（个） Number of CDC	人员数（人） Number of Persennel	卫生技术人员 Health Professional	执业（助理）医师 Doctor
2000	3741	219144	170868	113713
2005	3585	206485	158450	91943
2007	3585	197209	148512	83697
2008	3534	197106	148519	81736
2009	3536	196687	148450	80796
2010	3513	195467	147347	78608
省属 Province CDC	31	11155	7532	3469
地级市属 CDC of City at Prefecture	403	43210	32129	17620
县级市属 CDC of City at County Level	1162	57204	43712	23629
县属 CDC of County Level	1660	77245	59067	31550
其他 Others	257	6653	4907	2340

妇幼保健机构及床位、人员数
Number of MCH Centers, Beds and Personnel

指标 Indictor	2005	2007	2008	2009	2010
儿童医院数（个）	58	69	68	70	72
Number of Children Hospitals					
床位数（张）Beds	14353	17184	19104	21233	24582
人员数（人）Personnel	25109	28951	31219	33944	37412
#卫生技术人员 Health Professional	19507	23119	25132	27651	30757
#执业（助理）医师	6719	7917	8234	9219	10037
Registered Doctor & Assistant Doctor					
注册护士 Registered Nurse	8752	10242	11355	13063	15095
妇产医院数（个）	127	214	257	331	398
Number of Gyn. & Obs. Hospitals					
床位数（张）Beds	11961	17188	18869	22602	26453
人员数（人）Personnel	18789	29376	31627	39453	46045
#卫生技术人员 Health Professional	14590	22715	24450	30152	34728
#执业（助理）医师	5378	8069	8572	10452	11704
Registered Doctor & Assistant Doctor					
注册护士 Registered Nurse	6268	9651	10554	13446	15800
妇幼保健机构数（个）	3021	3051	3011	3020	3025
Number of MCH Centers					
床位数（张）Beds	94105	106189	117261	126109	134364
人员数（人）Personnel	187633	206529	219892	232782	245102
#卫生技术人员 Health Professional	153153	167605	179918	191801	202365
#执业（助理）医师	73288	76555	80239	83760	85932
Registered Doctor & Assistant Doctor					
注册护士 Registered Nurse	44949	53769	59770	67028	73195

2010 年各地区医疗卫生机构数
Number of Health Institution by Region in 2010

地区 Region	合计 Total	医院 Hospital	基层医疗机构 Grass-roots Health Care Institution	专业公共卫生机构 Specialized Public Health Institution	其他机构 Other Institution
总计 Total	**936927**	**20918**	**901709**	**11835**	**2465**
东　部 East	339306	8124	325944	3960	1278
中　部 Middle	308990	6467	298058	3779	686
西　部 West	288631	6327	277707	4096	501
北　京 Beijing	9411	544	8651	114	102
天　津 Tianjin	4542	277	4115	93	57
河　北 Hebei	81403	1226	79493	592	92
山　西 Shanxi	41098	1198	39351	470	79
内蒙古 Inner Mongolia	22565	467	21571	450	77
辽　宁 Liaoning	34805	821	33300	487	197
吉　林 Jilin	19385	568	18475	259	83
黑龙江 Heilongjiang	22073	917	20461	642	53
上　海 Shanghai	4708	306	4261	101	40
江　苏 Jiangsu	30956	1155	29095	449	257
浙　江 Zhejiang	29939	687	28642	378	232
安　徽 Anhui	22997	728	21751	440	78
福　建 Fujian	27017	455	26193	297	72
江　西 Jiangxi	34068	504	33019	471	74
山　东 Shandong	66967	1377	64797	676	117
河　南 Henan	75741	1198	73865	547	131
湖　北 Hubei	34269	602	33164	427	76
湖　南 Hunan	59359	752	57972	523	112
广　东 Guangdong	44880	1088	43018	674	100
广　西 Guangxi	32741	450	31856	389	46
海　南 Hainan	4678	188	4379	99	12
重　庆 Chongqing	17495	417	16900	158	20
四　川 Sichuan	74283	1261	72244	705	73
贵　州 Guizhou	25420	554	24498	333	35
云　南 Yunnan	22888	780	21505	518	85
西　藏 Tibet	4960	101	4718	139	2
陕　西 Shaanxi	35696	828	34389	375	104
甘　肃 Gansu	26673	381	25930	328	34
青　海 Qinghai	5781	129	5503	143	6
宁　夏 Ningxia	4129	157	3878	84	10
新　疆 Xinjiang	16000	802	14715	474	9

2010 年各地区医院数
Number of Hosptial by Region in 2010

地区 Region	合计 Total	按经济类型分 by Economic Classification		按医院等级分 by Hospital Level		
		公立医院 Public Hospital	民营医院 Non-public Hospital	三级医院 Third-level Hospital	二级医院 Second-level Hospital	一级医院 First-level Hospital
总　计 Total	**20918**	**13850**	**7068**	**1284**	**6472**	**5271**
东　部 East	8124	5047	3077	594	2285	2309
中　部 Middle	6467	4650	1817	370	2129	1569
西　部 West	6327	4153	2174	320	2058	1393
北　京 Beijing	544	278	266	51	91	334
天　津 Tianjin	277	158	119	34	49	117
河　北 Hebei	1226	835	391	44	419	395
山　西 Shanxi	1198	736	462	46	225	172
内蒙古 Inner Mongolia	467	381	86	34	208	128
辽　宁 Liaoning	821	616	205	86	271	250
吉　林 Jilin	568	384	184	25	206	84
黑龙江 Heilongjiang	91	699	218	69	325	297
上　海 Shanghai	306	182	124	35	112	11
江　苏 Jiangsu	1155	530	625	66	272	509
浙　江 Zhejiang	687	413	274	76	227	16
安　徽 Anhui	728	445	283	33	237	249
福　建 Fujian	455	253	202	40	146	58
江　西 Jiangxi	504	396	108	43	177	41
山　东 Shandong	1377	844	533	77	381	384
河　南 Henan	1198	949	249	44	431	417
湖　北 Hubei	602	468	134	62	241	123
湖　南 Hunan	752	573	179	48	287	186
广　东 Guangdong	1088	774	314	79	293	211
广　西 Guangxi	450	347	103	46	173	66
海　南 Hainan	188	164	24	6	24	24
重　庆 Chongqing	417	254	163	16	106	68
四　川 Sichuan	1261	756	505	56	378	129
贵　州 Guizhou	554	296	258	23	158	159
云　南 Yunnan	780	434	346	37	232	84
西　藏 Tibet	101	97	4	2	13	42
陕　西 Shaanxi	828	578	250	46	275	173
甘　肃 Gansu	381	320	61	28	163	16
青　海 Qinghai	129	116	13	10	82	2
宁　夏 Ningxia	157	92	65	4	59	46
新　疆 Xinjiang	802	482	320	18	211	480

2010年各地区基层医疗卫生机构数
Number of Grass-roots Health Care Institution by Region in 2010

地区 Region	合计 Total	社会服务中心（站） Community Health Center (Station)	乡镇卫生院 Township Health Center	村卫生室 Village Clinic	门诊部（所） Clinic
总　计 Total	**901709**	**32739**	**37836**	**648424**	**181781**
东　部 East	325944	18896	9991	225156	71654
中　部 Middle	298058	8807	11467	228230	48945
西　部 West	277707	5036	16378	195038	61182
北　京 Beijing	8651	1583	—	2972	4096
天　津 Tianjin	4115	877	160	1855	1222
河　北 Hebei	79493	1172	1962	66277	10082
山　西 Shanxi	39351	754	1201	29253	7630
内蒙古 Inner Mongolia	21571	1027	1331	14500	4709
辽　宁 Liaoning	33300	947	1001	20591	10728
吉　林 Jilin	18475	2076	768	9862	5760
黑龙江 Heilongjiang	20461	1035	954	13141	5318
上　海 Shanghai	4261	931	—	1437	1893
江　苏 Jiangsu	29095	2177	1268	17127	8515
浙　江 Zhejiang	28642	6103	1508	13643	7346
安　徽 Anhui	21751	1711	1437	15636	2958
福　建 Fujian	26193	486	869	20032	4806
江　西 Jiangxi	33019	700	1570	26904	3835
山　东 Shandong	64797	2248	1646	50471	10356
河　南 Henan	73865	861	2079	64140	6780
湖　北 Hubei	33164	1130	1149	24112	6729
湖　南 Hunan	57972	540	2309	45182	9935
广　东 Guangdong	43018	2267	1272	28339	11056
广　西 Guangxi	31856	285	1278	22405	7888
海　南 Hainan	4379	105	305	2412	1554
重　庆 Chongqing	16900	450	1022	10597	4821
四　川 Sichuan	72244	741	4671	52705	14124
贵　州 Guizhou	24498	370	1443	19783	2894
云　南 Yunnan	21505	367	1385	13189	6562
西　藏 Tibet	4718	8	672	3608	430
陕　西 Shaanxi	34389	466	1700	26699	5495
甘　肃 Gansu	25930	422	1338	16415	7747
青　海 Qinghai	5503	163	404	4243	693
宁　夏 Ningxia	3878	96	233	2544	1005
新　疆 Xinjiang	14715	641	901	8350	4814

2010 年各地区专业公共卫生机构数
Number of Specialized Public Health Institution by Region in 2010

地区 Region	合计 Total	疾病预防控制中心 CDC	专科疾病防治机构 Specialized Disease Prevention & Treatment Institution	妇幼保健机构 MCH Center	卫生监督机构 Health Supervision Institution
总 计 Total	**11835**	**3513**	**1274**	**3025**	**2992**
东 部 East	3960	1092	545	934	954
中 部 Middle	3779	1079	527	986	915
西 部 West	4096	1342	202	1105	1123
北 京 Beijing	114	31	27	19	20
天 津 Tianjin	93	24	16	23	17
河 北 Hebei	592	195	7	186	179
山 西 Shanxi	470	146	15	133	130
内蒙古 Inner Mongolia	450	127	50	117	111
辽 宁 Liaoning	487	132	88	110	111
吉 林 Jilin	259	67	54	70	38
黑龙江 Heilongjiang	642	188	110	147	154
上 海 Shanghai	101	21	19	21	19
江 苏 Jiangsu	449	130	46	103	109
浙 江 Zhejiang	378	101	25	87	100
安 徽 Anhui	440	124	50	119	110
福 建 Fujian	297	94	25	87	73
江 西 Jiangxi	471	113	109	111	109
山 东 Shandong	676	204	121	148	165
河 南 Henan	547	180	20	167	146
湖 北 Hubei	427	115	84	100	98
湖 南 Hunan	523	146	85	139	130
广 东 Guangdong	674	134	147	126	141
广 西 Guangxi	389	105	43	103	109
海 南 Hainan	99	26	24	24	20
重 庆 Chongqing	158	43	16	41	42
四 川 Sichuan	705	206	37	203	203
贵 州 Guizhou	333	103	8	89	96
云 南 Yunnan	518	150	31	147	146
西 藏 Tibet	139	81	—	55	2
陕 西 Shaanxi	375	122	5	117	110
甘 肃 Gansu	328	103	7	100	91
青 海 Qinghai	143	56	1	21	55
宁 夏 Ningxia	84	25	—	22	25
新 疆 Xinjiang	474	221	4	90	133

2010 年各地区医疗卫生机构床位数
Number of Beds by Region in Health Institutions in 2010

地　区 Region	床位总数（张）Number of Beds	医院 Hospital	公立医院 Public Hospital	每千人口医疗卫生机构床位 Beds Per 1000 Population
总　计 Total	**4786831**	**3387437**	**3013768**	**3.56**
东　部 East	1975614	1470744	1298663	3.96
中　部 Middle	1504979	1028882	936702	3.30
西　部 West	1306238	887811	778403	3.35
北　京 Beijing	92764	85775	75272	7.35
天　津 Tianjin	48828	40387	36387	4.93
河　北 Hebei	249725	172956	151560	3.42
山　西 Shanxi	155885	108260	92431	4.49
内蒙古 Inn Mongolia	93350	67016	62936	3.81
辽　宁 Liaoning	204208	160894	148104	4.80
吉　林 Jilin	115057	89341	78903	4.22
黑龙江 Heilongjiang	159914	123928	115859	4.16
上　海 Shanghai	105083	84825	79207	7.44
江　苏 Jiangsu	269548	195340	156806	3.61
浙　江 Zhejiang	184097	150986	133469	3.88
安　徽 Anhui	188010	123427	104583	2.75
福　建 Fujian	113043	80896	72788	3.20
江　西 Jiangxi	124640	77805	71301	2.66
山　东 Shandong	382254	255764	228026	4.01
河　南 Henan	327569	220974	206382	3.03
湖　北 Hubei	200394	135006	126384	3.26
湖　南 Hunan	233510	150141	140859	3.30
广　东 Guangdong	300083	224114	199018	3.52
广　西 Guangxi	143695	88913	84180	2.70
海　南 Hainan	25981	18807	18026	2.90
重　庆 Chongqing	103624	64827	56012	3.14
四　川 Sichuan	301227	184828	157982	3.35
贵　州 Guizhou	105277	69343	57648	2.51
云　南 Yunnan	157143	112493	92523	3.47
西　藏 Tibet	8838	5444	5172	3.01
陕　西 Shaanxi	142334	104819	92844	3.67
甘　肃 Gansu	90410	63773	58185	3.33
青　海 Qinghai	20451	16226	15198	3.72
宁　夏 Ningxia	23659	20258	17807	3.68
新　疆 Xinjiang	116230	89871	77916	5.37

2010 年各地区卫生人员数
Number of Health Personnel by Region in 2010

地区 Region	人员数 Total Personnel	卫生技术人员 Health Professional	执业（助理）医师 Doctor	注册护士 Nurse	每千人口 Per 1000 Population	
					执业（助理）医师 Doctor	注册护士 Nurse
总　计 Total	**8207502**	**5876158**	**2413259**	**2048071**	**1.79**	**1.52**
东　部 East	3548585	2605973	1061089	940153	2.13	1.88
中　部 Middle	2576739	1791708	743524	614459	1.63	1.35
西　部 West	2072178	1468477	608646	493459	1.56	1.26
北　京 Beijing	223586	171326	66163	67332	5.24	5.34
天　津 Tianjin	96732	70460	28892	24199	2.92	2.45
河　北 Hebei	437415	292157	133994	87351	1.84	1.20
山　西 Shanxi	275955	193891	88007	62628	2.53	1.80
内蒙古 Inn Mongolia	168884	125831	56245	38251	2.29	1.56
辽　宁 Liaoning	316828	232079	96862	88882	2.28	2.09
吉　林 Jilin	187106	138393	62050	45776	2.28	1.68
黑龙江 Heilongjiang	262600	192048	80282	62759	2.09	1.63
上　海 Shanghai	171935	137131	53009	55866	3.75	3.96
江　苏 Jiangsu	459025	328243	128943	122509	1.73	1.64
浙　江 Zhejiang	352871	288481	120440	99610	2.54	2.10
安　徽 Anhui	309318	211539	86511	77317	1.27	1.13
福　建 Fujian	199519	142916	58630	53511	1.66	1.52
江　西 Jiangxi	230945	158007	61887	58405	1.32	1.24
山　东 Shandong	645889	448861	185164	156692	1.94	1.64
河　南 Henan	591059	372818	154801	121384	1.43	1.12
湖　北 Hubei	349495	255793	99542	93844	1.62	1.53
湖　南 Hunan	370261	269219	110444	92346	1.56	1.31
广　东 Guangdong	592800	454799	174536	167882	2.05	1.97
广　西 Guangxi	266138	189554	70816	70243	1.33	1.32
海　南 Hainan	51985	39520	14456	16319	1.61	1.82
重　庆 Chongqing	160055	111079	47969	37611	1.45	1.14
四　川 Sichuan	467126	325608	145194	104886	1.61	1.17
贵　州 Guizhou	154246	103954	43389	36165	1.04	0.86
云　南 Yunnan	207663	143139	63306	49408	1.40	1.09
西　藏 Tibet	16694	10083	4469	1988	1.52	0.68
陕　西 Shaanxi	260056	181438	66040	61816	1.70	1.60
甘　肃 Gansu	137501	98865	39331	29868	1.45	1.10
青　海 Qinghai	35224	24909	10564	8339	1.92	1.52
宁　夏 Ningxia	39674	29962	12267	10341	1.91	1.61
新　疆 Xinjiang	158917	124055	49056	44543	2.27	2.06

2010 年各地区农村乡镇卫生院及床位、人员数
Number of Township Health Centers, Beds & Personnel by Region in 2010

地区 Region	机构数（个）Number of Center	床位数（张）Number of Bed	人员数（人）Number of Personnel	每千农业人口 Per 1000 Rural Population		乡镇数（个）Number of Township
				床位 Bed	人员 Worker	
总　计 Total	**37836**	**1151349**	**994329**	**1.30**	**1.12**	**33981**
东　部 East	9991	423006	325800	1.54	1.19	8991
中　部 Middle	11467	409121	340110	1.26	1.05	10350
西　部 West	16378	319222	328419	1.11	1.14	14640
北　京 Beijing	—	—	—	—	—	182
天　津 Tianjin	160	4923	3693	1.28	0.96	135
河　北 Hebei	1962	53966	57097	1.08	1.15	1960
山　西 Shanxi	1201	26678	28891	1.15	1.24	1196
内蒙古 Inner Mongolia	1331	20109	16412	1.39	1.13	642
辽　宁 Liaoning	1001	25584	26411	1.22	1.26	905
吉　林 Jilin	768	24804	17047	1.66	1.14	620
黑龙江 Heilongjiang	954	24177	18418	1.22	0.93	896
上　海 Shanghai	—	—	—	—	—	111
江　苏 Jiangsu	1268	70484	51771	1.92	1.41	975
浙　江 Zhejiang	1508	49219	18009	1.50	0.55	1171
安　徽 Anhui	1437	49893	48933	0.95	0.93	1261
福　建 Fujian	869	26656	23407	1.14	1.00	929
江　西 Jiangxi	1570	42585	31912	1.24	0.93	1398
山　东 Shandong	1646	102678	91321	1.80	1.60	1274
河　南 Henan	2079	99844	83359	1.18	0.99	1878
湖　北 Hubei	1149	67039	46382	1.70	1.18	940
湖　南 Hunan	2309	74101	65168	1.35	1.19	2161
广　东 Guangdong	1272	80828	48612	1.98	1.19	1145
广　西 Guangxi	1278	51575	44974	1.20	1.05	1126
海　南 Hainan	305	8668	5479	1.57	0.99	204
重　庆 Chongqing	1022	30382	30784	1.38	1.40	839
四　川 Sichuan	4671	83938	97778	1.26	1.47	4406
贵　州 Guizhou	1443	20893	28123	0.59	0.80	1446
云　南 Yunnan	1385	25310	34375	0.67	0.91	1286
西　藏 Tibet	672	2711	2995	1.11	1.23	682
陕　西 Shaanxi	1700	34480	26534	1.35	1.04	1570
甘　肃 Gansu	1338	23250	21368	1.16	1.06	1227
青　海 Qinghai	404	3508	2957	0.91	0.77	366
宁　夏 Ningxia	233	3275	2233	0.82	0.56	192
新　疆 Xinjiang	901	19791	19886	1.59	1.60	858

2010 年各地区村卫生室及人员数
Number of Village Clinics and Personnel by Region in 2010

地区 Region	村委会（个）Number of Village	村卫生室（个）Number of Village Clinic	设卫生室的村占总村数% % of Village with Clinic	村卫生室人员数 Village Personnel	乡村医生和卫生员 Village Doctor & Assistant	每千农业人口村卫生室人员 Personnel Per 1000 Rural Population
总　计 Total	**594658**	**648424**	**92.3**	**1292410**	**1091863**	**1.46**
东　部 East	224202	225156	81.5	460673	383946	1.68
中　部 Middle	194583	228230	99.2	478584	403556	1.48
西　部 West	175873	195038	98.5	353153	304361	1.23
北　京 Beijing	3944	2972	75.4	4472	3697	1.67
天　津 Tianjin	3828	1855	48.5	4993	4266	1.30
河　北 Hebei	48971	66277	100.0	101588	84566	2.04
山　西 Shanxi	28120	29253	100.0	51548	45145	2.21
内蒙古 Inner Mongolia	11251	14500	100.0	23414	19580	1.61
辽　宁 Liaoning	11166	20591	100.0	31479	26787	1.51
吉　林 Jilin	8989	9862	100.0	18017	15238	1.21
黑龙江 Heilongjiang	9057	13141	100.0	30363	25283	1.53
上　海 Shanghai	1739	1437	82.6	4975	1274	3.16
江　苏 Jiangsu	15803	17127	100.0	62903	57443	1.71
浙　江 Zhejiang	29303	13643	46.6	20686	10995	0.63
安　徽 Anhui	15546	15636	100.0	70013	55733	1.33
福　建 Fujian	14432	20032	100.0	34212	28954	1.47
江　西 Jiangxi	16934	26904	100.0	49654	43541	1.45
山　东 Shandong	72943	50471	69.2	145949	129113	2.56
河　南 Henan	47311	64140	100.0	150142	128780	1.78
湖　北 Hubei	25763	24112	93.6	50182	41512	1.27
湖　南 Hunan	42863	45182	100.0	58665	48324	1.07
广　东 Guangdong	19506	28339	100.0	45859	34188	1.12
广　西 Guangxi	14355	22405	100.0	41635	36386	0.97
海　南 Hainan	2567	2412	94.0	3557	2663	0.64
重　庆 Chongqing	8605	10597	100.0	29593	24610	1.35
四　川 Sichuan	47368	52705	100.0	91024	73963	1.37
贵　州 Guizhou	17672	19783	100.0	34047	31517	0.97
云　南 Yunnan	12619	13189	100.0	38723	36194	1.02
西　藏 Tibet	5261	3608	68.6	4428	4325	1.82
陕　西 Shaanxi	27313	26699	97.8	44555	38847	1.75
甘　肃 Gansu	16150	16415	100.0	22921	20351	1.14
青　海 Qinghai	4160	4243	100.0	7132	5937	1.85
宁　夏 Ningxia	2320	2544	100.0	4375	3998	1.09
新　疆 Xinjiang	8799	8350	94.9	11306	8653	0.91

医学专业招生及在校学生数
Medical Entrants & Enrolments

年份 Year	招生数 Entrants		在校学生数 Enrolments	
	普通高等学校 Colleges	中等职业学校 Secondary Schools	普通高等学校 Colleges	中等职业学校 Secondary Schools
2000	149928	179210	422869	567599
2001	190956	197565	529410	647800
2002	227724	252455	656560	678833
2003	284182	359361	814741	1081853
2004	332326	388142	976261	1108831
2005	386905	468960	1132165	1226777
2006	422283	491784	1384488	1328663
2007	410229	477527	1514760	1371676
2008	443433	538974	1655075	1442658
2009	498025	628765	1780718	1597102
2010	533618	582799	1864655	1683865

注：普通高等学校招生和在校生数包括研究生、本科生及大专生，不含成人本专科生；中等职业学校包括普通中专和成人中专，不含职高和技校学生，下表同。

资料来源：中国教育统计年鉴。*Source*：*Chinese Education Statistical Yearbook.*

医学专业毕业人数
Number of Medicine Graduates

年份 Year	普通高等学校 Colleges	中等职业学校 Secondary Schools
2000	59857	129893
2001	69630	141989
2002	88177	161151
2003	123563	302174
2004	170315	340554
2005	221982	331183
2006	279667	350700
2007	332842	360584
2008	404893	409167
2009	425164	420776
2010	483611	435870

资料来源：中国教育统计年鉴。*Source*：*Chinese Education Statistical Yearbook.*

卫生总费用
Total Expenditure on Health

指标 Indictor	2000	2005	2007	2008	2009
卫生总费用（亿元） TEH（100 million yuan）	4586.6	8659.9	11573.9	14535.4	17541.9
政府预算卫生支出 Government Health Expenditure	709.5	1552.5	2581.6	3593.9	4816.3
社会卫生支出 Social Health Expenditure	1171.9	2586.4	3893.7	5065.6	6154.5
个人卫生支出 Out-of-Poket Health Expenditure	2705.2	4521.0	5098.7	5875.9	6571.2
卫生总费用构成（%） % of THE	100.0	100.0	100.0	100.0	100.0
政府卫生支出 Government Health Expenditure	15.5	17.9	22.3	24.7	27.5
社会卫生支出 Social Health Expenditure	25.6	29.9	33.6	34.9	35.1
个人卫生支出 Out-of-Poket Health Expenditure	59.0	52.2	44.1	40.4	37.5
卫生总费用占 GDP% THE as % of GDP	4.62	4.68	4.35	4.63	5.15
人均卫生费用（元） Per Capita THE	361.9	662.3	875.9	1094.5	1314.3
城市 Urban	813.0	1126.4	1516.3	1861.8	2176.6
农村 Rural	214.9	315.8	358.1	455.2	562.0

注：①卫生总费用为测算数；②按当年价格计算。

Note：①Health expenditure is estimated；②The date are calculated at current prices.

附 录

附 录

附录1：香港和澳门特别行政区与台湾地区卫生状况
Appendix Ⅰ：Health Status in Hong Kong，Macao Special Administrative Region and Taiwan Province

香港、澳门特别行政区和台湾地区居民健康状况
Health Status in Hong Kong，Macao Special Administrative Region and Taiwan Province

	人口数（万人）Total Population（10，000）	出生率 Crude Birth Rate（‰）	死亡率 Crude Death Rate（‰）	婴儿死亡率 Infant Mortality Rate（‰）	期望寿命（岁）Life Expectancy（Year）	
					男性 Male	女性 Female
香港 Hong Kong						
2000	667	8.1	5.1	3.0	78.0	83.9
2005	681	8.4	5.7	2.3	78.8	84.6
2006	686	9.6	5.5	1.8	79.4	85.5
2007	693	10.2	5.7	1.8	79.4	85.5
2008	698	11.3	5.9	1.8	79.3	85.5
2009	700	11.7	5.7	1.6	79.8	86.1
澳门 Macao						
2000	44	8.8	3.1	2.9	76.1	80.5
2005	47	7.8	3.4	3.3	78.7	83.4
2006	50	8.1	3.1	2.7	79.0	83.8
2007	53	8.6	2.9	2.4	79.0	84.8
2008	55	8.5	3.2	3.2	79.1	84.9
2009	54	8.8	3.1	2.1	79.4	85.2
台湾 Taiwan						
2005	2277	9.1	6.1	6.0	73.8	79.9
2006	2288	9.0	6.0	5.8	74.8	80.4
2007	2296	8.9	6.2	…	74.5	81.7
2008	2304	8.6	6.3	…	75.5	82.0
2009	2312	8.3	6.2	…	75.9	82.6

资料来源：《中国统计年鉴》。*Source*：*China Statistical Yearbook.*

香港特别行政区医疗卫生条件
Conditions of Health in Hong Kong Special Administrative Region

指标 Indicator	2000	2005	2006	2007	2008	2009
医师数（人） Number of Physicians	10130	11505	11739	11961	12215	12424
注册中医（人） Registered Chinese Medicine Practitioners	…	5133	5268	5540	5860	6048
牙科医师（人） Number of Dentists	1826	1941	1976	2025	2074	2126
护士数（人） Number of Nurses	40388	35465	36444	36965	37447	38641
每千人口医师数（人） Physicians Per 1000 Population	1.5	1.7	1.7	1.7	1.7	1.8
医疗机构（所） Number of Medical Institutions	102	99	103	103	107	111
病床数（张） Number of Beds	35100	34119	34532	34928	35048	35062
每千人口病床数（张） Beds Per 1000 Population	5.2	4.9	5.0	5.0	5.0	5.0

资料来源：《中国统计年鉴》。*Source*：*China Statistical Yearbook.*

澳门特别行政区医疗卫生条件
Conditions of Health in Macao Special Administrative Region

指标 Indicator	2000	2005	2006	2007	2008	2009
医师数（人） Number of Physicians	997	1105	1235	1323	1373	1415
护士数（人） Number of Nurses	943	1134	1212	1335	1415	1491
每千人口医师数（人） Physicians Per 1000 Population	2.3	2.1	2.2	2.3	2.3	2.4
医院数（所） Number of Hospitals	2	2	3	3	3	3
病床数（张） Number of Beds	923	984	980	1014	1030	1109
每千人口病床数（张） Beds Per 1000 Population	2.1	2.0	1.9	1.9	1.9	2.0

资料来源：《中国统计年鉴》。*Source*：*China Statistical Yearbook.*

台湾地区医疗卫生条件
Conditions of Health in Taiwan Province

指标 Indicator	2000	2005	2006	2007	2008
从业医务人员（人）Number of Health Personnel	159212	199734	206959	214748	223623
每千人口医务人员（人）Health Personnel Per 1000 Population	7.15	8.7	9.0	9.4	9.7
医疗机构（所）Number of Medical Institutions	18082	19433	19682	19900	20174
病床数（张）Number of Beds	126476	146382	148962	150628	152901
每千人口病床数（张）Beds Per 1000 Population	5.68	6.43	6.51	6.56	6.64

资料来源：《中国统计年鉴》。*Source*：*China Statistical Yearbook*.

附录2：主要国家卫生状况
Appendix Ⅱ：Health Status of Main Countries

人口状况
Population Status

国家 Country	人口数 Population (1000) 2008	人口年增长率 Annual Growth Rate (%) 1998—2008	城镇人口比例（%）% of Urban Proportion 2008	期望寿命（岁）Life Expectancy at Birth 2008	
				Male	Female
澳大利亚 Australia	21074	1.2	89	79	84
巴西 Brazil	191972	1.3	86	70	77
加拿大 Canada	33259	1.0	80	79	83
中国 China	1344920	0.7	43	72	76
埃及 Egypt	81527	1.9	43	68	71
法国 France	62036	0.6	77	78	85
德国 Germany	82264	0.0	74	77	83
印度 India	1181412	1.6	29	63	66
意大利 Italy	59604	0.4	68	79	84
日本 Japan	127293	0.1	66	79	86
墨西哥 Mexico	108555	1.2	77	73	78

续表 Continued

国家 Country	人口数 Population (1000) 2008	人口年增长率 Annual Growth Rate (%) 1998—2008	城镇人口比例 (%)% of Urban Proportion 2008	期望寿命（岁）Life Expectancy at Birth 2008	
				Male	Female
尼日利亚 Nigeria	151212	2.4	48	49	49
波兰 Poland	38104	-0.1	61	71	80
俄罗斯 Russian	141394	-0.4	73	62	74
南非 South Africa	49668	1.3	61	52	55
泰国 Thailand	67386	0.9	33	66	74
土耳其 Turkey	73914	1.4	69	72	77
英国 UK	61231	0.5	90	78	82
美国 USA	311666	1.0	82	76	81

资料来源：2010 年《世界卫生统计》。*Source*：*World Health Statistics 2010.*

妇幼卫生状况
Status of Maternal and Child Health

国家 Country	婴儿死亡率 (‰) Infant Mortality Rate (Per 1000 Live Births) 2008	5 岁以下儿童死亡率 (‰) Mortality Rate of children Under 5-year (Per 1000 Live Births) 2008	孕产妇死亡率(1/10 万) Maternal Mortality Rate (Per 100000 Live Births) 2005	1 岁儿童疫苗接种率 Immunization Coverage Among 1-year-olds 2008		
				麻苗 Measles	百白破 DTP3	乙肝 HepB3
澳大利亚 Australia	5	5	4	94	92	94
巴西 Brazil	20	22	110	99	97	96
加拿大 Canada	6	6	7	94	94	14
中国 China	19	21	45	94	97	95
埃及 Egypt	21	23	130	92	97	97
法国 France	4	4	8	87	98	29
德国 Germany	4	4	4	95	90	90
印度 India	52	69	450	70	62	21
意大利 Italy	4	4	3	91	96	96
日本 Japan	3	3	6	97	98	…
墨西哥 Mexico	17	17	60	96	98	98
尼日利亚 Nigeria	102	186	1 100	62	54	41
波兰 Poland	6	7	8	98	99	98
俄罗斯 Russian	10	11	28	99	98	98
南非 South Africa	54	67	400	62	67	67
泰国 Thailand	14	14	110	98	99	98
土耳其 Turkey	22	22	44	97	96	92
英国 UK	5	6	8	86	92	…
美国 USA	7	8	11	92	96	93

卫生设施
Health Facility

国家 Country	农村安全饮用水普及率（%）% of Improved Drinking Water Sourcesd in Rural 2008	农村卫生厕所普及率（%）% of Improved Sanitation in Rural 2008	每千人口 Per 1000 Population 2000—2009		
			医师 Physicians	护士 Nurses	病床 Beds
澳大利亚 Australia	100	100	1.0	10.9	3.9
巴西 Brazil	84	37	1.7	2.9	2.4
加拿大 Canada	99	99	1.9	10.0	3.4
中国 China	82	52	1.4	1.4	3.3
埃及 Egypt	98	92	2.4	3.4	2.1
法国 France	100	100	3.7	8.1	7.2
德国 Germany	100	100	3.5	8.0	8.3
印度 India	84	21	0.6	1.3	0.9
意大利 Italy	100	…	3.7	6.9	3.9
日本 Japan	100	100	2.1	9.5	13.9
墨西哥 Mexico	87	68	2.9	4.0	1.7
尼日利亚 Nigeria	42	28	0.4	1.6	0.5
波兰 Poland	100	80	2.0	5.2	5.2
俄罗斯 Russian	89	70	4.3	8.5	9.7
南非 South Africa	78	65	0.8	4.1	2.8
泰国 Thailand	98	96	0.3	1.4	2.2
土耳其 Turkey	96	75	1.5	1.9	2.8
英国 UK	100	100	2.1	12.8	3.9
美国 USA	94	99	2.7	9.8	3.1

卫生费用
Health Expenditure

国家 Country	卫生总费用占GDP% Total Health Expenditure as% of GDP 2007	卫生总费用构成（%）% of Health Expenditure 2007		政府卫生支出占财政支出% Health Expenditure % of Government Expenditure 2007	人均卫生费用（美元）Per Capita Health Expenditure（US $）2007
		政府卫生支出 Government Health Expenditure	个人卫生支出 Private Health Expenditure		
澳大利亚 Australia	8.9	67.5	32.5	17.6	3986
巴西 Brazil	8.4	41.6	58.4	5.4	606
加拿大 Canada	10.1	70.0	30.0	18.1	4409
中国 China	4.5	46.9	53.1	9.9	115
埃及 Egypt	6.3	38.1	61.9	7.1	101
法国 France	11.0	79.0	21.0	16.7	4627
德国 Germany	10.4	76.9	23.1	18.2	4209
印度 India	4.1	26.2	73.8	3.7	40
意大利 Italy	8.7	76.5	23.5	13.9	3136
日本 Japan	8.0	81.3	18.7	17.9	2751
墨西哥 Mexico	5.9	45.4	54.6	15.5	564

续表 Continued

国家 Country	卫生总费用占GDP% Total Health Expenditure as% of GDP 2007	卫生总费用构成(%)% of Health Expenditure 2007		政府卫生支出占财政支出% Health Expenditure % of Government Expenditure 2007	人均卫生费用(美元)Per Capita Health Expenditure (US $) 2007
		政府卫生支出 Government Health Expenditure	个人卫生支出 Private Health Expenditure		
尼日利亚 Nigeria	6.6	25.3	74.7	6.5	74
波兰 Poland	6.4	70.9	29.1	10.8	716
俄罗斯 Russian	5.4	64.2	35.8	10.2	493
南非 South Africa	8.6	41.4	58.6	10.8	497
泰国 Thailand	3.7	73.2	26.8	13.1	136
土耳其 Turkey	5.0	69.0	31.0	10.3	465
英国 UK	8.4	81.7	18.3	15.6	3867
美国 USA	15.7	45.5	54.5	19.5	7285

附录3:我国主要人口与社会经济指标
Appendix Ⅲ: Indicators of Population, Society & Economy of China

全国行政区划(2010年底)
Division of Districts in China (End of 2010)

地区 Region	地级区划数 Number of Regions at Prefecture Level	地级市 Cities at Precture Level	县级区划数 Number of Regions at County Level			
			合计 Total	县级市 Cities at County Level	市辖区 Districts under the Jurisdiction of Cities	县数 Number of Counties
总计 Total	**333**	**283**	**2856**	**370**	**853**	**1633**
北京 Beijing	—	—	16	—	14	2
天津 Tianjin	—	—	16	—	13	3
河北 Hebei	11	11	172	22	36	114
山西 Shanxi	11	11	119	11	23	85
内蒙古 Inner Mongolia	12	9	101	11	21	69
辽宁 Liaoning	14	14	100	17	56	27
吉林 Jilin	9	8	60	20	20	20
黑龙江 Heilongjiang	13	12	128	18	64	46
上海 Shanghai	—	—	18	—	17	1
江苏 Jiangsu	13	13	106	26	55	24
浙江 Zhejiang	11	11	90	22	32	36
安徽 Anhui	17	17	105	5	44	56
福建 Fujian	9	9	85	14	26	45
江西 Jiangxi	11	11	99	11	19	70
山东 Shandong	17	17	140	31	49	60
河南 Henan	17	17	159	21	50	88

续表 Continued

地区 Region	地级区划数 Number of Regions at Prefecture Level	地级市 Cities at Precture Level	县级区划数 Number of Regions at County Level 合计 Total	县级市 Cities at County Level	市辖区 Districts under the Jurisdiction of Cities	县数 Number of Counties
湖北 Hubei	13	12	103	24	38	41
湖南 Hunan	14	13	122	16	34	72
广东 Guangdong	21	21	121	23	54	44
广西 Guangxi	14	14	109	7	34	68
海南 Hainan	2	2	20	6	4	10
重庆 Chongqing	—	—	40	—	19	21
四川 Sichuan	21	18	181	14	43	124
贵州 Guizhou	9	4	88	9	10	69
云南 Yunnan	16	8	129	11	12	106
西藏 Tibet	7	1	73	1	1	71
陕西 Shaanxi	10	10	107	3	24	80
甘肃 Gansu	14	12	86	4	17	65
青海 Qinghai	8	1	43	2	4	37
宁夏 Ningxia	5	5	22	2	9	11
新疆 Xinjiang	14	2	98	19	11	68

注：县包括自治县（旗）、2个特区（贵州）和1个林区（湖北）。

全国人口数
Number of Population

年份 Year	总人口（万人）Total Population (10000)	按城乡分 By Residence 城镇 Urban	乡村 Rural	按性别分 By Sex 男 Male	女 Female	城镇人口% % of Urban Population	性比例 Sex Ratio
1990	114333	30195	84138	58904	55429	26.4	106.3
1991	115823	31203	84620	59466	56357	26.9	105.5
1992	117171	32175	84996	59811	57360	27.5	104.3
1993	118517	33173	85344	60472	58045	28.0	104.2
1994	119850	34169	85681	61246	58604	28.5	104.5
2000	126743	45906	80837	65437	61306	36.2	106.7
2001	127627	48064	79563	65672	61955	37.7	106.0
2002	128453	50212	78241	66115	62338	39.1	106.1
2003	129227	52376	76851	66556	62671	40.5	106.2
2004	129988	54283	75705	66976	63012	41.8	106.3
2005	130756	56212	74544	67375	63381	43.0	106.3
2006	131448	57706	73742	67728	63720	43.9	106.3
2007	132129	59379	72750	68048	64081	44.9	106.2
2008	132802	60667	72135	68357	64445	45.7	106.1
2009	133474	62186	71288	68652	64822	46.6	105.9
2010	133972	66557	67415	68685	65287	49.7	105.2

注：总人口包括现役军人。

资料来源：《中国统计年鉴》。*Source*：*China Statistical Yearbook.*

全国人口普查数
Number of Population on National Population Census

指标 Indictor	1990	2000	2010
总人口 Total Population	1160017381	1295330000	1370536875
大陆 Mainland	1133682501	1265830000	1339724852
台湾省 Taiwan Province	20155830	22280000	23162123
香港、澳门特别行政区 Hong kong & Macao Special Administrative Region	6130000	7220000	7649900
性比例 Sex Ratio	106.6	106.7	105.2
各年龄组人口（%） % of Population By Age Group			
0～14	27.7	22.9	16.6
15～64	66.7	70.1	74.5
65+	5.6	7.0	8.9
民族人口% % of Population by Ethnicity			
汉族 Han	92.0	91.6	91.5
少数民族 Ethnic Minorities	8.0	8.4	8.5
城乡人口（万人） Population By Residence（10000）			
城镇 Urban	29971	45844	66557
占大陆总人口% % of Mainland Population	26.4	36.2	49.7
乡村 Rural	83397	80739	67415

注：2010 年 0～14 岁人口 22246 万人，15～59 岁 93962 万人，60 岁及以上 17765 万人。

各地区人口数
Population By Region

地区 Region	总人口（万人） Total Population （10000）		按城乡分 By Residence 2009		城镇人口% % of Urban Population 2009	性比例 Sex Ratio 2009
	2000	2010	城镇 Urban	乡村 Rural		
总计 Total	**126583**	**133972**	**62186**	**71288**	**46.4**	**105.9**
北京 Beijing	1382	1961	1492	263	76.1	104.3
天津 Tianjin	1001	1294	958	270	74.0	102.4
河北 Hebei	6744	7185	3025	4009	42.1	103.6
山西 Shanxi	3297	3571	1576	1851	44.1	104.2
内蒙古 Inner Mongolia	2376	2471	1293	1129	52.3	105.0
辽宁 Liaoning	4238	4375	2607	1712	59.6	101.4
吉林 Jilin	2728	2746	1461	1279	53.2	104.9
黑龙江 Heilongjiang	3689	3831	2123	1703	55.4	103.3
上海 Shanghai	1674	2302	1702	219	73.9	99.0
江苏 Jiangsu	7438	7866	4295	3430	54.6	97.3
浙江 Zhejiang	4677	5443	2999	2181	55.1	101.9
安徽 Anhui	5986	5950	2581	3550	43.4	106.6
福建 Fujian	3471	3689	1864	1763	50.5	100.0
江西 Jiangxi	4140	4457	1914	2518	42.9	104.8
山东 Shandong	9079	9579	4576	4894	47.8	102.3
河南 Henan	9256	9402	3577	5910	38.0	102.5
湖北 Hubei	6028	5724	2631	3089	46.0	105.2
湖南 Hunan	6440	6568	2767	3639	42.1	104.9
广东 Guangdong	8642	10430	6110	3528	58.6	102.2
广西 Guangxi	4489	4603	1904	2952	41.4	110.8
海南 Hainan	787	867	424	440	48.9	114.2
重庆 Chongqing	3090	2885	1475	1384	51.1	100.7
四川 Sichuan	8329	8042	3168	5017	39.4	100.9
贵州 Guizhou	3525	3475	1135	2663	32.7	107.0
云南 Yunnan	4288	4597	1554	3017	33.8	108.0
西藏 Tibet	262	300	69	221	23.0	96.6
陕西 Shaanxi	3605	3733	1641	2131	44.0	102.6
甘肃 Gansu	2562	2558	860	1775	33.6	103.8
青海 Qinghai	518	563	233	324	41.4	101.2
宁夏 Ningxia	562	630	288	337	45.7	104.2
新疆 Xinjiang	1925	2181	860	1299	39.4	102.6

资料来源：《中国统计年鉴》。*Source*：*China Statistical Yearbook*.

人口年龄构成（%）
Composition of Population by Age

年龄组 Age Group	合计 Total			男 Male			女 Female		
	1990	2000	2009	1990	2000	2009	1990	2000	2009
合计 Total	100.00	100.00	100.00	51.45	51.53	50.79	48.55	48.47	49.20
0~4	10.30	5.55	5.16	5.39	3.03	2.84	4.91	2.52	2.32
5~14	17.40	17.35	11.71	9.00	9.15	6.39	8.40	8.20	5.31
15~24	21.84	15.90	14.69	11.23	8.12	7.57	10.61	7.79	7.13
25~34	16.63	19.71	13.24	8.58	10.11	6.56	8.05	9.61	6.67
35~44	13.26	15.32	18.74	6.89	7.92	9.31	6.37	7.41	9.44
45~54	8.38	11.97	15.17	4.41	6.18	7.56	3.97	5.80	7.61
55~59	3.69	3.73	6.79	1.94	1.94	3.40	1.75	1.80	3.39
60~64	3.01	3.36	4.78	1.55	1.74	2.43	1.46	1.61	2.35
65~69	2.33	2.80	3.44	1.14	1.41	1.74	1.19	1.39	1.70
70~74	1.59	2.06	2.79	0.73	1.00	1.40	0.86	1.06	1.39
75~79	0.97	1.28	1.93	0.44	0.58	0.94	0.53	0.70	0.99
80~84	0.48	0.64	1.01	0.18	0.26	0.44	0.30	0.39	0.57
85+	0.21	0.31	0.54	0.06	0.11	0.21	0.15	0.21	0.33

资料来源：《中国统计年鉴》。*Source*: *China Statistical Yearbook.*

人口文化程度
Population by Educational Level

指标 Indictor	1990	2000	2010
绝对数（万人） Population（10000）			
大专及以上 Junior College & Above	1613	4402	11964
高中和中专 Senior Secondary & Secondary Technical School	9113	13828	18799
初中 Junior Secondary School	26465	422387	51966
小学 Primary School	42011	44161	35876
文盲人口 Illiter	18003	8699	5466
每十万人口（人） Per 100 000 persons			
大专及以上 Junior College & Above	1422	3611	8930

续表 Continued

指标 Indictor	1990	2000	2010
高中和中专 Senior Secondary & Secondary Technical School	8039	11146	14032
初中 Junior Secondary School	23344	33961	38788
小学 Primary School	37057	35701	26779
文盲率（%） Illite rate（%）	15.9	6.7	4.1

资料来源：《中国统计年鉴》。*Source*: *China Statistical Yearbook.*

2009 年按人口分组城市数
Number of Cities by Population in 2009

分组 Group	市数（个） Number of Cities	人口数（万人） Population (10000)	人口数构成 % of Population
按总人口分组	655	63099	100.0
Group by Total Population			
<100 000	8	56	0.1
100 000–	65	1385	2.2
300 000–	110	4532	7.2
500 000–	281	19857	31.4
1 000 000–	149	19937	31.6
2 000 000–	29	7435	11.8
4000 000+	13	9897	15.7
按非农业人口分组	655	32888	100.0
Group by Non-agriculture Population			
<100 000	59	435	1.3
100 000–	327	6078	18.5
300 000–	118	4561	13.9
500 000–	92	6275	19.0
1 000 000–	35	4924	15.0
2 000 000–	14	3905	11.9
4000 000+	10	6710	20.4

国内生产总值和财政收支
Gross Domestic Product, Budgetary Revenue and Expenditure

年份 Year	国民总收入（亿元）Gross National Income (100 million yuan)	国内生产总值（亿元）Gross Domestic Product (100 million yuan)	人均国内生产总值（元）GDP per capita (yuan)	财政收入（亿元）Government Revenue (100 million yuan)	财政支出（亿元）Government Expenditure (100 million yuan)
1990	18718	18668	1644	3313	3452
1995	59811	60794	5046	6242	6824
2000	98001	99215	7858	13395	15887
2001	108068	109655	8622	16386	18903
2002	119096	120333	9398	18904	22053
2003	135174	135823	10542	21715	24650
2004	159587	159878	12336	26396	28487
2005	185809	184937	14185	31649	33930
2006	217523	216314	16500	38760	40423
2007	267764	265810	20169	51322	49781
2008	316229	314045	23708	61330	62593
2009	343465	340507	25575	68518	76300
2010	…	397983	29678	83080	89575

资料来源：2010 年以前数字摘自《中国统计年鉴》。2010 年数字摘自《2010 年国民经济和社会发展统计公报》。

居民消费价格与商品零售价格指数（上年=100）
Consumer Price and Retail Price Index (preceding year=100)

指标 Indictor	2000	2005	2006	2007	2008	2009
居民消费价格指数 Consumer Price Index	100.4	101.8	101.5	104.8	105.9	99.3
医疗保健品 Medical Articles	100.3	99.5	100.2	102.1	102.2	101.4
医疗器具及保健品 Medical Instrument & Articles	99.5	97.4	97.2	98.2	99.7	101.6
中药材及中成药 Traditional Chinese Medicine	105.2	96.5	99.9	107.9	106.8	102.6
西药 Western Medicine	97.0	97.7	98.4	99.1	101.1	101.1
医疗保健服务费 Health Care Services	111.1	105.2	103.0	102.2	100.5	101.0
商品零售价格指数 Retail Price Index	98.5	100.8	101.0	103.8	105.9	98.8
中西药品及医疗保健用品 Traditional Chinese & Western Medicines	100.0	99.5	99.1	102.0	103.1	101.5
中药及中成药 Traditional Chinese Medicine	104.6	96.5	100.0	108.0	106.9	102.4
西药 Western Medicines	97.3	97.7	98.4	99.0	101.3	101.1
医疗用品 Medical Articles	99.6	100.0	98.3	98.5	99.6	101.5

注：2010 年居民消费价格指数为 103.3%。

资料来源：《中国统计年鉴》。*Source*: *China Statistical Yearbook.*

索引

索 引

A

B

C

D

E

F

G

H

J

K

L

M

N

O

P

Q

R

Z